INTRODUCTION TO NEUROGENIC COMMUNICATION DISORDERS

신경의사소통장애

제8판

Robert H. Brookshire 지음 | 권미선 · 신상은 · 최현주 · 하지완 · 황민아 옮김

ELSEVIER

박학사

Introduction to Neurogenic Communication Disorders, 8th edition

By Robert H. Brookshire & Malcolm R. McNeil

This edition of Introduction to Neurogenic Communication Disorders, 8th edition
by Robert H. Brookshire & Malcolm R. McNeil is published by arrangement with Elsevier Inc.

Original version ISBN: 978-0-323-07867-2
Translated version ISBN: 978-89-98521-68-4
Publication Date in Korea: 2019. 2. 8.

Translated by PakHakSa Publishing.

Printed in Korea

역자 서문

『신경의사소통장애』뿐만 아니라 어느 분야에서든 제8판까지 이어지는 책은 매우 드물다. 이것은 그만큼 오랜 검증의 시간을 거치면서 신뢰할 수 있는 책이라는 증거이고, 저자의 끊임없는 자기 쇄신이 있었기에 가능한 일이다. 또 그것이 얼마나 어려운 일인지를 잘 알기에 Dr. Brookshire에게 다시 깊은 존경과 감사를 표한다. 이제 Dr. Brookshire는 이 세상에 없지만 그의 책은 여러 나라와 여러 세대에 걸쳐 소위 'Brookshire 책'으로 일컬어지며 신경학적 말, 언어, 의사소통장애를 공부하는 학생과 연구자의 곁을 지키고 있다.

불과 이삼십 년 전까지만 해도 언어병리학, 언어치료는 우리나라에서 생소한 분야에 속했다. 매번 그것이 얼마나 중요하고 의미 있는 분야인지 설명할 때마다, 하루빨리 이 분야를 우리나라에 널리 알리고 발전시켜 의사소통에 어려움이 있는 사람들의 고통을 조금이라도 줄여야 한다는 사명감마저 느꼈던 기억이 있다. 이후 많은 사람의 노력으로 언어병리학이 이제 하나의 전문 분야로 자리 잡아가고 있지만, 장애의 하위 영역별 전문화는 아직 많이 아쉬운 실정이다.

신경의사소통장애라고 하면 낯선 해부 용어나 의학 전문용어 때문에 언어병리학을 전공하는 학생도 어렵다는 생각부터 갖게 된다. 그런 사람들에게 이 책은 출판 초기에는 핵심적인 내용을 명료하게 제시하였고, 개정판에서는 새로운 자료와 친절하고 자세한 설명이 덧붙여지면서 신경의사소통장애 분야에서는 자타가 공인하는 최고의 교재로 가장 널리 사용되었다.

우리나라에서는 원서를 그대로 사용해 오다가 제7판을 한국어로 번역한 것이 비교적 최근의 일이다. 그러나 얼마 지나지 않아 다시 개정판 작업을 하고 있다는 소식을 들었다. 무엇보다 이 개정판이 반갑게 느껴진 것은 이전 판을 번역하면서 느꼈던 어떤 아쉬움 때문이었으리라. 세세한 부분까지 포함되어 방대해진 내용이 유익하다고 생각되면서도 조금 더 정리되었으면 하는 생각도 있었다. 그러나 무엇보다 Dr. Brookshire의 건강이 염려되었다.

Dr. McNeil에게 제8판의 편집을 맡긴 것은 Dr. Brookshire가 둔 마지막 신의 한수였던 것 같다. 원고를 보면서 Dr. Brookshire에 대한 그의 따듯한 배려와 존경의 마음이 곳곳에서 느껴졌다. 끝까지 'Brookshire의 책'을 지켰던 그에게 경의를 표한다. 이 책의 한국어 번역에 있어서도 Dr. McNeil은 어떠한 질문이나 토의도 마다하지 않고 아낌없는 지지와 격려를 보내 주어 정말 큰 힘이 되었다. 출판과 편집을 맡아 주신 모든 분께도 감사드린다. 또한 이 책을 통해, 배움과 학문의 장에서 Dr. Brookshire와 시공을 초월하여 만나게 될 독자에게도 미리 감사드린다. 이제 시작이다.

2019년 1월 역자 일동

리사에게
가을바람이 산을 스치고
봄 이파리가 떨어진다

추천의 글

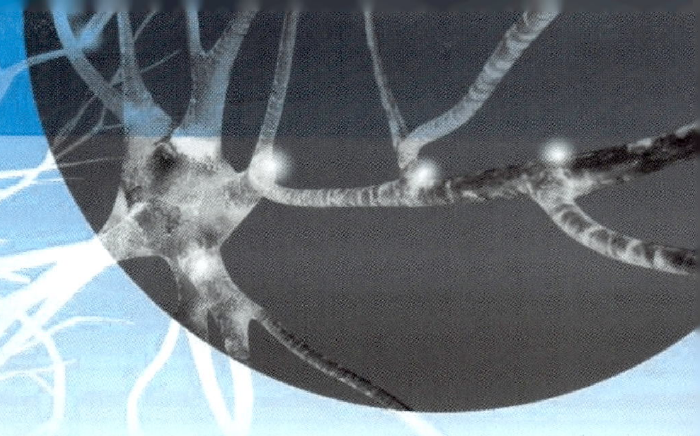

말, 언어 그리고 의사소통능력은 우리의 사회적, 정서적, 지적인 삶에 막대한 역할을 한다. 그러나 이것은 우리의 일부가 되어 버려, 이 놀라운 기술에 대해 우리는 거의 의식하지 못한다.

이 책을 펼친 것은 아마도 당신이 신경학적 질병이나 상해로 인해 의사소통능력에 손상이 생기면 무슨 일이 발생하는지를 배우고자 했기 때문일 것이다. 그 손상은 매우 강력하다. 사람을 무능하고 사회적으로 차별받고 황폐하게 만들 수 있다. 의사소통능력이 파괴되었을 때의 결과와 대처방법에 대해 연구하고 지식을 공유하는 것이, 바로 그 의사소통능력이 우리에게 있기 때문에 가능하다는 것은 인생의 유익한 모순 중 하나가 아닐 수 없다. 때문에 우리는 환자에게 배운 것을 책임감 있고 생산적으로 사용할 의무가 있다는 것을 항상 명심해야 한다.

Dr. Brookshire는 죽는 날까지 『*Introduction to Neurogenic Communication Disorders*』의 제8판을 완성하기 위해 전력을 다하였다. 그는 생전에 친구나 동료들에게 한결같이 보여 주었던 통찰력과 현명함으로 Dr. McNeill에게 책을 완성할 수 있도록 편집을 도와 달라고 부탁하였다. Dr. Brookshire의 견해와 철학이 결과물에 고스란히 담겨 있어 수준 높은 독자들도 'Brookshire의 책'으로 기대할 만하다고 Dr. McNeil이 확신한 만큼, 그가 이 작업을 수락한 것은 우리에게 큰 행운이다.

책 제목의 *Introduction*이라는 단어를 오해하지 말았으면 한다. 이 책의 내용은 가벼운 맛보기 그 이상이다. 의사소통의 신경학적 기초를 견고히 하고 흔히 접할 수 있는 신경학적 의사소통장애의 원인, 증상, 진단, 중재에 대한 내용을 이 책에서는 충실히 제공하고 있다. 뜻이 있는 연구자라면 책을 읽은 후 의사소통장애에 대해 더 깊이 연구할 준비가 갖추어질 것이다. 열정적인 임상가라면 이 책을 통해 의사소통장애로 인해 인생이 바뀐 사람을 도와주기 위해 필요한 기술을 익히는 초석을 마련하고 이를 더욱 발전시켜 나가고자 하는 의지가 생길 것이다. 그리고 분명 그러기 위해 이 책을 한 번씩 다시 들추게 될 것이다.

신경학적 의사소통장애에 대한 많은 책이 출판되었다가 곧 사라졌다. 어떤 책은 제한된 내용만을 담고 있어서, 어떤 책은 내용을 효과적으로 전달하지 못하여서, 또 어떤 책은 최근의 지식과 임상 실제를 반영하지 못하여서 사라졌다.

최근 들어 급격하게 신경학적 의사소통장애의 개념과 중재가 변화하고 있다는 것은 의심의 여지가 없다. 첫판이 출판되었을 당시 임상가들은 실어증과 말운동장애에 관해 알고 있으면 나름 뒤처지지 않는 것으로 생각하였다. 그러나 유병률의 증가 그리고 주의 깊은 임상 관찰과 연구에 의해, 우뇌 손상, 외상성 뇌손상, 치매가 의사소통에 미치는 영향이 실어증과 말운동장애의 개념만으로는 설명되지 않는다는 것을 알게 되었고 우리는 이러한 변화를 이 책에 반영하였다. 훌륭한 책을 완성한 후에도 끊임없이 진화하는 독자의 요구를 항상 염두에 두고 발전시키려고 하지 않는 한, 그 어떤 책도 제8판은커녕 제2판도 출판하지 못한다.

이 책의 내용은 Dr. Brookshire가 신경학적 의사소통장애를 이해하기 위해 핵심이라고 믿는 것과 기본적 실제 및 개념을 담고 있다. 당신은 이제부터 그 사고와 표현의 명확함으로 오랫동안 동료와 학생들로부터 존경과 인정을 받아 온 대가로부터 배우게 될 것이다.

만일 당신이 이 복잡한 주제를 처음 접하는 것이라면, 이 책의 구성, 스타일, 명료함이 당신의 욕구를 충족시킬 수 있다고 확신해도 좋다. 만일 당신이 신경학적 의사소통장애에 이미 관심이 있고 앞으로도 지속적인 관심을 두고자 한다면, 이 책이 당신의 귀중한 친구와 자산이 될 것이라고 믿는다. 이 책은 당신이 학생, 교육자, 연구자, 임상가로서 자신을 발전시켜 나가는 데에 크게 기여할 것이다.

Joseph R. Duffy, PhD, BC-ANCDS
Professor, Mayo College of Medicine
Member, Division & Section of Speech Pathology
Department of Neurology
Mayo Clinic
Rochester, Minnesota

저자 서문

학자이자 교수이자 임상가였던 Robert H. Brookshire는 이제 이 세상에 없지만, 많은 이에게 임상가로서 성장의 발판을 마련해 준『*Introduction to Neurogenic Communication Disorders*』의 제8판 작업은 계속되었다.

끊임없이 발전하는 복잡한 학문을 향한 Dr. Brookshire 헌신 그리고 그것을 이 책의 개정판에 담아내는 작업은 다행히도 그의 죽음 전 충분히 진행되고 있었다. 거의 전 세계에서 사용되고 있는 이 유명한 저서의 최종판 편집을 요청받은 것은 내게 영광이 아닐 수 없다. 편집 작업에 대한 나의 일차적 목표는 이전 제7판까지의 구성 체계를 충실히 유지하고 Dr. Brookshire가 개인적으로 제안한 임상적 담론을 그대로 전달하는 것이었다. 이 작업의 목적은 이전 판을 바꾸려는 것이 아니다. 그보다는 신경학적 의사소통장애를 구성하는 광범위하고 복잡한 주제를 쉽게 이해하고 '사고하는' 방법을 제공하려는 것이다. 분류, 병인, 징후, 증상에 대한 이해가 이에 포함된다. 그러나 신경학적 의사소통장애에 대한 카탈로그나 훈련 매뉴얼, 백과사전의 기능을 기대하지 않았으면 한다. 이 책의 목적은 최근의, 증거기반의, 실용적인 내용을 광범위하게 다루는 것이고, '유용한' 정보를 싣는 것이다.

유용함의 기준은 30년 이상의 임상경험을 통해 정제된 과학적 증거를 기반으로 한 것이다. 이 유용함에 근거하여, 무엇이 포함되고 무엇이 포함되지 않을지를 대부분 결정하였다. 제8판은 새로운 정보를 포함하고 있지만, 단지 그것이 최근 것이라는 이유로 포함된 것은 아니다. 독자들은 이 책에서 이전 판에도 있었던 10년도 넘은 정보나 심지어 인터넷 시대 전부터 있었던 정보, 즉 '구시대의' 정보를 보게 될 것이다. 그러나 이 정보가 아무런 의미 없이 포함된 것은 아니다. Dr. Brookshire에게는 신기하게도 그리고 어쩌면 유일하게도, 흥미롭긴 하지만 오래 가지 못할 정보와 중요하면서 오래 지속할 정보를 거르는 능력이 있었다. 이 책에는 임상적으로 유용한, 즉 중요하고 오래 지속할 정보를 담고자 하였다.

제7판의 서문에서 Dr. Brookshire는 그의 특유의 겸손함으로 다음과 같이 언급한 바 있다. "이 책에 담고 있는 내용은 시간이 지나도 변하지 않을 진실로 남아 있을 거라고 여겨지는 나의 최선의 추측이다." 이 '추측'이라는 표현은 과학자, 교육자, 임상가로서 준비된 마음에서 비롯된 것이다. 실제로 Dr. Brookshire 예측은 옳지 않은 것보다 옳은 것이 훨씬 더 많았다. 이 개정판의 편집 과정 중 수정을 거친 그 어떠한 예측도 Dr. Brookshire의 것처럼 그럴 수 있기를, 그래서 훌륭한 이전 판들이 입증한 바와 같이 그 검증의 과정과 시간을 잘 견디어 낼 수 있기를 바란다.

끝으로 제7판의 서문 중 이 책의 전반적인 목적과 경고를 담고 있는 내용을 인용하면서 이 글을 마친다. "이 책은 독자를 신경학적 의사소통장애를 가진 환자를 평가하고 진단하고 치료하는 데에 능숙하게 해 주지는 못한다. 어떠한 책도 그리고 모든 책을 다 합쳐도 그러한 것을 해 주지는 못한다. 임상적 노련함은 임상과 과학적 문헌을 통해 얻은 복합적 지식, 감독하에 이루어진 임상훈련 그리고 독자적인 임상경험에서 비롯된다. 나는 이 책이 신경학적 의사소통장애가 무엇인지, 그것을 가진 개인이 어떤 사람인지, 신경학적 의사소통장애가 어떻게 평가되고 치료될 수 있는지에 대한 기본적인 이해를 바탕으로, 학생들이 능숙한 임상가로 거듭나기 위해 첫발을 내딛는 데에 도움이 되었으면 한다."

MALCOLM R. MCNEIL

감사의 글

'Brookshire의 책' 제8판 편집이 결실을 맺기까지 많은 사람의 인내와 끈기와 헌신이 있었다.

- 우선, 이전과 이번 판의 편집 작업에 직간접적으로 많은 도움을 준 Linda Nicholas에게 감사한다. 그녀의 신뢰 덕분에 이 책에 담긴 정보의 근간을 이루고 있는, 과학적 사실과 숙련된 임상가의 지식과 기술에서 나온 직관을 통합하는 견해를 유지할 수 있었다.
- 편집, 디자인, 출판을 위해 애쓴 Elsevier사의 많은 분에게도 진심으로 감사한다.
- 저자의 부재 속에서 제8판을 출판하기까지 녹록하지 않은 편집 과정에서 인내와 현명한 조언을 아끼지 않은 Jolynn Gower에게 특별한 감사의 인사를 전한다.
- 『*Introduction to Neurogenic Communication Disorders*』의 첫판과 이후 모든 후속판이 나올 수 있도록 격려와 가르침과 깨달음을 준 Dr. Brookshire의 친구, 동료, 환자들에게도 감사한다.
- 마지막으로, 나의 최고의 멘토이자 동료이자 친구인 Dr. Robert H. Brookshire에게 깊이 감사한다. 여러 세대에 걸쳐 그의 저서는 신경학적 의사소통장애 환자를 연구하고 치료하는 모든 이에게 소중한 가르침과 영감을 주고 있다.

차례

제3장
신경학적 인지-의사소통장애 평가 … 61

제4장
인지 평가 … 96

제5장
언어 평가 … 121

제 9 장
실어증 및 관련 장애의 치료 … 265

제 10 장
우뇌손상 증후군 … 324

제 11 장
외상뇌손상 … 368

제 13 장 말운동장애 … 498

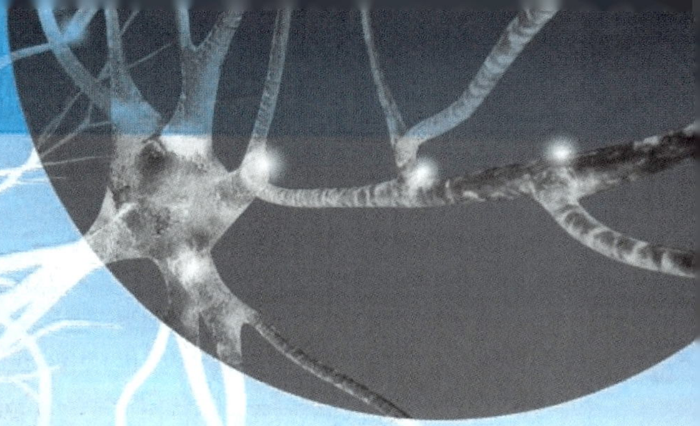

제 1 장

신경계 및 신경해부

- **중추신경계**
  - 세포 구조
  - 국소해부학
  - 보호 덮개
  - 중추신경계 구조
- **말초신경계**
  - 뇌신경
  - 척수신경
- **중추신경계의 기능적 해부**
  - 대뇌피질
  - 뇌의 엽
- **운동계**
  - 추체계
  - 전정망상계
  - 추체외계
  - 신경계에서 수의적인 움직임은 어떻게 만들어지는가
- **생각해 볼 문제**

> 뇌는 매우 복잡한 기관이고, 여러 다양한 기술과 동물실험을 통해 다각도로 접근할 수 있는데, 이는 눈보라 치는 깊고 울창한 숲에 들어가는 것과도 같다. 들어가는 길—연구하기에 흥미로운 현상—은 찾기 쉽지만, 길을 잃기 또한 매우 쉽다(Allport, S., 1986).

이 책은 성인의 신경학적 인지-의사소통장애에 대한 책이다. 신경학적(neurogenic)이란 말에서 'neuro-'는 신경(nerves) 또는 신경계(nervous system)와 관련되었다는 뜻이며 '-genic'은 '결과의' 또는 '기인된' 것을 의미한다. 쉬운 말로, 이 책은 성인의 신경계 손상, 이상 또는 질병으로 인한 인지-의사소통장애에 관한 것을 다룬다.

신경학적 인지-의사소통장애는 신경계 손상으로 인한 주요 결과이다. 그 특성과 중증도 및 결과는 손상의 영역과 크기 그리고 특성을 반영한다. 이러한 이유로 신경학적 인지-의사소통장애의 평가와 진단 및 치료를 시행하는 임상가는 인간의 신경계에 대한 최소한의 기초적인 지식을 가지고 있어야만 하며, 무엇이 문제가 될 수 있는지 알아야 한다.

유감스럽지만 이러한 신경해부학을 배우는 사람에게 인간의 신경계는 복잡하고 혼란스러운 상호작용 체계의 나열이다. 신경계의 거의 모든 영역이 여러 이름을 가지고 있고 그 대부분은 인간이 편의에 따라 신경계에 대해 설명하고, 분석하고, 그려 내고, 추정하기 쉽도록 만들어 낸 허구이다. 이름이 급증하기 시작한 것은 신경계에 대한 연구가 한창이던 19세기이며, 이때 연구자들 간의 의사소통은 느리고 비효율적이었다. 당시에는 신경계를 탐험하던 연구자들이 마치 지구를 탐험하던 사람들처럼 발견한 것에 자신의 이름을 붙여 명명하곤 하였다.

결국 의사들이 더 설명적인 이름을 요구하기 시작했는데, 이는 옛 이름이 기억하기 어렵고 신경계 대부분에 이름이 붙여졌기 때문에 새로운 연구자들이 자신의 이름을 따서 명명하는 것이 부적절하다고 생각하였다. 그럼에도 불구하고 무엇인가에 이름을 붙이는 일에는 어떤 만족감이 존재하는데, 이미 그것에 이름이 있는 경우에도 그러하다. 이름이 증가하는 것은 줄었지만 중단되지는 않았다.

임상 Tip. 신경계에 대한 많은 이름이 오늘날 불분명하게 여겨지고 있고, 일부는 아마도 통용되지 않은 채 버려졌을 것이다. 그러나 많은 이름과 그 기저를 이루는 개념은 과학적인 결함에도 불구하고 관습을 따르고 있으며, 다른 전문가들과의 의사소통에 그 목적이 있다는 점을 이해할 필요가 있다.

중추신경계

세포 구조

아교세포(glial cell)와 신경세포(neuron)는 중추신경계 세포 구조의 대부분을 이루고 있다. 아교세포는 대뇌의 벽돌과 회반죽과 같다. 아교세포는 뇌의 단단한 부분의 약 절반을 차지하고, 신경세포와 신경섬유로(nerve fiber tract)를 지지하는 틀을 제공한다. 또한 뇌세포의 수분 레벨을 조절하고 외부 이물질을 제거하며 뇌의 대사에 참여한다.

신경계 활동은 신경세포(nerve cell)라고도 말하는 뉴런에서 시작된다. 신경계 전체에 퍼져 있는 신경세포 집합체의 활동은 감각, 지각, 감정, 행동을 만들어 내며, 이러한 활동은 근육, 기관, 분비샘 작용의 원인이 된다.

모든 신경세포의 기본적인 구조는 같지만 크기와 모양은 각기 다르다. 일반적인 신경세포는 세포체(cell body)와 작은 머리칼 같은 **수상돌기**(dendrite) 그리고 더 길고 두꺼운 튜브같이 생긴 돌기인 **축삭**(axon)을 가지고 있다(그림 1-1). 수상돌기는 다른 신경세포로부터 (화학적 · 전기적 변화 형태의) 정보를 받고 그 정보를 세포체로 전달한다. 축삭은 세포체로부터 정보를 운반하여 다른 신경세포의 수상돌기로 전달한다. 대부분의 신경세포는 다극성(multipolar)인데, 이는 세포체로부터 나온 많은 수상돌기가 있다는 의미이다. 그러나 일부는 단극성(unipolar: 단 하나의 수상돌기만 갖는 것)이거나 양극성(bipolar: 2개의 수상돌기가 있는 것)이다.

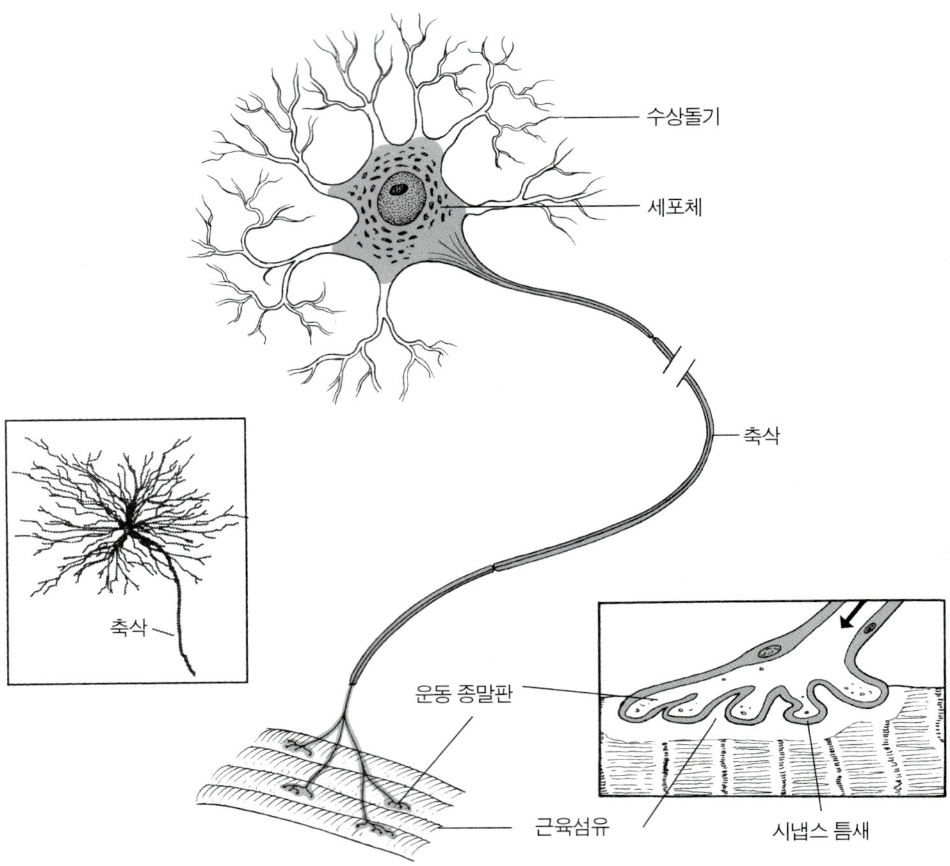

그림 1-1 운동 신경세포를 단순화한 그림으로, 세포체, 축삭, 근신경(근육-신경) 접합부를 보여 준다. 오른쪽 아랫부분에 운동 종말판(신경세포와 근육섬유 사이의 접합부)을 볼 수 있다. 왼쪽에 삽입된 부분은 실제 척수 운동 신경세포의 양상을 보여 주는데, 대부분의 교재에 나와 있는 단순화된 그림에 비해 복잡한 수상돌기 구조를 보여 주기 위한 것이다.

신경세포의 세포체 크기는 다양한데, 가장 큰 것은 가장 작은 것의 20배에 달한다. 축삭은 길이와 굵기가 모두 다르다. 대부분은 몇 밀리미터에 지나지 않지만 대뇌의 신경세포와 아래 척수 부분의 신경세포를 연결하는 일부 축삭은 몇 미터에 달하기도 한다. 긴 축삭은 짧은 것에 비해 지름이 큰데, 인간 신경계에서 가장 긴 축삭의 지름은 가장 짧은 것의 약 20배에 달한다. 축삭이 길면 지름도 더 큰데, 이는 신경전달의 속도가 축삭의 굵기에 달려 있기 때문이다. 지름이 가장 작은 축삭은 정보를 초당 약 1미터 속도로 전달하는 반면, 지름이 가장 큰 축삭은 정보를 초당 120미터까지 전달할 수 있다. 일부 축삭(대부분 길고 두꺼운 것)은 **수초**(myelin)라고 하는 하얀 지방 물질의 얇은 층으로 덮여 있다. 수초는 전깃줄의 코팅처럼 신경의 축삭에 전기를 절연하는 작용을 한다. 수초는 축삭이 정보를 더욱 빠른 속도로 전달할 수 있게 한다.

임상 Tip. 일부 신경학적 질병, 예를 들어 다발경화증(multiple sclerosis)은 신경세포 축삭 수초의 퇴화와 손실이라는 특성이 있다. 수초가 손실되면 신경전달 속도가 느려지고 그 신경세포가 담당하는 근육의 약화와 조절장애를 초래한다.

한 신경세포의 축삭이 다른 신경세포의 수상돌기와 만나는 지점을 **시냅스**(synapse)라 하고, 축삭과 수상돌기 사이의 작은 공간을 **시냅스 틈새**(synaptic cleft)라고 한다. 시냅스 틈새를 건너는 신경 자극의 전달은 화학적 처리과정으로, 화학 전달물질이 한 신경세포의 축삭에서 방출되고 시냅스 틈새를 건너 두 번째 신경세포로 이동하는데 바로 그곳에서 두 번째 신경세포의 수상돌기를 자극하는 것이다. 그러한 자극은 두 번째 수상돌기의 전하(electrical charge)를 변화시킨다. 만약 이 변화가 충분히 강하거나 다른 수상돌기의 자극으로 인한 변화와 결합되면 두 번째 신경세포의 활동을 일으키게 되고 축삭을 통해 또 다른 신경세포 또는 그 이상의 여러 신경세포의 수상돌기를 자극하기 위해 신호를 내려 보낸다.

전통적으로 신경세포는 기능에 따라 분류되어 왔다. 감각 신경세포는 (촉감이나 온도 같은) 자극에 반응하거나 (망막이나 속귀 등에 있는) 감각 수용세포로부터 정보를 받는다. 운동 신경세포는 근육이나 분비샘과 연결된다. 연결 신경세포(interneuron)는 다른 신경세포들을 연결한다. 인간의 몸에 있는 신경세포의 99% 이상이 연결 신경세포이며, 감각 신경세포는 운동 신경세포보다 5배 정도 많다.

해부학자들은 관습적으로 중추신경계 조직을 회색질(gray matter)과 백질(white matter)로 나눈다. 회색질은 신경세포와 아교세포로 구성된다. 백질은 주로 수초로 둘러싸인 축삭으로 이루어지는데 축삭을 둘러싼 수초가 하얀색이라 백질이 하얗다. 백질 안에 있는 축삭 다발은 여러 가지 이름으로 불리는데, 가장 많이 사용되는 것은 경로(또는 로, tract)이다. 다양한 경로의 이름은 그 출발 지점과 도착 지점에 대한 정보를 알려 준다. 예를 들어 **피질척수로**(corticospinal tract)는 대뇌피질에서 출발하여 척수에 도달하는 것인데, 개인적으로 내가 가장 좋아하는 것은 **고삐대뇌다리사이로**(habenulointerpeduncular tract)이다.

임상 Tip. 살아 있는 회색질은 풍부한 혈류 공급으로 인해 실제로는 분홍색을 띤다. 그러나 혈류 공급이 중단되면 회색으로 바뀐다. 해부학자들이 '회색질'이라고 한 것은 뇌가 그들의 해부대에 도착했을 때는 회색이었기 때문이다.

기능적으로 관련이 있는 신경세포들은 상호작용하는 신경세포들의 집합체를 이루는데, 이를 **신경핵**(nuclei)이라고 한다. 신경핵은 세포의 종류, 세포 밀도 그리고 기능에서 주변 조직과 차이가 난다. 예를 들어 의문핵(nucleus ambiguus)은 뇌줄기에서 운동섬유를 인두와 후두로 보내고 삼킴 작용에서 중요한 기능을 한다.

국소해부학

신경해부학자는 1800년대부터 현재까지 인간의 신경계를 **중추신경계**와 **말초신경계** 두 부분으로 나누어 왔다. 중추신경계는 두개골과 척추뼈 안의 신경계이다. 여기에는 뇌, 뇌줄기, 소뇌, 그리고 척수가 포함된다. 중추신경계는 감각 자극의 지각과 변별, 감정의 표현, 호흡과 맥박의 유지, 행동의 조직과 통제를 돕고, 사고력과 기억력, 이해력 등의 정신적 기능의 수행을 가능하게 한다.

말초신경계는 두개골과 척추뼈 바깥에 위치한다. 신

경해부학자는 말초신경계를 두 가지 기능적 분류—체신경계(somatic nervous system)와 자율신경계(autonomic nervous system)—로 나눈다. 체신경계는 감각 자극을 받아들이고 수의적인 운동 활동을 수행할 수 있게 한다. 자율신경계는 호흡, 맥박, 혈압과 같은 생체 기능과 분비샘을 조절하는 자체 통제 시스템이다.

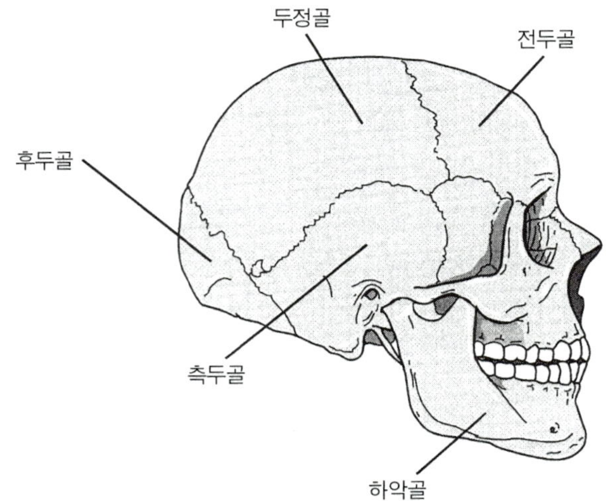

그림 1–2 인간 두개골의 측면상. 두개골의 양쪽 각각에 있는 4개의 뼛조각으로(시계 반대 방향으로) 전두골, 두정골, 후두골, 측두골이 있다.

보호 덮개

중추신경계는 손상되기 쉽지만 그 주위를 둘러싼 액체와 바깥 뼈, 막(membrane)으로 인해 부상으로부터 안전하게 보호된다. 액체는 중추신경계의 완충 작용을 하며, 머리나 몸의 갑작스런 움직임으로 인해 중추신경계에 가해지는 압력을 최소화한다. 두개골과 척추뼈는 튼튼한 겉싸개가 된다. 강한 막은 뇌와 척수를 두개골과 척추뼈에 붙들어 매어 두는 역할을 한다.

두개골. 두개골(skull)은 뇌, 뇌줄기 그리고 소뇌를 둘러싼다. 인간의 두개골은 대개 대칭이지만 보통 한 반쪽이 다른 반쪽에 비해 약간 크다. 인간의 두개골은 8개의 조각으로 이루어져 있고 합쳐져서 하나로 연결된 표면을 형성한다(그림 1–2). 신생아의 두개골 조각은 성인에 비해 덜 단단하게 연결되어 있어 더 유연하고 탄력이 있다(이러한 특성은 아기를 낳는 엄마에게는 고마운 일이다). 두개골의 탄성은 연령이 증가하면서 감소하므로 머리에 타격을 입을 경우 20세보다 80세에서 두개골 골절이 있을 가능성이 커진다. 인간 성인의 두개골은 앞과 옆 부분이 얇고(3~5mm) 뒷부분이 두껍다(15~20mm). 두개골의 (얇은) 앞쪽에 입은 타격은 (두

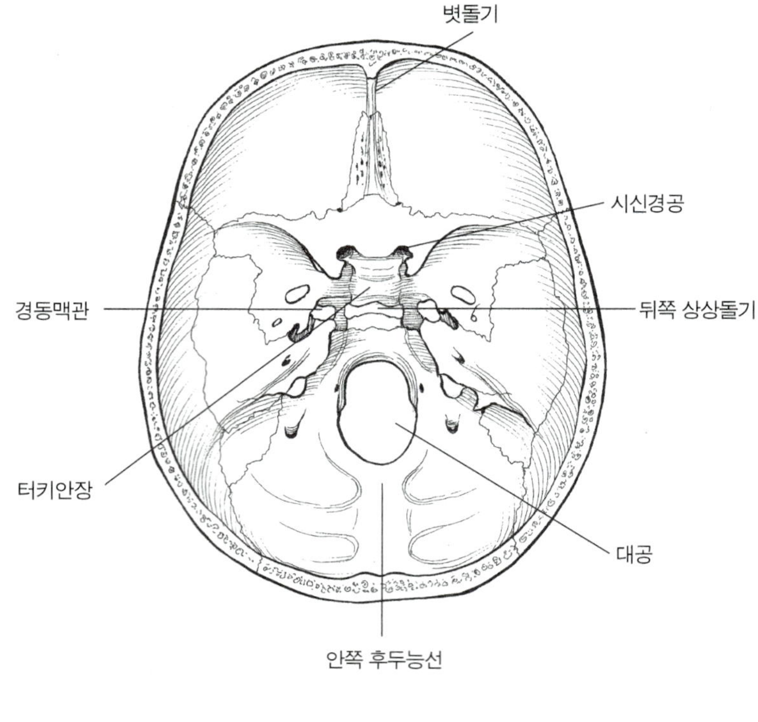

그림 1–3 두개 덮개의 바닥. 볏돌기(crista galli), 상상돌기(clinoid process), 터키안장(sella turcica)은 두개 덮개의 바닥으로부터 올라온 3개의 마루와 돌기들이다.

꺼운) 뒤쪽에 입은 타격보다 훨씬 더 위험하다.

임상 Tip. 인간의 두개골은 자연 선택의 결과로, 적어도 부분적으로는 앞부분보다 뒤쪽이 더 두껍다. 뒤로 넘어지는 사람이 앞으로 넘어지는 사람보다 머리를 부딪칠 확률이 더 높은데, 앞으로 넘어지는 사람은 손이나 팔로 낙상을 방지할 수 있기 때문이다. 유사 이래 두개골 뒤쪽이 얇은 사람은 두꺼운 사람에 비해 생존 확률이 낮았을 것이다.

두개골 안쪽 공간을 **두개 덮개**(cranial vault)라고 한다. 두개 덮개의 천장과 벽들은 매끈하지만 바닥은 움푹한 곳과 구멍, 칸막이, 등성이로 험준한 모양을 이루고 울퉁불퉁하다(그림 1-3). 두개 덮개 바닥의 큰 구멍을 **대공**(foramen magnum: 큰 구멍)이라고 한다. 이는 뇌줄기가 척수로 빠져나가는 통로가 되는 구멍이다.

임상 Tip. 공(foramen)은 '구멍'이라는 의미의 라틴어에서 왔다. 해부학에서 공은 조직이나 뼈에 있는 구멍 또는 통로를 뜻한다.

척추뼈. 척추뼈(vertebrae)는 척수를 지탱해 주고 보호하는 뼈 구조이다. 인간은 33개의 척추뼈를 가지고 있는데, 신경해부학자는 이를 5부분으로 나눈다(그림 1-4).

- 가장 위쪽의 7개 척추뼈를 **경추**(cervical vertebrae)
- 다음 12개를 **흉추**(thoracic vertebrae),
- 다음 5개는 **요추**(lumbar vertebrae),
- 다음 5개를 **천추**(sacral vertebrae),
- 가장 아래의 4개를 **미추**(coccygeal vertebrae)라고 한다.

5개의 천추와 4개의 미추는 합쳐져 각각 엉치뼈(sacrum)와 꼬리뼈(coccyx)라는 더 큰 구조가 된다.

임상 Tip. **엉치뼈**(sacrum)는 대략 '신성한 뼈'라는 의미의 라틴어에서 왔다. **꼬리뼈**(coccyx)는 그리스어에서 왔는데, '뻐꾸기' 또는 '뻐꾸기의 부리'를 의미한다.

척추뼈는 연골 디스크에 의해 분리되고, 근육과 힘줄, 인대를 통해 함께 유지되고 정렬된다. 아래쪽 척추뼈는 위쪽 것보다 큰데, 이는 아래쪽 척추뼈가 주로 등 아랫부분에 몰리는 더 큰 하중을 견디고 뒤틀리는 힘에 저항할 수 있게 해 준다. 척수는 척추뼈 사슬의 중앙에 있는 둥근 구멍을 통해 아래로 내려간다. 척추뼈 사이의 홈은 신경과 혈관이 드나드는 공간(공)이다. 이런 홈을 **추간공**(intervertebral foramina)이라고 한다.

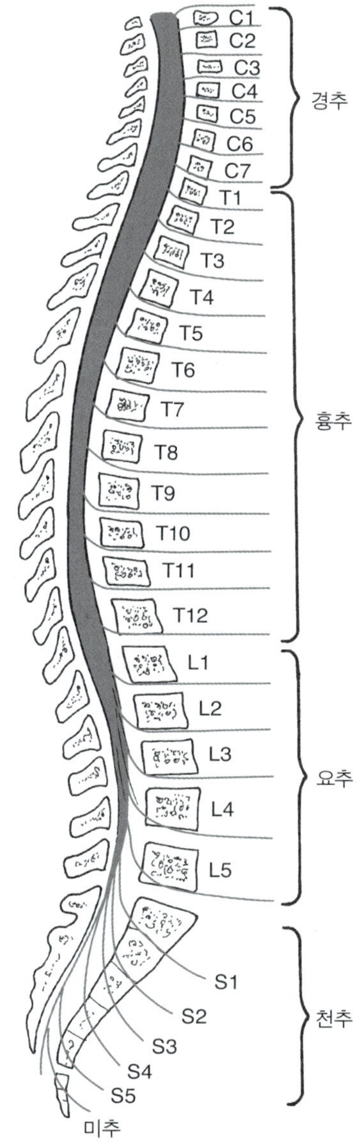

그림 1-4 인간의 척추. 척추뼈의 경추(cervical vertebrae), 흉추(thoracic vertebrae), 요추(lumbar vertebrae), 천추(sacral vertebrae), 미추(coccygeal vertebrae) 부분을 보여 준다.

임상 Tip. 척추뼈나 척추뼈 사이에 있는 디스크의 병리학적 변화는 흔히 신경이나 혈관에 압력을 가하게 되어 통증이나 감각 저하, 약화, 마비와 같은 신경학적 증상을 초래한다. 척수신경이나 혈관

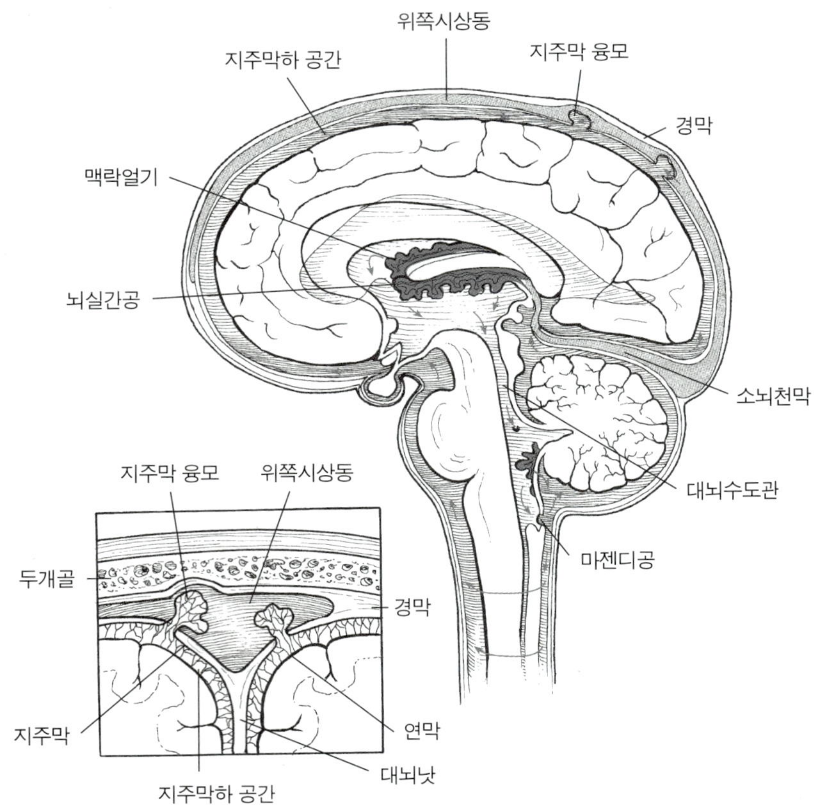

그림 1-5 수막과 관련 구조. 뇌척수액(cerebrospinal fluid, CSF)이 뇌실(ventricle)과 지주막하 공간을 통해 순환한다. 흐름의 방향이 화살표로 표시되어 있다. 뇌척수액은 지주막 융모(arachnoid villi)를 통해 혈액 속으로 들어가며, 이는 정맥동(venous sinuses)으로 나온다.

의 압박이 있는 환자는 대부분의 신경외과의 주요 대상이 되는 환자이며, 척수신경이나 혈관의 압박 완화는 일반적인 신경외과적 혹은 정형외과적 수술방법이다.

수막. 수막(meninges)이라는 3개의 막이 중추신경계(뇌, 뇌줄기, 소뇌, 척수)를 둘러싸고 있다. 가장 바깥쪽 막을 **경막**(dura matter), 가운데 막을 **지주막**(arachnoid matter), 가장 안쪽 막을 **연막**(pia matter)이라고 한다(그림 1-5). 수막은 중추신경계의 쿠션과 같은 역할을 하므로 PAD(pia, arachnoid, dura)라고 하면 독자가 그 순서대로 기억하기 쉬울 것이다.

경막은 튼튼하고(DURable) 약간의 탄성을 지닌 막으로, 중추신경계를 둘러싸고 있다. 경막의 바깥 표면은 두개골 안의 두개 덮개 안쪽 표면에 붙어 있고, 경막의 안쪽 표면은 지주막에 붙어 있다. 경막은 두 겹으로 되어 있고 대부분 두 겹이 붙어 있지만 경막정맥동(dural venous sinuses)에서 두 겹이 분리되어 동굴(cavity)과 통로(channel)의 복잡한 시스템을 형성한다. 뇌에서 흘러내려 오는 정맥피가 경막정맥동에 모이고 이를 내경정맥(internal jugular vein)으로 내려보내 심장과 폐로 보낸다. 일부 정맥동을 그림 1-6에서 볼 수 있다.

임상 Tip. **동**(sinus)은 '동굴(cavity)', '통로(channel)'라는 의미의 라틴어이다. 해부학에서 **동**은 '길게 파인 홈(groove)', '움푹한 곳(hollow)', '동굴'이라는 의미로, 흔히 액체를 저장하거나 이송하기 위한 것이다. 보통 경막의 양쪽에는 공간이 없지만 일부 병리학적 상태에서는 액체가 경막과 두개골 사이 또는 경막과 지주막 사이에 고인다. 이에 대한 가장 흔한 원인은 경막 표면 혈관의 출혈이다.

경막의 뻣뻣한 시트는 몇 군데에서 두개 덮개 안으로 뻗어 들어가 구획을 나누고(그림 1-6) 뇌와 뇌줄기, 소뇌를 보호하는 역할을 한다. 가장 큰 2개의 경막 시트는 대뇌낫(falx cerebri)과 소뇌천막(tentorium cerebelli)이다. 대뇌낫은 긴 초승달 모양의 경막띠로 두개골의 정중앙부를 따라 아래로 돌출되어 있고 두개 덮개를 대뇌반구가 들어가 있는 양쪽 칸으로 나눈다. 소뇌천막은 돔 형태의 경막 시트로 두개 덮개의 뒤에서부터 앞

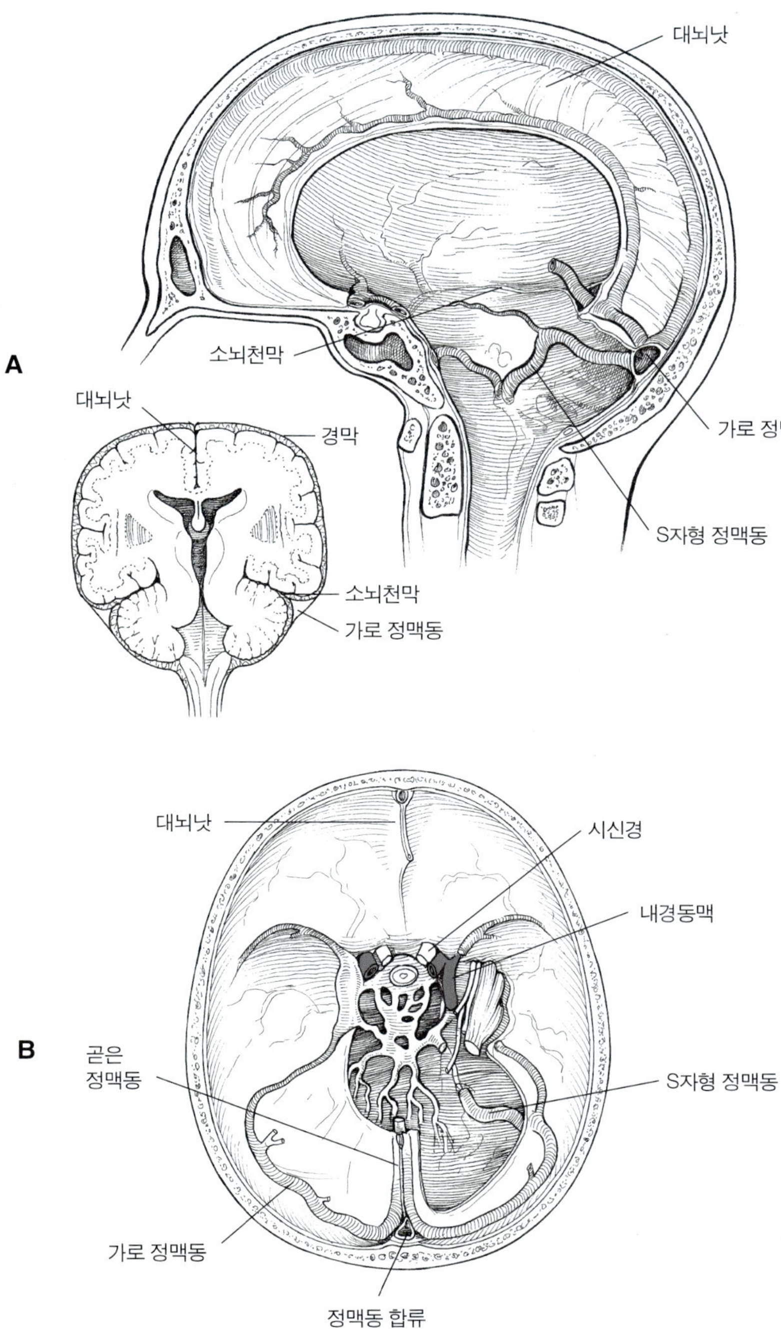

그림 1-6 경막돌기와 주요 정맥동. 정맥동은 동맥의 피가 심장으로 되돌아가는 경막 시트 사이의 동굴(cavity)이다.

쪽 수평으로 돌출되어 있고, 2개의 칸을 형성하는데, 하나가 다른 하나의 위에 있다. 위 칸이 대뇌를 담고 있고, 아래 칸이 소뇌를 담고 있다.

지주막은 경막과 연막 사이에 있는 조직으로, 거미줄 같이 생긴 막이다. 지주막에는 혈관이 없으며 바로 아래 있는 연막에 밀착되어 있지 않고 공간을 형성하는데, 이를 지주막하 공간(subarachnoid space)이라고 한다. 지주막하 공간은 뇌척수액(cerebrospinal fluid, CSF)이라는 맑은 무색의 액체로 채워져 있는데, 이는 외상으로부터 쿠션 역할을 하여 중추신경계를 보호하고, 중추신경계에 도달하는 대사적 · 영양적 요소들의 통로가 되며, 아마도 중추신경계로부터 나오는 폐기물을 운반하는 중간매체 역할을 한다. 뇌의 기저에는 지주막과 연막 사이에 몇 개의 큰 공간이 있는데, 이 또한 CSF

일반 개념 1-1

- 신경세포(neurons, nerve cells)는 신경계의 기초 단위이다.
- 신경세포는 수상돌기를 통해 다른 신경세포로부터 입력정보를 받아, 축삭을 통해 다른 신경세포로 출력정보를 전달한다.
- 신경섬유로는 신경계의 백질을 형성한다. 이는 축삭 다발로 구성되어 있다. 신경섬유로는 흰색인데, 이는 축삭을 둘러싼 수초가 하얗기 때문이다.
- 인간의 중추신경계는 뇌, 뇌줄기, 소뇌 그리고 척수로 구성되며, 두개골과 척추뼈로 둘러싸여 있다.
- 말초신경계는 두개골과 척추뼈 바깥쪽에 자리 잡고 있으며, 뇌신경과 척수신경으로 구성된다.
- 3개의 막이 중추신경계를 둘러싸고 있는데, 이를 수막(meanings)이라고 한다. 경막은 가장 바깥쪽 막이고, 지주막은 가운데 막 그리고 연막은 가장 안쪽의 막이다.
- 경막의 뻣뻣한 시트가 두개골을 구획으로 나눈다. 2개의 중요한 경막 시트는 두개 덮개의 천장 중앙부를 앞에서 뒤로 가로지르는 대뇌낫(falx cerebri)과 소뇌의 위쪽과 뇌의 뒤쪽 아랫부분으로 두개 덮개를 가로로 나누는 소뇌천막(tentorium cerebella)이다.
- 뇌척수액(cerebrospinal fluid, CSF)은 지주막하 공간에서 중추신경계를 둘러싸고 있는 맑은 무색의 액체이다.

로 채워져 있다. 이 공간을 **지주막하 수조**(subarachnoid cisterns)라고 한다.

임상 Tip. 지주막(arachnoid)은 '아라크네(arachne)'라는 그리스어에서 왔는데, 이는 '거미' 또는 '거미줄'이라는 의미이다. 수조(cistern)는 액체를 저장하는 동굴이나 공간을 일컫는 일반적인 용어이다.

지주막은 여러 곳에서 정맥동(venous sinuses) 안으로 돌출되어 있다. 이러한 돌출부를 **지주막 융모**(arachnoid villi)라고 한다(그림 1-5). 지주막 융모는 과도한 CSF가 지주막하 공간으로부터 흡수되고 제거되는 장소가 된다.

연막은 손상되기 쉬우며, 뇌의 표면에 밀착되어 뇌의 형태 그대로이다. 연막의 바깥 표면에는 많은 혈관이 있고, 혈관은 대부분 연막과 지주막 사이의 공간을 지난다. 뇌외상으로 이러한 혈관에 손상이 생기면 연막과 지주막 사이에 혈액이 고이는 원인이 될 수 있다.

연막(pia)은 '부드럽다'라는 의미의 라틴어인데, 실제로 연막은 찢어지거나 손상되기 쉬운 약한 막이라 이름과 잘 어울린다.

중추신경계 구조

중추신경계는 나무 몸통(척수), 가지(신경섬유로) 그리고 가지가 우거진 부분(대뇌반구)이 있는 나무 같은 생김새를 가지고 있다. 중추신경계는 계통발생적으로 좀 더 원시적 구조(척수와 뇌줄기)가 아래에 있고 더 발달된 구조(대뇌반구)가 꼭대기에 있다. 중추신경계를 설명하려는 목적에 따라 이를 일반적으로 다섯 영역으로 구분한다. 몸통인 척수, 척수 위에 뇌줄기, 뇌줄기의 뒤 그리고 대뇌반구 아래에 있는 소뇌, 대뇌 속의 간뇌(diencephalon) 그리고 가장 위에 있는 대뇌반구로 대표되는 대뇌이다. 신경해부학자들은 보통 대뇌와 간뇌를 함께 뇌라고 한다.

뇌. 뇌는 중추신경계 중에서 가장 큰 부분이다. 이는 CSF 안에 떠 있는, 신경세포와 지지 조직의 젤라틴 같은 덩어리이다. 평균적인 인간 뇌의 무게는 약 3파운드(1,360g)이며 뇌의 약 75%가 물이다. 뇌는 부드럽고 말랑말랑한데, 이는 많은 물 성분 때문이다. 인간의 뇌는 두개골과 보호막, 지지 조직에서 떨어져 나오면 서서히 형태가 없는 덩어리로 붕괴된다.

임상 Tip. "뇌를 이해하기 어려운 점 중의 하나는 뇌가 한 덩어리 죽에 불과한 것 같다는 것이다"(Gregory, 1966).

뇌에서 물을 제외한 나머지 25%는 아교세포, 신경세포 그리고 연결 조직으로 이루어져 있다. 인간의 뇌는 500억에서 1,000억 개의 아교세포와 100억 개가 넘는 신경세포로 구성되어 있다. 뇌는 매우 소모적이다. 뇌는 전체 신체의 단지 2%만을 차지하지만 심장 출력물의 20%를 받고 몸이 사용하는 산소의 25%를 소비한다. 뇌는 절약하지 않는다. 대사 보유량 또는 산소 보유량이 없고, 전적으로 산소와 영양의 지속적인 공급에 의존한다. 만일 뇌의 혈액 공급이 10초 이상 끊어지면 그 주인은 의식을 잃으며, 20초 후에는 뇌의 전기적 활동이 멈춘다. 만일 뇌로 가는 혈액 공급이 2분 이상 중단되면 거의 확실하게 영구적인 뇌손상이 발생한다.

대뇌. 대뇌(cerebrum)는 전체 신경계의 약 75%를 차지한다. 대뇌는 대뇌세로열(longitudinal cerebral fissure)이라는 깊은 열(fissure)에 의해 반으로 (두 대뇌반구로) 나뉜다. 대뇌세로열은 간혹 **대뇌반구간열**(interhemispheric fissure) 또는 **상부세로열**(supreior longitudinal fissure)이라고 부르기도 한다(더 뚜렷한 열일수록 더 많은 이름이 붙는 것 같다). 대뇌낫은 대뇌세로열까지 아래로 연장된다.

대뇌반구의 표면은 신경세포와 혈관이 가득한 피질(cortex) 층으로 덮여 있다. 대뇌피질은 뇌회(convolutions)의 네트워크가 교차하여 마치 호두 열매의 표면처럼 보인다. 뇌회(등성이)를 **대뇌이랑**(gyri)이라 하고, 움푹한 곳(계곡)을 **대뇌고랑**(sulci), 매우 깊은 고랑은 열(fissure)이라고 한다.

임상 Tip. **이랑**(gyrus: gyri의 단수)은 '둥글다'는 뜻의 그리스어에서 왔다. **고랑**(sulcus: sulci의 단수)은 '주름'이나 '배수로'라는 의미의 라틴어에서 온 것이다.

각 대뇌반구의 옆쪽 표면에 2개의 뚜렷한 열이 있다. 그중 하나인 대뇌중심열(central fissure)은 각 대뇌반구에 세로로, 아래쪽으로 내려오며 반구를 앞쪽과 뒤쪽으로 대략 반으로 나눈다. 대뇌중심열을 간혹 **롤란도열**(fissure of Rolando)이라고 부르기도 하며, **중심고랑**(central sulcus)이라고도 한다. 두 번째 뚜렷한 열은 각 대뇌반구의 옆쪽 표면을 가로로 가로지른다. 이 열을 **대뇌외측열**(lateral cerebral fissure)이라고 하는데, **실비우스열**(fissure of Sylvius) 또는 인접한 뇌의 영역을 따라 **전두측두두정열**(frontotemporoparietal fissure)이라고도 한다(그림 1-7). 새발톱고랑(calcarine fissure)은 뇌 뒤쪽의 대뇌세로열 내부에 있는 짧고 그다지 뚜렷하지는 않은 열이다. 시각에 중요한 대뇌 영역이 이에 인접해 있기 때문에 이를 언급한다(짧고 얕은 이 열은 한 가지 이름만 있다는 것에 주목하라).

인간 뇌의 왼쪽 그리고 오른쪽 반구는 구조적으로 비슷하지만 똑같지는 않다. 오른손잡이 성인의 왼쪽 대뇌반구는 보통 오른쪽 대뇌반구보다 약간 더 크며, 왼쪽 대뇌반구의 외측열은 오른쪽 대뇌반구의 외측열에 비해 약간 더 길다(von Bonin, 1962). 그러나 오른손잡이 성인의 두정엽은 반대이다. 오른손잡이의 오른쪽 대뇌반구의 두정엽이 왼쪽 대뇌반구의 두정엽에 비해 더 크다(Rubens, 1977). 그러나 구조적인 유사성에도 불구하고 두 대뇌반구는 여러 기능적인 면에서 특화되어 있다.

일반적으로 각 대뇌반구는 4개의 엽(lobe)으로 구분

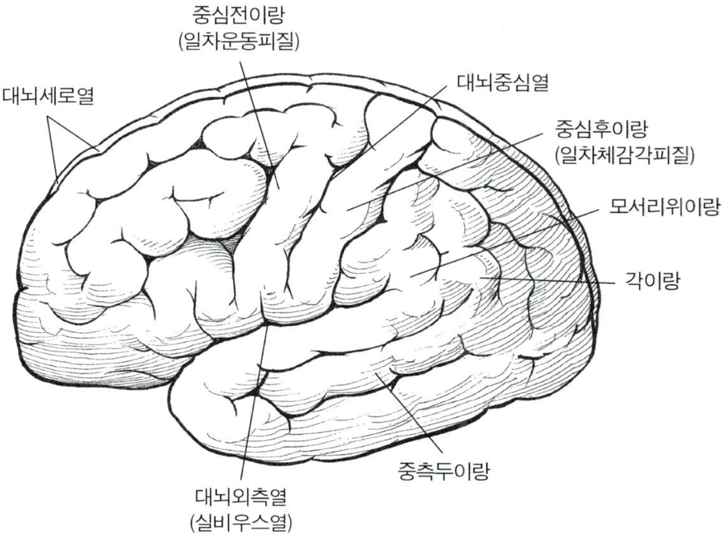

그림 1-7 인간 뇌의 표면에 있는 두드러진 고랑과 이랑. 왼쪽 대뇌반구를 보여 준다. 오른쪽 대뇌반구 표면의 이랑과 고랑은 본질적으로 왼쪽 대뇌반구의 것과 대칭을 이룬다. 뇌마다 위치와 모양 그리고 경계표지가 매우 다양해서 때로 알아보기 어렵다.

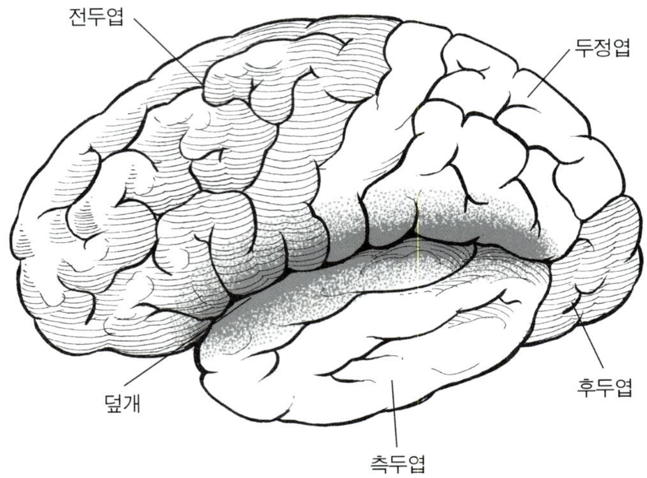

그림 1-8 뇌의 엽. 후두엽의 대부분은 대뇌세로열 쪽에서 보면 숨겨져 있다. 엽은 임의적 구분이며, 구조적 기능이나 기능적 차이를 나타내지 않는다.

되는데—전두엽, 두정엽, 후두엽, 측두엽—그 위에 있는 두개골 각 부분의 이름을 따른 것이다(그림 1-8). 각 엽은 지형적 협약이지 뇌의 구조나 기능의 차이를 반영하지는 않는다. 뇌의 영역에 따라 구조적 · 기능적 차이가 있지만, 그 차이가 각 엽의 경계에 부합하는 것은 아니다.

전두엽은 그 이름이 의미하듯이 뇌의 앞쪽에 있다. 대뇌외측열(실비우스열)이 전두엽의 아래 경계를, 대뇌중심열(롤란도열)은 뒤쪽 경계를 이룬다. 전두엽의 대뇌피질은 전체 대뇌피질의 약 1/3을 차지한다.

두정엽은 각 대뇌반구의 중심열 뒤, 외측열 위에 있다. 두정엽의 뒤쪽 경계는 후두극(occipital pole: 대뇌반구의 가장 뒤쪽 지점)에서 3~5cm 앞에 있는, 눈에는 보이지 않는 상상의 선이다.

후두엽은 각 대뇌반구의 뒤쪽 부분을 형성한다. 후두엽은 두정엽의 뒤쪽 경계를 이루는 상상의 경계선에서부터 후두극의 대뇌세로열로 이어진다.

측두엽은 각 대뇌반구의 아래쪽 약 1/3을 형성한다. 대뇌외측열은 그 위쪽 경계를 그리고 아래쪽 경계는 중앙선 근처 대뇌반구의 밑바닥에 있다. 뒤쪽 경계는 후두엽의 앞쪽 경계를 이루는 상상의 경계선이다.

뇌섬엽(insula)은 대뇌외측열 안으로 접혀 있는 피질 부분이다. 이는 전두엽, 두정엽, 측두엽의 주름에 가려져 보이지 않는다. 뇌섬엽을 라일의 섬(island of Reil)이라고도 한다. 뇌섬엽을 가리고 있는 대뇌피질의 주름을 **덮개**(operculum)라고 한다.

임상 Tip. **덮개**는 '뚜껑'이라는 의미의 라틴어에서 온 것으로, 여기에서는 뇌섬엽을 덮어 가리는 대뇌피질이다.

대뇌 뇌실. 대뇌 뇌실은 CSF로 채워져 있고 좁은 통로로 연결된 4개의 동굴로 뇌의 깊은 안쪽에 자리 잡고 있다. 가장 큰 두개의 뇌실은 각 대뇌반구 안쪽 깊이 있는 큰 초승달 모양의 측뇌실(lateral ventricle)이다(그림 1-9). 제3 뇌실은 불규칙한 디스크 모양의 동굴로, 측뇌실 아래 중앙부에 있다. 제4 뇌실은 뇌줄기를 향해 아래로 내려가는 관 모양의 빈 공간인데, 지주막하 공간으로 들어가는 구멍에서 끝난다(그림 1-5와 그림 1-9).

측뇌실은 뇌실간공[interventricular foramen: 먼로공(foramen of Munro)]을 통해 제3 뇌실과 연결된다. 제3 뇌실은 대뇌수도관[cerebral aqueduct: 실비우스 수도관(aqueduct of Sylvius)]을 통해 제4 뇌실과 연결된다. 뇌실은 중추신경계 CSF의 약 15%를 담고 있으며, 지주막하 공간에는 나머지 85% 정도가 있다.

임상 Tip. 앞에서 언급했듯이 **공**(foramen)은 구멍, 통로이다. 생리학에서 **수도관**(aqueduct)은 튜브 또는 경로를 말한다. 수도관은 관 모양이지만 공은 그렇지 않다.

뇌실은 맥락얼기(choroid plexus)를 포함하고 있는데, 이는 몸의 CSF의 주요 생산지인 뇌실 조직으로 스펀지 모양의 덩어리이다(적은 양의 CSF는 뇌의 표면에 있는 세포에 의해 생산된다). CSF는 뇌실간공을 통해 측

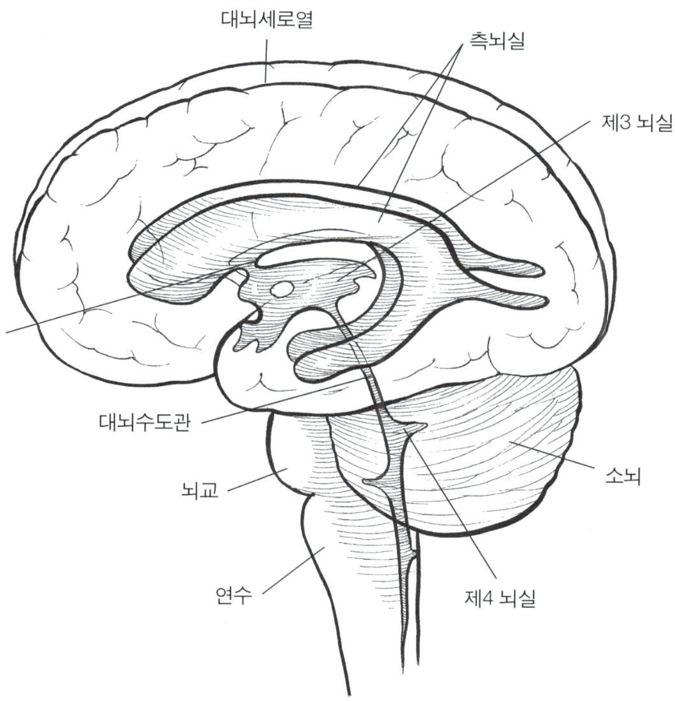

그림 1-9 뇌실. 뇌실은 뇌와 뇌줄기 중앙에 액체로 가득 찬 공간을 이루고 있다. 측뇌실은 대뇌반구 안에 깊이 자리 잡고 있고, 제3 뇌실과 제4 뇌실은 중앙에 위치하고 있다. 제4 뇌실의 대부분은 뇌줄기에 있다.

뇌실로부터 제3 뇌실로 그리고 대뇌수도관을 통해 제3 뇌실로부터 제4 뇌실로 중추신경계를 순환한다(그림 1-9). CSF의 배출은 제4 뇌실정중공[median aperture: 마젠디공(foramen of Magendie)]과 2개의 외측구[lateral aperture: 루시카공(foramina of Luschka)]를 통해 제4 뇌실에서 지주막하 공간으로 배출된다. 거기서부터 CSF는 위로는 대뇌반구 둘레를, 아래로는 척수 둘레를 순환한다. 궁극적으로 지주막 융모를 통해 혈액 속으로 흡수된다. 건강한 성인은 약 8시간마다 CSF가 재생산된다.

임상 Tip. CSF의 화학적 구성의 변화는 신경학적 질환을 의미할 수 있다. 예를 들어, CSF 안의 혈액세포의 존재는 지주막하 공간 속으로 출혈이 있다는 것을 의미하며, 포도당 레벨의 감소는 박테리아 감염을 의미한다(박테리아는 포도당을 소비한다).

간뇌. 간뇌(diencephalon)는 대뇌반구의 깊은 곳에 위치하며, 뇌줄기 바로 위에 있다. 시상(thalamus)과 기저핵(basal ganglia)—운동과 감각에 중요한 역할을 하는 구조—이 간뇌에 있다.

시상은 계란 모양의 핵으로 구성되어 있으며, 제3 뇌실의 양옆에 자리하고 있다(그림 1-10). 시상은 대뇌운동피질로부터 내려오는 운동정보와 감각피질로 가는 감각정보가 경유하는 주요 중계 센터이다. 시상은 여러 출처—소뇌, 기저핵, 기타 피질하 영역, 뇌줄기—로부터 입력정보를 받아서 대뇌피질의 여러 곳으로 섬유를 내보낸다.

대뇌피질로 가는 정보의 중계 센터 역할로 인해, 시상은 대뇌피질의 전반적인 전기적 활동을 조절하는 데 기여한다고 간주된다. 많은 감각 경로가 시상에서 시냅스 연결을 하며, 아마도 이로 인해 시상은 의식(consciousness), 각성(alertness), 주의력(attention)을 유지하는 데 중요한 역할을 한다.

임상 Tip. **간뇌**는 그리스어에서 왔으며 문자 그대로 '뇌 관통'을 의미한다. **시상**은 '작은 (견과류) 열매'라는 라틴어에서 왔다.

시상에 인접해 있는 여러 핵들은 기저핵을 형성한다(그림 1-10). 기저핵의 수는 누가 기술하느냐에 따라 달라지지만 대부분 미상핵(caudate nucleus), 조가비핵(putamen), 담창구(globus pallidus)를 기저핵에 포함한다. 어떤 학자는 시상하부핵(subthalamic nucleus)과 흑질(subtantia nigra)을 추가하기도 한다. 더 복잡하게는, 조가비핵과 담창구를 **렌즈핵**(lenticular nucleus)으로 함께 묶어 부르기도 한다. 렌즈핵은 **내포**(internal capsule,

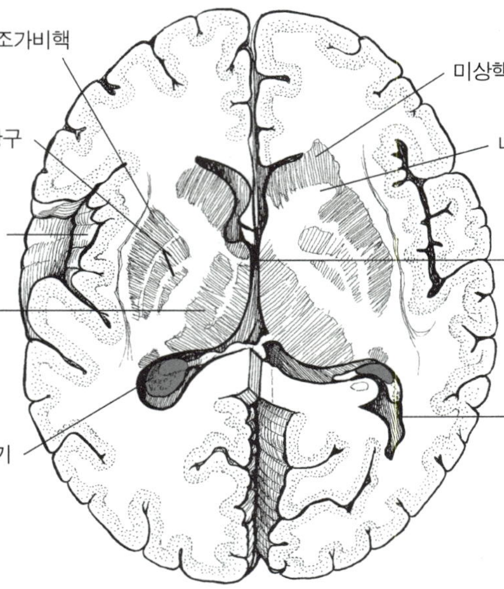

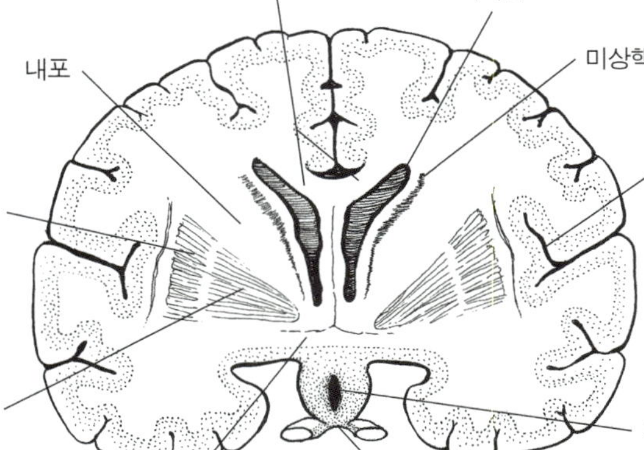

그림 1-10 기저핵과 관련 구조물. **A**: 뇌를 제3 뇌실의 가운데 정도에서 수평으로 절단하여 본 것. **B**: 시상 바로 앞에서 뇌를 수직으로 절단하여 본 것. 뇌량(B)은 주된 반구 간 신경섬유로이며 측뇌실의 지붕을 형성한다. 앞쪽 교련(anterior commissure)은 반구 간의 작은 섬유로이다(그림 1-13 참조).

뒷부분에 설명함)라고 하는 신경섬유 다발에 의해 미상핵으로부터 분리되어 있으며, 시상으로부터도 떨어져 있다.

시상하부핵은 이름에서 볼 수 있듯이 시상 아래에 있으며, 흑질은 시상하부핵 아래 있다. 시상하부핵과 흑질의 정확한 기능은 알려져 있지 않지만, 다른 기저핵 부분과 많은 연결을 갖는 점으로 미루어 보아, 기저핵과 매우 긴밀히 협조하는 것으로 추측된다. 흑질은 이름에서 알 수 있듯이 색이 검다.

임상 Tip. 흑질의 퇴화(쇠퇴)는 흔히 파킨슨병에서 나타난다.

기저핵은 대뇌피질의 여러 영역(전두엽의 거의 모든 부분)에서 정보를 받고, 대뇌피질로 정보를 보내거나 중계한다. 기저핵은 체중을 옮기는 데 필요한 자세의 조절과 운동에 동반되는 관성을 보상하기 위해 몸통과 팔다리의 주요 근육을 조절한다. 기저핵의 손상은 그 손상 영역에 따라 다양한 운동과 감각의 문제를 초래하지만, 주로 수의적인 움직임의 감소와 불수의적 움직임이라는 특성을 보인다.

뇌줄기. 뇌줄기는 구조적으로는 단순히 척수의 연장이지만, 뇌와 척수 사이의 소통적 · 구조적 연결 통로가 된다. 머리 부분의 근육과 감각수용체를 지배하는 뇌신경의 기원이 이곳이다. 뇌줄기 구조는 호흡과 심장박동수 조절의 한 부분을 담당하며, 복합적인 운동 활동을 통합하는 역할을 한다. 일부 뇌줄기 구조는, 주로 뇌줄기의 주요 핵심부에 있는 그물체(reticular formation)를 통해, 사람의 전반적인 의식수준을 조절하는 것을 돕는다.

뇌줄기는 또한 뇌에서부터 척수에 도달하는 운동신경섬유의 유일한 통로이며, 말초의 감각신경섬유가 뇌에 도달하는 유일한 통로이기도 하다. 이러한 이유 때문에, 뇌줄기의 손상은 흔히 운동과 감각기능에 중요한 영향을 미친다. 뇌줄기 안 그리고 바로 위에 있는 구조들이 신체의 여러 생체 기능(예: 호흡, 심장박동수, 체온조절)을 조절하기 때문에, 뇌줄기의 손상은 심각한 결과를, 더 나아가 치명적인 결과를 초래할 수 있다.

설명을 위한 목적으로 해부학자들은 뇌줄기를 세 부분, 즉 중뇌(맨 위), 뇌교(가운데), 연수(맨 아래)로 나눈다. 중뇌[midbrain, 중간뇌(mesencephalon)]는 대뇌다리(cerebral peduncles)를 통해 뇌줄기를 대뇌반구들과 연결한다. 눈의 안구를 움직이는 근육과 연결된 뇌신경 3번과 4번이 중뇌에 기원을 두고 있다.

임상 Tip. **다리**(peduncle)는 '발'이라는 의미의 라틴어에서 왔다. **보행자**(pedestrian)와 **페달**은 더 흔히 사용되는 라틴어에서 나온 단어이다. 신경해부학에서 **다리**는 구조들을 연결하는 다양한 줄기나 대 같은 뇌의 구조를 일컫는다.

중뇌는 소뇌 부근에서 뇌교와 합쳐진다. 뇌교는 뇌줄기에서 눈에 띄게 앞쪽으로 불룩 나와 있어 쉽게 알아볼 수 있다. 뇌교에는 청력과 균형을 담당하는 몇 개의 핵과 더불어 3개의 뇌신경핵(CN5, CN6, CN7)이 있다. 뇌교 손상은 흔히 안구를 옆으로 움직이는 근육의 마비를 초래한다. 그러나 앞쪽 뇌교에 커다란 손상이 발생하면 감금증후군(locked-in syndrome)의 원인이 될 수 있는데, 그렇게 되면 사람이 의식은 있지만 말을 할 수 없으며 사지마비(모든 팔다리가 마비됨)가 된다. 감금증후군 환자는 눈깜박임이나 눈을 위아래로 움직이는 것을 통해서만 의사소통을 할 수 있다.

연수는 뇌교와 척수를 연결하며, 아랫부분으로 갈수록 더 가늘어지는 뇌줄기 구조다. 연수는 5개의 뇌신경(CN8, CN9, CN10, CN11, CN12)과 균형과 청력을 담당하는 몇 개의 핵을 포함한다. 수의적인 움직임을 담당하는 신경섬유로는 연수에서 중추신경계의 한쪽에서 다른 쪽으로 교차하는데, 그들이 교차하는 지점을 **맞교차점**(point of decussation)이라 한다. 연수의 손상은 보통 현기증[vertigo, 어지럼증(dizziness)], 목구멍과 후두근육의 마비 그리고 다양한 조합의 팔다리, 간혹 얼굴을 포함한 감각 저하를 초래한다.

임상 Tip. **맞교차**(decussation)는 'X자 형태'를 의미하는 라틴어에서 왔다.

일반 개념 1-2

- 인간의 뇌는 2개의 반구로 나뉘는데, 이 둘은 구조적으로는 비슷하지만 기능적으로는 다르다.
- 뇌는 대뇌피질이라고 하는 얇은 회색질 층으로 덮여 있다. 대뇌피질은 많은 신경세포를 가지고 있고, 등성이(이랑)와 파인 홈(고랑)들이 교차한다.
- 깊게 파인 고랑을 열(fissure)이라고 한다. 인간의 뇌에서 두드러진 열은 대뇌중심열(롤란도열)과 대뇌외측열(실비우스열)이다.
- 각 대뇌반구의 표면을 일반적으로 4개의 엽—전두엽, 두정엽, 후두엽, 측두엽—으로 구분하는데, 이는 각 영역 위에 있는 두개골의 이름을 따른 것이다.
- 대뇌 뇌실은 CSF로 채워진 뇌 안의 동굴이다. 2개의 측뇌실과 제3 뇌실과, 제4 뇌실이 각각 하나씩 있다. 이들은 공(구멍)과 수도관(관 모양의 통로)으로 연결되어 있다.
- 간뇌는 시상과 기저핵을 포함한다. 시상과 기저핵은 운동 출력물과 감각 입력물을 조정, 통합하고 통제한다.
- 뇌줄기(중뇌, 뇌교, 연수)는 중추신경계로부터의 모든 운동 출력물을 말초신경계로 그리고 말초신경계로부터의 모든 감각 입력물을 중추신경계로 전달하는 도관 역할을 한다.
- 대부분의 뇌신경핵은 뇌줄기에 위치하고 있으며, 호흡과 심장박동수와 같은 생체 기능을 조절한다.
- 소뇌는 뇌줄기 뒤에 있다. 이는 대뇌의 축소판처럼 생겼으며 자발적인 움직임의 속도, 힘, 방향과 크기를 조절하는 역할을 한다.
- 대부분의 척수 운동 신경세포(앞쪽뿔세포)는 척수 중앙 회색질의 앞쪽뿔에 위치하고 있다. 척수 감각 신경세포(뒤쪽뿔세포)의 대부분은 척수 중앙 회색질의 뒤쪽뿔에 위치한다.

소뇌. 소뇌는 뇌교와 연수 바로 뒤에 있으며(그림 1-9) 뇌의 축소판처럼 보인다. 소뇌는 대뇌와 마찬가지로 2개의 반구를 가지고 있으며, 각 반구는 소뇌피질(cerebellar cortex)이라고 하는 회색질의 바깥층으로 덮여 있다. 소뇌는 움직임을 개시하지는 않지만 다른 곳에서(주로 대뇌 운동피질) 시작된 움직임을 조직화하고 조정한다. 소뇌는 움직임의 속도, 범위, 방향 그리고 힘을 조절하는 역할을 한다. 소뇌 손상은 **실조증**(ataxia)이라고 하는 서툰 움직임을 초래한다.

척수. 정상 성인의 척수 길이는 약 45cm 정도이다. 척수는 첫 번째 경추에서부터 첫 번째 요추까지 뻗어 있고, 여기서부터 신경섬유의 미세한 다발로 아래쪽으로 이어져 내려간다. 이 다발은 17세기 독일의 생리학자인 Andreas Laurentius의 말꼬리(horse's tail)를 연상하게 한다. 그는 이 다발을 **말총**(cauda equina, '말꼬리'를 뜻하는 라틴어)이라고 불렀는데, 이 명칭이 오늘날까지 이어졌다.

척수는 바깥층은 백질이며 그 주요 핵심부는 회색질이다(그림 1-11). 회색질에는 운동 신경세포와 감각 신경세포가 있고 회색질의 단층은 나비 모양을 하고 있다. 백질에는 오름신경섬유로(ascending nerve fiber tracts)와 내림신경섬유로(descending nerve fiber tracts)가 있다. 운동 신경세포는 주로 중앙 회색질의 앞쪽뿔(anterior horn)에 위치하고 있고, 대부분의 감각 신경세포는 뒤쪽뿔(posterior horn)에 위치하고 있다(그림 1-11).

척수는 척수신경을 통해 근육과 감각수용체와 연결된다. 앞쪽뿔에 있는 운동 신경세포는 원심척수신경(efferent spinal nerves)을 통해 근육과 연결되며, 몸 주변의 감각수용체는 뒤쪽뿔에 있는 구심척수신경(afferent spinal nerves)을 통해 감각 신경세포와 연결된다.

섬유로. 중추신경계 각 영역 간의 소통은 신경섬유로에 배열되어 있는 신경 축삭 다발에 의해 이루어진다(앞서 언급한 바와 같이, 이는 신경계의 백질을 형성한다). 신경해부학자들은 중추신경계 신경섬유로를 크게 세 가지 주요 범주, 즉 투사섬유(projection fibers), 교련섬유(commissural fibers), 연합섬유(association fibers)로 나눈다.

투사섬유는 중추신경계의 장거리 운반체이다. 이는 뇌로부터 뇌줄기로 그리고 척수로 정보를 운반하며, 또는 말초 감각신경으로부터 척수를 통해 뇌로 정보를 운반한다. 뇌로부터 근육과 분비샘(gland)으로 명령과 조절 신호를 운반하는 투사섬유를 **원심(운동) 투사섬유**라 고 한다. 이 신경세포들은 운동피질과 전운동피질에서 시작하여 뇌의 아랫부분으로 내려가 기저핵, 뇌줄기 그리고 척수로 진행하여 뇌신경, 척수신경과 시냅스 연결을 한다.

주변 수용체로부터 중추신경계로 감각정보를 운반하는 투사섬유를 **구심(감각) 투사섬유**라 한다. 구심 투사섬유를 구성하는 감각신경은 척수와 뇌줄기에 있는 신경

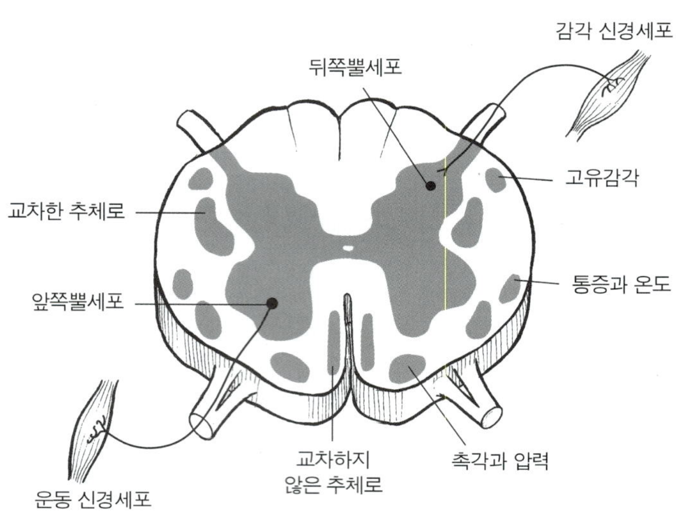

그림 1-11 운동 및 감각 섬유로를 보여 주는 사람의 척수 단면도. 뒤쪽 기둥(뒤쪽뿔세포를 포함하고 있다)은 주로 감각기능을 담당하고, 앞쪽 기둥(앞쪽뿔세포를 포함하고 있다)은 주로 운동기능을 담당한다.

세포와 시냅스 연결을 하고 그 정보를 뇌로 보낸다.

임상 Tip. 나는 원심(efferent)과 구심(afferent)의 차이를 기억하기 위한 훌륭한 암기법을 알지 못한다. 그러나 알파벳 a가 e보다 앞에 있다는 것이 기억하는 데 도움이 될 수 있는데, 이는 감각(구심)은 보통 반응(원심)에 앞서기 때문이다.

원심 투사섬유는 운동피질(중심고랑 앞에 있는 피질 띠)에 널리 분포된 운동 신경세포에서 시작된다. 아래로 내려오면서 섬유들이 모여 밀집된 밴드를 형성한다. 구심 투사섬유는 척수와 뇌줄기에 걸쳐 분포된 감각 신경세포에서 시작된다. 위로 올라올수록 섬유들이 모여 둥근 모양의 밴드를 형성한다. 거기에서부터 이들은 대뇌피질에 있는 도착지, 주로 체감각피질(somatosensory cortex)을 향해 퍼져 나간다. 원심 투사섬유와 구심 투사섬유 밴드가 기저핵에 도달하면 넓고 평평해져 내포를 형성한다.

임상 Tip. 내포(internal capsule)에서 capsule이라는 용어는 혼돈을 줄 수 있다. 보통 이 단어는 '울타리'나 '상자'를 말한다. 여기서는 시상과 기저핵 사이를 통과하는 운동과 감각 섬유의 수평 단면을 지칭하는 데 쓰인다. 분명 capsule이라는 명칭은 초기 해부에 나온 것으로, 기저핵과 시상의 회색질에 비해, 신경섬유의 밀집된 백질과 막과 같은 형태가 capsular 구조를 연상하게 하였을 것이다.

운동 경로. 뇌, 중뇌와 뇌줄기로부터 내려온 여러 섬유로는 하위 레벨에서 궁극적으로 운동 신경세포와 연결된다. 피질척수로(corticospinal tract)는 대뇌피질에서 시작해서 척수에 있는 운동 신경세포와 연결된다. 척수의 운동 신경세포는 몸통과 사지의 수의적인 움직임을 담당하는 근육을 조정한다. 피질연수로(corticobulbar tract)는 피질에서 시작하여 뇌줄기의 운동 신경세포와 연결된다. 뇌줄기에 있는 운동 신경세포는 머리와 목 근육의 수의적인 움직임을 담당한다. 전정척수로(vestibulospinal tract)는 뇌줄기에서 시작되어 척수의 운동 신경세포와 연결되고, 갑자기 균형을 잃거나 넘어지는 것과 같은 신체 위치의 갑작스러운 변화에 반응하여 빠른 움직임을 하게 한다. 내림자율신경로(descending autonomic tract)는 뇌 안의 심부 구조에서 시작하고 뇌줄기와 척수의 운동 신경세포와 연결된다. 내림자율신경로의 신경세포들은 심장박동수와 혈압과 같은 자율신경 기능의 조정을 담당한다.

감각 경로. 척수에 있는 감각 경로는 복잡해서 이를 배우고 최소한 시험 때까지 기억해야 하는 학생들에게는 골칫거리이다. 통증과 온도감각은 이를 담당하는 신경의 반대편 척수를 따라 올라가 시상과 두정엽에 이르는 공통 경로를 가진다(그림 1-11). 고유감각(보지 않고도 머리와 사지의 위치를 파악할 수 있는 능력)과 입체감각(사물을 만져 보고 아는 능력)은 같은 편 척수를 타고 올라와 뇌줄기에 이르고, 뇌줄기에서 교차하여 소뇌와 두정엽으로 진행하는 경로를 공유한다. 가벼운 촉각은 배쪽(앞쪽) 척수에서 뇌줄기와 두정엽으로 올라간다. 이 경로는 비교차섬유와 교차섬유가 모두 포함된다.

임상 Tip. 척수 감각 경로의 복잡성은 이를 배워야 하는 학생에게는 골칫거리이지만, 감각이상을 가진 환자들에게 어떤 문제가 있는지를 추론해야 하는 의사들에게는 다행스러운 일이다. 의사는 보통 통증과 온도감각, 고유감각과 입체감각이 신체의 다양한 부위를 어떤 방식으로 침범했는지를 보면 척수 병변의 위치를 알아낼 수 있고 때로는 특성을 알아내기도 한다.

반사궁. 몇몇의 반사 운동 반응은 반사궁에 의해 만들어지는데, 이는 상위 신경계의 참여 없이 빠른 움직임을 가능하게 한다. 반사궁에는 감각수용체, 구심(감각) 신경세포, 연결 신경세포, 운동 신경세포, 작동기(보통의 경우에는 근육)의 다섯 부분이 있고 모두 척수에 존재한다(그림 1-12). 감각수용체가 자극되면 전기적 신호가 형성되고 이는 구심 신경세포로 전달된 후 다시 연결 신경세포(척수의 뒤쪽 기둥에 존재)에 전달된다. 연결 신경세포는 이 신호를 운동 신경세포(척수의 앞쪽 기둥에 존재)에 전달한다. 운동 신경세포는 근육이나 분비샘을 활성화한다. 반사는 매우 빠르게 일어나지만 자극을 구분하지는 못한다. 이런 반사들의 다수는 방어 기능을 담당하는데, 예를 들어 재채기, 기침, 눈깜박임 반사이다.

교련섬유. 교련섬유는 중추신경계의 영역 간 운반

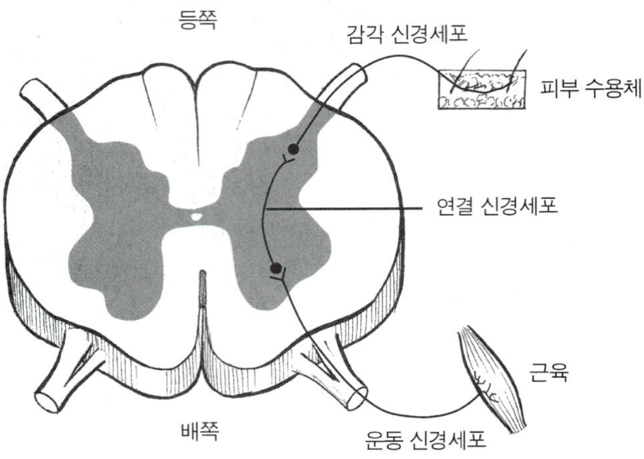

그림 1-12 반사궁. 감각신경의 자극은 연결 신경세포를 통하여 운동신경으로 전달되는데, 이는 신경계 상위 센터의 참여 없이 자극(보통은 고통스러운 것)에 대해 빠르게 반응할 수 있게 한다.

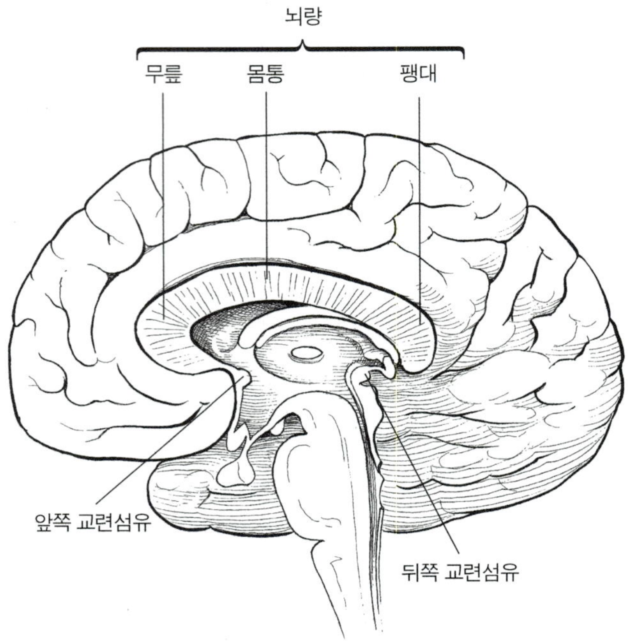

그림 1-13 대뇌반구 간 교련섬유. 대뇌반구를 위쪽 세로 열에서 둘로 나누고 신경섬유 끝부분을 잘라서 뇌량, 앞쪽 교련섬유, 그리고 뒤쪽 교련섬유를 보이게 한 것.

체로, 대뇌반구 사이의 소통을 가능하게 한다. 인간의 뇌에는 반구 사이의 소통을 담당하는 3개의 교련섬유, 즉 뇌량, 앞쪽 교련섬유, 뒤쪽 교련섬유가 있다(그림 1-13).

가장 크고 중요한 교련섬유인 뇌량은 양쪽 반구 간의 소통에서 주요 역할을 담당한다. 뇌량은 해부학적으로 양쪽 반구 사이를 연결하는 구조로 초승달 모양을 하고 있고 양쪽 끝이 아래 방향을 향하고 있다. 뇌량의 앞쪽 1/3을 **무릎**(genu), 가운데 1/3을 **몸통**(rostrum) 또는 몸(body)이라 하고, 뒤쪽 1/3을 **팽대**(splenium)라 한다. 뇌량을 통해 교차하는 신경섬유는 그 길이를 최소화하기 위해 공간적으로 배치되어 있다. 무릎 부위의 섬유는 전두엽 앞쪽을 서로 연결한다. 몸통 부위의 섬유는 전두엽 뒤쪽, 두정엽 앞쪽을 연결한다. 팽대 부위의 섬유는 두정엽 뒤쪽, 후두엽을 연결한다. 뇌량에 손상이 생기면 양쪽 반구의 소통이 방해되고, 손상 부위에 따라서 여러 가지 증상과 징후가 발생한다.

앞쪽 교련섬유와 뒤쪽 교련섬유는 뇌 깊숙한 곳에서 두 반구를 연결하는 작은 섬유 다발이다. 앞쪽 교련섬유와 뒤쪽 교련섬유는 뇌량보다 훨씬 작고, 대뇌반구 간의 소통에서 차지하는 중요성 면에서도 논란이 있다. 앞쪽 교련섬유와 뒤쪽 교련섬유를 모두 합해도 뇌량 크기의 1/100에 지나지 않는 것만 보아도, 뇌량이 양쪽 반구의 소통에서 주된 역할을 한다는 것은 명백하다.

연합섬유. 연합섬유는 중추신경계의 국소지역 운반체이다. 이는 한쪽 대뇌반구 안에 있는 피질 영역을 연결하는데, 피질의 영역이 같은 엽에 있으면 이들을 연결하는 섬유를 단순히 연합섬유(association fiber)라고 부른다. 그러나 다른 엽에 존재하는 피질 영역을 연결하는 연합섬유는 짧지만 기억하기는 더 어려운 말로 **다발**(fasciculus, 복수 형태는 fasciculi)이라고 한다. 다발들(fasciculi)은 한쪽 대뇌반구에서 인접해 있지 않은 영역을 연결하는 신경섬유 다발이다. 그러나 중간선을 가로지르지는 않으며, 만약 가로지른다면 이것은 **교련섬유**가 된다.

임상 Tip. **다발**이라는 용어는 '묶음'이라는 뜻의 라틴어 fasciculus에서 왔다. **파시스트**도 같은 어원에서 온 말이다.

신경해부학자들은 인간의 뇌에서 세 가지의 주요한 다발을 기술하였다. 즉, 갈고리 다발(uncinate fasciculus), **띠다발**(cingulum), **활꼴 다발**(arcuate fasciculus). 갈고리 다발은 각 반구에서 전두엽 아래쪽과 측두엽 앞쪽을 연결하는 직접 경로이다. 띠다발은 뇌량의 위쪽을

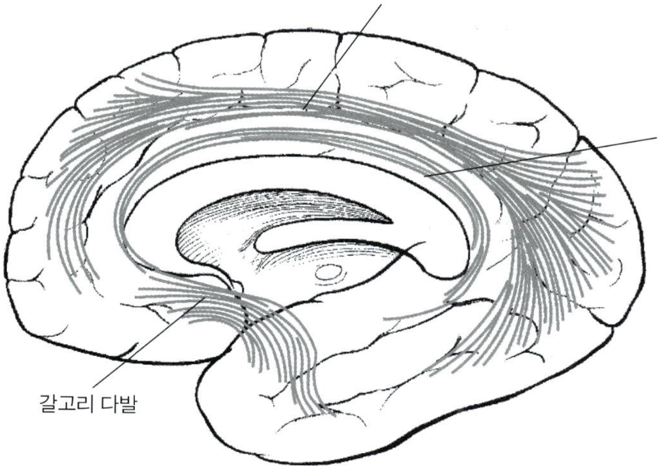

그림 1-14 뇌의 주요 다발. 활꼴 다발은 다양한 말과 언어처리과정에서 중요한 역할을 한다고 알려져 있다.

주행하며, 각 반구에서 전두엽, 두정엽의 깊은 영역을 측두엽, 중뇌의 깊은 영역과 연결한다.

갈고리 다발과 띠다발은 말과 언어에 있어 중요한 역할을 하지는 않는다. 하지만 때로는 **위세로다발**(superior longitudinal fasciculus)이라고도 불리는 활꼴 다발은 그렇지가 않다. 활꼴 다발은 초승달 모양의 섬유로이며 각 반구의 측두엽 뒤쪽과 가운데 영역을 전두엽의 아래쪽 영역과 연결한다(그림 1-14). 측두엽의 출발점으로부터 활꼴 다발은 대뇌외측열 주위를 피질의 2~3cm 아래에서 뒤쪽과 위쪽으로 쓸어 나간다. 그러고 나서 앞쪽과 아래쪽으로 방향을 바꿔 전두엽에 도달한다. 우리가 알고 있는 바와 같이, 활꼴 다발은 뇌가 어떻게 언어와 관련되는지에 대한 모델에서 중요한 역할을 한다.

뇌의 혈액 공급. 앞에서 언급한 바와 같이 뇌는 산소와 포도당의 주요 소비원이며, 이 두 가지 모두 혈액을 통해 뇌로 공급된다. 한 시점에서 볼 때 체내 혈액의 약 25%는 뇌에 있다. 이처럼 뇌는 산소와 포도당을 매우 많이 소비하지만 두드러진 보유고가 없기 때문에 뇌로 가는 혈액 공급이 중단되면 보통 대재앙이 일어난다. 결과적으로 뇌 혈액 공급 장애가 뇌손상의 흔한 원인이 되는 것은 당연하다.

뇌로 가는 혈액의 기계적 운반과정은 심장에서 시작

일반 개념 1-3

- 투사섬유는 뇌의 운동 신경세포에서 뇌줄기나 척수의 운동 신경세포로 정보를 전달하거나(원심 투사섬유) 말초신경계의 감각 신경세포에서 뇌로 정보를 전달한다(구심 투사섬유).
- 피질척수로는 대뇌피질의 운동 신경세포와 척수의 운동 신경세포를 연결한다.
- 피질연수로는 대뇌피질의 운동 신경세포와 뇌줄기의 운동 신경세포를 연결한다.
- 척수에 있는 감각 경로는 복잡하다. 이들은 척수의 다양한 영역으로 상행한다. 어떤 것은 교차하고 어떤 것은 교차하지 않는 것도 있다. 교차를 하는 것도 척수의 여러 레벨에서 일어난다.
- 몇 가지 방어반사(예: 재채기, 눈깜박임)는 척수의 반사궁을 통해 일어난다.
- 내포는 시상과 기저핵 레벨에서 보이는 원심 투사섬유와 구심 투사섬유의 부분이다.
- 교련섬유는 2개의 대뇌반구를 교차한다. 뇌량은 가장 주된 교련섬유이다. 앞쪽 교련섬유와 뒤쪽 교련섬유의 기능은 미미하다.
- 연합섬유는 한 대뇌반구 내에서 여러 영역을 연결한다. 짧은 회로(한 엽에 국한되어 있는 것)는 **연합섬유**라고 부르고 긴 회로(다른 엽을 연결하는 것)는 **다발**(fasciculi)이라고 부른다.
- 활꼴 다발은 측두엽과 전두엽의 특정 부위를 연결한다. 이는 언어에 있어서 몇 가지 신경심리학적 설명을 하는 데 중요하다.

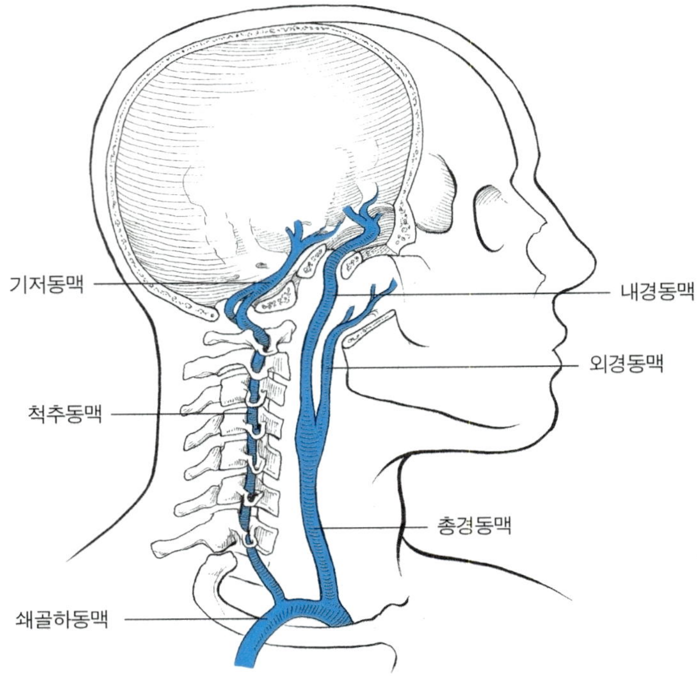

그림 1-15 혈액이 뇌에 공급되는 경로. 쇄골하동맥은 심장에서 나오는 가장 중요한 동맥인 대동맥으로부터 분리되어 나온다. 우측 총경동맥은 쇄골하동맥에서, 좌측 총경동맥은 대동맥에서 분리되어 나온다. 각각의 총경동맥은 외경동맥과 내경동맥으로 나누어진다. 외경동맥은 얼굴에 혈액을 공급하고, 내경동맥은 뇌의 중심 영역에 혈액을 공급한다. 척추동맥도 쇄골하동맥으로부터 분리되어 나오며, 이들은 기저동맥을 통해 뇌의 뒤쪽 영역에 혈액을 공급한다.

되고, 이곳의 펌프 압력을 통해 동맥으로 혈액이 들어간다. 심장은 산소 처리된 혈액을 대동맥(aorta)으로 보내는데, 이는 심장으로부터 나오는 가장 중요한 동맥이다. 혈액은 대동맥으로부터 2개의 쇄골하동맥(subclavian artery)으로 나누어 들어가는데, 이는 몸의 양측에 하나씩 존재한다(여기서부터 복잡해진다. 그림 1-15가 도움이 될 것이다). 한쪽 총경동맥(common carotid artery)은 우측 쇄골하동맥에서 분리되어 나오고, 다른 한쪽 총경동맥은 좌측 대동맥에서 분리되어 나온다. 총경동맥은 위로 올라가며 목 부위에서 각각 내경동맥(internal carotid artery)과 외경동맥(external carotid artery)으로 나누어진다. 외경동맥은 얼굴에 혈액을 공급하고, 내경동맥은 뇌에 혈액을 공급한다. 내경동맥은 턱의 각진 부위 바로 뒤의 목 양쪽에서 위로 주행하며, 최종적으로는 반대쪽 윌리스 고리(circle of Wills)로 이어진다.

임상 Tip. 턱의 각진 부위의 아래쪽 목에 손을 얹으면 가운뎃손가락이나 넷째 손가락을 통해 비교적 강한 맥박을 느낄 수 있다. 이 맥박이 내경동맥을 통해 오는 것이다.

쇄골하동맥으로 돌아가 보면 척추동맥이 양쪽에서 하나씩 분리되어 나오는 것을 알 수 있다. 척추동맥은 연수의 앞쪽을 따라 위로 올라가서 뇌교 아랫부분에서 2개가 합쳐져[문합(anastomose)] 기저동맥(basilar artery)을 형성한다. 기저동맥은 뇌교의 앞쪽을 따라 계속 위로 올라가서 최종적으로는 윌리스 고리의 뒤쪽 부분과 연결된다. 척추동맥과 기저동맥은 뇌줄기에 혈액을 공급하고, 윌리스 고리를 통해 뇌로도 혈액을 보낸다.

윌리스 고리는 뇌바닥의 중앙에 위치한 7각형의 동맥 세트이다(그림 1-16). 윌리스 고리는 각 대뇌반구의 3개의 대뇌동맥에 혈류를 공급하는데, 전대뇌동맥(anterior cerebral artery), 중대뇌동맥(middle cerebral artery), 후대뇌동맥(posterior cerebral artery)이다(그림 1-17). 전대뇌동맥은 전두엽의 위쪽과 앞쪽 영역 그리고 뇌량에 혈류를 공급한다. 중대뇌동맥은 뇌반구의 옆쪽 표면 대부분과 시상 및 기저핵에 혈류를 공급한다. 후대뇌동맥은 후두엽과 측두엽의 아래쪽에 혈류를 공급한다.

내경동맥와 기저동맥은 윌리스 고리의 아래에서 연결되고 대뇌동맥들은 고리의 위에서 연결되기 때문에 윌리스 고리를 경동맥, 기저동맥, 대뇌동맥의 공통 경로라고 여긴다. 만일 일부 경동맥이나 기저동맥의 혈류가 차단되거나 감소되면 아래에서 올라오는 나머지 동

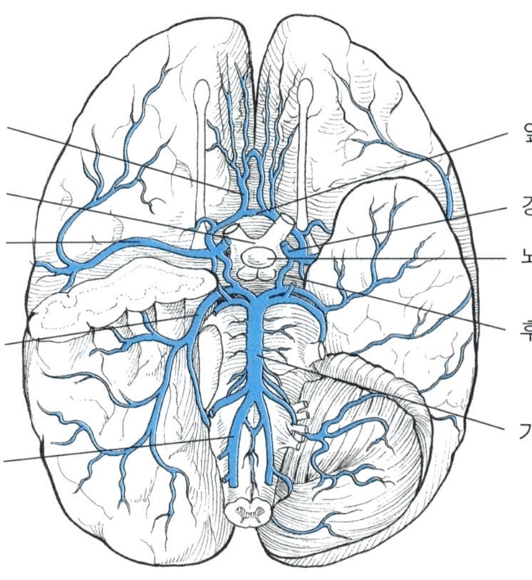

그림 1-16 윌리스 고리에 의해 혈액이 뇌에 공급되는 경로. 윌리스 고리 아랫부분이 막히면 고리 위 부분이 막히는 것보다 손상이 심각하지 않을 수 있는데, 왜냐하면 윌리스 고리는 3개의 주요 혈관(2개의 내경동맥과 기저동맥)으로부터 오는 혈액의 공통 경로를 형성하여 고리의 맨 위에서 분리되어 나가는 대뇌동맥들로 혈액을 공급하기 때문이다.

맥들이 윌리스 고리로 혈류를 보내 대뇌동맥에 공급한다. 그러나 이러한 밸브의 방어기능은 윌리스 고리 아래에서 장애가 있는 경우에만 작동한다. 윌리스 고리의 위쪽에서 대뇌동맥이 막히게 되면, 일단 윌리스 고리를 떠난 대뇌동맥은 공통 공급원을 가지고 있지 않기 때문에 불가피하게 뇌손상이 초래된다.

임상 Tip. 윌리스 고리를 통한 보상은 기대에 미치지 못할 수 있다. 왜냐하면 주된 동맥의 막힘은 전체 동맥 혈류 시스템이 원활하지 않은 혈관 질환 환자에게서 흔히 발생하기 때문이다. 이런 환자는 심장으로부터 다른 혈관으로의 측부순환(collateral flow)도 원활하지 못하다. 뿐만 아니라 대뇌동맥과 윌리스 고리의 동맥 자체가 혈관 질환으로 인해 좁아지거나 폐색되기도 한다.

대뇌동맥의 폐색에 의해 영향을 받는 뇌조직의 크기는 동맥이 막히는 부위에 따라 결정된다. 대뇌동맥의 큰 줄기나 주요 가지가 폐색되면 뇌의 큰 영역에 영향을 주는 반면, 말초의 작은 가지가 막히면 작은 부위의 뇌조직이 손상된다. 더욱이 동맥 분포 말초 부위의 폐색은 예상보다 뇌조직 손상이 크지 않을 수 있다. 왜냐하면 대뇌동맥의 분포 영역은 경계 부위에서 서로 약간씩 겹쳐지기 때문에 주위 동맥으로부터 측부순환 혈류가 오기 때문이다. 이런 겹쳐지는 혈류 공급 영역을 분기점 영역(watershed areas)이라 한다(그림 1-17 참조).

지금까지는 중추신경계에 대해 살펴보았고, 이제부터 중추신경계와 외부 세상을 연결하는 말초신경계에 대해 알아보려고 한다.

말초신경계

말초신경계는 몸의 감각수용체로부터 감각정보를 중추신경계로 전달하고 중추신경계로부터 오는 운동명령을 근육으로 전달한다. 말초신경계의 주요 구성요소는 뇌신경과 척수신경이다.

뇌신경

뇌신경(cranial nerve)의 운동섬유는 얼굴과 목의 근육을 조절하고 감각섬유는 얼굴과 목의 감각수용체로부터 중추신경계로 정보를 전달한다. 대부분의 뇌신경은 중뇌, 뇌교, 연수에서 중추신경계와 연결된다.

임상 Tip. 뇌신경 1번(후각신경, olfactory nerve)과 2번(시신경, optic nerve)은 뇌줄기 위에서 뇌로 직접 투사되는 감각로이다. 그래서 이 두 뇌신경은 중추신경계로 간주되어야 하지만 19세기부터 뇌신경으로 명명해 왔고, 현재도 그 관습이 통용되고 있다.

12개의 뇌신경은 양쪽 중추신경계의 중앙 부위에서 유래한다. 각각의 뇌신경은 중앙선을 기준으로 같은 쪽의 근육을 지배하고 같은 쪽의 감각수용체에서 감각정보를 받는다. 전통적으로 12쌍의 뇌신경은 위에서부터 아래로 로마 숫자 I부터 XII까지 표시하는데, 이것은 서기 200년경 로마 의사 Galen에 의해 만들어진 것이다. 현대의 저자들(나를 포함하여)은 로마 숫자 대신 아라

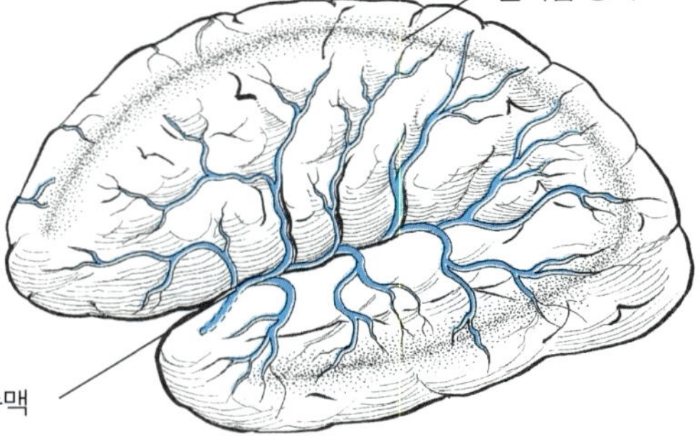

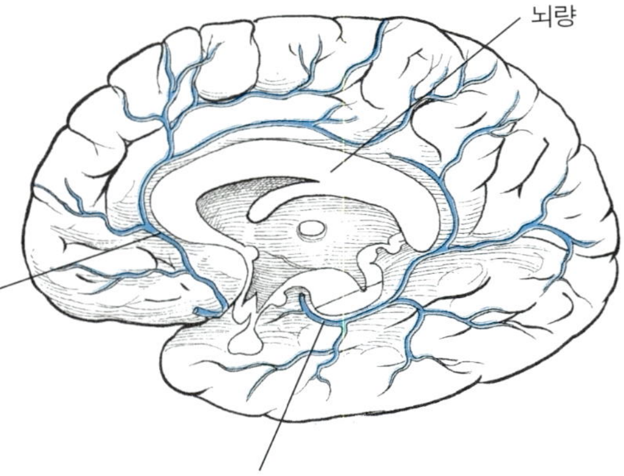

그림 1-17 대뇌동맥의 분포. 대뇌동맥의 분포가 겹쳐지는 지점이 분기점 영역이다. 분기점 영역의 폐색은 뇌기능에 상대적으로 적은 영향을 미치는데, 이는 이웃의 동맥들로부터 오는 곁가지 순환(collateral circulation) 때문이다.

일반 개념 1-4

- 2개의 척추동맥과 2개의 경동맥이 뇌로 혈액을 공급한다. 기저동맥은 척추동맥을 윌리스 고리에 연결한다.
- 윌리스 고리는 뇌의 바닥에 존재하며, 고리 모양으로 연결된 동맥 세트이다. 이를 통해 기저동맥과 경동맥이 대뇌동맥과 연결되고 양측 대뇌반구에 혈액을 공급한다.
- 윌리스 고리는 고리 아래에 있는 동맥이 막혔을 때 다른 동맥을 통해 혈액을 공급해 뇌조직 손상을 완화하는 데 도움이 될 수 있다.
- 세 쌍의 대뇌동맥이 뇌의 양측 반구에 혈액을 공급한다. 전대뇌동맥은 전두엽의 위쪽과 앞쪽 그리고 앞쪽 뇌량에 혈류를 공급하고, 중대뇌동맥은 뒤쪽 전두엽과 대부분의 두정엽, 측두엽, 시상과 기저핵에 혈류를 공급하며, 후대뇌동맥은 후두엽과 측두엽의 아래 영역에 혈류를 공급한다.
- 대뇌동맥의 주요 가지가 막히면 대뇌동맥의 분포가 겹쳐지는 분기점 영역이 막히는 것보다 더 심각한 뇌손상을 초래한다.

비아 숫자로 대체하여 사용하기도 한다. 뇌신경 이름은 종종 약자로 표시된다(예: CN1, CN3 등).

각각의 뇌신경은 하나의 명칭을 가지고 있다. 그중 일부는 신경의 기능이 그대로 사용되고 있고[후각신경(CN1), 시신경(CN2), 안면신경(CN7)], 일부는 그 이름만으로는 모호한 것들도 있다[삼차신경(CN5), 미주신경(CN10)]. 몇몇 신경은 운동기능만(CN3, CN4, CN6, CN11, CN12) 혹은 감각기능만 담당하기도 한다(CN1, CN2, CN8). 나머지 신경들은 감각기능과 운동기능을 모두 가지고 있다. 각각의 뇌신경 이름과 운동기능 또는 감각기능 여부, 중추신경계와의 연결이 표 1-1에 요약되어 있다.

척수신경

척수신경(spinal nerve)은 두경부 아래의 내장, 혈관, 분비샘, 근육으로 운동신호를 전달하고, 그 기관들로부터 감각정보를 모으게 된다. 인간에게는 31쌍의 척수신경

표 1-1 뇌신경

신경	이름	유형*	기능
1	후각신경(olfactory nerve)	S	냄새, 맛
2	시신경(optic nerve)	S	시각
3	동안신경(oculomotor nerve)	M	눈, 눈꺼풀 운동
4	활차신경(trochlear nerve)	M	눈 운동
5	삼차신경(trigeminal nerve)	S, M	얼굴 감각, 씹기근, 입천장, 인두 운동
6	외전신경(abducens nerve)	M	눈 운동
7	안면신경(facial nerve)	S, M	혀 앞부분 감각, 얼굴 근육 운동
8	전정신경(vestibular nerve)	S	평형, 청각
9	설인신경(glossopharyneal nerve)	S, M	혀 뒷부분, 경구개, 인두 감각, 인두 운동
10	미주신경(vagus nerve)	S, M	후두, 인두, 내장 운동, 내장 감각
11	부신경(accessory nerve)	M	후두, 가슴, 어깨 운동
12	설하신경(hypoglossal nerve)	M	혀 운동

*S=감각, M=운동

일반 개념 1-5

- 뇌신경과 척수신경은 말초신경계에 속한다.
- 뇌신경은 두경부 구조를 담당하고, 척수신경은 몸통과 사지의 구조를 담당한다.
- 대부분의 뇌신경은 뇌줄기에 있는 핵에서 시작된다. 척수신경은 척수의 중앙 회색질에 있는 신경세포체에서 시작된다. 각각의 척수신경은 앞쪽 운동(원심) 신경가지와 뒤쪽 감각(구심) 신경가지로 구성된다.

이 있고, 이것은 다섯 부분으로 나뉜다. 위에서부터 아래로 나열한다(그림 1-18).

- 경추신경(cervical nerve, 8쌍)
- 흉추신경(thoracic nerve, 12쌍)
- 요추신경(lumbar nerve, 5쌍)
- 천추신경(sacral nerve, 5쌍)
- 미추신경(coccygeal nerve, 1쌍)

척수신경은 등쪽 감각뿌리(dorsal root)와 배쪽 운동뿌리(ventral root)가 있으며, 각각 척수의 뒤쪽과 앞쪽 기둥에 연결된다. 세포체가 있는 위치 때문에 척수의 감각 신경세포를 **뒤쪽뿔세포**(posterior horn cell)라 하고 운동 신경세포를 **앞쪽뿔세포**(anterior horn cell)라 한다. 앞쪽 기둥과 뒤쪽 기둥을 때로는 **앞쪽뿔**과 **뒤쪽뿔**이라고 부르기도 한다.

임상 Tip. 뇌신경과 마찬가지로 척수신경의 이름도 약자를 써서 나타낸다. C3는 3번 경추신경이고, T4는 4번 흉추신경을 뜻한다 (그림 1-18 참조).

중추신경계의 기능적 해부

대뇌피질

신경해부학자들은 일반적으로 인간의 대뇌피질을 2개의 주요 기능적 범주로 구분하는데, 일차대뇌피질과 연합피질이 그것이다. 일차대뇌피질은 특정 운동기능이나 감각기능을 담당한다. 연합피질은 일차감각피질에서 오는 다듬어지지 않은 감각정보를 연합하고 정제하고 해석하고 정교하게 만드는 역할과 일차운동피질의 행동순서를 조직화하고 계획을 세우는 역할을 한다. 간

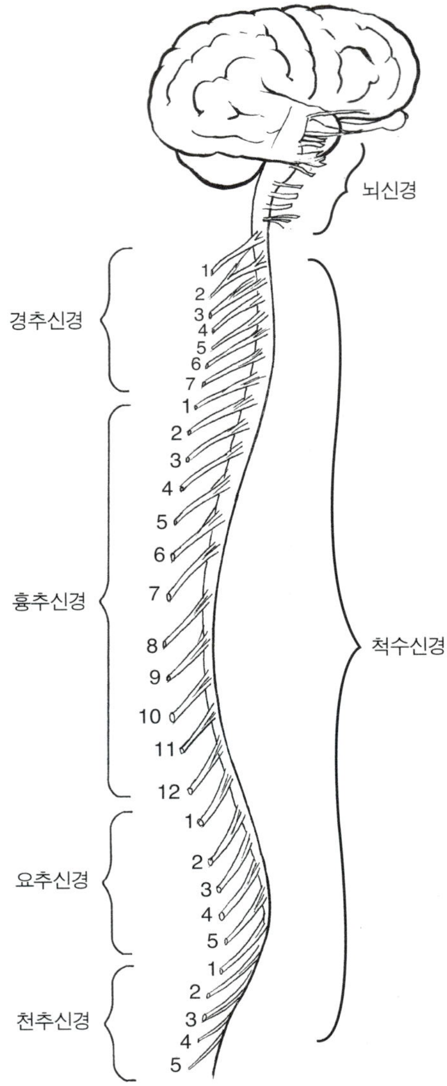

그림 1-18 인간의 중추신경계. 뇌신경과 척수신경(경추신경, 흉추신경, 요추신경, 천추신경)의 각 부분의 위치를 보여 주고 있다.

단히 말하면 연합피질은 감각정보를 해석하고 운동을 계획한다.

일차대뇌피질. 신경해부학자들에 의해 일차대뇌피질의 기능적 영역이 처음으로 밝혀진 것은 일차운동피질로, 각 반구에서 중심고랑의 바로 앞에 위치하는 좁은 피질의 띠이며, 중심전이랑에 해당한다. 일차운동피질의 신경세포는 일차운동피질 반대쪽 근육의 수의적이고 정교하게 훈련된 운동을 시작하고 조절하는 역할을 한다.

일차감각피질은 각 반구에서 중심고랑 뒤의 좁은 피질의 띠이며, 중심후이랑에 해당한다. 일차감각피질은 몸의 반대쪽으로부터 오는 피부, 근육, 관절, 힘줄의 신체감각을 담당한다(뇌의 아래쪽 구조물은 통증, 온도, 가벼운 촉각의 전체적인 지각에 관여한다).

임상 Tip. 일부 현대의 신경생리학자들(Nolte, 1993)은 운동피질과 감각피질을 하나의 감각운동피질로 묶어서, 체감각의 정보가 운동의 통제와 조절에서 수행하는 중요한 역할을 명확히 강조하였다. 간단히 말해서 중심전이랑과 중심후이랑이라고 부르는 부위이다. 그러나 명심해야 할 것은 감각운동피질은 거의 모든 수의적인 움직임을 통제하고 조절하는 데 중요한 역할을 하고 있다는 사실이다.

일차청각피질(primary auditory cortex)은 측두엽의 위쪽 표면 및 외측열(lateral fissure)의 아래쪽에 위치해 있으며, 이는 헤쉴이랑(gyrus of Heschl)이라고 잘 알려진 가로측두이랑(transverse temporal gyrus)에 해당하는 부위이다. 각 대뇌반구의 청각피질은 양측 귀에서 정보를 받아들이고 함께 듣기를 담당한다.

일차시각피질은 후두엽의 새발톱고랑(calcarine fissure) 주변에 위치하며 시각을 담당한다. 각각의 시각피질은 각각의 눈으로부터 반반씩 시각정보를 받아들인다(자세한 내용은 나중에 다룰 것이다).

일차후각피질은 전두엽의 뒤쪽 아래쪽에 위치하며 후각을 담당한다.

그림 1-19는 이러한 기능적(청각, 시각 그리고 후각) 영역의 위치를 나타내고 있다.

일차피질의 영역은 체계적으로 구성되어 있어서 피부로부터 오는 촉각정보, 눈으로부터 오는 시각정보, 귀로부터 오는 청각정보가 각각의 일차피질 영역에 국소적으로 배열되어 투사되고, 피부, 눈, 귀에 존재하는 각각의 수용체는 해당 피질과 연결되어 있다(후각피질은 국소적으로 배열되어 있지 않다).

연합피질. 인간 뇌의 몇 가지 연합영역은 이전에 기술한 바 있는데, 이 중 4개의 영역이 인지, 언어, 의사소통과 연관되어 있다(그림 1-19 참조).

- 전두연합피질은 일차운동영역의 바로 앞에 있는 피질이다. 때로 전두연합피질은 **전운동피질**(premotor cortex)이라고 불리기도 한다. 이곳은 복잡

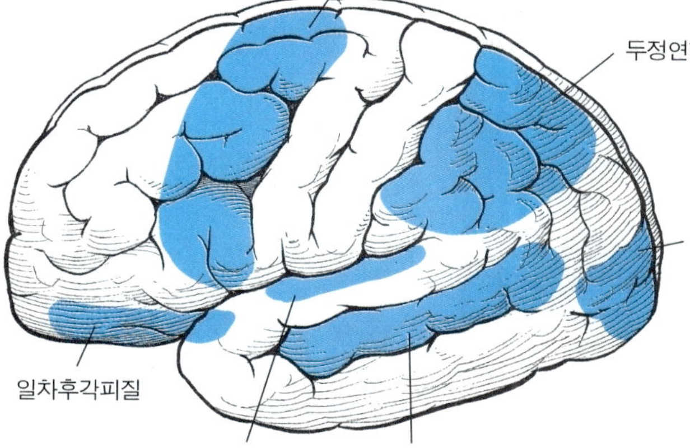

그림 1-19 뇌의 일차 청각 · 시각 · 후각 피질과 연합영역. 뇌의 엽과 마찬가지로 연합영역은 임의적 경계를 나타낸다. 같은 뇌구조에 이러한 경계를 표시하는 데 있어서 그 크기나 위치는 그리는 사람에 따라 다양하다. 우측 대뇌반구는 이런 피질 영역의 대칭구조가 된다.

한 수의적 운동을 계획하고 시작하는 데 있어 중요한 역할을 한다.

- 두정연합피질은 두정엽의 가운데와 뒤쪽의 피질 영역이다. 이는 촉각정보를 처리하는 데 관여하며, 위치감각과 시공간지각의 처리 및 신체 외부 공간에 대한 인식를 담당하고 있다.
- 측두연합피질은 측두엽의 가운데 피질이다. 이는 청각정보를 변별하고 처리하며 언어와 연관된 많은 중요한 역할을 한다.
- 두정-측두-후두연합피질은 이름에 나타나 있듯이 두정엽, 측두엽, 후두엽이 합류되는 영역의 피질이다. 왼쪽 반구의 두정-측두-후두연합피질은 읽기와 관련된 처리과정에 관여한다. 오른쪽 반구의 두정-측두-후두연합피질은 공간 인식과 관련된 처리과정에 관여한다(두정-측두-후두연합피질은 그림 1-19에 나타나 있지 않은데 왜냐하면 이는 일차청각피질, 두정연합영역, 측두연합영역과 중복되는 영역이기 때문이다).

연합피질이 손상되거나 파괴되면 특정 운동장애나 감각장애가 오는 것이 아니라 변별력, 인지력, 자극의 형태에 대한 이해력이 손상되는데, 이것은 어느 연합피질이 파괴되었느냐에 따라 다르다. 예를 들어 측두연합피질이 손상되면 환자는 비록 소리에 대한 지각은 정상이라고 해도 중요한 소리를 인식하지 못할 수 있다.

뇌의 엽

전두엽. 전두엽은 수의적인 행동을 계획하고 집행하는 데 밀접하게 관련되어 있다. 전두엽 뒤쪽에 있는 일차운동피질은 복잡한 수의적 운동을 시작하는 역할을 한다. 일차운동피질 바로 앞에 있는 전운동피질은 전두연합영역(frontal association area)이라고 불리기도 하는데 수의적 운동을 계획하는 역할을 한다(그림 1-19 참조). 전두엽 앞쪽은 전반적인 행동의 정도를 조절하고 수의적 행동의 의지, 계획 및 패턴을 형성하는 데 기여한다. 몇몇 해부학자들은 상부세로고랑(superior longitudinal fissure) 안쪽에, 다리를 관장하는 일차운동피질 바로 앞에 있는 작은 피질 부분을 보조운동영역(supplementary motor area)이라고 하였다. 보조운동영역의 정확한 기능에 대한 일치된 견해는 없지만, 이는 내적 통제하에 있는 움직임을 계획하는 데 중요한 역할을 하는 것으로 추정된다(예: 기억하여 수행되는 움직임).

일차운동영역이 손상되면 반대 측 몸 근육의 위약과 마비가 초래된다. 전운동영역이 손상되면 복잡한 수의적 운동에 장애가 발생한다. 전두엽 앞쪽이 손상되면 다양한 장애가 발생할 수 있는데, 예를 들어 정서장애, 주의력 저하, 행동을 개시하고 유지하는 일의 곤란 등이다. 왼쪽과 오른쪽의 전두엽 앞쪽이 서로 다른 인지 기능과 행동을 관장하고 있는가에 대해서는 잘 알려져 있지 않은데, 한쪽은 정상이고 한쪽만 손상을 입는 경우는 비교적 드물기 때문이다(Gainotti, 1991). 따라서

일반 개념 1-6

- 일차후각피질은 전두엽 아래쪽에 있다.
- 각 대뇌반구에 존재하는 일차운동피질은 반대쪽 근육의 숙련된 수의적인 움직임을 담당한다. 왼쪽 운동피질에 있는 신경세포는 몸의 오른쪽에 있는 근육과 연결되어 있고, 오른쪽에 있는 신경세포는 왼쪽의 근육과 연결된다.
- 전운동피질은 각 반구에서 일차운동영역의 바로 앞에 있는데, 복잡한 수의적인 움직임을 구조화하고 계획하는 역할을 담당하는 연합피질의 띠이다.
- 각 대뇌반구 두정엽의 앞쪽에 있는 일차감각피질은 반대측 피부, 근육, 관절과 힘줄의 감각을 담당한다.
- 두정연합피질은 위치감각과 촉각과 시공간 정보를 해석하는 기능을 한다.
- 일차청각피질은 측두엽 위쪽에 있다. 청각 연합피질은 청각정보를 해석하는 기능을 담당한다.
- 왼쪽 측두연합피질은 많은 언어 관련 처리과정을 담당한다.
- 오른쪽 측두엽은 음악을 비롯한 비언어적 정보를 해석하는 기능을 담당한다.
- 일차시각피질은 후두엽 뒤쪽에 있다. 두정–후두 영역은 복잡한 시각 자극을 해석하는 기능을 한다. 왼쪽 대뇌반구의 두정–후두 영역은 읽기를 포함한 시각처리과정에 중요하다.

앞쪽 전두엽 증후군을 묘사할 때 두 전두엽은 항상 함께 묶여 이야기된다.

두정엽. 두정엽은 촉각 · 신체 인식 · 시공간 정보를 지각하고 통합, 매개하는 데 중요한 역할을 한다. 체감각을 담당하는 일차감각피질은 두정엽의 앞쪽 경계 부위를 형성하고, 그 바로 뒤에 위치한 피질의 띠는 체감각정보의 해석에 중요한 역할을 한다. 이 영역이 손상되면 반대 측에 **촉각실인증**(tactile agnosia 또는 astereognosis)이라고 하는 증상을 초래하는데, 이것은 촉각 지각은 정상인데도 촉각을 통해 물건을 인지할 수 없는 상태를 말한다. 어느 쪽이든 두정엽의 연합영역이 손상되면 위치감각의 장애를 일으키고 다양한 시공간 장애, 즉 기하학적 도안을 그리거나 베끼기, 복잡한 시각적 자극 변별하기, 외부 공간의 위치에 대한 주의력을 포함한 공간적인 관계 이해하기 등에 어려움이 발생한다.

측두엽. 측두엽은 청각 자극을 지각하고 처리하는 데 중요하다. 일차청각피질은 측두엽 위쪽에 위치하고 있고, 청각 연합영역과 청각–시각 연합영역은 각각 측두엽 중앙과 뒤쪽 영역에 존재하는 것으로 알려져 있다. 측두엽 앞쪽은 음높이의 변별과 칵테일파티에서 대화할 때처럼 소음 속에서 청각신호를 구별해 내는 데 중요하다. 왼쪽 측두연합피질은 구어와 문어의 언어이해 및 의미와 구문 관련된 언어처리과정에 중요한 역할을 한다. 오른쪽 측두엽은 복잡한 비언어적 시각 자극을 이해하고 음악을 포함한 비언어적 소리를 지각하고 이해하는 데 중요하다. 측두엽이 손상되면 간혹 청력은 정상이나 익숙한 소리를 인지하지 못하는 청각실인증(auditory agnosia)이라는 증상이 발생한다.

후두엽. 후두엽은 일차시각피질과 시각연합영역을 포함한다. 각 대뇌반구에서 시각피질이 파괴되면 반대측 시야 영역이 보이지 않게 된다. 각 반구의 시각피질 부근의 연합영역이 손상을 받게 되면, 일반적으로 시력 자체는 정상이지만 시각적으로 표현된 익숙한 자극을 인지하지 못하는 시각실인증(visual agnosia)이 발생하고 시지각이 왜곡된다. 왼쪽 대뇌반구의 시각 연합영역이 손상되면 심각한 읽기장애가 발생한다. 양측 시각피질이 파괴되면 **피질실명**(cortical blindness)이라고 하는 현상이 발생한다. 피질실명 환자는 시각적 모양과 형태를 구분하는 데 심한 어려움을 가지고 있지만 빛과 어둠에 대한 자극에는 민감하게 반응한다. 몇몇 피질실명 환자들은 본 것을 묘사하거나 다른 정신 활동과 연합시키지는 못하더라도 단순 시각 자극의 대략적 특성을 지각하기도 한다.

운동계

정상적인 운동수행은 추체계(pyramidal system), 전정망상계(vestibular-reticular system) 및 추체외계(extrapyramidal system)라는 세 가지 시스템의 통합적인 작용에 의해 이루어진다. 이 중 어느 한 시스템이라도 손상되면 운동수행에 특징적인 장애가 발생하고, 보통 이를 통해 손상의 위치와 때로는 손상의 특성을 알 수 있다.

추체계

추체계는 대부분의 (전부는 아니지만) 숙련된 자발적인 운동을 시작하는 일을 담당한다. 추체계는 피질의 추체신경세포에서 시작된다[이 신경세포는 피라미드 모양을 가지고 있기 때문에 **추체신경세포**(pyramidal neurons)라고 불린다]. 추체신경세포의 축삭은 신경섬유의 밀집된 밴드 형태로 모여서 내포(internal capsule)를 통해 내려가 뇌줄기와 척수의 신경세포와 시냅스 연결을 한다.

추체계는 **직접 시스템**(direct system)이다. 직접이라는 말은 추체계에는 피질에 있는 신경세포를 뇌줄기나 척수의 신경세포와 연결하는 시냅스만 있다는 것을 의미한다(추체계에 있는 축삭 중에는 길이가 70~100cm 되는 것도 있다. 가장 긴 축삭은 가장 아래 척수신경과 시냅스 연결을 한다). 신경회로에서 시냅스가 적을수록 회로의 반응시간은 짧아진다. 추체 회로는 단일 시냅스 회로이기 때문에 반응시간이 특히 빠르다.

추체계에 있는 운동 신경세포는 **상부운동신경**(upper motor neuron)이라고 불린다. 상부운동신경의 세포체는 일차운동피질에 위치한다. 축삭은 중뇌, 뇌줄기와 척수를 거쳐서 뇌줄기와 척수의 하부운동신경이라고 하는 운동 신경세포와 시냅스를 이룬다. **하부운동신경**(lower motor neurons)은 **운동 종말판**(motor endplate)이라고 하는 특화된 접합부에서 근육과 시냅스 연결된다.

임상 Tip. 뇌줄기에 있는 신경세포와 연결된 추체계 섬유는 **피질연수로**(corticobulbar tract)이고, 척수의 신경세포와 연결된 섬유는 **피질척수로**(corticospinal tract)이다. 추체계의 섬유로를 전체적으로 **투사섬유로**(projection fiber tract)라고 한다.

일차운동피질에 있는 신경세포는 국소적으로 배열되어 있어서 어느 피질 영역이 어느 근육집단의 수의적인 움직임을 담당하는지를 나타내는, 운동피질의 기능적인 지도를 만들 수 있다. 이런 지도를 그림 1-20에서 볼

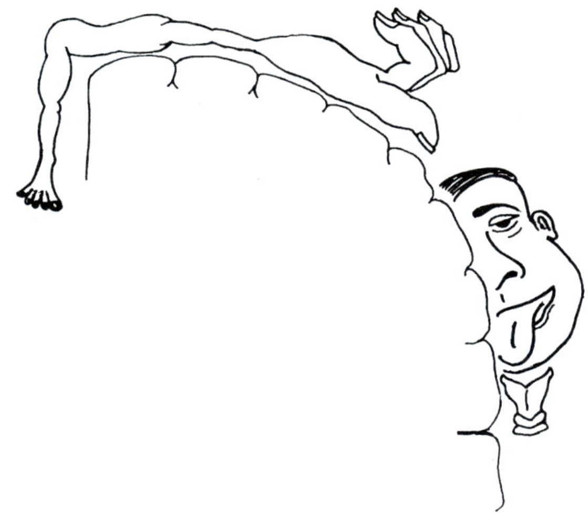

그림 1-20 운동피질에 할당된 운동기능을 보여 주는 호먼큘러스. 그림에 표현된 신체 부위의 크기는 그 부위의 근육을 지배하는 데 관여하는 피질의 크기를 나타낸다.

수 있으며, **호먼큘러스**(homunculus, 작은 인간)라고 부르기도 한다.

임상 Tip. **호먼큘러스**라는 단어는 16~17세기 의학이론에서 정자 속에서 서식한다고 믿었던 대단히 작은 인간의 몸을 나타내는 말이다. 배아의 발달과 유아에서 성인으로 이어지는 성장은 호먼큘러스의 성장을 보여 주는 것이라고 믿었다.

그림 1-20에서 각 근육집단을 담당하는 피질은 운동피질에 거꾸로 된 형태로 배열되어 있는 것을 알 수 있다. 즉, 발과 발가락의 운동피질은 일차운동피질의 가장 꼭대기에 있고 무릎, 엉덩이, 어깨, 팔꿈치, 손목, 손과 얼굴은 바깥쪽으로 또 아래쪽으로 이어지며 배열되어 있다. 그림 1-20에서 몸의 형태가 이상해 보이는 이유는 그림에서 몸의 각 부분의 크기가 각 근육집단에 할당된 운동피질의 크기를 나타내고 있고, 일반적으로 이는 근육집단에 요구되는 정확한 움직임과 연관되어 있기 때문이다. 손, 입, 혀, 후두와 입술은 몸통, 다리, 팔과 비교해서 넓은 영역이 할당되어 있는데, 이는 몸통, 다리와 팔의 근육보다 손, 입, 혀, 후두와 입술의 근육이 더 다양하고 복잡하고 정확한 움직임을 수행하기 때문이다.

일차체감각피질은 추체로 영역이 아니지만 여기에서 언급하는 이유는 일차운동피질 근처에 위치해 있고 운

동피질과 유사한 국소적 배열을 가지며 숙련된 움직임에 중요하기 때문이다. 일차체감각피질은 중심고랑 바로 뒤에 위치하고 있고 운동피질과 거울 이미지처럼 국소적으로 배열되어 있다. 얼굴에서 오는 감각은 감각피질의 아래쪽(바깥쪽) 말단에 위치하고 발에서 오는 감각은 상부세로고랑 안쪽의 가장 꼭대기에 위치한다.

전정망상계

전정망상계(추체계에 속하지도 않고 관련도 없다)는 공간에서 몸의 균형과 위치 파악을 담당하고 주의력과 각성의 일반적인 상태를 유지하는 역할을 한다. 전정망상계는 뇌줄기와 소뇌 전반에 걸쳐 퍼져 있는 신경세포로 구성된다. 추체계처럼 전정망상계에 있는 신경세포는 하부운동신경과 시냅스 연결을 한다. 하지만 추체계와는 달리 전정망상계는 수의적인 통제하에 있지 않고 대개는 자동적이고 이미 프로그램화되어 있다. 어떤 저자는 전정망상계는 추체외계와 복합되어 있다고 이야기하기도 한다. 구조적인 유사성이 있다고 하지만 서로 다른 역할을 하기 때문에 여기서는 별도로 나누어 설명한다.

추체외계

추체외계는 피질하 구조에 널리 퍼져 존재하는 시스템이고, 경로는 중추신경계(주로 기저핵)의 다양한 위치에서 시작하여 뇌신경과 척수신경으로 투사된다(일부 신경해부학자에 따르면 '추체외'는 '기저핵'과 동의어라고 한다). 추체외계는 태생학적으로 추체계보다 먼저 생겼고 **간접 시스템**(indirect system)인데, 이는 추체외계 경로의 출발과 목적지 사이에 신경세포의 연쇄적인 연결과 다수의 시냅스를 가진 신경세포망으로 구성되어 있다는 뜻이다. 추체외계는 운동의 시작에는 관여하지 않지만 수의적인 움직임에 동반되는 자세와 근육긴장도를 조절한다. 추체외계가 손상되면 수의적인 움직임이 왜곡되거나 사라지고 불수의적인 움직임이 나타나게 된다.

임상 Tip. 넓게 퍼져 있다는 특성 때문에 어떤 저자들은 추체외계라는 개념이 신경구조학적인 타당성이 없는 편리한 허구라고 폄하한다(다른 많은 전통적인 생리학적 분류에 관해서도 같은 이야기를 할 수 있다). 이들은 추체외계라는 개념을 없애야 한다고 말하고 근래의 어떤 신경계의 설명을 보면 아예 이를 언급하지 않는 것도 있다. 하지만 '추체외계'는 긴 역사를 가지고 있고 운동장애의 두 가지 광범위한 분류를 편리하게 약칭할 수 있기 때문에 쉽게 없어지지는 않을 것이다(Nolte, 1993).

추체계, 전정망상계 및 추체외계의 경로는 공유되는 부분이 많기 때문에 한 회로가 망가지면 보통 세 가지 모두에 영향을 주게 된다. 그래서 어느 하나가 손상되면 추체계, 추체외계 또는 전정계의 징후까지도 흔히 복합적으로 나타난다.

신경계에서 수의적인 움직임은 어떻게 만들어지는가

신경계에서 만들어 내는 수의적인 움직임의 과정은 복잡하며 아직 완전히 알려지지 않았다. 가장 단순한 움직임을 제외하면 여러 하위체계들이 참여하고 있다는 것은 분명하다. 앞으로 설명할 단순화된 시나리오는 신경계를 통해 의도가 행동으로 옮겨지는 과정에 대한 일반적인 이해를 제공할 것이다.

전두엽 앞쪽에 있는 피질 영역의 활성화는 움직임을 위해 운동계를 준비시킨다. 전운동피질은 의도적인 움직임을 위해 신경학적으로 부호화된 명령집합을 만들어 내고 이 명령을 일차운동피질로 전달한다. 일차운동피질은 그 명령과 함께 계획을 수행하는 데 필수적인 조절정보를 (피질연수로를 통해) 뇌신경과 (피질척수로를 통해) 척수신경으로 보내게 된다. 전정신경핵, 중뇌, 망상체는 움직임이 시작되기 전과 움직임이 일어나는 동안 균형과 자세를 조절한다. 소뇌는 움직임의 속도, 힘과 방향을 조정한다. 추체외계는 근육긴장도와 자세를 조절하여 부드럽고 지속적인 움직임을 만들어 낸다.

생각해 볼 문제

문제 1-1

72세의 Johnson 씨는 오른손잡이 남성으로 중대뇌동맥의 뒤쪽 가지 영역의 혈전성 뇌졸중 병력이 있으며, 53세의 Redmond 부인은 오른손잡이 여성으로 중대뇌동맥의 뒤쪽 분기점 영역의 혈전성 뇌졸중 병력이 있다. 이들이 가질 수 있는 장애의 가능한 특징과 정도를 기술하고 기대되는 신경학적 회복의 차이를 설명해 보시오.

문제 1-2

Carillo 씨는 복시, 어눌한 말, 왼쪽 팔의 위약, 요통과 심한 두통으로 응급실에 내원하였다. 경도의 고혈압으로 약을 복용하고 있는 것 이외에 지난 몇 년 동안 건강하게 생활해 왔고 이전에 신경학적 문제를 시사할 만한 사건도 없었다고 한다. 그는 지역 정비소에서 정비공으로 일하고 있고 증상은 점심시간 직전에 시작되었다. 낙상이나 직장에서의 다른 사고는 없었다. 요통은 동료를 도와 무거운 것을 운반하면서 시작되었지만 그 당시에는 다른 증상은 없었고 약 1시간 후 점심시간에 두통이 시작되었다. 점심을 마치고 일을 시작하려고 했을 때 왼쪽 팔에 힘이 없다는 것을 알았다. 두통은 점점 심해졌고 감독관이 이를 발견하여 응급실로 그를 데려왔다. 무엇이 Carillo 씨의 증상을 일으켰을까?

문제 1-3

대뇌낫 사이 뇌탈출증을 경험한 환자들은 한쪽 다리의 위약과 감각 저하를 호소한다. 왜 이런 증상이 나타날까? 또 어느 쪽 다리에 증상이 나타날 것인가?

문제 1-4

Harry 씨는 46세이며, 왼쪽 위 어금니가 뜨겁거나 찬 것에 민감해졌다는 문제로 치과에 왔다. 그는 몇 개월 동안 상기 증상이 약간 있었으나 전날부터 갑자기 심해져 뜨겁거나 차가운 물질이 닿으면 찌르는 듯한 통증이 발생하고 이는 왼쪽 턱에서부터 뺨까지 퍼진다고 한다. "누군가 빨갛게 달구어진 부지깽이를 내 머리 속에 밀어 넣는 느낌입니다." 치과의사는 치아를 확인하고 잇몸 위쪽으로 중등도 정도의 찰과상을 발견하였다. 그는 상처 부위에 뜨겁고 찬 것이 닿으면 치아 안의 신경을 자극하였을 것이라고 설명하고 민감성 치아에 맞는 치약으로 바꿀 것을 추천하였지만 이 증상은 지속되었다. 그는 전화로 다시 문의하였지만 "그냥 지내는 수밖에 없을 것 같다."라는 이야기를 들었고, 다른 치과의사를 만나기로 하였다. 그의 증상에 대한 설명을 듣고 진료를 마친 후 다른 치과의사는 신경과 의사를 만나볼 것을 추천하였다. 그는 왜 신경과 의사의 진료를 추천하였을까?

문제 1-5

미국과 영국 간에는 벨 마비(Bell's palsy: 얼굴 한쪽이 마비되는데, 7번 뇌신경인 안면신경의 염증이나 손상에 의해 발생)의 좌우 편향성에 흥미로운 차이를 보인다. 미국에서 벨 마비는 오른쪽보다 왼쪽에 훨씬 더 많이 발생하고, 영국에서는 벨 마비가 왼쪽보다 오른쪽에 훨씬 흔하게 발생한다. 이런 수수께끼 같은 현상을 어떻게 설명할 수 있을까?

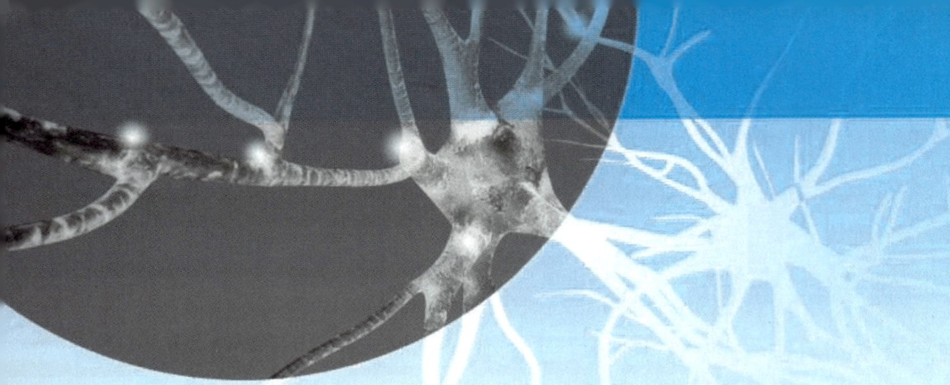

제 2 장

신경학적 검사

질병 치료에서 가장 큰 실수는 육체를 치료하는 의사와 정신을 치료하는 의사가 분리되어 있다는 것이다. 이 둘은 분리할 수 없는 것인데도 말이다(플라톤).

대부분의 신경계 이상에 의한 의사소통장애 환자들은 언어치료 전문가에게 오기 전에 보통 신경과 의사나 다른 임상가의 진찰을 받는다. 의사의 진료 기록이나 물리치료사 혹은 영양사와 같은 다른 전문가의 기록에는 환자의 의사소통장애의 기저를 이루는 신경학적 문제의 기원, 특성 그리고 잠재적 경과 등에 대한 중요한 정보가 제공되어 있다. 이러한 신경학적 검사의 내용과 관련 보고서를 이해하는 것은 환자 진료에 참여하는 언어치료 전문가로서 필수적이다. 신경학적 의사소통장애 환자를 위해 일하는 언어치료 전문가는 환자의 이러한 신경과적 장애의 원인과 특성을 잘 이해하고 검사나 치료를 계획하고 수행할 때 이러한 점을 고려해야 한다. 언어치료 전문가가 다른 의료인들의 존중을 받고 싶다면 의학용어에 정통해야 하고 신경학적 의사소통장애 환자들이 흔히 받는 신체검사 및 신경학적 검사, 실험실 검사에 익숙해야 한다.

이 장에서는 신경과 의사 혹은 다른 의료전문가가 신경학적 문제가 있는 환자를 실제로 어떻게 진찰하고, 검사에서 얻은 정보를 어떻게 요약하며, 진찰 소견과 실험실 검사 소견을 환자 기록에 어떻게 기술하는지에 관한 개요를 설명하고자 한다. 신경과 의사의 신경학적 검사는 대개 환자와 가족과의 면담에서부터 시작하는데, 이를 통해 병원을 찾게 된 동기가 무엇인지, 환자의 증상이 처음 어떻게 나타나고 진행되었는지를 파악한다. 그런 다음에는 환자의 운동계, 감각계, 정신 상태를 평가한다. 환자 진찰을 마친 후에 의사는 환자의 신경계 이상의 원인이 무엇이고 얼마나 심한 것인지를 확인하기 위해 실험실 검사나 영상 검사를 의뢰하게 된다.

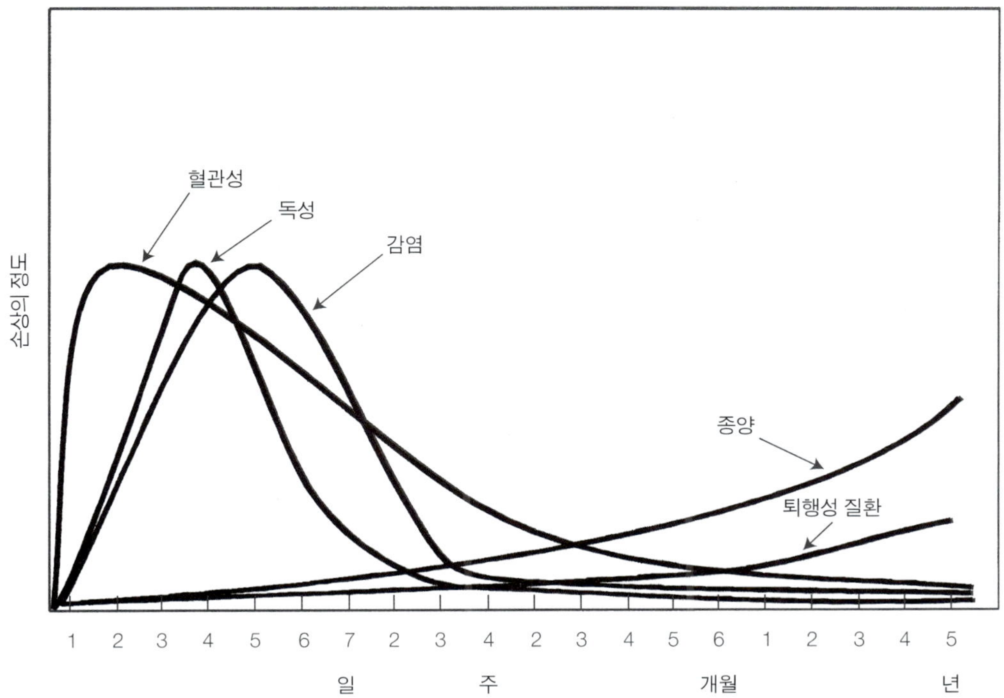

그림 2-1 주요 신경학적 질환의 범주별 증상의 대략적인 진행경과. 같은 범주 내에서도 질환에 따라 다른 경향을 띨 수 있다. 예를 들면, 다발경화증은 대개 점차적으로 정도가 심해지는 퇴행성 질환이지만 중간에 악화 시기와 호전 시기가 있다.

면담과 신체검사

증상의 전개

특징적인 증상 전개를 보임으로써 진단을 용이하게 해주는 질환이 많이 있다. 몇 개월 또는 몇 년에 걸쳐 점진적으로 증상이 진행될 경우, 헌팅턴병, 알츠하이머병과 같은 서서히 진행되는 퇴행성 질환이나 원발진행성 실어증(primary progressive aphasia), 진행성 말실행증(progressive apraxia of speech)과 같은 기저의 병리적 진행 혹은 서서히 자라는 뇌종양을 시사한다. 며칠에서 몇 주에 걸쳐 빠르게 진행하는 경과는 감염, 빠르게 자라는 종양 또는 근위축측삭경화증(amyotrophic lateral sclerosis)과 같은 퇴행성 질환을 암시한다. 몇 분에서 몇 시간 사이에 빠르게 증상이 진행되는 경우는 폐색성 대혈관 질환(occlusive vascular disease of large arteries), 대뇌 내 출혈(intracerebral hemorrhage) 혹은 경막하 혈종(subdural hematoma)을 의심해 볼 수 있다. 몇 개월 또는 몇 년에 걸쳐 점진적으로 증상이 진행되고 중간에 몇 주 또는 몇 개월 동안 증상이 완화되는 경우는 폐색성 소혈관 질환이나 다발경화증(multiple sclerosis) 같은 서서히 진행하는 퇴행성 질환을 가리킨다(그림 2-1). 이러한 진단은 물론 시간에 따른 경과뿐만 아니라 질환으로 인해 어떤 특정 영역에 손상이 나타나는지에 근거하여 이루어진다.

가족력

어떤 신경과적 질환은 유전성 또는 가족성이다. 유전 질환(hereditary disease)은 분명한 유전 전승 패턴을 보이는 반면에 가족성 질환(familial disease)은 한 가족에서 높은 발생률을 보이지만 뚜렷한 유전 패턴은 보이지 않는다. 몇 가지 진행성 신경 질환은 유전성이다[예: 헌팅턴병(Huntington's disease), 근육퇴행위축(myotonic dystrophy), 프리드리히 실조증(Friedreich's ataxia)]. 일부 치매 질환과 일부 뇌전증(epilepsy)은 가족성이다. 어떤 질환이 유전 질환이고 유전 패턴이 밝혀지면 가족력과 환자의 증상은 곧바로 진단으로 연결된다. 어떤 질환이 가족성으로 밝혀지면 병력을 통해 잠정적 진단을 내릴 수 있는데, 환자의 증상과 신경학적 진찰 결과, 실험실 검사 결과가 이러한 진단을 확진하거나 기각하는 데 중요한 역할을 한다.

신경학적 검사

신경학적 검사에서 의사는 신경계의 각 부분을 체계적으로 평가한다. 의사는 환자의 병력과 현 증상 그리고 신경과적 진찰 소견을 분석하고 통합해 신경계 병리의 원인과 병변의 위치를 진단한다. 일반적으로 표준화된 신경과적 진찰은 없으며, 의사들은 각자 다른 방식으로 신경과적 진찰을 시행한다. 그러나 공통으로 포함되는 주요 부분에는 운동계, 감각계, 평형, 의식 그리고 정신기능이 있다. 대부분 뇌신경이 지배하는 운동계와 감각계 평가부터 시작한다.

뇌신경

병력과 현 증상. 감각 담당 뇌신경(cranial nerves, CNs)에 이상이 생긴 환자는 일반적으로 감각 저하나 이상감각을 호소한다. 어떤 환자들은 해당 신경 영역의 환각(진동 소리, 불빛 번쩍임, 저리거나 감전된 것 같은 느낌)을 보고한다. 운동 담당 뇌신경에 이상이 생긴 환자는 해당 근육의 위약감이나 마비를 호소한다. 뇌신경이나 뇌신경핵에 이상이 생기면 손상된 부분과 같은 쪽 신체에 운동이상 또는 감각이상이 발생한다. 병변이 뇌신경과 뇌를 연결해 주는 피질연수로(corticobulbar tract)를 침범하는 경우에는 손상된 쪽과 반대쪽에 운동이상 또는 감각이상이 생긴다.

임상 Tip. 경험에 근거한 일반규칙(general rule of thumb): 중추신경계 손상이 연수(medulla) 위쪽의 운동신경 또는 감각신경에 있을 경우에는 손상된 쪽의 반대편에 신경학적 결손이 나타나고, 중추(그리고 말초)신경계 손상이 연수 아래쪽의 운동신경 또는 감각신경에 있을 경우에는 손상된 쪽과 같은 쪽에 신경학적 결손이 나타난다.

뇌신경 기능. 뇌신경 검사는 대개 1번 뇌신경(CN1) 검사부터 시작해 차차 아래로 내려가 12번 뇌신경(CN12)까지 검사한다. 검사자(검사의 목적이 병의 진단에 있는 경우는 일반적으로 의사)는 1번 뇌신경, 즉 후각신경 검사는 이 뇌신경이 손상된 것 같거나 혹은 특정 진단의 열쇠라고 믿을 만한 이유가 없는 한 보통은 하지 않고 넘어간다. 후각신경이 손상되면 후각은 상실된다[후각상실증(anosmia)]. 후각신경 손상이나 이와 관련된 질환이 의심되면 검사자는 마늘, 페퍼민트, 커피 또는 담배 등의 냄새를 환자가 구별하는지 물어봄으로써 후각신경을 검사한다.

임상 Tip. 후각신경 손상의 대부분의 원인은 외상에 의한 것인데, 특히 뒤로 넘어져 뒷머리를 딱딱한 것에 부딪힐 때 잘 발생한다. 그 충격으로 후각신경이 당겨지고 잘리면 환자는 후각을 잃고 후각에 의존하는 복잡한 미각을 느끼지 못한다. 혀의 감각수용체에 의존하는 기본적인 미각(단맛, 신맛, 짠맛, 쓴맛)은 보존된다. 가끔 전두엽 종양이 후각 망울(olfactory bulb)을 눌러 후각이 상실되기도 한다. 후각 상실은 또한 알츠하이머병과 같은 일부 퇴행성 질환의 초기 징후인 경우가 많다.

시신경(CN2)은 시각정보를 눈으로부터 시각피질로 전달한다. 시신경에 생긴 병변은 시력 감소, 시야장애 또는 색깔 인식, 특히 빨간색과 녹색 인식에 장애를 일으킬 수 있다. 시신경을 통해 전달되는 감각정보는 동공빛반사(papillary light reflex: 밝은 빛을 눈에 비추면 동공이 축소됨)에 필수적이다. 동공빛반사를 수행하는 근육은 CN3이 지배한다.

환자의 동공빛반사에 관여하는 근육에 대한 검사는 보통 빛에 반응하는 동공의 크기와 대칭성을 평가하는 것으로 이루어진다. 검안경을 사용해 시신경유두(optic disc: 눈 뒤쪽 망막의 노란 난원형 부분)의 상태를 살핀다. 시신경유두를 검사해 보면 다양한 정보를 얻을 수 있는데, 대부분 시신경을 직접 침범하는 경우는 아니다. 시신경유두 부종(papilledema)은 뇌압 항진, 염증, 허혈과 같은 상황을 시사한다. 시신경유두 창백(pallor)과 시력장애 또는 시야장애가 있는 경우는 염증에 의한 시신경 기능 이상, 영양 결핍 또는 퇴행성 질환을 시사한다.

다음으로, 외안근(extraocular muscles)이라고 총칭되는, 눈을 움직이는 근육을 지배하는 뇌신경을 검사한다. 외안근은 3개의 뇌신경, 즉 동안신경(CN3), 활차신경(CN4), 외전신경(CN6)에 의해 지배된다. 외안근은 서로 협력해서 눈을 옆으로 위로 움직이고 양쪽 눈을 같은 공간상의 위치에 고정시킨다. 정지 시에는 외안근이 여섯 가지 방향으로 평형을 유지하여 눈이 정면을 향하게 한다. 눈이 움직일 때는 외안근이 협력해 양쪽 눈이 동시에 같이 움직이게 한다.

외안근 기능에 이상이 생기면[눈근육마비(ophthalmoplegia)] 이상이 있는 근육 방향으로 눈이 움직이지 못하고 반대 방향으로 돌아가게 되는데, 이는 반대쪽 외안근만 작용하기 때문이다. 눈근육마비가 있는 환자는 이상이 있는 눈이 정상인 눈과 같은 방향을 보지 못하기 때문에 보통 복시(diplopia)를 호소한다. 환자가 이상이 있는 눈이 돌아간 방향을 보게 되면 두 눈이 같은 방향에 놓이기 때문에 복시가 사라진다.

동안신경(CN3)에 이상이 생기면 눈꺼풀을 들어 올리는 근육이 마비되므로 이상이 있는 쪽 눈꺼풀이 아래로 처진다[안검하수(ptosis)]. 또한 동안신경이 손상되면 눈을 위로 또 안으로 움직이는 근육[내직근(medial rectus), 상직근(superior rectus), 하경사근(inferior oblique)]이 마비되어 외전신경(CN6)에 의해 움직이는 외직근(lateral rectus)의 작용을 막지 못해 마비된 쪽 눈이 아래로 또 바깥쪽으로 돌아간다. 동안신경에 손상이 있는 환자는 아래로 또 바깥쪽으로 보는 경우(이상이 있는 눈과 정상인 눈이 같은 방향을 보는 경우)를 제외하고는 복시가 생긴다. 동안신경은 또한 동공을 확대시키는 근육을 지배한다. 동안신경 손상은 동공빛반사와 동공조절반사(papillary accommodation reflex: 가까이 놓인 물체에 눈의 초점을 맞출 때 동공이 축소되는 현상)를 저해한다.

활차신경(CN4)의 손상은 눈을 아래로 움직이는 근육[상경사근(superior oblique muscle)]을 마비시켜 이상이 있는 눈이 위로 또 바깥쪽으로 돌아가게 하는데, 반대쪽 외안근의 운동을 막지 못하기 때문이다. 환자는 아래를 볼 때 복시를 나타내는데, 이는 마비된 눈이 정상적인 눈이 아래로 움직이는 것을 따라가지 못해 생긴다. 활차신경 손상이 있는 환자는 이러한 복시 때문에 계단을 내려갈 때 어려움을 느낀다. 어떤 환자들은 고개를 마비된 눈과 반대 방향으로 기울이는 것을 학습하게 되는데, 이렇게 하면 양안이 같은 방향에 놓이게 되어 복시가 없어진다.

외전신경(CN6) 손상은 외직근(lateral rectus)의 마비를 초래해 눈이 바깥쪽으로 돌아가지 못하게 된다. 마비된 눈은 휴식 시, 반대작용을 하는 외안근을 이기지 못해 안쪽으로 돌아간다. 환자는 마비된 눈 방향을 볼 때 복시가 생긴다. 그림 2-2와 표 2-1에 눈 움직임에서 외안근 마비의 영향을 정리해 놓았다.

외안근을 검사할 때는 환자가 정면, 위, 아래, 옆, 안쪽을 볼 때 눈의 움직임이 매끄러운지를 살펴본다. 외안근이 약한 경우 눈을 움직일 때 가끔 안진(nystagmus: 눈의 비정상적인 불수의적 흔들림)이 나타난다. 환자가 특정 방향을 쳐다볼 때 나타나는 안진[주시안진(gaze-evoked nystagmus)]은 안진이 나타나는 방향으

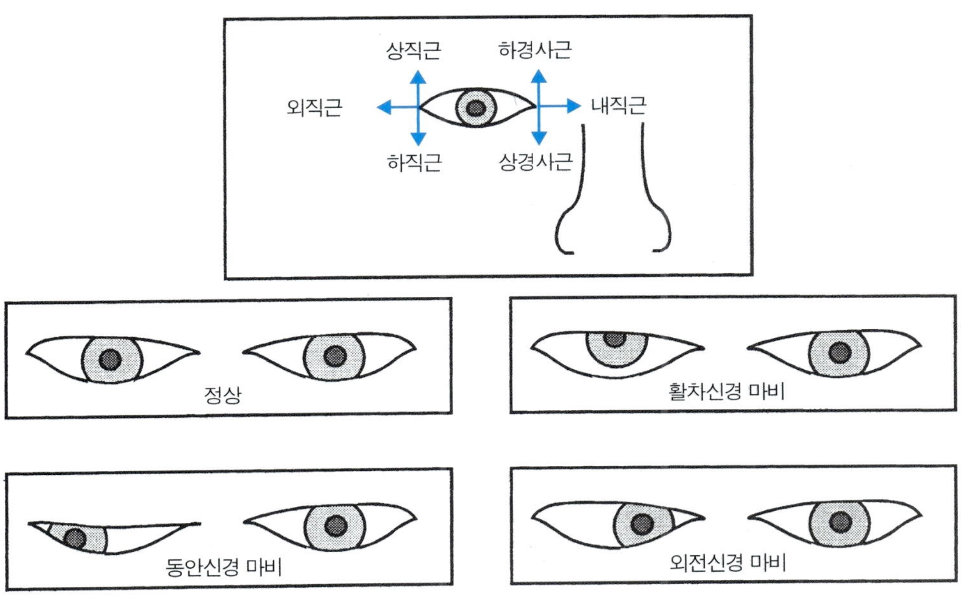

그림 2-2 외안근의 마비에 의해 발생하는 증상

표 2-1 외안근의 마비가 안구운동에 미치는 영향

근육	뇌신경	안구운동*	휴식 시 돌아감	복시**
내직근	3	안쪽	바깥쪽	안쪽
상직근	3	위쪽	아래쪽과 안쪽	위쪽과 바깥쪽
하직근	3	아래쪽	위쪽과 안쪽	아래쪽과 바깥쪽
상경사근	3	위쪽	아래쪽과 바깥쪽	위쪽과 안쪽
하경사근	4	아래쪽	위쪽과 바깥쪽	아래쪽과 안쪽
외직근	6	바깥쪽	안쪽	바깥쪽

* 안구운동: 근육이 안구를 움직이는 기본 방향

** 환자가 해당 방향을 볼 때 복시가 발생한다.

로 안구를 움직이는 외안근이 약하다는 것을 시사한다. 환자가 어느 방향을 보더라도 나타나는 안진[다방향 주시안진(multidirectional gaze-evoked nystagmus)]은 대개 항경련제나 진정제에 의해 생기지만 소뇌나 전정계 질환의 징후(sign)일 수도 있다.

삼차신경(CN5)이 다음으로 검사해야 할 뇌신경이다. 삼차신경은 얼굴과 구강 근육의 감각수용체를 지배한다. 삼차신경의 감각 분지는 얼굴 피부, 구강과 코의 점막 그리고 눈, 치아, 치주의 감각수용체를 통해 들어온 정보를 전달한다. 운동 분지는 씹기(mastication) 근육을 지배한다.

삼차신경 검사는 두 가지 반사를 평가하는 것으로 시작하는데, 각막반사(corneal reflex: 눈을 면봉 끝으로 건드릴 때 눈이 깜박이는 것)와 교근반사(jaw-jerk reflex: 환자가 입을 부분적으로 벌렸을 때 검사자가 아래턱뼈를 가볍게 두드리면 유발됨)가 그것이다. 각막반사와 교근반사의 항진은 CN5 뇌신경핵 상부의 피질연수로가 이상이 있음을 의미한다. 각막반사와 교근반사가 없어지면 없어진 쪽의 삼차신경이 이상이 있음을 의미한다. 삼차신경의 운동 분지 기능 검사는 환자에게 저항에 반하여 턱을 벌리고 다물어 보게 하여 검사한다. 턱 근육의 위약과 턱을 벌리고 다물 때 한쪽으로 쏠리면 삼차신경 운동 분지에 이상이 있음을 시사한다.

삼차신경 감각 분지의 기능 검사는 환자의 얼굴과 두피 앞쪽의 촉각(가볍게 만지거나 두드림), 통각(핀으로 살짝 찌름), 온도각의 예민도를 평가하는 것으로 시행한다. 삼차신경 감각 분지는 3개로 나뉘는데, 눈가지

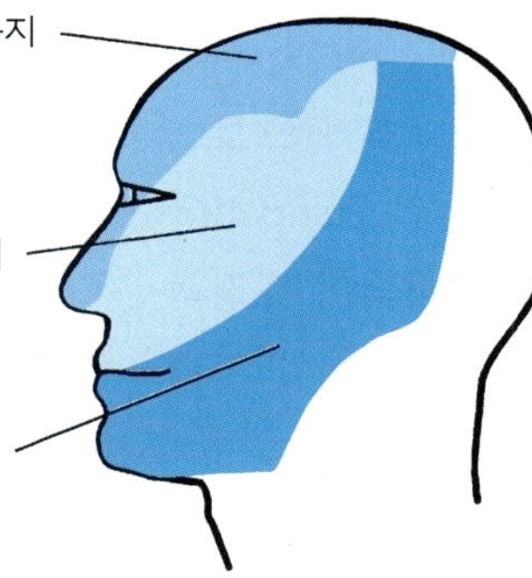

그림 2-3 삼차신경의 세 가지 감각 분지

(ophthalmic division), 위턱가지(maxillary division), 아래턱가지(mandibular division)가 그것이다(그림 2-3). 눈가지는 눈, 각막, 윗눈꺼풀, 콧잔등, 두피 앞쪽의 감각을 담당한다. 위턱가지는 뺨, 코, 윗치아, 입술, 경구개, 코인두의 감각을 담당한다. 아래턱가지는 아래턱, 외이, 아랫치아, 잇몸, 아랫입술, 구강바닥, 뺨 안쪽 면의 감각을 담당한다. 이러한 감각 분지에 손상이 생기면 해당 부위에 감각이 없어진다. 삼차신경의 주요 줄기나 신경핵이 손상되면 3개의 가지 모두에 장애가 오거나 감각이 상실된다. 삼차신경에 자극이 가해지면 발작적인 심한 안면통[삼차신경통(trigeminal neuralgia 또는 tic douloureux)]이 생기고 씹기 근육의 비정상적인 수축[입벌림장애(trismus)]이 나타난다.

임상 Tip. 삼차신경통은 대개 중년에서 노년 때 저절로 발생한다. 가장 흔한 원인은 동맥이나 정맥의 확장에 의해 삼차신경이 눌리는 것이다. 그 외에도 흔한 원인은 아니나, 삼차신경에 생긴 종

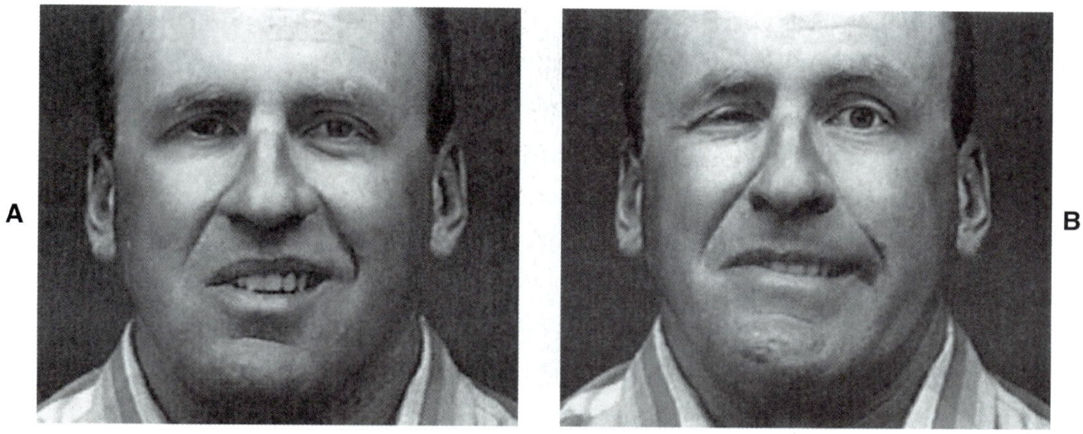

그림 2-4 우측 안면신경마비 환자. A: 환자가 웃고 있는 모습인데, 오른쪽 입이 처져 있다. B: 환자가 입술을 '이' 하고 옆으로 당길 때, 오른쪽 입술에 힘이 들어가면 오른쪽 눈이 감기는 것을 볼 수 있다.

출처: Duffy JR: *Motor speech disroders: substrates, differential diagnosis, and management*, St Louis, 1995, Mosby.

양이나 염증 그리고 다발경화증이 있다. 치료는 약물치료로 시작한다. 약물치료가 잘 듣지 않으면 삼차신경이 눌린 것을 풀어 주는 수술을 시행할 수 있다. 심한 경우에는 환자의 증상을 경감시키기 위해 삼차신경을 부분적으로 파괴하기도 한다.

다음은 안면신경(CN7)이 지배하는 얼굴 표정을 담당하는 근육을 평가한다. 안면신경 손상은 손상된 쪽의 얼굴 표정 근육의 마비를 초래한다. 환자는 마비된 쪽 눈을 잘 감지 못하고 이마의 주름을 잡지 못하며, 입술을 오므리지 못하고, 혀 앞쪽 2/3의 미각을 상실할 수도 있다. 얼굴 근육은 휴식 시, 근육마비로 인해 마비된 쪽 눈꺼풀이 아래로 처지고 코입주름(nasolabial fold)이 편평해지며 입이 아래로 처진다. 정상적인 쪽의 얼굴 근육이 작용하여 환자의 입술은 정상적인 쪽으로 올라간다(그림 2-4).

안면신경이나 신경핵의 손상은 손상된 쪽 얼굴의 모든 근육(위아래 얼굴 근육 모두)의 마비를 초래한다(**말초성 안면신경마비**). 안면신경핵 상부의 피질연수로에 손상이 생기면 반대쪽 아래 얼굴 근육의 마비를 초래한다(**중추성 안면신경마비**). 비언어적 안면신경 기능 검사는 환자에게 이마의 주름을 잡아 보고, 눈을 뜨고 감고, 입을 오므리고, 웃는 등의 얼굴 근육을 움직이는 행위를 수동적으로 또는 힘에 저항하여 해 보게 함으로써 시행한다. 검사 결과가 안면신경의 이상을 가리키면 혀의 앞 2/3의 미각을 검사한다.

임상 Tip. 미각 평가는 여러 가지 맛을 나타내는 성분을 준비해야 하므로 의사나 뇌신경 검사를 하는 다른 전문가는 안면신경이나 후각신경의 이상이 의심되지 않으면 미각 검사를 하지 않는 경향이 있다. 삼킴장애나 섭식장애를 평가하고 치료하는 언어치료 전문가의 역할로 인해 이 분야에서 미각에 대한 평가에 관심이 더 높아지고 있다.

청각전정신경(acoustic-vestibular nerve, CN8)은 청각, 평형, 위치감각을 담당한다. CN8의 청각[내이(cochlear)] 가지는 청각정보를 뇌에 전달하는 경로이고, 전정 분지는 평형감과 위치감을 담당한다. CN8의 청각 분지 기능의 평가를 위해 적절한 청력검사기나 전기생리학적 장비를 이용하여 환자의 청력 민감도와 복합 기능을 검사한다. 속삭이는 목소리, 시계의 재깍거리는 소리를 이용한 검사나 소리굽쇠를 이용한 검사는 조정(calibration)이나 표준화가 되어 있지 않아 권고되지 않는다. 환자가 현기증(vertigo)을 호소하면 온도안진검사(caloric testing)를 포함한 다양한 방법으로 전정 가지의 기능을 평가하는데, 온도안진검사는 귀 안에 물을 주입하고 안진이 발생하는지를 보는 검사이다. 정상적으로 안진은 물을 주입한 지 20초 내에 나타난다. 전정 가지에 이상이 생기면 안진이 나타나지 않거나 정상보다 늦게 나타나거나 일찍 소실돼 버린다.

설인신경(CN9)과 미주신경(CN10) 검사는 의사소통이나 삼킴과 관련이 높다. 설인신경과 미주신경의 감각 기능은 환자의 뒤쪽 인두벽을 건드렸을 때 자극에 대한 민감도를 보는 것과, 혀 뒤쪽과 인두를 자극할 때 구역반사 및 삼킴반사가 있는지를 보는 것으로 평가한다. 뒤쪽 인두벽의 감각이 감소 또는 상실되거나 혀 뒤쪽 1/3의 미각이 상실되고 구역반사나 삼킴반사가 없어지면 CN9과 CN10의 감각 분지에 이상이 있음을 의미한다.

임상 Tip. 설인신경에 이상이 생기면 대개 미주신경과 부신경에도 이상이 초래되는데, 이는 이 신경들이 두개골의 같은 구멍을 함께 통과하여 나오기 때문이다. 이들은 일부 근육 그룹을 공동으로 지배하기 때문에 한꺼번에 검사할 수 있다.

설인신경과 미주신경의 운동기능은 환자에게 침을 삼키게 하는 것과 연구개의 위치를 관찰하는 것을 통해 검사한다. 설인신경에 이상이 생기면 가만히 있을 때나 '아' 소리를 낼 때 연구개의 정중선이 마비 반대쪽으로 쏠린다(반대쪽의 정상적인 연구개 근육이 작용하기 때문). 미주신경의 이상은 연구개, 인두와 후두 근육에 광범위한 기능 이상을 초래한다. 미주신경에서 나오는 되돌이후두신경(recurrent laryngeal nerve)에 이상이 생기면 같은 쪽 성대에 위약이나 마비가 발생한다.

임상 Tip. 단맛, 신맛, 짠맛, 쓴맛의 감지는 혀의 감각수용체인 미뢰(taste buds)를 통해 이루어진다. 안면신경(CN7)은 혀의 앞쪽 2/3의 미뢰를 지배하여 단맛, 신맛, 짠맛을 느끼게 한다. 설인신경(CN9)은 혀의 뒤쪽 1/3의 미뢰를 지배하여 쓴맛을 느끼게 한다. 안면신경이나 설인신경에 이상이 생긴 환자는 보통 한쪽 혀에 이러한 감각을 느끼지 못한다.

척추부신경(spinal accessory nerve, CN11)은 목과 어깨의 근육을 움직인다. 환자가 저항을 이기고 머리를 돌릴 수 있는지, 머리를 돌리려는 힘에 저항할 수 있는지 또는 어깨를 위로 올릴 수 있는지를 평가함으로써 CN11을 검사한다. CN11이 손상되면 이상이 있는 쪽 어깨가 아래로 처지고, 이상이 있는 쪽의 반대 방향으로 고개를 돌리지 못한다[왼쪽 흉골유돌근(sternomastoid muscle)은 고개를 오른쪽으로 돌리게 한다].

설하신경(hypoglossal nerve, CN12)은 혀 근육의 운동을 담당해 혀를 내밀고, 당기고, 구부릴 수 있게 한다. 설하신경은 환자에게 혀를 내밀고, 당기고, 좌우로 움직이고, 구부리게 하여 평가한다. CN12에 손상이 생기면 혀를 내밀 때 이상이 있는 쪽으로 혀가 돌아가는데 이것은 손상된 뇌신경 쪽의 혀를 앞으로 잡아당기는 근육이 약화되거나 마비되었기 때문이다. 혹은 역으로 말하면 손상되지 않은 쪽의 근육이 혀를 손상된 쪽으로 '밀기' 때문이다. 또한 CN12가 손상되면 환자는 혀를 수의적으로 손상된 쪽 입가로 움직이지 못하고 손상된 쪽의 뺨을 혀로 밀지 못하게 된다(왜냐하면 혀를 그 방향으로 움직이는 근육에 약화나 마비가 있기 때문이다).

임상 Tip. 언어치료 전문가도 말이나 섭식, 삼킴 기능에 관련된 근육의 약화나 마비, 비협응으로 인해 장애가 발생한 말, 섭식, 삼킴장애 환자들에게 보통 비슷한 뇌신경 평가를 수행한다.

의사는 언어치료 전문가와 마찬가지로 뇌신경 기능 평가를 하면서 근육의 힘과 움직임을 검사하는데, 근육이 가만히 있을 때와 특정 운동을 수행할 때를 관찰하거나 기기로 측정하여 실시한다. 검사자는 근육이 가만히 있을 때 불수의적 운동[근섬유다발수축(fasciculations), 잔떨림(fibrillations)] 그리고 위축이 있는지를 살피게 되는데, 이것은 모두 신경 이상으로 나타나는 징후이다. 이러한 현상에 대해서는 이 장의 뒷부분에서 다룬다.

시야. 앞서 언급했듯이, CN2(시신경) 검사를 할 때 대개 환자의 시야도 평가한다. 시야장애가 있다는 것은 시신경, 시각로(optic tract) 또는 시각피질의 손상을 가리킨다.

임상 Tip. 시각을 담당하는 신경섬유에서 눈에서 **시신경교차**(optic chiasm)까지를 시신경, 시신경교차에서 시각피질까지를 **시각로**라고 부른다.

환자의 시야장애의 양상은 시각계의 손상 위치에 대한 중요한 정보를 제공한다. 인간의 시각계가 어떻게 배열되어 있는지를 알면 그 이유는 자명하다. 왼쪽 눈의 바깥쪽 절반과 오른쪽 눈의 안쪽 절반의 신경섬유는 좌반구의 시각피질로 모인다. 오른쪽 눈의 바깥쪽 절반과 왼쪽 눈의 안쪽 절반의 신경섬유는 우반구의 시각피

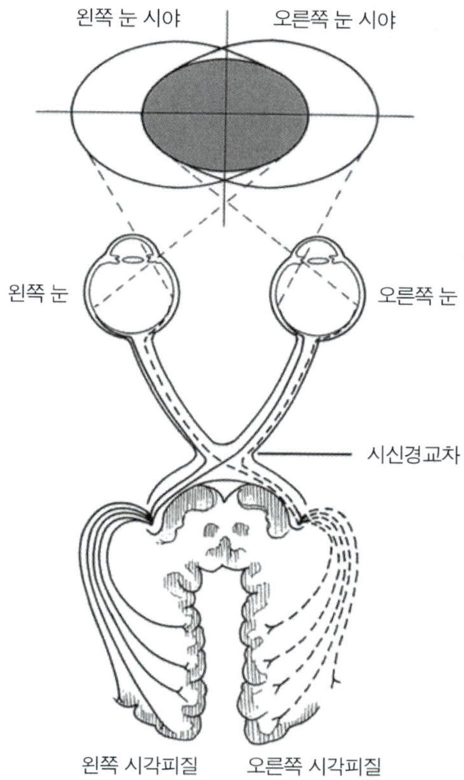

그림 2-5 인간의 시각계. 각 대뇌반구는 반대쪽 공간으로부터 시각 정보를 받는다. 각 눈의 안쪽(코쪽) 절반의 망막으로부터 나온 시신경섬유는 시신경교차를 가로질러 반대쪽 대뇌반구 시각피질로 전사된다. 각 눈의 바깥쪽(귀쪽) 절반의 망막으로부터 나온 시신경섬유는 시신경교차를 건너지 않고 동측 대뇌반구의 시각피질로 전사된다.

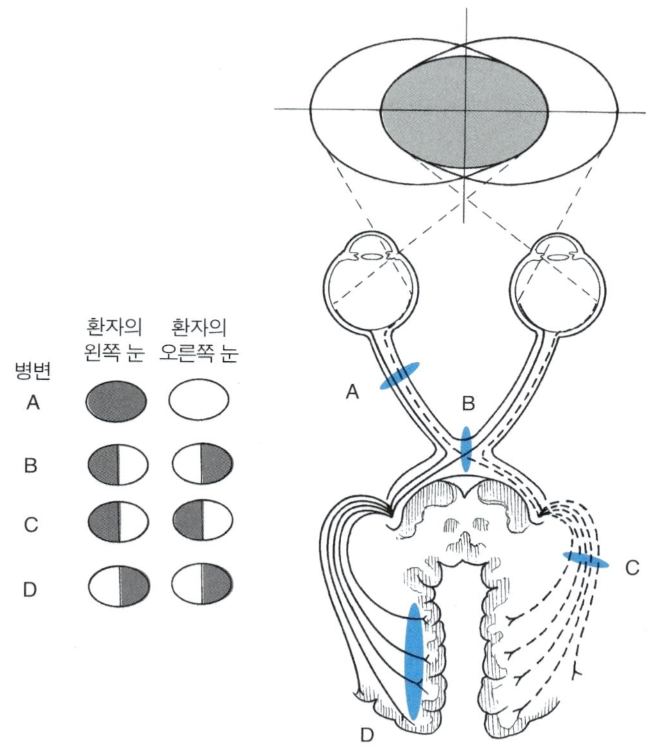

그림 2-6 인간의 시각계 손상이 시각에 미치는 영향. **A**: 시신경 병변은 시신경이 관장하는 눈에 시야장애를 가져온다. **B**: 시신경교차 병변은 양쪽 눈 망막의 안쪽에서 교차하는 절반의 섬유에 손상을 가져오므로 양쪽 눈의 바깥쪽 시야장애를 일으킨다. **C**와 **D**: 시신경교차 뒤쪽의 병변은 반대쪽 시야장애를 일으키는데, 이는 반대쪽 눈 안쪽 절반의 시신경섬유와 같은 쪽 눈의 바깥쪽 절반의 시신경섬유 또는 같은 쪽 시각피질의 손상을 가져오기 때문이다.

질로 모인다. 양쪽 눈 망막의 안쪽 절반의 신경섬유는 정중앙을 건너 (시신경교차) 반대쪽 대뇌반구의 시각피질로 모인다(그림 2-5).

빛은 직선으로 주행하기 때문에 오른쪽 시공간에서 눈으로 들어온 빛은 각 망막의 왼쪽 부분에 맺힌다. 그곳으로부터 시각정보는 왼쪽 대뇌반구의 시각피질로 보내진다. 왼쪽 시공간에서 눈으로 들어온 빛은 각 망막의 오른쪽 부분에 맺힌다. 그곳으로부터 시각정보는 오른쪽 대뇌반구의 시각피질로 보내진다(그림 2-5).

대면시야검사(confrontation visual field test)는 환자의 눈이나 시각 경로에 손상이 있는지를 알아보기 위해 시행된다. 대면시야검사에서 검사자는 환자의 한쪽 눈을 가리고 정면을 바라보게 한 다음 환자 시야의 여러 방향으로 시각 자극(대개는 검사자의 손가락을 흔들어 보임)을 준다. 시야에 부분적인 장애가 있는 환자는 해당 시야에 제시된 시각 자극을 보고하지 못한다. 환자의 특정 시야장애는 시야장애를 일으키는 병변의 위치를 말해 준다.

한쪽 시신경에 손상이 있는 경우(그림 2-6, A) 환자는 그쪽 눈으로 보지 못한다. 시신경교차에 손상이 있으면(그림 2-6, B) 양쪽 눈의 바깥쪽 시공간의 시각정보를 전달하는 시신경섬유가 망가지므로 양귀쪽 반맹(bitemporal hemianopsia: 양쪽 눈의 바깥쪽 시야장애)을 보인다. 양귀쪽 반맹은 드문 현상이지만, 가장 흔한 원인은 시신경교차를 누르는 종양 때문이다.

시신경교차 뒤쪽의 시각로에 손상이 있으면(그림 2-6, C) 반대편 반쪽 시야장애가 생긴다. 이것을 동측반맹(homonymous hemianopia)이라고 부르며, 측두-

두정엽의 심부에 병변이 있으면 나타난다. 한쪽 대뇌 반구의 시각피질에 손상이 있으면(그림 2-6, D) 손상이 있는 반대쪽의 동측 반맹이 나타난다.

임상 Tip. **동측**(homonymous)은 각 눈에서 같은 쪽 시야 부분이 침범되었다는 것을 의미한다. **반맹**(hemianopia)은 문자 그대로 '반이 안 보임'을 의미한다. 반맹에 대해서는 기원전 5세기 히포크라테스가 처음으로 기술하였다.

때때로 시야장애는 시야의 반쪽보다 적게 나타난다. 이러한 부분적인 시야장애를 **사분맹**(quadrantanopia)이라고 한다. 엄밀히 말하자면 사분맹은 시야의 1/4의 소실을 의미하지만 임상에서는 시야의 1/3에서 1/8의 소실까지 적용된다. 사분맹은 전형적으로 시각피질로 향하는 위쪽 또는 아래쪽 시각부챗살(optic radiation)이 손상될 때 생긴다. 두정엽 하부의 병변은 위쪽 시각부챗살의 손상을 가져오고 반대쪽 하부사분맹을 초래한다. 측두엽의 병변은 아래쪽 시각부챗살의 손상을 가져오고 반대쪽 상부사분맹을 초래한다(시신경교차 뒤쪽으로는 아래쪽에 놓인 병변이 반대쪽 상부사분맹을 만들고 위쪽의 병변은 반대쪽 하부사분맹을 만든다).

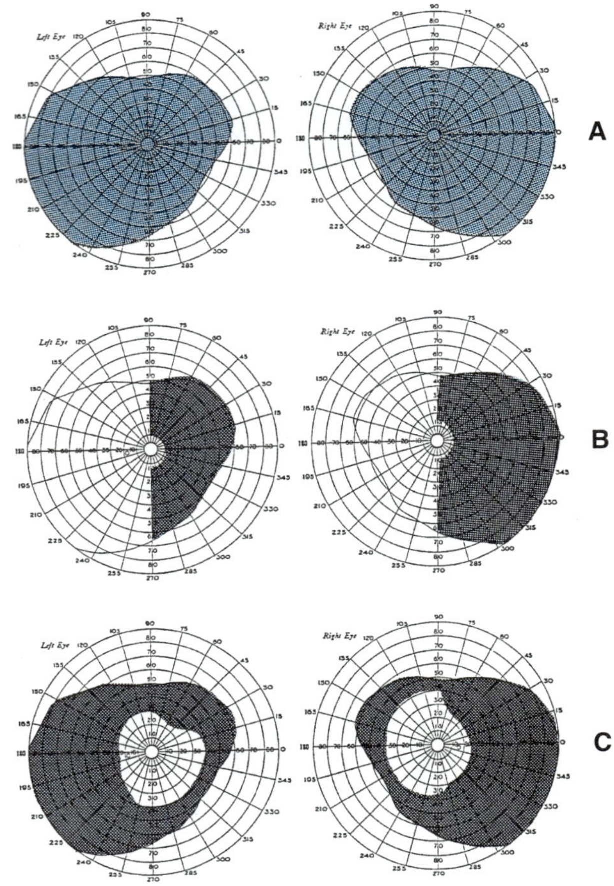

그림 2-7 시야측정의 세 가지 예. **A**: 정상 시야. 회색 부분은 각 눈의 시야를 표시한다. **B**: 오른쪽 동측 반맹(양쪽 눈의 우측 시야장애). 검은색 부분이 각 눈의 시야장애 부위이다. **C**: 양귀쪽 반맹(양쪽 눈의 바깥쪽 시야장애)

임상 Tip. 일반 원칙: 시신경교차 뒤쪽 병변은 반대쪽 시야장애를 만들고, 앞쪽 병변은 같은 쪽 시야장애를 만든다. 위쪽 시각부챗살 병변은 아래쪽 시야장애를 만들고 아래쪽 시각부챗살 병변은 위쪽 시야장애를 만든다.

환자의 시야장애의 유무나 정도에 대해 확신이 서지 않으면 의사는 평면시야계검사(tangent screen examination)나 시야측정검사(perimetry examination)를 의뢰한다. 평면시야계검사에서는 환자가 중앙에 시각 고정점이 있는 화면 앞에 앉는다. 환자가 시각 고정점을 주시하고 있는 동안 여러 크기나 색깔의 작은 점(혹은 불빛)이 환자의 주변 시야에 나타났다, 사라졌다 한다. 환자는 작은 점이 보일 때마다 또 시야에서 사라질 때마다 보고한다. 환자의 보고를 이용해 시야를 그림으로 나타낸다.

시야측정검사에서 환자는 중앙 고정점의 오목한 반구형(dome)을 응시한다. 컴퓨터 프로그램이 반구형 표면의 여러 위치에 작은 불빛을 비춘다. 환자는 불빛을 볼 때마다 단추를 누른다. 환자가 자극을 보거나 보지 못하는 위치를 컴퓨터가 기록하고 집계한다. 이 검사는 환자의 시야를 그림으로 보여 준다. 이에 대한 예를 그림 2-7에 제시하였다.

황반보존(macular sparing) 현상은 시야장애에서 흔히 나타난다. 황반은 망막 중앙 근처에 있는 작은 둥근 영역으로 시각이 가장 예민한 부위이다. 황반보존 현상으로 인해 반맹인 눈의 시야 중심 부분의 시각(황반이 담당하는 시야 부위)은 보존된다. 황반보존은 후대뇌동맥 폐색으로 인한 반맹에서 흔히 관찰된다. 황반보존이 일어나는 이유는 주변 망막에 비해 황반 부위에 시각피질의 넓은 부위가 할애되어 있고, 황반을 담당하는 시각피질 부위는 후대뇌동맥과 중대뇌동맥의 공급이 겹쳐짐으로써 이 부위에 곁가지 혈액 순환이 가능해지기 때문이다. 황반보존은 시각로의 손상으로는 일어나지 않는다.

시야장애 환자는 잘 보이지 않는 쪽 눈의 시력이 상실되었다고 잘못된 결론을 내리는데 이는 보통 오른쪽 눈이 정중선 오른쪽의 모든 것을 보고, 왼쪽 눈이 정중선 왼쪽 모든 것을 본다는, 합리적인 것 같지만 잘못된 가정하에 내리는 판단의 오류이다.

임상 Tip. 62세의 Rosalina Vasquez는 사흘 전부터 왼쪽 눈이 안 보여 안과 의원을 찾았다. 안과 의사는 진찰 시, 시야 검사 상에서 왼쪽 동측 반맹이 있음을 발견하였다. 그는 Vasquez를 신경과 의사에게 의뢰하였고, 신경과 의사는 시야장애와 그 외에 왼쪽 팔다리의 약화가 있음을 발견하였다. 그 후 시행된 뇌영상 검사 결과 Vasquez의 우측 측두엽에 조그만 뇌졸중이 생긴 것이 관찰되었다.

양쪽 시각피질이 손상되면 피질실명(cortical blindness)이 발생한다. 피질실명 환자는 물체의 모양과 형태를 구분하지 못하지만 명암은 구분할 수 있다. 때로 피질실명 환자의 간단한 시각 자극에 대한 지각 능력이 보존되는 경우가 있지만, 환자는 보통 이를 보고하거나 두뇌 활동에 이용하는 데 어려움을 겪는다. 간혹 피질실명 환자는 자신이 볼 수 있다고 주장하는데, 주변 상황에 대해 설명해 보라고 하면 말을 정교하게 지어 내는 것을 볼 수 있다. 이러한 현상을 안톤 증후군(Anton's syndrome) 또는 시각 질병인식불능증(visual anosognosia)이라고 한다[질병인식불능증(anosognosia)이란 질병이 있다는 것을 부인하는 것을 의미].

임상 Tip. 45세 피질실명 환자에게 의사가 그가 보지 못한다는 증거를 제시하자 환자는 "당신이 입고 있는 셔츠 색깔을 말해 줄 수 없는 게 당연합니다. 여기는 너무 어둡군요. 밖에 나가 밝은 데로 가면 무슨 색깔인지 말해 줄 수 있어요."라고 응수하였다.

운동계

병력과 현재 증상. 환자가 움직임이나 운동 조절의 문제를 설명하는 것은 운동계(motor system)의 어느 곳(운동피질, 신경경로, 소뇌, 추체외계 또는 신경근육접합부)에 병변이 있을지를 아는 데 도움을 주며, 이러한 정보는 이후 신경학적 검사를 통해 확인할 수 있다. 상부운동신경(upper motor neuron)이나 대뇌피질에 손상이 있는 환자는 한쪽 몸, 팔, 다리에 전체적인 위약감을 호소한다. 다리에 위약감이 있는 환자는 자꾸 넘어지는 것을 호소한다. 소뇌 손상이 있는 환자는 위약감보다는 어둔함(clumsiness), 불분명한 발음, 팔과 손, 손가락, 다리, 발의 사용이 서투른 것을 더 많이 호소한다. 기저핵 손상이 있는 환자는 전형적으로 뻣뻣함, 움직임을 시작하기가 어려움, 손발의 떨림을 호소한다. 하부운동신경(lower motor neuron) 손상이 있는 환자는 일반적으로 손상된 뇌신경이나 척수신경이 지배하는 근육의 위약을 호소한다. 신경-근육 전달에 이상이 있는 환자는 대개 과도한 피로감, 복시, 어둔한 발음이나 혹은 이러한 증상들의 조합을 보인다.

움직임. 움직임(movement)에 대한 검사를 시작할 때 환자가 진료실에 들어와서 자리에 앉는 것부터 빈틈없이 관찰한다. 검사자는 환자의 전체적인 모습, 자세, 보행, 행동을 관찰하고 운동신경계의 이상을 암시하는 특징에 주목한다. 즉, 구부정하거나 굽은 자세, 느리고 힘이 들어가고 어둔하거나 불수의적인 운동, 자발적 운동의 감소나 항진 또는 근육위축 등이 그런 것이다. 이러한 관찰(대개 몇 분 내에 이루어지거나 문진하는 동안에 완료됨) 후에는 체계적으로 환자의 운동계를 평가한다. 이 부분의 검사에는 환자의 반사, 근육긴장도, 근력 그리고 운동 범위(근육이 움직이고 펴지는 전체 범위)가 포함된다.

반사. 신경계 병변은 보통 정상적으로 나오는 반사(reflexes)를 없애거나 감소시키거나 항진시키며, 성인에서 나타나서는 안 되는 비정상적인 반사를 발생시킬 수 있다. 신경과 의사는 표재반사(superficial reflex)와 심부(건)반사(deep tendon reflex)를 모두 평가하는데, 신체의 한쪽에서 반사가 나오는지와 그 정도가 어떤지를 다른 쪽과 비교해서 본다. 의사는 반사 유무와 정도를 측정할 때 대개 다음과 같은 평가척도를 이용한다.

- 0: 없음
- 1+: 줄어듦

일반 개념 2-1

- 증상의 진행 패턴과 환자의 가족력은 종종 환자의 신경학적 질환의 진단에 이르는 정보를 제공한다.
- 뇌신경 기능 평가는 신경학적 검사의 주요 부분이다. 뇌신경 기능 평가는 대개 1번 뇌신경에서 시작해 12번 뇌신경까지 순서적으로 진행한다.
- 뇌신경의 감각신경 기능은 환자의 시각, 청각과 얼굴, 두피, 구강의 촉각, 통각, 온도각을 검사함으로써 알 수 있다.
- 뇌신경의 운동신경 기능은 동공반사, 각막반사, 씹기근반사를 평가하고 외안근의 운동범위를 검사하고, 얼굴 표정, 연구개, 혀, 턱, 목, 어깨의 근육의 힘과 운동범위를 검사함으로써 알 수 있다.
- 뇌신경 기능 검사는 근위축이나 불수의운동의 징후가 있는지 휴식 시의 근육을 관찰해 보는 것으로 적극적인 보완이 되어야 한다.
- 시신경이나 시각로의 손상은 환자의 시야장애가 나타나는 영역에 영향을 미쳐 특징적인 시야장애 형태를 보인다.
- 시신경교차 앞쪽의 시신경 손상은 동측 눈의 시야장애를 초래한다.
- 시신경교차 뒤쪽의 시각로 손상은 손상 반대쪽의 시야장애를 초래한다(동측 반맹).
- 아래쪽 시각부챗살 병변은 병변 반대쪽 윗부분 시야장애를 초래하고, 위쪽 시각부챗살 병변은 반대쪽 아랫부분 시야장애를 초래한다(사분맹).
- 양쪽 시각피질의 손상은 피질실명을 초래한다.

- 2+: 정상
- 3+: 증가됨(더 빠르고 큰 진폭)
- 4+: 간대성 근경련(규칙적인 수축과 이완)

표재반사는 신체 부위 표면을 쓸거나 건드리거나 두드림으로써 유발된다. 정상적인 표재반사로는 구역반사(gag reflex: 입인두나 혀 뒤쪽을 자극하였을 때 나타나는 구역질 반응), 삼킴반사(swallow reflex: 혀 뒤쪽이나 인두벽을 자극하였을 때 나타나는 삼킴 동작), 각막반사(각막을 건드렸을 때 눈을 깜박임), 발바닥굽힘반사(plantar flexor reflex: 발바닥을 긁었을 때 발가락이 발바닥 쪽으로 굽혀짐)가 있다.

병적 표재반사로는 발바닥폄반사[plantar extensor reflex, 바빈스키 징후(Babinski sign)], 움켜잡기반사(palmar or grasp reflex), 빨기반사(sucking reflex)가 있다. 발바닥폄반사는 발바닥을 강하게 긁으면 유발되는데, 발가락들이 위로 올라가면서 부챗살처럼 옆으로 펴진다. 반면, 정상적인 발바닥굽힘반사는 발가락들이 아래로 굽어지고 옆으로 펴지지 않는다. 움켜잡기반사는 손바닥을 긁을 때 손이 저절로 꽉 쥐어지게 된다. 움켜잡기반사가 강하게 나타나면 환자는 반사가 일어난 손에 쥔 물체를 스스로 놓을 수가 없다. 빨기반사는 그 이름이 의미하듯이 반사적으로 입술을 내밀거나 빨기 운동을 보이는 것이다. 환자의 입을 건드리거나 긁으면 유발된다. 병적 표재반사는 때로 원시반사(primitive reflex)로 불리는데, 대부분이 원래 유아기 때 나타났다가 성숙하면서 사라지는 것이기 때문이다.

심부반사[deep reflex, **건반사**(tendon reflex) 혹은 **심부건반사**(deep tendon reflex)라 불리기도 함]는 힘줄[건(tendon)]을 두드리거나 근육을 갑자기 펼 때 나타난다. 아마도 가장 잘 알려진 건반사는 무릎의 슬개건(patellar tendon)을 두드렸을 때 유발되는 슬개건반사(patellar reflex 또는 knee-jerk reflex)일 것이다.

건반사는 항진되거나 감소하거나 안 나올 수 있다. 항진된 반사는 그 자체로 또는 다른 병적 표재반사와 함께 반대쪽 상부운동신경(피질연수로와 피질척수로) 손상을 시사한다. 이러한 손상은 평소 피질과 중뇌에 의해 유지되던 건반사 억제 조절이 풀어지는 결과를 초래한다. 반사가 감소하거나 없어지는 경우(무반사, areflexia)는 말초신경계(하부운동신경, 감각신경섬유, 반사궁)나 근육 자체의 손상을 시사한다.

근육긴장도와 운동 범위. 근육긴장도(muscle tone: 힘을 뺐을 때의 근육의 장력)는 각 근육을 꽉 쥐어 보거나, 환자의 팔다리를 가만히 있는 상태에서 움직여 보거나(수동적 운동), 때로 팔다리를 흔들어 봄으로써 평가한다. 운동 범위(range of movement)는 환자에게 팔다리의 힘을 빼게 하고 각 팔과 다리를 최대 범위로 움직여 보면서 저항이 걸리는지, 환자가 통증을 호소하는지를 관찰함으로써 평가한다.

수동적 움직임에 저항이 증가되는 것을 **근육긴장항진**(hypertonia)이라고 한다. 두 종류의 근육긴장항진이 있는데, 경직(spasticity)과 경축(rigidity)이다. 경직된 근육은 만져 보면 딱딱하고 빨리 펴려고 하면 저항이 생긴다. 검사자가 환자의 경직된 팔다리를 천천히 움직이면 저항이 별로 없다. 그러나 갑자기 속도를 높이면 움직임에 대한 저항이 증가하는데, 이를 **경직 포획**(spastic catch)이라고 한다. 검사자가 환자의 경직된 팔다리를 빨리 움직여 저항이 생기고 나서 계속 같은 속도로 움직임을 반복하면 움직임에 대한 저항이 감소한다 [이를 접이식 나이프 현상(clasp-knife phenomenon)이라고 함].

임상 Tip. 접이식 나이프는 1개 또는 여러 개의 접는 날이 있는 주머니칼을 말한다. 칼이 펴지면 용수철이 날을 제자리에 강하게 고정시켜 준다. 날을 접을 때는 날이 손잡이에 가까워지면 날의 움직임에 대한 용수철의 저항이 감소한다.

경축은 휴식 시의 근육긴장도가 올라가 있기 때문에 힘을 뺀 팔다리를 어떤 방향으로 움직여도 똑같은 정도로 저항한다. 경축된 근육은 만져 보면 딱딱하고 능동운동과 수동운동에 모두 저항을 보인다. 경축은 폄근(extensor muscles)보다는 굽힘근(flexor muscles)에 더 영향을 미친다. 따라서 경축 환자는 손가락이 안으로 말린 채 구부정한 자세로 서게 된다. 건반사는 경축에 의해 증가하지 않지만, 반사의 반응폭은 오히려 환자의 근육긴장도가 증가하면 줄어들 수 있다. 경축이 얼굴 근육에 영향을 미치면 환자는 표정이 없어지고 가면을 쓴 것같이 되는데[**가면 얼굴**(masked face)], 이것은 진행된 파킨슨병의 두드러진 증상이다. 경축은 파킨슨병을 포함한 추체외로 질환(extrapyramidal disease)의 주요한 특징이다.

수동운동에 저항이 감소하는 것을 **근육긴장저하**(hypotonia) 또는 **이완**(flaccidity)이라고 한다. 이완된 팔다리를 흔들어 보면 앞뒤로 덜렁거린다(rag doll phenomenon). 건반사는 근육긴장저하에 의해 대개 감소한다. 이완된 근육은 수동운동에 거의 저항을 보이지 못한다. 그러므로 이완된 팔다리는 검사자에 의해 과신전(hyperextension)될 수 있다. 근육긴장도 저하는 신경계나 근육을 침범하는 많은 질환에서 발생하므로 근육긴장 저하 자체가 어떤 특정 질환을 가리키지 않는다. 그러나 특정 뇌신경이나 척수신경이 분포하는 근육에 근육긴장저하가 있으면 거의 대부분 해당 신경이나 신경핵에 손상이 있음을 의미한다.

근력. 환자의 근력(muscle strength)은 환자에게 가해지는 저항을 이기고 근육을 수축시키고 유지하게 함으로써 평가한다. 근력은 대개 의료연구협의회(Medical Research Council)에서 추천하는 6점 척도로 정량화한다(Compston, 1942).

- 5: 정상 근력
- 4: 저항과 중력을 이기는 능동운동
- 3: 중력을 이기나 저항을 이기지 못하는 능동운동
- 2: 중력을 제거하였을 때만 가능한 능동운동
- 1: 미약한 근육 수축
- 0: 근육 수축 소실

근력 저하는 다양한 위치의 손상을 가리키는데, 뇌, 뇌줄기, 척수, 추체외로, 신경근육접합부 또는 근육 자체 등이다. 피질연수로나 피질척수로의 맞교차 상위 레벨(즉, 상부운동신경)에서 뇌, 뇌줄기 또는 척수에 손상이 생기면 반대쪽에 운동장애가 나타난다. 한쪽 몸의 전체 또는 일부 근육이 영향을 받아 경직성 마비를 나타낸다(즉, 반사항진과 근육긴장항진).

뇌신경이나 척수신경의 손상(즉, 하부운동신경)은 전형적으로 손상된 쪽과 같은 쪽의 근육긴장저하와 근력 저하 또는 침범된 근육의 이완성 마비를 일으킨다. 예를 들면, CN7(안면신경) 손상은 손상된 신경 쪽 얼굴 근육의 이완성 마비를 초래한다. 표 2-2에 상부운동신경과 하부운동신경의 손상 징후를 정리해 놓았다.

근육병(mylopathy)과 신경근육접합부 질환(neuromuscular junction disease)은 일반적으로 침범된 쪽과 침범되지 않은 쪽, 좌우의 차이를 만들지 않는다. 대신 환자는 전체적인 또는 큰 근육 그룹의 약화를 경험한다. 다리보다 팔의 근력이 더 떨어지고 몸쪽 근육보다 손발의 말단 근육이 더 침범될 수 있다.

임상 Tip. 대개 몸의 어느 한쪽에 운동장애가 나타나면 근육 자체보다는 신경계 손상을 시사한다. 중추신경계 손상은 전형적으로

표 2-2 상부운동신경 질환과 하부운동신경 질환 간의 신경학적 징후의 차이

징후	하부운동신경	상부운동신경
약화, 마비	이완	경직
근위축	있음*	없음**
건반사	감소되거나 없음	항진됨
병적 반사***	없음	있음
근섬유다발위축, 잔떨림	보통 있음	없음

* 근위축은 시간이 지나면서 발생하여 초기에는 두드러지지 않을 수 있음.
** 근위축이 간혹 장기간 사용하지 않아서 발생할 수 있으나 근육은 경직됨.
*** 발바닥폄(바빈스키)반사, 움켜잡기반사, 빨기반사 등.

반대쪽에 운동장애를 일으키고 말초신경계 손상은 같은 쪽에 운동 장애를 일으킨다.

한 팔이나 다리의 마비를 **단일마비**(monoplegia)라고 부른다. 한쪽의 팔다리 둘 다 마비되는 경우는 **반마비**(hemiplegia)라고 부른다. 양쪽 다리의 마비는 **하반신마비**(paraplegia)라고 하고, 양쪽 팔다리의 마비는 **사지마비**(quadriplegia)라고 부른다. 마비보다 약한 근력 약화를 뜻할 때에는 **마비**(-plegia) 대신에 **불완전마비**(-paresis)를 써서 단일불완전마비(monoparesis), 반불완전마비(hemiparesis), 하반신불완전마비(paraparesis), 사지불완전마비(quadriparesis)라고 표기한다.

임상 Tip. 하반신마비와 사지마비는 거의 항상 척수 손상(외상, 감염, 혈관 질환)에 의해 초래된다. 하반신마비는 요추나 천추를 침범하는 질환에 의해 초래되고, 사지마비는 경추를 침범하는 질환에 의해 초래된다. 단일마비는 대개 상부운동신경 손상에 의해 초래되지만 때로 국소적 척수 손상에 의해 초래되기도 한다. 반마비는 거의 항상 상부운동신경 손상에 의해 초래된다.

수의적 운동. 임상가는 다음으로 환자의 수의적 운동(volitional movements)의 속도, 정확도, 협응(coordination)을 평가한다. 수의적 운동의 속도 저하는 다양한 원인에 의해 발생한다. 흔한 신경계 원인으로는 하부운동신경 질환(이완), 상부운동신경 질환(경직), 추체외로 질환(경축), 말초근육 질환(근력 저하)이 있다. 근력이나 감각의 이상 없이 자발적 운동의 정확도가 감소하는 것은 대개 소뇌나 추체외로의 손상을 의미한다. 추체외로의 손상은 자발적 운동의 전반적인 속도 저하 외에 흔히 **운동이상증**(dyskinesia)이라는 불수의적 운동을 나타낸다. 이러한 불수의적 운동은 자발적 운동에 동반되거나 때로 자발적 운동을 대체하기도 한다. 불수의적 운동의 형태는 종종 의사가 신경계 어느 부분에 손상이 있는가를 판단하는 데 중요한 단서를 제공해 준다.

떨림(tremor)은 주로 팔, 다리, 머리에 생기는 주기적인 작은 진폭의 불수의적 운동을 뜻한다. 중앙부(몸통에서 가까운) 근육보다 말단(몸통에서 먼) 근육에 떨림이 더 잘 생긴다. 어떤 경우에는 떨림이 정상 근육에서도 생기는데, 이를 **양성 떨림**(benign tremor) 혹은 **생리적 떨림**(physiologic tremor)이라고 하나 너무 미세해서 대개 눈에 잘 안 보인다. 병적 떨림에는 이완 상태의 근육에서 나타나는 휴식 시 떨림(resting tremor), 특정 자세에서 생기는 자세 떨림(postural tremor), 또는 움직일 때만 나타나는 운동 시 떨림(intention tremor)이 있다. 휴식 시 떨림은 파킨슨병의 특징적인 징후이다. 대개 환자의 손발에서 시작해서 몇 년에 걸쳐 다른 근육군으로 퍼져 나가고 손가락, 손, 발 혹은 이 모두에서 율동적인 굽힘과 폄을 일으킨다. 손가락에 떨림이 생기면 엄지손가락과 다른 손가락이 굽어지고 엄지손가락 끝은 다른 손가락 끝을 문지르는 모습을 취해 특징적인 알약을 굴리는 듯한(pill-rolling) 양상을 보인다.

무도병(chorea: '춤'을 의미하는 그리스어)은 빠르고 힘이 들어가는 갑작스런 불수의적 운동을 말한다. 휴식 시 무도병 환자의 근육은 근육긴장저하를 보이나, 근력은 정상이다. 환자의 손에 무도병이 생기면 지속적인 근육 수축 도중에 불수의적 운동이 끼어든다[신경과 교과서에는 이를 소젖 짜는 동작(milkmaid's grasp)이라고

기술한다]. 경도의 무도병 환자는 지속적으로 몸을 움직이고 이러한 움직임은 종종 서투른 동작처럼 보인다. **팔매질**(ballism)은 극단적인 형태의 무도병이다[몸의 한쪽에만 나타나면 **편무도병**(hemiballism)이라 한다]. 불수의적인 팔다리 움직임이 격렬하고 크게 내두르는 양상이어서 환자 본인의 팔다리를 다치거나 주위 사람을 다치게 할 위험성이 있다.

임상 Tip. 어떤 무도병 환자는 불수의적 운동을 수의적 운동에 편입시킴으로써 이를 가장하려고 한다. 그러나 이런 전략은 대부분 실패로 돌아가는데, 불수의적 운동과 수의적 운동이 섞이면 부자연스럽고 과장된 동작으로 보이기 때문이다.

다른 병적 운동과 마찬가지로 무도병은 잘 때는 사라진다. 무도병은 대개 유전성 신경 질환에 의해 생기지만 때로 저산소증, 뇌출혈, 독혈증, 뇌혈관 질환 또는 기저핵이나 추체외로의 손상에 의해서도 생길 수 있다.

무정위운동(athetosis)은 휴식 시 근육에 느리고 비틀리고 꿈틀대는 움직임이 나타나고 긴장하면 심해지며 자는 동안에는 없어지는 경우를 말한다. 특히 목이나 팔다리의 몸쪽 근육에 잘 나타난다. 무정위운동은 불수의적 운동이고 목적성이 없으며 한 근육에서 다른 근육으로 흘러가는 것처럼 보인다. 무도병 환자에서 때로 무도병과 무정위운동이 같이 나올 수 있는데, 이를 **무도무정위운동**(choreoathetosis)이라고 한다. 무정위운동은 대개 기저핵이나 추체외로의 손상을 가져오는 출산 시 외상이나 저산소증에 의해 생긴다.

임상 Tip. **무정위운동**은 '위치나 자리가 없는'이라는 뜻의 그리스어에서 유래하였다.

근긴장이상증(dystonia)은 팔다리나 목의 근육이 지속적으로 불수의적인 수축을 보이는 것을 말한다. 근긴장이상은 근육 수축이 지속적이고 자세 변형을 가져오기 때문에 때로 **비틀림 연축**(torsion spasm)이라고 불린다. 덜 심한 형태는 무정위운동과 비슷해 때로 혼용해 사용한다. 근긴장이상은 기저핵이나 추체외로의 손상에 의해 생긴다. 근긴장이상은 대개 유전성이나 때로 안정제 같은 정신과 약물이나 레보도파(levodopa) 같은 파킨슨병 치료약을 장기간 또는 과다 복용하였을 때 발생하기도 한다. 약리학적 원인에 의해 초래된 운동장애를 지연성 운동이상증(tardive dyskinesia)이라고 부른다.

근육간대경련(myoclonus)은 각 근육 그룹이 짧게 불규칙적으로 수축하여 갑작스럽고 짧게 툭하고 튀는 움직임을 초래하는 것을 말한다. 근육 수축은 아주 미세해서 보이지 않는 것부터 여러 근육이 수축을 일으켜 팔, 다리, 목 또는 얼굴에 뚜렷한 움직임이 나타나는 것까지 다양하다. 근육간대경련은 전형적으로 지속 시간과 속도가 불규칙하게 나타나고, 가만히 있을 때 가장 쉽게 관찰할 수 있다. 지속적인 근육간대경련은 뇌전증, 치매, 소뇌 질환 등에서 나타난다. 간헐적으로 나타나는 근육간대경련은 때로 뚜렷한 신경과적 이상이 없는 사람에서도 생긴다(다리가 튀거나 얕은 잠이 들었을 때 몸이 움찔거리는 것).

근섬유다발수축(fasciculations)은 근육섬유의 수축에 의해 나타나는 미세하고 빠르며 불규칙적인 실룩거림을 말한다. 근육 수축은 뚜렷한 팔다리, 머리 또는 얼굴의 움직임을 일으킬 정도로 크지 않으나 피부 표면에 물결치는 듯한 움직임을 관찰할 수 있다. 근력 저하, 근위축과 더불어 근섬유다발수축이 있으면 하부운동신경(척수의 척수신경이나 앞쪽뿔세포, 뇌줄기의 뇌신경이나 뇌신경핵) 손상이 있음을 시사한다. 일시적인 근섬유다발수축은 대개 정상인도 경험할 수 있는 현상이며, 근력 저하나 근위축이 동반되어 있지 않으면 신경계 손상으로 간주되지 않는다.

잔떨림(fibrillations)은 단일 근육섬유나 소그룹 섬유의 수축을 말한다. 너무 미세해서 육안으로 보기 어렵고 섬세한 도구를 통해 측정할 수 있다. 근섬유다발수축과 마찬가지로 하부운동신경 손상을 가리키나 종종 신경과적 이상이 없는 사람에서도 생긴다. 그러나 지속적인 근섬유다발수축이나 잔떨림은 종종 하부운동신경 질환의 첫 징후가 된다.

틱[tics: 때로 **습관성 연축**(habit spasms)이라 부름]은 눈 깜박임(blinking), 기침(coughing), 목 가다듬기(throat clearing), 코 훌쩍거림(sniffing) 같은 정형화된 반복적인 운동을 말한다. 대개 긴장하거나 스트레스를 받을 때 나타난다. 틱은 자의로 억제가 가능하지만 환자의 집중력이 흐트러지면 다시 나타난다. 틱과 신경계 병리의 관련성은 알려져 있지 않다.

표 2-3 비정상적 움직임의 일반적 원인과 특징*

장애	특성	원인
운동 시 떨림	• 느림(초당 3~5회) • 수의적 움직임에 나타나거나 이로 인해 강화됨	• 소뇌병리 • 간혹 약물 독성
휴식 시 떨림	• 중등도 속도(초당 4~6회) • 근육 휴식 시 나타남 • 수의적 운동 시 감소되거나 사라짐	• 추체외로 질환, 특히 파킨슨병 • 간혹 중금속 중독
무도병	• 빠르고 불규칙적인 근육 수축 • 불수의적이고 예기치 못하게 다른 근육 그룹들에 나타남	• 기저핵 또는 추체외로 관련 병변 • 유전 질환, 약물 독성, 무산소증, 뇌혈관 질환이 원인이 됨
무정위운동	• 느리고 비틀리고 꿈틀대는 움직임 • 한 근육에서 다른 근육으로 옮겨 감 • 감정적 동요로 항진됨 • 자는 동안은 사라짐	• 기저핵과 추체외로 관련 병변 • 약물 독성, 무산소증
근긴장이상증	• 지속적인 불수의적 근육수축으로 종종 자세 왜곡을 동반함(비틀림 연축)	• 기저핵과 추체외로 관련 병변 • 약물 독성, 무산소증
근육간대경련	• 개별적 근육 그룹의 갑작스럽고 빠르며 불규칙적인 경련 운동 • 종종 사지나 신체 부위의 움직임을 유발시킬 정도가 되기도 함	• 간혹 정상인에게서도 나타남 • 추체외로 질환, 대사장애, 감염 질환
근섬유다발수축	• 소규모 근육섬유의 빠르고 불규칙적인 약한 경련 운동 • 뚜렷한 움직임을 일으키지 않지만 근육 표면의 잔물결 같은 파동을 볼 수 있음	• 간헐적인 근섬유다발수축은 정상인에서도 볼 수 있음 • 앞쪽뿔세포의 퇴행성 질환, 척수신경의 압박, 말초신경 질환이 원인이 될 수 있음
잔떨림	• 소규모 근육섬유의 아주 미세한 수축	• 간헐적인 잔떨림은 정상인에서도 볼 수 있음 • 만성적 잔떨림은 일차 근육 질환, 앞쪽뿔세포 질환, 척수신경 질환이 원인이 될 수 있음
틱(습관성 연축)	• 스트레스를 받으면 나타나는 정형화된 행동(눈 깜박임, 기침, 목 가다듬기 등)	• 신경계 병변과의 관련에 대해서는 알려지지 않음

* 떨림, 무도병, 무정위운동, 근긴장이상증 그리고 근육간대경련은 보통 추체외계 병변과 관련이 있음. 근섬유다발수축과 잔떨림은 보통 하부운동신경(뇌신경, 척수신경) 병변과 관련이 있음.

표 2-3에 비정상적 운동의 특징과 흔한 원인을 정리해 놓았다.

중추신경계 질환은 때때로 근력은 일반적으로 정상이나 자발적인 운동의 서투름과 부조화를 일으키는데, 이를 실조증(ataxia)이라고 한다. 여러 가지 형태의 실조증이 신경과 문헌에 기술되어 있는데, 가장 흔하게 발생하는 것이 소뇌실조증(cerebellar ataxia)이다. 소뇌실조증에서는 운동의 평균 속도는 정상이나 운동을 시작할 때 가속이 느려지고 운동을 종료할 때 제동이 늦어져 목표물을 지나치게 된다. 실조증 환자에게 팔이나 다리에 힘을 가하면서 버티도록 하다가 갑자기 저항을 제거하면 특징적으로 환자는 근육을 재빨리 이완시킬 수 없어서 통제 불가능 상태로 팔다리를 저항이 걸렸던 방향으로 휘두르게 된다[반동 현상(rebound phenomenon)].

임상 Tip. 실조증은 '고장 난'이라는 뜻의 그리스어에서 유래한다.

복잡한 수의적 운동이나 방향을 빨리 바꿔야 하는 운동은 실조증에 의해 가장 큰 영향을 받는다. 복잡한 운동은 보통 부분적인 개별 운동으로 분해되는데[**운동 해체**(decomposition of movement)], 빠른 교대 운동(손바닥을 위아래로 교대로 뒤집는 동작)은 느리고 서툴러지며 움직임의 범위나 힘이 부정확하고 일정하지 않다[**운동거리조절이상**(dysmetria)]. 팔다리의 실조형 움직임은 보통 움직임의 방향은 적절하지만 주기적인 흔들림과 같은 느리고 거친 떨림에 의해 방해를 받는다. 구강 기관의 교대운동(즉, 혀를 내밀고 당기기)이나 말산출 시의 구강 기관의 교대운동(즉, '파, 타, 카'를 빠르게 반복함)도 팔다리나 손가락에서 보이는 것과 유사하게 나타난다.

보행. 환자가 서고 걸을 수 있으면 이를 관찰함으로써 종종 환자의 신경계 병변의 속성과 위치를 판단하기 위한 대략적인 정보를 얻는다.

한쪽 피질척수로의 손상으로 반마비를 보이는 환자의 보행을 **휘돌림 걸음**(circumducted gait)이라고 하는데, 환자는 건강한 쪽으로 기울어지고 걸을 때 무릎을 구부리는 대신 마비된 다리를 엉덩이로부터 앞쪽, 바깥쪽으로 내젓는다(이러한 움직임으로 **다리를 휘돌린다**는 말이 나옴). 경직된 팔은 구부러진 채 몸에 붙는다. 경도의 반마비 환자는 마비된 다리를 정상적으로 내저으나 다리를 올리는 근육의 약화로 발을 끌게 된다(이런 환자들은 마비된 발의 구두가 쉽게 닳기 때문에 구두수선소를 자주 찾게 된다).

하부신경운동 질환이나 말초근육병 환자들은 다리나 엉덩이 근육이 손상되면 서는 것이 어렵거나 똑바른 자세를 유지하기가 어렵다. 다리 아래 앞쪽 근육이 마비되면 환자는 발처짐(foot drop)을 보이는데, 발을 들 때 발가락이 아래로 처지므로 발이 지면에 끌리지 않게 다리를 비정상적으로 높이 들어 올리며 걷게 된다[발처짐 걸음(steppage gait)]. 몸통이나 엉덩이 근육이 침범되면 환자는 걸을 때 골반을 체중부하가 가지 않는 쪽으로 기울여 오리걸음(waddling gait)을 보인다.

임상 Tip. 다리에 위치 감각장애가 있는 환자도 발처짐 걸음을 보일 수 있다. 다리를 들어 올릴 때 얼마나 높이 들었는지 모르기 때문에 불필요하게 발을 높이 들게 된다. 그러나 걸을 때 발가락이 아래로 늘어지지는 않는다.

추체외로 손상이 있는 환자는 종종 앉은 자세나 선 자세가 비정상적이고, 운동이상증(dyskinesia)으로 인해 보행 양상이 특이하다. 무도병 환자는 불규칙한 보행 양상을 보이는데, 보행 중간에 다리와 몸통 근육의 불규칙한 불수의적 수축으로 갑작스런 휘청거림이나 비틀거림이 나타난다. 무정위운동이나 근육긴장이상 환자는 팔다리 근육의 불수의적 수축으로 인해 똑바로 서 있는 자세를 유지하기가 어렵다. 심한 환자는 도움을 받지 않으면 서거나 걸을 수 없다. 파킨슨병 환자는 종종 서 있을 때 몸이 앞으로 구부정하게 숙여지는 자세를 취하고, 걸을 때 걸음을 시작하고 멈추는 데 어려움이 있다. 파킨슨병 환자는 전형적으로 처음 몇 걸음은 발을 끄는 짧은 걸음을 보이다가 정상적으로 걸으나 여전히 보폭이 좁다. 심한 파킨슨병 환자는 걸음이 점점 좁아지고 빨라지다가 결국에는 종종걸음으로 거의 달리는 것처럼 된다[**가속보행**(festinating gait)].

소뇌 질환 환자는 발을 넓게 벌리고 걷는다. 좌우로 비틀거리고 발걸음의 길이나 박자가 서툴고 불규칙하다. 몸을 돌릴 때 어려움을 보이며 한쪽으로 넘어지는 경향을 보인다. 발가락을 다른 발뒤꿈치에 이어 걷기(walking heel-to-toe)가 매우 힘들고 대개는 불가능하다.

임상 Tip. 무도병 환자의 불규칙하고 휘청거리는 걸음은 때로 춤 동작을 연상시키는데, 어떤 이들은 이를 '댄스 보행(dancing gait)'이라고 부른다. 소뇌 질환 환자의 서툴고 비틀거리는 걸음은 술 취한 사람의 걸음과 비슷하기 때문에 소뇌 질환 환자는 때때로 다른 사람들에게 술 취한 사람으로 오해를 받는다.

체감각

병력과 현재 증상. 체감각(somesthetic sensation)을 담당하는 영역에 이상이 있는 환자는 대개 통증, 무감각 또는 이상감각을 호소한다. 통증은 인체의 조직 손상에 대한 일반적인 반응 중 하나이기 때문에 대개 가

일반 개념 2-2

- 환자의 운동계가 정상인지를 보기 위해 반사, 근육긴장도, 근력, 운동 범위를 평가한다.
- 항진된 반사나 원시반사의 출현은 상부운동신경(피질연수로나 피질척수로) 손상을 가리킨다. 감소된 반사는 하부운동신경(뇌신경이나 척수신경) 손상을 가리킨다.
- 근육 경직은 상부운동신경 손상을 가리킨다. 근육 이완은 하부운동신경, 신경근육접합부나 근육 자체의 손상을 가리킨다. 근육 경축은 추체외로 손상을 의미한다.
- 연수 위쪽의 맞교차(decussation) 이후 상부운동신경 손상은 반대쪽 근력 약화와 항진된 반사를 일으킨다. 뇌줄기나 척수의 맞교차 이전 상부운동신경 손상은 같은 쪽 근육의 약화와 항진된 반사를 일으킨다.
- 하부운동신경(뇌신경, 척수신경 또는 신경핵) 손상은 같은 쪽 근육의 약화와 항진된 반사를 일으킨다.
- 추체외로 손상은 종종 불수의적 운동을 초래한다(운동이상증).
- 떨림은 리드미컬하고 작은 진폭의 운동 특성을 보인다. 휴식 시 떨림은 파킨슨병의 징후이다.
- 무도병은 빠르고 강하며 갑작스런 불수의적 운동의 특징을 보인다.
- 무정위운동은 느리고 비틀리고 꿈틀대는 움직임이 특징이다.
- 근육긴장이상은 지속적인 근육 그룹의 불수의적 수축이 특징이다.
- 근육간대경련은 개개의 근육의 빠르고 불규칙적인 수축이 특징이다.
- 근섬유다발수축은 소규모 근육섬유 그룹의 육안으로 보이는 미세하고 빠르며 불규칙적인 수축이 특징이다.
- 잔떨림은 개별 근육섬유나 소그룹의 섬유가 불규칙하게 수축하는 것으로 너무 미세해서 육안으로 보기 어렵다.
- 소뇌 손상은 움직임의 힘, 속도, 도달점에 지장을 초래해 (**실조증**으로 불림) 단속적이고 분해된 운동을 보인다[운동해체(decomposition of movement)].
- 반마비 환자는 종종 휘돌림 걸음을 걷는다. 하부운동신경 질환이나 말초근육병 환자는 종종 발처짐 걸음이나 오리걸음을 보인다. 운동이상증 환자의 걸음은 도중에 이상운동에 의해 방해를 받는다. 파킨슨병 환자는 종종 가속보행을 보인다.

장 어려운 진단적 문제가 된다. 통증은 신경계뿐만 아니라 많은 질환의 중요한 증상이다. 모든 통증이 질환의 징후는 아니며 또한 모든 통증이 조직 손상의 결과는 아니다(예: 근육 경련이나 장내 가스와 연관된 통증 그리고 대부분의 두통).

환자의 병력은 대개 통증의 원인에 대한 단서를 제공해 준다. 신경학적 검사는 통증의 어디까지가 신경계 이상에 의한 것인지를 정의해 준다. 통증을 완화시키고 악화시키는 요인이 무엇인지 아는 것은 통증의 출처를 아는 데 도움을 준다. 움직이거나 힘을 줄 때 통증이 악화되거나 몸의 자세에 따라 변하면 통증의 출처는 물리적 원인일 수 있다(신경 압박이나 관절 통증). 그러나 통증이 이런 것과 관련성이 없다면 통증은 말초신경 염증이나 중추신경계 내 감각전달경로에 이상이 있을 가능성이 있다.

다른 종류의 비정상적인 감각도 신경계 이상의 위치나 특성에 대한 단서를 제공한다. 무감각은 대개 뇌신경, 척수신경 또는 감각신경로의 손상을 가리킨다. 자극에 대한 비정상적 예민함[**감각과민**(hyperesthesia)]이나 자극이 없는 가운데 저리거나 타는 듯한 느낌[**감각이상**(paresthesia)]이 드는 것은 말초신경이나 중추감각 경로의 이상을 시사한다. 몸 전체 또는 어느 한쪽의 감각 소실은 오름 척수신경로나 감각피질의 이상을 시사한다[감각의 완전 소실은 **무감각**(anesthesia), 부분 소실은 **감각 저하**(hypoesthesia)라고 부른다]. 감각계에 대해 알려진 바와 일치하지 않는 감각 소실 양상은 기질적인 원인보다는 기능적인 원인을 시사한다.

평가. 환자의 감각수용체를 체계적으로 자극함으로써 체감각을 평가한다. 감각이상은 (근육, 힘줄, 관절로부터 오는)심부감각, (피부에서 오는)표면감각 또는 둘 다에 영향을 줄 수 있다. 심부감각은 관절감각(자신의 팔다리의 위치를 보지 않고 아는 것)과 진동에 대한 감각을 포함한다. 표면감각은 가벼운 터치, 표면 통증[따끔함(pinprick)]과 온도에 대한 지각을 포함한다. 이러한 범주의 감각을 평가하는 것은 척수를 침범하는 병리를 찾는 데 도움을 준다. 척수 병리에 의해 침범되는 감각의 범주나 이상감각을 보이는 신체 부위는 검사자로 하여금 병변이 있는 척수의 수준(척수 병변은 전형적으로 병변 이하로 감각 손상을 만듦)을 예측하고 병변이 척수의 앞(운동), 뒤(감각), 가운데 또는 어느 한쪽을 침범했는지에 대해 알게 한다.

척수 절단(spinal cord transection)을 당한 환자는 손상 부위 이하로 모든 감각을 잃고 근육이 마비되며 장과 방광의 반사가 소실된다(이 반사는 대개 돌아온다). 다행히 척수 절단은 드물고 대개 외상 손상으로 발생한다(그림 2-8).

척수의 중앙 뒷부분에서 위로 주행하는 뒤쪽 기둥(posterior column)은 피부나 관절로부터 미세한 터치, 진동, 두 점 변별(two-point discrimination), 위치에 대한 국소화된 감각을 전달한다(Waxman, 2000). 그러나 촉각의 일부는 다른 경로를 주행한다. 척수의 뒤쪽 절반(뒤쪽 기둥 포함, 그림 2-8)을 침범하는 병변은 몸 양쪽의 정밀한 촉각(대략적인 촉각은 보존됨)과 진동, 관절 감각의 장애를 초래한다. 통각과 온도각은 보존된다.

척수시상로(spinothalamic tract)는 척수의 옆에서 위로 주행하는데, 통각과 온도각 그리고 가벼운 터치 감각의 일부를 전달한다. 척수의 한쪽을 침범하는 병변[한쪽척수절단 증후군(hemitransection syndrome) 또는 브라운-세카르 증후군(Brown-Sequard syndrome)]은 한쪽 감각 상실을 초래한다(그림 2-8). 척수 손상 부위와 같은 쪽으로 정밀한 촉각, 위치와 진동감각이 손상 부위 이하로 상실된다(이것은 촉각, 위치각과 진동각을 전달하는 뒤쪽 기둥이 이를 연결하는 척수신경과 같은 쪽에서 위로 주행하기 때문이다). 척수 병변과 반대쪽 통각과 온도각은 손상 부위 아래로 상실된다(이는 통각과 온도각을 담당하는 척수신경이 척수를 가로질러 거의 같은 단면에서 반대편 척수시상로와 연결되기 때문이다). 한쪽 피질척수로 손상으로 인해 감각이상과 더불어 척수 절단 부위 이하로 경직성 반마비가 발생한다(그림 2-9).

임상 Tip. 때때로 신경외과 의사가 환자의 난치성 통증을 경감시키기 위해 척수시상로의 신경섬유를 자르는 경우가 있는데, 이러한 수술을 **척수시상로 절단술**(cordotomy)이라고 한다. 환자는 척수시상로 절단술을 받은 부위 이하로 온도각을 상실한다.

앞쪽 척수(anterior spinal cord)를 침범하는 병변[앞쪽 척수병(anterior myelopathy)]은 몸 양쪽으로 통각과 온도각 그리고 가벼운 터치 감각의 상실을 초래하는데, 이는 양쪽 척수시상로의 절단에 기인한다. 정밀한

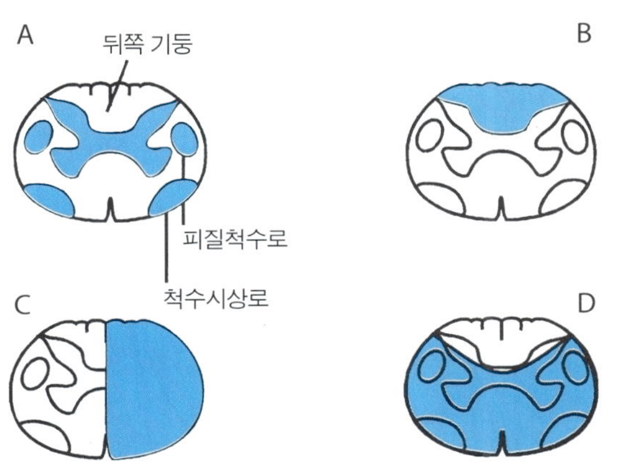

그림 2-8 세 가지 척수 병리 증후군. B: 뒤쪽 기둥 증후군(posterior column syndrome)은 촉각, 위치각과 진동각의 상실을 초래한다. 통각과 온도각은 보존된다. C: 한쪽척수절단 증후군(브라운-세카르 증후군)은 같은 쪽의 정밀한 촉각, 위치각과 진동각 상실과 반대쪽의 통각과 온도각 상실을 초래한다. D: 앞쪽 척수병(anterior myelopathy)은 양쪽 통각과 온도각 상실, 가벼운 터치 감각 상실을 초래한다. 촉각, 위치각과 진동각은 보존된다. 척수 손상 부위 아래로 양쪽 근육이 마비된다.

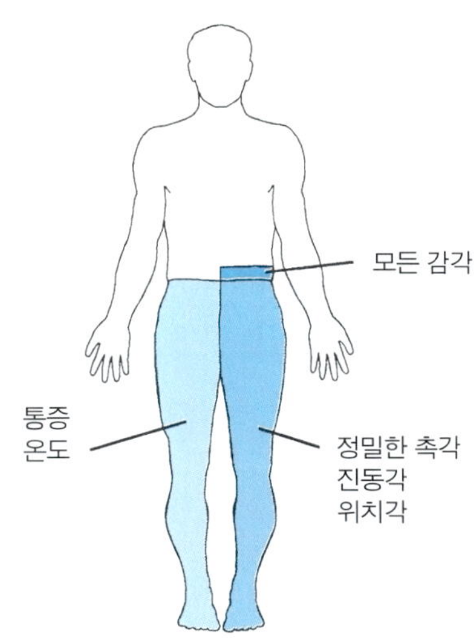

그림 2-9 브라운-세카르(한쪽척수절단) 증후군. 척수 손상 부위 아래로 손상 반대쪽의 통각과 온도각이 상실되고 척수 손상 부위와 같은 쪽의 정밀한 촉각, 위치각과 진동각이 상실된다. 척수 손상 부위로는 척수로 들어오는 모든 신경섬유가 파괴되기 때문에 모든 감각이 상실된다. 척수 손상 부위 아래로 손상과 같은 쪽 근육이 마비된다.

촉각, 위치각과 진동각은 뒤쪽 기둥에 의해 전달되므로 보존된다. 감각이상은 몸 양쪽으로 척수 병변 위치와 그 이하 부위의 근육마비를 동반하는데, 이는 양쪽 피질척수로가 손상되기 때문이다(그림 2-8). 앞쪽 척수병은 척수의 앞쪽 2/3의 혈액 공급을 담당하는 앞쪽 척수동맥 폐색과 가장 관련이 많다.

표면감각이 국소적으로 상실되는 것은(몸의 한쪽이나 척수 병변 이하로 모두 감각이 떨어지는 것이 아니라) 뇌신경이나 척수신경의 손상을 시사한다. 뇌신경이나 척수신경의 신경 지배 영역[**피부 분절**(dermatome)]을 아는 것은 어느 신경이 침범되었는지를 아는 데 도움이 된다(그림 2-10). 감각이상이 뇌신경이나 척수신경의 피부 분절과 일치하면 검사자는 환자의 병변이 뇌신경이나 척수신경에 있다는 결론을 내린다.

임상 Tip. 뇌신경이나 척수신경의 신경섬유가 파괴되면 손상된 신경의 감각 영역 중앙부의 모든 피부 감각이 상실된다. 그러나 감각신경의 지배 영역이 겹치기 때문에 가장자리 부위의 일부 감각은 대개 보존된다.

몸의 양쪽 대칭이 되는 지점을 자극함으로써(예: 오른쪽 팔뚝과 왼쪽 팔뚝을 동시에 건드림) 감각기능의 미세한 이상을 찾아낼 수 있는데, 이를 **양측동시자극**(double simultaneous stimulation)이라고 한다. 한쪽 감각기능이 떨어지면 환자는 손상을 덜 입은 쪽만 자극을 보고한다. 양측동시자극을 할 때 이상이 있는 쪽의 자극을 감지하지 못하는 현상을 **소멸**(extinction)이라 하고, 이는 전형적으로 대뇌피질 손상, 특히 반대쪽 두정엽의 이상과 연관이 있다. 소멸은 다른 감각 양식(예: 시각과 청각)에서도 나타날 수 있다.

어떤 환자들은 표면 촉각에 이상이 없는데도 대상 물체를 만져 보고 아는 능력을 상실한다. 이런 환자는 가벼운 터치나 통각에 대해서는 오류를 보이지 않지만 보지 못하게 하고 빗이나 열쇠 같은 흔한 물건을 한쪽 손에 쥐어 줬을 때 그 물체가 무엇인지 모른다. 만져 보고 대상 물체를 인식하지 못하는 이런 문제를 **입체실인증**(astereognosis)이라고 한다. 입체실인증은 대개 반대쪽 두정엽의 감각피질이나 그 부근의 손상에 의해 생긴다.

임상 Tip. stereo는 그리스어에서 온 것이고, 그 의미 중 하나는 '3차원'이다. gnosis 또한 그리스어에서 왔고, '지식'으로 번역된다.

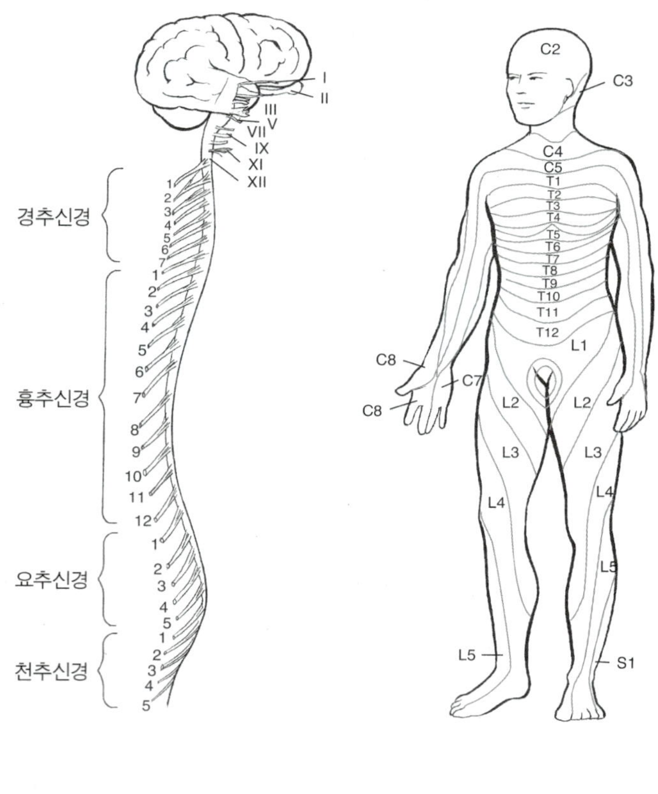

그림 2-10 뇌신경과 척수신경과 관련된 피부 감각의 패턴. 각 뇌신경과 척수신경은 특정 부위를 담당한다(이러한 부위를 '피부 분절'이라고 부름).

평형

병력과 현재 증상. 평형(equilibrium)장애 환자는 대개 어지럼증이나 현기증, 움직임에 대한 주관적인 착각을 호소한다. 환자가 어지럼증을 호소하면 검사자는 환자가 말하는 어지럼증(dizziness)이 어떤 의미인지를 알아보기 위해 질문을 한다. 어떤 환자는 현기증(vertigo)을 말하는데, 현기증은 실제는 그렇지 않은데 몸이나 주위가 도는 듯 움직이는 느낌이다. 현기증은 대개 속귀, 청각신경(CN8)의 전정가지 또는 뇌줄기의 문제로 발생한다. 지속적이거나 재발하는 현기증은 전정계의 손상을 의미하거나 드물게는 뇌줄기나 소뇌의 문제를 시사한다. 갑자기 발생한 심한 현기증은 뇌줄기나 소뇌의 혈관성 문제의 결과이다. 가끔씩 발생하는 현기증은 일시적인 뇌혈류장애나 메니에르병(Meniere's disease: 평형 기능을 담당하는 속귀의 구조물에 압력이 증가되어 생김)의 결과일 수 있다. 진행성 현기증은 독소, 특정 비타민 결핍, 퇴행성 질환에 의해 초래될 수 있다. 경도인 경우를 제외하고는 현기증 발작은 종종 오심, 구토, 창백, 발한을 동반하며 고개를 움직이면 증상이 악화된다. 대부분의 현기증 환자는 발작 중에는 움직이지 않고 가만히 있어야 한다는 것을 곧바로 배운다.

어떤 환자는 명함(lightheadedness), 실신(faintness), 어지러움(giddiness)을 호소한다. 이런 느낌은 건강한 정상인도 때로 경험하는데, 이런 경우는 불안, 과호흡, 머리 위치의 갑작스런 변화 또는 다른 일시적인 상황과 관련이 있다.

발의 위치, 보행, 안진. 환자의 발의 위치(stance), 보행(gait), 안진(nystagmus)은 종종 평형장애의 출처를 가리키는 단서를 제공해 준다. 평형장애 환자는 전형적으로 발을 넓게 벌리고 서고 발을 모으고 서는 것을 싫어하며 두 발을 완전히 붙이면 쉽게 넘어진다. 다리와 발로부터 오는 위치감각이 상실되어 평형장애를 보이는 환자는 시각정보에 의존하여 균형을 유지하는 방법으로 이를 보상한다. 이런 환자는 눈을 감으면 자세가 불안정해지고 넘어질 수 있다[롬버그 징후(Romberg's sign)]. 소뇌 병변에 의해 평형장애를 보이는 환자는 눈을 감으면 불안정성이 증가하지만 눈을 뜨나 감으나 자세가 불안정하다.

평형장애 환자는 전형적으로 걸을 때 발을 넓게 벌리고 걷는다. 위치감각이 상실되어 평형장애를 보이는 환자는 발처짐 걸음(steppage gait)을 보일 수 있다(앞부분의 보행 참조).

전정계 질환 환자나 위치감각 소실 환자는 지팡이를 짚거나 부축을 받으면 걸음이 대개 좋아지고 어두운 곳에서 걷거나 눈을 감고 걸으면 걸음이 훨씬 나빠진다. 평형장애 환자에게 양발을 가까이 걷게 하거나 또는 발끝을 교대로 이어 붙이고 일직선으로 걷는 것을 시키면 항상 증상을 악화시킨다.

안진(휴식 시나 시각 목표물을 눈으로 따라갈 때 나타나는 안구의 비정상적이고 불수의적인 진동)은 전정계 질환 환자에게서 흔히 보인다. 찬물을 귓속에 주입하는 온도안진검사(caloric testing)는 전정계 질환 환자에게서 보통 특징적인 형태의 안진을 일으킨다. 환자의 안진 특성과 안진을 유발하는 신경계 병리 관계는 너무 복잡해서 여기서 다루지 않으나 이러한 관계는 종종 환자의 신경계 병변의 위치를 직접 가리킨다.

의식과 정신기능

병력과 현재 증상. 의식(consciousness)이나 정신 상태(mentation)의 변화는 다양한 질환과 병적 상태에 의해서 초래된다. 일반적으로, 의식과 정신 상태의 변화는 대뇌반구 그리고 정도는 덜하지만 뇌줄기와 관련된다. 의식과 정신 상태의 변화는 뇌혈관 질환, 머리 외상, 술 또는 약물 남용, 중추신경계 감염, 뇌종양, 뇌농양, 대사장애, 영양 결핍, 치매 질환, 그 외 여러 질환 환자에서 나타날 수 있다. 따라서 의식과 정신 상태의 변화는 특정 진단으로 연결되는 일은 거의 없으나 병력과 신경과적 검사를 조합하면 어느 정도 확실한 진단을 내릴 수 있다.

정신 상태 이상. 검사자는 환자 상태의 속성을 가리키는 용어를 붙임으로써 환자의 의식과 정신 상태에 대한 평가를 요약할 수 있다.

혼동(confusion). 혼동 환자[섬망(delirium)이나 급성 혼동상태(acute confusional state)]는 의식수준이 정상이거나 약간 저하된 정도지만 주변에 대한 지남력은 손상되어 있다(어디에 있는지, 무슨 요일인지). 혼동은 영양장애, 인지장애를 일으키는 질환, 술 또는 약물 중독(intoxication)이나 금단(withdrawal) 증상, 내분비 이상, 감염, 뇌혈관 질환, 머리 외상, 정신 질환 등 다양한 요인에 의해 발생한다. 급성 혼동상태는 일시적이나 더 구체적이고 오래가는 증후군으로 바뀔 수 있다. 예를 들면, 뇌졸중 환자가 뇌졸중 직후에 혼동을 보이다가 점점 혼동은 없어지지만 언어 (혹은 다른) 장애는 남을 수 있다.

기면(lethargy) 또는 경면(somnolence). 기면 또는 경면 환자는 부적절한 시간에 졸음을 느끼거나 잠이 들고 평소보다 오래 자며 깨기가 힘들다. 기면 또는 경면은 일시적이고 중간중간 정상적인 주의력을 보이는 기간이 있기도 하나 점차 진행해 혼수나 사망에 이를 수 있다. 혼동상태와 마찬가지로 기면 또는 경면은 혼동상태의 원인과 같이 다양한 원인에 의해 발생한다(지루한 강의나 영화를 보다가 잠이 드는 것은 신경계 이상의 징후로 간주하지 않으며 혼수나 사망에 이르는 일도 없다).

실신(syncope). 실신은 뇌혈류 저하로 인해 잠시 의식 상실이 있는 것을 뜻한다. 실신은 대개 자율신경계 이상과 함께 나타난다. 실신은 심박출량 감소, 심한 저혈압, 탈수, 약물 또는 스트레스와 불안에 의해 생길 수 있다. 실신의 의식 상실은 절대 혼수나 사망에 이르지 않는다.

둔주 상태(fugue state). 둔주 상태는 몇 분에서 며칠간 지속되는 일시적인 의식장애이다. 둔주 상태 동안 환자는 정상적인 일상활동을 한다. 그러나 환자는 나중에 둔주 상태 동안에 한 일이나 일어났던 일을 기억하지 못한다. 둔주 상태는 정신 질환과 관련하여 생기거나 드물게는 뇌전증의 결과로 생긴다.

기억상실증(amnesia). 기억상실증은 일정한 혹은 지속적인 기간 동안의 기억이 완전히 상실되는 것을 뜻한다. 기억상실증 환자는 대개 기억이 없어진 것을 알고 침울해한다. 기억상실 상태는 종종 정신과 질환이나 외상뇌손상에서 관찰된다(기억상실증은 소설이나 영화의 단골 소재이기도 하다).

발작(seizure). 발작은 의식 상실을 가져오지만, 좀 더 극적이고 신경계 병리와의 관계는 위에서 기술한 의식과 정신 상태의 변화보다 더 분명하다. 발작은 뇌 신경세포 전기 방출의 비정상적인 형태에 의해 발생한다. 이러한 전기 방출은 뇌의 정상적인 활동을 방해하고 정신기능의 저하, 혼동, 통제불능의 근육 수축과 이완, 그리고 의식 소실을 초래할 수 있다. 발작은 대개 대뇌반구의 병변을 시사하나 술이나 약의 금단, 중추신경계 감염, 저혈당 또는 다른 질환에 의해서도 발생할 수 있다. 유사발작 현상[seizurelike phenomena: **가성 발작**(pseudoseizure)이라고도 함]은 때로 정신 질환의 일환으로 나타난다.

발작은 두 가지 범주로 나뉘는데, 발작을 하는 동안 환자에게 일어나는 일의 차이를 나타낸다.

- **전신 발작**(generalized seizure)은 환자가 의식을 잃는 발작이다. 강직간대발작(tonic-clonic seizure)[때로 **대발작**(grand mal seizures) 또는 **경련**(convulsions)이라 불림]은 뇌에서 대규모의 신경세포 전기 방출이 있고 이로 인해 전신 근육의 수축이 발생하며 뒤이어 간헐적인 일련의 간대성 경련(clonic jerks)이 오는 것이다. 강직간대발작은 평균 1~3분간 지속되고 나중에 환자는 (아마도 환자가 의식을 잃었기 때문에) 이를 기억하지 못한다. 실신 발작[absence seizure: 전에는 소발작(petit mal seizure)이라 불림]은 의식 소실이 단지 몇 초 지속되고 환자는 대개 쓰러지지 않는다. 환자는 발작 동안에 허공을 응시하거나 움직임이나 말하기를 멈추거나, 물건을 떨어뜨리거나 머리나 팔다리를 목적 없이 불수의적으로 움직이는 행동을 보일 수 있다.
- **부분 발작**[partial seizure: 때로 **국소 발작**(focal seizure)이라 불림]은 뇌에서 국소적인 신경세포의 전기 방출이 있을 때 일어나는데, 그 양상은 환자에 따라 차이가 크다. 부분 발작을 경험하는 환자는 대개 각 근육의 간대성 경련을 보이나 의식을 잃지는 않지만 일반적으로 의식이 약간 흐려지고 정신활동의 저하가 온다. 부분 발작은 몇 초에서 몇 분 드물게는 몇 시간 동안 지속되는 수도 있다. 발작

의 심한 정도는 뇌가 얼마나 많이 뇌신경세포의 전기 방출에 관련되느냐에 따라 달라진다. 부분 발작은 국소적 뇌 부위의 신경세포 전기 방출을 시사하고, 전신 발작은 양쪽 대뇌반구의 상당 부분이 연관되어 있음을 시사한다.

임상 Tip. 간혹 환자가 발작이 계속되는 상태에 빠지거나 혹은 중간에 의식을 회복할 새도 없이 연속적으로 연쇄 발작을 보일 수 있다. 이런 상태를 지속 뇌전증(status epilepticus) 이라고 하는데, 의학적 응급 상황이어서 환자의 기도를 확보하고 정맥 항경련제를 투여해야 한다.

정신 상태. 표준 신경학적 검사는 보통 환자의 의식수준, 주의력과 집중력, 지남력, 기억력, 기분과 행동, 사고 내용, 언어 등에 대한 대략적인 평가를 한다. 검사자는 진료 기록에 일반적으로 환자의 각성 수준(예: 각성, 기면, 경면, 혼미 또는 혼수)과 자극에 대한 환자의 반응(예: 반응, 무반응, 적절한 반응, 부적절한 반응)을 언급한다. 환자의 주의력과 집중력은 보통 숫자나 알파벳을 거꾸로 말하기 등과 같이 목표를 기억하게 하는 과제의 수행을 통해 기술하게 된다(이러한 과제가 주의력과 집중력 이외의 다른 여러 정신기능을 필요로 한다는 것을 기억하라). 환자의 지남력은 환자 자신에 대한 질문(사람), 환자가 현재 있는 곳(장소) 그리고 날짜, 요일, 시간에 대한 질문(시간)에 환자가 답하는 것으로 기술한다. 환자가 사람, 장소, 시간에 대한 지남력이 있다고 간주되면 지남력×3으로 기술된다.

의사나 다른 임상가의 보고서에는 또한 환자의 기분과 행동(예: 무감동, 들뜸, 우울, 안정, 불안정), 사고 내용(예: 적절하고 합리적인지, 환각이나 망상이 있는지)이 기술되어 있다. 환자의 기억력은 짧은 숫자나 단어 목록을 회상하도록 하여 검사한다(여기에서도 환자가 기억장애 때문이 아니라 다른 이유로 이 검사에서 낮은 수행을 보일 수 있다는 점을 염두에 두라). 또한 환자에게 간단한 지시를 듣고 수행하기, 단어나 구를 듣고 따라말하기, 그림이나 물체의 이름대기, 단어나 문장의 읽기, 단어나 짧은 문장을 쓰게 하여 환자의 말과 언어 능력을 평가한다.

몇 가지 표준화된 정신 상태(mental status) 선별검사가 출판되어 있다. 의사들이 가장 널리 쓰는 것이 정신간이검사(Mini Mental State Examination, MMSE) (Folstein, 1975)와 수정판 정신간이검사(Modified Mini Mental State Examination, 3MS) (Teng & Chui, 1987)이다. MMSE는 시간과 현 장소에 대한 지남력, 3개 단어 목록 즉각 회상, 주의력(100에서 7씩 빼기, 단어 알파벳 거꾸로 말하기), 이름대기, 따라말하기, 지시 듣고 이해하기, 문장 쓰기, 기하학적 그림 보고 그리기 능력을 선별하는 11개 항목을 포함한다. MMSE는 시행하는 데 대개 5~10분 정도 걸리고, 정상 성인은 일반적으로 25~30점(30점 만점)을 기록한다. 25점 미만은 대개 정신 상태 저하(인지기능장애)로 간주한다.

3MS는 MMSE보다 난이도 폭이 더 넓고 광범위한 수행을 알아보는 검사로 더 예민한 점수를 제공한다. 3MS는 MMSE에 4개의 항목(출생 날짜와 장소, 네발 달린 동물 이름대기, 유사성, 지연 회상)을 더하고 본래의 MMSE 항목에 대한 점수와 새로운 항목에 대한 점수를

일반 개념 2-3

- 표준 신경학적 검사는 심부감각(관절감각, 심부 통증감각, 진동에 대한 민감성)과 표면감각(가벼운 터치, 표면 통증, 온도감각)을 포함한다.
- 뇌신경과 척수신경의 감각 영역의 분포를 **피부 분절**(dermatome)이라고 한다.
- 양측동시자극은 감각기능의 경미한 이상을 찾아낼 수 있다.
- 혼동(섬망, 급성 혼동상태), 기면(경면), 실신, 둔주 상태는 의식과 정신 작용의 장애를 의미한다. 기억상실증은 일정 기간의 과거 경험을 기억하지 못하는 것을 나타낸다.
- 발작은 뇌에서 비정상적인 신경세포 전기 방출에 의해 초래된다. 전신 발작(generalized seizure)과 실신 발작(absence seizure) 때 환자는 의식을 잃지만, 부분 발작(partial seizure) 때는 의식을 잃지 않는다.
- 정신 상태의 평가는 대개 환자의 의식수준, 주의력과 집중력, 지남력, 기억력, 기분과 행동, 사고 내용, 언어에 대한 평가를 포함한다. 정신 상태의 평가는 보통 MMSE 같은 표준 선별검사를 이용해 수행된다.

표 2-4 정신 상태 선별검사에 포함되는 일반적인 항목들

자신에 대한 지남력	• 질문에 답하기: 어디서 태어났나요? 생일이 언제인가요?
시간 지남력	• 질문에 답하기: 올해가 몇 년도 인가요? 오늘이 며칠이죠? 무슨 요일인가요? 지금이 몇시죠?
장소 지남력	• 질문에 답하기: 여기가 어느 도인가요? 도시 이름은? 장소 이름은? 여기가 (병원, 학교, 집)인가요?
기억	• 보통 3개 단어의 단어 목록을 기억해서 말하기 • 즉각 회상과 다른 하나 이상의 과제를 한 후 지연 회상하기
주의, 집중	• 20부터 거꾸로 세기, 알파벳을 거꾸로 말하기, 단어의 알파벳 거꾸로 말하기
사고 유연성	• 유사성 말하기(예: How are a table and a chair alike?)
이름대기	• 일상적인 사물을 보고 이름 말하기 • 범주 이름대기(예: 네발 동물, 의류)
따라말하기	• 단어와 구를 따라말하기
청각 이해력	• 순서적인 지시에 따르기: 이 종이를 왼손으로 받아서, 반으로 접은 다음, 저에게 주세요.
독해력	• 쓰여 있는 지시에 따르기: 눈을 감아 보세요. 주먹을 쥐어 보세요.
쓰기	• 받아쓰기: "산책가고 싶어요."라고 종이에 써보세요.
시공간 능력	• 간단한 기하학적 모양을 보고 그대로 그리기

추가해 점수 범위를 넓혔다(0~100점). 표 2-4에 정신 상태 선별검사에 나오는 항목들의 예를 제시하였다.

실험실 검사

실험실 검사는 면담과 신체 진찰을 통해 얻을 수 없는 정보를 제공한다. 혈액 검사와 소변 검사 같은 기본적인 실험실 검사 외에도 의사는 신경학적 이상을 진단하기 위해서 특별한 검사를 처방할 수도 있다. 영상 검사는 체내 구조를 볼 수 있는 가장 흔히 사용되는 특별 검사 중의 하나이다.

영상 검사

19세기 말 이전에는 의사는 체내 구조를 절개하지 않고서는 볼 수가 없었다. 이러한 상황은 1895년에 바뀌었는데, Wilhelm Roentgen이 최초로 음극선 발생 장치로부터 방사선을 사용하여 몸속에 있는 뼈를 볼 수 있도록 해 주었던 것이다. Roentgen은 그의 음극선관 발생기에서 얻은 새롭고 신비한 방사선을 X선이라고 불렀다[X선은 세계 각지에서 뢴트겐(Roentgen) 선으로도 불리고 있다]. 1896년에 초기의 X선 기계(방사선 사진)는 외과의사의 수술을 가이드하는데, 그리고 전쟁터에서 부상당한 군인의 총알 위치를 찾는 데 사용되었다.

X선은 신체 조직을 통과하여 X선 필름에 체내 구조물의 잔상을 만들어 낸다. X선은 낮은 밀도의 조직은 쉽게 통과하지만 뼈와 같은 단단한 조직에 의해 차단된다. 낮은 밀도 조직은 X선 필름에서 어둡게 보이고, 높은 밀도 조직은 밝게 보인다. 가끔 X선을 차단하는 물질을 포함한 액체[조영제(contrast medium)라고 불림]를 일반적인 X선 영상에서는 보이지 않는 체내 구조물(즉, 정맥이나 동맥)에 주입한다. 이러한 과정을 통해 얻은 영상을 조영 증강되었다고 말한다.

두개골, 척추 또는 양쪽 모두의 표준 X선 영상은 환자의 증상을 일으키는 원인에 대한 유용한 정보를 제공한다. 두개골 X선 영상(두개골 필름)은 골절, 이상 침착 또는 두개골 내부의 석회화 소견을 보여 준다(그림

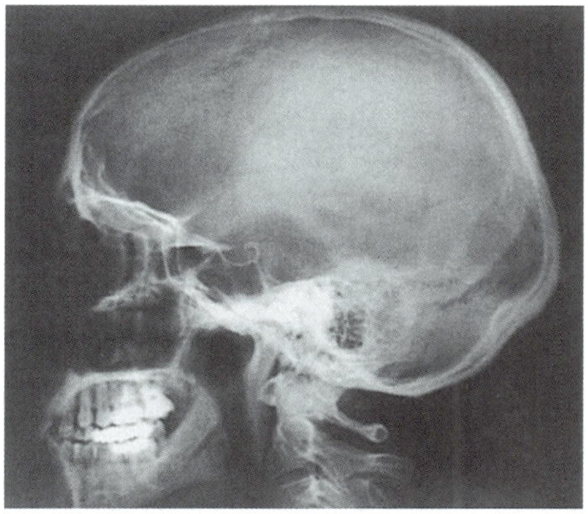

그림 2-11 정상 성인의 두개골 X선 영상

출처: Ballinger PW: *Merrill's atlas of radiographic positions and radiologic procedures*, ed 8, St. Louis, 1991, Mosby.

2-11). 척추 X선 영상(척추 필름)은 선천성 기형, 골절, 추간판 이동, 퇴행성 변화, 척추나 척수를 침범한 종양을 보여 준다(그림 2-12).

척수조영상(myelograms)은 척수 주변 지주막하 공간에 조영제를 주입하고 그 후에 척수 X선 영상을 촬영하는 X선 기법이다(그림 2-13). 척수조영상은 척수를 싸고 있는 지주막하 공간을 직접적으로 볼 수 있고, 척수와 척수신경은 조영제로 인한 윤곽으로 나타나 간접적으로 볼 수 있다. 척수조영상은 척수와 척수신경의 압박, 척수의 구조적 이상 그리고 척수나 척수신경근의 종양이나 변형을 진단하는 데 유용하다. 그러나 척추 컴퓨터단층촬영(computer tomography, CT)이나 자기공명영상(magnetic resonance imaging, MRI) 스캔(아래의 논의 참고)은 척수조영상보다 더 단순하고 덜 침습적인 방법으로 정보를 제공한다.

CT 스캔(CAT 스캔 또는 컴퓨터단층촬영이라고도 함)은 컴퓨터를 기초로 한 방사선 검사로, 1970년대 초반에 개발되었다. CT 검사 시 환자는 X선 발생기와 감지기가 둥글게 배열된 장치 가운데에 위치하게 되는데, 이 기계가 환자 주변을 축으로 회전한다. 스캔해야 할 몸의 부위를 X선이 투과하게 되고, 원의 반대편에 있는 감지기가 X선을 감지한다. 감지기의 신호는 컴퓨터로 전송되고 분석되어 신체 단면을 표현하는 사진과 같은 영상으로 만들어진다(그림 2-14). 스캐너는 신체를 일정한 간격으로 위아래로 움직이며 스캔하여 얻은 신체의 부분을 연속적인 '단면(slice)'의 일련 영상으로 표현한다.

X선의 좁은 빔, 예민한 감지기와 컴퓨터에 의해 증강된 신호의 조합은 일반적인 X선 영상에서는 보이지 않는 연부조직을 볼 수 있게 한다. 많은 경우 CT 검사는 다른 검사를 대신하게 되는데, 왜냐하면 별다른 위험 없이 환자의 신체 내부 구조를 더 잘 보여 주기 때문이

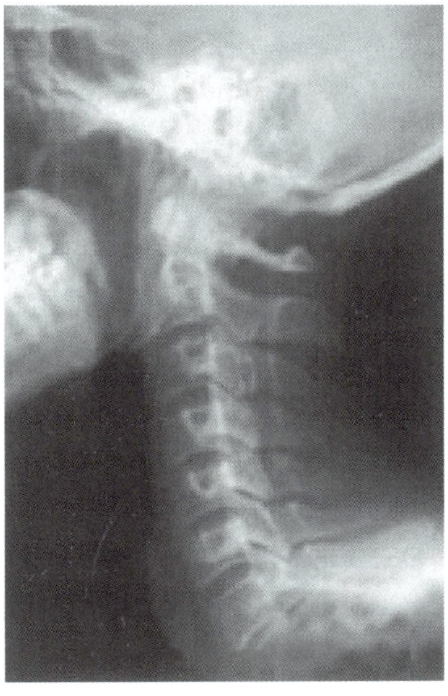

그림 2-12 정상 경추의 X선 영상

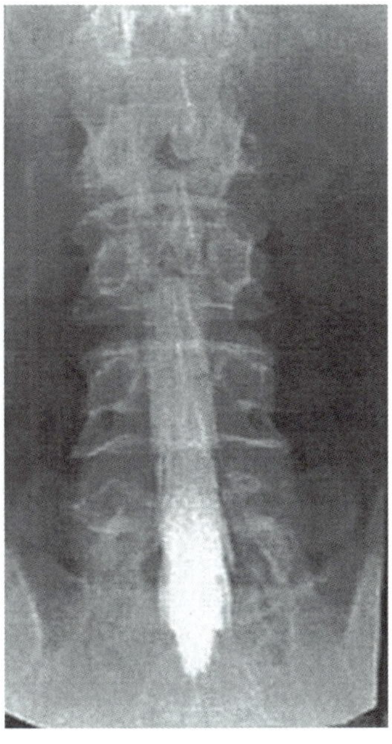

그림 2-13 정상 성인 척추(요추, 천추 부위)의 척수조영상. 밝은 영역은 척수를 둘러싼 공간에 주입된 조영제 물질을 보여 준다.

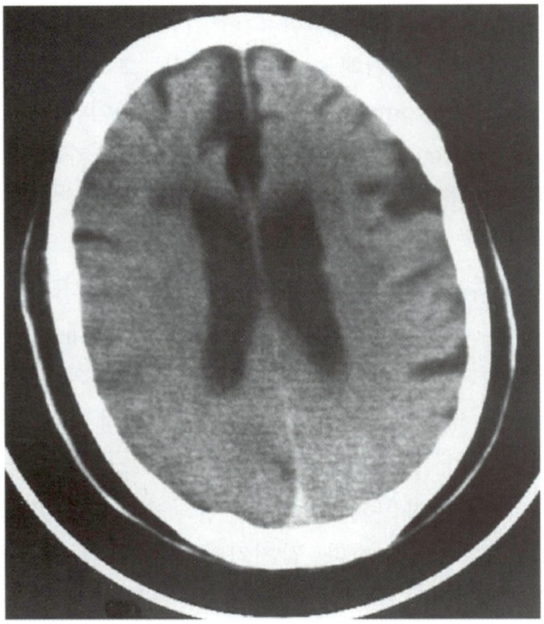

그림 2–14 오랜 신경학적 문제를 가지고 있는 환자의 CT 소견. 측뇌실(중심의 나비 모양의 어두운 부분)이 확장되어 있고 고랑이 넓어져 있는데, 이는 뇌조직 위축을 의미한다. 정중선 부근의 좌반구 앞쪽, 우측 전두엽의 바깥쪽 부분에 보이는 어두운 영역은 아마도 뇌경색에 의해 손상된 뇌조직 영역을 보여 준다.

다. CT 검사의 문제점은 환자가 방사선에 노출된다는 점이다. 따라서 CT 검사는 일반적인 신경학적 검사에는 포함되지 않는다. 과거 수십 년 동안 방사선에 노출되지 않는 검사들이 개발되었고, 일부는 CT 검사를 대치하였다.

자기공명영상(MRI)은 1970년대 후반에 도입되었다. MRI는 CT에서 만들어진 영상과 어느 정도 유사하게 보이는 사진과 같은 영상을 만든다. 하지만 MRI는 CT에 비해 두 가지 중요한 장점이 있다. MRI는 환자를 방사선에 노출하지 않으면서 훨씬 더 세밀한 영상을 보여 준다는 점이다.

MRI는 수소 원자핵이 작은 막대자석처럼 작용하는 원리에 기초한다. 강한 자기장이 있으면 수소 원자핵은 자기장과 일치한 방향으로 정렬된다. 영상화할 신체 부위를 강한 자기장 내부에 위치시킨다. 그렇게 되면 신체 조직 안의 수소핵이 자기장과 같은 방향으로 나란히 정렬되고 짧은 전자기 에너지 펄스가 자기장으로 전해지면, 수소 원자는 원래 있던 위치로부터 굴절하게 된

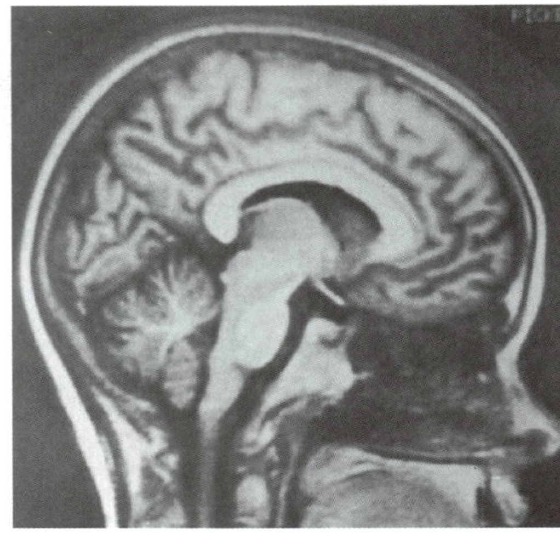

그림 2–15 머리의 자기공명영상. 이 영상은 뇌 정중선에서 수직 '단면'을 보여 준다. 대뇌반구, 소뇌, 뇌량, 뇌줄기가 보인다.

다. 핵은 자기장 정렬에서 되돌아왔기 때문에 극소량의 전자기 신호를 방출한다. 감지기 세트는 이러한 신호를 측정하고 사진과 같은 영상을 구성하는 컴퓨터로 신호를 전송한다(그림 2–15).

MRI에서 CT와 마찬가지로 감지기는 신체 축 방향으로 일정하게 움직이면서 연속된 단층이나 '단면(slice)'을 만든다. MRI는 조직의 화학 구성에 의한 차이에 예민한 반면, CT는 조직의 밀도 차에 예민하다. 이러한 이유로, MRI는 유사한 밀도를 가지지만 화학적 구성이 다른, 예를 들면 뇌의 회색질과 백질의 차이(CT에서는 구분이 되지 않는다)를 보여 줄 수 있다.

MRI는 측두엽, 뇌줄기, 소뇌 및 척수를 보는 데 있어서, 그리고 다발경색 질환, 다발경화, 퇴행성 뇌질환, 동정맥 기형, 동맥류, 급성 뇌경색을 진단하는 데 있어서 CT보다 우월하다. 앞서 언급했듯이, MRI는 방사선 노출이 없으며, MRI에서 사용되는 자기장이 환자에게 유해하다는 명확한 근거는 아직까지 없다. 하지만 MRI는 환자의 체내에 금속(예: 핀, 플레이트, 심장박동 조율기)이 있을 때는 이 금속의 자기장 때문에 사용할 수 없다. MRI 검사는 시간이 많이 걸리고, 환자는 제한된 공간 안에 시끄러운 소음 속에서 움직이지 않고 있어야만 하므로 폐쇄공포증을 일으키기도 하고, 환자의 움직임 때문에 MRI 영상이 흐려질 수도 있다(움직임으로 인한 허상).

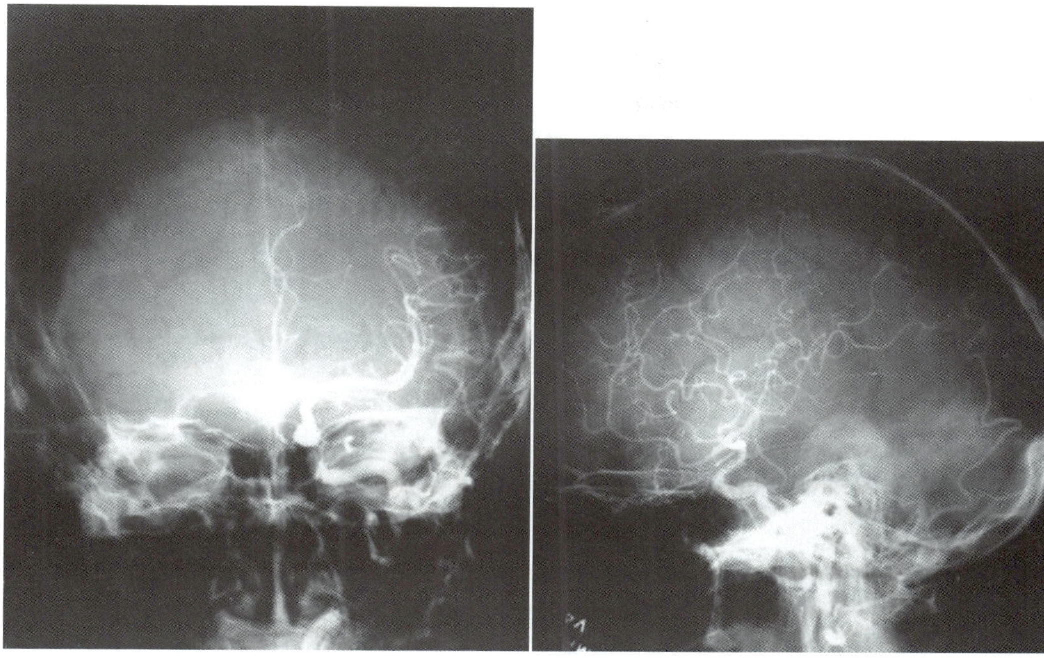

그림 2-16 정상 뇌혈관조영검사. 왼쪽 영상은 머리 정면에서 촬영한 것이다. 전대뇌동맥은 정중선에서 위로 주행하고, 중대뇌동맥은 오른쪽 영상에서 바깥쪽, 위로 주행한다. 오른쪽 영상은 머리의 옆에서 촬영한 것이다. 중대뇌동맥과 후대뇌동맥의 일부를 관찰할 수 있다. 경동맥은 양쪽 영상에서 볼 수 있다.

임상 Tip. 뇌경색은 며칠이 지날 때까지 CT 영상에서 보이지 않으나, MRI에서는 몇 시간 후에 촬영한 영상에서도 확인할 수 있다.

뇌혈관조영검사[cerebral angiography: **뇌동맥조영검사**(cerebral arteriography)라고도 함]는 뇌와 뇌줄기의 정맥과 동맥을 보는 X선 검사이다(그림 2-16). 뇌에 혈액을 공급하는 혈관에 조영제를 주사하고, 머리 X선 영상을 연속하여 촬영한다. 조영제는 동맥과 동맥 분지를 채우고 나중에 대뇌정맥으로 빠져나가게 되는데, 연속적인 X선 영상은 결과적으로 대뇌 혈관 순환의 속도와 분포를 볼 수 있게 해 준다.

혈관조영검사는 동맥이나 동맥 분지의 폐색을 진단하는 데 유용한데, 폐색된 혈관에는 조영제가 차지 않아 결국 혈관조영 영상에서 보이지 않게 되기 때문이다. 폐색되지 않고 좁아진 혈관[**협착**(stenosis)이라고 불림]에는 천천히 채워지는데, 혈관에 조영제가 채워지는 과정을 처음부터 끝까지 평가함으로써 조영제가 느리게 차는 것을 알 수 있다. 혈관조영검사로 종양이나 농양과 같은 공간 점유 병변의 존재도 확인할 수 있는데, 혈관이 흔히 관찰되는 위치로부터 벗어나 있는 경우가 그러하다.

최근 개발된 **디지털-감산 혈관조영검사**(digital-subtraction angiography)는 화질이 높고 혈관계에 주사하는 조영제의 양을 더 적게 사용하는 방법이다. 디지털-감산 혈관조영검사는 컴퓨터 평균화 기술을 이용하여, 비혈관계 구조로부터 나온 신호를 영상에서 제거하여 강조된 혈관계 영상을 얻는 방법이다(그림 2-17).

의사는 신체를 검사할 때 경동맥에 청진기를 대고 동맥을 통과하는 혈액의 소리를 들음으로써 경동맥 협착을 발견할 수도 있다. 좁아진 동맥을 통과하는 혈액은 청진기로 들으면 비정상적으로 급격하게 흐르는 소리(잡음)를 낸다.

B-모드 경동맥 영상[**초음파 동맥조영검사**(echo arteriography)라고도 부름]은 방사선이나 조영제 주사 없이 경동맥을 볼 수 있는 검사이다. 고주파의 음파를 내보내는 변환기를 경동맥이 위치한 목 부위에 댄다. 음파는 목으로 전달되고, 일부는 뒤로 반사되는데, 이는 변환기 아래의 조직의 음파 흡수 특성에 따라 다르다.

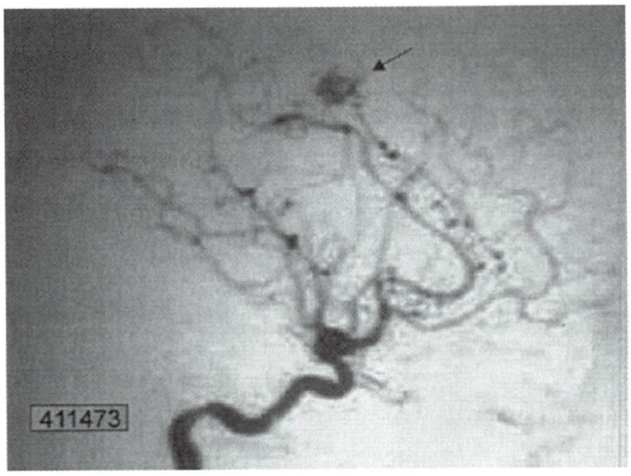

그림 2-17 디지털-감산 혈관조영검사. 오른쪽 대뇌반구의 중대뇌동맥이 보인다. 이 혈관조영검사는 전두엽 위쪽 뒷부분(화살표)에 나타난 혈관 기형을 확인해 준다.

감지기는 반사된 음파를 받아들이고, 컴퓨터는 음파의 차이를 분석하여 경동맥 영상을 만든다. 초음파 동맥조영검사는 협착이나 경동맥의 궤양을 진단하는 데 유용하지만, 심한 협착과 완전 폐색의 차이를 확실히 알기 어렵고, 혈전이 항상 보이는 것은 아니다.

도플러 초음파는 동맥의 혈류 속도를 측정함으로써 간접적으로 경동맥 이상을 평가한다. 컴퓨터와 연결된 탐색기에서 나온 고주파 음파가 머리를 투과한다. 컴퓨터는 특정한 동맥을 검사하기 위해 음파의 특성을 변화시킨다. 만약 혈관 내 혈액이 움직이면, 반사되는 음파의 주파수는 예측 가능한 방향으로 변한다[도플러 효과(Doppler effect)]. 감지기가 반사된 음파를 탐지하여 컴퓨터로 보내면, 컴퓨터는 반사된 음파의 주파수 변화를 분석하고, 혈관을 통과하는 혈류의 속도를 계산한다. 정상보다 느려진 혈류 속도는 부분적인 폐색을 의미하고, 혈류가 없다면 완전 폐색을 시사한다.

임상 Tip. 도플러 효과는 일상생활에서 자동차가 경적이나 사이렌을 울리며 행인 옆을 빠르게 지나갈 때 경험하게 된다. 자동차가 지나가면서 경적이나 사이렌 음높이는 낮아진다. 왜냐하면 차가 멀어지면서 사람의 귀와 음파 주기 사이에 거리가 늘어나 주파수가 낮게 감지된다.

앞서 언급한 실험실 검사는 체내 구조의 정적인 영상을 제공하거나 도플러 효과와 같은 물리적 측정을 수학적으로 바꾸어 체내 구조의 정적인 특성을 측정하는 방법이다. 다음의 검사는 대뇌피질, 신경전도 속도, 뇌혈류와 같은 동적인 과정을 측정하는 실험실 검사이다.

전기생리학적 검사

몇몇 진단 검사는 신경계의 전기적 활동을 기록한다. 전극을 주변의 전기적 활동을 기록하기 위한 곳에 위치시킨다. 낮은 전압 활동은 증폭되어 기록장치(초기에는 그래프 종이에 움직이는 스트립 펜이었지만 요즘은 일반적으로 디지털 기록장치)로 전송되고, 이러한 전기활동을 시각화하여 제공한다.

뇌파검사(electroencephalogram, EEG)는 대뇌피질의 전기 활동을 그래프로 기록한 것이다. 기록을 위해 전극을 두피에 부착하면, 전극은 대뇌피질로부터 형성된 작은 전기적 신호를 감지한다. 이 신호는 기록이 가능할 만큼 증폭된다. 수많은 전극으로부터의 활동이 기록되고, 그 결과 특정 피질 위치(대부분 16개)에서의 전기적 활성도에 대한 기록을 얻게 된다. 진폭과 파형의 형태 및 비정상적인 활동을 보이는 위치를 통해 환자의 뇌에서 생리학적으로 무슨 일이 발생하는지를 추론할 수 있다.

국소 뇌 병변은 보통 병변 주변의 뇌파 기록에 국소적인 이상을 초래하는데, 일반적으로 리듬과 진폭의 일탈 형태를 보이게 된다(그림 2-18). 뇌파 기록은, 특히 경련 활동의 근원과 위치를 찾는 데 유용하다. 간혹 뇌파는 뇌졸중의 위치가 피질 부근인지, 아니면 뇌의 더 깊은 곳에 위치하는지를 알려 주기도 한다(앞서 논의한 다른 영상기법으로 더 나은 병변 위치 정보를 얻을 수 있지만). 만약 뇌졸중 환자의 뇌파가 정상이라면 피질하 뇌졸중일 가능성이 있고, 만약 뇌파가 비정상이라면 피질 부위의 뇌졸중일 가능성이 있다. 환자가 깊은 혼수상태일 때 뇌파는 뇌손상 정도의 판단과 의식 회복을 예측하는 데 사용될 수 있다.

뇌파검사는 유발반응검사(evoked response testing)라고 불리는 컴퓨터화된 뇌파검사에 사용된다. 환자는 두피에 기록 전극을 부착하고 조용하고 어두운 방에 자리 잡는다. 환자의 뇌파가 안정화되면 촉각, 청각, 시각 자극을 주고 피질의 전기적 활동을 측정한다. 컴퓨터는 각

R = 우측 F = 전두 P = 두정 At = 앞쪽 측두 T = 측두
L = 좌측 O = 후두 Pc = 중심전 Pf = 뒤쪽 전두 E = 귀

눈금: 50마이크로볼트(세로)와 1초(가로)

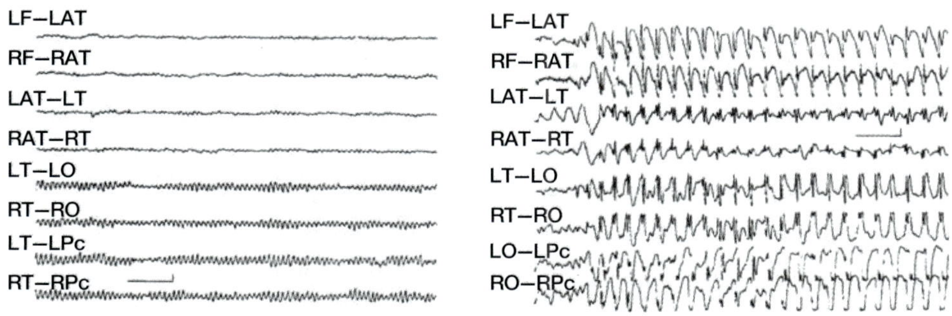

정상 성인의 뇌파

소발작 뇌전증 환자의 뇌파: 이 6세 아동은 검사 중 일시적으로 주변을 의식하지 못하고 눈만 깜박이는 멍한 기간이 있었다.

그림 2-18 정상 뇌파와 비정상 뇌파의 예. 왼쪽은 뇌파에 이상이 없는 성인의 결과이다. 오른쪽은 소발작 뇌전증(petit mal epilepsy) 환자의 뇌파 기록인데, 대뇌피질 활동의 전반적인 파열을 보여 준다.

출처: Waxman S: Correlative neuroanatomy, ed 24, New York, 2000, McGraw-Hill.

자극에 따라 일정한 간격을 두고 각기 발생하는 피질 활성도를 계산한다. 각각의 자극에 따라 규칙적으로 발생하는 활성도의 변화는 함께 더해지고, 불규칙적으로(임의로) 발생하는 변화는 없어진다. 그러면 자극에 의해 만들어진 뇌 활동에 대한 계산과 기록이 생성된다. 특정 시간에 발생하여 계산된 양성과 음성 파형이 기존에 알려진 시간과 진폭(즉, 뇌줄기 반응, 중뇌 혹은 기저핵 반응, 피질 반응 N100, P200 또는 후기 피질통합반응 P300)에서 벗어난 파형의 이상은 중추신경계로 전달되는 감각계의 손상을 의미하는데, 이러한 손상은 임상적으로 신경학적 검사로는 발견할 수 없는 경우가 있다.

근전도검사(electrohyography)는 표면 전극을 검사할 근육의 겉피부에 부착하거나, 근육에 가는 침 전극을 삽입하여 전기 활동을 기록하는 것이다. 정상적으로 이완된 근육에서는 자발적 전기 활동이 없으나, 근육이 수축하였을 때는 예상 가능한 진폭, 주기, 기간 및 형태로 전기적 활동의 분출이 만들어진다. 이완된 근육에서 자발 전위(잔떨림, 근다발수축)는 말초신경 질환을 시사한다. 진폭, 빈도, 기간, 형태의 이상은 앞쪽뿔세포 질환, 신경근육접합부 질환, 근육 자체의 질환을 의미한다.

신경전도검사(nerve conduction study)는 말초신경의 병증이 의심될 때 시행한다. 신경전도검사에서 (운동 또는 감각)신경다발의 한 지점을 자극하고, 다른 위치에서 반응을 측정한다. 자극과 반응 사이의 시간을 **신경전도 속도**(nerve conduction velocity)라 한다. 신경전도 속도의 변화는 말초신경 손상의 양상과 범위를 진단하는 데 도움이 된다.

뇌매핑 검사(brain mapping procedures)

다음으로 살펴볼 실험실 검사는 뇌혈류 측정을 통해 증가된 신경 활성 영역을 간접적으로 확인하는 것이다. 이러한 검사의 포괄적인 명칭은 **국소뇌혈류**(regional cerebral blood flow, rCBF) **측정**이다. 이름에서 알 수 있듯이, rCBF는 뇌의 국소적인 영역의 혈류를 측정하는 방법이다. 이는 뇌혈류가 뇌대사와 관련이 있다는 것을 이용한 것인데, 신경세포 활동이 증가된 영역은 뇌대사가 증가되고, 이는 포도당 섭취의 증가와 혈액의 산소 처리가 증가된 것으로 나타난다. 포도당 섭취와 혈액 산소의 변화는 뇌조직의 정적인 영상보다 뇌대사에 대한 정보를 간접적으로 제공한다. rCBF는 몇 가지 방법으로 측정할 수 있는데, 대부분은 소량의 방사성 물질

을 방출하는 **추적자**(tracer)라고 불리는 합성물질을 혈액에 주입해야 한다. 추적자는 액체로 직접 주사할 수도 있고, 환자에게 소량의 방사능 가스를 포함한 공기를 호흡하게 하여 간접적으로 혈액에 흡수되도록 할 수도 있다. 추적자가 뇌에 도달하면, 특수 스캐너가 추적자에 의해 발산된 아원자(양자, 양전자)를 감지하여, 이를 전기적 신호로 변환해서 컴퓨터로 정보를 전송하면 컴퓨터는 이를 분석하여 다양한 뇌 영역의 뇌혈류를 나타내는 일련의 영상을 만들어 낸다.

양전자방출단층촬영(positron-emission tomography, PET)은 뇌의 대사 활동을 시각화하는 데 이용된 최초의 영상 검사 중의 하나이다. PET 검사에서 양전자방출 동위원소(산소, 불소, 탄소 또는 질소)가 부착된 대사 활동물질(대부분 포도당) 용액은 주사를 통해, 또는 액체를 마시게 하여 환자의 체내에 주입한다. 포도당과 동위원소는 뇌로 가게 되고, 추적자를 운반한 포도당은 그곳에서 대사된다. 포도당과 동위원소는 대사가 활발하고 신경 활동이 활발한 영역에 집중된다. 방사성 동위원소는 소멸되며 양전자를 방출하고, 양전자는 주변의 전자와 부딪치게 되면서 광자(감마선과 유사함)를 생성한다. 탐지기에 감지된 광자 신호는 증폭되고 컴퓨터로 보내져 뇌의 국소 대사 활동을 보여 주는 영상을 만든다(그림 2-19).

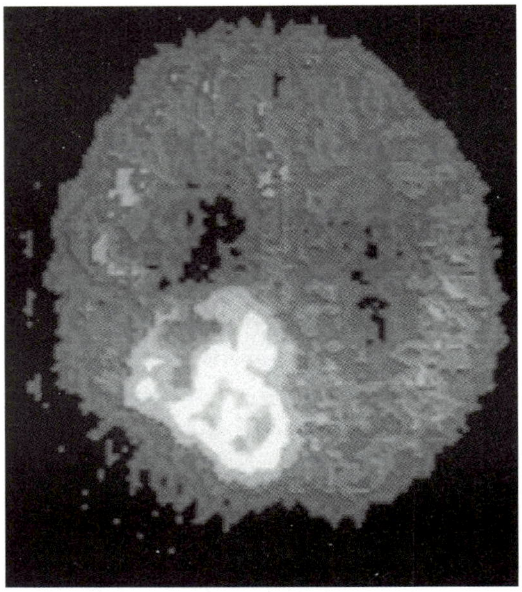

그림 2-19 PET 검사에서 왼쪽 두정-후두엽에 위치한 종양을 보여 주는 회색조 영상. 회색 음영의 차이는 대사 활성의 정도의 차이를 나타낸다. 왜냐하면 종양은 조직의 대사 활성도를 표현하는 영상에서 주변 조직보다 훨씬 더 대사가 활발하기 때문이다.

PET 검사는 1975년 소개되었으며 1980년대 후반까지는 주로 연구 장비로, 막대한 운용비용을 감당할 수 있는 큰 의료연구 사업과 예산을 가진 기관에서 제한적으로 사용되었다. 1990년대에 PET 검사는 일반적인 임상에서 사용될 수 있는 길이 열렸지만, 대형 의료시설에 국한되었다(PET 검사에 사용되는 추적자를 공급하는 회사가 대부분의 임상적 사용을 결정한다). PET 검사는 동위원소를 준비하기 위한 사이클로트론과 물리학자, 화학자가 있어야 하기 때문에 비용이 많이 든다. PET 검사는 혈류가 감소되지는 않았지만 뇌대사에 이상이 있는 손상된 뇌 영역의 기능 저하를 시각화할 수 있게 해 주는데, 이는 구조적으로는 이상이 없어 일반적 CT 검사에서는 나타나지 않을 수 있다.

단일광자방출컴퓨터단층촬영(single-photon emission computed tomography, SPECT)은 뇌혈류를 측정하는 또 다른 검사이다. SPECT 검사는 1963년에 처음 소개되었으나 1970년대까지 연구와 임상에 널리 사용되지는 않았다. SPECT 검사는 PET 검사와 유사한데, 방사능 활성 추적자를 체내에 주사하고 추적자에 의해 방출되는 양전자를 탐지하여 컴퓨터를 이용하여 조직을 영상화하는 방법이다(그림 2-20). SPECT 검사는 PET 검사와 같이 혈류에 민감하고, 혈류가 증가되거나 감소된 부분을 보여 주고, 신경활성이 증가되어 있거나 감소되어 있는 부분을 유추할 수 있게 한다. SPECT 검사는 PET 검사에 비해 비용이 적게 들고, 복잡한 장치와 인력이 덜 필요하므로 더 많은 의료시설에서 사용할 수 있다.

기능자기공명영상(functional magnetic resonance imaging, fMRI)은 1970년 중반에 소개되었는데, 이는 전통적인 MRI 검사를 변형한 것이다. 일반적 MRI는 뇌 구조를 보여 주지만 대사가 활발한 뇌 영역에 대한 정보는 주지 못한다. fMRI는 PET이나 SPECT처럼 뇌 특정 영역의 신경 활성을 나타내는 영상을 제공하지만, PET이나 SPECT와는 달리 추적자를 사용하지 않는다. fMRI는 MRI에서 사용되는 자기장에 대한 혈색소의 반응을 이용한다. 신경 활성이 있는 뇌조직에서 뇌혈류가 증가

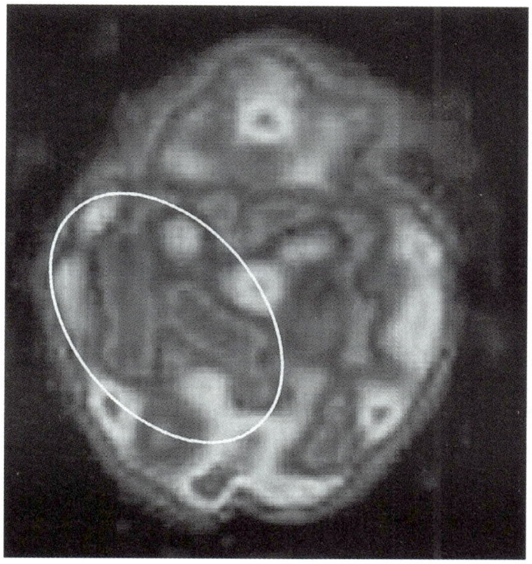

그림 2-20 왼쪽 중대뇌동맥 영역에 뇌경색이 있는 환자의 SPECT 영상. 왼쪽 대뇌반구의 가운데 (타원)부분에서 대사가 감소된 영역이 SPECT 영상에서 관찰된다.

하게 되고, 이곳에 산소가 풍부한 혈색소의 농도가 높아진다. 산소가 풍부한 혈색소의 증가는 PET 검사나 SPECT 검사에서 추적자가 보내는 것과 같은 신호를 만들게 된다. 컴퓨터화된 영상 처리과정을 통해 fMRI 영상에서 산소가 풍부한 혈색소가 있는 영역(혈류가 증가된 영역)을 강조하여 영상화한다. 정교한 영상 처리과정은 이러한 매우 미세한 산소화의 변화를 뇌조직 영상으로 변환한다(그림 2-21). fMRI는 덜 침습적이고, 방사능 노출이 없고, 비교적 비용이 저렴하여 기능적인 뇌영상을 보는 데 많이 사용되고 있다.

신경세포의 집합에서 전기의 정방향 흐름은 뇌 활동의 기본 요소이다. 이러한 흐름은 자기장을 생성하는데, 이는 변화하며 머리 바깥에 자기장 탐지판을 배열하는 비침습적인 방법으로 측정할 수 있다. 이러한 샘플링을 **자기뇌파검사**(magnetoencephalography, MEG)라 한다. MEG는 기능적 뇌매핑 검사이며, 이름에서 알 수 있듯이, 뇌 세포 활동에서 생성되는 자기장을 이용한다. MEG 신호는 머리에 꼭 맞춘 헬멧의 안쪽에 달린 약 300개의 센서를 통해 자기력 차폐실에서 기록된다. 이 검사는 MRI처럼 강한 자기장과 같은 외부적 힘에 환자를 노출시키지 않으며, 조영 물질을 사용하지도 않는다. 또한 환자의 건강에 위험이 되지 않고, 단일 과제 시

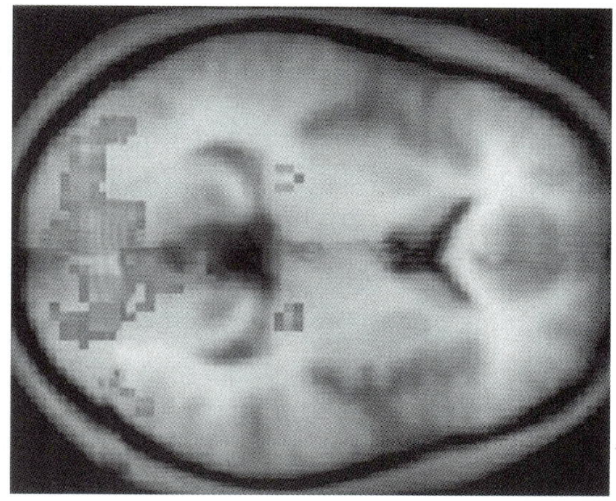

그림 2-21 뇌손상이 없는 성인 집단이 시각 추적 과제를 하는 동안 뇌대사 활성도가 증가된 영역을 컴퓨터로 평균내서 나타낸 fMRI 영상. 강조된 영역은 시각을 담당하는 후두엽 영역의 활성화를 보여 준다.

도를 의미 있게 분석할 수 있다(평균을 계산하는 유발전위와도 다르다). 컴퓨터가 추출하고 분석한 결과는 MRI나 CT 스캔에서 생성된 개별 환자의 고화질 뇌 영상 위에 매핑된다. 해부학적 영상을 융합할 때 MEG는 다른 어떤 검사보다도 질 높은 공간, 시간 해상도로 뇌 활동을 매핑한다.

체조직과 체액 분석

신경계 병리의 진단을 위해 간혹 신경계 조직이나 체액 표본의 실험실 분석이 필요하다. 요추천자(척추천자라고도 불림)는 중추신경계의 감염이나 출혈이 의심될 때 할 수 있다. 피하 주삿바늘을 척수가 위치한 레벨 아래의 요추 지주막하 공간으로 삽입하고 뇌척수액 표본을 추출하여 분석에 이용한다. 바늘이 삽입되면, 주사기로 흘러나오는 액체의 흐름을 이용하여 압력을 측정한다. 증가된 압력은 CSF 흐름의 차단, 공간 점유 병소(예: 종양이나 농양) 또는 뇌조직의 부종을 의미한다.

요추천자로 얻어진 CSF는 혈구세포, 세균, 기생충, 바이러스 존재 또는 당과 단백질의 양과 같은 화학조성의 확인을 위한 분석에 이용한다. 적혈구의 존재나 노란색(황색변성)을 띤 것은 뇌실 내, 수막 공간 또는 척수강 내의 출혈을 의미한다. 세균, 기생충, 바이러스가 있는 경우는 감염으로 판단된다. 단백질의 증가는 수막 염

증, 종양, 척추관 폐색을 의미한다. CSF 포도당 수치는 세균 감염이 있을 경우 감소된다(세균이 포도당을 소모한다).

생검(실험실 분석을 위한 조직을 떼어 내는 것)은 덜 침습적인 검사로는 진단할 수 없을 때 시행할 수 있다. 신경계 조직 검사는 대부분 침 생검[**흡인 생검**(aspiration biopsy)이라고도 불림]인데, 속이 빈 침을 해당 조직에 삽입하고, 바늘의 흡인기를 사용하여 소량의 조직을 떼어 낸다. 외과 의사가 수술적으로 접근할 수 있는 경우는 개방 생검(조직 표본의 수술적 제거)을 할 수도 있다.

뇌조직 생검은 뇌종양 및 감염(뇌농양과 같은 경우)의 양상을 확인하고 퇴행성 질환을 진단하기 위해 사용된다. 근육 생검은 근위약이 신경병증에 의한 것인지, 근육 자체의 문제에 의한 것인지를 진단하기 위해 시행한다. 신경 조직 생검은 종종 말초신경병의 양상을 진단하기 위해 시행한다. 동맥 생검은 동맥을 침범한 염증성 질환이나 퇴행성 질환을 확인하기 위해 시행한다.

신경학적 검사 결과의 기록

신경학적 검사의 기록은 환자의 의무 기록에 작성하게 되는데, 보통 첫 부분에 기록한다. 기록은 문제 목록과 계획으로 대개 끝이 나는데, 문제 목록은 환자의 중요한 의학적 문제를 기록하는 것이고, 계획은 환자 치료의 첫 단계에 대한 기록이다. 문제 목록과 계획은 환자를 치료하는 데 관여하는 모든 사람에게 중요한 정보를 제공한다. 오른쪽 반마비와 실어증을 보인 환자의 신경학적 검사에 대한 기록의 예는 글상자 2-1과 같다.

글상자 2-1 신경학적 검사 기록

환자는 진찰하기 약 2시간 전에 갑자기 발생한 오른쪽 근육 약화 및 어눌한 발음으로 응급실을 방문하였다. 환자는 의식은 명료하였고 협조적이었으나 발음이 심하게 왜곡되어 있었고, 단단어에 국한되었다. 오른쪽 반마비와 오른쪽 안면 아래쪽 근육의 마비가 관찰되었다. 신경학적 검사 결과는 다음과 같다.

뇌신경 검사

후각신경: 시행하지 않음

시신경

시신경유두는 편평하였고, 삼출물이나 출혈은 보이지 않음. 정맥 맥박이 보였고, 망막 혈관은 정상으로 관찰됨. 황반은 정상으로 보였으며, 나이를 고려하였을 때 약간의 퇴행성 변화가 보임.

동안, 활차, 외전신경

동공은 둥글고, 양쪽이 같으며, 빛과 조절에 대해 정상 반응. 외안근 움직임은 정상. 안진은 관찰되지 않음. 시야 정상.

삼차신경

턱은 정중선으로 벌어지나 저항을 주었을 때 우측으로 편위됨. 씹기근 힘은 우측에서 중간 정도로 감소됨. 각막반사는 증가되어 있고 양쪽 같음. 안면 위쪽 감각은 침통각과 가벼운 터치에 정상이었음. 안면 하부 감각은 좌측은 정상이었으나 우측은 감소되어 있음.

안면신경

안검하수는 관찰되지 않음. 앞이마 주름은 양쪽 모두 같음. 경도에서 중증도의 오른쪽 안면마비가 있고, 우측 입꼬리는 웃거나 이를 보일 때 당겨 올라가지 않음.

청신경

90cm 거리에서 시계 초침소리를 들을 수 있음. 골전도는 측정하지 않음.

혀인두신경, 미주신경

구역반사는 강하고 정상적임. 연구개는 휴식 시에 오른쪽이 더 처져 있고 발성 시에 왼쪽 구개는 올라가나 오른쪽은 올라가지 않음

척추부신경

흉쇄유돌근, 등세모근 힘은 우측에서 약간 감소되어 있음. 설하신경: 혀를 내밀 때 오른쪽으로 편위되어 있음. 좌우 움직임은 우측으로 움직일 때는 정상이나 좌측으로 움직일 때는 제한이 있음. 떨림이나 근섬유다발수축, 위축은 관찰되지 않음.

운동 및 협조 운동

서 있거나 걸을 수 없음. 손가락-손가락, 손가락-코, 빠른 교대 운동에서 좌측은 정상임. 우측은 마비로 측정하지 않음. 힘은 좌측은 정상이나 우측은 감소됨(팔다리에 근육 수축은 있으나 움직임은 없음). 경직과 반사 항진이 우측에서 관찰되

었으나 좌측에서 관찰되지 않음. 발바닥폄반사는 우측에서는 관찰되나 좌측에서 보이지 않음. 떨림, 불수의 운동, 근섬유다발수축이나 위축은 관찰되지 않음. 이두근, 삼두근, 상완요골근, 발목 반사는 좌측에서는 정상이었으나 우측에서는 증가(3+)되어 있었고, 지속적인 간대(clonus)는 보이지 않음.

감각

가벼운 터치, 침통각, 진동각, 위치감각은 좌측은 정상임. 가벼운 터치와 침통각은 우측에서 감소되어 있음. 진동각과 위치 감각은 우측에서 정상임.

혈관

경동맥 맥박은 양쪽 모두 있음. 잡음은 좌측에는 있으나 우측에는 없음.

추정진단

혈전 색전에 의한 좌측 중대뇌동맥의 앞쪽 영역의 뇌경색으로 추정됨

문제 목록

1. 우측 반마비
2. 말운동장애, 심함: 언어장애 가능성 있음.

계획

1. 출혈 배제(CT, MRI)
2. 약물치료: 만약 혈전성이거나 색전성이라면 항응고제 사용. 다일랜틴(Dilantin) 100mg 하루 3회.
3. 말, 언어, 의식상태에 대한 기본적 검사. 언어치료 의뢰.
4. 재활치료 시작. 물리치료와 작업치료 의뢰.

일반 개념 2-4

- X선 영상은 X선의 통과를 차단하거나 감소시키는 내부 뼈와 조직을 볼 수 있게 한다.
- 척수조영검사는 척수와 척수를 싸고 있는 공간을 보여 주는 X선을 사용한 방법이다. 척수조영검사는 척수와 척수신경근의 구조적 변화를 찾아내는 데 유용하다.
- 컴퓨터단층촬영(CT 스캔)은 X선을 이용한 방법으로 X선 통과를 방해하는 체내 구조물의 횡단면 사진을 컴퓨터로 만든 것이다.
- 자기공명영상(MRI)은 강력한 자기장에 환자를 위치시키고 전자기 에너지의 분출로 체내 구조의 단면을 컴퓨터를 통해 사진과 같은 영상으로 만드는 것이다. MRI 영상은 조직의 화학 조성을 반영한다(특히, 물이 포함된 것).
- 뇌혈관조영검사(뇌동맥조영검사)는 대뇌의 정맥과 동맥을 보여 주는 X선 기법이다. 혈관조영검사는 협착이나 폐색된 동맥을 보는 데 유용하다.
- B-모드 경동맥 영상(초음파 동맥조영검사)과 경두개 도플러 초음파는 머리와 목을 통과하는 음파를 분석하여 컴퓨터로 뇌혈관 영상을 만드는 것이다.
- 뇌파검사는 대뇌피질의 전기 활성을 기록한다. 뇌파 기록은 경련의 발견과 경련이 발생한 곳의 위치를 보는 데 유용하다.
- 유발반응검사는 자극에 반응하는 대뇌피질의 전기적 활성을 컴퓨터로 분석하는 뇌파 기법이다.
- 근전도검사는 근육의 전기 활성을 기록한다. 근전도는 말초혈관, 신경근육접합부, 근육의 질환을 진단하는 데 유용하다.
- 신경전도검사는 신경전달 속도를 측정한다. 말초신경을 침범하는 병리의 진단에 도움이 된다.
- 양전자방출단층촬영(PET)은 다양한 뇌 영역의 대사를 반영하는 체내 단면을 컴퓨터로 영상화한 것이다. PET 검사를 위해 환자는 약한 방사능 활성을 가진 추적자를 섭취해야 한다.
- 단일광자방출컴퓨터단층촬영(SPECT)은 뇌조직의 대사 활성을 컴퓨터로 만든 영상이다. 대사 활성도가 증가된 것은 신경 활성도가 증가된 것을 의미한다. SPECT 검사를 위해 환자는 약한 방사능 활성을 가진 추적자를 섭취해야 한다.
- 기능자기공명영상(fMRI)은 혈액 혈색소 수치를 측정함으로써 뇌조직의 대사 활성도를 컴퓨터로 영상화하는 검사이다. 방사능 활성 물질을 섭취하지 않아도 검사가 가능하다.
- 자기뇌파검사(MEG)는 뇌 안의 자기장과 유발전위반응에 대한 지식을 결합하여 뇌 활동, 특히 시간에 중점을 둔 뇌 활동 강조 영상을 제공한다.
- 요추천자(척추천자)에서 CSF 표본은 혈구세포의 존재, 감염원이 되는 유기체의 존재, 포도당과 단백질의 이상수치를 확인하기 위한 분석에 이용하는데, 이들은 모두 중추신경계의 병리의 징후이다.
- 생검(실험실 검사를 위해 조직을 떼어 내는 것)은 덜 침습적인 검사로는 진단하지 못할 경우에 할 수 있다.

생각해 볼 문제

문제 2-1

20년 된 심장병과 이전에 두 차례의 심근경색이 있었던 74세 남자가 갑자기 발생한 어눌한 발음과 우측의 위약감으로 응급실에 내원하였다. 응급실에서 환자를 진찰한 신경과 의사는 다음 사항을 확인하였다.

- 중등도 우측 마비, 다리보다 팔이 심함
- 혀와 입술을 오른쪽으로 움직이지 못함.
- 좌측 동측 반맹

환자의 현재 문제를 일으킨 원인이 무엇이라고 생각하는가? 환자의 과거력과 현재 문제 사이의 연관성이 있다고 보는가? 중추신경계 손상의 위치가 어디라고 생각하는가? 신경과 의사의 진찰내용은 당신이 생각했던 것과 같은가? 만약 아니라면 왜 그러한가?

문제 2-2

신경과 의사는 좌측 신체의 감각 상실을 호소하는 환자를 검사한다. 환자는 며칠 전 자고 일어났을 때 감각이 없어진 것을 알았고, 이후로 증상이 계속되었다고 말한다. 검사 중 환자는 일관적으로 몸의 정중선의 좌측 전체에서 촉각(터치), 통각(따끔한 침), 온도각(뜨겁고 차가움)을 느끼지 못한다. 신경과 의사는 환자 몸의 정중선으로부터 양쪽의 골 조직에 소리굽쇠 진동자를 위치하여 진동감각을 검사한다. 환자는 일관적으로 정중선의 우측에서 진동감각이 있다고 하지만, 좌측에서는 어떤 지점에서도 느끼지 못한다고 보고한다. 근육 힘과 협조 운동은 양쪽 모두 정상이고, 다른 신경학적 검사 모두 정상이다. 신경과 의사는 환자의 신경학적 검사 소견을 "환자가 호소하는 증상은 기질적 원인에 맞지 않은 증상입니다. 정신과적인 원인을 확인하기 위한 추가 검사가 필요합니다."라고 결론 내린다. 이러한 결론을 내린 이유가 무엇인가?

문제 2-3

소뇌 이상(실조증)을 가진 환자, 양다리의 감각 저하와 위치감각 저하를 보이는 환자, 전정기관 이상이 있는 환자는 모두 전형적으로 다리를 넓게 벌리고 불안정하게 서며, 발을 가까이 붙이고 서게 되면 넘어질 수 있다. 이러한 양상을 보이는 환자를 진찰하는 신경과 의사는 환자에게 다리를 모으고 눈을 뜨고 서 있게 한 뒤 눈을 감고 서 있도록 해 봐야 한다. 눈을 감고 있도록 하여 의사는 어떠한 정보를 얻을 수 있는가?

문제 2-4

56세 남자를 아내가 신경과로 데리고 왔다. 남자는 몇 주 전부터 시작된, 진통제를 복용해도 호전되지 않는 눈 위의 일정한 강도의 우직한 두통을 호소하였다. 그는 시력이 점차 안 좋아져서 새로운 안경을 처방받아야겠다고 하였다. 그의 아내는 지난 두 달 동안 남편이 충동적이고, 산만하고, 가족과 친구에게 부적절한 말을 많이 하였다고 하였다. 신경학적 진찰 소견은 다음과 같다.

- 우안은 정상시력이나 좌안의 시력저하
- 좌측 시신경유두는 비정상적으로 창백함
- 우측 코를 통한 후각은 정상이나 좌측 후각은 완전 소실
- 좌측 아래쪽 안면 근육의 힘은 정상이나 우측은 약함
- 건반사는 좌측에 비해 우측에서 약간 증가됨

환자의 아내와 환자에 의해 보고된 신경학적 징후와 증상을 일으킨 원인이 무엇이라고 생각하는가?

제 3 장

신경학적 인지-의사소통장애 평가

어떠한 임상적 문제든 그 해결책은 일련의 추론과정에 의해 이루어진다. 추론과정은 사소한 것이라도 병력 정보 혹은 신체적 관찰을 통해 알아낸 모든 것에 대해 설명하려는 시도이다. 진단은 모든 해석을 통합하여, 임상 관찰을 통해 얻어진 전체 사실과 가장 부합하는 하나의 설명을 선택하는 정신적 활동이다(Adams RD, Victor M: Principles of neurology, ed 2, New York, 1981, McGraw-Hill).

신경학적 인지-의사소통장애 환자를 이해하는 것은 흥미로우면서도 어려운 일이다. 신경학적 인지-의사소통장애와 관련된 수많은 징후, 증상, 증후군을 나열해 보는 것은 매우 흥미롭다. 그러나 임상가가 진단을 내리고 치료를 계획하기 위해, 복잡하고 혼동되고 때로는 서로 상반된 정보들을 정리하고 분석하고 해석하여 결론을 내리는 과정은 어렵다. 뇌손상으로 인한 행동, 인지, 정서의 변화 자체가 어려운 것이다. 뇌손상으로 인해 환자는 흔치 않고 예기치 못했던 부담스러운 상황, 예를 들면 하얀 가운을 입은 낯선 사람과 면담하고 처음 접하는 어려운 과제로 검사를 받는 상황에서 이제까지와는 다르게 반응할 것이다.

임상 Tip. 증상(symptom): "기능, 외관, 감각상의 병적 현상 또는 정상적이지 않은 상태. 증상은 환자의 경험에 의한 것으로, 증상 자체가 질병을 암시하기도 함" (Stedman, 1990) (p. 1376). 징후(sign): "의사가 환자를 검사하는 과정에서 관찰되는 비정상적인 상태" (p.1283). 증후군(syndrome): "여러 증상이 동시에 발생하는 상태" (p. 1379). **증상**은 환자가 보고하는 주관적 자료, 징후는 의사가 관찰한 객관적 자료, **증후군**은 여러 증상과 징후에 근거하여 검사자가 내린 추론이다.

평가와 진단과정

인지-의사소통장애는 매우 복잡하다. 인지-의사소통장애 징후와 증상의 복잡한 조합을 이해하는 것은 거의 불가능해 보인다. 따라서 초보 임상가는 자신감을 잃고 겁을 낼 수 있다. 숙련된 임상가가 뇌손상 환자를 평가하는 것은 초보자에게 신비스럽게까지 보일 것이다. 초보자의 눈에 숙련된 임상가는 뚜렷하게 같은 목적을 가지는 것 같지 않은 여러 검사를 환자에게 시키는 것처럼 보일 수 있다. 어떤 검사는 중간에 중단하고, 어떤 검사는 뚜렷한 이유 없이 수정하거나 즉흥적으로 만들어 내기도 한다. 임상가는 이러한 과정을 통해 환자의 인지-의사소통장애에 대한 진단을 내리고 예후를 제시하고 치료의 필요성과 방향을 결정한다.

숙련된 임상가가 환자를 평가하는, 개인 특유의 접근 방법은 그가 받은 훈련과 임상 경험에 바탕을 둔다. 숙련된 임상가는 다양한 인지-의사소통장애의 징후, 증상 그리고 장애의 일반적 경과에 익숙하며, 검사 결과와 환자의 행동을 종합해서 특정 증후군이나 진단 범주에 부합하는 양상을 파악하는 데도 능숙하다. 검사 결과 특정 양상이 감지되면, 일상적인 표준화 검사에서 벗어나서 그 양상에 대해 좀 더 자세한 정보를 얻을 수 있는 검사에 초점을 둔다. 예측하였던 양상에 부합하는 결과를 얻을수록 임상가는 환자의 징후와 증상이 특정 증후군에 해당한다는 확신이 강해지는 반면, 예상과 상충하는 결과가 나오면 임상가는 다른 진단을 고려한다.

숙련된 임상가는 자신의 임상 지식을 무의식적으로 사용한다. 때로는 자신이 아는 바를 말로 설명하지도 못한다. 숙련된 임상가는 정해진 규칙이나 원칙만큼 직감에도 의존하기 때문에, 많은 임상적 방법이 직접적인 설명이나 지도보다 관찰, 연습, 모방에 의해 습득된다는 사실은 놀라운 일이 아니다.

경험을 대체할 만한 것은 없지만, 임상 자료를 수집하고 분석하는 데 일반적인 원칙이 지침이 될 수 있다. 이 원칙은 임상 목적을 위해 John Dewey가 1930년대에 공식화하고 이후 많은 저자들이 재작성한 과학적 방법(scientific method)이라고 알려진 것에 대체적으로 근거한다. 최근에는 이것을 **임상적 방법**(clinical method)이라고도 한다.

임상적 방법을 따르는 임상가는 보통 임상적 의사결정의 지침이 되는 다음의 7단계 절차를 거친다.

1. 의뢰서나 병력, 검사를 통해 환자의 장애에 대한 정보를 모은다.
2. 환자의 주관적 보고(증상)와 객관적 검사 결과(징후)를 평가하여, 환자가 현재 보이는 문제와 추후 치료 계획과 관련된 증상이나 징후를 가려낸다.
3. 특정 증후군을 나타내는 특징적인 증상이나 징후가 있는지 판단한다.
4. 증상과 징후의 원인과 관련된 신체 부분이나 기저의 신체적·정신적 처리과정을 감별하기 위해, 증상이나 징후 사이의 상관관계를 찾아본다.
5. 환자의 증상이나 징후에 근거하여, 질환의 진행과정이나 최종적 경과에 대한 정보가 알려진 특정 증후군이라고 판단되면 예후를 결정한다.
6. 환자의 병력, 검사 결과, 일상생활에 대한 정보에 근거하여, 환자의 질환이 일상생활에서 독립적으로 기능하는 데에 미치는 영향에 대해 결론 내린다.
7. 환자에 대해 수집된 전체 정보와 기타 관련 정보들(예: 임상 경험, 임상·학술 문헌)을 활용하여, 치료 효과가 어느 정도일지 그리고 치료가 필요할 경우 적절한 치료 프로그램은 무엇일지 추정한다.

임상적 방법에서는 정보를 주의 깊게 관찰하고 제대로 파악한 후 의사결정을 해야 한다. 임상 경험에 근거하여 환자와 관련된 수많은 사실 가운데 임상 목적에 부합하는 사실만을 추려 낸다. 예를 들어 고혈압이 있고, 가슴에 발진이 있고, 오른쪽 얼굴에 감각이 없다고 호소하는 55세 남자 환자가 왼쪽 집게손가락이 없고, 자음 산출에 오류를 보인다면, 임상가는 고혈압, 안면 감각손실, 발음 오류만을 뇌졸중의 징후로 추려 내고 나머지는 임상 목적과 관련 없는 것으로 무시하여야 한다.

환자와 관련된 어떤 사실이 분명해지면 그 사실의 의미를 평가하고 다른 사실과의 관련성을 찾는다. 이러한 선택과 무시의 과정은 환자가 가진 문제의 특성을 이해할 때까지 계속된다. 문제의 특성을 이해하게 되면 임상가는 진단명을 적용하고 예후를 고려하여 어떻게 치료 · 관리할 것인지 결정한다.

임상가는 병력, 의료 기록, 환자와 가족 면담, 검사 결과로부터 사실 정보를 모은다. 그 후 사실 정보들 간에서 진단으로 이끌 수 있는 관련성을 찾는다. 다른 사실을 새롭게 알게 되면 현재 고려하고 있는 진단과 새로운 사실 사이에 일관성이 있는지 판단한다. 새로운 사실에 근거할 때 현재 고려하는 진단이 더 이상 타당하지 않을 경우, 임상가는 대체 가능한 다른 진단을 고려하게 되고 새로운 진단과 관련된 정보를 얻기 위해 검사도구나 절차를 바꾸기도 한다. 임상가는 환자가 보이는 양상에 대해 고려되었던 설명을 하나씩 제거하면서 마침내 병력, 면담, 검사에서 얻은 사실과 가장 부합하는 최종 진단을 선택한다.

Harvey, Johns, McKusick 등(1988)은 임상적 방법의 원칙을 다음과 같이 요약하였다.

- 임상정보를 모으고 분석하는 것은 본질적으로 임상적 문제를 해결하기 위해 과학적 방법을 적용하는 것이다.
- 이러한 방법은 가르쳐지고 학습될 수 있다. 타고난 재능 여부에 영향을 받는 예술과는 다르다. 각각의 정보를 얻을 때마다 그 의미를 의식적으로 고려함으로써 능숙도가 향상될 수 있다.
- 빠르게 반복 진행되는 과정이다. 몇 가지 질문을 하거나 신체 관찰을 하는 동안의 짧은 시간 내에 진행된다. 초보자가 핵심적인 질문이나 중요한 신체정보를 찾는 데 실패하는 이유가 바로 이것이다.
- 계속 진행되는 과정이다. 반박할 수 없는 가설이란 없고 단지 반박되지 못한 가설만이 있을 뿐이다. 의사는 대안적 설명을 고려해 보지 않은 채 진단을 내려서는 안 된다. 현재의 가설과 부합되지 않거나 새로운 가설을 지지하는 새로운 정보에 대해서는 끊임없이 생각해 봐야 한다. 만약 확신이 서지 않는다면, 잠정적인 진단이 맞는지 확인할 방법을 계속 찾아야 한다.
- 확증할 수도 없고 배제할 수도 없는 진단을 계속 검토하는 것은 의사결정에 도움이 안 된다. 그런 진단은 검증될 수 없는 과학적 가설에 불과하다.
- 과학실험과 마찬가지로 임상에서도 결함이 있거나 미흡한 정보는 문제해결 과정에 민감하게 영향을 끼친다. 그러나 과학실험과의 중요한 차이점은, 임상적 결정의 경우 불완전한 증거인지 알면서도 그 증거에 근거하여 결정을 내려야 하는 경우가 빈번하다는 점이다.

임상 Tip. 위의 원칙은 원래 의사를 대상으로 쓰인 것이지만, 단지 의사에게 국한되는 것은 아니다. 분야에 상관없이 모든 임상가와 진단가에게 적용될 수 있다.

환자에 대한 정보의 출처

의뢰

의사 또는 인턴 의사나 간호사 등은 전문가에게 자문 요청[consultation request, 자문 의뢰(consultation referrals)라고도 함]을 하여 환자에 대한 치료 계획을 보강한다. 인지-의사소통장애 환자는 보통 의사의 자문 요청에 따라 언어치료 전문가에게 의뢰된다. 자문 요청서는 일반적으로 다음과 같은 환자의 정보를 포함한다.

- 환자에 대한 기본 정보(예: 성명, 생년월일, 의료 기록번호)
- 거주에 관한 정보(예: 병동, 서비스, 거처)
- 의뢰 사유(자문을 원하는 내용)

자문 요청서에는 의뢰하는 의사의 성명, 전화번호나 휴대전화번호가 기재되고 전문가의 자문 내용을 기록할 수 있는 빈칸이 있다.

자문 요청서는 완성도를 갖추어 정확하고 읽기 쉽게 작성하여야 한다. 좋은 자문 요청서는 읽기 쉽게 작성된 것으로, 현재 환자가 보이는 주요 문제를 기술하고 진단 내용(때로는 잠정적 진단)을 제시하며, 필요한 서비스에 대한 간략한 진술을 포함한다. 표준적(standard) 또는 비표준적인(nonstandard) 여러 약자들과 전보식 표현이 포함되기도 한다.

임상 Tip. 컴퓨터를 이용한 자문과 의뢰 절차는 긍정적 효과가 있다. 컴퓨터를 통해 정형화되고 형식에 맞게 인쇄되기 때문에, 더 이상 손으로 마구 쓴 것을 읽는 사람이 해독하기 위해 부담을 느끼지 않게 되었다. 그렇지만 몇몇 의사는 애매하고 비표준적인 약자와 용어를 여전히 사용하고 있어, 이 경우 컴퓨터 의뢰서는 영향력이 거의 없다. 뿐만 아니라 철자, 스타일의 명쾌함, 훌륭한 글에서 얻게 되는 여러 유익한 효과마저 얻을 수 없다.

그림 3-1은 실어증 환자의 언어와 의사소통 평가를 의뢰하는 자문 요청서 양식이다. 음영 처리된 영역은 의사가 제공한 정보이다.

자문 요청서는 신경과 의사인 Dr. Ericsson이 보낸 것이다. 환자 Shaw 씨는 좌측 중대뇌동맥 뇌졸중으로 인해 심한 언어장애를 보이는 것으로 잠정적 진단명이 제시되어 있다. 의뢰 사유 난에 적힌 내용을 해석해 보면, 다음과 같은 정보를 얻을 수 있다.

> Shaw 씨는 오른손잡이의 55세 남성으로 어제 좌측 중대뇌동맥에 뇌졸중이 발생하였다. 오른쪽 팔과 오른쪽 다리가 쇠약해졌으며 심한 언어장애 증상을 보인다. 그는 진성당뇨병(diabetes mellitus)과 고혈압 병력이 있다.

의료 기록(Medical Record)		자문 요청/의뢰(Consultation Request/Referral)
수신: 언어치료 전문가	**발신:** Ward 2N Neurology	**날짜:** 2007년 12월 8일 14:36
잠정적 진단: L MCA CVA, Global aphasia(전반 실어증)		
자문 요청자: Ericsson, G. 4498	**장소:** 자문 선택	**긴급 검사:** 정기 검사
자문 사유: 55세 R-H M 1day s/p recent L MCA CVA. RUE, RLE weakn. Globally aphasic(전반 실어증). Pls eval pt's sp & lang & make recs.		
자문 내용		

Signature and Title:			날짜:
ID:	Organization/Service:	Reg:	Ward:
환자 정보: Shaw, Arthur 5/17/52 XXX-XX-9680 2K435-32-NEU		SF 522 5/07 **자문 요청**	

그림 3-1 Shaw 씨에 관한 자문 요청서. 음영 처리된 영역은 자문을 요청한 의사가 제공한 정보이다.

환자를 처음 대면할 때 이와 같은 자문 요청서는 중요한 정보를 제공하는데, 환자의 병력, 환자가 지닌 신경학적 손상의 특성과 정도 그리고 (때로는) 환자 상태가 이후 어떻게 진행될 것인가에 대한 정보를 제공한다. 자문을 요청받은 전문가는 환자에 대한 대략적 정보뿐만 아니라, 자문 요청서에 기재된 내용을 바탕으로 환자에 대한 인상(impression)을 얻기도 한다. Shaw 씨에 대한 자문 요청서를 살펴보자. 서류에 있는 정보는 Shaw 씨와 그의 인지-의사소통 손상에 대해 몇 가지를 가정할 수 있게 해 준다.

- Shaw 씨는 오른손잡이고 좌측 중대뇌동맥 혈관이 손상되었다. 그리고 신경과 의사가 기술한 정보에 의하면 언어장애가 있는 듯하다(실어증에 대해서는 다음 장에 자세히 설명되어 있다).
- Shaw 씨는 신체의 오른쪽이 약하지만 마비된 상태는 아니다. 이러한 사실은 뇌졸중이 좌뇌의 주요 영역에 영향을 끼치지는 않았다는 것을 시사한다. 신경과 의사가 의심하는 것처럼, 모든 의사소통 양식(modalities)의 결함에 의해 언어체계 전반이 손상된 심한 언어장애가 아닐 수도 있다.
- Shaw 씨의 뇌졸중은 최근에 발생하였다. 이후 몇 주 동안 빠른 속도로 아무런 도움 없이 (생리적인) 회복이 진행될 것이다.
- Shaw 씨의 연령은 55세이다. 아마 직장에 다니던 중 뇌졸중이 발생했을 것이다. 따라서 뇌졸중은 그에게 경제적으로 심각한 문제를 초래할 것이다.
- Shaw 씨에게는 당뇨병과 고혈압이 있었다. 이러한 의료적 문제는 그의 신체 회복을 어렵게 만들 수 있다.
- Shaw 씨는 신경과 병동에 입원해 있다. 그가 신경과 병동에 머무르는 것은 단지 며칠 동안일 것이다. 신경과 병동에는 단기간만 입원할 수 있기 때문에, 그가 퇴원하기 전에 여러 종류의 검사를 받지 못하거나 가족에 대한 교육과 상담이 충분히 진행되지 못할 수도 있다.
- 뇌졸중으로 인해 Shaw 씨 자신이나 가족이 앞으로 받게 될 영향을 알고자 Shaw 씨와 그의 가족이 의료진을 방문할 것이다. 그에게 일어난 일을 어떻게 받아들여야 할지 그리고 미래를 어떻게 대비해야 할지에 대한 교육, 정서적 지지와 안도감이 필요할 것이다.

때로 신경과 의사는 심한 브로카 실어증 환자나 베르니케 실어증 환자를 전반 실어증으로 보고하기도 한다. 이해력이 심각하게 손상되었거나 모호하고 의미 없이(empty) 에둘러 말하는 것은 언어 능력이 전반적으로 손상되었다는 인상을 줄 수 있다. 취약한 구어 능력으로 인해 이해력 검사를 어려워할 경우(비교적 양호한 상태일 수도 있지만) 심한 브로카 실어증 환자가 전반 실어증 환자로 오해되기도 한다. 전반 실어증 환자는 보통 신체의 한쪽이 마비된다. Shaw 씨는 신체의 오른쪽이 약하지만 마비 상태는 아니므로 전반 실어증은 아닐 가능성이 크다.

지금까지 자문 요청서에 기재된 정보에 근거하여 직접적으로 기술된 정보 이상을 어떻게 추론하는지 보여주었다. 추론은 여러 측면에서 개인 특정적인(idiosyncratic) 과정으로, 개인의 경험, 지식 그리고 추론할 수 있는 능력에 영향을 받는다. 자문 요청서에 근거하여 추론하는 내용은 임상가마다 다를 수 있으나 추론을 가능하게 하는 정보는 비교적 일관적이다.

자문 요청서의 출처. 자문 요청서가 어디에서 의뢰되었는지에 따라 환자의 예상 입원 기간과 신체적 · 정신적 상태에 대해 어느 정도 추측이 가능하다. 또한 환자의 치료과정에서 언어치료 전문가가 가질 역할이 함축적으로 제시되기도 한다.

중환자실(집중치료실, ICUs)에 있는 환자는 대개 쇠약하고 위독하거나 혼수상태이다. 일부는 기관절개술(기도를 확보하거나 호흡장애의 치료를 위해 기관에 구멍을 내는 것)을 받는다. 중환자실에 있는 환자는 섭식과 투약을 위한 튜브나 배농관 또는 모니터 장비를 부착하고 있기 때문에 주로 침대에서 지낸다. 밤낮없이 실시되던 집중적 모니터링과 치료가 더 이상 필요하지 않을 정도로 상태가 안정될 때까지 중환자실에 머무르고, 혹은 일부 위중한 환자는 몇 주 동안 중환자실에 머무르기도 한다. 대부분의 환자는 중환자실에서 일반 병동으로 옮겨진다.

중환자실에 있는 환자가 언어치료 전문가에게 의뢰

되는 이유는 대부분 기본적인 의사소통을 할 수 없거나, 삼킴 문제가 확인 또는 의심되기 때문이다. 이 경우 언어치료 전문가의 중요한 역할은 환자가 중환자실 의료진에게 기본적인 욕구에 대한 의견을 전달할 수 있는 의사소통 수단을 확립하고, 환자의 삼킴 문제를 평가하는 것이다.

일반 병동(진료과 중 하나인 신경과 병동을 포함함)의 환자는 대개 3~5일 정도 해당 병동에 머무른다. 심각한 질환의 환자 또는 큰 수술 후 회복과정에 있는 환자는 더 오래 머무르기도 한다. 일반 병동 환자들은 보통 급성기 환자이거나 의학적 문제(예: 최근의 뇌졸중, 폐렴 또는 최근의 수술)가 있는 환자들이다. 대부분은 침대에서 내려올 수 있다. 일부는 이동하기 위해 지팡이, 목발, 보행기 또는 휠체어가 필요하지만, 보행이 가능한 환자들도 많다.

임상 Tip. '보행 가능한(ambulatory)'의 일차적인 의미는 '걸어 다닐 수 있는'을 뜻한다. 이차적으로는 '침대에만 제한되지는 않는'을 의미한다. 저자는 후자의 의미로 이 용어를 사용하였다.

일반 병동의 환자는 인지-의사소통 문제나 삼킴 문제 여부 및 정도에 관한 의견, 환자의 말 · 언어 · 인지 상태의 평가, 치료의 잠재적 효과에 관한 견해, 진단적 의문점 해결 등을 위해 언어치료 전문가에게 의뢰된다. 일반 병동 환자의 경우 언어치료 전문가는 평가와 진단에 초점을 둔다. 왜냐하면 인지-의사소통장애의 치료가 의료적 관리의 중요한 부분이 되기 전에 일반 병동을 떠나는 경우가 대부분이기 때문이다.

재활 병동에 있는 환자들은 대개 몇 주 동안 그곳에 머무른다. 급성기 환자는 거의 없다. 보조기기를 이용하여 이동하는 사람도 있지만, 아무런 도움 없이 보행이 가능한 환자도 있다. 병동에 머무르는 동안 대부분 작업치료, 물리치료, 레크리에이션 치료, 기타 치료들을 받게 된다. 재활 병동의 환자에게 서비스를 제공하는 언어치료 전문가는 의사와 재활임상가들과 함께 재활팀의 구성원이다. 비교적 장기간 머무르기 때문에, 재활 병동의 환자는 대부분 치료기관을 떠나기 전에 인지-의사소통장애에 대한 치료를 시작하게 된다.

장기요양시설(extended care centers)의 환자들은 보통 몇 주에서 몇 개월 동안 시설에 머무른다. 거의 대부분의 환자가 보행이 가능하다. 급성기 환자는 거의 없고, 대부분 만성적 의료문제(예: 뇌졸중 관련 문제나 폐질환)를 지녔으며, 일부는 만성 질환에 대한 지속적 치료(예: 신장 투석, 방사선 치료, 화학 요법)를 받고 있다. 이러한 환자들에게 평가와 진단이 필요할 수 있으나 많은 경우 치료가 더 중요하다.

언어치료실에서 만나게 되는 외래환자는 대개의 경우 일차 치료기관(primary care facility)을 퇴원하였으나 인지-의사소통장애 또는 삼킴장애에 대해 지속적인 치료를 필요로 하는 환자이다. 대부분 보행이 가능하다. 많은 환자가 급성 질환은 없으나, 당뇨병, 심혈관 질환, 폐질환과 같은 만성적이며 크게 심각하지 않은 의료적 문제를 지니고 있다. 일부는 다발경화증, 소뇌 퇴행증과 같은 퇴행성 질환을 앓고 있고, 일부는 뇌졸중, 신경학적 사고, 수술 등에서 회복 중인 환자들이다. 의사는 외래 환자를 여러 가지 이유로 언어치료 전문가에게 의뢰하는데, 이는 환자의 인지-의사소통장애의 원인과 성격에 대해 또는 환자의 인지-의사소통 손상에 대한 치료가 적합한지에 대해 또는 둘 다에 대해 알고자 하기 때문이다.

환자의 인구통계적 정보. 의뢰에서 얻어진 인구통계적 정보는 환자의 발병 전 의사소통능력과 잠재적 의사소통 요구에 관한 정보를 제공한다. 환자의 연령은 그가 아직 직장에 다니고 있는지 아니면 은퇴하였는지 여부를 의미할 수 있고, 가정에 부양할 자녀가 있는지를 나타내기도 한다. 젊은 환자는 나이 든 환자에 비해 재직 중이었을 가능성이 크므로 젊은 환자의 가족은 갑작스런 재정 스트레스로 인해 더 큰 고통을 받을 수 있다. 나이 든 환자는 때로는 복합적인 의학적 조건이나 허약한 신체를 지니고 있으며, 이는 가족에게 부담을 가중시키게 되고, 많은 환자가 배우자가 생존하지 않을 수도 있기 때문에 자녀나 다른 가족 구성원에게 치료 부담이 강요되기도 한다. 만약 돌보는 사람이 없다면 환자는 일차 치료기관에서 장기요양시설로 보내져야 한다.

의학적 진단. 의학적 진단은 비정상적인 신경계의 원인, 위치, 심각성의 정도를 명시함으로써 환자의 장애의 특성과 중증도를 제시해 주고 어느 정도 회복이 가능한지에 대한 정보를 제공한다. 뇌졸중, 외상뇌손상 그리고 퇴행성 질환은 환자의 회복 가능한 정도와 회복 양상에 있어서 다양한 양상을 나타낸다. 예를 들면 대뇌피질의 손상은 언어와 인지 능력을 손상시킨다. 반면에 뇌간의 손상은 운동기능과 감각기능을 손상시키지만 언어와 인지 능력은 보존될 수 있다. 환자가 보이는 증상과 심한 정도에 근거하여 신경계 손상의 중증도를 추측할 수 있고, 반대로 중증도에 근거하여 환자의 인지-의사소통장애에 대한 치료 결과를 예측할 수도 있다. 예를 들면 언어 우세반구의 중심부에 중증의 손상을 입는 경우는 주변 영역의 손상에 비해 더욱 심각하고 광범위하며 영구적인 언어장애를 야기한다.

요청된 서비스. 의뢰서에 명시된 서비스 항목은 환자의 치료를 위해 언어치료 전문가에게 요청하는 내용을 의미한다. 진행성 신경 질환 환자를 의뢰하는 경우, 의사는 질병의 진전에 따른 변화를 비교하기 위해 삼킴, 말, 언어, 인지 능력의 초기 기초선 수준을 파악하고자 할 것이다. 불명확한 신경 질환 환자를 의뢰하는 경우, 의사는 진단을 명확히 하기 위해 가능한 검사들을 실시하도록 요청할 것이다. 뇌손상 환자의 재정적 또는 법적 결정을 위해 환자의 수행력 확인이 필요하여 의뢰되는 경우도 있는데, 이때 의사 (또는 기타 의료 전문가)는 환자의 인지 의사소통 결함이 재정적 또는 법적 결정에 영향을 미치는지 여부와 그 정도가 어느 정도인지를 파악하고자 할 것이다.

간혹 자문 요청은 언어치료 전문가가 평가하여야 하는 것 가운데 특정 측면에만 초점을 두고 다른 측면은 간과하기도 한다. 예를 들면 뇌간에 뇌졸중이 발생한 환자에 대해 삼킴 문제만 의뢰하고 동반하는 말산출 문제(예: 마비말장애 또는 말실행증—이에 대해서는 다음 장에서 설명할 것임)에 대해서는 언급하지 않을 수 있다. 마비말장애가 뇌간 손상의 일반적 결과라는 사실을 알고 있는 언어치료 전문가는 삼킴 문제에 대한 평가뿐만 아니라 말에 대한 평가를 제안할 수 있다.

임상 Tip. 의사는 환자에 대한 전체 치료 계획에서 일차적 책임을 갖는다. 의사가 처방한 치료 계획은 단지 의사의 견해(knowledge)와 승인(consent)에 의해서만 수정되거나 추가될 수 있다.

의료 기록

의료 기록은 환자의 의학적 처치에 대한 전체 기록을 담고 있는 법적으로 유효한 서류이다. 의료 기록을 작성하는 방식은 의료기관에 따라 다르지만 대부분은 일반적으로 다음과 같은 순서를 따른다. 의료 기록을 검토하면, 임상가는 환자의 삼킴장애와 인지-의사소통장애의 유형과 중증도에 대해 중요한 정보를 알 수 있다.

환자 정보. 환자에 관한 기본 정보(이름, 생년월일, 병동, 진단 코드 등)는 보통 보고서 각 페이지의 하단에 기록된다.

개인적 기록. 환자의 개인적 기록은 환자에 관한 인구통계적 정보(고용 여부, 결혼 여부, 자녀, 거주지, 동거인, 직업과 경력)를 포함한다. 환자의 정서 상태와 사회적 기록에 관한 정보가 여기에 포함될 수 있다. 예를 들면 과거 또는 현재의 정서적 · 개인적 문제, 환자와 다른 사람들과의 관계, 우울증, 정신과 질환, 알코올중독, 약물 남용의 경험이 있는지 등이 그것이다.

병력. 의사, 간호사 또는 기타 의료 전문가가 환자나 다른 정보 제공자와 직접 면담하는 과정에서 얻은 내용을 요약 · 기록하고, 때로는 이전 의료 기록에 있는 정보를 추가로 기록하기도 한다. 병력은 환자의 이전 질환, 상해, 의학적 상태, 현재의 장애와 환자의 호소 등을 포함한다. 또한 뇌졸중, 지남력 문제, 혼동, 말장애, 의식불명, 발작 등과 같은 과거의 의학적 징후, 증상 그리고 진단명을 기록하고, 당뇨병, 혈관 질환, 심장병이나 폐질환과 같은 만성적 질병을 기록한다.

그림 3-2는 뇌졸중 환자인 Shaw 씨의 병력에 대해 신경과 의사가 요약한 내용이다. 당뇨병과 고혈압이 뇌졸중의 위험을 증가시키는데, 그 둘이 동시에 복합적으로 나타날 때는 각각 따로 나타날 때보다 그 위험성이 훨씬 가중된다. 2013년 3월에 발생한 사건에 대한 Shaw 씨 부인의 의견과 Shaw 씨의 당뇨병 및 고혈압 병력은 그 당시 사건이 일과성 허혈성 발작이었을 가능성을 제시한다.

Shaw 씨를 병원으로 실려 가게 한 사건(그림 3-2의 배경 정보 참조) 역시 뇌졸중을 의미하며, 사건의 특성과 진행과정은 뇌출혈보다는 뇌경색을 시사한다. 뇌경색은 이른 아침에 발생하는 경향이 있으며 격렬한 운동과 관련이 없다. 일반적으로 증상이 점진적으로 증가하며 가끔 단계적 방식으로 진행되기도 한다. 뇌출혈은 격렬한 신체운동을 하는 동안 발생하는 경향이 있으며, 보통 증상의 진행이 빠르며, 때로는 두통, 메스꺼움, 구토를 동반한다. Shaw 씨의 과거 흡연 경력과 과하지 않은 음주 습관은 그의 현재 증상과 밀접한 관련이 있는 것 같지 않다.

신체적 · 신경학적 검사. Shaw 씨에 대한 신체적 · 신경학적 검사(그림 3-2 참조) 결과에 대해 신경과 의사가 보고한 내용은 표준 양식을 따르고 있다. 보고서는 Shaw 씨의 외관, 기분, 지남력('지남력×3'은 사람, 장소, 시간에 대한 지남력이 있다는 것을 의미한다)에 대한 관찰내용을 먼저 기술하고, 그다음 신체적 검사에 대해 요약하여 기록하고 있다. Shaw 씨의 활력 징후(vital signs)는 혈압이 약간 높은 것을 제외하면 정상 범위에

의료 기록	신경학적 검사

개인적 기록: Shaw 씨는 55세 회계사(대졸). 기혼, 자녀는 둘. 아들은 28세, 딸은 24세, 둘 다 함께 거주하지 않음. 부인(Florence)은 중학교 교사. 비흡연 10년. 가끔 사회생활을 위한 음주(ETOH)-과음하지 않음. 부모 모두 사망(80대 중반), 자연사. 신경학적 사고 발생 당시 직장에 다님.

병력: 과거의 병력은, 1991년에 성인기 발병형 당뇨병을 진단받았고 1993년에는 고혈압으로 진단받았으며 작년 3월에 TIA 가능성을 보였음. 환자의 부인이 TIA가 의심되는 그 당시에 대해 보고하였는데, 텔레비전을 시청하던 중 환자가 혼미해지고 질문에 대답하지 못하고 이해하지 못하는 것처럼 보였다고 함. 증상이 한두 시간 뒤 괜찮아졌기 때문에 병원에 가서 의학적 처치나 지원을 받지 않았음. 약제 처방은 톨부타미드 500mg을 하루에 두 번, 클로로티아지드 500mg을 하루에 두 번 복용하여 고혈압과 당뇨병을 관리하고 있고 가끔 아스피린을 복용함.

배경 정보: 함께 내원한 부인이 환자에 관한 정보를 제공하였음. 환자는 오늘 오전 8시 15분경 발생한 신경학적 사고 전까지는 건강이 양호하였던 듯함. 출근을 위해 옷을 입던 중 갑자기 말이 안 나오고 다리에 힘이 빠짐. 구토증상, 의식불명, 복시(double vision), 메스꺼움이나 현기증은 없음. 본 센터의 응급실에 오전 9시 5분에 도착하였으며 9시 20분경 신경학적 검사를 시작함.

습관: 환자는 금연하였으며(0.5ppd × 10년), 지난 10년간 흡연을 거의 하지 않음. 1주일에 와인 서너 잔을 마시며 다른 종류의 술도 가끔 마시지만 부인에 따르면 절대 과음하지 않았다고 함.

신체적 검사: 환자는 그의 연령 정도로 보였으며 괴로워 보이지 않았음. 의식이 있었고 지남력(X3)이 있었음. **활력 징후:** 혈압 162/89, 맥박 72, 체온 98.6, 호흡 18. **머리, 눈, 귀, 코, 목(HEENT) 검사:** 외상이나 변형 없음. 점막 습도 적절. 림프샘 장애 음성, 갑상선 비대 음성. 혈관 잡음 없음. **심장 혈관 검사:** 정상 S1(제1심음), S2(제2심음). gallop(분마율음)이나 murmur(심장잡음) 없음. **폐:** 청진으로 확인하였을 때 깨끗함. **복부:** 부드럽고 통증 없음. 비정상적인 조직 확대 없으며 손으로 감지되는 덩어리 없음. **하지:** 발의 부종 없음.

신경학적 검사: 전반 실어증. 듣기이해 평가에서 "눈을 감으세요.", "입을 벌리세요."와 같은 간단한 지시를 수행할 수 있음. 질문에 대해 "예/아니요" 대답을 할 수 없음. 좌/우 방향 지시에 대해 약간 혼동함. 복잡한 지시를 수행할 수 없음. 읽기 평가에서 낱글자를 읽을 수 없음. 개별 단어 읽기에서 음소착어 오류(예: 'wrist'를 'wrisp'로)를 보임. 읽기이해력 문제로 인해 읽고 수행하기를 할 수 없음. 표현력 평가에서 이야기를 읽을 수 없음. 'no ifs, ands, buts' 등을 따라말할 수 없음. 시계나 핀 등의 사물 명칭을 말할 수 없음. **뇌신경 검사:** 실어증 때문에 환자의 시력 측정 어려움. 시력은 정상 범위 내에 있는 것으로 보이나 우측 시야의 단절이 의심됨. 검안경 검사 결과 시신경유두부종은 관찰되지 않음. 동공은 양쪽 모두 3~4mm로 둥글고 양쪽이 동일하며 빛에 반응적이고 잘 적응함. 외측운동능력과 외안근은 정상임. 양쪽 모두 각막반사가 나타남. 턱 반사는 +1. 코입술주름은 양쪽이 대칭적임. 혀는 가운데에 위치하며 구개수도 중앙에 있음. 양쪽 대칭적인 구토 반사를 보임. 양쪽 어깨의 강도가 대칭적임. **운동 검사:** 회내반응 없고 불수의적 운동 없음. 근육 강도는 양쪽 모두 정상. 상지 근육의 강도는 왼쪽은 5/5, 오른쪽은 4/5, 오른쪽 하지는 3/5. 오른손에 파악반사 나타남. 오른쪽 하지가 바깥으로 회전됨. 협응검사 결과 운동거리조절이상은 나타나지 않음. 심부건반사 결과 양쪽 발목이 +1인 것을 제외하면, 왼쪽 +2, 오른쪽 +3. 오른쪽 발에 발바닥폄(바빈스키)반사 나타남. **감각 검사:** 환자의 실어증 때문에 정확한 검사가 불가능함. 찌르기 자극에 양쪽 상하지 모두 움츠러듦. **걸음걸이:** 느리지만 양쪽 팔을 대칭적으로 흔들면서 걸을 수 있음. 오른쪽 발을 약간 끌면서 걸음.

문제 항목:

1. LH 뇌졸중 가능성
2. 실어증
3. 고혈압
4. 성인기 발병형 당뇨병

(서명)
G. Ericsson
날짜: 2007년 8월 11일 G. Ericsson, M. D.

환자 정보

Shaw, Arthur 1952년 5월 17일생
xxx-xx-9680 **의료 기록**
2K435-32 NEU **신경학적 검사**

그림 3-2 Shaw 씨에 대한 신경학적 검사 보고서

있다. 신체적 검사의 나머지 부분에는 특별히 중요한 정보는 없다[림프샘 장애는 '임파선 비대'를 의미한다. 잡음(bruit)은 수축되거나 거칠어진 혈관 내에서 혈액이 만들어 내는 거친 소리이다. Shaw 씨의 경우 경동맥에 해당한다. S1, S2, gallop, murmur는 심장에서 나는 소리를 말한다. 청진은 청진기를 이용하여 신체 여러 구조의 소리를 듣는 것을 의미한다. 손으로 감지되는 것은 '촉감으로 감지되는' 것을 의미한다. 발의 부종은 '발이나 발목의 팽창상태'를 의미한다].

Shaw 씨의 구어와 이해력에 대한 신경과 의사의 보고에 따르면, Shaw 씨는 실어증 증상을 보인다. 특히 이해력이 심각하게 손상되어 있다. Shaw 씨의 구어능력에 관한 정보가 거의 없기 때문에, 신경과 의사의 보고만으로는 Shaw 씨가 어떤 유형의 언어장애를 보이는지 명확하지 않다.

Shaw 씨의 뇌신경 기능 검사는 신체 윗부분에서 아랫부분으로 진행되는 표준 방식에 따른다. 시력(CN2) 검사를 시작으로 안구 운동과 동공 반응(CN3, CN4, CN6), 안면(CN5, CN7), 혀 · 후두 · 인두(CN9, CN10, CN12), 목 · 어깨(CN11) 순으로 검사를 진행하였다. 신경 검사 결과 뇌신경 손상은 없는 것으로 평가되었다. 양쪽의 코입술주름이 대칭적이고 양쪽의 안면 주름이 대칭적이라는 것은 얼굴 아랫부분으로 가는 피질연수로에 심각한 손상이 없다는 것을 의미한다. 또한 이것은 전두엽에 결정적 손상이 없다는 정보도 제공하기 때문에 Shaw 씨의 경우 전반 실어증일 가능성이 줄어든다. 신경과 의사는 턱반사가 약간 감소되었다고 보고하였으나, 다른 뇌신경 기능 검사에서는 음성 반응으로 보고되었다.

임상 Tip. 신경과 의사가 CN1 검사를 누락하는 것은 일반적이다. 후각신경이나 후각피질의 병리로 의심할 만한 원인을 지니지 않았다면, 일반적인 신경 검사에서 CN1 검사는 매우 드물게 실시된다.

신경과 의사의 검사에 따르면 Shaw 씨는 오른쪽 부위의 운동기능이 다소 약화된 상태이다. Shaw 씨는 팔에 비해 다리 기능이 다소 약하다. 반사작용은 오른쪽 부위에서 활발하지만 양쪽 발목 부위에서는 감소되어 있다. 오른손에 파악반사를 보이며, 오른발에 발바닥폄반사(바빈스키 반사) 가능성이 있다. 이러한 결과는 Shaw 씨가 왼쪽 피질척수로에 손상이 있다는 것을 의미한다. 심각하지는 않기 때문에 약간의 손상만 있을 뿐 대부분의 피질척수신경다발은 온전한 것으로 보인다.

임상 Tip. 파악반사(grasp reflex)는 환자의 손바닥을 건드렸을 때 손이 불수의적으로 쥐어지는 현상이다. 이러한 현상은 병변 반대쪽 피질척수로의 상부운동신경 손상을 나타내는 징후이다. 회내반응(pronator drift)은 근육이 쇠약하다는 징후이다. 환자에게 눈을 감은 채 손바닥을 위로 한 상태로 양팔을 들어 앞으로 내밀게 하여 살펴볼 수 있다. 손바닥을 아래로 향하는 것이 더 자연스럽기 때문에 근육이 약화된 팔은 손바닥이 아래쪽을 보도록 돌아가게 되며, 때로는 중력에 이끌려 약화된 팔이 축 처진다. 다리 근육이 경도로 약화되면 그 다리가 바깥쪽으로 돌아가게 되는데, 특히 환자가 누워 있을 때 관찰된다.

Shaw 씨에 대한 체감각과 걸음걸이 검사 결과는 특이할 만한 것이 없다. 다만 오른쪽 발을 약간 끌면서 걷는 것이 보고되었는데, 이는 운동 검사 결과와 일치한다. 신경학적 검사 결과는 좌뇌 뒤쪽의 전반적 손상과 전두엽 쪽의 산발적 손상을 동반한 뇌졸중을 의심하게 한다. 의사소통 문제에 대한 가장 적절한 진단은 베르니케 실어증인 듯하다.

환자에 대한 의사의 검사 결과(신경학적 검사 포함)는 이와 같이 작성된다. 보고서의 마지막 부분에는 이전에 있었던 관련 증상과 현재 증상, 그리고 환자가 호소하는 사항들을 요약함을써 문제항목들을 정리한다.

의사의 지시.* 환자의 치료 요건을 확립하기 위해 주치의와 다른 전문가들이 지시서를 작성한다. 치료 요건은 약물 처방, 특별히 조심해야 할 것, 검사, 자문, 식이요법, 유동식이나 칼로리 섭취의 점검 그리고 재활 서비스를 포함한다. '의사의 지시서'에 담긴 정보는 실험

* '의사의 지시(Doctor's orders)'는 의료팀과의 협력이라는 측면에서 부적절한 용어로, 권위적인 뉘앙스를 가진 애매한 표현인 듯하다. "Physician's authorized services"라는 용어가 의료서비스를 위한 팀 접근에 더 적절한 표현일 것이다. 의사는 다양한 영역에서 교육적 수준이 높아 'doctor'라는 호칭이 걸맞은 여러 의료 전문가 중 하나일 뿐이다. 의료관리 시스템 내에서 의학 학위를 소지하고 전문적인 역할을 하는 사람에 대해 칭하기 위해서는 'physician'이 보다 적합한 호칭이다.

실 검사에 대한 지시, 약물 처방, 식이요법 조절, 제한사항, 치료 요청, 전문가 자문 등을 포함함으로써, 환자에 대한 전반적인 치료 계획을 보여 준다. 각각의 지시마다 지시사항을 기재한 사람이 서명을 하고 날짜를 기록한다. 지시를 수행하는 사람은 수행 시간을 지시서에 기록한다.

그림 3-3은 Shaw 씨에 대한 신경과 의사의 지시에 따라, 입원 직후부터 지시를 수행하는 과정을 보여 준다. 첫 번째 지시는 뇌출혈 여부를 확인하기 위해 Shaw 씨의 두부에 컴퓨터단층촬영(CT)을 실시하라는 것이다. 두부 CT 검사는 뇌졸중 가능성이 있는 환자에게 실시되는 첫 번째 실험실 검사 중 하나이다. 출혈성 뇌졸중과 폐색성 뇌졸중에 대한 처치는 확연히 다른데, 예를 들면 폐색성 뇌졸중을 치료할 때 투약하는 혈액 희석제(응고 방지제)를 출혈성에 투약할 경우 증상을 더 악화시킬 수 있다. 결론적으로 뇌출혈 여부를 확인하는 것은 치료의 초기 단계에서 매우 중요하다. 신경과 의사의 다음 지시는 심전도 검사를 실시하라는 것이다. 이

의료 기록		신경학적 검사	
날짜와 시간	문제 항목	지시사항	담당자
2007년 8월 11일 1035	1	**Lab:** 두부 CT with contrast. R/O 뇌출혈 vs 뇌경색. Ericsson	KEG 1045
2007년 8월 11일 1035	1	**Lab:** EKG. 55세. 남성. CVA 가능성. 실어증. Ericsson	MRB 1045
2007년 8월 11일 1035	1	활동: 의자에 앉는 것 허용 Ericsson	KEG 1045
2007년 8월 11일 1035	3, 4	투약: 하루 2회 클로로티아지드 0.5g, 하루 2회 톨부타미드 0.5g. Ericsson	KEG 1055
2007년 8월 11일 1035	1, 3	식이요법: 저지방식. 염분 첨가 금지. Ericsson	MRB 1055
2007년 8월 11일 1035	1	**Lab:** 응고 시간, 침전율. Ericsson	MRB 1100
2007년 8월 12일 0905		**Lab:** 경동맥 초음파. R/O 협착. Ericsson	MRB 0930
2007년 8월 12일 1420	2	언어치료 전문가 자문: 55세. R-H 남. 1day s/p L MCA CVA. RUE, RLE 허약. 전반 실어증. Hx DM. HTN. 환자의 말과 언어 평가와 재활 계획. Ericsson	MRB 1435
2007년 8월 12일 1420	1, 2	사회복지사 자문: 55세. 남. 1 day s/p L MCA CVA. 전반 실어증. 퇴원 계획에 도움 요함. Ericsson	MRB 1440
2007년 8월 12일 1420	1	재활 자문: 55세. 남. 1 day s/p L MCA CVA. 전반 실어증. RUE, RLE 허약. Pls 평가와 재활 계획. Ericsson	MRB 1440
2007년 8월 12일 1600	1	활동: 병동에서는 제한되지 않음. 환자는 보호자 없이 병동을 떠나지 말 것. Ericsson	KEG 1620
2007년 8월 12일 1600	1	**Lab:** 혈청, 중성지방 Ericsson	KEG 1620

환자 정보:

Shaw, Arthur 1952년 5월 17일생
xxx-xx-9680
2K435-32 NEU

의사의 지시사항

그림 3-3 Shaw 씨의 치료 계획에 대한 의사의 지시서(발췌)

는 색전증의 원인이 되는 관상동맥 질환이나 심방세동 여부를 밝혀내기 위한 것으로 보인다.

임상 Tip. 심방세동(atrial fibrilation)은 불규칙적인 심장박동을 의미하는데, 이는 정상적인 심장 근육의 수축이 빠르고 불규칙적인 수축으로 변화된 것이다. 빠르고 불규칙적인 수축은 혈전이나 조직 파편들이 떨어져 나가서 혈류를 따라 돌아다니게 하는 원인이 될 수 있다.

다음 지시는 Shaw 씨가 침상에서 내려와 의자에 앉는 것을 허락하는 내용인데, 아직 보호자 없이 걸어다니는 것은 금하고 있다. 이것은 뇌졸중 후 하루 또는 이틀간 환자에게 취해지는 일상적 예방조치이다. 다음 지시는 Shaw 씨가 고혈압과 당뇨병 때문에 복용해 왔던 약물치료를 계속하도록 하는 내용이다. 신경과 의사는 표준적인 저지방식과 저염분식을 하도록 지시하였다(대부분의 의료시설에서 영양사가 새로 입원한 환자에게 영양분 섭취와 수분공급을 위해 적절한 식이요법을 권고한다). 첫날의 마지막 지시는 응고 시간과 침전율에 대한 실험실 검사를 실시하라는 것인데, 이러한 검사를 통해 Shaw 씨의 혈액이 응고되는 시간을 알아볼 수 있다. 정상보다 낮은 수치의 응고 시간과 정상보다 빠른 침전율은 혈류에 있어서 혈전의 위험을 나타내므로 응고 억제 치료가 필요함을 나타낼 수도 있다.

둘째 날, 신경과 의사의 지시사항은 Shaw 씨의 경동맥에 협착(좁아짐)이 있는지를 판단하기 위해 경동맥 초음파 검사를 실시하라는 것이다. 이러한 지시에 의해 신경과 의사가 폐색성 뇌졸중으로 환자를 진단하려 한다는 것을 알 수 있다. 신경과 의사는 폐색성 뇌졸중이 의심되는 환자를 치료하는 과정에서 초기에 경동맥 초음파 검사를 실시하라는 지시를 흔히 내린다. 검사 결과 협착이 확인되면 환자의 뇌졸중은 폐색성 뇌졸중일 가능성이 커진다. 협착이 심하다면 신경과 의사는 협착의 위치, 심각한 정도, 특성에 대한 더욱 정확한 정보를 얻기 위해 추후 뇌혈관조영 검사를 지시할 것이다. 뇌혈관조영 검사를 통해 경동맥 초음파 검사의 다소 흐린 영상으로부터 얻은 정보를 확증할 수 있다.

또한 신경과 의사는 환자를 언어치료 전문가, 사회복지사, 재활의학과에 의뢰하라는 지시를 내리면서, 전날의 지시사항을 수정하여 환자가 보호자 없이 병동을 돌아다닐 수 있도록 허락한다. 이는 걸어 다녀도 위험하지 않다는 것을 관찰한 후 취해진 조치일 것이다. 마지막으로 신경과 의사는 죽상동맥경화증(atherosclerosis)을 일으킬 수 있는 지방혼합물 수치가 증가하였는지를 조사하기 위해 혈액 샘플을 분석하도록 지시한다.

진전 보고서. 진전 보고서는 환자의 신체적 · 행동적 · 정신적 상태에 대해 진행과정을 기록하는 것으로, 환자의 의료적 관리를 담당하는 사람들이 작성한다. 의사가 제일 먼저 진전 보고서를 작성하는데, 보고서는 환자에 대한 간단한 기술, 환자의 사례사에 대한 요약, 신체적 · 신경학적 검사의 중요한 내용의 요약을 포함한다. 의사의 초기 진전 보고서는 보통 진단에 대한 결론과 환자 치료 계획에 관한 내용으로 끝맺는다.

의사, 간호사, 병동 담당자 그리고 다른 전문가들이 작성한 진전 보고서 내용은 환자의 각성 상태, 지남력, 기분, 보호자에 대한 환자의 반응, 병동에 있는 다른 환자들에 대한 환자의 행동 등에 관한 정보를 제공한다. 또한 환자가 걷기, 옷 입기, 목욕 그리고 다른 일상적인 활동을 할 수 있는지에 관한 정보를 제공한다. 심리학자, 사회복지사, 물리치료사와 같은 전문가의 보고서와 권고사항은 신체적 · 신경학적 검사에서는 밝혀지지 않은, 환자 상태에 대한 또 다른 정보를 제공한다.

그림 3-4는 Shaw 씨의 의료 기록 중 진전 보고서의 한 페이지이다. 첫 번째 내용은 신경과 의사의 권고사항이다. 신경학적 검사 결과의 요약은 다음과 같다. A/P(평가/계획) 영역에는 신경과 의사의 진단적 추측과 앞으로의 계획이 기재되어 있다. 경동맥 초음파 검사와 자기공명영상(MRI)의 혈관조영술을 실시하도록 한 신경과 의사의 계획에 근거할 때, 의사는 폐색성 뇌졸중을 의심하는 것으로 보인다. 하지만 Shaw 씨에게 응고 억제 치료를 실시하도록 결정하지 않았다(왜냐하면 의사는 우선 CT 검사 결과를 먼저 보기를 원하기 때문이다). CT 검사 결과 뇌출혈이 아닐 경우, 신경과 의사는 항응고제를 투약하도록 할 것이다. 또한 신경과 의사는 Shaw 씨의 치료 계획에 재활의학과 의사, 언어치료 전문가, 사회복지사, 안과 의사 등을 포함시켰는데, 이것은 각각 환자의 근육 약화, 실어증, 퇴원 후 거취 문제,

의료 기록	진전 보고

날짜. 시간	내용
2007년 8월 11일 1015	신경학적 공식 기록: 55세. 남성. s/p L MCA 뇌졸중 2007년 8월 11일 오전 8시 15분경. 이전에는 건강하였음. 급발병 RUE, RLE 약화, 불분명한 발음. 부인이 의료센터에 데려옴. 전조 증상이나 두통 없었음. **PMH:** AODM×5년. HTN×3년. TIA 가능성 3/95. **PE:** BP 162/89. P 72. T 98.6 R 18. 폐 양호. 목 유연함. 의식상태: 의식이 있고 반응을 보이나 부적절함. "난 괜찮아요"라고 반응함. 이름을 말하거나 따라말하지 못함. 정중선 지시(midline commands)를 수행(눈 감기, 입 벌리기). 복잡한 지시를 수행하지 못함. CN: EOM 충분함. 안구진탕증 없음. 동공 대칭, 반응적임. 안면 대칭. 혀 정중선에 위치. 구개 정중선에 위치, 대칭적으로 올릴 수 있음. 운동기능: 특정 지시를 수행할 수 없음. 팔과 다리는 정상적인 저항력 지님. 도움 받아 보행 가능. 누울 때 오른쪽 다리가 바깥쪽으로 회전됨. 우측에 파악반사, 바빈스키반사. 협응: 움직이는 목표물을 향해 움직여 잡을 수 있음. **A/P:** 언어와 이해력에 급격한 변화. 오른쪽 부위에서 미세한 운동 결함. CT 또는 MRI 실시 r/o 출혈. 뇌졸중 vs TIA가 진단될 가능성. 위험 요인 확인을 위해 경동맥 초음파 검사 실시. 혈관 이상 확인 위해 MRI 혈관조영술 고려. 응고 억제 치료의 필요성이 명확하지 않음. CT 결과 출혈이 아니면 ASA(아스피린)나 티클로피딘 고려. 재활, 언어, 사회복지, 안과에 자문 예정. G. Ericsson, M.D.
2007년 8월 11일 1105	**진료 초기 기록:** 환자는 각성 상태, 지남력에 별다른 어려움 없었음. 병동에서 지남력 평가에 부인 참여하였음. 자극에 대해 반응적이지만 적절한 대답으로 반응하지 못함. 도움 없이 침대에서 의자로 이동 가능. 불안정하지 않고 똑바로 앉을 수 있음. 도움받아 보행 가능하며 강도, 균형, 판단력에 문제 없어 보임. 혼동의 증거 없음. 배변 조절 가능. 며칠 동안 일상활동(ADLs)에 도움 필요. 위험한 상황에 처할 것으로 보이지 않음. 말할 수 있으나 항상 의미가 통하지는 않음. 이름, "난 괜찮아요.", "o.k" 등을 말할 수 있음. 이해력 결함이 중요한 문제로 보임. L. Smith, RN
2007년 8월 11일 1245	**진료 기록:** 환자는 각성 상태, 지남력 있음. 유쾌하고 협력적임. 두서없이 이야기하는 경향. 가능한 한 한 가지 주제로 이야기할 필요 있음. 부인이 함께 방문함. 매우 걱정하고 있음. 지지와 안도감 필요. L. Smith, RN
2007년 8월 11일 1500	**진료 기록:** 도움 없이 보행 가능. 늦은 점심. 식욕 좋음. 유쾌하고 협조적임. 문제 호소하지 않음. M. Benson, RN.
2007년 8월 11일 1805	**진료 기록:** 환자는 이해와 표현에 있어서 심각한 의사소통 문제를 지닌 것으로 보임. 좌절하거나 의사소통 단절을 인식하는 것으로 보이지 않음. 환자의 기본적 요구는 충족되고 있는 것으로 보임. ADLs에 문제 없음. M. Benson, RN.
2007년 8월 11일 2200	**진료 기록:** 조용하게 수면 취함. 문제 발견되지 않음. G. Taylor, RNA
2007년 8월 12일 0610	**진료 기록:** 밤새 수면. 문제 호소하지 않음. 의식 있고 각성 상태. 도움 없이 ADLs 수행. 상대방이 말하는 것을 종종 이해하지 못함. 주제를 반복해서 말하거나 상기시켜 주어야 함. L. Smith, RN
2007년 8월 11일 1000	**언어치료 전문가 기록:** 자문 요청받음. 병상에서 간단히 환자를 관찰함. 인상: 중등도-중도 베르니케 실어증. 전체 보고서 첨부함. G. Berker, M.A. CCC-SLP.

환자 정보:

Shaw, Arthur 1952년 5월 17일생 **의료 기록**
xxx-xx-9680
2K435-32 NEU **진전 보고**

그림 3-4 Shaw 씨의 의료 기록 중 날짜별 진전 보고. 보고서가 반드시 연속적으로 작성되지는 않음. 몇 가지 내용은 환자가 병동에 입원한 첫날의 기록에 포함되기도 함(의학 용어의 약어에 대한 정의는 부록 참조).

시야 결함을 다루도록 하기 위한 것이다.

진전 보고서의 다음 내용은 간호사가 작성한 내용이다. Shaw 씨는 보행이 가능하고, 각성 상태가 좋고, 지남력이 있지만, 의사소통에 상당한 장애가 있음을 기술하고 있다. 몇 가지 내용은 Shaw 씨가 실어증, 특히 다른 사람들이 말하는 것을 이해하는 데에 심각한 문제를 지녔음을 나타낸다.

> 이해력 결함이 중요한 문제인 것처럼 보인다. 두서 없이 말하는 경향이 있으나 좌절하는 것 같지 않고, 심지어 의사소통 단절을 인식하지 못하는 것 같다. 상대가

말하는 내용을 항상 이해하지는 못한다. 그러나 환자는 기분이 좋아 보이고 협조적이며 행동 문제에 대해 치료를 요하는 것 같지는 않다.

보고서의 마지막 내용은 자문 요청을 수락했던 언어치료 전문가가 작성한 것으로, 환자를 처음 대했을 때의 인상을 기재하고 언어선별검사 결과가 별도로 기재되어 있음을 안내하였다.

실험실 검사 보고서. 대부분의 의료 기록은 실험실 검사 보고서를 따로 작성하는데, 혈액 검사, CT 촬영, 뇌파검사(EEG)와 같은 검사의 결과 보고서가 이에 해당한다. 의사가 지시한 실험실 검사를 살펴보면, 의사의 일차적 진단과 환자에게 필요한 의료적 요구에 대해 의사가 어떤 의견을 가지고 있는지를 어느 정도 알 수 있다.

그림 3-5와 그림 3-6은 Shaw 씨의 의료 기록 중 실험실 검사 보고서의 예이다. 그림 3-5는 신경방사선과 의사가 두부 CT 촬영 결과에 대해 작성한 보고서이다. 보고서에 따르면 Shaw 씨는 좌뇌 측두-두정엽 피질 아래의 백질 부위에 뇌경색이 관찰되었으며 뇌졸중이 피질 부위로 확산되어 있다. 뇌졸중은 중대뇌동맥의 뒤쪽 혈관의 뇌경색으로 인해 생긴 것이 명백하였다. 중요한 점은 출혈성 뇌졸중의 증거는 없다는 점이다.

그림 3-6은 방사선과 의사가 작성한 경동맥 초음파 검사 결과 보고서이다. 보고서에 따르면 Shaw 씨는 혈관 벽이 두꺼워져 있고 양쪽 경동맥에 걸쳐서 죽상동맥경화성 플라크가 분포되어 있다. 좌우 총경동맥은 심각하게 좁아져 있는 상태는 아니다. 그러나 양쪽 내경동맥의 경우 심각한 협착 상태를 보이고, 우측이 좌측보다 더 심하다. 좌측 외경동맥 역시 좁아져 있는데, 이는 심장박동으로 인한 심장 수축 시 혈액의 속도가 증가되어 있기 때문이다.

의료 기록

방사선 촬영 보고서

이름: Shaw, Arthur	**병동(WARD):** 2N, 신경과
ID: xxx-xx-9680	**요청(REQ.M.D.):** Ericsson
연령: 55	**환자(case):** # 3937

검사일: 2007년 8월 12일 14:33
검사: CT HEAD WITH CONTRAST

임상 사례력:
55세 남성. 2007년 8월 11일 EH 뇌졸중 의심. 뇌출혈 여부 확인.

비교: 비교할 이전 검사 경력 없음.

결과: 두부의 Enhanced CT. 좌측 측두-두정엽의 백질 부위에 새롭게 감퇴된 영역, 위로 피질부위로 확산, 새롭게 발생한 폐쇄성 경색과 일치. 출혈의 증거 없음. 덩어리(mass)의 영향 없이 뇌실은 정중선에 위치함.

인상: 중대뇌동맥의 뒤쪽 혈관의 폐색과 일치되게 좌뇌 측두-두정엽에 경색이 새롭게 나타남. 위의 결과를 볼 것.

필름 판독자: Mary C. Richman

Mary C. Richman, 신경방사선과 의사

그림 3-5 Shaw 씨의 의료 기록 중 CT 검사 보고서

의료 기록

방사선 촬영 보고서

이름: Shaw, Arthur
ID: xxx-xx-9680
연령: 55

병동(WARD): 2N, 신경과
요청(REQ.M.D.): Ericsson
환자(case) #: 2302

검사일: 2007년 8월 13일 08:03
검사: NON-INVASIVE CAROTID W IMAGING
(경동맥 초음파검사)

임상 사례력:
55세 남성. 2007년 8월 11일 LH 뇌졸중 의심. 경동맥 협착 여부 확인.

비교: 비교할 이전 검사 경력 없음.

결과: 양쪽 경동맥에 걸쳐서 혈관내막이 두터워지고 약간의 플라크가 국소적으로 분포되어 있음.

우측 총경동맥은 혈류 역학적으로 중요한 협착과 관련된 것은 아님. 우측 내경동맥은 최고수축기 혈류 속도가 초당 160cm로 다소 증가되어 있음. 이는 우측 내경동맥의 심각한 협착(60~79%)과 일치함. 우측 외경동맥은 혈류학적으로 중요한 협착을 보이지 않음.

좌측 총경동맥은 혈류학적으로 중요한 협착과 관련성 없음. 좌측 내경동맥은 최고수축기 혈류 속도가 초당 130~140cm, 심장확장기의 혈류 속도는 초당 40cm로 다소 증가되어 있음. 이는 좌측 내경동맥의 경-중도의 협착(20~59%)과 일치됨. 좌측 외경동맥의 협착과 관련하여 최고수축기 혈류 속도의 증가가 확인됨.

인상:

1. 우측 내경동맥의 심한 협착(60~79%)
2. 좌측 내경동맥의 경-중도의 협착(20~59%)
3. 좌측 외경동맥의 협착과 일치하는 수축기의 혈류 속도 증가
4. 우측 추골동맥은 본 검사에서는 확인되지 않음.

필름 판독자: W. E. Davies

Warren E. Davies, 방사선과 의사

그림 3-6 Shaw 씨의 의료 기록 중 경동맥 초음파 검사 보고서

그림 3-7은 Shaw 씨의 의료 기록에 기재된 정보가 언어치료실에서 사용하는 양식에 맞게 어떻게 재정리되는지를 보여 준다. 이 양식에는 Shaw 씨에 대한 기본 정보와 의사소통장애 진단명이 기록되어 있고, 의료 기록에서 수집한 정보가 요약되어 있다. 이 정보는 Shaw 씨를 치료해 줄 언어치료 전문가에게 필요한 자료를 신속하게 제공해 줄 것이다. 그리고 Shaw 씨의 병력과 현재 지니고 있는 문제에 대한 기록으로 활용될 수 있다.

언어치료 전문가는 환자의 의료 기록을 검토하여 환자의 의학적 문제, 신경학적 문제, 인지-의사소통의 잠재적 손상 그리고 행동 · 정서 상태에 대한 정보를 얻는다. 이러한 정보는 인지, 언어, 의사소통 평가를 계획하는 데 도움이 된다. 환자의 의료 기록을 통해 갖게 된 생각은 이후 환자를 면담하고 환자의 인지, 언어, 의사소통에 대해 평가하는 과정을 통해 확고해질 것이다. 그 후 언어치료 전문가는 자문 요청에 대한 답변서를 작성한다(그림 3-8).

자문 요청에 대한 답변서는 일반적 양식을 따른다. 먼저 환자에 대한 주관적 관찰 내용을 기록하는 것으로 시작하여 객관적 검사 결과를 기술하고 그 결과를 해석

언어치료 서비스

환자 정보

환자 이름: Shaw, Arthur	Soc Sec 번호: XXX-xx-9680	의뢰 날짜: 2007년 8월 12일
집 주소: 6877 Lakeview Court Riverview, MN 55444-1212	직업: 회계사 결혼 여부: 기혼(Florence) 학력: 대학(B.A.)	담당 의사: Ericsson 4498 의학적 진단: L. MCA CVA, 실어증
생년월일: 1952년 5월 17일	집 전화: 612/ 555-9888	
의뢰 병동: 2N(신경과)	의뢰 서비스: 신경과	SPS File #: 6688

의사소통, 삼킴장애

문제 #1: 실어증	발병 날짜: 2007년 8월 11일
문제 #2:	발병 날짜:
문제 #3:	발병 날짜:

의료 정보

이전 병력: 1991년, 성인기 발병형 당뇨병으로 진단받음. 경구용 약으로 관리 중. 1993년 11월, 고혈압으로 진단받음. 환자의 부인이 보고한 내용에 의하면 2006년 3월에 환자의 RUE에 짧은 시간 동안 마비 증상 있었음(MD: TIA 가능성).
현재 질환의 경과: 환자는 8월 11일 아침까지 건강 상태가 좋았다. 출근을 위해 옷을 입던 중 갑작스럽게 오른쪽 부위의 약화 현상이 나타났고 발음이 불분명해졌다. 환자는 부인에게 알렸고, 부인이 응급차를 불러 본원 응급실로 환자를 데려왔다. 도착 당시 환자는 신체의 오른쪽 부위가 극도로 약화되어 있었고 과도한 반사 반응을 나타냈다. 말은 유창하였으나 구어 착어증과 약간의 자곤을 보였으며 이해력은 심각하게 손상되어 있었다. 환자는 천천히 호전되는 중으로 보이지만 여전히 심각한 실어증을 보인다. 진료기록에 의하면 그는 지남력이 있고 각성 상태이다.
실험 검사 결과: CT 촬영: "좌측 측두-두정엽 백질 부위의 새로이 발생한 감퇴된 영역, 피질로 확산, 새로이 발생한 폐쇄성 경색과 일관된 결과. 출혈의 증거 없음. 경동맥 u/s(초음파): R ICA(우측 내경동맥)의 심각한 협착(60~79%), L ICA(좌측 내경동맥)의 경-중도의 협착(20~50%) BP: 162/89.
투약: 톨부타미드, 클로로티아지드 **기타:** 저지방식, 저염식. 사회복지사에게 자문: "d/c(퇴원) 계획에 대한 협조 요청." 재활 자문: "RUE, RLE 약화, 평가와 재활치료 요청."

임상가: G. Becker, Ph.D. CCC-SLP 언어치료 전문가	서명: G. Becker 날짜: 2007년 8월 12일

그림 3-7 Shaw 씨의 의료 기록 중 언어치료 전문가가 정보 기록을 위해 사용한 보고서

일반 개념 3-1

- 숙련된 임상가는 신경학적으로 인지-의사소통능력이 손상된 성인을 평가할 때 구조화된 접근법을 사용한다. 대부분은 임상적 방법이라 불리는 몇 가지 양식을 사용한다. 임상적 방법은 진단, 검사, 예후, 치료에 관한 임상적 결정을 하기 위한 구조화된 절차이다.
- 의뢰서(자문 요청서)는 언어치료 전문가에게 환자에 대한 중요한 첫인상을 제공한다. 의뢰서는 보통 환자의 개인적 정보와 환자의 의학적 · 신체적 · 행동적 조건, 의학적 진단, 예상되는 입원 기간, 환자 치료에 대한 의사의 계획 등을 보여 준다.
- 의료 기록은 하위 영역으로 구분되는데, 각 영역은 환자에 대한 다음과 같은 종류의 정보를 포함한다.
  - 환자 정보: 환자에 대한 개인적 정보 및 진단 코드
  - 병력: 이전의 병력에 관한 정보와 환자의 현재 증상에 대한 요약
  - 신체적 · 신경학적 검사: 의사가 환자를 검사하여 얻은 결과
  - 의사의 지시: 지시, 특별한 예방 조치, 자문 의뢰, 투약 요

의료 기록	자문 요청/의뢰	
수신: 언어병리학	**발신:** 병동 2N 신경과	**날짜:** 2007년 8월 12일 14: 36
잠정적 진단: L MCA CVA, 전반 실어증		
자문 요청자: Ericsson, G. 4498	**장소:** Consultant's choice	**응급 여부:** Routine
자문 사유: 55세 R-H M 1day s/p recent L MCA CVA. RUE, RLE weakn. 전반 실어증. Pls eval pt's sp & lang & make recs.		

자문 내용

언어치료실에서 2007년 8월 14일에 Shaw 씨의 말과 언어 능력을 평가하였다.

주관적 관찰: Shaw 씨는 55세 남성으로 2007년 8월 11일에 좌뇌 중대뇌동맥에 CVA가 발생하였다. Shaw 씨는 휠체어에 앉아서 언어치료실에 방문하였지만, 나중에는 걸을 수 있었고, "발이 약간 불안정한 것 같아요."라고 하였다. 평가 동안 그는 협조적이고 정중하고 각성 상태였으며 과제에 집중하였으나 대화과정이나 과제 수행력에 있어서 청각적 이해력이 심각하게 손상되어 있었다.

객관적 평가: 몇 가지 말 · 언어검사를 실시하였다. Shaw 씨의 수행력은 다음과 같다.

- 듣기이해력이 심각하게 손상되었다. Shaw 씨는 검사자가 들려주는 일반 사물의 이름을 듣고 그림 가리키기 과제에서 50%의 정반응을 보였다. 1단계 지시("숟가락을 집으세요.")에 대해 50% 정반응 할 수 있었으나 2단계 지시("연필을 가리키고 열쇠를 나에게 주시오.")는 수행하지 못하였다.
- 말산출 능력이 심각하게 손상되었다. 대화과정과 평가과정에서 Shaw 씨의 말은 불분명하고 의미 없는 구어 착어증(verbal paraphasias, 의미 착어증)('table'을 'chair'로)과 문자 착어증(literal paraphasias, 음소 착어증)('comb'를 'spomb')으로 혼란스러웠다. 가끔 신조어(무의미 단어)가 관찰되었다. 그러나 Shaw 씨의 말산출 기제는 비교적 손상되지 않았다. 크게 노력하지 않고 정상 속도와 억양, 그리고 정상적인 강세로 말하였다.
- 읽기 능력이 심각하게 손상되었다. Shaw 씨는 단지 몇 개의 간단한 명사("사람", "개")를 읽을 수 있을 뿐 다음절 단어나 긴 구절을 읽지 못하였다. 착어증과 신조어로 인하여 읽기에 실패하는 특징을 보였다. Shaw 씨는 자기 이름을 힘들여 베껴 쓸 수 있었으나, 자발적 쓰기나 받아쓰기는 알아볼 수 없는 수준이었다.

인상과 결론: Shaw 씨는 심각한 베르니케(이해) 실어증에 부합하는 증상을 보인다. 심각한 언어 손상은 이후 몇 주 동안 점차 감소하겠지만, 신경학적 회복이 완전히 이루어진 이후에도 여전히 중도의 실어증을 보일 수 있다. 지금으로서는 근무에 복귀하는 것은 힘들 것으로 보인다.

제안:

1. 이해 손상의 정도와 특성을 정확히 평가하기 위해, 듣기이해력에 대한 추가적인 평가가 필요하다.
2. 치료에 따른 잠재적 이득이 얼마나 있을지 알아보기 위해, 청각적 이해력과 자기 감시(monitoring) 능력의 개선에 중점을 둔 시도 치료를 권고한다.
3. 퇴원 이후 궁금한 점들에 대한 해결책을 찾고 필요한 사항들을 논의하기 위해, 부인과 다른 가족들과의 상담이 필요하다.

환자에 대한 검사 여부: [X] 예 [ ] 아니요

환자의 의료 기록 확인 여부: [X] 예 [ ] 아니요

서명과 직함: G. Berker G. Berker, Ph. D., CCC 언어치료 전문가			**날짜:** 2007년 8월 14일
ID#: 133591	**Organization/Service:** 언어병리학	**Reg #:** –	**Ward:** –
환자 정보: Shaw, Arthur 1952년 5월 17일 xxx-xx-9680 2K435-32-NEU		**SF 522 5/98** **자문 요청**	

그림 3-8 Shaw 씨의 주치의가 요청한 자문에 대해 언어치료 전문가가 작성한 답변서

청, 특별한 검사 요청

- **진전 보고:** 환자의 신체적 · 행동적 · 정신적 상태에 대한 기술. 중요한 사건이나 사고에 대한 기술(예: 추락, 정서적 폭발).
- **실험실 검사 보고:** X선 촬영, CT 촬영, 혈액 검사나 조직

검사 등의 검사 결과

- 자문 요청에 대한 답변을 기술한다. 객관적 검사 결과를 먼저 보고하고 검사 결과에 대한 해석을 기술하며 제언 사항을 기재한다. 자문 요청에 대한 답변은 간결하고 정확한 일상적 언어로 작성한다.

한다. 그리고 환자의 문제 특성에 대한 의견을 제시하고 예측되는 진행과정에 대해 언급한다. 마지막으로 의뢰서에 언급된 문제를 해결하기 위한 제안사항들을 정리하는 것으로 끝맺는다. 자문 요청에 대한 답변은 요점만 간단히 간략하게 작성한다(대부분의 의사들과 의료 관계자들은 길고 복잡한 보고서를 읽기 꺼린다). 검사는 일상적 언어로 작성하고, 검사 항목의 예를 포함시킨다(대부분의 인지-의사소통능력의 검사도구의 명칭과 그 검사의 점수는 언어치료 전문가가 아닌 대부분의 사람에게는 거의 의미가 없다). 자문 요청서를 읽는 사람이 쉽게 정보를 얻을 수 있도록 보고서를 작성한다.

환자 면담

면담은 환자의 인지-의사소통능력, 신체 상태, 지남력과 주의력, 시력과 청력, 행동 및 기타 특성에 대해 제일 먼저 살펴볼 수 있는 기회로, 앞으로 말, 삼킴, 인지, 언어, 의사소통 평가를 어떻게 할 것인지에 영향을 미치게 된다. 면담을 잘 시작하는 것은 정보 수집만큼이나 중요하다. 가장 좋은 단 한 가지 방법은 없으며, 임상가마다 환자에게 접근하는 방법은 다를 것이다. 그렇지만 좋은 면담은 일반적으로 두 가지 특징이 있다. 즉, 환자를 돕기 위해 헌신하고, 환자를 존중한다는 점이다. 헌신, 존중과 더불어 좋은 면담자는 면담의 형식과 내용을 구성하는 기본 원칙을 따라야 한다. 그 원칙은 다음과 같다.

면담 전 사전 준비하기

환자의 의료 기록의 검토를 통해 환자의 개인 정보, 병력, 의학적 문제에 대한 정보를 얻어야 한다. 담당 의사나 간호사와의 대화를 통해 의료 기록에 없는 정보도 얻는다. 사전 준비를 통해 면담 중 좀 더 적절한 질문을 할 수도 있고 진단과 관련된 정보에 보다 집중할 수도 있다. 또한 환자를 당황하게 하거나 걱정시키거나 위협을 주는 주제를 피할 수 있다.

방해 없는 조용한 장소에서 면담하기

많은 경우 첫 면담은 환자의 병상에서 이루어진다. 병실에 방해 요소가 없는 경우라면 병상 면담도 괜찮다. 하지만 병실에 방해 요소가 있다면 가까이에 있는 휴게실, 회의실, 비어 있는 병실을 이용하고, 만약 환자의 병동에 이용할 만한 곳이 없다면 병동 밖의 조용한 곳으로 옮겨 면담을 진행한다.

환자에게 면담 진행자에 대해 이야기하기

대학병원에 입원한 환자는 소개나 설명 없이 나타났다 사라지는 의사, 레지던트, 의과 대학생, 인턴 등 많은 사람들에 뒤섞여 혼란스럽다. 이러한 혼란을 줄여주면, 환자도 안정되고 스트레스를 덜 받을 수 있다. 의사는 다른 전문가에게 의뢰하였다는 사실을 환자 본인에게 미리 알려 주지 않는 경우가 많아, 아무런 설명 없이 어떤 전문가가 오게 되면 환자는 놀라고 걱정하게 마련이다. 따라서 환자에게 당신이 누구인지, 의사가 왜 보냈는지에 대해 알려 주어야 한다. 다음과 같이 환자에게 자신을 소개하고 왜 왔는지 말해 준다.

> 저는 Ms. Smith이고 언어치료실에서 왔습니다. Dr. Jones는 당신이 말하는 데 다소 문제가 있을 수 있다고 하였습니다. 저는 당신이 말하는 데에 진짜 문제가 있는지를 살펴볼 것이고, 문제가 있다면 그것에 대해 앞으로 어떻게 할 것인지 알려 드릴 것입니다.

또한 환자에게 치료에서의 당신의 역할에 대해 말해 주도록 한다.

> 의사는 당신의 의학적 문제를 다룰 것입니다. 물리치료사는 걷기와 팔에 힘을 기르는 것을 도울 것입니다. 저는 말하기, 쓰기와 이해하기를 도와 드릴 것입니다.

임상 Tip. Boll(1994)은 환자에게 "의사가 왜 당신을 이곳 전문가에게 의뢰하였는지 아십니까?"라고 물어보면서 면담을 시작하라고 권고한다. 환자의 반응을 보면, 환자가 주변 상황을 얼마나 이해하는지, 관심과 동기 수준은 어떠한지, 진료 예약에 대해서 만족하는지, 의뢰의 타당성에 대해 인식하는지를 알 수 있다. 뿐만 아니라 환자가 면담의 성격에 대해 정보를 들었는지 그리고 들은 것을 이해하였는지, 무시하였는지, 혹은 잊어버렸는지에 대한 정보도 얻을 수 있다.

환자를 편안하게 해 주기

만일 환자가 '의사', '교수', '의원', '신부' 등과 같은 호칭으로 불리길 원한다면, 그렇게 불러주는 것이 좋다. 이렇게 하면 병이 나도 사회적 지위와 역할이 없어지는 것이 아니며 품위를 그대로 유지할 수 있다고 환자를 안심시킬 수 있다. 그리고 이름으로 불러달라고 환자가 요청하지 않는 한, "씨", "님"과 같이 부르는 것이 좋다. 몇 분 정도는 환자의 안정을 위해 편안한 주제로 대화하는 시간을 갖도록 한다. 환자에게 다음과 같은 일반적인 질문을 한다. "고향이 어디입니까?", "무슨 일을 하십니까?", "결혼은 하셨습니까?", "자녀나 손자가 있습니까?" 특히 면담자가 환자의 고향, 문화, 관심거리에서 서로 공유하는 점을 발견할 경우, 환자의 마음이 편해질 수 있다.

임상 Tip. 어떤 환자들(나의 경험에 따르면 많은 수는 아니지만)은 가족과 일에 대한 질문에 감정적으로 반응하기도 하는데, 이것은 엉망이 되어 버린 가족과 직장 관계, 책임감에 대한 걱정 때문일 것이다. 면담자는 그러한 주제가 미칠 수 있는 영향에 민감해야 하고, 환자가 감정적으로 마음 상한 기색을 보이면 그 주제에서 바로 벗어날 수 있어야 한다.

앉아서 면담 진행하기

서 있는 면담자와 이야기하는 것은 앉아 있거나 누워 있는 환자에게는 위협적일 수 있다. 길든 짧든 면담 중에 서 있으면, 환자는 면담자가 더 중요한 어딘가에 가야 하고 바쁜 일정 중에 잠깐 시간을 내는 것이라는 느낌을 받는다. 이 경우 환자는 자신이 별로 환영받지 못한다고 느낄 수 있다. 환자의 걱정거리에 대해 중요하게 생각하고 있으며 환자와 이야기하는 것보다 더 중요한 다른 일은 없다고 느끼게끔 해야 한다.

환자의 이야기 들어 주기

"오늘 기분은 어떠세요?"와 같은 일반적인 질문으로 면담을 시작하는 것이 좋다. 그러고 나서 "기분이 좋아지셨다니 다행이네요.", "침대에서 일어나는 것을 보니 저도 기분이 좋습니다."와 같은 언급을 덧붙인다. 그다음 "말하는 데에 어려움이 있으신가요?", "어떤 점이 어려운지 말씀해 주세요."와 같이 환자의 인지-의사소통문제로 화제를 전환한다. 언어 문제에 대해 환자가 어떻게 느끼는지 알아내야 한다. 어떤 환자들은 사소한 문제에도 심한 충격을 받아 걱정을 하는 반면, 어떤 환자들은 심한 손상도 대수롭지 않게 여긴다. 환자가 말하는 것을 염두에 두면서 환자의 관심사를 쫓아야 한다. 환자가 걸을 수 있는지, 일어나 앉을 수 있는지, 검사 동안 주의를 유지할 수 있는지에 대해 기록하고, 기분, 지남력, 정신 상태, 시력, 청력, 틀니, 안경이나 보청기 착용 여부와 같은 환자의 상태와 행동 가운데 중요한 부분이 있으면 모두 기록한다.

인내심을 가지고 걱정하고 이해하면서 들어 주기

환자가 자신이 이야기를 할 시간을 주어야 한다. 중요하지 않은 다른 이야기로 주제가 벗어나거나 면담의 목적에서 벗어나지 않은 한, 환자의 말을 중단하거나 면담자가 이야기를 주도하지 않도록 한다. 의미 있는 정보를 이야기할 수 있도록 질문해야 한다. 그렇다고 당신이 예상하고 기대하는 답이 나오도록 환자를 유도하지는 말아야 한다. 지나치게 걱정하거나 동정적일 필요는 없다. 성인 환자는 걱정과 동정의 표현을 원하지 않는다(많은 환자들이 싫어한다). 환자의 이야기를 객관적으로 수용하고, 면담과정을 환자와 면담자 간 문제해결의 협력과정으로 여긴다.

환자의 수준에서 이야기하기

일상 언어를 사용하는 것이 좋다. 환자를 혼란스럽거나 겁나게 만드는 알아들을 수 없는 전문용어는 피해야 한다. 환자의 각성과 이해 정도를 점검해야 한다. 필요하다면 반복하고 다시 말한다. 좌절, 분노, 이해 실패의 표현일 수 있는 환자의 눈빛, 표정, 몸짓을 주의 깊게 살펴야 한다. 환자에게 말하지 말고 환자와 함께 이야기하라. 환자를 파트너로 대하라. 환자의 상호작용 방식에 적응하되 지나친 친밀함은 피하라. 우호적이지만 객관적이어야 한다. 유머는 지나치지 않고 분별력 있게 사용하되 자제할 필요는 없다. 분별력 있고 시기적절한 유머는, 환자의 상태가 심각할 경우에도 인간적인 면담을 가능하게 하고 긴장을 풀어 주고 환자를 안심시킨다.

환자를 성인으로 존중하며 대하기

어린아이처럼 대하거나 무능력하게 느끼게 하는 태도로 질문하지 않도록 한다. 예전에는 쉬웠던 일이 이제는 어렵거나 불가능하게 되어 버린 의학적 상태에 대해 환자에게 직접 말하는 것이 때로는 도움이 될 수 있다. 이때 환자의 다른 많은 능력은 손상되지 않고 그대로라는 것을 말해 주어야 한다. 만일 어떤 주제나 질문이 환자를 당혹시키거나 불안하게 한다고 판단되면 바로 다른 주제로 넘어가야 한다. 중요한 질문이 남아 있다면, 나중에 좀 더 조심스럽게 질문하도록 한다.

존중감을 표현하는 세심한 방법 중 하나는 임상가가 환자의 이름을 부르는 태도이다. 첫 만남에서 존칭 없이 이름을 부르는 것은 적절한 태도가 아니지만, 서로 잘 알게 된 후에는 괜찮을 것이다. 어떻게 부르는 것이 좋은지 환자에게 직접 물어보는 방법도 있다. 나이 많은 환자의 경우 자신보다 젊은 임상가가 자신의 이름을 부르는 것을 싫어할 수도 있다.

환자에게 다음에 할 일 준비시키기

검사를 계속할 계획이라면 환자를 준비시켜야 한다. 임상가가 계획한 검사의 전반적 내용과 그것을 실시하는 이유를 환자에게 설명한다. 검사 날짜와 시간이 정해진 경우에는 구체적인 날짜와 시간을 말해 준다. 검사에 대한 환자의 질문과 걱정거리에 대해 대답해 준다.

환자 안심시키기

환자의 장애에 대해 객관적이고 솔직하게 말하고, 손상받지 않은 환자의 능력에 대해서도 강조하라. 시간이 지나면서 환자의 상태가 나아질 것이라 판단되면, 환자에게 그렇게 말하지만 지나치게 낙관적으로 헛된 희망을 주어서는 안 된다. 치료에 대해 선택할 수 있는 사항을 의논한다. 그리고 치료팀의 모든 일원이 환자의 인지, 의사소통능력을 되찾도록 도움을 준다는 것을 설명해 준다.

면담의 막바지에 이르면 환자와 임상가는 서로 편안하게 느껴야 한다. 또한 환자는 검사를 받는 것에 대해 편안해져야 한다. 임상가는 어디서부터 검사를 시작할지, 어떤 수준으로 검사를 시작할지에 대해 아이디어가 있어야 한다. 의뢰 시의 정보, 환자의 의학적 기록과 면담이 검사를 선택하는 데에 도움이 될 것이다. 환자와의 면담 경험은 임상가로 하여금 검사를 어떤 수준에서 시작해야 하는지를 결정하는 데에 중요한 역할을 한다.

가족 구성원이나 환자와 가까운 사람을 면담에 포함하기

특히 인지-의사소통 결함이 심한 경우 가족이나 가까운 사람이 면담에 참여하는 것이 중요하다. 환자의 결함이 경미하거나 심하지 않다면, 가족이나 주변 사람은 환자가 말하는 것을 보완해 줄 수 있고, 환자가 정보를 기억하고 산출하고 명료화하는 데 도움을 줄 수 있다. 만약 환자의 결함이 심할 경우, 가족과 주변 사람이 주요(또는 유일한) 정보 제공자일 것이다. 환자가 아주 기본적인 정보만을 의사소통할 수 있거나 그것조차도 매우 어렵다면, 언어치료 전문가는 환자가 제공하지 못하는 정보를 얻기 위해 가족 또는 가까운 사람과 일정을 다시 잡아야 한다.

환자 검사

선별검사는 환자의 병실에서 실시될 수 있지만 그 외에 대부분의 검사는 개별 검사실에서 진행된다. 임상가는 검사 시작에 앞서 몇 분간 검사 목적에 대해 환자에게 설명하고 질문에 대답해 주고 검사에 대한 환자의 동의를 얻는다. Lezak, Howieson과 Loring(2004)은 검사 실시 전 환자에게 알려 주어야 하는 것에 대한 지침을 다음과 같이 제시하였다.

- 검사의 목적을 설명하라(검사의 목적은 의사소통 결함이 있는지 판단하고, 환자의 의사소통 문제를

일반 개념 3-2

- 첫 면담에서 언어치료 전문가는 환자의 능력과 장애, 인성, 행동, 정서 상태, 주의와 각성에 대한 일반적 인상을 얻는다. 또한 환자의 의사소통 결함의 특성과 중증도에 대한 정보를 얻는다.
- 면담을 하는 동안 임상가는 환자와 그 가족을 지지하고, 환자의 의사소통 결함의 특성에 대해 정보를 제공하며 상담해 주고 교육한다. 누가, 언제, 어떻게 치료에 대해 결정할 것인지 그리고 치료 결과에 대한 대략적인 예후를 제공한다.
- 면담을 통해 언어치료 전문가는 무엇을 검사할 것인지, 어떠한 단계부터 검사를 시작할 것인지, 검사 절차상 조정이 필요한지를 결정하게 된다. 그리고 치료를 고려해야 하는지에 대한 일차적 결정을 하게 한다.
- 뇌손상 환자를 검사할 때 언어치료 전문가는 환자와 서로 협력해야 한다. 언어치료 전문가는 환자의 일차적인 걱정을 파악한 후, 검사와 치료 선택에 대해 환자와 논의해야 한다. 언어치료 전문가는 각 검사의 목적과 그것이 환자의 문제 및 관심사와 어떠한 관련이 있는지를 환자에게 설명한다.
- 언어치료 전문가는 검사 시작에 앞서 환자에게 왜 검사를 받아야 하는지, 어떤 종류의 검사를 할 것인지, 검사 결과를 누가 알 수 있는지, 누가 환자와 가족에게 결과를 알려 줄 것인지를 말해 준다.
- 언어치료 전문가는 환자가 검사에 대해 어떻게 생각하는지를 확인하고 검사에 대해 동의를 구한다.
- 오디오나 비디오 녹화가 필요한 경우, 환자나 환자의 법정 대리인에게 녹화 기록에 대한 동의를 구한다.

이해하고, 치료가 필요한지 결정하고, 환자의 의사소통 문제를 어떻게 다룰지 결정하고, 환자의 진전을 측정하기 위한 것 등이다).

- 왜 검사가 필요한지, 검사에서 얻은 정보를 어떻게 사용할 것인지에 대해 환자에게 설명하라.
- 환자의 사생활과 검사 결과가 어떻게 보호될 것인지에 대해 말하라. 환자의 치료에 관여하는 사람만 검사 결과에 접근할 수 있고, 만일 다른 사람이 검사 결과를 알고자 한다면 환자나 환자의 법률 대리인의 허가서가 필요하다.
- 검사 결과를 누가, 언제 환자와 가족에게 보고할 것인지에 대해 말하라. 보통은 언어치료 전문가가 하지만 담당 의사나 다른 전문가가 할 수도 있다.
- 환자에게 검사 절차와 검사 목적을 간단하게 설명하라. 예를 들면 "환자분의 말하기, 듣기, 읽기, 쓰기에 대해 저희가 무엇을 도울 수 있는지 알아내기 위해 이 검사를 하는 것입니다."와 같이 얘기해 주는 것도 방법이다. 환자를 안심시키기 위해, "쉬울 수도 있고 어려울 수도 있습니다. 하지만 어렵더라도 걱정할 필요는 없습니다. 어렵다면 오히려 우리가 앞으로 무엇을 도와주어야 하는지 알 수 있기 때문입니다."와 같이 말한다. "대략 30분 정도 걸릴 것입니다." 등과 같이 환자에게 검사 시간이 얼마나 걸리는지도 알려 준다. 그리고 "만약 피곤하거나 중단하기를 원하는 경우, 저에게 알려 주시면 중단하겠습니다."와 같이 환자에게 검사를 끝낼 권리가 있다는 것도 말해 준다. 마지막으로 "질문이 있나요?"와 같이 환자에게 질문을 하도록 하고 환자의 질문과 걱정거리에 대해 대답해 준다. 그러고 나서 "자, 시작할 준비가 되었습니까?"라고 하면서 환자를 준비시킨다.
- 환자가 검사를 받는 것에 대해 어떻게 느끼는지 확인하라. 간혹 환자는 검사 수행을 제대로 못해서 지능이 부족하거나 어린아이같이 보일까 봐 불안해하고 두려워한다. 검사의 목적을 반복해서 설명해 주는 것이 환자의 불안을 없애 줄 수 있다. 하지만 환자(또는 환자의 법정 대리인)는 언제나 검사의 일부나 전체를 거부할 권리 또한 가진다.

만약 환자의 검사 수행을 오디오, 비디오로 녹음 또는 녹화하는 경우, 검사자는 반드시 녹음, 녹화의 목적(예: 환자의 진전을 점검하기 위해서)을 설명해야 한다. 누가 녹음·녹화된 자료를 볼 수 있는지(예: 언어치료 전문가, 환자의 담당 의사, 학생 수련생), 그리고 언어치료가 종결된 후에는 녹화 기록을 어떻게 할 것인지(예: 환자에게 주거나 삭제하거나) 등을 설명해야 한다. 대부분의 시설에서 환자, 환자의 법정 대리인 또는 둘 다에게 녹화 기록에 대한 동의서를 읽고 서명하게 한다.

글상자 3-1	뇌손상 환자의 검사

- 사전 준비를 하라.
- 검사할 적절한 장소를 선택하라.
- 환자의 수행을 최대화할 수 있도록 검사 일정을 계획하라.
- 협력적 노력하에 평가할 수 있도록 하라.
- 환자에게 적절한 검사를 선택하라.
- 무엇을 어떻게 검사할 것인지 환자에게 안내하라.
- 표준화 검사를 사용할 때에는 검사 절차에 신중을 기하고 목적에 맞게 실시하라.
- 표준화 검사의 타당도를 고려하라.
- 표준화 검사의 규준의 적합성을 고려하라.
- 표준화 검사의 규준의 타당성을 염두에 두어라.
- 검사-재검사 안정성을 얻기 위해 환자 행동 샘플을 충분히 많이 확보하라.

뇌손상 환자를 위한 검사의 일반 원칙

뇌손상 환자를 검사하는 것은 특히 더 어렵다. 뇌손상 환자는 행동, 인지, 언어, 심리적으로 비정상일 수 있다. 따라서 평가자는 검사 시행에 능숙해야 하고, 검사 항목에 대한 환자의 반응을 해석하는 기술이 있어야 한다. 뿐만 아니라, 인내심, 공감, 이해심도 있어야 한다. 까다로운 음식을 만들거나 교향곡을 작곡하거나 붐비는 거리에서 택시를 운전하는 것 같은 다른 복잡한 활동들처럼, 뇌손상 환자의 평가에도 경험이 매우 중요하다. 하지만 경험이 부족한 임상가를 도울 수 있는 몇 가지 일반적인 원리는 있다. 그것에 대해 글상자 3-1에 정리하고 다음에 설명을 덧붙였다.

사전준비를 하라. 성실한 임상가는 환자의 의료 기록과 면담에서 얻은 정보를 기초로 환자의 인지와 의사소통 평가에 대해 계획을 세운 후 첫 검사 회기에 들어간다. 의료 기록에서는 환자의 배경 정보, 생활환경, 현재 문제들에 대해 알 수 있고, 면담에서는 환자의 인지적 능력, 성격, 사회적 행동 그리고 의사소통 결함에 대한 정보를 얻을 수 있다. 임상가는 잠정적인 진단을 염두에 두고 검사를 어디에서 시작하고 어떻게 진행할 것인지 마음속으로 계획한다. 각 검사는 이전 검사에 기초하여 체계적이고 효율적으로 진행되어야 하고, 불필요한 검사는 제외하고 필수적인 검사는 반드시 모두 실시되어야 한다.

검사할 적절한 장소를 선택하라. 검사 장소는 조용하고 밝으면서 방해 요소가 없어야 한다. 가구는 편안하되 기능적이어야 한다. 검사 자료는 검사자가 접근하기 쉬운 곳에 있어야 하지만, 필요할 때까지는 시야에서 보이지 않는 것이 좋다. 오디오나 비디오 녹화를 할 경우 마이크와 카메라는 방해되지 않는 곳에 놓아야 한다.

환자의 수행을 최대화할 수 있도록 검사 일정을 계획하라. 대부분의 입원 환자들은 매우 바쁜 일정을 갖는다. 환자의 하루는 실험실 검사, 상담사와 사회복지사와의 약속, 물리치료와 작업치료 회기, 다른 활동들로 채워져 있다. 대부분의 뇌손상 환자는 손상 이전처럼 체력이 좋지 못하기 때문에, 늦은 오전이나 오후에는 지쳐서 낮잠을 잘 수도 있다. 따라서 현명한 언어치료 전문가라면 검사 회기를 환자의 상태가 좋은 이른 오전에 잡고, 검사 일정이 늦은 시간에 잡힐 경우 검사 회기 이전에 환자가 휴식할 수 있도록 할 것이다.

협력하여 평가하라. 환자는 불안해하고 걱정스러워하고 당황할 수 있는 성인이라는 점을 잊지 않도록 한다. 환자는 자신의 신체와 정신적 상태의 변화로 인해 아마도 두려워하고 있을 것이다. 환자의 손상 특성과 중증도 그리고 환자가 할 수 있는 것이 무엇인지 알아내는 것이 검사의 목적이라는 것을 환자에게 알려 줘야 한다. 그렇기 때문에 어렵거나 쉬운 검사를 모두 실시해야 하는 것이다. 어려운 검사에서는 실패할 경우에 대해 환자가 미리 마음의 준비를 할 수 있도록 해야 한다. 이러한 실패는 환자에게 일어난 뇌손상의 결과일 뿐, 환자의 능력이나 사람의 가치를 대표하는 것은 아니라는 점을 주지시켜야 한다.

임상가는 객관적이되 열정적으로 검사를 수행해야 한다. 환자가 자신의 문제를 이해하고 문제에 직면하도록 하기 위해 임상가와 환자가 협력해야 한다는 점을 강조한다. 그래야만 환자는 스스로를 문제의 대상이 아닌 문제에 대한 적극적인 참여자로 느낄 수 있다. 임상가와 환자의 공동 노력으로 검사가 진행될 때, 비로소 검사과정에 치료 효과가 동반될 수 있다(Schuell, Jenkins, & Jimenez-Pabon, 1964).

> "실어증에 대한 탐구는 정신적 충격을 일으키는 절차가 아니라 치료적 절차이다. 왜냐하면 검사 자체가 환자에게 있어 매우 의미 있는 의사소통을 이루어 가는 과정이기 때문에, 이 과정에서 환자는 소외와 분노를 덜 느끼게 된다. 검사자는 검사 과정을 통해 환자의 문제 특성과 한계를 환자에게 객관적으로 이해시켜 줘야 한다. 이때 환자는 자신이 할 수 있는 것을 발견하게 되는데, 이것은 환자로 하여금 자신감을 회복하고 우울증을 완화시켜 준다. 임상가가 환자의 장애에 대해 확신이 커질수록, 환자는 점점 덜 방어적이 된다."(p. 168)

환자에게 적절한 검사를 선택하라. 숙련된 임상가는 검사 전 환자가 가진 손상 특성과 손상 수준에 대해 일반적인 감을 갖고 있기 마련이다. 이러한 지식은 임상가로 하여금 검사에 집중하고 적절한 난이도로 검사를 시작하게 해 준다.

평가는 보통 종합적 검사도구(예: 표준화된 실어증 검사도구)로 시작한다. 종합적 검사도구는 다양한 수준으로 구성된 여러 과제를 관찰함으로써 환자의 수행에 대한 일반적인 설명을 제공한다. 이러한 검사는 의사소통 또는 인지적 장애의 확인, 중증도의 측정, 특성을 설명하는 데 유용하다. 일부 검사도구는 환자의 진단 범주를 확인하는 데에 사용된다. 또한 일부는 환자의 회복 수준을 예측하는 데 사용되기도 한다. 종합적 검사도구는 적당한 시간 안에 언어적 · 인지적 · 행동적 특성에 대해 대략적인 정보를 제공한다. 이러한 검사도구는 임상가로 하여금 환자의 인지와 의사소통 수행의 여러 측면에 대해 훑어볼 수 있게 한다. 그렇지만 종합적 검사도구는 손상 영역을 찾아내는 선별도구로서의 기능을 가질 수 있지만, 손상의 특성이나 중증도의 세분화에는 적합하지 않다.

Weisenburg와 McBride(1935), Schuell(1965), Porch(1967)는 뇌손상 성인을 위한 검사도구의 필요조건에 대해 논의하였다. 다음의 내용은 그들의 권고사항을 기술한 것이다.

- 어려움이 있을 수 있는 행동들이 모두 평가되어야 하므로, 검사도구는 여러 과제를 다양한 수준에서 평가할 수 있어야 한다.
- 검사도구는 임상가로 하여금 검사 또는 하위검사에서 오류가 하나도 없는 단계, 전혀 수행할 수 없는 단계 그리고 둘 사이의 여러 중간 단계들을 결정할 수 있도록 해야 한다.
- 검사도구의 지시사항을 전달하는 자극 방식, 검사를 수행하는 데에 요구되는 정신적 처리과정, 과제를 수행하는 데에 요구되는 산출방법은 일관되어야 한다.
- 검사 결과는 검사 간, 검사자 간 신뢰도를 갖추어야 한다. 자료 제시, 검사 자극의 특성, 환자에 대한 지시와 반응 채점 방법과 같은 관련 변인이 통제되어야 한다.
- 채점 체계는 반응의 정확성뿐만 아니라 반응의 질도 기록할 수 있는 방식이어야 한다.
- 검사도구의 하위검사는 충분한 항목이 포함되어, 수행의 우발적인 변동 효과를 통제하고 환자의 평균 수행을 결정할 수 있어야 한다.
- 검사도구를 통해 환자가 결함을 보이는 수행에 대해 그 이유를 제시할 수 있어야 한다.
- 검사도구를 통해 환자의 회복에 대한 예측을 할 수 있어야 한다.

동일한 손상 패턴을 보이는 뇌손상 환자는 절대 없기 때문에, 종합적 검사도구 하나에만 의존하여 모든 환자를 평가하고 진단해서는 안 된다. 대부분의 임상가는 종합적 검사의 일부 또는 모든 영역을 실시하여, 잘 통제된 검사 상황에서의 환자 수행에 대한 전체적인 인상을 얻고 장애의 전반적 양상과 중증도를 확립한다. 이후 임상가는 환자가 보이는 특이한 장애 양상을 좀 더 자세히 조사할 수 있는 표준화 검사 또는 비표준화 검사를 실시한다. 종합적 검사도구는 표준화된 검사 조건에서 환자의 수행을 평가해 주고, 규준 집단과의 비교를 통해 신뢰할 수 있는 기초선 단계를 확립해 준다. 그러고 나서 추후 검사를 통해 환자의 독특한 장애 양상을 확인하고 양적 측정을 실시하도록 한다.

환자의 수행에 근거하여 무엇을 어떻게 검사할지 정하라. 숙련된 임상가는 환자의 배경 정보, 진단, 유사한 환자에 대한 경험, 환자의 현재 검사 수행, 임상적 예감 등 일상적 검사 상황 곳곳에서 얻을 수 있는 의미 있는 신호에 민감해야 한다. 이러한 신호가 감지되면, 일상적 검사를 잠시 멈추고 환자의 수행이 의미하는 것을 파악할 수 있도록 융통성 있게 검사를 진행해야 한다. 환자의 수행에 영향을 주는 변인을 확인하기 위해, 즉석에서 표준화 검사를 수정하거나 새로운 검사를 실시하기도 한다. 환자의 장애 특성과 정도가 분명해질 때까지, 때로는 검사 절차 동안 검사 초점에 변화가 필요할 수도 있다.

뇌손상 환자를 평가하는 데에 있어 중요한 점은, Lezak, Howieson과 Loring(2004)이 말하였듯이, 한계 검사(testing the limits)를 실시하는 것이다. 결함의 원인을 찾아내기 위해서는, 검사 동안 표준화된 절차 이상의 것을 실시하여 환자의 한계를 검사해야 한다. 예를 들어 철자 쓰기 검사에 실패한 환자에게 동일한 단어에 대해 쓰기 대신 철자를 말로 하도록 한다. 만일 환자가 올바르게 철자를 말한다면, 이 경우 환자의 결함은 철자를 모르기 때문이 아니라 쓰지 못하기 때문이다. 그러나 만약 환자가 철자를 구어로도 말하지 못한다면, 이번에는 맞는 철자와 맞지 않는 철자가 인쇄된 단어 세트에서 맞는 철자를 고르도록 한다. Lezak, Howieson과 Loring(2004)은 다음과 같이 밝히고 있다.

> "검사하고자 하였던 것 이외에 다른 기능의 결함으로 인해 특정 기능의 수행이 방해를 받는 것으로 의심될 때에는, 환자의 한계에 대한 검사가 이루어져야 한다."(p. 116)

특정 기능을 평가하기 위해 새로운 과제를 개발하는 것보다는, 그 기능을 평가해 주는 심리측정적으로 잘 제작된 기존의 검사도구를 활용하는 것이 좋다. 예를 들면 종합 실어증 검사(Comprehensive Aphasia Test)와 실어증 환자의 언어 능력에 대한 심리언어학적 평가(Psycholinguistic Assessment of Language Performance in Aphasia)가 이에 해당한다.

환자별 맞춤 검사를 실시할 때 비로소 치료의 효율성이 증가할 수 있다. 임상가는 환자가 정상적으로 수행하는 검사나 실패만 하는 너무 어려운 검사에 시간을 소요해서는 안 된다. 환자가 전혀 오류를 보이지 않거나 오로지 오류만 범하는 검사는 진단적으로든 치료적으로든 거의 가치가 없고, 나아가 귀중한 임상 시간을 헛되게 쓰는 것일 수 있다. 환자의 한계를 벗어나는 검사는 환자에게 부정적 결과를 가져올 것이다. 너무 쉬운 검사는 지루하거나 환자를 무시하는 듯한 인상을 줄 수 있는 반면, 너무 어려운 검사는 좌절감과 불안을 느끼게 할 수 있다.

표준화 검사를 사용할 때에는 목적에 맞게 신중하게 실시하라. 표준화 검사가 환자의 특이한 양상을 이해하는 데에 깊이 있는 정보를 제공하지 못할지라도, 표준화 검사와 검사도구를 사용하지 않는 임상가는 없다. 다른 환자나 뇌손상이 없는 성인의 수행력과 비교할 때, 여러 검사 시행에 대해 환자의 수행력을 비교하고자 할 때 또는 다른 전문가와 환자에 대해 정보를 주고받을 때에는 표준화 검사를 대체할 만한 것이 없다. 이러한 목적을 위해서는 정형화된 검사 절차가 필요한데, 표준화 검사의 경우 비표준화 검사보다 정형화된 검사 절차를 더 많이 포함한다.

표준화 검사는 검사의 효율성을 높일 수 있다. 대부분의 표준화 검사는 구조화된 검사이기 때문에, 중복 검사의 최소화, 정확성의 최대화 그리고 검사 시행, 채점 및 해석의 일관성을 추구한다. 그러나 때로는 표준화 검사는 환자로 하여금 필요 이상으로 검사를 받아야 하는 비효율성을 초래하기도 한다. 숙련된 임상가라면 검사의 효율성을 높이기 위해, 해당 환자에게 가장 중요한 수행을 더욱 집중적으로 검사하도록 하위검사를 선택적으로 실시할 것이다. 개별 하위검사에 대한 규준이 검사도구에 제시되어 있다면 이 방법은 가장 실용적이다. 하위검사의 규준에 근거하여, 각 하위검사에 대한 환자의 수행을 정상 성인 또는 실어증 등 다양한 진단적 범주의 성인 집단과 비교할 수 있다.

표준화 검사의 타당도를 고려하라. 대부분의 표준화 검사는 타당도, 즉 측정하고자 하는 것을 실제로 얼마나 잘 측정하는지에 대한 정보를 제시한다. 타당도의 종류는 다양하다. 우리의 목적에 가장 중요한 것은 내용타당도와 구성타당도인데, 둘은 의미적으로 중복되는 면이 있다. 내용타당도란 일반적으로 검사의 내용(항목, 과제, 질문)이 관련 영역(예: 지능)을 얼마나 잘 대표하는지에 대한 것이다. 구성타당도란 검사의 내용이 구조 및 처리과정에 대한 기저 이론, 모델, 개념을 얼마나 잘 대표하는지와 관련 있다. 임상가는 구성타당도보다 내용타당도를 더 고려하는 경향이 있다. 청각적 이해 검사가 실제로 이해력을 검사하는지, 기억 검사가 실제로 기억력을 검사하는지, 지속 주의 검사가 실제로 일정 시간 동안 주의를 유지하는 능력을 검사하는지를 알고 싶어 한다.

표준화 검사의 규준 타당성을 염두에 두라. 환자의 수행력을 정상 성인 또는 동일한 진단 범주의 다른 환자들과 비교하게 해 주는 방법이 검사에 제시되어 있지 않다면, 검사 점수의 가치는 제한적이다. 비교는 규준을 통해 가능하다. 그렇지만 출판된 모든 검사가 규준을 제공하지는 않는다. 일부 검사의 경우 규준이 있더라도 불충분하거나 적절하지 않을 수 있다. 검사 지침에 제시되어 있는 규준이 타당하고 적합한지를 판단하기는 쉽지 않다. 다음에 기술한 일반적 원리들을 참고하면 부적절한 규준을 찾아내는 데에 도움이 될 것이다.

규준 집단의 크기를 평가하라. 규준 집단의 크기는 모집단을 대표하고 규준 자료에 대한 통계적 분석을 신뢰할 수 있을 만큼 충분히 커야 한다. 그렇지만 샘플의 크기가 어느 정도여야 하는지 간단하게 말할 수는 없다. 그것은 규준 집단의 수행력이 얼마나 다양한지에 따라 다르고, 또한 정상 집단과의 비교 시 검사자가 얼마나 많은 통계적 오류를 수용하는지에 따라서도 다를 수 있다. 규준 집단의 개인 간 수행에 변이성이 적다면, 상대적으로 적은 샘플로도 충분할 수 있다. 뇌손상 환자를 위해 고안된 검사를 하는 경우 뇌손상이 없는 성인 집단은 오류를 거의 보이지 않거나 아주 적게 보인다. 뇌손상이 없는 성인의 수행이 매우 동질적일 경우, 필요 이상으로 규준 집단을 크게 한다고 하여 규준의 타당성이 높아지지는 않는다.

그러나 규준 집단의 수행이 다양할 때에는 상황이 달라진다, 뇌손상 성인의 경우가 이에 해당한다. 뇌손상 환자들은 이질적인 집단이다. 가장 낮은 수준부터 거의 최고 수준에 이르기까지 환자의 수행 범위는 다양하다. 이러한 이유 때문에 뇌손상 환자를 위해 고안된 검사는 보통 50~100명의 큰 규준 집단이 필요하다.

규준 샘플의 대표성을 평가하라. 규준 샘플의 대상자들은 샘플이 추출된 모집단을 대표해야 한다. 규준 샘플의 어떤 특성을 중요하게 보아야 하는지는 검사의 성격과 검사를 실시할 대상자 집단에 어느 정도 달려 있다. 그렇지만 가장 중요한 것은 검사 수행에 영향을 줄 수 있는 특성들이다. 규준 집단이 장애 집단인 경우, 규준 집단과 모집단의 사람들은 장애의 성격과 정도에 있어 동일해야 한다. 정상 집단인 경우, 검사 수행에 영향을 줄 수 있는 변인에 대해 규준 집단은 모집단과 유사한 특성을 보여야 한다. 언어, 의사소통 및 인지 검사에는 연령, 교육, 지능이 이에 해당하는 변인이다.

검사-재검사 안정성을 얻기 위해 환자에게서 충분한 수의 행동 샘플을 확보하라. 뇌손상 환자를 대상으로 충분히 어려우면서도 좌절감을 주지 않을 정도의 과제를 실시할 때, 동일한 검사에 대해 환자의 수행력이 매번 변하는 것을 자주 볼 수 있다. 예를 들어 10장의 그림을 보고 이름대기 검사를 3회 연속 실시할 때, 환자가 처음에는 3개, 두 번째에는 5개, 세 번째에는 2개를 틀리는 경우를 볼 수 있다. 일반적으로 항목 수가 많아지면 검사-재검사 가변성을 줄일 수 있는데, 항목 수를 증가시켜 일정 수 이상이 되면 그 후에는 항목의 수 자체가 환자의 수행에 거의 영향을 미치지 않게 된다.

항목의 수가 얼마나 되어야 충분한가? 이 질문에는 답이 없다. 대부분의 검사에 대해 검사 개발자와 임상가는 단위 검사당 약 10개 항목이 뇌손상 환자를 검사하는 데 가장 적절하다는 점에 동의한다. 또한 항목이 5개 이하일 경우 검사-재검사 안정성을 확보하기 어렵다는 데에도 대부분 동의한다.

검사의 목적

신경학적 인지-의사소통장애 환자에 대해 언어치료 전문가가 실시하는 검사의 일반적인 목적은 다음과 같다.

일반 개념 3-3

- 경험이 많은 임상가는 뇌손상 환자를 검사할 때 다음의 몇 가지 원칙에 유의한다.
  - 환자에 대한 이전 기록에 근거하여 계획을 세운 후 첫 검사 회기에 임한다.
  - 검사를 위한 조용한 장소를 선택하고 환자의 피로감을 최소한으로 줄일 수 있는 검사 일정을 잡는다.
  - 임상가와 환자 간 협력적 노력하에 검사가 진행되도록 한다.
  - 적당한 난이도의 검사를 시행하고 환자가 결함을 보이는 영역에 초점을 두어 검사를 선택한다.
  - 환자의 수행력에 근거하여 검사를 선택하고, 환자의 수행력에 맞추어 검사를 조절한다.
  - 표준화 검사를 신중하게 사용하여, 환자에게 필요 이상의 검사를 하지 않고 중요한 측면만 평가할 수 있도록 한다.
  - 검사-재검사 안정성을 확보할 수 있도록 환자로부터 충분한 수의 수행 샘플을 확보한다.
- 종합적 검사도구는 언어치료 전문가로 하여금 환자의 수행력을 여러 영역에서 다양한 난이도로 검사할 수 있게 해주는 선별도구로서의 기능을 가진다. 종합적 검사의 결과에 근거하여, 핵심 영역에 대한 환자의 한계를 검사해 줄 수 있는 심층 검사에 대한 계획을 수립한다.
- 표준화 검사는 다른 환자 또는 정상 성인 집단을 포함한 대표 집단과 환자의 수행력을 비교하고자 할 때 필요하다.
- 종합적 검사의 필요조건은 다음과 같다.
  - 환자 수행에 있어서 잠재적으로 중요한 모든 측면을 다루어 주어야 하기 때문에, 장애의 다양한 영역과 난이도에서 수행력을 평가할 수 있어야 한다.
  - 각 하위검사 내에서 환자가 정상적으로 수행하는 기저 수준, 전혀 수행하지 못하는 천정 수준 그리고 양극단의 사이에 있는 여러 중간 수준을 임상가가 판단할 수 있도록 해야 한다.
  - 지시사항, 검사 자극, 과제 수행 시 요구되는 인지처리과정, 반응 표현양식에 따른 환자의 수행력을 체계적으로 수집해야 한다.
  - 검사자 간 신뢰도와 검사-재검사 신뢰도를 갖추어야 한다. 검사 자극, 지시, 반응 채점 방법과 같은 변인이 통제되어야 한다.
  - 수행의 정확성뿐만 아니라 반응의 질도 기록할 수 있어야 한다.
  - 반응의 변산성을 통제할 수 있도록 충분한 항목 수를 포함하여야 한다.
  - 환자의 수행 결함에 대한 원인을 제시할 수 있어야 한다.
  - 치료와 예후에 대한 결정에 도움이 되어야 한다.

- 환자의 인지-의사소통장애 여부 판단
- 환자의 인지-의사소통장애 진단
- 환자의 회복에 대한 예측
- 장애의 성격과 중증도 결정
- 치료의 타당성과 잠재적인 치료 목표 결정
- 환자의 회복 측정
- 치료의 효능 측정

일반적으로 환자의 초기 인지-의사소통능력의 평가는 처음의 네 가지 목적을 위해 실시되는데, 이때 하나의 목적만을 따로 분리해 내기는 어렵다. 환자의 장애 성격과 중증도에 대한 판단은 보통 진단, 예후, 치료 여부 결정에 영향을 미친다. 진단은 예후를 예측하게 하고 치료 여부 결정에 영향을 미치는데, 환자의 장애 양상이 퇴행성 신경 질환을 암시하는 경우는 더욱 그러하다. 그렇지만 때로는 검사의 목적이 제한적일 수도 있는데, 예를 들면 신경학적 질병으로 문제가 발생한 것인지 판단하기 위해 경미한 인지-의사소통장애 환자가 의뢰된 경우이다. 이때에는 진단이 강조되고, 예후와 치료는 부차적이거나 고려되지 않을 수 있다.

진단의 결정. 환자의 인지-의사소통장애를 진단하는 것은 환자의 장애에 대해 이름을 붙이는 것을 의미한다. 진단명은 관련 증상의 집합을 요약하기 위한 것이다. 진단명은 몇몇 단어로 환자에 대한 많은 양의 정보를 주고받을 수 있는 효율적인 방법이다. 물론 진단명을 읽으면 그것이 의미하는 바를 안다는 전제하에 말이다.

언어치료 전문가의 진단에는 몇 가지 형태가 있다. 환자의 인지-의사소통장애를 다른 유사한 장애와 구별하기 위한 것일 경우, 이를 **감별진단**(differential diagnosis)이라 부른다. 예를 들어 환자의 장애 양상이 실어증, 마비말장애, 말실행증 또는 치매에 해당하는지를 결정하기 위해 진단 검사를 실시할 수 있다.

언어치료 전문가는 보통 환자의 병력과 의학적 기록

만 보더라도 환자가 보이는 장애 증상이 해당 장애의 일반적인 양상인지 알 수 있다. 하지만 때로는 좀 더 구체적으로 진단을 내리기를 원한다. 이를테면 뇌손상 위치와 구어 능력에 대한 신경과 의사의 기술에 근거하여 환자가 마비말장애라고 진단할 수 있지만, 환자의 말소리 특성에 가장 적합한 마비말장애 유형을 결정하고자 할 수도 있다.

환자의 인지-의사소통장애에 이름을 붙이는 것은 증상의 원인인 비정상적인 신경계의 위치를 암시하기도 한다. 예를 들어 베르니케 실어증으로 이름 붙이는 것은 언어 중추 반구의 측두엽 손상을 의미한다. 또 과소운동형 마비말장애는 추체외로 체계의 비정상을 시사한다. 하지만 환자의 뇌손상 특성과 위치에 대한 진단이 언어치료 전문가의 진단에 의존하는 경우는 드물다. 언어치료 전문가를 만나기 전에 이미 신경학적 검사와 영상 검사의 결과로 환자의 국부적 뇌손상이 확인되는 경우가 대부분이다.

때때로 언어치료 전문가는 환자를 실제로 만나기 전에 의학 기록 정보에 근거하여 환자의 인지-의사소통장애에 대해 임시 진단을 하기도 한다. 만약 환자가 뇌간 뇌졸중이 있다면(이전에 뇌졸중 병력이 있었다거나 뇌에 영향을 미치는 다른 신경학적 질병이 있지 않는 한), 이 환자의 경우 실어증이나 치매를 보이지는 않으나 마비말장애와 삼킴 문제를 가질 수 있다. 경험 많은 언어치료 전문가는 환자의 의료 기록을 검토하고 환자를 면담한 후, 보통 잠정적으로 진단을 내린다. 후속 검사는 잠정적 진단을 확정하고 더 구체화할 뿐이다.

대부분의 언어치료 전문가는 신경학적으로 손상된 환자의 인지-의사소통장애에 진단명을 붙이는 것을 장애의 성격과 중증도, 치료의 타당성과 내용을 결정하는 것보다 덜 중요하게 여긴다. 그렇다고 하더라도 진단명을 내리는 일이 언어치료 전문가의 업무가 아니라는 것은 아니다. 의사는 진단명을 기대하며 환자를 의뢰한다. 보고서에서 진단명은 긴 설명을 대신할 수 있다. 예를 들어 전도 실어증이라는 두 단어는 환자의 말, 언어 이해, 실어증과 관련된 가능한 뇌손상 위치에 대하여 많은 정보를 준다. 마찬가지로, 환자를 이완형 마비말장애로 진단하는 것은 환자의 조음 결함과 비정상적 신경계의 위치에 대한 정보를 줄 수 있다. 일부 진단명은 치료 계획에 대해서도 시사하는 바가 있다. 예를 들어, 환자가 다중경색치매(multi-infarct dementia)를 보이는 것으로 보고되면, 환자 증상이 계단식으로 심해지는 양상으로 진행될 것이라고 예측되는데, 이에 따라 치료의 일반적 성격이 어떠해야 하는지, 중증도에 맞게 치료가 어떻게 조절되어야 하는지 등을 알 수 있다.

예후 결정. 예후는 (때로는)질병이나 상태의 진행과정에 대한 예측이며, (대개는)최종 결과에 대한 예측이다. 예후는 임상 경험과 직관에 기초한 임상가의 최선의 추측일 수 있다. 또는 동일한 질병이나 상태를 보이는 집단 연구로부터 얻은 통계에 근거한 더욱 객관적인 진술일 수도 있다. 그러한 통계 정보는 보통 예후에 대한 전향 또는 후향 연구로부터 얻을 수 있다.

전향적 예후 연구(prospective prognostic studies)의 경우 대상자는 질병의 초기 단계에 있는 환자들이다. 연구 초기에는 환자들의 특정 특성들(예후 변인)을 평가한다. 이후, 사후 검사를 실시하여 환자의 결과를 측정한다. 사전에 계획된 시간이 경과하면 결과를 측정하고 결과와 예후 변인 간 관계를 평가하여, 결과와 가장 관련이 있는 예후 변인을 확인한다.

후향적 예후 연구(retrospective prognostic studies)의 경우 대상자는 질병의 결과가 이미 확인된 환자이다. 환자의 기록을 검토하여 다양한 예후 변인과 결과 간 관계를 평가한다. 예후 변인과 결과는 모두 기록을 통해 찾아낸다. 후향적 연구는 전향적 연구에 비해 과학적으로 정확하지 않다. 왜냐하면 후향적 연구는 예후 변인이 미리 정의되지 않고, 표준화된 절차를 사용하여 자료가 수집되지 않고, 결과 측정의 정의도 전향적 연구보다 덜 자세하기 때문이다.

그러나 신경계 이상 환자의 의사소통과 인지 능력 회복 변인에 대한 연구는 대부분 후향적 연구이다. 의사소통이나 인지 능력이 다양한 수준으로 회복된 뇌손상 환자 집단의 기록을 검토하여, 환자의 회복(보통 표준화된 검사 점수로 정의된다)과 다양한 예후 변인(예: 연령, 교육이나 뇌손상의 중증도) 간 관계를 분석한다.

뇌손상 환자의 의사소통능력이나 인지 능력의 회복을 예측하는 예후 변인에 대한 연구들도 많이 찾아볼 수 있다. 이 연구들에 따르면 예후 변인은 신경학적 정보(neurologic findings), 관련 상태(associated conditions), 환자 변인(patient variable)의 세 범주로 나뉜다.

신경학적 정보. 여러 신경학적 진단은, 이른바 환자에 대한 정보를 알려 주는 빠른 방편이라는 기능과 더불어, 예후를 판단할 수 있는 중요한 요인이다. Longstreth 등(1992)은 진단, 예후, 치료를 결부시켜 다음과 같이 언급하였다.

> "예후를 예측할 수 없는 진단은 환자 특성을 나열하여 기술하는 것에 지나지 않는다. 진단 후 환자의 경과를 예측하여 치료를 꼭 받아야 하는 질병을 선별해 내는 것이 바로 예후이다. 치료는 예후를 수정하기 위한 방법이 될 수 있다. 그렇기 때문에 예후를 중심으로 진단, 예후, 치료의 개념은 불가분의 관계에 있다."

이러한 견해는 조금은 지나친 것 같기도 하다. 왜냐하면 의사소통장애나 인지적 장애의 경우 진단명으로 예후를 연관시켜 생각하는 것은 막연한 경우가 많기 때문이다. 예를 들어 환자의 의사소통장애를 베르니케 실어증으로 진단할 경우, 집단 전체적으로 볼 때 베르니케 실어증 환자가 브로카 실어증 환자보다 회복 정도가 약간 떨어진다는 점을 빼고는, 진단명만으로는 예후에 대해 시사하는 바가 거의 없다(Benson, 1979a; Goodglass, 1993; Kertesz, 1979). 그러나 이 보편적 예후도 초기 중증도에 의해 그 결과가 뒤바뀔 수도 있다. 그럼에도 불구하고 많은 신경학적 진단들이 시간에 따른 다양한 신경학적 상태의 경과와 결과에 대해 잘 기록되어 있기 때문에, 예후에 대해 차지하는 비중은 상당히 크다.

환자의 의사소통과 인지 능력 회복에 대해 예측하고자 하는 언어치료 전문가는 신경학적 진단에 주의를 기울여야 하는데, 그 이유는 환자의 의사소통과 인지 능력의 변화가 종종 환자의 신체적·의학적 상태의 변화와 병행하기 때문이다. 환자의 신경학적 질병의 경과가 잘 알려져 있어 예측력이 높은 경우, (신경학적 진단이 일단 내려지면 의사소통과 인지 능력 회복에 대한 예후는 잉여적인 것이 될 수도 있지만) 의사소통과 인지 능력 회복에 대한 예후 또한 상당히 정확한 편이다.

환자의 신경계 손상 위치 및 범위와 관련한 의료 기록이나 기술이 종종 예후에 영향을 미치기도 한다. 손상의 위치는 중요하다. 언어와 인지처리에 직접 관여하는 부위가 손상되면 말초 영역의 손상보다 결과가 더 부정적이다. 예를 들어, 언어 중추 반구의 중심 영역이 손상된 경우 말초 영역의 손상보다 더 심각하고 더 지속적인 실어증을 유발한다. 또한 일측 손상이더라도 뇌간 손상 자체는 심하고 지속적인 마비말장애의 원인이 될 수 있다. 그러나 뇌간 상부 신경로의 일측 손상은 치명적인 영향은 덜 미치는 편이다.

신경계 이상의 범위도 예후에 영향을 미친다. 병변이 큰 경우, 여러 번 병변이 발생한 경우 그리고 신경계 전반에 손상이 퍼져 있는 경우는 예후가 좋지 않다. 예를 들어 CT 검사에서 최근 좌뇌 뇌졸중을 확인한 환자가 이전에 우뇌에도 뇌졸중 있었던 경우, 언어치료 전문가는 의사소통의 회복 정도를 더 낮추어야 할 것이다. 때로는 신경계 손상의 범위를 말해 주는 지표가 간접적일 수 있다. 예를 들어 혼수상태의 유무와 기간은 외상뇌손상 환자(Jennett, Teasdale, Braakman와 동료들, 1979)와 뇌졸중으로 인한 실어증 환자(Caronna & Levy, 1983)의 예후에 중요한 지표로 고려되는데, 외상뇌손상 환자의 경우는 그것이 의미하는 바가 더 크다. 더 오랜 기간 혼수상태에 있었다면 뇌조직이 더 많이 파괴되어 더 많은 장애가 초래될 수 있으므로 예후는 더 떨어질 것이다.

신경학적 진단 그리고 장애를 초래한 신경계 이상의 위치와 범위는 합리적으로 신뢰할 수 있는 두 가지 예후 지표이다. 다른 예후 지표들은 이것보다는 덜 신뢰롭기는 하지만 그래도 환자의 예후를 판단하는 데 기여한다. 관련 상태, 환자의 특성이 바로 이러한 지표에 해당된다.

관련 상태. 관련 상태는 인지나 의사소통에 직접 영향을 미치지는 않는다. 하지만 환자의 장애 정도에 간접적 영향을 준다. 관련 상태란 환자의 회복과 치료 반응에 영향을 미치는 의학적인 조건이나 신체 상태를 말한다. 다음과 같은 몇 가지 관련 상태는 신경계 손상 후 의사소통과 인지 능력 회복에 영향을 미칠 수 있다.

환자의 일반적인 건강 상태는 의사소통과 인지 능력 회복에 중요한 영향을 미친다. 당뇨병, 심장병, 폐질환 같은 질병 또는 다른 만성적 질병은 뇌손상으로 인한 신체적 · 행동적 회복에 부정적 영향을 주고, 치료로 초래될 수 있는 효과를 제한한다(Candelise, Landi, Orazio, & Boccardi, 1985; Eisenson, 1964; Marshall & Phillips, 1983).

관련 감각과 운동 손상 또한 어느 정도 예후에 중요하다. 반신마비와 발작이 인지-의사소통능력과 아무런 관련이 없다고 보고한 연구도 있지만(Glonig, Trappl, Heiss, & Quatember, 1976; Smith, 1972), 몇몇 연구에서는 반신마비, 감각이상, 발작, 운동장애가 인지-의사소통능력에 부정적 예후 지표로 보고되기도 하였다(Keenan & Brassel, 1975; Van Buskirk, 1955). 감각이상이나 운동장애가 있을 때 그리고 특히 그러한 손상이 중복된 경우, 이것은 신경계 이상의 중증도에 대한 간접적 지표일 것이다.

환자 특성. 연령, 성, 교육, 직업, 발병 전 지능, 손잡이, 성격, 정서 상태와 같은 환자 특성은 일반적으로 환자의 의사소통과 인지 능력의 회복에 영향을 미친다. 그러나 특정 특성과 의사소통 및 인지 능력 회복 간 관계는 그리 크지 않다는 상반된 결과를 보고한 연구도 있다(Darley, 1982; Davis, 1993; Rosenbek, LaPointe, & Wertz, 1989). 긍정적 결과를 보고한 대부분의 연구에서도 회복에 대해 어느 정도는 영향을 주지만 그 정도는 미약하고, 그러한 영향도 신경계 손상의 위치, 심한 정도와 같은 더욱 영향력 있는 변인에 묻히기 쉽다고 언급하였다.

환자의 의사소통이나 인지장애의 성격은 대부분 예후에 중요하다. 예를 들어 중증도가 유사할 경우 브로카 실어증 환자는 베르니케 실어증 환자보다 회복이 잘 되는 편이고, 외상뇌손상 환자는 뇌졸중으로 인한 뇌손상 환자보다 회복력이 더 크다는 증거들이 있다(외상뇌손상 환자가 뇌졸중 환자보다 대개 젊다는 점도 분명 이러한 관계에 중요한 기여를 할 것이다). 검사 시점에서 환자의 의사소통장애나 인지장애의 전반적 중증도는 합리적으로 신뢰할 수 있는, 추후 회복에 대한 지표이다. 특별한 경우 예외가 있을 수도 있지만, 일반적으로 심한 손상이 있는 환자는 경미한 손상의 환자보다 회복이 덜하다. 그러나 환자의 인지-의사소통 손상의 전반적 중증도에 근거하여 예후를 고려하는 것은 여러 면에서 주관적인데, 그 이유는 환자의 의사소통이나 인지장애의 중증도를 측정하는 표준화 검사의 예측타당도가 아직 확립되어 있지 않기 때문이다(Tompkins, 1995).

임상 Tip. 장애의 중증도와 경과 간 관계는 신경계 손상 후 첫 며칠(때로는 몇 주) 간에는 미약하다. 그러나 광범위하고 일시적인 신경계 손상의 영향력이 어느 정도 가라앉게 되면 장애의 중증도와 경과 간 관련성은 점차 커지고, 파괴된 신경 조직에 의한 영구적 영향이 드러나게 된다. 대부분의 임상가들은 손상 이후 초기에는 예후에 대한 의견을 접어두고, 환자의 신경학적 조건이 안정될 때까지 예후에 대한 확언을 미룬다.

일부 검사는 환자의 검사 수행에 근거하여 예후를 판단할 수 있는 체계적 절차를 제공한다. 검사 실시 후 환자의 수행 프로파일을 얻을 수 있는 몇몇 검사에서는, 프로파일을 분석하여 예후를 판단할 수 있다. 임상가는 환자의 프로파일을 이미 회복된 환자 집단의 프로파일과 비교하여, 동일한 프로파일을 가진 이전에 연구된 환자들과 회복 정도가 유사할 것으로 기대한다.

실어증 감별진단을 위한 미네소타 검사(Minnesota Test for Differential Diagnosis of Aphasia, MTDDA; Schuell, 1964)는 예후를 판단하기 위해 프로파일로 접근하는 검사 중 하나이다. MTDDA는 환자의 검사 수행에 근거하여, 환자를 5개의 다수 집단과 2개의 소수 집단 중 하나에 배치하도록 한다. MTDDA 검사 매뉴얼에서는 이전에 연구된 환자의 회복에 근거하여 각 집단의 예후를 제공한다. 예를 들어 MTDDA 그룹 1은 '모든 언어 능력에 놀라운 회복'(Schuell, 1972)을 보여 주는 집단이고, 그룹 5는 '어떤 언어 양식에서도 기능적이거나 자발적인 언어로 회복되지 못함'(Schuell, 1972)에 해당하는 집단이다.

다른 검사들은 좀 더 복잡한 통계적 방법으로 예측하기도 한다(Porch, Collins, Wertz, & Friden, 1989). 통계적 예측 접근법도 이전에 연구된 환자의 특성에 근거하여 예측을 한다. 그러나 통계적 예측 접근법은 다른 접근법과 달리, 통계 분석을 사용하여 회복에 대한 다중 변인 각각의 또는 다중 변인 조합들의 상대적 기여도를 결정한다. 통계적 절차를 통해 어떤 변인이 회복에 가장 강한 관련이 있는지와 어떤 변인의 조합이 가장 정확한 예측을 하는지에 대한 양적 정보를 제공한다. 또한 이 접근법은 예상되는 회복의 실제 수준에 대하여 예측하게 해 준다. 그렇지만 예측이 완벽한 것은 아니다. 가장 강한 예후 변인에 대한 예측조차도 일부는 항상 오류가 있게 마련이다.

통계적 예측 접근법의 좋은 예로 실어증의 회복을 예측하기 위한 Porch(1981a)의 HOAP(high overall prediction) 절차를 들 수 있다. 환자는 발병 후 1개월 시점에서 18개의 하위검사로 이루어진 Porch 의사소통능력 지표(Porch Index of Communicative Ability, PICA; Porch, 1981a) 검사를 받는다. 임상가는 높은 점수를 보인 아홉 가지 하위검사에 대한 평균 점수를 산출한다. 이 평균 점수를 PICA 매뉴얼 표에 입력하면, 환자의 6개월 후 전반적인 PICA 수행이 예측 가능하다.

뇌손상 성인의 의사소통과 인지 능력의 회복을 예측하는 것은 불명확한 일이다. 의사소통과 인지 능력 회복과 관련된 절대적 예후 변인은 없으며, 상반된 여러 주장이 보고되었을 뿐이다. 정교한 프로파일 접근법과 통계적 예측법조차도 집단의 평균 회복을 예측하는 데에는 꽤 정확하지만, 개별 환자에 대해서는 예측이 부정확한 경우가 많다(Aten & Lyon, 1978; Porch & Callaghan, 1981; Wertz, Dronkers, & Humme, 1993). 그렇기 때문에 많은 임상가가 일부 환자에 대한 예측의 정확성을 높이기 위해, 몇 회기의 예후 치료(Rosenbek, LaPointe, & Wertz, 1989)를 실시하기도 한다. 환자가 치료에서 얻을 수 있는 효과를 알아내기 위해, 임상가와 환자는 서로 협력하여 몇 회기의 예후 치료를 경험한다.

임상 Tip. 치료비를 지급하는 보험회사가 예후 치료의 경우에는 치료비를 지급해 주지 않을 수 있기 때문에, 여러 회기 동안 예후 치료를 하는 것은 비현실적이다. 그렇지만 진단과 예후가 목적이라고 공식적으로 명시되지 않더라도, 초기 치료의 몇 회기는 보통 진단과 예후를 알아보기 위하여 사용되게 마련이다.

이상과 같이 살펴보았듯이 새롭게 의뢰된 환자에 대해 의사소통과 인지 능력의 회복(또는 악화)을 예측하는 것은 중요한 일이다. 환자와 가족들은 환자의 장애가 앞으로 가정적 · 사회적 · 재정적 상태에 미칠 영향이 걱정스럽기 때문에, 예후를 재촉할 수 있다. 의사와 다른 의료인들은 환자의 퇴원계획을 세우고 후속 치료를 계획하는 데에 예후 정보가 필요할 수 있다. 사회복지사는 환자와 환자 가족을 위한 적절한 사회 및 직업적 배치를 위하여 예후가 필요할 수 있다. 변호사는 환자의 법적 능력이나 그것의 결손을 입증하기 위하여 예후를 요구할 수 있다. 의료보험 회사는 환자의 치료비 지급을 승인하기 전에 긍정적인 예후에 대한 증거를 요구할 수 있다. 그리고 언어치료 전문가는 치료 여부를 결정하기 전에 치료로부터 얻을 수 있는 잠재적 효과에 대해 감(sense)이 있어야 한다.

회복 및 치료에 대한 반응의 측정

시간에 걸쳐 환자의 수행을 측정하는 것은 신경학적 의사소통이나 인지 능력 손상 환자의 치료 관리에 중요한 부분이다. 시간에 걸친 수행 평가는 기초선을 수립하여, 그것에 비하여 치료 효과를 측정하고 치료 동안 환자의 수행 변화를 기술하는 것이다. 잘 규정된 기초선은 신경학적 질병의 전개과정 연구에 있어 주요한 요소이고, 특정 환자의 장애에 대한 진행과정 기록과 결과 예측의 핵심 요소이다.

신경학적 인지-의사소통장애 환자에서 기초선을 정하기 위해서는, 관심 영역에 대한 환자의 수행력을 측정하기 위해 정기적으로 검사나 검사 세트를 실시하는 것이 일반적이다. 퇴행성 치매 환자에게 한 달 간격으로 이야기 다시말하기 평가를 실시할 수 있는데, 이것은 이야기 조직화, 이야기 회상, 이야기 요소 산출 정도가 치매로 인해 영향을 받고 있는지를 평가하기 위한 것이다. 반혼수상태(semicomatose) 환자는 각성과 주의력 검사를 매일 평가받을 수 있는데, 이것은 환자가 좀 더 종합적인 평가를 받을 수 있는 시기를 결정하기 위한 것이다. 진행성 근위축(progressive muscle weakness) 환자는 질병의 과정을 점검하고 환자의 마비말장애에 대한 치료 효과를 결정하기 위해 조음 능력을 매달 평가받을 수 있다.

그림 3-9는 집중과 기억착오(memory lapses)에 대해 막연하게 불편함을 호소하여 신경과에 온 63세 여자 환자에 대해, 언어치료 전문가가 어떻게 기초선을 측정

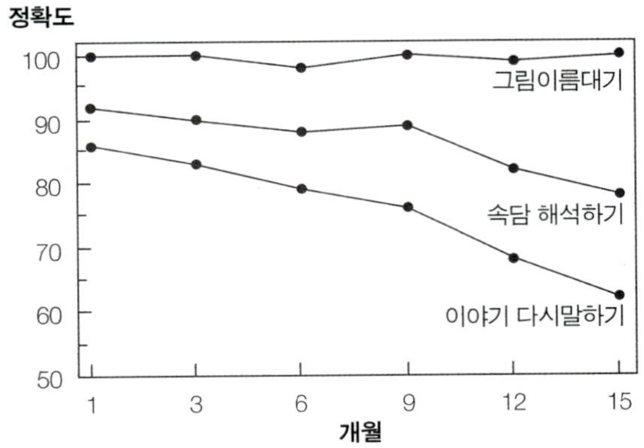

그림 3-9 치매로 진단받은 환자에 대한 기초선 측정. 이름대기 수행은 기초선 측정 기간 동안 안정적으로 유지되는 반면, 속담 해석하기와 이야기 다시 말하기는 점차적으로 악화되었다.

하여 신경과 의사의 진단 결정에 도움을 주는지를 보여 준다. 환자의 신경학적 검사에서는 주목할 만한 점이 없으며, 기억과 인지 능력의 선별검사 결과는 정상 범위 내에 있다. 신경과 의사는 언어치료 전문가에게 환자를 의뢰하여, 환자가 진행적인 상태에 있는지, 만약 그럴 경우 치매 초기 상태인지를 결정하기 위해 도움을 요청하였다.

언어치료 전문가는 기초선을 측정하기 위해, 속담 해석하기 검사, 이야기 다시말하기 검사, 그림이름대기 검사의 세 가지 검사를 선택하였다. 이 경우 언어치료 전문가는 속담 해석하기와 이야기 다시말하기 검사가 치매에 민감하다고 판단한 것이다. 이 검사들은 (일반적으로 치매 초기에 영향을 받는) 분석 기술, 추상적 추론 및 기억력이 요구되기 때문이다. 반면 그림이름대기 검사는 치매 초기 단계에서는 거의 영향을 받지 않기 때문에 포함되었다. 그림이름대기 검사의 수행은 안정적이지만 속담 해석하기와 이야기 다시말하기 검사에서 환자의 수행이 떨어진다면 초기 치매로 진단하는 것이 타당할 것이다.

언어치료 전문가는 환자의 신경과 치료실 예약에 맞춰 3개월 간격으로 환자를 검사하였다. 그림 3-9의 그래프는 5회기 검사에 걸친 환자의 수행을 보여 준다. 환자의 그림이름대기 수행은 안정적이고 다섯 번 검사 모두에서 정상 범위 내에 있지만, 속담 해석하기와 이야기 다시말하기 수행은 점차적으로 하락하였다. 환자의 신경학적 검사에서는 특이하게 6회기 인지 능력 선별검사의 수행력이 감소한 것을 제외하면, 5회기에 걸쳐 주목할 만한 것이 없었다. 환자의 기초선 양상은 신경학자로 하여금 퇴행성 치매의 초기 단계라는 결론을 이끌게 하고, 진단은 이후 후속 평가에 의해 확정된다.

치료 효과의 측정

기초선 수행의 설정, 치료에 대한 환자의 반응 측정 그리고 치료 절차 변경의 필요성을 고려하기 위하여 신중한 검사가 요구된다. 잘 계획되고 잘 실행된 검사는 임상가로 하여금 치료 경과를 판단하고, 치료에서 수행력 변화가 환자의 일상생활에 의미 있는 방법으로 일반화되었는지를 알아내는 데에 도움을 준다. 중재자가 치료의 사회, 심리, 환경적 영향을 고려하게 될수록, 치료 효과(effects of treatment)의 측정은 더욱 중요해진다. 일상생활에서 환자의 독립성에 가져올 긍정적 효과 대비 재활 비용이 얼마나 균형적인가에 의료기관(healthcare agency)이 관심을 갖게 될수록, 치료 효과의 측정은 더욱 중요해진다. 효능(efficacy)과 효과(effectiveness)는 이러한 고려사항의 핵심 개념이다.

효능과 효과

효능(efficacy)과 **효과**(effectiveness)라는 용어는 1970년대 의학 문헌에 처음 등장하였다. **효능**은 그 당시 의학 용어로, 실제 임상 현장보다 더 신중하게 치료하고 검사하고 모니터하는 것과 같이 엄격하게 (때로는 인위적으로) 통제된 상황에서의 치료 효과를 의미한다. **효과**는 실제 임상 현장에서 얻어진 치료의 효과를 의미하는데, 여기에서는 환자가 곧 연구 참여자이기 때문에 특별한 검사, 치료나 교육을 받지 않는다. 치료 효능에 대한 연구는 "이 치료는 이상적인 조건에서 측정 가능한 효과를 가집니까?"라는 질문에 대한 답이다. 반면 치료 효과에 대한 연구는 "이 치료는 실제 상황에서 작용합니까?"라는 질문에 대한 답이라 할 수 있다.

재활 문헌에서 **효능**과 **효과**는 다른 의미로 사용되어 왔다. **효능**은 치료가 연구 조사의 일환으로 혹은 실제 표준 임상의 일부분으로 실시되었든 간에, 치료 결과로서 환자 특성의 측정 가능한 변화가 존재하는지에 관한 것이다. 반면 **효과**는 치료가 환자의 일상생활의 행복(well-being)에 영향을 미치는지와 관련이 있다. 언어치료 전문가에게 **효능**은 일반적으로 인지 · 언어 능력이나 의사소통능력의 표준화된 검사상의 긍정적인 변화로 정의된다. 반면 **효과**는 일반적으로 환자, 가족 구성원에 의한 주관적 보고 또는 환자의 일상활동의 관찰에 기반하여 정의된다.

이러한 정의에 근거할 때 치료가 효능이 있는 것이 반드시 효과적이라는 것을 의미하지는 않는다. 보스턴 이름대기 검사(Boston Naming Test; Kaplan, Goodglass, & Weintraub, 2001)에서 실어증 환자의 수행력이 유의하게 증가한 경우를 예를 들어 보자. 이 검사는 일상의 흔한 사물과 흔하지 않은 사물의 그림에 대해 모두 이름을 말해 보도록 한다. 만약 효능 측정 결과, 보스턴 이름대기 검사 수행이 향상되었다면, 그 치료는 효능이 있다고 할 수 있다. 그렇지만 치료가 효과적인지는 알 수 없다. 왜냐하면 그림이름대기의 향상이 일상생활에 어떤 의미 있는 이득을 주는지에 대해서는 알 수 없기 때문이다. 치료가 효능이 있는지를 결정하는 것은, "환자의 검사 수행에 무슨 일이 일어났는가?"를 묻는 것이다. 치료가 효과적인지를 결정하는 것은 "환자의 일상생활에 무슨 일이 있어났는가?"를 묻는 것이다.

치료하지 않은 것보다 치료한 것에 진전이 더 나타난다면 **효능**이라는 용어를, 다른 치료보다 특정 치료에 진전이 더 나타난다면 **효과**라는 용어를 사용하기도 한다. 언어치료 전문가는 치료의 효능과 효과에 대한 자료를 읽거나 의견을 교환할 때, 사용하는 용어의 의미를 정확하게 파악하여야 할 것이다.

임상 Tip. 치료는 효능이 있지 않더라도 효과적으로 여겨질 수 있다. 드물지만, 예를 들어 광범위한 언어자극을 제공하고 이름대기 훈련은 하지 않은 치료 프로그램을 실시하였다고 하자. 치료 프로그램의 효능을 측정하기 위해 보스턴 이름대기 검사를 선택하였을 경우, 환자가 보스턴 이름대기 검사 점수에 유의한 변화(효능의 측정)를 나타내지는 못하였지만, 일상생활 활동에서 의사소통능력에 긍정적 변화(효과의 측정)를 보여 줄 수는 있다.

효능과 효과에 대한 논쟁은 Wertz, Weiss, Aten 등(1986)의 실어증 치료 연구에 제시되어 있다. 이 연구에서 임상 집단은 12주 동안 치료를 받고 이후 12주 동안은 치료를 받지 않았다. 치료 연기 집단은 첫 12주 동안 치료를 받지 않고 이후 12주 동안은 치료를 받았다. 첫 12주가 끝났을 때 임상 집단은 치료 연기 집단보다 Porch 의사소통능력 지표(Porch Index of Communicative Ability, PICA; Porch, 1981a)의 전체 백분위수가 6점 더 높았고, 이것은 통계적으로 유의하였다. 치료 효능에 대해 선택한 측정(PICA 전체 백분위)에서 통계적으로 유의한 변화가 나타났기 때문에, PICA 점수의 변화로 Wertz, Weiss, Aten 등은 치료가 효능이 있다고 결론지었다. 치료가 효과적인지에 대해서는 분명하지 않은데, 그 이유는 PICA에서 백분위수 6점의 향상이 실어증 환자의 일상적인 의사소통 기능에 유의한 변화를 초래하는지에 대해서는 알 수 없기 때문이다.

신경학적 인지-의사소통장애 환자를 대상으로 한 대부분의 연구는 효능 연구이다. 치료 영향에 대한 지표는 표준화된 인지 및 의사소통 검사에서의 수행력 변화인데, 그 이유는 이러한 검사들이 엄격하게 통제된 검사 조건에서 성인의 인지-의사소통 수행력에 대해 민감하고 신뢰할 수 있는 지표를 제공하기 때문일 것이다. 신경학적 인지-의사소통장애 환자를 대상으로 일상생활의 영향력에 대해 평가한 치료 연구는 거의 없다. 연구를 수행하기 위해 이용 가능한 민감도, 신뢰도와 타당도를 갖춘 표준화된 평가 방법이 없었다는 것도 이러한 연구가 드문 이유 중 하나일 것이다.

그렇지만 치료의 영향에 대한 많은 의학적 연구가 효능과 효과를 모두 언급할 수 있는 평가 방법을 사용하고는 있다. 대규모의 고혈압 성인 집단 연구에서 고혈압에 대한 치료 효과를 위약 효과와 비교한 경우를 예로 들자. 고혈압의 결과로 알려져 있는, 갑작스러운 사망, 심장마비, 울혈성 심부전, 과긴장 증가, 동맥류 파열의 다섯 가지 부정적 사건의 빈도로 치료 효과를 측정하였다. 연구 종료 시 하나 이상에서 부정적 사건을 경험한 경우는 고혈압 방지 약물을 제공받은 집단에서는 9%였던 반면, 위약을 받은 집단에서는 22%에 해당하였다. 이러한 부정적 사건의 발생이 환자와 가족 모두에게 심한 부정적인 영향을 미칠 것이기 때문에, 치료 투약 처방이 효능이 있을 (집단 간 부정적 사건 비율의 차이가 통계적으로 유의미함) 뿐만 아니라 효과적(치료가 환자의 일상생활의 행복을 향상시킴)이라고 결론지을 수 있다.

임상 Tip. 고혈압 연구에서 효과에 대한 직접적인 측정을 포함하고 있지는 않지만, 사망, 심장마비, 심장부전, 고혈압, 동맥류 파열 발생을 감소시킨 것이 환자와 환자 가족의 일상에 긍정적 영향을 미치지 않았다고 논쟁할 사람은 없을 것이다. 또한 이 연구의 설계는 치료의 효능을 지지한다. 이 연구는 다기관 임상 실험(multi-center clinical trial)에 의한 것으로, 연구에서 사용된 치료적 처치는 그 당시 고혈압 치료에 흔히 사용되던 의료적 처치와 유사하였다.

재활학과 일부 의학 문헌에서 **기능적**(functional)이 **효과적**(effective)이라는 용어를 대신해서 사용되기도 한다. **기능적**은 환자의 일상생활의 능력이나 행복에 영향을 미친다는 의미이다. 지난 30년간 수많은 논문과 평가도구에서 '기능'이라는 용어를 제목으로 사용하였고, 요즈음 언어치료 전문가는 실제 치료 목표와 결과를 기술할 때 '기능'을 강조하는 것이 필수적인 듯하다.

그러나 **기능적**이라는 용어가 치료 보고서와 임상 실제 모두에서 자주 쓰임에도 불구하고, 이 용어에 대한 표준적인 정의는 없다. 따라서 용어를 사용하는 사람이 누구이고 목적이 무엇인지에 따라 의미는 달라질 수 있다. 언어치료 전문가는 평가와 치료 방법을 설명하는 데에 기능적 의사소통이라는 용어를 사용하곤 하는데, 이것은 일상생활에서 의사소통의 성공 또는 실패에 초점을 두는 접근법이다. 기능적 의사소통은 환자의 메시지 전달 수단을 강조한다. 이는 언어를 강조하였던 전통적 접근에 반해, 화자나 필자가 청자나 독자에게 정보를 성공적으로 전달하는 의사소통적 측면이 강조된다는 것을 시사한다. 이러한 변화는 실어증 분야에서 두드러졌고, 다른 신경학적 인지-의사소통장애 분야에도 전파되었다.

통상적으로 성공적인 의사소통은 메시지의 언어학이나 음운적 정확성에 달려 있는 것이 아니라, 단어 선택, 구문, 음운-철자 형식에 오류가 있더라도 화자(와 필자)가 의사소통에 성공하였는지를 의미한다. 실어증의 의사소통 효과 증진(Promoting Aphasics' Communicative Effectiveness, PACE; Davis & Wilcox, 1985)과 같이 '기능적'에 초점을 둔 치료 접근법도 있다. 기능적 치료 접근법은 보통 환자의 일상 의사소통 환경과 유사하게 만들어진 활동들로 이루어져 있고, 사회적 관습(만났을 때나 헤어질 때 인사하기 등), 대화 규칙 등 의사소통적 측면에 초점을 둔다.

의료 관리와 비용 지급을 담당하는 기관의 경우, '기능적'의 의미를 기본적인 욕구와 필요에 대해 의사소통할 수 있는 능력으로 보통 정의한다. 이러한 기관에서는 기능적 수준을 넘어서 환자를 변화시키려는 치료에 대해 비용을 지급하는 것은 달가워하지 않는다. 따라서 이와 같은 의미로 기능적이라는 용어를 정의함으로써 경도나 중등도의 인지-의사소통장애 환자에 대한 치료 책무에서 벗어나 돈을 아끼고(왜냐하면 환자가 이미 기본적인 요구와 필요를 의사소통할 수 있기 때문이다), 이 정의에 근거하여 의사소통능력의 최소한 수준에 도달한 중증의 환자에 대해 더 이상의 의료 비용 지급을 중단할 수 있다.

1990년 미국 말-언어-청각협회(ASHA)의 자문 집단은 기능적 의사소통에 대한 조작적인 정의를 다음과 같이 제안하였다.

> "양식(mode)에 상관없이 메시지를 이해하거나 전달하는 능력. 자연스런 환경에서 효과적이고 독립적으로 의사소통하는 능력."

자문 집단은 기능적인 의사소통의 평가에 대해 다음과 같이 설명하였다.

> "환경적 변화, 보조 장치, 의사소통에 걸리는 시간, 청자 친숙도 등을 고려한 다양한 맥락에서 타인과 의사소통할 수 있는 능력 정도. 환자와의 의사소통을 받아들이기 위한 또는 향상시키기 위한 의사소통 상대방의 수용력 정도가 반드시 고려되어야 함"(American Speech-Language-Hearing Assoc., 1990).

하지만 Simmons-Mackie와 Damico(1996)은 기능적 의사소통은 단순하게 메시지를 전달하거나 전달받는 것 이상을 의미하며, 사회적 관계를 성립하고 유지하기 위한 것이라고 하였다. Parr(1996)는 기능적 의사소통에 대한 ASHA의 정의에 대해 '독립적으로(independently)'라는 용어는 적절하지 않으며, '자율적인(autonomous)'이 더 나은 용어라고 제안하였다.

임상 Tip. 모든 장애인이 기능적으로 독립성을 추구하는 것은 아니다. 장애인에 의하면, 독립성은 종종 의사결정, 사고, 행동에 대한 자율성과 개인의 통제력으로 정의된다. 장애인이 일상생활의 여러 측면에서 타인에게 신체적으로 의존할 수 있지만 재정 관리, 사생활 관리 및 사회적 관계 유지와 같은 측면에서는 책임을 유지할 수 있다.

손상, 장애, 사회적 불리

1970년대까지는 의학적 모델이 장애와 장애의 영향에 대한 생각을 지배하였다. 의학적 모델은 장애를 사람의 신체 또는 정신의 질병(disease), 상해(injury), 신체적 비정상(physical abnormality)의 생리학적 영향에 기인한 건강 문제로 보았다. 중재의 목적은 질병을 치료하거나 상해를 복구하거나 비정상을 교정하기 위한 것이었다. 의학적 모델은 장애과정에 대한 환자의 물리적 그리고 사회적 환경의 잠재적 영향력을 무시하였다.

1970년대부터 개인의 일상생활 능력과 행복에 대한 장애의 영향력을 무시했던 의학적 모델에 많은 비판이 일기 시작하였다. 의학적 모델의 한계를 인지하게 됨에 따라 장애의 기능적 제한 모델에 대한 논쟁이 일어났다. 기능적 제한 모델은 장애의 개념을 확장시켜 비의학적 측면, 특히 일상생활 활동을 수행하고 사회와 지역사회 활동에 참여할 수 있는 환자의 능력을 포함하였다. 기능적 의사소통을 어떻게 정의하든 간에, 그 평가는 특정 의사소통이나 인지적 결함의 확인과 양적 측정 이상의 것이어야 한다. 그 이유는 결함이 자연스러운 상황에서 사회적 관계 및 대인 관계에 어떻게 영향을 미치는가가 중요하게 평가되어야 하기 때문이다.

1980년 세계보건기구(WHO)에서는, 흔히 ICF라고 알려진 손상, 장애, 사회적 불리에 대한 국제 분류(International Classification of Impairment, Disability, and Handicap, ICIDH)를 발표하였다. ICF는 2001년 5월 22일 세계보건총회에서 WHO의 191개 모든 회원국으로부터 건강 및 장애를 기술하고 평가하는 국제적 분류체계로 공식적으로 채택되었다. ICF는 장애 상태(disablement)의 개념적 모델에 근거하여 장애의 측면을 부호화(coding)하기 위한 체계이다. ICF는 장애의 개념을 확장하여, 건강 상태의 생리학적 영향뿐만 아니라 개인의 일상생활 능력과 행복에 대한 장애 상태의 영향을 포함하였다.

임상 Tip. 세계보건기구는 1948년 UN에서 설립한 국제 보건 단체이다. WHO는 모든 사람에 대해 높은 수준의 건강 달성을 지원하는 것을 그 사명으로 한다. WHO 규약은 완전한 신체, 정신 및 사회적 행복과 질병이나 허약이 없는 것으로 건강을 정의하였다. WHO는 몇몇 국제적 분류체계를 발표하였는데, 가장 잘 알려진 것은 질병과 관련된 건강 문제의 국제 통계적 분류(ICD-10)이다(World Health Organization, 1992). 이것은 질병과 기타 건강 악화 조건 진단의 분류체계법으로 세계적으로 사용되고 있다. ICD-10은 2014년 10월에 공식적으로 편성되었다.

ICIDH는 장애 상태의 영향을 손상, 장애, 사회적 불리의 개념으로 요약하였다. **손상**(impairment)은 개인 내의 구조적인 비정상(예: 뇌손상) 또는 기능적 비정상(예: 반신마비)을 의미한다. **장애**(disability)는 기술이나 능력에 대한 손상 또는 손상의 영향을 의미한다. 실어증과 보행장애는 장애의 예이고, 각각은 뇌손상과 반신마비라는 기저의 손상에 기인한다. **사회적 불리**(handicap)는 최근 들어 **참여**(participation)로서 인식되고 있는데, 일상생활 역할을 수행하는 개인 능력의 하나 또는 그 이상에 대한 장애의 영향을 의미한다. 배우자나 부모로서 기능하는 능력의 감소는 뇌손상에 기인한, 한 가지 사회적 불리가 될 수 있다. 하나의 손상이 여러 장애와 사회적 불리의 원인일 수 있고, 하나의 장애가 다양한 사회적 참여에 제한을 가져올 수 있다. 예를 들어 뇌손상(손상)이 반신마비, 체감각 상실 및 실명(장애)의 원인일 수 있다. 더 나아가 반신마비(장애)로 인해 이전 직업으로 복귀하지 못하고, 운동에 참여하지 못하고, 악기 연주나 단어 처리와 같은 활동(참여)이 어려울 수 있다. ICF 분류체계는 기저 원인에서 출발하여 장애와 사회적 불리로 이끄는 일련의 과정으로 장애를 개념화하였다.

1980년대 이전에는, 뇌손상 성인의 평가는 WHO가 언급한 손상, 즉 청각적 이해력, 말산출 능력, 기억력 및

일반 개념 3-4

- 언어치료 전문가는 다음과 같은 목적을 위해 신경학적 의사소통장애 환자를 검사할 수 있다.
  - 환자의 의사소통 손상을 진단하기 위해
  - 환자의 의사소통의 회복에 대해 예측하기 위해
  - 환자의 의사소통 손상의 특성과 중증도를 결정하기 위해
  - 치료에 대한 의사결정을 위해
  - 환자의 의사소통능력 회복의 측정 또는 치료 효능 평가를 위해
- 진단명은 환자의 특성을 몇 개의 단어로 요약한, 편리한 약어체계이다. 진단명 자체가 치료에 대한 결정에 직접적인 영향을 주지는 못하더라도, 치료의 포괄적 성격을 제안하는 정보를 담고 있을 수는 있다.
- 임상가는 예후에 대해 결정할 때 다음과 같은 범주의 정보들을 고려해야 한다.
  - 신경학적 결과. 신경계 비정상의 위치와 범위가 종종 환자의 회복에 큰 영향을 미친다.
  - 환자의 건강. 환자의 일반적인 건강과 감각과 운동 손상의 여부 또한 회복에 강한 영향을 준다.
  - 환자의 특성. 환자의 연령, 교육 및 지능은 회복에 대한 영향이 상대적으로 그리 크지 않다.
- 환자 프로파일 접근과 통계적 예측 접근은 예후 도출을 위한 공식적인 절차이다. 둘 다 개별 환자의 회복 예측보다는 환자 집단의 회복 예측에 더 정확하다.
- 수행을 정기적으로 검사하여 안정적인 수행 기초선을 확립하는 것은 의사소통능력의 회복이나 치료에 대한 반응을 측정하기 위한 객관적 방법 중 하나이다.
- 재활에서 효능이라는 용어는 치료가 질병이나 상태에 의미 있는 긍정적인 영향을 미쳤는가를 말한다. 효능은 종종 표준화 검사상의 수행 변화로 정의된다. 효과라는 용어는 환자의 일상생활 능력에 치료가 의미 있는 긍정적 영향을 미쳤는지에 대한 것이다.
- 기능적이라는 용어는 재활 문헌에서 그 의미가 동일하지 않지만, 보통 환자의 일상생활 능력 또는 행복에 대한 영향을 의미한다.
- 손상, 장애, 사회적 불리에 대한 국제 분류(ICIDH 또는 ICF)는 장애의 측면을 부호화하기 위한 체계이다. ICF에서는 장애를 개인의 일상생활 능력과 복지에 대한 건강 상태의 생리학적 · 사회적 영향으로 정의한다.
- ICF는 장애 상태의 영향을 손상(구조적 비정상), 장애(기술이나 능력상의 손상의 영향), 참여(일상생활 역할수행에 있어서 감소된 능력)의 개념으로 기술하였다.

주의력과 같은 특정 기능의 비정상에 초점이 맞추어졌다. 이러한 태도가 치료에도 적용되어 치료는 특정 기능의 교정에 초점을 두고 있었다. ICF의 발표 이후, 비로소 뇌손상이 일상생활 활동의 성공적인 참여에 얼마나 영향을 미치는지가 평가에 반영되기 시작하였다. 평가의 목적은 효능(손상 수준 검사상의 수행 변화)으로부터 효과(일상생활 의사소통 수행력을 반영하는 평가상의 수행 변화)로 변화되었다. 말-언어병리 영역의 임상적 평가에 대한 이러한 개념적 변화의 영향에 대해서는 제4장에서 다룰 것이다.

생각해 볼 문제

문제 3-1

신경과 의사로부터 Olson 부인이라는 환자를 의뢰받았다.

"발병한 지 하루가 지난, 우뇌 뇌졸중이 의심스러운 63세 여성입니다. 평가와 제언을 부탁드립니다."

환자의 병동으로 갔는데, Olson 부인의 진료기록은 치료 계획 회의(care-planning meeting)에 가져갔기 때문에 볼 수 없었다. 환자가 병실에 있다고 간호사가 알려 주어 병실에서 미리 선별검사를 하기로 하였다. 병실에 들어갔을 때 환자는 눈을 감고 침대에 누워 있었다. 환자의 어깨에 손을 대니 환자가 눈을 뜨고 쳐다보았다. 자신을 소개하고 환자의 기분이 어떤지 물었다. 환자는 왼손으로 힘없이 제스처를 하고 눈을 감았다. "Olson 부인이시지요?"라고 물었다. 환자는 눈을 뜨지 않고 고개를 저었다. 환자의 어깨에 다시 손을 얹자, 환자는 눈을 뜨고 당신을 쳐다보았다. "Olson 부인이시지요?"라고 말하였다. 환자는 알아들을 수 없게 무언가를 중얼거리고 또 눈을 감았다. 다시 그녀의 어깨를 건드렸지만, 환자는 반응이 없다.

이제 당신은 무엇을 할 것인가? Olson 부인의 무반응

의 이유는 무엇인가?

문제 3-2

항목 수가 불충분한 검사를 실시할 때, 이것이 환자의 실제 수행을 기술하는 데에 부정확성으로 이어지는 경우를 이야기해 보자. 또한 환자의 수행이 시간에 따라 변동하는 경우에 대해서도 이야기해 보자. 이러한 변동이 환자의 정확한 실제 수행 평가에 영향을 주는 검사 항목 수와 서로 어떠한 관련성이 있을까?

문제 3-3

뇌손상 성인의 구어 읽기 능력 선별검사의 구성 항목이다. 검사 지시문은 다음과 같다. "환자분께 이 단어 카드들을 보여 드릴 겁니다. 이것을 보여 드리면 환자분은 각각의 단어를 소리 내어 읽어 주셔야 합니다." 이 검사 결과를 해석하는 데 어떤 문제가 있을 수 있겠는가?

1. cat
2. umbrella
3. dog
4. she
5. perambulator
6. the
7. yellow
8. seventy-two
9. its
10. slowly

문제 3-4

임상가와 뇌손상 환자의 다음과 같은 대화에 대해 생각해 보자.

임상가: 좋아요. Chamber 씨 이제 제가 어떤 단어와 문장을 말할 거예요. 그러면 당신은….

환자: 알았어요, 좋아요, 좋아….

임상가: 그리고 제가 말한 다음에 당신이 그것을 따라 말하셨으면 합니다.

환자: 선생님이 말한 다음에 그것을 따라말하라. 알았어요. 좋아요.

임상가: 준비되셨습니까?

환자: 좋아요, 좋아, 알았어요. 알았어.

임상가: 첫 번째 시작합니다.

환자: 좋아요, 좋아. 알았어요, 알았어.

임상가: 그 소년은

환자: 그 소년은….

임상가: 그 소년은 개를 데리고 있다.

환자: 그 소년은 무엇인가, 아니, 다른 … 을 데리고 있다.

여기에 무슨 문제가 있다고 생각하는가? 환자의 반응 양상에서 당신은 무엇을 설명할 수 있는가? 당신이 임상가라면 다음에 무엇을 하겠는가?

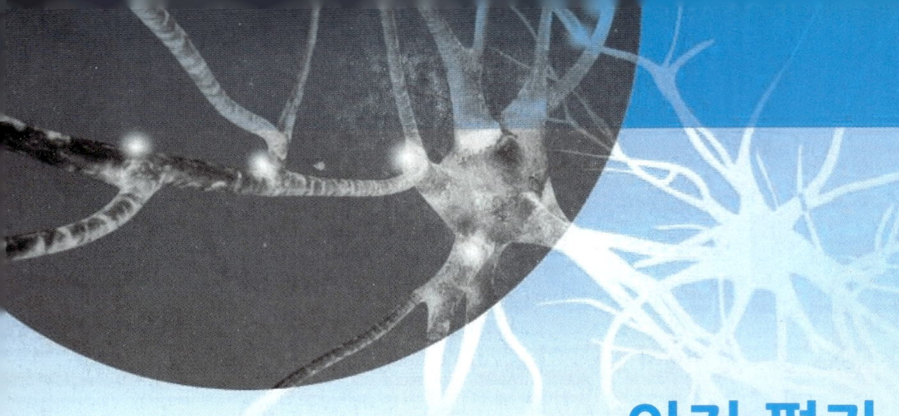

제4장

인지 평가

그들의 생각이 아닌 생각의 장막 속에서, 나는 그들 가운데 있지만, 그들 중에 있지 않다(Gordon G, Lord Byron: Poetry of Byron, Chosen and arranged by Matthew Arnold, London, 1881, Macmillan.)

뇌손상 환자는 주의, 기억과 같은 기본적 인지처리 결함에서부터 사고, 추론, 언어, 대인관계에서의 의사소통과 같은 복잡한 인지 및 언어처리의 손상까지, 매우 복잡다단하고 다양한 인지-의사소통장애를 보일 수 있다. 동일한 유형, 동일한 정도의 결함을 보이는 뇌손상 성인을 단 두 명도 찾을 수 없을 것이다. 그러나 일관된 패턴이 존재하기는 한다. 그렇기 때문에 평가를 시행하는 것은 뇌손상 환자의 독특한 손상의 패턴을 체계적으로 탐색하는 과정에 더 가깝다.

뇌손상 환자의 인지-의사소통장애의 성격과 중증도는 뇌손상 위치와 정도에 크게 좌우된다. 뇌조직이 많이 손상된 환자는 주의, 지각과 같은 기본 인지처리과정뿐만 아니라 언어, 추론, 추상적 사고와 같은 상위 인지처리과정에도 결함을 보이곤 한다. 뇌손상이 국소적이거나 산발적으로 생긴 환자는 상위 인지처리과정에는 결함을 보일 수 있지만 기본 인지처리과정은 정상적인 경우가 많다. 그러나 손상의 정도가 뇌손상 환자의 결함 여부를 결정하는 유일한 요인은 아니다. 위치 또한 중요하다. 대뇌피질 손상은 피질하 손상보다 상위 인지기능에 더 영향을 미친다. 전두엽 손상은 의도된 행동을 개시하고 조절하는 데에 문제를 야기할 수 있다. 언어 우세반구의 뒤쪽 손상은 언어이해와 산출 능력에, 비우세반구의 뒤쪽 손상은 감정, 대인 행동, 공간 영역의 주의력에 문제를 야기할 수 있다.

뇌손상 환자의 손상된 기능과 보존된 능력을 구분하는 것은 인내심, 끈기, 논리력, 직관을 요하는 일이며, 더불어 잘 선택된 신뢰할 만한 검사가 요구된다. 이 장에서는 뇌손상과 인지 결함 간의 일반적 관계를 요약할 것이고, 뇌손상 환자가 경험하는 인지장애를 확인하고 양적으로 측정하기 위해 사용될 수 있는 여러 검사도구 중 몇 가지를 설명할 것이다. 이 장의 후반부에서는 실어증, 비우세반구 증후군, 외상뇌손상, 치매, 말운동장애와 같은 특정 뇌손상 증후군의 평가 방법을 논할 것이다. 이제부터 모든 의도적 행동의 기본 처리과정이라고 할 수 있는 주의과정에 대한 설명을 시작하겠다.

임상 Tip. 지각(perception)은 주의(attention)보다 더 기본적인 과정이라 할 수 있지만, 대부분의 환자는 뇌손상 위치와 상관없이 주의 결함을 흔히 나타내기 때문에, 이 장에서는 주의과정부터 설명을 시작할 것이다. 주의 결함과 달리, 지각 결함은 특정 뇌손상 영역과 관련이 있는 듯하다. 따라서 지각 결함에 대해서는, 여러 다양한 뇌손상 증후군 중 하나의 증상 유형에 지각이 해당하면 그 때마다 설명을 하겠다.

주의

> 네가 무엇에 주의를 기울이고 있는지 말해라. 그러면 나는 너에게 네가 누구인지 말해 주겠다(Jose Ortega y Gasset).

지난 수십 년 동안 연구자, 이론가, 임상가가 주의(attention)에 대해 논쟁해 왔지만, 그 정의에 대해서는 여전히 동의가 이루어지지 않고 있다. 처음으로 심리학자들이 주의에 대해 관심을 가졌던 1800년대 후반 Wilhelm Wundt와 William James 시대 이후, 주의에 대한 다양한 정의와 수십 가지 모델이 제안되었다. 최근에는 다소 계층적으로 조직되어 있는, 연쇄적인 인지처리과정으로 주의를 조명하고 있는데, 하위 단계의 주의과정은 상위 단계의 주의과정보다 시간과 양식(modality)에 있어 좀 더 제한적이다.

임상 Tip. Wilhelm Wundt(1832~1920)와 William James(1842~1910)는 현대 심리학의 아버지로 불린다. Wundt는 독일에서, James는 미국에서 각각 심리연구실을 갖춘 심리학과를 설립하였다. 당시 심리학은 철학의 한 학파로 여겨졌기 때문에, 두 과 모두 철학과 내에 설립되었다.

주의의 최근 모델은 세부적인 측면에서 다르기는 하지만, 대부분의 모델은 주의를 하위 요소로 구분한다. 주의의 각 세부 요소는 기초적인 반응성부터 복잡한 인지처리에 요구되는 주의 자원 조작까지 점차 인지적 처리 부담이 증가한다. 대부분의 주의 모델에서는, 자극에 대해 생리적·행동적으로 반응할 준비가 되어 있는 상태인 각성(alertness)을 모든 상위 주의처리 과정의 기초로 간주한다.

Van Zomeren과 동료들(1984)은 각성을 **긴장성 각성**(tonic alertness)과 **주기적 각성**(phasic alertness)으로 구분하였다. 긴장성 각성이란 오랜 시간(몇 분에서 몇 시간까지) 반응할 준비가 되어 있는 상태를 의미한다. 주간의 일상 리듬, 단순 반복 과제를 할 때 느끼는 졸음, 오후에 나타나곤 하는 무기력증은 긴장성 각성에 변화가 생긴 예라 할 수 있다. 긴장성 각성의 저하는 뇌손상으로 인해 흔히 발생하는 증상이다. 검사나 치료 중에 뇌손상 환자들이 자주 졸거나 잠이 드는 것은 긴장성 각성의 저하 때문이다. 긴장성 각성은 지속 주의력[sustained attention: 경계(vigilance)]과 공통점이 많다. Van Zomeren과 동료들은 주기적 각성을 긴장성 각성과 구분하여 자극을 받아들일 때 순간적으로 빠르게 일어나는(1/1,000초 이내) 변화로 정의하였다. 경고 신호 또는 새롭거나 흥미롭거나 위협적인 자극에 대해 순간적으로 반응하게 하는 각성 상태가 주기적 각성의 예이다.

긴장성 각성의 저하는 뇌손상 환자의 재활을 늦추는 요인일 수 있다. 하지만 그보다 재활에 더 큰 걸림돌이 되고 일상생활에 더 많은 어려움을 야기하는 것은 일반적으로 주기적 각성의 저하이다. 주기적 각성이 저하된 환자는 검사나 치료의 첫 항목을 놓치고, 짧은 자극을 지각하지 못하고, 자극이나 반응 조건의 변화를 받아들이지 못하는 경우가 많다. 이러한 환자들은 일상생활에서 대화의 주요 화제를 놓치고 교통신호등과 같은 빠른 변화에 느리거나 부적절하게 반응하기 쉽다.

이후 연구자들은 Van Zomeren과 동료들(1984) 모델을 더욱 세분화하여, 주의를 여러 가지 유형으로 나누고 있다. 예를 들어 Sohlberg와 Mateer(2001)는 주의처리 과정을 다섯 가지 범주로 나누어 임상적으로 더욱 유용한 모델을 제안하였다. 다음과 같은 다섯 가지 주의 범주는 뇌손상에 의해 모두 또는 일부 영향을 받을 수 있다.

- **초점 주의력**[focused attention, 때로 **지향성**(orienting)이라고 불림]은 자극에 대한 기초적인 반응을 의미한다(예: 청각, 시각, 촉각 자극이 발생하면 그 자극 쪽으로 향하는 것). 초점 주의력은 앞에서 설명한 주기적 각성과 공통점이 많다.
- **지속 주의력**[sustained attention, 때로 **경계**(vigi-

lance)라고 불림]은 오랫동안 주의를 유지하는 것을 의미한다. 지속 주의력과 경계가 유사한 개념이기는 하지만, 경계는 목표 자극이 비목표 자극에 비해 무작위적으로 간간이 발생하는 과제에서 비교적 긴 시간 동안 지속 주의력을 유지하는 것을 의미한다.

- **선택 주의력**(selective attention)은 방해 자극 상황에서 주의를 유지하거나 여러 자극에서 관심 있는 자극에만 주의를 기울이는 것을 의미한다.
- **교대 주의력**(alternating attnetion)은 과제 조건의 변화 시 또는 개인의 목표 변경 시 하나의 자극에서 다른 자극으로 주의를 변화시키는 것을 의미한다.
- **분할 주의력**(divided attention)은 동시에 하나 이상의 활동에 주의를 기울이는 것을 의미한다(예: 전화를 하면서 운전하는 것).

내인적 주의력(endogenous attention)은 주의력의 또 다른 개념으로, 정신활동의 활성화(activation), 저지(inhibition), 협응(coordination)을 설명하는 데 사용되어 왔고 신경학적 의사소통장애가 내인적 주의력에 중요한 영향을 끼친다고 보았다. 이 개념에서, 정신적 자원(mental resources)으로서의 주의력은 가령, 단기기억에서 정보를 유지하거나 혹은 예상되는 단어(예: 아래 설명된 Stroop Color Word Test)나 문장 해석 시 예측하지 못한 선택상황에서 이를 억제하는 등의 다양한 정신 활동을 할 때 에너지원으로 쓰인다고 보았다. 이러한 점에서 주의력은 탐지(detection), 유지(maintenance) 또는 특정한 감각 자극에 대한 노력의 전환(switching)에만 국한되는 것이 아니라 인지(cognition)에 대한 내재된 조절체계(control system)로 작용한다.

주의 평가

각성. 긴장성 각성의 정도는 직접 평가되기보다는 면담 시 가족, 보호자, 주변 사람의 보고에 의해 평가되는 것이 보통이다. 또는 다른 인지-의사소통능력을 평가하거나 특히 오랜 시간 반응 유지를 요하는 검사에서 평가되기도 한다.

반응시간 검사는 주기적 각성의 가장 직접적인 지표이다. 반응시간 검사에서 환자는 (불빛 자극 또는 짧은 소리 자극 등) 특정 자극을 지각할 때마다 버튼을 누르는 반응을 하게 된다. 이때 자극 제시와 환자의 반응 사이의 시간이 측정된다. (목표 자극에 앞서 나오는 신호음과 같은)경고 자극을 반응시간 측정 과제에 포함해 환자의 주기적 각성 손상을 확인하기도 한다. 주기적 각성이 저하된 환자는 경고 자극이 제공될 때 더 잘 반응한다(주기적 각성이 정상적일 경우에도 물론 경고 자극이 있을 때 더 잘 반응하지만, 주기적 각성 결함 환자는 경고 자극이 있을 때와 없을 때의 수행 차이가 훨씬 더 크다).

지속 주의력(경계, vagilance). 지속 주의력은 보통 컴퓨터에 제시되는 (예: 신호음, 숫자, 문자, 단어) 일련의 청각 또는 시각 자극으로 평가된다. 자극은 일부러 꽤 길고 단조로운 간격으로 제시된다. 특정 목표 자극이 감지될 때마다 손가락으로 두드리거나 컴퓨터 자판을 누르거나 손을 들거나 '예'라고 대답하는 등의 방법으로 반응하도록 환자에게 지시한다.

선택 주의력. 선택 주의력은 보통 지면을 이용한 지우기 과제(cancellation task)로 평가한다. 지우기 과제에서는 숫자, 문자, 기호와 같은 일련의 인쇄 자극들 가운데에서 목표 자극에 가위표를 하거나 동그라미를 치도록 한다(그림 4-1). 지우기 과제는 목표 조건을 더욱 복잡하게 하거나(예: 문자 다음에 나오는 숫자 6에 가위표를 하게 함), 자극배열에 시각적 방해 요소나 경쟁 자극을 삽입하여 난이도를 높일 수 있다(그림 4-1).

스트룹 색깔 단어 검사(Stroop Color and Word Test; Golden, 1978)는 시각적 선택 주의력 검사로 널리 알려져 있다. 스트룹 검사 방법은 다음과 같다. 먼저 검은색으로 쓴 색상명을 소리 내어 읽는다. 그러고 나서 여러

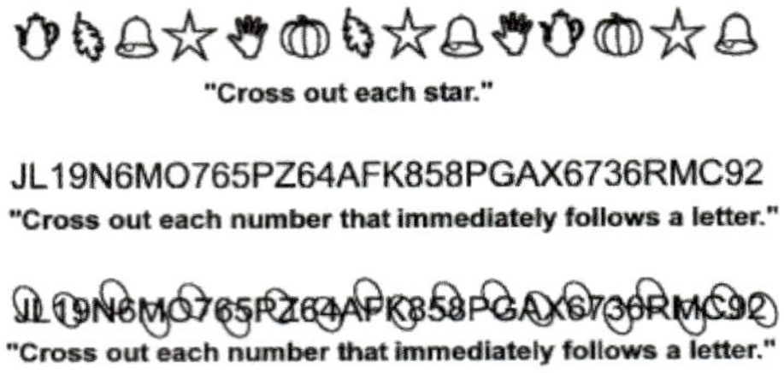

그림 4-1 지우기 과제. 단순 지우기 과제(위), 좀 더 어려운 지우기 과제(중간), 시각적 방해 자극이 첨가된 지우기 과제(아래)

색깔로 칠해진 X자의 색을 소리 내어 말한다. 마지막으로 글자와 색이 일치하지 않는 조건(파란색으로 인쇄된 단어 'red'와 같이)으로, 다른 색으로 인쇄된 글자의 색상명을 소리 내어 읽는다. 처음 두 조건과 마지막 조건 간 속도와 정확성의 차이가 클수록, 선택 주의력 결함의 징후로 간주된다.

선택 주의력은 때로 지속 주의력 평가를 위해 사용되었던 과제로 검사되기도 하는데, 이 경우 방해 자극 요소가 더 추가된다. 선택 반응시간 검사(choice reaction-time test)에서는, 특정 조건에 맞는 자극이 감지될 때마다(예: 높거나 낮은 주파수 사이에 500Hz의 신호음이 나오는 경우) 반응을 하도록 피험자에게 지시한다. 수행력은 정반응과 오반응 점수 그리고 목표 자극에 대한 피험자의 반응시간으로 측정된다.

임상 Tip. 지속 주의력과 선택 주의력의 차이는 다소 인위적이다. 왜냐하면 매우 단순한 지속 주의력 과제에서조차, 피험자는 컴퓨터 모니터에 있는 상표, 청각적 자극에 섞여 나오는 배경 소음 또는 임상가의 옷 무늬와 같이 과제 수행에 필요 없는 다른 부분들을 무시하고 검사 자극에만 선택적으로 집중해야 하기 때문이다.

SDMT(Symbol Digit Modalities Test; Smith, 1982)는 시각적 스캐닝, 지속 주의력, 선택 주의력을 요하는 지면 검사이다. SDMT에서는 피험자에게 110개의 칸 안에 조건과 일치하는 1부터 9까지의 숫자를 쓰도록 한다(그림 4-2). SDMT의 수행력 결함이 반드시 뇌손상을 의미하지는 않는다. 정상적인 노화과정에서도 수행력의 저조함이 나타날 수 있다. 15~24세 성인의 평균 SDMT 점수는 65~74세 노인의 평균보다 약 20점 정도 높게 나타난다.

교대 주의력. 교대 주의력 검사는 과제 조건이 변경되면 피험자로 하여금 주의 집중을 변경할 것을 요구한다. 대부분의 교대 주의력 검사는 반응 조건이 주기적으로 변하는 상황에서의 지속 주의력 검사라 할 수 있다. 예를 들어 피험자로 하여금 일련의 문자, 숫자, 기호들 사이에서 목표 자극에 줄을 긋는 지우기 과제를 수행하게 하는데, 각 줄마다 매번 목표 자극이 새롭게 바뀌게 할 수 있다(그림 4-3).

또 다른 교대 주의력 검사에서는 무작위로 제시된 숫자 목록에서 홀수를 지우다가, 피험자의 수행력이 안정된 경향을 보이면 검사자가 '짝수'라고 말하고, 그러면 피험자는 짝수를 지우기 시작한다. 피험자의 수행력이 안정세를 보이면 다시 목표 반응을 바꿔 제시하는 것을 몇 주기 반복한다.

연속계산검사(serial calculation test)는 난이도가 높은 교대 주의력 검사이다. 먼저 검사자가 제시한 숫자에서 특정 수(예: 5)를 빼도록 한다. 그러고 나서 남은 수에서 다시 그 수를 빼고, 또 남은 수에서 그 수를 다시 빼고, 그것을 반복한다. 피험자의 수행력이 안정세를 보이면 검사자는 '더하기'라고 말하고, 그러면 피험자는 과제를 빼기에서 더하기로 전환하여 5를 더하기 시작한다. 피험자의 수행력이 안정되면 더하기에서 빼기, 빼기에서 더하기로 검사자가 계속해서 과제를 바꾼다.

분할 주의력. 분할 주의력 검사에는 두 가지 방법이 있다. 첫 번째 검사 방법에서 피험자는 어떤 정보에 대한 정신적 조작을 수행하는 동안 정보에 대한 기억을 유지해야 한다. 숫자 거꾸로 말하기(digits backward) 검사는 이러한 형식으로 분할 주의력을 비교적 쉽게 측정하는 검사이다. 검사자가 각각의 숫자 묶음을 들려주면 피험자는 그 숫자를 거꾸로 반복하여 말한다. 이와 비슷한 형태의 다른 검사로는 철자, 요일, 월 등을 거꾸로 말하기, 단어의 철자를 거꾸로 말하기, 숫자를 2씩, 3씩, 4씩 또는 5씩 거꾸로 세기, A-1-B-2와 같이 철자와 숫자를 교차시켜 일련의 순서로 말하기가 있다. 숫자를 거꾸로 되뇌이는 동안 정보를 저장소에 유지하고 있어

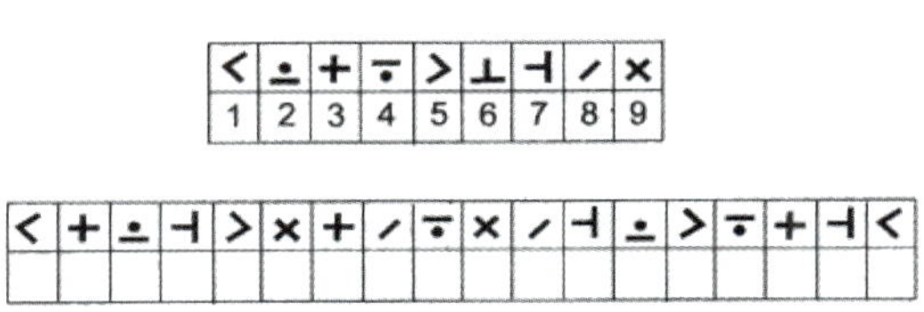

그림 4-2 SDMT와 유사한 검사 항목. 보기의 규칙에 따라 빈칸에 숫자를 채워야 한다.

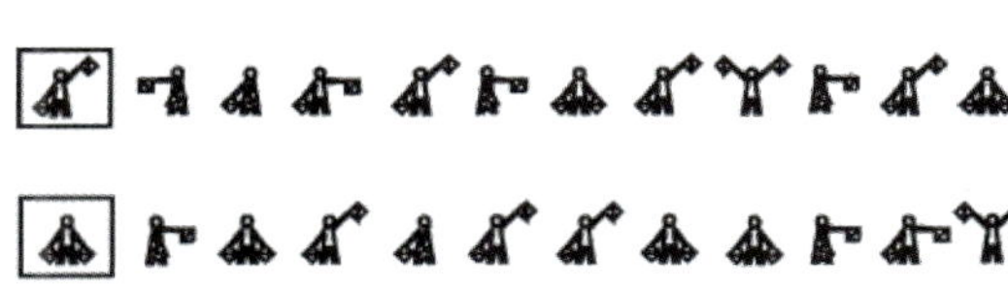

그림 4-3 줄마다 목표 자극이 바뀌는 지우기 과제

야 하기 때문에, 숫자 거꾸로 말하기와 같은 일부 분할 주의력 과제는 종종 '작업기억(working memory)' 과제로 분류된다는 점을 알아두도록 하자.

분할 주의력의 두 번째 검사 방법은 피험자로 하여금 두 가지를 동시에 처리해야 하는 **이중과제**(dual-task)를 수행하도록 하는 것이다. 일반적인 이중과제 검사는 무작위로 나열된 철자 녹음 자극을 피험자에게 들려주고, 피험자는 지정된 철자를 들을 때마다 '예'라고 대답을 하는 동시에 무작위로 배열된 문자열에서 표적 철자를 지워 나가는 문자 지우기 과제 형식으로 검사를 한다.

PASAT(Paced Auditory Serial Addition Test; Gronwall, 1997)는 숫자 배열 자극을 들으면 각 숫자에 선행하는 숫자를 더하여 그 결과를 말하는 분할 주의력 검사이다. 예를 들어 3-6-5-1-9를 들려주었을 때 올바른 반응은 9-11-6-10이다. Lezak와 동료들(2004)에 따르면, PASAT은 뇌손상이 없는 정상 성인에게도 엄청난 스트레스를 주며, 제대로 수행할 때조차도 틀리고 있다는 느낌을 주는 검사이다. 따라서 PASAT은 미세한 주의력 손상을 감지하고자 할 때 사용하여야 한다. PASAT은 스트레스가 심한 검사일 수 있고, 정확히 수행하는 정상인조차도 스스로 실패하고 있다고 느끼기도 한다는 것을 피험자에게 미리 말해 주어야 한다.

일상생활의 주의력. 대부분의 주의 검사는 주의력 외에도 여러 다른 인지처리과정(예: 시각 검색, 스캐닝, 추적, 단기기억, 구어 또는 수학적 개념 이해)을 요한다. 이러한 검사가 일상생활에서 요구되는 주의력을 대표하는지에 대해서는, 즉 검사의 생태학적 타당성에 대해서는 아직 밝혀지지 않았다. 표준화된 주의 검사는 매우 구조화되어 있기 때문에, 덜 구조적인 일상생활에서 나타날 수 있는 결함에 대해서는 민감하지 않다고 비판하는 연구자들(Kerns & Mateer, 1998; Ponsford & Kinsella, 1992; Sbordone, 1998)도 있다. 이러한 이유로 Robertson과 동료들(Robertson, Ward, Ridgeway &

표 4-1 일상생활 주의 검사의 하위검사

하위검사	주의력 구성요소	설명
지도 찾기	선택 주의력	피험자는 지도에서 지정된 기호를 찾는다.
엘리베이터 층 세기	지속 주의력	피험자는 층 표시가 고장 난 엘리베이터를 타고 있다는 가정을 한다. 피험자는 엘리베이터 안에서 각 층에 도착할 때마다 나오는 미리 녹음된 안내음으로 어림하여, 몇 층에 도달했는지를 알아내야 한다.
방해 상황에서 엘리베이터 층 세기	선택 주의력	엘리베이터 층 세기 과제와 비슷하지만, 피험자는 이전의 층 세기 과제에서 들었던 안내음 사이에 섞여 있는 고주파수의 방해음을 무시해야 한다.
시각적 엘리베이터 층 세기	교대 주의력	엘리베이터 문에 두 칸으로 나뉘어 있는 표가 있고, 표의 각 칸은 위 또는 아래를 가리키는 화살표로 되어 있다. 피험자는 화살표의 방향을 보고 위층 또는 아래층을 계산해야 한다.
청각적 엘리베이터 층 거꾸로 세기	교대 주의력	피험자는 중간 음 또는 높은음을 듣게 된다. 높은음을 들으면 올라가는 층을 세고 낮은음을 들으면 내려가는 층을 세어야 한다.
전화번호부 찾기	선택 주의력	피험자는 가상 전화번호부에서 지정된 기호를 찾는다.
전화번호부 찾기, 이중과제	분할 주의력	피험자는 녹음된 연속음을 세는 동시에 가상 전화번호부에서 지정된 기호를 찾는다.
추첨	지속 주의력	피험자는 2개의 문자와 3개의 숫자로 이루어진 녹음 자극을 듣고, 55로 끝나는 숫자가 나올 때마다 그 숫자 앞에 함께 나온 두 문자를 쓴다.

출처: Robertson IH, Ward T, Ridgeway V, Nimmon-Smith I: The structure of normal human attention: the Test of Everyday Attention, *Journal of the International Neuropsychological Society* 2:525-534, 1996.

Nimmo-Smith, 1994, 1996)은 지도, 전화번호부와 같이 일상생활에서 쓰이는 자료를 이용하여, 생태학적으로 타당한 검사인 일상생활 주의 검사(Test of Everyday Attention, TEA)를 고안하였다.

TEA는 방해 요인이 있는 조건과 없는 조건에서 지속 주의력, 선택 주의력, 교대 주의력을 평가하는 여덟 가지 하위검사를 포함하고 있다. 하위검사들은 표 4-1에 순서대로 정리되어 있다.

TEA가 주의력에 대한 신경심리학적 모델을 기초로 하고 있고 지속 주의력, 선택 주의력, 분할 주의력, 교대 주의력을 평가하는 하위검사를 포함하고 있지만, TEA가 다른 일반 검사보다 생태학적으로 더 타당한 평가치를 제공하는지에 대해서는 연구가 필요하다. Bate와 동료들(2001)은 TEA가 전통적인 주의 검사와 많은 공통점을 지니고 있다고 언급하였다. 이들은 심각한 외상뇌손상 환자와 뇌손상이 없는, 연령 및 교육을 일치시킨 정상 성인의 TEA 수행력을 비교하였다. 그 결과 엘리베이터 층 세기(elevator floor counting)와 방해 자극이 주어지면 엘리베이터 층 세기(elevator floor counting with distraction)를 제외한 대부분의 TEA 소검사에서, 뇌손상 환자의 수행력은 전통적인 주의 검사에서의 수행력과 유의한 상관관계를 보여 주었다. 이 가운데 TEA의 '지도 찾기(map search)'는 외상뇌손상 피험자와 뇌손상이 없는 피험자를 가장 잘 식별할 수 있었다.

Bate와 동료들(2001)이 TEA의 생태학적 타당성에 대해 직접 연구를 실시한 것은 아니다. 그렇지만 전통적인 주의 검사와 같이, TEA는 방해가 없는 환경에서 실시하도록 구조화되어 있다. 비록 TEA가 일상생활에서 볼 수 있는 자료들을 사용하여 일상생활과 유사하게 제작하려고 시도하였지만, 구조화된 TEA 검사 환경은 구

일반 개념 4-1

- 의사소통을 지원하는 주요한 인지적 처리과정은 주의, 기억, 집행기능을 포함한다.
- 주의는 인지적 처리부담의 수준을 반영한 구성요소들로 구분된다.
- **각성**은 생리적·행동적으로 반응할 준비가 되어 있음을 의미한다.
- **긴장성 각성**은 오랜 시간(분 단위에서 시간 단위까지) 동안 반응할 준비가 되어 있음을 의미한다. 임상가는 보통 면담과 검사 또는 가족 구성원이나 간병인의 보고를 통해 뇌손상 환자의 긴장성 각성을 평가한다.
- **주기적 각성**은 순간적으로(1/1,000초 단위로) 일어나는 일에 대해 반응할 준비가 되어 있음을 의미한다. 반응시간 검사는 주기적 각성을 검사하기 위한 기본적인 방법이다. 뇌손상 환자의 일상생활에서 주기적 각성의 저하는 긴장성 각성의 저하보다 더 심각한 문제를 일으킬 수 있다.
- **초점 주의력**은 자극에 대한 기본적인 반응성을 의미한다(예: 청각적 또는 시각적 자극의 근원지를 바라보는 것).
- **지속 주의력**은 오랜 시간(분 단위에서 시간 단위까지) 동안 주의를 유지하는 것을 의미한다. 청각적 또는 시각적 자극을 긴 시간 동안 일정한 간격을 두고 제시하고 환자로 하여금 각 자극에 대해 반응하도록 요구하는 것으로 지속 주의력을 평가한다.
- **선택 주의력**은 방해가 되는 여러 자극 가운데에서 주의를 유지하거나 일련의 자극 중에서 특정한 자극에만 주의를 기울이는 것을 의미한다. 선택 주의력은 지면을 이용한 지우기 과제 또는 선택 반응시간 과제를 통해 평가할 수 있다. 스트룹 검사와 SDMT(Symbol Digit Modalities Test)는 시각적 지속 주의력 및 선택 주의력을 평가하는 널리 알려진 검사이다.
- **교대 주의력**은 과제의 변동 또는 사람의 의도 변화에 대한 반응으로, 한 자극에서 다른 자극으로 주의를 이동시킬 수 있는 것을 의미한다. 교대 주의력은 지면 검사 방법을 이용하여, 변하는 목표 자극을 지우는 과제 또는 더하기와 빼기를 번갈아 하는 연속계산과제로 평가할 수 있다.
- **분할 주의력**은 하나 이상의 활동들을 한꺼번에 수행할 수 있는 것을 의미한다(예: 요리를 하는 동안 대화 이어가기). 분할 주의력은 두 가지 과제에 동시에 반응하거나 또는 기억 유지와 함께 정보 조작의 인지 활동을 요하는 이중과제로 평가할 수 있다. PASAT(Paced Auditory Serial Addition Test)는 숫자열을 듣고 각 숫자에 선행하는 숫자를 더하여 그 결과를 말하는 분할 주의력 검사이다.
- 일상생활 주의 검사(TEA)는 일상생활과 유사한 내용을 담고 있다. 따라서 TEA의 저자들은 TEA가 생태학적으로 타당한 주의 검사라 주장한다. 그러나 TEA는 방해 요소가 없는 환경에서 이루어지는 구조화된 검사로, 일상생활을 그대로 반영하고 있지는 않기 때문에 TEA의 생태학적 타당성에 대해 언급하기는 어렵다.

조화되지 않은 일상생활 환경과는 현저하게 다를 것이다. 현재 TEA의 생태학적 타당성은 아직 입증되지 않았다.

기억

만일 우리가 가진 본질 중 다른 능력보다 더 뛰어난 하나의 능력이 있다면, 그것은 기억일 것이다. 기억에는 우리의 지능(intelligence)의 어떤 측면들보다 더 이해할 수 없는 힘(power), 실패(failure), 불균형(inequalities)의 무언가가 있는 것 같다. 기억은 때로 잘 잊혀지지 않으며, 매우 쓸모 있고, 고분고분하다. 하지만 때로는 전제적이며 불가항력적(beyond control)이다! 단언컨대 우리는 모든 면에서 기적 그 자체이다. 그러나 무언가를 기억해 내고 잊어버리는 힘은 우리가 이제까지 알아낸 것을 넘어서는 것 같다(Jane Austen, Mansfield Park).

인간의 기억(memory)에 대한 신비는 지난 200년 이상 철학자, 과학자, 소설가, 시인들을 도취시키고 당혹하게 하였다. 기억은 소설가에 의해 아름답게 묘사되어 왔고, 철학자에 의해 분석되어 왔지만 기억에 대해 설명하는 바가 적었다. 지난 50년간 과학자들은 정상인이 얼마나 정보를 저장하고 회상할 수 있는지에 대해 이론에 근거한 기억 모델들을 발전시키면서 기억에 대해 더 잘 설명하게 되었다. 이 모델 가운데 일부는 뇌손상이 기억에 얼마나 영향을 미치는지, 그리고 정상 기억 모델이 뇌손상을 입은 환자의 기억 손상을 얼마나 설명해 줄 수 있는지를 밝히는 데 활용되어 왔다.

기억 결함은 뇌손상으로 야기되는 중요한 결과 중 하나이다. 기억 결함은 대부분의 뇌손상 환자의 회복에 악영향을 미친다. 그리고 일부 뇌손상 환자는 기억이 완전히 돌아오지 않을 수도 있다. 심각한 기억 손상은 뇌손상 환자의 삶을 다른 사람에게 의지할 수밖에 없는 상황으로 만들기도 한다. 경도의 기억 손상도 독립적인 일상생활과 학교와 직장에서의 성공에 영향을 미친다.

기억 모델

정보와 경험을 어떻게 처리하고 유지하고 회상하는지에 대한 많은 연구들이 수십 년 전에 쏟아져 나왔다. 1960대에는 기억 단계 모델(stages models of memory)이 주목을 받았다. 기억 단계 모델은 기억을 여러 단계로서 개념화한 것으로, 정보는 각 단계를 지나 영구 저장소로 향한다. 유사한 단계에 대해 기억 모델마다 다른 이름을 붙이고 약간씩 다른 성격을 부여하기도 하였다. 이들 모델들은 전반적인 형태에는 큰 차이가 없고 세부사항에 차이를 보인다. 당대 대부분의 기억 모델들은 기본 3단계 기억 모델을 정교화한 것이다. 3단계 모델은 2개의 단기기억 저장과 1개의 장기기억 저장으로 나뉜다.

3단계 중 첫 번째 단계는 **감각 레지스터**[sensory register 또는 **감각기억**(sensory memory)]이다. 감각 레지스터는 입력되는 정보가 감각 특정 형태(청각, 시각, 촉각 등)로 유지되는 정신적 공간이며, 그 과정을 **등록**(registration)이라고 한다. 감각 레지스터는 한정된 용량을 가지며, 정보가 다음 단계로 이동되지 않는 한 입력된 내용은 1~2초 내로 소멸된다. 등록은 수의적으로 통제되는 것이 아닌 어느 정도 자동적으로 일어나는 과정이며, 지각, 주의, 입력과정의 조합에 의해 지각이 기억 시스템에 들어오게 된다.

3단계 모델 중 두 번째 단계는 **즉각기억**[immediate memory, 또는 **단기기억**(short-term memory) 또는 **일차 기억**(primary memory)]이다. 즉각기억은 한정된 용량을 가지며, 즉각기억의 정보는 되뇌어지지 않는 이상 몇 초 내로 소멸된다. 되뇌기(rehearsal)는 기억 안에 있는 정보를 몇 분에서 몇 시간까지 유지할 수 있도록 한다(감각 레지스터 내의 정보는 되뇌어질 수 없다). 초기 기억 모델에서 즉각기억은 정보가 장기기억 내 영구 저장소로 향하기 위해 거치는 수동적인 저장 공간으로 여겨졌다.

임상 Tip. 즉각기억이 정보를 장기기억으로 보내는 유일한 경로라는 주장은, 즉각기억 과제는 잘 수행하지 못하지만 장기기억에는 결함이 없는 뇌손상 환자에 대한 연구에 의해 이의가 제기되었다(Baddeley, 1996).

즉각기억의 용량은 **보유 폭**(retention span), 즉 한 번에 즉각기억에서 저장할 수 있는 개별 항목의 수(예: 숫자, 글자, 단어들)로 측정할 수 있다(일반 성인은 한 번에 7±2 정도의 저장이 가능하다). 즉각기억은 일종의 인지적 공간이라고 할 수 있는데, 예를 들어 전화번호부에서 번호를 찾아 다이얼을 누르기까지 그 사이에 번호를 잊어버리지 않는 것, 속기사가 들은 것을 타자로 치기까지 그 사이에 들은 내용을 기억하는 것, 목수가 시방서를 읽고 실제로 자르기까지 그 사이에 널빤지의 수치를 기억하여 유지하는 것과 같은 일시적 정보의 유지가 그 공간에서 가능하다. 식당으로 전화를 걸고 나면, 속기사가 문장을 타자하고 나면 또는 목수가 널빤지를 자르고 나면, 즉각기억 안의 정보들은 되뇌어지지 않는 한 새로운 정보를 위해 공간을 비우며 소멸된다.

3단계 모델 중 세 번째 단계는 **장기기억**[long-term memory 또는 **이차기억**(secondary memory)]이다. 장기기억은 매우 큰(아마도 무한한) 용량을 가진다. 장기기억은 학교 수업, 책, 영화, 텔레비전, 라디오 그리고 일상 경험으로부터 획득한 지식의 정적인 저장소로 여겨진다. 장기기억에 저장된 정보는 만약 소멸된다 하더라도 그 과정이 매우 천천히 진행된다. 장기기억은 빌뉴스가 리투아니아의 수도라는 것, 바람은 저기압 주위에서 시계 반대 방향으로 불어온다는 것, 빨간불은 '정지'의 의미를 담고 있다는 것, 히스클리프는 『폭풍의 언덕(Wuthering Heights)』의 주인공이라는 것과 같은 정보를 오랫동안 기억하게 해 준다.

기억 모델 중 일부(예: Craik & Lockart, 1972)는 연속적인 처리 깊이(depth-of-processing) 모델을 지지하면서, 기억에 대한 단계(stages) 개념을 부정한다. 처리 깊이 모델의 보편적 주제는, 기억에 저장된 정보의 지속성은 정보가 저장되기 전 얼마나 활발하게 인지처리과정을 겪었는지에 달려 있다는 것이다. 하지만 처리 깊이 모델에서 이해과정이 어떻게 이루어지는지에 대한 것은 단계 모델과 대체적으로 유사하다.

근래 인지과학은 즉각기억의 개념을 **작업기억**(Baddeley & Hitch, 1974; Baddeley, 1986; Shallice & Warrington, 1970)의 개념으로 대대적으로 대체하였다. 정보가 되뇌어지지 않는 한 몇 초 안에 소멸되는 제한된 용량 시스템이라는 점에서, 작업기억은 즉각기억과 유사하다. 그러나 정보가 장기기억으로 가기 전 거치는 정적인 저장소로만 여겨졌던 즉각기억과는 달리, 작업기억은 복잡한 인지처리과정 동안 인지처리의 임시 결과물이 저장되는 인지적 공간이다. 예를 들면 암산으로 (12+14)−(8+7)과 같은 수학 계산을 할 때, 사람들은 26에서 15를 빼기 전에 먼저 중간 합계인 26과 15를 계산하고 작업기억에 저장한다. 그 과정이 끝나면 중간 단계는 삭제되고 최종 결과만 작업기억에 보유된다. 작업기억은 추론, 이해, 추상적 사고 및 문제해결과 같은 복잡한 인지 활동에 필요한 정보를 저장하고 조작하는 수단을 제공함으로써, 인지에 있어 중심 역할을 한다고 여겨진다.

작업기억에서 가장 잘 알려진 모델은 Baddeley와 Hitch(1974)가 제안한 모델이다. Baddeley와 Hitch의 모델에서는 하나의 즉각기억 개념을 세 가지 시스템으로 대체하였다. 즉, 하나의 중앙 집행기(central executive) 또는 주의 통제소(attentional controller)와 2개의 하위 시스템(말 관련 정보를 보유하는 음운루프[phonological loop]와 시각 자극에 대한 심상(mental image)을 보유하는 시공간 잡기장[visual sketch pad])으로 구성된다.

음운루프는 입력된 음운 정보의 기억 흔적(memory trace)을 위한 임시 저장 시스템으로 간주된다. 되뇌기에 의해 활성화되지 않으면 기억 흔적은 2~3초 내에 소멸된다. 음운루프는 실제 말하는 것이 아닌 머릿속의 조음활동으로 여겨지는데, 이 활동에 의해 무한정 주어지는 정보에 대한 음운 기억 흔적이 음운루프 용량을 초과하지 않는 한 유지될 수 있다. 만일 입력되는 정보가 음운루프의 용량을 초과하면 첫 번째 항목은 마지막 항목이 처리되기 전 소멸되는데, 이것이 바로 잘 알려진 즉각기억 폭(immediate memory span)의 한도(정보의 7±2 단위)에 해당한다.

임상 Tip. 긴 단어는 분명 짧은 단어보다 음운루프에서 더 많은 공간을 차지한다. 'dog, boy, big, day'와 같은 짧은 단어들은 'convention, establishment, maintenance, caravan'과 같은 긴 단어들보다 되뇌기 없이도 더 쉽게 음운루프에 저장될 수 있다. 대부분의 성인은 2초 동안 말할 수 있는 정도만큼만 단어들을 기억해 낼 수 있다.

시공간 잡기장이란 시각 및 공간 정보의 임시 저장 시스템을 의미한다. 시공간 잡기장은 이미지를 시각화하고 인지적으로 조작하기 위한 방법이라 할 수 있다.

작업기억의 일부 모델들은 시공간 잡기장을 시각적 하부 시스템과 공간적 하부 시스템으로 나누는데, 시각적 시스템은 색깔, 모양, 질감의 측면을 처리하고, 공간적 시스템은 위치와 거리의 측면을 처리한다. 시공간 잡기장의 존재 여부와 특성을 경험적으로 입증하기는 쉽지 않다(Baddeley, 1996). 시각 이미지가 시공간 잡기장에 유지되는 메커니즘은 아직 설명되지 않았으며, 이에 대한 기능적 중요성 역시 아직 밝혀지지 않았다.

중앙 집행기는 작업기억의 세 하위 요소 중 가장 명확하지 않고 가장 이해가 안 되는 개념이다. 중앙 집행기는 인지처리 조작을 선택하고, 시작하고, 종결하는 것을 담당하며, 시공간 잡기장과 음운루프의 활동을 조정하는 역할을 한다고 설명된다. 중앙 집행기는 음운루프와 시공간 잡기장 사이, 그리고 작업기억과 그 외 기억 요소들 사이에 정보 교환을 조절한다고 여겨진다. 중앙 집행기는 논리적 추론, 암산, 구어와 문어의 이해에 있어서 매우 중요한 역할을 하는 것으로 알려져 있다. 중앙 집행기의 개념은 집행기능(executive function)의 개념과 매우 유사한 점이 많다(이는 나중에 다시 설명할 것이다).

최근기억과 과거기억

일부 환자에게서 최근에 일어난 과거기억(지난 몇 분에서 몇 개월까지)과 오래된 과거기억(몇 년 전)의 결함 양상이 서로 다르다는 것이 보고됨에 따라, 연구자들은 장기기억을 최근기억(recent memory)과 과거기억(remote memory)으로 나누었다. 정상 성인의 최근기억과 과거기억을 나누는 것은 불가능하지만, 뇌손상 환자의 경우는 다르다. 치매 환자를 예로 들면, 보통 몇 시간, 며칠, 몇 주 전에 일어난 사건에 대해서는 기억하지 못하지만, 유아기나 청소년기의 사건에 대해서는 매우 정확하게 기억한다.

회고기억(후향기억)

회고기억(후향기억, retrospective memory)은 과거 경험과 사건에 대한 정보를 유지하고 회상하는 것을 의미한다. 대부분의 표준화된 기억 검사는 회고기억을 평가하는 것이다. 회고기억은 오랫동안 하나의 현상으로 간주되어 왔다. 그러나 과거 사건이나 경험에 대한 기억에는 심각한 손상을 입었으나, 학습된 행동 패턴에 대한 기억은 유지하고 있는 뇌손상 환자들을 발견함에 따라, 연구자들은 회고기억을 서술기억(declarative memory)과 절차기억(procedural memory)으로 분리하였다.

서술기억. 서술기억(declarative memory)은 우리가 사물에 대해 무엇을 알고 있는가를 의미한다. 우리가 누구인지, 부모의 이름과 생일, 폴란드의 수도, 계란 한 판은 몇 개인지, 단백질 분자의 구성, 뇌신경들의 이름 등에 대한 지식은 서술기억에 저장되어 있다. 서술기억에 저장된 정보는 의식화되고 말로 설명될 수 있다.

Tulving(1972)이 주장한 바에 따르면, 서술기억은 일화기억(episodic memory)과 의미기억(semantic memory)으로 나뉜다. 일화기억은 특정한 시간과 장소에서 개인적으로 겪은 사건에 대한 기억이라 할 수 있다. 우리가 누구와 있었는지, 우리가 특정 시간에 무엇을 하였는지에 대한 지식과 다른 시점에 일어난 사건들 사이의 관계에 대해 감을 잡는 것도 일화기억에서 나온다. 우리가 누구인가에 대한 이해는 일화기억에 저장된 정보로부터 나오는 것이다.

의미기억은 세상에 대한 우리의 구조화된 지식을 의미하는데, 교육 환경에서 배우는 대부분의 것들(사실, 날짜, 이름, 장소 등) 역시 이에 포함된다. 의미기억은 토머스 제퍼슨이 미국의 세 번째 대통령이었다는 사실이나, 계란 한 판이 30개라는 것, 주유소는 보통 복잡한 고속도로 위에서 쉽게 찾아볼 수 있다거나, 짖는 개들이 주로 사람을 물기 쉽다는 정보를 포함한다. 의미기억은 특정 시간 및 공간과 관련된 개념이 아니다.

임상 Tip. 짖는 개가 주로 사람을 물기 쉽다는 지식은 일화기억에 저장된 하나 또는 그 이상의 경험에서 나오는 것이다. 따라서 이 경우는 일화기억과 의미기억의 상호작용에 의해 설명되어야 한다. 이는 우리가 기억하는 많은 것이 실제로 기억되는 것이 아니라 구성되는 것이라는 점을 보여 준다.

절차기억. 절차기억(procedural memory)은 새로운 반응 전략에 대한 생각 없이 자동적으로 행해지는 습관들의 집합이라 할 수 있다(Garner & Valadka, 1994). 즉 절차기억은 무언가를 어떻게 하는지에 대한 것이다. 과

거의 학습된 행동으로부터 어떻게 행동해야 하는지를 기억하는 것(예: 자동차 운전하기, 참치 샐러드 샌드위치 만들기, 텔레비전 수리하기, 신경학적 검사 실시하기 등)은 절차기억에서 정보를 불러옴으로써 가능하다. 절차기억의 정보는 의식화하여 가져올 수 있는 것이 아니며, 반드시 어떤 정보와 연관된 활동 수행을 통해 접근된다.

어떤 절차를 수행한 기억은 의식화되어 그 절차를 의도적으로 설명하는 단계로 이어질 수 있다. 그러나 절차상의 정확한 순서, 타이밍, 크기 및 다른 행동 특성에 대한 지식은 오로지 절차의 수행을 통해서만 접근될 수 있다. 뛰어난 정비사는 볼트에 너트를 조일 때, 풀어지지 않도록 충분히 강하지만 볼트를 깨뜨릴 만큼 너무 세지 않을 정도로 적당히 조일 수 있다. 하지만 그들 중 누구도 초보자에게 이를 어떻게 하는지 설명할 수 없으며, 초보자는 오로지 반복적 경험을 통해서만 어떻게 하는지를 익힐 수 있다.

뇌손상은 서술기억보다 절차기억에 덜 영향을 미치는 경향이 있다. 연구 결과에 따르면, 뇌손상을 입은 환자는 새로운 절차과정을 배우고 실행할 수 있음에도 불구하고, 그것을 배웠다는 것을 인식하지 못하고 그 과정에 대해 말로 설명할 수도 없었다(Ewert, Levin & Watson, 1989; Parkin, 1982; Verfaelli, Bauer, & Bowers, 1991). 서술기억에 심각한 손상을 입은 뇌손상 환자도 옷 입기, 밥 먹기, 카드 게임과 같은 익숙한 절차들은 어떻게 수행하는지 잘 기억하곤 한다.

미래계획기억(전향기억)

앞서 언급했다시피, (서술기억과 절차기억을 포함하는) 회고기억은 과거의 경험과 연관되어 있다. 이에 반해 미래계획기억(전향기억, prospective memory)은 과거에 형성된 의도(intention)가 (기억해야 할 것을 기억하는) 현재의 행동을 지배하는 것이라 할 수 있다. 미래계획기억은 특정 시간에 무엇을 하는 것, 이를테면 약속 지키기, 수업에 참석하기, 저녁 준비하기, 고양이에게 밥 주기 등을 기억해 내는 것이다. Lezak와 동료들(2004)을 포함한 몇몇 연구자들은 미래계획기억의 결함은 사실상 기억 체계의 손상이 아니며, 특정 기억에 대한 회상을 평소에 이끌어 내는 맥락상의 단서를 알아보지 못하기 때문이라 주장하였다. 예를 들면, 미래계획기억이 손상된 사람은 아침에 일어나 고양이의 빈 밥그릇을 보아도 고양이에게 밥을 주어야 한다는 것을 기억해 내지 못한다(그 사람에게는 배고픈 고양이가 밥그릇이 비어 있다는 것을 알아차리도록 더 강하고 중요한 단서를 제공해 주어야 할 것이다). 서술기억에 문제가 없는 많은 뇌손상 환자는 잘못된 미래계획기억으로 인해 일상생활에서 어려움을 겪게 된다. 그들은 약속을 쉽게 지키지 못하고, 제때 약 먹기를 잊어버리고, 공과금을 제때 지급하지 못하고, 생일이나 기념일 같은 중요한 날을 인식하지 못하고 지나쳐 버리기 일쑤이다.

표 4-2는 여기서 논의된 기억의 유형들을 요약한 것이다.

기억 평가

회고기억. 검사가 가능한 환자를 대상으로 보유 폭, 새로운 정보의 보유 및 회상기억 그리고 과거기억과 시각기억으로부터 정보를 인출하는 능력을 평가하기 위해 종합적 회고기억 검사(comprehensive retrospective memory test battery)를 시행한다.

보유 폭. 보유 폭(retention span)은 한 번의 노출만으로 기억에 저장할 수 있는 정보의 양을 의미한다. 보유 폭 검사는 주로 즉각보유(immediate retention)와 단기보유(short-term retention)를 평가하게 된다. 즉각보유 검사는 피험자에게 정보를 제공한 후 즉시 검사하는 것이고, 단기 보유 검사는 피험자에게 정보 제공 후 몇 초, 몇 분 또는 그 이상의 간격을 두고 정보 보유 능력을 검사하는 것이다.

즉각보유 검사의 가장 대중적인 방법은 숫자 폭 검사(digit span testing)로, 무작위로 나열된 한 자리의 숫자들을 검사자가 큰 소리로 읽으면, 피험자가 이를 따라 말하는 것이다. 숫자 폭 검사는 보통 두 자리나 세 자리의 숫자로 시작하여, 피험자가 오답을 보일 때까지 숫자를 늘려 간다. 여러 기억 검사와 대부분의 포괄적 지능 검사에 숫자 폭 검사가 포함되어 있다. 무작위로 나열된 문자나 관련 없는 단어들의 리스트를 이용한 방법도 즉각보유 폭 검사 방법으로 널리 사용된다. 정상적

표 4-2 기억의 유형

하위검사	주의력 구성요소
감각 레지스터	특정 양식의 감각 자극들이 매우 짧은 시간 동안 유지되는 저장소. 입력된 정보는 조작될 수 없고 되뇌기에 의해 유지될 수 없다.
즉각기억	용량이 제한됨. 입력된 정보는 되뇌기에 의해 의식적으로 유지되지 않는 한 몇 초 안에 소멸된다.
작업기억	현대에는 단기기억의 개념이 작업기억으로 대체됨. 작업기억은 인지처리과정의 결과물이 임시적으로 저장되는 작업 공간. 음운루프, 시공간 잡기장, 중앙 집행기로 구성된다.
장기기억	정보가 오랫동안 지속되는 저장소. 장기기억 내 정보는 천천히 소멸된다.
회고기억	과거의 경험, 사건, 정보에 대한 기억
서술기억	우리가 알고 있는 것들에 대한 기억
일화기억	특정 시간과 장소에서 겪은 과거 사건에 대한 기억
의미기억	교육 환경에서 얻은 지식을 포함한 세상에 대해 조직화된 지식
절차기억	과거에 배운 행동, 과정을 어떻게 수행하는지에 대한 지식
미래계획기억	"기억해야 할 것을 기억하는 것."(예: 이전에 계획한 행동을 실행에 옮겨야 한다는 것을 기억하는 것)

폭(normal span)은 숫자, 문자, 단어 모두 5~7개 정도로 유사하다(평균적으로 숫자는 7개, 문자는 6개, 단어는 5개이다).

임상 Tip. 보유 폭 검사에서 기억해야 할 요소들이 서로 연관되어 있을 경우 기억 가능한 수는 증가한다. 단어 사이에 의미적 연관성이 있거나(칼, 포크, 스푼, 접시, 컵, 컵 받침대, 아침, 점심, 저녁 등), 익숙한 숫자 패턴이 있을 경우(1492, 911, 365), 피험자는 여러 요소를 큰 덩이로 만들 수 있고, 이에 따라 전체적으로 기억할 수 있는 요소의 수는 증가하게 된다.

숫자, 문자, 단어 폭 검사는 청각적 구어 검사로, 환자는 검사자가 들려주는 숫자, 문자, 단어를 이해하고 보유해서 따라말해야 한다. 청각적 이해나 말산출에 결함이 있는 환자는 이러한 검사에 낮은 수행력을 보이는데, 이 경우 수행력 저하가 보유 능력의 결함으로 인한 것이 아니라 구어 이해 또는 말산출의 결함 때문일 수 있다. 이러한 환자에게는 비구어 자극으로 된 보유 폭 검사를 진행하면 좀 더 정확한 결과를 얻을 수 있다. 블록태핑 검사(block-tapping test)는 보유 폭을 비구어적으로 검사할 수 있는 가장 널리 사용되는 도구이다. 블록 한 세트를 피험자 앞에 놓고, 검사자가 미리 정한 순서대로 블록을 하나씩 두드리면, 피험자는 검사자와 똑같은 순서로 블록을 두드린다. 피험자가 블록 두드리기를 검사자가 하였던 대로 따라하지 못할 때까지 블록 수를 늘린다. 녹스 큐브 검사(Knox Cube Test; Arthur, 1947)는 가장 잘 알려진 블록태핑 검사이다. 그러나 녹스 큐브 검사에서는 큐브가 한 줄에 고정되어 있어, 피험자가 전략적으로 블록에 숫자를 매겨 기억할 수 있다. 코르시 블록태핑 검사(Corsi Block-Tapping Test; Milner, 1971)는 블록을 무작위 배열로 배치함으로써 이러한 전략을 사용하지 못하도록 하였다.

단기 보유(short-term retention) 검사는 검사자가 목록을 읽고 난 후 피험자가 대답하기까지 몇 초에서 몇 분 정도의 시간 간격을 두고 시행하는 검사이다. 언어 능력에 문제가 없는 피험자들은 보통 이 시간 간격 동안 속으로 되뇌는 방법으로 정보를 보유한다(주로 소리를 내지 않고 마음속으로 항목들을 반복하여 말한다). 몇몇 보유 폭 검사는 이러한 시간 간격 동안 숫자를 거꾸로 말하거나 철자를 거꾸로 말하게 하여 마음속으로 항목을 되뇌는 것을 방해하기도 한다. 이러한 방해 행동을 간섭(interference)이라 한다. 간섭이 없을 때에는 30초 이후에도 완벽하게 기억할 수 있는 정상 성인도 간섭이 있을 때에는 10초 이후에 정보의 60~75% 정도만을 기억한다(Lezak, Howieson, & Loring, 2004). 뇌손상 환자의 경우 간섭이 더 큰 영향을 미친다. 어떤 환자는 간섭을 하면서 3초만 지연시켜도 모든 단기 보유 정보가 완전히 소멸되기도 한다.

단기 보유 기억 검사의 절차는 두 가지 양식으로 진행된다. 하위폭(subspan) 보유 검사에서는 먼저 피험자가 오류 없이 단어를 따라말할 때까지 검사자는 단어 목록을 반복하여 들려준다. 그러고 나서 몇 분 동안 다른 활동을 하게 하다가 피험자에게 그 단어들을 말하도록 한다. 피험자가 기억하지 못하는 단어에 대해서는, 그 단어와 연관된 단어나 범주 이름을 알려 줄 수 있다. 또는 검사자는 환자가 기억하지 못한 단어를 새로운 단어들과 섞어 말한 후, 환자에게 그중 아까 들었던 단어를 찾아보라고도 한다.

상위 폭(supraspan) 보유 검사에서는 검사자가 피험자의 즉각보유 폭을 초과하는 수의 단어(보통 15단어 이상)를 소리 내어 읽어 준다. 한 번 읽어 준 후 피험자에게 기억하는 단어를 모두 말하도록 한다. 그리고 단어를 한 번 더 읽어 주고 나서 다시 피험자에게 기억하는 단어를 모두 말하도록 한다. 환자가 목록의 단어를 모두 기억해서 말할 때까지 동일한 절차를 반복하거나 미리 정해진 횟수만큼(보통 4~5회) 반복한다. 검사에서 규정하고 있는 제한된 횟수 안에 단어를 모두 기억해 내지 못하면, 재인시행(recognition trial)을 실시하기도 한다. 청각구어학습검사(Auditory-Verbal Learning Test; Rey, 1964)와 캘리포니아 구어학습검사(California Verbal Learning Test, 2nd ed.; Delis, Kramer, Kaplan과 동료들, 2000)가 주로 실시되는 상위 폭 보유 검사이다.

과거기억. 과거기억(remote memory) 검사에서는 환자에게 출생지나 출신 학교, 직업 경력 등 개인적인 정보에 대해 묻는다. 일부 정신 상태 검사의 몇 가지 항목이 과거기억에 대한 것이기 때문에, 과거기억을 위해 별도의 검사를 반드시 해야 하는 것은 아니다. 과거기억에 의존하는 전기적(biographic) 정보는 환자 상담이나 다른 검사 질문에 대한 환자의 대답에서 얻을 수도 있다.

시각기억. 시각기억(visual memory)의 전형적인 검사 방법은 검사자가 환자에게 기하학적인 모양이 그려진 카드를 보여 준 후, 환자로 하여금 기억나는 대로 똑같이 그려 보도록 하는 것이다(그림 4-4). 그림기억검사(Memory for Designs Test; Graham & Kendall, 1960)와 Benton 시각보유검사(Benton Visual Retention Test; Benton, 2003)는 뇌손상 환자의 시각기억을 평가하는 데에 가장 널리 이용되고 있다. Benton 시각보유검사는 편측 시공간 주의 결함에 영향을 받을 수 있는 검사 항목으로 이루어졌다는 점에서 다른 검사들과 구별된다(그림 4-4).

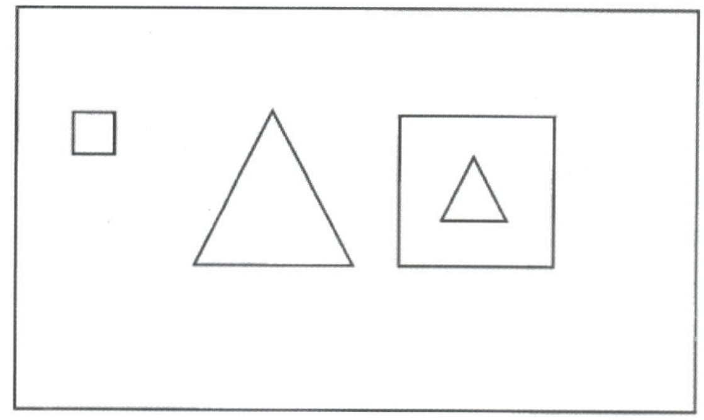

그림 4-4 Revised Visual Retention Test의 그림판. 주변부의 작은 그림이 포함된 이 디자인은 시각적 부주의에 대해 민감하게 한다.

출처: Benton AL: *The Revised Visual Retention Test*, ed 5, San Antonio, 1992, The Psychological Corp.

복잡한 도형검사(complex-figure test)는 시지각, 구조화, 기억력을 테스트하는 어려운 검사이다. 피험자는 복잡한 기하학적 도형을 보고 빈 종이에 이를 따라 그린다(그림 4-5). 1~3분 정도 지난 후 피험자는 그 도형을 기억해 내어 다시 한 번 그려야 한다. 20~30분 정도 지난 후에 피험자는 다시 한 번 기억나는 대로 그 도형을 그려 낸다. 몇몇 복잡한 도형검사가 이미 발행되었는데, 가장 잘 알려진 것은 Rey-Osterrieth Complex Figure Test(Osterrieth, 1944; Rey, 1941)이다. 만약 기억해서 그리는 검사(drawing-from-memory test)를 제대로 수행하지 못할 경우, 시각 자극을 재인하는 시각기억 검사를 진행한다. 시각재인기억 검사에서는 먼저 다양한 그림이나 사진이 그려져 있는 한 세트의 여러 장의 카드를 환자에게 보여 준다. 그러고 나서 두 번째 세트의 카드들을 보여 주는데, 여기에는 앞서 제시되었

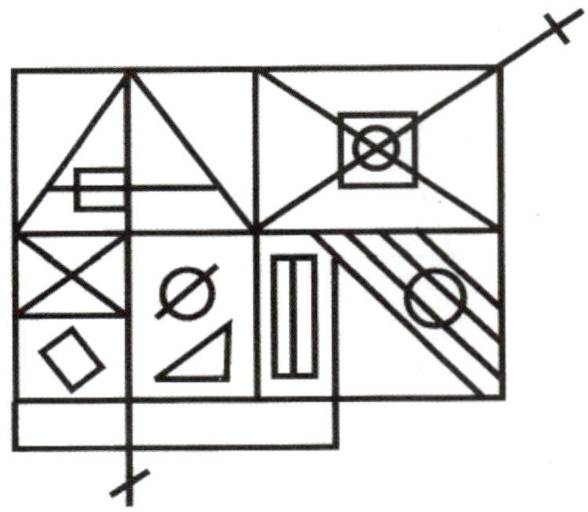

그림 4-5 복잡한 도형검사 항목. 피험자는 먼저 도형을 보면서 베껴 그린다. 그러고 나서 시간 간격을 둔 후 기억에 의존하여 도형을 그려야 한다.

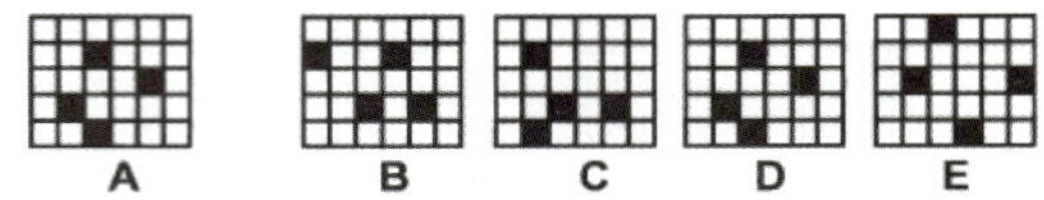

그림 4-6 검사 항목은 시각보유검사(Visual Retention Test) 항목들과 유사하다. 자극 그림(A)을 몇 초 동안 피험자에게 보여 준다. 그리고 전에 보여 준 그림 중 하나를 포함한 다른 여러 그림들(B, C, D, E)을 피험자에게 보여 주고, 피험자는 이전에 보았던 그림을 찾아내야 한다.

던 그림 항목과 새로운 항목이 섞여 있다. 환자는 그중에서 앞에서 보았던 카드를 가리켜야 한다. 항목이 기하학적 무늬라는 점에서 일부 시각재인기억 검사는 시각 재현(reproduction) 검사와 비슷하다(예: Recurring Figures Test [Kimura, 1963]; Visual Retention Test [Warrington & James, 1967]). 일부 시각재인기억 검사는 자극 항목으로 실물 그림을 사용하기도 한다. 예를 들면 Continuous Recognition Memory Test(Hannay, Levin, & Grossman, 1979)에서는 식물, 해양 생물, 동물 등의 실물 그림이 자극 항목으로 사용된다. 그림 4-6은 Visual Retention Test에 포함된 검사 항목과 유사한 예이다.

미래계획기억. 회고기억 검사는 미래계획기억 손상을 민감하게 검사할 수 없다(Sunderland & Harris 1983). 그럼에도 불구하고 미래계획기억 검사도구는 거의 없다. 그나마 시행 가능한 검사가 RBMT(Rivermead Behavioural Memory Test; Wilson, 1985)이다. RBMT 검사는 미래계획기억을 평가하기 위한 일부 검사 항목을 제공한다. RBMT는 6개의 회고기억 검사 항목과 2개의 미래계획기억 검사 항목으로 구성되어 있다(글상자 4-1).

RBMT의 두 번째 버전은 1999년에 발행된 RBMT-E(Rivermead Behavioural Memory Test-Extended; Wilson, Cockburn, & Baddeley, 1999)이다. RBMT-E는 기억해야 할 항목의 양을 두 배로 늘렸으나 테스트 항목과 진행 방식은 RBMT와 거의 같다. Lezak와 동료들(2004)은 RBMT의 경우 뇌손상 정도가 심한 환자와 경한 환자 모두에게 그 민감성이 매우 떨어진다고 지적하였다. 기억에 심각한 손상을 입은 환자에게는 너무 어렵고, 경미한 손상을 입은 환자에게는 너무 쉽다는 것이다. 이 연구자들은 RBMT가 독립적으로 혼자 지내는 것은 불가능하지만 그렇다고 보호 관리를 받을 정도는 아닌, 중간 정도의 기억 결함 환자에게 가장 적합하다고 보았다.

글상자 4-1 Rivermead Behavioral Memory Test

- (회고기억) 환자에게 사진을 한 장 보여 주면서 사진에 있는 사람의 이름(예: Catherine Taylor)을 알려 준다. 중간에 다른 검사 항목들을 진행한 후 검사자는 환자에게 그 사진을 다시 한 번 보여 주고 그 사람의 이름이 무엇인지를 묻는다.
- (미래계획기억) 검사자는 환자의 소유물 중 하나를 환자로부터 빌리고 그 물건을 환자가 보는 앞에서 서랍이나 문 달린 책장 안에 숨긴다. 그리고 환자에게 마지막 검사 때 그 물건의 위치를 말하고 돌려 달라고 할 것을 요청한다. 검사가 끝날 즈음 검사자는 검사가 끝났다고 알려 준다. 만일 환자가 자발적으로 숨겨 놓은 물건을 달라고 말하지 않으면, 검사자는 환자에게 이에 대해 언급한다(예: "당신은 저에게 요청할 것이 있었어요.").
- (미래계획기억) 검사자는 20분 후에 알람이 울리도록 타이머를 설정한 후 환자에게 알람이 울릴 때 다음 예약에 대해 물어봐 달라고 요청한다. 만약 환자가 알람이 울릴 때에도 다음 예약에 대해 먼저 물어보지 않으면, 검사자는 환자에게 알람이 울리면 무엇을 해야 하는지 물어본다(Wilson,

1985).

- (회고기억) 흔히 볼 수 있는 물건이 그려진 10장의 그림을 환자에게 보여 주고 각각의 이름을 말하도록 한다. 다른 검사 항목을 진행한 후, 검사자는 이 그림들을 다른 새로운 10개의 그림과 함께 보여 준 후 이전에 보았던 항목들이 무엇인지 묻는다.
- (회고기억) 짧은 이야기를 검사자가 소리 내어 읽어 주고 환자에게 그것을 다시 이야기하도록 한다. 간섭 검사를 진행한 후 환자에게 그 이야기를 다시 이야기하도록 한다.
- (회고기억) 환자에게 사진 5장을 한 장씩 보여 주면서, 그 사진에 찍힌 사람이 남자인지 여자인지, 40세가 넘어 보이는지 안 되어 보이는지 묻는다. 환자에게 그 얼굴들을 기억하라고 당부한다. 간섭 검사를 진행한 후, 5장의 새로운 사진과 좀 전에 보여 주었던 5장의 사진을 섞어 보여 주면서 어떤 것이 좀 전에 보았던 사진인지 고르도록 한다.
- (회고기억) 검사자는 방에서 짧은 경로로 걷는다(예: 방문-책장-싱크대-책상-의자의 순으로). 그리고 환자가 보는 앞에서 그 경로 중 한 곳에 봉투 하나를 놓는다. 검사자는 그 후 그 봉투를 다시 가져와 환자에게 주며, 본인이 걸었던 것과 똑같은 경로로 걷고, 똑같은 위치에 봉투를 놓을 것을 요구한다. 세 번의 간섭 검사 후 환자에게 좀 전과 똑같은 경로로 걷고 똑같은 위치에 봉투를 놓을 것을 다시 한 번 요청한다.
- (회고기억) 환자에게 사람, 장소, 시간에 대한 지남력을 평가하기 위한 10개의 질문을 한다.

일반 개념 4-2

- 기억 단계 모델은 일련의 단계로 기억을 개념화한다. 정보는 단계를 거쳐 영구 저장소로 향한다. 3단계 모델은 기억 단계 모델 중 가장 보편적인 모델로, 두 단계의 단기기억 저장과 한 단계의 장기기억 저장으로 구분된다.
- 감각 레지스터(감각기억이라고도 함)는 3단계 모델에서 첫 번째 단계에 해당한다. 감각 레지스터는 감각 특정적 형태로 입력정보가 보유되는 장소이다. 감각 레지스터는 한정된 용량을 가지며, 그 내용은 1~2초 내로 소멸된다.
- 즉각기억(단기기억 또는 일차 기억이라고도 함)은 3단계 모델에서 두 번째 단계이다. 즉각기억은 한정된 용량을 가지며, 즉각기억의 정보는 되뇌이지 않으면 몇 초 내로 소멸된다. 즉각기억의 용량은 보유 폭(되뇌이기 없이 기억할 수 있는 정보의 개수)으로 나타낼 수 있다.
- 장기기억(이차기억이라고도 함)은 3단계 모델에서 세 번째 단계이다. 장기기억은 매우 큰(아마도 무한한) 기억 용량을 가지며, 장기기억에 저장된 정보는 만약 소멸된다 해도 매우 천천히 진행된다. 장기기억은 우리가 학교나 일상생활의 경험에서 얻은 정보를 저장하는 곳이다.
- 인지과학은 즉각기억을 작업기억의 개념으로 대체하였다(작업기억이란 되뇌이지 않는 한 몇 초 내에 정보가 소멸되는 제한된 용량의 공간을 말한다). 작업기억은 복합적인 인지처리과정 동안 인지작업의 임시적 결과물을 저장하는 정신적 공간으로 간주된다.
- 본래 작업기억의 가장 대표적인 모델은 중앙 집행기, 음운 루프, 시공간 잡기장의 세 가지 구성요소를 포함한다.
- 기억력에 대한 대부분의 검사는 회고기억(지난 경험에 대한 정보를 보유하고 상기시키는 능력)을 평가하기 위해 고안되었다.
- 회고기억은 서술기억과 절차기억으로 나뉜다. 서술기억은 지난 사건이나 경험에 관한 기억이다. 절차기억은 식사를 준비하거나 자동차를 운전하는 것과 같이 절차를 수행하는 방법에 관한 기억이다. 뇌손상은 서술기억보다 절차기억에 영향을 덜 미치는 경향이 있다.
- 서술기억은 일화기억과 의미기억으로 나뉜다. 일화기억은 특정 시간과 장소에서 개인적으로 겪은 사건에 대한 기억을 말한다. 의미기억은 우리가 학교에서 배운 것을 포함하여 세상에 대한 우리의 지식을 포함한다.
- 미래계획기억은 약속을 지키거나 식사 준비와 같은 일을 기억해 내는 것을 말한다. 미래계획기억의 손상은 의도하였던 행동을 상기시키는 맥락상 단서를 인식하는 데에 실패한 것이라 여겨진다. 대부분의 뇌손상 환자는 미래계획기억 손상으로 인하여 일상생활에서 심각한 어려움을 겪는다.
- 회고기억의 평가는 일반적으로 보유 폭, 새로운 정보의 보유 및 인출 능력, 이전 기억으로부터의 정보 인출, 그리고 시각 기억을 검사하는 것을 포함한다.
- 보유 폭에 대한 가장 일반적인 검사 방법은 숫자 폭 검사이다. 문자 폭 검사와 단어 폭 검사 또한 즉각보유 폭을 검사하기 위해 사용되기도 한다. 블록태핑 검사는 구어 숫자 폭 검사에 대한 비구어적 대체 검사이다.
- 단기 보유 능력은 보유 폭 검사를 이용하여 각 항목과 환자의 응답 사이에 시간을 지연시키는 방법으로 평가된다. 피험자로 하여금 지연 시간 동안 알파벳을 거꾸로 외우게 함으로써 되뇌기를 방해하기도 한다(이것을 간섭이라고 한다).
- 정신 상태에 대한 많은 의학 검사가 과거기억 검사를 포함

한다. 과거기억은 면담 시 평가되기도 하고, 보고서 작성을 위한 질문에 환자가 답변한 것을 근거로 평가되기도 한다.
- 시각기억 검사에서 환자는 여러 개의 기하학적 도형들을 보고 각 도형을 기억해 내어 그대로 그려야 한다. 시각기억 검사는 비교적 간단한 도형에서부터 시지각 능력, 조직화 능력, 기억력 등을 요구하는 매우 복잡한 도형까지 모두 포함한다.
- 회고기억 검사는 손상된 미래계획기억의 영향을 크게 받지 않는다. RBMT(Rivermead Behavioural Memory Test)는 회고기억의 일부 항목과 미래계획기억의 일부 항목을 포함한다. Lezak은 RBMT가 중도의 기억 손상 환자에게는 너무 어렵고, 경도의 기억 손상 환자에게는 너무 쉬운 편이라고 지적한 바 있다.

집행기능

모두들 자신의 기억력이 좋지 않다고 불평한다. 그러나 아무도 자신의 판단력이 좋지 않다고 불평하지는 않는다(François de la Rochefoucauld).

집행기능(executive function)의 개념은 주의 처리 모델에 주의 감시 시스템(supervisory attentional system)을 통합한 Norman과 Shallice(1986)에 의해 싹트기 시작하였다. Shallice(1988)는 주의 감시 시스템의 역할을 다음과 같이 요약하였다.

> 감시 시스템은 환경, 생명체의 의도 그리고 인지 용량에 접근 가능하다. 행동을 직접 조절하는 것이 아니라, 특정 인지 도식을 활성화 또는 억제함으로써 행동을 조절한다. 감시 시스템은 의도된 행동을 개시하는 데에도 관여할 수 있고, 행동의 일상적인 선택이 만족스럽지 못한 상황에서도 요구될 수 있다(p. 335).

임상 Tip. Norman과 Shallice 이후(1980년대 중반), 집행기능의 개념은 빠르게 확산되었다. 2011년 1월, Medline 데이터베이스에 집행기능 용어를 검색하였을 때, 약 6,000건의 검색 결과가 나왔다.

집행기능은 문제를 풀거나 목표를 성취하기 위해 반드시 해야 할 일을 하는 것을 의미한다. 집행기능은 의도된 행동을 조직하고 조절하기 위해 주의, 기억, 계획, 추론, 문제해결과 같은 여러 기능을 통합한다. 집행기능에는 다음과 같은 개념이 포함된다.

- 의도적 행동을 시작함
- 의도를 달성하기 위해 행동 순서를 계획함
- 목표지향적 행동을 유지하고 조절함
- 상황 변수에 반응하여 행동을 모니터하고 수정함

집행기능의 손상은 뇌손상에 의해 흔히 발생하며, 특히 전두엽 손상과 관련이 있다. 집행기능 손상 환자는 목표 달성을 위해 행동 순서를 계획하고, 목표를 향한 과정을 모니터하고, 상황 변화에 따라 행동을 수정하고, 목표 달성 시까지 행동을 지속하여야 하는 상황에서 수행에 어려움을 보인다.

집행기능 손상 환자는 목적이 있는 활동을 자발적으로 시작하지 않는다. 집행기능에 심각한 손상을 입은 환자는 다른 사람이 지시하거나, 갈증, 요의, 추위 등에 불편을 느끼지 않는 한, 자발적으로 본인의 욕구나 필요를 충족시키려 하지 않는다. 또한 집행기능에 심각한 손상이 있는 환자는 혼자 방 안에 앉아 멍하니 벽을 쳐다보거나, 아침부터 저녁까지 온종일 텔레비전을 시청하고, 방 사이를 목적 없이 떠돌아다니기도 한다. 바로 앞에 음식이 놓여 있으면 먹을지 모르지만 배고플 때조차 스스로 음식을 준비하거나 먹으려 하지 않는다.

집행기능의 손상이 비교적 덜한 환자는 식사 준비나 집안 청소와 같은 익숙한 행동을 수행하는 데에는 큰 문제가 없으나, 장기 목표를 가지거나 미래를 계획하는 활동 등은 자발적으로 수행하지 않는다. 주의력, 기억력, 신체적 능력 등에 아무 문제가 없다 하더라도, 집행기능 손상 환자에게는 일상생활 활동(장보기, 집안 청소, 운전, 약 복용 등)이 거의 불가능할 수 있다. 집행기능에 경미한 손상이 있다 하더라도 환자는 지시를 따르거나, 상황에 맞게 판단하고 적절하게 행동하거나, 작업을 유지하거나, 작업이 완료될 때까지 활동을 지속하는 데에 어려움을 겪는다.

집행기능에 경도의 손상을 입은 환자는 보통 유순하지만 수동적이다. 이런 환자는 요구에 적절하게 대응하기도 하는데, 매우 구조적인 상황에서 이런 경향이 더욱 뚜렷하다. 어떤 환자는 의지나 계획, 프로젝트 등에 대해 길게 이야기할 수 있으나, 실제로 그것을 실행하지는 못한다.

경도부터 중등도의 집행기능 손상 환자는 자신이 하고 있는 행동의 목적이 무엇인지 종종 잊어버리며, 상관없는 일에 주의를 빼앗기고, 옆길로 벗어나기도 하며, 활동 중 한 가지 측면에 매달려 끝까지 일을 해 내지 못한다. 이러한 증상을 보이는 환자는 실제로 하고 있는 것보다 더 많은 일을 할 수 있는 능력이 있기 때문에, 가족이나 주변 사람은 이 환자가 게으르다고 생각하는 경우가 많다. 또한 이러한 환자는 사회적 · 인지적 문제, 의사소통 문제를 모두 가지고 있기 때문에, 대인 갈등을 유발하여 집요하거나 불손하다고 여겨지기도 한다.

집행기능과 중앙 집행에 대한 개념은 인지처리과정의 자원 할당 모델(resource-allocation models)의 중요한 요소이다. 자원 할당 모델에서는 과제의 요구와 과제를 수행하는 사람의 의도에 따라 정신적인 자원(mental resources)이 인지처리과정에 할당된다. 인지처리의 자원 할당 모델들은 여러 문헌에 설명되어 있는데, 많은 연구자가 뇌손상 환자의 문제를 자원 할당의 개념에 연결시켜 왔다(Norman & Bobrow, 1975; Friedman & Polson, 1981; Kahnemann, 1973; Clark & Robin, 1995; Hula & McNeil, 2008; McNeil et al., 2010; McNeil & Kimelman, 1986; McNeil et al., 1990; Murray et al., 1997; Nicholas & Brookshire, 1995; Tompkins, 1990; Tompkins et al., 1994).

자원 할당의 기본 개념에 따르면, 입력 자극 지각, 메시지 이해, 정보 저장, 반응 형성과 같은 정신 작용을 수행하는 데에 사용될 수 있는 사람 뇌의 자원의 풀(pool)은 한정되어 있다. 모든 정신 작용은 이 풀에서 자원을 인출함으로써 가능해진다. 더 복잡한 정신 작용은 덜 복잡한 정신 작용보다 더 많은 자원을 필요로 한다. 몇 개의 정신 작용이 한꺼번에 활성화되면, 각각의 작용은 이 풀에서 자원을 인출한다. 따라서 풀에서 나온 자원의 총량은 정신 작용의 수와 그것의 복잡성에 따라 달라진다. 자원의 요구치가 가용한 양을 초과할 경우, 일부 정신 작용이 정지되거나 일시적으로 변경되어 제대로 수행을 못 하게 된다.

만약 진행 중인 정신 작용의 요구치가 한계에 다다르면 중앙 집행기는 자원을 더 달라는 요구를 따를 수 없게 된다. 처리과정의 요구가 풀의 용량을 넘어설 경우, 개별 정신 작용의 자원 요구는 무시될 수 있다. 또는 활성화되어 있는 다른 정신 작용에서 해당 정신 작용으로 자원이 옮겨질 수도 있다. 이때 어떠한 경우든 수행력은 떨어지게 된다.

자원 할당의 개념을 뇌손상 환자에게 적용시킨 연구자들은 뇌손상이 풀 안의 처리 자원을 감소시키거나, 풀 안에서 자원 할당을 혼란시키거나, 풀에서 지원된 자원 사용을 방해한다고 가정하였다. 이 연구자들에 따르면, 뇌손상 환자의 수행력 결함은 자원 부족, 비효율적인 자원 할당 또는 자원의 효율적 접근의 어려움으로부터 발생한다. 뇌손상이 실제로 자원의 총량을 감소시키는지, 아니면 풀 전체 양의 감소 없이 자원에 대한 접근이 제대로 일어나지 못하게 하는지에 대해서는 아직까지 명확히 알려진 바는 없다. 둘 중 어떠한 경우이든 간에 환자의 수행력에 미치는 영향은 모든 상황에서 동일하지는 않겠지만 거의 유사하다(글상자 4-2).

자원 할당 개념은 오랫동안 임상가, 심리학자, 교사들이 인식해 왔던 것, 즉 개인이 자신의 한계치나 한계치에 가까운 수준에서 일하고 있을 때, 하고 있는 일의 난이도를 올리거나 다른 작업을 추가함으로써 작업 부담을 증가시키면 수행력이 떨어지게 되는 이유를 이론화하였다. 자원 할당의 개념은 임상가들에게 유용할 것이다. 왜냐하면 자원 할당 개념은 뇌손상 환자의 검사나 치료 시 환자의 수행에 영향을 미치는 변인에 대비할 수 있는 방법을 제시해 줄 수 있기 때문이다.

집행기능의 평가

표준화 검사는 구조화되어 있고, 예측 가능하고, 방해 요소가 통제되어 있기 때문에, 피험자의 인지적 유연성과 집행능력의 조절이 별로 필요하지 않다. 따라서 인지 및 의사소통에 대한 대부분의 표준화 검사는 집행기능 손상에 민감하지 않다. 집행기능에 손상을 입은 환자는 표준화 검사 과제에서는 별다른 문제를 보이지 않

글상자 4-2	뇌손상 환자의 수행력에 영향을 미치는 요인

임상가는 인쇄된 이야기를 가지고 한 실어증 여성의 이해력과 정보 회상력을 평가하였다. 이야기를 소리 내어 읽도록 한 후, 이야기의 내용 정보에 대해 질문하였다. 환자는 말을 할 때 음운 선택과 배열의 문제를 지니고 있었다. 따라서 환자는 잦은 음운 오류를 수정하려 하며 이야기를 천천히 읽었다. 그러나 수정 시도는 보통 성공하지 못하였다. 이야기 내용에 대한 질문을 하였을 때, 각 이야기의 일반적인 주제를 제외하고 환자는 거의 모든 질문에 답을 하지 못하였다.

임상가는 그 환자의 말 문제가 이야기 이해 능력을 방해하고 있다고 판단하였다. 자원 할당의 측면에서, (환자의 노력을 요하는) 소리 내어 읽기에 환자가 정신적 자원을 모두 소진함으로써 이해를 위한 정신적 자원이 충분히 남아 있지 않았던 것이다. 그 후 임상가는 환자에게 인쇄물을 소리 내지 말고 읽도록 하였다. 소리 내어 읽지 않았을 때에는 환자가 이야기의 내용을 기억하는 능력이 다른 일반 성인과 크게 다르지 않았다.

다가, 덜 구조적이고 더 복잡하고 덜 통제되어 있는, 실제 생활환경에서 같은 과제를 행할 때에는 쉽게 어려움을 보인다.

집행기능은 주의, 기억, 반응 유연성(response flexibility), 계획, 사고력, 문제해결, 추상적 사고와 같은 기저 인지처리과정들을 두루 포함하기 때문에, 환자의 집행기능은 이러한 처리과정을 반영하는 검사에서 보이는 환자의 수행을 통해 알 수 있다. 주의와 기억의 평가는 앞에서 언급하였기 때문에 반응 유연성, 계획, 사고력, 문제해결, 추상적 사고에 대한 평가를 다음에서 설명하도록 하겠다.

반응 유연성. 일부 뇌손상 환자는 행동을 시작하는 것은 아무런 문제가 없으나, 이미 시작된 일에 대한 억제, 조절 또는 행동을 멈추는 것을 어려워하기도 한다. 그러한 환자는 자신이 받은 첫인상에서 빠져나오지 못하는 것처럼 보이고, 상황이나 사건의 미묘하고 추상적인 측면을 이해하는 데에 어려움을 겪는다. 자신의 행동을 과제나 반응조건의 변화에 맞추는 것도 어려워한다. 이러한 환자는 검사 수행 시 일정한 패턴을 보이곤 하는데, 새로운 과제에 대해 처음 몇 반응은 덜 정확하지만 이후의 반응은 더 정확한 편이다. 상황적 요구가 변할 때 주의의 재분배가 느리고 과제 조건이 변할 때 전략을 빨리 세우지 못하기 때문에, 이러한 문제가 나타나는 것으로 보인다.

반응 유연성은 환자에게 반복적인 패턴을 연속해서 그리도록 요구하는 작업으로 평가하기도 한다(그림 4-7). 반응 유연성이 손상된 사람은 종종 보속증(perseveration)을 보이기도 한다. 또는 하나의 패턴 내에서

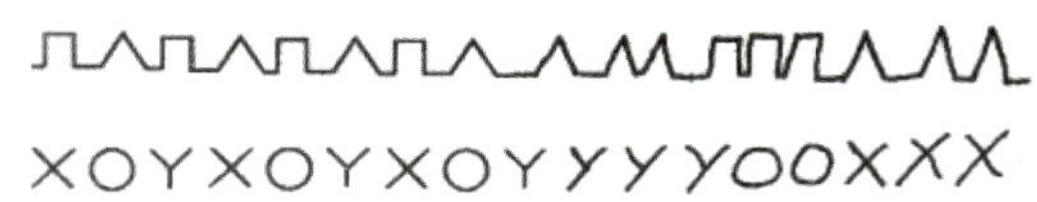

그림 4-7 검사에서 보인 보속증의 한 예로, 피험자는 반복적인 패턴을 연달아 그려야 한다. 동일한 패턴의 과도한 반복은 '보속증'으로 간주된다.

요소를 다른 요소로 전환하는 데 어려움을 보여 과도하게 패턴의 요소를 반복하기도 한다. 이러한 지필검사(paper-and-pencil tasks)에서 나타나는 보속증은 심한 뇌손상 환자, 우뇌손상 환자, 외상에 따른 광범위한 뇌손상 환자 그리고 치매 환자들에게서 흔히 볼 수 있다.

구어 보속증(단어나 문장의 부적절한 반복)은 다양한 실어증후군에서 흔히 볼 수 있다. 예를 들어 연필을 제대로 연필이라고 말한 환자가 다른 물체도 연필이라고 한다거나, 검사자의 요구에 따라 본인의 이름을 제대로 말한 환자가 주소나 직업을 묻는 질문에도 본인의 이름으로 대답하는 등의 증상을 보인다. 뇌손상 이후 처음 며칠이나 몇 주 동안 보속증이 나타나는 경우가 많은데, 이러한 증상은 환자의 증세가 호전됨에 따라 점차 줄어드는 것이 일반적이다.

계획성. 계획성(planning)은 보통 (앞에서 설명한) 지우기 검사로 측정할 수 있으며, 선 잇기 검사(trail-making tests), 미로 검사(maze tests) 등으로도 측정한다. 선 잇기 검사에서 환자는 문자, 숫자 또는 문자와 숫자의 조합이 임의로 배열되어 있는 종이를 받는다(그림 4-8). 그리고 환자에게 글자와 숫자를 규칙에 따라 순서대로 연결하는 선을 그리도록 요구한다(예: 1-A-2-B

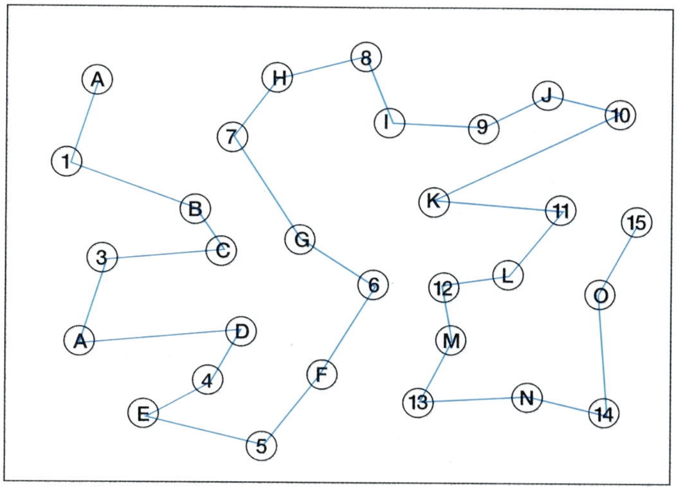

그림 4-8 선 잇기 검사. 피험자는 각 글자와 숫자를 순서에 맞게 연결하도록 선을 그어야 한다.

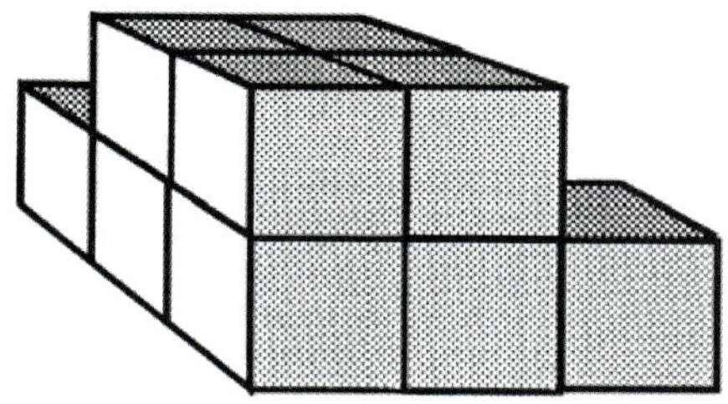

그림 4-9 블록 세기 검사의 예시. 블록 세기 검사 항목의 난이도는 블록의 수와 시야로부터 가려진 블록의 수에 의해 결정된다.

의 순서와 같이).

미로 검사에서는 미로의 처음부터 끝까지 연결하는 선을 그리도록 요구한다. 선 잇기 검사와 미로 검사에서 환자는 적합한 경로에 대한 정신적 표상을 유지하고, 자신이 선을 그으면서 그 진행 상황을 감시할 수 있어야 한다. 미로를 더 길고 복잡하게 만들어 과제 난이도를 높일 수 있다.

Five-point-Test(Regard, 1982)는 계획성을 평가하는 검사로, 지속 주의력, 반응 유연성, 자기 모니터링, 규칙 따르기 등이 요구된다. 이 검사는 40개의 사각형이 일렬로 배열된 페이지로 이루어져 있고, 각 사각형에는 5개의 동일한 점이 찍혀 있다. 피험자는 주어진 5분 동안 각 사각형 안에 있는 점들을 직선으로 이어 다른 모양을 가능한 한 많이 만들어 내야 한다.

사고력. Lezak와 동료들(2004)에 따르면, 사고력(reasoning) 검사는 논리적 사고, 관계의 이해 그리고 실용적 판단에 대한 개인의 능력을 평가하는 것이다. 사고력 검사는 구어적 사고력(verbal reasoning)이나 산술적 사고력(arithmetic reasoning), 계산적 사고력(numerical reasoning), 시공간적 사고력(visuospatial reasoning)을 다룬다.

구어적 사고력 검사는 다음과 같은 내용을 포함한다.

- "당신이 만약 길에서 발송되지 않은 편지를 발견한다면 어떻게 하시겠습니까?"와 같은 문제에 답하도록 하는 사고력 및 판단 검사
- "Bill Jones의 발은 너무 커서, 바지를 입을 때 그의 머리 위로 바지를 세게 잡아당겨야만 한다."와 같은 문장에서, 논리적인 불일치를 식별하는 구어적 논리 모순 검사(verbal absurdities test)
- "Fred는 Bill보다 크지만 Oliver보다는 작다. George는 Fred보다 크다. George는 Bill보다 큰가?"와 같이 짧은 서술에서, 제시된 논리적 관계를 분석하여 결론에 도달하는 논리 관계 검사

산술적·계산적 사고력 검사는 다음과 같은 내용을 포함한다.

- "Jill은 8개의 연필을 가지고 있다, Katy는 Jill의 4배가 되는 양의 연필을 가지고 있다. 그들이 가진 연필은 모두 몇 개인가?"와 같은 질문에 답하는 산술적 문제
- 블록이 쌓인 3차원의 그림에서, 보이는 블록이 몇 개인지를 맞히는 블록 세기 검사(그림 4-9)

시공간적 사고력 검사는 다음과 같은 내용을 포함한다.

- 일상적인 물체나 사람, 동물의 그림을 보고 빠진 곳을 채워 그리는 그림 완성 검사

- 순서가 뒤바뀐 그림들을 보고 사건의 순서에 맞게 그림을 재배열하는 그림 배열 검사
- 기이하거나 불가능한 관계나 상황을 묘사한 그림을 보고 무엇이 잘못 되었는지 설명하는 그림 불합리성 검사(picture-absurdities test)

Raven의 Standard Progressive Matrices(Raven, 1960) 및 Coloured Progressive Matrices(Raven, 1965)는 시공간적 분석 및 통합 능력을 요하고, 구어적 부담이 덜한 사고력 검사이다. 언어기능이 손상된 뇌손상 환자의 사고력을 측정하는 데 도움이 된다. Progressive Matrices는 각 패턴의 한 부분이 빠진 그림을 보여 주는 선다식 문제이다. 환자는 6개나 8개의 보기에서 빠진 부분에 해당하는 하나의 답을 찾아야 한다(그림 4-10). Standard Progressive Matrices에는 문제해결을 위해 구어적 사고력이 요구되는 어려운 문제가 포함되어 있다. 따라서 아주 경미한 뇌손상 환자를 제외하고는 Coloured Progressive Matrices가 뇌손상 환자에게 더 쉽고 나은 선택이다.

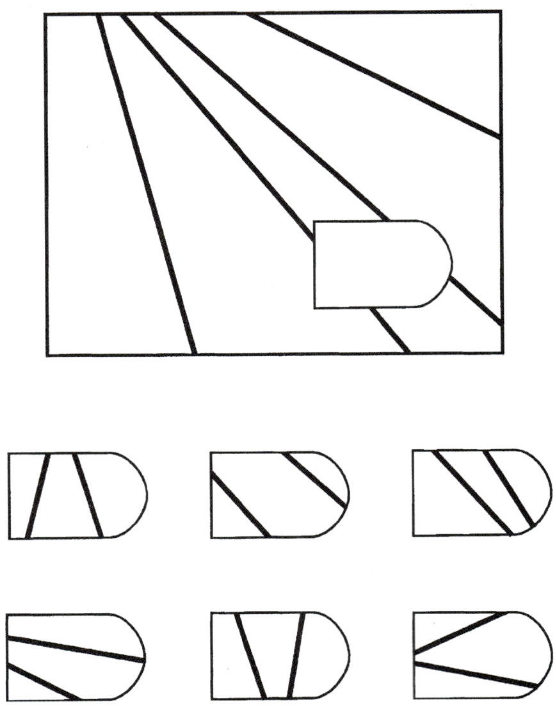

그림 4-10 Progressive Matrices 과제 예시. 검사를 받는 사람은 위에 그려진 패턴에서 빠진 부분을 완성시키는 모양을 아래 6개의 선택지에서 골라 답해야 한다.

문제해결. 문제해결(problem solving)은 미리 생각하기, 행동 결과 이해하기, 대안 모색하기, 선택하기 등 집행기능의 모든 요소를 요한다. 집행기능 중 일부라도 손상을 입은 환자는 문제해결 능력이 떨어질 수 있다. 어떠한 과제든 성공하려면 어느 정도 문제해결 능력이 필요함에도 불구하고, 문제해결 능력을 평가해 주는 표준화된 검사는 드물다. Tower test(Glosser & Goodglass, 1990; Saint-Cyr & Taylor, 1992; Shallice, 1982)와 팅커토이 검사(Tinkertoy test; Lezak, 2004)는 계획, 조직화, 목표지향적 행동의 유지와 같은 문제해결 능력을 검사해 준다.

Tower test에서 피험자는 색깔이 칠해진 고리, 구슬, 블록을 정해진 특정 순서로 끝나도록 막대기에 꽂아야 한다(그림 4-11). 과제를 시작할 때부터 정해진 배열로 최종적으로 맞출 때까지 몇 번 움직였는지 세어서 채점한다.

팅커토이 검사에서 피험자는 50개의 표준 팅커토이 세트를 가지고 만들고 싶은 것을 아무거나 만들어도 된다. 피험자에게는 5분의 시간이 주어지며, 이 시간 동안 과제를 계획하고 실행해야 한다. 검사자는 그 물체가 무엇인지 물은 후에 피험자의 대답을 기록한다. 7분류체계에 근거하여 점수를 매긴다. 7분류체계는 다음과 같이 구조물의 구성요소를 고려한 것이다. 구조물 내에 움직이는 부분이 있는가? 구조물이 자유롭게 움직이고 3차원적인가? 환자가 제시한 이름이 적절한가? 잘 맞지 않는 곳은 몇 군데인가? 완성되지 않은 부분은 몇 군데인가? 잘못 맞춘 곳은 몇 군데인가? Lezak와 동료들(2004)에 따르면, 팅커토이 검사는 환자로 하여금 잠재적으로 복잡한 활동을 시작하고 계획하고 구성하고 그것을 자발적으로 실행하게 한다. 그림 4-12은 뇌손상 환자가 만든 팅커토이 구조물과 뇌손상을 입지 않은 정상 성인이 만든 구조물이다.

임상 Tip. 팅커토이는 다양한 길이와 색상으로 이루어진 작은 나무 조각들과 연결고리, 바퀴 그리고 복잡한 구조로 조합할 수 있는 다양한 부품으로 이루어졌다.

추상적 사고. 추상적 사고(abstract thinking) 결함은 뇌손상 후 보편적으로 나타나는 증상이다. Lezak(1995)

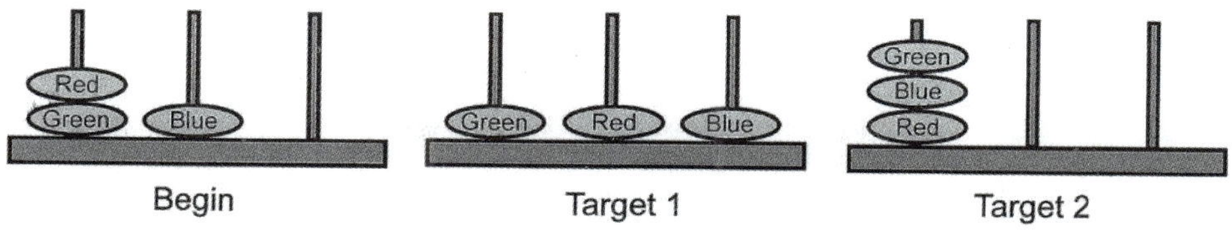

그림 4-11 Tower test 예시. 피험자는 검사자의 지시에 맞추어 블록 재배열을 시작한다. 피험자에게는 새로운 패턴의 블록 배열을 나타내는 그림을 보여 주고, 가장 적은 수의 블록을 움직여 그림과 같은 배열로 블록을 재배치할 것을 요구한다. 그리고 피험자가 만든 새로운 패턴과 이동한 블록 수를 기록한다. Target 1은 블록을 두 번만 움직여서 실행 가능하다. Target 2는 5번 이하의 블록 이동을 가지고는 만들 수 없다.

출처: Shallice T: Specific impairments of planning, *Philosophical Transactions of the Royal Society of London* 298:199-209, 1982.

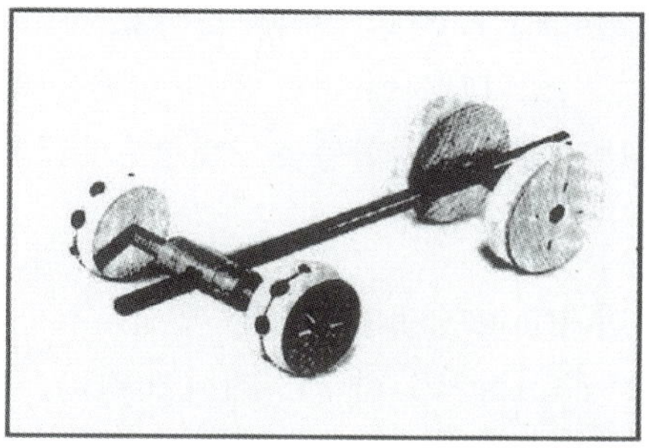

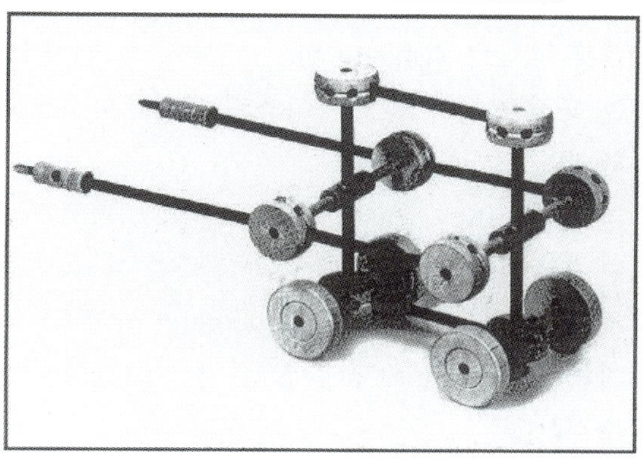

그림 4-12 뇌손상 환자의 팅커토이 구조물(위)과 정상인인 신경심리학자의 팅커토이 구조물(아래).

출처: Lezak MD: *Neuropsychological assessment*, ed 3, New York, 1995, Oxford University Press.

는 추상적 사고력에 장애가 있는 사람을 "아이디어에 대해 또는 현재 존재하지 않는(과거나 미래의 또는 보이지 않는) 사람, 상황, 사건에 대해 일반화하여 생각하는 능력이 없음."이라 표현하였다(p. 602). Lezak는 계획, 조직화, 문제해결, 사고력과 같은 다른 인지처리 능력 검사도 추상적 사고에 대한 정보를 제공한다고 하였다. 중등도에서 중도의 뇌손상 환자는, 자극 제시 양식이나 반응 조건에 상관없이 추상적 사고 검사를 어려워한다. 경도의 뇌손상 환자는 일부 검사에서는 좋은 결과가 나올 수 있다. 그러나 검사가 복잡해질 경우 또는 환자가 손상을 입은 양식으로 자극이 제시되거나 반응이 요구될 경우, 문제를 보일 수 있다.

추상적 사고를 평가하기 위해 일반적으로 실시되는 구어 검사에는 속담 풀이가 있다. 예를 들어 "마차를 말 앞에 놓지 말라."와 같은 일반적인 속담이나 격언의 의미를 이야기하게 하는 것이다. 또한 유사점과 차이점 설명하기가 있는데, 이 검사에서는 두 단어가 어떻게 유사한지(예: 오렌지/바나나), 아니면 어떻게 다른지(예: 새/개)를 설명하게 하는 것이다.

분류 검사(categorization and sorting tests)는 추상적 사고의 또 다른 평가 방법이다. 분류 검사에서 환자는 시행착오를 거치며 자극을 분류하는 방식을 결정해야 한다. 검사자는 환자에게 분류 방법이 맞았는지 틀렸는지만 말해 준다. WCST(Wisconsin Card Sorting Test; Grant & Berg, 1948)는 널리 사용되는 분류 검사이다. WCST에서 피험자는 1~4개의 기호(삼각형, 십자가, 별, 동그라미)가 그려진 카드 한 통을 받는다. 각 카드의 기호는 4개의 색상(빨강, 초록, 노랑, 파랑)으로 그려져 있다. 피험자는 이 카드를 검사자의 피드백에 따라 4개의 더미로 분류해야 한다.

검사 처음에는 색상이 분류 기준이 된다. 검사자는 환자가 카드를 색상에 따라 분류할 때 맞다고 말해 준다. 피험자가 색상이 분류 기준이라는 것을 추론해 냈을 때(연속적으로 10개의 카드를 맞게 분류하였을 때), 카드 분류 기준을 색상에서 모양으로 변경한다(분류 기준이 바뀌었다는 것을 피험자가 알아챌 수 있는 유일한 신호는 분류 반응에 대한 검사자의 피드백 변화, 즉 '맞다'에서 '틀렸다'로 검사자의 피드백이 변한 것뿐이다). 피험자가 모양 기준으로 카드를 분류하는 것을 추론해 냈다면, 분류 기준을 다시 번호로 변경하고, 그러고 나서 색상-모양-숫자의 순서로 두 번씩 반복하여 변경한다.

집행기능의 평가를 위해 특별히 고안된 검사. 집행기능을 직접적으로 평가하기 위한 몇 가지 방법이 지난 20년간 발표되어 왔다. 이 방법들은 개시, 계획, 문제해결, 조직화, 조절, 수행 모니터링을 요구하는 과제, 보통 실생활 상황과 유사한 과제에서 행동을 평가하고자 한 것이다. 초기에 이러한 방법 가운데 하나가 SET(Six Elements Test; Burgess & Shallice, 1997)이다. 이 검사는 두 과제씩 3세트로 구성된, 총 여섯 가지의 주관식 과제들로 이루어져 있다.

- 두 가지 이야기를 지어 내어 이야기하기: 최고의 휴일이나 생일에 대한 이야기와 가장 기억에 남는 경험에 대한 이야기
- 30개의 쉬운 수학 문제 과제 두 세트
- 일상 사물을 그린 30개 선화의 이름 쓰기 두 세트

검사 종료까지 피험자에게 10분의 시간이 주어지나, 이 시간 안에 여섯 가지 과제를 모두 완료하는 것은 불가능하다. 이 검사에는 두 가지 규칙이 있다. 첫째, 여섯 가지 과제를 일부분이라도 모두 할 것, 둘째, 세 과제의 첫 번째 세트를 모두 마친 후 각 과제의 두 번째 세트로 넘어갈 것. 여섯 가지 과제를 모두 수행하지 않거나, 과제별로 동일하게 시간을 배정하지 않거나, 기타 규칙을 어길 경우에는 벌점이 부여된다.

Burgess와 Shallice(1997)는 집행기능만을 검사하기 위한 독립적인 검사인, Hayling 문장완성검사(Hayling Sentence Completion Test, HSCT)를 고안하였다. HSCT는 두 파트로 나뉜다. 파트 A에서 검사자는 "He mailed a letter without a...(stamp)."와 같이 문장의 마지막 단어가 빠진 15개의 문장을 피험자에게 읽어 준다. 피험자는 빠진 마지막 단어가 무엇인지 유추하여 문장을 완성한다. 파트 B에서 검사자는 마지막 단어가 빠진 또 다른 15개의 문장을 읽어 주는데, 이때 피험자는 각 문장이 말이 되지 않도록 마지막 단어를 꾸며서 말하도록 한다(예: "He opened the door and turn on the...[carrot]"). HSCT는 두 가지 점수를 산출한다. 첫째 오류 반응(파트 A에서는 문맥상 적절하지 않은 대답, 파트 B에서 문맥상 연관된 단어)과 둘째 파트 B의 반응시간에서 파트 A의 반응시간을 뺀 수치이다(Burgess와 Shallice에 따르면, 이러한 방식의 반응시간 계산은 가능성이 큰 단어를 억제하고 관련 없는 대답을 생각하여 말하는 데에 요구되는 추가적 시간을 보기 위한 것이다).

Wilson과 동료들(1996)은 집행기능 이상 증후군 행동 평가(Behavioral Assessment of the Dysexecutive Syndrom, BADS)라고 하는 계획, 조직화, 사고력, 문제해결 및 자기 모니터링에 대한 검사 방법을 제시하였다. BADS는 매일의 일상활동을 모방한 6개의 하위검사 문항으로 구성되어 있다.

- 규칙 전환(Rule Shift; 인지적 유연성). 검사 동안 검사자가 주기적으로 바꾸는 지시에 따라, 피험자는 카드의 색깔을 말하거나 숫자를 말한다.
- 행동 프로그램(Action Programme; 계획). 피험자는 규칙을 따라 좁은 플라스틱 튜브에서 코르크를 빼낸다.
- 열쇠 찾기(Key Search; 계획, 조직화). 피험자는 들판에서 잃어버린 열쇠를 찾는 전략을 계획한다.
- 시간적 판단(Temporal Judgement; 사고력). 피험자는 개의 평균 수명과 같은 일상 시간의 주기를 추정한다.
- 동물원 지도(Zoo Map; 계획). 피험자는 규칙에 따라 지도상에 경로를 구상한다.
- Modified Six Elements Test(계획, 조직화, 자기 모니터링). 이 검사는 Shallice와 Burgess(1991)의 Six Elements Test의 수정본이다. 피험자는 규칙에 따라 세 가지 과제(그림 명명, 산수, 구술)를 수행하기 위한 시간을 할당해야 한다.

그리고 BADS는 집행기능 이상에 대한 두 가지 질문지를 포함하는데, 각각은 집행기능 관련 행동을 묘사하는 20개의 항목으로 이루어져 있다. 하나는 환자가 답변하는 것이고, 다른 하나는 가족이나 환자를 잘 아는 주변인이 답변하는 것이다. 20개 항목에는 감정, 성

격, 동기, 행동 그리고 인지에서의 변화가 포함된다. 환자와 주변인의 답변 간에 불일치가 있는 항목은 장애에 대한 환자의 인식 부족의 증거로 간주된다.

Norris와 Tate(2000)는 BADS와 그 이외에 집행기능 검사로 자주 사용되는 6개의 검사에 대해 생태학적 타당성을 평가하였다. 연구 결과, BADS의 생태학적 타당성은 입증되었지만 나머지 6개 검사의 생태학적 타당성은 지지받지 못하였다. 또한 Norris와 Tate는 집행기능 관련 질문지에 대한 신뢰도도 평가했는데, 이에 대해서는 결과가 만족스럽지 않았다. 그 이유는 환자와 주변인의 평가 시 나타나는 가변성 때문일 것으로 판단된다. Norris와 Tate는 "연구 결과 집행기능 평가에 BADS가 포함되어야 한다."라는 것으로 결론을 내렸으나, 그렇다고 하더라도 BADS가 이미 널리 사용되고 있는 다른 검사들을 대신할 수 있는, 적절한 대체 검사라는 것은 아니라고 하였다. Sohlberg와 Mateer(2001)는 BADS가 뇌손상 환자에게 일반적으로 적절할 수 있으나, 고기능을 보이는 뇌손상 환자의 미세한 집행기능 결함에는 민감하지 않을 수 있다고 지적하였다.

Chamberlain(2003)은 BADS에 대해 다음의 두 가지를 유념해야 한다고 하였다. 첫째, BADS는 다른 표준화 검사와 마찬가지로, 방해 요인 없는 구조적 환경에서 실시되어야 한다는 약점을 가지고 있다. 따라서 일상생활 환경에서 집행기능 결함으로 문제를 초래하는 특성을 살펴보기에는 한계가 있다. 둘째, BADS를 성공적으로 수행하는 데 요구되는 능력이 무엇인지 확인되지 않았다. 따라서 검사 점수 해석에 제한점이 있고, 피험자에게 문제가 있을 것으로 예상되는 일상생활의 과제들을 확인하는 것도 어렵다.

덜 구조적인 환경에서 집행기능을 평가하기 위한 몇 가지 관찰 절차들이 제안되었는데, Multiple Errands Task(Shallice & Burgess, 1991)가 그중 하나이다. Multiple Errands Task는 쇼핑몰과 같은 일상생활 환경에서 이루어진다. 피험자는 정해진 시간 안에 규칙을 따라 특정한 업무를 완료해야 한다. 피험자에게 업무를 순차적으로 행하도록 요구한다(일간 신문의 날씨 면을 복사하고, 봉투와 우표를 사고, 펜을 얻고, 봉투에 수취인을 기재하고, 일간 신문의 날씨 복사본을 수취인에게 발송한다). 관찰자는 피험자를 따라다니면서 과제를 어떻게 수행하는지 관찰하고 기록한다.

Executive Route-Finding Task(Boyd & Sauter, 1994)는 또 다른 관찰 절차이다. Executive Route-Finding Task는 피험자로 하여금 (병원에 위치한 사무실이나 재활 시설 등) 특정 장소를 찾아가도록 한다. 검사자는 피험자를 따라다니며 과제 이해력, 정보 이용력, 지시를 기억하는 능력, 실수 파악 및 자기 수정 능력 그리고 과제에 집중하는 능력을 관찰하고 기록한다.

이렇게 관찰을 통해 살펴보는 과제들은 높은 내용 타당도를 보이지만, 환자에 대한 그리고 환자들 간의 신뢰도에 있어서는 어려움이 있다. 즉, 비록 검사가 집행기능의 여러 측면을 평가하고는 있으나 수행에 영향을 미치는 정밀한 변수들(예: 재활시설 내의 집무실의 거리와 복잡성 그리고 과제 완수 중에 마주치게 되는 통제되지 못한 방해요인들[distractors])이 시행을 반복하거나 다른 시설에 있는 환자들에게 모사(replicate)하는 데에 어려운 조건을 만들게 된다.

인지기능에 대한 뇌손상의 정서적 · 심리적 영향

뇌손상은 종종 정서와 심리 상태에 영향을 미치는데, 이것은 과제 수행의 효율성과 정확성을 떨어뜨리는 요인일 수 있다. 정서와 심리 상태의 문제는 지각, 인지, 운동 수행에 영향을 미치기도 한다. 뇌손상 환자를 검사하는 임상가는 이러한 영향이 있을 수 있다는 것에 항상 주의해야 하며, 정서와 심리의 부정적 영향을 인식하고 검사 시 이를 잘 보상해 주도록 노력해야 한다.

자기 회의. 몇몇 뇌손상 환자는 자신의 지각 능력을 믿지 못하고, 자신이 어려움을 이겨 낼 능력이 있다는 것에 회의적인 입장을 보인다. 자기 회의(self-doubt)는 어려움을 겪거나 위협을 받고 있다고 느낄 때, 환자를 망설이게 만들고 우유부단하게 만들며 소극적으로 반응하게 한다. 과하게 조심하고 주의하는 것은 검사 수행에 부정적인 영향을 미치는데, 그 결과 환자들은 자신의 능력 이하의 수행을 보이기도 한다. 안정적이고 예측 가능한 일상생활의 관계와 활동에서 벗어났을 경우 환자들은 소극적으로 움츠러든다. 가벼운 뇌손상 환자는 모든 일에 주의하는 경향을 보이는데, 이는 아마 심각한 뇌손상 환자는 인지하지 못하는 미미한 잘못을 인식하기 때문인 것으로 보인다.

정서 불안정. 뇌손상은 때때로 정서 불안정(emotional lability) 상태, 즉 감정 표현의 과도한 변화를 야기한다. 정서적으로 불안정한 환자는 감정 표현이 어긋나지는 않지만(그들은 슬픔과 행복감을 적절한 상황에서 표현한다), 다소 과장되어 있다. 이러한 환자의 정서적 반응은 사건이나 상황에 비해 너무 과하다. 정서 불안정으로 인하여, 종종 중립적이거나 미미한 정서적 자극에 통제할 수 없는 울음으로 반응하기도 한다. 예를 들어 "자녀가 있습니까?"라는 질문에 갑자기 울음을 터뜨린다. 정서 불안정은 때로는 상황에 맞지 않는 웃음으로 나타나기도 한다. 특히 스트레스를 받거나 어려움, 위협을 느낄 때, 우습지 않은 상황에서 아주 약간의 즐거운 자극을 받을 때, 과장된 웃음으로 반응을 보인다. 신경학자들은 이러한 현상을 가성연수 정서(pseudobulbar affect)라 부르기도 하는데, 이는 뇌교 위 피질 척수로와 피질 연수로의 양측 손상에 의해 나타나는 것이 일반적이다. 이러한 환자들이 보이는 불안정성은 원시적 구조(primitive structure)에서 생긴 감정적 반응에 대해 대뇌피질이 억제하는 기능이 손실되었음을 나타낸다.

임상 Tip. 정서적 불안정은 뇌손상과 아무런 관련이 없는 상황이나 조건에서도 일어날 수 있다. 예를 들어 몇몇 정신의학적 상태, 중독 또는 스트레스나 혼란, 난처함 등에 대한 반응으로 나타날 수도 있다.

몇몇 뇌손상 환자는 좌절을 견디는 능력이 저하되어 지나친 감정 분출을 하기도 한다. 이 환자들은 스트레스를 받거나 자신의 한계 이상으로 억압을 받게 되면 정서적으로 폭발하게 된다. Schuell과 동료들(1964)은 이것을 파국 반응(catastrophic reaction)이라 불렀다. 정서 불안정 환자와 좌절 내성 저하 환자 사이에는 몇 가지 차이점이 있다. 정서적 불안정을 보이는 환자는 해롭지 않거나 아주 미미한 긴장을 주는 사건에 대해 감정적으로 쉽게 무너지지만, 좌절 내성이 저하된 환자는 일반적으로 지나치게 억눌릴 때 통제력을 잃는다. 정서 불안정 환자의 감정 폭발은 경고 없이 급작스럽게 나타나지만, 좌절 내성 저하 환자는 폭발 전 감정적으로 매우 동요하여 공격적으로 변한다거나 자율신경의 흥분 등 폭발 역치에 가까워지고 있다는 신호를 보이곤 한다. 좌절 내성 저하 환자의 주변인은 이러한 감정 폭발의 전조 증상을 인지하는 법을 배우게 된다. 상황을 바꾸거나 환자의 흥분 정도를 낮춤으로써 감정의 폭발을 예방할 수 있다.

구체성. 구체성(concreteness) 또는 Goldstein(1948)이 추상적 태도의 손실(loss of abstract attitude)이라 부르는 증상은 뇌손상에 의해 흔히 발생할 수 있으며, 특히 손상이 뇌 전체에 광범위하게 퍼져 있는 경우에 주로 나타난다. 뇌손상 환자는 사건, 상황, 언어나 시각적 이미지의 추상적 또는 함축적 의미를 이해하는 데에 어려움을 보일 수 있다. 숙어, 은유와 같은 비유 언어의 의미를 이해하지 못하고, 유머, 풍자, 속담 등의 속뜻을 알아채지 못한다. 그 이유는 이러한 언어는 문자적 해석만으로 의도한 의미를 이끌어 낼 수 없기 때문이다.

구체성은 뇌손상 환자의 자기 중심적 경향(다른 사람의 관점에서 생각하지 못하는 것)에 일조하는 것으로 보인다. 구체성은 가장 단순하고 확실한 해답만을 보게 하기 때문에, 때로는 뇌손상 환자의 문제해결 능력에 영향을 미치기도 한다. 간혹 구체성처럼 보이는 것이 실제로는 충동성일 수도 있는데, 어쨌든 구체성은 추상적 소재에서 함축적 의미를 추출하지 못하는 인지 결함이다.

결론

의사소통을 가능하게 해 주는 인지처리과정, 즉 주의나 기억과 같은 기본 처리과정부터 집행기능(시작, 계획, 조직화, 모니터링, 문제해결, 사고력)이라 불리는 상위 처리과정까지의 이 과정들은 상호작용을 한다. 인지처리의 평가는 검사의 신중한 선택과 적용이 요구된다. 그리고 검사는 집행기능의 미묘한 손상도 명백하게 밝혀낼 수 있는 구조화되지 않은 자연스러운 환경에서, 각 환자의 고유한 손상 패턴을 파악하고 명시할 수 있어야 한다. 뇌손상 환자의 인지기능 양상을 파악할 수 있는 표준화된 종합검사 같은 것은 없다. 평가는 일반적으로 주의, 기억, 집행기능에 대한 기본 검사를 포함한다. 손상에 대해 더욱 심층적으로 보충 평가를 하는

일반 개념 4-3

- 집행기능은 계획하고 조직화하며 문제해결이나 목적 달성을 위해 행동을 조절하는 능력을 의미한다.
- 집행기능은 의도된 행동의 개시, 의도 달성을 위한 행동 계획, 목표지향적 행동의 유지 및 조절 그리고 상황적 변수에 대한 관찰 및 수정을 포함한다.
- 집행기능 결함은 뇌손상에 의해 흔히 발생할 수 있으며, 특히 전두엽 손상으로 인해 나타난다.
- 심각한 집행기능 손상을 입은 환자는 목적을 위한 행동을 자발적으로 시작하지 않으며, 욕구나 필요를 충족시키기 위해 독립적으로 행동하지도 않는다.
- 경미한 집행기능 손상을 입은 환자는 고도로 훈련된 행동에 대해서는 적절하게 행동하지만, 장기 목표를 계획하고 이해하는 데 필요한 행동을 자발적으로 수행하지 않는다.
- 집행기능은 주의, 기억, 반응 유연성, 계획, 추론, 문제해결 그리고 추상적 사고와 같은 인지처리과정을 포함한다.
- 반응 유연성은 반복되는 패턴을 연속하여 그리도록 하는 지필검사로 평가한다.
- 계획성은 지우기 검사, 선 잇기 검사 또는 미로 검사로 평가한다.
- 사고력 검사는 구어적 사고력, 산술적 사고력, 계산적 사고력, 시공간적 사고력을 다룬다. 구어적 사고력 검사는 사고력 및 판단 검사, 구어적 불합리성 검사 그리고 논리적 관계 검사를 포함한다. 산술적 · 계산적 사고력 검사에는 이야기식 산술 문제와 블록 세기 검사가 포함된다. 시공간적 사고력 검사는 그림 완성 검사, 그림 배열 검사 그리고 그림 불합리성 검사로 이루어져 있다.
- Raven의 Progressive Matrices는 시공간적 분석 및 통합에 의한 사고력을 검사하는 평가로, 구어에 대한 부담감이 낮다. 따라서 언어기능에 문제가 있는 뇌손상 환자의 사고력을 평가하는 데에 유용하다.
- 문제해결은 미리 생각하는 능력, 행동 결과를 이해하는 능력, 대안을 모색하는 능력 그리고 올바른 선택을 하는 능력을 필요로 한다. Tower test와 팅커토이 검사는 계획, 조직화, 목표지향적 행동의 유지를 위해 요구되는 문제해결력을 검사하는 방법이다.
- 추상적 사고 결함은 뇌손상에 의해 흔히 발생한다. 추상적 사고 검사에는 속담 풀이 검사, 유사점과 차이점 설명하기 검사, 분류 검사가 있다. WCST(Wisconsin Card Sorting Test)는 널리 사용되고 있는 분류 검사 방법이다.
- 표준화된 인지 및 의사소통의 검사는 집행기능 손상을 검사하기에 적절하지 않다. 집행기능 손상 환자는 구조화된 환경에서는 과제 수행력이 좋으나, 복잡하고 덜 구조화된 일상생활 환경에서 동일한 과제를 실시하였을 때는 결과가 좋지 않다.
- 집행기능을 직접 평가하는 검사들은 일상생활과 유사한 상황에서 개시, 계획, 문제해결, 조직화, 통제, 모니터링을 요하는 과제 시 나타나는 환자의 행동을 평가한다. SET(Six Elements Test), HSCT(Hayling Sentence Completion Test) 그리고 BADS(Behavioral Assessment of the Dysexecutive Syndrome) 검사들이 이에 해당된다.
- 실제 일상생활 환경에서의 집행기능에 대한 정보를 제공해 주는 관찰 절차는 Multiple Errands Task나 Executive Route-Finding Task가 있다.
- 집행기능과 중앙 집행기의 개념은 인지처리과정에서 자원 할당 모델의 중요한 요소이다.
- 자원 할당의 기본적 개념은 사람의 뇌는 인지기능을 수행하기 위해 사용할 수 있는 용량이 한정되어 있다는 것이다. 필요한 자원의 양은 인지기능의 수와 그것의 복잡성에 따라 달라진다. 만약 자원의 요구치가 실제 가용한 총량을 초과한다면, 수행력은 떨어진다.
- 뇌손상이 자원 풀의 총량을 감소시키는지, 아니면 양적으로는 감소하지 않았지만 자원 풀에 접근하는 것을 어렵게 만드는지는 아직 밝혀지지 않았다.
- 객관적 검사 결과, 체계적인 관찰, 임상가, 간병인, 보호자의 주관적 인상을 모두 종합하여 판단하는 것은 뇌손상 환자의 주의, 기억, 집행기능에 대한 강점과 약점을 정확하고 포괄적으로 평가하기 위해 반드시 필요하다.

것이 진단, 예후, 재활에 유용하기도 하다. 자연스러운 상황에서의 환자 관찰 및 환자와 주변인들에게서 얻은 설문과 주관적 평가로 검사 결과를 보충할 수 있다. 객관적 검사 결과, 체계적 관찰 그리고 주관적 평가는 뇌손상 환자의 주의, 기억, 집행기능에 대한 강점과 허점에 대한 정확하고 종합적인 지표가 될 것이다.

생각해 볼 문제

문제 4-1

5일 전에 건축 현장의 발판에서 추락하여 머리에 충격을 받은 이후, 가벼운 뇌진탕 증세를 보인 환자에게 보유 폭 검사를 실행하고 있다. 1초에 1개의 속도로 큰 소리로 읽어 내려가며, 환자에게 당신이 말한 숫자를 따라말하도록 하였다. 그러고 나서 단어 목록을 큰 소리로 읽은 후, 환자에게 당신이 말한 순서대로 그 단어를 말하도록 하였다. 다음은 두 목록 각각에 대한 환자의 반응이다.

목록 1: 7, 5, 1, 9, 6, 3, 8, 2
환자의 응답: 6, 3, 8, 2
목록 2: 개, 나, 빨강, 자동차, 나무, 컵, 소년, 밤
환자의 응답: 차, 컵, 소년, 밤

이 환자의 반응 패턴은 다소 특이하다. 무엇이 특이한 것일까? 이 반응 패턴의 이유는 무엇이라 생각하는가?

문제 4-2

좌뇌에 손상을 입은 환자가 철자 검사에서 다음과 같은 반응을 보였다.

검사 문항	환자 반응
before	befor
bring	being
seven	sebing
here	bere
away	away
green	green
never	greever
there	greer
live	live
fast	last

이 환자의 반응 패턴이 나타내는 것은 무엇인가? 이 환자의 수행을 개선하기 위해 당신은 이 검사에서 무엇을 수정해야 할까?

문제 4-3

한 남자가 어떤 병원을 고소하려 한다. 그는 담낭 수술 중 충분한 산소가 공급되지 않아 뇌에 손상을 입었다고 주장하고 있다. 그는 수술 전 대학 졸업 학력자로, 직업은 초등학교 교사였다. 인지-의사소통 평가를 위해, 임상가는 그에게 불러 주는 단어를 받아쓰도록 하였다. 다음은 검사에 사용된 단어 및 그의 반응이다.

검사 문항	쓰기 반응
architect	rchitekt
license	licens
everyone	everion
birthday	birtdai
farmer	farmr
thought	thoght
afternoon	aftrnun
eight	aght
example	egsampl
campground	kampground
believe	biliev
cowboy	kowboi
understand	undrstand
today	tudai
heartache	hartach

검사 결과가 당신에게 보여 주는 것은 무엇인가?

제 5 장

언어 평가

내 언어의 한계는 내 세계의 한계이다(Wittgenstein L: Tractatus logico-philosophicus, London, 1961, Routlege & Kegan Paul [Pears DF, McGuinnes BF 역]).

뇌손상 성인의 언어 능력을 평가하기 위해 일반적으로 종합적인 언어 평가를 실시하지만, 반드시 그런 것은 아니다. 뇌손상 환자를 처음 대면하는 장소가 대부분 병상이기 때문에, 임상가는 병상에서 간단한 면담과 선별검사를 실시한다. 면담을 통해 환자의 배경, 걱정거리 그리고 의사소통장애 여부 등에 대한 전반적인 정보를 얻는다. 선별검사를 통해 장애 여부를 평가하고 환자의 의사소통장애의 특성과 정도에 대한 대략적인 정보를 얻는다. 이후 보다 종합적인 평가 단계를 거치게 된다.

언어의 선별검사

뇌손상 환자의 의사소통능력 평가를 위한 몇 가지 선별검사가 시중에 판매되고 있다(Crary와 동료들, 1989; Helm-Estabrooks, Ramsberger, Morgan & Nicholas, 1989; Keenan & Brassel, 1975; Sklar, 1973). 그러나 보고자 하는 장애를 정확하게 선별하기 위해 요구되는 측정 속성들(measurement properties)을 제대로 갖추고 있는 검사는 많지 않다.

Salter 등(2006)은 실어증 선별검사에 대해 다음과 같이 언급하였다.

> 대부분의 검사가 측정 속성과 임상적 유용성에 대한 정보를 충분히 제공하고 있지 않다. 그나마 FAST(Frenchay Aphasia Screening Test)가 뇌졸중 관련 분야에서 가장 많이 쓰이고 가장 면밀하게 검증된 도구인 듯하다. 선별검사들의 측정 속성과 임상적 유용성에 대한 보다 철저한 검증이 요구된다(p. 559).

최근 Flamand-Roze, Falissard, Roze, Maintigneux, Beziz, Chacon, Join-Lambert, Adams와 Denier(2011)가 출간한 LAST(Language Screening Test)는 BDAE(Boston Diagnostic Aphasia Examination)과 비교한 측정 속성들을 제시하였다. LAST는 2분 내에 검사를 마칠 수 있으며, 내적 타당도, 외적 타당도, 구성 타당도, 신뢰도가 높고, 민감도와 특이도가 거의 완벽하다고 보고하였다. LAST는 실어증 검사도구로서 매우 엄격한 평가 조건을 만족시킨 것으로 보인다. 이러한 결과가 다른 임상 세팅에서도 재입증된다면, LAST는 필요한 여러 상황(예: 응급실, 침상 등)에서 실어증을 선별할 수 있는 경쟁력 있는 선별검사로 살아남을 것이다.

Davis(1993)는 침상에서 뇌손상 환자의 언어 능력을 평가하기 위해 기존의 선별검사가 반드시 필요한 것은 아니라고 하였다. 그렇지만 인상 또는 행동 관찰만을 통해 실제로는 실어증 또는 다른 의사소통장애가 있는데도 없다고 판단하거나(부정 오류), 없는 데도 있다고 판단한다면(긍정 오류), 그로 인해 정서, 사회, 재정 등에 상당한 대가를 치를 것이다. 이러한 것은 책임질 수 있는 윤리적인 임상 현장을 위해 절대 일어나서는 안 되는 일이다.

실제로 경험 많고 숙련된 임상가의 경우 침상에서 즉흥적으로 검사를 실시하기도 한다. 그러나 이러한 '비공식적인' 방법을 사용하면 검사자는 환자의 중요한 징후를 놓칠 수 있을 뿐만 아니라, 환자의 수행력을 다른 환자와 비교할 수도, 이후 수행력과 비교할 수도 없다.

경험 많은 임상가의 경우 시중에 판매하는 선별검사 대신 그 기관에서만 통용되는 방법을 사용하는 경우도 많지만, 그렇다 하더라도 만일 그 방법이 보편적이지 않다면 대부분 그것으로 그치지는 않는다. 언어치료 임상 현장에는 대개 의사소통능력이 손상된 환자를 위한 형식화된 검사 절차를 마련해 놓고 있다. 일반적으로 삼킴장애, 실어증, 말운동장애, 우뇌손상, 외상뇌손상, 치매 등의 영역으로 분리하여, 각각의 검사 절차가 마련되어 있다. 표준화된 선별검사를 통해 임상 현장에 있는 모든 임상가는 동일한 방법으로 검사를 시행할 수 있으며 또한 다른 임상가와 동등한 검사 결과를 얻을 수 있다.

그림 5-1은 언어손상이 의심되는 환자의 선별검사 절차를 보여 주고 있다. 이 절차는 약 10~20분 정도가 소요되며, 환자의 지남력, 기억력, 청각적 이해 및 읽기 이해, 자동화된 기억 산출, 따라말하기, 이름대기, 소리내어 읽기, 쓰기, 담화에 대한 포괄적인 인상을 제공해 준다.

LAST 또는 그림 5-1과 같은 선별검사에는 몇 가지 목적이 있다. 선별검사는 더 이상의 검사가 필요 없는 환자를 가려내는 데 쓰이기도 하는데, 별다른 의사소통 문제를 보이지 않는 경우 그리고 심한 치매, 정신장애나 질병 등으로 인해 구조화된 검사도구 사용이 어렵거나 불가능한 경우가 이에 해당한다. 그러나 더 일반적으로는 어떤 종합적 검사를 실시해야 하고, 어느 수준에서 검사를 시작해야 하는지를 판단하는 데에, 선별검사는 유용한 정보를 제공한다. 뿐만 아니라 선별검사는 언어 또는 의사소통 결함의 중증도와 특성에 대해 충분한 정보를 제공해 주기도 하는데, 이때에는 선별검사에 기반하여 환자의 초기 인상, 진단명 및 권고사항을 기록하기도 한다(그림 5-1과 같은 선별검사는 환자의 의료 기록에 첨부할 수 있는 진료 기록지 형식으로 되어 있다).

종합적 언어검사

임상가는 종합적 언어검사를 이용하여 다양한 난이도에서, 기본적인 두 가지 언어 입력 양식(시각 및 청각)과 세 가지 언어 산출 양식(말, 쓰기, 몸짓)에 대한 수행 정도를 측정한다. 이를 통하여 임상가는 의사소통능력의 손상 여부를 확인하고 그 중증도를 가늠한다. 검사

언어 선별검사

날짜:

의뢰 사유, 의미 있는 배경 정보

지남력과 기억력

몇 년도예요? ________ (__)　　오늘 무슨 요일입니까? ________ (__)
지금 몇 시예요? ________ (__)　　환자분은 어디 사세요? ________ (__)
3개 단어 회상: ________ ________ ________ (__)

정반응 수(__/5)

청각적 이해

개별단어 ("___를 가리켜 보세요.")

의자 (__)　반지 (__)　신발 (__)　열쇠 (__)　연필 (__)

정반응 수(__/5)

예/아니요 질문

개인 정보: (1) 당신 성은 (맞는 성)입니까? (예/아니요) (__)　(2) 당신 이름은 (틀린 이름)입니까? (예/아니요) (__)
인접 환경: (3) 우리가 지금 버스 정류장에 있나요? (예/아니요) (__)　(4) 지금은 밤인가요? (예/아니요) (__)
사실 정보: (5) 생일은 태어난 날을 말하는 겁니까? (예/아니요) (__)　(6) 당근은 나무에서 자라나요? (예/아니요) (__)

정반응 수(__/6)

문장이해("제가 말하는 것과 일치하는 것을 가리켜 보세요.")

신발 (________) (신발)　머리 빗는 빗 (________) (빗)　아이들은 이것을 가지고 놉니다. (________) (공)
한쪽 끝에 지우개가 달려 있고 다른 쪽 끝은 뾰족한 것은? (________) (연필)
그림퍼즐 맞추기 하기에 적합한 평평한 면이 있는 것은? (________) (탁자)

정반응 수(__/5)

읽기이해

그림과 일치하는 단어 찾기(괄호 안 단어는 틀린 단어들)

우산 (우유, 비옷)　신문 (신발, 뉴스)　밥 (밤, 김치)　의자 (의사, 책상)　거울 (겨울, 화장품)

정반응 수(__/5)

말하기

자동 발화

숫자 세기: 1 (__)　2 (__)　3 (__)　4 (__)　5 (__)　6 (__)　7 (__)　8 (__)　9 (__)　10 (__)
요일 말하기: 월 (__)　화 (__)　수 (__)　목 (__)　금 (__)　토 (__)　일 (__)

정반응 수(__/17)

따라말하기

단어: 개 (__) 발 (__) 학교 (__) 냉장고 (__) 조간신문 (__)

정반응 수(__/5)

문장: 비가 옵니다. (__)
철수가 학교에 갑니다. (__)
아이가 소녀에게 선물을 줍니다. (__)
가을은 열매가 익어 가는 풍요로운 계절입니다. (__)

정반응 수(__/4)

대면이름대기: 그림

개 (__)　의자 (__)　비행기 (__)　눈사람 (__)　바람개비 (__)

정반응 수(__/5)

그림 5-1 환자의 의료 기록에 첨부 가능한 언어 선별검사 양식(계속)

소리 내어 읽기
단어: 곰 (_) 책 (_) 따뜻한 (_) 전통적인 (_) 버스정류장 (_) **정반응 수(_/5)**
문장: 비가 옵니다. (_) 영희가 요리를 합니다. (_) 부엌 식탁에 앉아 있습니다. (_) 소녀는 새 강아지를 보고 즐거워합니다. (_) **정반응 수(_/4)**
연결 발화 평가
유창성: 유창 (_) 비유창 (_) **평균 단어 길이:** 1~2개 (_) 3~4개 (_) 5~6개 (_) 7개 이상 (_) **문자 착어 현상:** 없다 (_) 가끔 (_) 빈번(_) **구어 착어 현상:** 없다 (_) 가끔 (_) 빈번(_) **연결 발화에서 단어 찾기 현상:** 정상 (_) 중등도 손상 (_) 심각한 손상 (_)
쓰기
이름 쓰기 (__________) **글자 받아쓰기:** 가 (_) 도 (_) 래 (_) 며 (_) 소 (_) **정반응 수(_/5)**
단어 받아쓰기: 손 (_) 오늘 (_) 냉장고 (_) 고등학교 (_) **정반응 수(_/4)**
주요 사항:
________________ 언어치료 전문가 __________ 날짜 **언어병리: 언어 선별검사**

그림 5-1 환자의 의료 기록에 첨부 가능한 언어 선별검사 양식

결과에 근거하여 환자의 회복 정도를 예측하기도 한다. 종합적 언어검사는 대부분 임상가의 진단에 도움이 된다. 종합적 언어검사의 소검사들은 청각적 이해, 읽기 이해, 말산출, 쓰기 등 언어의 구성요소들을 포함하고 있다.

청각적 이해

모든 종합적 언어검사에는 청각적 이해 소검사가 포함되어 있다. 물론 청각적 이해만을 다룬 개별 검사도 있다. 청각적 이해는 단어만 제시하거나 또는 짧고 간단한 운반구(carrier phrases)에 단어를 포함시켜 제시하여 단어의 이해 정도를 측정한다. 또한 단문, 의문문, 지시문에 등 다양한 종류의 문장을 제시하여 이해력을 평가하기도 한다. 일부 검사에서는 이야기 듣기 과제를 이용하여 이에 대한 이해 정도를 평가하기도 있다.

단어이해

가장 단순한 단어이해검사는 환자에게 검사자의 말을 듣고 신체의 일부(예: "팔꿈치를 보여 주세요.", "무릎을 보여 주세요.")나, 주변 사물(예: "문이 어디 있나요?", "천장을 가리켜 보세요.")을 가리키도록 하는 것이다. 이러한 방법은 특별한 도구 없이 단어와 간단한 구어 지시에 대한 환자의 이해 정도를 간편하게 알 수 있기 때문에, 병상에서 선별검사를 해야 하는 의사, 언어치료 전문가 및 여러 전문가가 자주 사용한다. 그러나 앞에서 언급했듯이, 이러한 선별검사와 비표준화된 검사 방법은 환자에게 제공하는 자극과 주변 환경에서 선택하도록 요구되는 사물의 특성이 상황마다 모두 다르기

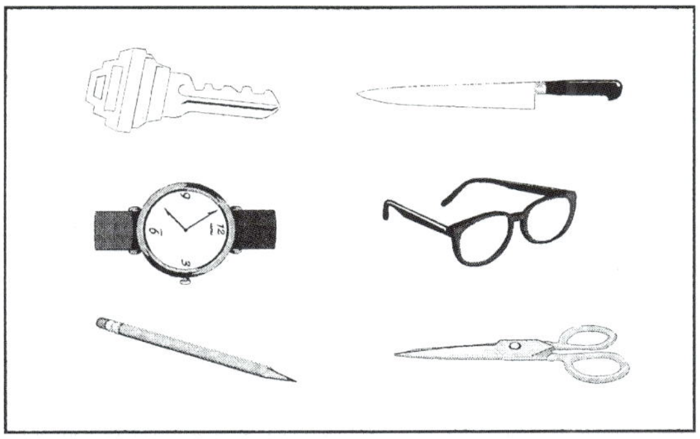

그림 5-2 청각적 단어이해력을 평가하기 위한 그림 카드. 검사자가 사물 이름을 무작위 순서로 말하면, 환자는 검사자가 말한 그림을 지적한다.

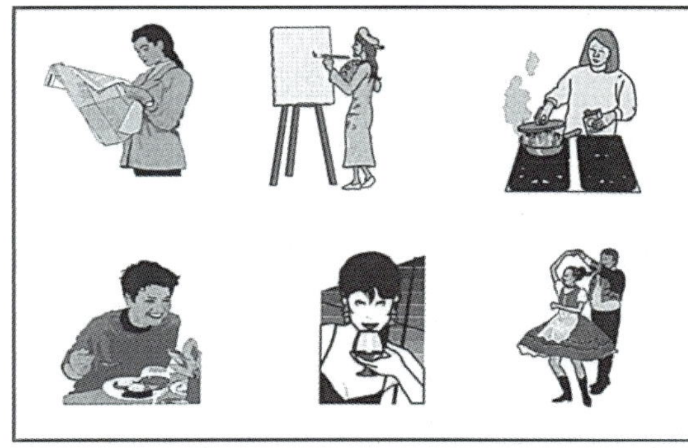

그림 5-3 동사 이해력을 평가하기 위한 그림 카드. 검사자가 그림으로 표현된 동작 이름을 말하면, 환자는 해당하는 그림을 지적한다.

때문에, 항상 결과 해석에 있어 비판을 받게 되어 있다.

대부분의 표준화된 단어이해검사는 나열된 몇 개의 대상 중 하나를 선택하는 형식이다. 검사자는 일상 상황에서 쓰는 친근한 실제 물건이나 그림(예: 숟가락, 빗, 연필, 칫솔, 컵, 열쇠)을 나열해 놓고, 환자에게 물건의 이름을 말해 준 후 가리키거나 찾아 달라고 요구한다. 대부분의 단어이해검사는 "______는 어디 있어요?"와 같이 간단하고 짧은 문장에 해당 물건의 이름을 포함시켜 들려주는 방식이다. 문장이해검사가 아니라 개별 단어이해검사이기 때문에, 매우 단순한 문장을 반복적으로 사용해야 한다. 그림 5-2는 나열한 그림에서 해당 단어를 찾는 단어이해검사의 예이다.

단어이해검사 가운데에는 움직임(예: 달리는 모습, 그림 그리는 모습, 말 타는 모습, 수영하는 모습)을 나타내는 그림이나 사진을 이용하여 동사 이해 정도를 평가하는 검사도 있다. 그림 5-3은 동사 이해검사를 위한 그림 자료이다.

또한 색, 모양, 숫자 이름의 이해를 평가하는 단어이해검사도 있다. 이는 실어증 환자의 경우 사물, 행동보다 색, 모양, 숫자 이해를 더 어려워한다는 Goodglass 등(1966)의 연구에 근거한 것으로 여겨진다. 또는 색깔과 같은 특정 범주의 단어에서만 특이하게 결함을 보이는 몇몇 환자 사례연구에 근거한 것일 수도 있다. 그렇지만 일상 사물이나 동작어에 비해 색이나 철자 이름을 더 잘 이해하는 (또는 더 못하는) 실어증 환자를 발견하는 것이 임상적으로나 이론적으로 흥미로울지라도, 이것이 환자의 치료 계획이나 일상생활의 이해 능력과 어떠한 연관성이 있는지는 아직 알려진 바가 없다. 단어이해에 있어 특이한 양상이 의심되거나 기존에 발표된 사례와 비슷한 경우가 아니면, 환자에게 특별히 모양, 색, 숫자 이해에 대해 검사를 실시하는 임상가는 흔치 않을 것이다.

대부분의 뇌손상 환자들이 단어이해검사를 수행하는 데에 있어, 여러 개 중에서 고르는 형식의 검사는 제시된 대상의 종류(실제 사물, 그림, 사진 등)에 크게 영향을 받지 않는다. 그러나 시지각 능력이나 시각적 변별 능력이 손상된 뇌손상 환자의 경우 실제 사물을 이용하면 수행력이 더 향상되는 경향이 있다. 시각피질이나 시각연합피질 손상 환자의 경우에도 그림이나 사진보다 실제 사물을 제시할 때 수행력이 더 좋을 수 있다. 그리고 정신 착란이나 치매 환자도 실제 사물 검사에서 더 좋은 수행력을 보이곤 한다.

Helm-Estabrooks(1981)은 실어증 성인을 대상으로 실제 사물과 선 그림에 대한 단어이해 수행력을 비교하였다. 세 가지 조건으로 연구가 진행되었다. 첫 번째 배열 조건에서는 12개의 친근한 사물을 선 그림 형식의 12개의 카드로 제시하였다. 두 번째 집합 조건에서는 1개의 카드에 12개의 사물 그림을 모두 제공하는 조건이었다. 마지막 환경 조건에서는 12개의 사물을 검사실 여기저기 주변에 흩어 놓은 조건이었다. 그 결과 놀랍게도 실어증 성인의 경우, 실제 사물 조건보다 그림 조건에서 수행력이 유의미하게 높았다. 또한 그림을 각각의 카드에 따로 제시한 조건과 한 카드에 함께 제시한 조건 간에는 유의한 차이가 없었다.

이와 같은 결과는 여러 개 중에서 선택하는 형식의 과제 수행에 있어, 제시하는 항목의 개수와 공간적 분포의 영향에 대해 생각해 보게 한다. 항목의 개수가 증가하거나 시각 및 공간적 분포가 커질수록, 늘어놓은 항목들에서 목표 자극을 찾아내는 데에 필요한 시간이 증가한다. 뇌손상이 없는 성인의 경우에는 제시된 항목의 개수가 6개인지 12개인지, 아니면 제시하는 항목이 책상 위에 놓인 그림인지 방 안에 있는 실제 사물인지는 아무런 문제가 되지 않는다. 정상인의 수행은 대체로 이러한 조건에 영향을 받지 않는다.

수가 많고 시각적으로 복잡한 항목 배열은 단기기억 보유에 어려움이 있는 뇌손상 환자에게 문제가 될 수 있다. 이는 복잡한 항목 배열로 인하여 시각적 검색에 소요되는 시간이 점차 증가되기 때문인데, 뇌손상 환자에게는 증가된 시간 동안 기억에서 검사 단어를 유지하는 것이 쉽지 않을 것이다. 여러 항목 중에서 고르는 형식의 단어이해 과제에서는, 대개 동일한 형태의 그림 항목 배열을 사용하기 때문에, 환자가 배열 내 그림의 위치에 익숙해지면서 배열 크기 효과는 보통 줄어들게 된다. 단기기억 보유에 어려움이 있는 일부 뇌손상 환자는 기억 손상을 보상하기 위하여, 들은 단어를 그림들 사이에서 찾을 때까지 계속 반복하여 말하기도 한다. 이와 같은 되뇌기를 하지 못하도록 다른 활동(예: 숫자 세기)을 하게 하면, 환자의 수행은 나빠지기도 한다.

뇌손상 환자를 위한 개별적인 단어이해검사가 시판되고 있지 않기 때문에, Peabody 그림어휘력검사(Peabody Picture Vocabulary Test-Third Edition, PPVT-III; Dunn & Dunn, 1997)를 단어이해검사로 사용하기도 한다. 그러나 그림어휘력검사는 그 내용과 목적에 있어, 뇌손상 환자를 위한 청각적 단어이해검사와는 차이가 있다. 그림어휘력검사는 정상 성인도 잘 알지 못하는 저빈도 단어들을 포함하고 있는데, 뇌손상 성인을 위한 단어이해검사는 일상 단어에 초점을 두어야 한다.

따라서 그림어휘력검사 앞부분에 있는 가장 일상적인 단어들이 뇌손상 환자의 검사에 적절할 듯하다. 뇌손상 환자는 쉬운 일상 단어에서는 간혹 오류를 보이지만, 뒤이어 나오는 비일상적 단어에서는 연속적으로 오류를 보일 것이다. 간혹 나타나는 쉬운 단어의 오류는 제한된 어휘력 때문이라기보다 단어 회상의 실패, 자극 불확실성 또는 순간적 부주의 등과 같은 원인에 기인할 수 있다. 반면 어려운 비일상적 단어에서 보이는 연속적인 오류는 환자의 실제 청각적 어휘력을 반영하는 것으로 보인다.

대부분의 다른 검사와 마찬가지로 그림어휘력검사의 규준은 전체 검사를 바탕으로 하기 때문에, 부분적으로 그림어휘력검사를 실시하였을 경우 전체 규준에서 개별 환자의 수행을 비교할 수는 없다. 그러나 동일한 항목에 대해 치료 후 환자의 수행 변화를 측정하기 위한 기초선으로는 사용될 수 있다. 어휘 인출결함 또는 처리결함 등이 환자의 수행력에 반영되기 때문에, 이 검사를 실시하여 환자의 듣기 능력이나 학력 수준을 추정할 수는 없다.

임상 Tip. 마지막 3분의 1에 해당하는 항목은 일상적 의사소통 상황에서 거의 출현하지 않는 어휘들이 대부분이다. 따라서 이러한 항목에서 낮은 수행을 보였다고 하여, 일상적 상호작용에서 심각한 사회적 불리 요소가 되지는 않을 것이다.

단어이해검사가 종합적 언어검사에서 중요한 부분을 차지하고 있지만, 이 검사의 결과가 환자의 일상적 언어이해력을 모두 반영한다고는 볼 수 없다. 일상생활에서 단어는 상황적 또는 언어적 맥락 안에서 산출된다(예: "도대체 어디서 그걸 봤어요? 텔레비전."). 뇌손상 환자의 언어이해력은 맥락 안에서 제시될 때 더 좋아진다는 사실은 잘 알려져 있다. 그러므로 일상적 맥락이 제공되지 않은 독립 단어이해검사에 의한 단어이해력이 일상생활의 이해력을 반영한다고 볼 수 없다. 이름을 말하면 그것에 해당하는 사물이나 그림을 가리켜 보라고 요구해 보라. 이것은 일상생활에서는 매우 부자연스러운 일이기 때문에 이러한 단어이해검사와 일상생활 간 관련성은 모호하다. 그러나 일상생활의 의사소통과 직접적인 관련성이 없음에도 불구하고, 이와 같은 방법으로 언어 및 의사소통 기능을 평가하는 이유는 많다. 실제로 대부분의 임상가는 뇌손상 환자에게 실시하는 의례적 검사의 한 영역으로서 단어이해검사를 실시한다. 검사자에게 단어이해검사는 빠르고 손쉽게 실시할 수 있는 검사방법이다. 단어이해검사 결과는 특이한 손상 패턴을 보여 줄 수 있고 이를 통하여 임상가는 진단이나 치료 계획을 수정하기도 한다. 개별 단어의 이해 능력이 보존된 환자의 경우, 단어이해검사는 더 어려운 문장 수준이나 구 수준의 검사를 편안하게 시작할 수 있는 기회를 제공하기도 한다. 또한 심각한 이해 결함을 가지는 환자인 경우, 단어이해검사 결과는 환자의 언어이해력을 나타내 주는 유일한 측정치일 수도 있다.

개별 단어이해검사에 영향을 주는 다양한 변인

출현빈도. 단어의 출현빈도는 뇌손상 환자가 단어를 얼마나 쉽게 이해할 수 있는지에 영향을 미친다(그림 5-4). 이러한 영향은 PPVT-III 같은 듣기어휘검사에 대한 실어증 환자의 수행력에서 흔히 확인할 수 있는데, 대부분의 실어증 환자는 출현빈도가 낮은 단어에서 특히 더 어려워한다.

저빈도 단어에서 이해력이 떨어지는 것은 일상생활의 언어이해력과는 크게 상관이 없을 수 있다. 왜냐하면 일상언어에서 사용하는 단어들은 대부분 고빈도이기 때문이다. Hayes(1989)에 따르면 일상생활의 언어에는 저빈도보다 고빈도 단어들이 더 많이 포함되어 있다(그림 5-5). 영어권의 경우 일상 의사소통에서 사용되는 단어의 80% 이상이 빈도 1,000 이상의 고빈도 단어이다.

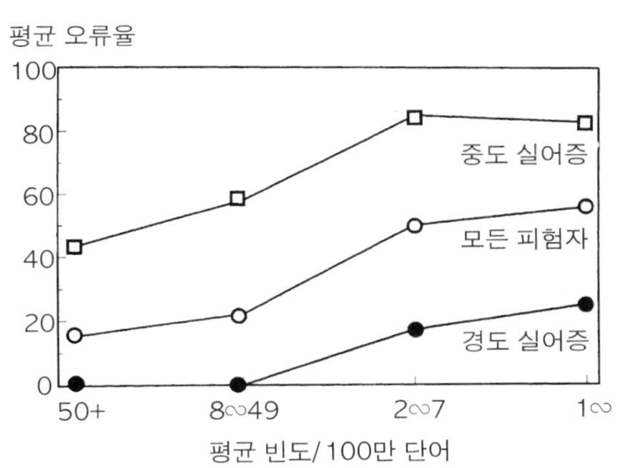

그림 5-4 실어증 환자의 단어이해력에 단어 출현빈도가 미치는 영향. 단어 출현빈도가 낮아질수록 오류율이 증가한다.

출처: Schuell HM, Jenkins JJ. Reduction of vocabulary in aphasia, *Brain* 84:243-261, 1961.

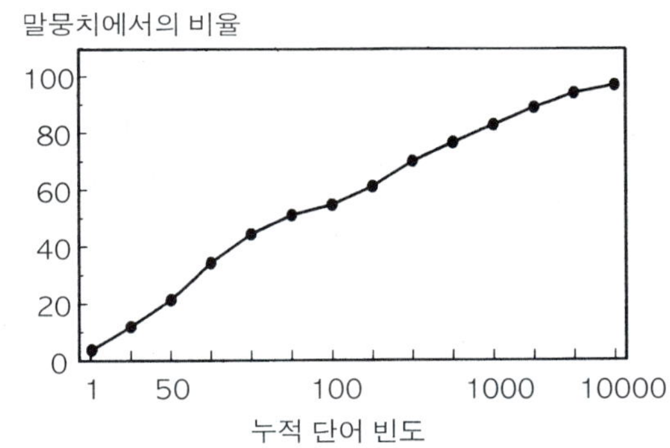

그림 5-5 미국 정상 성인의 일상생활에서 나타나는 단어 빈도.

출처: Hayes DP: Guide to the lexical analysis of texts, Technical Report Series 89-96, Ithaca, NY, 1989, Cornell University Department of Sociology.

의미적 또는 청각적 유사성. 목표단어와 목표단어가 아닌 항목 간 의미적 유사성은 뇌손상 성인, 특히 실어증 환자에게 혼동을 주곤 한다. Schuell과 Jenkins(1961)에 의하면, 들은 단어를 그림과 짝짓는 과제에서 의미적 오류(예: '엄마'를 '아빠'로)가 청각적 오류(예: time을 dime으로)나 비관련 오류(예: '담배'를 '오토바이'로)보다 더 자주 나타난다(그림 5-6).

품사. 뇌손상 환자의 경우 개별 단어이해에 품사의 영향을 받는데, 이는 개인마다 차이가 크다. Miceli 등(1988)은 성인 실어증 환자의 동사와 명사 이해에 대한 연구에서 동사와 명사 이해에 나타날 수 있는 모든 양상을 보고하였다. 어떤 환자는 동사보다 명사를 더 잘 이해하였고, 어떤 환자는 명사보다 동사를 더 잘 이해하였다. 또 어떤 환자는 동사와 명사의 이해 정도가 비슷하였다. 이러한 연구 결과는 단어의 품사가 뇌손상 환자의 단어이해력에 영향을 미친다는 것을 시사한다. 하지만 이러한 영향은 환자를 검사해 봐야지만 그 특성을 파악할 수 있다.

참조물의 모호성. 그림으로 제시된 참조물의 모호성은 듣기이해에 영향을 미칠 수 있다. 만일 그림이 모호하거나 분명하지 않으면, 단어를 이해하지 못해서가 아니라 그림이 뜻하는 것이 무엇인지 알지 못해 환자가 부정확하게 반응할 수 있다(그림 5-7).

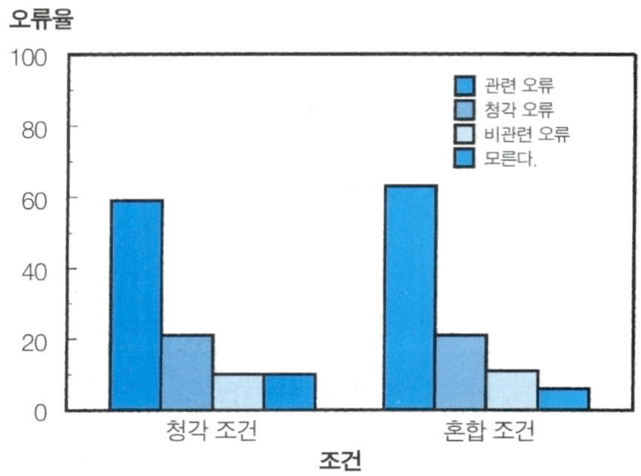

그림 5-6 실어증 환자 집단의 단어이해검사 수행력. 관련 오류는 의미적으로 관련 있는 보기를 선택한 경우, 청각 오류는 목표단어와 비슷한 말소리로 이루어진 보기를 선택한 경우, 무관련 오류는 목표단어와 의미적·청각적으로 유사성이 없는 보기를 선택한 경우를 말한다. 청각 조건은 검사자가 목표단어를 말하면 실어증 환자가 2개의 그림 가운데 하나를 선택하는 것이고, 혼합 조건은 글자가 쓰여진 카드를 보여 주면서 검사자가 목표단어를 말하는 조건이다.

출처: Schuell HM, Jenkins JJ. Reduction of vocabulary in aphasia, *Brain* 84:243-261, 1961.

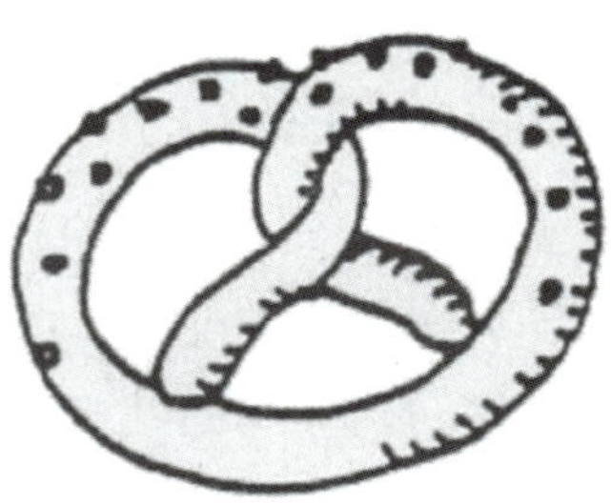

그림 5-7 일부 뇌손상 환자에게 모호할 수 있는 선 그림의 예(프레첼). 뱀, 지렁이, 밧줄 또는 호스로 보일 수도 있다.

말소리 전달 충실도(fidelity). 말소리(단어에서 대화까지) 전달의 충실도는 뇌손상 환자의 듣기이해에 매우 중요한 요인으로 작용한다(충실도가 심하게 떨어지면 일반인의 이해에도 영향을 미친다). 대부분의 뇌손상 성인의 언어이해력은 소음 환경이나 음향학적으로 왜곡된 발화에서 더 떨어진다. 전화로 대화하는 것은 많은 실어증 환자에게 매우 어려운 과제인데, 그 이유는 전화기는 말소리 전달의 충실도가 낮고 배경 소음이 있는 경우가 많기 때문이다.

문장이해

종합적 언어검사 내 문장이해 소검사. 모든 주요한 종합적 언어검사에는 문장이해 소검사가 포함되어 있다. 대부분 환자에게 언어적 지시를 듣고 그에 해당하는 몸짓을 하거나 사물을 조작하는 등의 반응을 요구하는 검사이다. 때때로 환자에게 신체의 일부나 사물, 그림 중 하나 이상의 항목을 가리키도록 요구하기도 한다(예: "개와 차고와 사다리 그림을 짚어 보세요.", "천장을 가리키고 바닥을 가리켜 보세요.", "머리를 손질하는 것을 찾아 주세요.", "당신의 왼쪽 귀와 오른쪽 무릎을 짚어 보세요."). 또는 환자에게 사물이나 몸의 일부를 움직이거나 조작하도록 요구한다(예: "종을 치세요.", "상자를 닫으세요.", "열쇠를 내게 주세요.", "두 손가락으로 양쪽 어깨를 두 번씩 쳐 보세요.", "눈을 감아 보세요.").

또한 대부분의 종합적 언어검사에는 예/아니요 질문에 대한 이해 소검사도 포함되어 있다. 검사에 포함된 예/아니요 질문은 제시하는 정보가 맞는지, 틀린지에 대한 이해력을 알아보는 검사이다. 검사는 개인적 정보(예: "당신 성이 Smith예요?"), 주변 환경에 대한 정보(예: "이 방에 전등이 켜져 있나요?"), 학습적 지식에 대한 정보(예: "미국의 첫 번째 대통령은 링컨인가요?"), 환자의 견해나 추론("아이들이 부모의 말을 거역해도 되나요?") 등을 물어볼 수 있다. 또한 일반적 상식(예: "사과는 나무에서 자라나요?"), 시간 관계 정보(예: "3월이 6월 전인가요?"), 수 관계 정보(예: "일주일은 7일인가요?"), 비교 관계 정보(예: "마을이 도시보다 더 큰가요?") 등을 물어볼 수도 있다. 이때 세상에 대한 지식을 평가하는 항목을 해석할 때에는 주의가 요구된다. 검사 항목을 통과하지 못하였을 때, 그것이 언어처리결함(실어증 기저의 메커니즘) 때문인지 아니면 그 항목에 대해 배운 적이 없거나 단순히 질문에 대한 사실적 정보를 기억하지 못하였기 때문인지를 판별하기는 쉽지 않다.

문장이해 개별검사. DeRenzi와 Vignolo(1962)가 토큰 검사의 개념을 소개한 이후 다양한 토큰 검사들이 등장하였다. 이러한 토큰 검사는 문장 수준의 듣기이해 개별검사로 널리 사용되고 있다. DeRenzi와 Vignolo의 오리지널 버전은 10개 또는 20개의 토큰(빨간색, 노란색, 초록색, 파란색으로 된 5개 큰 원, 큰 직사각형과

5개 작은 원, 작은 직사각형)을 조작하거나 가리키는 62개의 언어적 지시를 포함하고, 5단계로 구성되어 있다. 단계가 높아질수록 지시문의 길이와 복잡성은 증가한다. 이 오리지널 버전에는 검사 실시에 필요한 조건(예: 1단계부터 4단계까지의 정확한 지시문, 토큰의 크기와 재질, 자극어 제시 속도와 강도 등)이 명시되어 있지 않기 때문에, '토큰 검사'로 불리는 이후에 출판된 많은 검사는 제각기 다른 조건을 제시하고 있다. DeRenzi와 Vignolo(1962)의 오리지널 버전은 실제 검사를 위한 것이 아니기 때문에 측정치 또는 규준 데이터가 없다. 그렇기 때문에 DeRenzi와 Vignolo(1962)의 토큰 검사는 실제로 존재하지 않는 셈이다. 이후 DeRenzi & Vignolo (1962)의 토큰 개념에서 출발한 다양한 버전의 검사들이 성인과 아동의 규준치를 제공하였다(Gaddes & Crockett, 1973; Noll & Lass, 1972; Spreen & Benton, 1977; Wertz, Keith & Custer, 1971).

토큰 검사 중 하나로 NCCEA(Neurosensory Center Comprehensive Examination for Aphasia; Spreen & Benton, 1977)의 소검사가 있다. 이 검사는 DeRenzi & Vignolo의 버전과 유사하게 39개 지시 문항이 포함되어 있는데, 길이와 복잡성에 따라 6단계 수준으로 나뉜다. Spreen과 Benton 검사에서 가장 쉬운 수준은 "네모를 보여 주세요.", "빨간색 모양을 보여 주세요." 같은 지시문항이다. 이 때문에 오리지널 토큰 검사로 검사 가능한 환자보다 더 낮은 수준의 환자의 검사에 사용될 수 있고, 환자가 특별히 색이나 모양 이름의 이해에 손상이 있는지를 확인할 수 있다. Spreen과 Benton 토큰 검사에서 검사자는 환자의 반응이 지시문에 있는 주요 요소를 얼마나 정확하게 따랐는가에 근거하여 점수를 매긴다. 예를 들어, "작은 흰색 원을 짚어 보세요."라는 지시문인 경우에는 작은, 흰색, 원의 요소로서 3점까지 점수를 줄 수 있다. Spreen과 Benton 토큰 검사는 만점이 163점이다. 뇌손상 환자용, 뇌손상이지만 실어증은 동반하지 않은 환자용, 비뇌손상 성인용에 대한 규준이 NCCEA 매뉴얼에 제시되어 있다.

임상 Tip. Spreen과 Benton 토큰 검사에서는 직사각형을 정사각형으로 대치하였는데, 이는 영어권에서 '정사각형'이 검사에 포함된 다른 모양의 단어들과 출현빈도가 유사하였기 때문이다. 직사각형은 100만 단어 중 10회, 원과 정사각형은 둘 다 100만 단어 중 약 140회의 출현빈도를 보인다. 오리지널 버전의 토큰 검사를 사용하는 사용자들은 대부분 직사각형을 정사각형으로 바꾸어 사용하고 있다.

Spreen과 Benton 토큰 검사는 청각적 이해력 손상을 확인하는 데에 민감하다. 그리고 검사 시행, 점수 산출, 해석에 시간이 적게 걸리며, 검사 지시문의 주요 요소 중 일부만 맞게 반응하여도 부분 점수를 매길 수 있다.

변형된 토큰 검사(Revised Token Test, RTT; McNeil & Prescott, 1978)는 DeRenzi와 Vignolo 버전보다 더 길고 정교하다. RTT는 10개의 소검사로 구성되고, 각 소검사는 비슷한 난이도의 검사 지시문을 각각 10개씩 포함한다. RTT에 있는 첫 4단계까지의 소검사는 오리지널 버전 검사의 첫 4단계와 유사하다. 그리고 5단계에서 8단계까지는 위치 관계(예: 앞에, 뒤에, 위에, 아래에, 오른쪽으로) 이해에 관한 10개 항목으로 구성되어 있다. 마지막으로 9단계와 10단계 검사는 복잡한 문법관계 이해를 검사한다(예: ~ 대신에, ~ 없이, 만약에, ~이거나). RTT 검사에 대한 환자 반응은 15점의 다차원적 점수체계를 적용하여 채점한다. 이것은 Porch 의 사소통능력 지표(Porch Index of Communicative Ability, PICA; Porch, 1981)와 개념적으로 유사한 체계이지만, PICA와 달리 RTT는 지시문 내 각각의 언어적 요소에 대해 다차원적으로 점수를 매긴다. 다섯 가지 청각처리 결함에 대한 프로파일과 채점 절차와 환자 반응 분석에 대한 설명이 RTT 매뉴얼에 제시되어 있다.

RTT는 다른 버전보다 검사 실시, 점수 채점 및 해석에 있어 더 많은 시간이 걸린다(장애의 중증도에 따라 30분에서 1시간까지). 이 검사는 포괄성(comprehensiveness)과 심리측정적 통합성(psychometric integrity)을 가진 영향력 있는 검사도구이다. 그러나 너무 길고 복잡하여 뇌손상 환자의 일상적인 임상 평가로 사용되기는 어렵다. 이에 Arvedson 등(1986)이 다른 검사들과 길이가 유사한 두 가지 간략형 버전을 제작하였다. 또한 전산화(computerized) 버전, 자가 속도조절(self-paced) 읽기 버전과 같은 실험용 RTT 과제는 보다 신뢰할 수 있고 효율적인 RTT 버전으로서 가치가 있다.

토큰 검사와 이의 변형 버전은 문장이해 측정에 민감

하다. 비록 환자가 경미하게 이해 손상이 있더라도, 상위 수준의 토큰 검사의 지시문에서는 어려움을 보일 것이다. 그러나 한편으로는 심각한 이해 결함을 가진 환자에게는 토큰 검사의 실시가 너무 어렵거나 불가능할 수 있다. 일부 환자는 다른 청각이해검사보다 토큰 검사를 더 어려워한다. 어떤 환자는 색, 모양, 크기를 이해하는 데에 특히 어려움을 보이기도 한다. 또 다른 환자는 시간적 연속성에 결함을 보여, 검사 지시에 따라 시간적 순서대로 반응하는 것에 어려움을 보이기도 한다(일반적으로 이러한 환자는 정확하게 토큰을 짚지만, 잘못된 순서로 반응한다). 또 일부 환자는 지시문을 이해하였음에도 불구하고, 운동 계획 손상[사지 실행증(limb apraxias)] 때문에 손으로 가리키는 반응을 하지 못하기도 한다.

임상 Tip. 나의 경험에 근거하면 토큰을 순차적으로 가리키지 못할 정도로 심각한 사지 실행증 환자는 거의 없었다. 그러나 사지 실행증이 토큰 검사뿐만 아니라 지시, 몸짓, 조작 반응을 요구하는 다른 검사에서도 환자의 수행력을 저하시키는 요인 중 하나일 수 있다는 것은 항상 명심해야 한다.

색, 모양, 크기에 대한 설명을 이해하지 못해 검사에 어려움을 보일 가능성을 배제하기 위하여, 검사 실시 전 빨강, 동그라미, 작은 것 등을 물어본 후 가리키게 한다(이러한 절차는 Spreeen과 Benton 토큰 검사의 1단계와 RTT의 사전 평가에 포함되어 있다). 수행 결함의 원인으로 시간적 배열화(sequencing) 결함과 사지 실행증의 가능성을 배제하기 위해서는, 연속적으로 토큰을 가리키는 행동을 그대로 모방해서 따라하게 하는 연속지적 과제를 환자에게 실시해 볼 수 있다. 환자가 이 과제에서 어려움을 보이지 않는다면, 시간적 배열화 결함과 사지 실행증은 수행 결함에 대한 이유가 되지 않을 가능성이 커진다.

이해력이 떨어지는 환자의 경우, 검사자가 지시문항을 읽을 때 항목 이름이 나올 때마다 그 항목을 눈으로 보라고 환자에게 시키면 토큰 검사 수행력이 좋아지기도 한다. 이는 시각적 전략이 손상된 청각 자극 보유 능력을 어느 정도 보상하기 때문이다. 검사자가 지시문항을 말하는 동안 배열된 항목을 환자가 보지 못하도록 가리면 환자의 수행력은 다시 저하된다. 만일 시각적으로 배열된 자극을 이용한 이해력 검사에서 환자가 시각적 전략에 의존하여 검사를 수행하는 것이 의심된다면, 말로 지시하는 동안 시각 자극을 가려 보면 된다. 그러면 순수하게 환자의 청각적 이해력과 청각 보유(auditory retention) 능력에 의한 수행 결과를 알 수 있다.

이해력과 보유 능력이 미세하게 손상된 환자의 경우, 검사자는 각 문장 자극과 반응 시점 사이의 시간 간격을 늘림으로써 문장이해검사의 난이도를 증가시킬 수 있다. 10초 또는 20초만 지연을 시켜도 아주 미세한 청각 보유 능력 결함도 드러날 것이다. 그러나 이러한 지연 절차는 표준화된 절차가 아니기 때문에, 그 결과를 표준화 검사의 규준에 비교할 수는 없다. 이 때문에 결과 해석 시 다소 제한이 따른다.

토큰 검사와 그 변형 검사는 제한된 구문 구조에서 이해력을 평가하기 때문에, 환자의 단어이해력에 대한 정보는 거의 제공하지 못한다. 환자의 문장이해검사를 위해 그림 자극이 더 많이 필요하다면 노스웨스턴 구문 선별검사(Northwestern Syntax Screening Test, NSST; Lee, 1971)나 언어 청각 이해력 검사-3판(Test for Auditory Comprehension of Language-Third Edition, TACL-3; Carrow-Woodfolk, 1990)과 같은 아동용 문장이해검사를 사용할 수도 있다. 그러나 이러한 검사에는 성인 규준이 없기 때문에 규준 집단과 비교할 수는 없다. 그렇지만 이러한 검사를 이용하여 문장의 문법 및 통사적 성격이 언어이해에 어떠한 영향을 미치는지에 대해 정보를 얻을 수 있기 때문에, 아동용 검사를 뇌손상 환자에게 활용하기도 한다. 단, 제작 당시와 다른 목적 및 대상을 위해 검사를 사용할 때에는 적절한 규준이 없고 신뢰도와 타당도가 검증되지 않았기 때문에, 상당히 조심해서 사용해야 할 것이다.

문장이해검사에 영향을 주는 다양한 변인

문장 길이와 구문 복잡성. 뇌손상 환자의 문장이해력에 영향을 미치는 여러 요인이 있지만, 가장 큰 영향 요인은 문장 길이와 구문 복잡성(syntactic complexity)이다. 문장이 길고 구문적으로 복잡할수록 이해가 더욱 어려워진다. 그중에서 구문 복잡성은 문장 길이나 어휘 난이도보다도 더 강력한 영향 요인으로 여겨진다(Goodglass, Blumstein, Gleason과 동료들, 1979; Nicholas & Brookshire, 1983; Shewan & Canter, 1971).

Goodglass 등(1979)은 실어증 환자의 문장이해력에 문장 길이와 구문 복잡성이 미치는 영향을 비교하였다. 구문적으로 복잡한 문장(예: 아내의 인사를 받고 있는 남편은 파이프 담배를 피우고 있었다.)과 문장 길이는 길지만 구문적으로는 단순한 문장(예: 남자는 아내의 인사를 받고 있었고, 그 남자는 파이프 담배를 피우고 있었다.)에 대한 이해력을 비교하였다. 그 결과 실어증 환자들은 문장 길이가 길더라도 구문적으로 단순한 문장을 복잡한 문장보다 더 잘 이해하였다. 그러나 복잡성과 길이의 연속선상에서 어느 지점부터는 이 관계가 바뀔 가능성도 배제할 수 없다.

임상 Tip. 문장이 길어져 중복된 정보를 제공하게 될 경우 긴 문장이 오히려 뇌손상 환자의 문장이해력을 촉진할 수도 있다. 임상가는 치료 계획을 세울 때 이 점을 명심하여야 한다.

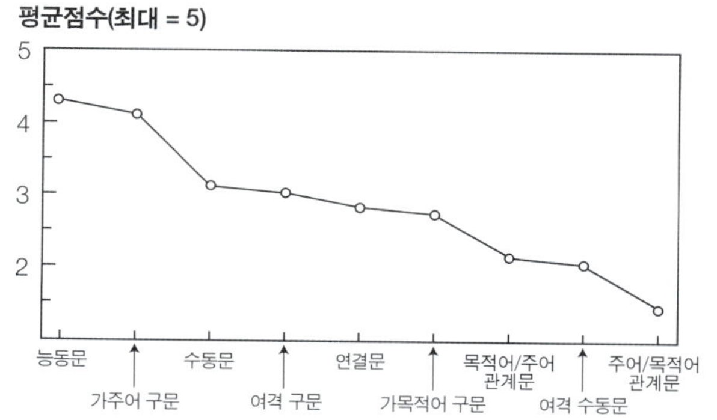

능동문: The student hit the beggar.
가주어 구문: It was the student that hit the beggar.
수동문: The beggar was hit by the student.
여격 구문: The student gave the paper to the beggar.
연결문: The student hit the beggar and pushed the mailman.
가목적어 구문: It was the beggar that the student hit.
목적어/주어 관계문: The student that hit the beggar pushed the mailman.
여격 수동문: The paper was given to the beggar by the student.
주어/목적어 관계문: The beggar that the student hit pushed the mailman.

그림 5-8 실어증 집단의 구문 복잡성 변수에 따른 문장이해검사 수행 결과. 구문 복잡성이 증가할수록 실어증 환자의 수행력은 저하된다.

출처: Caplan D, Baker C, DeHaut F: Syntactic determinants of sentence comprehension in aphasia, *Cognition* 21:117–125, 1985.

뇌손상 환자는 문장을 이해하는 데에 더 많은 시간이 걸리고 오류가 많을 뿐 그 결함 양상은 정상인들이 보이는 어려움과 대체로 유사하다. 통사적으로 단순한 능동문(예: 개가 소년을 물었다.)은 수동문(예: 소년이 개에게 물렸다.)보다 더 쉽다. 반면 조건문(예: 만일 컵이 파란색이면, 나한테 줘.), 부정문(예: 개가 토끼를 쫓고 있지 않다.), 위치나 방향이 포함된 진술문(예: 컵을 상자 뒤에 놓아라.), 비교문(예: 소년은 소녀보다 더 크다.)은 대부분의 뇌손상 환자에게 어렵다. 내포문(예: 소녀가 쓴 편지는 탁자 위에 있다.)을 이해하는 것은 대부분의 뇌손상 환자에게(심지어 많은 정상인에게도) 상당히 어렵거나 거의 불가능하다. Caplan 등(1985)에 따르면, 뇌손상은 문장이해에 질적인 차이가 아니라 단지 양적인 차이를 초래할 뿐이다. 다시 말해, 뇌손상 환자는 정상인보다 더 많은 오류를 보이지만, 문장 유형에 대한 오류의 양상은 유사하다. 문장이해에 있어 구문 구조의 영향도 마찬가지로 양적인 차이만을 초래하며, 이 점은 실어증의 정도와도 상관없다(그림 5-8).

복잡한 구문의 문장이 일상생활에서 흔하지 않다는 것은 뇌손상 환자에게 다행스러운 일이다. 일상생활에서 사용되는 대부분의 문장은 능동문(예: 나 가게 갈 거야.) 또는 단순한 의문문(예: 너 아직 안 먹었어?) 형식으로 이루어져 있다. 문장의 일부가 생략되는 경우도 많은데(예: "종이 어디에 뒀어?"라는 질문에 "저기."라고 대답하는 것), 이때 문맥에 근거하여 생략된 단어를 채워 넣는 것은 청자의 능력에 달려 있다. 흥미롭게도 경도에서 중등도의 이해 결함이 있는 뇌손상 환자들은 대부분 이러한 종류의 생략 문장에 큰 어려움을 보이지 않는데, 아마도 일상생활의 상호작용과 관련된 문맥 정보 덕분일 것이다.

의미 개연성과 예측 가능성. 가역 문장(reversible sentence)은 의미의 변화 없이 주어와 목적어가 도치될 수 있는 문장이다(예: "The man is kissing the woman."이라는 문장은 "The woman is kissing the man."이라는 문장으로 바뀔 수 있다). 비가역 문장(nonreversible sentence)에서는 주어와 목적어를 도치하면 의미 개연성(plausibility)이 없는 문장이 되어 버린다(예: "남자는 책을 운반하고 있다."라는 문장의 주어, 목적어를 도치하면 "책이 남자를 운반하고 있다."라는 문장이 된다).

또 어떤 문장에서는 주어, 목적어 도치가 좀처럼 일어나지는 않지만, 의미 개연성이 전혀 없지는 않은 문장이 된다(예: "개가 고양이를 쫓고 있다."라는 문장이 "고양이가 개를 쫓고 있다."라는 문장으로 바뀐다).

Caramazza와 Zurif(1976)는 실어증 환자를 대상으로 내포문(예: 소년이 먹고 있는 사과는 빨간색이다.)의 이해에 가역성(reversibility)이 미치는 영향을 연구하였다. 연구 결과, 실어증 환자는 비가역 문장보다 가역 문장을 이해하는 것을 더 어려워하였다. 이러한 결과는 정상인과 마찬가지로 실어증 환자는 구문적으로 복잡한 문장을 이해하는 데에 의미 개연성에 많이 의존한다는 것을 보여 준다.

뇌손상 환자는 정상인과 마찬가지로 말의 의미를 추론하는 데에 보편적 지식에 많이 의존한다. 책이 사람을 운반할 수 없고 고양이가 개를 쫓는 경우는 드물다는 것을 알기 때문에, 누가 무엇을 누구에게 어떻게 하는지를 추론하기 위해 힘들게 구문 분석을 할 필요가 없다. 그러한 문장의 의미를 추론하기 위해서는 단지 상식적으로 무엇이 가능하고, 관례적이며, 그럴듯한지만 알면 된다. 일상생활에서 볼 수 있는 다른 유형의 문장도 상식적으로 예측이 가능하다. 예를 들면 비교문이 전달하는 관계(예: 청년은 소년보다 더 힘이 세다.)는 심층적인 구문 분석 없이도, 청년과 소년 중 상식적으로 누가 힘이 더 센지를 알면 추론이 가능하다. [하향적 처리(top-down processing)라 불리는] 언어이해에 대한 보편적 지식의 활용은 문장의 의미를 끌어내는 데에 편리한 지름길을 제공한다. 이것은 비단 뇌손상 환자뿐만 아니라 정상인에게도 그러하다.

개인적 관련성. 개인적 관련성(personal relevance)은 뇌손상 환자, 특히 중등도에서 중도의 이해력 결함을 보이는 뇌손상 환자의 문장이해에 영향을 준다. Gray 등(1977)과 Busch와 Brookshire(1982)는 성인 실어증 환자를 대상으로 세 가지 범주의 예/아니요 질문에 대한 반응을 조사하였다. 첫 번째 범주는 사실적 정보를 포함하는 비개인적 질문(예: "사과는 나무에서 열립니까?")이다. 두 번째 범주는 직접적 환경에 대한 질문(예: "당신은 지금 병원에 있습니까?")이고, 세 번째 범주는 개인적 정보에 대한 질문(예: "당신의 이름은 스미스입니까?")이다. 위에서 언급한 두 편의 연구 모두에서 실어증 환자는 개인적 정보에 대한 질문에 가장 정확하게 반응하였다. 그리고 사실적 정보를 포함하는 비개인적 질문보다 직접적 환경에 대한 질문에 더 정확하게 반응하였다.

의미적 변수. Schuell 등(1964)에 의하면 실어증 환자는 단어에 대한 음소적 또는 시각적 혼동보다 의미적 혼동을 더욱 빈번하게 보인다. Butterworth 등(1984)도 의미 과제에서 뇌손상 환자는 의미 오류를 흔히 보인다고 하였다. Goodglass(1993)에 따르면 의미적으로 관련 있는 단어를 변별하는 것은 정상인에게는 매우 쉬운 일이지만, 뇌손상 환자의 경우 단어 간 의미적 경계에 대한 혼란 때문에 이것이 어려울 수 있다. 목표단어 대신 의미적으로 관련 있는 단어로 대체하여 사실적 질문을 제시하면, 의미적 결함으로 인해 많은 뇌손상 환자들이 문장이해에 오류를 범하곤 한다. 예를 들어 "해가 부엌에서 떠오릅니까?"라는 질문에는 아주 심한 이해 손상 환자만 오반응을 보일 것이다. 반면 "해가 서쪽에서 떠오릅니까?"라는 질문에는 많은 환자가 실수를 범할 수 있다. 이때 환자의 이해력 손상이 '의미적' 결함에 기인한다고 판단하기 위해서는, 일반적 상식(예: 서쪽에서 해가 뜨지 않는다는 사실)에 대한 평가는 피하는 게 좋다는 것을 명심해야 한다.

사고력과 추론. 문장 길이, 어휘, 구문 구조가 동일할 경우 사고력(reasoning)과 추론(inference)을 요하는 질문(예: "훌륭한 수영 선수가 익사할 수 있을까요?")은 그렇지 않은 질문보다 언어장애 환자들에게 더 어렵다. 추론적 질문에 대답하는 것은, (1) 글자 그대로에 함축하는 정보가 있지 않다 것을 인지하고, (2) 사전 정보를 활용하여 함축적 정보를 모으고, (3) 관련 정보를 질문에 연관시키고, (4) 답변을 만드는 능력도 갖추어야 하기 때문에, 이해처리에 부담이 큰 과제이다. 뇌손상 환자는 추론이 요구된다는 것을 인지하지 못하고, 추론과 관련된 정보를 찾아내거나 인출하지 못하고, 추론 자체를 하지 못하고, 답변을 만들지 못하기 때문에, 추론 과제에서 수행력이 떨어진다. "왜 학생들은 학교에 가야 합니까?"라는 질문은 예/아니요 질문이나 단답형 질문보다 더 길고 더 복잡한 답변을 요구한다. 따라서 구어 형성과 산출에 결함이 있는 뇌손상 환자는 이러한 질문에 특히 더 어려움을 보인다.

속도. Salvatore 등(1978)의 연구에 따르면, 임상가가 문장을 말하는 속도는 문장이해검사의 결과에 영향을 미칠 수 있다. Salvatore 등은 숙련된 임상가와 경험이 많지 않은 임상가가 뇌손상 환자에게 토큰 검사를 실시하는 것을 관찰하였다. 뇌손상 환자 집단은 경도와 중도의 이해 결함 집단이었다. 숙련된 임상가는 경험이 적은 임상가보다 더 천천히 지시문을 제시하였다. 그리고 두 임상가 모두 경도보다 중도의 환자에게 더 천천히 지시문을 제시하였고, 환자가 오류를 보인 경우에는 그 전보다 더 천천히 지시문을 제시하였다.

정보의 중복. 어휘의 중복성(redundancy)은 많은 경우 뇌손상 환자의 이해력에 영향을 미친다. West와 Kaufman(1972)은 실어증 환자에게 토큰 검사와 유사한 문장이해검사를 실시하였는데, 지시문의 일부는 핵심 단어를 반복하는 형식(예: "큰 파란 동그라미와 작은 파란 동그라미를 가리켜 보세요.")이었고, 나머지는 핵심 단어를 반복하지 않는 형식(예: "큰 파란 동그라미와 작은 빨간 네모를 가리켜 보세요.")이었다. 실어증 환자는 어휘적으로 중복되지 않은 지시문보다 중복된 지시문에서 더 잘 반응하였다. Gardner 등(1975)의 연구에서는 통계적으로 그 의미가 크지 않았지만, 실어증 환자의 경우 어휘적으로 중립적인 문장(예: "당신은 착한 고양이를 보고 있습니다.")보다 어휘적으로 중복적인 문장(예: "당신은 털이 있는 고양이를 보고 있습니다.")에서 이해력이 더 좋다고 보고되었다.

선택 과제의 보기 항목 개수, 유사성 및 성격. 선택 과제에서 제시하는 보기 항목의 개수 및 유사성은 구어 지시에 따라 토큰, 사물 또는 그림을 가리키거나 조작하게 하는 과제의 난이도에 영향을 미친다. 대체적으로 보기 항목이 늘어날수록 과제는 어려워진다. "빨간 동그라미를 가리켜 보세요."라는 지시문은 3개의 보기 과제(예: 빨간 동그라미, 파란 네모, 노란 동그라미)보다 6개의 보기 과제(예: 빨간 동그라미, 파란 동그라미, 노란 동그라미, 빨간 네모, 파란 네모, 노란 네모)에서 더 어렵다. 또한 보기 항목 간 의미적 유사성이 클수록 과제는 더 어려워진다. "칼을 가리켜 보세요."라는 지시문은 의미적으로 유사하지 않은 보기 항목(예: 기차, 칼, 말)보다 유사한 보기 항목(예: 포크, 칼, 숟가락)에서 더 어렵다.

임상 Tip. 보기 항목이 많아지면 정반응 확률은 줄어든다. 2개의 보기 항목만 제공되면 그중 하나는 맞는 답이고 다른 하나는 틀린 답이기 때문에 우연히 맞힐 확률이 높아진다. 보기 항목이 4개가 되면 정반응 확률을 25%로 낮아지고, 10개가 되면 10%로 더욱 낮아진다.

문장이해력 검사에서 보기가 토큰일 때보다 실물일 때 뇌손상 환자의 수행력이 다소 향상된다(Kreindler, Gheorghita, & Voinescu, 1971; LaPointe, Holtzapple, & Graham, 1985; Martino, Pizzamiglio, & Razzano, 1976). 그러나 토큰 검사와 그림 또는 실물 검사 간 수행력 차이는 크지 않고, 개인의 이러한 수행 양상이 집단 전체의 수행에 크게 반영되지는 않는다. 대개의 경우 문장이해검사에서 뇌손상 환자에게 제시하는 자극이 토큰인지 그림인지 실물인지에 따른 차이는 거의 없다고 보아야 할 것이다. 토큰 검사 결과가 그림이나 실물 검사보다 낮게 평가되는 경향이 있기 때문에, 미세한 이해 결함 환자를 검사하는 데에 토큰 검사가 더 민감하다고 할 수 있다. 하지만 토큰 검사 결과는 대다수 환자의 일상생활 이해력을 과소평가하게 만들기도 한다.

문장이해와 일상생활의 이해

문장이해검사의 모든 항목이 일상생활을 대표하지는 않는다. 대부분의 문장이해검사에서 환자는 관계가 적고 내용이 거의 중복되지 않은 문장들을 듣게 된다. 환자는 질문에 대답할 때까지 또는 토큰이나 그림을 가리킬 때까지 문장으로부터 들은 정보를 기억해야 한다. 그러나 검사 문장은 직전에 들은 문장과 아무런 관련이 없기 때문에 잊어버리기 쉽다. 이러한 점에서 문장이해검사는 단어나 숫자 리스트를 듣고 그것을 기억하였다가 몇 초 후 다시 말해야 하는 즉각기억력 검사와 유사하다.

일상생활에서 성인 청자들은 문장 간 서로 관련이 없는 또는 선행 지식과 전혀 관련이 없는 비잉여적인 문장을 들을 일이 거의 없다. 일상생활에서는 있는 그대로 문장을 다 기억하기보다 문장의 요지만 기억하면 되며, 그 요지를 몇 초 이상 기억할 필요도 없다. 일상생활에서 화자는 새로운 정보를 청자가 이미 알고 있는 것과 연관 지어 말한다. 그리고 이전 발화나 대화의 화제와 현재 내용을 연결시켜, 각 개별 발화에 대해 의미적 문맥을 만들기도 한다. 정상인처럼 뇌손상 환자도 들은 것을 이해하는 데에 문맥을 이용한다. 독립 문장이해검사는 문맥을 제공해 주지 않기 때문에 뇌손상 환자에게 이해하기 어려운 것은 당연하다(Pierce, 1989; Stachowiak et al., 1977; Waller & Daller, 1978).

문장이해검사와 실제 담화이해검사 간 상관관계는 여러 연구에서 관련성이 적은 것으로 보고되었다(Brookshire & Nicholas, 1984; Stachowiak, Huber, Poeck, & Kerschensteiner, 1977; Wegner, Brookshire, & Nicholas, 1984). 문장이해검사 점수는 문장 수준의 다른 이해검사 점수를 어느 정도 예측하지만, 담화이해검사 점수를 예측하는 정도는 크지 않다. 따라서 독립 문장이해검사 점수에 근거하여 일상생활의 이해력을 추측한다면 매우 신중을 기하여야 할 것이다. 대부분의 뇌손상 환자의 경우 독립 문장이해검사 점수에 근거하여 예측한 것보다 실제 일상생활에서 더 잘 이해하는 경향이 있다. 그럼에도 불구하고 문장 수준 이해검사(단어 수준 검사와 마찬가지로)는 언어 및 정보처리의 손상 단계에 대해 가치 있는 정보를 제공해 준다. 이러한 정보는 더 큰 언어 단위인 연결발화에서는 찾아내기 어렵거나 불가능할 수 있다.

담화이해

종합적 언어검사의 담화이해 소검사. 종합적 언어검사 중 일부는 제한적이기는 하지만 담화이해검사를 하나의 소검사로 포함하고 있다. 문단을 읽어 준 후 그 문단에 대해 질문하는 형식 또는 보스턴 실어증 진단 검사(Boston Diagnostic Aphasia Examination, BDAE; Goodglass, Kaplan, & Barresi, 2001)와 같이 짧은 이야기 담화 형식을 취하고 있다.

> 한 남자가 한 손에는 밧줄을, 다른 한 손에는 가방을 든 채 호텔로 들어갔다. 호텔 직원이 "손님, 실례지만 그 밧줄은 왜 가지고 오셨나요?"라고 물었다. 그 남자는 "이것은 화재 시 탈출을 위한 것입니다."라고 대답하였다. 직원은 "죄송합니다, 손님. 개인 화재 탈출 도구를 가지고 오시는 고객은 미리 숙박비를 지불하여야 합니다."라고 말하였다.
>
> 고객은 가방을 양손에 들고 있었나요?
>
> 호텔 직원은 그 손님의 말을 믿었나요?

미네소타 실어증 감별진단 검사(Minnesota Test for Differential Diagnosis of Aphasia, MTDDA; Schuell, 1965)에서는 다음 지문 같은 설명문 소검사를 포함하고 있다.

> 금은 James Marshall이라는 물레방아 목수에 의해 캘리포니아 주에서 처음 발견되었다. Marshall은 아메리칸 강둑에 제재소를 짓고 있었다. 1848년 1월 어느 날 아침 물레방아용 도랑을 따라 걷고 있을 때, Marshall은 도랑 바닥에서 반짝이는 얇은 조각을 보았다. Marshall은 동료인 John Sutter에게 보여 주기 위하여 그것을 한 움큼 가지고 요새로 돌아왔고, 그것이 순금이라는 것을 밝혀냈다. Marshall과 Sutter는 금을 발견한 것을 비밀로 하려고 하였다.
>
> 이 이야기에서 Marshall은 리우그란데에서 금을 발견하였습니까?
>
> Marshall과 Sutter는 금을 발견하였다는 소식을 널리 알리려고 하였습니까?

설명문을 이용한 검사는 이야기 담화검사보다 뇌손상 환자에게(그리고 정상인에게도) 더욱 어렵다. 그 이유는 이야기 담화에 대한 질문은 주로 주제, 소재, 주요 내용과 같은 핵심 정보를 물어보는 반면, 설명문에 대한 질문은 이름, 장소, 날짜와 같은 세부사항을 물어보는 경우가 많기 때문이다. 뇌손상 환자뿐만 아니라 정상인도 세부 항목보다 핵심 내용을 더 잘 이해하고 기억해 낸다(Meyer, 1975; Meyer & McGonkie, 1973; Kintsch, 1974; Brookshire & Nicholas, 1984; Wegner, Brookshire, & Nicholas, 1984; Nicholas & Brookshire, 1995b). 문단이해력 평가를 위해 고안된 문장을 이해하기 위해서는 해당 문단을 이해하는 것 이상의 어려움이 있을 수 있다는 것도 명심해야 할 것이다.

담화이해검사. 담화이해검사(Discourse Comprehension Test, DCT; Brookshire & Nicholas, 1993)는 뇌손상 환자의 구어 담화이해력을 평가하는 표준화된 검사이다. DCT에는 단어 수, 문장 수, 평균 문장 길이, 구어 속도, 비친숙한 단어 수, 듣기 난이도, 문법 복잡성이 통제된 이야기 담화 10편이 녹음되어 있다.

각 이야기 검사는 8개의 참/거짓 질문을 제시하여 환자의 정보이해력과 기억 보유 능력을 평가한다. 4개는 주요 내용을 질문하고, 나머지 4개는 세부 내용을 질문한다. 주요 내용과 세부 내용 질문 가운데 2개씩은 이야기 안에 직접적으로 언급된 정보를 물어본다. 나머지 2개씩은 이야기 안에 함축되어 있는 정보를 질문하기 때문에, 대답을 하려면 추론 능력이 필요하다. 글상자 5-1에는 DCT의 이야기와 질문 일부가 제시되어 있다.

담화이해에 영향을 미칠 수 있는 변인. 앞에서 언급했던, 문장이해에 영향을 미치는 많은 변인이 담화이해에도 영향을 미칠 수 있다. 그러나 두 과제에 미치는 영향의 정도는 같지 않다. 담화의 경우 청자는 휴리스틱 절차(heuristic process)를 더 많이 활용하기 때문에, 단어 빈도, 구문 복잡성과 같은 변인이 문장이해만큼 담화이해에 영향을 미치지 않는다. 이보다는 담화 특정적인 몇 가지 변인이 담화이해에 더 많은 영향을 주는데, 대표적인 두 가지 변인이 두드러짐(salience)과 직접성(directness)이다.

임상 Tip. 이해 과제에서 휴리스틱 절차란 청자나 독자가 구어 자극 또는 지문의 의미를 파악하기 위해 세상에 대한 지식과 사전 경험을 이용하는 과정이다. 청자나 독자는 구어 자극 또는 지문의 보편적 의미에 대해 먼저 추측(assumptions)을 하고 그 추측에 근거하여 어휘와 통사적 분석을 이끌어 내야 하기 때문에, 휴리스틱 절차를 하향식 처리(top-down processing)라고도 한다.

두드러짐. 사람들은 말을 하거나 글을 쓸 때는 반복, 상세히 말하기, 바꿔 말하기 등의 방법을 이용하거나 담화 사이에 구문적 · 의미적 관계를 만들어서 정보를 강조한다. 이와 같은 방법으로, 담화의 의미 파악에 중요한 정보(핵심 내용)를 덜 중요한 정보(세부 내용)보다 부각시킨다. 앞에서 언급했듯이, 정상인과 뇌손상 환자 모두 담화의 세부 내용보다 핵심 내용을 더 잘 이해하

글상자 5-1 DCT 이야기와 질문 일부

늦가을 어느 날 Willow 거리에 사는 여자 몇 명이서 중고 물품 판매를 하기로 하였다. 그들은 이웃집에서 잡동사니를 모아, 하루 종일 그 물건들에 가격표를 붙였다. 판매 첫날에는 거리의 양쪽 끝과 인근 쇼핑센터에 광고지를 붙였다. 다음 날 그녀들은 아이스티를 만들어 Anderson 부인의 창고 옆 그늘진 곳에 자리 잡고 앉아 첫 손님을 기다렸다. 그러자 곧 한 남자가 오래된 트럭을 멈춰 세웠다. 그는 이리저리 둘러보더니, 벽 쪽에 기울여 놓은 오래된 울퉁불퉁한 매트리스 앞에 멈추어 섰다. 그는 매트리스를 가리키며 얼마냐고 물었다. Anderson 부인은 그것은 파는 물건이 아니라고 하면서, 다음 날 쓰레기차가 오면 내다 버릴 물건이라고 덧붙였다. 그러자 그 남자는 그것을 자기가 가져가도 되는지 물었다. Anderson 부인은 그러라고 하였다. 그녀는 "왜 저 끔찍한 물건을 갖고 싶어 하시는 거죠?"라고 물었다. 그러자 그는 "음, 그게요, 못된 저의 장인이 다음 주에 올 건데, 그가 편하게 자는 게 싫군요."라고 말하였다.

질문

1. 1. 여자 몇 명이서 파티를 열었나요? (아니요) [지문에 제시된 주요 내용]
2. 2. 중고 물품 판매에 물건이 많이 있나요? (예) [함축된 주요 내용]
3. 3. 쇼핑센터에 광고지를 붙였나요? (예) [지문에 제시된 세부 내용]
4. 4. 중고 물품을 판매하는 날 날씨가 추웠나요? (아니요) [함축된 세부 내용]
5. 5. 남자가 승용차를 몰고 있었나요? (아니요) [지문에 제시된 세부 내용]
6. 6. 매트리스는 상태가 안 좋은 물건이었나요? (예) [지문에 제시된 주요 내용]
7. 7. 남자는 결혼을 한 사람인가요? (예) [함축된 세부 내용]
8. 8. 남자는 장인을 좋아하나요? (아니요) [함축된 주요 내용]

고 기억하는 것도 이와 관련이 있다.

직접성. 일반 화자는 본인이 말하고자 하는 의미와 의도를 청자에게 이해시키기 위해, 항상 모든 정보를 상세히 말하지는 않는다(Clark & Haviland, 1977). 정보의 빈 부분을 남겨 두어도 청자가 추론하여 그 빠진 부분을 채울 수 있을 것이라 생각한다. 예를 들어 화자는 다음과 같이 말할 수 있다. "창밖을 내다보니 차고가 불타고 있는 게 보였어요. 소방관이 도착하는 데 20분이 걸렸는데, 그때는 너무 늦었어요." 이러한 발화만으로도, 화자는 본인이 바로 소방서에 전화하였고 차고는 결국 다 타 버렸다는 사실을 청자가 추론할 수 있을 것이라고 여긴다.

뇌손상 환자의 담화 정보 이해에 직접성(정보가 직접적으로 언급이 되었는지, 아니면 함축되어 있는지에 대한 것)이 미치는 영향에 대한 연구들을 찾아볼 수 있다(Nicholas & Brookshire, 1986; Nicholas & Brookshire, 1995; Katsuki-Nakamura, Brookshire, & Nicholas, 1988). 이 연구에서 뇌손상 환자는 정상인과 마찬가지로, 직접적으로 언급된 정보보다 함축적 정보를 질문할 때 더 어려움을 보였다. 담화 내 정보를 단순히 다른 말로 바꾸어 말하는 것이 아니라, 청자가 알고 있는 관련 정보를 담화 내 정보와 연결시켜야 하는 수준의 추론 능력을 요구할 때, 직접 정보와 함축 정보 이해의 수행 차이는 더욱 커졌다(Nicholas & Brookshire, 1986).

정보의 중복. 반복하거나 상세히 말하거나 바꿔 말하는 방법은 담화에서 정보의 중복을 증가시켜 중요 정보를 강조하게 된다. 그 결과 청자는 전체 주제와 요점을 더욱 쉽게 파악하고, 그 주제를 기억에 잘 조직화하고, 나중에 더 잘 회상한다. 담화의 주요 내용은 반복, 상세히 말하기, 바꿔 말하기 덕분에 더욱 중요해진다. 이러한 방법들은 또한 담화 내 정보 간 관련성(응집성)과 전체적인 담화의 통일성(일관성)에 기여하기도 한다.

결속성과 응집성. 결속성(cohesion)은 담화 내 의미 단위 간 관계를 뜻한다. 결속성은 언어적 장치인 결속 고리(cohesive tie)에 의해 형성된다. 결속 고리에는 여러 가지가 있는데(Halliday & Hasan, 1976), 여기서는 몇 가지만 제시하겠다.

- 대명사 고리(pronominal ties)는 앞서 언급한 지시 대상을 다시 일컫는 대명사이다(예: 소년이 길을 잃었다. 그는 광장 한복판에 울며 서 있었다).
- 접속사 고리(conjunctive ties)는 접속사이다(예: 말은 빨리 달렸지만 경주에서 졌다).
- 어휘 반복 고리(lexical repetition ties)는 인접한 표현의 단어를 반복하거나 동의어를 사용하는 것이다(예: 남자와 여자는 기차에 탔다. 남자는 큰 검정 여행 가방을 들고 있었다. 여자는 꽃을 들고 있었다).

응집성(coherence)은 전체적인 담화의 통일성을 뜻한다. 단순하게 수량화하기는 어렵지만 여러 변인이 응집성에 기여한다. 결속성과 응집성은 휴리스틱(하향식) 이해 과정에 기여하며, 결속성과 응집성을 갖춘 담화는 그렇지 않은 담화에 비해 정상인은 물론 뇌손상 청자에게도 이해 및 기억 보유를 용이하게 해 준다.

말속도와 강세. 언어장애가 있는 사람은 다른 사람이 말하는 것을 정신적으로 좇아가는 것이 힘들다고 호소하곤 한다.

> 나는 이전만큼 빠르지 않아요. 내 말은, 정신적으로요. 사람들이 말할 때, 특히 빠르게 말할 때요. 대부분이 그런데, 좇아가기가 어려워요. 처음 한두 문장은 괜찮아요. 그러나 난 곧 뒤처지죠. 내가 첫 문장을 이해할 무렵이면 이미 세 문장, 네 문장 뒤처져 있어요. 그때부터 조금씩 알아듣기도 하지만 대부분은 전혀 감도 잡지 못해요. 모두들 너무 빨리 말해요. 때로 내가 외국에 있는 것처럼 느껴져요.

말속도를 느리게 하고 강세를 주는 것은 뇌손상 환자의 담화이해력을 향상시킬 수 있다. Pashek과 Brookshire(1982)는 실어증 환자의 구어 문단이해력을 느린 말속도(120wpm)와 정상 말속도(150wpm)로 그리고 일반 강세와 과장된 강세(중요한 단어에 추가적인 강세를 주는 것)로 평가하였다. 그 결과, (1) 느린 말속도와 과장된 강세가 실어증 청자들의 문단이해력을 촉진하였고, (2) 이해 증진에 있어 느린 속도가 강조된 강세보다 더 효과적이었으며, (3) 느린 속도와 강조된 강세가 결합되었을 때 이해력이 가장 향상되었다. Pashek과 Brookshire의 연구를 반복 검증한 Kimelman과 McNeil

의 연구(1987)에서도 이와 유사한 결과가 재차 확인되었다. 이후 Kimelman과 McNeil(1989)은 이러한 결과를 확장하여, 목표단어 자체에 강세를 주지 않고 강세 단어가 포함된 문맥에 신호음 또는 기계음과 같은 음향적 단서(acoustic cues)를 주는 것만으로도 충분히 효과적이라는 것을 보고하였다.

느린 말속도가 뇌손상 성인의 듣기이해에 도움이 된다는 여러 연구가 발표되었지만(Lasky, Weidner & Johnson, 1976; Liles & Brookshire, 1975; Parkhurst, 1970; Weidner & Lasky, 1976), 말속도를 느리게 한다고 하여 모든 실어증 환자의 담화이해력이 향상되는 것은 아니다. 일부 실어증 환자는 느린 말속도에 일시적으로만 효과를 보였다. Nicholas와 Brookshire(1986)는 테이프에 녹음된 이야기를 각각 느린 말속도(120wpm)와 빠른 말속도(200wpm)로 실어증 환자에게 들려주었다. 실어증 환자의 이해력을 2회 측정하였는데, 2회의 검사는 1주 또는 그 이상의 간격을 두고 진행되었다. 느린 말속도는 첫 회기에서 집단 전체의 이해를 향상시켰다. 그러나 두 번째 회기가 되자 느린 말속도의 촉진 효과는 사라졌다. 집단 내 개별 대상자에 따라 전체 집단이 보이는 속도 효과를 보이지 않는 경우도 있었다. 그렇다 하더라도 Nicholas와 Brookshire는 말속도를 느리게 하는 것이 뇌손상 환자의 이해에 방해가 되는 경우는 드물고 대부분 도움이 되기 때문에, 느린 말속도는 임상가에게 유용한 치료도구일 것이라고 언급하였다.

일반 개념 5-1

- 선별검사는 임상가로 하여금 중재에 적절하지 않은 환자를 판별하고, 차후 검사를 계획하며, 의뢰 요청에 대응할 수 있도록 도와준다. 비록 상업적으로 시판된 언어 선별검사가 필수는 아닐지라도, 기관 내 사용자 간 균일성을 확보하기 위해서는 뇌손상 환자에 대한 일정한 선별절차가 필요하다.
- 많은 종합적 언어검사가 단어이해력을 평가하는 소검사를 포함한다. 단어이해검사는 검사자가 들려주는 이름을 듣고 그것에 해당하는 실물 또는 그림을 환자가 가리키도록 하는 방식이다. 뇌손상 성인의 수행은 대개 검사 자극이 실물인지 그림인지에 크게 영향을 받지 않는다.
- 그림이름대기 검사는 일상생활에서 일반적으로 사용되지 않는 상당수의 저빈도 단어를 포함하고 있기 때문에 뇌손상 성인의 단어이해력을 검사하기에 타당하지 않을 수 있다. 그림이름대기 검사는 일상생활의 어휘 이해력이 아니라, 개별 대상자의 수용 어휘력을 추정하기 위해 만들어진 것이다.
- 단어이해검사는 뇌손상 성인의 일상생활 이해력에 대한 신뢰할 만한 지표는 아닐 수 있다. 단어만 제시되는 것은 일상에서 흔하지 않고, 대개 이해에 도움이 되는 언어적·상황적 맥락과 같이 제시되기 때문이다.
- 보기 항목이 실물인지, 그림인지, 사진인지는 대다수 뇌손상 성인의 단어이해력에 큰 영향을 주지 않는다. 시각적 지각 또는 변별력이 손상된 대상자의 경우에는 그림이나 사진보다 실물로 검사하였을 때 더 나은 수행을 보일 수 있다.
- 보기 항목이 많고 시각적으로 복잡한 경우, 시각적 탐색에 더 많은 시간이 소요되어 단기기억에 부담을 가중시키므로, 단기기억이 손상된 환자의 단어이해검사 점수에 영향을 미칠 수 있다.
- 다음과 같은 몇 가지 변인은 뇌손상 성인의 단어이해에 영향을 줄 수 있다.
  - **출현빈도.** 저빈도 단어는 대부분의 뇌손상 성인에게 더욱 어렵다.
  - **목표단어와 보기 항목 간 의미적·음향적 유사성.** 의미적 유사성이 대부분의 뇌손상 성인에게 더 강한 영향을 미친다.
  - **품사.** 명사와 동사는 다른 품사에 비해 더 잘 이해하는 듯하나, 뇌손상 환자 간 편차가 크다.
  - **참조물의 모호성.** 모호하게 그려진 참조물은 대다수 뇌손상 환자의 수행을 어렵게 만든다.
  - **충실도.** 말소리 검사 자극의 낮은 충실도는 뇌손상 성인의 수행을 어렵게 만들 수 있다.
- 문장이해는 보통 환자에게 구어로 된 지시에 대해 몸짓 또는 손으로 조작하는 반응을 하거나, 구어로 주어지는 예/아니요 질문에 답하도록 하는 방식으로 검사된다.
- 예/아니요 질문을 통해 개인 정보, 환경의 지각, 교과 학습적 지식 또는 일반적 지식을 검사할 수 있다. 일반적 지식과 관련된 질문으로는 시간적·수적(numeric)·비교 관계를 알아보는 것이 있다. 예/아니요 질문 중에는 의견 또는 추론을 묻는 것도 있는데, 이 경우 더 깊이 있는 말을 요구하기도 하기 때문에 말산출 문제를 가진 환자의 수행이 저하될 수 있다.
- 몇 가지 변인은 뇌손상 성인에 대한 문장이해검사의 난이도에 영향을 준다.

- **문장 길이와 통사적 복잡성.** 길고 통사적으로 복잡한 문장은 더 어렵다. 통사적 복잡성은 보통 문장 길이보다 더 강한 영향력을 갖는다.
- **가역성과 의미 개연성.** 의미적으로 가역적인 문장은 그렇지 않은 문장에 비해 어렵다. 의미 개연성은 환자로 하여금 일반 지식을 활용하여 문장을 이해하도록 돕는다.
- **예측 가능성.** 문장 내용에 포함된 통사적 · 의미적 제약은 이해를 좀 더 쉽게 만든다.
- **개인적 관련성.** 대부분의 뇌손상 환자에게, 개인적으로 관련이 있는 내용의 문장은 관련이 없는 문장보다 쉽다.
- **의미 관계.** 많은 뇌손상 환자가 문장 내 핵심 단어를 의미적으로 연관된 단어로 대치하였을 때, 잘못되었음을 잘 알아채지 못한다.
- **사고력과 추론.** 사고력과 추론이 요구되면 대부분의 뇌손상 성인은 문장이해의 어려움이 가중된다.
- **속도.** 느린 속도는 많은 뇌손상 환자가 구어 문장을 이해하는 데 도움이 되지만, 느린 속도의 효과는 환자 간은 물론 환자 내에서도 시기에 따라 다를 수 있다.
- **정보의 중복성.** 어휘 중복성(핵심 단어의 반복)과 의미 중복성(의미적으로 연관된 단어의 사용)은 많은 뇌손상 환자의 문장이해력을 향상한다.
- **보기 항목.** 보기 항목의 수을 늘리거나 보기 항목과 목표어 간 유사성을 증가시키는 것은 문장이해를 더욱 어렵게 한다. 보기 항목의 유형(토큰인지, 그림인지, 실물인지)은 대다수 뇌손상 환자의 문장이해에 크게 영향을 미치지 않는다.

- 일부 종합적 언어검사에는 담화이해 소검사가 포함되는데, 대부분 짧은 단락 글을 소리 내어 읽어 주고 그에 대한 질문을 하는 것과 같은 제한적인 방법으로 실시된다. 이야기 담화나 설명문이 사용될 수 있는데, 뇌손상 성인은 설명문을 더 어려워하는 경향이 있다.
- 담화이해검사는 담화이해를 평가하기 위한 표준화 검사도구로, 주요 내용, 세부사항, 진술된 정보 및 함축된 정보이해하기를 포함한다.
- 몇몇 변인은 뇌손상 성인의 구어 담화이해에 영향을 준다.
  - **두드러짐.** 뇌손상 성인은 주요한 정보(주요 내용)를 부수적인 정보(세부사항)보다 더 잘 이해하고 기억한다.
  - **직접성.** 뇌손상 성인은 함축적 정보보다 직접적으로 진술된 정보를 더 잘 이해하고 기억한다.
  - **정보의 중복.** 반복하기, 자세히 말하기, 바꿔 말하기는 담화의 중복성을 증가시키고 뇌손상 성인의 이해와 기억을 좀 더 쉽게 해 준다.
  - **결속성과 응집성.** 담화 내의 결속 고리는 뇌손상 성인이 담화 내의 정보를 좀 더 쉽게 이해하고 기억할 수 있도록 한다. 결속 고리는 담화의 전체적 통일성(즉, 응집성)에 기여한다.
  - **말속도와 강세.** 느린 말속도와 과장된 강세는 보통 뇌손상 환자의 담화이해를 향상하지만, 그 효과는 환자 간 및 환자 내에서 시기에 따라 달라질 수 있다.

읽기

종합적 언어검사 중 읽기 소검사

실어증 환자를 위한 모든 종합적 언어검사에는 읽기 소검사가 들어 있다. 일부 검사는 기하학적 형태, 알파벳, 단어 카드를 환자에게 보여 준 후, 시각적으로 대응을 시키는 시각대응과제(visual matching subtest)를 포함한다. 환자는 검사 자극 항목과 보기 항목들로 구성된 카드에서, 같은 형태, 철자, 단어끼리 서로 짝을 지어야 한다. 시각적 형태에만 근거하여 항목을 대응시킬 수 있도록, 검사 항목과 보기 내 목표 항목은 시각적으로 동일해야 한다. 자극 항목이 철자나 단어일 경우에도, 대상자들은 그것의 해석 과정을 거치지 않고 검사 자극과 보기 간 시각적 형태만 견주어 정확한 선택을 하게 된다. 따라서 이와 같은 철자 대응 또는 단어 대응 소검사는 읽기검사라기보다는 시각적 지각 및 변별 검사라고 할 수 있다. 그림 5-9는 기하학적 형태 대응, 철자 대응, 단어 대응 과제의 자극 카드와 반응 판의 전형적 예이다.

대부분의 종합적 언어검사는 단어와 문장 소리 내어 읽기(oral reading of printed words and sentences)를 평가한다. 환자에게 단어 또는 문장이 인쇄되어 있는 카드를 보여 주고 이를 소리 내어 읽도록 지시하는 검사이다. 이것은 문자를 그에 상응하는 음운적 요소로 전환, 부호화하여 산출하는 능력을 평가하는 것이다. 자소(grapheme)는 단어의 의미적 표상에 접근하지 않고도 음소로 전환될 수 있기 때문에, 소리 내어 읽기검사가 읽기이해 능력까지 평가해 주지는 못한다.

단어이해검사(single-word comprehension test)는 읽기이해력을 평가하는 가장 간단한 방법이다. 단어이해검사는 여러 형식으로 실시된다. 가장 일반적인 형식은

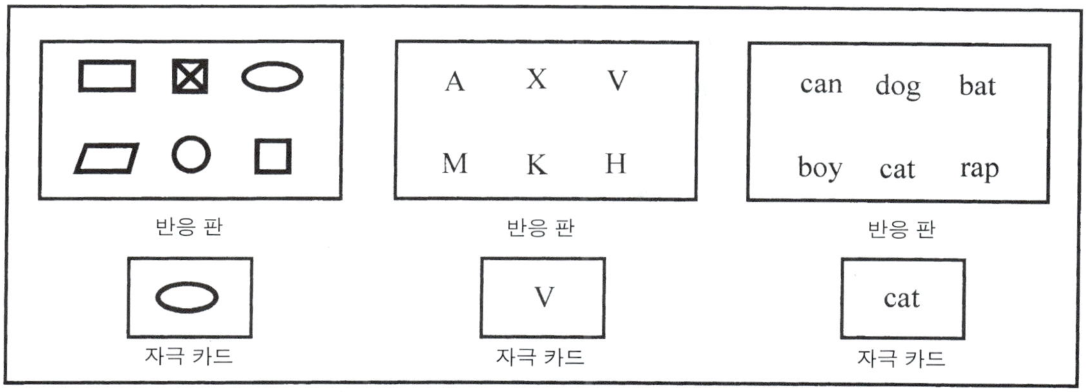

그림 5-9 자극 카드와 반응판: 그림 대응(왼쪽), 철자 대응(가운데), 단어 대응 과제(오른쪽). 이 과제들은 철자나 단어의 언어적 속성을 이해하지 않아도 성공적으로 완수할 수 있다.

검사자가 여러 개의 그림 또는 사진이 있는 카드를 환자 앞에 배치하고 환자에게 그중 하나의 이름이 인쇄된 카드를 보여 주는 것이다. 환자는 인쇄된 단어에 맞는 그림 또는 사진을 가리킨다(단어-그림 짝짓기). 대개 일반 사물의 그림 또는 사진을 사용하지만, 때로는 동사, 색깔, 숫자, 기하학적 형태가 활용되기도 한다. 단어 읽기이해검사의 또 다른 형식은 환자에게 인쇄된 대상의 이름을 보여 주고 실물 중 해당하는 대상을 선택하도록 하는 것이다(단어-대상 짝짓기).

일부 단어 읽기이해검사는 환자에게 그림 또는 사진 하나를 보여 주고 맞는 이름과 틀린 이름이 인쇄된 카드 중에서 주어진 대상의 이름을 고르도록 함으로써, 단어-그림 짝짓기의 반대 형식을 취하기도 한다(그림-단어 짝짓기). 어떠한 형식을 사용하든 뇌손상 환자의 수행에 큰 차이는 없다. 단어-그림 및 그림-단어 짝짓기는 대개 결과가 유사하다. 그리고 환자의 수행은 단어와 짝지어야 하는 것이 그림인지 실물인지에도 크게 상관이 없다. 예외적으로 시각적 지각 및 변별력이 손상된 환자의 경우 실물에서의 수행이 더 나을 수 있다.

그림 5-10은 의미 유사, 시각 유사, 무관련 항목의 보기로 구성된 단어-그림 짝짓기 검사와 그림-단어 짝짓기 검사의 예이다. 이러한 방식은 환자가 보일 반응을 범주화하여 수행 저하와 관련된 기저 원인에 대한 정보를 얻게 해 준다. 앞에서 언급했듯이, 대다수의 뇌손상 환자는 의미적으로 유사한 항목을 변별하는 데 어려움이 있다. 그림을 잘못 선택할 경우, 환자는 검사 자극과 의미적으로 관련이 있는 다른 항목을 고를 가능성이 크다. 그러나 시각 처리장애가 있는 환자는 검사 자극과

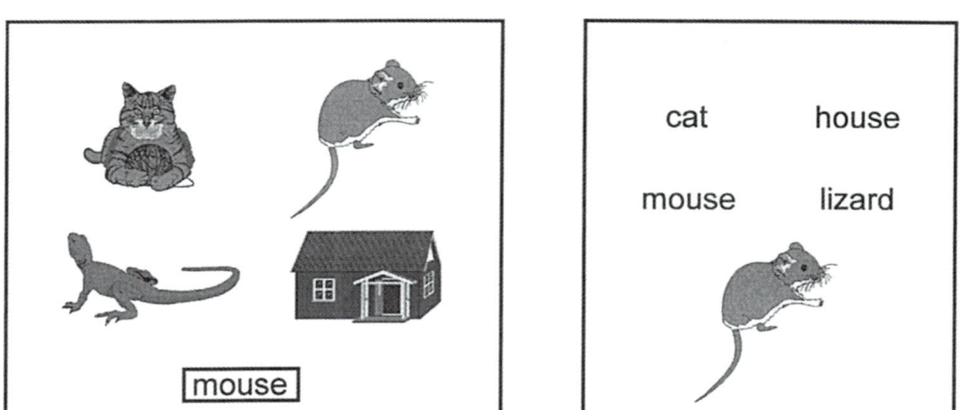

그림 5-10 단어-그림 대응 과제(왼쪽)와 그림-단어 대응 과제(오른쪽)의 예

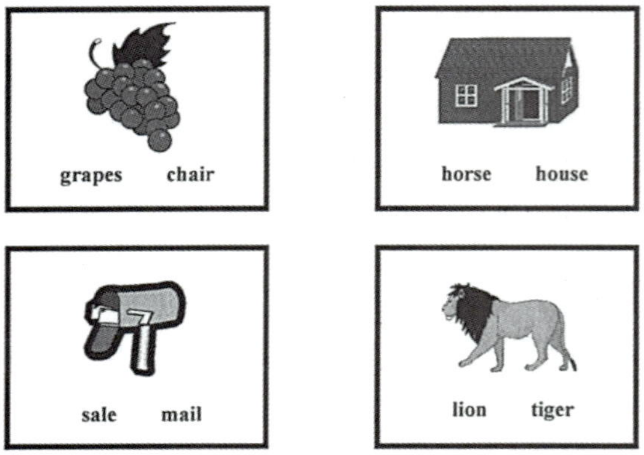

그림 5-11 2개의 선택지가 있는 그림-단어 대응 과제의 예. 방해 자극과 목표 자극의 관계가 관련 오류(예: grapes/ chair), 시각적 혼동(예: horse/house), 청각적 혼동(예: mail/ sale), 의미적 혼동(예: lion/tiger)으로 구분될 수 있도록 조작되었다.

knees	lock
beans	peas
pen	eat

그림 5-12 반응 카드. 이 카드에서 목표 자극은 peas(완두)이다. 보기는 청각적 혼동(knees), 의미적 혼동(beans, eat), 시각적 혼동(pen)으로 구성되어 있다(콩은 의미적 범주 오류와 '먹다'라는 의미적 기능 오류를 나타낸다).

시각적으로 유사한 보기를 선택하는 경향이 있다. 환자가 검사 자극과 관계가 없는 보기를 선택한다면, 혼동 또는 치매의 징후로 간주될 수도 있다.

종합적 언어검사 중 일부는 하나의 그림과 두 단어가 인쇄된 카드를 이용하여 단어 읽기이해를 평가한다(그림 5-11). 두 단어 중 하나는 그림과 맞는 것이다. 틀린 단어는 주로 의미적 혼동(lion/tiger), 청각적 혼동(mail/sale), 시각적 혼동(horse/house) 또는 무관련 반응(grapes/chair)으로 오류를 구분 짓도록 선정된다. 이 경우에는 해당 과제의 각 문항마다 2개의 반응 선택지만 있기 때문에, 우연적으로 환자가 정답을 맞힐 확률이 커진다.

문자 단어와 구어 단어를 짝짓는 것은 단어이해검사의 또 다른 방법이다. 가장 많이 쓰이는 형식은 몇 개의 단어가 인쇄된 카드를 환자에게 보여 주고, 검사자가 무작위로 단어를 말하면 해당 단어를 가리키도록 하는 것이다(그림 5-12). 이와 같은 검사는 어떤 면에서는 그림-단어 짝짓기 검사보다 대부분의 뇌손상 환자에게 어려울 수 있는데, 그 이유는 단어 읽기와 더불어 청각적 이해 및 보유가 요구되기 때문이다.

문어 문장이해 평가(comprehension of printed sentences)도 다양한 형식으로 실시될 수 있다. 예/아니요를 묻는 문장(예: "계란은 닭에서 나옵니까?")을 사용할 수 있는데, 구어로 된 예/아니요 질문과 마찬가지로 문어에서도 개인 정보, 일반 지식, 교과학습적 지식 또는 의견, 추론 및 추상적 정보와 관련된 질문을 한다. 그중 일반 지식에 관한 질문은 비교 관계, 시간적 관계, 수적 관계를 검사하는 질문으로 나뉜다. 구어문장과 유사하게 일반 지식에 관한 질문이 가장 쉽고, 비교 관계, 시간적 관계 및 수적 관계에 관한 질문은 비교적 어렵다.

다른 형식의 문어 문장이해검사에서는 환자들에게 단어 목록에서 하나를 골라 미완성 문장을 완성하도록 한다.

> A cowboy rides a ...
> cow horse house candlestick

위의 예처럼 보기 항목은 의미, 시각 또는 무관련 오류가 사용된다.

또 다른 형식의 문어 문장이해검사로는, 환자에게 지시사항이 적힌 카드를 주고 검사할 사물(또는 드물지만 사진)을 조작하도록 하는 방식이 있다. 예를 들어 PICA(Porch, 1981)에서는 환자에게 "이 카드를 담배 왼쪽에 놓으세요." 또는 "이 카드를 음식을 집는 것 아래에 놓으세요."와 같은 지시가 적힌 카드를 제시한다. 문어 지시사항은 "연필을 집어서 세 번 두드린 다음 다시 놓으세요."와 같이 구어문장이해검사와 유사할 수 있다.

몇몇 종합적 언어검사는 인쇄된 텍스트 이해를 평가하기 위한 소검사를 제공한다. 가장 일반적인 형태는 환자에게 하나 또는 그 이상의 짧은 단락을 주고 읽도록 하는 것이다. BDAE에서 가져온 다음의 예와 같이 각 문단의 마지막 문장은 미완성인 채로 끝나는데, 이어서 제시되는 몇 개의 구절 중 하나를 골라 글을 완성하도록 한다.

> 나라의 초창기 때에는 정부의 기능이 몇 가지에 불과하였다. 중앙 권력은 분산되어 대부분의 기능은 소도시 및 지방 관리에 의해 수행되었다. 산업과 대도시가 성장함에 따라 상황은 급변하였고, 오늘날의 농업인들은 ________ 을/를 염려하고 있다.
>
> 무엇보다 지역 문제
> 목재의 가격
> 정부의 조치
> 지역 관리의 권한

소수의 종합적 언어검사는 초등학교 읽기 자료와 비슷한 수준의 설명글을 포함한다. 다음은 MTDDA의 문단 읽기 소검사 중 일부분을 발췌한 것이다. 환자는 각 질문에 대해 동그라미를 표시하거나, 밑줄을 치거나, 가리키는 방법으로 '예' 또는 '아니요'를 답하게 된다.

> 미네소타 주에 사는 작가이자 과학자인 Lawrence Griswold는 용이 실재한다고 주장한다. 그는 1934년 반 친구와 함께 인도네시아의 코모도 섬으로 8개월 동안 캠프를 떠났다. 바로 그곳에서 그들은 5.4m 크기의 마치 고대 공룡처럼 뒷다리로 걷는 용을 발견하였다.
>
> Griswold는 1943년에 코모도로 갔습니까?(예/아니요)
> 그는 인도네시아에서 용을 발견했습니까?(예/아니요)

DCT(Nicholas & Brookshire, 1993)는 뇌손상 환자의 읽기이해를 평가하기 위한 소검사를 포함하고 있는데, 이 검사에서는 이 장 앞부분에서 기술한 열 가지 이야기를 이용한다.

성인 실어증 환자를 위한 개별 읽기이해검사

뇌손상 성인의 읽기이해를 평가하는 개별 검사가 출판되어 있다. 실어증 읽기이해검사(Reading Comprehension Battery for Aphasia-Second Edition, RCBA-2; LaPointe & Horner, 1998)는 성인 실어증 환자의 읽기 능력을 평가하기 위해 고안되었으나, 실어증 이외의 진단 범주에 속하는 뇌손상 환자의 검사에도 적절하다. RCBA-2는 각 10문항으로 구성된 10개의 소검사로 되어 있다. 소검사 1, 2, 3은 초등학교 3학년 어휘 수준의 단어 읽기 능력을 평가한다. 소검사 4는 표지판, 상표, 메뉴판, 달력, 조리법 및 기타 일상생활과 관련된 기능적 읽기를 검사한다(그림 5-13).

> 기상 예보
> 오늘은 더 추운 날씨로 시작됨
> 수요일은 맑고 춥겠음
> 오늘 최고 기온은 (화씨) 60° 안팎
> 저녁 최저 기온은 (화씨) 30° 가량
> 강수 확률 70%
>
> 오늘 밤 얼마나 추워질 것인지 말해 주는 부분을 가리키시오.

그림 5-13 RCBA-2 중 기능적 읽기검사 문항

출처: LaPointe LL, Horner J: *Reading Comprehension Battery for Aphasia*, ed 2, Austin, 1998, Pro-Ed.

소검사 5는 읽기 어휘력과 관련된 것으로, 피험자에게 각 5개의 일반 동사와 보통 명사의 동의어를 선택하도록 하는데, 추상적인 단어와 구체적인 단어를 반씩 포함한다. 소검사 6은 5개 단어로 구성된 10개 문장을 읽은 뒤, 각 문장의 의미를 가장 잘 묘사한 그림을 3개의 보기 중에서 고르는 방식이다(그림 5-14).

소검사 7은 10개의 문단으로 되어 있는데, 각 문단은 2개 문장, 총 25개 단어로 이루어져 있다. 피험자는 각

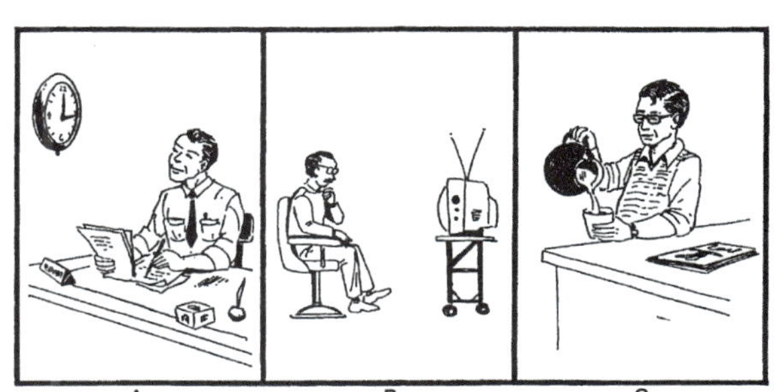

그는 한 시간째 쓰고 있다.

그림 5-14 RCBA-2 중 문장이해검사 문항

출처: LaPointe LL, Horner J: *Reading Comprehension Battery for Aphasia*, ed 2, Austin, 1998, Pro-Ed.

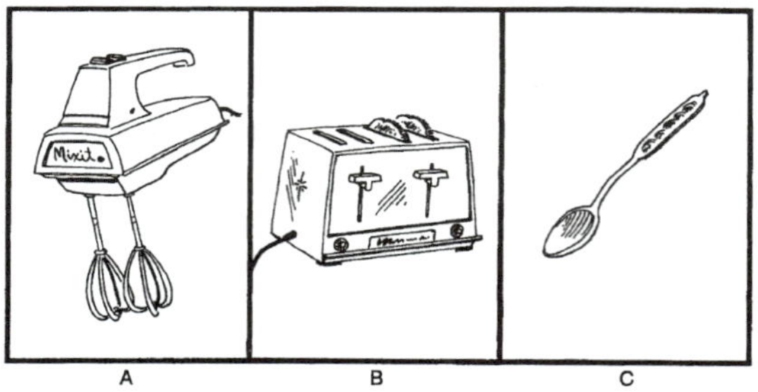

어떤 사람들은 전기를 전혀 쓰지 않는 가정용품을 사용함으로써 돈을 절약합니다. 그림 중에서 사용하는 데 돈이 가장 적게 드는 것을 가리키세요.

그림 5-15 RCBA-2 중 두 문장으로 이루어진 문단의 이해검사 문항

출처: LaPointe LL, Horner J: *Reading Comprehension Battery for Aphasia*, ed 2, Austin, 1998, Pro-Ed.

거위털

거위 배 쪽에서 나오는 부드럽고 가벼운 깃털은 그 쓰임새가 매우 많다. 이 소재를 다운(down)이라 부르며, 베갯속을 채우는 데 사용되기도 한다. 거위털은 침낭이나 동절기 옷에도 사용된다. 그것이 왜 당신이 그리도 벌거벗고 돌아다니는 거위를 많이 보게 되는 이유이다.

부드러운 거위 깃털을 ___(이)라 부른다.

다운(down) 업(up) 베개

이 소재는 ___를/을 채우는 데 사용된다.

날씨 침낭 시간

다운(down)이 채워진 코트는 ___에 매우 좋다.

여름 겨울 차

거위털 장비는 ___에 사용될 수 있다.

수영 음악 캠핑

그림 5-16 RCBA-2 중 긴 문단의 이해검사 문항

출처: LaPointe LL, Horner J: *Reading Comprehension Battery for Aphasia*, ed 2, Austin, 1998, Pro-Ed.

문단의 두 번째 문장에 기술된 지시사항에 따라 3개의 그림 중 맞는 것을 고른다(그림 5-15).

소검사 8과 9는 각각 5개의 문단과 각 문단에 대한 4개의 문장완성 검사를 포함하고 있다. 각 문단은 진술적 정보(소검사 8)와 함축적 정보(소검사 9)의 이해를 평가할 수 있도록 되어 있다(그림 5-16).

임상 Tip. RCBA-2 지침서에 따르면, 대부분의 문제는 지시문만으로는 정확한 답을 명확하게 알 수 없다. 그러나 몇 개의 문항(그림 5-15, 그림 5-16 포함)은 지시문만으로도 정확한 대답을 알 수 있다.

소검사 10은 3개의 문장 중 그림을 가장 적절히 묘사한 것을 피험자가 선택하는 문장-그림 대응 과제이다(그림 5-17). 보기 문장은 서로 다른 통사 구조를 지니는데, 능동 평서문(예: 선수가 공을 쳤다.)부터 목적어 내포문의 범위에 이르기까지 다양하다(예: 그녀는 소년의 개에게 목끈을 던졌다).

RCBA-2의 부록 부분에는 읽기와 관련된 능력을 평가할 수 있는 소검사가 있다. 소검사에는 철자시각변별(single letter visual discrimination), 철자이름대기(letter naming), 철자재인(letter recognition), 어휘 판단(lexical decision: 비단어에서 단어 변별하기), 의미 범주화(semantic categorization: 두 단어가 의미적으로 어울릴 수 있는지 판단하기), 단어 음독(oral reading of single word) 및 문장 음독(oral reading of sentences)이 포함된다.

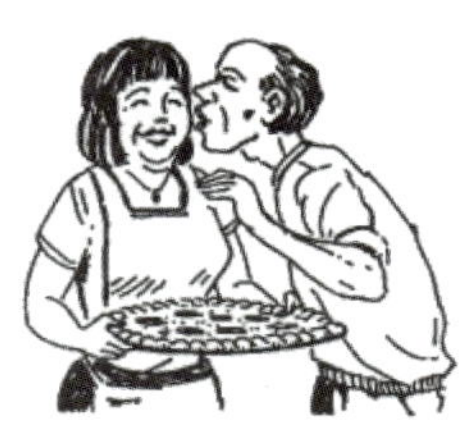

A. 남자가 피자를 들고 있는 여자에게 뽀뽀를 한다.

B. 여자가 피자를 들고 있는 남자에게 뽀뽀를 한다.

C. 여자를 들고 있는 남자가 피자에 뽀뽀를 한다.

그림 5-17 RCBA-2 중 문장이해검사 문항

출처: LaPointe LL, Horner J: *Reading Comprehension Battery for Aphasia*, ed 2, Austin, 1998, Pro-Ed.

비뇌손상 성인과 아동을 위한 읽기검사

뇌손상 성인을 위해 고안된 종합적 언어검사에 포함된 읽기검사와 RCBA-2는 중등도에서 중도의 읽기장애를 가진 환자들을 찾아내기에 좋은 선별검사이다. 하지

만 임상가가 미세한 읽기장애를 감지하거나 읽기장애의 성격을 기술하기에 충분히 상세한 내용을 제공해 주지는 못한다. 이러한 목적을 위해서는 선별검사보다 좀 더 자세한 표준화된 읽기검사를 사용한다. 표준화된 읽기검사는 읽기장애의 정도 및 성격에 대한 종합적인 시각을 제공해 주며, 환자의 읽기 능력을 일반인과 비교할 수 있도록 해 준다. 뇌손상 성인의 읽기 능력은 한 단어 읽기부터 대학 수준까지 다양하기 때문에, 임상가는 뇌손상 성인의 읽기 능력을 평가하기 위해 초등학교에서 대학 수준에 이르기까지 검사할 필요가 있다.

Gates-MacGinitie Reading Test(Gates, MacGinitie, Maria et al., 2000)는 유치원에서 고등학교 이후까지의 범위를 다룬다. 이 검사로 레벨 3(3학년)부터 레벨 AR(성인 읽기)까지 뇌손상 성인을 평가할 수 있다. 모든 레벨에 어휘 영역과 이해 영역이 있다. 어휘 영역의 문항은 짧은 구절로 구성되어 있는데, 그중 한 단어에만 밑줄이 처져 있다. 다음에 제시된 레벨 3 문항의 예와 같이, 피험자는 각 구절에 대해 4개의 정의 중 하나를 선택해야 한다.

다른 사람들은 그것을 <u>응시하였다</u>

□ 유심히 바라보았다 □ 미소지었다
□ 쪼아먹었다 □ 큰 소리를 냈다

이해 영역의 문항은 소설, 실화, 과학 및 사회학 분야의 출판물들에서 선정된 읽기 문단으로 구성되어 있으며, 다양한 문체로 기술되어 있다. 문단 내용은 해당 학년 수준에서 피험자의 흥미와 경험을 토대로 선택된다. 레벨 3에서 발췌한 다음의 예처럼, 낮은 수준을 평가하기 위한 단락글은 아동용 주제로 되어 있어, 일부 뇌손상 성인들은 언짢아할 수도 있다.

내가 학교에서 집으로 돌아오면 엄마와 아빠는 아직 직장에 계시기 때문에 할머니가 나를 돌보신다. 할머니는 내가 어디든 할머니를 좇아다니기 때문에 나를 할머니의 작은 꼬리라고 부른다. 할머니는 내가 할머니의 예쁜 파란 천 가방을 들고 다닐 수 있게 해 주는데, 그 안에는 할머니가 소중하게 여기는 것들이 들어 있다.

왜 할머니가 이야기 속의 소녀를 돌보나요?

□ 소녀는 부모가 없다.
□ 할머니는 혼자라 외롭다.
□ 할머니가 소녀의 엄마이다.
□ 소녀의 부모는 밖에서 일하고 있다.

레벨 7 이상의 이해 항목은 좀 더 수준이 높은 내용이기 때문에, 읽기 수준이 이 정도 될 경우 성인용 평가로 적절하다. 다음은 레벨 7에서 발췌한 예이다.

나의 어머니에 관해 또렷한 가장 이른 시기의 기억은 집 뒤의 잔디밭 한가운데에 홀로 서서, 잔디를 내려다보고, 천천히 원을 그리며 돌거나, 땅바닥을 살피던 어머니의 커다란 모습이다. 나는 이것이 나의 어머니와 가족에게 앞으로 문제가 될 작은 징조였음을 알고 있었다….

□ 글쓴이는 무엇을 하고 있었나요?
□ 지켜보고 있었다.
□ 그의 어머니를 돕고 있었다.
□ 그의 어머니를 따라 하고 있었다.
□ 그의 어머니를 멈추려고 하고 있었다.

Peabody Individual Achievement Test-Revised(Markwardt, 1989)의 읽기이해 소검사를 이용하여, 다양한 수준의 읽기장애를 보이는 뇌손상 환자에게 문장 수준의 읽기이해력을 평가하기도 한다. 임상가는 문장이 인쇄된 페이지를 환자에게 보여 준 뒤 다음 페이지로 넘긴다. 다음 페이지에는 4개의 그림이 있고 이 중 하나가 문장이 의미하는 바를 표현한 것이다. 환자는 그림 가운데 하나를 가리켜야 한다. 검사가 진행되면서, 문장 길이(5~30단어)와 어휘 난이도가 높아진다. 비뇌손상 아동 및 성인에 대한 규준(동등한 학력과 백분위수)이 23세까지 제공된다. 대다수의 뇌손상 환자가 30분 이내에 검사를 마칠 수 있어, 긴 검사를 견디지 못하는 중등도부터 중도 장애에 이르는 뇌손상 성인에게 유용한 평가라고 할 수 있다.

NDRT(Nelson-Denny Reading Test; Brown, Fischco, & Hanna, 1993)는 경도 읽기장애가 있는 뇌손상 성인들을 평가하는 데 유용할 수 있다. NDRT는 고등학교부터 대학 수준의 인문학, 사회과학 및 과학 교재에서 선정된 읽기 자료를 사용한다. Gates-MacGinitie Test와 마찬가지로 NDRT 역시 어휘 영역과 단락글 이해 영역으로 구성되어 있다. NDRT는 문자 그대로의(진술된) 정보를 평가하는지 아니면 해석적(함축된) 정보를 평가하는지에 따라, 단락글 이해검사 문항을 분류할 수 있다. 다음의 예 중 첫 번째 문항은 전자를, 두 번째 문항은 후자를 평가하는 것이다.

> 가장 널리 알려진 융(Jung)의 업적 가운데 하나는 삶에 대한 두 가지 기본 태도 또는 성향, 즉 외향성과 내향성을 다룬 그의 성격유형론(personality typology)일 것이다. 두 성향은 개인 내부에 동시적으로 존재하나 보통 그중 하나가 우세한 것으로 여겨진다. 외향적인 사람의 에너지는 외부의 대상 및 사건을 향하는 반면, 내향적인 사람은 내면의 경험을 더욱 중시한다.
>
> 외향성과 내향성 개념은 융의 __________이다.
>
> ㅁ 초기의 업적
> ㅁ 가장 논란이 되는 업적
> ㅁ 가장 널리 알려진 업적
>
> 외향적인 사람의 뜻을 가장 잘 대변하는 것은 __________이다.
>
> ㅁ 화자
> ㅁ 청자
> ㅁ 독자

읽기 속도와 읽기 역량

표준화된 절차에서 읽기검사는 시간 제한이 있으며, 규준 또한 시간 제약하에 측정된 점수를 바탕으로 한다. 뇌손상 환자의 읽기 능력을 평가하는 임상가는 환자의 수행을 규준 집단과 비교하기 위하여, 대개 환자가 시간 제한 내에 얼마나 읽고 이해할 수 있는지(읽기 속도)를 알고자 한다. 또한 시간 제약이 없을 때에는 얼마나 읽고 이해할 수 있는지(읽기 역량)도 알고자 한다. 읽기 속도는 임상가에게 일반적인 시간 제약하에서 환자들이 얼마나 읽고 이해할 수 있는가를 말해 주고, 규준 집단과 환자의 비교를 가능하게 해 준다. 반면 읽기 역량은 환자가 최적의 조건에서 얼마나 읽기가 가능한지 보여 준다. 어휘력, 단어재인, 단어이해에는 크게 문제가 없더라도, 대다수 뇌손상 환자의 읽기 속도는 발병 전보다 느리다. 읽기 속도 및 읽기 역량의 측정은 중재 프로그램의 계획에 있어 중요하다. 뿐만 아니라 환자에게 예상되는 일상생활의 읽기 능력에 대하여 환자와 환자 가족에게 상담할 때에도 중요하다.

읽기 속도 및 역량은 다음과 같은 방법으로 측정될 수 있다. 검사가 시작되면 지침에 규정된 시간만큼 수행을 실시한다. 시간이 종료되면 검사자는 환자가 완수한 마지막 항목에 표시를 한다. 그러고 나서 검사 문항이 끝날 때까지 또는 환자가 더 수행할 수 없을 때까지 계속 검사를 진행한다. 검사자는 환자가 검사를 마친 시간을 기록하고 완수한 마지막 항목에 표시한다.

구성요소 기술

성인 대상의 대다수 읽기이해검사가 지닌 제한점은, 읽기이해의 다양한 측면인 구성요소 기술(component skill)(예: 소리-철자 전환, 주요 내용 파악, 맥락 활용)을 개별적으로 평가하지는 못한다는 것이다. 대부분 성인 읽기검사를 실시한 후 검사자들은 백분위 순위나 읽기 학년 수준과 같은 검사 점수를 얻게 되지만, 실질적으로는 어떤 구성요소 기술이 저하되고 어떤 것이 보존되었는지는 알지 못한다. 읽기 처리과정에서 실어증 환자가 결함을 보이는 결정적 구성요소를 파악하려면, Psycholinguistic Assessment of Language Processing in Aphasic(PALPA; Kay, Lesser & Coltheart, 1992)과 Comprehensive Aphasia Test(CAT; Swinburn, Porter, & Howard, 2004)를 이용하여 평가해야 한다.

읽기를 위한 구성요소 기술의 보편적 목록이 존재하지는 않는다. 그러나 읽기 교정을 위한 Specific Skill Series(Boning, 1990)에서는 더욱 중시되어야 할 사항으로, 상징 대 소리 대응, 지시 따르기, 맥락 활용, 응답 찾기, 사실 파악, 주제 파악, 결론짓기, 순서 인식, 추론 확인하기를 제안하였다. Specific Skill Series는 각 기술별로 10단계 난이도 수준의 자료를 담고 있다. 글상자 5-2는 지시 따르기, 주요 내용 파악, 결론짓기 및 추론 확인하기에 해당하는 예를 보여 준다.

Specific Skill Series의 읽기 자료는 (학령전기부터 중학교까지) 다양한 읽기 수준을 다루고 있다. 일부가 아동용 주제를 담고 있기는 하지만, 대부분의 자료는 대다수 성인 독자가 언짢아하지 않을 만큼 충분히 흥미로

글상자 5-2 Specific Skill Series 중 읽기 문항의 예

지시 따르기

지시문

왼쪽 열에 4개의 단어가 있습니다. 각 단어의 오른쪽에는 2개의 단어가 더 있습니다. 왼쪽 단어의 반대 의미에 해당하는 단어를 오른쪽에서 골라 동그라미 치세요.

귀 기울이다	말하다, 듣다
아래에	옆에, 위에
모두	최근에, 아무도
많은	적은, 어느 정도

주요 내용 파악

우리나라에는 초록 잎이 전혀 없는 식물이 있다. 이 식물은 20cm 정도까지 성장한다. 각 줄기의 끝부분에는 하얀 꽃이 피며, 줄기 또한 하얀색이다. 여러 개의 사기로 된 파이프처럼 보여 이를 인디언 파이프(Indian pipe)라 부른다.

위 이야기의 주제:

A. 왜 아메리칸 인디언들이 담배를 피우는가
B. 왜 아메리칸 인디언들이 식물을 명명하였나
C. 인디언 파이프라 불리는 식물의 생김새

결론짓기

말은 사람만큼 오래 살지 못한다. 30년까지 산 말이라면 매우 늙은 것이다. 말의 일생에서 한 해는 사람의 3년에 맞먹는다. 30세 말은 사람으로 치면 90세만큼 늙었다고 할 수 있다.

10세의 말과 동등한 연령:

A. 10세 아동
B. 30세 성인
C. 3세 유아

추론 확인하기

Karen은 "당신 반지에 정말 예쁜 보석이 있군요."라고 말하였다. "고마워요."라고 Martha가 대답하였다. "이건 선물로 받은 거예요. 다른 반지들도 있지만 이게 내가 가장 좋아하는 거지요. 나의 어머니는 언제나 내가 정말 좋아할 만한 것들을 주시곤 하였어요."

Martha는 하나 이상의 반지를 가지고 있다.
그렇다 아니다 그런 것 같다*

반지는 Martha가 어머니로부터 받은 것이다.
그렇다 아니다 그런 것 같다

Karen은 Martha의 반지를 좋아하지 않았다.
그렇다 아니다 그런 것 같다

출처: Boning RA: *Specific skill series*, ed 4, New York, 1990, Macmillan/McGraw-Hill.

*'그렇다'는 이야기 중 직접 언급되어 있는 사실이다. '아니다'는 이야기의 정보에 근거하여 사실이 아닌 것이다. '그런 것 같다'는 이야기와 독자의 경험에 근거할 때 아마도 사실인 경우이다.

운 사건과 상황으로 묘사되어 있다. Specific Skill Series는 구성요소 기술로 읽기 과정을 구분하고 각 기술마다 다양한 읽기 수준을 포함한다는 점에서, 뇌손상 환자의 읽기장애를 평가하고 치료하는 데에 유용한 자료이다.

읽기검사의 형식

정상 성인 및 아동을 위한 표준화된 읽기검사를 제작하는 사람들은 이 평가를 수행할 피험자는 기본적으로 정상적인(연령에 맞는) 기억, 조직화 능력, 문제해결력 및 시지각력을 지니며 구어로 된 지시를 듣고 수행할 수 있을 것이라 전제한다. 따라서 이 검사에서의 수행력 저하는 읽기장애를 의미하는 것이지, 기저의 또는 관련된 어떤 능력의 결함을 의미하는 것은 아니다. 정상 아동 및 성인 대상의 읽기검사는 이러한 가정하에 제작되었기 때문에, 기억, 조직화, 문제해결력, 시지각력에 손상이 있거나 지시 따르기에 어려움이 있는 뇌손상 성인을 평가하기에는 일부 형식이 적합하지 못할 수 있다.

대다수 정상 성인 및 아동 대상의 표준화된 읽기검사가 평가 항목에 대해 필답을 요구하지는 않으나, 피험자는 객관식 보기 중 그들이 선택한 것을 체크하거나 동그라미 치거나 또는 밑줄로 표시할 수 있어야 한다. 그렇기 때문에 경도에서 중도 장애가 있는 뇌손상 성인은 요구된 응답을 하는 데에 약간의 어려움이 있을 수 있다. 기계로 채점되는 응답지를 사용하는 경우, 피험자는 반드시 자극 문항을 읽어야 하고, 여러 가능한 답 중 정답을 선택하여야 하고, 문장 번호와 정답의 번호를 기억해야 하고, 응답지에서 선택한 것에 해당하는 보기를 찾아야 하고, 응답지의 적절한 부분을 검게 칠해야 하기 때문에, 그 과정에서 뇌손상이 없는 정상 성인들조차 표기 오류를 범할 수 있다. 따라서 뇌손상 성인을 평가하는 데에 이 검사들을 사용하려면, 읽기 이외의 기술에는 부담이 되지 않는 형태로 반응체크 양식이 변경되어야 할 것이다.

문단 종속성

문단 종속성(passage dependency)은 앞에서 언급했듯이, 검사 질문에 바르게 응답하기 위해 독자가 인쇄된 텍스트에서 얻는 정보에 어느 정도 의존하는지를 가늠하기 위해 Tuiman(1974)이 도입한 개념이다. 관련된 글을 읽지 않고서도 응답할 수 있는 질문들은 피험자의 글 이해와 무관하기 때문에, 문단 독립성(passage independent)을 지녔다고 말할 수 있다. 만일 읽기검사 문항의 문단 종속성이 낮다면, 이 경우 검사는 문단 읽기이해 능력보다는 단일문장 읽기이해 능력을 평가할 가능성이 크다. 다음의 예를 보고 문단을 읽기 전 질문에 응답해 보도록 하라. 만약 문단을 읽지 않아도 질문에 바르게 답할 수 있다면, 이 질문은 문단 종속성을 지닌 것이 아니다.

> 비만은
>
> □ 미국에서 발생하지 않는다.
> □ 미국의 중대한 사회적 · 의학적 문제이다.
> □ 주로 노인들에게 영향을 주는 문제이다.
>
> 비만이 야기할 수 있는 결과로는
>
> □ 전염성 질환에 대한 저항력이 증가한다.
> □ 뇌졸중(stroke), 심근마비(heart attack), 당뇨병의 위험성이 증가한다.
> □ 추운 날씨를 견딜 수 있는 능력이 증가한다.
>
> 비만은 미국에서 중대한 사회적 · 의학적 문제이다. 미국 인구의 절반 이상이 과체중으로, 약 30% 정도가 비만(고도비만)으로 간주된다. 비만은 뇌졸중, 심장마비, 당뇨병 및 그 외 여러 의학적 문제의 위험을 증가시킨다. 다이어트 책과 처방전 없이 살 수 있는 다이어트 약에 미국 내에서만 매년 수십억 달러가 소비되지만, 전문가들은 적게 먹고 더 운동하는 것이 최상이자 가장 확실한 체중 감량 방법임을 주장한다.

Nicholas 등(1986)은 뇌손상 환자용 복문 읽기검사는 낮은 문단 종속성에 의해 검사의 타당성이 떨어질 수 있다고 보고하였다. BDAE, MTDDA, 실어증 검사-4판(Examining for Aphasia-Fourth Edition, EFA-4; LaPointe & Eisenson, 2009), 웨스턴 실어증 검사(Western Aphasia Battery, WAB; Kertesz, 1982), 실어증 읽기이해검사(Reading Comprehension Battery for Aphasia, RCBA; LaPointe & Horner, 1979) 등의 복문 읽기 소검사들에서 가져온 읽기검사 문항으로 비뇌손상 정상 성인과 실어증 환자의 수행력을 평가하였다. 먼저 질문과 관련된 단락을 읽지 않은 상태에서 검사 질문에 대한 참가자의 반응을 수집하였다. 검사 문단을 읽지 않았을 때, 실어증 환자는 평균 우연 수준 이상인 58%로 정확히 응답하였고, 비뇌손상 성인은 평균 64%의 정반응률을 보였다. 유일하게 RCBA 소검사 2개 중 하나만 문단 종속성에 대한 타당성이 높은 것으로 나타났다. 그러나 이 소감사의 경우에도 읽기 문단이 단 두 문장으로 되어 있기 때문에, 좀 더 긴 문단에서의 수행을 예측하기는 어려울 것으로 보인다.

임상 Tip. Tuiman(1974)은 피험자가 문단을 읽지 않고서는 검사 질문의 40~50% 이상에 답변을 하지 못하는 경우에 타당한 문단 종속성을 지녔다고 보았다.

그렇다고 하더라도 만일 문단 종속성이 의심된다는 이유로 언어검사도구 중 문단 읽기검사를 꺼리는 임상가가 있다면, 그럴 필요는 없다. 이러한 검사들이 문단 읽기이해 선별평가도구로서는 충분히 민감하고 타당하다는 것은 의심할 여지가 없다. 이 검사들을 적절히 사용하기만 한다면, 이후 좀 더 종합적이고 독립적인 읽기검사를 받을 필요가 있는 읽기장애 환자를 선별해 내기에 적합하다. 비록 검사-재검사 신뢰도에 대해 알려진 바는 없다. 하지만 시간 경과에 따른 뇌손상 환자의 문단 읽기 능력의 변화를 평가하기에는 적합할 것이다. 소수의 검사 문단에 반복 노출된다면, 문단 종속성이 감소되어 검사 점수가 높아질 가능성이 커진다. 따라서 평가를 반복하여야 하는 경우, 다른 검사 형식을 선택할 수 있는 표준화 읽기검사가 적절할 것이다.

일반 개념 5-2

- 대부분의 종합적 언어검사는 음독과 읽기이해를 평가하기 위한 소검사를 포함한다.
- 음독검사는 일반적으로 환자에게 단어 및 문장 목록을 읽도록 요구한다. 성공적인 음독은 읽기내용에 대한 이해를 반드시 필요로 하지는 않는다.
- 대부분의 종합적 언어검사는 읽기이해의 여러 측면을 평가한다.
  - 단어이해. 일반적으로 단어 읽기이해는 환자에게 문자 단어를 그림이나 구어 단어와 대응시키도록 한다.
  - 문장이해. 일반적으로 문어 문장이해는 환자로 하여금 예/아니요 질문에 답하거나, 완결되지 않은 문장을 완성하거나, 몸짓 또는 조작적 반응을 요구하는 글자 지시에 대답하도록 한다.
  - 몇몇 포괄적 이해검사는 인쇄된 텍스트 이해를 평가하기 위한 소검사를 포함한다. 환자는 주어진 하나 또는 그 이상의 짧은 문단을 읽고 그에 대한 정보를 묻는 질문에 답해야 한다. 문단은 이야기 담화 또는 설명문으로 구성된다. 구어 담화와 마찬가지로, 뇌손상 환자에게 보통 이야기 담화보다 설명문이 어렵다.
- 실어증 읽기이해검사(The Reading Comprehension Battery for Aphasia)는 읽기이해 평가를 위한 표준화된 도구이다. 이 검사는 뇌손상 성인을 대상으로 단어, 문장, 표지판, 상표, 짧은 단락글 등의 이해를 평가할 수 있게 해 주며, 읽기와 관련된 철자 및 단어 기술을 알아보기 위한 추가적 검사를 제공한다. 이는 뇌손상 환자를 위한 적절한 읽기 선별검사이지만, 경도의 읽기장애 환자에게는 너무 쉬울 수 있다.
- 비뇌손상 아동 및 성인을 위한 읽기검사는 다른 종합적 언어 검사나 실어증 읽기이해검사 항목을 사용하였을 때보다 뇌손상 성인의 읽기에 관한 종합적인 평가를 가능하게 한다. 읽기 어휘력 및 단락글 이해를 평가하고, 읽기 학년 수준을 추정할 수 있게 해 준다.
- Nelson-Danny Reading Test는 경도의 읽기장애 환자에게 적합할 수 있다. 이 검사는 문자 그대로의 정보 또는 해석적 정보와 관련된 질문에 답할 수 있는 환자의 능력을 평가한다.
- 뇌손상 환자의 읽기 속도(정상적인 시간 제약하에서 환자가 얼마나 읽고 이해하는가)와 읽기 역량(시간 제한을 두지 않을 때 환자가 얼마나 읽고 이해하는가)을 측정하는 것은 뇌손상 환자가 적절한 읽기 능력을 갖추었는지 알아보기 위해 중요하다.
- 읽기 구성요소 기술을 측정할 수 있도록 해 주는 자료들(지시 따르기, 맥락 활용, 주요 내용 파악, 결론짓기, 추론 확인하기)은 표준화된 읽기검사의 유용한 보조 도구가 될 수 있으며, 임상가가 환자의 특정한 장애 유형에 맞게 중재 프로그램을 조정할 수 있도록 해 준다.
- 검사방식이 간단하고 이해하기 쉽게 이루어져 있는가는 복잡한 지시나 검사방식을 이해하고 따를 수 없는 뇌손상 성인에게 사용할 읽기검사를 선정할 때에 매우 중요하게 고려되어야 한다.
- 종합적 언어검사에 포함된 읽기 자료의 문단 종속성은 비교적 낮으며, 따라서 이것은 검사 자료가 환자의 읽기이해력뿐만 아니라 일반적 지식까지 평가할 수 있음을 시사한다.

말산출

말산출(speech production) 소검사는 모든 종합적 언어검사에서 그 비중이 크며, 뇌손상 환자용 말산출 개별검사도 여러 종류가 있다. 말산출 검사는 음절 또는 단어 따라말하기부터 자발화 연결문까지 다양한 내용을 다룬다. 중도의 결함을 보이는 환자도 상당히 잘할 수 있는 쉬운 내용부터 경도의 결함을 보이는 환자도 제법 어려운 난이도가 높은 내용까지 모두 포함하고 있다.

간단한 말산출 검사

가장 간단한 말산출 검사는 중등도에서 중도의 말산출 결함을 보이는 환자에게 유용하다. 운문(rhyme), 암송문(recitation), 자동구(automatized sequence), 문장완성하기(complete sentence) 그리고 단어, 구문, 문장 따라말하기 등을 환자에게 요청한다. 이러한 검사들은 다양한 심리언어학적 처리과정과 그 어려움의 정도를 평가하기 위해 고안되었다.

암송문, 운문, 자동구. 이 검사들은 뇌손상 환자에게 사용될 수 있는 가장 쉬운 말산출 과제이다. 숫자 세기, 요일이나 월 이름대기, 알파벳 암송하기와 같은 수없이 되뇌어 봤던 구문을 말하도록 하는 것이다. 거의 또는 전혀 의도된 말을 산출하지 못하는 매우 심한 뇌손상 환자조차도 이러한 구문은 산출하기도 한다. 만일 지시에

일반 개념 5-3

- 종합적 언어검사 내의 말산출 검사는 단어와 음절 반복부터 자발적 연결발화까지 범위가 다양하다.
- 운문, 암송문, 자동구, 문장완성, 짧고 간단한 구문 따라말하기는 종합적 언어검사 내의 가장 쉬운 말산출 소검사이다. 중등도에서 중도의 말산출 결함 환자들은 이러한 과제에서는 (전혀 오류가 없지는 않지만) 제법 잘 수행하기도 한다.
- 문장완성 검사는 운문, 암송문, 자동구보다 어려운 과제이지만, 대부분의 뇌손상 환자는 문장완성 검사도 제법 잘 수행한다.
- 따라말하기 검사는 단음절어 따라말하기부터 음운적으로 복잡한 구문과 문장 따라말하기까지 범위가 다양하다. 길고 음운적으로 복잡한 자극어는 뇌손상 환자에게 어렵다.
- 대면이름대기 검사는 그림, 사진, 사물을 보고 그 이름을 말하는 과제이다. 응답이름대기 검사는 "눈은 무슨 색인가요?"와 같은 질문을 듣고 한 단어로 대답하는 과제이다.
- 단어유창성 검사는 표준화된 생성이름대기 검사로, 특정 철자(대개 F, A, S)로 시작하는 단어를 생각나는 대로 모두 말하는 과제이다.
- 보스턴 이름대기 검사(BNT)는 표준화된 대면이름대기 검사이다. BNT의 처음 부분은 마지막 부분보다 더 흔한 단어들로 이루어져 있다.
- 청소년/성인용 단어찾기 검사(TAWF)는 포괄적 이름대기 검사이다. 그림 보고 명사 이름대기, 그림 보고 동사 이름대기, 문장완성하기, 설명 듣고 이름대기, 범주화 이름대기의 다섯 가지 과제로 이름대기 능력을 평가한다.
- 뇌손상 환자들이 이름대기 검사에서 단어를 인출하고 산출할 때 여러 변수가 영향을 미칠 수 있다.
  - 출현빈도. 빈번하게 출현하는 단어는 대개 더 쉽게 인출되고 산출된다.
  - 길이와 음운 복잡성. 더 짧고 덜 복잡한 단어는 대개 더 쉽게 인출되고 산출된다. 음운 복잡성은 구어 운동 조절, 음운 선택, 음운 배열화에 어려움을 보이는 환자들에게 영향을 미칠 수 있다.
  - 의미 특성. 뇌손상 환자는 명사를 동사보다 다소 더 쉽게 산출하는 듯하다.
- 자극 형태(그림, 사진, 실제 사물)는 뇌손상 환자의 이름대기 수행력에 거의 영향을 주지 않는다.
- 그림 자극에 맥락을 제공하는 것은 자극 형태보다 이름대기 수행에 더 큰 영향을 미치지만, 뇌손상 환자마다 편차가 크다.
- 종합적 언어검사는 흔히 단어 정의하기, 제시한 단어로 문장 만들기, 아이디어 설명하기 등으로 문장산출 능력을 평가한다.
- Reporter's Test는 개별적인 문장산출 검사로, 환자로 하여금 검사자가 수행한 토큰 조작을 설명하게 한다.
- 그림 설명하기는 종합적 언어검사에서 유도되는 가장 흔한 담화검사 방법이다. 몇몇 종합적 언어검사는 이야기 말하기나 이야기 다시말하기 검사를 포함하기도 한다. 그러나 이야기 다시말하기 수행은 뇌손상 환자의 이해 결함과 기억력 결함의 영향을 받을 수 있다.
- 면담과 대화는 일부 종합적 언어검사의 주요한 말산출 과제이다. 면담과 대화 시 환자의 수행력은 환자를 분류하는 주요 측면을 제공한다.
- 뇌손상 환자의 담화를 평가하는 몇몇 개별 절차가 문헌에 기술되어 있다. 정보성(정보 제공 단어 비율)과 1분당 내용 단위(정보 산출 속도)는 의사소통의 효율성을 측정하게 해 준다.
- 수행 일탈을 측정하는 것은 뇌손상 환자 담화의 질적 특성을 파악하는 데에 도움이 된다.
- 말 유창성을 평가하는 몇 가지 방법이 문헌에 기술되어 있지만, 표준화된 것이 아니기 때문에 신뢰성을 갖추지는 못하였다. '유창성'을 언어병리에 적용하기 위해서는 이론적 및 임상적 타당성을 갖추어야 할 것이다.
- 말명료도는 일반적으로 일측 뇌손상 환자에게 주요한 문제는 아니다.

따라 과제를 잘 수행하지 못할 경우에는, 환자가 시작할 수 있도록 검사자는 다음과 같이 도움을 줄 수 있다.

임상가: 자, Ryder 부인, 1부터 10까지 한 번 세어 볼게요.
환자: 음… 음… 라티… 라티….
임상가: 1부터 10까지 셀 수 있겠어요?
환자: 라티… 라티…
임상가: 1부터 10까지 같이 세어 봅시다. 준비되셨나요? 일, 이….
환자: 삼… 사… 오… 육… 칠… 팔… 구… 십.

문장완성. 문장완성은 운문, 암송문, 자동구보다 일반적으로 좀 더 어려운 검사이다. 그러나 대부분의 뇌손상 환자는 문장완성 검사도 비교적 잘 수행하는 편이다. 짧고 구문적으로 단순한 문장에서 마지막 단어를 생략한 채 자극을 제시하는 검사이다. 이때 생략된 마지막 단어는 문장의 나머지 부분들에 의해 쉽게 예측이 가능하여야 한다(예: I'd like a cup of… Roses are red, violets are…).

따라말하기. 따라말하기 과제는 단음절 단어(예: boy), 구(예: up and down), 음운적으로 복잡한 구와 문장(예: Please put the groceries in the refrigerator.)에 이르기까지 난이도가 다양하다. 길고 음운적으로 복잡할수록 따라말하기가 더 어려워진다.

전도 실어증이나 말실행증 환자는 음운적으로 복잡한 구문을 따라말하라고 하면 매우 힘겹게 과제를 수행한다. 이 환자들의 경우 따라말하기 과제에서 음운 오류를 많이 나타내는데, 대개는 본인의 오류를 인식하여 그것을 고쳐 말하려고 하지만 성공하는 경우는 많지 않다. 베르니케 실어증 환자도 따라말하기 과제를 어려워할 수 있는데, 이때에는 음운적 복잡성 때문이 아니라 기억 보유 폭 저하 때문일 것이다. 베르니케 실어증 환자는 문장 요소가 기억나지 않으면 의미적으로 관련 있는 다른 말로 바꾸어 말하기도 한다.

> 전도 실어증 환자에게 "Please put the groceries in the refrigerator."라는 문장을 따라말하도록 하였다. 환자의 반응은 다음과 같을 수 있다.
>
> > Pease put the gripperies in the… pease put the gorsheries in the refligalator… the frerigerator….
>
> 베르니케 실어증 환자에게 같은 문장을 따라말하도록 하였다. 환자의 반응은 다음과 같을 수 있다.
>
> > Please put the… please put the… please put the bread, etcetera in the shopping cart.

연결발화를 유도하는 이야기 다시말하기 과제에 DCT를 적용한 방법도 따라말하기 평가 방법으로 유용하다. 이러한 방법을 통해 말-언어산출의 다양한 측면을 평가할 수 있다. 여러 실험을 통해(Brodsky, McNeil, Doyle, 2003; McNeil, Doyle, & Park, 2002; McNeil, Sung, Yang et al., 2007; Doyle, McNeil, Spencer et al., 1998), McNeil 등은 이야기 다시말하기 절차(Story Retelling Procedures, SRP)가 언어 체계의 모든 단계에서 연결발화를 평가할 수 있는, 유용하고 민감하고 신뢰할 수 있는 검사임을 입증하였다.

이름대기

종합적 언어검사 내 이름대기 소검사. 주요한 종합적 언어검사는 모두 이름대기 소검사를 포함하고 있고, 다양한 실어증 중증도 환자들에 대한 수행력 정보도 제공하고 있다. 이름대기 소검사에는 몇 가지 형식이 있다. 가장 많이 사용되는 형식이 그림이름대기 또는 사물이름대기[picture or object naming: **대면이름대기**(confrontation naming)라고도 불린다] 과제인데, 이 과제에서는 환자에게 그림이나 사물을 보여 주고 그 이름을 말해 보도록 한다. 대면이름대기 과제 자극은 대부분 그림이나 사물이지만, 간혹 기하학적 모양, 색, 숫자, 신체 부위를 물어보는 검사도 있다.

> **임상 Tip.** 철자이름대기 검사가 포괄적 검사의 이름대기 과제에 포함되어 있는 경우가 있는데, 이 경우 철자이름대기 검사는 읽기 과제의 소검사로 분류되어야 할 것이다.

대면이름대기와는 다른 두 가지 유형의 이름대기 검사가 종합적 언어검사에 포함되어 있는 경우가 있다. 하나는 응답이름대기 검사(responsive naming test)이고 다른 하나는 생성이름대기 검사(generative naming test)이다. 응답이름대기 검사는 검사자가 질문을 하면 환자가 한 단어나 두 단어로 답하는 과제이다(예: 글씨는 무엇으로 씁니까? 비누로 무엇을 합니까? 눈은 무슨 색입니까?). 생성이름대기 검사는 정해진 시간 내(보통 1분)에 특정 철자로 시작하거나 또는 특정 의미 범주(예: 동물, 도구)에 해당하는 단어를 가능한 한 많이 말해야 하는 과제이다. 생성이름대기 검사는 신경심리 연구에서는 '단어유창성' 검사라고 불리는데, 다음에서 설명할 초기 실어증 검사의 하위검사로 사용된다.

개별 이름대기 검사. 뇌손상 환자의 이름대기 능력을 평가할 수 있는 몇 가지 개별 이름대기 검사들이 출판되거나 문헌에 기술되어 있다. 가장 오래된 것 중 하나는 단어유창성 평가(Word Fluency Measure)라고 하는 생성이름대기 검사이다(Borkowski, Benton, & Spreen, 1967). 이것은 신경감각센터 실어증 포괄 검사(Neurosensory Center Comprehensive Examination for Aphasia, NCCEA; Spreen & Benton, 1977)에 수록된 소검사이다. 단어유창성 평가에서는 1분 동안 특정 알파벳으로 시작하는 단어를 최대한 많이 말해 보도록 한다. 검사자가 특정 알파벳(F, A 또는 S)을 지정한다. 1분 동안 산출한 올바른 단어의 총개수가 환자의 점수로 계산된다.

임상 Tip. 알파벳 F, A, S는 비뇌손상 정상 성인의 반응에서 맞는 답이 가장 많이 출현하였던 철자이다(Borkowski, Benton, & Spreen, 1967). 그러나 의미 범주의 경우에는 어떤 범주에서 맞는 답이 가장 많이 출현하는지에 대한 자료는 구하지 못하였다.

단어유창성 평가 결과는 뇌손상의 민감한 지표이다. 그러나 실어증 간 그리고 실어증과 다른 의사소통장애나 인지장애 간의 차이를 변별해 주지는 못한다. 또한 단어유창성 과제는 다소 인위적이고 일상생활의 의사소통능력과 관련성이 거의 없기 때문에, 치료 계획을 세우는 데에 있어 그 결과는 부차적 정보를 제공할 뿐이다. 몇몇 임상가는 동일한 기능적 범주(예: 가구, 음식, 꽃)에 해당하는 단어를 말하도록 하는 방법과 같은, 비공식적인 생성이름대기 검사를 실시하기도 한다. 이 경우 규준은 없지만, 환자의 단어 인출 능력, 말산출 능력, 의미 지식 등에 대한 유용한 정보를 얻을 수 있다(Collins et al., 1984).

생성이름대기 과제에서 대부분의 실어증 환자는 정상인보다 올바른 단어를 훨씬 적게 말한다(또는 우뇌 뇌손상 환자보다 적게 말하기도 한다). 생성이름대기 과제 결과를 치료에 적용하고자 할 때의 문제점 중 하나는, 정상 성인도 이 과제에 대해 편차가 매우 크다는 점이다. 정상 성인을 대상으로 1분 동안 동물이름대기 과제를 실시하였을 경우, 평균은 23점이지만 개인 간 편차는 9점에서 41점에 이르기까지 그 정도가 매우 크다(Goodglass & Kaplan, 1983).

보스턴 이름대기 검사(Boston naming test, BNT; Kaplan, Goodglass, & Weintraub, 2001)는 60개의 선 그림을 보여 주고 그것의 이름을 말하게 하는 그림이름대기 검사이다. 검사 끝부분으로 갈수록 단어 친숙도(word familiarity: 단어가 출현하는 빈도)가 낮아진다. 각 반응에 대하여 반응시간, 정확성 그리고 단서 제시 여부가 기록된다. BNT 매뉴얼에서는 실시 방법과 점수 채점 방법에 대한 설명이 간략하게 제시되어 있지만, 검사자 간 또는 검사-재검사 신뢰도를 보장할 만큼 명확하게 기술되어 있지는 않으며 매뉴얼에는 신뢰도에 대한 보고도 없다. 이후 Nicholas, Brookshire 등(1989)이 BNT 실시 방법과 점수 채점 절차에 대한 좀 더 명확한 설명과 더불어, 이 절차에 대한 검사자 간 및 검사자 내 신뢰도에 대해 발표하였다.

청소년/성인용 단어찾기 검사(Test of Adolescent/Adult Word Finding, TAWF; German, 1990)는 12~80세까지 비뇌손상 정상인의 규준이 제시되어 있는 포괄적 단어 인출 검사이다. TAWF는 단어 인출 능력을 평가하기 위한 5개의 과제, 즉 그림 보고 명사 이름대기, 그림 보고 동사 이름대기, 문장완성하기(예: "The farmer milked the..."), 설명 듣고 이름대기(예: 글씨 쓸 때 사용하는 것), 범주화 이름대기(예: 바나나, 오렌지, 사과는?)로 구성되어 있다. TAWF는 정상인의 경우 20~30분 정도 소요되고, 뇌손상 환자의 경우도 대부분 1시간을 초과하지는 않는다. TAWF의 단축형은 정상인은 20분 이내, 대부분의 뇌손상 환자는 30분 이내로 소요된다.

이름대기 정확성에 영향을 미치는 변수

출현빈도. 단어의 출현빈도는 뇌손상 환자가 사물이나 그림이름대기 과제를 수행할 때 얼마나 쉽고 얼마나 정확성하게 반응할 수 있는지에 영향을 미친다(Rochford & Williams, 1965; Tweedy & Shulman, 1982; Weigel-Crump & Koenigsknecht, 1973). 더 빈번하게 출현하는 단어는 덜 빈번하게 출현하는 단어보다 쉽다. 그러나 단어의 출현빈도에 대한 대부분의 연구에서 단어 길이, 추상성, 습득 시기, 그림의 모호성이나 불확실성 등 여러 다른 변수가 통제되지 않았기 때문에, 단어의 출현빈도 자체의 영향력에 대해서 단정적으로 결론내리기는 어렵다.

앞에서 언급했듯이, 단어 출현빈도 연구는 대부분 문어 자료에 근거하고 있다. Hayes(1989)는 문어 자료의 경우 일상 구어보다 저빈도어 비율이 더 많다고 하였다. 따라서 출현빈도 연구 결과가 일상생활에서 나타나는 구어의 출현빈도를 대표하지는 못한다. 최근에 구

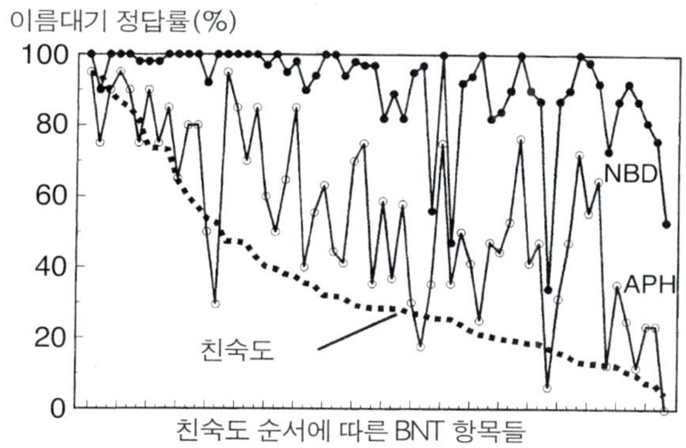

그림 5-18 비뇌손상 정상 성인(NBD)과 실어증 환자(APH)의 친숙도에 따른 BNT 수행력. 친숙도는 오른쪽으로 갈수록 낮아진다(친숙도가 낮아질수록 수행력이 떨어지는 정도가 일정하게 나타나지는 않았다. 빈도의 경우도 그러하였다).

어의 단어빈도 자료를 구할 수 있게 되었다(Pastizzo & Carbone, 2007). 또한 문어 자료에 근거한 단어 출현빈도의 규준이 정상 성인에서 나타나는 단어 친숙도와 일치하는 개념이 아니라는 것에 대부분의 연구자가 동의한다. Brookshire와 Nicholas(1995)는 정상인을 대상으로 BNT에 포함된 단어들의 친숙도를 조사하였다. 그러고 나서 실어증 환자와 정상인에게 BNT 검사를 실시하여, 이름대기 수행력과 단어 출현빈도, 단어 친숙도 간 상관관계를 각각 구하였다. 그 결과 실어증 환자의 이름대기 수행력과의 상관관계가 단어 출현빈도에서서는 r=.37로 나타난 반면, 단어 친숙도에서는 r=.71로 훨씬 강하였다. 그림 5-18은 단어 친숙도에 따른 실어증 환자와 정상인의 수행력을 보여 준다.

임상 Tip. 상관계수는 0부터 1.00까지이다. 상관계수가 클수록 강한 관계를 의미한다. .37의 상관계수는 점수의 전체 변산의 약 10%를 설명해 주고, .71의 상관계수는 약 50%를 설명해 준다.

단어 길이와 음운 복잡성. Goodglass 등(1976)에 따르면, 실어증 환자는 단어의 음절 수가 많아질수록 이름대기 과제를 어려워한다. 그러나 이름대기 과제의 어려움을 가중시키는 진짜 원인은 음절 수라기보다 조음 복잡성일 수 있다. 단어 자극의 모호성과 같은 변수가 음운 혹은 의미 기억에서 단어에 접근하고 인출하는 데에 영향을 미치는 것처럼, 단어 길이와 조음 복잡성이라는 변수는 단어 산출의 기계적(mechanical) 측면(운동 계획 및 프로그래밍) 그리고 음운부호화(phonological encoding)에 영향을 미친다. 단어 길이와 음운 복잡성에 가장 큰 영향을 받는 환자는 말운동장애 환자(예: 말실행증과 마비말장애)와 음운 선택 및 배열화(sequencing)에 결함을 보이는 환자(예: 전도 실어증)인 듯하다.

의미 범주. 이름대기 항목의 의미적 특성은 일부 뇌손상 환자의 이름대기 능력에 영향을 미칠 수 있다. Goodglass 등(1966)은 실어증 환자를 대상으로 사물, 행동, 색깔, 숫자, 철자의 다섯 가지 의미 범주에 대해 단어 산출 및 이해력을 평가하였다. 그 결과 산출 과제에서는 철자 이름을 가장 쉽게 수행하였고, 사물 이름을 가장 어렵게 수행하였다. 반면 이해 과제에서는 사물 이름을 가장 쉽게 수행하였고, 철자 이름을 가장 어렵게 수행하였다. 그렇지만 사물이름대기와 철자이름대기의 점수 차이가 18점 만점에 2점밖에 나지 않았고, 모든 개별 환자들의 수행 패턴이 집단의 평균 패턴과 같지는 않았다. 따라서 의미 범주에 따른 치료 활동을 계획하고자 한다면, 치료 전에 이름대기 수행력에 대한 의미 범주의 영향력을 반드시 각 환자별로 평가한 후 치료를 계획하여야 할 것이다.

시각 자극 형태. 1970년대에 몇몇 연구자들이 시각 자극의 형태(사물, 그림, 사진, 선 그림)가 뇌손상 환자의 이름대기 수행력에 영향을 미친다고 보고하였다. Benton 등(1972)은 뇌손상 환자를 대상으로 실물과 선 그림을 가지고 이름대기 과제를 실시하였다. 그 결과 아주 미세하긴 하지만 통계적으로 유의한 결과가 나타났는데, 환자는 실물에서 수행력이 유의하게 더 좋았다. Bisiach(1966)는 일상 사물에 대해 선 그림과 컬러 그림을 가지고 실어증 환자의 이름대기 수행력을 비교하였다. 그 결과 마찬가지로 큰 차이는 없었지만, 그래도 실물과 조금 더 가까운 컬러 그림에서 수행력이 통계적으로 유의하게 더 좋았다. 그러나 Corlew와 Nation(1975)의 연구에서는 상반된 결과가 보고되었다. 실물과 선 그림을 가지고 비교한 결과, 환자들의 이름대기 수행력에는 유의한 차이가 나타나지 않았다.

뇌손상 환자에게 사물, 컬러 그림, 선 그림 중 어떤 것을 가지고 이름대기를 시키든 간에, 대개 수행력에 큰 차이는 없는 것으로 보인다. 그러나 이해 과제와 마찬가지로, 중도의 환자나 시지각 능력에 손상이 있는 환자에게 시각 자극의 형태는 중요한 차이를 유발할 수 있다. 이 환자들의 경우 선 그림이나 컬러 그림보다 실물로 검사할 경우 그리고 선 그림보다 실물과 가까운 사진으로 검사할 경우 수행력이 더 좋을 수 있다.

임상 Tip. 일부 뇌손상 환자의 경우 이름대기 과제 수행 시 실제 사물을 짚게 하면 수행력이 더 향상되기도 한다. 손으로 잡을 때 느껴지는 촉각정보가 단어 인출을 더 촉진할 수 있다. 또한 손으로 조작할 수 있는 사물은 손으로 조작할 수 없고 움직임이 없는 사물보다 이름대기가 더 쉽다.

맥락. 많은 화자에게 맥락(context)은 앞에서 살펴보았던 시각 자극의 형태보다 이름대기 수행력에 더 강한 영향을 미치는 요인이다. 선 그림, 컬러 그림 또는 실물을 가지고 이름대기 검사를 실시할 때, 그것을 자연스러운 맥락 상황 속에서 제시하면 뇌손상 환자의 수행력은 향상된다. 예를 들어 '말'만 그려진 그림을 보고 '말'이라 하지 못한 뇌손상 환자에게, 마구를 갖추고 마차를 끌고 있는 말 그림을 보여 주면 '말'이라고 올바른 반응을 하기도 한다. 컵, 접시, 칼, 포크가 각각 제시되거나 관련 없는 다른 사물과 함께 제시될 때는 그 이름을 힘겹게 찾아내던 환자에게, 일상생활에서 식사할 때처럼 그 물건들을 식탁에 놓고 이름대기를 시켜 보면 쉽게 그 이름을 말하기도 한다. 더 쉽게 활성화되는 의미적 이웃들(semantic neighbors)에의 접근이 목표단어의 이름대기를 촉진하는 듯하다.

그러나 Williams와 Canter(1982)의 연구에서는, 실어증 환자의 이름대기 수행력에 맥락이 미치는 영향에 대해 상반된 결과가 보고되었다. 사물 하나만 그려진 선 그림과 관련 맥락 상황과 함께 그려진 선 그림을 가지고 실어증 환자의 이름대기 수행력을 비교하였다. 그 결과 어떤 실어증 환자는 관련 맥락 상황에서 수행력이 더 좋았으나, 또 다른 실어증 환자는 사물 하나만 단독으로 그려진 자극에서 수행력이 더 좋았다.

뿐만 아니라 우뇌손상 환자, 외상뇌손상 환자, 치매 환자의 경우 문맥이 오히려 부정적인 영향을 미칠 수 있다. 관련 없는 사소한 사항에 주의를 빼앗겨 이름대기 자체에는 부정적 영향을 미칠 수 있기 때문이다. 이 환자들의 경우 맥락 자극을 최소화하고 엄격하게 구조화된 검사 절차를 사용할 때 수행력이 향상될 수 있다.

문장산출

종합적 언어검사 내 문장산출 소검사. 문장산출 소검사는 대부분의 종합검사에 포함되어 있다. 문장산출 검사에는 몇 가지 형태가 있다. 단어 정의하기 검사는 검사자가 단어를 제시하면 피험자가 그 단어의 의미를 이야기하는 과제이다(예: "양파의 뜻을 설명해 주세요."). 제시한 단어로 문장 만들기 검사(make a sentence from a word test)는 검사자가 단어를 제시하면 피험자는 그 단어를 사용하여 문장을 만드는 검사이다(예: "'오늘'이라는 단어를 사용하여 문장을 만들어 보세요."). 아이디어 설명하기 검사(expressing ideas test)는 검사자의 요구에 따라 피험자가 1~2개의 문장으로 이야기하는 검사이다(예: "오늘 한 일 세 가지를 이야기해 보세요." [MTDDA]; "이것들 각각을 가지고 무엇을 할 수 있는지 가능한 전부 말해 보세요." [PICA]).

개별 문장산출 검사. Reporter's Test(DeRenzi & Ferrari, 1978)는 토큰 검사의 문장산출 버전이다. 토큰 검사에서는 환자에게 크고 작은 여러 색의 토큰을 조작하도록 한다. Reporter's Test에서는 검사자가 토큰을 조작하면, 환자에게 검사자의 행동을 설명하도록 한다.

Reporter's Test에는 토큰 검사처럼 다섯 단계가 있다. 1단계에서는 검사자가 큰 토큰만을 제시하며, 하나의 토큰만 만진다(예: "당신은 초록 동그라미를 만졌습니다.")(4개 항목). 2단계에서는 검사자가 크고 작은 토큰을 제시하며, 하나의 토큰만 만진다(예: "당신은 작은 하얀 동그라미를 만졌습니다.")(4개 항목). 3단계에서는 검사자가 큰 토큰만을 제시하며 2개를 연속적으로 만진다(예: "당신은 빨간 동그라미를 만지고 초록 네모를 만졌습니다.")(4개 항목). 4단계에서는 검사자가 모든 토큰을 제시하며 2개를 연속적으로 만진다(예: "당신은 큰 빨간 동그라미를 만지고 작은 초록 네모를 만졌습니다.")(4개 항목). 5단계에서는 검사자가 큰 토큰만을 제시하며 다양한 방법으로 조작한다(예: "당신은 빨간 동그라미를 초록 네모 안에 넣었습니다. 당신은 초록색만 빼고 모든 토큰을 만졌습니다.")(10개 항목). DeRenzi와

A

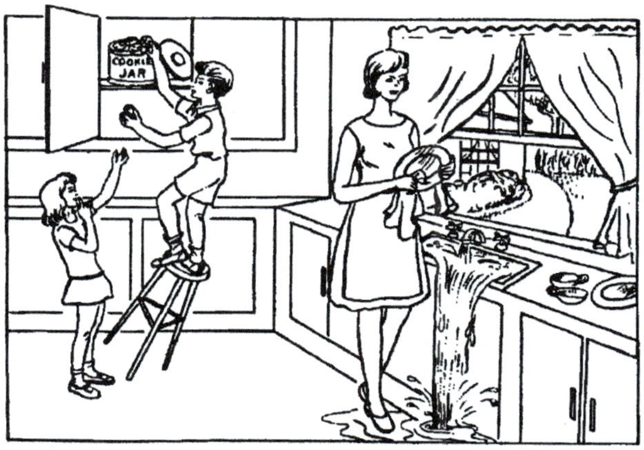

B

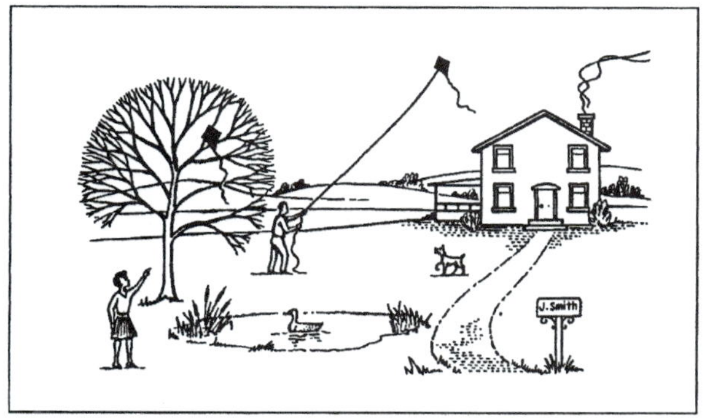

C

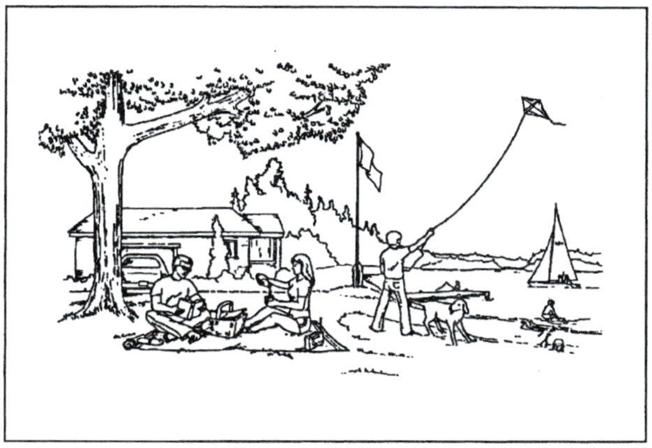

그림 5-19 보스턴 실어증 진단 검사(A), 미네소타 실어증 감별진단 검사(B), 웨스턴 실어증 검사(C)의 연결발화 유도 그림.

출처: A: Goodglass H, Kaplan E, Barresi B: ***The assessment of aphasia and related disorders***, ed 3, Philadelphia, 2001, Lippincott Williams & Wilkins, 현재 저작권은 Pro-Ed[Austin, TX]에 있음.; B: Schuell HM: ***The Minnesota Test for Differential Diagnosis of Aphasia***, Minneapolis, 1965, 1972, University of Minnesota Press.; C: Kertesz A: ***Western Aphasia Battery***, New York, 1982, Grune & Stratton.

Ferrari에 따르면 Reporter's Test는 대면이름대기, 단어 유창성, 그림 설명하기, 문장 따라말하기보다 언어장애를 찾아내는 데에 더 민감한 검사 방법이다.

Wener와 Duffy(1983)는 영어권 실어증 환자를 대상으로 Reporter's Test를 다른 말산출 및 언어이해검사와 비교하였다. 연구 결과 언어장애에 있어 Reporter's Test의 민감성이 입증되었다. 그렇지만 Reporter's Test만 단독으로 사용하는 것보다 다른 검사들과 병행하여 사용할 때, 실어증 환자의 문장산출 결함을 더 민감하게 평가할 수 있다고 Wener와 Duffy는 덧붙였다.

담화 산출

종합적 언어검사 내 담화 산출 소검사. 종합적 언어검사에서 담화 산출을 유도하기 위해 가장 많이 사용되는 형식은 그림 설명하기이다. 그림 설명하기 과제에서는 여러 등장인물이 그려진 그림 한 장을 보여 주고, 피검자에게 그 장면에 대하여 묘사를 하도록 한다. 그림의 등장인물들은 성인들에게 익숙한 활동을 하고 있다. BDAE, MTDDA, WAB은 이러한 그림 설명하기 과제를 모두 포함하고 있다. 그림 5-19에 이 검사에서 사용되는 그림 장면을 제시하였다.

임상 Tip. MTDDA의 그림은 이야기 같지 않아서 단어(그림에 제시된 항목의 이름)를 열거하기 쉽고, WAB과 BDAE의 그림보다 이야기를 이끌어 내기 어렵다(Correia, Brookshire, & Nicholas, 1990).

보스턴 실어증 진단 검사(Boston Diagnostic Aphasia Examination, BDAE)와 웨스턴 실어증 검사(Western Aphasia Battery, WAB)에서는 면담 양식의 과제에서 환자들이 산출하는 구어 특성에 일차적으로 근거하여 실어증 유형을 판별한다.

BDAE는 연결발화(면담, 대화, 그림 설명하기 과제에서 얻은)로부터 운율(melodic line), 구문 길이, 조음 민첩성(articulatory agility), 문법 형태, 착어, 따라말하기, 단어 인출 각각에 대해 평정(rating)하기 위한 말 특성 평정척도 프로파일(Rating Scale Profile of Speech

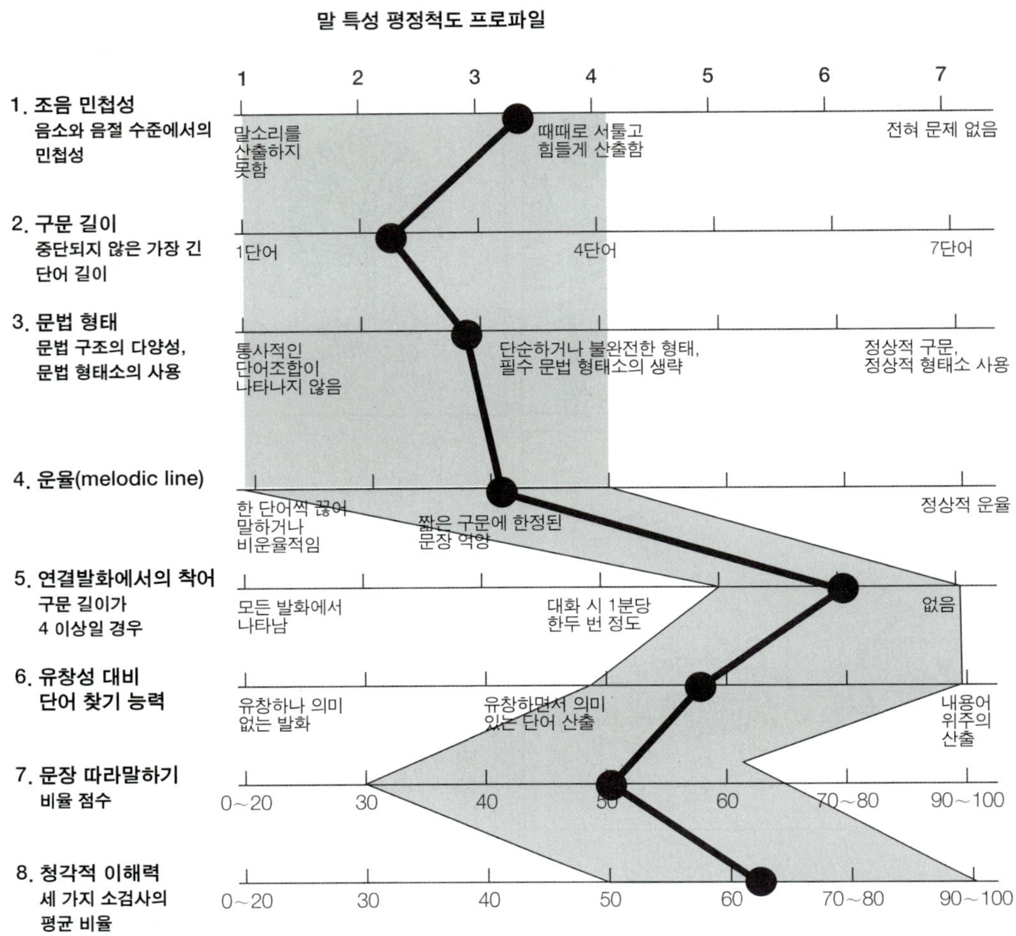

그림 5-20 브로카 실어증 환자의 BDAE 말 특성 평정척도 프로파일

출처: Goodglass H, Kaplan E, Barresi B: *The assessment of aphasia and related disorders*, ed 3, Philadelphia, 2001, Lippincott Williams & Wilkins, 현재 저작권은 Pro-Ed[Austin, TX]에 있음.

Characteristics)을 제공한다(그림 5-20). 이 평정척도(rating scale)는 주요 실어증의 프로파일과 비교할 수 있도록 되어 있다(말 특성은 아니지만 청각적 이해력에 대한 평정척도도 포함되어 있다).

BDAE를 사용하는 검사자는 연결발화를 이용하여 다음과 같은 등급 방법으로 전반적인 실어증 중증도를 평가할 수 있다.

0: 말산출이나 청각적 이해력 보이지 않음.

1: 모든 표현이 단편적임. 환자의 말을 이해하기 위해 청자에게 추론, 추측, 질문이 많이 요구됨. 소통 가능한 정보는 제한적이고, 의사소통의 부담은 주로 청자가 지게 됨.

2: 익숙한 주제에 대해서는 청자의 도움하에 의사소통이 가능함. 생각 전달에 실패가 잦지만, 의사소통에 대한 부담은 청자와 환자가 나누어짐.

3: 대부분의 일상생활 문제에 대해 거의 도움 없이 이야기할 수 있음. 그러나 구어와 이해 문제가 여전히 남아 있어 특정 소재에 대한 대화는 어렵거나 불가능할 수 있음.

4: 표현 내용이나 표현 형식에 거의 문제가 없지만, 구어가 유창하고 이해력이 능숙하다고는 할 수 없음.

5: 말 문제를 거의 알아챌 수 없음. 청자에게는 두드러지지 않지만 환자는 주관적인 어려움을 호소할 수 있음.

BDAE 평정척도는 전문용어를 사용하지 않고 환자의

의사소통능력에 대해 기본적인 정보를 능률적으로 전달하기 때문에, BDAE 등급을 발췌하여 의뢰 보고서와 진전 보고서에 사용하기도 한다.

WAB의 연결발화 소검사는 환자의 구어 능력을 두 가지 측면에서 각각 11점(0~10점)으로 평정한다. 하나는 내용 정보에 대한 평정이고, 다른 하나는 유창성과 문법에 대한 평정이다. 환자는 말 유창성에 따라 브로카 실어증 또는 베르니케 실어증으로 신경진단적으로(neurodiagnostic) 범주화되기 때문에, Kertesz의 분류법에서 말 유창성은 매우 중요하다. 그러나 Trupe(1984)는 WAB에서 자발적 구어를 점수화하는 방법의 신뢰성과 자발적 구어 점수에 근거하여 환자를 진단적으로 범주화하는 타당성에 대하여 의문을 제기한 바 있다.

면담과 대화는 일부 종합적 언어검사에서 중요한 부분이다. 검사자는 환자에게 이름, 주소와 같은 개인정보와 불편한 점, 어려운 점이나 병력에 대해서 물어볼 수 있다(예: "오늘은 기분이 어떠세요?", "왜 여기에 오셨는지 말씀해 주세요.", "어떤 일을 하셨습니까?").

개별 담화 산출 검사. 뇌손상 환자의 담화 산출을 유도하고 점수화할 수 있는 개별화된 절차들이 일부 문헌에 설명되어 있다(Filley, Cranberg, Alexander et al., 1987; Glosser & Deser, 1990; Glosser, Wiener, & Kaplan, 1988; Golper, Thorpe, Tompkin et al., 1980; Hier, Hagenlocker, & Shindler, 1985; Nicholas et al., 1985). 이러한 절차는 순수하게 담화검사라고는 할 수 없다. 그러나 뇌손상 환자의 담화 결함을 평가하고 치료하고자 하는 임상가에게는 소재와 절차가 꽤 유용할 듯하다.

Yorkston과 Beukelman(1980)은 BDAE의 쿠키도둑(그림 5-19)을 이용하여 뇌손상 환자들이 산출하는 정보의 양을 측정할 수 있는 점수체계를 발표하였다. 이 점수체계의 중요한 부분은 Yorkston과 Beukelman이 내용 단위(content unit)라고 부른 것인데, 내용 단위는 BDAE 그림을 보고 정상인 78명 중 적어도 한 명이 언급했던 정보이다.

임상 Tip. Yorkson과 Beukelman의 78명 중 한 명이라는 기준은 내가 보기에는 너무 관대한 기준이다. 78명 가운데 단 한 명이 언급한 정보를 포함하는 것은 내용과 관련이 없거나 중요하지 않은 정보 요소까지 포함할 위험이 있다. 좀 더 엄격한 기준(예: 78명 중 적어도 10명이 언급했다든지)을 적용하는 것이 더욱 타당한 내용 정보 리스트를 제공할 수 있을 것으로 생각된다.

Yorkston과 Beukelman은 1분당 내용 단위 수는 실어증 환자와 정상인 간 구어 능력을 감별해 주는 방법이라고 하였다(실어증 환자는 1분당 내용 단위를 더 적게 산출한다). 또한 Yorkston과 Beukelman은 한 명의 실어증 환자를 대상으로 한 치료 연구에서, 내용 단위 총수와 1분당 내용 단위 수 모두 치료 후 연결발화의 변화를 민감하게 평가해 주는 방법이라고 하였다.

Yorkston과 Beukelman의 내용 단위 측정 방법을 수정 또는 확장한 연구자들이 있다(Golper, Thorpe, Tompkins et al., 1980; Shewan & Canter, 1971). 그러나 내용 단위 측정과 그 변형 방법은 BDAE 쿠키도둑 그림으로 유도된 발화에 대해서만 분석하였기 때문에 적용에 있어 제한점이 있다.

Nicholas와 Brookshire(1995)는 뇌손상 환자의 담화 능력을 평가할 수 있는 표준화된 프로토콜을 발표하였는데, 환자의 발화는 다음과 같은 다양한 자료를 사용하여 유도될 수 있다.

- BDAE와 WAB의 발화 유도 그림(그림 5-19 참조)
- 두 장의 단편 그림. 두 그림에는 하나의 중심 내용이 있고, 그림의 요소들은 서로 연관되어 있어 이야기 같은 상황을 묘사함(그림 5-21).
- 두 장의 연속 그림. 짧은 이야기를 구성해 주는 6장의 그림(그림 5-22)
- 개인적 정보를 물어보는 질문 두 가지(예: "일요일에는 보통 무슨 일을 하는지 말씀해 주세요.", "어디에 사세요?", "그곳에 대해 자세히 말씀해 주세요."). 절차 정보를 물어보는 질문 두 가지(예: "접시를 씻으려면 어떻게 하는지 말씀해 주세요.", "편지를 써서 부치려면 어떻게 하는지 말씀해 주세요.").

Nicholas와 Brookshire는 프로토콜로 유도된 발화 샘플에 대해 단어, 정확한 정보 단위(correct information unit), 주요 개념(main concept)을 측정할 수 있는 규칙을 제시하였다. 정확한 정보 단위는 유도 자극의 그림

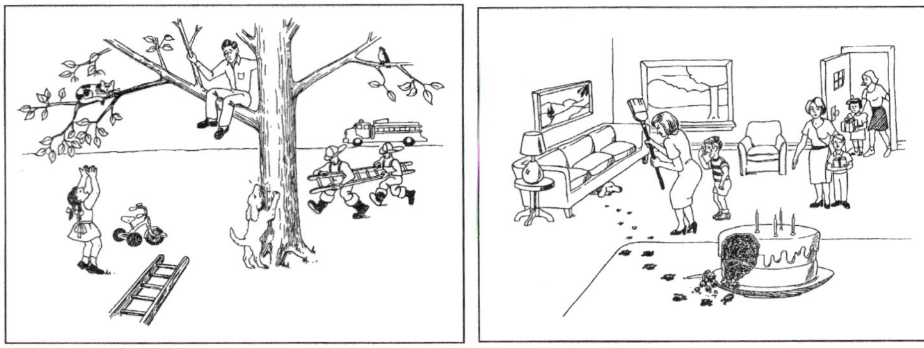

그림 5-21 연결발화 유도 그림

출처: Nicholas LE, Brookshire RH: A system for quantifying the informativeness and efficiency of the connected speech of adults with aphasia. *Journal of Speech and Hearing Research* 36:338-350, 1993.

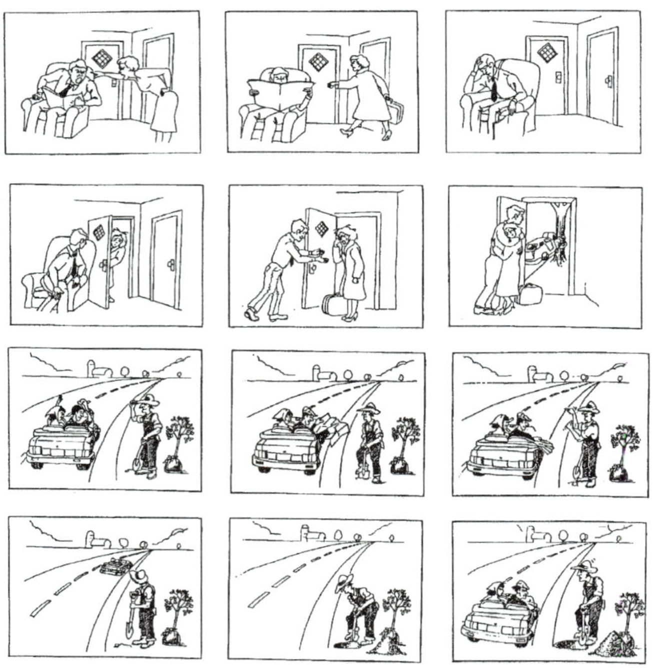

그림 5-22 이야기 말하기 촉진 그림.

출처: Nicholas LE, Brookshire RH: A system for quantifying the informativeness and efficiency of the connected speech of adults with aphasia. *Journal of Speech and Hearing Research* 36:338-350, 1993.

내용에 대해 정보를 제시해 주고, 연관성이 있고, 정확하게 산출된 단어를 의미한다. 주요 개념은 그림 자극에 대한 가장 중요한 정보를 전달해 주는 진술을 의미한다.

Nicholas와 Brookshire(1993)는 1분당 단어 수, 1분당 정확한 정보 단위 수, 정확한 정보 단위 백분율이 실어증과 실어증이 아닌 사람을 변별해 주는 신뢰성 있는 평가 방법이라고 하였다. 이때 구어 속도(1분당 단어 수)와 정보 단위(정확한 정보 단위인 단어의 백분율)를 종합적으로 사용하는 것이 하나의 측정치만 사용하는 것보다 뇌손상 환자의 연결발화 특징을 더 잘 설명할 수 있다고도 덧붙였다. 주요 개념의 경우, 총수는 실어증 환자와 정상인의 발화를 신뢰롭게 변별해 주지 못하였지만, 정확성(accuracy)과 완전성(completeness)은 두 집단 간 발화를 신뢰롭게 변별해 줄 수 있었다(Nicholas & Brookshire, 1993).

Brookshire와 Nicholas(1995)는 또한 뇌손상 환자의 발화에 대해 수행 일탈(performance deviation)이라고 불리는 평가 규칙체계를 제안하였다. 수행 일탈이란 뇌손상 환자의 연결발화를 특이하게 만드는 특성(예: 부정확한 단어, 모호한 단어, 발화 수정)이라 할 수 있는데, 수행 일탈은 아홉 가지 분류체계로 설명된다(표 5-1).

수행 일탈 가운데 몇 가지는 정상인으로부터 실어증 환자를 변별하게 해 준다. 실어증 환자와 달리 정상인에서는 부정확한 단어, 잘못된 시작, 불완전한 단어, 불명료한 산출은 거의 나타나지 않았다. 그리고 정상인은 유창성 실어증 환자보다 불필요한 반복을 훨씬 덜 보이고, 비유창성 실어증 환자보다 '그리고(and)'라는 단어의 사용과 비단어 삽입도 훨씬 적게 보였다. 그러나 불특정 단어, 삽입어, 관련 없는 발화에는 정상인 집단과 실어증 집단 간 유의한 차이를 보이지

표 5-1 수행 일탈 분류체계*

수행 일탈	정의	예시
non-CIU 범주		
부정확한 단어	자극에 대하여 부정확하게 반응하였으며 수정하려는 시도가 없는 경우	(의자를) **책상**이라고 반응함
잘못된 시작	발화 시작을 잘못한 경우 또는 발화를 중간에 포기하는 경우	**의자에… 아니**, 책상에
불필요한 반복	강조나 응집성을 위하여 의도적으로 산출한 경우가 아닌데도 명백하게 단어를 반복한 경우	**위에**… 의자 위에
불특정 단어 또는 모호한 단어	확실한 참조물이 없는 불특정 단어 또는 모호한 단어	**이것** 위에 **그거**(그거에 대한 참조물이 없음)
삽입어	자극에 대한 어떤 정보도 제공하지 않는 무의미한 단어	의자, **그러니까**, 위에
단어 and 사용	and의 모든 사용	소년 **그리고**(and) 의자
과제에서 벗어난 관련 없는 발화	과제나 화자의 수행에 대한 언급	**이거 전에 본 적 있는데.** **이거 잘 모르겠어요.**
비단어 범주		
단어 부분 산출 또는 불명료한 산출	단어의 조각(fragment)을 산출하거나 문맥상 명료한 단어라고 할 수 없는 경우	ㅌ… ㅊ… 책상 **거부니에**
비단어 삽입	'어', '음'과 같은 발화	**음**… 의자에… **어**…

출처: Brookshire RH, & Nicholas LE: Performance deviations in the connected speech of adults with no brain damage and adults with aphsia, *American Journal of Speech-Language Pathology* 4:118-123, 1995.

*굵게 표시된 단어와 비단어만 수행 일탈로 점수화된다.

않았다.

Brookshire와 Nicholas는 뇌손상 환자의 연결발화에서 수행 일탈을 측정하는 것이 의사소통의 정보와 효율성 평가에 유용한 보완적 방법이라고 제안하였다. Brookshire와 Nicholas는 실어증 환자만을 대상으로 연구하였지만, 수행 일탈의 분류체계와 점수체계는 실어증 이외 다른 진단 범주의 뇌손상 환자에게도 적절할 것으로 보인다.

이야기 다시말하기(story retelling)는 뇌손상 환자에서 연결발화를 유도하기 위해 종종 사용되는 방법이다. 이야기 다시말하기는 제시한 이야기를 읽거나 들은 후, 그것을 검사자에게 다시 이야기해 주는 방법이다. 그림 묘사 과제처럼 제시된 그림에 영향을 받지 않고, 신데렐라와 같은 이야기 생성 과제처럼 장기기억과 선행지식을 전제하지도 않는다는 점에서 이야기 다시말하기는 다른 연결발화 유도 절차보다 이점이 있다(Berndt, Wayland & Rochon, 2000). 또한 검사자가 목표 산출 반응을 명확하게 알고 있고 채점 절차도 빠르고 신뢰할 수 있어, 면담이나 "~에 대해 제게 말해 주세요."와 같은 방법보다도 장점이 있다. 이야기는 내용이 정해져 있기 때문에 샘플의 신뢰도가 높을 수밖에 없다. 대체할 수 있는 다른 이야기 자극을 만들 수 있다면, 학습이나 훈련의 영향에 대한 걱정 없이 대체 검사를 사용하면 된다. 무엇보다도 이야기 다시말하기는 이야기를 형성하고 다시말하기 위해 이해뿐만 아니라 인지 및 언어 기제도 요구하기 때문에, 실어증의 전반적 평가로서 유용한 가치가 있다.

그러나 모든 연결발화 유도 절차가 그렇듯이, 이야기

다시말하기 과제 또한 단점도 있고 때로는 장점이 제한 점이 될 수도 있다. 이해, 구어 기억 및 언어 형성에 대한 부담감이 모두 크기 때문에, 담화 구성기술 가운데 어디에 결함이 있는지를 변별해 내기는 쉽지 않다. 그렇기 때문에 만일 임상가의 관심이 이해 및 기억 능력과 별개로 구어 형성 및 산출 능력을 보고자 하는 것이라면, 이해와 기억에 부담이 크지 않은 다른 연결발화 과제를 사용하는 것이 좋을 것이다.

McNeil 등(2002)은 최근에 이야기 다시말하기 과제를 개발하여 표준화하였다. SRP(Story Retell Procedures)라고 하는 이 과제에서는 DCT의 자극을 사용하였다. 앞에서 언급했듯이, DCT는 10개의 이야기 (그리고 2개의 연습 이야기)로 구성되어 있는데, 모든 이야기에 대해 단어 수, 문장 수, 평균 문장 길이, 종속절 수, T-unit 수(주절과 연결 또는 내포된 종속절로 구성된 최소 종결단위. 문장 완성과는 별개로 문법 구문으로 간주할 수 있는 가장 작은 단어그룹을 측정하기 위한 것. 구어와 문어의 전반적 구문 복잡성을 평가하기 위해 널리 사용되는 방법), T-unit 절 비율, 듣기 난이도, 비친숙한 단어 수, 명시적 주제 수, 함축적 주제 수, 명시적 설명 수, 함축적 설명 수와 같은 담화 측면의 중요한 언어적 변인들이 동일하게 통제되었다. 이야기 간 언어적 구성요소가 잘 통제되었기 때문에, McNeil 등은 뇌손상 환자와 일반인의 연결발화 언어샘플을 유도하기 위한 자극으로 DCT 이야기를 선택하였다. SRP는 4개의 이야기 세트가 각각 3개의 하위 이야기들로 구성되어 있다. 이야기 한 세트를 듣거나 읽은 후 환자는 즉시 (대개는 그림 없이) 각 이야기를 자유롭게 다시 말한다. 이 때문에 환자의 반응은 언어적 형태와 양적 면에서 다양할 수밖에 없다.

SRP의 (3개의 하위 이야기로 구성된) 4개 이야기 세트에 대해 언어적 변인의 동질성(Doyle, McNeil, Park et al., 2000), 이해와 다시말하기 수행력에 그림이 기여하는 정도(Doyle, McNeil, Spencer et al., 1998), 타당도(McNeil, Sung, Yang et al., 2007), 정보단위 채점 체계의 신뢰도(Hula, McNeil, Doyle, Rubinsky & Fossert, 2003), 1분당 정보단위 비율에 대한 점수체계의 민감성과 청각기억력의 영향(Brodsky, McNeil, Doyle et al., 2003) 등에 관한 연구들을 찾아볼 수 있다. SRP의 장점은 다시 말한 이야기의 측정에 있어서 다른 유도 절차들보다 사전에 상세하게 정해진 목표를 가지고 있다는 점이다. 이러한 점은 연결발화 샘플의 평가 정확도를 높이는 데에 기여한다. SRP를 실시하는 데에는 이야기를 들려주는데 하위 이야기당 약 2분(한 세트에 총 6분), 다시말하기에 마찬가지로 총 6분 정도의 시간이 요구된다. 이는 많은 실어증 환자의 연결발화 샘플을 타당하고 신뢰할 수 있고 효율적으로 점수화하는 데에 비교적 짧은 시간이라 할 수 있다.

말 유창성

뇌손상 환자의 구어 유창성을 평가하기 위한 몇 가지 방법이 문헌에 제시되어 있다. 표준화되지 않아 검사의 신뢰성에 대해서는 여전히 연구가 되어야 하지만, 어느 정도는 체계적으로 평가할 수 있는 방법이 제시되어 있다. 그보다 먼저 실어증 환자의 언어 특성과 관련하여 '유창성'에 대해 널리 받아들여지는 대표적인 정의는 현재로선 없다는 것을 상기하여야 할 것이다. 실제로 실어증 분류체계에서 '유창성/비유창성'의 타당성에 대해서는 지속적인 논란이 있어 왔다(Kerschensteiner, Poeck & Brunner, 1972; McNeil & Copland, 2011; Poeck, Kerschensteiner & Hartje, 1972). 과제의 복합성으로 인해, 실어증 환자의 '언어' 산출을 기술할 때 사용하는 유창성 지표는 그 타당성과 유용성 면에 있어 제한점이 많다. 특히 환자가 언어 결함뿐만 아니라 감각운동 말산출 결함 및 작업기억력 결함을 동반한 경우, 이 분류체계를 사용하는 진단가는 상당한 어려움에 직면하게 된다. 그럼에도 불구하고 실어증 환자의 말산출이 유창한지, 비유창한지 또는 유창성 정도는 어떠한지로 특징짓는 방법은 이제까지 흔히 사용되어 왔고 앞으로도 계속 사용될 듯하다.

Wagenaar 등(1975)은 뇌손상 환자의 연결발화의 다양한 특징을 양적으로 측정할 수 있는 30가지 평가 방법을 기술하였다. 그들의 결론에는 다음 사항들이 포함되어 있다.

- 말산출에 근거하여 실어증 환자를 분류할 수 있는 가장 유용한 측정 방법은 유창성이다.
- 발화 속도(speech tempo: 1분당 발화된 단어의 수)

와 평균 발화 길이에 의해 비유창성과 유창성 환자로 분류할 수 있다

- 전보식 발화(telegraphic speech)와 의미 없는 발화(empty speech)는 별개의 증후군에서 나타난다.
- 문법 오류와 조음 오류는 별개의 요인을 반영하고, 반드시 유창성과 관련이 있는 것은 아니다.

Wagenaar와 동료들의 절차는 임상 현장에서 일상적으로 사용하기는 어렵다. 그렇지만 그들이 제안한 측정 리스트는 뇌손상 환자의 자발화를 분석하기 위한 절차를 발전시키는 데에 도움이 될 것이다.

말명료도

일측 뇌손상에 의한 신경학적 언어장애 환자의 발화는 비록 내용 면에서 비정상적일지라도 비교적 명료한 편이다. 그렇기 때문에 말명료도(intelligibility) 평가는 대개 이와 같은 환자들에 대한 평가에서 중요한 부분은 아니다. 만일 말명료도 평가에 관심이 있다면, 마비말장애 구어의 말명료도 평가(Assessing Intelligibility of Dysarthric Speech; Yorkston & Beukelman, 1981)를 참고하면 될 것이다(13장 참고).

쓰기 표현

종합적 언어검사 내 쓰기 소검사

주요 종합적 언어검사는 모두 여러 단계의 쓰기 표현력(written expression) 소검사를 포함하고 있지만, 뇌손상 환자의 쓰기 능력을 평가하는 표준화된 개별 검사는 현재로서는 없다. 종합적 언어검사 내 쓰기 하위검사는 자동구 쓰기, 베껴 쓰기, 받아쓰기, 자발적 쓰기의 네 단계를 평가해 준다. 그러나 단계 내에서 검사 내용 간 어느 정도 차이가 있고, 어떤 종합검사는 다른 검사에서는 볼 수 없는 형태의 쓰기 하위검사를 포함하기도 한다.

자동구 쓰기(generating automatized sequences) 소검사에서는 환자로 하여금 오랫동안 학습된 구(대개는 알파벳과 1부터 20까지의 숫자, 간혹 환자의 이름)를 쓰도록 한다. 환자의 반응을 점수화하는 방법은 검사마다 다르지만, 대개의 경우 철자 오류, 생략, 위치 전환(transposition), 불명료한 산출 등을 점수화한다. 자동구 쓰기는 대부분의 뇌손상 환자에게 가장 쉬운 과제이다. 다른 것은 잘 쓰지 못하더라도 연속되는 숫자나 철자는 쓸 수 있는 경우가 많다. 간혹 뇌손상 환자가 철자나 숫자를 쓰지 못하더라도 자신의 이름은 거의 힘들이지 않고 유창하게 쓸 수 있는 경우가 많은데, 이름으로 서명하는 것은 대부분의 성인들에게 가장 자동화된 활동이기 때문이다.

임상 Tip. 간혹 검사자의 지시에 따라 숫자나 철자, 자기 이름을 쓰지 못하는 환자의 경우에도 숫자나 철자의 첫 부분 몇 개를 써 주면 과제를 완수하는 것을 볼 수 있다. 검사자가 첫 부분을 시작해 준 후 자동화 구를 완성하는 것은 검사자의 요구에 따라 그것을 스스로 산출하도록 하였을 때 전혀 반응하지 못하던 환자들에게도 매우 쉬운 활동인 경우가 많다.

베껴 쓰기 소검사는 기하학적 형태, 상징, 철자, 단어나 구를 베끼도록 하는 과제이다. 뒤쪽 뇌손상 환자는 베껴 쓰기 소검사에서 특히 어려움을 보이곤 하는데, 아마도 이것은 시지각 능력과 시각적 변별 능력의 손상으로 인한 것으로 보인다. 뇌손상 환자는 대개 형태, 상징, 숫자와 같은 단순한 자극에는 별다른 어려움을 보이지 않다가 단어나 구를 베껴 쓰게 하면 철자 오류, 구문 오류, 단어 대치가 나타나는 등 수행력이 떨어진다. 주로 쓰는 손에 약화나 마비가 있는 경우에도 베껴 쓰기 과제의 물리적 어려움 때문에 검사에서 왜곡된 양상을 보일 수 있다.

받아쓰기 소검사는 대개 철자, 단어, 문장의 순서를 따른다. 즉, 처음에는 철자를, 그다음에는 단어를, 그러고 나서 문장을 받아쓰도록 한다.

철자, 숫자 받아쓰기 소검사에서는 환자에게 검사자가 불러 주는 비연속적인 철자나 숫자(예: R… C… Y… M… G…)를 쓰도록 한다. 검사자는 각 숫자나 철자 사이에 간격을 두어 환자로 하여금 그것을 받아쓸 시간을 제공한다. 간혹 검사자는 큰 소리로 단어의 철자를 말하기도 하는데, 각 철자 뒤에는 일정한 간격을 두어 환자에게 받아쓸 시간을 준다(예: T… O… O… T… H… B… R… U… S… H).

임상 Tip. 때로 검사자는 환자가 각 철자를 쓸 시간을 충분히 기다리지 않고 1초에 한 자씩 큰 소리로 말하면서 단어 철자를 모두 부르기도 한다. 이러한 검사는 단어를 재인하고 기억하고 있는 철자를 쓸 수 있는 환자에게는 문제가 되지 않지만, 청각적 보유 폭에 결함이 있는 환자에게는 매우 어려운 과제이다.

대부분의 종합적 언어검사에는 받아쓰기 소검사가 포함되어 있다. 목표단어가 포함된 구를 불러 주는 경우도 있는데, 이때 검사자는 목표단어를 강조하고 반복한다(예: "나는 치과에 갔다. '갔다'를 쓰세요."). 그렇지만 검사 절차를 간단하게 설명한 후 목표단어를 한 번씩만 불러 주는 경우가 더 많다(예: "이제 단어를 한 번에 하나씩 불러 주겠습니다. 불러 주는 단어를 써 주세요. '바나나'를 써 보세요."). 받아쓰기 검사는 주로 철자 쓰기 능력을 검사하는 것이지만, 청각 보유 능력 결함, 시지각 능력 결함, 사지 약화나 부전 등에 의해 영향을 받을 수도 있다.

임상 Tip. 주어진 단어로 문장 만들어 쓰기 검사의 난이도는 주어지는 자극어에 영향을 많이 받는다. 뇌손상 환자에게(비뇌손상 정상인에게도) 자극어가 형용사, 부사, 전치사, 기능어일 때보다 명사나 동사일 때 문장을 쓰는 것이 더 쉽다. '남자'라는 단어를 사용하여 문장을 짓는 것은 '느리게'라는 단어를 사용하는 것보다 인지적으로 덜 부담되는 과제이다.

대부분의 종합적 언어검사에는 받아쓰기 이외에 환자 스스로 쓰는 소검사가 포함되어 있다. 뇌손상 환자에게 가장 쉬운 과제는 그림이나 사물을 보여 주고 그것의 이름을 쓰게 하는 대면이름 쓰기 하위검사이다. 일부 종합검사는 자발적 문장 만들기 검사, 예를 들면 몇 개의 특정 단어를 포함하여 문장 만들기(예: '작은', '소년', '개'라는 단어를 사용하여 문장 만들기) 또는 일상 사물의 기능을 설명하는 문장 만들기(예: 연필은 어떨 때 사용하는 것인지 문장으로 써 보시오.)를 포함하기도 한다. 어떤 종합검사에는 그림 설명하기에서 사용하였던 그림 자극에 대해 문단을 만들어서 써 보도록 요구하기도 한다(이 소검사에 대해서는 그림 5-19 참조).

대부분의 뇌손상 환자에게 단어와 문장을 받아쓰는 것은 스스로 내용을 만들어서 쓰는 것보다 더 쉬운 과제이다. 그러나 일부 환자는 검사자가 불러 주는 것을 그대로 받아쓰는 제약적인 상황보다, 자유롭게 자신이 쓰고 싶은 단어와 문장을 사용하여 자신의 생각과 아이디어를 적어 보도록 하였을 때 수행력이 더 좋은 경우도 있다.

쓰기 표현 개별 검사

뇌손상 환자의 언어 평가에 사용되는 개별 쓰기 검사는 거의 없다. 아마도 그 이유는 종합적 언어검사 내 소검사만으로도 임상 목적을 대부분 만족시키기 때문인 듯하다. Wide Range Achievement Test(Wilkinson, 1993)와 같은 철자 쓰기 소검사가 뇌손상 환자의 철자 쓰기 능력을 평가하기 위해 사용되곤 한다. 이 검사는 환자의 철자 쓰기 학년 수준을 측정하고 쓰기 수행력의 백분위 수준을 파악하게 해 준다. 그러나 실어증 환자의 수행력을 학년 수준으로 파악하는 것은 결함의 근원을 진단하거나 치료 가설을 세우는 데에는 별로 의미 있는 정보를 제공해 주지 못한다.

언어 화용

종합적 언어검사는 언어의 내용과 구조에 주로 초점을 두고 있기 때문에, 일상생활의 의사소통에서 언어가 어떻게 사용되는지, 즉 **화용적** 언어 측면에 대해서는 정보를 거의 제공해 주지 못한다. 언어 **화용**(language pragmatics)은 사회적 상호작용을 위한 의사소통에서 개인의 생각, 아이디어, 바람, 의견, 의도 등을 주고받기 위해 언어가 어떻게 사용되는지에 대한 것이다. 언어 화용 영역은 다음과 같은 것을 포함한다.

- 화행(speech acts). 인사하기, 주장하기, 질문하기, 부정하기, 요구하기, 정보 제공하기
- 사회적 행동(social behaviors). 얼굴 표정, 자세, 몸짓, 눈 맞춤, 소통 주고받기
- 대화 행동(conversational behaviors). 상호작용 시작하기, 화제 유지하기, 대화단절 수정하기
- 대화 규칙과 관습(conversational rules and conventions). 정보성, 효율성, 진실성, 관련성, 명료성

일부 학자는 간접 요구, 유머, 풍자, 은유와 같은 함축적 의미 파악하기, 모호성 해결하기, 추론하기 등의 수용 기술(receptive skills)을 언어 화용에 포함하기도 한다.

화용 언어 기술을 평가하는 것은 쉽지 않다. 표준화된 화용 언어검사가 몇 개 있는데, 그중 44개의 항목으로 이루어진 화용 언어검사(Test of Pragmatic Language, TOPL; Phelps-Terasaki & Phelps-Gunn, 1992)는 물리적 환경, 청중, 주제, 목적, 시각적 몸짓 단서, 추상관념의 여섯 가지 화용 언어영역을 평가한다. 그러나 Adams(2002)는 TOPL에 대해 "TOPL은 화용의 범위를 넘어선다. 복잡한 어휘, 의미, 구어적 사고력 요소를 결합하는 고차원 언어 능력을 평가하는 것에 더 가깝다."라고 언급하였다. 표준화된 화용 언어검사도구는 주로 함축적 의미 파악, 추론하기, 모호성 해결하기, 이야기 만들기에 초점을 두고 있고, 사회적 상호작용 측면은 다루지 않는 경우가 많다.

사회적 상호작용 능력은 사회적 상호작용 상황에서만 관찰 가능하다. 모든 대화 참여자는 다른 참여자의 행동에 영향을 받기 때문에 사회적 상호작용은 유동적이고 자발적이다. 따라서 발생 가능한 화용적 행동들을 모두 다루어 주는 표준화 검사를 만드는 것은 매우 어렵거나 불가능하다. 표준화 검사는 검사자에게 효율적인 평가 방법을 제공하고 개인의 수행력을 규준 집단과 비교할 수 있다는 장점이 있다. 그렇지만 언어 화용의 경우 그것이 실제로 일어나는 자연스러운 맥락과 별개로, 행동을 정량적으로 측정하는 절차에 의해서는 평가가 불가능할 것이다.

화용 행동 체크리스트가 종종 표준화 검사의 대안책으로 제시된다. 체크리스트를 통해 개인의 화용 행동을 기술하고 수량화하고 범주화할 수 있다. 이런 체크리스트는 행동의 다양한 범주(예: 화행, 사회적 행동, 대화 행동)에 대해 개인이 보이는 화용 행동 프로파일을 얻을 수 있게끔 구성되어 있다. Prutting과 Kirchner의 화용 프로토콜(Pragmatic Protocol; Prutting & Kirchner, 1987)은 많이 사용되는 체크리스트이다. 화용 프로토콜에서는 익숙한 대화 상대방과 대화를 하는 15분 동안 환자가 부적절한 화용 행동을 보이면 그것을 점수화한다. 부적절한 화용 행동은 화행, 주제 유지, 대화 주고받기, 의사소통 유형과 같은 언어 측면(verbal aspects), 음성 크기, 음질, 운율, 유창성과 같은 준언어적 측면(paralinguistic aspects), 신체적 접근, 자세, 눈 맞춤과 같은 비언어 측면(nonverbal aspects)을 나타내는 30개의 범주 가운데 하나로 분류된다(그림 5-23).

환자가 동일한 범주에 대해 적절한 행동을 여러 번 하였더라도 일단 한 번이라도 부적절한 행동을 보이면 결함으로 분류되기 때문에, 화용 프로토콜의 채점 방법은 결함을 과대평가하는 경향이 있다. 부적절한 행동을 단 한 번이라도 하면 점수가 깎이는 반면, 동일한 범주의 적절한 행동에 대해서는 아무리 많이 나타나더라도 점수를 얻지 못한다.

화용 프로토콜 출판본은 문제를 확인하는 선별검사 도구로 주로 사용되는데, 이 경우 더욱 자세한 평가를 위해 적절한 행동과 부적절한 행동을 수치화하여 평가하는 절차가 뒤따라야 할 것이다. Prutting과 Kirchner도 화용 프로토콜은 부적절한 화용 행동에 초점을 두고 있기 때문에, 환자의 화용 능력 평가를 위해서는 화용 프로토콜로 환자 수행력을 확인한 후 더욱 자세한 평가절차가 뒤따라야 한다는 점에 동의하였다. 또한 Prutting

일반 개념 5-4

- 언어 화용은 사회적 맥락 안에서 언어가 어떻게 사용되고 화자의 생각과 의도가 어떻게 전달되는지에 대한 것이다.
- 언어 화용은 화행, 사회적 행동, 대화 행동, 대화 규칙과 관습을 포함한다.
- 표준화된 화용 언어검사는 비언어적 의미 해석, 추론하기, 모호성 해결하기, 이야기 만들기에 초점을 두고 있고, 사회적 상호작용 영역은 다루고 있지 않다. 대부분의 표준화된 화용 언어검사는 화용 행동이 일어나는 자연스러운 맥락과는 별개로 검사를 진행한다.
- 화용 프로토콜과 같은 체크리스트와 평정척도가 표준화 검사의 대안책으로 제안된다. 화용 언어 평정척도 중에는 우뇌손상 환자를 대상으로 제작된 검사도 있지만, 이것을 다른 유형의 뇌손상 환자에게 실시해도 된다.

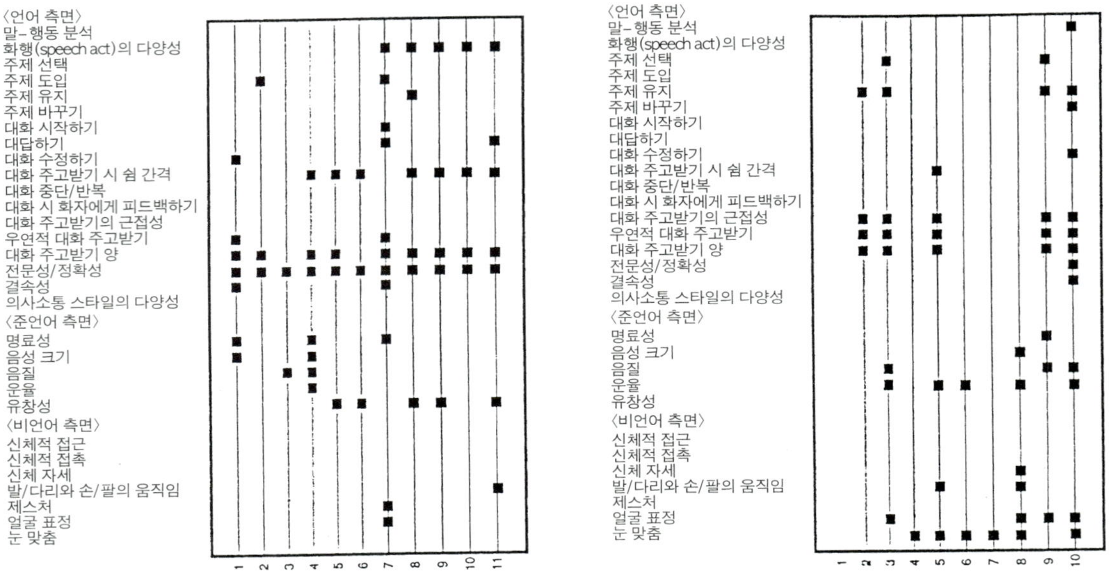

그림 5-23 좌뇌손상 환자와 우뇌손상 환자의 화용 프로토콜 수행 패턴. 좌뇌손상 환자는 구어에 쉼 간격 두기, 구어 양, 구어 간결성, 특정성(specificity), 정확성에 결함을 보이는 경향이 있다(왼쪽). 우뇌손상 환자는 의사소통의 접근성(adjacency), 우발성(contingency), 의사소통 양, 의사소통 간결성, 운율, 응시에 결함을 보이는 경향이 있다(오른쪽).

과 Kirchner는 일상생활의 상호작용 시 부적절한 행동의 잠재적 영향력을 파악하기 위해서도, 더 자세한 평가절차가 뒤따라야 한다고 권고하였다.

화용 언어를 평가하는 평정척도(rating scales)는 우뇌손상 환자를 평가하도록 고안된 몇몇 검사에 수록되어 있다[예: Right Hemisphere Language Battery(RHLB; Bryan, 1989), Rehabilitation Institute of Chicago Evaluation of Problems in Right-Hemisphere Dysfunction-Revised(RICE-R; Halper, Cherney, Burns와 동료들, 1996)]. RHLB와 RICE-R은 제10장에 설명되어 있다. 이러한 평정척도들은 다양한 신경학적 질환으로 인한 언어장애 환자의 의사소통 기술을 평가하는 데에 유용할 것이다.

표준화 실어증 검사

언어 평가는 몇 년 동안 주로 종합적 언어검사에 의해 이루어져 왔다. 종합적 언어검사는 다양한 수준의 난이도에서 주요 입력과 출력 양식의 언어이해와 언어 산출을 평가해 주는 소검사들로 이루어진 종합적 세트라고 할 수 있다. 대부분의 종합적 언어검사는 실어증 환자를 위해 고안된 것이지만, 다른 언어-의사소통장애 환자의 언어 수행을 평가하는 데에도 사용되어 왔다. 일부 검사는 우뇌손상 환자나 치매 환자 등에 대해서도 규준을 제공하고 있다.

뇌손상 환자의 언어 능력을 더욱 심층적으로 평가하기 위해서는, 여러 언어 기술에 대해 다양한 수준을 다루어 주는 포괄적인 검사가 필요하다. 표준화 실어증 검사는, 검사마다 다루는 언어 기술의 종류가 다르고 각 기술을 평가해 주는 정도도 다양하지만, 모두 심층적 언어 평가를 위해 고안된 것이다. 주요 표준화 검사들은 내용은 유사하지만, 검사 목적, 점수체계, 해석방법에 차이를 보인다. 다음은 미국에서 보편적으로 사용되는 표준화 실어증 검사와 각 검사 간 차이점을 정리해 놓은 것이다.

미네소타 실어증 감별진단 검사

미네소타 실어증 감별진단 검사(Minnesota Test for Differential Diagnosis of Aphasia, MTDDA; Schuell, 1965)는 실어증 평가에 있어 선구적인 검사도구이다. MTDDA는 오류에 대한 양적 측정뿐만 아니라 반응에

일반 개념 5-5

- 종합적 언어검사는 말하기, 청각적 이해력, 읽기, 쓰기에 대한 전반적인 인상을 제공한다. 대부분의 검사는 임상가가 장애를 확인하고 치료 계획을 세우는 데에 도움이 된다. 어떤 검사는 진단을 하고 예후를 예측하는 데에도 도움이 된다.
- 종합적 언어검사는 보통 뇌손상 환자의 쓰기 능력 검사를 포함하는데, 검사 방법은 자동구 쓰기, 베껴 쓰기, 받아쓰기, 자발적 쓰기의 형태로 이루어진다. 이 중 베껴 쓰기는 일반적으로 받아쓰기보다 뇌손상 환자에게 더 쉽다. 그리고 대부분의 뇌손상 환자는 자발적 쓰기보다 받아쓰기의 수행력이 더 좋다.
- 미네소타 실어증 감별진단 검사(MTDDA)는 47개의 소검사로 이루어져 있고, 실시하는 데에 3~6시간이 소요된다. MTDDA를 실시하여 환자를 5개의 주요 실어증 범주 또는 2개의 소수 실어증 범주로 분류할 수 있다.
- Porch 의사소통능력 지표(PICA)에서는 동일한 10개의 검사 자극이 18개의 소검사 모두에 사용된다. 16가지 범주 양원 점수체계를 사용하여 반응을 점수화한다. PICA는 환자의 수행력을 도표화하고 회복 정도를 예측할 수 있는 여러 절차를 제공한다.
- 보스턴 실어증 진단 검사(BDAE)의 표준검사는 27개의 소검사로 이루어져 있고 소요 시간은 1~5시간이다. 21개의 소검사로 이루어진 간략형 검사는 1시간 정도 소요된다. BDAE 결과에 근거하여 환자를 전통적인 신경진단학적 실어증 유형으로 분류할 수 있다. 또한 다양한 과제에 대한 환자의 수행력도 평가할 수 있다.
- 웨스턴 실어증 검사(WAB)는 BDAE와 유사한 점이 많지만, 더 짧고 심리측정학적으로 더 정교하다. WAB 결과에 근거하여 환자를 분류학적 절차에 근거한 전통적 실어증 유형으로 분류할 수 있다.

대한 질적 측정의 중요성을 강조한 최초의 검사 중 하나이다. MTDDA는 다음과 같은 점들을 고려하여 개발되었다.

- 모든 언어 양식에서 실어증 환자의 수행 차이를 파악한다.
- 각 언어 양식 내에서 점진적으로 어려워지는 과제들을 포함한다.
- 언어 수행의 기저 처리과정을 파악하기 위해 다양한 비언어 과제를 포함한다.
- 뇌손상에 의한 임상 증후군을 확인하기에 충분할 정도로 포괄적이고 심층적인 검사이다.

MTDDA는 가장 심층적이고 가장 시간이 오래 걸리는 표준화 실어증 검사 중 하나이다. 47개의 소검사들은 청각 결함(9개 소검사), 시각 및 읽기 결함(9개 소검사), 구어 및 언어 결함(15개 소검사), 시각운동 및 쓰기 결함(10개 소검사), 수 관계 및 산술처리 결함(4개 소검사)의 다섯 가지 세션으로 나뉜다. MTDDA는 소검사 간 항목 수와 난이도가 모두 다르다. 소검사 내의 항목 수는 5개에서 32개까지 다양하다. 어떤 경우에는 하나의 소검사에서 다른 소검사로 넘어가면서 난이도가 높아지기도 한다. 또 어떤 경우에는 소검사 간 항목의 난이도가 거의 유사하기도 하다. MTDDA 전체를 실시하고 채점하려면 시간이 많이 소요되기 때문에(3~6시간), 시간 여유가 없는 임상가(대부분의 임상가)는 전체 검사를 다 실시하지 않는다.

Schuell(1957)은 MTDDA 간략형 검사의 필요성을 인지하여, 1957년에 MTDDA 절차를 간소화한 기초선-최고한계선(baseline-ceiling) 절차를 제안하기도 하였다. 검사자는 먼저 각 수행 세션(듣기, 말하기, 읽기, 쓰기, 계산하기)에 대해 환자의 가능한 수행 수준을 측정한다. 그러고 나서 특정 수행 세션(예: 듣기)에서 하나 이하의 오류를 범할 것으로 여겨지는 소검사 중 가장 어려운 소검사부터 검사를 시작한다. 만일 환자가 이 소검사에서 하나 이상의 오류를 범하면, 오류를 전혀 범하지 않을 때까지 더 쉬운 소검사로 검사를 진행한다. 이 과정은 환자의 기초선을 정하기 위한 절차이다. 그 다음에는 환자가 90%의 오류를 보일 때까지, 즉 최고한계선에 도달할 때까지 더 어려운 소검사로 검사를 진행한다. 이 절차가 모두 끝나면 다음 세션으로 넘어간다.

임상 Tip. Schuell의 기초선-최고한계선 절차는, 너무 쉬우면 환자들이 오류를 보이지 않고 너무 어려우면 환자들이 오류만 보이기 때문에, 이것을 피하기 위해 많은 임상가가 검사를 간소화하고자 통상적으로 사용하는 절차와 비슷하다. 오류를 하나도 보이지 않거나 오류만 보이는 검사의 결과는 환자의 언어처리 결함의 본질에 대해 의미 있는 정보를 제공하지 못한다.

MTDDA 검사 항목의 반응은 +, −(맞았는지 틀렸는지)로 표기하도록 되어 있다. 예외적으로 2개의 소검사(문자 단어와 그림 짝짓기, 문자 단어와 구어 단어 짝짓기)에서는, 오류에 대해 의미 오류, 청각 오류, 시각 오류, 비관련 반응으로 분류하게 되어 있다.

MTDDA는 환자의 수행에 대한 해석 절차에는 표준화된 방법을 제공하지 않고 있다. 검사 매뉴얼에는 50명의 정상인과 일곱 범주의 실어증 집단(주요 실어증후군 5, 소수 실어증후군 2)에 대한 평균 점수, 표준편차, 소검사별 오류 백분위수가 제시되어 있다. 규준 실어증 집단의 수는 31명부터 157명까지 소검사마다 다양한데, 대부분은 75명 정도이다. 검사 매뉴얼에는 해당 환자가 어떠한 실어증 집단에 속하는지 판단할 수 있도록 증상 목록과 함께 가장 변별적인 검사들이 무엇인지를 제시하고 있지만, 이 절차가 표준화되고 신뢰도가 확립된 것은 아니다. MTDDA에서 제시하는 일곱 범주의 실어증 집단은 다음과 같다.

- 단순한 실어증
- 시각 결함을 동반한 실어증
- 감각운동 결함을 동반한 실어증
- 광범위한 뇌손상을 동반한 실어증
- 회복이 어려운 실어증
- 소수 실어증후군 A: 부분적인 청지각 결함을 동반한 실어증
- 소수 실어증후군 B: 지속적인 마비말장애를 동반한 실어증

MTDDA 매뉴얼에는 일곱 범주의 실어증 집단에 대해 예측 가능한 회복 양상을 전반적으로 기술해 놓았을 뿐, 표준화된 예후 판단 절차는 제시되어 있지 않다. 환자를 진단 범주에 분류하는 것이 주관적 절차로 진행되기 때문에 검사자의 재량에 상당히 의존하게 되어 있어, MTDDA의 경우 신뢰성이 문제가 되지 않을 수 없다. MTDDA 매뉴얼에는 결함 양상을 프로파일링하는 절차에 대해서도, 전체 검사와 소검사에 대한 백분위수에 대해서도 언급이 되어 있지 않다. 단지 Schuell 등(1964)의 연구에 MTDDA에 대한 통계 자료 일부가 제시되어 있을 뿐이다. 뿐만 아니라 MTDDA 매뉴얼에는 검사자간 신뢰도나 환자 분류 절차에 대한 신뢰도도 언급되어 있지 않다.

MTDDA는 다소 시대에 뒤처진 감이 있다. 검사 시간이 너무 길고 측정의 객관성 면에 있어 제한점이 많기 때문에 점차 잘 사용되지 않고 있다. MTDDA 중 일부 소검사는 현재에도 상당히 많이 사용되고 있지만, MTDDA 전체를 모두 실시하는 임상가는 거의 없는 듯하다.

Porch 의사소통능력 지표(PICA)

Porch 의사소통능력 지표(Porch Index of Communicative Ability, PICA)는 다음 사항을 충족시키기 위해 고안되었다.

"환자의 의사소통능력을 민감하고 신뢰성 있게 측정할 수 있는 검사도구의 필요성이 부각되었다. 그러한 도구를 사용할 때, 검사자는 비로소 치료, 약물, 수술, 시간 경과, 의사소통에 대한 무수한 여러 변수에 따른 효과를 측정할 수 있을 것이다"(Porch, 1981).

PICA는 다른 실어증 검사도구와 여러 가지 면에서 다르다. 18개의 소검사가 모두 180개의 항목으로 이루어져 있는데, 이것은 가장 짧은 실어증 검사 중 하나이다. PICA로 실어증 환자를 평가하는 데에 보통 1시간 정도 소요된다. PICA는 동일한 10개의 검사 자극(볼펜, 연필, 성냥, 담배, 열쇠, 동전, 칫솔, 빗, 포크, 칼)이 18개의 소검사 모두에서 사용된다는 점에서 다른 실어증 검사와 차이가 있다. PICA는 실시 순서에도 다른 실어증 검사와 차이가 있다. 다른 실어증 검사에서는 다른 의사소통능력(예: 듣기, 읽기, 말하기, 쓰기) 각각을 그룹지어 검사를 진행한다. 그러나 PICA는 이전 항목이 이후 항목에 정보를 제공할 가능성을 최소화하도록 소검사 순서를 배치하였다. 예를 들어 따라말하기 과제인 소검사 12가 이름대기 과제인 소검사 4보다 앞서 실시된다면, 환자의 이름대기 수행력은 소검사 12에서 검사자가 따라말하기를 유도하기 위해 불러 주었던 자극에 의해 촉진될 수 있다.

검사 순서에 있어 PICA의 또 다른 특징은 소검사가 점차적으로 쉬운 과제 순으로 배열되었다는 점이다. 그

표 5-2 PICA에서 사용되는 16개 범주, 양원 점수체계

점수	단계	설명
16	복잡한 반응	검사 항목에 대한 자발적이고 정확하고 유창하고 정교한 반응.
15	완전한 반응	검사 항목에 대한 완전하고 정확하고 유창한 반응.
14	왜곡을 동반한 완전한 반응	검사 항목에 대한 완전하고 정확한 반응. 그러나 어렵게 산출함.
13	지연을 동반한 완전한 반응	검사 항목에 대한 완전하고 정확한 반응. 그러나 반응이 유의하게 느리거나 지연됨.
12	불완전한 반응	검사 항목에 대한 정확한 반응. 그러나 완전하지는 않음.
11	지연을 동반한 불완전한 반응	검사 항목에 대한 정확하지만 불완전한 반응. 그리고 반응이 유의하게 느리거나 지연됨.
10	반응 수정	오류 반응 후, 요구에 의해 또는 잠시 동안의 지연 후, 자가 수정하여 정확한 반응을 함.
9	반복 동반	환자가 요구하거나 얼마간의 반응 지연 후, 검사자가 지시문을 반복해 주면 정확한 반응을 함.
8	단서 동반	단서, 추가 정보, 다른 검사 항목에 의한 촉진을 통하여 정확한 반응을 함.
7	관련 반응	목표 반응에 상당히 근접하지만 부정확한 반응.
6	오류 반응	검사 항목에 대한 부정확한 반응.
5	명료한 반응	명료한 반응이지만 검사 항목과 관련이 없는 반응. 예를 들어 보속 증상, 자동 반응, 모르겠다고 말하는 등의 표현.
4	불명료한 반응	불명료한 반응. 그러나 그 반응이 해당 검사 항목에서만 나타남.
3	최소 반응	모든 검사 항목에 획일적이고 불명료한 반응.
2	주의 기울임	검사 항목에 주의를 기울이지만 반응은 하지 못함.
1	반응 없음	검사 항목을 인식하지 못한 것으로 보임.

출처: Porch BE: *Porch Index of Communicative Ability*, ed 4, Albuquerque, NM, 2001, Pica Programs.

렇기 때문에 피험자는 검사 시작부터 실패를 하여 낙담하기도 한다. 그러나 Porch(1981)는 "점진적으로 복잡성을 낮추거나 정보의 양을 증가시키는 순서로 검사를 실시하면, 검사가 진행됨에 따라 성공할 가능성이 더 커지기 때문에 피험자는 더욱 동기부여가 된다."라고 언급하였다.

또한 PICA는 검사 절차의 조건에 있어서도 다른 표준화 실어증 검사도구와 차이를 보인다. 검사자는 환자에게 모든 소검사의 지시문을 한 어절씩 명확하게 전달하여야 하며, 검사자가 지시문을 반복해서 알려 주거나 촉진과 단서를 줄 수 있는 상황이 명시적으로 규정되어 있다. 환자의 모든 반응은 16가지 범주에 대해 양원 체계로 점수화된다(표 5-2). 구별 기호를 표시(동그라미, 네모, 세모를 점수 옆에 표시하기, 점수 위에 표시하기, 위첨자로 표시하기)하여, PICA 점수에 대한 보충 설명을 추가함으로써 16가지 범주 점수체계를 보완하고 있다(예: 점수 옆에 네모 표시를 하는 것은 환자의 말운동이 왜곡되어 산출되었다는 것을 의미한다). 검사 실시와 채점 절차가 복잡하기 때문에 초보자들은 PICA를 실시하고 채점하기에 앞서 훈련을 받아야 한다. 엄격하게 통제된 실시 방법 및 채점 절차와 더불어 임상가 훈련을 실시하도록 하는 것은 임상가와 임상 기관 간 신뢰도를 높이는 데에 기여한다.

PICA는 전체 평균 점수뿐만 아니라, 쓰기, 베껴 쓰기,

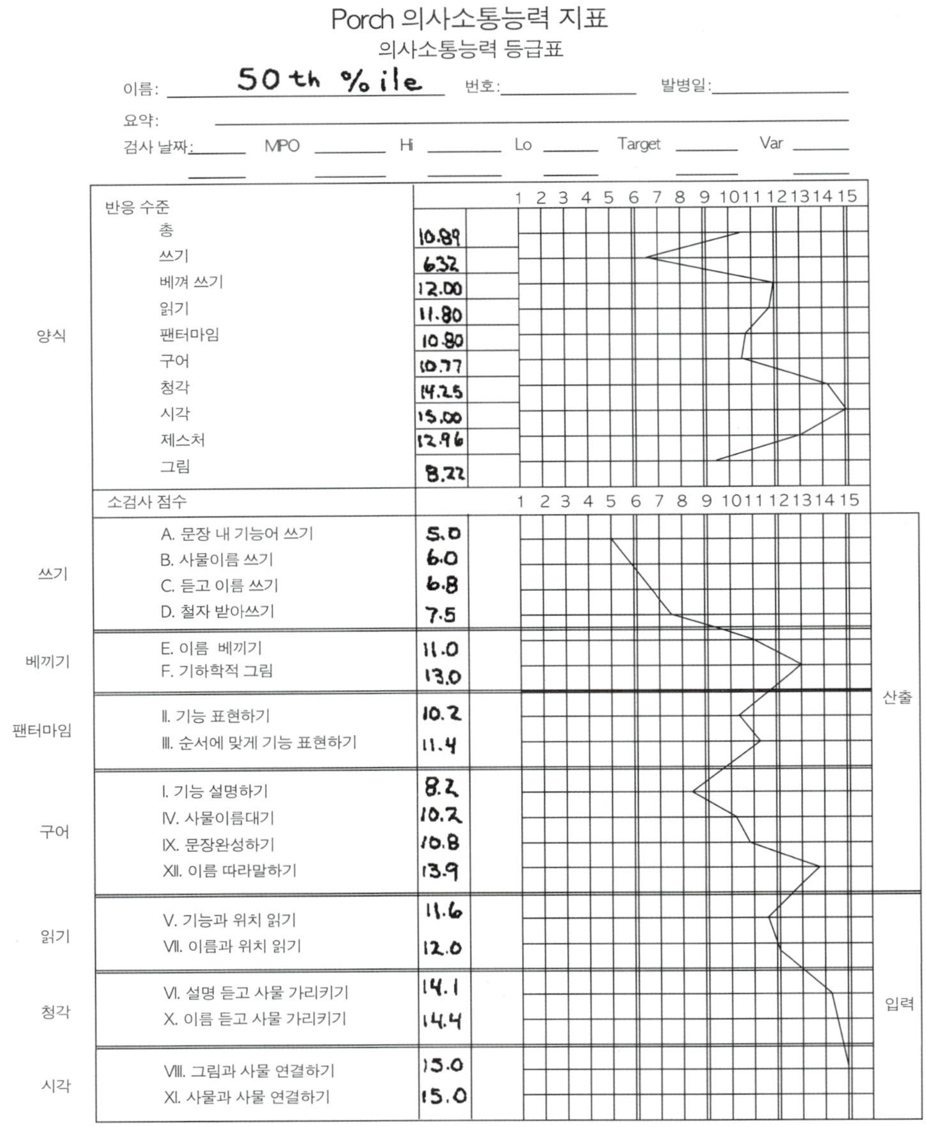

그림 5-24 중등도 실어증 환자에 대한 Porch 의사소통능력 지표(PICA)의 의사소통능력 등급표. 16가지 범주 점수체계를 사용한 평균 점수가 표의 중간 칸에 기록되어 있고 오른쪽 칸에 그래프로 그려져 있다.

출처: Porch BE: *Porch Index of Communicative Ability*, ed 4, Albuquerque, NM, 2001, Pica Programs.

읽기, 몸짓하기, 구어 검사, 청각검사, 시각검사 등 각각의 양식에 대한 평균 점수도 계산할 수 있다. 각 양식별로 소검사들이 세분화되어 있는 의사소통능력 등급표(Rating of Communicative Ability Form)(그림 5-24)에 점수를 기록하여 환자의 수행 프로파일을 얻을 수 있다. 이 프로파일을 등급 반응 요약표(Ranked Response Summary graph)(그림 5-25)에 옮겨 적는다. 요약표에서는 페이지의 오른쪽으로 갈수록 소검사의 난이도가 낮아진다. 시간 경과에 따른 환자 수행력의 변화는 실어증 회복 곡선표(Aphasia Recovery Curve form)(그림 5-26)에 기록된다. 이 곡선표에서는 전체 백분위수와 소검사 간 점수 편차를 그래프로 알아볼 수 있다.

PICA에는 357명의 좌뇌손상 환자, 96명의 우뇌손상 환자, 100명의 양뇌 손상 환자로부터 얻은 규준이 제시되어 있다. 그리고 Duffy 등(1976)은 130명의 비뇌손상 정상인의 집단의 규준을 발표하였다.

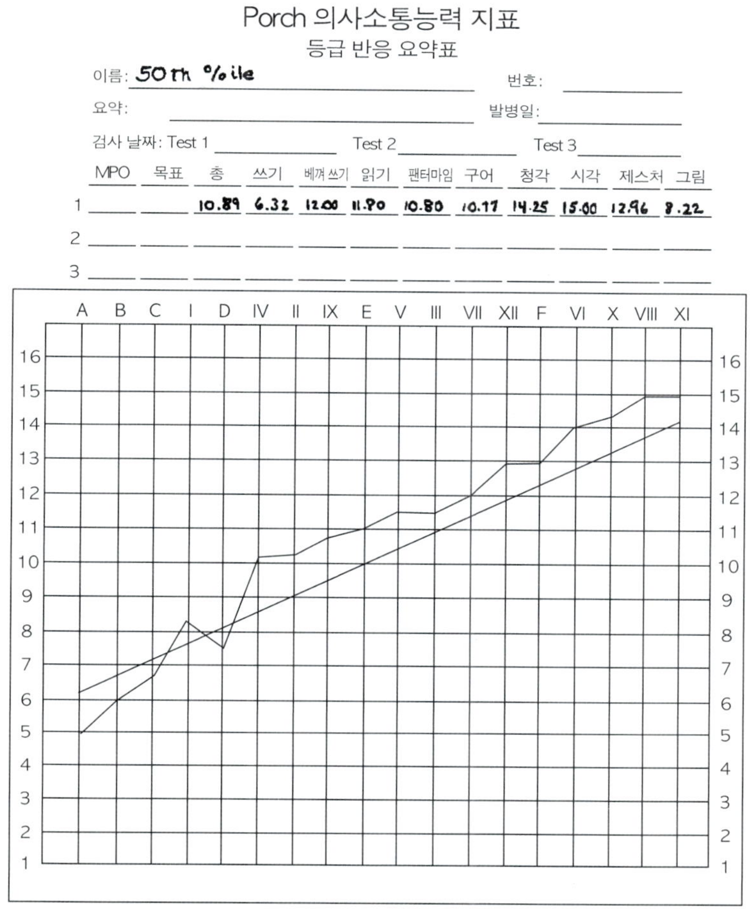

그림 5-25 중등도 실어증 환자에 대한 Porch 의사소통능력 지표(PICA)의 등급반응 요약표. 대각선은 대규모 실어증 집단에서 50백분위수에 해당하는 환자의 가상 수행력을 나타낸 것이다. 도표의 오른쪽에서 왼쪽으로 갈수록 PICA의 소검사의 난이도가 높아진다.

출처: Porch BE: *Porch Index of Communicative Ability*, ed 4, Albuquerque, NM, 2001, Pica Programs.

PICA의 매뉴얼에는 회복 곡선표를 그려 실어증 환자의 회복을 예측하는 방법이 제시되어 있다. 회복 곡선표는 실어증 발병 후 약 1개월 동안 PICA 수행력에 근거하여 의사소통능력의 궁극적 회복 정도를 예측하게 해 준다. Porch는 이와 같은 방법을 “high overall prediction(HOAP)”이라 불렀다(HOAP 절차는 제3장에 기술하였다). HOAP의 변형인 HOAP slope method는 발병 후 1개월이 지났을 때 검사한 환자들의 회복을 예측하는 방법이다. 일단 환자에게 PICA 검사를 실시하고, 높은 점수를 받은 9개의 소검사에 대한 평균 점수를 계산한다. 이 평균 점수에 근거하여, 6개월 후 PICA 총점에 대해 예측한 여러 개의 회복 곡선표 중 하나에 환자를 위치시키는 것이다.

PICA의 간략형 검사가 문헌에 제시되어 있다(Disimoni, Keith, & Darley, 1980; Disimoni, Keith, Holt et al., 1975; Lincoln & Ellis, 1980). 그러나 Holtzapple 등(1989)은 19명의 실어증 환자에 대해 PICA와 PICA 간략형 검사를 실시하여, 두 검사 간 유의한 점수 차이가 나타났다고 보고하였다. Disimoni, Keith와 Darley는 다음과 같이 언급하였다. “동일한 평가에 대해 신뢰성 있는 재검사 신뢰도를 얻는 것보다, 검사의 필요한 부분들이 제거된 후 이전 검사와 이후 검사 간 신뢰성 있는 결과를 얻기란 더 어렵다고 생각한다. 우리의 의견은 간략형 검사를 좀 더 신중히 사용하여야 한다는 것이다.”

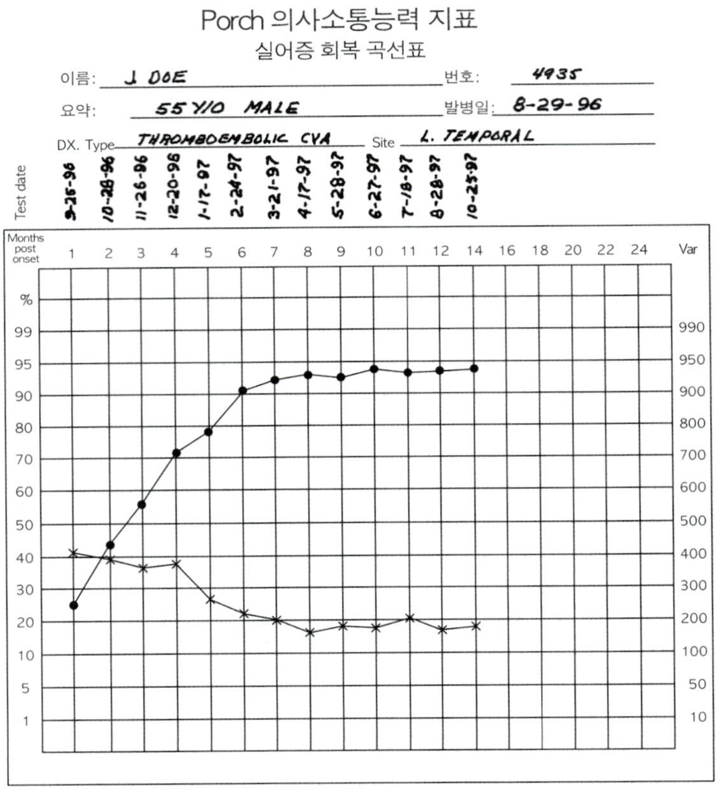

그림 5-26 좌뇌 측두엽 뇌졸중으로 인해 실어증이 발생한 가상 환자에 대한 Porch 의사소통능력 지표(PICA)의 실어증 회복 곡선표. O표는 PICA 총점에 대한 환자의 평균 백분위수를 나타낸다. X표는 PICA에 대한 환자의 전체 반응의 편차를 나타낸다. 환자의 PICA 총점은 6개월 동안 향상되다 더 이상 진전을 보이지 않는다. 환자의 반응 편차는 8개월 동안 점진적으로 감소되다가 안정세를 보인다.

출처: Porch BE: *Porch Index of Communicative Ability*, Palo Alto, Calif, 1967, 1981, Consulting Psychologists Press.

보스턴 실어증 진단 검사

보스턴 실어증 진단 검사(Boston Diagnostic Aphasia Examination-Third Edition, BDAE-3; Goodglass, Kaplan & Barresi, 2001)를 사용하여 브로카 실어증, 베르니케 실어증, 전도 실어증 등으로 환자를 분류할 수 있다. Goodglass 등(2001)은 BDAE는 임상가로 하여금 다음과 같은 것을 가능하게 해 준다고 하였다.

- 실어증 여부와 실어증 유형을 결정할 수 있다.
- 뇌 병변의 위치, 결함이 있는 언어처리 영역, 결함 보상을 위해 환자가 사용하는 전략을 추론할 수 있다.
- 초기 검사와 추후 검사 시 다양한 과제와 다양한 난이도 단계에 대한 환자의 수행 수준을 평가할 수 있다.
- 모든 언어 기술에 있어 환자의 이점과 결함을 파악하여 치료 방향을 설정할 수 있다.

BDAE-3는 긴 검사이다. BDAE-3의 표준검사는 구조화된 면담, 27개 소검사, 개별 검사인 60항목의 대면 이름대기 검사인 Boston Naming Test(Kaplan, Goodglass, & Weintraub, 2001), 그리고 9개의 평정척도로 이루어져 있다. 이 표준검사를 모두 실시하려면 1~5시간이 소용된다. 실어증 환자의 경우 평균 2시간이 소요된다. 간략형 검사는 표준검사의 21개 소검사에서 선별된 항목들로 이루어져 있고, 40~60분 정도 소요된다. 28번째 소검사인 확장형 파트의 개별 항목들이 BDAE-3의 표준검사에 추가로 실시될 수 있다. 확장형 파트는 특정 영역(예: 이야기 말하기, 구문적으로 복잡한 문장 이해하기, 범주 이름대기, 철자 말하기)을 좀 더 자세히

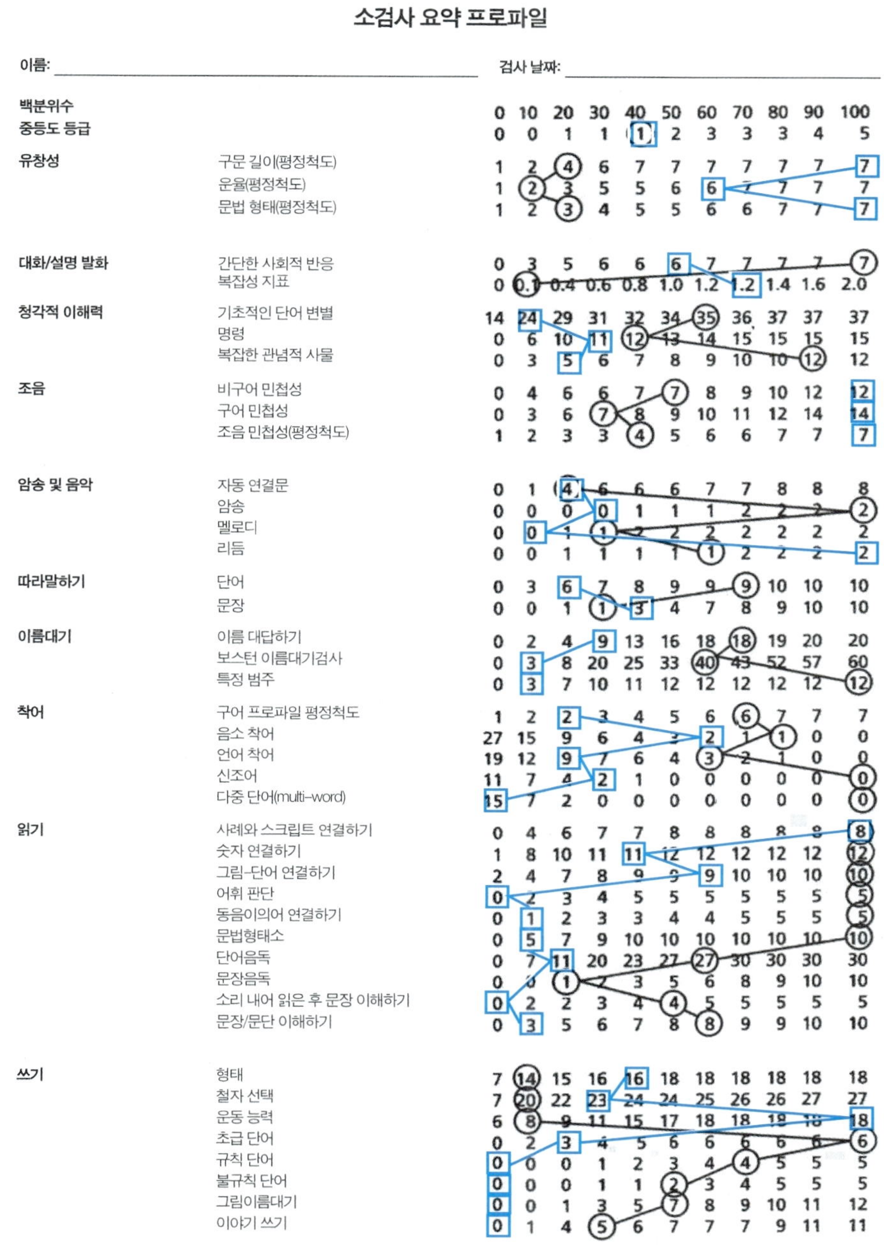

그림 5-27 브로카 실어증 환자(검은색 동그라미)와 베르니케 실어증 환자(붉은색 네모)의 보스턴 실어증 진단 검사(BDAE) 소검사 요약 프로파일

출처: Goodglass H, Kaplan E, Barresi B: *The assessment of aphasia and related disorders*, ed 3, Philadelphia, 2001, Lippincott Williams & Wilkins, 현재 저작권은 Pro-Ed[Austin, TX]에 있음.

평가해 준다. BDAE-3 소검사 점수와 전체 중증도 등급을 소검사 요약 프로파일(Subtest Summary Profile)(그림 5-27)에 기록하면 각 소검사에서의 백분위 등위를 확인할 수 있다. BDAE-3의 규준은 미국 내 여러 임상 기관에서 선별된 85명의 실어증 환자와 15명의 정상 노인의 검사 결과에 근거하였다.

BDAE-3는 언어와 언어 관련 처리과정을 평가하는 포괄적인 검사이다. 임상가는 BDAE-3를 사용하여 환자의 수행력을 대규모 실어증 집단과 비교할 수 있고, BDAE-3 결과에 근거하여 해당 환자를 특정 신경학적

<table>
<tr><th colspan="4">비유창성</th></tr>
<tr><td colspan="4">브로카 실어증</td></tr>
<tr><td colspan="4">전반 실어증</td></tr>
<tr><td colspan="4">고립 증후군</td></tr>
<tr><td colspan="4">연결피질운동 실어증</td></tr>
<tr><th colspan="2">이해력 떨어짐</th><th colspan="2">이해력 양호함</th></tr>
<tr><td colspan="2">전반 실어증</td><td colspan="2">브로카 실어증</td></tr>
<tr><td colspan="2">고립 증후군</td><td colspan="2">연결피질운동 실어증</td></tr>
<tr><th>이해력 떨어짐</th><th>이해력 양호함</th><th>이해력 떨어짐</th><th>이해력 양호함</th></tr>
<tr><td>전반 실어증</td><td>고립 증후군</td><td>브로카 실어증</td><td>연결피질운동 실어증</td></tr>
</table>

<table>
<tr><th colspan="4">유창성</th></tr>
<tr><td colspan="4">베르니케 실어증</td></tr>
<tr><td colspan="4">명칭 실어증</td></tr>
<tr><td colspan="4">전도 실어증</td></tr>
<tr><td colspan="4">연결피질감각 실어증</td></tr>
<tr><th colspan="2">이해력 떨어짐</th><th colspan="2">이해력 양호함</th></tr>
<tr><td colspan="2">베르니케 실어증</td><td colspan="2">전도 실어증</td></tr>
<tr><td colspan="2">연결피질감각 실어증</td><td colspan="2">명칭 실어증</td></tr>
<tr><th>이해력 떨어짐</th><th>이해력 양호함</th><th>이해력 떨어짐</th><th>이해력 양호함</th></tr>
<tr><td>베르니케 실어증</td><td>연결피질감각 실어증</td><td>전도 실어증</td><td>명칭 실어증</td></tr>
</table>

그림 5-28 웨스턴 실어증 검사(WAB)가 실어증 환자를 전통적 신경학적 범주로 분류하는 방법

출처: Kertesz A: *Western Aphasia Battery*, New York, 1982, Grune and Stratton.

실어증후군으로 분류할 수 있다. 하지만 BDAE-3 수행에 근거하여 실어증 유형의 분류가 명확하게 되지 않는 환자들도 많다는 점을 명심하여야 할 것이다.

웨스턴 실어증 검사

웨스턴 실어증 검사(Western Aphasia Battery, WAB; Kertesz, 1982)는 환자를 전통적인 신경진단학적 분류방법으로 분류해 주는 것 등 여러 면에서 BDAE-3와 비슷하다. 그렇지만 WAB은 BDAE-3보다 길이 면에서는 더 짧고 심리측정적 면에서는 더 정교한 검사이다. WAB에서는 Kertesz가 분류적 접근(taxonomic approach)이라고 한 방법을 사용하였는데, 이 접근법에서는 자발적 구어, 청각적 이해력, 따라말하기, 이름대기의 네 가지 소검사 점수에 근거하여 환자들을 진단적 범주(예: 브로카 실어증, 베르니케 실어증)로 분류한다(그림 5-28). 또한 WAB은 읽기와 쓰기, 실행증, 구성능력, 시공간 능력, 계산 능력에 대한 소검사를 포함하고 있다.

WAB 매뉴얼에 규준 정보는 제공되어 있지 않다. WAB(1977)에 대한 표준화 정보는 Kertesz(1979)와 Shewan과 Kertesz(1980)를 참고하여야 한다. 소검사의 평균과 표준편차는 Kertesz(1979)에 기술되어 있는데, 이것은 두 번의 표준화 작업을 통해 365명의 실어증 환자와 162명의 정상인의 결과를 바탕으로 한 것이다. 1974년에 150명의 실어증 환자와 59명의 정상인 자료를 수집하였고, 이후 1979년에 215명의 실어증 환자와 63명의 정상인 자료가 추가되었다. 신뢰도와 타당도도 Kertesz(1979)에 제시되어 있다.

청각적 이해력과 구어 소검사 점수는 실어증지수(aphasia quotient)를 계산하는 데에 사용되고, 언어 소검사와 비언어 소검사의 점수는 피질지수(cortical quotient)를 계산하는 데에 사용된다. Kertesz에 의하면 실어증지수는 언어장애의 중증도를 나타내는 신뢰할 수 있는 지표이다. 피질지수는 인지기능의 지표라

글상자 5-3	실어증지수, 언어지수, 피질지수

실어증지수
- 자발적 구어(내용 정보 점수, 유창성)
- 청각적 이해력

언어지수
- 자발적 구어(내용 정보 점수, 유창성)
- 청각적 이해력
- 읽기, 쓰기

피질지수(전체 검사)
- 자발적 구어(내용 정보 점수, 유창성)
- 청각적 이해력
- 읽기, 쓰기
- 실행 능력(사지, 안면구강)
- 구성 능력(그리기, 블록디자인, 계산, Raven's Progressive Matrices)

할 수 있다. 이후 Shewan과 Kertesz(1984)는 언어지수(language quotient)라고 하는 요약 점수를 추가하였다. 언어지수는 실어증지수를 계산해 주는 구어 소검사 점수들과 읽기, 쓰기 소검사 점수에 기반한 것이다(글상자 5-3).

환자를 분류하는 데에 WAB이 얼마나 정확하고 신뢰성이 있는지에 대해서는 의문이 제기되어 왔다. Swindell, Holland와 Fromm(1984)은 69명의 실어증 환자에 대해 WAB의 분류 결과와 실어증에 대해 신경진단학적 판정 훈련을 받은 임상가의 주관적 분류 결과를 비교하였다. 그 결과, 임상가의 판단과 WAB의 결과는 단지 54%만이 일치하였다. 그리고 Wertz 등(1984)은 45명의 실어증 환자에 대해 WAB과 BDAE의 분류 결과를 비교하였는데, 단지 27%만이 일치하였다. 분류 불가로 판정된 환자는 BDAE의 경우 28명이었지만 WAB은 단지 5명이었다. WAB은 환자들을 무리하게 진단 범주로 분류한다는 비판을 받기도 하였는데, WAB의 이러한 점이 분류 결과에 있어 BDAE와 일치하지 않는 이유 중 하나일 것이다.

기타 실어증 검사

BDAE, MTDDA, PICA, WAB은 미국 내에서 잘 알려져 있고 많이 사용되는 검사도구들이다. 그 이외에도 몇몇 검사들이 많이 사용되지는 않더라도 시중에 판매되고 있고, 일부 임상가들이 선택적으로 사용하고 있다. 그 예로 Comprehensive Aphasia Test(Swinburn, Porter & Howard, 2004), Neurosensory Center Comprehensive Examination for Aphasia(Spreen & Benton, 1977), Examining for Aphasia-Fourth Edition, Aphasia Language Performance Scales(Keenan & Brassell, 1975), Psycholinguistic Assessment of Language Processing in Aphasia(Kay, Lesser, & Coltheart, 1992), Boston Assessment for Severe Aphasia(Helm-Estabrooks, Ramsberger, Morgan & Nicholas, 1989)가 있다.

생각해 볼 문제

문제 5-1

[이 장에서 쉽게 답을 찾을 수 없는 질문은 실어증에 대한 다른 장을 참고하시오]

뇌졸중으로 인해 브로카 실어증이 생긴, 오른손잡이 환자인 Andante Portofino는 다음과 같은 증상을 보인다.

오른쪽 마비. 다리보다 팔이 더 심함.
청각적 이해력 양호(85백분위수)
음독 능력저하(25백분위수)
읽기이해력 저하(30백분위수)

이러한 수행 패턴이 일반적으로 예측되는가? 본인의 답에 대한 근거를 제시하시오.

문제 5-2

오른손잡이 좌뇌 뇌졸중 환자인 Corrina Aldeberan 부인은 실어증으로 진단되었다. 그녀에게 단어 목록을 보여 주고 소리 내어 읽어 보게 하였다. 다음은 그녀가 보인 반응 일부이다.

자극어	환자 반응
house	horse
cliff	stiff
tomorrow	tomorrow
store	stone
mother	mother
stand	stain
newspaper	newspaper

Aldeberan 부인이 왜 이러한 반응을 보였는지 생각해 보시오. 그녀의 실어증 성격은 어떤 것이라고 예측되는가?

문제 5-3

실어증 환자인 Jennie Smith 부인에게 토큰 검사(그림 5-29 참조)를 실시하였다. 그녀는 다음과 같은 점수를 받았다.

Part A	(7점 만점)	7	(100%)
Part B	(8점 만점)	8	(100%)
Part C	(12점 만점)	12	(100%)
Part D	(16점 만점)	13	(81%)
Part E	(24점 만점)	8	(33%)
Part F	(96점 만점)	85	(89%)
전체		133	(82%)

(선으로 지운 단어는 Smith 부인이 놓친 명령어이다. 밑줄 그어진 단어는 올바르게 수행하여 Smith 부인의 반응에서 1점씩 점수화된 부분이다. 각 항목의 총점이 점수표의 괄호 안에 표기되어 있다.)

Smith 부인의 반응에는 특이한 점이 있다. 그것이 무엇인지 말하고 그 이유에 대해 생각해 보시오.

환자명: J. Smith
평가일: 2007년 9월 9일 **검사자:** J. Doe

Part A

#	항목	점수
1	동그라미를 가리키세요.	1
2	네모를 가리키세요.	1
3	노란색을 가리키세요.	1
4	빨간색을 가리키세요.	1
5	파란색을 가리키세요.	1
6	초록색을 가리키세요.	1
7	하얀색을 가리키세요.	1

총점: A (7)	7
시간(초)	90

Part B

#	항목	점수
8	노란 네모를 가리키세요.	2
9	파란 동그라미를 가리키세요.	2
10	초록 동그라미를 가리키세요.	2
11	하얀 네모를 가리키세요.	2

총점: B (8)	8
시간(초)	85

Part C

#	항목	점수
12	작고 하얀 동그라미를 가리키세요.	3
13	크고 노란 네모를 가리키세요.	3
14	크고 초록 네모를 가리키세요.	3
15	작고 파란 네모를 가리키세요.	3

총점: C (12)	12
시간(초)	95

그림 5-29 토큰 검사 채점지(계속)

Part D

#	항목	점수
16	빨간 동그라미와 초록 네모를 가리키세요.	4
17	노란 네모와 파란 네모를 가리키세요.	3
18	하얀 네모와 초록 동그라미를 가리키세요.	2
19	하얀 동그라미와 빨간 동그라미를 가리키세요.	4

총점: D (16)	13
시간(초)	125

Part E

#	항목	점수
20	크고 하얀 동그라미와 작은 초록 네모를 가리키세요.	2
21	작은 파란 동그라미와 크고 노란 네모를 가리키세요.	1
22	크고 초록 네모와 크고 빨간 네모를 가리키세요.	3
23	크고 하얀 네모와 작은 초록 동그라미를 가리키세요.	2

총점: E (24)	8
시간(초)	140

Part F

#	항목	점수
24	초록 네모 위에 빨간 동그라미를 놓으세요.	6
25	노란 동그라미 뒤에 하얀 네모를 놓으세요.	5
26	빨간 네모를 가지고 파란 동그라미를 건드리세요.	6
27	파란 동그라미 그리고 빨간 네모를 건드리세요.	6
28	파란 동그라미 또는 빨간 네모를 집으세요.	6
29	초록 네모를 노란 네모로부터 멀리 옮겨 놓으세요.	4
30	하얀 동그라미를 파란 네모 앞에 놓으세요.	6
31	검은 동그라미가 있다면, 빨간 네모를 집으세요.	6
32	노란 것만 빼고 네모를 모두 집으세요.	6
33	초록 네모를 빨간 동그라미 곁에 놓으세요.	6
34	네모를 천천히 집고 동그라미를 빨리 집으세요.	6
35	노란 네모와 초록 네모 사이에 빨간 동그라미를 놓으세요.	2
36	초록 것만 빼고 동그라미를 모두 만지세요.	5
37	빨간 동그라미… 아니… 하얀 네모를 집으세요.	6
38	하얀 네모 대신 노란 동그라미를 집으세요.	6
39	노란 동그라미와 함께 파란 동그라미를 집으세요.	5

총점: F (96)	85
시간(초)	190

총점: A~F (163)	133
시간(초)	725 / 12:05

그림 5-29 토큰 검사 채점지

문제 5-4

다음의 발화 샘플은 생일파티 그림을 보고 두 명의 성인이 이야기한 것을 그대로 옮긴 것이다. 구두점을 무시하고 옮겨 적었고, 점으로 표시된 것은 쉼의 상대적 길이를 나타낸다.

Bloom 부인의 발화는 다음과 같다(1분에 105단어를 산출하였다).

그리고…음…이걸 뭐라 하지…근데 고양이가 들어가는 것 같고 그리고…어 고양이가 앉아 있는 사람 밑에 숨고 있고, 엄마가…애를 거기서 꺼내려고 하고 있고… 그리고 이 사람은 바닥을 치우고 있고 그리고…어 생일 케익 남은 거…거기 저거…아이들…남자애들과 여자애들이…도착하고 있고 그리고 이건…음 별로 안 좋은 것 같아요….

Jones 씨의 발화는 다음과 같다(1분당 40단어를 산출하였다).

> 음…음…어…케이크…그리고…음…그리고…그리고 개…개가 케이크 먹어요…그리고…그리고…문제가… 엄마가 화나고…그리고…그리고…음…음…아이가 울고 있고…그리고…그리고…이웃들…이웃들이 오고

Bloom 부인은 실어증인가? Jones 씨는 실어증인가? 만일 그렇다면, 그들은 각각 어떠한 실어증후군인가?

제 6 장

기능적 의사소통과 삶의 질에 대한 평가

> 의사소통은 인간의 본질일 뿐만 아니라 삶의 필수적 자산이다(John A. Piece).

기능적 의사소통

세계보건기구의 영향

제3장에서 언급한 것처럼, 세계보건기구(WHO)는 손상, 장애, 사회적 불리에 대한 국제 분류(International Classification of Impairment, Disability, and Handicaps, ICIDH)를 발표하였다. 장애의 개념을 건강 상태(health condition)로 인한 물리적 영향뿐만 아니라 한 개인이 일상생활에서 성공과 행복을 누리는 것을 불가능하게 만드는 상태(disabling condition)까지 확장시킨 것이다. 장애에 대한 개념의 확장은 의료인이 건강과 장애를 어떻게 생각해야 하는지에 많은 영향을 미쳤다. 손상, 장애, 사회적 불리에 대한 국제 분류(ICIDH)는 장애를 야기하는 상태의 영향을 손상(impairment: 구조적 또는 기능적 비정상), 장애(disability: 기술이나 능력의 손상으로 인한 영향), 사회적 불리(handicap: 일상생활에서 장애로 인한 영향)로 요약하였다. ICIDH는 장애를 세 단계의 선형적인 과정으로 개념화하였다.

손상 → 장애 → 사회적 불리

ICIDH에 대한 경험이 축적됨에 따라 손상, 장애, 사회적 불리 간의 관계는 선형적이지 않으며 ICIDH의 분류체계에서는 건강과 행복에 영향을 미치는 다른 중요한 요인들(심리적 · 사회적 · 환경적인 영향)이 미처 확인되지 않았다는 것이 명백해졌다.

1997년 WHO는 분류체계를 개정하였다. 손상, 장애, 사회적 불리라는 용어에는 부정적인 의미가 함축되어 있다고 여겨졌다. 따라서 이 용어에 대한 태도의 변화를 반영하는 차원에서 용어를 전면 수정하였다. 1997년의 분류체계[손상, 장애, 사회적 불리에 대한 국제 분류(ICIDH-2; World Health Organization, 2000)]에서는 '손상'을 '신체의 기능과 구조(body functions and structure)'로, '장애'를 '활동 제약(activity restriction)'으로, '사회적 불리'를 '참여 제약(participation restriction)'으로 대체하였다. 여기에서 신체의 기능은 '신체 조직의 생리적인 기능 또는 심리적 기능'으로, 신체 구조는 '장기와 팔다리, 그리고 그 구성요소와 같은 신체의 해부학적 부분'으로 정의된다. 그리고 활동은 '일정한 환경(uniform environment)에서 일상생활의 과제를 실행하거나 관여하는 것'으로 정의되고, 참여는 '개인의 현재 환경에서 일상생활의 과제를 실행하거나 관여하는 것'으로 정의된다. WHO는 건강 상태의 긍정적 영향과 부정적 영향 모두 포함하는, 사회적으로 중립적인 용어를 만들려는 의도로 이 새로운 명칭을 제안한 것이다.

임상 Tip. 일정한 환경(uniform environment)과 현재 환경(current environment)이라는 용어는 중요한 차이가 있다. **일정한 환경**은 개인의 역량을 최대한 발휘할 수 있는 환경이며, 여기서는 개인의 수행에 영향을 미칠 수 있는 방해 요인이나 강화 요인을 제공하지 않는다. 반면에 개인의 **현재 환경**은 개인의 수행에 대한 지역사회의 반응을 포함하며 개인이 지금 살아가고 있는 맥락이다. **일정한 환경 내에서의 수행**은 환경적으로 중립적인 상황에서 개인이 성취한 수행을 말하는 것이고, **현재 환경에서의 수행**은 현재 살고 있는 환경에서의 수행을 말하는 것으로 이 환경에는 수행을 방해하거나 촉진하는 요인이 포함된다.

그림 6-1은 ICIDH-2를 기초로 한 개념적인 모델이다.

2001년에 WHO는 ICIDH-2를 재수정하여 기능, 장애, 건강의 국제적 분류(International Classification of Functioning, Disability, and Health, ICF; World Health Organization, 2001)를 발표하였다. ICF의 취지는 병과 죽음에 초점을 맞추기보다 사람들이 그들의 건강 상태를 가지고 어떻게 살아가는지 그리고 생산적이고 만족스러운 삶을 살기 위해 건강 상태를 어떻게 관리할 수 있는지에 관심을 기울일 수 있도록 하는 것이다. ICF는 장애와 기능을 건강 상태(예: 질병, 장애, 상해), 개인적 요인(예: 나이, 교육, 경험, 대처하는 방식), 환경적 요인

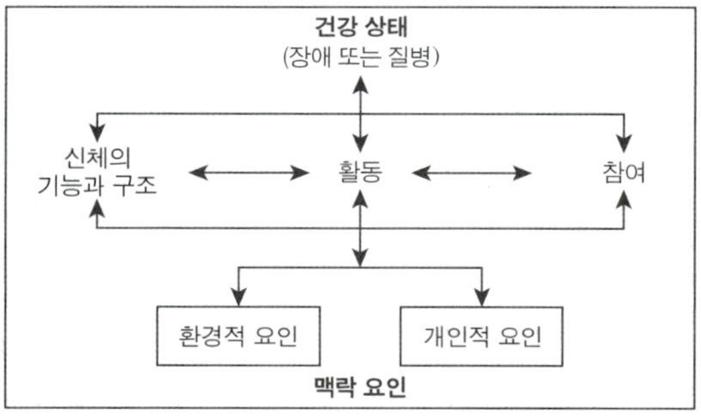

그림 6-1 손상, 장애, 사회적 불리에 대한 국제 분류(ICIDH)에 대한 개념적 모델

(예: 사회적인 태도, 제도적인 사회적인 정책, 건물 구조, 기후) 사이에 발생하는 상호작용의 결과물로 간주하였다.

ICF는 ICIDH-2의 용어를 대부분 그대로 사용하였다. 그러나 ICF가 일상생활의 기능에 대한 사회적 및 물리적 환경의 영향을 더욱 광범위하게 다룸으로써, ICIDH-2보다 ICF는 장애를 야기하는 상태의 사회적인 측면을 더욱 강조하였다. 이러한 변화는 장애 상태의 심각성은 장애가 있는 사람의 기능적 능력을 강화하는 것뿐만 아니라 그 사람의 사회적 · 물리적 환경 또한 변화시켜야만 줄어들 수 있다는 믿음을 반영한 것이다. 표 6-1은 ICF에서 사용한 분류체계를 요약한 것이다. 이 분류체계에서는 신체 또는 신체 일부, 개인, 사회적 맥락에서의 개인, 이렇게 세 단계의 기능을 확인할 수 있다. 손상, 활동 제한, 참여 제약을 야기하는 장애는 이 단계 중 하나 이상에서 제대로 기능하지 못할 때 생긴다.

ICF는 활동 수준과 참여 수준에 2개의 질적 평가치(qualifier)를 추가로 설명하였다. 평가치는 ICIDH-2에서 정의한 것처럼 일정한 환경과 현재 환경의 개념을 반영한다. 수행의 질적 평가치(performance qualifier)는 현재 환경에서 개인이 생활하는 것을 기술함으로써 실제 살아가는 환경에서 일상적인 상황이나 이들이 살면서 경험하는 것을 정확히 담아 내고자 한다. 여기에는 보철 또는 보조 장치나 다른 사람의 도움도 포함될 수 있다. 능력 평가치(capacity qualifier)는 환경적으로 중립적인 조건에서 과제나 활동을 수행하기 위한 개인의 능력을 기술한다. 이 능력은 다른 보철이나 보조 장치의 도움 없이 그리고 다른 사람의 도움 없이 개인이 최대로 수행 가능한 기능을 일컫는다.

ICF는 능력저하에 대한 정보 수집을 위한 세계의 표준 기준이 되었다. ICF는 정보를 수집할 때 중요한 역할을 할 뿐만 아니라, ICIDH와 ICIDH-2가 그러하였던 것처럼 진단과 경과 측정의 본질에도 영향을 주고 있다. ICIDH, ICDH-2, ICF의 발표는 능력저하에 관심을 가진 전문가들로 하여금 능력저하를 초래한 상태를 진단하고 치료하는 데 있어 철학적이고 개념적인 기초를 재검토하도록 하였다. 언어치료 전문가가 성인 뇌손상 환자의 의사소통과 인지 능력을 진단하기 위해 전통적으

표 6-1 기능, 능력저하, 건강의 국제적 분류(ICF)의 요소

구성요소	하위 구성요소	정의
신체 기능		신체 조직의 생리적 기능(심리적 기능 포함)
신체 구조		장기나 사지 그리고 그 구성요소와 같은 신체의 해부학적 부분
	손상	유의미한 비정상 또는 상실과 같은 몸의 기능 또는 구조의 문제
활동		개인에 의한 과제나 활동의 실행
	활동 제약	개인이 활동을 수행하는 데 겪는 어려움
참여		생활 상황에의 관여
	참여 제약	개인이 생활 상황에 관여하는 데 관련하여 경험할 수 있는 문제

출처: World Health Organization: *ICIDH-2: International Classification of Impairments, Disability, and Handicaps*, Geneva, 2001, World Health Organization.

로 사용하는 대부분의 표준화 검사는 기능장애에 관한 자세한 정보를 주기는 하지만 능력저하와 사회적 불리(ICIDH) 또는 활동 제약과 참여 제약(ICIDH-2, ICF)에 관해서는 거의 정보를 제공해 주지 못하고 있다. 언어치료 임상 현장에 ICIDH, ICIDH-2, ICF의 개념을 통합시켜 보면, 검사도구에서 얻은 정보는 일상생활의 의사소통을 정확하게 반영하지 못하며, 일상생활의 의사소통 수행 변화에 민감하지 못하다는 것이 명백해진다. 이 같은 단점을 보완하기 위하여, 의료인들은 **기능적 의사소통**(일상생활과 유사한 맥락에서의 의사소통)을 더욱 자세히 측정할 수 있는 도구를 개발하기 시작하였다.

기능적 의사소통 측정

기능적 의사소통 프로파일(Functional Communication Profile, FCP; Sarno, 1969)은 ICIDH, ICIDH-2, ICF보다 앞서 발표된 것으로, 기능적 의사소통을 평가하기 위하여 언어치료 전문가에게 널리 사용되고 있는, 최초의 기능적 의사소통 평가도구이다. FCP는 평정척도법으로, 환자의 의사소통능력을 잘 알고 있는 사람(보통 가족, 간혹 언어치료 전문가)의 판단에 근거한다. FCP에서의 항목은 개인의 의사소통능력의 손상 정도와 관계없이, 다른 사람과의 상호작용 시 실제로 사용하는 의사소통 행동을 수량화하려는 데 목적이 있다. FCP를 기록하는 사람은 일상생활에서 일반적으로 고려되는 다섯 가지 범주의 의사소통 행동에서 환자의 능력을 평가한다(표 6-2). 행동은 9점 척도로 등급이 나뉘며, 환자의 현재 능력을 발병 전의 능력과 비교하여 평가한다.

의사소통 유효성 지표(Communication Effectiveness Index, CETI; Lomas, Pickard, Bester와 동료들, 1989)는 여러 일상생활 상황에서 실어증 환자의 의사소통능력을 평가하기 위해 보다 최근에 고안된 평정척도법이다. Lomas와 동료들은 뇌졸중 환자와 환자의 배우자를 면담한 것을 기초로 하여 CETI에 포함할 상황을 선정하였다. 저자들은 뇌졸중 환자와 그 배우자에게 뇌졸중 환자가 자신의 의도를 이해시켜야만 하고 또 다른 사람이 의도한 것을 이해해야만 하는 상황을 알려 달라고 하였다(p. 115). 그런 다음 Lomas와 동료들은 네 가지의 범주로 응답을 구분하였다.

1. 기본적인 요구(예: 화장실 가기, 먹기, 몸 단장하기, 자세 잡기)
2. 일상생활 기술(예: 장보기, 집 관리하기, 전화 사용하기, 교통신호 이해하기)
3. 사회적인 요구(예: 식사 중 대화하기, 카드놀이하기, 친구에게 편지 쓰기)
4. 건강에 대한 징후(예: 도움 요청하기, 본인의 의학적 상태에 대한 정보 주고받기)

표 6-2 기능적 의사소통 프로파일(FCP)이 측정하는 능력

범주	행동	
운동	구강 운동 모방 능력 '예/아니요'로 답하는 능력 몸짓 사용	의사소통 시도 엘리베이터 조작하는 사람에게 층 말하기
말하기	인사하기 명사 말하기 명사+동사 조합 말하기 지시하기 긴 문장 말하기(비자동적)	본인의 이름 말하기 동사 말하기 구 말하기(비자동적) 전화해서 말하기 간단한 문장 말하기(비자동적)
이해	큰 소리의 환경음 인식하기 자신의 이름에 반응하기 가족의 이름 인지하기 행위 동사 이해하기 구어적 지시 이해하기 텔레비전 내용 이해하기 영화 이해하기 복잡한 구어 지시 이해하기	음성의 감정 인식하기 말소리 인식하기 친근한 사물 이름 인지하기 몸짓을 사용한 지시 이해하기 한 사람과 함께하는 간단한 대화 이해하기 둘 이상의 사람들과 함께하는 대화 이해하기 빠르고 복잡한 대화 이해하기
읽기	단어 읽기 도로표지판 읽기 글자 읽기 잡지 읽기	재활 프로그램 이름표 읽기 신문 주요 제목 읽기 신문 기사 읽기 책 읽기
기타	이름 쓰기 모방 능력 돈 관리 계산 능력	시간 인지 받아쓰기 말 대신 쓰기 사용하기

출처: Sarno MT: *The Functional Communication Profile*, New York, 1969, NYU Medical Center Monograph Department.

뇌졸중 환자와 환자의 배우자와의 면담을 기초로 하여 상황 목록을 만들었고, 이것을 다시 16개의 항목으로 세분화하였다(표 6-3).

임상 Tip. Lomas와 동료들은 CETI에서 각각의 항목이 어떤 범주에 속하는지 확실히 명시하지 않았고, 16개의 항목을 네 가지 범주에 동등하게 배분하지 않았다. 직관적으로 각각의 행동이 어떤 범주에 속하는지를 살펴보았을 때, 4개 또는 5개는 기본적인 요구 항목, 10개는 사회적인 요구 항목, 1개는 건강에 대한 징후 항목, 0개 또는 1개는 일상생활 기술 항목에 포함된다.

Lomas와 동료들(1989)은 CETI의 내적 신뢰도(CETI 항목들이 같은 영역을 검사하는지), 검사-재검사 신뢰도(반복 검사 시 CETI 결과가 예측 불가능하게 변하지 않는지), 검사자 간 신뢰도(다른 검사자가 동일한 환자 평가 시 결과가 동일한지)를 모두 수용 가능하거나 적절한 수준으로 보고하였다. 일상생활의 의사소통 수행 측정으로서의 타당성(예: CETI 평가와 실제 일상생활 수행 사이에 상관이 있는지)은 확실하게 언급하지 않았지만, CETI의 항목 선정 시 사용한 절차는 안면타당도(측정하고자 한 것을 측정하였는지)를 만족하는 것으로 보고하였다.

임상 Tip. Lomas와 동료들에 따르면, 실어증 환자에 대한 배우자의 CETI 평가 결과와 환자의 전반적 의사소통능력에 대한 배우자의 판단 간에 의미 있게 높은 상관관계가 있었다고 보고하였고,

표 6-3 의사소통 유용성 지표(CETI)가 평가하는 상황

항목	상황
1	다른 사람의 주의 끌기
2	본인에 대한 집단 대화에 참여하기
3	적절하게 '예/아니요'로 대답하기
4	감정 전달하기
5	본인에게 한 말을 이해하였다는 것을 표현하기
6	차 마시기 위해 방문하기, 친구나 이웃과 대화하기
7	일대일로 대화하기
8	바로 앞에 있는 사람의 이름 말하기
9	고통이나 통증과 같은 신체적 요구를 전달하기
10	자발적으로 대화하기
11	구어를 동반하지 않고 반응하거나 의사소통하기(예: '예/아니요' 표현)
12	가까운 가족이 아닌 사람과 대화 시작하기
13	글 이해하기
14	많은 사람이 빠르게 말하는 대화에 동참하기
15	낯선 사람과의 대화에 참여하기
16	어떤 것에 대해 자세하게 설명하고 의논하기

출처: Lomas J, Pickard L, Bester S et al: The Communicative Effectiveness Index: development and psychometric evaluation of a functional communication measure for adult aphasia, *Journal of Speech and Hearing Disorders* 54:113-124, 1989.

이것을 CETI의 구성타당도의 증거로 간주하였다(Lomas, Pickard, Bester와 동료들, 1989). 그러나 동일한 사람이 동일한 평가 회기에 두 가지 평가를 동시에 하였기 때문에 강한 상관관계가 나타난 것으로 보인다.

주관적 평정척도법의 제한점

FCP와 CETI는 주관적인 평정척도법이다. 주관적 평정척도법은 평가자의 주관적 판단에 의존하기 때문에 반복하여 검사를 실시하거나 검사자가 바뀌었을 때 신뢰도가 떨어질 수 있다. 또한 대부분의 주관적인 평정척도법은 의견, 태도, 행동의 작은 변화에 민감하지 못하며, 시간이 지남에 따라 변화를 추적하고자 할 때 제한된 정보만을 제공한다. 평정척도법은 일반적 기능에 대해 제한된 항목만을 포함하고 있기 때문에, 실제로 개인이 매일 경험하는 것을 대표하지 못할 수 있다. 또한 환자마다 특정 기능의 빈도나 중요성이 다를 수 있는데 평정척도법은 이와 같은 개인 차이를 설명하지 못한다.

> 일상적 의사소통의 다차원적 성격은 의사소통을 필요에 의해 체크리스트의 여러 문항으로 축소시켜 놓은 기능적 의사소통의 전통적 진단법으로 충분히 설명될 수 없다(Worrall와 동료들, 2002, p. 119).

환자 본인 또는 환자 가족이 평가하는 경우, 평가의 **점진적 상승**(ratings creep)의 가능성이 있다. 평가의 점진적 상승이란 평가받는 특성에 실제로는 변화가 없는데도 불구하고 평가가 긍정적으로 높아지는 것을 말한다. 평가의 점진적 상승은 치료는 반드시 긍정적 변화를 만들어야 한다는 평가자의 믿음이나 치료를 제공하는 사람을 불쾌하게 만들지 않고 싶어 하는 평가자의 바람으로 설명되기도 한다. 평가의 점진적 상승은 의학에서 위약효과와 유사하다. 위약효과는 의학연구에서 일반적이다. 한 집단은 약을 복용하고 다른 집단은 약과 같은 모양이지만 효과가 없는 물질을 복용하였을 경우, 위약을 복용한 환자 중 3분의 1 이상이 약을 복용한 참가자와 마찬가지로 약물복용으로 인해 증상이 호전된 것으로 믿었다.

임상 Tip. 1940년대와 1950년대에 심장으로 피가 충분히 공급되지 않아 가슴 통증을 호소하는 환자가 내유동맥을 묶는 시술을 받았다. 외과적 처치가 심장으로의 피 공급을 증가시키는 것으로 믿었다. 이런 외과적 조치는 1940년대와 1950년대에 가슴 통증을 위한 일반적인 치료였고, 환자의 약 90%는 수술 후 가슴 통증이 줄어들었다. 1959년에 심장 외과 전문의들은 내유동맥 묶음 시술의 위약-대조 연구 결과를 발표하였다. 참가자의 반은 표준 내유동맥 묶음 시술을 받았고 나머지 반은 가짜 시술을 받았다. 가짜 시술을 받은 참가자는 마취가 되었고 가슴 절개는 하였으나 동맥 묶음 시술은 이루어지지 않았다. 가짜 수술은 실제 수술처럼 가슴 통증을 줄이는 작용을 하였다. 내유동맥 묶음 시술은 위약효과로 판명되었기 때문에 더 이상 이루어지지 않았다.

기능적 의사소통의 객관적 측정

일상생활에서의 의사소통 활동(Communicative Activities in Daily Living, CADL; Holland, 1980)과 일상생활에서의 의사소통 활동-2판(CADL-2; Holland, 1998)은 FCP와 CETI와는 차이가 있다. CADL과 CADL-2는 면담 시 환자의 수행력과 일상생활과 유사한 상황의 의사소통 활동 시 환자의 수행력을 객관적으로 측정하고자 하였다. Holland와 동료들(1980)은 실어증 환자와 정상인의 일상생활에서의 의사소통 관찰과 실어증 환자 가족과의 면담을 통하여 CADL과 CADL-2의 타당성을 검증하였다.

> CADL는 맞았는지 틀렸는지에 초점을 두지 않고, 상대방에게 의사를 전달하였는지를 점수화한다는 것이 기존의 언어 및 의사소통 검사와 가장 큰 차이점이다. CADL의 또 다른 중요한 차이점은 검사 항목에 있다. 다양한 언어 양식(말하기, 읽기, 쓰기, 이해하기 등)을 각각 개별적으로 다루는 탈맥락적 시도(acontextual attempts)를 반복하지 않고, 언어 양식으로는 쉽게 설명될 수 없는 기본적인 의사소통 상호작용에 초점을 두고 있다. 또한 대부분의 항목은 맥락이 풍부하게 제공되며, 적절한 의사소통을 위해 맥락의 이해를 빈번하게 요구한다. 마지막으로, 다양한 비언어적 의사소통 사건들이 샘플링된다(Holland, 1980, p. 29).

CADL-2는 면담으로 검사를 시작한다. 검사자는 "안녕하세요, (환자 이름)님!"이라고 말하고 환자의 반응을 기다린다. 간혹 검사자는 일부러 틀리게 말해서[예: "성함이 (잘못된 이름) 아니세요?"] 환자에게 개인 정보를 요구하고, 환자가 검사자의 말을 수정하는지 확인한다. 면담이 진행되면서 검사자는 환자에게 일상적 활동과 관련된 다양한 검사 문항을 제시하고 그림을 가리키도록 하거나(예: "여기 버스 시간표가 있어요. 오후 몇 시에 3번 버스가 Maintown을 떠나나요?"), 말이나 몸짓으로 반응하도록 요구한다(예: "당신은 어떻게 당신이 춥다는 것을 다른 사람에게 알릴 수 있습니까?").

다음으로 검사자는 환자에게 의사의 사무실을 방문하기 위한 예약 카드를 주고 질문과 그림 자료를 사용하여 환자가 예약 카드를 이해하는지, 약속을 수행할 수 있는지를 평가한다. 예를 들어 엘리베이터 조작판을 주면서 "기억해 보세요. Dr. Clark의 사무실은 3층에 있습니다. 여기 엘리베이터가 있습니다. 엘리베이터에 탄 후에 당신은 무엇을 해야 합니까?"라고 묻는다.

다음의 CADL-2 항목은 그림과 사물 자료를 이용한다. 자동차로 여행하기, 식료품 사기, 동전 교환하기, 전화와 전화번호부 사용하기에 관하여 설명한다(예: "식료품 가게에서 당신에게 필요한 세 가지 물건의 목록을 만들어 보세요.", "여기 지도가 있습니다. 은행에서 우체국까지 어떻게 갑니까?", "시간과 기온을 알려 주는 곳에 전화를 거세요. 그리고 저에게 지금이 몇 시인지, 기온은 어떠한지 알려 주세요.").

CADL-2는 신경학적 의사소통장애 환자 175명의 표본을 수집하여 표준화하였다. 검사 매뉴얼에 반복검사 신뢰도, 검사자 간 신뢰도, 검사 타당도에 대한 정보가 있으며 CADL(Holland, 1980)의 표준화에 관한 정보도 제시되어 있다.

기능적 의사소통과 프로그램 평가

일부 기능적 의사소통 측정도구는 환자 평가보다 프로그램 평가를 위해 고안되었다. 프로그램 평가에서 가장 우선적인 목표는 가장 효율적인 의료 서비스 기관을 확인하는 것이다. 즉, '최소한의 비용으로 최소한의 기간 동안 최대한의 기능 향상을 제공해 줄 수 있는 기관'을 확인하는 것이다(Warren, 1992, p. 63). 경쟁적 시장에서 비용은 줄이고 서비스의 질은 유지하면서 좋은 성과

일반 개념 6-1

- 세계보건기구(WHO)의 손상, 장애, 사회적 불리에 대한 개념은 뇌손상 성인의 진단에 강력한 영향을 미쳤다. **손상**은 개인의 구조적 · 기능적 이상을 의미하며, **장애**는 손상이 개인의 기술이나 능력에 미치는 영향을 의미한다. **사회적 불리**는 장애가 개인의 일상생활의 활동을 수행하는 데 미치는 영향을 의미한다. 1997년에 WHO는 손상, 장애, 사회적 불리를 각각 신체의 기능과 구조, 활동 제한, 참여 제약이라는 명칭으로 바꾸었다.
- WHO의 『손상, 장애, 사회적 불리에 대한 국제 분류(ICIDH, ICIDH-2)』 발표는 손상에만 초점을 맞추었던 것에서 장애가 있는 사람의 일상생활 활동의 성공적 참여 향상으로 치료의 전환을 초래하였다.
- 기능, 능력저하, 건강의 국제적 분류(ICF)는 장애와 기능을 건강 상태, 개인적 요인, 환경적 요인 간 상호작용의 결과물로 간주하였다.
- 『기능적 의사소통 프로파일(FCP)과 의사소통 유효성 지표(CETI)』는 일상생활의 의사소통 수행을 주관적으로 측정하기 위해 고안된 평정척도이다.
- 일상생활에서의 의사소통 활동-2판(CADL-2)은 일상생활과 유사한 상황에서의 수행에 근거하여 일상생활에서의 의사소통능력을 평가하는 표준화된 측정도구이다.
- 성과 측정 평가척도인 기능적 독립성 측정(FIM)은 재활의학에서 프로그램 평가를 위해 광범위하게 사용되는 도구이다. FIM은 목욕과 개인 관리 등 자기 관리 활동에 초점을 두고 있기 때문에, 인지 의사소통능력의 변화에는 민감하지 않다는 비판을 받기도 하였다.
- ASHA의 성인용 의사소통 기술 기능 평가(ASHA FACS)는 사회적 의사소통, 기본적 욕구에 대한 의사소통, 일상생활 계획, 읽기/쓰기/수 개념의 4개 영역에서 인지 의사소통능력의 변화를 파악하기 위해 고안된 평정척도(rating scale)이다.
- 의료보험 기관이 의료비 지급의 규정과 제한을 강화함에 따라, 뇌손상 환자의 진단과 치료 서비스를 제공하는 사람들에게 성과 측정이 중요하게 되었다.
- 기능적 성과와 치료비 지급 제한을 강조하는 현 실태가 의료진으로 하여금 타당성, 신뢰성, 민감성이 입증된 표준화 검사를 배제하게 해서는 안 된다.

를 만들어 내는 의료기관은 성공하고 그렇지 않은 기관은 도태된다는 것이 프로그램 평가의 기초 철학이다[이런 개념을 **관리의료제도**(managed care)라고 한다]. 프로그램 평가는 개별 환자에 대한 치료 성과보다 프로그램의 재정적 건전성(financial health)을 강조한다.

프로그램 평가는 일반적으로 평정척도법(rating scale)에서 얻은 정보를 활용한다. 관심 영역에서 환자의 기능적 능력을 프로그램 시작 시와 종료 시 평가한다. 프로그램의 질에 대한 판단은 프로그램 시작 시부터 종료 시까지의 향상 정도와 프로그램 종료 시 환자의 평균 기능 수준에 근거한다. 프로그램 평가 시 사용되는 평정척도법은 뇌졸중과 같은 특정 질환 또는 언어치료와 같은 특정 분야에 한정된 것이 아니다. 일상생활에서 중요하게 여겨지는 능력(예: 보행, 자기 관리)에 대해 광범위하게 정의된 범주를 측정할 수 있는 전반적 평정(global ratings)을 대개 사용한다. 대부분의 평정척도법은 환자의 수행 수준의 작은 변화에 민감하지 않고, 광범위하게 정의된 범주(예: 사회 참여)만 측정할 뿐 그 범주 수행에 기초가 될 수 있는 구성요소 기술(예: 집중, 기억)의 변화는 측정하지 않는다.

재활에서 가장 잘 알려져 있고 가장 널리 사용되는 기능적 성과 측정도구는 기능적 독립성 측정(Functional Independence Measure, FIM; Uniform Data System for Medical Rehabilitation, 1996)이라는 평가척도이다. FIM은 재활의학 프로그램의 성과를 측정하기 위해 개발되었다. 그것은 일상생활의 18개의 활동에서 자기 관리, 괄약근 조절, 이동성, 운동, 의사소통, 사회 인지를 7점 척도로 평가한다(그림 6-2). 이 척도는 3개의 수준으로 나뉜다. 독립 수준은 환자가 활동을 하기 위해 도움을 필요로 하지 않는 경우를 말한다. 의존 수준은 환자가 활동을 하는 데 도움을 필요로 하는 수준으로, 환자가 필요로 하는 도움의 빈도에 따라 다시 두 가지 수준(제한적 의존과 완전한 의존)으로 나뉜다.

FIM은 독립성 수준 평가에 대해 신뢰도가 낮다는 이유로 비판을 받았다(Adamovich, 1990). 뿐만 아니라 의사소통의 기능적 독립성 평가 시 의사소통능력의 변화에 대해 민감도(sensitivity)가 떨어진다는 이유로 비판을 받기도 하였다(Frymark, 2003; Warren, 1992). 그러

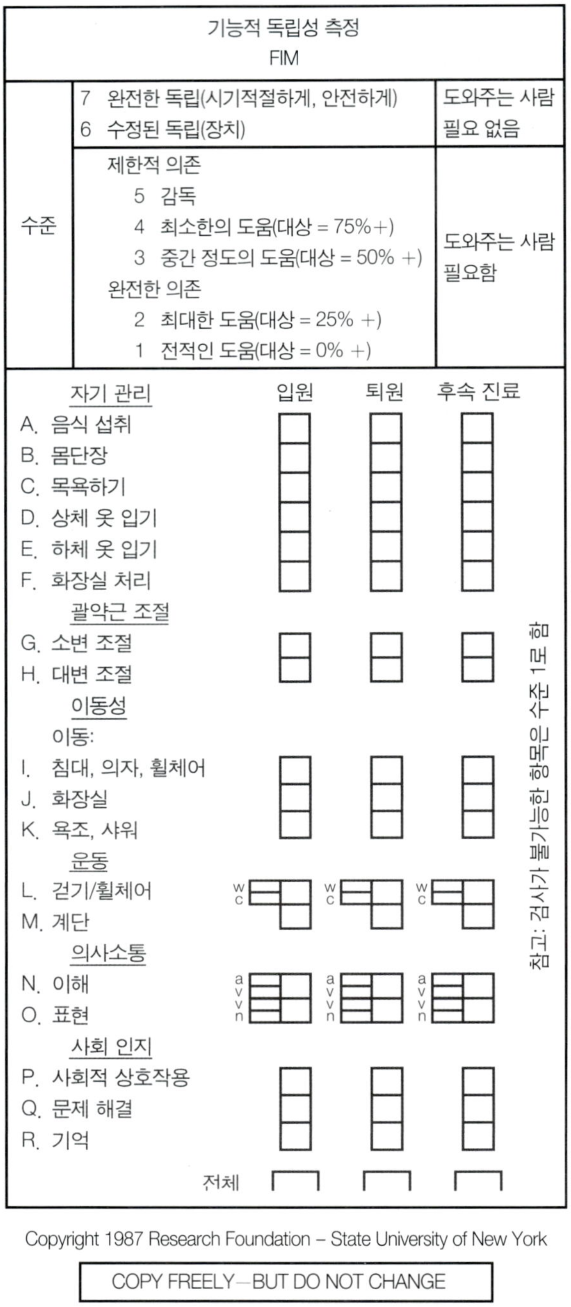

그림 6-2 기능적 독립성 측정(FIM)

출처: Copyright 1987, Research Foundation, State University of New York, Buffalo, NY.

나 이 같은 비판에도 불구하고 FIM은 여전히 재활의학에서 프로그램 평가 시 주요한 성과 측정 방법으로 여겨진다.

의사소통의 적절성 평가에 FIM이 만족스럽지 못한 부분이 있고 의료기관이 기능적 성과를 더욱 강조하게 됨에 따라, 미국 말-언어-청각협회(American Speech-Language-Hearing Association, ASHA)에서는 ASHA 성인용 의사소통 기술 기능 평가(ASHA Functional Assessment of Communication Skills for Adults, ASHA FACS; Frattali, Thompson, Holland와 동료들, 1995)를 만들게 되었다. ASHA FACS는 사회적 의사소통, 기본적 요구에 대한 의사소통, 일상생활 계획, 읽기/쓰기/수 개념의 4개 영역에서 환자의 의사소통 적절성을 평가한다(표 6-4). 표 6-4에 있는 각 행동에 대한 의사소통 적절성이 의사소통 독립성 7점 척도로 평가되는데, FIM처럼 수행 시 얼마나 많은 도움을 필요로 하는지에 따라 척도가 결정된다.

- 도움 없이 수행(7)
- 최소한의 도움으로 수행(6)
- 최소한에서 중간 정도의 도움으로 수행(5)
- 중간 정도의 도움으로 수행(4)
- 중간에서 최대한의 도움으로 수행(3)
- 최대한의 도움으로 수행(2)
- 최대한의 도움에도 불구하고 수행하지 못함(1)
- 평가를 위한 자료가 없음(0)

ASHA FACS는 표 6-4에 있는 개별 의사소통 행동에 대해 평정할 뿐만 아니라, 4개 영역에서 환자의 전반적 수행의 적절성, 신속성, 의사소통 공유성에 대한 평가가 가능하다.

프로그램 평가를 위한 대부분의 도구가 그러하듯이, FIM과 ASHA FACS도 일상생활의 독립성을 결정하는 중요한 기준이 될 수 있기 때문에 선택된 소수 영역에서 기능적 능력에 대한 전반적 평가를 실시한다. 이 검사는 영역 내에서 일상생활의 독립성을 어느 정도 정확하게 측정하는 것은 가능하지만, 특정 영역에서의 작은 차이에는 민감하지 못하다. 그리고 환자의 실제 기능적 능력을 평가할 수 있는 타당한 검사라고 할 만큼 특정 능력에 대한 상세한 설명을 제공하지 않고 있다. 그렇지만 프로그램 평가를 위해 고안된 도구들은 의료비 지급 기관의 보험료 지급 정책에 영향을 미치고, 의료 서비스를 받아야 할 환자를 결정하고, 의료 서비스의 질을 측정하는 도구를 제공하기 때문에 중요하다. 프로그램 평가에 따른 가장 두드러진 효과는 의료 평가와 진단 절차의 범

표 6-4 ASHA 성인용 의사소통 기술 기능 평가(ASHA FACS)의 진단 영역

사회적 의사소통	기본적 요구에 대한 의사소통	일상생활 계획	읽기/쓰기/수 개념
• 친근한 사람의 이름을 사용함 • 동의하거나 동의하지 않음을 표현함 • 어떤 것을 하는 방법을 설명함 • 정보를 요구함 • 전화 대화에 참여함 • 예/아니요 질문에 답함 • 지시를 따름 • 목소리의 어조나 얼굴 표정을 이해함 • 비문자적(nonliteral) 의미와 의도를 이해함 • 소음 환경에서 대화를 이해함 • 텔레비전/라디오를 이해함 • 대화에 참여함 • 오류를 인식/수정함	• 친근한 얼굴/목소리를 인식함 • 좋아하는 것과 좋아하지 않는 것을 표현함 • 기분을 표현함 • 도움을 요청함 • 필요한 것과 원하는 것을 표현함 • 응급 상황에 반응함	• 시간 말하기 • 전화 걸기 • 계획된 약속 지키기 • 달력 사용하기 • 지도 따라가기	• 주변의 표시판을 이해함 • 참고 자료를 사용함 • 문자 지시를 따름 • 인쇄물을 이해함 • 이름을 인쇄하기/쓰기/타이핑하기 • 형태를 완성함 • 짧은 목록을 작성함 • 메모를 씀 • 숫자 표시판을 이해함 • 돈 거래를 함 • 측정 단위를 이해함

출처: Frattali, C.M., Thompson, C.K., Holland, A.L., & associates (1995). *Functional assessment of communication skills for adults: ASHA FACS*. Rockville, MD: American Speech-Language-Hearing Association.

위와 복잡성 측면에서 나타나는 것으로 보인다.

> 기능적 진단은 임상적 유용성이라는 직접적 결과 때문이 아니라, 비용 문제와 관리의 질에 대한 대응 때문에 미국의 재활과 장기적 관리 분야에서 널리 사용되고 있다(Frattali, 1992, p. 64).

건강관리 서비스를 위해 돈을 지급하는 관리기관은 일상생활의 기능적 활동에서 빠르게 많은 것을 개선시켜, 그것으로 인해 삶의 질이 향상되고, 장수에 공헌하고, 건강을 증진시켜 주는 치료를 원한다. 의료보험 회사는 즉각적이고 지속적인 회복을 가져다주어, 삶의 질에 극적인 영향을 미치고, 환자가 계속 병원에 올 필요가 없게 만들기 위한 의료 절차에만 의료비를 지급하려는 경향이 있다(Lyon, 2000). 최근에는 대부분의 의료보험 회사가 기능적 목표에 대한 서류와 환자의 초기 상태와 현재의 기능적 상태에 대한 서류를 요구하며, 전반적인 기능 수행에 있어 의미 있는 향상이 합리적으로 기대될 때에만 치료비를 지급하려 한다.

> '기능적'이라는 단어를 사용하지 않고 치료 계획을 세우거나, '기능적'이라는 단어를 사용하지 않고 의료보험 회사에게 의료비 지급을 요구하는 것은 거의 불가능하게 됐다. 언어치료 전문가는 '기능적' 과제를 사용하여 '기능적' 목표를 세워 '기능적' 성과를 이루어야 한다. 그렇지 않으면 치료에 대한 비용을 받을 수 없을지도 모른다(Elman & Bernstein-Ellis, 1995, p. 1).

현재 미국의 의료보험 보상 정책의 긍정적인 면은 효율성에 대해 사례를 한다는 것이다. 효율적인 의료 서비스 제공자는 이윤을 만들고 비효율적인 사람은 더 이상 일을 할 수 없게 된다. 현 보상 정책의 부정적인 면은 비용 절감을 강조하여 관리의 질을 떨어뜨릴 수 있다는 것이다. 환자의 의학적 문제의 본질 파악에 일조할 수 있는, 가능한 모든 정보를 얻어 내기 위한 검사들을 비싸다는 이유로 배제할 수 있다. 또는 비싸고 효과적인 치료 대신 싸고 비효과적인 치료를 하도록 지시할 수도 있고, 선택의 여지가 있는 과정을 미루게 하거나 서비스 제공자의 재정적 요청에 맞추어 환자 관리 방식을 바꾸는 일이 발생할 수도 있다.

임상 실무에 대한 관리의료제도의 효과

관리의료제도(managed care)의 영향은 의사에만 한정

된 것이 아니다. 심리학자, 사회사업가, 작업치료사, 물리치료사, 언어치료 전문가, 기타 건강 관련 전문가에게도 영향을 미친다. 병원 입원 기간이 줄어들면서 평가가 마치 경주하는 것처럼 이루어지게 되어, 의료진들은 입원하고 있는 동안에 실시할 수 있는 제한된 진료 횟수를 얻기 위해 경쟁을 하게 될 수 있다. 여러 회기로 나누어 실시되던 평가가 한 회기에 완료되어야 할 것이다. 손상 파악을 위해 실시되던 종합적인 평가는 가장 분명한 결함을 확인하기 위한 선택적 검사로 대체될 것이다. 치료에 대한 선택권도 줄어들게 되어, 과거에는 치료를 받을 수 있었던 환자들이 이제는 치료를 받지 못하게 될 것이다. 치료를 받아도 치료 횟수가 줄어들게 될 것이다.

효율성을 높이고 비용 절감을 위해 의료보험기관과 고용주가 압박을 가한다면, 뇌손상 환자의 의사소통과 인지적 손상의 진단 및 평가에 관여하는 언어치료 전문가가 검사를 실시하는 시간은 더욱 중요해질 것이다. 경제성과 효율성을 강조하는 의료 시스템에서 평가 실시 후 점수를 내고 해석하는 데에 2~6시간이 소요된다면, 더 간단하고 빠른 검사에 비해 상당한 손실이 초래될 것이다.

> 최근 몇 달 동안 임상가로부터 자주 보고되는 불만 중 하나는 환자 평가 시 표준화된 종합검사를 배제하게 된다는 것이다. 임상가는 오랜 시간 표준화 검사 실시에 대해 훈련받았고 그것에 익숙해져 왔으나, 이제는 더 이상 종합검사를 실시할 시간 여유가 없다고 느낀다(Golper & Cherney, 1999, p. 3).

신뢰도와 타당도가 입증되었고, 동일한 진단 범주 내에 있는 다른 환자와 비교할 수 있고, 뇌손상 환자의 수행과 뇌손상이 없는 환자의 수행을 비교할 수 있는, 표준화된 검사를 대체할 수 있는 검사는 없다. 의료보험회사와 같은 제3자가 의료비를 지급하면서, 의료 평가의 범위를 제한하려 하기 때문에, 의사소통 손상 여부와 손상의 전반적인 판단을 하게 해 주는 신뢰할 수 있고 민감한 선별검사의 중요성은 더 커질 것이다. 종합검사의 경우 개별 소검사나 소검사들의 몇몇 조합에 대한 규준을 제시하는 방법 등을 통하여 더 짧고 효율적인 검사가 되어야 할 필요가 있다. 출판되어 있는 몇몇 검사는 소검사마다 규준을 제공하고 있다(예: Porch 의사소통능력 지표, 보스턴 실어증 진단검사). 각 소검사에서 규준 비교가 가능하기 때문에, 소검사 규준을 갖추고 있는 언어검사도구는 긴 표준화 검사를 간소화하기를 희망하는 전문가에게 매력적이다.

몇몇 표준화 검사에는 간략형 검사가 만들어져 있다. 보스턴 실어증 진단검사(BDAE-3; Goodglass, Kaplan, & Barresi, 2001)의 경우, 전체 검사 소요 시간이 3~5시간이 걸렸던 것을 1시간으로 줄인 간략형 검사를 포함하고 있다. CADI-2는 더 짧아졌고 CADL보다 실시 시간이 더 짧다. 담화이해검사(Discourse Comprehension Test; Brookshire & Nicholas, 1993)의 경우도 검사를 실시하고 해석하는 시간을 반으로 단축시킨 간략형 검사를 포함하고 있다. 보스턴 이름대기 검사(BNT; Tombaugh & Hurley, 1997), 웨스턴 실어증 검사(WAB; Crary & Rothi, 1989), Porch 의사소통능력 지표(PICA; Disimoni, Keith & Darley, 1980; Disimoni, Keith, Holt와 동료들, 1975; Lincoln & Ellis, 1980) 등 여러 표준화 검사의 간략형에 대해서는 여러 문헌에 기술되어 있다. 근래의 언어검사 대부분은 검사를 줄여 사용하는 것이 가능하다. 단 검사를 너무 줄여서 환자의 손상에 대해 불완전하고 부정확하게 설명하는 것은 매우 위험한 일이다.

종합검사를 실시할 수 있는 날의 수는 제한되어 있다. 실시를 하더라도, 환자의 손상을 깊이 있게 이해하는 것을 포기하고, 가장 효능이 뛰어난 치료를 제공할 수 있는 의료진의 능력과 타협해야지만 재정과 능률 면에서 이득이 생기는 게 아니라는 것을 확실히 할 필요가 있다.

> 정확히 진단하고 진전을 예측하고 환자에게 도움이 되는 치료 계획을 확실히 세우기 위해서는, 선별검사, 가족 면담, 환자와 비형식적인 대화를 통해 얻어진 정보 이외에 더 많은 것이 요구된다. 더 나은 치료를 위해서는 정기적 검사를 통해 치료의 효과를 판단하는 것이 최선이다. 진전을 예측하거나 환자에게 도움이 되는 치료 계획을 세우기 위해서는 피상적 선별검사에 의존하는 것이 바람직하지 않으며, 치료 효과를 측정할 때에도 피상적인 평가는 사용하지 말아야 한다(Golper & Cherney, 1999, p. 3).

의료 서비스가 제공되고 지급되는 방식이 변하면서 일상적 의사소통 수행의 민감하고 타당하고 신뢰성 있는 지표의 필요성이 강조됨에 따라, 기능적 의사소통의 측정이 더욱 중요하게 되었다. 인지-의사소통장애 환자에게 서비스를 제공하는 사람은 그 서비스가 환자의 일상생활에 확실하게 도움이 될 것이라는 것을 보여 주어야 한다. 치료 계획과 치료 절차는 일상생활의 인지 의사소통 측면을 분명히 다루어야 한다. 따라서 일상생활의 인지 의사소통 수행에 대한 효율적이고 민감하고 신뢰성 있고 타당한 지표를 지속적으로 개발하는 것은 언어치료 전문가의 중요한 책임이다. 그렇지만 Frattali(1998)는 손상 수준 측면의 평가와 치료 역시 여전히 임상과 연구 분야에 중요한 자리를 차지하고 있다는 점을 상기시켰다.

임상가와 임상 연구가는 기능적 평가에 대해 분별력 있는 소비자가 되어야 한다. 현재의 임상과 성과 연구에 있어서 기능적 평가가 누리는 대중성이 표준화된 손상 측정의 가치와 중요성을 퇴색시키지는 말아야 한다. 각 유형의 평가는 다른 방식으로 고안된 것이지만, 상호 보완적 목적을 가지고 있다. 손상 수준 평가는 변별 진단과 환자 개인의 강점과 약점을 확인하게 해 주고, 기능 평가는 일상활동과 사회 참여의 수행 수준을 결정한다. 무엇보다 중요한 점은 '기능'에 대한 지나친 강조가 손상 수준 측면의 기술 향상에 목적을 둔 치료를 무시하여도 된다는 것을 의미하지 않는다는 것이다(Frattali, 1998).

삶의 질

중요한 것은 오래 사는 것이 아니라 삶의 질이다(Martin Luther King, Jr.).

개념적 배경지식

'삶의 질(quality of life)'이라는 용어는 제2차 세계대전 이후 1940년대 말에 보편화되었다. 처음에는 물질적 소유물의 축적(예: 교외의 집, 테라스 가구, 바비큐 그릴, 퐁뒤 세트, 이탈리아 와인)을 의미하는 것으로 미국에서 사용되었다. 1960년대에는 개인적 가치(예: 가족 관계, 정서적 건강, 개인적 자유)로 초점이 이동하였다. 1970대에는 개인으로서의 환자 전체(whole patient)에 대한 관심이 의료 현장에 영향을 주기 시작하면서, 의료계에도 삶의 질에 대한 관심이 일어났다. 지금은 건강과 관련된 삶의 질이라는 용어를 의학 서적에서 흔히 볼 수 있다.

건강 관련 삶의 질에 대한 관심이 높아지는 것은 중재의 효과가 질병과 고통의 횟수를 줄이고 상태가 개선되는 것에만 국한된 것이 아니라, 일상생활의 행복까지도 포함한다는 인식을 반영하고 있다. 보건의료의 목적은 전통적으로 특정 손상(예: 고혈압, 불안, 실어증)을 치료하는 것이라고 믿어 왔다. 그러나 삶의 질에 대한 관심이 높아지면서, 보건의료의 목적이 개인의 적응을 돕거나 질병으로 인한 신체적 · 심리적 · 사회적 영향을 보상하는 것은 물론이고 개인이 일상생활에서 생산적이고 가치 있는 역할을 재개할 수 있도록 돕는 것까지 포함한다는 것으로 인식이 변화되었다.

뇌손상 환자의 인지-의사소통장애를 관리하기 위한 사회적 접근이 등장하였고, 동시에 WHO는 장애의 개념을 사회와 환경의 영향까지 포함하는 것으로 확장하였다. 이로 인해 평가의 초점도 개인의 행복이나 삶의 질을 포함하는 것으로 확장되었다. WHO는 삶의 질을 다음과 같이 정의하였다.

> 현재 살아가고 있는 문화나 가치의 맥락 안에서 그리고 개인의 목표, 기대, 기준, 관심과의 관계 안에서 본인의 위치한 곳이 어디인지를 인식하는 것이 바로 삶의 질이다. 삶의 질은 개인의 건강, 심리적 상태, 신념, 사회적 관계, 환경의 독특한 특성에 따라 복잡한 방식으로 영향을 받는 광범위한 개념이다. 이 같은 정의는, 삶의 질이 긍정적이고 부정적인 면을 모두 포함하고 있고 다차원적이고 주관적인 견해라는 점을 강조한다(WHOQOL group, 1995, p. 1405).

보건의료 분야에서 삶의 질의 개념이 이처럼 유행하게 되었음에도 불구하고, 삶의 질에 대한 출판물들은 삶의 질의 정의를 염두에 두지 않거나 또는 매우 좁은 의미로 사용하고 있는 경우가 많다(예: 신체적 이동성, 고통으로부터의 자유 또는 독립적 생활). 그렇기 때문에 건강 관련 삶의 질 평가에는 통일된 주제가 없다. 삶의 질이라는 용어는 때로는 신체적 또는 정신적 기능, 생활조건, 서비스 접근성과 같은 객관적 상태를 의미한다. 때로는 생활조건에 대한 만족도나 삶의 전반적 만족도와 같은 주관적 지표를 의미하기도 한다.

삶의 질은 매 순간 변하고 측정하기 어려운 개념이다. 직접적으로 평가될 수 없기 때문에 평정척도나 설문지를 이용한 주관적 판단에 의해 평가되어야 한다. 건강 관련 삶의 질을 측정하기 위해 고안된 설문지와 평정척도법이 많이 발표되었지만, 형식, 초점, 내용 면에 있어 서로 차이가 많아 평가도구 간 결과를 비교하는 것은 어렵거나 거의 불가능하다.

건강 관련 삶의 질 측정

삶 만족도 척도(Satisfaction with Life Scale, SWLS; Diener, Emmons, Larsen, & Griffin, 1985)는 가장 최초의, 그리고 가장 널리 사용되는 전반적 삶의 질 평가도구이다. SWLS는 5문항에 대해 '매우 동의하지 않는다'에서 '매우 동의한다'의 7점 리커트 척도로 구성된, 아주 짧고 매우 전반적인 검사이다.

1. 대체적으로 나의 삶은 나의 이상에 가깝다.
2. 내 삶의 조건은 훌륭하다.
3. 나는 내 삶에 만족한다.
4. 이제까지 나는 내가 인생에서 원했던 중요한 것들을 가졌다.
5. 내가 내 인생을 다시 살 수 있다면, 나는 거의 아무것도 바꾸지 않을 것이다.

쉽고 간단하기 때문에 SWLS는 많이 사용된다. 반면에 너무 짧고 일반적 성격의 항목으로만 나열되어 있고 대답 간에 상관관계가 너무 높기 때문에, 성과의 측정, 특정 삶의 질의 평가, 삶의 질 인식의 변화를 파악하는 데에는 거의 사용되지 않는다.

리커트 척도는 1932년 미국의 사회과학자 Rensis Likert가 개발한 것이다. 리커트 척도는 개인적 감정 및 태도를 측정하는 데 흔히 사용되는 심리측정 척도이다. 보통 5점, 7점, 9점으로 이루어져 있는데, 예를 들면 '매우 동의한다', '동의한다', '보통이다', '동의하지 않는다', '매우 동의하지 않는다'와 같은 문항으로 구성된다. 그러나 응답자들은 척도의 극단적 답변을 꺼리고, 자신을 우호적으로 묘사하고, 정상적으로 보이고 싶어 하고, 면담자의 기분을 상하게 하고 싶어 하지 않는 경향이 있기 때문에, 리커트 척도의 답변은 편향될 수 있다.

질병영향프로파일(Sickness Impact Profile, SIP; Bergner, Bobbitt, Carter와 동료들, 1981; Gilson, Gilson, Bertner와 동료들, 1975)은 건강 관련 삶의 질을 더욱 세밀하게 평가하는 초기 검사도구 중 하나이다. SIP에는 '나는 누군가의 도움을 받아야만 옷을 입을 수 있다.'와 같은 식의 문항이 136개 있다. 크게 2개의 영역, 신체적 능력(보행, 이동성, 자기 관리, 움직임)과 심리사회적 활동(사회적 상호작용, 의사소통, 각성, 정서, 수면, 휴식, 식사, 집안 관리, 여가, 직업) 관련 문항들이다. SIP는 의료계뿐만 아니라 환자의 삶의 질을 평가하는 관련 분야에서 널리 사용되고 있다. SIP의 가장 큰 단점은 검사의 소요 시간이다. 인지장애, 의사소통장애 또는 지적 장애를 동반하지 않은 환자의 경우에도 30분 정도 소요된다.

SIP의 간략형 검사가 몇 가지 개발되었는데, 그중 질병영향프로파일-68(SIP-68; de Bruin, Kiederiks, de Witte와 동료들, 1994)이라고 하는 68항목 버전이 있다. SIP-68은 여섯 가지 영역의 삶의 질을 평가한다.

- 신체적 자율성(예: "나는 누군가의 도움을 받아야만 일어설 수 있다.")
- 이동성(예: "나는 짧은 거리밖에 걷지 못하거나 또는 걷는 동안 자주 쉬어야 한다.")
- 심리적 자율성과 의사소통(예: "나는 계획을 세우거나 결정을 내리거나 새로운 것을 배우는 것과 같은 사고력과 문제해결 능력에 결함이 있다.")
- 사회적 행동(예: "나는 여러 사람과 함께하는 사회적 활동을 거의 하지 않는다.")
- 정서적 안정성(예: "나는 내 주변에 있는 것에 대해 종종 짜증이 난다.")
- 이동 범위(예: "나는 대부분의 시간을 집에서 보낸다.")

뇌졸중 환자용 30항목 버전 질병영향프로파일(Stroke-Adapted 30-Item Version of the Sickness Impact Profile, SA-SIP 30; van Straten, de Haan, Limburg,

& van den Bos, 1997)이라 불리는 SIP의 30항목 버전은 뇌졸중 환자의 삶의 질 평가를 위해 고안된 것이다. SA-SIP 30은 8개의 영역(신체 관리 및 움직임, 사회적 상호작용, 이동성, 의사소통, 정서적 행동, 집안 관리, 각성, 보행)에 대해 척도를 매긴다. SIP와 SIP-68과 마찬가지로 SA-SIP 30도 사회적 행동, 의사소통, 정서적 문제보다 신체적 문제와 이동성에 더 초점을 두고 있다.

또 다른 뇌졸중 관련 삶의 질 평가도구인 뇌졸중 환자용 삶의 질 척도(Stroke-Specific Quality of Life Scale, SS-QOL; Williams, Weinberger, Harris와 동료들, 1999)는 34명의 뇌졸중 환자 면담 자료에 다른 건강 관련 삶의 질 측정법을 검토하여 개발되었다. SS-QOL은 49항목으로 이루어진 척도법으로, 뇌졸중 환자의 문제로 알려진 12개의 영역(이동성, 에너지, 상지 기능, 일/생산성, 기분, 자기 관리, 사회적 역할, 가정 내 역할, 시력, 언어, 사고, 성격)에서 삶의 질을 평가한다. SS-QOL의 항목은 과거형으로 된 진술문(예: "나는 다른 사람이나 활동에 관심이 없었다.")과 의문문(예: "당신은 다른 사람이 말하는 것을 이해하는 데 어려움이 있었습니까?")으로 이루어져 있다. 5점 리커트 척도법으로 항목에 점수를 매긴다.

Hilari와 동료들(2003)은 항목을 이해하거나 답변을 하는 데 어려움이 있는 실어증 환자를 더욱 민감하게 평가할 수 있도록 SS-QOL을 수정하였다. 뇌졸중 및 실어증 환자용 삶의 질 척도-56(Stroke and Aphasia Quality of Life Scale-56, SAQOL-56)이라고 불리는 첫 번째 버전은 SS-QOL에서 49항목을 채택하고, 실어증 환자의 문제를 더욱 민감하게 평가할 수 있는 7항목을 추가하였다. 실어증 환자의 반응을 분석한 결과, SAQOL-56은 SS-QOL에서 제시한 12영역을 모두 다루지 못하는 것으로 드러났다. 따라서 저자들은 뇌졸중 및 실어증 환자용 삶의 질 척도-39(Stroke and Aphasia Quality of Life Scale-39, SAQOL-39)라고 불리는 39항목의 4영역 검사를 개발하였다. SAQOL-39는 신체적 문제 관련 17항목, 에너지 관련 4항목, 심리사회적 문제 관련 11항목, 의사소통 관련 7항목으로 구성되어 있다. SAQOL-39는 검사-재검사 신뢰도와 구성타당도를 모두 만족한다. 그렇지만 신체적 문제와 에너지가 상대적으로 많은 비중을 차지하고 있어, 인지 의사소통 문제와 심리사회적 문제에 대한 민감도는 떨어질 수 있다.

1995년 미국질병관리예방센터(CDC)와 WHO에서는 각각 건강 관련 삶의 질을 향상시키는 데 있어 인구학적 경향성을 파악하고 진전 정도를 평가하기 위한 프로그램의 일환으로 건강 관련 삶의 질 측정도구를 발표하였다.

CDC에서는 질병관리예방센터 건강 관련 삶의 질 14항목 검사(Centers for Disease Control and Prevention Health-Related Quality-of-Life 14-Item Measure, CDC HRQOL-14; Centers for Disease Control and Prevention, 1995)라는 측정도구를 발표하였다. 제목에서 알 수 있듯이, CDC HRQOL-14는 14항목으로 구성되어 있다. 그리고 항목들은 건강한 날 핵심 모듈(Healthy Days Core Module, 4항목), 활동 제한 모듈(Activity Limitations Module, 5항목), 건강한 날 증상 모듈(Healthy Days Symptoms Module, 4항목)의 세 가지 모듈로 나뉜다. 건강한 날 핵심 모듈의 첫 항목은 "당신의 전반적 건강은?: 최고이다, 아주 좋다, 보통이다, 나쁘다"이다. 나머지 항목들은 "지난 30일 동안 좋지 않은 신체 상태나 정신 상태를 며칠이나 경험하였습니까?"와 같은 질문에 답하는 것이다.

- 지난 30일 동안 신체적 건강이 좋지 않은 날이 며칠이나 되었습니까?
- 지난 30일 동안 슬프거나 우울하거나 기운 빠지는 날이 며칠이나 되었습니까?

또는 건강 관련 상태에 대한 질문에 예/아니요로 답하는 항목이다.

- 당신은 집안일, 신변 처리, 쇼핑 등의 일상활동을 하는 데 있어서 다른 사람의 도움을 필요로 합니까?

CDC HRQOL-14는 지역적 · 사회경제적 · 문화적 · 인종적 차이를 확인하거나 인구학적 경향성을 파악하기 위해 또는 미국 국민의 삶의 질을 향상시키고 건강한 인생을 만들기 위한 삶의 질 향상 정도를 측정하기 위해, 국가적 차원에서 삶의 질을 파악하는 데에 주로 사용된다. 따라서 개인의 삶의 질에 대한 치료의 영향이나 삶의 질에 대한 개인의 감정 변화를 파악하는 것에는 CDC HRQOL-14가 적합하지 않다.

1995년 WHO는 WHOQOL-100이라는 삶의 질 측정도구를 발표하였다. WHOQOL-100은 전체 100항목으로 되어 있고, 이것은 다음의 여섯 가지 영역을 평가한다.

- 신체적 건강(에너지, 불편함, 수면)
- 심리적 건강[신체상(body image), 감정, 자존감, 사고, 학습, 기억, 집중]
- 독립성(이동성, 일상활동, 약 복용, 직업 능력)
- 사회적 관계(대인 관계, 사회적 지지, 성생활)
- 환경(재정 상태, 개인적 자유, 안전, 건강기관 방문, 가정, 여가, 이동 수단)
- 종교 활동(신앙, 믿음)

3년 후 WHO에서는 WHOQOL-BREF(World Health Organization, 1998)라고 하는 더 짧고 실용적인 측정도구를 발표하였다. WHOQOL-BREF는 전반적 건강 상태와 삶의 질에 대한 2개 항목을 리커트 척도로 먼저 평가한 후, 신체적 건강, 심리적 건강, 사회적 관계, 환경적 영향의 네 영역에 대한 26개 항목을 평가한다(표 6-5).

이후 WHOQOL-BREF는 뇌졸중, 암, 심장병, 신장 질환, 관절염, 후천성면역결핍(HIV/AIDS), 척추 질환, 청각장애, 실어증, 외상뇌손상, 정신 질환, 공황장애, 강박증, 우울증 등 여러 다양한 질병의 환자에 대한 삶의 질을 평가하는 데에 사용되어 왔다.

건강 관련 삶의 질에 대한 일반적 측정의 한계

인지-의사소통장애가 삶의 질에 미치는 영향을 측정하는 것에 열광한 나머지, 이러한 측정 방법이 얼마나 신뢰할 만한가에 대한 측면은 간과하고 있다. 거의 지난 20년 동안 이러한 분위기가 지속되던 가운데, 의사 Paul Ellwood는 다음과 같이 언급하였다.

> 삶의 질에 의료가 미치는 영향을 측정하는 시도는 여전히 많은 의문점을 갖는다. 이 의문점에는 신뢰도, 민감도, 특이도(specificity)에 대한 것이 있고, 이와 더불어 행복에 대한 응답자의 주관적 의견이 직접적인 병리생리학적 관찰만큼 객관적 지표가 될 수 있는지에 대한 것이 있다. 성과에 대한 해석은, 환자의 질병 정도와 단계 그리고 여러 질환의 공존(comorbidity) 등 고려할 것이 많은 만큼, 절대 간단한 것이 아니라 매우 복잡한 과정이다(Ellwood, 1988).

임상 Tip. 질병의 공존(comorbidity): 질환이나 질병을 동시에 앓는 상태. 그러나 두 질환 사이에는 아무런 관련이 없을 수도 있다(예: 관절염을 앓고 있는 뇌졸중 환자). 신경 질환은 다른 질환을 동반하는 경우가 많다. 예를 들어 뇌졸중 환자는 심장병, 고혈압, 당뇨병 등의 질병을 동시에 가지고 있는 경우가 흔하다. 이처럼 동반 질환이 있는 경우에 개인의 건강 상태와 삶의 질 사이의 관계에 대해 결론을 내리는 것은 더욱 복잡해진다. 뇌졸중으로 실어증과 반신마비가 있는 당뇨병 환자의 삶의 질 척도는, 뇌졸중과 실어증은 있지만 다른 건강 문제가 없는 환자보다 더 부정적일 수 있다.

환자와 친숙한 주변인이 작성하는 기능적 의사소통 프로파일이나 기능적 독립성 측정 등의 평정척도(rating scale)와 달리, 삶의 질 측정을 위한 평정척도와 설문지는 해당 환자가 직접 작성하는 경우가 대부분이다. 이는 다른 사람이 완전히 알 수 없고 평가할 수 없는 개인의 감정과 태도를 묻는 질문에 답하도록 되어 있기 때문이다. 뇌손상 환자의 경우에 뇌손상 후 흔히 뒤따르는 이해력, 주의력, 판단력, 지각력 문제 등이 있을 수 있기 때문에, 뇌손상 환자로부터 삶의 질 척도 결과를 받는 것은 쉽지 않다. 이러한 문제 때문에(특히, 심각한 장애를 가진 경우에는) 뇌손상 환자는 신뢰롭고 적절하게 삶의 질에 대한 설문지에 답하고 평정척도에 등급을 매기는 것이 쉽지 않다. Hilari와 동료들(2003)에 따르면, SA-QOL에 답하겠다고 동의한 실어증 환자 가운데 17%는 그렇게 할 수 없는 상태였다.

때로는 대리인(proxies: 평가를 할 수 없는 사람을 대신하여 평가를 해 주는 사람)이 뇌손상 환자를 대신하여 등급을 매기기도 한다. 그러나 대리인에 의한 평가는 삶의 질에 대한 환자의 개인적 판단, 특히 그 판단이 개인의 감정이나 태도에 관한 것일 때 이를 정확하게 반영하지 못할 수 있다.

WHOQOL Group(1995)은 삶의 질에 대한 개인의 인식을 묻는 질문을 다음과 같이 세 가지 범주로 분류하였다.

1. 기능에 대한 특정 정보를 묻는 항목(예: "지난밤 몇 시간 동안 수면을 취하셨습니까?")

표 6-5 WHOQOL-BREF*

영역	항목	등급
전반적 삶의 질	당신은 당신의 삶의 질을 어떻게 평가합니까?	VP–VG
전반적 건강	당신은 당신의 건강에 얼마나 만족합니까?	VD–VS
신체적 건강	당신이 하고자 하는 것을 할 때 당신의 신체적 고통이 어느 정도 방해를 한다고 느낍니까?	NAA–AEA
	일상생활의 활동을 할 때 의료적 관리가 얼마나 많이 필요합니까?	NAA–AEA
	일상생활에 충분한 에너지를 가지고 있습니까?	NAA–CMP
	당신은 얼마나 잘 돌아다닐 수 있습니까?	NAA–CMP
	당신의 수면 패턴에 얼마나 만족하십니까?	VD–VS
	일상생활 활동 능력에 대해 얼마나 만족하십니까?	VD–VS
	직업 능력에 대해 얼마나 만족하십니까?	VD–VS
심리적 건강	당신은 인생을 얼마나 즐기십니까?	NAA–AEA
	당신의 인생이 얼마나 의미 있다고 느끼십니까?	NAA–AEA
	당신은 얼마나 잘 집중할 수 있습니까?	NAA–EXT
	당신의 신체적 외모에 만족하십니까?	NAA–CMP
	당신은 당신 자신에 대해 만족하십니까?	VD–VS
	당신은 울적함, 절망, 불안, 우울감 같은 부정적 감정을 얼마나 자주 느끼십니까?	NV–ALW
사회적 관계	당신의 대인 관계에 얼마나 만족하십니까?	VD–VS
	당신의 성생활에 얼마나 만족하십니까?	VD–VS
	당신의 친구들로부터의 지지에 대해 얼마나 만족하십니까?	VD–VS
환경적 영향	당신의 일상이 얼마나 안전하다고 느끼십니까?	NAA–EXT
	당신 주변의 물리적 환경은 건강에 얼마나 도움이 됩니까?	NAA–EXT
	당신의 필요를 충족시킬 정도로 충분한 돈을 가지고 있습니까?	NAA–CMP
	매일매일 살아가면서 필요한 정보들을 얼마나 쉽게 얻을 수 있습니까?	NAA–CMP
	여가 활동을 할 기회가 어느 정도 있습니까?	NAA–CMP
	당신의 생활 공간 조건에 대해 얼마나 만족하십니까?	NAA–CMP
	보건의료시설에 대한 접근성에 대해 얼마나 만족하십니까?	VD–VS
	이동 수단에 대해 얼마나 만족하십니까?	VD–VS

출처: World Health Organization: ***WHOQOL-BREF, Programme on mental health***, Geneva, 1998, World Health Organization.

*참고: 모든 항목에 대해서 리커트 5점 척도를 사용하여 반응함.
VP–VG(very poor–very good): 아주 나쁨–아주 좋음
VD–VS(very dissatisfied–very satisfied): 매우 불만족–매우 만족
NAA–AEA(not at all–an extreme amount): 전혀–극도로 많음
NAA–CMP(not at all–completely): 전혀–완벽하게

2. 기능에 대한 전반적 평가(global evaluation)를 묻는 항목(예: "당신은 얼마나 수면을 잘 취하십니까?")
3. 기능에 대한 지극히 개인적 평가(personalized evaluation)를 묻는 항목(예: "당신의 수면 패턴에 얼마나 만족하십니까?")

처음의 두 범주는 관찰에 의해서도 정보를 줄 수 있는 것이기 때문에, 뇌손상 환자의 주변인들은 이와 같은 기능 평가 항목에 대해 충분히 합리적인 응답을 할 수 있다. 그러나 세 번째 범주에 있는 항목은 그 항목을 평가하는 환자 본인만 알 수 있는 개인적인 감정과 태도를 묻는 것이다. 삶의 질 평가를 대신 작성하는 대리인은 기능에 대한 특정 또는 전반적 평가 항목에 대해

서는 타당한 평가를 할 수 있지만, 지극히 개인적 평가 항목에 대해서는 그렇지 못할 것이다.

전반적 건강 관련 삶의 질을 평가하는 항목들은, 다음과 같이 대리인도 답변이 가능한, 기능에 대한 전반적인 평가를 요하는 경우가 많다.

> "나는 다른 사람을 방문하는 경우가 적어졌다."
> "나는 평상시보다 실수를 더 한다."
> "나는 주변 사람에게 종종 짜증을 낸다."
> "나는 개인적 일이나 집안일을 관리하지 않는다."
> "나는 갑자기 웃거나 운다."

그렇지만 전반적 건강 관련 삶의 질 평가에서도 일부 항목은 대리인이 답하기 어려운 개인적인 감정과 태도에 대한 것을 묻기도 한다.

> "당신은 당신의 미래에 대해 얼마나 긍정적으로 느끼십니까?"
> "당신은 우울감을 얼마나 많이 느끼십니까?"
> "당신의 판단능력에 대해 얼마나 만족하십니까?"
> "당신은 당신의 인생이 얼마나 의미 있다고 느끼십니까?"

WHOQOL 평가는 대부분의 항목이 기능에 대한 개인적 판단이라는 점에서 일반적인 기능 전반에 대한 평가도구와는 다르다.

기능에 대한 전반적 평가와 개인적 평가 사이의 차이는 모호하다. 항목이 어떻게 표현되었느냐에 따라 범주가 달라질 수 있다. 예를 들어 "나는 친구의 집을 거의 방문하지 않는다."와 같은 전반적 평가를 "나는 내가 원하는 만큼 친구의 집을 방문하지 못한다."와 같은 표현으로 대체하면 이것은 개인적 평가에 해당하게 된다. 개인적 평가는 기분, 감정, 바람, 낙담과 그 밖의 주관적 감정에 관한 것으로, 흔히 "당신은 당신 자신에 대해 얼마나 자신감이 있습니까?", "당신은 당신 인생이 얼마나 의미 있다고 느낍니까?"와 같은 식으로 질문한다. 전반적 평가는 진술문을 사용하고 관찰 가능한 현상으로 기술하는 경우가 많다.

중도의 뇌손상 환자의 삶의 질을 평가할 때에는 대부분 대리인이 이를 수행하는 경우가 많다. 개인적 평가 항목에 환자가 어떻게 답변할지 대리인이 아무리 열심히 추측하더라도, 환자의 실제 감정을 평가하는 것은 전반적 평가 항목만큼 환자 자신이 느끼는 사실에 가까울 수 없다. 그러나 중도의 인지-의사소통장애 환자는 삶의 질 평가에 적절하게 답변할 수 없기 때문에, 대리인의 평가가 비록 완벽하지 않더라도 필요한 경우가 많다. 평가가 다소 부정확하더라도, 중도의 인지-의사소통장애는 삶의 질에 본질적으로 부정적인 영향을 미치기 때문에, 중재 프로그램을 고안하고 중재 효과를 보고하기 위해 삶의 질 평가는 중요하다.

의사소통 삶의 질 측정

대부분의 삶의 질 측정도구는 인지-의사소통 문제가 삶의 질에 미치는 영향을 더욱 민감하게 평가해 줄 수 있는 의사소통, 인지, 사회적 관계에 대한 항목을 충분히 포함하고 있지 않다. 전반적 건강 관련 삶의 질 측정도구는 뇌손상으로 초래될 수 있는 언어이해 결함, 기억 결함, 주의 결함과 같은 특정 영역에 대해서는 다루고 있지 않다. 따라서 뇌손상 환자에 대해 인지-의사소통 중재법의 성과를 평가하고 삶의 질에 미치는 영향을 추적하기에는 적합하지 않다.

Worrall과 Holland(2003)는 중도의 실어증 환자를 위한 삶의 질 측정도구의 필요성을 제기하였다. 이는 심각한 뇌 결함을 지속적으로 보이는 다른 환자에게도 적용된다.

> 심각한 실어증 환자나 전반 실어증 환자의 삶의 질을 평가하는 것은 매우 어려운 일이다. 이러한 환자의 의견을 얻을 수 있는 방법에 대한 창의적인 연구가 필요하다. 연령과 관련된 문제인 은퇴, 감각 및 인지 결함, 사회적 고립뿐만 아니라 우울감, 발병 전 요인과 같은 변수를 분석하는 방법은 아직 연구된 바가 없다. 아마도 가장 중요한 문제는 실어증 발병 후 삶의 질을 최대한 높이기 위해 어떻게 치료를 해야 하는가일 것이다. 직간접적으로 삶의 질을 다루는 중재 사례와 그 중재의 효과를 입증해 주는 수준 높은 근거가 요구된다(p. 332).

인지-의사소통장애에 민감한 삶의 질 측정법이 필요해짐에 따라, ASHA에서는 의사소통 삶의 질 척도

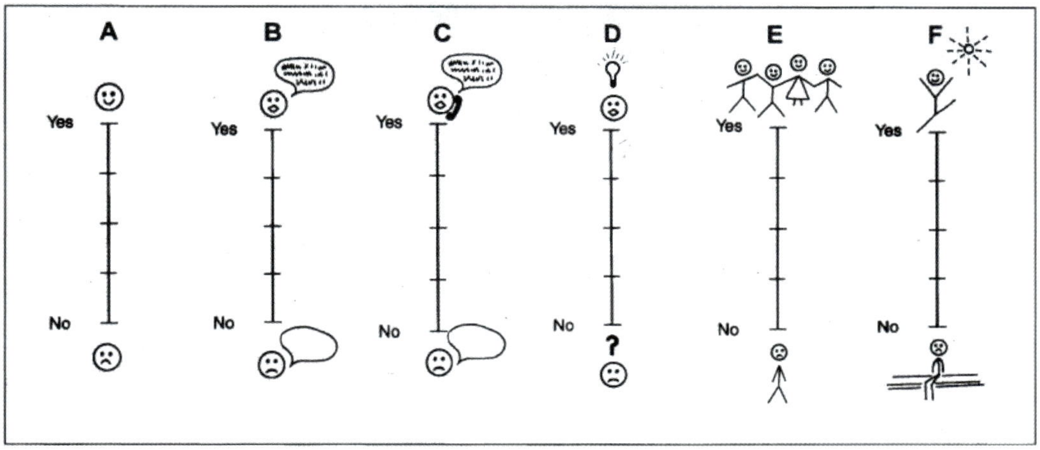

그림 6-3 의사소통 삶의 질 척도(QCL)의 시각적 등급표. 항목의 성격에 따라 등급표 형식이 다르다. 예를 들면 다음과 같다. A: 나는 나 자신이 좋다. B: 나는 사람들과 이야기하는 것을 좋아한다. C: 나는 전화를 사용한다. D: 사람들은 내가 이야기하는 것을 이해한다. E: 가정 내 나의 역할은 변함이 없다. F: 나는 집 이외의 곳에서 여러 일(예: 운동, 식사, 공연, 파티)을 한다.

출처: Paul DR, Frattali CM, Holland AL, et al: Quality of communication life scale, Bethesda, Md., 2004, American Speech-Language-Hearing Association.

(Quality of Communication Life Scale, QCL; Paul, Frattali, Holland와 동료들, 2004)를 개발하여 출판하였다. QCL은 심각한 언어장애 환자들이 그들의 삶의 질을 평가하도록 고안된 측정도구이다. QCL은 삶의 질의 의사소통적 측면(예: "나는 사람들과 이야기하는 것을 좋아한다.", "다른 사람들은 내가 이야기하는 것을 이해한다.")과 생활참여(예: "가정에서의 나의 역할은 변함이 없다.", "나는 판단을 스스로 내린다.")에 대한 17개의 진술문 그리고 전반적 삶의 질(예: "전반적으로 내 삶의 질은 좋다.")에 대한 1개의 진술문으로 구성되어 있다. 진술은 짧고 문법적으로 단순하여 읽기이해 결함이 주는 영향을 최소화하였다. 응답자의 인지-의사소통 결함이 평가의 타당성에 영향을 미칠 가능성을 최소화하기 위하여, 각 항목에 대한 답변은 단순한 시각적 등급표에 체크하도록 하였다(그림 6-3). 환자가 QCL의 답변을 작성할 때 임상가는 곁에 있다가 필요하면 도와준다(예: 항목을 읽어 준다든가 등급표에 체크하는 것을 돕는다.).

QCL은 미국 내 10곳의 임상 현장 평가를 거쳤고, 86명의 뇌손상 환자가 참여하였다. 참여한 환자 가운데 71%는 실어증, 16%는 인지-의사소통장애, 13%는 마비말장애를 보였다(치매 집단도 ASHA-QCL 사전 평가에 참여하였으나, 치매 환자의 반응은 신뢰도가 떨어져 현장 평가에서는 제외되었다). 참여자들이 QCL을 작성하는 데 평균 15분이 소요되었다(5~45분). 참여자 가운데 36%는 도움 없이 QCL을 작성했다. 그리고 43%는 항목을 읽는 데에, 5%는 등급을 체크하는 데에, 16%는 둘 다에 임상가의 도움을 필요로 하였다. 현장 평가 결과, 저자들은 다음과 같은 결론을 내렸다.

> 연구 결과에 따르면, QCL은 의사소통 삶의 질을 독립적으로, 그러나 전반적인 삶의 질과 관련해서도 평가할 수 있는 타당한 측정법이다. 자료를 살펴보면 QCL은 연령, 교육 수준, 인종, 중증도, 발병 후 경과 시간에 상관없이, 신경학적 의사소통장애(예: 실어증, 외상뇌손상 또는 우뇌손상으로 인한 인지-의사소통장애, 후천적 또는 퇴행성 마비말장애) 환자에게 사용하기에 타당하다는 것을 알 수 있다(Paul, Frattali, Holland와 동료들, 2004).

QCL은 인지-의사소통장애와 기능적 의사소통 측정을 위한 보완적 방법으로 유용하게 사용될 수 있다. QCL은 사회적 관계, 의사소통 상호작용, 직업, 교육, 여가 그리고 전반적 삶의 질에 대한 인지-의사소통장애의 영향에 대해 의미 있는 정보를 제공해 준다. 중도의 언

일반 개념 6-2

- ICF의 출판과 뇌손상 환자의 임상적 중재에 대한 사회적 접근의 출현은 측정 방법의 초점을 삶의 질을 포함하는 방향으로 넓혀 주었다.
- 뇌졸중 환자를 위한 삶의 질, 뇌졸중으로 인한 실어증 환자를 위한 삶의 질 등 삶의 질을 측정하는 다양한 평정척도가 출판되었다.
- 삶의 질 측정은 환자나 가족 또는 가까운 친지에 의한 주관적 판단에 근거한다. 삶의 질을 측정하는 대부분의 평정척도는 전반적 평가도구이기 때문에 삶의 질에 대한 인지-의사소통장애의 영향을 평가하는 데 민감하지 않을 수 있다.
- 미국질병관리예방센터(Centers for Disease Control and Prevention, CDC)는 삶의 질에 대한 인구학적 경향과 미국 국민의 삶의 질 향상 정도를 파악하기 위해 국가적 차원에서 삶의 질을 평가할 수 있는 삶의 질 측정도구를 발표하였다.
- WHO는 전 세계 여러 곳에 사는, 다양한 질병의 환자의 삶의 질을 평가할 수 있는 WHOQOL-100과 더 짧은 버전인 WHOQOL-BREF를 출판하였다.
- 삶의 질 평가를 할 수 없는 뇌손상 환자를 대신하여 대리인이 삶의 질을 평가한 것을 사용하는 것은 타당성이 입증되지 않았다. 전반적 평가 항목에 대한 대리인의 답변은 환자 개인의 감정과 태도를 묻는 항목에 대한 대리인의 답변보다 환자의 판단을 더 잘 나타내는 편이다.
- 의사소통 삶의 질 척도(Communication Quality of Life Scale, QCL)는 상당한 언어장애가 있는 환자를 위해 고안되었다.
- 손상 수준, 활동 수준, 참여 수준에 대한 평가는 모두 뇌손상 환자의 의사소통능력을 평가하는 데 중요한 자리를 차지한다.

어장애가 있는 환자들도 스스로 QCL에 답할 수 있도록 하였다. 따라서 대리인에 대한 의존을 줄이고 삶의 질과 개인의 행복에 대해 환자 본인의 감정이 평정척도에 나타나도록 하였다. QCL은 의사소통에 초점을 두고 있기 때문에, 다른 어떠한 삶의 질 측정도구보다 의사소통 삶의 질에 대해 더 자세한 정보를 주고 응답자의 평정척도 상의 변화를 더 민감하게 보여준다.

손상 수준 평가의 역할

최근 들어 기능적 의사소통과 의사소통 삶의 질을 포함한 삶의 질이 많이 강조되고 있으나, 손상 수준 평가(impairment-level assessment)가 뇌손상 환자의 중재에 지속적으로 관련된다는 점을 등한시해서는 안 된다. Frattali(1998)는 손상 수준 평가가 임상과 연구 분야에서 활동 수준 평가 및 참여 수준 평가와 더불어 여전히 중요한 자리를 차지한다고 보았다. 손상 수준 평가는 임상가가 뇌손상 환자의 인지-의사소통장애를 확인하게 해 주고, 개별 환자의 강점과 약점 그리고 필요에 맞춘 중재 프로그램을 계획하게 해 준다. 활동 수준 평가는 임상가가 뇌손상 환자의 인지-의사소통에 대한 일상생활 속에서의 강점과 약점 그리고 필요를 파악하게 해 준다. 그리고 참여 수준 평가는 임상가가 사회적 · 심리적 · 정서적 행복과 삶의 질에 대한 뇌손상 장애의 영향을 평가하게 해 준다. 환자마다 강점과 약점 그리고 필요가 모두 다르기 때문에, 손상 수준, 활동 수준, 참여 수준의 복합적 평가 또한 환자마다 다를 것이다. 개별 뇌손상 환자에게 가장 적합한 세 수준을 복합한 평가 방법을 찾기 위해서는 기량, 판단, 인내심 그리고 평가 방법의 신중한 선택과 실시가 요구된다.

생각해 볼 문제

문제 6-1

당신은 두 명의 좌뇌 뇌졸중 환자에게 표준화 실어증 검사, 기능적 의사소통 평가, 삶의 질 측정을 실시하였다. 둘 다 63세의 남자로, 12년의 교육연수를 가지고 있고, 은퇴하였으며, 기혼자이고, 배우자가 살아 있고, 다른 도시에 사는 결혼한 두 자녀가 있다. 표준화 실어증 검사에서의 수행력(실어증 환자의 75백분위수)과 기능적 의사소통 평가에서의 수행력(80백분위수)은 동일하였다. 그러나 삶의 질 측정 결과는 현저하게 달랐다. 한 명은 전반적 삶의 질이 7점 척도에 6.3점이었던 것에 반해, 다른 한 명은 똑같은 7점 척도에 4.2점이었다. 어떠한 요인이 삶의 질의 차이를 발생시켰다고 생각하는가?

문제 6-2

의사소통 유용성 지표(표 6-3 참조)는 주의 끌기와 같은 기본적 행동부터 대화 시 주제 변경하기와 같은 복잡한 행동까지 다양한 범위를 포함한다. 16항목을 기본적 항목에서 복잡한 항목 순으로 어떻게 정하겠는가? 항목 간 의사소통 등급의 차이가 동등하지 않거나 불연속적이지는 않은가?

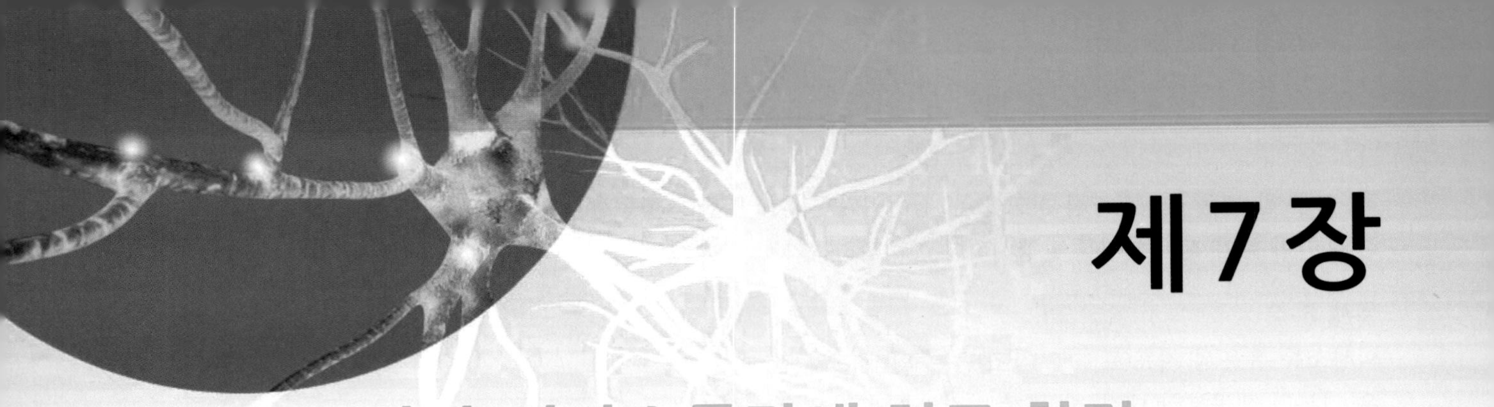

제 7 장

인지-의사소통장애 치료 환경

임상에서 엄밀함(rigidity)이 존재할 자리는 없다. 환자와 임상가 모두 치료과정의 일부분이고, 복잡한 방식으로 상호작용한다. 만약 어떤 방법이 환자를 뒤에 남겨 두거나 환자가 그 방법을 앞지른다면, 방법을 바꾸어야 한다. 긴급한 문제가 일어나면 그 방법을 그만두어야 한다. 임상가는 문제를 탐색하고, 요구를 타진하여 그 순간을 활용할 수 있는 여유를 가져야 한다(Schuell HM, Jenkins JJ, Jimenez-Pabon E: Aphasia in adults, New York, 1964, Harper & Row).

치료팀

현대의 환자 진료는 치료팀에 의해 관리된다. 비록 팀의 한 구성원(때로는 의사, 때로는 케이스 매니저)이 팀 활동을 조정하는 중요한 책임을 가지고 있을지라도, 환자의 진료가 치료팀에 의해 관리될 때, 그 책임은 한 사람 또는 독립적인 전문 운영자에게 있기보다는 한 팀에게 지워지게 된다. 환자의 치료팀으로 누가 구성되는가는 환자의 신체적 · 의학적 문제에 달려 있다. 만성 폐쇄성 폐질환(chronic obstructive pulmonary disease) 환자의 경우, 치료팀으로 폐전문 의사, 심장전문 의사, 호흡치료사, 작업치료사, 간호사 그리고 사회복지사가 포함된다. 뇌졸중 환자의 치료팀으로는 신경과 의사, 간호사, 언어치료 전문가, 신경심리학자, 물리치료사, 작업치료사, 영양사, 사회복지사가 포함될 수 있다. 치료팀의 각 구성원은 환자 진료에 있어서 자신에게 주어진 측면에 대해 중요한 책임을 가지게 되지만, 그 책임이 종종 겹치기도 한다. 따라서 치료가 효율적이고 효과적이기 위해서는 팀 구성원 간의 계획, 조정, 의사소통이 중요하다.

환자의 진전을 검토하고, 계획을 수정하거나 추가하고, 퇴원 계획을 세우는 팀 미팅은 보통 매주 정기적으로 열린다. 팀 접근법에서는 팀 구성원 간의 의사소통을 극대화하고 환자 관리에 중요한 측면을 전문적인 자격을 갖춘 팀의 각 구성원에게 위임함으로써, 치료의 중요한 측면을 모두 아우르는 포괄적 치료 계획을 수립하고 실시하게 된다. 이로써 환자 관리의 질과 효율성이 향상된다.

임상 Tip. **케이스 매니저**(case manager)는 의료관리를 위한 임상치료 및 재정에 대해 전문적 훈련과 경험을 가진 건강전문가이다. 케이스 매니저에게는 환자 관리 자원(patient-care resources)에 관한 지식, 다학문적 그룹을 관리하고 협상, 협력하는 능력, 환자 관리 목적에 도달하였는지 확인하기 위해 환자 및 그 가족과 상호작용하고 협력하는 능력이 요구된다. 케이스 매니저는 환자 관리에 대한 전문적 훈련을 받은 간호사 또는 사회복지사가 담당하는 경우가 많다.

뇌손상 환자 재활에 참여하는 언어치료 전문가는 다른 전문가들과 함께 한 팀에서 일하게 될 가능성이 크다. 누가 치료팀이 될지 매번 예측이 가능하지는 않지만, 성인 뇌손상 환자를 담당하는 언어치료 전문가는 다음의 전문가들과 함께 한 팀에서 일하게 될 가능성이 크다.

신경과 의사

신경과 의사는 환자에 대해 뇌손상 또는 다른 신경 조직 병리와 관련된 의학적 관리에 일차적인 책임이 있다. 신경과 의사는 환자의 신체 및 신경학적 검사를 실시하고 결과를 판독하여 신경계 이상의 특성과 위치, 중증도를 평가하고, 신경계 병리의 원인과 위치를 규명하기 위하여 실험실 검사나 영상 검사를 의뢰할 수도 있다. 신경과 의사의 일차적인 책임은 환자의 상태를 매일매일 살피는 것이며, 신경계의 이상소견이 있거나 의심되는 환자를 치료해야 하는 다른 분야의 전문의에게 자문 역할도 수행하게 된다.

재활의학과 의사

재활의학과 의사는 재활 병동에 입원한 환자에게 일차적인 의학적 책임을 가진다. 재활의학과 의사는 신체적 장애를 입은 환자의 손상된 근육 사용을 회복하는 것을 도와주고, 그 기능의 회복이 불가능할 때에는 환자가 근육 손상을 보완하도록 도와준다. 재활의학과 의사는 환자를 검사하고, 환자의 의학적 · 재활적 요구를 결정하고, 포괄적 재활 프로그램을 계획하며, 물리치료사, 작업치료사, 교정치료사(corrective therapist), 직업치료사, 레크리에이션치료사를 감독한다.

물리치료사

물리치료사는 근육의 힘과 사지 움직임의 범위를 평가한다. 또한 재활의학과 의사의 감독하에, 환자의 근육의 힘과 사지의 움직임을 유지하거나 회복시키기 위해 프로그램을 실행하다. 환자가 누워서 지내는 상태일 때에는 병상에서 도움을 줄 수 있다. 침대 한쪽에서 다른 쪽으로 방향을 바꾸는 방법, 일어나 앉는 방법, 침대에서 의자 또는 휠체어로 이동하는 방법을 가르친다. 또한 물리치료사는 침대에 있는 환자의 손발을 움직이게 하고, 근육을 스트레칭함으로써 환자의 근육 수축(마비에서 오는 영구적인 근육 수축)을 예방하고, 근육의 힘과 탄력성을 보존하게 하는 수동적 운동 범위 향상 훈련(passive range-of-movement exercise)을 실시한다. 또는 물리치료실에서 훈련을 실시하기도 하는데, 근육 강화와 운동 범위 향상 활동을 하게 된다. 이를테면 휠체어로 또는 휠체어로부터 이동하는 방법, 브레이스(braces), 지팡이, 크러치(crutches)를 사용하는 방법, 옷 입는 방법 등을 환자에게 가르친다. 환자가 집으로 퇴원하려고 하거나 요양원에 가야 할 경우, 물리치료사는 가족 또는 요양원 직원에게 환자의 특수한 요구를 고려한 생활환경을 준비할 수 있도록 도움을 주고, 환자에게 집에서 할 수 있는 운동 프로그램을 준비시킨다.

작업치료사

작업치료사는 환자가 요리하기, 옷 입기, 차림새 단정하게 하기 등 일상생활에 필요한 능력을 회복하도록 도와준다. 작업치료사와 물리치료사 둘 다 근육 강화에 중점을 두고 있지만, 일반적으로 작업치료사는 일상생활과 관련된 근육 활동을 돕는다. 손과 팔의 근육 강화를 원하는 환자에게 보드를 사포로 닦거나, 나무를 톱질하거나, 베틀 짜는 활동을 하게 할 수 있다. 시공간 장애를 가진 환자에게는 눈과 손의 협응을 필요로 하는 수공예 활동을 하게 할 수 있다. 작업치료사의 책임은 요리, 청소, 잠자리 정돈 등과 같은 일상적인 활동을 다시 시작할 수 있도록 도와주는 것이다. 작업치료사는 보상 전략을 가르치기도 하고, 특수한 도구와 기구를 제공하기도 하며, 환자의 장애를 보완하기 위해 일반적인 도구와 기구를 부분적으로 수정하기도 한다. 또한 환자가 여가 활동과 취미를 개발하도록 도와주고, 환자의 감각운동과 시공간 장애에 대해 검사를 하고 치료하기도 한다. 작업치료사는 시지각, 읽기, 쓰기를 다루기 때문에, 이러한 영역에서 환자의 요구를 관리하기 위해 언어치료 전문가는 작업치료사와 협력하게 되는 경우가 많다.

직업치료사

직업치료사는 직업 검사와 평가를 실시한다. 환자가 직업 생활을 다시 할 수 있는지를 결정하기 위해, 직업치료사는 직업 태도 검사와 실제 또는 직무 모의평가를 실시한다. 환자가 할당된 직무를 성공적으로 수행하도록 하기 위해, 직업치료사는 환자의 직무 위치를 조정하거나 환자의 직업 환경과 책무를 부분적으로 수정하기도 한다.

교정치료사

교정치료사는 보행 훈련을 책임진다. 교정치료사는 환자가 걷는 데 필요한 힘, 균형, 지구력을 회복시키기 위해 물리치료사, 작업치료사와 협력하고, 크러치와 지팡이를 사용하는 방법과 계단을 오르고 내리는 방법을 가르친다.

레크리에이션치료사

레크리에이션치료사는 치료 레크리에이션 활동(일반적으로 미술 공예)을 제공한다. 그리고 환자로 하여금 퇴원 이후에도 지속할 수 있는 여가 활동을 시작하게 한다.

신경심리 전문가

신경심리학자는 인지적 기능 검사(예: 주의, 기억, 정신적 유연성, 지능)를 실시한다. 이러한 검사는 팀 구성원으로 하여금 정신과적 상태와 신경학적 상태의 변별, 다양한 신경학적 상태의 구별 그리고 회복 과정의 예측에 도움을 줄 수 있다. 신경심리학자는 치료팀에게 환자의 장애 적응 정도, 환자의 현재와 미래에 예상되는 인지 및 행동 능력과 그 한계에 대한 정보를 제공한다. 신경심리학자는 환자를 위한 진료 계획을 세우고 실행하는 것을 돕고, 환자의 인지 능력에 대한 치료 효과를 평가하는 데에 주요한 책임이 있다. 신경심리학자는 뇌손상 환자의 인지적 의사소통 상태를 평가하기 위해 언어치료 전문가와 긴밀하게 협력하곤 하는데, 이때 신경심리학자는 지각, 주의, 기억과 같은 인지기능 평가를 주도하고, 언어치료 전문가는 의사소통과 언어 능력 평가에 대한 주요한 책임을 맡게 된다.

임상심리 전문가

임상심리 전문가는 지능, 인지, 성격에 관한 검사를 실시하고 해석하여 팀에게 환자의 지능, 인지, 정서 상태에 대한 정보를 제공한다. 임상심리 전문가는 환자의 뇌손상으로 인한 정서적 · 심리적 영향에 대처하도록 환자와 가족을 돕기도 한다. 환자가 우울하고 불안해할 때, 임상심리 전문가는 그러한 감정을 이해하고 대처하도록 환자와 가족에게 도움을 주게 된다.

정신과 의사

일부 뇌손상 환자의 경우 우울증, 정신 이상, 정신 신경증 또는 다른 성격 이상의 징후가 발생한다. 이러한 환자를 위해 정신과 의사가 진단, 의뢰, 치료를 제공한다(특히 환자의 정신과적 문제 조절을 위해 언제 약물을 투여해야 가장 적절한지에 대한 정보를 알려 준다).

영양사

영양사는 환자에게 필요한 영양소를 평가하고, 영양소 결핍을 해결하기 위해 식이 조절을 권장한다. 영양사는 음식과 음료 섭취로부터 환자가 충분히 영양소와 수분을 제공받고 있는지를 확인하기 위하여 팀과 함께 작업한다. 때로 영양사는 씹기와 삼킴의 작용을 저해하는 신경학적 또는 구조적 손상에 의한 삼킴장애(dysphagia) 환자를 위해 식이 프로그램과 특수 식단을 계획하는 과정에서 언어치료 전문가와 협력하기도 한다.

언어치료 전문가

언어치료 전문가는 인지-의사소통장애 및 관련 장애에 대한 평가, 치료, 의뢰 서비스를 제공한다. 언어치료 전문가는 인지-의사소통장애 환자와 의사소통 경험이 많기 때문에 뇌손상 환자를 위한 치료팀에서 중요한 역할을 하기도 한다. 언어치료 전문가는 의사소통장애 환자와의 업무 과정에서 환자와 가족의 요구나 고민을 접하게 되기도 하는데, 그러한 경우 언어치료 전문가는 이러한 정보를 팀원에게 전달한다.

사회복지사

사회복지사는 의료기관 직원과 환자, 가족 간 의사소통을 조절한다. 또한 사회복지사는 환자의 가족에게 치료와 퇴원 계획에 대한 정보를 지속적으로 제공한다. 사회복지사는 의료기관, 금융 서비스 기관, 사회 서비스 기관에 의뢰를 제안하고 개시하고 조율하는 작업을 하며, 환자와 가족에게 요양원 또는 국가와 주 단위의 의료 및 가족 서비스에 대한 정보를 제공한다. 그리고 환자가 변화된 재정 상황, 직업 상황과 사회적 상황에 적응해 나가는 것을 돕기 위해, 다른 사회적 자원과 지역 공동체 자원에 대한 정보를 알려 준다. 사회복지사는 휠체어와 다른 보철 장치에 대한 의사의 지시사항을 확인하고, '식사 배달 서비스(Meals on Wheels)'와 같은 프로그램을 준비하거나 공중 보건 간호사를 환자의 집에 방문하게 한다. 환자의 능력에 대해 의심할 여지가 있는 경우 환자의 법적 능력에 대한 평가를 조정하여, 심리·정신 건강 시설, 약물 의존 프로그램, 사회보장기관 또는 미군 재향군인 상담 전문가, 재정 자문, 직업 상담 전문가 또는 가족과 결혼 전문 상담가에게 의뢰한다. 사회복지사는 의료기관 직원, 환자, 환자의 가족, 지역 공동체 그리고 정부기관 간의 상호작용을 조정하는 데에 중요한 역할을 한다. 사회복지사는 변화된 생활양식에 환자와 가족이 적응하는 것을 돕고, 입원 후 환자의 배치가 환자와 가족의 요구, 소망, 현재의 상황을 반영하는지 확인하여야 한다.

치료 대상 선정

신경학적 인지-의사소통장애의 치료 대상을 결정하는 과정은 문헌에서 거의 관심을 받지 못하였다. 아마도 그 이유는 결정 과정에 영향을 미치는 변인이 많고 매우 복잡하며, 결정 과정 자체가 주관적 성격을 지니고 있기 때문일 것이다. 치료받기 적절한 환자와 그렇지 않은 환자를 구분하는 분명한 기준은 없지만, 치료 후 나타날 잠재적 효과에 대해 신뢰할 만한 지표를 제공해 주는 환자 관련 변인이 몇 가지 있다.

환자 변인

뇌손상. 뇌손상의 심각성과 뇌손상 위치는 환자의 잠재적 치료 효과를 예측해 주는 가장 중요한 지표가 될 것이다. 뇌손상이 클수록 그리고 인지 및 의사소통과 관련된 뇌 영역이 영향을 많이 받았을수록, 치료와 상관없이 인지 의사소통능력이 회복되기는 더 어려워진다. 환자의 뇌손상 크기와 위치는 직접적으로는 실험실 측정을 통해 평가될 수 있고(예: 컴퓨터단층촬영이나 자기공명영상법), 간접적으로는 행동 관찰 측정(예: 말, 언어, 기억, 인지 검사)을 통해 평가될 수 있다. 그러나 일시적인 생리적 변화(뇌의 혈액 흐름 감소, 신경전달 물질 방출, 뇌부종, 기능해리[diaschisis])가 발생했을 경우는, 뇌손상 직후의 손상 크기, 손상 위치와 행동 결함 간의 관계가 약할 수 있다. 따라서 뇌손상이 너무 심각하여 인지-의사소통장애의 치료를 장담할 수 없는 경우에는, 임상가는 그러한 결정을 내리기 전에 몇 주 정도를 기다려야 할 것이다.

의학적 · 신체적 상태. 환자의 의학적 · 신체적 상태는 치료 결정에 많은 영향을 준다. 매우 아프고, 매우 우울하고, 매우 허약한 환자는 치료를 통해 충분한 이득을 얻지 못할 수 있다. 일어나 앉을 수 없거나 15분 정도의 치료에도 참여할 수 없는 환자는 집중적 치료를 견디어 낼 수 없다. 이 경우 임상가는 치료를 보류하거나, 적어도 환자가 충분히 건강과 힘을 회복해서 치료 활동에 참여할 수 있을 때까지 치료를 연기할 수 있다.

동기. 회복에 대한 환자 본인의 동기는 치료 결과에 큰 영향을 준다. 심각한 장애를 가지고 있더라도, 동기가 있고 의지가 있는 환자에게는 치료 효과가 나타나지만, 비교적 장애가 가볍더라도 동기가 없고 무관심한 환자에게는 치료 효과가 나타나지 않을 수 있다. 환자의 생활환경 또한 치료 결과에 영향을 미칠 수 있다. 치료 동기가 있고 지지적이고 배려심 많은 가족은 치료 효과를 높이지만, 그렇지 않은 가족에서는 치료 효과가 제대로 발휘되지 않을 수 있다.

예비 치료

임상가는 치료 효과가 불확실한 치료 대상자에게 몇 회기의 치료를 미리 제공함으로써, 치료의 적절성에 대한 의심을 해결하기도 한다. 만약 환자가 예비 치료에 반응을 보이면 치료는 계속된다. 반면 환자가 예비 치료에 반응을 보이지 않으면 치료는 보류된다.

예비 치료의 실시가 무료이고 전문가 및 재정적 자원이 한정적이지 않다면, 치료 효과가 기대되는 치료 대상자를 놓칠 기회를 최소화하기 위하여 대부분의 임상가는 치료 효과가 의심이 되는 모든 치료 대상자에게 시험삼아 치료를 미리 제공해 볼 것이다. 그러나 누가 치료를 받고 얼마나 많은 치료 비용이 드는지에 대해 자유로울 수 있는 의료인은 아무도 없다. 자원의 제한성으로 인하여 최소한의 비용으로 가장 큰 이득이 될 것 같은 환자에게 치료가 제공된다. 그리고 이러한 치료 대상자는 빠르게 결정되어야 한다. 다시 말해 치료 효과가 있을 법한 환자를 확인하고 제한된 시간 안에 그러한 결정을 내리는 것은 임상가의 매우 중요한 책무이다. 이득을 어떻게 정의 내릴 것인지 그리고 무엇이 합리적 비용 효과를 구성하는지에 대한 논의는 복잡하다. 시각장애인과 코끼리의 이야기에서처럼 문제를 바라보는 관점에 따라 의견은 달라진다. 아무도 이 문제를 만족스럽게 해결하지는 못할지라도, 이것은 모든 임상가가 직면한 문제임에는 틀림없다.

그런데 치료 효과가 기대되는 모든 환자가 치료를 원하는 것은 또 아니다. 임상가가 직접적으로 환자에게 도움이 되고 간접적으로는 환자의 가족에게 도움이 된다 하더라도, 환자는 치료를 거부할 권리가 있다. 만약 환자가 본인의 인지-의사소통장애의 특성, 장애로 인해 앞으로 일어날 수 있는 개인적 · 사회적 영향 그리고 잠재적 치료 효과에 대해 이해는 하지만 치료를 거부하는 경우, 환자의 거절을 받아들여야 한다. 만약 환자가 혼란스러워하거나 지적 장애를 가지고 있거나 치료를 결정할 능력이 없다면, 환자를 대신할 가족이나 다른 대리인이 환자를 위해 결정을 할 수 있다.

치료 내용 결정하기

무엇을 치료할지에 대한 임상가의 결정은 환자의 의사소통장애 특성에 대한 통찰력, 그 특성에 대한 임상가의 태도, 치료 목적, 임상가의 과거 임상적 성공과 실패에 달려 있다. 정해진 규칙과 원리는 없지만, 치료 내용을 결정하는 일반적 원리에 대해 문헌에 기술되어 있다. 손상 수준 접근(impairment-level approaches) 두 가지와 활동-참여 수준 접근(activity-participation level approaches) 두 가지가 문헌에 다루어져 있다.

성인 뇌손상 환자가 받은 중재의 역사를 살펴보면 주

로 손상 수준 접근이 도입된 것을 확인할 수 있다. 전통적 중재 모델은 의학적 맥락의 중재법에 근거하고 있다. 의학적 맥락의 중재는 일반적으로 평가, 진단, 치료, 퇴원이라는 의학적 관리의 순서를 따른다(Simmons-Mackie, 2000). 1980년대 의료보험 기관들이 임상가로 하여금 환자가 현재 가지고 있는 기능적 능력을 평가하고 명확한 기능적인 치료 목표를 발달시키고 그 진전과정을 기록할 것을 요구하기 시작하면서, 중재의 초점이 장애의 수정 또는 보상으로부터 일상생활의 의사소통을 극대화하는 것으로 변화하기 시작하였다. 세계보건기구(WHO)의 ICIDH와 ICIDH-2 발표는 중재를 위한 환자의 요구 기반 접근으로 용어와 개념적인 기초를 제공하였다. 이로 인해 중재의 초점이 환자의 손상(예: 주의, 기억, 언어이해, 언어 표현)을 치료하는 것에서 일상생활 활동의 성공을 향상시키고 환자의 사회적 · 지역 공동체적 · 문화적 생활 참여의 장벽을 제거하거나 감소시키는 것으로 변화하기 시작하였다.

임상 Tip. 사회적 중재 모델을 지지하는 많은 사람은 '실어증 환자(aphasic patient)'라는 명칭을 거부하고 '실어증 의뢰인(aphasic client)'이라는 명칭을 지지한다.

손상 수준 접근

상대적 손상 수준. 치료 계획을 위한 가장 일반적인 손상 수준 접근은 상대적 손상 접근법(relative level of impairment approach)일 것이다. 상대적 손상 접근법에서는 다양한 검사에서 수행 프로파일의 최고점(peaks)과 최저점(valleys)을 확인하여, 이 점수를 치료 계획 시 염두에 둔다. 최저점(상대적으로 장애가 심한 영역)에서 치료를 결정할 수도 있고, 반대로 최고점(상대적으로 장애가 덜한 영역)에서 치료를 결정할 수도 있다. 손상 수준 접근은 실어증과 관련하여 가장 발전했지만 다른 인지-의사소통장애의 치료에 동일하게 적용되기도 하였다.

Porch(1981)는 Porch 의사소통능력 지표(PICA)의 하위검사 간 그리고 하위검사 내 환자 수행의 가변성에 근거하여, 상대적 손상 수준 접근법을 설명하였다. Porch는 하위검사 간 가변성 측정을 '높은 점수와 낮은 점수 간 간격(high-low gap)'이라 명명하였다. 구체적 계산 방법은 다음과 같다. PICA의 18개 하위검사 모두에 대해 점수를 낸다. 그러고 나서 높은 점수를 보이는 9개 하위검사 평균과 낮은 점수를 보이는 9개 하위검사의 평균을 계산한다. 두 평균 간 차이가 높은 점수와 낮은 점수 간 간격이다. Porch에 따르면 높은 점수와 낮은 점수 간 간격은 치료를 통해 기대될 수 있는 변화의 양을 어느 정도 의미한다. Porch는 약간의 손상을 보이는 과제와 중간 정도의 손상을 보이는 과제에 대해 치료 진전의 초점을 둘 것을 권하였다. 첫 번째 과제에서 수행이 정상에 도달하면, 약간 또는 중간 정도의 손상을 보인 다른 과제로 치료 초점을 바꾼다. Porch에 따르면, 높은 점수와 낮은 점수 간 간격이 0에 가까워지면 환자는 최대 치료 효과에 도달한 것이다.

또한 Porch는 치료 결정 시 임상가는 하위검사 내 가변성(intrasubtest variability, ISV)이라 불리는 고려사항을 참고하도록 권고하였다. ISV는 한 가지 하위검사 내에서 각기 다른 점수의 수를 의미한다. 10개 항목으로 이루어진 하나의 하위검사 내에서, 8개 항목에서 13점을 받고 2개의 항목에서 15점을 받았다면 그 환자의 ISV는 작다. 그러나 10개 항목에 대해 각각 7, 9, 10, 13, 15점을 받았다면 그 환자의 ISV는 큰 것이다. Porch에 따르면, ISV는 환자의 변화 가능성과 관련이 있다. 즉, ISV가 작은 소검사보다 ISV가 큰 소검사에서 변화 가능성이 크다는 것이다. Porch는 환자가 자신의 회복 가능성의 한계에 도달하면 ISV는 감소하게 된다고 하였다.

기본적 처리과정. 기본적 처리과정 접근법(fundamental processes approach)에서는 언어, 인지, 의사소통능력에 기여할 것으로 판단되는 여러 기저 처리과정(underlying processes)의 손상을 확인한다. 기저 처리과정을 향상시키면 그 처리과정에 의존하는 다른 능력들도 더불어 향상된다는 전제하에, 치료의 초점을 기저 처리과정에 둔다. 예를 들면 Schuell와 동료들(1964)은 실어증의 핵심적 문제를 청각적 이해 결함이라 간주하여, 청각적 이해력이 향상되면 다른 언어 능력에도 일반화가 나타날 것이라 믿었다. Schuell과 그의 동료들에 동의하는 임상가는 청각적 이해력이 향상되면 전반적 언어 능력과 의사소통능력이 향상될 것이라 기대하면서, 청각적 이해력을 좀 더 주의 깊게 검사하고 치료의 초점을 청각적 이해력에 두었다.

Gardner와 동료들(1983) 그리고 Myers(1991)는 추론 능력의 결함이 대부분의 우뇌손상 환자의 핵심 문제라고 제안하였다. 이러한 관점에 동의하는 임상가는 추론 능력이 향상되면 관련된 능력도 더불어 향상될 것이라 기대하면서 치료의 초점을 추론하기에 두게 된다.

어떤 임상가는 외상뇌손상 환자의 경우 주의장애가 가장 일반적인 문제라 믿는다. 이러한 임상가는 주의력 향상이 다른 관련 기술 향상에도 영향을 줄 수 있을 것이라 믿으면서, 주의장애 감소에 치료의 초점을 둘 것이다.

임상가는 종종 상대적 손상 수준 접근법과 기본적 처리과정 접근법을 섞어서 사용한다. 그들은 하나 혹은 몇 가지의 기본적 처리과정에 초점을 맞추지만 그 치료과정을 손상 수준 접근법에 따라 짜임새 있게 구성한다.

활동-참여 수준 접근

활동-참여 접근[종종 **기능적 접근**(functional approach)이라 불림]은 의사소통을 사회적 현상으로 간주하고, 중재의 목적을 일상적 삶에서 의사소통을 향상시키는 것에 둔다. 활동 수준에서의 중재는 뇌손상 환자가 목표로 세운 일상적 활동(예: 구어 메시지 이해하기, 대화 시 눈 맞춤 유지하기, 전화 사용하기)에서 성공할 수 있도록 설계된다. 이러한 활동은 하나 또는 그 이상의 기저의 손상에 영향을 받는다. 참여 수준의 중재는 뇌손상 환자가 일상적 상황(예: 사회적 관계 시작하고 유지하기, 대중교통 이용하기, 지역사회 서비스 찾고 사용하기)에서 성공할 수 있도록 계획된다. 이러한 참여는 환자가 보이는 기저의 손상이나 환자의 참여를 촉진하거나 방해하는 사회적 조건에 의해 영향을 받는다. 때때로 행동-참여 접근은 대처하기, 문제해결하기 등 개인 특정 훈련(활동 수준의 중재)과 뇌손상이 의사소통에 미치는 영향에 대한 일반대중의 정보화 및 교육 실시(참여 수준의 중재)를 결합하기도 한다.

대부분의 임상가는 치료 접근을 결정할 때 이러한 접근법의 요소들을 결합시키며, 기능성(일상생활에서의 기술, 과정 또는 능력의 관련성)을 고려한다. 어떤 환자에게는 손상 수준에서의 중재가 가장 적절하고(예: 환자의 읽기이해력이 중요한 일상활동인 경우), 어떤 환자는 활동 수준에서의 중재로 도움을 받으며(예: 재정관리를 원하는 환자의 경우), 어떤 경우에는 참여 수준에서의 중재가 효과적일 수 있다(예: 직장으로 복귀하기 위해 보상적 교정이 요구되는 환자의 경우). 때때로 한 수준에서의 중재가 또 다른 수준에서의 환자의 능력에 영향을 주기도 한다. 예를 들어 실어증 환자의 단어 인출 능력 향상은 환자로 하여금 레스토랑에서 식사 주문을 가능하게 해 주고(활동), 지역 센터에서 자원봉사 업무를 하게 해 줄 수 있다(참여).

중재의 일반적 특성

손상 수준

손상 수준에서의 치료 회기는 일관된 형식이 있는 편이다. 임상가는 흔히 환자와 짧은 대화로 치료를 시작한다(도입). 도입 부분에서 임상가는 이전 회기와 관련된 환자의 수행을 평가하고 치료된 행동이 대화에서 일반화되는 정도를 평가하고 환자의 기분과 에너지 수준을 파악한다. 도입 부분은 환자를 안정시키고 편안함을 느끼게 하고 문제와 걱정에서 벗어나도록 하는 시간이다. 또한 환자와 임상가 간 관계 형성과 유지에 도움이 되는 시간이다.

도입 후 환자가 거의 오류를 보이지 않는 쉬운 과제로 짧은 시간을 할애한다(적응). 적응 과제는 이전 회기에서 숙달된 과제를 사용한다. 적응 과제는 환자를 치료 절차 시점으로 이끌며, 잠시 후 하게 될 어려운 과제(목표지향 활동)에 대비하는 준비이다.

목표지향 활동은 손상 수준 치료 회기의 핵심이다. 과제는 좀 더 어렵고, 특정 치료 목표에 초점을 두게 된다. 임상가는 치료 자극을 지시, 설명, 전달하고, 피드백을 제공하고, 환자의 수행을 기록한다. 환자는 치료 과제마다 능력을 최대한 발휘한다. 임상가와 환자의 상호작용은 치료 계획에 의해 이루어진다. 임상가의 기여와 환자의 반응은 과제를 통해 유도된다. 과제를 변경할 때를 제외하면 치료 동안 순수한 사회적 상호작용은 거의 나타나지 않는다.

임상 Tip. 몇몇 치료 접근법은 환자로 하여금 일상생활에서 접하게 될 유사 활동을 경험하게 하기 위해 광범위한 대화 상호작용을 이용한다. 임상가는 특정 기술과 대화 행동에 초점을 두어 활동을 구조화한다. 비록 그 활동이 대화와 유사하긴 하지만 사실상 치료는 목표지향적이다.

때때로 임상가는 환자가 매우 성공적으로 수행할 수 있는 몇 가지 친숙한 과제로 과제의 나머지 부분을 이어간다(되돌아오기[cool-down]). 그런 후 대부분 치료 회기에 대한 짤막한 대화와 다음 회기에 대한 계획 그리고 공통 관심사에 대한 대화로 치료 회기를 마친다(종료).

활동-참여 수준

활동-참여 수준에서의 치료 회기는 일반적으로 덜 구조화되어 있고, 형식이 사전에 덜 계획되어 있다. 치료 초반부에 임상가와 환자는 서로 협력하여 환자의 의사소통 요구를 결정하고 중재 목표를 합의한다. 치료 후반부에는 임상가와 환자가 서로 협력하여 전략을 고안, 이행하고, 진전을 측정하고, 목표를 수정하고, 중재 이후의 삶을 준비한다. 임상가의 역할은 지도자 또는 교사라기보다 안내자 또는 코치라고 할 수 있다. 환자(와 환자의 주요 주변인)는 중재 특성, 시기, 기간 결정에 능동적 역할을 한다. 그렇지만 개별적 회기의 전반적 형식은 손상 수준 치료와 유사한 경우가 많다.

환자에 맞춰 치료 조절하기

연구가 시작된 지 한 세기가 지난 이후에도 여전히 인지-의사소통장애 성인 치료는 과학만큼이나 인문학적 측면이 강하다. 인지-의사소통장애에 관한 수많은 데이터 기반 연구들이 출판되었지만, 치료와 직접 관련이 있는 것은 많지 않다. 여러 가지 치료 절차가 문헌에 기술되어 있지만, 효과에 대한 경험적 증거 대신 대부분 일화 또는 저자의 의견을 곁들인 절차적 설명이다. 결과적으로 인지-의사소통장애에 접근하는 방법론적 결정은 경험적 증거보다 임상가의 경험과 직관에 더 의존한다고 할 수 있다.

그렇다고 초보 임상가들의 시행착오에 대해 비난하지는 않는다. 초보 임상가들도 경험을 축적하고 통찰력을 길러서 결국에는 임상전문가가 될 것이기 때문이다. 인지-의사소통장애 환자가 치료환경의 조작에 대해 반응하는 방식에는 일종의 규칙성이 있다. 물론 개인마다 반응이 다 다르긴 하겠지만, 특정 장애 유형을 지닌 대부분의 환자는 예측된 방식으로 환경 조작에 반응한다. 예를 들면 대부분의 뇌손상 성인은 소음과 주의 산만한 환경에 영향을 받는 경우가 많지만, 일부 환자는 소음과 혼란스러운 환경을 매우 잘 견디어 낸다.

과제 난이도

성인 뇌손상 환자의 치료에 사용되는 치료 과제는 도전적이어야 하지만 환자를 압도해서는 안 된다는 점에 많은 사람이 동의한다. 환자 반응에 대한 질적 분석은 주관적이지만 과제 난이도에 대해 신뢰할 수 있는 지표를 제공한다. 만약 과제의 난이도가 환자의 수준보다 낮다면, (거의) 모든 반응이 즉각적이고 정확할 것이다. 과제가 도전적이면, 환자는 주저하고 자신 없어 하고, 지체하고, 잘못 시작하거나, 고쳐 말하거나, 오류를 스스로 수정하거나 교정하지 않은 채 오류를 그대로 보일 것이다. 과제가 더욱 도전적이면, 교정되지 않은 오류가 대다수이지만, 간혹 임상가가 제공한 단서와 반복이 정확한 반응을 유도하기도 한다. 과제가 압도적이면, 교정되지 않은 오류가 연속적으로 나타나고 단서나 반복도 거의 도움이 되지 않게 된다.

치료 과제에서 모든 사람이 동의하는 정확한 난이도 수준이란 것은 없다. Porch(1981)는 완전히 오류를 보이지 않는 수준보다는 즉각적이고 정확한 반응과 함께 나타나는 오류 반응, 지연되지만 정확한 반응, 자기 수정된 오류, 왜곡된 반응 그리고 임상가의 촉구 후 수정된 반응이 종합적으로 나타날 수 있는 수준에서 시작하라고 권고한다. 그리고 환자의 모든 반응이 즉각적이고 정확해질 때까지 과제나 반응 기준을 바꾸면 안 된다고 덧붙였는데, 그 이유는 정확한 수준에 도달하지 못한

일반 개념 7-1

- 의료시설에서 일하는 언어치료 전문가는 다른 전문가들과 팀으로 함께 일하는 경우가 많다. 치료팀은 환자가 의료시설에 있는 동안 환자 관리를 계획하고 이행하고 평가한다.
  일반적으로 성인 뇌손상 환자를 위한 치료팀에는 다음과 같은 구성원이 포함된다.
  - 신경과 의사는 뇌손상 환자의 의학적 진료를 담당한다.
  - 재활의학과 의사는 재활병동에 있는 환자의 의학적 진료를 담당한다.
  - 물리치료사는 환자의 근육 강도와 운동 범위를 증가시키는 일을 담당한다.
  - 작업치료사는 환자의 일상적 활동 능력의 회복을 돕는 역할을 한다.
  - 직업치료사는 직업 평가와 훈련을 담당한다.
  - 교정치료사는 보행 훈련을 담당한다.
  - 레크리에이션치료사는 치료 레크리에이션 활동을 담당한다.
  - 신경심리 전문가는 인지적 기능의 평가를 담당한다.
  - 임상심리 전문가는 환자의 지능, 인지, 성격 평가를 담당한다.
  - 정신과 의사는 환자의 성격 이상에 대한 평가와 치료를 담당한다.
  - 영양사는 환자의 영양 상태를 평가하고 삼킴장애를 보완하고 영양 결핍을 치료하기 위한 식이요법을 담당한다.
  - 언어치료 전문가는 환자의 인지-의사소통장애 또는 삼킴장애를 평가하고 치료하는 역할을 한다.
  - 사회복지사는 의료적 관리를 환자 및 그의 가족들의 요구와 통합시키고 조정하며, 환자와 가족이 지역사회나 사회의 자원을 찾고 활용할 수 있도록 돕는 일을 담당한다.
- 여러 가지 변인이 인지-의사소통장애 환자의 치료 효과에 영향을 줄 수 있다. 변인으로는 뇌손상 특성, 뇌손상 정도, 환자의 의학적·신체적 상태, 환자의 동기와 열정 등이 포함된다. 예비 치료는 환자의 치료 반응에 대해 가장 신뢰할 만한 지표를 제공한다.
- 손상 수준 접근법은 상대적 손상 수준 접근법과 기본적 처리과정 접근법으로 나뉜다.
- 상대적 손상 수준 접근법을 사용하는 임상가는 검사에서 환자의 수행 수준에 기반하여 치료 활동을 선택한다. 때로는 장애가 상대적으로 경미한 영역(최고점)을 치료할 수 있다. 드물지만 장애가 가장 심한 영역(최저점)을 치료하기도 한다.
- 기본적 처리과정 접근법을 사용하는 임상가는 관련 언어 및 의사소통능력의 기저를 이룬다고 생각되는 처리과정을 자극하는 치료 활동을 선택한다.
- 기능적 능력 접근법을 사용하는 임상가는 환자의 일상 의사소통에서 중요하다고 생각되는 활동을 치료 활동으로 선택한다.
- 활동-참여 수준 접근은 환자로 하여금 특정 활동(예: 전화 사용하기, 신문 보기)을 수행하거나 일상생활 경험(사회적 관계 유지하기, 지역 서비스 활용하기)의 참여를 준비하도록 훈련한다.
- 성인 의사소통장애 환자를 위한 치료 회기는 보통 일상적인 대화로 시작한다(도입). 도입 이후 환자가 성공률이 높은 친숙한 과제를 하도록 이끈다(적응). 목표지향 활동을 위해 특정 치료 목표에 초점을 둔 도전적 과제를 시도한다. 목표지향 활동 후 되돌아오기 단계에서는 짧은 시간 동안 쉬운 과제를 실시하여 환자가 과제에 성공하도록 유도한다. 이후 짧은 대화로 그 회기를 마친다(종료).
- 활동-참여 접근법에서의 치료 회기는 손상 수준 접근법보다 일반적으로 덜 구조화되고 덜 계획되어 있다.

반응은 실제 생활이나 복잡한 치료 과제에서는 더욱 어렵기 때문이다.

Porch의 입장은 논리적으로는 합당하지만, 모든 치료 과제에서 모든 뇌손상 환자에게 적절한 것은 아닐 수 있다. 뇌손상 환자들이 여러 면에서 서로 다른 것처럼 환자가 오류를 감수할 수 있는 정도도 서로 다르다. 어떤 사람은 오류가 있을 때마다 조바심을 내거나 짜증을 내지만, 또 어떤 사람은 실패에 반복적으로 직면하여도 침착성을 잃지 않는다. 민감한 임상가라면 얼마나 강하게 환자를 밀어붙여야 하는지를 결정할 때 이와 같은 환자의 특성을 고려할 것이다. 모든 실수에 고통스러워하는 매우 민감한 환자에 대해서는 즉각적이고 정확한 반응이 그렇지 않은 반응보다 많이 나타나도록 치료 수준을 조절하여야 한다. 실패에 도전적인 환자에 대해서는 지연된 반응, 자기 수정 반응, 치료사가 촉진해 주는 반응이 더 많이 나타나도록 하고, 어느 정도는 부정확한 오류가 발생하도록 하여도 좋다.

오류 반응의 빈도 조절을 위해 치료 과제를 구조화하는 또 다른 이유는 이전 시도에서의 오류 반응이 다음 시도에서 오류를 발생시킬 확률을 높이기 때문이다.

Brookshire(1972)에 따르면 그림이름대기 과제에서 오류를 보인 실어증 환자는 그다음 항목에서도, 심지어 그것이 평소에는 쉽게 이름을 댈 수 있는 항목일지라도, 오류를 나타내는 경향이 있었다. 문장이해 과제에서도 동일한 결과가 나타났고(Brookshire, 1976), 실어증 치료 장면 녹화 영상에서도 유사한 경향이 나타났다(Brookhire et al., 1979). 이러한 연구를 통해, 환자가 일단 오류를 범하면 뒤따르는 시도에서도 오류 확률이 유의하게 높아진다는 것을 알 수 있다. 오류 반응이 연속적으로 나타나면 수행력에 분명 나쁜 영향을 미친다. 오류 반응이 연속적으로 나타나면 정반응률은 점점 더 감소된다. 세 번 또는 네 번의 연속적 오류 이후에는 다음 번 시도에서 정반응률이 0에 가깝다고 한다. 이 경우 더 쉬운 과제를 하거나 반응 요구가 완화되어야 한다.

일반적으로 뇌손상 환자의 부정확한 오류 반응은 전체 반응의 10~15% 정도로 제한하는 것이 좋다. 그렇지만 환자가 시도할 때마다 의도된 반응에 더욱 근접해 가는 경우, 임상가와 환자는 더 높은 오류율을 허용할 수 있다. Rosenbek과 동료들(1989)은 자극이 반드시 정확한 반응을 이끌어 내지 못하더라도, 그것이 문제해결로 이어지거나 부정확한 반응이 적절한 방향으로 바뀐다면 그 자극은 적절한 것일 수 있다고 하였다. 그렇지만 목표를 벗어난 반응이 연속적으로 나타나고 발전해 가는 모습이 보이지 않는다면(특히 환자가 모든 시도에서 동일한 반응을 산출한다면), 이 경우에는 환자는 실패감밖에 얻는 것이 없다. 따라서 임상가는 과제를 더 쉽게 만들어야 한다.

필자는 평범한 환자를 가정할 때, 과제 수행 초기에는 즉각적이고 정확한 반응이 60~80% 사이가 되도록 유지하려고 한다. 그리고 2개 이상의 과제를 실시하는 동안 즉각적이고 정확한 반응이 90~95%를 넘어설 때 과제의 난이도를 높인다. 만약 전체 반응 중 10% 이하로 지연 반응 또는 자기 수정 반응이 나타나면, 치료 종료에 다다르거나 정체기가 아닐 경우에 과제의 난이도를 높인다. 어떤 경우에는 최대 수행 수준에서 지속적인 노력을 요구하는 과제를 이용하여 모든 반응이 즉각적이고 정확해질 때까지 치료 과제를 계속할 수 있다. 이는 환자에게 확장된 경험을 제공하고, 이러한 노력 수준에서 성공적 수행이 어떠한 느낌인지를 알려 주고, 이러한 수행 수준에서 필요한 상황 처리 능력에 대한 확신을 길러 줄 것이다.

자원 할당

대부분의 뇌손상 환자는 지각 결함, 주의 결함, 인지 결함, 행동 이상을 가지고 있다. 이는 감각 입력을 지각하고 변별하는 능력을 약화시키고, 인지처리의 유연성과 효율성을 감소시키며, 자극에 대한 반응의 속도와 정확성을 저해한다. 뇌손상 환자와 일하는 임상가는 중재 시기 동안 이러한 결함이 환자의 수행에 어떻게 영향을 미치는지 이해해야만 한다. 다행히도 이러한 지각, 주의, 인지, 수행의 비정상성의 영향을 줄이도록 중재의 특성을 조작하는 여러 가지 방법이 있다.

정신 과정은 내부에서 일어나는 것이기 때문에 직접적으로 조작할 수는 없다. 대신 임상가는 과제 자극의 특성을 조작하고 환자에게 기대되는 반응 유형을 변화시킴으로써 정신적 과정과 관련된 작업 부하를 조작할 수 있다. 임상가는 자극을 조작하여 과제 자극의 지각, 변별, 해석과 관련된 작업 부하를 조절한다. 임상가는 반응의 세부 특징을 변화시켜 반응의 형성과 산출에 관련된 작업 부하를 조절한다. 절차 중 어떤 특성을 조작해야 하는지 알기 위해서는 먼저 왜 환자가 어려움을 겪는지에 대해 이해해야 한다. 만약 임상가가 '왜'에 대해 안다면 '어떻게'에 대한 것은 더 명백해질 것이다.

자원 할당에 대한 개념은 중재 절차의 난이도를 조절하는 데 유용한 지침을 제공한다. 제4장에서 기술한 바와 같이, 자원 할당의 기본적 개념은 인간의 뇌는 정신적 작용을 실행하는 데 사용할 수 있는 제한된 처리 용량을 가지고 있다는 것이다. 정신적 작용은 처리 자원의 풀에 의존한다. 복잡한 정신적 작용은 간단한 정신적 작용보다 더 많은 자원을 필요로 하고, 여러 개의 작용이 동시에 활성화되는 경우 그 총합만큼의 처리 자원 풀이 요구된다. 만약 그 요구량이 처리 자원의 용량을 초과하면 수행은 어려워진다.

성인 뇌손상 환자가 처리 자원에 대한 요구가 처리 자원의 풀을 밑도는 과제를 수행할 경우, 환자는 정상적인 수행을 할 것으로 기대된다. 과제가 복잡하면 처리 자원의 풀에서 더 많은 자원을 끌어내야 하는데, 자원에 대한 요구가 이용 가능한 자원 수준에 거의 도달하거나 초과하면 점진적으로 수행은 나빠진다. 여기서 중요한 것은 과제 요소들이 단순화되면, 자원의 요구가 감소하여 환자의 수행이 향상된다는 점이다. 다음의 예는 이러한 것이 어떻게 작용하는지를 보여 준다.

> 시지각장애를 가진 뇌손상 실어증 환자에게 사물의 기능을 설명한 후 흑백의 선 그림 중에서 해당 사물을 가리키도록 하였다(예: "쓰고 지우는 데 사용하는 것을 가리켜 보세요."). 10번의 시도에서 환자는 8번 오류를 보였다. 10번의 시도 후에 잠시 과제를 중단하였을 때, 환자는 선 그림이 무엇을 나타내는지 이해하기 어렵다고 불평하였다. 임상가는 선 그림을 컬러 사진으로 바꾸고 10번의 시도를 더 하였다. 환자는 단지 2번의 오류만 보였다.

이 환자는 청각적 이해와 그림의 시각적 처리라는, 과제의 두 가지 구성요소에서 어려움을 보였다. 이 환자의 경우 실어증과 시지각 문제가 합해져서, 임상가의 요구는 환자가 사용할 수 있는 자원의 풀을 초과하게 된다. 자극을 선 그림에서 컬러 사진으로 바꿈으로써, 임상가는 과제의 복잡한 시각 처리 요소를 감소시켰다. 따라서 환자는 여분의 자원을 청각적 이해에 다시 할당할 수 있었고, 이로 인해 이해력이 향상되었다. 만약 치료의 초점이 지각과 선 그림의 재인이라면, 과제에서 청각적 이해력의 어려움을 감소시켜 남은 여분의 자원을 시각적 처리에 활용하게 하고, 그렇게 함으로써 환자로 하여금 선 그림에 대한 확인(identification)을 촉진한다.

자원 할당에서의 대가(quid pro quo: 다른 것에 대한 대가로 한 가지를 얻게 되는 것)는 뇌손상 환자의 임상에 영향을 미친다. 치료 목적과 관계없는 우연적 과제 변인과 관련된 처리 부하를 조절함으로써, 목표로 하는 처리과정에 치료의 초점을 두게 하는 것이 일반적인 임상 원리이다. 우연적 과제 변인이었던 시각 자극 인식 관련 처리 부하를 낮춤으로써 목표 처리과정인 환자의 이해력을 촉진하였던 앞의 예에서도 알 수 있다. 자원 할당 개념은 치료 과제 계획 시, 우연적 과제 변인의 의도되지 않은 영향에 대해 이해하는 데에 도움을 주었다. 이러한 영향력을 인식하고 있는 임상가라면, 의도된 처리과정에만 치료의 초점을 두고 우연적 과제 변인에 대한 처리 요구는 복잡하지 않도록 조절할 것이다.

자극 조작

임상가는 몇 가지 과제 자극의 특성을 조작함으로써 환자가 환자의 능력을 넘어서지 않고 최적의 과제 난이도 수준에서 수행을 하도록 치료 과제의 난이도를 조정할 수 있다. 임상가는 자극의 강도와 두드러짐(intensity and salience), 분명함과 명료함(clarity and intelligibility), 정보의 중복과 맥락 지원(redundancy and contextual support) 또는 새로움과 흥미(novelty and interest value)를 조절함으로써, 과제 자극을 지각하고 변별하고 해석하는 데 요구되는 정신적 노력을 조작할 수 있다.

강도와 두드러짐. 자극 강도와 두드러짐을 증가시키는 것은 자극을 지각하고, 주의를 기울이고, 변별하는 데 어려움을 겪는 뇌손상 환자에게 도움이 된다. 여기에서의 강도(intensity)는 지각된 자극의 크기와 세기를 의미한다. 두드러짐(salience)은 지각된 자극의 현저함, 뚜렷함 또는 자극이 주변에서 얼마나 분명하게 두드러지는지를 의미한다. 어떤 면에서 강도와 두드러짐은 관련이 있다. 왜냐하면 자극을 더 강하게 만들면(예: 더 큰 소리로, 더 밝게, 더 크게) 자극이 더 두드러지게 되기 때문이다. 그러나 강도는 자극 자체의 속성이고 두드러짐은 자극과 주변과의 관계라는 점에서 차이가 있다. 시끄러운 환경에서 큰 청각적 자극은 조용한 환경에서 작은 청각적 자극보다 덜 두드러질 수 있다. 밝은 배경화면에 제시된 밝은색의 시각적 자극은 무색 배경화면에 옅은 색보다 덜 두드러질 수 있다.

> **임상 Tip.** 도시의 불빛이 전경 불빛 수준을 높이는 도시지역보다 시골지역에서 밤하늘의 별을 보기가 더 쉽다. 별의 빛 강도는 변하지 않지만, 더 어두운 밤하늘에서 별은 더 두드러져 보인다.

치료 자극의 강도나 두드러짐을 증가시키는 것은 지각 또는 주의 처리에 장애가 있는 뇌손상 환자가 자극을 지각하고 인식하고 이해하는 것을 절충하도록 도와줄 수 있다. 예를 들어 주의를 분산시키는 자극이나 경쟁적인 자극이 있을 때 집중하고 주의를 유지하는 데 문제를 보이는 환자는 라디오가 주변에 켜져 있는 경우, 아무리 구조화된 대화 상황이라 하더라도 수행력이 떨어질 수 밖에 없다. 대화에 참여하면서 동시에 라디오를 무시하는 데에 요구되는 정신적 노력으로 인하여 처리 자원은 더 많이 사용되게 된다. 주의를 기울이기 위하여 다른 처리(예: 이해)에 필요한 자원까지 끌어다 쓰게 될 경우, 이해 처리는 더욱 악화된다(예: 주의는 기울이지만 이해하지 못함). 이때 만약 대화 상대자가 자극의 강도를 더 증가시키거나(예: 더 크게 말하기, 더 가까이에서 말하기, 몸짓을 덧붙이기) 더 두드러지게 한다면(예: 라디오 소리를 줄이기 또는 라디오에서 멀리 떨어지기), 환자의 대화 수행은 향상될 것이다. 왜냐하면 배경 소음으로 인한 주의 집중의 어려움을 극복하기 위해 사용되던 자원이 더 이상 요구되지 않기 때문이다. 이제 그 자원은 이해와 기타 대화 활동을 위해 전환될 수 있다.

임상 Tip. 뇌손상 환자가 보통의 목소리 크기를 완벽하게 잘 들을 수 있는 경우에도, 대화 상대자는 뇌손상 환자와 이야기할 때 목소리를 크게 하여 말하곤 하는데, 많은 뇌손상 환자는 이것이 흔하게 발생되는 매우 짜증나는 일이라고 불평한다.

때로는 한 가지 양식(modality)보다 다양한 양식으로 자극을 제시함으로써 치료 자극을 더욱 두드러지게 할 수 있다(물건 사진을 보여 주면서 동시에 물건의 이름을 말하는 것처럼, 많은 경우 자극은 청각적 형태와 시각적 형태로 함께 제시된다). 여러 양식으로 자극이 제시되었을 때 성인 뇌손상 환자의 수행이 경도에서 중등도의 향상을 보였다고 보고한 많은 연구가 있다(Gardiner & Brookshire, 1972; Halpern, 1965; Lambrecht & Marshall, 1983). 그러나 성인 뇌손상 환자를 대상으로 한 여러 연구에서 다양한 자극 제시의 긍정적 효과가 통계적으로 유의미하기는 하였지만, 강력하지는 않았고 참여자 모두에게 효과를 보인 것은 아니었다. 따라서 해당 환자에게 다양한 자극 제시 여부가 도움이 되는지를 알기 위해서는, 직접 환자를 대상으로 시도해 보면서 그 효과를 관찰해 나가야 할 것이다.

임상 Tip. 수행 조작 효과에 대해 대상자마다 편차가 크다는 것은 치료 자극의 조작을 포함한 집단 연구에서 일반적이다. 몇 가지 조작이 대상자들에게 비교적 일관적으로 영향이 있다고 보고되었으나 예외는 항상 있다. 따라서 임상가는 환자에 대한 직접 시도를 통해서만 조작의 효과를 확인할 수 있다.

분명함과 명료성. 성인 뇌손상 환자는 명료하지 않고 모호한 자극을 지각하고 변별하고 해석하는 것을 굉장히 어려워한다. 명료함의 결여로 인한 부정적 영향은 일상 사물이나 상황을 나타내는 치료 자극이 선 그림일 때 자주 볼 수 있다. 시각 처리 손상을 가진 환자의 경우, 임상가에게는 모호하지 않은 선 그림이 환자에게는 모호할 수 있다. 예를 들면 성인 뇌손상 환자는 보스턴 이름대기 검사(Kaplan, Goodglass, & Weintraub, 2001)에서 하모니카를 그린 선 그림을 건물 또는 공장으로 잘못 인식하는 경향이 있다(그림 7-1).

Mills와 동료들(1979)은 성인 실어증 환자를 대상으로 일상 사물을 선 그림으로 나타낸 자극의 이름대기를 통하여 자극의 모호성(stimulus uncertainty)이 환자의 수행에 미치는 영향을 연구하였다. 정상 성인 집단이 한 그림에 대해 여러 이름으로 명명한 수를 산출하여 자극의 모호성을 측정하였다. 즉, 정상 성인이 한 그림에 대해 여러 이름으로 명명할수록 그림 자극의 모호성은 높아진다. Mills와 동료들은 뇌손상이 없는 정상 성인 집단과 성인 실어증 집단을 대상으로 그림이름대기 과제를 실시하였다. 그 결과, 두 집단 모두 모호성이 높은 그림에서 이름대기 수행에 더 오랜 시간이 걸렸고 더 많은 오류가 나타났다. 그러나 성인 실어증 환자는 정상 성인보다 자극의 모호성에 더 강한 영향을 받았다. Mills와 동료들은 성인 실어증 환자의 이름대기 수행 속

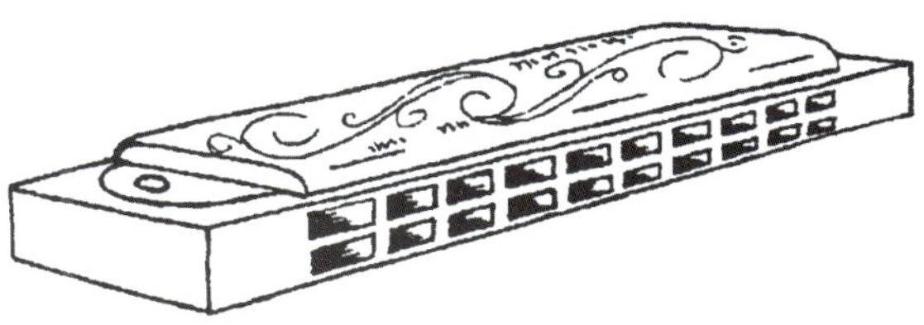

그림 7-1 시지각 기능장애를 가진 뇌손상 성인 환자가 자주 건물이나 공장으로 잘못 인식하는 모호한 자극의 예

출처: Kaplan E, Goodglass H, Weintraub S: *The Boston Naming Test*, Philadelphia, 2001, Lippincott Williams & Wilkins, 현재 저작권은 Pro-Ed(Austin, Texas)에 있음.

도와 정확성에 영향을 주는 변인 목록에 자극의 모호성을 추가시켜야 한다고 주장하였다.

임상 Tip. Mills와 동료들이 제시한 모호성의 조작적 정의는 임상 활동과 연구에서 자극의 모호성 값을 결정하는 하나의 방법을 제공한다.

정보의 중복과 맥락. 정보의 중복과 맥락이라는 단어는 비슷하면서 때로는 개념이 겹치기도 한다. 정보의 중복은 이상적 상황에서 목표 반응을 구체화하는 데 요구되는 것 이상으로 자극 정보를 제시하는 것을 의미한다. 예를 들면 청각적 이해 기술을 훈련시키는 임상가는 "Show me the small red cup."을 "I want you to show me a cup that is red and small."이라고 말함으로써 정보의 중복을 증가시킬 수 있다. 자극의 중복은 일반적으로 뇌손상 환자의 수행력을 향상시킨다. 예를 들면 어떤 환자는 임상가가 명명하는 것을 가리키는 수행(예: "컵을 가리켜 보세요.")에서는 잘하지 못하지만, 대상의 기능을 묘사하면서 그 대상을 가리켜 보도록 요구하여 자극 정보의 중복을 증가시키면(예: "당신이 커피를 마실 때 사용하는 것을 가리켜 보세요.") 후자의 지시가 더 길고 문법적으로도 복잡함에도 불구하고 수행력이 향상되기도 한다. 반복, 바꾸어 말하기, 다양한 양식의 자극 제시는 과제 자극에서 정보의 중복을 증가시키는 일반적인 방법이다(또한 이러한 조작은 의심할 여지없이 자극의 두드러짐을 증가시킨다).

임상 Tip. 어떤 뇌손상 환자의 경우에는 과제 자극이 중복되면 그 정보를 다루는 것을 더 힘들어하기도 한다. 그러한 환자는 중요한 것과 중요하지 않고 중복적인 것을 구별하는 데에 어려움이 있는 듯하다. 정보의 중복으로부터 도움을 받는 환자와 그렇지 않은 환자를 구별하는 유일한 방법은, 중복된 정보를 몇 차례 제시한 후에 그것에 대한 반응을 살펴보는 방법밖에 없다.

정보의 맥락은 자극 그 자체에 있는 것이 아니라 자극에 대한 정보를 제공하는 배경 또는 환경을 의미한다. 예를 들면 다양한 크기와 색깔의 컵에 대한 청각적 이해력을 훈련시키는 경우, 환자로 하여금 한 줄로 정렬된 컵 배열에서 해당 컵을 선택하도록 하는 과제 대신 일상의 식탁 세팅에 놓인 컵 중에서 해당 컵을 선택하도록 하면 좀 더 맥락적인 지원을 제공하게 된다.

반응을 유도하는 맥락은 뇌손상 환자의 반응 정확성에 강한 영향을 주는 경우가 많다. 뇌손상 성인 환자의 행동 가운데 가장 놀라운 특성은 어떤 맥락에서는 어렵고 불가능했던 반응이 놀랍게도 또 다른 맥락에서는 쉬울 수 있다는 것이다. 인위적인 상황에서 말해야 할 때(예: "손가락으로 할 수 있는 모든 것을 말해 보세요."라고 임상가가 말했을 때)보다 자연스런 의사소통 상호작용에 참여할 때, 대부분의 뇌손상 환자들이 더 많이 이야기하고 더 잘 말할 수 있다. 수행에서의 맥락 효과는 듣기, 읽기, 쓰기에서도 나타난다. 그러나 주의산만함이 최소화되고 상호작용의 초점이 주의 깊게 통제된 구조화된 상황에서는 크게 어려움이 없지만 비구조화된 자연스런 상황에서는 많은 어려움을 보이는, 주의산만하고 충동적인 우뇌손상 환자, 외상뇌손상 환자 그리고 일부 실어증 환자에 대해서는 맥락 효과가 예외적일 수 있다.

뇌손상 성인 환자를 개별적으로 치료해 본 경험이 많은 임상가라면, 치료 회기를 질서 있고 예측 가능하게 유지하기 위해 노력할 것이다. 이들의 설명과 지시는 간결하지만 완전하다. 과제 자극을 주의 깊게 선택하고 시도마다 자극을 일관성 있게 유지한다. 자극 전달과 반응 속도는 모든 치료 과제에서 일정하다. 주의를 산만하게 하는 것, 배경소음, 개입은 최소화한다.

이러한 질서정연함의 부정적인 면은 지원적 환경에서는 어려움 없이 수행하던 환자가 치료실을 떠나 잘 통제되지 않는 일상생활에서는 처리에 어려움을 가진다는 것이다. 따라서 임상가는 점차적으로 치료 과제의 질서정연함과 예측 가능성을 감소시킴으로써, 환자로 하여금 덜 구조화된 일상생활에서 처리하는 것을 배우도록 도와줄 수 있다. 예를 들면 환자의 청각적 이해력이 조용한 치료실에서 정상적 수준에 도달하면, 그 이후에는 환자가 일상생활에서 마주칠 수 있는 시끄러운 환경에서 이해력을 연습할 수 있도록 배경소음을 주거나 소음이 있는 일상 공간으로 치료 활동 환경을 바꿀 수 있다. 일상적 환경을 반복 연습하는 것은 소음에 대한 인내력을 기르는 것 이외에도, 보호되어 있는 치료실 환경 밖에서 마주하게 될 상황에서 요구되는 기술을 연습해 보게 함으로써 치료실에서 학습한 기술을 전이

시키는 데에 도움이 된다.

새로움과 흥미. 치료 자극의 새로움과 흥미는, 그 영향력을 파악하기 어렵기 때문에 임상가로 하여금 자극 선택 시 이러한 특성을 간과하게 하기도 하지만, 분명한 것은 자극의 새로움과 흥미는 뇌손상 환자의 수행에 영향을 미칠 수 있다는 것이다. 대부분의 뇌손상 환자는 불행하게도 많은 치료 활동에서 자주 사용되는 새로움과 흥미가 결여된 자료보다, 새롭거나 개인적으로 흥미로운 자료에 대해 더 정확하게 그리고 적은 노력으로 주의 집중하고 이해하고 반응한다. 컵, 숟가락, 열쇠, 빗에 대해 말해야 할 때 한 단어로 발화하는 환자가 가족, 취미, 직업에 대해 이야기할 때에는 완전한 문장으로 말하는 것을 볼 수 있다. "Show me the white cup."을 이해하기 어려워하는 환자가 "Tell me what the weather was like on the day you got married."와 같이 더 길고 복잡하지만 개인적으로 관련이 있는 발화는 더 쉽게 이해하기도 한다.

Faber와 Aten(1979)은 새로움과 흥미가 성인 실어증 환자의 연결발화에 미치는 영향에 대해 실험으로 증명하였다. 성인 실어증 환자에게 정상적 상태의 일반 사물과 깨져 있거나 변형된 상태의 일반 사물(소매가 찢어진 셔츠, 한쪽 렌즈가 깨진 안경)이 그려진 그림을 보여 주고 생각나는 것을 말하게 하였다(그림 7-2). 실어증 환자의 경우 손상되지 않은 사물 그림에 대해 말할 때보다 깨지거나 변형된 사물 그림에 대해 말할 때 더 적절하고 더 긴 발화를 산출하였다.

임상 Tip. 뇌손상 환자의 치료에 사용되는 많은 활동이 명백하게 무의미하다는 것이 문제이다. 자연스럽지 못한 활동은 환자의 진정한 능력을 정확하게 반영하지 못하고, 치료실에서 습득한 것을 일상생활로 일반화하는 것을 방해할 수 있다는 것을 임상가는 유의하여야 한다. 뇌손상 환자가 임상가에게 "내가 이것을 왜 하고 있는 거지요?"라고 묻는 것을 흔히 경험할 수 있다. 만약 임상가가 그 질문에 준비된 답변을 가지고 있지 않다면, 그 활동을 재고해 보는 것이 좋을 것이다.

1980년에 출판된 일상생활에서의 의사소통능력(CADL)(Holland, 1980)의 한 항목은 새로움이 성인 뇌손상 환자의 주의와 이해에 미치는 놀라운 영향력을 보여 주었다. 그 항목은 CADL의 역할 놀이 부분에 포함되어 있다. 임상가는 환자에게 생활양식에 관한 지침을 제시하는 내과 의사의 역할을 한다. 임상가가 "좋아요, ○○ 씨, 다음에 오시기 전에 매일 담배 세 갑을 피우고 술 한 병을 마시길 바랍니다. 이해하셨지요?"라고 말한다. 그러면 뇌손상 환자는 거의 모두 임상가를 다시 쳐다본다. 대부분의 환자는 그 말을 그대로 믿지 않으며 명료화를 요청한다(예: "뭐라고요? 선생님이 나에게 담배 피고 술 마시길 바란다고요?").

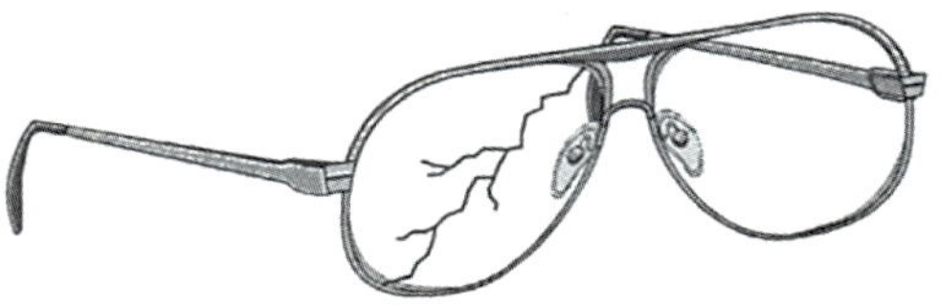

그림 7-2 친숙한 사물의 모습을 바꿈으로써 자극의 새로움이 어떻게 증가될 수 있는지 보여 주는 예이다. 렌즈가 깨지지 않은 그림을 보여 주었을 때, 이 그림을 묘사해 보도록 요구받은 실어증 환자는 "안경입니다."라고 말하였다. 그 후에 여기에서 보여 주고 있는 그림에 대해 말해 보라고 요구하자 실어증 환자는 "안경이지만 한쪽이 깨졌습니다. 거기 그 렌즈가 깨졌어요. 누군가가 바닥에 안경을 떨어뜨렸음이 틀림없어요."라고 말하였다.

단서. 경험이 풍부한 임상가는 치료 활동 내내 자극과 자극 제시방법의 일관성 유지에 대해 신경을 쓰지만, 환자가 어려움에 직면할 때에는 정해진 일관성에서 벗어나기도 한다. 단어 'pen'의 대답에 어려움을 보이는 환자에게 "그것은 'pub'과 똑같은 음소로 시작합니다.", "'ten'과 운이 같습니다."라고 알려 주거나 "그것은 잉크가 들어 있고 글씨를 쓸 때 사용하는 것입니다."라고 말해 주어 단어 인출을 돕는다. 이와 같은 임상가의 행동을 단서라고 한다. 단서는 환자가 응답에 어려움을 보일 때 임상가가 제공하는 힌트이다. 단서는 반응을 가르쳐 주지 않으면서 목표 반응으로 환자를 유도한다. 단서의 전략적 사용은 임상가로 하여금 치료 활동의 속도를 조절하게 하고 치료 활동과 관련된 처리 부하를 조절하게 한다. 더 중요한 것은 단서가 환자가 순간적으로 치료 항목에 실패하였을 때 다시 정상적인 치료 궤도에 들어설 수 있도록 임상가에게 믿을 만한 방법을 제공한다는 것이다. 또한 단서는 연속적으로 발생하는 오류 반응을 중지시키고 오류율을 통제하는 기능을 한다.

반응 조작

환자에게 예상되는 반응의 특성을 조작하는 것은 임상가가 치료 활동의 난이도를 조절하는 또 다른 방법이다. 반응의 길이와 복잡성을 감소시키고 반응을 더 자연스럽게 만들고 반응을 더 중복적으로 만들고 환자에게 반응할 시간을 더 많이 제공함으로써, 반응의 형성과 산출에 관련된 작업 부하를 낮출 수 있다.

길이와 복잡성. 길이와 복잡성은 반응이 더 길어질수록 더 복잡해진다는 점에서 상호작용하는 경향이 있지만, 각각을 분리해서 조작할 수 있다. 예를 들어 문장의 단어 수(길이)는 문장의 통사론적 구조(복잡성)와 독립적으로 조작할 수 있다. 반응의 길이는 일반적으로 환자의 반응에 포함된 단위(예: 음절, 단어)가 몇 개인가로 측정하고 또는 많이 사용되지는 않지만 환자가 그 반응을 수행하는 데 얼마나 많은 시간이 걸리는가로 측정하기도 한다. 반응의 복잡성은 여러 가지 방법으로 정의될 수 있는데, 대부분 단위를 세거나 시간을 재는 것보다 주관적이다. 복잡성은 운동 측면에서 정의 내릴 수 있고(단어당 또는 시간당 서로 다른 조음 움직임의 수), 언어학적으로 정의 내릴 수 있고(문장의 의미를 결정하는 데 필요한 통사적 조작의 수), 또는 인지적으로 정의 내릴 수 있다(구어 메시지에 대해 적절한 반응을 산출하는 데 필요한 추상적 개념 또는 추론의 양).

일반적으로 반응 길이와 복잡성의 증가는 처리 자원의 요구를 증가시키기 때문에, 자원이 불충분한 경우 반응의 길이 또는 복잡성을 증가시키면 환자의 수행은 더욱 악화된다. 반응의 복잡성은 반응의 적절성에만 영향을 미치는 것이 아니다. 환자는 부족한 자원을 보상하면서 어떻게든 반응을 시도할 것이고, 이에 따라 지각, 변별, 이해 등 입력 처리에까지 그 영향의 범위가 넓어질 수 있다.

친숙성과 유의미성. 친숙성과 유의미성은 환자가 과거에 그 반응을 몇 번이나 수행해 본 적이 있는가로 결정된다. 대부분의 성인 뇌손상 환자들은 많이 훈련되고 사회적으로 유의미한 반응(예: 만났을 때 인사와 작별인사)을 부자연스러운 맥락에서 산출되는 덜 훈련된 반응(예: 사물 또는 그림이름대기)보다 더 쉽게 여긴다. 거의 말을 할 수 없는 많은 뇌손상 환자도 이전에 아주 많이 해 본 적이 있는 "안녕하세요."와 같은 말은 적절한 상황에서 산출할 수 있다.

친숙성의 영향은 말의 범위를 넘어선다. 언어이해 결함을 가진 뇌손상 환자는 대개 비개인적인 자료(예: 나비와 바다갈매기의 상대적인 크기에 대한 질문)보다는 개인적으로 관련 있는 자료(예: 집과 가족에 대한 질문)를 더 잘 이해한다. 어휘 결함을 가진 뇌손상 환자는 일반적으로 '학자', '피콜로'와 같은 저빈도 단어보다 '집', '책상'과 같은 고빈도 단어에 더 성공적으로 접근한다.

지연. 많은 뇌손상 환자가 즉각기억에 결함이 있기 때문에, 몇 초 이상 기억 속에 정보 또는 행동 계획을 유지하는 것을 어려워한다. 치료 자극과 환자의 반응 시점 간 지연을 두었을 때 환자의 수행은 악화된다. 구어지시에 대해 즉각적으로 반응하도록 하였을 때, 빠르고 정확하게 반응한 환자라도 반응 전에 5초 또는 10초를 기다려야 한다면 더듬고 실수할 수 있다. 지연되지 않는 조건에서 실수 없이 구문을 반복한 환자에게 산출하기 전 5초 또는 10초간 기억 속에 그 구문을 유지한 후 말하도록 하면, 그 환자는 단어를 망설이며 말하거나 힘겨워하거나 더듬거리며 반응할 것이다.

그러나 지연이 항상 뇌손상 환자에게 걸림돌이 되는 것은 아니다. 때로는 자극과 반응 간 지연을 부과하는 것이 오히려 뇌손상 환자의 수행을 향상하기도 한다. 대부분의 성인 뇌손상 환자는 인지처리과정이 늦다. 뇌손상 환자의 경우 자신의 생각을 표현하기 위해 단어를 인출하고, 의미 있게 단어를 조합하고, 복잡하거나 비친숙한 자극을 인식하고, 메시지의 의미를 파악하기 위해 더 많은 시간을 필요로 한다. 대부분의 성인 뇌손상 환자는 본인의 느린 반응을 몹시 불편해하고 가능한 한 빠르게 반응해야 한다고 생각한다. 이러한 환자에게 빠르게 반응하도록 격려하는 것은 오히려 문제를 가중시키는 셈이다. 많은 경우 시간의 압박에서 자유로워지도록 가르치는 것이 도움이 될 것이다.

어떤 뇌손상 환자는 기억 흔적이 사라지기 전에 반응함으로써 즉각기억의 결함을 보완하려 한다. 그러한 환자는 치료 활동 시 임상가가 자극을 지시하거나 제공하

일반 개념 7-2

- 일반적으로 임상가는 성인 뇌손상 환자에게 도전적이면서도 압도적이지 않도록 치료 활동의 난이도를 조절한다. 환자가 산발적 오류와 함께 즉각적이고 정확한 반응, 지연된 반응, 자가 수정 반응을 모두 보일 때 치료 활동의 난이도는 적절하게 조정되었다고 볼 수 있다.
- 즉각적이고 정확한 반응이 전체 반응의 60~70%를 차지하는 과제가 대부분의 뇌손상 환자에게 적절하다고 할 수 있다. 반응의 90% 이상이 즉각적이고 정확할 때에는 과제의 난이도를 높여야 할 것이다.
- 자원 할당 모델은 모든 인간에게 인지처리과정에 이용할 수 있는 자원의 양이 한정되어 있다는 것을 전제한다. 만약 능동적 인지처리과정에서 요구되는 자원이 공급을 초과하면, 수행은 악화될 것이다.
- 자원 할당 모델은 뇌손상으로 인해 이용 가능한 처리 자원의 풀이 감소되었다고 가정한다. 성인 뇌손상 환자는 정상 성인보다 인지처리과정의 작업 부하에 더욱 민감하게 반응한다.
- 단서는 환자로 하여금 오류 반응을 수정하거나 바꾸도록 임상가가 제공하는 신뢰성 있는 방법이다. 치료 과제의 특정 항목에서 힘겨워하는 환자를 돕기 위해, 임상가는 시도마다 즉석에서 단서를 제공할 수 있다.
- 임상가는 강도와 두드러짐, 분명함과 명료성, 정보의 중복과 맥락적 지원, 새로움과 흥미와 같은 자극 형태를 조작하여 치료 과제의 난이도를 조절할 수 있다.
- 또한 임상가는 환자에게 요구되는 반응의 길이와 복잡성, 친숙성과 유의미성, 지연, 반응 중복과 같은 반응 요건을 조작하여 치료 과제의 난이도를 조절할 수 있다.

자마자 바로 반응할 것이다. 그러나 환자가 반응을 시작한 후에 제공되는 정보를 놓쳐 버릴 수 있기 때문에, 이러한 전략이 효과를 보는 경우는 드물고 오히려 수행력을 악화시킨다. 급하게 반응을 하는 환자의 경우, 자극과 반응 사이에 짧은 지연을 두는 것은 환자의 수행을 향상할 수 있다.

반응 지연이 어떤 환자에게 도움이 되고 어떤 환자에게 방해가 되는지는 확실히 알 수 없지만, 다음의 지침은 임상에 유용할 것이다. 즉각기억이 손상된 환자에게 즉각기억을 요구하는 치료 과제를 사용할 경우, 일반적으로 반응 지연은 환자에게 고통을 가중시킨다. 내적 처리과정이 느리고 비효율적인 환자에게 느리거나 비효율적인 처리과정을 요구하는 치료 과제를 사용할 경우, 일반적으로 반응 지연은 환자에게 도움이 된다.

환자가 즉각기억에 결함이 있고 느리고 비효율적인 처리과정을 보인다면 능숙한 임상가는 어떻게 할까? 만약 임상가가 즉각기억을 목표로 한다면, 자극 전달과 환자의 반응시간 간 지연을 주면서 동시에 자극 제시 속도를 느리게 하여 환자의 느린 처리과정이 과제 수행에 영향을 주지 않도록 할 것이다. 만약 임상가가 느린 처리과정을 목표로 한다면, 즉각적 반응을 허용하여 기억 부담을 최소화하면서 자극 제시 속도를 높임으로써 처리 속도와 효율성에 적절한 부담을 부과할 것이다.

반응 중복. 일반적으로 반응 중복은 환자의 수행을 향상시킨다. 반응 중복성은 반응 내 중복(within-response redundancy)과 시도 간 중복(across-trials redundancy)의 두 가지 형태로 발생한다. 반응 내 중복은 말-조음 훈련에서 흔히 사용되는 방법으로, 동일한 조음 위치가 반복되는 일련의 단어들을 산출하도록 하는 것이다(예: baby, bible, bobbin, beanbag). 시도 간 중복은 모든 시도에 동일한 환자의 반응을 요구하는 과제에서 공통적으로 사용하는 방법이다(예: 청각적 이해 과제의 모든 시도에서 가리키기 반응 또는 몸짓 반응을 해야 하는 경우). 과제 자극과 환자 반응 간 가장 높은 중복성은 임상가와 환자가 동시에 반응을 산출할 때 발생한다. 이보다 한 단계 아래 있는 중복성은 따라하기 과제에서 나타난다. 따라하기 과제는 임상가가 산출한 직후에 환자가 바로 산출하게 하는 것으로, 환자의 반응은 임상가의 반응을 그대로 모방하기 때문에 중복적이다.

지시하기와 피드백 제공하기

임상가는 치료 활동(평가에서도)에서 지시하고 피드백을 제공함으로써 뇌손상 환자의 수행을 조직화하고 조절한다. 지시하기는 앞으로의 활동에서 환자가 무엇을 해야 하는지 말해 주는 것이다. 피드백은 환자가 치료 활동에서 어떻게 하였는지 알려 주는 것이다. 비록 지시하기와 피드백 사이에 공유되는 부분이 있지만 목적은 다르다. 치료 목적을 정확하게 숙지하고 있는 임상가는 그 목적에 초점을 두고 치료를 원활하게 진행해 나간다. 지시해 주어야 할 때 피드백을 주거나, 피드백을 주어야 할 때 지시하는 임상가는 환자를 혼란스럽게 하고 치료의 효과를 약화시킨다.

지시하기

지시하기는 치료 활동의 도입부분이다. 임상가는 환자가 할 것과 (때로는) 왜 그것을 하는지에 대해 말해 준다. 좋은 지시는 명료하고 간결하다. 그리고 환자가 받아들일 수 있는 속도로 전달하고, 환자가 이해할 수 있는 언어를 사용한다. 임상가는 환자가 알아야 할 것은 모두 제공하여야 하지만, 그 이상은 제공할 필요가 없다. 많은 초보 임상가들(그리고 다소 경험이 풍부한 임상가들도)은 환자가 요구하는 것보다 더 많은 정보를 제공하거나 불필요하게 반복하거나 지시사항을 바꾸어 말하면서 지나치게 설명하곤 하는데, 이것은 결국 환자를 혼란스럽게 만든다. 환자가 확실히 이해하였는지 점검하고 확인해 봄으로써 초과 설명을 피할 수 있고 적어도 최소화할 수 있다. 중도의 결함이 있는 환자를 포함하여 대부분의 뇌손상 환자의 경우, 이해하였는지 아니면 혼란스러워하는지를 환자의 얼굴 표정, 몸짓(특히 머리 끄덕임)이나 태도를 통해 알 수 있다. 환자의 작은 표현에도 집중할 줄 아는 임상가는 과하게 지시를 제공하는 실수를 하지 않는다.

경험이 풍부한 임상가라면 몇몇 시범과 연습으로 불필요한 구어 지시를 대신하고, 환자가 지시사항을 이해하였는지를 확인할 것이다. 임상가는 먼저 앞으로의 활동에 대해 간결하게 설명하여 주고 예상되는 반응을 예를 들어 보인다. 그러고 나서는 연습을 통해 지시사항의 중요한 부분을 이해하였는지 알아본다. 만약 연습 활동 시의 수행을 통해 환자가 지시사항을 알고 있는 것으로 여겨지면, 임상가는 그 이후에는 치료 활동으로 들어간다. 만약 연습 활동 시 환자의 수행이 임상가의 기대에서 벗어나면, 임상가는 환자가 보여 주었던 수행을 바탕으로 설명을 다시 하고 시범을 보이며 가르친다(글상자 7-1).

글상자 7-1에서 Adair 부인에 대한 임상가의 행동에는 몇 가지 주목할 만한 것이 있다. 임상가는 Adair 부인에게 중요한 정보를 강조한 후, 그녀에게 부가적 처리 시간을 주기 위해 반복, 바꾸어 말하기(paraphrase), 도입구(lead-in phrases)를 자연스럽게 사용하였다. 첫 시도를 시작하기 전에 임상가는 Adair 부인에게 준비가 되었는지 물어보았다. 경험이 풍부한 임상가라면 이러한 행동은 일상적이고 거의 자동화되어 있다. 그러나 이러한 행동은 초보 임상가에게는 기대하기 어렵다. 경험이 많지 않은 임상가의 경우, 치료 활동을 너무 빨리 진행하거나 환자가 준비되기도 전에 자극을 제시하곤 한다. 첫 연습 항목에서 Adair 부인이 사물에 대한 이름으로 잘못 반응하였을 때, 임상가는 적절한 피드백을 주면서 환자의 반응을 수정하지 않고 다시 지시를 하였다. Adair 부인이 두 번째 시도에서도 계속 사물의 이름으로 대답하였을 때, 임상가는 과제 지시사항을 반복하고 이와 더불어 예를 들어 설명하였다. 그 후 Adair 부인은 적절하게 반응하였다.

임상가는 혼란을 최소화하면서 Adair 부인에게 새로운 치료 활동을 소개하기 위해, 반응에 대한 피드백과 함께 지시와 설명을 결합하여 제공하였다. 처음 두 번의 연습 항목에서 Adair 부인의 반응이 임상가가 기대했던 것이 아니었을 때, 임상가는 부적 피드백("아니에요.")과 함께 피드백을 구체화하면서도 환자의 기분을 덜 상하게 해 주는 설명(예: "그것은 내가 의도한 바가 아닙니다.")을 결합하여 사용하였다. 중요한 것은 임상가가 Adair 부인의 틀린 반응을 수정하지 않았다는 점이다(예: "아니에요. 빗자루로 청소를 하는 거지요.", "아니에요. 믹서기로 음식을 혼합하지요."). 그 이유는 현재의 활동이 Adair 부인의 반응이 옳은가에 초점을 두고 있는 것이 아니라, 사물 이름대기에서 사물의 기능을 설명하는 과제로 바꾸었을 때 새로운 활동을 이해시키는 것에 또는 그녀가 반응을 바꿀 수 있는지에 초점을 두고 있기 때문이다. 피드백과 설명하기를 통해 기대하는 반응을 두 번의 연습 활동 동안 이끌어 내지 못하면, 임상가는 설명과 더불어 시범을 보여 주었다. 작전 변경이 성공하면서 임상가와 환자는 새로운 활동

글상자 7-1 새로운 치료 활동 시 지시하기와 시범 보이기

임상가는 Adair 부인과 새로운 치료 활동을 시작하려 한다. Adair 부인은 중등도의 언어이해장애와 심각한 단어 인출 결함을 보이는 실어증 환자이다. 이 두 가지 문제가 환자의 가장 큰 걱정거리이다.

임상가: Adair 부인, 지금부터 우리는 다른 것을 할 거예요. (임상가는 Adair 부인에게 앞으로의 변화에 대해 주의를 환기시키고, 정신적으로 적응할 수 있도록 약간의 시간을 준다.)

임상가: 나는 당신에게 한 번에 하나씩 그림을 보여 줄 것입니다. 그 그림은 당신의 집 부엌에 있는 것들이고, 지금까지 이름대기 과제에서 사용한 것과 같은 거예요. (자료는 이미 Adair 부인에게 익숙한 것들이고, 그녀의 일상생활과 관련된 것들이다. 임상가는 Adair 부인의 경험과 관련지어 새 활동을 계획하였다.)

임상가: 당신은 그것에 대한 이름을 잘 말할 수 있어요. 지난번과 이번에 이름을 정확하게 맞혔잖아요. 이제 그 사물에 대해 또 다른 것을 해 봅시다. (임상가는 Adair 부인에게 새로운 활동의 목적을 알려 주고 정신적으로 적응할 시간을 제공한다.)

임상가: 자, 당신이 해 주었으면 하는 것은 바로 이것입니다. 내가 보여 주는 사물을 가지고 당신이 무엇을 할 수 있는지 나에게 말해 주는 거예요. (임상가는 주의를 환기시키는 말로 지시사항을 강조한다.)

임상가: 준비되셨나요? (임상가는 Adair 부인의 얼굴 표정, 눈 움직임 등 그녀가 이해하였고 준비되었다는 것을 보여 주는 기타 신호들을 살핀다.) Adair 부인은 고개를 끄덕인다. 임상가는 책상에 빗자루 사진을 놓는다.

임상가: 이게 보이나요? (임상가는 요구하기를 강조하기 위해 도입 질문을 한다.) 나에게 그것으로 무엇을 하는지 말해 주세요.

Adair 부인: 빗자루.

임상가: 아니에요, 그 답은 내가 생각했던 것이 아닙니다. 당신이 그것으로 무엇을 하는지 나에게 말해 주세요.

Adair 부인: 쓸어요.

임상가: 맞아요! 또 다른 것을 보여 줄게요. (임상가는 믹서기 사진을 내려놓는다.)

Adair 부인: 믹서기.

임상가: 아니에요, 그것은 내가 찾고 있던 답이 아닙니다. 나에게 그것으로 무엇을 하는지 말해 주세요. 무슨 말인지 내가 하는 것을 보세요. (임상가는 다음 카드를 뒤집는다. 칼이 그려져 있다.)

임상가: 이것은 내가 무언가를 자를 때 사용하는 것입니다. 이제 무슨 말인지 아셨나요? 나는 그것의 이름을 말하지 않았습니다. 이제는 당신이 그것으로 무엇을 하는지 나에게 말해 주세요. 자, 한번 해 보지요. 기억하세요, 당신이 그것으로 무엇을 하는지 나에게 말해 주세요. (임상가는 카드를 뒤집는다. 주전자가 그려져 있다.)

Adair 부인: 음, 주전자 그리고 감자를 끓이고 스튜를 만듭니다.

임상가: 아주 잘하셨어요! 완벽해요! 또 다른 것을 해 보지요.

을 이어 나갔다.

피드백을 언제 제공해야 하는지, 어떤 유형의 피드백을 제공해야 하는지, 피드백, 설명, 시범을 어떻게 조합해야 하는지를 아는 것은 임상가의 중요한 기술이다. 임상가가 피드백을 선택할 때 유인 피드백(incentive feedback)과 정보 피드백(information feedback) 간 차이를 알고 있는 것은 중요하다.

유인 피드백

유인(誘因) 피드백은 행동을 유지시키거나 멈추게 할 수 있다. 이때 행동의 유일한 목적은 피드백을 유발하거나 피하는 것이다. 피드백이 멈추면 행동이 중지된다. 비둘기가 부리로 키(key)를 쪼고 있을 때 그릇에 떨어지는 모이는 비둘기가 키를 계속 쪼게 하는 유인 피드백이다(때로는 정적 강화로 불린다). 슬롯머신(slot machine)의 동전 지급구에서 쏟아져 나오는 동전은 사우스다코타(South Dakota) 주에서 온 관광객이 동전을 집어넣고 레버를 계속 당기게 만드는 유인 피드백이다. 키와 모이 공급 용기(pellet dispenser)를 분리시키면 비둘기는 키에 흥미를 잃는다. 슬롯머신이 관광객의 동전을 계속 가져가기만 하고 아무것도 되돌려 주지 않는 프로그램으로 짜여진다면, 관광객은 결국 슬롯머신에 동전을 집어넣고 레버를 당기는 행동을 멈출 것이다.

유인 피드백의 영향력은 피드백 자극이 피험자에게 실제로 결핍되어 있는지에 따라 크게 좌우된다. 계속 모이를 줘서 비둘기가 더 이상 배가 고프지 않게 되면 비둘기는 키를 쪼는 데에 더 이상 흥미를 갖지 못한다.

관광객에게 400만 달러와 신형 BMW와 타히티(Tahiti)행 티켓을 주면, 관광객은 슬롯머신에 동전을 집어넣고 레버를 당기는 것에 흥미를 잃는다.

유인 피드백의 크기를 증가시키거나 피험자의 결핍 수준을 높이면 적어도 일정 범위 내에서는 피드백이 행동에 미치는 효과를 증진시킬 수 있다. '키 쪼기' 또는 '슬롯머신'에서 주어지는 보상을 증가시키면, (주어진 보상이 너무 커서 피험자의 결핍 수준을 감소시키지 않는 한) 사용자들은 더 빨리 반응하고 더 오래 반응한다.

임상에서 유인 피드백은 환자가 할 수는 있는데 충분히 하지 않는 행동(예: 청자와 눈 맞추기) 또는 너무 과하게 자주 하는 행동(예: 의사나 간호사에게 심하게 고함지르기)의 빈도 변화가 목표일 때 가장 유용하다. 수많은 다양한 자극이 유인 피드백으로 사용될 수 있다. 그러나 동일한 피드백이 어떤 사람에게는 유인 기능을 하지만 다른 사람에게는 그렇지 않을 수도 있다. 몇몇 자극들, 예를 들면 (배고픈 사람에게)음식, (목마른 사람에게)물, (대부분의 사람에게)전기충격, (록 공연 후원자를 제외하고)큰 소음과 같은 것은 본질적으로 보상을 주거나 처벌을 주는 것들이다. 이러한 자극은 대부분의 성인에게 보상이나 처벌의 기능을 한다. 반면 본질적으로 보상이나 처벌의 성격이 덜한 자극도 있는데, 이 자극은 적은 부류의 사람들에게만 작용한다. 예를 들어 언어적 승인과 꾸지람은 본질적으로 보상이나 처벌은 아니지만, 일부 사람에게는 보상이나 처벌로 작용한다.

정보 피드백

정보 피드백은 피드백을 받는 사람에게 반응의 적절성, 옳고 그름 또는 정확도를 알려 준다. 정보 피드백은 오실로스코프(oscilloscope)의 결과표, 철자 쓰기 페이지에 웃는 얼굴 기호 그려 넣기, 웃으면서 "잘하셨어요."라고 말하기 등 여러 형태로 제공될 수 있다. 유인 피드백도 정보 피드백으로 작용할 수 있는데, 예를 들면 외상뇌손상 환자가 시각 점검 과제에서 성공적으로 표적을 탐지할 때마다 M&M 초콜릿 한 알을 획득하게 되는 경우이다. 그러나 정보 피드백이 뇌손상 성인의 행동조절에 효과적이기 위해 반드시 유인 특성을 가질 필요는 없다. 회복을 원하는 성인에게 대가는 피드백이 아니라, 치료 진전에 동반되는 수행의 향상이다. 이러한 환자에게 중요한 것은 행동의 적절성, 옳고 그름, 정확도에 대한 정보로서의 피드백이다. 유인 속성은 부가적으로 효과가 있을 뿐이다.

뇌손상 환자를 치료할 때 어떻게 그리고 언제 피드백을 제공해야 하는지에 대한 정해진 규칙은 없다. 왜냐하면 환자마다 필요한 피드백이 모두 다르고 임상가마다 선호하는 피드백의 종류와 시기가 모두 다르기 때문이다. 그러나 다음의 설명은 적어도 초보 임상가에게는 치료 활동 시 피드백이 어떻게 기능하는지를 이해하는 데에 도움이 될 것이다.

대부분의 경도 또는 경미한 뇌손상 환자는 증상이 호전되기를 몹시 원하기 때문에 치료할 때 유인 피드백이 크게 중요하지 않다. 즉, 굳이 부가적으로 유인하지 않더라도 해야 될 활동을 수행할 것이다. 이러한 환자에게는 회복이 유인이다. 치료 활동 시 진전을 인지조차 하지 못하고 진전으로 보상을 받지 못하는 중도의 뇌손상 환자, 우울한 환자, 동요되거나 혼동스러운 환자에게는 유인 피드백이 필요할 수 있다. 회복 초기 단계에 있는 외상뇌손상 환자에게는 흔히 유인 피드백이 필요하다. 이 환자는 정신적 또는 신체적 노력이 요구되는 과제를 잘 견디지 못하기 때문에, 유인 피드백은 환자로 하여금 과제를 수행하고 유지하게 하는 방법일 수 있다. 또한 유인 피드백은 말기 치매 환자에게 유용할 수 있다. 이 환자의 경우 사회적 보상과 처벌이 행동을 유지시키거나 변화시키는 데 더 이상 기능을 하지 못한다.

임상가의 언급

경험이 풍부한 임상가는 대부분 치료 회기 내내 "정말 잘하고 있어요!" 또는 "당신이 한 것 중에 최고예요."와 같은 정적 언급(positive comments)을 한다. 뇌손상 환자는 우리와 마찬가지로 열심히 무언가를 하고 있을 때 격려받는 것을 좋아한다. 이와 같은 정적 언급은 환자의 반응에 수반되는 것이 아니기 때문에, 피드백의 조건을 갖추고 있지는 않다. 그렇지만 정적 언급은 환자의 동기에 영향을 주고, 어려운 과제를 지속적으로 수행하게 하는 데 도움이 되고, 치료 회기를 견디어 내게 해 주고, 때로는 치료 시간을 즐겁게 만들어 준다.

Stoicheff(1960)는 실험 연구를 통해 임상가의 언급이 뇌손상 환자의 수행에 미치는 효과를 증명하였다. 실어증 환자들을 세 집단으로 구분하여, 세 가지 교수 조건에서 그림이름대기 과제와 단어 읽기 과제를 수행하게 하였다. 한 집단에는 "당신이 오늘 이것을 해내서 기뻐요." 또는 "오늘 잘할 것으로 기대합니다."처럼 격려하는 말을 들려주었다. 다른 한 집단에는 "지난번보다는 훨씬 더 못할 것 같네요." 또는 "이건 쉽지 않고 매번 더 어려워지는 것 같아요."와 같이 낙담시키는 말을 들려주었다. 나머지 세 번째 집단에는 중립 교수(neutral instructions) 조건에서 실험을 실시하였다. 이 경우 "오늘은 다른 것을 해 보려고요."와 같은 언급을 사용하였으며, "다음 시행을 시작할게요."와 같은 중립적 피드백을 제공하였다.

또한 격려 조건 집단에는 정적 피드백(예: "좋아요!" 또는 "잘하고 있어요.")을 제공하였고, 낙담 조건 집단에는 부적 피드백(예: "그거 하나 놓쳤네요!" 또는 "틀렸어요.")을 제공하였다. 3회기 후 수행을 살펴본 결과, 예상한 대로 격려하는 말과 정적 피드백을 제공받은 집단에 비해 낙담시키는 말과 부적 피드백을 제공받은 집단에서 수행이 유의하게 낮게 나타났다. 중립 조건 집단의 경우 격려 조건 집단보다는 수행이 낮고 낙담 조건 집단보다는 수행이 높았다. Stoicheff은 3회기 종결 무렵 낙담 조건의 피험자들은 소극적이고 무뚝뚝하고 비우호적이었지만 격려 조건의 피험자들은 자발적이고 다정하고 명랑하였다고 보고하였다.

임상 Tip. 연구를 마무리하면서 Stoicheff는 피험자들에게 연구에 참여한 것임을 설명하였고, 낙담 조건 및 중립 조건 집단 피험자들을 안심시켜 다음 수행에 작용할 수 있는 치료의 악영향을 중화시켰다. 근래에는 참여하는 연구의 목적과 일반적 운영에 대해 피험자들에게 사전에 알려줘야 하는 규정이 있으므로 Stoicheff와 같은 연구가 오늘날 실시될 가능성은 매우 낮다. 낙담 조건의 피험자들은 Stoicheff를 그들의 정식 임상가로 받아들이지 않았을 것 같다.

임상가가 피드백을 사용하는 방법

많은 임상가가 부적 피드백을 피하는 경향이 있다. 그 이유는 아마도 환자가 낙담하기를 바라지 않기 때문일 것이다. Brookshire와 동료들(1977)은 임상가가 실어증 환자를 치료하는 동안 사용하는 피드백을 분석하였다. 40회기가 녹화된 비디오테이프를 분석한 결과, 임상가들이 정적 피드백에 편향되어 있음을 확인하였다. 즉, 녹화된 테이프에 담겨 있는 임상가를 살펴본 결과, 적절한 반응에 대해 60% 이상 정적 피드백을 제공하였지만, 부적절한 반응에 대해서는 단지 약 10%만 부적 피드백을 제공하였다. 부적절한 반응에 대해서는 부적 피드백만큼 정적 피드백도 제공하는 경향이 있었다(그림 7-3).

임상가들이 부적 피드백을 싫어하는 이유는 명백하지 않다. Stoicheff의 연구에서 부적 언급이 그랬듯이, 환자가 낙담하는 것을 임상가는 피하고 싶어 하는 듯하다. 그러나 Stoicheff의 연구에서 부적 피드백과 부적 언급이 환자의 저조한 수행력에 수반된 것은 아니었다는 것을 명심하여야 할 것이다. 수행력과 무관하게 부적 피드백과 비판이 주어진 조건에 참여한 피험자들이 3회기 후 소극적이고 무뚝뚝하고 비우호적이었

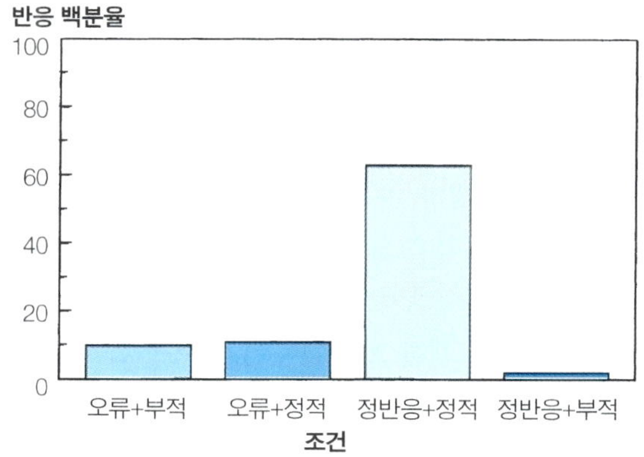

그림 7-3 실어증 환자의 부적 피드백을 받은 오류 반응(오류+부적) 백분율, 정적 피드백을 받은 오류 반응(오류+정적) 백분율, 정적 피드백을 받은 적절한 반응(정반응+정적) 백분율, 부적 피드백을 받은 적절한 반응(정반응+부적) 백분율

출처: Brookshire RH, Krueger K, Nicholas L et al: Analysis of clinician-patient interactions in aphasia treatment. In Brookshire RH, editor: *Clinical Aphasiology Conference Proceedings*, pp. 181-187, Minneapolis, 1977, BRK Publishers.

다는 것은 별로 놀랍지 않다. 우리와 마찬가지로 뇌손상 환자도 이유 없이 부적 언급을 받는다면 화가 날 것이다. 그렇지만 임상가가 환자의 부적절한 반응에 대해서는 부적 피드백을 제공하지만 치료 전반에 걸쳐 지지해 주고 활력을 북돋우는 분위기를 조성한다면, 부적 피드백에 너무 민감하게 반응하는 환자는 별로 없을 것이다.

그러나 필자를 포함하여 대부분의 임상가가 정적 피드백은 강도 높게 제공하고 부적 피드백은 약하게 제공하는 것은 사실이다. 환자가 틀린 반응을 보일 때 임상가는 "틀렸어요." 또는 "약간 부족해요."와 같은 말을 거의 하지 않는다. "비슷하네요." 또는 "조금 모자라요." 처럼 대부분 좀 더 조심스럽게 말하거나 확실한 언급을 피한다. 때로는 "좋은 시도였지만, 약간 부족해요."처럼 정적 피드백을 동반하고 부적 피드백의 강도는 약하게 한다. 임상가는 정적 피드백을 더 강조하는 경향이 있다. 치료 회기 동안 "잘하셨어요! 좋았어요! 대단하네요! 훌륭해요!"와 같은 감탄은 자주 들을 수 있다. 이와 같이 정적 피드백과 부적 피드백의 강점을 조작함으로써 임상가는 환자의 수행에 긍정적 측면을 더 강조할 수도 있고, 환자에게 자신감을 줄 수 있고, 격려하고 지지하는 분위기를 유지할 수 있다.

환자와 임상가가 서로에게 익숙해지고 치료 활동에 익숙해진 경우에는 피드백이 뚜렷하게 제공되지 않는다. 임상가의 자극과 환자의 반응이 규칙적으로 일어나고 치료 활동이 일정한 속도와 리듬으로 안정화된 경우, 환자의 부적절한 반응에 대해 알려 주는 신호는 단지 몇 초 동안 자극을 제시하지 않고 있는 것만으로 충분하다. 이와 비슷하게 임상가가 정확한 표적 반응에 대해 일관되게 고개를 끄덕였다면, 만족스럽지 않은 반응에 대해서는 고개를 끄덕이지 않으면 된다. 경도에서 중등도의 뇌손상 환자 대부분은 이와 같은 미묘한 단서에 빨리 적응한다. 그렇지만 중도 뇌손상 환자에게는 더 알아차리기 쉬운, 두드러진 피드백을 제공해야 할 것이다. 그리고 간헐적 피드백보다 매 반응에 대한 즉각적 피드백이 더 필요할 것이다.

치료 과제에 대한 환자의 친숙성(familiarity) 또한 노련한 임상가가 제공하는 피드백의 성격과 타이밍에 영향을 준다. 새로운 치료 과제가 환자에게 소개되어 환자가 과제의 의미를 파악하고 적절한 반응에 대한 준거를 찾아내는 데 몰두하는 경우, 대체로 환자의 반응마다 피드백을 제공하면 효과가 있다. 따라서 새로운 치료 과제의 도입시점에서 피드백 스케줄은 대개 연속적이고(매 반응 후 피드백을 제공함), 피드백 자극은 더 명료하고 강도는 더 세다. 환자가 과제에 익숙해지면 피드백은 간헐적으로 제공되고, 피드백 자극은 대개 좀 더 미세해진다.

치료 활동이 주기적으로 실시되는 친숙한 과제라면, 반응마다 명백한 피드백을 제공할 필요는 없다. 적절한 목표 반응에 대해 간헐적으로 정적 피드백을 주고, 부적절한 목표 반응에 대해서는 부적 피드백을 부과하면 된다. 또한 환자가 스스로 반응이 틀렸다는 것을 안다면, 부적 피드백을 간헐적으로 제공할 수 있다. 모든 반응에 대해 명백한 피드백을 즉각적으로 제공하는 피드백 스케줄은 임상가와 환자를 지루하게 하고 피드백의 효과를 감소시킬 수 있다. 그러나 앞서 기술한 바와 같이, 임상가들 대부분은 명백한 피드백을 제공하지는 않더라도, 허용 가능한 반응에 대해서는 미세한 일종의 사인을 보여 주는 경향이 있다. 따라서 대부분의 임상가는 거의 모든 환자 반응에 대해 어떠한 형태로든 피드백을 제공한다고 말할 수 있을 것이다.

피드백의 목적과 지시의 목적을 일관되게 구별할 줄 아는 것은 중요하다. 피드백은 반응이 적절한 것인지를 환자에게 알려 주는 것이다. 그리고 이러한 피드백은 치료 활동 내내 제공된다. 치료 과제 초반에는 지시를 통하여 환자에게 무엇을 해야 하는지를 알려 준다. 환자가 임상가의 지시를 잘못 해석하거나 충분히 이해하지 못해 저조한 수행을 보인다면, 임상가는 더 많은 지시를 제공해야 한다. 반면 환자가 언어 형성 또는 산출 결함 때문에 저조한 수행을 보인다면, 임상가는 환자의 반응이 어떻게 또는 왜 부적절한지에 대해 피드백 정보를 제공한다. 환자가 과제 지시를 잘못 이해하거나 불완전하게 이해하여 저조한 수행을 보였을 때 부적 피드백을 제공하는 것은 임상가가 범하는 절차상의 오류이다. 마찬가지로 환자가 언어 형성 결함이나 산출 결함 때문에 과제를 이해하고서도 부적절한 반응을 보였을 때 지시를 다시 제공한다면, 이것도 임상가가 범하는 절차상의 오류이다.

손상 수준과 활동-참여 수준 중재 비교

앞에서 기술한 절차는 손상 수준 치료와 직접 관련이 있다. 손상 수준 치료에서는 신중하게 선택된 자극이 제시되고, 반응이 유도되고, 환자 반응의 적절성에 근거하여 피드백이 제공된다. 자극과 반응을 조작하고 지시를 제공하고 피드백을 주는 것은 손상 수준 중재의 핵심요소이지만, 이것은 또한 활동-참여 수준 중재와도 관련이 있다. 활동-참여 수준 중재는 덜 교수적(pedagogic)일 수 있지만, 그렇다 하더라도 과제 난이도 효과, 자극 특성 효과, 반응 기대 효과를 무시하지는 않는다. 활동-참여 수준에서 전략을 습득하고 숙달하기 위해서는, 손상 수준 중재에서 기저 과정을 촉진할 때와 동일한 학습 원리를 따르게 된다.

손상 수준 치료와 활동-참여 수준 치료 간 동일한 학습 원리가 적용된다 하더라도, 두 치료 간에는 몇 가지 일반적인 차이점이 있다. 이러한 차이점에는 중재 목적이 어떻게 개념화되었는지에 대한 것이 반영되어 있다. 활동-참여 수준 중재와 손상 수준 중재는 적용 절차보다 중재 목적에 있어 차이가 있다. 손상 수준 중재는 손상된 인지-의사소통 기저 과정을 자극하고 회복시키거나 보상하는 데에 목적이 있다. 반면 활동-참여 수준 중재는 환자의 요구와 바람이 반영된 영역에서 일상적 의사소통 성공을 극대화하도록 도와주는 데에 목적이 있다(그렇다 하더라도 손상 수준 중재를 통해 일상생활 활동에서의 환자의 능력과 참여가 간접적으로 향상되기도 한다).

활동-참여 수준 중재 목표는 표준화된 객관적 검사 결과보다 환자나 배우자 또는 둘 다와의 상담 결과에 바탕을 둔다. 흔히 상담과 더불어 평정척도나 설문지로부터 얻은 정보를 참고로 한다. 뿐만 아니라 진전 및 성과에 대한 평가도 객관적인 표준화 검사의 변화보다 평정척도나 설문지를 통해 얻은 주관적 판단의 변화에 기초한다.

Worrall(1995)은 활동-참여 수준 중재 단계를 다음과 같이 요약하였다.

- 일상에서 환자의 의사소통 요구가 무엇인지 결정한다.
- 환자와 협력하여 목표를 설정한다.
- 환자에게 중요한 순으로 목표를 조직화한다.
- 환자가 일상적인 의사소통 활동에서 보이는 수행을 관찰하고 평가한다.
- 일상활동에서 나타난 환자의 의사소통 수행을 프로파일로 작성한다.
- 중재를 수행하고 목표를 재평가한다.
- 성과를 평가한다.

개별적 평가를 통해 환자별 의사소통 요구와 바람을 평가하는 것은 활동-참여 수준 중재의 시작점이다. 임상가, 환자 배우자 및 가족은 서로 협력하여 환자에게 가장 중요한 의사소통 요구와 바람의 목록을 만들고 중요한 항목 순으로 등급을 매긴다. 그다음 자연스러운 상황에서 환자의 의사소통 강점과 약점을 평가하는데, 이러한 강약점의 평가는 환자의 성공한 의사소통 전략과 실패한 의사소통 전략을 판별하기 위해서 실시된다. 평가 결과는 의사소통 강약점에 대한 프로파일로 작성되는데, 이 프로파일은 환자의 의사소통적 요구 및 바람을 반영한 것이다.

환자와 임상가는 협력적으로 중재를 이어 나간다. 성공적 정보 교환과 사회적 상호작용을 증진시키기 위해, 환자와 임상가는 협력하여 중재 목표를 선정하고, 중재를 계획 · 평가하고, (필요할 경우) 전략을 변경한다. 환자의 강점을 활용하여 참여를 향상시키는 데에 중점을 두어 전략을 선정 · 구성 · 시도 · 정교화한다. 이러한 전략은 쉽게 유지되고 사회적으로도 적절해야 한다. 전략을 선정 · 적용 · 수정할 때에는 창의성과 융통성이 강조된다. Damico(1992)는 활동-참여 수준 중재의 기본원리를 다음과 같이 요약하였다.

- 상호작용은 환자 중심적(client focused)이다. 임상가의 역할은 주제, 활동, 사건의 타이밍을 통제하는 것이 아니라, 환자가 제시한 의견을 정교화하는 것이다.
- 활동은 환자에게 자연스럽고 의미가 있는 것이어야 한다.
- 피드백은 자연스럽고 상황에 적절해야 한다. "잘하셨어요." 또는 "그렇지는 않아요."와 같은 피드백으로 환자 수행에 대해 반응하기보다는, 주제 유지하기, 환자가 제시한 의견 정교화하기 또는 명료화

일반 개념 7-3

- 지시(instructions)와 피드백을 적절하게 사용하는 것은 중요한 임상 기술이다. 지시는 환자에게 기대되는 것이 무엇인지 알려 주는 것이다. 피드백은 환자에게 특정 시도 또는 일련의 시도를 어떻게 하였는지 알려 주는 것이다.
- 유인 피드백은 본질적으로 보상이나 처벌을 주는 결과를 제공하는 것이다. 정보 피드백은 각 반응에 대해 질적 정보를 포함하는 결과를 제공하는 것이다. 이때 질적 정보란 각 반응 또는 일련의 반응들이 목표 반응과 어떻게 관련되어 있는지에 대한 정보이다. 대다수의 뇌손상 환자는 유인 피드백을 필요로 하지 않는다.
- 많은 임상가가 부적 피드백보다 정적 피드백을 선호한다. 임상가들은 부적 피드백을 약하게 제공하거나(예: "조금 부족해요." 등) 또는 가벼운 정적 피드백과 함께 부드럽게 제공하기도 한다(예: "시도는 좋았지만." 등).
- 많은 뇌손상 환자가 피드백의 미묘한(subtle) 의미를 알아차릴 수 있다. 임상가의 신체 언어(body language), 음성 억양(vocal inflection) 또는 자극이나 피드백이 주어지는 타이밍 등을 통해 미묘한 피드백이 전달된다.
- 임상가의 일반적 격려(특정 반응에 수반하거나 수반하지 않는 긍정적인 언급)는 치료 활동이 환자에게 즐겁고 보람되도록 하는 데에 도움을 준다.
- 치료에서 활동-참여 수준 접근은 손상 수준 접근에 비해 덜 구조화되고 덜 지시적인 경향이 있다. 활동-참여 수준 접근의 경우, 특정 인지 또는 언어처리과정이나 특정 행동보다 환자의 바람과 일상적 요구에 초점을 둔다.

요구하기와 같은 자연스러운 대화 행동으로 반응한다.

- 환자와 임상가는 합의된 특정 목표(예: 주제를 정교화하는 능력 향상시키기 또는 대화 참여율 높이기)를 지향하여 함께 노력한다.

활동-참여 수준 중재 목표에 대한 진전 정도는 대개 환자, 임상가, 배우자에 의한 주관적 판단, 평정척도 또는 설문지와 같은 질적 측정법으로 평가한다. Worrall(2000)은 환자와 관련 있고 환자에게 의미 있는 환자 중심의 성과 측정에 대한 중요성을 강조하였다. Worrall은 중재의 특정 목표에 관한 성과 측정에 초점을 두기 위해, 목표-성취 척도(Goal-Attainment Scaling, Kiresuk & Sherman, 1968)를 제안하였다. 이 척도에서 목표는 임상가와 환자가 합의한 것이고, +2부터 −2까지 점수범위의 5점 리커트 척도법을 사용하여 결과를 측정한다.

- 가장 좋은 결과임. (+2)
- 기대한 결과보다는 좋음. (+1)
- 기대한 결과임. (0)
- 기대한 결과보다는 좋지 않음. (−1)
- 가장 좋지 않은 결과임. (−2)

Worrall은 목표-성취 척도의 경우 목표가 환자 특정적이고 성과 측정이 환자의 특정 요구를 기반으로 하기 때문에, 사용된 중재 모델과 무관하게 성과를 측정하는 것이 적절하다고 하였다.

손상 수준 중재와 활동-참여 수준 중재 간 차이점은 구조적인 면(예: 치료/중재 장소)도 있고 절차적인 면도 있다(예: 중재 시기와 중재 기간).

손상 수준 치료는 대개 의료센터나 치료실에서 이루어진다. 활동-참여 수준 중재(특히 처음 몇 회기)도 의료센터나 치료실에서 행해지는 경우가 많지만 자연스러운 상황에서 실시될 수도 있다(예: 환자의 집, 식당, 상점 또는 사무실). 대개 손상 수준 치료는 활동-참여 수준 치료보다는 더 짧은 기간 동안 더 집중적으로 진행된다. 손상 수준 치료는 회기가 잦은 간격으로 짜여 있고 몇 주 회기 후 환자는 보통 퇴원한다. 활동-참여 수준 치료 회기는 일반적으로 회기 간격이 더 긴데, 임상가와 환자는 만나서 함께 전략을 고안하고 시험해 보고 완성한다. 몇 달 동안 또는 몇 년 동안 지도와 지원이 지속될 수도 있다. 손상 수준 중재와 활동-참여 수준 중재 간 몇 가지 주요한 차이점을 표 7-1에 정리하였다.

수행 기록하기와 수행도표 만들기

환자의 수행을 지속적이고 체계적이고 정확하게 기록하여, 치료에서 무엇이 진행되고 있는지를 문서로 만

표 7-1 뇌손상 환자 치료에 대한 손상 수준 접근과 활동-참여 수준 접근 간 일반적 차이

기능	손상 수준 접근	활동-참여 수준 접근
중재 장소	치료실 또는 치료시설	자연스러운 상황
임상가 역할	지시자, 감독자	협력자, 안내자, 코치(coach)
목표 도출	평가 결과와 진단 결정 결과에 기초함.	환자의 요구 및 바람에 대한 협력적 평가에 기초함.
의사결정	임상가는 복원 또는 회복을 위해 처리과정이나 능력을 선정함. 때때로 환자 의견을 반영함.	임상가와 환자가 중재 목표를 선정함.
중재 초점	결함이 있는 처리과정과 기능의 복원, 회복 또는 우회(circumvention)	성공적이며 성취감을 주는 일상생활 수행과 참여
효능(efficacy) 측정	양적 측정: 표준화된 검사로 변화 측정	질적 측정: 일상활동에서 환자를 직접 관찰하여 측정. 또는 환자 평정법이나 동료 평정법을 통하여 측정
방법	결함이 있는 처리과정과 기능을 자극하고 촉진하기, 복구될 수 없거나 회복될 수 없는 기능에 대해 보상하기(compensation)	환자의 필요와 요구를 파악하여, 필요와 요구를 충족시키는 전략을 짜고 수행하기 위해 환자/임상가 간 협력하기. 연습을 안내하고 코치하기
진전 측정	양적 측정: 정확성, 반응성, 민첩성 및 반응 효율성(efficiency) 측정	질적 보고: 일상경험에서의 성공, 만족, 참여 보고
시간적 특징	치료 회기는 집중적이고 잦은 간격으로 짜여짐. 양적 평가 결과에 따라 대개 몇 주 후에 종결이 이루어짐.	전략을 고안하고 수정하고 적용하기 위해 주기적이고 협력적인 만남이 행해짐. 몇 달 동안 또는 몇 년 동안 지도(coaching)와 지원이 지속될 수도 있음. 보통 공식적인 종료는 없음.

출처: Lyon JG: Communication use and participation in life for adults with aphasia in natural settings: the scope of the problem, ***American Journal of Speech-Language Pathology*** 1:7-14, 1992.

드는 것은 중요한 임상적 책무이다. 정확한 기록은 치료 효과 측정 시 안정된 기초선 수준을 확립하게 해 준다. 치료 동안 환자의 수행 변화에 대한 민감한 측정은 치료 효과의 극대화를 위한 치료 절차 수정이나 새로운 절차 도입 시 활용할 수 있는 정보를 준다. 치료가 정돈되고 쉽게 기술될 수 없다면 환자 수행에 대한 정확하고 효율적인 기록이 불가능하기 때문에 기록을 잘하는 것은 치료 자체의 정돈과 효율성에 기여한다. 뿐만 아니라 의료기관과 언어치료 서비스 시설에 비용을 지급하는 기관은 환자 수행 및 치료 효과에 대한 정확하고 객관적인 기록을 요구한다.

임상가가 환자 수행을 기록하고 도표화할 때, 간결함과 완벽함 사이에는 교환효과(trade-off)가 있다. 간결한 채점 체계는 사용하기에 수월하며 대부분 신뢰할 만하다. 복잡한 채점 체계는 사용하기 어렵고 신뢰성이 다소 떨어질 수 있다. 그러나 간결한 채점 체계(예: 맞음/틀림)는 작지만 중요한 수행 변화에 민감하지 못할 수 있다. 복잡한 채점 체계는 수행에서 나타나는 작은 변화를 포착할 수 있다. 그렇지만 채점 방법이 너무 정교하고 거슬려서 치료의 리듬을 깨뜨리고, 임상가와 환자 간 자연스러운 상호작용을 방해하고, 환자와 임상가 간의 주의를 주요 치료 목표로부터 분산되게 만들기도 한다. 이 경우 복잡한 채점 체계는 임상적으로 실용성이 떨어진다.

기록 보관 방법은 개별 임상가에 의해 고안된 간결한 형태부터 상업적으로 판매되는 표준화된 방법까지 복잡성과 정교성에 있어 종류가 다양하다. 개인적 기록 방법과 상업적 방법 모두 치료 활동 제목 또는 간단한

환자: J. Smith				날짜: 2007. 12. 7			임상가: M. Johnson											
치료 과제	이름대기			이름 듣고 가리키기			기능 설명 듣고 가리키기			모방하기			문장 완성하기			2개씩 가리키기		
시도	1	2	3	1	2	3	1	2	3	1	2	3	1	2	3	1	2	3
치료 자극																		
연필	15	15	15	13	15	15	13	15	15	15	15	15	15	15	13	13	13	13
종	15	15	15	15	15	13	13	13	15	15	15	15	13	13	15	13	15	13
빗	13	15	13	13	13	10	13	9	10	15	13	15	13	15	15	15	15	15
칼	15	15	15	13	13	13	15	15	15	13	15	13	15	14	14	13	10	15
깃발	15	15	15	15	15	15	15	15	13	13	15	15	15	15	15	9	13	15
책	15	15	15	5	15	15	13	15	15	15	10	15	14	14	14	13	15	13
뿔	13	15	15	10	15	15	10	15	15	15	15	15	15	15	15	13	13	15
양	15	15	15	15	15	15	15	13	15	15	15	15	15	15	15	15	15	9
솔	10	15	15	13	15	15	15	15	15	15	15	13	15	15	15	10	15	15
양초	15	15	15	13	15	15	15	15	13	15	15	15	13	13	15	15	10	15
평균 점수	14.6			13.7			13.9			14.5			14.4			13.4		

그림 7-4 환자의 치료 과제 수행력을 기록하는 용지. 치료 자극은 왼쪽 칸에, 치료 과제는 위 줄에 제시되어 있다. 임상가는 각 치료 과제에 대해 연속 3회의 시도를 실시하여, 30명의 환자에게 반응을 유도하였다.

설명, 치료 자극 목록(대개 각 시도마다), 치료 자극에 대한 환자 반응을 기입하는 칸을 제공한다. 그림 7-4는 개인적인(비공식적인) 치료 회기 기록지의 예이다. 이 기록지는 여섯 가지 치료 활동에 대해 각 활동별로 동일한 10개의 검사 자극이 제시되며, 각 검사 자극별로 환자가 3번에 걸쳐 시도한 반응을 기입하도록 구성되어 있다.

Lapointe(1991)의 기본 10가지 프로그램 자극(Base 10 Programmed Stimulation)은 상업적으로 판매되는 양식 중 하나이다. 이 양식은 상세하게 과제를 설명하고 환자의 반응을 기록하도록 되어 있어서 임상가로 하여금 개인적으로 사용하는 기록-보관 방법을 좀 더 형식화할 수 있게 해 준다. 기본 10가지 프로그램 자극에서는 치료 자극에 대한 환자의 반응 점수를 양식지에 기입하도록 되어 있고, 치료 과제에 대한 정보, 목표 수행 준거, 활용한 채점 체계 및 제시한 자극을 기록하도록 되어 있다(그림 7-5). 그리고 환자의 수행을 여러 치료 회기에 걸쳐 도식화할 수 있도록 도표를 제공하고 있다.

대다수의 교수법적 치료 과제(예: 임상가가 명명한 그림 가리키기 또는 임상가가 말한 단어 받아쓰기)에서 임상가는 자극 제시 속도를 조절한다. 즉, 임상가는 마지막 시도에 대한 환자의 반응을 기록하고 나서야 새로운 시도에 대해 자극을 주게 된다. 이처럼 매우 구조화된 활동의 경우에는 매 환자의 반응마다 연속적으로 채점을 하는 것은 어렵지 않다. 그러나 대화와 같이 덜 구조화된 치료 과제에서는 상황이 다르다. 이러한 과제의 경우 목표 행동이 예기치 않게 생기기 때문에, 채점해야 할 반응이 일어났을 때 임상가가 속도를 조절할 수 없다. 즉, 목표 반응이 매우 빠르게 일어날 수 있기 때문에, 임상가가 놓치지 않고 모든 반응을 기록하기 어렵다. 이런 상황에서는 임상가에게 오프라인 연속적 채점(off-line continuous scoring)과 온라인 간헐적 채점(on-line intermittent scoring)의 두 가지 선택이 가능하다.

오프라인 연속적 채점은 치료 활동을 오디오테이프나 비디오테이프에 기록한 후, 필요할 때마다 녹음 또는 녹화된 테이프를 중지시키고 되감으면서 반응을 채점하는 방법이다. 오프라인 채점의 장점은 임상가가 급

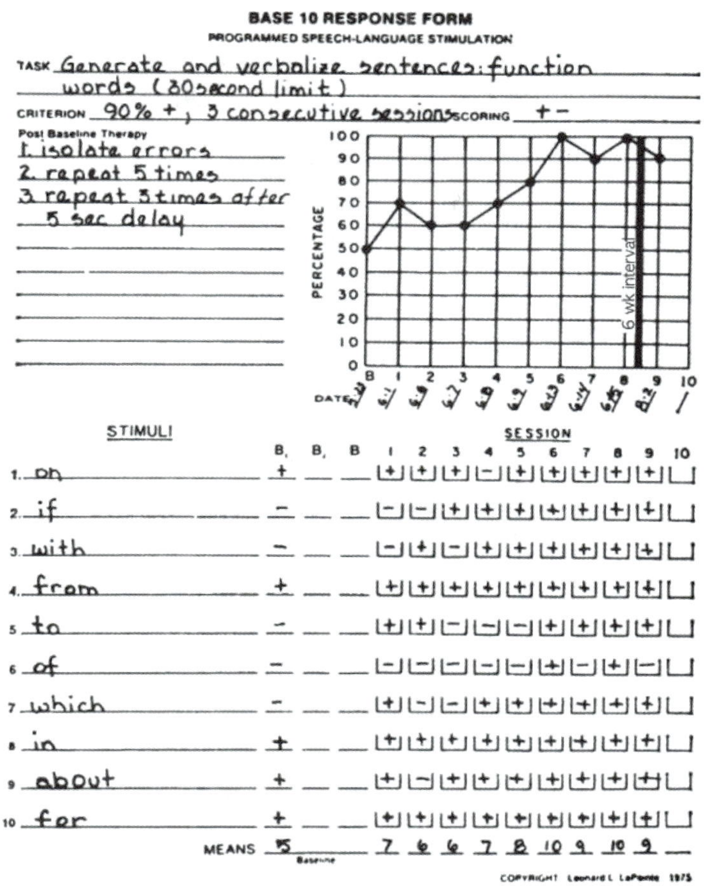

STIMULI	B	B	B	1	2	3	4	5	6	7	8	9	10
1. on	+			+	+	+	−	+	+	+	+	+	
2. if	−			−	−	+	+	+	+	+	+	+	
3. with	−			−	+	−	+	+	+	+	+	+	
4. from	+			+	+	+	+	+	+	+	+	+	
5. to	−			+	+	−	−	−	+	+	+	+	
6. of	−			−	−	−	−	−	+	−	+	−	
7. which	−			+	−	−	+	+	+	+	+	+	
8. in	+			+	+	+	+	+	+	+	+	+	
9. about	+			+	−	+	+	+	+	+	+	+	
10. for	+			+	+	+	+	+	+	+	+	+	
MEANS	5 (Baseline)			7	6	6	7	8	10	9	10	9	

그림 7-5 기본 10가지 프로그램 자극의 과제 설명 및 반응 기록 양식. 과제는 왼쪽 위에, 치료 자극은 왼쪽 아래에, 환자 반응은 오른쪽 아래에 기록한다. B라고 표시된 칸은 치료 시작 전 기초선 단계의 환자 점수를 적는 칸이다.

출처: LaPointe LL (1991). Base 10 Response Forms and Revised Manual: Performances and Treatment Measurement System. Clifton Park, NY: Singular/Thomson Delmar Learning. Copyright Leonard L. LaPointe, 1975.

하게 환자의 반응을 쫓아가면서 전사 · 채점하지 않고 환자의 모든 반응을 채점할 수 있다는 점이다. 그러나 오프라인 채점에는 몇 가지 단점도 있다. 그중 하나가 오디오테이프나 비디오테이프 기록 장치를 항상 이용할 수 있는 것은 아니라는 점이다. 기록 장치를 이용할 경우 검사 회기나 치료 회기 동안 환자를 산만하게 하거나 불편하게 만들거나 또는 긴장시킬 수 있다. 또한 바쁜 스케줄로 인하여 시간적 압박을 받는 임상가의 경우, 오프라인 채점 실시에 걸리는 시간적 소요 때문에 이 방식을 취하지 못하기도 한다.

온라인 간헐적 채점은 오프라인 채점의 대안책이다. 온라인 간헐적 채점에서는 모든 환자의 반응에 대해 점수를 기록하지 않고 반응을 백분율로 점수화한다. 간헐적 채점을 이용하면 현재 일어나고 있는 반응들을 온라인으로 신속하게 채점할 수 있다(간헐적 채점은 오프라인 채점과 함께 사용될 수도 있다). 간헐적 채점에 관한 여러 형식화된 절차가 기술되어 왔지만, 대부분의 임상가는 자신이 편안하게 느낄 수 있는 만큼의 가능한 한 많은 반응을 채점하고 싶어 한다. 목표 반응이 최초로 발생하면 임상가는 그것을 채점한다. 이때 점수를 결정하고 그것을 기록지에 적기 위해서는 시간이 걸린다. 따라서 그동안 발생하는 반응에 대해 임상가는 무시하고 채점하지 않는다. 그러고 나서 다음에 발생하는 채점 가능한 반응을 관찰하여 채점하고 그리고 또 그다음 반응으로 넘어간다. 채점된 환자의 반응 비율은 채점 체계의 복잡성과 반응 속도에 따라 달라진다. 채점 체계가 복잡하고 반응 속도가 빠르면 채점될 수 있는 반응의 비율은 낮아진다.

치료 과제에서 환자의 수행을 정확하게 반영하기 위해서 반드시 채점되어야 하는 반응의 절대적 비율은 없다. 간헐적 채점은 보통 환자의 반응 중 최소 절반 정도를 채점하게 된다.

Brookshire와 동료들(1978)에 따르면, 채점되는 반응이 전체 치료 활동에서 고르게 표집되는 조건에서 환자의 전체 반응 중 20%만 채점을 하면, 환자의 실제 수행에 비해서 편차가 10% 이하로 나타난다고 하였다. 따라서 채점되는 반응들이 과제 전반에 걸쳐 비교적 고르게 분포되어 있는 경우, 전체 반응 중 절반만 채점하면 그 결과는 환자의 실제 반응을 거의 정확하게 반영한다고 볼 수 있다.

치료 효과 측정하기

시간에 걸친 환자의 수행 측정은 기초선 자료로 사용될 수 있다. 임상가는 기초선에 근거하여 치료 효과와 치료 진전에 따른 환자 수행의 변화를 측정하고 설명한다. 치료 시작 전에 기초선을 확립하는 것은, 특히 신경학적으로 회복되고 있는 환자에게 중요하다. 왜냐하면 치료 동안 의사소통 과제나 인지 과제에서의 향상이 치료 효과에 의한 것일 수도 있고, 자발적 회복을 반영한 것일 수도 있고, 또는 양자 모두를 반영하는 것일 수도 있기 때문이다.

임상 Tip. 뇌손상 환자의 의사소통 및 인지 능력의 자발적 회복의 가장 분명하고 잘 알려진 원인은 생리적 회복(physiologic recovery)에 의한 것이다. 그렇지만 환자가 신경학적 손상의 결과에 대처하고 그 영향을 보상하는 방법을 습득함으로써, 의사소통 및 인지 능력의 향상이 일어나기도 한다. 중추신경계 손상이 있는 수많은 환자가 스스로 또는 가족이나 친구의 도움을 받아, 손상으로 인해 발생한 행동적, 인지적 또는 의사소통적 결함을 감소시키기 위한 방법을 강구한다. 자발적으로 일어나는 생리적 회복과 마찬가지로, 이러한 자발적인 보상행동은 뇌손상 후 처음 몇 주 또는 몇 달 동안 가장 활발하게 일어나는 듯하다.

자발적 회복이 있을 수 있는 환자에게 치료를 제공하는 임상가는 다른 변인 때문이 아니라 치료 프로그램으로 인해 향상이 되었다는 것을 확실하게 설명하기 위해, 여러 절차들을 선택적으로 사용할 수 있다. 예를 들어 Benchley 부인이라는 가상의 환자를 생각해 보자. 63세의 이 여성 환자는 혈전성 뇌졸중으로 인해 실어증이 발생된 지 1개월이 지났다. 검사 결과 청각적 이해력 치료가 도움이 될 수 있는 것으로 나타나, Benchley 부인을 청각적 이해 증진 치료 프로그램에 참여시켰다. 임상가는 여러 가지 방법 중 하나를 사용하여 치료 프로그램의 효과를 측정했을 것이다.

자발적 회복의 효과와 치료 효과를 분리시키는 가장 간단한 방법은 기초선-중재 설계(baseline-treatment design)라고 불리는 것이다. 기초선-중재 설계는 치료를 시작하기에 앞서(기초선 조건), 치료에서 사용될 과제와 동일한 과제에 대해 환자의 수행을 여러 번 측정한다. 그러고 나서 치료를 받는 동안 환자의 수행을 측정하며, 수행에서의 변화를 측정한다. 그림 7-6에서 치료의 효과가 어떻게 나타나는지 알 수 있다. 기초선 단계에서 Benchley 부인의 수행은 5번 측정하는 동안 정반응률이 약 30% 수준으로 안정적이다. 치료가 시작되니 Benchley 부인의 수행은 극적으로 향상되었다. 5회기 치료 후 Benchley 부인의 수행은 정반응률이 약 95%로 향상되었다. 치료가 시작되기 전에 Benchley 부인의 수행이 안정적이고 변화가 없었다는 사실은 다른 변인

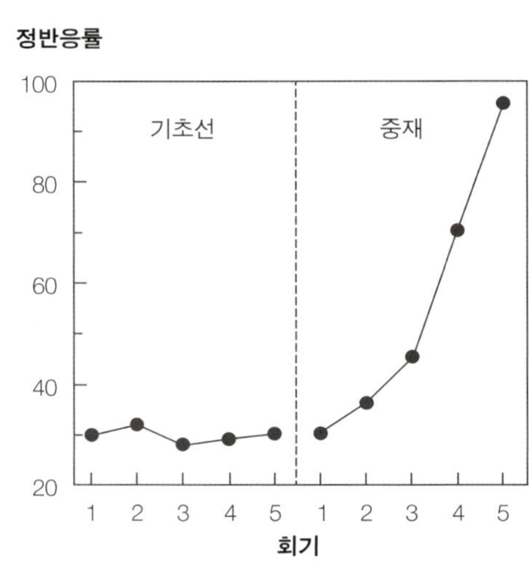

그림 7-6 기초선-중재 설계. 치료 시작 전 치료받을 행동을 여러 차례 연속적으로 측정한다. 기초선 단계에서 치료 단계의 수행 변화가 치료 효과의 증거를 제공한다.

때문이 아니라 치료 때문에 수행이 향상되었다는 것을 의미한다.

그러나 이러한 결과만으로 치료가 Benchley 부인의 수행이 향상된 유일한 원인이라고 단언할 수는 없다. 그녀의 수행이 향상된 실제 원인은 여러 우발적 변인(incidental variable)에서 비롯된 것일 수 있다. 치료를 시작할 때 치료가 도움이 될 것이라는 Benchley 부인의 신념, 치료와 관련된 일반적인 자극의 효과, Benchley 부인의 자신감 향상 등이 우발적 변인이면서 수행력 향상의 진정한 원인일 수 있다.

중다기초선 설계(multiple-baseline design)는 이러한 문제를 해결하기 위해 개발되었다. 중다기초선 설계는 기초선 조건에서 두 가지 이상의 행동을 주기적으로 측정한다. 그중 하나의 행동에 대한 치료를 실시하면서 행동의 변화를 측정한다. 치료한 행동은 변하고 치료하지 않는 행동은 변하지 않는다면, 치료의 효과가 증명되었다고 볼 수 있다. 그림 7-7은 Benchley 부인의 청각적 이해력 향상의 원인에 대해 임상가가 어떻게 설명할 수 있는지를 보여 준다. 임상가는 기초선 단계와 중재 단계에서 치료가 실시되지 않은 행동(이 경우 이름대기)을 추가적으로 측정하여 향상의 원인을 설명한다.

그림 7-7을 살펴보면 기초선 단계와 청각적 이해 중재 단계에서 Benchley 부인의 이름대기 수행력은 변

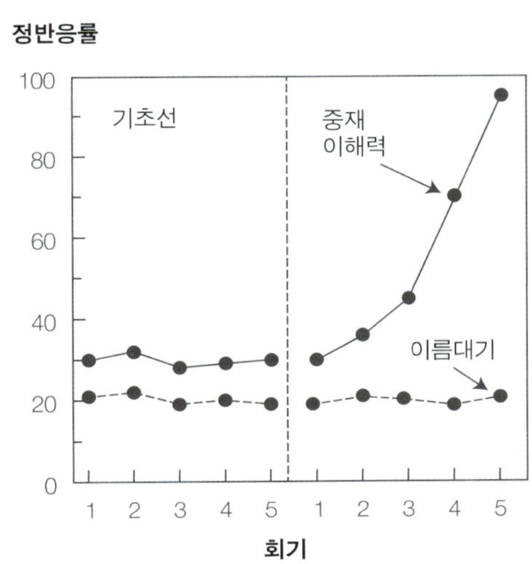

그림 7-7 중다기초선 설계. 기초선 단계에서 2개 이상의 행동이 측정된 후, 이 중 하나의 행동에 대해서만 치료가 실시된다. 치료받은 행동에는 변화가 일어나고 치료받지 않은 행동에는 변화가 일어나지 않는다면, 치료 효과가 입증된 것이다.

하지 않는다. 반면 청각적 이해는 기초선 단계에서 안정적이지만, 중재 단계에서 향상된 양상을 보인다. Benchley 부인의 이해력이 향상된 이유가 감정 상태로 인한 변화나 인지-의사소통 기술의 자발적 향상으로 인한 변화로 보이지는 않는다.

다소 복잡하지만 더 강력한 중다기초선 설계로 **교차 설계**(crossover design)가 있다. 교차 설계에서는 기초선 조건에서 두 가지 이상의 행동을 여러 번 측정한다. 그러고 나서 한 가지 행동에 대해 치료가 실시되고 나머지 행동에 대해서는 기초선 조건이 지속된다. 첫 번째 행동에 대해 미리 계획된 시간 동안(대개는 n번의 시도당 정반응 백분율과 같은 준거를 통해 결정됨) 치료를 실시한 후 그 행동에 대한 치료를 종결하고, 나머지 다른 행동 중 한 가지 행동에 대해 치료를 실시하기 시작한다. 그때 첫 번째 행동은 기초선 조건으로 되돌아가는데, 이 경우 주기적으로 첫 번째 행동을 측정하지만 치료는 실시하지 않는다.

교차 설계를 어떻게 활용하는지 보여 주기 위해 Benchley 부인을 대상으로 교차 치료 계획을 설계하였다. 세 가지 언어 행동 범주(청각적 이해, 이름대기, 철자 쓰기)에서 치료 효과를 측정하였다. 이 경우 한 행동에서 다른 행동으로의 일반화가 크게 기대되지 않기 때문에 이와 같은 세 가지 행동들을 선정한 것이다. 그래야만 치료 효과에 대한 일반화의 영향 가능성을 배제할 수 있다. 임상가는 한 가지 중재 단계를 종결하고 다른 중재 단계를 시작하는 준거로 20번의 연속 시도(block)당 90%의 정반응이라는 기준을 세웠다.

그림 7-8에서 세 가지 행동이 모두 5회기의 기초선 단계에서 안정적이라는 것을 알 수 있다. 임상가는 이름대기와 철자 쓰기는 기초선 조건을 유지하면서 청각적 이해에 대해서는 치료를 시작한다. 5회기의 치료 동안 청각적 이해력이 준거에 도달하면, 이제 이름대기에 대해 치료를 시작한다. 이름대기 치료 조건에서 청각적 이해와 철자 쓰기는 기초선 조건을 유지한다. Benchley 부인은 5회기 동안의 이름대기 치료 조건에서도 청각적 이해에 대해 준거 수준을 유지하여, 그녀의 청각적 이해가 지속적으로 치료 효과를 보인다는 것을 알 수 있다. 임상가는 청각적 이해와 이름대기를 기초선 조건으로 유지하면서, 이번에는 철자 쓰기에 초점을 둔다. 철

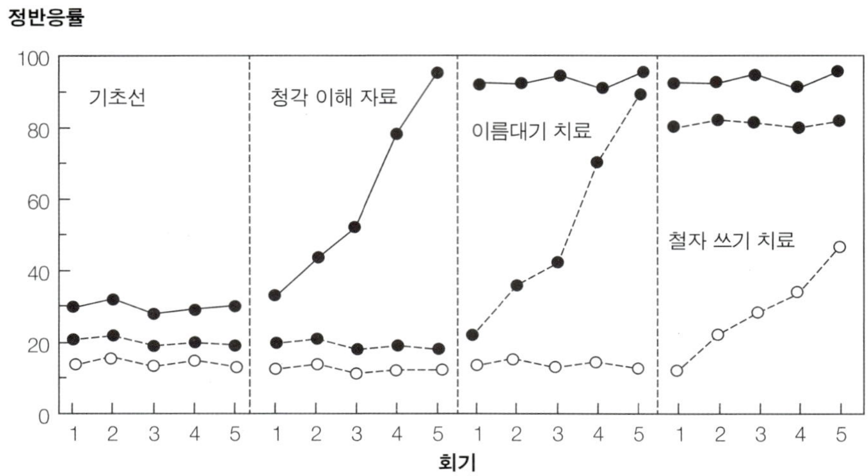

그림 7-8 교차 설계. 두 가지 이상의 행동은 기초선 조건으로 유지하면서 연속적으로 치료를 실시한다. 치료를 받는 행동에는 변화가 생기지만 치료를 받지 않는 행동에는 변화가 나타나지 않는다면, 이 차이는 치료 효과로 인한 것으로 생각할 수 있다.

자 쓰기 치료 동안에도 청각적 이해와 이름대기는 지속적으로 치료 효과를 보여 준다. Benchley 부인의 철자 쓰기 수행은 향상되었지만 5회기 이후 준거에 도달하지 못하였다. 이 경우 임상가는 철자 쓰기 회기를 더 많이 늘리는 치료 스케줄을 고려해야 한다.

그림 7-8에서 보여 준 결과는 Benchley 부인의 세 가지 다른 치료가 세 가지 언어 행동 범주에 미치는 효과에 대해 신뢰할 만한 증거를 제공한다. 치료 도입 전 기초선 단계에서 모든 행동이 안정적이었으나, 치료가 실시되면서 각 행동은 향상되기 시작하여 다른 행동을 치료할 때에도 여전히 향상된 수준을 안정적으로 유지하는 추세를 보였다. 자발적 회복이나 다른 일반적 효과(general effect)가 그림 7-8의 결과를 설명해 줄 수는 없다. 실시된 세 가지 치료가 Benchley 부인의 수행에 각각 효과를 준 것으로 설명될 수밖에 없다.

또 다른 설계를 하나 더 살펴보자. **기준 변동 설계**(changing-criterion design)라 불리는 방법은 치료를 실시하는 동안 자극이나 반응 요건이 변하는 경우 환자의 수행을 추적하는 데에 유용하다. 기준 변동 설계에서는 기초선 단계에서 치료 전 안정적 경향성을 확인하기 위해 하나의 목표 행동에 대해 관찰을 실시한다. 준거 수행 수준을 지정한 후, 치료된 행동이 준거 수준에 도달하면 치료 자극이나 반응 조건을 체계적으로 변화시킨다. Benchley 부인의 청각적 이해 치료 프로그램이 기준 변동 설계에서 어떻게 실시되는지 살펴보자(그림 7-9).

기초선 조건(단계 1)에서 1수준(one-step), 2수준(two-step), 3수준(three-step)으로 구성된 구어 지시에 대해 몸짓으로 반응하는 Benchley 부인의 능력을 3회기에 걸쳐 측정한다. 그녀의 수행은 안정적이고 2수준과 3수준보다 1수준의 지시에 대해 수행력이 더 좋다(그림 7-9). 단계 2에서 1수준의 구어 지시(예: 작은 연필을 내게 주세요.)에 대해 반복 연습(drill)이 실시된다. 1수준에 대한 치료가 진행되는 동안 2수준과 3수준 구어 지시에 대한 수행력이 주기적으로 측정된다. 1수준 구어 지시에 대한 수행력이 향상되어 5회기 후 준거에 도달하면 단계 2가 종료된다. 단계 3에서는 2수준의 구어 지시(예: 파란 빗을 만지고 빨간 컵을 들어 보세요.)가 치료의 초점이다. 2수준 구어에 대해 Benchley 부인의 수행이 주기적으로 측정된다. 단계 3에서 5회기 후 Benchley 부인의 수행력이 준거에 도달하여 단계 4로 이어 나간다. 단계 4에서는 3수준 구어 지시(예: 작은 연필을 만지고 하얀 컵을 가리키고 큰 열쇠를 내게 주세요.)에 대한 치료가 진행된다. Benchley 부인의 수행은 향상되어 5회기 후 준거에 도달한다. 점점 더 긴 지시문을 이해하는 데에 Benchley 부인의 수행력이 향상되었다는 점에서, 그녀의 행동 변화 패턴은 치료 프로그램의 효과를 뒷받침해 준다.

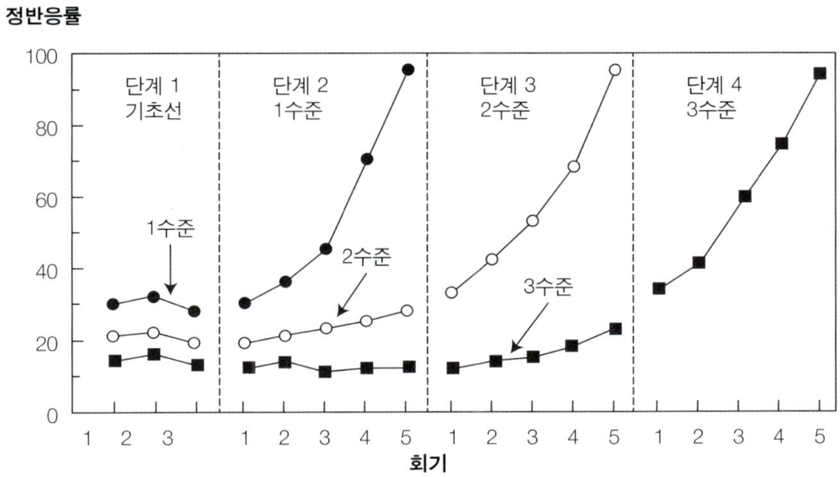

그림 7-9 기준 변동 설계. 기초선 단계에서 과제의 여러 난이도 수준에 대해 환자의 수행이 측정된다. 그러고 나서 가장 쉬운 수준부터 점차적으로 어려운 수준으로 치료가 진행된다. 치료된 행동에는 변화가 나타나지만 다른 수준의 행동에는 변화가 생기지 않는다면, 이 차이는 치료 효과로 인한 것이라고 생각할 수 있다(단계 2와 단계 3에서 볼 수 있듯이, 치료된 행동의 향상이 치료되지 않은 더 높은 수준의 행동에 일반화를 초래하곤 한다).

임상 Tip. 단계 2와 단계 3에서 기초선 조건으로 유지된 2수준과 3수준에 대한 Benchley 부인의 수행을 살펴보면, 1수준의 구어 지시 훈련이 더 긴 지시문의 이해에도 영향을 주고 있음을 알 수 있다. 1수준의 구어 명령을 치료하는 동안 2수준의 구어 명령에 대한 수행력도 조금 향상되었고, 2수준의 구어 명령을 치료하는 동안 3수준의 명령에 대한 수행도 향상되었다(그림 7-9). 이처럼 수준 간 일반화는 기준 변동 설계의 치료에서 흔히 있는 일이며, 이는 환자가 복잡성에 있어 한 수준에서 그다음 수준으로 넘어가는 것을 준비하는 데에 도움이 된다.

다른 다양한 단일 대상 설계(single-case design) 절차도 있다. 대부분의 설계법이 이제까지 설명한 방법을 바탕으로 더욱 정교화한 것이다. 관심 있는 독자는 Barlow와 Herson(1984), Kazdin(1982), Kratchowill(1978) 등 단일 대상 설계와 관련된 일반적 문헌들을 참고하기 바란다.

일반 개념 7-4

- 치료 과제를 기술하고 과제 자극에 대한 환자의 반응을 기록하는 구조화된 절차는 성인 의사소통장애 환자의 치료 프로그램에 있어 중요한 부분이다.
- 반응에 대한 온라인 채점은 반응 속도와 복잡성이 채점과 기록을 방해하지 않는 경우 실용적이다. 반응 속도가 빠르고 복잡하여 온라인 채점이 비실용적이라면, 임상가는 오프라인 채점이나 샘플링을 선택할 수 있다.
- 기초선-중재 설계에서는 치료 시작 전 목표 영역에 대한 환자의 수행을 여러 번 측정한다. 기초선으로부터 치료 시의 수행 변화는 치료 효과로 간주된다. 기초선-중재 설계는 치료 외에 환자의 수행 변화에 영향을 줄 수 있는 다른 변인들의 효과를 배제하지 못한다.
- 중다기초선 설계에서는 기초선 회기 동안 둘 이상의 행동이 측정되고, 한 가지 행동에 치료가 실시되는 동안에도 다른 행동들의 수행력이 주기적으로 측정된다. 치료한 행동이 변하고 치료하지 않는 행동이 변하지 않는다면, 치료 효과가 있는 것으로 간주된다.
- 교차 설계에서는 기초선 회기 동안 둘 이상의 행동이 측정된다. 그 후 차례대로 행동이 치료된다. 치료와 동시에 행동에 변화가 생기는 것은 치료 효과로 간주된다.
- 기준 변동 설계에서는 기초선 회기 동안 한 가지 목표 행동이 측정된다. 그 후 환자의 수행이 미리 결정된 수행 준거에 도달하면, 자극이나 반응 조건을 변화시키면서 치료가 전개된다.

일반화의 증진

치료실에서 성취된 변화가 환자의 일상까지 확장되지 않는다면 인지-의사소통장애 치료는 성공하지 못한 것이다. 대부분의 임상가가 치료 이득을 일상생활로 확장시키는 것이 중요하다고 인식하고 있다. 그렇지만 '훈련과 기대 원리'(train and hope principle; Stokes & Baer, 1977)에 따라 대부분의 언어치료가 이루어져 왔던 1970년대까지는, 치료실에서 외부 상황까지 치료 효과의 일반화를 바라기는 하였지만 적극적으로 목표로 삼거나 객관적으로 측정하지는 못하였다. 대다수의 언어치료 전문가들이 환자의 일상생활 환경과 관련된 의사소통 행동 또는 일상적 의사소통 행동의 향상을 초래할 수 있는 기저 과정을 치료 목표로 삼지만, 대개의 경우 체계적 방법으로 일반화를 추구하거나 면밀하게 측정하지는 않았다.

1970년대에 심리학자 및 행동분석가들은 훈련시설에서 획득한 변화를 외부 환경으로 확장시키는 문제에 대해 언급하기 시작했다. 일반화에 관한 문헌이 출판되었으며, 점진적으로 일반화를 증진시키기 위한 절차가 임상 문헌에 도입되었다. 이러한 절차는 대체로 Stokes와 Baer(1977)가 설명한 절차와 유사한데, 이 중 첫 번째인 훈련과 기대(train and hope)는 이미 기술하였고, 그 외 나머지는 다음 여덟 가지 절차들로 구성된다.

일반화 절차

자연스러운 수반성 유지하기. Stokes와 Baer는 '자연스러운 수반성(contingencies) 유지하기'를 일반화 프로그램 절차 중 가장 신뢰할 수 있는 방법이라고 평가하였다(p. 353). 자연스러운 수반성을 유지하는 가장 쉬운 방법은 환자의 일상생활 안에서 긍정적인 결과를 자연스럽게 유도할 수 있는 행동을 목표로 삼는 것이다. 예를 들어 Thompson과 Byrne(1984)은 브로카 실어증 환자를 대상으로 만날 때 인사하기, 헤어질 때 인사하기 등 다양한 사회적 관습 훈련을 실시하였는데, 이러한 사회적 관습 행동은 일상생활 속에서 다른 사람에 의해 자연스럽게 강화될 수 있다.

때때로 자연스러운 수반성은 환자의 일상생활 환경 안에 없거나 행동을 지속시킬 만큼 일관적이지 않을 수 있다. 그런 경우 목표 행동을 유지시키는 데에 충분히 도움이 될 수 있도록 환자의 일상생활 환경을 수정하는 것이 필요할 것이다. 예를 들어 치료실에서는 한 단어 또는 두 단어 요구하기 산출에 대해 학습하였지만, 집에서는 끙 소리(grunts)나 몸짓으로 의사소통함으로써 가족 구성원들에게 그가 원하는 것을 얻는 데 성공하는 뇌손상 환자를 생각해 보자. 임상가는 가족 구성원에게 환자가 말로 요구할 때만 반응하고 말이 동반되지 않는 끙 소리나 몸짓에는 반응하지 않거나 반응을 지연하도록 가르친다. 환자의 일상생활 환경에 이러한 변화가 생기면, 환자는 치료실에서 배운 말로 요구하기를 가정환경에 적용시킬 것이다. 그러면 치료실에서 배운 요구하기는 자연스러운 수반성을 통해 가정에서도 유지되고 환자와 다른 청자들과의 상호작용 안에서도 유지될 수 있다.

충분한 예 훈련하기. 예(exemplar)는 다양한 의미를 가진 전문 용어이다. 여기서 사용된 의미는 주로 행동을 뜻한다. '충분한 예 훈련하기' 중 한 가지 방법은 가르친 행동이 요구되는 모든 장면으로 일반화될 만큼 충분히, 다양한 장면에서 그 행동을 가르치는 것이다. 일단 한 가지 맥락에서 행동이 신뢰성 있게 확립되면, 어느 시점부터는 그 행동이 관심이 있는 모든 맥락으로 일반화될 것이라는 기대를 가지고 한 번에 한두 가지 다른 맥락으로 체계적으로 훈련을 확장한다. 예를 들어 사회적 관습을 활용하는 경우, 먼저 치료실에서 사회적 관습을 훈련한 다음, 다른 방으로 훈련을 확장하고, 이어서 다른 사람과 상호작용하도록 확장하고 그리고 환자의 집 또는 다른 지역사회 장면으로 확장한다. 환자가 사용하는 사회적 관습이 어느 시점부터는 모든 관련된 의사소통 맥락으로 일반화될 것이라고 기대하면서 이와 같이 확장한다.

임상 Tip. 여기서 사용된 예(exemplar)는 명확하지 않은 전문 용어인 것 같다. 예는 다음과 같은 세 가지 사전적 정의가 있는데 어떤 것도 여기서 사용된 용도와 맞지 않다. (1) 모방할 가치가 있는 어떤 것 또는 모델, (2) 패턴의 역할을 하는 전형(ideal), (3) 책과 같은 카피(copy). 예는 '예(example)'와 '전형적인(exemplary)'과 동일한 어원에서 유래한 것이다.

'충분한 예 훈련하기'의 또 다른 방법은 반응 전체 부류의 일반화를 위해, 특정 반응 (또는 반응의 하위 부류[subset])보다는 전체 분류 내에 있는 충분히 상이한 반응들을 대표하는 것들을 가르치는 것이다. 예를 들어 사회적 관습을 활용할 때, 인사하기의 빈도 증가가 질문(예: "How are you?")뿐만 아니라 대답하기(예: "I am fine.")와 같은 다른 관습의 빈도 증가도 유도할 것으로 기대하면서, 주어진 종류(예: 여러 가지 다양한 인사하기)에 속하는 여러 다양한 사회적 관습을 가르친다.

확장훈련. 확장훈련(loose training)에서 임상가는 (일정한 한도 내에서) 자극 조건, 반응 요건 및 강화 수반성을 다양하게 제공한다. 이는 한 가지 반응 부류 내에서 반응 간 일반화를 증가시키고, 훈련 환경에서 다른 환경으로의 일반화를 증가시키기 위한 것이다. 확장훈련에서는 반응이 특정 맥락으로 엄격하게 제한되는 것을 지양한다. 특정 맥락은 (많은 손상 수준 치료 활동에서처럼) 치료 조건이 면밀히 통제될 경우에 발생한다. 확장훈련에서는 목표 반응을 유도하기 위해 상이한 상황적 맥락 안에서 다양한 자극이 사용된다. 미리 계획된 반응 부류 내에 속하기만 하면 모든 반응이 수용 가능한 것으로 간주되고, 반응 수반성 또한 종류와 스케줄에 있어 다양하다.

그렇다고 확장훈련이 체계적이지 않은 것은 아니다. 특정한 반응 부류가 목표가 되고, 자극 유도와 상황적 맥락이 사전에 계획되고, 반응 수반성과 반응 스케줄도 사전에 정의된다. 잘 수행된 확장훈련은 전통적인 구조화된 치료 절차만큼 면밀하게 계획되고 철저하게 통제된 것이다.

Thompson과 Byrne(1984)은 몇몇 실어증 성인을 대상으로 사회적 관습 사용에 대해 확장훈련을 실시하였다. Thompson과 Byrne은 먼저 모방 활동을 통해 사회적 관습 행동을 확립하게 하였다. 그런 다음 유발 자극(eliciting stimuli)을 (1), (2), (3)과 같이 체계적으로 확장하였다. (1) 임상가는 요구하기를 한다(예: "'안녕하세요'라고 말해 보세요."), (2) 임상가는 자연스러운 촉진을 제공한다(예: 임상가는 '안녕하세요'라고 말하고 환자의 반응을 기다린다.), (3) 임상가는 자연스러운 대화와 유사한 역할극(role-playing) 상황을 구조화한다. 언어 피드백(예: "잘하셨어요.")은 반응에 따라 제공되는데, 훈련 초기에는 매 반응 연속적 피드백을 제공하고 훈련 후기에는 가변적으로(예를 들어 네 가지 반응 중에서 평균 하나의 반응에 대해 피드백을 줌) 제공하여 피드백 스케줄을 점차적으로 약화시킨다. Thompson과 Byrne은 확장훈련이 환자들의 사회적 관습 산출을 증가시켰으며, 증가된 사회적 관습 산출은 새로운 사회적 상호작용으로 일반화되었다고 보고하였다.

순차적 수정. 순차적 수정(sequential modification)에서 맥락 간 일반화는 일반화되기를 바라는 모든 상황에서 훈련을 실시하여 얻을 수 있다. 몇몇 맥락에서만 의사소통 행동이 중요하고 적절하거나 의사소통해야 하는 맥락이 몇 안 되는 뇌손상 환자에게는 순차적 수정이 유용할 것이다. 모든 맥락에서 훈련을 하는 것은 뇌손상 환자에게 분명 도움이 된다. 그러나 환자의 모든 잠재적 의사소통 맥락을 판별하기란 어려우며 모든 맥락에서 훈련을 수행하는 데 요구되는 시간과 자원 측면을 고려하면, 이것은 비현실적인 방법이다. 따라서 순차적 수정을 인지-의사소통 손상 치료에 사용하는 것은 제한점이 있다(의사소통 환경이 집이나 요양원으로 제한되는 환자, 단지 몇몇 타인과 관계를 맺고 한정적인 주제에 국한해서 의사소통하는 환자와 같이 의사소통 환경이 매우 제한적인 환자에게는 실시할 수 있다).

비변별적 수반성 활용하기. Stokes와 Baer는 치료에 있어 반응 수반성(response contingencies)이 자연스러운 장면에서 기대되는 것과 좀 더 유사하도록 점진적으로 변화한다면, 치료 이외의 장면으로 일반화가 더욱 향상될 것이라고 하였다. 이러한 변화에는 다음의 (1), (2), (3)이 포함된다. (1) 수반성 스케줄을 연속적 강화(모든 반응을 강화함)로부터 간헐적 강화(매 n번째 반응을 강화함) 그리고 간헐적이고 가변적 강화(예: 평균 n번째 반응을 강화함. 그러나 평균값 근접 범위 내에서 다양한 시점에 함)로 변화시킨다. (2) 반응과 반응 수반성 사이에 지연을 삽입한다. (3) 자연스런 장면에서 기대되는 수반성과 유사한 수반성을 선택한다. 많은 임상가는 이와 같은 변화를 치료 절차에 포함하는데, 이는 자연스런 맥락으로의 일반화 가능성을 높이기 위해서이다. 또한 수반성을 비변별적으로 만드는 것은 확장훈련과 같은 다른 기법에서도 중요한 부분이다.

공통 자극 계획하기. 공통 자극 계획하기(programming common stimuli)란 행동이 훈련되는 맥락을 일반화할 행동 맥락과 의도적으로 유사하게 만드는 것(목표 맥락)을 뜻한다. 공통 자극 계획하기에서는 맥락 간 일반화를 향상하기 위해 자극 통제를 조작한다. 자극 통제(stimulus control)는 자극이나 자극복합체가 어떻게 행동 발생을 제어하는지와 관련이 있다. 녹색불이 켜질 때 비둘기가 키(key)를 쪼는 반응에 대해서 모이로 강화하면, 점차 비둘기는 녹색불이 켜질 때에만 키를 쪼게 된다. 비둘기는 강화 조건과 비강화 조건을 변별하는 법을 배웠다. 임상가는 자극 통제를 환자의 일상생활로 확장시키기 위해, 환자의 일상생활 환경에 존재하는 자극을 훈련에 포함한다. 훈련 후 일상생활에서 환자가 그 자극에 직면하게 되면, 환자는 훈련받은 행동을 더 많이 수행할 것이다. 훈련 환경과 일상생활 간 유사성이 커질수록 훈련받은 행동이 일상생활로 일반화될 가능성이 더 높아진다. 훈련 환경과 목표 환경 간 유사 정도는 흔히 주관적으로 결정된다. 대부분의 경우 (유도 자극, 주위 환경, 사람 등) 주요 요소는 목표 환경의 요소와 비슷한 것으로 선택된다. 수반성 변경과 마찬가지로 공통 자극 계획하기는 어떠한 치료 접근법에도 적용될 수 있고, 이것은 자연스러운 맥락으로의 일반화 가능성을 높여 준다.

일반화 매개하기. 매개(mediation)란 다른 반응을 통해 특정 반응이 유발되는 것을 말한다. 기억술(mnemonic devices)은 매개의 한 예이다. 기억하기 쉬운 언어적 부호(verbal labels)를 기억하기 어려운 재료에 연결하거나(기억술), 정보를 인출(retrieve)하기 위해 기억술을 활용한다(예: 운에 맞춰 뇌신경 명칭 기억하기). 일반화 매개하기에서 더 쉬운 반응은 더 어려운 반응을 이끌어 내기 위해 사용된다. 예를 들어 뇌손상 환자는 시각상(visual image)을 떠올려 단어로 인출하는 방법을 터득할 수도 있다. 일반화 매개하기와 관련된 대부분의 문헌에는 언어적 매개에 대해 연구되어 있다. 그러나 언어적 매개는 인지-의사소통장애를 가진 많은 뇌손상 환자에게는 부적절하다. 그렇지만 우뇌손상이나 외상뇌손상 환자를 위한 치료에서 언어적 매개가 때로는 유용할 수 있다.

일반화 훈련하기. 때로 치료 활동을 하는 동안 자발적으로 일반화가 나타나기도 한다. 예를 들면 쓰기에서 구문 기술 증진 훈련에 참여하고 있는 환자가 발화에서도 구문 능력의 향상을 보이기도 한다. 자발적 일반화는 그 자체가 강화를 받는 목표 행동이 된다. 이 경우 훈련 자극에 대한 기계적 반응보다 이와 같은 자발적 일반화 반응이 더 많이 강화 받을 수 있도록 강화 수반성이 수정되어야 할 것이다.

⚜ 사회적 타당도

사회적 타당도(social validation)는 치료에서 습득된 기술이나 행동이 개인의 일상생활로 일반화된 정도를 평가하기 위한 절차이다. 사회적 타당도는 실생활에서 환자가 치료 전보다 더 잘 행동하고 있는지를 판단하고자 하는 것이다. 사회적 타당도는 두 가지 방법으로 접근할 수 있다(Kazdin, 1982). 첫 번째 방법은 치료를 받고 있는 환자가 보이는 사회적으로 적절한 행동을 같은 연령의 정상 규준 집단의 행동과 비교하는 것이다. 정상 상태로 가까이 진전될수록 행동의 변화는 임상적으로 더 유의하다. 또 다른 방법은 환자의 일상생활 환경에 속해 있는 사람이 특정 행동에 대해 주관적으로 평가하는 방법이다. 오랫동안 임상가들은 가족 구성원에게 환자가 집에서 어떻게 의사소통하는지에 대한 견해를 물어 비공식적으로 사회적 타당도를 구하여 왔지만, 비교적 최근에서야 치료 효과에 대해 사회적 타당도를 구하는 구조화된 절차가 기술되었다.

Doyle과 동료들(1987)은 브로카 실어증 환자 4명을 대상으로 그림 설명하기를 이용하여 여러 구문 형태의 문장산출 기술을 훈련시켰다. 정확도, 문법성(gramaticality) 및 발화 길이에 있어 환자는 모두 향상을 보였다. 그러고 나서 Doyle과 동료들은 실어증에 대해 그리고 이 연구에 대해 전혀 알지 못하는 평가자 5명에게 그림 설명 내용이 녹음된 오디오테이프를 들려주고 사회적 타당도를 평가하도록 하였다. 치료 시작 전 녹음된 자료와 치료 종결 후 녹음된 자료가 있었다. 녹음 자료는 사전 및 사후 표본이 무작위 순서로 제시되도록 하였다. 평가자들에게 표본이 적절한지 또는 부적절한지를 판단하도록 하였다. 연구에 참여한 실어증 환자들은 치료 동안 정확도, 문법성 및 발화 길이에 향상을 보였지만, 사회적 타당도 절차에 의거하면 적절성에 대한 판단에서 전반적인 향상을 보여 주지 못했다. 즉, 치료는 효과적이었지만 사회적 타당도를 충족하지는 못하였다.

Thompson과 Byrne(1984)은 또래 집단 비교 방법을 활용하여, 실어증 환자가 만났을 때 인사하기, 헤어질 때 인사하기 또는 소개하기와 같은 사회적 관습 행동 시 보인 변화에 대해 사회적 타당도를 평가하였다. 실어증 피험자는 이전에 만난 적이 없는 정상 피험자와 함께 대화 상호작용을 하도록 하였다. 그런 다음 정상 피험자와 실어증 피험자의 사회적 관습 행동을 비교하였다. 치료 전에는 정상 성인에 비해 실어증 참가자의 사회적 관습 사용이 상당히 부진한 것으로 나타났다. 그러나 치료 후 실어증 피험자들은 전반적으로 정상 성인의 수준과 유사해졌다.

언어병리학에서 사회적 타당도에 대한 연구는 아직 초기 단계에 있다. 앞으로 사회적 타당도를 평가하고 정량화하기 위한 체계적이고 신뢰할 수 있는 절차가 만들어지고 개선되고 입증되면서, 임상 결과에 대한 평가가 환자의 일상생활 의사소통능력의 변화에 좀 더 초점이 맞춰질수록, 사회적 타당도는 환자 관리에서 더욱 중요한 측면이 될 것이다.

결론

건강 관련 중재(health-related intervention)의 목적에 대한 현 시대의 신념과 태도는 중재의 본질, 타이밍, 강도에 지대한 영향을 미친다. 뇌손상 성인을 대상으로 하는 중재는 손상에 초점을 둔 전통적 중재 방법에서 성공적인 일상생활 활동을 강조하는 중재 방법으로 나아가고 있다. 이러한 변화의 이면에는 경제적 측면이 강하게 자리 잡고 있다. 그렇지만 경제적 관심사가 "환자에게 무엇이 최선인가?"에 대한 임상적 전문 지식과 임상가의 판단을 대체해서는 안 된다. 어떤 뇌손상 환자는 손상에 초점을 둔 중재를 통해, 또 어떤 환자는 일상생활 활동의 성공적 수행과 의미 있는 참여를 목표로 하는 중재를 통해 최적의 혜택을 받을 것이다. 재활에 참여하는 뇌손상 성인에게 손상 수준, 활동 수준, 참여 수준 중재는 모두 정당한 필요성을 가지고 있다. 많은 뇌손상 환자는 세 가지 수준의 혼합 중재를 통해 최상의 혜택을 받는다. 그렇지만 어떤 환자의 경우는 단일 수준에 초점을 둔 중재로부터 최적의 혜택을 받을 수도 있다. 특정 환자에게 가장 유익한 접근방법의 조합을 결정짓는 것은 환자의 바람과 요구 그리고 환자 가족과 환자의 일상생활의 질에 관여하는 여러 문제들을 고려하여 임상가가 전문적으로 판단하여야 할 문제이다.

일반 개념 7-5

- 임상가는 치료 효과를 환자의 일상생활 환경으로 확장시켜 일반화를 증진시킬 수 있다. 이를 위한 구체적 내용은 다음과 같다.
  - 일상생활 환경 안에서 자연스럽게 보상받을 것으로 기대되는 행동을 목표 행동으로 설정한다.
  - 일반화되기를 바라는 몇몇 장면에서 훈련한다.
  - 일반화되기를 바라는 모든 장면에서 훈련한다.
  - 일정 한도 내에서 훈련 조건을 다양하게 제공한다.
  - 점차적으로 일상생활에 근접하도록 훈련 환경, 과제 자극 또는 반응 수반성을 변화시킨다.
  - 치료실에서 습득한 기술이나 행동을 환자가 자발적으로 일상생활로 일반화한 경우 이에 대해 보상한다.
- 사회적 타당도는 치료를 통해 창출된 변화가 일상생활에서 가지는 유의도(significance)를 평가하는 방법이다. 사회적 타당도의 첫 번째 접근법은 환자의 수행이 정상적 수행과 어떻게 관련되는지 측정하는 것이다. 두 번째 접근법은 사전 표본과 사후 표본에 대해 알지 못하는 관찰자를 모집하여, 사전 사후 행동의 표본을 주관적으로 비교하게 하는 것이다.
- 손상 수준, 활동-참여 수준 중재에 관한 최적의 조합은 반드시 임상가가 판단하여야 하며, 이때 환자와 환자 가족의 바람과 요구를 고려해야 한다.

생각해 볼 문제

문제 7-1

치료 활동을 선택하는 데에 '최고점을 다루는(treat the peaks)' 접근 또는 '최하점을 다루는(treat the valleys)' 접근을 엄격하게 적용할 경우 어떠한 제한점이 있다고 생각하는가?

문제 7-2

다음과 같은 행정적인 지시가 내려지고 이에 대한 의견을 요구받으면, 당신은 이에 대해 어떻게 말하겠는가?

'뇌손상 환자를 대상으로 하는 언어치료에서 기능적인 성과를 보장하기 위해, 향후 모든 치료 활동은 반드시 일상생활의 의사소통 상호작용과 유사한 상황에서 실시되어야 한다.'

문제 7-3

임상가와 실어증 환자 간 상호작용이 다음과 같이 전개된다면, 이러한 상호작용에는 어떠한 문제가 있다고 생각하는가? 그리고 그것을 어떻게 개선할 수 있는가?

임상가: 이제 내가 어떤 단어를 말할 거예요. 정반대의 의미를 가지는 단어를 말해 보세요. 첫 번째 단어입니다. 위(up).

환자: 위(up). 도로 위쪽(up the road).

임상가: 아니요. 반의어를 한 단어로 말해 보세요. 내가 위(up)라고 하면, 아래(down)라고 답하는 거예요. 아시겠죠? 한 번 더 해 봅시다. 하얗다(white).

환자: 하얗다(white). 눈처럼 하얗다(White as snow).

임상가: 아니요. 반의어로 말해 보세요. '하얗다(white)'의 경우 '까맣다(black)'이지요. 이해하시겠죠?

환자: 까맣다(black). 숯처럼 까맣다(Black as coal).

임상가: 아니요. 내가 한 단어를 말할 때 그 단어의 반의어를 말하는 겁니다. 내가 '하얗다'라고 말하면, '까맣다'라고 말하는 거예요. 하나 더 해 봅시다. 안(in)의 반의어는 무엇입니까?

문제 7-4

임상가와 실어증 환자 간 상호작용이 다음과 같다면, 이러한 상호작용에 대해 어떻게 생각하는가? 당신이라면 다르게 접근할 것인가?

임상가: 이것의 이름을 말해 보세요.(책 그림을 보여 준다.)

환자: 글쓴이.

임상가: 아니요. 그게 아니고요. 책이에요. 자, 말해 보세요. '책.'

환자: 책.

임상가: 잘하였어요! 여기 다른 그림이 있네요.(의자 그림을 보여 준다.)

환자: 앉아 있는 사람.

임상가: 아니에요. 그건 의자예요. 자, 말해 보세요. '의자.'

환자: 의자.

임상가: 좋아요! 그럼, 이 그림은요?(숟가락 그림을 보여 준다.)

환자: 커피.

임상가: 아니요. 그건 커피가 아니고요. 숟가락이에요. 자, '숟가락.' 말해 보세요.

환자: 숟가락.

제 8 장

실어증과 관련 장애의 신경병리학적, 신경해부학적 설명

뇌: 명사. 우리가 생각하는 것을 생각하는 기관(Ambrose Bierce: 악마의 사전).

신경병리학

뇌졸중

실어증은 뇌졸중이나 감염, 뇌농양, 뇌종양 등과 같이 뇌에 영향을 미치는 질환이나 혹은 영양장애, 독혈증과 같이 뇌뿐만 아니라 다른 신체 계통에 전반적인 영향을 미치는 질환으로 인해 발생한다. 그중에서 뇌졸중은 성인 실어증의 가장 흔한 원인이다. 뇌졸중은 미국과 다른 선진국에서 성인 실어증을 일으키는 원인 중 80~90%를 차지한다.

뇌졸중은 혈관 손상(혈류장애나 출혈)에 의해 발생한 뇌손상을 일컫는 일반적인 용어이다. 전문적인 용어로는 **뇌혈관손상**(cerebrovascular accident, CVA)이라고 한다. 지난 10년간 공공 캠페인에서 '뇌사고(brain attack)'라는 용어를 뇌졸중이나 뇌혈관손상 대신 사용할 것을 제안하였다. 뇌사고라는 명칭은 뇌졸중의 증상을 경험하는 순간 즉각적인 의학적 주의를 기울이게 하기 위한 공공 의식을 강화하기 위해서 심장마비(heart attack)와 유사한 용어로 채택되었다. 뇌졸중(뇌사고)의 가장 흔한 증상은 다음과 같다.

- 갑자기 발생한 한쪽 몸의 위약과 저림
- 갑자기, 특히 한쪽 눈에 발생한 시야장애
- 갑자기 발생한 말하기와 알아듣기의 어려움
- 갑자기 발생한 어지럼증이나 쓰러짐
- 다른 증상과 동반되어 갑자기 발생한 심한 두통

임상 Tip. 뇌사고(brain attack)라는 명칭이 보건학과 언론에서 뇌졸중을 대체하고 있지는 않다. 여기서는 일반적인 용어를 사용하도록 하겠다.

뇌졸중은 미국에서 심장병과 암에 이어 사망원인 3위를 차지하고 있으며 장기적인 장애를 일으키는 주범이다. 미국에는 대략 500만 명 정도의 뇌졸중 환자가 있다. 매년 약 50만 명의 미국 거주자가 첫 번째 뇌졸중을 경험하고, 20만 명이 두 번째나 세 번째 뇌졸중을 경험한다. 또한 뇌졸중으로 약 15만 명이 사망한다. 나이가 들면서 뇌졸중이 발생할 확률이 증가하는데 뇌졸중을 경험한 사람의 75%는 65세 이상이다. 처음 발생한 뇌졸중 후 최소 한 달 생존율은 약 75%에 이르지만, 10년 생존율은 33%밖에 되지 않는다(U.S. Centers for Disease Control and Prevention, 2005). 뇌졸중 생존자 중에서 50~75%는 보통 약간의 장애가 남은 상태로 발병 전 생활환경으로 복귀할 수 있지만, 15% 정도는 기관의 보호가 필요할 정도의 장애를 가지게 된다(Greenberg, Aminoff, & Simon, 1996). 미국에서 뇌졸중의 발생률은 지역별로 다르다. 남동부와 미시시피강 남부는 다른 지역에 비해 뇌졸중의 비율이 상당히 높다(그림 8-1).

뇌는 갑자기 발생한 산소와 포도당 공급의 변화에 상당히 민감한 장기이다. 뇌졸중 후 발생하는 인지-의사소통장애의 시작은 극적이며 빠르게 진행하여 몇 분에서 몇 시간 내에 증상이 최고조에 이르는 특징을 가진다. 아주 가벼운 뇌졸중이 아니라면 뇌졸중 발생 후 며칠 동안은 실제적인 손상이나 파괴가 없는 뇌 부분이 기능을 하지 못할 수도 있다. 심각한 뇌졸중은 즉각적으로 대뇌기능에 전반적인 장애가 발생하고 점차 회복되어 이후로는 뇌의 어느 영역에 영구적인 손상이 있느냐에 따라 일부 특정한 장애를 남기는 경과를 보인다.

뇌졸중은 허혈성(뇌혈류 부족을 의미하는 용어) 또는 출혈성(출혈에 의한 발생을 의미하는 용어)으로 발생

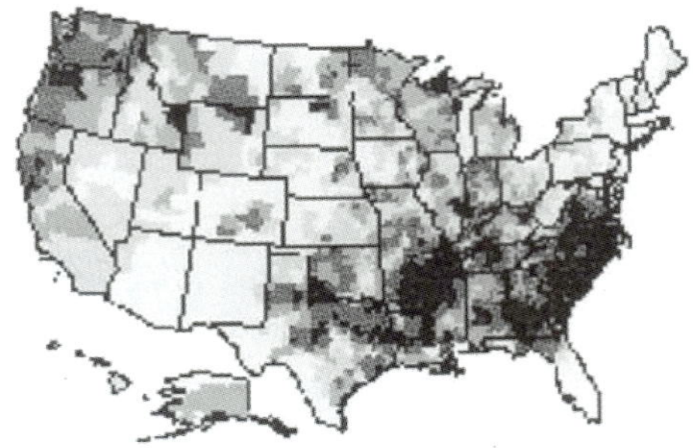

그림 8-1 1991~1998년 뇌졸중 사망률. 어둡게 표시된 지역이 더 높은 뇌졸중 사망률을 나타낸다.

출처: National Center for Chronic Disease Prevention and Health Promotion. *Atlas of stroke mortality*, Atlanta, 2005, Centers for Disease Control and Prevention.

하지만, 허혈성 뇌졸중(80%) 발생비율이 출혈성 뇌졸중(20%)에 비해 훨씬 높다.

허혈성 뇌졸중. 허혈성 뇌졸중(때로는 폐색성 뇌졸중이라고 부름)은 동맥이 막혀 뇌의 한 부분에 혈류 공급이 중단되어 발생한다. 폐색이 3~5분 이상 지속되면 뇌조직이 죽는다[뇌혈류 공급이 중단되어 발생하는 뇌조직 괴사의 의학 용어는 경색(infarct)이다].

허혈성 뇌졸중은 혈전증(thrombosis) 또는 색전증(embolus)에 의해 발생한다. 혈전성 뇌졸중(뇌혈전증)에서는 동맥의 한 위치에 물질이 쌓이면서 덩어리가 형성되어 혈관이 막히게 된다. 색전성 뇌졸중에서는 혈액 속을 돌아다니던 물질이 동맥을 막아서 발생한다.

대부분의 뇌혈전증은 내경동맥, 척추동맥, 기저동맥처럼 뇌로 혈류를 운반하는 큰 동맥에서 발생한다. 혈전증은 일반적으로 동맥의 방향이 바뀌거나 갈라지는 부위(굽이와 분기점)처럼 난기류(turbulence)가 증가하는 영역에서 시작된다. 혈액에 있는 찌꺼기는 마치 강의 굽이나 분기점에서 그렇듯 혈관의 굽이나 분기점에 쌓이게 된다. 강에서는 떠다니는 나뭇조각, 콜라병과 뒤집힌 카누가 찌꺼기에 속한다. 동맥에서는 주로 지방질(지방)과 섬유소[동맥경화 플라크(artherosclerotic plaque)] 등이 찌꺼기가 되고 동맥의 벽에 쌓여서 지름을 좁게 만든다. 좁아진 부위에서 난기류와 혈류속도의 증가는 동맥벽에 손상을 주고 울퉁불퉁하게 만든다. 플라크가 고르지 못한 부위에 형성되고 몇 년에 걸쳐 두

꺼워지고 마침내 내강(lumen: 동맥 내부 공간)을 꽉 채우면 뇌졸중이 발생한다.

임상 Tip. 동맥경화는 '반죽(athero)'과 '딱딱한(sclera)'을 의미하는 그리스어에서 기원한다. 플라크(plaque)는 '단단한 판'을 의미하는 프랑스어에서 기원한다.

혈관내강의 감소 정도(협착이라고 불리는 상태)에 따라서 좁아진 동맥을 통해 흐르는 혈류량이 감소하게 된다[베르누이(Bernoulli) 효과로 속도는 증가한다]. 때로는 혈관벽에 있는 플라크가 갈라지거나 궤양이 생기기도 한다. 혈소판과 피브린(fibrin: 혈액에 있는 단백질)이 궤양에 달라붙고 핏덩어리 생성을 가속화한다. 핏덩어리는 결국 동맥을 막거나 덩어리가 부분적으로 깨져서 혈관계를 돌아다니는 색전을 형성하여 원래의 핏덩어리가 생성되었던 위치보다 하류 부분의 작은 혈관을 막아 뇌졸중을 발생시킨다.

색전성 뇌졸중. 색전성 뇌졸중(뇌색전증)은 순환계를 돌던 물질의 파편이 파편의 지름보다 작은 동맥에 도달해서 동맥을 막음으로써 발생한다. 색전은 원래 위치에서 떨어져 나간 핏덩어리, 혈관벽의 파편, 동맥경화 플라크의 조각, 암에서 나온 조직, 세균 덩어리, 동맥 안에 흘러다니는 다른 고형물질 등이다. 색전의 가장 흔한 두 가지 원인은 심장에서 형성된 혈전의 파편과 동맥에서 떨어진 동맥경화 플라크의 파편이다.

임상 Tip. 심방세동(atrial fibrillation, 심계항진)을 가진 환자는, 특히 뇌색전증이 쉽게 발생하는데, 이는 심방수축력이 약해서 좌심방에서 혈액이 고이고 덩어리지게 되기 쉽게 되기 때문이다. 심방세동은 핏덩어리를 여러 조각으로 쪼갤 수 있는데, 이것이 색전이 된다.

뇌졸중의 원인이 혈전성인지 색전성인지를 구분하는 것은 어렵기 때문에 진단 시 허혈성 뇌졸중을 혈전색전 뇌졸중(thromboembolic stroke)이라고 모호하게 언급하기도 한다. 그러나 혈전성과 색전성 뇌졸중은 진행과정이 다르다. 색전성 뇌졸중은 동맥혈류가 갑자기 막힌 결과이기 때문에 증상은 몇 분 안에 최고조가 된다. 반면에 혈전성 뇌졸중은 서서히 동맥이 막혀서 발생하기 때문에 불규칙적이고 계단 형태의 방식으로 발생하는 경향이 있고, 일시적인 허혈의 기간이 선행하기도 한다(가벼운 뇌졸중).

뇌혈류의 일시적 장애. 많은 뇌졸중환자들은 일과성 허혈발작(transient ischemic attack, TIA)의 병력을 가지고 있는데, 이는 일시적인 뇌순환의 장애로 인해 갑자기 발생한 감각장애, 사지위약, 불명료한 발음, 시각 이상, 어지럼증, 혼동, 실어증이나 기타 증상이며, 몇 분에서 24시간 내에 완전하게 회복된다. 대부분의 TIA는 일시적으로 동맥을 막은 작은 색전에 의해 발생했다가 곧 부서지거나 용해된 것으로 생각된다. TIA는 때로는 비유동적인 혈전이 동맥을 완전히는 아니고 거의 막아서 발생하는 경우도 있고, 현격한 혈압저하가 동맥을 통한 혈류장애를 유발할 수 있다. TIA는 간혹 (그러나 드물게) 거의 막혀 있는 동맥의 혈관연축에 의해서 생기기도 하는데, 동맥벽의 근육이 수축하면 동맥내강이 좁아지고 혈류를 저하시킨다.

일시적인 뇌로의 혈류 차단이 24시간 이상 지속되었지만 며칠 내에 완전하게 회복된 경우 가역적 허혈성 신경 결손(reversible ischemic neuroglogic deficits, RINDs)이라고 부른다. 혈류 차단이 24시간 이상 지속되었지만 며칠 후 아주 작은 결손만을 남긴 경우에는 부분 가역적 허혈성 신경 결손(partially reversible ischemic neuroglogic deficits, PRINDs)이라고 부른다. 일반 대중과 의사, 일부 신경과 의사들은 이런 분류를 하지 않고 뇌에 공급되는 혈류의 일시적인 차단에 의해 초래된 일시적인 감각장애, 위약, 불명료한 발음, 시각 이상, 어지럼증, 혼동, 경미한 실어증을 모두 가벼운 뇌졸중이라고 부른다.

TIA, RINDs, PRINDs는 뇌혈관 질환으로 인해 나타나기 때문에 이런 증상들은 완전하게 발생한 뇌졸중의 전조가 되기도 한다. TIA나 RINDs이 있었던 환자의 1/3에서 사건이 일어난 지 5년 이내에 영구적인 신경학적 장애를 남기는 뇌졸중이 발생한다(Greenberg, Aminoff, & Simon, 1996). 그러나 이런 비율은 치료를 하고 고혈압을 잘 조절하고 혈중 콜레스테롤을 낮추고 금연을 하는 등의 생활습관 개선으로 줄일 수 있다.

관류저하. 뇌로 가는 혈류의 불충분한 공급은 관류저하(hypoperfusion)로 인해 초래되는데, 이는 동맥이 막히는 것이 아니라 혈류량이 충분하지 못해 발생한다. 불충분한 혈류량은 가장 흔하게는 몸의 어느 부위에 발생하는 과다출혈이나 심장펌프 기능 저하(대개 심장병)로 인해 생긴다. 관류저하로 인한 뇌손상의 형태는 막힘에 의해 발생하는 것과 차이가 있다. 막힘은 보통 영향을 받은 동맥이나 가지혈관이 공급하고 있는 뇌조직에서 집약적인 신경세포 손상이 국소적인 영역에 발생한다. 관류저하는 보통 피질의 분기점(경계지역)에 부분적인 손상을 초래하는데, 여기는 혈관 지름이 작고 저항이 높은 경우 혈류 공급을 받을 수 없기 때문이다. 관류저하가 뇌허혈을 일으키지만 이는 뇌졸중은 아니고, 허혈성 뇌졸중과는 달리 점진적으로 진행된다. 많지는 않지만 이것도 뇌허혈의 원인이기 때문에 여기서 논의한다.

허혈성 뇌졸중의 일반적인 영향. Dobkin과 동료들(1989), Keefe(1995), Kwakkel과 동료들(2004), Ruudinger와 동료들(2000) 그리고 Rubens(1977)은 주요 허혈성 뇌졸중 후에 일어나는 생리학적 변화에 대해 기술하였다. 뇌졸중 후 몇 시간 내에 혈류 공급을 받지 못한 신경세포는 사멸한다. 손상받은 뇌조직은 부어오르게 된다. 손상받은 부위가 넓다면 부종은 뇌압을 높일 수 있고 뇌졸중이 일어난 부위에서 멀리 떨어진 영역의 뇌조직을 이동시키는 원인이 된다. 양쪽 대뇌반구의 혈류가 감소한다. 신경전달물질과 다른 신경독성물질들이 방출되고, 이는 뇌졸중이 발생한 곳의 뇌조직뿐만 아니라 뇌 전반에 걸쳐 그리고 CSF로 방출된다. 이런 물질들이 신경대사를 방해하고 뇌혈류를 감소시키는 데 기여할 것으로 생각된다. 뇌의 파괴된 신경세포와 연결되어 있는 손상되지 않은 신경세포도 연결성이 상실되기 때문에 퇴화된다[연결신경원변성(transneural degeneration)]. 손상된 영역의 신경세포로부터 받는 입력정보를 일부만 잃어버린 살아 있는 신경세포는 손상된 영역에서 오는 남아 있는 입력정보에 대하여 과민해진다[탈신경과민반응(denervation hypersensitivity)].

기능해리(diaschisis) 또한 뇌졸중 직후 나타나는 장애에 역할을 한다. 기능해리(diaschisis)는 손상 부위와 거리상 멀리 떨어져 있지만 신경경로를 통해 연결되어 있는 영역의 뇌기능이 파괴되는 현상이다. 오랫동안 기능해리는 증명되지 않는 현상이었지만 뇌대사의 영상연구(예: 양전자방출단층촬영, 기능자기공명영상)에 의해 한 영역에서 뇌조직이 파괴되면 다른 영역에서 뇌대사의 감소가 잇따라 발생하고 이것은 일차적으로 뇌손상 부위와 많은 신경연결을 가지고 있는 부위에서 일어나는 것이 확인되었다(Kwakkel, Kollen, & Lindeman, 2004; Metter와 동료들, 1983, 1984; Ruudinger와 동료들, 2000).

뇌부종, 뇌혈류의 감소, 신경전달물질 방출, 연결신경원변성, 탈신경과민반응과 기능해리가 각각 또는 조합을 이루어 광범위한 뇌기능과 행동, 의식의 장애를 초래하고 이는 시간이 경과하면서 점차 회복된다. 뇌졸중이 발생하고 처음 몇 시간에서 며칠 동안에는 이러한 광범위한 손상이 뇌졸중 부위의 조직이 사멸함으로써 발생하는 국소적인 증상에 부과되어 나타난다.

시간이 지나면서 뇌부종이 감소하고 손상되지 않는 조직으로의 뇌혈류가 회복되고 신경전달물질과 신경독성물질이 배출되고 흡수된다. 뇌경색 근처의 뇌조직 축삭은 뇌경색 영역과 직접적인 연결이 상실된 신경세포와 새로운 연결을 형성한다[곁가지 생성(collateral sprouting)]. 이러한 생리적인 회복이 발생하기 때문에 환자의 광범위한 행동, 신체기능, 정신기능의 장애가 점점 호전되어 뇌경색 부위의 영구적인 신경 손상을 반영하는 좀 더 특정적이고 국소적인 증상으로 차츰 바뀌게 된다.

뇌경색이 발생하고 처음 며칠 동안 환자의 최종적인 신경학적 회복에 대해 예측하는 것(또는 장애가 남는 정도에 대한 예측)은 신빙성이 없는 것으로 알려졌는데, 이는 뇌경색이 뇌화학과 기능에 미친 일시적인 영향이 뇌경색으로 파괴된 조직의 영구적인 영향을 가릴 수 있기 때문이다. 이런 이유 때문에 전문가들은 (보통 2주에서 한 달 정도에 걸쳐) 이러한 일시적인 영향이 소실될 때까지는 환자의 최종적인 회복 수준에 관한 예측을 유보한다.

출혈성 뇌졸중(뇌출혈). 뇌출혈은 거의 대부분 혈관벽의 약화와 파열 혹은 혈관의 외상 손상으로 인해 발생한다. 수막이나 뇌 표면의 혈관에서 발생한 출혈은 출혈이 뇌의 바깥쪽에 있기 때문에 **뇌외출혈**(extracerebral hemorrhage)이라고 한다. 출혈이 뇌 안에 있는 경우에는 출혈이 뇌조직에 있기 때문에 **뇌내출혈**(intracerebral hemorrhage)이라고 한다. 출혈성 뇌졸중으로 인한 실어증은 거의 대부분 뇌내출혈에 의한 것이다.

뇌내출혈은 대부분(약 90%) 고혈압 환자에서 발생하는데, 고혈압으로 인해 동맥벽에 가해지는 압력이 뇌내출혈의 가장 큰 원인이 된다. 이외의 원인으로는 만성 고혈압에 의해 뇌 깊숙히 존재하는 작은 관통혈관에 퇴행성 변화가 생기고 혈관벽이 약해져 형성되는 미세동맥류(microaneurysm)가 있다. 이런 미세동맥류가 파열되어 뇌 안으로 혈액이 유출되면 미세혈종(microhematomas)이 생길 수 있고 이로 인해 뇌부종 및 인접 혈관에 압력이 가해져 혈관이 다시 파열되는 과정으로 뇌출혈이 서서히 증가하는 사건이 발생한다.

뇌내출혈의 가장 흔한 위치는 시상과 기저핵이지만 뇌줄기(특히, 뇌교)와 소뇌에서도 자주 발생한다. 기저핵과 뇌줄기, 소뇌 내의 출혈이 직접적으로 실어증을 초래하는 일은 극히 드물다. 그러나 언어우세반구 내의 피질 아래 있는 섬유로를 침범한 뇌내출혈은 종종 실어증을 초래한다.

뇌내출혈은 백질 신경로 옆의 뇌조직을 파괴하지만 일반적으로 신경로 자체를 파괴하지는 않는다. 일부는 뇌내출혈이 뇌실이나 지주막하 공간으로 옮겨 가서 뇌압이 낮춰지는 경우도 있다. 뇌내출혈은 그 위치상 대부분 수술적 치료가 불가능하며, 출혈이 생명을 위협하는 상황에서만 수술이 고려된다. 보통 혈압을 낮추고 적절한 호흡을 유지시키고 수액을 조절하는 내과적 치료를 시행한다.

동맥류는 약해진 동맥벽에 형성된 주머니처럼 부푼 혈관으로 뇌출혈의 주요 원인이다. 이는 동맥의 혈압이 동맥벽의 약해진 영역을 늘어나게 해서 부푼 풍선같이 된 것이다. 이 결과 만들어진 뇌혈관 기형은 딸기 모양과 주머니 모양을 가지고 있기 때문에 **딸기동맥류**(berry aneurysm) 또는 **주머니동맥류**(saccular aneurysm)라고 불린다(그림 8-2). 동맥류에서 늘어진 동맥벽은 얇고 약해서 쉽게 파열된다.

모든 딸기동맥류 중 절반 정도는 뇌기저에 있는 동맥(척추동맥, 기저동맥, 내경동맥)과 윌리스 고리에서 생긴다. 나머지 절반 중 대부분은 전대뇌동맥과 중대뇌동맥에 생기고 극소수(2~3%)는 후대뇌동맥에서 생긴다. 동맥류가 터지기 전에 발견되면 동맥류의 목 부위를 조이거나, 묶어 주거나, 동맥류를 둘러싸거나, 여기로 혈액을 공급하는 동맥을 묶는 방법 등의 수술적 치료를 할 수 있다. 누출되는 동맥류는 수술로 보수가 가능하지만 이미 터져 버린 동맥류는 불가능하기도 하다. 대뇌혈관의 동맥류가 파열되면 심한 실어증이 발생한다. 어느 위치건 동맥류가 파열되면 위험하고 사망 위험성이 높으며 비가역적 뇌손상을 초래한다.

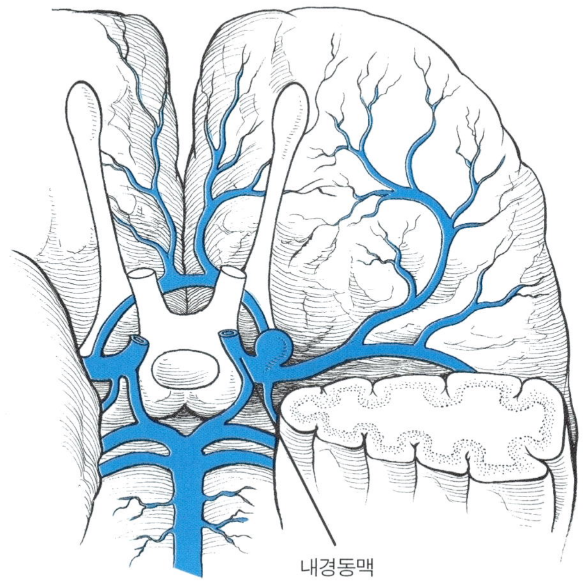

그림 8-2 윌리스 고리의 왼쪽 앞교통동맥에 있는 딸기동맥류. 동맥류는 뇌 바닥에 있는 동맥에서 가장 흔히 발생한다.

허혈성 · 출혈성 뇌졸중의 회복. 허혈성 뇌졸중 환자나 출혈성 뇌졸중 환자들의 회복속도는 각기 다르다. 회복의 형태는 대개 뇌졸중이 허혈성인지 출혈성인지에 따라 달라지고, 궁극적인 회복 수준은 파괴된 뇌조직의 양과 손상 부위에 달려 있다.

허혈성 뇌졸중에서의 신경학적 회복은 첫 2주에서 가장 크게 나타나고, 환자의 상태가 안정화될 때까지 시간이 흐르면서 점차 감소한다(그림 8-3).

허혈성 뇌졸중에서의 회복은 중등도 환자에서 가장 크다. 뇌졸중의 급성효과가 소멸되는 시기(뇌졸중 후 2~4주)에도 환자에게 심각한 장애가 남아 있다면, 이는 보통 환자의 뇌조직이 상당히 크게 파괴되었다는 것을 의미한다. 이런 환자는 대개 몇 년 또는 평생 심각한 장애를 갖게 된다. 허혈성 뇌졸중 후 처음 며칠 동안 아주 경미한 장애가 있는 환자는 회복할 것이 거의 없고 작은 정도의 호전도 그들을 발병 이전 상태나 그와 가까운 정도로 되돌려 놓을 수 있기 때문에 신경학적 회복에 의한 두드러진 이득은 많지 않다.

허혈성 뇌졸중에서 얼마나 오랫동안 신경학적 회복이 진행되는지에 대해서는 아무도 정확하게 알 수 없다. 대부분의 신경학적 회복은 뇌졸중 후 첫 2~4주 동안에 이루어지고 언어 회복의 대부분은 뇌졸중 후 첫 3개월 동안 이루어진다(Culton, 1969; Sarno, Silverman, & Sands, 1970).

출혈성 뇌졸중에서 신경학적인 회복은 허혈성 뇌졸중에서 보이는 것과는 다른 경과를 따른다. 출혈성 뇌졸중 환자는 보통 뇌졸중이 발생하고 처음 몇 주 동안은 거의 회복되지 않다가 그 이후 비교적 빠른 회복을 보인다(그림 8-3). 이후 회복은 느려지고 안정화되어 처음 동일한 정도의 손상을 보였던 허혈성 뇌졸중 환자보다는 대개 조금 더 높은 수준으로 회복이 이루어진다. 대부분의 환자에서 신경학적인 회복은 발병 후 6개월까지 다 이루어진다고 하며(Basso, Capitani, & Vignolo, 1979), 그 후 부가적으로 몇 개월 또는 몇 년 동안 천천히 회복이 이루어질 수도 있다(Caplan, 1993).

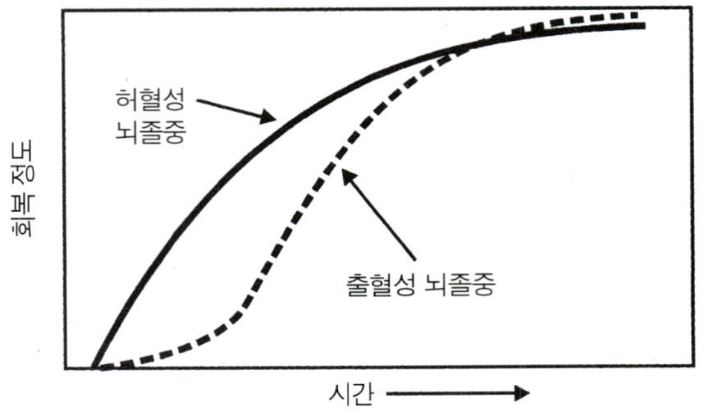

그림 8-3 뇌졸중에서 보이는 신경학적 회복의 일반적인 경과. 위의 그래프는 환자들의 평균적인 회복 형태를 나타내지만, 각 환자의 회복은 집단 평균과는 종종 차이를 보인다. 이는 임상 경험과 일화적인 자료에 근거한 것인데, 허혈성 뇌졸중 환자 집단이나 출혈성 뇌졸중 환자 집단에서의 신경학적 회복 패턴이 명기되어 있는 실증적 자료가 거의 없기 때문이다.

임상 Tip. 허혈성 뇌졸중은 백질(신경섬유로)을 파괴하는 반면, 출혈성 뇌졸중은 이를 파괴하지 않는다는 것은 허혈성 뇌졸중 환자보다 출혈성 뇌졸중 환자에게서 더 예후가 좋은 경향을 보이는 이유를 설명한다. 출혈성 뇌졸중에서 뇌부종이 더 심한 것은 뇌출혈 환자가 뇌경색 환자보다 회복이 시작되기까지 시간이 더 오래 걸리는 이유일 것이다.

일반 개념 8-1

- 실어증의 국소주의 모델은 1800년대 초반에 시작되었다. 브로카와 베르니케의 관찰은 실어증과 관련 장애에 대한 현대 연결주의 모델의 기초가 되었다.
- 대부분의 성인은 좌뇌가 말과 언어의 기능을 주로 담당한다. 이러한 관계는 왼손잡이보다 오른손잡이에게서 더 강하게 나타난다. 거의 100%의 오른손잡이 성인이 좌뇌가 말과 언어의 우세반구인 데 반해, 왼손잡이 성인은 85%이다. 언어 우세반구 중심 영역의 실비우스 주변 영역은 주요 말과 언어기능을 담당한다.
- 언어 우세반구의 뒤쪽 아래 전두엽의 브로카영역은 말산출 근육의 순서적인 움직임을 조직화하는 데 중요한 역할을 한다.
- 언어 우세반구 측두엽의 베르니케영역은 언어이해와 언어의 규칙 지배적 측면에서 중요한 역할을 한다.
- 베르니케영역과 브로카영역을 연결하는 신경섬유 다발인 활꼴 다발은 베르니케영역과 브로카영역 사이를 연결하는 고리 역할을 한다.
- 착어는 말이나 글로 산출되는 단어의 오류이다. 구어 착어(의미 착어라고도 함)는 한 단어가 다른 단어로 대치되는 것(예: 의자를 책상으로)을 말한다. 문자 착어(음소 착어라고도 함)는 단어의 소리가 대치되는 것(예: 생일 파티를 생일 타피로)을 말한다.
- 브로카 실어증은 언어 우세반구의 뒤쪽 아래 전두엽 영역의 손상으로 발생한다. 브로카 실어증 환자는 느리게 많은 노력을 들여 말하고 자주 기능어를 생략한다(**실문법증** 또는 **전보체 문장**). 브로카 실어증 환자는 보통 말하거나 쓰는 것에 비해 언어를 이해하는 것을 더 잘한다.
- 베르니케 실어증은 언어 우세반구의 측두엽 중앙 또는 뒤쪽 영역의 손상에 의해 발생한다. 베르니케 실어증 환자는 일반적으로 말이나 글을 이해하는 데 문제를 보인다. 환자

는 별 노력 없이 대체적으로 정상적인 속도로 말을 하지만 착어와 단어 인출 실패를 보이기도 한다.

- 전반 실어증은 언어 우세반구의 실비우스 주변 영역의 커다란 손상으로 인해 발생한다. 환자는 말과 언어, 이해에 모두 심한 장애를 보이지만 일부 환자는 몇몇 일상적인 단어나 구를 말하거나 간단한 대화의 최소한의 의미는 이해할 수도 있다.
- 전도 실어증은 언어 우세반구 두정엽의 손상으로 인해 발생하고, 베르니케영역에서 활꼴 다발을 통해 브로카영역으로 정보를 전달하는 데 영향을 받는다. 전도 실어증 환자는 일반적으로 언어이해 능력이 상당히 보존되어 있지만 따라말하기 능력에 심한 손상이 있다. 말은 유창하지만 문자 착어를 보인다.
- 따라말하기 능력의 보존은 연결피질 실어증(고립 증후군이라고도 함)의 정의적 특징이다.
- 연결피질운동 실어증은 언어 우세반구 전두엽 앞쪽의 분기점 영역의 손상에 의해 발생한다. 연결피질운동 실어증 환자는 말산출이 현저하게 감소되어 있고, 따라말하기와 듣고 이해하기를 잘한다.
- 연결피질감각 실어증은 언어 우세반구의 두정엽 분기점 영역의 손상에 의해 발생한다. 연결피질감각 실어증 환자는 별 노력 없이 말을 하지만 반향어가 많다. 들은 것을 따라말하기를 잘하지만 언어이해력은 매우 심하게 손상되어 있다.
- 명칭 실어증이 하나의 실어증후군인지 아니면 단순히 다른 실어증후군의 경미한 형태인지에 대해서는 명확하지 않다. 명칭 실어증의 주요 특성은 말과 글에서 단어 인출장애가 있고 다른 말과 언어의 기능은 상대적으로 보존되어 있는 것이다.

실어증과 관련 장애의 신경해부학적 설명

국소론자들

실어증에 대한 신경해부학적 설명은 19세기 유럽의 신경해부학자들이 개발한 모델에 기초하고 있는데, 그들은 누가 옳은지를 놓고 격한 논쟁을 벌이기도 하고, 가끔은 우연이기도 하지만, 뇌의 어느 부분이 무슨 일을 하는지를 발견하기 시작했다. 신경해부학자의 방앗간에 곡식이 된 것은 뇌졸중이나 뇌외상으로 사망한 환자의 뇌였다. 대부분 의사였던 신경해부학자들은 자신의 환자들의 증상을 기록하고, 그 환자가 사망한 후 환자의 뇌를 해부하여 어떤 부분이 손상되었는지를 면밀히 조사함으로써 뇌-행동 관련 정보를 어렵게 축적하였다. 어떤 뇌 영역의 손상이 주어진 장애 패턴을 형성한다면, 기능의 장애를 그 손상된 영역에 할당하는 것은 합리적으로 보인다[기능의 국소화(localization)].

국소론자들의 노력에 첫 번째 주요한 동력이 된 것은 Franz Gall이었는데, 그는 빈 출신의 의사로 1800년대 초기에 골상학(phrenology)이라는 학문을 확립하였다. Gall은 용기, 정직성 그리고 사랑과 같은 다양한 인간의 정신적 능력을 특정 뇌의 영역에 배정한 정교한 뇌의 지도를 발표하였다(그림 8-4). Gall은 매우 잘 발달된 정신적 능력을 담당하는 뇌 영역은 그 자체가 매우 잘 발달되어 있으며, 두개골을 조정함으로써 정신적 능력을 강화할 수 있다고 믿었다. 그는 과성장한 뇌 영역은 두개골을 밖으로 밀어내어, 두개골에 돌출한 융기를 만들어 내는데, 골상학자는 이를 분석함으로써 개인의 독특한 재능과 약점의 패턴을 알아낼 수 있다고 추론하였다.

Gall의 방법은 자연 연구이고, 오늘날의 기준에서 보면 순진하다. Gall은 자신의 환자뿐만 아니라 자신의 친

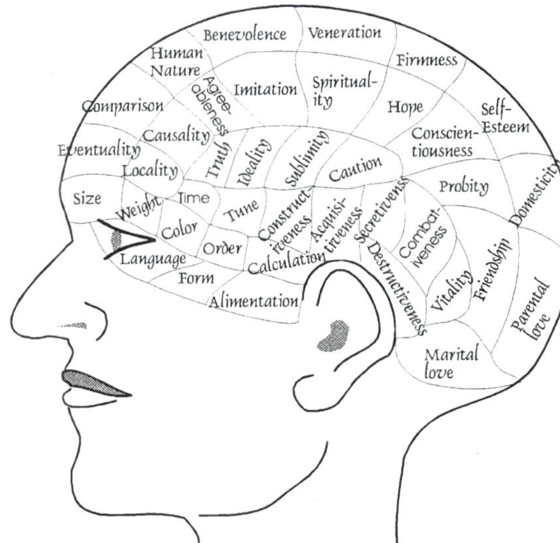

그림 8-4 뇌에서 인간의 다양한 정신 능력의 영역을 보여 주는 골상학 지도

구들과 가족 그리고 다른 사람을 관찰함으로써 그의 결론에 대한 증거 자료를 얻었다. 골상학은 1830년대 후반에 학문적 평판이 떨어졌으나, 영국과 미국에서는 1800년대 후반까지 인기를 끌었다. 오늘날 골상학 지도는 고풍스러운 호기심으로 주로 신경학의 역사에 관한 논문과 신경학 서적이나 잡지의 광고에서 볼 수 있다.

임상 Tip. Gall은 언어를 전두엽에 할당하였는데, 왜냐하면 그가 알고 있는 사람 중에 뛰어나게 말을 잘하는 사람은 앞이마가 튀어나오고 눈이 돌출되어 있었기 때문이다.

실어증에 관한 국소론적 모델은 Paul Broca의 작업에서 시작되었는데, 그는 프랑스의 신경과 의사로 1860년대에 말의 조음(articulate speech)의 상실이 좌뇌의 뒤쪽 아래 전두엽(posterior inferior frontal lobe)의 손상으로 인해 야기된다고 주장하는 일련의 논문을 발표하였다. 실어증의 국소론적 모델은 1874년 독일의 젊은 신경정신과 의사인 Karl Wernicke가 뒤쪽 측두엽의 손상으로 인한 실어증을 그의 표현에 따라 감각 실어증(sensory aphasia)이라고 기술한 것을 발표하면서 활력을 얻게 되었다. Wernicke는 후속 논문에서 언어기능과 뇌 영역 간의 관계에 대한 설명—현재 실어증의 신경해부학적 모델에서 수정된 형태로 남아 있는 설명—을 구성하고 다듬어 갔다.

국소론자들은 큰 지지를 얻지 못하였다. 당시에는 임상과 의학 문헌 모두에서 반국소론자들(antilocalizationists)의 목소리가 매우 컸다. 반국소론자들은 뇌가 통합적 전체로서 작동한다고 주장하였으며, 국소론자들이 강박적으로 정신 활동을 세분하여 그것을 다양한 뇌의 영역에 할당하는 것을 어리석은 일이라고 생각하였다. Gall과 동시대의 사람인 Marie Jean-Pierre Flourens는 반국소론 운동의 초기 대표자라고 알려져 있다. Flourens의 믿음은 이후 영국의 신경과 의사 John Hughling Jackson과 Henry Head 그리고 프랑스의 신경과 의사 Pierre Marie를 포함한 19세기 말과 20세기 초반의 학자들에 의해 완성되었다. 반국소론자들의 주장은 일리가 있지만 신경학의 확립에 기여한 바는 거의 없었는데, 왜냐하면 이는 부분적으로는 새로운 국소론자들이 때로 옳았던 점이 있었기 때문이며, 부분적으로는 국소론자들이 신경과 의사에게 환자의 뇌를 들어내서 조사해 보지 않아도 뇌의 어떤 부분에 손상이 있는지를 설명할 수 있는 합리적이고 신뢰성 있는 방법을 제공하였기 때문이다.

언어와 대뇌 우세성

국소론자들의 초기 주장 중의 하나는 오른손잡이 성인에서 왼쪽 대뇌반구가 언어를 담당한다는 것이다. 이와 같은 주장은 Broca의 사례를 기원으로 하고 있으며, 오른손잡이에서 좌뇌손상 후 언어장애를 보이는 것이 반복적으로 관찰됨으로써 강화되었다. 산발적인 사례 보고에 기초하여(그리고 의심할 바 없이 대칭에 대한 논리와 소망에 기초하여), 왼손잡이의 뇌는 오른손잡이의 뇌를 거울에 비친 이미지라고 일반적으로 받아들이게 되었는데, 즉 왼손잡이는 오른쪽 대뇌반구가 언어를 담당한다는 것이다.

거울 이미지(mirror image) 개념은 실어증을 보인 왼손잡이가 국소론자의 주장과 맞지 않다는 논문(Goodglass & Quadfasel, 1954; Penfield & Roberts, 1959)이 발표되면서 1950년대에 무너지기 시작했는데, 왜냐하면 최소한 이러한 환자의 절반가량은 왼쪽 뇌에만 손상이 있었기 때문이다. Russell과 Espir(1961)은 58명의 왼손잡이 외상뇌손상 환자 집단을 연구하였다. 거울 이미지 이론에 따르면, 오른쪽 뇌에 손상이 있는 왼손잡이는 언어장애를 보여야만 하고, 왼쪽 뇌에 손상이 있는 왼손잡이는 언어 능력이 보존되어 있어야 한다. 거울 이미지 이론과는 달리, 왼쪽 뇌에 손상이 있는 왼손잡이의 36%가 심한 언어장애를 보인 반면, 오른쪽 뇌에 손상이 있는 왼손잡이는 단지 13%만이 언어장애가 있었다.

거울 이미지에 대한 믿음은 Milner(1975)의 보고로 인해 더 심한 타격을 입었다. Milner는 왼손잡이 성인 집단을 대상으로 경동맥(carotid artery)에 나트륨 아미탈(sodium amytal: 마취제)을 주사하였다. 주사를 놓은 쪽의 뇌는 마비가 된다. 아미탈 검사를 받는 사람은 언어영역을 담당하는 대뇌반구가 마비되었을 때, 말하는 능력을 잃어버린다. Milner의 왼손잡이 대상자 중 단지 18%만이 오른쪽 뇌가 마비되었을 때 말하는 것을 멈춘 반면, 왼쪽 뇌에 약물이 주입되었을 때 69%가 말을 하지 못했다. 13%의 피험자는 어느 쪽 뇌가 마비되든 말을 잃었는데, 이는 그들의 대뇌반구가 언어기능을 나누어 담당하고 있다는 것을 말한다. Naeser와 Borod(1986)의 후향연구(retrospective study)에서도 Milner의 연구를 지지하는 결과를 보였다. 그들은 31명의 왼손잡이 실어증 환자의 의무 기록을 검토하였다. 그중 4(13%)명만이 오른쪽 대뇌반구에 손상을 입었다.

대부분의 성인은 손잡이에 관계없이 언어를 왼쪽 대뇌반구에서 담당하는 것이 명확한 것 같은데, 왜냐하면 약 85%의 성인에서 말과 언어의 우세반구는 왼쪽 뇌이기 때문이다. 그러나 왼손잡이의 뇌는 언어를 어느 쪽 대뇌반구가 담당할지에 대해 오른손잡이의 뇌보다 융통성이 있는 것 같다. 실어증을 보이는 왼손잡이는 어느 쪽 뇌가 영향을 받든 간에, 대응이 되는 오른손잡이 환자보다 실어증이 심하지 않고 언어 회복이 더 잘 된다(Glonig과 동료들, 1969; Goodglass, 1993; Luria, 1970). Milner의 연구에서 13%의 왼손잡이는 어느 쪽 대뇌반구가 마비되든 실어증을 보였다는 결과는 어느 쪽 뇌가 언어를 담당할지에 대해 왼손잡이가 오른손잡이보다 덜 제약적이라는 생각을 부가적으로 지지해 준다(Milner, 1975).

우리가 태어날 때부터 한쪽 대뇌반구가 언어에 특성화되어 태어나는지 여부에 대한 질문은 아직 답이 없지만 그렇지 않다는 간접적인 증거는 있다. 뇌손상이 있는 아동과 청소년에 관한 연구는 언어의 좌대뇌반구 특성화가 성숙되면서 형성되는 것이고 어른이 되기 전에는 완성되지 않는다는 것을 보여 준다. 비기능적인 좌대뇌반구를 가지고 태어난 아동은, 우뇌 또한 손상을 받지 않는 한, 보통 정상적으로 언어가 발달하며, 실어증이 발생한 아동이나 청소년은 거의 대부분 같은 손상을 가진 성인보다 더 많은 언어 회복을 보인다. 손상된 조직이 하는 역할을 활용 가능한 다른 뇌영역에 재할당하는 뇌의 능력은 나이에 따라 감소한다. 발병 시의 나이가 실어증의 회복을 예측하는 요인으로 입증된 것은 아니지만, 뇌손상 시의 나이가 많은 환자일수록 지속되는 손상의 영향이 더 심한 것 같다(Lenneberg, 1967; Osgood & Miron, 1963).

임상 Tip. 뇌조직이 손상을 입었을 때 잃어버린 기능을 다른 뇌영역으로 재할당하는 뇌의 역량을 뇌의 가소성(cerebral plasticity)이라 한다. 아동의 뇌는 성인의 뇌보다 더 많은 가소성을 가지고 있는데, 왜냐하면 성인에게는 지속적인 장애를 남기는 뇌손상이 종종 아동에게는 약간의 장애를 남기거나, 영구적인 장애를 남기지 않기 때문이다.

실비우스 주변 영역과 언어

연결주의자(connectionist)의 언어에 대한 설명은 좌뇌의 실비우스열(Sylvian fissure)을 둘러싸고 있는 영역(실비우스 주변 영역)의 중요성을 강조한다. 성인의 경우 좌뇌의 실비우스 주변 영역 어디든 영구적인 손상이 생기면 거의 대부분 언어장애가 발생한다(우뇌가 말과 언어를 담당하는 15% 정도의 왼손잡이를 제외하고).

임상 Tip. 현대의 실어증후군에 대한 대부분의 설명은 기술적으로는 더 정확하지만 장황하게 느껴지는 언어 우세반구(language-dominant hemisphrere) 대신 좌반구(left hemisphere)라는 말을 사용한다.

전두엽의 실비우스 주변 영역[간혹 **앞쪽 언어영역**(anterior language zone)이라고 불림]은 표현 언어 행동(말, 쓰기, 그리고 아마도 몸짓)을 계획하고 수행하는 데 중요한 역할을 한다. 왼쪽 측두엽과 왼쪽 두정엽의 실비우스 주변 영역[간혹 **뒤쪽 언어영역**(posterior language zone)이라고 불림]은 언어학적 정보를 이해하고 기억하는데 그리고 적절한 구문 구조와 의미 내용을 지닌 언어학적 메시지를 구성하는 데 중요하다.

앞쪽 언어영역의 중심은 아래쪽 뒤쪽 전두엽—최초로 말에 대한 이 영역의 역할을 기술한 프랑스의 신경과 의사 Paul Broca의 이름을 따서 **브로카영역**이라고 하는 피질 영역인데, 이는 말산출에 사용되는 근육을 담당하는 일차운동피질의 바로 앞부분이다(그림 8-5). 간혹 브로카영역은 **운동 언어영역**(motor speech area)이라고 하는데, 왜냐하면 말 운동을 계획하고 구조화하는 역할을 하는 것으로 추정하기 때문이다. 브로카 실어증은 브로카영역의 손상으로 인한 주된 결과이다.

뒤쪽 언어영역의 중심은 베르니케영역[간혹 **청각 연

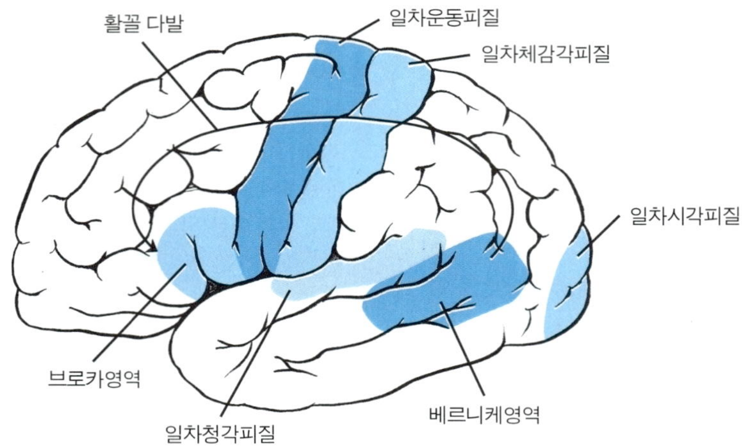

그림 8-5 뇌가 어떻게 언어를 생성하는가에 대한 연결주의자들의 설명에서 주요한 피질 영역과 연결 경로

합영역(auditory association area)이라 불림]이다(그림 8-5). 베르니케영역은 측두엽의 손상으로 인해 야기된 실어증후군을 최초로 논문에 기술한 독일 신경정신과 의사 Karl Wernecke의 이름을 따서 그렇게 불리게 되었다. 베르니케영역은 단어와 단어의 의미에 대한 심적 표상의 저장과 인출에, 그리고 문법적 · 언어적 규칙의 지식과 인출에 중요하다. 베르니케영역의 손상은 흔히 베르니케 실어증의 원인이 된다.

임상 Tip. 베르니케영역은 누가 지정하느냐에 따라 측두엽 주변에서 조금씩 바뀌는 경향이 있지만, 대부분의 뇌지도 제작자들은 왼쪽 측두엽의 뒤쪽, 위쪽에 배치한다.

베르니케영역은 실비우스열의 양쪽 측두엽 위쪽 표면에 있는 일차청각피질[primary auditory cortex, 헤쉴이랑(gyrus of Heschl)이라고도 불림]로부터 많은 정보를 받는다(그림 8-5). 이 2개의 일차청각피질이 청각 자극의 지각과 변별을 담당한다. 양쪽 대뇌반구의 청각피질은 양쪽 귀를 통해 정보를 받지만, 반대쪽 귀가 2/3~1/3 정도의 우위를 갖는다.

한쪽 대뇌반구의 일차청각피질의 손상은 지속적인 실청(deaf)을 일으키지 않고 단지 경미한 청력 장애를 (보통 반대쪽 귀에서) 보이며, 간혹 소리의 위치를 파악하는 것이 약간 어려워지기도 한다. 양쪽 반구의 일차청각피질의 손상은 피질실청(cortical deafness)을 야기하며, 이러한 환자는 초기에는 모든 청각감각을 잃어버린다. 양쪽 청각피질의 손상이 있는 환자 중 일부는 청각감각의 일부가 서서히 돌아오기도 하며 심지어 환자의 순음청력도(pure tone audiogram)가 정상인 경우도 있다. 그러나 말소리와 다른 복합적 청각 자극의 지각(perception)에는 항상 매우 심한 장애가 남는다(Jerger, Weikers, Sharbrough와 동료들, 1969).

활꼴 다발(arcuate fasciculus)에 대한 전통적인 견해는 하나의 경로(pathway)로 설명하는데, 이를 통해 베르니케영역은 브로카영역과 뇌의 다른 전두엽 영역과 직접 정보를 주고받는 것으로, 이는 두정엽을 통해 측두엽 중간과 전두엽의 아래쪽 영역을 연결하는 신경섬유 다발이다(그림 8-5). 활꼴 다발은 베르니케영역에서 형성된 언어적 메시지가 브로카영역에 도달하는 주된 경로라고 생각된다. 최근 고화질 뇌신경섬유지도(tractography)를 통해 언어처리과정에 기여하는 좌측 활꼴 다발이 그 안에서 크게 두 부분으로 나누어지는 것이 입증되었다. 위쪽 측두이랑에 뒤쪽 종착점을 두는 하나의 경로는 음운 처리과정에 특화되어 있고, 가운데 측두 이랑이 종착점인 경로는 어휘-의미 처리과정에 특화된 것이다(Glasser & Rilling, 2008).

측두엽, 두정엽 그리고 후두엽의 연결 부위에 있는 각이랑(angular gyrus)과 주변 영역은 읽기와 쓰기에 관여하는 처리과정에 중요하다고 여겨진다. 이 영역의 손상은 보통 심한 읽기장애[실독증(alexia)]와 심한 쓰기장애[실서증(agraphia)]의 원인이 된다.

뇌는 어떻게 언어를 수행하는가

연결주의 모델(connectionist model)은 어떻게 언어 우세반구가 입력된 구어 메시지를 이해하며, 구어와 몸짓 반응을 구성하고, 계획하고, 집행하는지를 비유적으로 설명한다. 연결주의 모델은 전화 시설과 비슷한 뇌의 언어처리과정을 묘사하는데, 여러 센터에서 상호연결된 회로 체계를 통해 메시지를 이곳저곳으로 전송한다.

임상 Tip. 우리는 뇌가 전화 시설과 같이 작동하지 않으며, 연결주의 모델은 단순하고 어떤 측면에서 잘못되었다는 것을 알고 있다. 그럼에도 불구하고 이 모델은 실제로 일어나고 있는 일을 설명하기 편리한 비유이며, 또한 뇌손상이 어떻게 상당히 예측 가능한 주요 언어와 행동의 장애를 이야기하는지에 대해 학생들이 전반적으로 이해할 수 있게 해 주는 실질적인 방법을 제공한다.

말의 이해

연결주의 모델이 어떻게 작동하는지를 살펴보기 위해, Norman이라고 이름 붙인 가상의 정상 성인을 만들어 보자. 연결주의 모델에 따르면 [이는 언어처리과정에 대한 불완전하고 여러 면에서 부정확한 신경해부학적 설계라는 점을 분명히 기억해야 함(Catani, Jones, & Ffytche, 2005 참조)], 누군가 Norman과 이야기할 때 그 메시지는 Norman의 귀에서부터 오름 섬유(ascending fibers)를 통해 측두엽에 있는 일차청각피질까지 간다. 청각피질은 음향적 정보를 부호화하고 그렇게 부호화된 메시지를 Norman의 왼쪽 대뇌반구의 베르니케영역에 보낸다(오른쪽 대뇌반구의 청각피질에서의 정보는 뒤쪽 뇌량(corpus callosum)에서 교차하는 섬유를 따라 베르니케영역으로 온다).

베르니케영역이 그 메시지를 음운 형태의 언어로 인식하면, 단어의 의미를 찾기 위해 그에 대한 의미 표상을 훑어간다. 단어 의미를 확인하면 단어 간의 관계를 결정하기 위해 구문 규칙을 찾아본다. 그런 다음 메시지의 전체적인 의미에 관한 표상을 만든다. Norman의 뇌(아마도 그의 오른쪽 대뇌반구에 있는 영역)는 문장의 문자적 의미가 실제로 말한 사람의 의도를 나타내고 있는지의 여부를 결정하기 위해 그 상황을 평가한다[어떤 문장은 "Can you open the window?(창문을 열 수 있습니까?)"와 같이 요청을 내포하고 있으며, 그것을 문자적으로 해석해서는 안 된다. '예' 또는 '아니요'라는 반응은 보통 적절하지 않다]. 베르니케영역이 문장의 의미를 해석하고 그 메시지를 문자적으로 해석해야 할지 비유적으로 해석해야 할지를 알게 되면, 뇌의 다른 영역으로 어떻게 반응할지에 관련한 지시를 보낸다. 예를 들어 말하기, 쓰기, 몸짓하기 또는 창문 열기 등이다.

글의 이해

Norman이 인쇄된 자료를 읽을 때, 그 처리과정은 말의 이해와 비슷한데, 다만 시각피질이 그의 눈으로부터 들어오는 정보가 처음으로 도달하는 곳이 된다. 시각피질은 정보를 베르니케영역이 이해할 수 있는 형태로 부호화하여 그것을 베르니케영역으로 보낸다(Norman의 오른쪽 대뇌반구의 시각피질로부터의 정보는 뒤쪽 뇌량을 통과하는 섬유를 통해 베르니케영역으로 간다). 베르니케영역 이후로는 Norman이 말소리를 들었을 때 일어나는 일과 비슷한 처리과정을 거친다. 베르니케영역은 메시지 의미 표상을 구성하고 그에 대한 반응에 관여하는 Norman의 뇌의 다른 영역으로 적절한 정보를 보낸다.

자발화

Norman이 자발적으로 문장을 말할 때, 베르니케영역은 메시지를 표현하는 데 필요한 단어를 중앙 심성어휘집(central lexicon)에서 인출하고, 음운적 · 구문적 · 의미적 규칙에 따르는 문장을 구성한다. 그런 다음 베르니케영역은 신경계적으로 부호화된 문장을 활꼴 다발을 통해 브로카영역으로 보낸다. 브로카영역은 신경 부호를 행동 계획으로 해석하여, 그 계획을 일차운동피질로 전달한다. 일차운동피질은 메시지를 마지막으로 손질하여 추체로(pyramidal tracts)를 통해 말산출 근육의 동작을 설정하는 뇌신경(cranial nerves)으로 보낸다. 말산출 근육이 메시지를 산출하면, 베르니케영역은 자기가 보낸 것이 실제로 Norman이 말하는 것인지 확인하기 위해 메시지를 모니터한다. 만일 그렇지 않다면, 베르니케영역은 수정 모드로 시스템을 전환한다.

따라말하기

연결주의 모델에 따르면, 단어나 구, 문장을 따라말하는 것은 일차청각피질에서부터 말을 위한 운동피질까지 전체적인 언어회로를 검사하는 것이다. 예를 들어 Norman에게 "넬슨 록펠러는 링컨 컨티넨탈을 운전한다(신경과 의사들이 따라말하기를 검사하는 데 가장 많이 사용하는 것.)"라는 구절을 따라말하도록 하였다고 하자. 뇌에서 입력 자극이 첫 번째로 도달하는 곳은 Norman의 일차청각피질이며, 거기에서 구절이 지각되고 베르니케영역에서 이해하게 될 신경 부호로 번역된다. 그런 다음 그 부호화된 메시지는 베르니케영역으로 보내지고 그곳에서 메시지(Norman은 "넬슨 록펠러는 링컨 컨티넨탈을 운전한다."라고 말해야 한다.)의 의미가 추출된다. 베르니케영역은 그 문장을 브로카영역이 일을 할 수 있는 형태로 부호화하고, 그것을 활꼴 다발을 통해 보낸다. 메시지가 브로카영역에 도달하면, 브로카영역은 그 구절을 말산출 근육을 위한 조음 계획으로 다시 부호화하고 그것을 일차운동피질로 보낸다. 일차운동피질은 그 메시지를 추체로를 통해 뇌신경으로 보내고, 뇌신경은 말산출 근육을 움직인다. 베르니케영역은 출력된 것을 모니터하고, 필요한 경우 수정 작업을 시작한다.

소리 내어 읽기

Norman에게 인쇄된 자료를 소리 내어 읽으라고 하면, 메시지가 베르니케영역에 도달한 다음에는 말을 따라말하는 처리과정과 비슷한 과정을 거치게 된다. 단, 베르니케영역은 그 메시지를 청각피질이 아니라 시각피질로부터 얻는다.

쓰기

Norman이 메시지를 쓸 때, 베르니케영역은 구문적으로 올바른 순서로 적합한 단어들이 포함된 메시지를 구성하고, 올바른 철자를 찾은 후, 그것을 활꼴 다발을 통해 Norman의 손과 팔에 대한 전운동피질(premotor cortex)로 보내는데, 그곳에서 적절한 운동 계획이 설정되고, 그것을 운동피질(motor cortex)로 전달한다. Norman의 눈과 베르니케영역은 그가 쓴 것을 모니터하기 위해 함께 일한다. 만일 베르니케영역이 만족하지 못한다면, Norman은 그것을 지우거나, 수정하거나, 철자 오류를 고치거나 또는 다른 교정을 할 것이다.

지시를 듣고 몸짓으로 반응하기

Norman에게 지시를 듣고 몸짓으로 반응하도록 하면(예: '잘 가라고 손을 흔들어 보세요.'), 말에서와 비슷한 신경 처리과정을 거치는데 단, 베르니케영역에서의 정보가 브로카영역으로 가는 것이 아니라 브로카영역 바로 위에 있는 Norman의 손과 팔을 담당하는 전운동피질로 보내진다. 만일 몸짓 반응을 Norman의 오른손(그의 왼쪽 대뇌반구의 반대쪽)으로 수행한다면 Norman의 왼쪽 뇌의 베르니케영역에서부터 전운동피질로 간 메시지는, 그 이후 같은 쪽 뇌의 운동피질로 가고, 그곳에서 Norman의 오른손으로 메시지를 보낸다. 만일 반응을 Norman의 왼쪽 손과 팔로 수행한다면, 왼쪽 대뇌반구의 베르니케영역에서 전운동피질로 간 메시지는 그곳에서 뇌량을 통해 오른쪽 대뇌반구의 운동피질로 가고, 피질척수로(corticospinal tacts)를 따라 Norman의 왼손으로 내려간다. Norman의 왼쪽 대뇌반구의 전운동피질은 그의 신체 양쪽의 수의적인 움직임을 계획하는 것으로 생각된다.

언어장애의 패턴

연결주의 모델은 뇌의 특정 영역의 손상과 말과 언어, 운동 계획 장애의 독특한 패턴을 연결시킨다. 이러한 패턴의 일부는 브로카영역이나 베르니케영역과 같은 중요한 센터의 손상으로 야기되며, 다른 일부는 활꼴 다발과 같이 그 센터를 연결하는 통로의 손상이 원인이 된다. 실어증 환자를 연결주의 증후군으로 분류하는 학자는 말의 유창성(speech fluency), 착어(paraphasia), 따라말하기(repetition) 그리고 언어이해력(language comprehension) 간의 관계에 많이 의존한다.

말의 유창성은 연결주의 모델을 이해하는 데 중요한 개념이다. 왜냐하면 고전적인 실어증후군은 말의 유창성에 따라 두 가지 유형으로 나뉘기 때문이며, 이는 연결주의 모델에서는 말의 운율과 멜로디의 특성을 의미한다. 비유창한 실어증 환자는 일반적으로 언어 우세반구의 앞쪽 절반 부분에 손상이 있으며, 이는 중심고랑[central sulcus 또는 롤란도열(fissure of Rolando)]의 앞쪽이다. 환자의 말은 느리고, 많은 노력을 요하고, 음절과 단어 사이에 간격이 있다. 말소리는 일정하고 기계음처럼 들리는데, 이는 억양과 강세 패턴이 감소되었거나 사라졌기 때문이다.

유창한 실어증 환자는 일반적으로 언어 우세반구의 중심고랑에서 뒤쪽에 손상이 있다. 환자는 매끄럽게 적은 노력을 들여 말한다. 또한 말속도, 억양 그리고 강조 강세에서 정상인과 거의 차이를 보이지 않는다.

여러 해 동안, '유창한' 그리고 '비유창한'이라는 용어는 구문, 문법 그리고 의미적 내용에 대한 말의 기술을 넘어서는 의미를 얻어 왔다.

> 유창한 실어증 환자는 정상 또는 정상에 가까운 말속도를 보이며, 다양한 문법적 구조를 사용하는데, 즉 기능어와 문법적 어미 변화가 있고 보통 구문적으로 적절하다. 억양 패턴이 존재하고 대부분 적절하다. 비유창한 실어증 환자는 말이 느리고 노력이 많이 들어간다. 종종 문법적 구조의 다양성이 제한적이고, 억양은 감소되었거나 없을 수 있고, 기능어와 문법적 접사가 생략되기도 하고, 환자는 명사에 많이 의존하기도 한다(Howard & Hatfield, 1987, p. 147).

착어(paraphasia)는 실어증의 연결주의 모델에서 중요한 개념 중의 하나이다. 착어는 실어증 환자가 산출한 말의 오류라고 광범위하게 정의할 수 있다(이러한 정의의 순환성에도 불구하고 문헌에서 오래도록 쓰이고 있다). 어떤 말오류를 착어라고 하는지에 대해 일부 논란이 있기는 하지만, 두 종류의 착어가 기술되어 왔다. 문자 착어[literal paraphasia: 때로 음소 착어(phonemic paraphasia)라고도 함]는 정확한 소리를 부정확한 소리로 대치하는 음운적 오류인데, 예를 들어 실어증 환자가 칫솔을 싯솔이라고 하거나, 단어 내의 소리가 위치가 바뀌어, 예를 들어 텔레비전을 텔베리전이라고 하는 것이다. 구어 착어[verbal pharaphasia: 때로 의미 착어(semantic paraphasia)라고도 함]는 목표단어를 무의식적으로 틀린 (보통 의미적으로 목표단어와 관련이 있는) 단어로 대치하는 것인데, 예를 들어 창문을 커텐이라고 하거나 포크를 나이프라고 하는 것이다.

Goodglass와 동료들(2001)은 구어 착어를 세 가지 범주로 나누었다. 의미 착어는 목표단어와 의미적으로 관련이 있는 단어로 대치하는 것으로, 예를 들어 엄마를 아빠라고 하는 것이다. 무관련 착어(unrelated paraphasia)는 대치된 단어가 목표단어와 전혀 관련이 없는 것으로, 오토바이를 담배라고 하는 것이다. 보속 착어(perseverative paraphasia)는 목표단어를 앞서 사용된 단어로 대치하는 것으로, 실어증 환자가 '빗'이라고 바르게 이름대기를 한 다음 포크를 칫솔이라고 하고 열쇠를 빗이라고 하는 것이다. Goodglass 등은 의도적인 단어의 에둘러 말하기(circumlocutions: 의도적으로 환자가 인출이 안 되는 단어를 다른 단어로 대치하는 것)는 예외로 하였는데, 왜냐하면 착어는 무의식적인 대치이기 때문이다(이러한 구별의 신뢰성에는 의문의 여지가 있는 것 같다. 실어증 환자의 대치가 의도적이었는지 아니면 무의식적이었는지를 알기가 쉽지 않다. 그러나 그러한 구별은 개념적으로는 쓸모가 있다).

Canter(1973)에 따르면, 문자 착어의 용어는 조음 오류 가운데 한 패턴을 나타내는 것으로 그는 개개의 조음 오류, 특히 마비말장애 환자의 경우, 반드시 착어라고 할 수 없다고 강조하였다. Canter는 또한 진단가는 말오류의 형태뿐만 아니라 그 오류가 진정한 문자 착어인지 여부를 알 수 있도록 오류가 발생한 정황도 고려해야만 한다고 하였다. 실어증 환자가 유창하고 자연스럽게 말을 하는 상황에서 조음적 오류를 보였을 때는 문자 착어라고 할 수 있을 것이다. 조음 오류가 비유창하고 조음의 위치를 잡는 데 노력하는 상황 속에 출현하였다면, 그것은 운동 계획과 프로그래밍 장애[말실행증(apraxia of speech)]와 관련된 음소의 붕괴(phonetic dissolution)를 나타내는 것 같다.

대뇌의 언어 중추 손상으로 인한 실어증

가장 일반적인 세 가지 연결주의 실어증후군(브로카 실어증, 베르니케 실어증, 전반 실어증)은 중대뇌동맥(middle cerebral artery)으로 유지되는, 언어 우세반구의 중심 영역의 손상으로 인해 야기된다고 알려져 있다. 연결주의 모델에 의하면, 중대뇌동맥의 앞쪽 가지가 막히면 종종 브로카 실어증이 발생하고, 뒤쪽 가지가 막히면 보통 베르니케 실어증이 발생하며, 중대뇌동맥의 주된 줄기가 막히면 전반 실어증이 생긴다.

브로카 실어증. 앞서 언급한 바와 같이, 브로카 실어증은 브로카영역의 손상에 의해 발생하는 것으로 추정된다. 브로카영역은 일차운동피질(primary motor cortex) 바로 앞쪽에 있는 피질 띠인 전운동피질(premotor cortex)의 아랫부분으로 이루어진다. 브로카영역은 말 산출 근육을 위한 일차운동피질과 인접해 있는데, 이것은 말 운동을 계획하는 데 있어서 지리적으로 중요한 위치에 있다. 브로카영역은 또한 얼굴, 손 그리고 팔에 대한 일차운동피질과 가까이 있다. 내림 추체로 섬유들이 브로카영역 아래를 통과한다. 따라서 브로카 영역에 영향을 미치는 뇌경색은 내림 신경섬유에도 영향을 미치게 되고 결과적으로 브로카 실어증 환자들은 보통 오른쪽 반마비(hemiplegia)나 반불완전마비(hemiparesis)를 가지고 있다. 브로카 실어증은 간혹 **표현성 실어증**(expressive aphasia), **운동 실어증**(motor aphasia) 또는 **앞쪽 실어증**(anterior aphasia)이라고 불리기도 한다.

브로카 실어증 환자는 비유창하다. 환자는 말을 위한 운동 계획이 엉망이 된 것처럼 말한다. 단어는 단독 또는 2~3개의 그룹으로, 사이에 비정상적으로 긴 간격을 두고 나온다. 다음절 단어는 음절 간에 비정상적으로 긴 간격을 두고 한 음절씩 산출되기도 한다. 자음과 모음의 왜곡과 함께 조음 오류가 빈번하다[**음소 붕괴**(phonetic dissolution)라고 불리는 현상]. 브로카 실어증 환자의 발화는 짧고 주로 내용어(content word: 명사, 동사, 간헐적으로 형용사, 드물게 부사)로 구성되어 있다. 기능어(functional word: 접속사, 관사, 전치사)가 드물어, 일부 학자는 실문법적(agramatic) 또는 전보체적(telegraphic)이라고 묘사하기도 한다.

하지만 '그리고'라는 단어는 대부분의 브로카 실어증 환자의 말에 자주 나타난다. 이 단어는 일반적으로 문장 조각들을 이어서 지속적인 느낌을 주는 전반적인 연결 목적으로 이용된다.

다음은 브로카 실어증 환자가 보스턴 실어증 진단 검사-3판(Goodglass와 동료들, 2001; 그림 5-19 참조)의 쿠키도둑 그림을 설명하는 것이다.

> 어…엄마 그리고 아빠…아니…엄마…그리고 그리고 접시…어…흘러 넘쳐…그리고 하촌…그리고 바닥…그리고 사람들…어…접시 단는…그리고…어…두 아이…어…의자…그리고 쿠키…쿠키 병…어…그리고 어…캐비닛 그리고 의자…어…써러져…그리고…어…안돼…그리고 어떤 사람…어…어떤 사람 나칠거예요.

브로카 실어증 환자가 글로 쓴 자료의 내용도 환자의 말과 흡사하다. 내용어의 나열, 종종 '그리고'라는 단어로 연결된다. 브로카 실어증 환자는 거의 필기체로 쓰지 않는다. 단어 안의 문자는 비뚤어지고 서투르게 구성되어 있다(아마도 브로카 실어증 환자가 반마비로 인해 왼손으로 쓰기 때문일 것이다). 자주 문자를 생략한다. 문장을 쓰는 데 많은 노력이 필요하며, 종종 전체 페이지에 걸쳐 아래쪽으로 처진다. 그림 8-6은 Porch 의 사소통능력 지표(PICA; Porch, 1981) 중, 10가지 사물(담배, 빗, 포크, 열쇠, 칼, 성냥, 펜, 연필, 동전, 칫솔)을 가지고 사람이 하는 일을 글로 써서 설명하는 검사에서 브로카 실어증 환자가 쓴 예를 보여 준다.

브로카 실어증 환자는 자신이 말을 하거나 쓰는 것보다 듣거나 쓰인 언어를 이해하는 것을 더 잘하지만, 읽

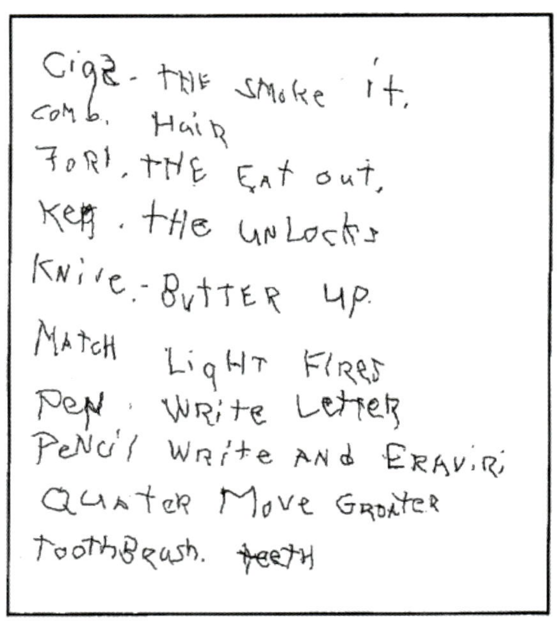

그림 8-6 브로카 실어증 환자가 쓴 글의 예

는 속도가 느리고 자세한 검사를 하면 거의 항상 듣고 이해하기와 읽고 이해하기 모두 약간의 장애가 있다. 그들의 자기 모니터링은 보통 잘 보존되어 있다. 브로카 실어증 환자는 일반적으로 자신의 신체적·의사소통적 장애를 인식하고 있고 종종 의사소통 시도가 실패하면 화를 내는데, 때로는 감정적 폭발에 이른다. 브로카 실어증 환자가 말이나 글쓰기에서 오류를 범하거나 의사소통에 성공하지 못하면, 환자는 일반적으로 반복하거나 수정하려고 한다. 브로카 실어증 환자는 검사나 치료 활동에 협조적이고 과제 지향적이다. 환자는 매일의 치료 방법과 목표를 기억하고, 치료에서 획득한 기법과 책략을 자발적으로 일상생활 환경으로 일반화하기도 한다.

베르니케 실어증. 브로카 실어증처럼 베르니케 실어증도 **감각 실어증**(sensory aphasia), **수용성 실어증**(receptive aphasia) 그리고 **뒤쪽 실어증**(posterior aphasia)과 같은 다른 이름을 가지고 있다. 베르니케 실어증은 일반적으로 언어 우세반구의 측두엽 손상으로 발생한다. 베르니케 실어증 환자의 가장 두드러진 특징 중 하나는, 말을 듣거나 인쇄된 구어 자료를 보고 잘 이해하지 못한다는 것이다. 심한 베르니케 실어증 환자는 간단한 말이나 글 자료조차 이해하지 못하는데, 일부 환자는 대화 중에 말을 알아들은 것처럼 이야기하기도 한다. 경도와 중등도의 베르니케 실어증 환자는 보통 대화의 전반적인 요점은 알지만 세세한 것은 놓친다.

베르니케 실어증 환자는 종종 단어의 소리나 형태와 그 의미 간에 해리 현상을 보이고, 극단적인 경우에는 음운적으로는 타당한 비단어(예: 순구낙)와 진짜 단어(예: 숟가락)를 변별하지 못할 수도 있다. 환자의 언어이해력은 단어 간의 의미적 판별이 흐려진 것에 영향을 받을 수도 있는데, 환자가 의미적으로 관련이 있는 단어(예: 행복 대 즐거움) 간의 차이를 인식하지 못하게 되어, 일부 베르니케 실어증 환자는 의미적 전형성(예: 아티초크보다 홍당무가 더 전형적인 채소인지 여부)에 대한 감각을 상실하게 된다.

임상 Tip. 베르니케 실어증 환자의 의미적 전형성에 대한 혼동의 증거는 인쇄된 단어에 대한 전형성을 판단하는 검사에서 얻을 수 있다. 환자의 혼동은 일상생활로 확장되지 않는다. 베르니케 실어증 환자는 껍질을 벗기고, 요리하고, 먹을 때는 실제 홍당무와 아티초크를 혼동하지 않는다.

베르니케 실어증 환자의 의미 장애는 구어 자료의 단기 보유와 회상의 장애로 인해 악화된다. 베르니케 실어증 환자는 일련의 숫자들을 따라말하거나 단어 목록을 기억해야 하는 단기기억 검사에서 낮은 수행을 보인다. 지시를 듣거나 읽고 일련의 조작이나 몸짓 반응을 해야 할 때(예: "연필을 숟가락 옆에 놓고, 동전을 상자 옆에 놓으세요."), 환자의 수행은 지시가 길어짐에 따라 급격하게 저하된다.

브로카 실어증 환자의 말이 느리고, 노력을 요하며, 머뭇거리는 것과 대조적으로, 베르니케 실어증 환자의 말은 매끄럽고, 노력이 들어가지 않으며, 보통 많이 말한다(베르니케 실어증은 유창한 실어증이다). 베르니케 실어증 환자는 길고 구문적으로 잘 구성된 문장을 정상 억양과 강세 패턴으로 산출할 수 있지만, 환자가 단어 인출의 어려움을 경험할 때는 쉼이 있거나 얼버무리기도 하는데, 이는 흔히 있는 일이다. 그러나 베르니케 실어증에서 말의 기계적인 측면이 보존되어 있다는 것이 환자가 말로 의사소통을 하는 데 어려움이 없다는 것을 의미하는 것은 아니다. 환자의 연결발화는 구어 착어(단어를 다른 단어로 대치하는 것), 간헐적으로 문자 착어(단어 안의 음의 대치나 교환) 그리고 신조어('똘추비'와 같은 비단어)로 어지럽혀진다. 경도에서 중등도의 베르니케 실어증 환자의 말 패턴은 간혹 **착문법증**(paragrammatism)이라고 불린다. 다음의 예에서 베르니케 실어증 환자는 자신의 집안 구조(아래층에 4개의 방과 위층에 방 3개)에 대해 설명하려고 한다. '수경한'과 '처고'는 의미가 불분명한 신조어이다.

임상가: 어디에 사시는지 말씀해 주세요.

환자: 음, 수경한 곳이고 거긴 둘…그것들 중 둘이 있어요. 저녁식사 후에 꿈꾸고 처고. 그리고 위와 아래에요. 아래의 넷, 그리고 위의 셋….

심한 베르니케 실어증 환자는 다음의 예에서와 같이 자곤(jargon: 알아들을 수 없는 말)이나 연결 단어들이 간간히 섞인 연속적인 신조어를 산출하기도 한다.

임상가: 오늘 날씨가 어때요?

환자: 완전히 짐잠 밑에 그리고 알티그래바 안에.

심한 베르니케 실어증 환자는 종종 주요한 내용어들을 신조어로 바꾸어서 길게 산출하지만, 앞의 발화 예에서와 같이 연결어(conntectives: 관사, 접속사, 전치사)들은 실제 단어이다. 또한 그 연결은 구문적으로 잘 구성된 것처럼 보인다(Goodglass, 1993). 단어 인출장애가 있는 베르니케 실어증 환자는 이른바 **내용 없는 말**(empty speech)이라고 하는 것을 산출하는데, '그거'와 같은 일반적인 단어로 대치하거나 앞에서 특정 단어를 언급하지 않은 채 대명사로 대치한다. 다음의 예는 중등도의 베르니케 실어증 환자가 전날 쇼핑에 가서 무엇을 하였는지 설명하려고 하는 것이다. 그는 "난 다른 걸 하려고 거기로 내려갔고 그리고 그녀는 거기에 마지막이었어요. 그래서 나는 할 수가 없었어요."라고 마무리를 지었다.

일부 베르니케 실어증 환자는 빠진 단어에 관련한 이야기를 하는데, 즉 **에둘러 말하기**(circumlocution)라고 하는 행동이다. 중등도의 베르니케 실어증 환자가 검사자에게 그날 아침식사로 무엇을 먹었는지 설명하려고 하고 있었다. 필요한 단어가 떠오르지 않아, 환자는 자신이 의도하는 의미를 전달하기 위해 에둘러 말하고 있다.

> 오늘 아침으로… 그 식사… 오늘 아침에 첫 번째 것은… 내가 먹은 것… 식사를 하였어요… 닭고기, 하지만 조금… 그리고 돼지… 돼지고기… 달걀 그리고 베이컨 조금, 그런거 같아요.

베르니케 실어증 환자가 말을 쉽게 산출하는 것과 에둘러 말하는 것, 자기 모니터링의 결함 때문에, 이들의 끊임없이 말하는 경향이 생기는 것 같다. 이를 **말의 강박**(press of speech) 또는 **다변증**(logorrhea)이라 한다. 다음의 예에서 말의 강박이 있는 경도의 베르니케 환자는 빗의 용도를 독창적이기는 하지만 부적절하게 상세히 설명하고 있다.

임상가: 빗으로 무엇을 하는지 얘기해 주세요.

환자: 내가 빗으로 무엇을 하느냐…. 내가 빗으로 하는 것. 음, 빗은 여자들과 남자들이 모두 머리에 있는 머리카락을 정돈하고 재정돈하는 데 사용할 수 있는 도구나 뭐 그런 것이죠. 어떤 사람은 이걸로 음악을 만들기도 하는데, 종이 한 장을 이 뒤에 놓고 그걸 통해 불어요. 간혹 이건 미술에서 사용되기도 하는데, 예를 들어 조각에서 부드러운 점토 위에 여러 개의 선을 그을 때요. 이건 보통 플라스틱으로 만들어지고, 대개 검은색이지만 다른 색으로 나오기도 해요. 필요할 때까지 주머니에 넣고 다니다가, 꺼내서 쓰고 난 다음 다시 주머니에 넣어요. 이런 걸 말씀하신 거예요?

베르니케 실어증 환자의 쓰기는 환자의 말과 비슷하다. 그들은 잘 갖추어진 글자 형태로 자연스럽게 쓴다. 대부분 필기체로 흘려 쓴다. 환자의 쓰기는 말하는 것과 같이 기계적으로는 정상일지 모르나 내용 면에서 결함이 있다. 말에서 구어 착어를 보이는 환자는 쓰기에서도 그러하다. 신조어를 말하는 환자는 신조어를 쓴다(그러나 신조어의 글자는 보통 실제 단어에서의 글자 모임과 마찬가지로 군집으로 모여 있다). 말을 할 때, 말의 강박을 보이는 환자는 보통 쓸 때에도 쓰기의 강박을 보인다.

그림 8-7은 경도의 베르니케 실어증 환자가 산출한 쓰기의 예를 보여 주는데, PICA(Porch, 1967, 1981)의

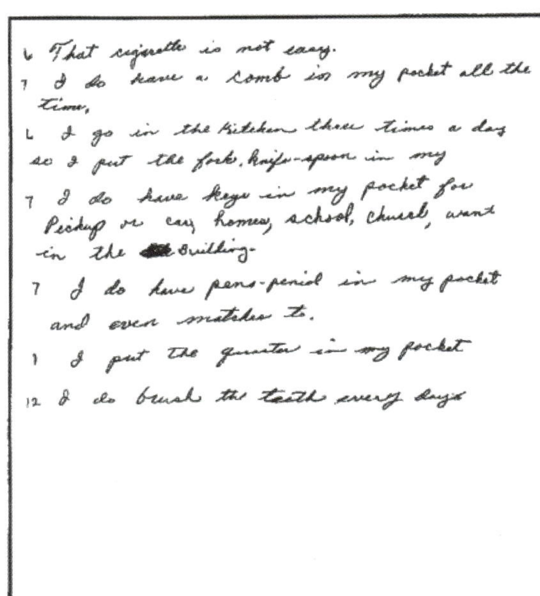

그림 8-7 베르니케 실어증 환자가 쓴 글의 예

10개의 검사 항목을 가지고 무엇을 할 수 있는지를 설명하는 것이다.

대부분의 베르니케 실어증 환자는 의식이 명료하고, 주의 집중과 과제 파악이 가능하다. 경도의 베르니케 실어증 환자는 (최소한 대부분의 환자들이) 자신의 오류를 인식하며, 말의 내용은 의미적으로 적절하고, 일반적으로 말 주고받기와 같은 대화의 규칙을 따른다. 중등도의 베르니케 실어증 환자는 오류를 알아차리거나 수정하려는 시도를 거의 보이지 않는다. 환자는 주의를 집중하고 검사와 치료에 협조적이나, 임상가가 중재하여 환자가 제 궤도에 있게 하지 않으면 환자는 과제로부터 벗어나 엉뚱한 방향으로 갈 수 있다. 대화에서, 중등도의 베르니케 환자는 주제에서 벗어난 이야기로 떠도는 경향이 있으며, 관련이 없거나 중요하지 않은 주제에 대해 길게 이야기를 하기도 한다.

중도의 베르니케 실어증 환자는 보통 주의 집중이 가능하지만, 환자의 매우 심한 이해장애는 가장 간단한 구어 과제를 제외한 대부분의 수행을 크게 방해한다. 환자는 자신의 오류와 의사소통의 실패를 알아채진 못하지만, 의사소통의 상호작용을 지배하는 기본적인 규칙에는 민감한 것 같다. 환자는 대화 상대자를 인식하고 주의를 기울이며, 대화의 주고받기 규칙을 존중하지만, 일단 대화의 흐름을 타게 되면 환자는 과도하게 말하며, 주제에서 벗어난 말과 간혹 신조어를 보이는 경향이 있다.

베르니케 실어증 환자는 보통 브로카 환자보다 자신의 의사소통장애에 대해 비교적 적은 우려를 표현한다. 이는 부분적으로 환자의 인식 부족에 관련된 것이겠지만, 오류를 알아차리고 의사소통장애를 인식하고 있는 다수의 환자도 놀랄 만한 자기만족과 장애에 대한 무관심을 보인다.

베르니케영역은 운동피질에서 떨어져 있기 때문에, 실어증에 관련된 손상 영역이 전두엽까지 확대되거나 내림 추체로에 영향을 미치지 않는 이상(전반 실어증으로 명명하는 것이 더 적당할 수 있는 실어증의 경우들) 베르니케 실어증 환자들이 반불완전마비나 반마비인 경우는 거의 없다. 그러나 시각로(optic tract)의 신경섬유들이 시각피질(visual cortex)을 향해 베르니케영역 아래를 통과한다. 측두엽 아래쪽으로 깊게 확대된 손상 영역은 종종 이 신경섬유를 파괴하여 반대쪽 시야가 안 보이게 된다(제2장 참조).

전반 실어증. 앞서 언급한 바와 같이 전반 실어증은 중대뇌동맥(middle cerebral artery) 몸통의 막힘으로 실비우스 주변 영역에 걸쳐 커다란 손상이 초래된 것이 가장 흔한 원인이다.

그러나 베르니케영역이나 브로카영역이 손상되지 않은 몇몇 전반 실어증 사례가 보고되었고(Basso와 동료들, 1985; Vignolo와 동료들, 1986), 시상이나 기저핵의 피질하 손상으로 인해 나타난 전반 실어증도 보고되었다(Naeser와 동료들, 1982).

중대뇌동맥 몸통이 막히는 경우 환자에게 커다란 영향을 미친다. 전반 실어증 환자는 거의 대부분 모든 언어기능에서 심한 장애를 보인다. 듣고 이해하기의 가장 간단한 과제도 거의 수행하지 못하며, 단순한 예/아니요 질문에도 대부분 확실하게 답을 하지 못하지만, 일부 환자는 대화에서 들은 것에 대해 최소한의 이해는 한 것처럼 반응을 하기도 한다.

임상 Tip. 어떠한 말 자료에도 적절한 반응을 보이지 않은 일부 전반 실어증 환자가 '일어서세요', '뒤로 돌아보세요', '누우세요' 등과 같은 신체 전체 지시(whole body command)에는 적절하게 반응하는 경우가 있다. 이러한 현상에 대한 이유는 분명하지 않지만, Albert, Goodglass, Helm과 동료들(1981)은 이와 같은 지시에 대한 반응에 우뇌의 참여가 기여하는 것일 수 있다고 설명하였다.

간단한 단어라도 읽을 수 있는 전반 실어증 환자는 거의 없으며, 문장이나 더 길게 쓰인 자료의 읽기는 모두 기능적이지 않다. 전반 실어증 환자의 말은 매우 제한적인데, 몇 개의 단단어나 판에 박힌 동일한 발화(stereotypical utterances, 예: 카키-카키-카키)나 과잉 학습된 어절(예: 안녀세요.) 또는 감탄사로 구성되어 있다. 시간이 지나면서, 일부 전반 실어증 환자는 특정 억양의 판에 박힌 동일한 발화, 몸짓, 얼굴 표정의 결합과 같이 제한적인 방법으로 능숙하게 의사소통을 하기도 하지만 구어 의사소통은 대부분 비기능적으로 남는다.

대부분의 전반 실어증 환자는 주의 집중이 가능하고, 의식이 명료하며, 과제에 주의를 기울이고, 사회적으로 적절하다(이러한 점이 혼동을 보이는 환자나 치매 환자로부터 전반 실어증 환자를 구분하는 데 도움이 된다). 보통 환자는 비구어적 과제를 만족스럽게 수행할 수 있고(예: 사물이나 그림의 짝 맞추기, 사물을 그림에 짝 맞추기), 일부 환자는 비구어적 과제(동작성)의 지능검사에서 정상 또는 거의 정상에 가까운 수행을 보일 수도 있다. 전반 실어증 환자는 간헐적으로 개인적인 정보에 관련된 질문은 꽤 잘 이해를 하는데, 이는 다른 일반적인 구어 자료에 대한 이해가 어려운 것과는 대조적이다. 일부 전반 실어증 환자는 가족이나 개인적 정보 그리고 최근 경험에 대한 질문에 대해서는 일관성 있게 예/아니요로 답을 하지만, 다른 모든 종류의 구어 자료에 대해서는 우연 확률 수준(chance level) 정도의 반응을 보인다(Goodglass, Kaplan, & Barreisi, 2001).

연합섬유로 손상으로 인한 실어증

몇몇 실어증후군은 베르니케영역과 브로카영역을 이어 주는 연합섬유로의 손상이나 베르니케영역, 브로카영역과 뇌의 다른 영역을 연결하는 경로(tract)의 손상으로 인해 발생한다. 전도 실어증(conduction aphasia)에서는 베르니케영역(언어적 구성요소)과 브로카영역(말의 구성요소)을 연결하는 통로가 영향을 받는다. 연결피질 실어증(transcortical aphasia)에서는, 실비우스 주변 영역과 뇌의 다른 영역을 연결하는 통로가 영향을 받는다. 이러한 실어증후군을 일으키는 뇌손상은 피질을 포함하기도 하지만 항상 피질 아래로 확장되어 연합섬유로에 영향을 미친다.

전도 실어증. 연결주의 모델에 의하면, 전도 실어증은 측두엽 위쪽이나 두정엽의 아래쪽 또는 뇌섬엽(insula)의 손상으로 야기되는데 이러한 손상은 활꼴 다발에 영향을 미치나 베르니케영역과 브로카영역은 보존된다. 전도 실어증의 행동적 특성을 정의하자면, 심하게 저하된 따라말하기 능력과 상대적으로 양호한 언어이해 능력이다. 언어이해 능력은 전도 실어증의 경우 보존되어 있는데, 왜냐하면 일차청각피질과 베르니케영역에 손상이 없기 때문이다.

임상 Tip. 이해 능력이 보존되어 있다는 것이 전도 실어증 환자의 이해 능력이 정상이라는 말은 아니다. 이러한 환자는 보통 경도에서 중등도 정도의 이해장애를 보인다. 요점은 환자가 구와 문장을 따라말하는 능력이 같은 구나 문장을 이해하는 능력에 비해 현저하게 낮다는 것이다.

전도 실어증 환자는 자신이 들은 것을 반복하여 말하는 것이 매우 어려운데, 이는 베르니케영역과 브로카영역 간의 의사소통이 원활하지 않기 때문이다. 다음의 예에서 볼 수 있듯이 다음절 단어는 단음절 단어보다 전도 실어증 환자에게 더 많은 문제를 일으킨다. 길고 음운적으로 복잡한 단어는 대부분의 전도 실어증 환자의 말을 꼬이게 한다.

임상가: 이제, 제가 하는 말을 따라 해 보세요. 소년.
환자: 소년.
임상가: 집.
환자: 집.
임상가: 칠백 팔십 구.
환자: 팔백 칠십 구. 아니…칠백 찰…칠백 푸십….
임상가: 다른 걸로 해 볼까요? 엘리베이터.
환자: 어리게이터… 아니. 그러니까… 베리버이커… 아니… 리비리터레이터… 아휴… 안 되요.

전도 실어증 환자의 말은 유창(말속도, 억양 그리고 강세 패턴이 정상)하지만, 문자 착어(literal paraphasia)가 많고 일부 구어 착어(verbal paraphasia)가 포함된다. 환자의 자발화는 따라말하기보다 나은 수행을 보이지만, 문자 착어, 단어 인출의 어려움으로 인한 끊김이 흔히 나타난다. 전도 실어증 환자는 소리 내어 읽는 것에 어려움이 있는데, 소리 내어 읽기는 따라말하기와 마찬가지로 베르니케영역과 브로카영역 간의 의사소통에 의존한다. 전도 실어증 환자의 소리 내어 읽기의 문제는 환자의 읽고 이해하는 능력으로 확대되지는 않는데, 듣고 이해하는 능력과 마찬가지로 이들의 읽고 이해하는 능력은 상대적으로 좋다.

전도 실어증 환자의 글씨는 일반적으로 잘 구성되어 있고 읽기 쉽지만, 스스로 구성하여 쓰기와 받아쓰기는 보통 맞춤법의 오류와 음소와 음절, 단어의 치환(transposition)을 보인다. 환자가 자신이 생각하는 것을 말하는 것이 들은 것을 따라말하는 것보다 더 나은 것과 마찬가지로, 들은 것을 쓰는 것보다 스스로 구성하여 쓰는 것을 더 잘한다.

전도 실어증 환자는 의식이 명료하고, 주의를 집중하고, 과제를 파악할 수 있다. 환자는 말하기와 쓰기에서의 오류를 인식하고 수정하려고 한다. 전도 실어증 환자는 종종 자신의 말 실수에 놀라는 듯이 보이고, 그것에 대해 정상적으로, 의식적인 노력 없이 언급하는 일이 흔히 있다(예: 내가 왜 이 말을 못하지? 이게 무슨 일이야?). 말의 오류를 수정하려는 환자의 첫 번째 시도는 종종 실패하며, 여러 번에 걸쳐 이러한 수정을 하려는 시도가 이어지는 것이 보통이다. 그러나 환자는 간혹 목표어에서 점점 더 멀어져 결국에는 환자가 포기하거나 검사자가 목표단어(들)를 말해 주는데, 다음의 예에서 전도 실어증 환자는 서커스라는 단어를 말하려고 하고 있다.

이건 크리스커스…아니, 아니에요, 그런데 비슷해요. …설시스…아니. …내가 이 말이 안 되는 게 너무 이상하네. …컬시스? …아니. …그냥 넘어가야겠어요. 크리스커스? 왠지 모르겠지만 지금 이 말이 안 돼요. 그렇지만 비슷한데. 컬시스? 아니…넘어가야겠어요, 왜냐면 그 단어가 생각이 안 나요. 단어가 생각이 나는데, 말이 안 돼요. 맞다… 컬시스?

연결피질 실어증. 연결피질 실어증[간혹 고립 증후군(isolation syndrome)이라고도 부름]은 언어 우세반구의 뇌손상으로 인해 발생하는데, 이때 실비우스열 주변의 중심 영역(베르니케영역, 브로카영역 그리고 활꼴다발)은 보존되지만 중심 영역 전체나 일부가 다른 뇌 영역으로부터 단절된다. 연합섬유가 연결피질 실어증과 관련이 있기 때문에, Lichtheim(1885)은 우리가 연결피질 실어증이라고 알고 있는 것을 경계 실어증(commissural dysphasia) 또는 백질 실어증(white matter dysphasia)이라고 불렀다. 연결피질 실어증을 초래하는 단절은 보통 실비우스열 주변의 피질을 둘러싼 경계구역[border zone: 분기점 영역(whtershed region)]의 손상으로 인해 야기된다.

임상 Tip. 따라말하기 능력이 보존되는 것이 연결피질 실어증의 핵심적인 특징이다. 베르니케영역, 브로카영역 그리고 활꼴 다발이 손상되지 않았기 때문에 단어, 구, 문장을 듣고 따라말하는 능력이 보존되어 있지만, 다른 언어기능은 크게 손상될 수 있다. 세 종류의 연결피질 실어증이 문헌에 설명되고 있다. 즉, 연결피질운동 실어증(transcortical motor aphasia), 연결피질감각 실어증(transcortical sensory aphasia) 그리고 혼합연결피질 실어증(mixed transcortical aphasia)이다.

연결피질운동 실어증. 연결피질운동 실어증의 고전적인 신경학적 병소는 언어 우세반구의 앞쪽 위쪽 전두엽이다. 연결피질운동 실어증의 정의적인 특성은 심하게 저하된 말산출 능력, 양호한 따라말하기 능력 그리고 양호한 듣고 이해하기 능력이다. 연결피질운동 실어증 환자의 말산출이 감소된 것은 앞쪽 전두엽 기능의 장애로 인한 것으로 여겨진다. 앞쪽 전두엽은 의도적인 행동의 개시(initiation)와 유지(maintenance)에 중요하다. 따라서 언어 우세반구의 앞쪽 전두엽에 손상을 입은 환자는 말을 시작하고 지속하는 데 문제가 있는 것 같다. Luria(1966)는 우리가 연결피질운동 실어증이라고 알고 있는 것을 역동적 실어증(dynamic aphasia)이라고 불렀고, 그 행동적 특성을 병리적 무력증(pathologic inertia)이라고 하였다. 앞쪽 전두엽의 손상이 크게 뒤쪽 전두엽까지 확장되면, 우측 불완전마비(또는 드물게 우측 완전마비)가 연결피질운동 실어증에 동반되기도 한다. 연결피질운동 실어증에서 베르니케영역은 영향을 받지 않으므로 환자는 상대적으로 언어이해를 잘한다. 연결피질운동 실어증에서 활꼴 다발은 손상을 입지 않아서, 환자는 들은 것을 따라말하거나 소리 내어 읽는 것을 잘한다.

연결피질운동 실어증 환자는 주의 집중이 가능하고, 과제에 주의를 기울이고 협조적이지만, 대화를 잘 하지 않으며, 대화 상대자가 의사소통의 부담을 떠맡게 하고 조용히 앉아 있는 편이다. 환자가 이야기할 차례가 되면, 보통 성의 없이 한두 마디 말하고는 다시 차례를 대화 상대자에게 넘긴다. 고도의 예측이 가능한 내용의 구조화된 상호작용에서 연결피질운동 실어증 환자는 종종 지체 없이 유창하게 반응을 한다. 연결피질운동 실어증 환자의 놀라운 특성 중 하나는 구나 문장을 듣고 매우 잘 따라말할 수 있다는 것이다.

일단 시작을 하면 환자는 길고 복잡한 구나 문장을 유창하게 오류 없이 따라말할 수 있다. 검사자가 연결피질운동 실어증 환자에게 어떤 직업을 가지고 있었는지 물었을 때 긴 시간을 지체한 후에 환자는 '빵집'이라는 단어를 말하고 다시 침묵으로 돌아갔다. 검사자가 좀 더 설명을 하도록 다시 부탁을 하자, '빵집'이라고 다시 말하고 15~20초 정도 지난 다음 '미니애폴리스'라고 하였다. 그 후에 검사자가 환자의 따라말하기 검사를 할 때, 검사자가 "뇌졸중이 생기기 전에 나는 미네소타주의 미니애폴리스에 있는 빵집에서 일하였습니다."라는 문장을 말하자 환자는 전혀 지체하지 않고 유창하게 따라말하였다.

연결피질감각 실어증. 연결피질감각 실어증[때로 뒤쪽 고립 증후군(posterior isolation syndrome)이라고 불림]은 연결피질운동 실어증처럼 뇌손상으로 인해 기인하지만 베르니케영역, 활꼴 다발 그리고 브로카영역은 보존된다. 연결피질감각 실어증과 관련된 뇌손상 영역은 일반적으로 언어 우세반구에서 위쪽 두정엽의 분기점(watershed) 영역이다. 연결피질감각 실어증 환자는 연결피질운동 실어증 환자처럼 구나 문장을 따라말하도록 하였을 때 좋은 수행을 보인다. 그러나 연결피질운동 실어증 환자와는 달리, 연결피질감각 실어증 환자는 대화 상대자가 설득하지 않아도 말을 하고, 일부 환자는 자신이 들은 것을 심지어는 그렇게 하지 않도록 지시를 해도 강박적으로 따라 하는 것 같다[반향어(echolalia)라는 현상]. 검사에서 환자는 지시사항이나 검사자의 요구에 대해 반응하기 전에 반복하는 경향을 보인다. 대화에서는 다음의 예에서와 같이 대화 상대자가 한 말의 일부나 전부를 자신의 대답 속에 포함하기도 한다.

임상가: 해가 서쪽에서 뜨나요?

환자: 해가 서쪽에서 뜨냐고요? 해가 서쪽에서 뜬다…. 서쪽에서…해가 서쪽에서…예…저는 해가 서쪽에서 뜬다고 생각해요…. 예 해가 서쪽에서 뜬다.

연결피질감각 실어증의 원인이 되는 뇌손상이 베르니케영역을 다른 뇌의 나머지 영역으로부터 고립시키기 때문에 환자는 항상 언어를 듣거나 읽고 이해하는 데 상당한 장애가 있다. 연결피질감각 실어증 환자는 어떤 측면에서 베르니케 실어증 환자와 비슷하다. 유창하게 이야기하지만 환자의 말은 의미적으로 내용이 없고, 공통적으로 구어 착어를 보인다. 대부분의 연결피질감각 실어증 환자는 자신의 오류를 인식하지 못하고 자기 수정(self-correction)을 시도하지 않는다. 그러나 일반적으로 이들은 다수의 베르니케 환자들이 보이는 말의 강박(press of speech)을 보이지 않고, 따라말하기 능력이 우수한 점이 베르니케 환자와 명확하게 구분이 된다. 연결피질감각 실어증의 두드러진 특징은 환자가 이해하지 못하는 자료를 따라말하거나 소리 내어 읽을 수 있다는 것이다. 환자는 간단한 지시를 듣고 그에 따라 물건을 조작하는 것도 불가능할 수 있지만, 길고 복잡한 지시사항을 틀리지 않고 따라말할 수 있다. 연결피질감각 실어증 환자는 "연필을 들어 보세요."와 같은 간단한 지시에도 혼란을 일으키지만 "빗을 성냥 옆에 놓고, 동전을 가리킨 다음, 숟가락을 저에게 주세요."를 검사자가 말한 다음 전혀 주저하지 않고 따라말한다.

연결피질감각 실어증을 야기하는 뇌손상 영역은 두정-후두-측두 접합부와 관련되어 있고, 시각피질로부터 베르니케영역을 고립시켜 환자는 대부분 읽고 이해하는 데 심한 장애를 보이지만 소리 내어 읽기는 보존된다.

혼합연결피질 실어증. 이는 드문 증후군으로 때로 언어영역의 고립(isolation of the speech area)이라고 불린다(Geschwind, Quadfasel, & Segarra, 1968). 혼합연결피질 실어증 환자는 다른 모든 의사소통능력에 매우 심한 장애가 있음에도 불구하고 들은 것을 따라말하는 능력은 보존되어 있다. 언어영역이 고립된 환자는 전형적으로 "비유창하고(물어보지 않으면 사실 전혀 말을 안 한다.), 언어를 듣고 이해하지 못하고, 이름대기를 못 하고, 읽거나 쓰지 못하지만 검사자가 말한 것을 따라말할 수 있다"(Benson, 1979b, p. 46). 이러한 환자는 종종 들은 것을 앵무새처럼 따라말하는 경향이 두드러지고(반향어), 만약 검사자가 친숙한 노래나 시의 처음 몇 단어를 말하면 환자가 단락의 나머지 부분을 완성하고 이어지는 한두 줄을 더 계속 할 수도 있다. 다음의 예에서 혼합연결피질 실어증 환자는 두드러진 반향어를 보인다.

임상가: 안녕하세요, Fenton 부인?

환자: Fenton 부인, 예.

임상가: 오늘 기분이 어떠세요?

환자: 오늘 기분이 어떠세요?

임상가: 저는 아주 좋아요, 당신은 어떠세요?

환자: 저는 아주 좋아요.

임상가: 제 이름은 Mary예요. 오늘 저랑 같이 연습해 보실 거예요.

환자: 제 이름은 Mary예요. 오늘 저랑 연습할 거예요.

혼합연결피질 실어증은 브로카영역, 베르니케영역, 그리고 활꼴 다발은 보존되지만 이 영역들을 뇌의 다른 영역들로부터 고립시키는 뇌손상에 의해 야기된다. 혼합연결피질 실어증의 가장 빈번한 원인은 내경동맥(internal carotid artery)의 협착(stenosis)으로, 언어 우세반구의 분기점 영역에 도달하는 혈액의 양을 감소시킨다. 혼합연결피질 실어증은 간혹 대뇌 저산소증(hypoxia), 심한 대뇌부종, 중대뇌동맥(middle cerebral artery)에서 뻗어나가는 가지들에 영향을 미치는 다발성 색전 뇌졸중(multiple embolic stroke)으로 인해 발생하기도 한다.

명칭 실어증: 특정 관련 영역이 없는 실어증 증후군

명칭 실어증이 단독적인 증후군으로 존재하는지의 여부에 대해서는 명확하지 않다(Albert와 동료들, 1981). Goodglass(1993)는 "모든 실어증의 하위 유형 중에서 명칭 실어증은 다양한 원인에 의해서 그리고 서로 멀리 떨어진 손상 위치에 의해서 나타난다."(p. 214)라고 언급하였다. 명칭 실어증이라는 분류는 보통 말하기와 쓰기에서의 단어 인출(word retrieval) 장애만이 두드러지게 나타나는 환자에게 적용된다. 명칭 실어증 환자의 자발화는 유창하고 문법적으로 적절하지만 단어 인출의 어려움으로 인한 결함이 있다. 단어 인출의 어려움은 이례적인 쉼(pause), 에둘러 말하기(circumlocution, 찾는 단어와 관련된 이야기), 빠진 특정 단어를 비특정 단어로 대체하기로 이어진다. 주의 깊은 검사를 통해 보통, 혹은 거의 항상, 명칭 실어증 환자가 일반적으로 약간의 언어이해장애와 간혹 다른 경미한 언어장애를 동반하고 있다는 것을 알 수 있다.

임상가: 자녀분이 있나요?

환자: 아들 하나, 딸이 둘 있어요.

임상가: 자녀분들 이야기를 좀 해 주세요.

환자: 제 아들… 폴, 걔는… 일하는데… 걔는… 거기… 텔레비전 말고… 그곳에서 일해요. 거기… 모르겠어요…. 알아요, 하지만… 등록부에서… 등록부. 종이요… 뉴스… 신문. 폴은… 밖에 나가서, 사람들하고 말을 해요. 걔는 하는 게… 하는 게… 아마도 인터뷰를 한다고 할 거예요. 사람들을요, 아시죠. 거리에서 그리고 어디서든….

Goodglass(1993)는 이름대기장애(anomia)가 비교적 두드러지게 나타나는 네 가지 종류의 실어증에 대해 설명하였다. Goodglass에 따르면 전두엽 이름대기장애(frontal anomia)는 연결피질운동 실어증의 경미한 형태를 나타낸다. 전두엽 이름대기장애 환자의 주된 특성은 검사자가 목표단어의 첫 소리를 들려주면 단어 인출이 현저하게 향상된다는 것이다. 각이랑 영역의 이름대기장애(anomia of the angular gyrus region) 환자는 유창하게 이야기를 하지만 단어 인출이 안 되는 경우가 많다. 이 증후군을 다른 이름대기장애 증후군과 구별하는 일련의 현상은 환자가 간헐적으로 단어 인출의 실패를 보이며, 검사자가 그것을 말해 주어도 인식하지 못한다는 것이다. 각이랑 영역의 이름대기장애 환자는 종종 단어의미의 생소함(alienation of word meaning)—단어를 계속 반복하여 말하면서 그것을 인식하지 못함—을 보이는 것인데, 다음의 예에서와 같다.

임상가: 사과라는 단어가 무슨 뜻인지 말해 주세요.

환자: 사과…사과…사과. 그게 단어예요?

임상가: 예. 사과.

환자: 사과 말예요? ㅅ.ㅏ.ㄱ.ㅘ. (글자를 말함).

임상가: 예. 사과. ㅅ.ㅏ.ㄱ.ㅘ.

환자: 그게 무슨 뜻인지 알고 있어야 하는 건데, 난 도무지….

임상가: 파이를 만들 때 넣기도 하는 과일을 생각해 보세요

환자: 아! 사과! 동그랗고, 빨갛고, 나무에서 자라고, 파이를 만들 때 넣기도 해요!

Goodglass(1993)에 따르면, 각이랑 영역의 이름대기

표 8-1 연결주의 실어증후군의 특성

실어증후군	병소 위치	유창성	말	단어 인출	따라말하기	이해 능력
브로카 실어증	전두엽 뒤쪽 아래	비유창, 전보체	조음 붕괴*	보통(fair)이거나 잘못 발음됨	힘들여서 함, 잘못 발음됨, 전보체	보통(fair)이거나 좋음
베르니케 실어증	측두엽 뒤쪽 위	유창, 내용 없음	구어(의미)착어	나쁨, 구어 착어 보임	유창, 구어 착어; 보유 폭이 심하게 제한됨	나쁨
전도 실어증	두정엽	유창, 의미 있음	문자(음소)착어	보통, 문자 착어 보임	유창, 문자 착어; 보유 폭이 다소 제한됨	보통이거나 좋음
명칭 실어증	측두엽, 두정엽	유창, 의미 있음	구어(의미)착어	보통, 구어 착어 보임	좋음	보통이거나 좋음
연결피질운동 실어증 (앞쪽 고립 증후군)	전두엽 앞쪽 위	유창, 드물게 말함**	다양함	나쁨	좋음, 그러나 시작이 지체됨	좋음
연결피질감각 실어증 (뒤쪽 고립 증후군)	두정엽, 뒤쪽 위	유창, 내용 없음	다양함	나쁨	좋음	나쁨
전반 실어증	실비우스 주변 영역, 넓은 부위	비유창	문자, 구어 착어; 판에 박힌 동일한 말	나쁨	나쁨, 문자, 구어 착어; 보유 폭이 심하게 제한됨	나쁨

* **조음 붕괴:** 자음(간혹 모음)의 왜곡, 조음 프로그래밍 장애(말실행증)의 결과. 반면, 문자 착어는 정확하게 발음되었지만 부적절한 다른 소리로 대치되는 것이다.

** 그러나 말의 시작이 매우 지연됨. 발화 길이는 대부분 한 단어나 두 단어.

장애는 연결피질감각 실어증의 경미한 형태일 수 있다.

아래쪽 측두 이랑의 이름대기장애(anomia of the inferior temporal gyrus) 환자는 심한 단어 인출의 문제를 가지고 있지만 유창하게, 문법에 맞게 이야기하고 정상에 가까운 읽기와 쓰기, 그리고 추측건대(Goodglass는 이런 언급을 한 적이 없지만) 정상에 가까운 듣고 이해하기 능력을 보인다. 잔여 실어증에서 보이는 이름대기장애(anomia as an expression of residual aphasia) 환자는 아마도 가장 일반적인 이름대기장애 증후군을 나타낼 것이다. 이 환자들은 더 심한 다른 형태의 실어증후군을 겪어 내고 거의 정상적인 언어기능으로 회복되었지만 경도에서 중등도의 단어 인출장애가 지속되는 경우이다. Goodglass와 동료들(2001)은 이러한 환자들을 이름대기장애보다는 잔여 실어증(residual aphasia)이라고 명명할 것을 권고하였다.

Goodglass의 명칭 실어증후군이 독특한 하나의 증후군인지, 아니면 그것이 단지 다른 실어증후군의 경미한 형태를 나타내는 것—아마도 그런 것 같지만—인지는 명확하지 않다. 이름대기장애는 분명 국소적인 현상이 아니다. Goodglass가 언급한 바와 같이 이는 뇌의 매우 다양한 영역의 손상으로 인해 그리고 다른 다양한 실어증의 증상들과 결합되어 발생할 수 있다.

표 8-1은 연결주의 실어증후군의 중요한 특성을 요약한 것이다.

그림 8-8은 브로카 실어증, 베르니케 실어증, 전반 실어증, 전도 실어증, 연결피질운동 실어증과 그리고 명칭

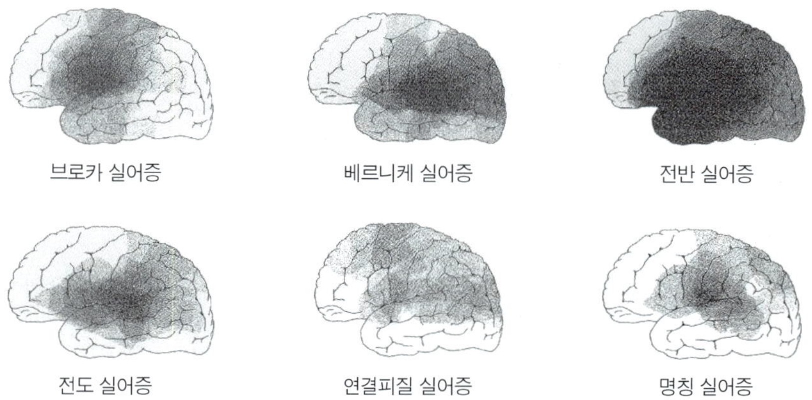

그림 8-8 브로카 실어증, 베르니케 실어증, 전반 실어증, 전도 실어증, 연결피질 실어증, 명칭 실어증의 원인이 된 손상 영역의 분포를 복합적으로 보여 주는 뇌영상 사진

출처: Kertesz A, McCabe P: *Recovery patterns and prognosis in aphasia*, *Brain* 100:1-18, 1977.

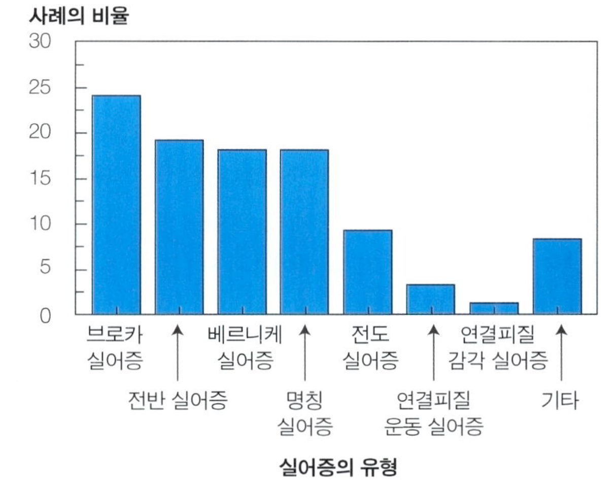

그림 8-9 Boston Veterans Administration Medical Center의 실어증 연구센터에 온 444명의 실어증 환자에서 나타난 유형별 실어증후군의 비율

출처: Benson DF: *Aphasia, alexia, and agraphia*, New York, 1979, Churchill Livingstone.

실어증 환자들의 뇌사진을 복합적으로 보여 준 것이다.

그림 8-9는 10년 동안 Boston Veterans Administration Medical Center의 실어증 연구센터에 온 444명의 환자들에게서 나타난 다양한 실어증후군의 비율을 보여 준다(Benson, 1979).

관련 장애

실어증후군을 특징짓는 언어학적 장애와 함께 간혹 비언어학적 장애도 나타난다. 해리 증후군(disconnection syndrome)은 언어기능을 담당하는 뇌의 반구가 비언어 기능을 담당하는 뇌의 다른 반구로부터 고립되었을 때 나타난다. 시야 실명(visual field blindness)은 종종 측두엽이나 두정엽의 손상으로 인한 실어증에 동반된다. 실행증(apraxia)은 전두엽의 손상으로 인한 실어증과 종종 함께 나타난다. 실인증(agnosia)이라고 하는 다양한 지각 기능의 지각장애(perceptual impairment)가 피질연합영역(cortical association area)의 손상으로 나타날 수 있다.

뇌량 해리 증후군

뇌량 해리 증후군은 뇌의 양쪽 반구를 연결하는 신경섬유로(nerve fiber tracts)가 손상되거나 파괴되었을 때 나타난다. 완전 해리 증후군(complete disconnection syndrome)은 보통 간질 경련이 한쪽 대뇌반구에서 다른 쪽 반구로 뇌량을 거쳐 퍼져 나가는 것을 막기 위해 신경외과 의사가 양쪽 반구 간의 연결을 끊음[교련절개술(commissurotomy)이라고 불리는 수술]으로써 발생한다. 부분 해리 증후군(partial disconnection syndrome)

의 가장 흔한 원인은 전대뇌동맥(anterior cerebral artery)이나 후대뇌동맥(posterior cerebral artery)의 막힘(occlusion)인데, 이 동맥들을 통해 뇌량에 대부분의 혈액이 공급된다. 부분 해리 증후군은 간혹 종양이 뇌량 쪽으로 커져서 그곳을 압박하여 발생하기도 한다.

임상 Tip. 단순화하기 위해 이후로의 해리 증후군에 대한 설명은 오른손잡이로 국한하여 진행할 것이다. 왼손잡이 환자의 해리 증후군에 대해 보고한 몇몇 논문이 있지만 오른쪽 대뇌반구에 언어가 있는 왼손잡이 환자의 장애는 오른손잡이 환자와 유사한 장애를 보이는데, 단, 그것이 거울 이미지(mirror image)로 나타난다고 보는 것이 합리적인 것 같다.

전대뇌동맥의 막힘은 앞쪽 해리 증후군(anterior disconnection syndrome)을 초래할 수 있다. 오른손잡이의 앞쪽 해리 증후군 환자는 우뇌의 체감각피질과 운동피질이 언어기능을 담당하는 좌뇌로부터 고립되어 나타나는 특이한 증상들의 집합을 보인다. 앞쪽 해리 증후군 환자는 지시사항을 듣고 왼손으로 정확하게 반응을 하는 일이 불가능하다[편측 사지 실행증(unilateral limb apraxia)이라는 상태]. 우뇌(왼손을 조절하는)는 지시 내용의 의미로부터 단절되고, 좌뇌에만 그것이 머물게 된다.

앞쪽 해리 증후군 환자는 보이지 않는 물건을 왼손으로 만져 보고 그 이름을 대거나 그것에 대해 이야기하지 못한다. 왜냐하면 왼손으로부터 오는 감각정보는 침묵하는 우뇌로 가기 때문이다. 그러나 이러한 환자가 보이지 않는 물건을 오른손으로 만졌을 때는 쉽게 이름을 말하거나 설명할 수 있는데, 이는 감각정보가 언어기능을 하는 좌뇌로 가기 때문이다. 일부 앞쪽 해리 증후군 환자는 왼손으로 사물을 만졌을 때 이름을 대거나 설명하거나 그것에 대해 이야기하지 못하지만, 약간의 기초적인 설명은 할 수도 있다(예: "이건 작아요. 길고 얇아요. 부드럽고 그리고 아주 무겁진 않아요.").

앞쪽 해리 증후군 환자의 눈을 가리고 한 손으로 물건을 만져 보게 한 다음, 여러 가지 물건 중에서 그것을 찾게 하는 과제에서 물건을 만져 본 손과 그것을 찾는 손이 같은 손이라면 정확하게 찾을 수 있지만, 만약 한 손으로 물건을 만져 보게 하고 다른 손으로 그것을 찾게 한다면 찾지 못한다. 이와 같이 수행의 차이를 보이는 이유는 물건을 만져 본 손의 감각정보가 다른 손에게 어떤 것을 찾아야 할지를 말해 주기 위해 뇌량을 건너가지 못하기 때문이다. 앞쪽 해리 증후군 환자는 물건을 보지 않고 만져 본 다음 그것을 만졌던 손을 사용한다면, 그 물건을 그림으로 그리거나, 기능을 흉내 내 보이거나, 여러 물건 중에서 그것을 찾아낼 수 있다.

오른손잡이의 앞쪽 해리 증후군 환자는 보이지 않는 물건을 오른손으로 만지고 그 이름을 말할 수 있다(촉각정보가 언어기능을 담당하는 좌뇌로 간다). 만약 환자에게 잡고 있는 사물의 이름을 말하도록 한 다음에 손으로 물건을 찾게 하면, 어느 쪽 손으로든 정확한 물건을 찾아낼 수 있는데, 왜냐하면 양쪽 대뇌반구 모두 말한 이름을 들었기 때문이다. 마찬가지로, 만약 환자가 몰래 눈가리개 밑으로 검사하는 물건을 볼 수 있다면 어느 손으로든 올바른 물건을 선택할 수 있는데, 이는 시각정보가 양쪽 반구에 모두 도달하였기 때문이다.

후대뇌동맥의 막힘은 뒤쪽 해리 증후군(posterior disconnection syndrome)을 발생시킬 수 있다. 뒤쪽 해리 증후군 환자의 가장 흔한 장애는 언어를 담당하는 좌반구로부터 시각피질이 고립되어 나타나는 시각 비정상(visual abnormalities)인데, 이는 뒤쪽 뇌량에서 교차하는 시각섬유의 손상으로 인한 것이다.

이러한 환자들의 시각 비정상은 그림이나 글자가 눈에 순간적으로 비춰져 이미지가 우반구로만 가도록 하는 특별한 검사를 통해서만 측정할 수 있다. 뒤쪽 해리 증후군 환자는 우반구에 잠깐 비춰진 그림이나 글자를 보았다고 보고할 수 있지만, 그 이름을 말하거나, 그것에 관해 설명하거나 써서 표현하지는 못한다. 만일 환자에게 여러 그림 중에서 우반구에 잠깐 비춰졌던 그림이 어떤 것이었는지 골라 보도록 하면, 왼손으로는 올바른 그림을 선택할 수 있지만 오른손으로는 불가능하다. 팔이나 손의 동작에 대한 지시를 글로 써서 우반구에 잠깐 비춰 주면 환자는 그것을 수행하지 못한다. 만일 그 지시를 좌반구에 잠깐 비춰 주면, 환자는 오른손으로는 올바르게 그것을 수행할 수 있지만 왼손으로는 수행하지 못한다(그러나 만일 환자가 자신의 오른손으로 동작을 수행하는 것을 보면 환자는 같은 동작을 왼손으로 수행할 수 있는데, 이는 첫 번째 동작에 대한 시각정보가 양쪽 반구로 들어갔기 때문이다).

완전 해리 증후군[간혹 **분리-뇌 증후군**(split-brain syndrome)이라고 불리는] 환자는 앞쪽 해리 증후군과 뒤쪽 해리 증후군이 결합된 형태로 나타난다. 완전 해리 증후군 환자는 앞쪽 해리 증후군 환자와 같이, 보이지 않는 물건을 왼손으로 잡았을 때 그 이름을 말하지 못한다. 또한 뒤쪽 해리 증후군 환자와 같이 시각장애를 보이는데, 우반구에 한정되어 제시된 시각 자극에 대해 말로 표현하지 못한다.

행동을 조정하기 위한 양 반구 간의 의사소통이 이루어지지 않기 때문에 환자의 손은 간혹 독립적으로 그리고 일관적이지 않게 움직인다(예: 한 손이 환자 셔츠의 단추를 잠그려고 할 때, 다른 손은 단추를 열려고 하거나, 한 손이 물건을 서랍에 넣는 중에 다른 손은 그것을 꺼내려고 한다). 환자는 때로 이를 억제하기 위해 잘못된 행동을 하는 손을 때리거나 잡으려고 한다. 이렇게 양손 간의 충돌을 경험하는 환자는 종종 이상한 행동을 하는 손을 자신의 손이 아니라고 한다[**외계손 증후군**(alien hand syndrome)이라고 한다].

임상 Tip. 앞쪽 뇌량 해리 증후군 환자는 간혹 외계손 증후군을 경험하지만 완전 뇌량 해리 증후군 환자만큼 자주 경험하지는 않는다.

교련절개술을 받은 환자는 병원이나 실험실 밖의 일상생활에서는 한쪽 대뇌반구에만 제한적으로 자극을 주는 상황에 처하지는 않는다. 환자는 가족과 친구들에게 정상으로 보이며, 보통 인지, 의사소통 기능은 기본적으로 정상이다. 해리의 징후는 오직 뇌량 해리를 확인하기 위해 고안된 검사를 수행할 때만 나타난다.

임상 Tip. 교련절개술은 극소수의 센터에서만 시행되며, 이보다 강도가 약한 치료에는 반응을 보이지 않은 심한 간질 환자를 위한 것이다. 환자의 단절된 대뇌반구를 통해 신경심리학자와 신경생리학자들은 반구의 기능에 대한 매우 흥미로운 통찰을 얻을 수 있기 때문에, 연구의 참가자로서 교련절개술을 받은 사람에 대한 수요가 매우 높아서 일부는 관심이 있는 연구자들과 사례비를 협상하기 위한 에이전트를 갖고 있기도 하다.

뒤쪽 해리 증후군 환자는 간혹 **순수 실독증**(alexia without agraphia: **실서증 없는 실독증**)이라고 하는 특이한 읽기장애[또는 후두엽 실독증(occipital alexia)이나 순수 글자 실명(pure word blindness)이라고도 함]를 보이기도 한다. 순수 실독증 환자는 "심한 읽기 능력의 어려움을 보이는데, 이는 특이하게 거의 정상적인 쓰기 능력과는 대조를 이룬다"(Benson, 1979a, p. 110). 이러한 환자는 개인적인 편지나 길고 문법적으로 정확하게 이야기 단락을 쓸 수 있지만, 자신이 쓴 것을 읽어 보도록 하였을 때 혼란스러워한다. 순수 실독증 환자의 일부는 매우 친숙한 몇 개의 단어(예: 자신의 이름과 자신이 살고 있는 도시나 거리)를 읽고 이해하는 능력은 유지하기도 한다.

순수 실독증 환자는 글자를 보고 베껴 쓰는 것을 매우 어려워하지만 철자를 소리 내어 말할 수 있으며, 검사자가 철자를 말해 주면 즉시 그 단어를 인식할 수 있다. 일부 환자는 천천히 읽을 수 있고 각각의 철자를 소리 내어 읽고 그것을 연결시켜 단어를 확인하는 방법을 사용하여 쓰여진 자료를 이해하기도 하는데, 이는 눈을 통해서가 아니라 귀를 통해서 뇌로 정보를 전달하는 것이다.

순수 실독증은 왼쪽 시각피질(visual cortex)의 손상(혹은 우반구로부터 왼쪽 시각피질로 전달되는 정보의 차단)과 뒤쪽 뇌량을 통해 뇌의 양반구 간의 정보를 전달하는 것이 차단된 복합 손상(또는 손상들의 결합)의 증거이다(그림 8-10). 좌반구는 자료를 보지 못하고, 언어기능을 하지 못하는 우반구(자료를 볼 수 있는)로부터의 시각정보는 언어기능을 담당하는 좌반구에 도달하지 못한다. 환자는 쓸 수는 있는데, 왜냐하면 베르니케(구어 메시지를 구성하는)영역과 앞쪽에 있는 운동계획과 운동 조절(쓰기를 하는) 영역 간의 연결은 손상되지 않았기 때문이다.

뒤쪽 해리 증후군 환자는 앞쪽 해리 증후군 환자에서 나타나는 촉각 해리 증상은 보이지 않는다. 뒤쪽 해리 증후군 환자는 보이지 않는 물체를 어느 쪽 손으로든 만져 보고 이름을 말하거나, 설명하거나, 그것에 대해 이야기할 수 있고 쓸 수 있다. 왼쪽 시각피질은 더 이상 기능을 하지 않기 때문에, 순수 실독증 환자는 거의 대부분 오른쪽 동측 반맹(homonymous hemiaopia)을 가지고 있다. 후대뇌동맥에 영향을 미치는 뇌졸중은 순

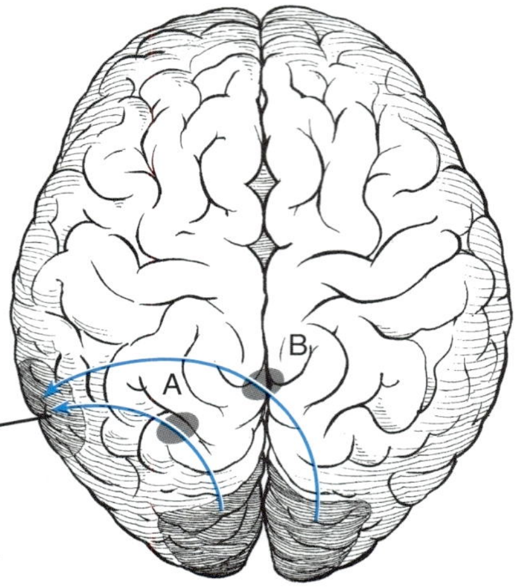

그림 8-10 뇌손상으로 어떻게 실서증을 동반하지 않은 실독증이 발생하는지를 보여 준다. 양쪽 대뇌반구의 시각피질은 왼쪽 시각피질의 손상이나 왼쪽 시각피질을 베르니케영역으로부터 단절시키는 손상(**A**)에 의해 그리고 오른쪽 시각피질로부터 뇌량을 통해 건너오는 시각섬유를 차단하는 두 번째 손상(**B**)에 의해 베르니케영역으로부터 고립된다.

수 실독증의 가장 흔한 원인이다. 종양과 동정맥기형(arteriovenous malformation)이 원인인 경우는 그렇게 흔하지 않다.

실독실서증[alexia with agraphia, 간혹 **두정-측두엽 실독증**(parieto-temporal alexia)이라고 함]은 종종 실비우스열의 뒤쪽 끝에 있는 각이랑(angular gyrus) 부근의 손상으로 인해 나타난다. 그러한 손상은 시각피질을 베르니케영역으로부터 그리고 베르니케영역을 앞쪽에 있는 운동 계획과 운동 조절 영역으로부터 고립시킨다. 쓰인 자료에서 얻은 시각정보는 베르니케영역으로 전달될 수 없고 그리고 베르니케영역에서부터 앞쪽 운동영역으로 정보를 주고받을 수가 없어서, 환자는 소리 내어 읽거나 속으로 읽거나 쓰는 일이 불가능하다.

순수 실독증 환자와는 대조적으로, 실독실서증 환자는 검사자가 철자를 말해 주어도 단어를 알아내지 못한다. 환자는 받아쓰기보다는 보고 베껴 쓰기를 훨씬 더 잘하지만 대부분은 필기체를 인쇄체로 또는 인쇄체를 필기체로 변환하지 못한다. 실독실서증은 실어증후군 환자 중에서 많이 볼 수 있다. 실독실서증만 독립적으로 나타나는 경우는 드물다.

시야 실명

측두엽 위쪽이나 두정엽의 아래쪽에 손상이 있는 환자는 종종 반대측 시야 전체나 일부분에 실명을 보인다. 이러한 상태를 **시야 실명**(visual field blindness)이라고 한다(시각 시스템의 손상이 어떻게 지각 문제를 일으키는지에 대한 더 자세한 정보는 제2장을 참조하라). 시각섬유는 아래쪽 두정엽과 위쪽 측두엽을 통해 시각피질로 가기 때문에 다수의 베르니케 실어증, 전도 실어증 환자들이 시야 실명을 경험한다. 앞쪽 실어증(브로카 실어증, 연결피질운동 실어증) 환자가 시야 실명을 보이는 경우는 거의 없고, 연결피질감각 실어증 환자에게 나타나는 경우도 드문데, 왜냐하면 뇌의 분기점 영역(watershed regions)의 손상은 시각섬유에 보통 영향을 미치지 않기 때문이다. 연결피질감각 실어증과 함께 나타나는 시야 실명은 보통 반대측 시야의 아래쪽 사분면(lower quadrant)에 나타난다[아래쪽 사분맹(inferior quadrantanopsia)]. 전반 실어증 환자는 종종 반대측 시야 실명을 보이는데, 이는 측두엽과 두정엽의 광범위한 손상 때문이다.

실행증

실행증의 특성

실행증('할 수가 없다'라는 그리스어에서 온 말)은 자발적으로 연속적인 동작을 수행하는 것이 어려운 특성을 보이는 몇몇 증후군을 일컫는 명칭으로, 그러한 어려움을 설명할 만한 감각손실이나 마비가 없는 경우이다. 실행증은 종종 실어증, 특히 전두엽의 손상이나 앞쪽 두정엽의 손상으로 인한 실어증과 동반되어 나타난다.

John Hughlings Jackson(1866)이 처음으로 실행증의 행동 양상을 문헌에서 설명하였다. Jackson은 어떤 숙련된 동작을 수행하지 못하는 몇 명의 환자에 대해 묘사했는데, 그러한 동작에 요구되는 근육이 약하거나 협응의 문제를 보이지 않음에도 그러하였다. 대부분의 학자는 문헌에 **실행증**(apraxia)이라는 용어를 처음으로(1871년) 사용하여 출간한 사람으로 독일 의사인 Heyman Steinthal을 꼽는다. 역시 독일의 의사였던 Hugo Liepmann이 1900년 실행증의 신경해부학적 기초를 설명하는 모델을 처음으로 출간하였다. Liepmann의 모델은 가벼운 수정만을 거쳐 현재까지 사용되고 있다. Liepmann(1908)은 그의 1900년 논문에서 언급한 두 실행증후군을 각각 관념 실행증과 관념운동 실행증이라고 명명하였다.

관념 실행증

Liepmann은 관념 실행증(ideational apraxia)의 특성을 사물의 사용에 대해 이해하기 위해 필요한 개념이나 사고의 손상이라고 기술하였다. 관념 실행증 환자는 자물쇠에 열쇠를 넣거나 담배를 파이프에 넣거나 또는 편지지를 접어서 봉투에 넣고 봉투를 붙이는 것과 같이 어떠한 결과에 이르는 일련의 동작을 수행하지 못한다. 관념 실행증 환자는 일상생활의 목적 지향적인 동작에 대한 전반적인 의도를 이해하지 못하는 것 같다. 각각의 개별적인 움직임은 근육 운동적으로 정상이나 잘못된 순서로 되어 있고 잘못된 결과를 가져온다(예: 환자는 파이프에 담배 대신 성냥을 넣거나, 편지지를 봉투 안에 넣는 대신 봉투를 편지지 사이에 끼운다). Kertesz (1979)는 관념 실행증을 다음과 같이 정의하였다.

> 의도적인 동작의 손상, 즉 관념적 설계나 계획에 장애가 나타나지만 각각의 동작에 대한 심상(engrams)은 보존되어 있는 것으로 생각된다. 요구되는 목표를 달성하지 못하고 엉뚱한 것이 실현된다. 환자는 담배에 불을 붙이려고 하면서 성냥을 자신의 입에 넣고, 컵으로 마시려고 자신의 몸을 위나 아래로 기울이는 등의 모습을 보인다. 즉, 개념적 장애로 인해 일련의 동작 전체가 손상을 보인다(p. 234).

Liepmann은 관념 실행증이 왼쪽 두정엽의 손상으로 인한 것이라고 기술하였다. 그러나 최근 뚜렷한 관념 실행증 환자를 대상으로 한 연구에서는 관념 실행증은 전형적으로 광범위한 뇌손상과 관련이 있으며, 특히 치매 환자에게서 일반적으로 나타난다고 하는데, 이 경우는 운동의 장애라기보다는 혼동이나 주의력 장애를 반영하는 것 같다. 관념 실행증은 개념적인 장애이므로, 좌우 양쪽에 모두 나타나는 현상이다. 이는 오른쪽과 왼쪽의 팔다리 모두의 움직임에 영향을 미친다. 관념 실행증의 개념이 불분명하여 그 특성이나 신경해부학적 근원에 대한 혼란이 야기되었다. 현대의 일부 학자는 관념 실행증이라는 명칭을 버려야 한다고 선언하였는데, 왜냐하면 이것이 지칭하는 행동이 운동 조절의 장애라기보다는 인지적 장애 또는 개념적 장애이기 때문이라고 하였다.

관념운동 실행증

관념운동 실행증(ideomotor apraxia)은 자발적인 행동을 실행하기 위해 필요한 운동 계획의 붕괴를 뜻한다. 이는 그 행동을 수행하는 데 필요한 근육의 약화나 마비, 감각 상실이나 협응장애로 인한 것이 아니다. Goodglass(1993)에 의하면, "동작들의 각 요소는 적절하게 조절되지만, 의도한 행동을 위한 운동 계획은 결여되거나, 부적절하게 구성되거나, 환자의 실제 동작과는 거의 관련이 없는 것으로 보인다."(p. 195)라고 한다.

관념운동 실행증의 증상은 환자에게 일상생활의 일련의 동작을 팔과 손으로(예: "잘 가라고 손을 어떻게 흔드는지 보여 주세요.") 또는 구강안면 구조로(예: "선반 위의 먼지를 어떻게 부는지 해 보세요.") 수행해 보도록 하면 분명하게 나타난다.

앞서 언급한 바와 같이, 관념운동 실행증 환자의 운동장애는 근육의 약화나 마비 또는 협응장애로 인한 것이 아니다. 검사자의 지시에 따라 일련의 동작을 해 보일 수 없는 실행증 환자는 일반적으로 실제 생활의 상황에서는 완전하게 그 움직임을 수행할 수 있다. 예를 들면, 검사 중에 검사자가 지시했을 때는 잘 가라고 손을 흔드는 동작을 할 수 없었던 실행증 환자가 10분 후에 검사실을 떠날 때는 아무 어려움 없이 손을 흔들며 나갈 수도 있다.

실행증 환자에게 일련의 동작을 보여 주는 데 사용하도록 사물을 제공하는 것도 도움이 된다. 검사자의 지시에 따라 가위를 사용하는 동작을 해 보일 수 없는 환자에게 가위와 자를 수 있는 종이를 직접 주면 머뭇거림 없이 완전하게 동작을 수행할 수 있다. 성냥불을 불어서 끄는 흉내를 내보도록 하였을 때 어찌할 바를 모르는 환자가 검사자가 들고 있는 실제 성냥불은 문제없이 불어서 끌 것이다. 실행증의 증상은 실생활에서 거의 나타나지 않는데, 이는 일상생활의 연속 동작에 상황적 도움이 강하기 때문이며, 이로 인해 대부분의 실행증 환자가 검사에서 드러나기까지 팔 다리의 실행증에 대해 인식하지 못한다.

관념운동 실행증의 존재는 대부분 언어 우세반구의 중앙 부분 손상의 확실한 징후이다. 좌반구에 손상이 있는 오른손잡이 환자의 30~60%는 관념운동 실행증을 보이지만(DeRenzi, 1989; Kertesz, 1979; Liepmann, 1908), 우반구에 손상이 있는 오른손잡이 환자가 실행증을 보이는 경우는 10% 이하이다(DeRenzi, 1989). 관념운동 실행증은 언어와 강한 관련이 있다. 실어증이 없는 좌반구 손상 환자는 실어증을 보이는 좌반구 손상 환자보다 실행증을 동반할 가능성이 낮고, 중증 실어증 환자는 경도에서 중등도의 실어증 환자보다 실행증을 동반할 가능성이 2배 정도 더 많다(Kertesz, 1979; Liepmann, 1908).

Liepmann의 시대부터 1970년대까지 실행증은 전운동피질(premotor cortex)이 손상된 증거로 간주되었는데, 이곳은 운동 계획의 중추로 여겨진다. Geschwind(1975)는 실행증이 뒤쪽 두정엽과 측두엽으로부터 전운동피질을 단절시키는 좌반구의 손상으로 인해 야기될 수 있다고 주장함으로써 Liepmann의 모델을 보완하였다. Geschwind의 실행증의 연결주의 모델은 두정엽 아래쪽을 통과하는 섬유들의 손상으로 인해 베르니케영역으로부터 전운동피질이 고립되어 실행증이 나타나는 과정을 설명한다. 피질의 운동 계획 영역은 보존되었지만 구어 지시에 반응을 할 수 없는데, 왜냐하면 검사자가 요구한 것에 관련한 베르니케영역으로부터의 정보를 활용할 수 없기 때문이다.

Buckingham(1979)은 Geschwind의 모델과 유사한 실행증 모델에 대해 기술하였지만, 그는 전운동피질의 손상에 의한 실행증과 두정엽의 손상에 의한 실행증이 비구어적으로 동작을 유도함으로써(예: 환자에게 그림을 보여 주거나 동작의 모델을 보여 주는 것) 구분될 수 있다는 것을 첨가하였다. Buckingham에 따르면, 전운동피질의 손상으로 인한 실행증 환자는 어떠한 방법으로 동작을 유도하든 간에 실행증을 보이는데, 왜냐하면 운동 계획 영역이 손상되었기 때문이다. 반면, 두정엽 손상으로 인한 실행증 환자는 동작을 구어로 지시하면 실행증을 보이지만 비구어적인 방법으로 유도하면 실행증을 보이지 않는다. 왜냐하면 비구어적 유도는 베르니케영역으로부터의 정보에 대한 전운동피질의 의존도를 제거하기 때문이다.

관념운동 실행증은 사지 움직임의 장애[**관념운동 사지 실행증**(ideomotor limb apraxia)라고 불리는 상황]나 구강안면 구조의 움직임의 장애[**구강안면 실행증**(buccofacial apraxia), **구강비구어 실행증**(oral nonverbal apraxia) 혹은 **구강비언어 실행증**(oral nonspeech apraxia)이라고 불리는 상황]로 표현될 수도 있다. 관념운동 사지 실행증 환자는 "잘 가라고 어떻게 손을 흔드는지 보여 주세요.", "손가락으로 어떻게 동전을 튀기는지 해 보세요.", "차를 세울 때 엄지를 어떻게 하는지 보여 주세요."와 같은 검사자의 지시를 들었을 때 일상생활에서 하는 팔이나 손의 일련의 팬터마임을 하지 못한다. 관념운동 사지 실행증 환자가 그러한 지시에 반응을 할 때는 보통 자신의 손이나 팔을 동작을 하기 위한 대략적인 위치에 가져가지만 정확한 연출을 위해 요구되는 세밀한 손목, 손, 손가락의 구부러지는 동작은 수행하지 못한다. 결과는 경직되고 뻣뻣하게 요구받은 동작에 근접하려는 것이 된다. 검사 중에 나타나는 판자와 같이 뻣뻣한 실행증 환자의 사지 움직임은 중앙부(proximal: 몸통에 가까운)의 근육 그룹보다 말단(distal: 몸통에서 먼)의 근육 그룹에 실행증이 더 심한 경향을 반영하는 것이다. 관념운동 사지 실행증 환자가 어깨, 팔꿈치, 손목 그리고 손가락의 움직임을 요구하는 연속 동작을 수행할 때, 어깨와 팔꿈치 움직임은 손목이나 손가락 움직임보다 더 정상에 가깝다. 이러한 이유 때문에 손목과 손가락의 움직임을 요구하는 검사 항목(예: 동전 튀기기나 시계의 태엽 감기)이 어깨나 팔꿈치의 동작을 요구하는 검사 항목(예: 경례하기, 컵에 있는 물 마시기)보다 사지 실행증의 진단에 더 민감하다.

관념운동 사지 실행증은 거의 대부분 양쪽 팔과 손에 영향을 미치지만 좌반구의 뇌손상 결과 오른쪽 팔과 손에 마비가 있다면 그쪽 팔과 손에서는 관찰되지 않을 것이다[Liepmann은 **왼쪽 실행증**을 **교감 실행증**(sympathetic apraxia)이라고 불렀다]. 그러나 왼쪽 팔과 손의 편측 실행증은 뇌량을 통해 좌뇌로부터 우뇌로 운동 조절 정보를 전달하는 것을 방해하는 뇌손상에 의해 야기되기도 한다[뇌량 실행증(callosal apraxia)이라고 하는 상태].

사지 실행증 검사에서 성공적인 수행을 위해서는 다음과 같은 뇌의 네 영역의 기능이 적절해야 한다. (1) 검사자가 지시하는 의미를 알아내는 베르니케영역, (2) 베르니케영역으로부터의 정보가 전달되는 통로인 아래쪽 두정엽, (3) 집행될 운동 계획을 세우는 전운동피질, (4) 운동을 집행하는 운동피질(motor cortex).

만일 움직임이 오른쪽 손과 팔로 이루어질 것이라면, 운동 계획은 인접한 좌반구의 운동피질로 보내지지만, 만일 왼쪽 손과 팔로 이루어지는 것이면 운동 계획은 뇌량을 통해 우반구의 운동피질로 보내진다(그림 8-11).

베르니케영역이 손상되면 환자는 검사자의 지시 내용을 이해하지 못한다. 환자는 실행증 때문이 아니라 이해장애로 인해서 어느 쪽 팔다리로도 움직임을 집행하지 못한다. 두정엽의 손상은 베르니케영역과 전운동피질 간의 의사소통을 단절시켜 환자가 양측 실행증이 되게 한다. 전운동피질의 운동 조절 센터에 영향을 미치는 손상 또한 환자를 양측 실행증이 되게 한다. 만일 왼쪽 대뇌반구의 베르니케영역과 전운동피질 간의 연결이 기능적이지만, 뇌량의 손상으로 인해 좌반구의 베르니케영역에서 이해한 정보가 우반구의 운동피질에 도달하지 못한다면 왼쪽 팔과 손에 편측 실행증이 발생한다.

구강안면 실행증 환자는 입술 위치 잡기, 불기, 빨기, 냄새 맡기(예: 휘파람 불기, 빨대로 빨기 또는 꽃냄새 맡기)를 위한 독립적인 혹은 연속적인 동작의 팬터마임을 하지 못한다. 구강안면 실행증과 사지 실행증은 보통 함께 나타나지만, 어느 쪽이든 단독적으로 발생할 수 있다. 구강안면 실행증은 브로카 실어증 환자에게 흔히 보인다. DeRenzi와 동료들(1966)은 브로카 환자 중 90%에서 구강안면 실행증을 진단하였다.

실행증 용어의 오용

실행증이라는 명칭은 간혹 부주의하게 사용되어 왔는데, 이로 인해 무엇이 실행증이고 어떠한 원인으로 인해 실행증이 발생하는지에 대해 혼란이 야기되었다.

실행증은 의학 문헌에서 가장 지속적으로 잘못 사용되는 용어 중의 하나이다. 현재 의료 그리고 의료 보조 분야 종사자들이 설명하는 대부분의 실행증 유형

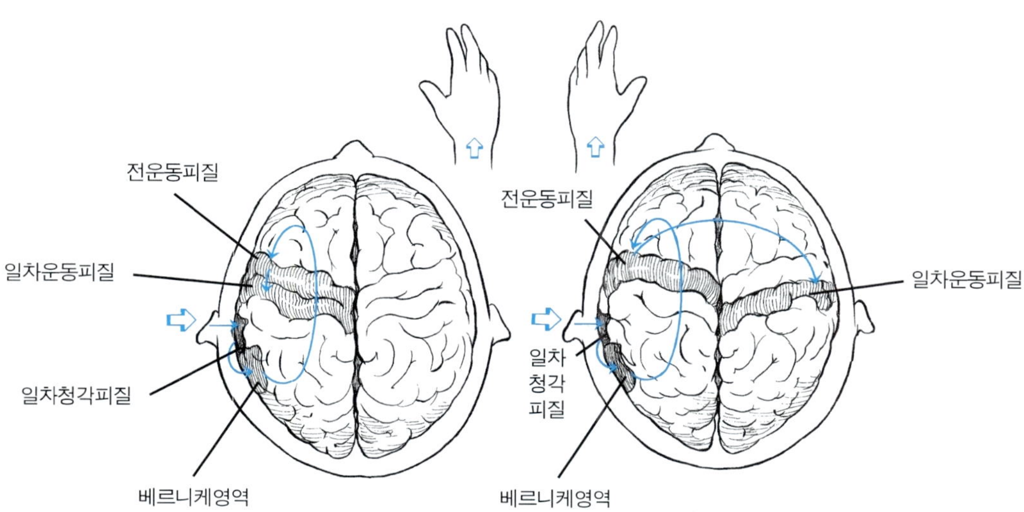

그림 8-11 사지 실행증에 대한 연결주의 설명. 손의 움직임을 요구하는 구어 지시는 일차청각피질에서 지각되고, 베르니케영역에서 이해된 다음, 활꼴 다발을 통해 손을 담당하는 전운동피질로 보내지는데, 이곳에서 운동을 위한 계획이 만들어진다. 전운동피질은 그러한 계획을 운동피질로 보내 수행하게 한다. 만약 움직임이 오른손으로 수행되어야 한다면 계획은 좌뇌의 운동피질로 보내질 것이고, 만약 움직임이 왼손으로 수행되어야 한다면 계획은 뇌량을 지나 우뇌의 운동피질로 보내질 것이다.

은 (예: 구어, 구성, 옷 입기 같은) 고정 운동 또는 시공간 장애를 나타내는 것으로, 더 이상 실행증이라는 용어로 정의되어서는 안 된다. 다양한 유형의 운동 수행 장애를 나타내는 데 있어서 실행증이라는 용어가 널리 오용되고 있음에도 불구하고, 실어증 환자에서 운동 실행증이 있는지의 여부는 거의 관례적으로 간과된다(Benson, 1979, p. 172).

실행증의 명칭이 가장 흔하게 잘못 사용되는 것은 착의 실행증(dressing apraxia)과 구성 실행증(constructional apraxia)인데, 어느 쪽이든 수의적인 움직임의 조절 장애를 의미하지 않는다. 착의 실행증 환자는 옷가지를 입는 데 어려움을 보인다. 환자는 옷의 앞뒤나 위아래를 바꿔 입거나 뒤집어 입기도 하며, 팔을 바지 가랑이에 넣으려고 하거나 다리를 셔츠나 블라우스의 소매에 넣으려고 할 수도 있다. 착의 실행증은 보통 뇌의 비우세반구 손상 결과로 나타나며, 아마도 신체상(body image)에 대한 붕괴와 자신을 둘러싼 공간과 신체의 관계를 판단하는 것의 장애 또는 환자 외부의 편측 공간과 편측 신체에 대한 주의 결여가 결합되어 나타나는 것 같다. 착의 실행증이라고 하는 것은 수의적인 움직임의 조절에 대한 문제는 분명 아니다. 옷을 입으려고 할 때 환자의 동작은 속도나 크기, 방향 그리고 협응에서 정상이다.

구성 실행증은 검사에서 환자에게 지형적인 디자인이나 단순한 그림을 보고 그리도록 하거나, 블록이나 막대기를 가지고 단순 디자인을 구성하게 하거나, 일상생활의 사물의 조각을 모아 조립하도록 지시하였을 때 수행에 결함을 보이는 것을 가리키는 명칭이다. 구성 능력에 문제가 있는 환자의 손과 팔의 움직임은 자연스럽고 협응이 잘 이루어지지만, 환자가 산출하는 그림이나 디자인은 왜곡되어 있거나, 분열되어 있거나, 불완전하다. 이러한 환자의 구성이 질적으로 낮은 것은 배경으로부터 그림을 구분하는 것이나, 공간적 관계를 파악하는 것, 시각적 공간에 주의를 기울이는 것과 같은 시공간 기능에 손상이 있는 것이라고 생각된다. 구성 실행증이라는 명칭은 이제 점차 사용되지 않으며, 더 적절한 구성장애(constructional impairment)가 대신 사용된다.

말실행증

말실행증(apraxia of speech)이라는 명칭은 1800년대 후반에서 1900년대 초 **구강 실행증**(oral apraxia)이라는 증후군의 일부로 처음 문헌에 나타났다. 20세기 초기 절반 동안, 학자들은 실행증의 구어적 움직임을 실행증의 비구어적 움직임으로부터 분리하기 시작했으며, 실행증 마비말장애(apraxic dysarthria), 말초운동 실어증(peripheral motor aphasia), 조음 마비말장애(articulatory dysarthria), 음성표현 실행증(apraxia of vocal expression)과 같은 명칭이 문헌에 등장하였다. Darley(1969)가 말실행증이라는 명칭을 정착시켰고, 그 이후로 언어치료 전문가와 다른 학자들은 Darely, Aronson과 Brown(1989)이 다음과 같이 묘사한 조음장애의 집합을 이 명칭으로 사용하였다.

> 말실행증은 독특한 말운동장애로서 마비말장애(말산출 근육에 대한 신경전달의 손상으로 인한 말장애)와 실어증(말이나 글로 의사소통하는 데 사용되는 신호체계를 부호화하거나 해독하기 위한 뇌 기제의 손상으로 인해 발생한 언어장애)과 구별된다. 말실행증은 일차적으로 조음에 오류가 나타나며, 이차적으로는 보상적인 운율의 변화를 보이는 말운동 프로그래밍의 장애이다. 말실행증 환자는 음소를 산출하는 데 필요한 구강 위치를 형성하고, 단어를 산출하기 위해 이러한 위치들을 순서적으로 배열하는 데 효율성이 저하된다. 이 장애는 실어증과 자주 동반하여 발생하지만 단독으로도 발생하기도 하며, 구강(비구어적) 실행증이 동반되기도 한다(p. 267).

말실행증[간혹 **구어 실행증**(verbal apraxia)이라고도 함]은 그렇지 않은 면도 있지만 일부 측면에서 다른 형태의 관념운동 실행증과 유사하다. 이는 말산출 근육의 약화나 마비 또는 감각손실로 인해 야기되지 않는다. 계획되지 않는 자동적인 말은 검사자에 의해 요구되는 말보다 훨씬 덜 서투르고 노력이 들어가지 않는다고 일부 학자는 믿는다. 그러나 기존에 말실행증의 기본 규준으로 제시되던 것에 비해 의도적 발화와 자동 발화 간의 차이에 대한 증거는 뚜렷하지 않다. 말실행증에 대한 자세한 내용은 제13장에서 논의된다.

실인증

실인증은 환자가, 영향을 받은 감각은 보존되어 있는데도 불구하고, 특정 감각 양식(예: 시각, 청각)의 자극을 인식하지 못하는 지각장애(perceptual impairment)를 통칭하는 포괄적인 명칭이다. 시각실인증(visual agnosia) 환자는 볼 수 있고(환자가 똑같은 사물이나 형태의 짝 맞추기가 가능한 것으로 알 수 있듯이) 그리고 시각적으로 인식하지 못한 사물이 친숙한 것인데도(환자가 사물을 만지거나 사물에서 나는 소리를 듣고 그것을 인식하는 것으로 알 수 있듯이) 시각적으로 사물을 인식하지 못한다. 시각실인증은 특징적으로 (보통 양측) 후두엽, 뒤쪽 두정엽 또는 시각피질과 뇌의 다른 영역을 연결하는 섬유로가 손상되었을 때 나타난다. 종종 시각실인증은 불완전하고 간헐적이며 일관적이지 않다. 시각실인증 환자는 보통 일상생활에서 꽤 잘 기능한다. 왜냐하면 환자는 볼 수 있고, 여기저기 부딪히지 않으며, 자신의 길을 찾아 나가고, 보통 일상생활 환경에서 친숙한 시각적 단서를 인식하고 적절하게 반응하기 때문이다.

청각실인증(auditory agnosia) 환자는 청력이 좋은데도 소리의 의미를 파악하지 못한다. 청각실인증 환자는 소리 나는 쪽을 돌아보고, 큰 소리에 깜짝 놀라는 반응을 보인다. 그러나 사물을 보여 주면 그것을 인식할 수 있음에도 불구하고 사물과 그 사물이 만드는 소리를 연결하지 못한다. 시각실인증과 같이 청각실인증은 불완전하거나 간헐적일 수 있다. 청각실인증은 청각 연합피질(auditory association cortex)의 손상(보통 양측의)을 시사한다. 청각실인증 환자는 돌발적으로 소리에 대해 적절한 반응을 보이거나, 특정 소리나 특정 범주의 소리에 대해 적절한 반응을 보일 수 있다.

양측 반구의 청각피질로부터 베르니케영역을 고립시키는 뇌손상이 있는 환자는 간혹 **청각-구어 실인증**[auditory-verbal agnosia, **순수언어실청**(pure word deafness)]이라고 하는 증후군을 보인다. 청각-구어 실인증은 다른 언어기능(읽기, 쓰기, 말하기)은 보존되어 있지만, 말을 듣고 이해하는 데 심한 장애가 있는 희귀한 현상이다. 청각-구어 실인증 환자는 전화벨 소리나 사이렌 소리와 같은 비구어적인 소리에는 적절히 반응하지만 단어를 듣고 의미를 파악하지 못한다. 환자는 이야기하는 상대방에게 주의를 기울이지만 다른 사람이 하는 말의 의미를 이해하지 못하는데, 같은 정보를 글로 써서 보여 주면 이해한다. 청각-구어 실인증 환자는 종종 자신의 모국어를 듣고도 모르는 것처럼 반응한다. 그러나 환자의 말은 보통 내용과 형식 모두 적절하다.

촉각실인증(tactile agnosia) 환자는 촉각 감각은 보존되어 있는데도 사물을 만져 보고 그것을 인식하지 못한다. 만약 환자가 사물을 보거나 냄새를 맡거나, 그것이 내는 소리를 들으면 그것을 인식할 수 있다. 촉각실인증은 보통 뇌의 다른 영역으로부터 체감각피질을 고립시키는 두정엽의 손상 때문에 발생한다. 촉각실인증 환자는 접촉이나 핀으로 찌르는 것 그리고 손의 피부 수용체에 대한 다른 단순 자극을 알아차릴 수 있지만, 손으로 만진 사물에 대해 크기나 모양, 무게와 같은 기본적인 특징을 인식할 수 있을지는 몰라도 그 사물의 이름을 말하거나 묘사하거나, 그것에 대해 설명하거나 사용하는 방법을 보여 주지 못한다. 촉각실인증 환자는 만져 본 사물을 그리거나 모양과 크기를 보여 줄 수 있으며, 눈을 가리고 여러 개의 사물 중에서 만져 본 사물과 같은 것을 골라낼 수 있다. **입체실인증**(astereognosis)은 촉각실인증과 같은 말이지만, 간혹 이 말은 촉각 감각이 감소되거나 상실되었을 때, 촉각 인식을 잃어버린 것을 가리키는 넓은 의미로 잘못 사용되고 있다.

실인증의 발병률

실제 특정 양식의 실인증(modality specific agnosia)은 문헌에서 자주 언급되지만 매우 드물게 나타난다. 문헌에 보고된 일부 실인증 사례는 실인증이지만 지각장애, 이해력 장애, 인지장애 또는 심리적 증상을 나타내고 있다. 실인증이라고 진단하기에 앞서 임상가는 반드시 몇 가지의 다른 원인을 배제하지 않으면 안 된다.

- 장애가 있는 영역에서 지각을 방해하는 감각 결함. 실인증의 진단은 문제가 있는 부분에서 지각에 적절한 감각기능이 요구됨.
- 실인증 검사에서 지시사항을 환자가 이해하지 못하는 이해력 장애

일반 개념 8-2

- 뇌량 해리 증후군은 뇌량에 있는 신경섬유의 파괴에 의해 발생한다. 이로 인해 뇌 반구들 간의 의사소통이 이루어지지 않는다.
- 오른손잡이 앞쪽 해리 증후군 환자는 물건을 보지 않고 왼손으로 만져 보면 그것의 이름을 대거나 설명하거나 쓰거나 말하는 일이 불가능한데, 이는 왼손으로부터의 감각정보가 언어를 담당하는 좌뇌에 도달하지 못하기 때문이다.
- 오른손잡이 뒤쪽 해리 증후군 환자는 우뇌로만 제시된 시각 자극에 대해 말로 반응을 하지 못한다. 일부 뒤쪽 해리 증후군 환자는 실서증을 동반하지 않은 실독증을 보이는데, 즉 읽기장애는 심하지만 자발적 쓰기나 베껴 쓰기는 잘 한다.
- 완전 해리 증후군(**분리-뇌 증후군**이라고도 함) 환자는 앞쪽과 뒤쪽 해리 증후군으로 인한 장애가 복합된 증상을 보인다. 일부는 외계손 증후군이 있을 수 있다.
- 뒤쪽 측두엽이나 아래쪽 두정엽 손상 환자는 종종 반대쪽 시야 실명을 보일 수 있다.
- **실행증**이란 움직임을 위한 근육의 약화, 마비, 감각 상실, 협응장애가 없이 자발적인 움직임의 순서적 수행에 어려움을 보이는 것이다.
- **관념 실행증**은 물건의 용도에 대한 이해나 사용에 필요한 개념이 상실된 것이다. 일부 현대 학자들은 관념 실행증을 진정한 의미의 실행증으로 여기지 않는다.
- **관념운동 실행증**은 움직임을 수행하는 데 필요한 운동 계획이 붕괴된 것이다. 관념운동 실행증은 관념 실행증보다 흔하다.
- 구강안면 실행증, 사지 실행증, 말실행증은 관념운동 실행증의 여러 형태들이다.
- 관념운동 실행증으로 진단하기 위해서는 운동장애에 대한 다른 대안적인 설명을 배제해야 한다. 다른 설명으로는 약화, 마비, 감각 상실, 협응장애 그리고 이해 능력 장애 등이 있다.
- 말실행증(또는 구강 실행증)은 다양한 조음 오류와 느리고 어렵게 하는 말에서 시행착오와 조음 탐색 행동을 보이는 것이 특징이다.
- **실인증**은 특정 감각 양식의 기본적인 지각 능력은 보전되어 있는데도 불구하고 친숙한 자극을 그 감각 양식을 통해 인식하지 못하는 상태이다. 시각실인증, 청각실인증, 촉각실인증(입체실인증)은 문헌에 소개된 세 가지 기본적인 실인증후군이다.

- 검사 자극을 환자가 말로 표현하지 못하게 하는 표현의 결함
- 환자가 검사 자극을 지식이나 이전의 경험과 연결하지 못하도록 하는 생소한 검사 자극. 만일 환자가 다른 방법으로 자극을 인식한다면 실인증을 비친숙도로 설명할 수 없음.

실어증과 관련 장애의 연결주의적 설명의 한계

컴퓨터단층촬영(computerized tomography, CT), 자기공명영상(magnetic resonance imaging, MRI), 양전자방출단층촬영(positron-emission tomography, PET), 자기뇌파검사(magnetoencephalography, MEG), 단일광자방출컴퓨터단층촬영(single-photon emission computed tomography, SPECT)과 같은 뇌영상 기술이 발달하면서 이전 어느 때보다 더 정확하고 더 상세하게 뇌손상의 위치를 알 수 있게 되었다(물론 환자의 뇌를 사후에 부검하는 것을 제외하고). 이러한 영상기술은 뇌 부검으로는 불가능한 뇌기능(혹은 기능장애)에 대한 통찰력을 가질 수 있게 해 주었다. 뇌영상 기술을 이용하여 뇌손상과 실어증 증후군 간의 관계에 대한 이해에 새로운 지평을 열게 되었다. 지난 30여 년간 실어증 연구와 뇌영상 기술을 통해 위치가 밝혀지고 측정된 뇌손상 간의 관계에 대한 수많은 보고가 등장하였다. 이러한 보고는 뇌손상과 실어증후군 사이의 관계에 대한 고전적 개념에 몇 가지 수정을 가져왔다. 가장 중요한 두 가지 사항은 다음과 같다.

- 브로카영역과 베르니케영역에 국한된 손상은 보통 만성적 브로카 실어증이나 베르니케 실어증을 초래하지 않는다.
- 뇌 심부의 손상, 즉 실비우스 주변 피질 아래의 뇌 안쪽과 실비우스 주변 피질과 연결된 연합섬유의 손상으로 인해 실어증이 발생할 수 있다.

여러 보고에서 브로카영역이나 베르니케영역에 국한된 손상은 지속적인 브로카 실어증이나 베르니케 실어증을 일으키지 않는다고 제안하였다. Mohr와 동료들(1978)은 22명의 실어증 사례들의 뇌손상의 위치와 범위를 연구하고, 실어증 환자들의 뇌를 사후 부검한 83개의 논문을 검토하였다. 그들은 브로카영역에 국한된 뇌손상은 만성 브로카 실어증을 초래하지 않고, 일시적인 함묵증(mutism)을 보이지만 조음장애(말실행증)로 진행되며 빠르게 호전되고 언어(language)에는 크게 지속적인 장애를 보이지 않는다고 결론지었다. Mohr와 동료들에 따르면, 뇌손상이 브로카영역을 넘어 확대되어 있는 경우에만 브로카 실어증이 지속적으로 남아 있게 된다. Knopman과 동료들(1983)도 유사한 결과를 발표하였다. 그들은 브로카영역에 국한된 손상이 있는 환자는 지속적인 브로카 실어증 없이 일시적으로 비유창한 말산출을 보인다고 보고하였다. Knopman과 동료들에 따르면 지속되는 브로카 실어증은 브로카영역으로부터 일차운동피질(primary motor cortex)이나 두정엽으로 손상이 확장된 경우 발생한다고 한다.

베르니케영역에 국한된 손상과 지속적인 베르니케 실어증과의 관계에 대해서도 유사한 의문점이 제기되었다. Selnes와 동료들(1983)은 좌반구의 단일 뇌손상이 있는 실어증 환자 39명의 언어 회복을 측정하였다. 그들은 환자의 언어이해 능력을 한 달에 한 번씩 5개월 동안 검사하였다. 베르니케영역에 국한된 손상이 있는 환자는 거의 정상적인 언어이해 능력으로 회복되었다. 지속적으로 심한 언어이해 능력의 장애를 보이는 환자는 특징적으로 손상이 베르니케영역을 넘어 아래쪽 두정엽까지 확장된 환자였다.

Selnes와 동료들(1985)은 베르니케영역에 국한된 손상의 결과 가장 두드러지게 지속되는 것은 따라말하기의 장애라고 이후에 보고하였다. 그들은 발병 후 1개월이 지난 시점에서 베르니케 실어증이라고 판정된 10명의 환자를 연구하였다. 발병 후 6개월이 지나자, 10명 중 8명이 전도 실어증으로 판정되었다. 그 환자들은 들은 것을 따라말하는 데에 장애가 있었고 상대적으로 좋은 (정상은 아니지만) 언어이해 능력을 보였다.

고전적인 연결주의 모델은 실어증을 대뇌의 중점 영역들의 손상 또는 한 중점 영역과 다른 영역을 연결하는 섬유의 손상으로 인한 것으로 보았다. 그러한 고전적 모델은 피질하 심부의 손상으로 인한 실어증의 가능성을 고려하지 않았다. 그러나 이제는 오른손잡이 환자가 왼쪽 기저핵(basal ganglia)이나 시상(thalamus)에 손상이 생기면 실어증이 발생할 수 있다는 것이 명백해졌다(Alexander & Lo Verme, 1980; Cappa & Vignolo, 1979; Mohr, Walters, & Duncan, 1975; Naeser와 동료들, 1982; Ojemann, 1975).

Naeser와 동료들(1982)은 기저핵과 그 주변의 손상으로 인한 실어증의 아홉 가지 사례를 연구하였고, 뇌손상의 앞쪽에서 뒤쪽으로의 위치에 기초하여 세 가지 피질하 실어증후군을 보고하였다. 앞쪽 증후군(anterior syndrome) 환자는 [내포(internal capsule), 렌즈핵(lenticular nucleus)과 함께 앞쪽 백질(anterior white matter)로 확장된 손상으로 인해 발생] 편측마비, 마비말장애가 동반된 느린 발화를 보이지만 구의 길이나 억양은 좋고, 이해 능력과 따라말하기 수행이 양호하며, 소리 내어 읽기와 쓰기가 어려우며, 대면이름대기를 잘 못한다.

뒤쪽 증후군(posterior syndrome) 환자는 [조가비핵(putamen), 내포와 함께 뒤쪽 백질로 확장된 손상으로 인해 발생] 편측 마비, 마비말장애 없는 유창한 발화를 보이고, 이해 능력이 저하되고, 단단어의 따라말하기는 잘하지만 문장의 따라말하기 수행은 어렵고, 읽기와 쓰기의 장애를 보이고, 대면이름대기가 어렵다(뒤쪽 증후군은 피질하 증후군에서 편측마비가 나타나는 점을 제외하면 베르니케 실어증과 유사하다). Cappa와 동료들(1983)도 Naeser와 동료들이 설명한 것과 비슷한 앞쪽 증후군과 뒤쪽 증후군에 대해 기술하였다.

Robin과 Schienberg(1990)는 왼쪽 기저핵에 손상이 있는 10명의 오른손잡이 실어증 환자들의 말과 언어장애에 대해 보고하였다. 네 명은 유창하게 말을 하였고, 다섯 명은 비유창하였으며, 한 명은 초기에는 유창하였지만 비유창하게 되었다. 유창한 환자 중 한 명은 심한 언어장애와 자곤(jargon)의 말산출을 보였고, 세 명은 경도의 듣고 이해하기 장애와 말에서 문자 및 구어 착어를 보였다. 이름대기는 네 명 모두에서 중등도 정도로 저하되어 있었다. 다섯 명의 비유창한 환자 중 세 명은 심한 (전반)실어증을 보였고, 두 명은 중등도 정도의 실어증이었다. 다섯 명 중 네 명은 말실행증이나 마비말장애 또는 둘 다를 가지고 있었다.

왼쪽 시상(thalamus)의 손상으로 인한 실어증이 몇몇 논문에서 다루어졌으며, 언어에 대한 시상의 역할이 크게 주목을 끌게 되었다(Cappa & Vignolo, 1979; Mohr, Walters, & Duncan, 1975; Ojemann, 1975). 시상의 손상으로 인한 실어증 환자는 내포(internal capsule)를 통과하는 추체로의 손상 때문에 거의 항상 편측마비가 있다. 시상 실어증 환자는 종종 자발화를 시작하는 데 어려움이 있지만 일단 말을 시작하면 정상적인 속도와 억양으로 유창하게 말을 한다. 하지만 문자 착어, 구어 착어, 신조어 그리고 단어 인출장애를 흔히 보인다. 음량감소증(hypophonia: 약한 음성)이 흔히 나타난다. 이름대기는 보통 경도에서 중등도 정도의 장애를 보인다. 듣고 이해하기와 읽고 이해하기는 보통 경미하게 저하된다. 왼쪽 시상 손상 환자는 보속적인(perseverative) 경향을 보이고, 환자의 수행은 과제 또는 상황마다 일관적이지 않은 편이다.

Murdoch(1990)는 시상 손상으로 인한 실어증후군이 따라말하기와 이해력이 보존되는 경향을 보이나 스스로 말을 시작하는 것은 감소된 양상으로 연결피질운동실어증과 유사하다고 하였다. Murdoch에 따르면 왼쪽 피질하 손상으로 인한 언어장애 환자는 보통 경미한 정도의 장애를 보이며, 피질 손상으로 인한 실어증 환자보다 회복 면에서 예후가 더 좋다. Damasio와 동료들(1982), Mateer와 Ojemann(1983)은 특히 피질하 실어증은 보통 몇 주에서 몇 달 이내에 자연적으로 회복된다고 밝혔다. 그러나 Robin과 Schienberg는 세 명의 시상 실어증 환자가 발병 후 2년이 지난 다음에도 실어증이 지속되었다고 보고하였다. Robin과 Schienberg는 다음과 같이 언급하였다.

> 피질하 손상을 동반한 실어증은 일시적이라는 가정이 부정적인 결과를 가져온 것 같다. 우리가 이러한 환자에 대해 연구하기까지, 의사들은 자주 환자와 상담하면서 환자의 '말'이 저절로 좋아질 것이라고 하였다. 결과적으로 의뢰는 이루어지지 않았고, 많은 환자가 치료를 받지 못하였다(p. 99).

피질하 손상으로 실어증후군이 발생하지만, 손상된 피질하 구조가 직접적으로 언어와 관련이 있는지는 명확하지 않다. 연구된 많은 환자의 경우, 손상은 피질하 구조로 한정되어 있지 않고 피질까지 확장되어 있었다. Dewitt과 동료들(1985)은 피질하 실어증 환자의 MRI 사진은 보통 CT 사진에서는 보이지 않던 피질 조직이 관련된 것을 보여 준다고 주장하였다. Metter와 동료들(1983)은 피질하 실어증 환자들의 PET 연구를 통해, 구조적 손상은 보이지 않지만 왼쪽 대뇌반구 영역의 피질대사(cortical metabolism)가 거의 항상 저하되어 있는 것을 보여 준다고 보고하였다. Alexander, Naeser와 Palumbo(1987)는 피질하 손상만을 보이는 18명의 환자에 대해 연구하고 후향적으로 61명의 사례를 검토하였다. 그들은 시상에 국한된 손상은 지속적인 실어증을 야기하지 않지만 경미한 단어 인출장애를 일으킬 수 있다고 보고하였다. 또한 실어증의 원인이 되는 피질하 손상은 반드시 피질하 영역을 서로 연결하는 심부의 신경섬유로나 피질하 영역을 피질 영역과 연결하는 신경섬유로의 손상을 동반한다고 하였다. 기저핵과 시상이 언어의 어떤 측면을 직접 담당하는지 또는 두 영역이 피질의 언어영역을 향한, 언어영역으로부터 또는 언어영역 간의 의사소통을 방해함으로써 언어장애를 초래하는지 현재로서는 분명하지 않다.

연결주의 모델의 설명력

실어증에 대한 연결주의자들의 설명이 객관적으로 보임에도 불구하고, 그것은 뇌-행동 관계의 완벽한 설명을 제공하지 않으며, 아마도 제공할 수 없을 것이다. Jackson이 지적하였듯이, 뇌손상 후에 나타나는 증상을 통해 그 증상을 야기한 뇌손상 영역을 확인할 수 있지만, 그것이 그 증상과 관련된 기저의 기능(function)이나 처리과정(process)을 담당하는 뇌 영역을 확인해 주는 것은 아니다. Kertesz(1979)는 Jackson의 주장에 대한 연장선상에서 언급하기를 "장애의 원인이 된 손상 영역을 국소화할(localize) 수 있을 뿐이며, 장애 그 자체는 국소화할 수 없다."라고 하였다(p. 142).

증상이 대뇌피질의 기능적 영역의 파괴로 야기된 것

이 아니라 연합섬유의 파괴로 인한 것이라면, 국소주의자의 해석은 미궁에 빠지게 되는 것 같다. 예를 들어 좌뇌의 두정-후두-측두 접속점[각이랑 영역(angular gyrus region)]의 손상은 읽기장애를 일으킨다고 알려져 있다. 이를 바탕으로 엄격한 국소주의자는 좌뇌의 두정-후두-측두 접속점이 읽기 중추라고 결론을 내릴지도 모른다. 이러한 결론은 신경심리학적으로 순진한 것일 수 있는데, 이는 읽기가 뇌의 여러 영역의 관여를 필요로 하는 복잡한 과정이기 때문이다. 읽기장애와 왼쪽 대뇌반구의 각이랑 영역의 손상은 함께 발생할 수 있는데, 이는 그곳의 손상이 시각피질과 베르니케영역 간의 의사소통을 방해하기 때문이지, 각이랑 영역이 읽기 중추여서가 아니다. 일부 사람들은 연결피질운동 실어증을 야기하는 손상이 말을 시작하는 중추가 파괴되어 환자가 그런 것이라고 주장할지도 모르겠지만, 대부분은 이 환자들의 침묵이 활성화와 각성을 담당하는 영역으로부터 말을 담당하는 영역이 고립되어 나타나는 것이라는 사실에 동의한다.

Goodglass(1993)에 따르면, 연결주의 증후군은 "인간 성인의 뇌에서 언어의 기능적 조직화에 대한 양식적 편향의 결과"(p. 218)를 나타내는 것이다. Goodglass는 성인 인간의 뇌는 어떤 의미에서 고정된 연결구조(hard wired)와 같지만, 개체가 성숙해 감에 따라 각 개체의 뇌는 언어에 관련한 처리과정을 수행하는 데 가장 효과적인 신경 조직을 스스로 발달시킨다고 믿었다. Goodglass에 따르면 뇌가 조직화되는 공통적인 (양식의) 패턴이 있다(아마도 이러한 공통 패턴은 고정된 연결구조의 결과일 것이다). 이러한 양식 패턴은 뇌 조직화에 충분한 일관성을 부여하여 뇌-행동 관련의 연결주의적인 설명을 유용하게 한다. 그러나 Goodglass에 따르면 언어를 위해 뇌가 어떻게 스스로를 조직화하는가에 대한 개인의 차이는 이러한 양식 패턴에 첨가되어 있을 것이며, 각 환자에서 고전적인 연결주의 실어증후군에 대한 예외, 모순 또는 불완전한 표상을 초래할 것이다.

이러한 개인차 때문에 실어증에 대한 연결주의적 설명은 각 개체보다는 집단에 더 잘 적용된다. 만일 오른손잡이며 왼쪽 측두엽에 손상이 있는 성인을 검사하였다면, 수행의 전반적인 패턴은 거의 확실하게 베르니케 실어증의 고전적인 패턴과 일치할 것이다. 이해 능력이 저하되고, 착어의 말오류(특히, 구어 착어) 그리고 애매하고 불분명한 말이 흔히 나타나며, 그 집단 사람들은 주어진 정보의 양을 전달하는 데 필요한 것보다 더 많은 단어를 사용할 것이다. 그러나 그 집단에는 분명히 착어 오류를 거의 보이지 않는 사람, 애매하고 불분명한 단어를 거의 사용하지 않는 사람, 말의 강박(press of speech)을 보이지 않는 사람 그리고 아마도 이해 능력이 상대적으로 양호한 사람이 있을 수 있다.

연결주의 모델의 불확실성은 사람들의 관심이 실어증 환자 집단으로부터 개인으로 옮겨 갈 때뿐만 아니라, 언어의 전반적인 특성(예: 말 유창성)으로부터 더 특정적인 측면(예: 단어 인출 실패)으로 옮겨 가면서 더 증가한다. 실어증 환자를 확실하게 연결주의 증후군으로 분류하기 위해 만들어진 실어증 검사도구가 언어 행동에 기초하여 환자를 고전적인 연결주의 증후군으로 분명하게 분류하지 못하는 경우가 15%(Poeck, 1983)에서 40%(Benson, 1979) 또는 80%(Goodglass & Kaplan, 1983)까지 달한다는 점에서 연결주의 모델이 특정적이지 못하고 불분명하다는 것이 증명된다.

이러한 단점에도 불구하고, 연결주의 실어증후군과 그 용어는 임상가가 효과적으로 의사소통을 하는데 또는 환자의 신경학적 이상으로부터 뇌손상의 위치나 정도를 추측하고자 하는 데 유용하다. Goodglass(1993)는 베르니케 실어증이나 브로카 실어증의 고전적인 패턴은 보통 분명히 측두엽의 손상(베르니케 실어증의 경우)이나 뒤쪽 아래쪽 전두엽의 손상(브로카 실어증의 경우)을 가리키지만, 고전적 패턴이 혼합되어 있거나 불완전하다면 증상의 기저를 이루는 뇌손상의 위치를 예측하는 일은 불분명해진다고 언급하였다. 연결주의 모델을 이용하는 사람들은 종종 모델에 들어맞지 않는 환자를 보고 놀라겠지만, 그들의 예측은 모델에 맞는 다수의 환자에 의해 지지되고 이것이 유용한 도구라는 것을 보여 주기도 한다.

연결주의 모델은 여러 측면에서 허구이지만, 실어증의 근본적인 증상과 신경계의 가장 기초적 원인 사이의 기본적 관계를 이해하고자 하는 언어치료 전문가에게는 유용하게 이용되고 있다. 연결주의 모델에 대한 지식은 언어치료 전문가가 신경학자나 환자를 의뢰하는 다른 전문가와 의사소통하고 그 모델에서의 언어에 관해

일반 개념 8-3

- 현대의 증거들을 보면 지속적인 브로카 실어증을 초래하기 위해서는 브로카영역을 넘어 확장된 뇌손상이, 지속적인 베르니케 실어증을 초래하기 위해서는 베르니케영역을 넘어 확장된 뇌손상이 있어야 한다.
- 언어 우세반구의 피질하 영역으로 심부의 뇌손상이 있는 환자가 실어증을 보일 수 있다. 이러한 실어증이 언어를 담당하는 뇌 심부구조의 손상에 의한 것인지 또는 뇌 심부구조와 피질 사이 신경의 의사소통이 붕괴되어 생긴 것인지, 아니면 뇌 심부구조의 손상이 피질로 확장된 것에 의한 것인지는 분명하지 않다.
- 실어증의 연결주의 모델은 환자 개개인의 실어증상을 예측하기보다는 환자 그룹의 뇌-행동 관계를 더 잘 설명한다. 연결주의 모델은 단어 인출 실패와 같은 특정 장애를 예측하는 것보다는 말 유창성과 같은 전반적인 증상을 예측하는 데 더 탁월하다.

이야기를 하는 데 도움이 된다. 그러나 증후군이란 것은 언어치료 전문가가 실어증 환자 개인의 평가를 구조화하거나 중재를 계획하는 데 필요한 정보를 제공하는 데는 그다지 도움이 되지 않는다. 연구 목적으로 실어증 환자를 고전적인 연결주의 모델에 따라 범주화하는 것은 연구 결과를 해석하고 일반화하는 데 있어서 아마도 범주화가 갖는 제약 이상의 제약을 가질 것이다.

생각해 볼 문제

문제 8-1

한 환자가 손이나 팔 모두 마비는 없었지만 오른쪽 손과 팔에 편측 사지 실행증을 보였다. 이러한 장애가 나타날 수 있는 것인가? 이러한 징후의 패턴을 가져올 수 있는 신경병리학적 위치를 추측해 보시오.

문제 8-2

마비가 없는 오른손잡이 실어증 환자의 사지 실행증을 검사하려고 한다. 검사자는 환자의 오른쪽 팔을 가리키며, "이쪽 팔로 잘 가라고 손을 흔들 때 어떻게 하는지 보여 주세요."라고 말하였다. 환자가 반응을 한 후에, 검사자는 환자의 왼쪽 팔을 가리키며, "이쪽 팔로 잘 가라고 손을 흔들 때 어떻게 하는지 보여 주세요."라고 말하였다. 이러한 검사 방법에 어떤 문제가 있을 수 있는가?

문제 8-3

순수 실독증을 보이지만 다른 신경학적 징후는 없는 한 오른손잡이 뇌졸중 환자가 시야에는 문제가 없다. 그 환자는 이전에 다른 신경학적 병력은 가지고 있지 않다. 이것이 가능한 일인가?

문제 8-4

전도 실어증이 있는 오른손잡이 환자에게서 어떤 비언어적 문제점을 예상할 수 있는가?

문제 8-5

연결피질운동 실어증이 있는 오른손잡이 환자에게서 어떤 비언어적 문제점을 예상할 수 있는가? 연결피질감각 실어증이 있는 환자에게서는 어떠한가?

제 9 장

실어증 및 관련 장애의 치료

> 실어증 환자는 회복기 동안 변화하고 발전하는 상태의 모든 측면에서 도움을 필요로 한다. 환자의 문제점 중 일부는 언어적인 것과 동반되어 명확하게 드러나는 반면, 어떤 것은 그대로 지속되거나 환자가 자신의 상태에 대해 현실적으로 완전히 올바른 이해를 갖게 되었을 때 표출될 수도 있다. 극히 소수의 환자만이 스스로 대부분의 문제를 해결할 수 있다. 대다수의 환자는 다른 사람의 도움을 필요로 한다 (Eisenson J: Examining for aphasia, New York, 1974, Psychological Corp.).

이 장에서는 임상가가 실어증이나 관련 장애 환자를 치료할 때 어떻게 접근해야 하는지에 대한 일반적 방법에 대해 설명하고자 한다. 여기서 설명되는 개념과 절차는 실어증 치료와 직접적으로 관련이 있고, 정도의 차이는 있겠지만 기타 인지-의사소통장애의 치료와도 관련이 있다. 이 장은 최우선적인 관심사, 즉 "실어증 환자의 치료에서 언어치료 전문가(speech-language pathologist)가 하고 있는 일은 할 만한 가치가 있는가?"라는 문제에서부터 출발한다.

처리과정중심치료

실어증 환자의 치료는 일반적으로 진단에서부터 치료, 퇴원으로 중재가 진행되는 의료 현장에 그 기원이 있다. 당시 실어증을 치료했던 임상가의 배경은 교육학, 심리학 그리고 언어학이었다. 이러한 조합은 언어처리과정(language processes)의 재교육, 재조직, 재자극을 목표로 하는 치료에 대한 교육적 접근이라는 결과를 낳았다. 1940년대부터 1970년대 말까지 실어증 치료는 관례적으로 언어처리과정을 복구시키기 위해 고안된 훈련(drill)에 실어증 환자가 참가하는 교수학적(didactic) 방법에 의존하였다. 이러한 교수학적 치료의 일반적 목표는 언어적, 문법적으로 의사소통의 질을 향상함으로써 실어증 환자가 더 나은 의사소통의 상대가 될 수 있도록 돕는 것이었다. 처리과정중심치료가 1940년대에서 1970년대까지 임상실어증학(clinical aphasiology)의 주축을 이루었고, 1980년에 들어서면서 실어증 치료에 대한 기능적 접근법이 나타났을 때 사회 참여나 삶의 질이라는 개념이 중재에 영향을 미치기 시작하였다. 이제부터 처리과정중심치료의 여러 특성에 대해 설명할 것이다. 그런 다음, 같은 방식으로 중재의 기능적 그리고 사회적 접근에 대해 설명하겠다.

처리과정중심치료의 효과

실어증 환자의 의사소통장애를 위한 처리과정중심치료의 가치는 여러 해 동안 논란의 대상이 되어 왔다. 회의론자(대부분 신경학자와 다른 의료 분야의 전문가)는 치료가 신경 회복에 기여하는 것 이상의 도움을 주는가에 대해 의문을 제기하였다. 지지자(대부분 언어치료 전문가, 실어증 환자 그리고 실어증 환자의 가족)는 치료가 신경 회복에 의해 설명되는 것보다 더 많은 도움을 제공한다고 확신하였다.

근거. 연구의 주된 목적은 실어증이 회복되는 경과 추이를 기술하는 것이었으나, Butfield와 Zangwill(1946)이 시행한 후향연구(retrospective study)는 이러한 문제를 다룬 초기 연구 중 하나이다. Butfield와 Zangwill은 70명의 실어증 환자의 기록을 검토하였는데, 그들은 모두 실어증 치료를 받은 사람들이었다. 환자들이 받은 치료 회기의 수는 통제되지 않았고 범위는 5~290회였다. Butfield와 Zangwill는 세 가지 범주의 평가 단계, 즉 '매우 향상됨', '향상됨' 또는 '변화 없음'으로 나누어 결과를 측정하였다. 그들은 치료가 끝났을 때, '변화 없음'보다 '향상됨' 또는 '매우 향상됨'으로 평가된 환자가 3~6배에 달하였던 것으로 미루어 치료가 매우 도움이 되었다고 결론지었다. 언어치료 전문가에게는 좋은 소식이었으나 이 증거가 질적으로 훌륭하다고 보기는 어렵다. 연구 대상자도 뇌졸중(stroke), 종양(tumor), 외상뇌손상(traumatic brain injury) 그리고 몇 가지 다른 종류의 뇌손상 환자가 모두 포함되어 있다. 치료 방법도 단지 일반적인 용어로만 기술되어 있을 뿐이다. 결과 측정 방법도 주관적이며 변별력이 낮고 신뢰성 면에서 의문점이 있다. 당시 상황에서는 합당한 노력이었지만 Butfield와 Zangwill의 연구는 지금의 과학적 정확성과 통제의 기준으로 보면 매우 부족하다.

Vignolo(1964)가 69명의 실어증 환자의 기록에 대한 후향적 연구로 그 뒤를 이었는데, 각 환자는 치료를 받고 최소한 두 번의 검사를 받았으며 두 검사 간의 간격은 최소 40일이었다. Vignolo는 세 가지 범주의 주관적 평가를 통해 결과를 측정하였는데, 즉 '변화 없음', '향상됨', '회복됨'이었다. 치료를 받은 참가자의 70%는 '향상됨'이나 '회복됨'이었던 반면, 치료를 받지 않았던 환자는 56%가 '회복됨'이었고, 치료의 효과는 발병 후 최소한 6개월 후에 치료를 시작한 참가자에게 더 강한 치료의 효과가 있었다. Vignolo는 발병 후 초기 6개월에는 치료 효과에 자연 회복이 더해지는 것을 발견하였다. 발병 후 6개월 이상이 지난 후 치료를 받은 환자보다 6개월 이내에 치료를 받은 환자의 경우, 치료를 받은 것과 받지 않은 것의 차이가 적게 나타났다. Vignolo는 발병 후 6개월 이상 지난 환자에 대한 치료는 만약 치료를 6개월 이상 지속할 수 있다면 가장 효과적일 것이라고 제안하였다. Butfield와 Zangwill의 연구와 마찬가지로 Vignolo의 연구도 당시의 상황에 합당한 것이었으나 현재의 정확성과 통제의 규준에는 맞지 않는다.

Sarno와 동료들(1970)의 연구는 회의론자들에게 활력을 주었다. Sarno와 동료들은 중증의 실어증 환자를 다음의 세 그룹, 즉 전통적 치료 그룹, 프로그램된 훈련 치료(programmed instruction treatment) 그룹, 치료를 하지 않은 그룹으로 구분하였다. 각 참가자는 7~46시간(평균 28시간)의 치료를 받았다. 치료가 끝났을 때 그룹 간에는 유의미한 차이를 보이지 않았고, 이를 근거로 Sarno와 동료들은 "뇌졸중으로 인한 중증의 실어증 환자는 치료 효과가 없다."(p. 621)라고 결론지었다. 그러나 그들은 또한 "이 연구에서 두 가지 실어증 치료 방법 모두 언어 회복에 영향을 미치지 않았다는 것은 환자들의 실어증 중증도와 관련된 것이라는 사실에 대해서는 의심의 여지가 없다."(p. 621)라고 언급하였다.

회의론자에게 많은 호응을 얻었음에도 불구하고, Sarno의 연구는 실어증 치료의 가치를 지지하거나 반대하는 것에 대해 어떤 설득력 있는 증거도 제시하지 못하였다. 이 연구는 중증도가 매우 심한 실어증 환자만을 대상으로 하였는데, 중증의 실어증 환자는 치료에 반응이 없는 것으로 이미 잘 알려져 있다. 프로그램된 훈련 치료는 당시에 유행처럼 사용되었지만 몇 년 내에 다른 접근법으로 대체되고 더 이상 사용하지 않게 되었는데, 이는 아마도 이 방법을 사용하던 사람들이 그 결과에 실망하였기 때문이라고 생각된다. 결과를 측정하였던 몇몇 방법(예: 쓰기, 연결발화)도 높은 수준으로 능력을 향상시키기 어려운 중증의 실어증 환자에게는 부적절하였을 것으로 보인다. Sarno 연구는 실어증에서의 중요한 문제에 대한 답을 얻기 위한 좋은 의도로 시행되었으나 그 결과는 우리에게 실어증 치료 전반에 대해 아무런 답도 주지 못하였으며 중증 실어증 환자의 치료에 대해서도 정보를 거의 주지 못하였다.

Basso와 동료들(1979)는 실어증 치료의 지지자들을 위해 신선한 기폭제 역할을 하였다. Basso와 동료들은 후향연구를 통해 162명의 실어증 환자 그룹에게 실시한 '자극법(stimulation)' 치료의 효과를 치료를 받지 않은 119명의 실어증 환자 그룹과 비교하였다. 결과의 측정은 청각적 이해 능력, 읽기, 말하기 그리고 쓰기 검사에서 향상을 보였거나 보이지 않은 환자의 수로 하였다. 치료를 받지 않은 환자에 비해 치료를 받은 환자들에게서 유의미하게 높은 비율의 향상이 보였고, 치료의 효과는 중등도의 실어증 환자보다 중도 실어증 환자에게서 더 강하게 나타났다. Basso와 동료들은 치료가 실어증의 회복에 매우 중요한 긍정적 효과를 가져오며 발병 초기의 치료가 후기의 치료에 비해 효과적이라고 결론을 내렸다. Basso의 연구는 잘 계획되어 실행된 것이었다. 그러나 이 연구가 가진 주요한 제한점은 치료를 받지 않은 그룹의 환자들이 무작위로 배정된 것이 아니라, 병원에서 너무 먼 곳에 살거나, 이동 수단이 없다는 이유로 혹은 연구에 참가하기를 원하지 않거나 비슷한 이유로 치료를 거절한 환자로 구성되었다는 점이다.

실어증 치료에 대한 최초의 무작위 배정 연구에서 Wertz와 동료들(1981)은 전향연구(prospective study)를 통해 실어증 환자의 개별 치료와 그룹 치료의 효과를 연구하였다. 신중하게 참가자를 선별하였고 치료의 특성을 잘 통제하였다. 각 참가자는 시작할 때 그리고 그때로부터 15주 후, 26주 후, 37주 후, 48주 후에 종합평가도구로 검사를 받았다. 두 그룹은 모두 초기 평가와 이후 실시된 평가 간에 유의미한 향상을 보였는데, 모든 검사 시기에서 그룹 간 중요한 차이는 거의 없었다. Wertz와 동료들은 두 가지 치료 방법 모두 효과적이었다고 주장하였는데, 그 이유는 두 그룹이 자연적인 신경 회복이 완료된다고 추정되는 발병 후 24주를 넘어서도 지속적인 향상을 보였기 때문이다. 치료를 받지 않은 통제 그룹을 포함하지 않았기 때문에 Wertz와 동료들은 치료를 받지 않는 것에 반하는 치료의 효과에 대해서는 아무런 주장도 할 수가 없었다.

Lincoln과 동료들(1984)은 87명의 실어증 환자를 대상으로 치료 효과를 보는 전향연구를 통해 회의론자 쪽에 무게를 실어 주었다. 통제 그룹은 74명의 치료를 받지 않은 환자로 구성되었다. 환자들은 발병 후 4주 후, 10주 후(치료 환자군이 치료에 들어간 시기), 22주 후 그리고 44주 후에 검사를 받았다. 어느 시기의 검사에서도 그룹 간에 유의미한 차이를 보이지 않았고, 이를 통해 저자들은 "언어치료는 자연 회복에 의해 달성되는 것 이상의 언어 능력 향상을 가져오지 않는다."(p. 1199)라고 결론지었다. 불행하게도 저자들의 결론은 연구 설계와 실행 과정에서 나타난 심각한 문제점으로 인해 연구 결과가 갖는 가치가 심하게 훼손되었다는 것이다. 참가자들은 치료에 대한 반응을 감소시킬 수 있는 다중 뇌손상(multiple lesion)이나 인지적 · 정서적 · 신체적 장애가 동반되어 있는 환자를 제외하기 위한 선별 검사를 받지 않았다. 치료 그룹 환자 중에는 예정된 회기의 치료를 모두 받은 환자가 거의 없었다. 예정된 48회기의 치료를 반도 받지 않은 환자는 48%였고, 제대로 설계된 연구였다면 연구에서 탈락했을 만한 환자들이 약 75%나 되었다. Wertz와 동료들(1986)은 "이러한 결과는 실어증이거나 실어증이 아닐지도 모르는 환자를 치료하지 않으면, 그러한 환자는 향상되지 않는다는 것을 보여 주는 것."(p. 31)이라고 언급하였다.

Shewan과 Kertesz(1984)는 실어증 환자를 언어중심치료(language-oriented treatment), 자극-촉진치료(stimulation-facilitation treatment), 구조화되지 않은 치료(unstructured treatment) 또는 치료를 하지 않은 그룹 중의 하나에 배정하는 전향연구 결과를 통해 치료의 효과가 있다고 믿는 사람에게 자신감을 더해 주었다. 각 환자는 발병 후 2~4주 사이에 그리고 첫 검사 후 3개월 후, 6개월 후, 12개월 후에 웨스턴 실어증 검사(WAB)를 받았다. 6개월 후의 검사 시점에서는 WAB 검사 수행의 향상에 있어서 그룹 사이의 차이가 유의미하지 않았다. Shewan과 Kertesz는 이러한 결과는 자연 회복의 영향이 강하게 나타났기 때문이라고 생각하였다. 변화는 첫 검사에서부터 12개월이 경과한 시점에서 이루어진 WAB의 수행에서 나타났는데, 치료를 받은 세 그룹은 치료를 받지 않은 그룹보다 모두 유의미하게 많이 향상되었다. Shewan과 Kertesz는 훈련된 언어치료 전문가에 의해 시행된 치료가 효과적이라는 결론을 내렸다.

Wertz와 동료들(1986)은 치료실 치료 그룹과 가정 치료 그룹 그리고 치료 보류 그룹의 연구 결과를 통해 실어증 치료의 효과를 믿는 사람들에게 한층 더 좋은 소식을 가져다주었다. 치료실에서 치료를 받은 그룹은 언어치료 전문가에게 매주 8~10시간씩 12주 동안 치료를 받고 다음 12주 동안은 치료 없이 정기적으로 검사를 받았다. 가정 치료 그룹은 언어치료 전문가의 감독을 받는 환자의 가족 구성원이나 친구가 환자의 집에서 치료를 실시하였다. 치료실 치료 그룹과 마찬가지로 가정 치료 그룹도 8~10시간씩 12주 동안 치료를 받고 이후 12주 동안은 치료 없이 정기적으로 검사를 받았다. 치료 보류 그룹은 12주 동안은 치료를 받지 않고 그다음 12주 동안 언어치료 전문가에게 매주 8~12시간씩 치료를 받았다. 12주가 되는 시기에 치료실 치료 그룹은 준거 검사(criterion measure), 즉 Porch 의사소통능력 지표(PICA; Porch, 1967, 1981) 전 영역의 백분위수(percentile score)에서 다른 두 그룹에 비해 유의미하게 더 많이 향상된 결과를 보였다. 24주가 되는 시점에는 치료 보류 그룹이 다른 두 그룹과의 격차를 해소하였다. 즉, 24주째의 검사에서는 그룹 간에 유의미한 차이를 보이지 않았다(그림 9-1).

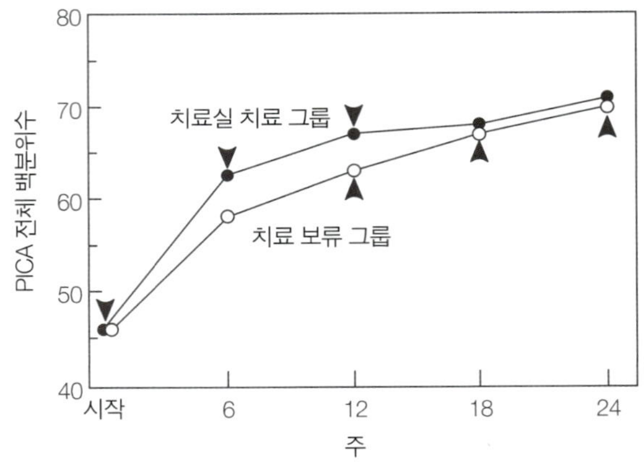

그림 9-1 치료실 치료 그룹과 치료 보류 그룹에서 연구 개시와 이후 6, 12, 18, 24주 후의 PICA 전체 백분위수 변화. 화살표는 참가자가 치료를 받은 시기를 나타낸다(Wertz, Weiss, Aten과 동료들, 1986).

Poeck과 동료들(1989)도 68명의 실어증 환자를 대상으로 6~8주의 집중적인 치료를 한, 잘 통제된 연구를 근거로 실어증 치료가 효과적이라는 결론을 내렸다. 통제 그룹에 속한 92명의 실어증 환자는 치료를 받지 않았지만 치료를 받은 그룹과 같은 일정에 따라 검사를 받았다. 치료를 받은 그룹과 받지 않은 그룹 모두 말, 언어 평가에서 유의미한 향상을 보였지만, 치료를 받은 그룹은 받지 않은 그룹보다 월등히 높은 향상을 보였으며 이는 자연 회복으로 설명할 수 있는 것 이상이었다.

실어증 치료에 대한 집단 연구뿐만 아니라 잘 고안된 많은 단일 대상 연구(예: Boser, Weinrich, & McCall, 2000; Murray & Clark, 2001; Thompson & Shapiro, 2005; Kearns & Salmon, 1987)도 개별화된 치료 프로그램이 실어증 환자 개인의 수행 면에서 의미 있는 변화를 가져올 수 있으며 그 변화를 환자의 일상생활 환경에 일반화할 수 있다는 것을 보여 준다. 예를 들어 Thompson과 Byrne(1984)은 두 명의 브로카 실어증 환자에게 대화 속에서의 사회적 관례(인사, 자기소개, 질문)를 훈련하였다. 치료는 전통적인 임상가-환자 치료로부터 시작해서 일상생활에서의 상황을 재연하는 역할극으로 전개되었다. 일반화에 대한 평가는 환자가 친숙하지 않은 대상과의 대화에서 사회적인 관례를 사용하는 것으로 하였다. 그 결과, 두 피험자는 모두 사회적 관례의 사용이 증가하였으며, 두 피험자 모두 친숙하지 않은 대상과의 대화에서 인사와 자기소개(질문은 제외)를 사용하는 일반화를 보였다.

Robey(1998)와 Robey와 동료들(1999)은 실어증의 치료 문헌에 대한 두 메타 분석(meta-analysis) 결과를 보고하였다. 메타 분석은 수많은 독립적 연구를 모아 수렴되는 증거를 발견하고자 하는 통계방법으로, 이 경우에는 실어증 치료에 관한 연구들에서 치료 효과와 관련된 증거를 찾고자 하는 것이다. Robey와 동료들의 결과는 실어증 발병 후 1개월 내에 치료를 시작하면 치료를 하지 않은 환자보다 약 2배가량 더 많은 의사소통의 회복을 보이며, 발병 후 1개월이 지난 후에 치료를 시작한 환자도 통계적으로 유의미하지는 않았지만 약간의 도움이 되었다는 것을 보여 준다.

근거 요약. 집단 연구와 단일 대상 연구의 결과는 실어증에 대한 처리과정중심치료의 효능(efficacy)을 명확하게 보여 주는데, 다음의 몇 가지 조건이 충족되는 것을 전제로 한다.

- 치료는 자격 있는 전문가가 실시하거나 감독한다.
- 회복 가능성이 낮은 비가역적(irreversible) 실어증 환자는 제외한다.
- 치료의 내용, 강도, 기간, 시기는 치료를 받는 환자에게 적합하다.
- 수행의 변화를 추적하는 데 민감하고 신뢰도 높은 측정 방법을 사용한다.

그렇다고 하여 언어치료 전문가가 치료 효과를 입증할 필요가 없어진 것을 의미하지는 않는데, 왜냐하면 초점이 **효능**(efficacy: 치료가 한 가지 이상의 검사에서 유의미한 변화를 가져왔는가의 여부)에서부터 **효과**(effectiveness: 치료가 일상생활에서의 의사소통 수행에 의미 있는 변화를 가져왔는가의 여부)로 옮겨졌기 때문이다. 효능과 효과의 개념을 분리하고 보니, 대부분의 기존 실어증 치료 연구들이 효능 연구, 즉 한 가지 이상의 의사소통능력 평가에서 치료의 영향으로 인한 변화를 측정하는 연구라는 것이 뚜렷해졌다. 결과적으로 기존 연구의 증거들은 실어증 치료의 효능을 보여 주는 것이지, 효과를 보여 주는 것은 아니라는 것이다. 오늘날에는 효과에 대한 논의가 중심이 되었고 연구자는 치료의 효과를 측정하는 방법을 개발하고, 실어증 치료가 효능이 있을 뿐만 아니라 효과가 있다는 것을 입증하는 연구를 계획하고 있다.

임상 Tip. Holland(1996)는 표준화된 측정치들이 기능적 수행과 유의미한 상관관계가 있기 때문에 표준화된 언어검사에서의 변화가 사실상 기능적 의사소통의 변화를 반영한다고 보았다. Holland의 주장이 타당하려면 상관관계가 어느 정도 강한지 설명되어야 할 것이다. 이는 상관관계가 유의미하다는 것이 반드시 관련된 현상들이 서로 강하게 관련된다는 것을 의미하지 않고, 단순히 상관계수가 영(zero)보다 유의미하게 크다는 것을 의미할 뿐이기 때문이다. Holland의 주장은 기능적 의사소통을 평가하는 것으로 알려진 Communication Activities of Daily Living(CADL; Holland, 1980)에서와 다른 두 표준화된 언어 평가도구에서의 실어증 환자들의 수행 간의 상관이 .84와 .93였다는 것에 근거를 두고 있다. 이러한 정도의 상관은 표준화된 언어 평가도구에서의 수행이 CADL로 측정되는 기능적 의사소통에 대한 비교적 강력한 지표라는 것을 보여 준다 하겠다. 자기-보고식의 기능적 의사소통 측정치도 표준화된 환자유도(patient elicited) 평가도구와 높은 상관관계가 있는 것으로 밝혀졌다. Burden of Stroke Scale (BOSS) 의사소통 척도(Doyle, McNeil, Hula & Mikolic, 2003)는 Boston Diagnostic Aphasia Examination(BDAE; Goodglass, Kaplan & Barresi, 2001)의 중증도 평정척도(rating)와는 −.55를, Revised Token Test(RTT; McNeil& Prescott, 1978)의 하위검사 8의 점수와는 −.45의 중등도 수준의 상관관계를 보이는 것으로 나타났다.

치료/중재 시기

임상실어증학에서 논란이 되는 또 하나의 문제는 치료/중재(intervention)의 시기이다. 실어증 발병 후 한 달 이상 경과한 후에 시작한 치료는 발병 직후에 시작한 치료만큼 효능이 있는가(또는 효과적인가)? 초기 중재와 후기 중재를 비교한 연구들은 애매모호한 결과를 보였다. 일부 연구가는 실어증 발생 후 2개월 이상 치료가 지연되는 경우에는 환자의 궁극적인 회복에 중대한 부정적인 영향을 미친다고 보고하였다(Butfield & Zangwill, 1946; Sands, Sarna, & Shankweiler, 1969; Vignolog, 1964; Wepman, 1951). 예를 들어 이전에 Vignolo(1964)의 연구에서는 69명의 실어증 환자의 회복을 살펴보았는데, 이들 중 일부는 치료를 받았고 일부는 치료를 받지 않은 환자들이었다. Vignolo는 "실어증이 발생한 후 2~6개월 기간만이 계획된 훈련 중재를 통해 내재된 회복능력을 높게 강화시키는 근간을 제공하는 것 같다."라고 말하며 생리적 회복 속도가 가장 빠르게 일어나는 시기에 치료를 시작하는 것이 중요하다는 결론을 내렸다(p. 366).

Poeck와 동료들(1989)은 환자의 나이나 실어증 발병 후의 경과 시간 모두 실어증 환자의 언어 회복에 중요한 영향을 미치지 않는다고 보고하였다. 그러나 발병 후 경과 시간은 치료에 대한 환자의 반응에 중대한 영향을 미치는 것으로 생각된다. 실어증 발생 후 4개월 내에 치료를 시작한 환자 중 78%가 표준화된 실어증 검사에서 유의미하게 향상된 결과를 보인 반면, 발병 후 4~

12개월에 치료를 시작한 환자는 46%가 같은 검사에서 유의미한 향상을 보였는데, 이는 환자의 점수에서 자연적 신경 회복의 영향을 보정한 결과였다. 21개의 실어증 치료 연구에 대한 Robey와 동료들(1999)의 메타 분석 결과에서도 실어증 발병 후 초기 몇 주 이내에 치료를 시작하는 것이 그 이후의 시기에 치료를 시작하는 것보다 나은 향상을 보이는 것으로 나타났다.

다른 연구자들은 치료를 지연하는 것이 결과에 주요한 영향을 미치지 않는다고 결론지었다. Wertz와 동료들(1986)은 12주 동안 치료를 지연하는 것은 환자의 궁극적인 전체 PICA 점수에 돌이킬 수 없는 영향을 미치는 것은 아니라고 결론지었는데, 그 이유는 12주의 지연 후에 치료를 받은 환자의 수행이 연구에 참가하면서 처음부터 치료를 받은 환자의 점수에 근접하였기 때문이다. 이 책이 쓰이고 있는 시점에서는 치료를 지연하는 것이 실어증 환자의 의사소통 회복에 중요하고도 돌이킬 수 없는 영향을 미치는지에 대해 알 수 없다. 왜냐하면 집단 연구는 상반되는 결과를 보였고 단일 대상 연구는 이러한 문제를 다루고 있지 않기 때문이다.

만일 치료의 지연이 표준화된 언어와 의사소통 검사(규준을 사용하는 출판된 검사)상의 환자 점수에 영향을 거의 미치지 않는다고 해도, 치료의 지연이 환자와 환자의 가족에게 부정적 영향을 미치지 않는다는 결론은 합당하지 않을 수 있다. 임상가는 실어증 발병 초기의 몇 주 동안 환자의 특정한 말과 언어 행동을 치료하는 것 이상의 역할을 한다. 그들은 환자와 가족이 생활에 다시 참여하는 준비를 하도록 돕고, 환자와 가족에게 실어증의 원인과 의사소통장애에 대처하는 책략에 대해서도 교육한다. 그들은 환자와 가족이 다른 전문가를 방문하도록 하거나 지역사회의 자원을 활용할 수 있도록 돕는다. 또한 환자의 신체적 · 의학적 장애 그리고 의사소통장애로 인해 발생한 생활방식에서의 변화에 환자와 가족이 적응하도록 자신감을 주며, 조언과 지지를 아끼지 않는다.

교육, 상담 그리고 지원은 실어증 환자의 표준화된 검사상 점수에는 영향을 미치지 않겠지만, 실어증 발병 직후의 환자와 가족에게는 그런 역할을 해 주는 사람이 매우 중요하다. 따라서 치료의 지연이 검사 점수에는 영향을 미치지 않을지라도 발병 후 초기 10~12주 동안 임상가가 실어증 환자에게 기여하는 바가 많지 않고 나중에 해도 되는 일이라고 말할 수는 없다. 치료의 지연이 표준화된 검사로 측정한 실어증 환자의 의사소통능력의 회복에는 치명적이지 않을 수 있으나, 실어증 환자가 된 초기 몇 주 동안 상담, 교육 그리고 지원을 하지 않거나 연기하는 일은 환자와 환자 가족에게는 중요하고 돌이킬 수 없는 부정적인 영향을 미칠 가능성이 크다.

현재 치료 기간과 강도에 대한 의료 보험의 규제, 일상생활에 실어증 환자의 참여를 확장시키는 일 그리고 실어증 환자의 삶의 질(quality of life)에 대한 강조는 조기 중재의 대한 중요성을 더하고 있다. 임상가가 중재를 하기 전에 실어증 환자가 신경학적으로 안정되기를 기다릴 수 있는 선택권이나 수십, 수백 번의 손상 수준 치료 회기를 갖는 일은 이제 불가능한 것 같다.

치료 시기뿐만 아니라 치료 강도(intensity of treatment) 또한 임상가들이 성공적인 실어증 치료를 위해 중요한 부분으로 강조해 왔다. 심지어 만성적인 실어증 환자의 경우에도 언어치료를 통해, 특히 치료가 집중적으로 제공될 경우, 의사소통능력을 유의미하게 향상시킬 수 있다는 최근 근거들이 제시되고 있다(Basso & Caporali, 2001; Bhogal, Teasell & Speechley, 2003; Denes, Perazzolo, Piani & Piccione, 1996; Hinckley & Craif, 1998; Pulvermuller, Neininger & Ebert, 2001; Robey, 1998).

요즘에는 심지어 만성적인 실어증 환자를 위해서 집중적인 근거-기반의 처리과정중심치료를 제공하는 데에 초점을 맞춘 프로그램도 있다. 이러한 프로그램 중 하나로 거주형 집중 실어증 치료 및 교육(Program for Intensive Residential Aphasia Treatment and Education, PIRATE)이 있는데, 이는 미국 피츠버그 재향군인 의료보험제도(VA Pittsburgh Healthcare System)를 통해 제공되는 외래환자의 거주형 집중 실어증 치료 프로그램을 말한다. 비록 대상을 재향군인으로 제한하고 있으나, 이 프로그램은 4주 동안의 집중 실어증 치료를 최장 6시간까지 매일 제공한다. 실어증 중증도나 발병 이후 경과시간에 대해 대상자를 제한하고 있지는 않다. 언어치료는 대부분 1:1로 진행되며 개별 대상자의 목표에 맞게 맞춤화되어 제공된다. 치료대상자와 보호자는 기능적인 성과를 극대화하기 위하여 프로그램의 일환으로 진행되는 상담과 교육에도 참여하게 된다. 표준화된 평가 및 환자/보호자의 삶의 질에 대한 설문 모두에서 얻은 긍정적인 결과는 과거 오랫동안 생리적인 회복이나 일반적으로 보고된 회복시기를 통해 예측된 중재의 효과를 뒷받침해 준다.

임상 Tip. 중재를 시작하는 시기와 중재 효과 사이의 관계에 관한 자료는 환자의 특정 언어장애와 의사소통장애를 중재의 초점으로 한 처리과정중심치료의 연구를 바탕으로 한 것이다. 만성 실어증 환자의 일상생활 활동 참여를 증진하는 중재인 사회적 접근법은 실어증 발병 이후 몇 개월에서 몇 년이 지난 뒤에 시작하여도 의미 있는 긍정적 효과를 가져온다는 것을 보여 주는 일화적 증거가 있다. 이 장의 후반부에 중재의 사회적 접근법에 대해 논의할 것이다.

치료 대상

모든 실어증 환자가 처리과정중심치료를 받는 것은 아니며, 그래서도 안 된다. 일부의 경우는 장애가 매우 경미하여 자연적 신경 회복에 의해 언어나 의사소통에 별다른 문제가 남지 않는다. 일부는 치료를 받기에 너무 아프거나 약하고, 일부는 장애가 너무 심해서 현재의 처리과정중심치료 방법을 통해서는 치료 비용을 고려할 때 충분한 언어 회복을 기대하기 어렵다. 치료 대상이 될 수 있는 일부 환자는 치료를 거부하기도 한다. 그리고 유감스럽게도 치료 대상이 되는 환자 중에는 돈이나 치료비를 부담할 보험이 없는 경우도 있다. 환자가 거부하거나 재정적으로 부담하기 어려운 경우는 임상가가 통제할 수 있는 부분이 아니다. 따라서 치료를 시행할지의 여부에 대한 임상가의 결정은 대부분 비용을 고려하여 치료가 충분히 환자의 의사소통을 향상시킬 것인가에 대한 임상가의 추정에 의존하게 된다.

임상 Tip. 이 장의 후반부에서 볼 수 있듯이, 다수의 매우 심한 실어증 환자는 환자와 환자의 의사소통 상대에게 사람들 사이의 의사소통과 사회적 교류를 강조하는 책략과 기법을 가르치는 사회중심치료(socially oriented intervention)가 도움이 될 수 있을 것이다.

Schuell과 동료들(1964)은 그녀가 명명한 비가역적 실어증후군(irreversible aphasia syndrome)을 보이는 일부 실어증 환자들이 검사에서 보이는 수행을 기술하였는데, "모든 양식(modality)에서 기능적 언어 기술을 거의 완전히 잃어버렸다."(p. 14)라고 특징지었다. Schuell에 따르면, 비가역적 실어증후군 환자는 검사자가 말하는 일반적인 사물의 이름을 듣고 일관되게 가리킬 수 없으며, 간단한 지시를 듣고 수행하지 못하고, 간단한 문장이 쓰인 것을 보고 소리 내서 읽거나 이해할 수 없고, 사물의 이름이나 간단한 개인 정보를 말하지 못하며 또한 간단한 낱말을 스스로 쓰거나 받아쓰는 일이 불가능하다. 몇몇 환자는 간단한 낱말과 해당되는 그림을 짝짓거나, 숫자 세기나 욕설과 같은 자동적인 그리고 습관화된 발화의 산출이나, 간단한 도형을 베끼는 일이 어느 정도 가능하다. Schuell은 비가역적 실어증후군 환자 중 일부 환자들은 듣고 이해하기에서 제한적인 향상을 보이지만 모두 어떤 언어 양식에서도 기능적 언어 능력은 회복되지 않는다고 주장하였다.

임상 Tip. 아마도 Schuell은 종종 심한 실어증 환자에게 보존되어 있으며 친숙한 대화 상대와 의사소통을 가능하게 하는 몸짓을 통한 의사소통이나 다른 비구어적 의사소통 방법이 아닌, 구어(verbal language: 듣고 이해하기, 읽기, 말하기, 쓰기)를 의미한 것으로 보인다.

Schuell이 명명한 비가역적 실어증후군을 다른 학자들은 전반 실어증(global aphasia)이라고 하였다. Collins(1991)는 전반 실어증에 대해 다음과 같이 설명한다.

> 전반 실어증은 후천적으로 모든 언어 양식에 심한 의사소통능력의 장애를 보이는 것으로, 대개 어떤 한 의사소통 영역이 다른 영역보다 월등히 좋은 경우는 드물다. 대부분 시각-비구어적 문제해결 능력 또한 심하게 저하되어 있으며 언어 수행과 비슷하게 나타난다. 전반 실어증은 보통 왼쪽 대뇌반구 언어영역의 광범위한 손상으로 인해 나타나는데, 작은 피질하(subcortical) 손상으로 초래되기도 한다(p. 6).

Goodglass와 Kaplan(1983)도 마찬가지로 전반 실어증을 모든 구어 의사소통의 상실로 특징지었다.

> 전반 실어증에서 언어의 모든 측면은 매우 심하게 손

상되어 '보존된 요소' 대 '손상된 요소'라는 뚜렷한 패턴이 존재하지 않는다. 보존된 것이 있다면, 간혹 틀에 박힌 동일한 말이나 한두 낱말을 발화할 때 잘 보존되어 나타나는 조음(articulation)이다. 전반 실어증 환자는 가끔 실제로 존재하는 또는 비단어(nonsense word)인 틀에 박힌 발화를 산출한다. 일부 환자들은 의미가 없는 제한적인 모음-자음 조합의 세트로 구성된 음절을 지속적으로 산출하는데, 무언가를 표현하는 억양을 띠기도 한다. 본인에게 개인적으로 직접 관련된 소재에 대한 대화를 듣고 이해하는 것은, 환자가 모든 공식 검사의 듣고 이해하기 영역에서 보여 준 낮은 수행과 비교할 때 꽤 잘하는 것으로 보일 수 있다 (p. 97).

앞서 기술된 것들은 매우 일관적이다. 전반 실어증 환자는 개인적으로 관련된 구어의 이해가 약간 가능하나 몇 가지의 틀에 박혀 반복되는 발화(stereotyped utterances) 이외에는 언어 표현이 거의 불가능한 환자로 묘사된다.

시간의 경과에 따른 회복의 효과는 대부분의 전반 실어증 환자의 언어 능력에는 별다른 영향을 미치지 않는다. Brust와 동료들(1976), Kertesz와 McCabe(1977) 그리고 Prins와 동료들(1978)의 연구는 발병 후 한 달이나 그 이상의 시간이 경과한 후에 전반 실어증으로 남아 있는 대부분의 환자에 대해 비관적인 결과를 보고하였다.

Brust와 동료들(1976)은 177명의 뇌졸중으로 인한 실어증 환자의 의무 기록을 검토하였다. 발병 당시, 전반 실어증으로 진단된 환자 중에서 75%에 해당하는 환자들이 발병 후 1~3개월 후에도 전반 실어증으로 남아 있었다. Kertesz와 McCabe(1977)는 발병 후 1개월이 지난 시점에서 전반 실어증을 보였던 환자의 83%가 발병 후 1년이 지나서도 전반 실어증이었다고 보고하였다. Prins와 동료들(1978)은 발병 후 3개월이 지난 후에도 전반 실어증이었던 환자의 80%가 발병 후 1년이 지난 후에도 전반 실어증을 보였다고 하였다.

그러나 Collins(1991)는 전반 실어증 환자가 급성(acute), 발전성(evolving) 또는 만성(chronic)일 수 있다는 점을 상기시킨다. Collins에 따르면 많은 실어증 환자들은 발병 당시나 직후에는 전반 실어증이다. 이러한 급성 전반 실어증은 발병 후 초기 일주일 남짓한 시기 내에 덜 심한 형태로 발전한다. 이처럼 발전성 전반 실어증은 발병 당시에는 전반 실어증을 보이지만 몇 개월이나 몇 년이 지나는 동안 덜 심한 형태의 실어증(대개 실문법증[agrammatism]을 동반한 브로카 실어증)으로 서서히 발전한다. 만성 전반 실어증 환자는 남은 삶 동안 매우 심한 의사소통장애를 경험한다.

신경학적으로 회복이 된 환자에게 전반 실어증이 있는 것은 기능적 언어 회복에 있어서 불길한 징조인 것에는 의심할 바가 없는 것 같다. 약 다섯 명에 한 명 정도만 일부 기능적 언어 사용이 가능하게 되고, 그렇게 일부 기능적 언어를 되찾은 환자도 대부분 심한 실어증이 있어서 구어 의사소통은 기본적인 욕구나 필요에 대한 의사소통에 국한되고, 매우 친숙한 주제에 대한 간단한 대화를 부분적으로 약간 이해하는 정도이다.

임상 Tip. 나는 '신경학적으로 회복이 된'이라는 명칭을 기본적으로 생리학적 회복이 완료된 환자들을 일컫는 데 사용할 것이다. 대부분의 뇌경색 환자들의 경우, 생리학적 회복은 기본적으로 4~6주 이내에 완료되며, 이 시기 이후에도 일반적으로 서서히 향상된다. 뇌출혈 환자나 외상뇌손상 환자들은 생리학적 회복이 좀 더 오래 지속되지만 기본적으로 3~6개월 내에 완료가 된다.

전반 실어증 환자가 언어검사에서 낮은 수행을 보이는 것은 놀라운 일이 아니다. 검사에서 환자의 전반적인 수행은 실어증 환자들 가운데 25백분위수보다 훨씬 낮은 (보통 10~15백분위수 정도) 결과를 보이며, 모든 하위검사에서 수행이 일관적으로 낮으며, 어느 하나 또는 일부의 하위검사가 다른 것보다 월등히 뛰어난 일은 없다. 그림 9-2는 PICA에서 전반 실어증 환자의 수행을 요약한 것이다. 환자는 하위검사 X(사물의 이름을 듣고 가리키기), 하위검사 VIII(그림과 사물의 연결) 그리고 하위검사 XI(사물과 사물의 연결)을 제외한 다른 모든 하위검사에서 자극에 관련된 분명하거나 정확한 반응을 보이지 않는다.

일반적으로 언어검사의 모든 하위검사에서 낮은 수행을 보이는 것은 전반 실어증의 하나의 징후(sign)이다. 말하기, 듣기, 이해하기, 읽기, 쓰기의 모든 검사에서 낮은 수행을 보이는 것과 함께 전반 실어증 환자는

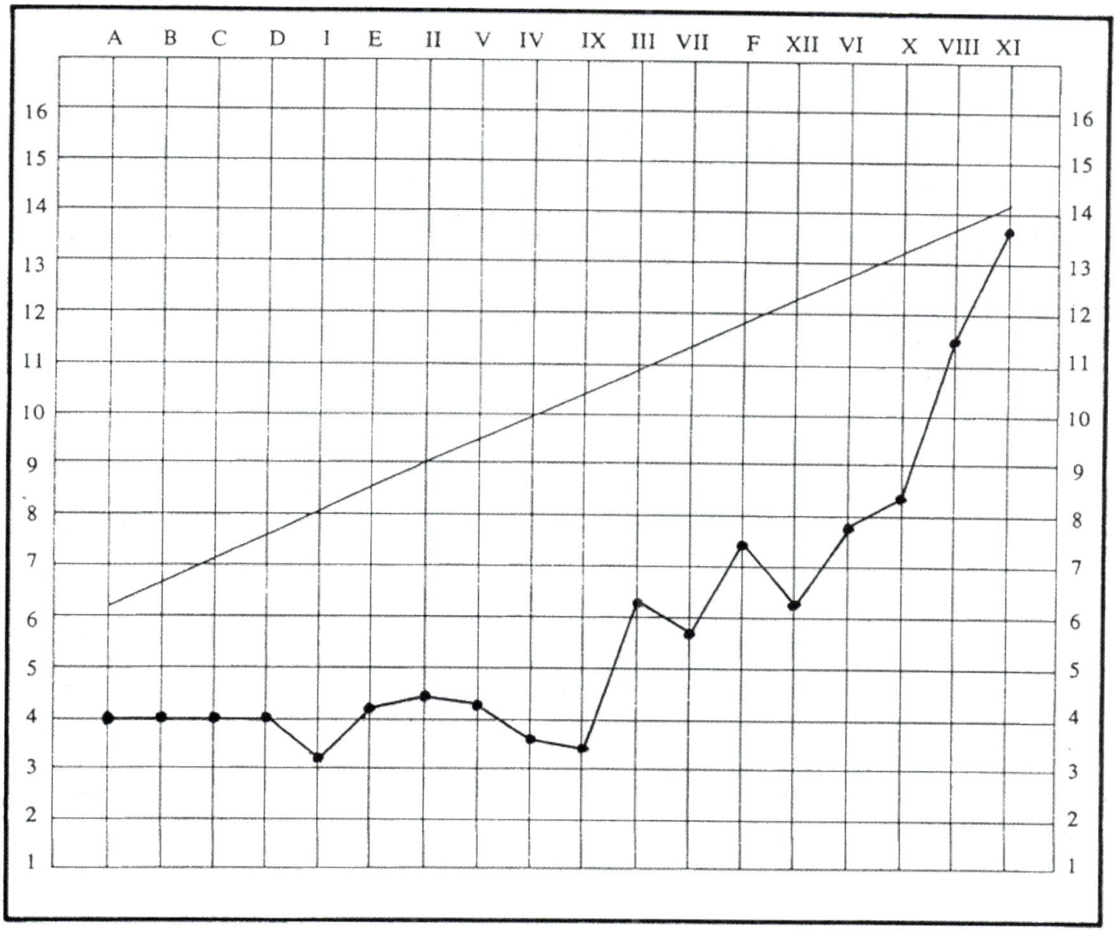

그림 9-2 전반 실어증 환자의 PICA(Porch, 1981) 수행. 하위검사는 왼쪽에서 오른쪽으로 대략적인 난이도 순서대로 배열되어 있다. 환자는 10개의 가장 어려운 하위검사에서 불분명한 반응(PICA 점수 5점 이하)을 보였고, 다음으로 어렵지 않은 5개 하위검사에서 분명하지만 부정확한 반응(PICA 점수 6이나 7)을 보였다. 가장 쉬운 3개 하위검사에서 환자는 정확하지만 촉진되거나 지연된 반응을 보였다. 즉, 이름에 대한 사물 가리키기(X), 사물과 그림 짝짓기(VIII) 그리고 똑같은 사물 짝짓기(XI).

임상가가 공식검사 전에 환자를 면담하거나 의사소통, 기억, 인지의 선별검사를 할 때 명확하게 드러나는 전형적인 다른 심한 장애의 징후들을 보인다.

반복적이고 틀에 박혀 반복되는 발화(verbal stereotypies, 예: 나-나-나-나, 아이구-아-아이구-아이구)는 전반 실어증 환자의 말에서 흔히 볼 수 있으며, 일부 전반 실어증 환자의 경우는 일정한 발화가 유일한 자발화일 수도 있다. 심한 베르니케 실어증 환자 중 일부도 일정한 구어 산출을 보이지만, 내용에 부적합하더라도 의미는 담고 있는 단어, 구, 문장과 함께 또는 그 사이에 번갈아 가며 보인다. 보고된 치료 접근법 중의 하나인 불수의적 발화에 대한 자발적인 조절(Voluntary Control of Involuntary Utterances, VCIU; 1981)은 중도의 실어증 환자가 불수의적인 발화를 새로운 확장된 발화로 산출하도록 돕는 치료법으로, 가령 틀에 박힌 동일한 발화(stereotypies)에 대해 조절능력을 갖도록 훈련하는 데에 목적을 둔다.

또 다른 접근법인 실어증 보속증 치료 프로그램(Treatment of Aphasic Perseveration Program, TAP; Helm-Estabrooks, Emery & Albert, 1987)은 보속반응에 대한 자발적인 조절능력의 향상과 중증의 실어증 환자의 산출 발화를 확장하는 치료법을 다루고 있다. 전반 실어증 환자는 종종 동일한 일상 사물(예: 포크, 연필, 열쇠)을 짝짓지 못하거나 일상 사물을 그림과 짝짓는 일이 불가능한데, 이는 비교적 심하지 않은 환자들은 쉽게 해 내는 것들이다. 동일한 사물을 짝짓지 못하거나 사물을 그 모양의 그림과 짝짓지 못하는 것을 일부 임상가들은 양쪽 대뇌 손상에 의한 징후로 생각한다. 제스처 기반의 시각적 동작 치료(Visual Action Therapy, VAT; Helm, 1982)는 중증의 실어증 환자가 그림을 사물과 짝짓도록 돕는 것으로 알려졌다. 이후 의사소통 능력을 향상하기 위한 제스처의 이해와 산출 능력의 증대로 치료법이 확장되었다.

임상 Tip. 뒤쪽 뇌손상과 시각피질(visual cortex)이나 시각 연합 영역(visual association region)의 손상으로 인해 시각장애가 있는 환자는 시각연결검사(visual matching test)에서 실패할 수 있다. 이런 환자는 시각 입력(visual input)에 의존하는 과제에서는 심한 어려움을 보이지만 시각적 측면이 중요하지 않은 과제에서는 수행이 향상된다.

전반 실어증 환자는 종종 예/아니요 질문에 신뢰도가 낮은 반응을 보인다. 다수의 환자가 말이나 몸짓, 고개 끄덕임 또는 '예'나 '아니요'라고 쓰여 있거나 상징으로 표시된 카드를 가리키는 것을 통해 '예' 또는 '아니요'로 확실하게 표현하는 것(또는 표시하는 것을 배우는 것)이 불가능하다. 전반 실어증이 아닌 실어증 환자가 대부분 한 회기에 간단한 비구어 자극(nonverbal stimuli)에 대해 일관성 있게 '예/아니요'로 반응하는 것을 습득할 수 있지만, 많은 전반 실어증 환자는 '예'와 '아니요'의 개념을 이해하지 못하거나 개념을 적절한 몸짓이나 '예'와 '아니요'라는 말과 연결하지 못하는 것 같다.

전반 실어증 환자는 종종 자기 수정(self correction) 없이 자곤(jargon)이나 무의미한 말을 산출한다. 전반 실어증 환자의 일부 자발화는 주로 환자가 말을 하려고 할 때마다 아무 생각 없이 나오는 자곤('카림프로퍼'와 같은 비단어)이나 단어의 무의미한 연결(예: "그건 전체 구독 안에 있는 셀라의 아줌마예요.")이다. 심한 베르니케 실어증 환자나 심한 연결피질감각 실어증 환자도 자곤이나 무의미한 낱말의 연결을 산출하지만 앞에서 언급한 바와 같이 이 환자들은 상황에 적합하지 않을 수도 있지만 의미는 담고 있는 단어나 구, 문장도 산출한다.

만성 전반 실어증 환자에 대해 처리과정중심치료를 선택하는 것은 한계가 있다. 전반 실어증 환자는 임상가가 아무리 끈기를 갖고 노력을 해도 말하기, 듣기, 읽기, 쓰기에 있어서 유능한 언어 사용자가 되지 못한다. 전반 실어증 환자의 일상생활에서 성공적인 의사소통이나 삶의 질은 너무 높지 않은 적절한 목표와 합리적인 성공률을 갖는 중재에 의해 향상될 수 있는데, Collins(1991)가 권고한 바와 같이 모든 전반 실어증 환자를 위해서는 이것이 최소한의 목표가 되어야 한다. Collins의 목표를 내가 생각하기에 중요하다고 생각되는 순서대로 정리해 보았다.

- 구조화된 상황에서 환자가 일관성 있고 확실하게 예/아니요 반응이 가능하게 한다.
- 환자가 간단하고 명료한 일련의 몸짓이 가능하도록 하며 여기에는 예/아니요를 표현하는 몸짓이 포함될 수 있다.
- 환자가 하나 또는 여러 양식을 조합하여 약간의 기초적인 의사소통 의도를 전달할 수 있도록 한다.
- 환자가 상황적 단서가 주어진 통제된 조건에서 한 가지 지시(예: "연필을 저에게 주세요.")를 듣고 이해하는 수준으로 청각적 이해력을 향상시킨다.
- 환자가 일상생활에서 중요하고 간단한 몇 개의 단어를 쓸 수 있도록 한다.
- 환자가 간단하고 명료한 메시지를 그림으로 그릴 수 있도록 한다.

전반 실어증 환자 모두가 이러한 목표를 달성하는 것은 아니다. 어떤 환자는 기본적인 욕구를 표현하는 데 있어서 말보다는 몸짓에 의존할 수도 있다. 예술적 재능이 있는 환자는 그림으로 의사소통을 할 수도 있고, 어떤 환자는 말할 수 없는 단어를 쓰기도 한다. 어느 목표가 달성 가능한지는 각 환자의 능력과 필요, 동기, 상황에 따라 다르다. 임상가와 환자 그리고 보호자는 적절한 목표를 선택하고 치료 절차를 고안하기 위해 공동작업을 해야 한다. 일부 전반 실어증 환자는 중증 실어증 환자와 그의 대화 상대자에게 일상생활에서의 의사소통 활동에 접근하고 참여하는 것을 증진하는 기술과 책략을 제공하고자 고안된 프로그램에서 도움을 얻을 수도 있다. 이 장의 후반부에 그러한 프로그램에 대해 소개하겠다.

치료 초점 및 진행과정

실어증 검사도구는 일반적으로 의사소통을 전통적인 구어 처리과정(듣기, 말하기, 읽기, 쓰기)으로 나누고 다양한 수용 양식(청각, 시각, 간혹 촉각 수용)과 표현 양식(구어, 몸짓, 문자 표현)을 검사하는 과제를 제공한다. 의사소통에 대한 이러한 구분은 치료의 지침이 되는 근거를 찾고 있는 초보 임상가에게 매우 매력적이다. 그런데 이는 환자가 결함을 보였던 검사를 찾아내어 그 검사의 내용에 국한된 치료 과제를 구성하는, 일종의 검사한 것을 치료하는 치료(treat-to-the-test treatment)로 초보 임상가들을 유인하기도 한다.

임상가는 환자의 검사 수행을 향상시키기 위한 과제를 맹목적으로 다루기보다는, 검사한 내용을 토대로 방향을 잡는 것이 적절할 것이고 치료의 보편성을 높이기 위해 처리과정과 영역 전반에 걸쳐서 치료 과제를 배분할 수 있을 것이다. 이 경우 치료 과제가 적절한 수준의 난이도를 갖도록 하기 위해 환자가 검사에서 모두 틀리지는 않고 다소 수행에 결함을 보일 만한 과제를 선택할 수도 있다. 만약 단순히 검사한 것을 치료하는 접근이 효과적이려면(즉, 이것이 환자의 일상생활에서의 의사소통에 긍정적인 영향을 미치려면), 치료의 지침이 되는 검사 내의 과제가 환자의 일상생활에서 작동하는 처리과정이나 기술을 반영해야 한다. 그렇지 않다면, 그 치료는 환자의 검사 점수는 향상시킬 수 있지만 일상생활에서의 의사소통에는 거의 영향을 주지 못할 것이다.

검사한 것을 치료하는 더욱 정교화된 단계는 선택적으로 검사한 것을 치료하는 접근(selective treat-to-the-test approach)이다. 이 방법을 사용하는 임상가는 일부 검사에서 결함을 보였던 수행이 다른 검사에서 결함을 보였던 수행보다 중요하다고 생각한다. 예를 들면, 듣고 이해하기 장애가 실어증에서 주된 문제라고 믿는 사람은 듣고 이해하기 검사에서의 환자의 수행에 특히 주목하고, 환자가 결함을 보인 듣고 이해하기 검사와 유사한 치료를 고안한다. 선택적으로 검사한 것을 치료하는 접근은 특정한 근거를 바탕으로 일부 검사에 다른 부분보다 더 많은 중요성을 부여하나, 치료에 포함되는 과제는 그것을 치료 프로그램에 포함하게 만든 검사와 유사하게 된다.

임상 Tip. 듣고 이해하는 능력이 실어증의 주된 문제라고 믿는 임상가는 흔히 구어 지시에 따라 환자가 몸짓으로 반응을 하는 듣고 이해하기 훈련을 하도록 한다. 일부 임상가는 환자에게 다양한 색깔의 기하학적 모양을 지시에 따라 가리키거나 조작하도록 하는 (환자나 임상가 모두에게 지루한 작업인) 토큰 검사와 유사한 훈련을 한다. 어떤 임상가들은 구어 지시에 따라 그림 카드나 사물의 그림을 가리키거나 조작하게 한다(예: 점박이 개와, 빨간색 책 그리고 뚱보 남자를 가리키세요.).

기저의 처리과정 치료 접근[treat-underlying-processes approach, 종종 손상-수준 접근(impairment-based approach)이라 불리기도 함]은 임상가에게 환자가 검사 수행에서 보였던 장애의 원인이라고 가정되는 기저의 인지적 처리과정을 파악하도록 한다. 대부분의 임상가나 연구자는 실어증이 어휘나 언어 규칙을 상실한 것이 아니며, 말이나 글로 표현되는 언어를 이해하고, 형성하고, 산출하는 데 필요한 처리과정의 장애에서 기인하는 것에 동의한다(McNeil, 1982; McNeil, 1984). 예를 들어, 실어증에서 듣고 이해하는 것의 장애는 단어의 의미를 소거했거나 상실했다기보다는 의미에 접근하는 속도나 효율성이 저하되었기 때문일 수 있다. 이름대기의 장애는 어휘의 상실이라기보다는 단어를 인출하는 속도, 효율성 또는 정확성이 저하된 때문일 수 있다. 실어증 환자의 말산출의 문제는 단어나 문법 규칙의 상실이라기보다는 단어 인출이나 음운의 선택과 배열의 혼란으로 인해 야기될 수 있다.

실어증이 언어의 기저를 이루는 처리과정의 속도나 효율성의 감소를 나타낸다고 믿는 임상가는 언어처리과정을 재활성화(reactivating)나 재자극(restimulating)하는 처리과정중심치료에 초점을 두며, 특정 반응을 가르치는(teaching) 데 초점을 두지 않는다(Schuell, Jenkins, & Jimenez-Pabon, 1964). 예를 들어, 실어증 환자가 읽기에 장애를 보이면 임상가는 그 문제가 다음 중 하나 또는 그 이상의 것과 관련이 있는지 살펴보려고 할 수 있다.

- 눈동자의 움직임과 시각 탐색
- 자소(graphemes)의 재인
- 자소를 음소(phonemes)로 변환
- 단단어(single-word) 이해

- 문법 규칙의 사용
- 중심이 되는 주제를 파악하고, 추론하고, 결론을 내리는 능력
- 문자화된 자료를 통해 얻은 정보의 저장과 기억

손상된 처리과정이 확인된 후, 치료는 그 과정에 초점을 둔다. 치료에서 처리과정에 따른 접근이 갖는 주된 장점은 일반적인 처리과정에 대한 자극이 그 처리과정에 의존하는 여러 가지 특정 의사소통능력에 영향을 미칠 수도 있다는 것이다. 예를 들어, 가리키기 훈련(point to drills)을 통한 청각적 보유 폭(auditory retention span)의 향상은 듣고 이해하는 능력이나 읽고 이해하는 능력 모두 즉각기억(immediate memory)에서 구어적 정보를 보유하는 능력에 의존하기 때문에 환자가 문장이나 담화를 듣고 이해하는 능력을 향상할 수 있고, 읽고 이해하는 능력을 강화시킬 수도 있다.

Schuell과 동료들(1964)은 실어증에서 손상된 처리과정을 자극하는 원리를 다음과 같이 제공하였다.

- 반복적인 감각 자극을 제공한다.
- 집중적인 청각 자극을 제공하지만, 환자의 반응을 최대화하기 위해 청각 자극과 시각 자극을 결합한다.
- 치료 자극은 손상된 감각 시스템을 통과하여 환자의 뇌에 전달될 수 있을 만큼 강력해야 한다.
- 치료 자극은 환자가 주의를 집중하고 그대로 유지할 수 있을 만큼 강력해야 한다.
- 각 자극마다 반드시 반응을 이끌어 낼 수 있어야 한다.
- 반응을 강요하는 것이 아니라 이끌어 내는 것이다. 적절한 자극이라면 반응이 뒤따른다.
- 교정하는 것이 아니라 자극한다. 자극이 적절하다면 오반응은 나타나지 않는다.

Schuell과 동료들(1964)은 임상가의 역할이란 가르치는 것이 아니라 환자와 의사소통하는 것이고 기능을 최대화할 수 있도록 손상된 처리과정을 자극하는 것이라고 언급하였다.

일반 개념 9-1

- 실어증 처리과정중심치료의 효과에 대한 초기 집단 연구는 상반된 결과를 보였다. 최근의 잘 고안된 연구들은 성인 실어증 치료는 다음과 같은 조건을 갖췄을 때 효능이 있다고 하였다.
  - 전문가가 치료를 시행한다.
  - 비가역적 실어증 환자는 제외한다.
  - 치료의 강도, 내용, 지속 시간, 시기는 환자에게 적절해야 한다.
  - 치료 효과를 기술하기 위해 민감하고 신뢰성 있는 측정 방법을 사용한다.
- 단일 대상 연구는 특정 치료 방법이 목표하는 기술에 의미 있는 변화를 가져오며, 그 변화를 환자의 일상생활로 일반화할 수 있다는 사실을 보여 준다.
- 초기 중재(실어증 발병 후 몇 주 이내)는 후기 중재에 비해 더 효과가 있는 것으로 나타났다.
- 실어증 치료의 주요 목표는 실어증 환자의 일상생활 의사소통의 향상이지 단순히 검사 점수를 높이는 것이 아니다.
- 일부 실어증 환자는 처리과정중심치료의 대상이 아닐 수 있는데, 예를 들어 너무 아프거나 너무 약하거나 실어증이 너무 심하거나 치료에 참여하지 않기로 결정한 환자이다.
- 전반 실어증 환자는 이해 능력이 심하게 저하되었고 틀에 박혀 반복되는 발화 이상의 표현 언어가 거의 없다. 발병 후 1개월이나 그 이상 경과해도 전반 실어증을 보이는 환자는 앞으로 남은 일생 동안 전반 실어증으로 남는 것 같다.
- 처리과정중심치료의 가장 일반적인 두 가지 방법은
  - 검사한 것을 치료하는 방법(또는 선택적으로 검사한 것을 치료하는 방법), 이때 치료 과제는 실어증 환자의 장애를 측정할 때 사용하는 검사와 유사하다.
  - 기저의 처리과정 치료에서 치료 과제는 여러 가지 의사소통 기술의 기저에 있는 인지처리과정에 초점을 둔다.
  - 실어증이 언어처리과정 기저의 속도와 효율성의 감소라고 믿는 임상가들은 처리과정의 재활성화 또는 재자극화 치료에 초점을 둔다.
  - 현대의 처리과정중심 실어증 치료 철학은 치료를 계획하고 수행할 때 기능성(일상생활에서 기술의 유용성)과 일반화(치료실에서 습득한 기술을 환자의 일상생활로 옮기는 것)를 고려한다.

목표

> 실어증 치료에서 가장 중요한 목표는 의사소통능력을 향상시키는 것이다. 실어증 환자가 원하는 것은 자신의 삶을 영위할 수 있도록 충분히 언어 능력을 회복하는 것이다(Schuell HM, Jenkins JJ, Jimenez-Pabon E: Aphasia in adults, New York, 1964, Harper & Row.).

Schuell과 동료들이 언급한 바와 같이, 대부분의 실어증 환자의 경우 언어와 의사소통능력의 완전한 회복은 어렵다. 대부분은 지속적인 언어와 의사소통장애를 가지고 살아간다. 그러나 처리과정중심치료는 실어증 환자의 언어와 의사소통능력의 회복을 촉진할 수 있을 것이다. 더 이상 회복을 보이지 않을 때, 처리과정중심치료, 기능중심치료 또는 사회중심치료는 남아 있는 장애를 보상(compensate)하는 데 도움이 될 수 있을 것이다. 실어증 치료의 목표는 실어증 환자가 잔존하는 언어와 의사소통장애가 있더라도 생활에서 효과적으로 의사소통하고 참여할 수 있도록 돕는 것이다. 이러한 목표는 처리과정중심치료이든 기능중심치료이든 사회중심치료이든 상관이 없다.

청각적 이해

듣고 이해하기와 기억. 듣고 이해하기와 기억은 서로 쉽게 분리되지 않는다. 청자는 들은 말을 그 의미를 추출하는 데 필요한 처리과정을 수행할 수 있을 만큼 충분히 오래 보유하고 있지 않으면 이해가 불가능하며 또한 반응을 할 수 있을 정도로 그 의미의 심적 표상(mental representation)을 보유하고 있어야만 한다. 듣고 이해하는 것과 기억이 서로 관련된다는 것은 자명한 일이다. 그러나 기억과 듣고 이해하기 사이의 관계는 아직 잘 설명되어 있지 않다.

실어증 환자의 이해하기 장애에서 기억의 정확한 역할에 대해서는 잘 알려지지 않았다. 대부분의 실어증 환자는 말이나 글로 표현된 언어를 이해하고 회상(recall)하는 데 관여하는 단기언어기억(short-term verbal memory)에 장애가 있다. 실제로 Schuell과 동료들(1964)은 손상된 단기 보유(short-term retention)와 회상이 실어증 환자를 정의하는 특성이라고 밝혔다. 단기언어기억장애가 단문장(single-sentence) 메시지를 이해하는 데에 영향을 미친다는 것은 의심할 여지가 없다. 예를 들면, 수정판 토큰 검사(McNeil, 1978)의 문장(예: "크고 검은 네모와 작은 초록 동그라미를 가리키세요.")이나 관련이 없는 문장을 이해하고 보유해야 하는 다른 단문장이해 검사(예: "머리에 리본을 묶은 마른 소녀가 목줄이 없는 작고 검은 개를 쫓아가요.")에서 단기언어기억이 요구된다. 이와 같은 검사에서 실어증 환자의 수행은 단기기억 검사에서의 수행과 강한 상관을 보였다(Lesser, 1976; Martin, 1990). 단기기억장애가 실어증 환자가 문법적으로 복잡한 문장(예: 고양이가 쫓아가고 있는 강아지가 흰색이다.")을 이해하는 데 보이는 어려움을 설명하지 못하는 것은 분명하다. 단기기억장애가 있지만 실어증은 아닌 환자는 보통 그런 문장을 이해하는 것을 거의 어려워하지 않으며(Vallar & Baddeley, 1984), 실어증 환자의 단기기억 검사 수행은 문법적으로 복잡한 문장이해를 평가하는 검사 수행과 의미 있는 관련을 보이지 않는다(Martin & Feher, 1990). 실어증 환자가 짧지만 문법적으로 더 복잡한 문장(예: 아내의 따뜻한 마중을 받은 남자는 파이프 담배를 피우고 있었다.")보다 긴 문장(예: 그 남자는 아내의 따뜻한 마중을 받았고 그는 파이프 담배를 피우고 있었다.")을 더 잘 이해한다(Goodglass & Struss, 1972)는 것도 실어증 환자가 문법적으로 복잡한 문장에서 보이는 어려움을 단기기억이 모두 설명해 주지는 않는다는 것을 보여준다.

정상인은 문장을 듣고 문법 형식을 단기기억에 보유하지만 그 문장을 되뇌지 않는 이상 문법 정보는 몇 분 안에 사라진다. 문장의 정보가 장기기억으로 옮겨지면 그 의미는 보유되지만 문법 구조는 유실된다. 정상인이 "하얀 토끼가 갈색 개에게 쫓기고 있다."라는 문장을 듣고 나서 30분 이상 경과한 후 "갈색 개가 하얀 토끼를 쫓아간다."라는 문장을 들으면 두 문장의 구문 구조가 다른데도 불구하고 나중 문장을 들은 적이 있다고 주장할지도 모른다. 사람은 문장의 의미를 기억하는 것이지 문법 구조를 기억하는 것이 아니다.

청각적 이해 모델. Schuell과 동료들(1964)은 청각적 이해장애와 제한된 청각 보유 폭(auditory retention span)이 실어증의 중심 문제라고 보았다. 그 이후로, 청각적 이해 능력의 향상이 실어증 환자의 일반적인 언어능력 향상에 가장 효과적인 방법이라고 믿는 많은 임상가가 청각적 이해장애의 치료에 특히 우선권을 두었다. 이러한 믿음이 과연 타당한가에 대해서는 실험적으로 확인되지 않았으나 청각적 이해장애에 대한 치료는 많은 실어증 치료 방법에서 지속적으로 우위를 차지해 왔다.

청각적 이해는 듣는 사람이 발화의 음소 내용을 분석하고, 음소의 결합을 통해 단어를 표상(representation)하고, 단어의 의미를 인출(retrieval)하고, 단어 사이의 관계를 결정하고 그리고 발화의 의미에 대한 심적 표상을 구성하는 일련의 단계를 거쳐 처리된다고 오랫동안 생각되어 왔다. 이해에 대한 이러한 모델은 결국 **상향 모델**(bottom-up model)로 알려지게 되었는데, 그 이유는 듣는 사람이 메시지의 물리적 특성으로부터 출발하여 발화의 의미가 구체화될 때까지 복잡성이 증가하는 단계를 따라 올라가는 작업을 하기 때문이다.

1960년대와 1970년대에는 듣는 사람의 지식이나 기대가 말이나 글로 된 언어를 이해하는 데 중심적인 역할을 한다는 이해 모델이 발달되었다. 이러한 모델은 이해가 단순히 듣는 사람이 그가 들은 것으로부터 의미를 추출하는 일련의 과정을 합해 놓은 결과가 아니라는 생각에 기초하고 있다. 자연스러운 상황에서 듣는 사람에게 단어는 단순히 말하는 사람의 의도를 추측하고, 가설을 세우고, 기대를 전개시키고, 무엇이 중요한지를 결정하고 그리고 들은 것을 이미 알고 있는 지식에 연결하는 출발점에 지나지 않는 것처럼 여겨진다. 이해에 관한 이러한 모델은 **하향 모델**(top-down model)로 알려지게 되었는데, 왜냐하면 이 모델은 말하려는 사람이 무엇을 말하려고 하는지에 대하여 듣는 사람이 일반적인 추측을 하는 것에서부터 시작하며, 그 기대를 지지하거나 반박하기 위해 듣는 사람의 전체적 지식을 사용하고, 상위 단계의 처리과정에서 말하는 사람의 의미가 불확실할 경우에만 하위 단계의 언어학적 분석에 의존하기 때문이다.

듣는 사람은 우선적으로 어휘적 · 문법적 처리과정을 통해 말하는 사람이 무엇에 대해 이야기하는지를 알아내고 말하는 사람의 메시지가 이전에 그 사람이 말한 것과 어떤 관련이 있는지를 확인하는 것으로 보인다. 이러한 어휘적 · 문법적 처리과정은 말하여진 단어와 문법에 의존하기 때문에 종종 **텍스트에 기초한 처리과정**(text-based processes)이라고 불리며, 듣는 사람이 전체적인 지식과 직관을 이용하여 발화된 언어의 내용을 추론하는 **지식에 기초한 처리과정**(knowledge-based processes) 또는 **휴리스틱 처리과정**(heuristic processes)과 대비된다.

텍스트에 기초한 처리과정은 지식에 기초한 (휴리스틱) 처리과정보다 더 많은 정신적 노력을 필요로 한다. 휴리스틱 처리과정은 낱말 하나하나에 걸쳐 지속적으로 이루어지는 어휘적 · 문법적 분석 없이 듣는 사람이 말한 사람의 전체적 의미와 의도를 추론하도록 한다. 정상적인 사람은 들을 때 보통 텍스트에 기초한 처리과정을 넘어서서 휴리스틱 처리과정에 중심을 두며, 언어 이외에는 별다른 정보가 없다거나 잘 사용하지 않는 단어나 복잡한 문법 때문에 필요한 경우에만 텍스트에 기초한 처리과정에 의존한다.

스크립트(scripts)는 종종 휴리스틱 처리과정에 중요한 역할을 한다. 스크립트란 친숙한 일상생활 속에서 일반적으로 일어나는 일로, 일정한 순서에 따라 발생하는 사건에 대한 심적 표상이다. 예를 들어, 어떤 사람이 친구에게 "어제 저녁에 갔던 파티에서 말이야."라고 말하였다고 가정해 보자. 파티에 갔던 경험이 있는 친구는 파티에서 일어나는 일에 대한 한 묶음의 추측을 형성하기 위해 일반적으로 파티에서 어떤 일들이 벌어지는지에 대한 지식을 불러낼 수 있다. 일단 듣는 사람이 파티의 정신적인 스크립트를 활성화하면 말하는 사람이 전달하고자 하는 바에 대한 기대가 작동하게 된다.

- 많은 사람이 그 장소에 있었다.
- 음식과 음료가 나왔다.
- 파티를 연 사람이 있다.
- 파티를 주관한 사람의 집에서 파티가 열렸다.
- 사교적인 대화가 오갔다.

정상인은 들을 때 담화로부터 정보를 모아 조직하고, 담화 안에서 무엇을 전달하려고 하는지에 대한 기대를 형성하기 위해 이러한 심적 표상을 이용한다(Adams & Collins, 1979; Bower, 1979; 등). Armus와 동료들(1989)

은 경도에서 중등도(mild to moderate)의 실어증 환자가 일반적인 상황의 스크립트에 대한 지식이 보존되어 있다는 것을 밝혔고, 일부 실어증 환자가 단문장이해검사에서는 수행에 상당한 장애를 보임에도 불구하고 담화를 듣고 이해하기는 잘하는 것을, 보존된 스크립트 지식이 최소한 부분적으로 설명해 준다고 보았다.

스크립트 지식은 단어를 듣고 이해하는 데 어려움이 있을 뿐만 아니라 문장이나 담화를 듣고 이해하는 데도 장애가 있는 실어증 환자에게는 도움이 되지 않는다. 그런 환자들에게는 단단어의 이해에 초점을 두는 치료가 합리적인 출발점일 것이다.

단단어이해. 단단어이해 장애에 기본이 되는 치료는 임상가가 그림이나 (간혹) 사물을 환자 앞에 배열해 놓고, 이름을 말하면 환자가 그것을 가리키게 하는 가리키기 훈련(pointing drill)이다. 임상가는 자극어의 친숙성이나 추상성을 조작함으로써 과제의 난이도를 조절한다.

Marshall(1979)은 실어증 성인을 위한 임상가가 통제하는 청각적 자극(Clinician Controlled Auditory Stimulation for Aphasic Adults)이라 불리는 치료 프로그램에서, 실어증 환자의 청각적 이해 능력에 영향을 주는 다음과 같은 메시지 전달기법 목록을 제공하였다.

- 말속도(rate of speaking): "실어증 대상자에게 말속도를 늦춰 말하는 것이 효과적이라는 게 분명히 설명되어 있다"(p. 3).
- 쉼 삽입(pause insertion): "… 의도적인 짧은 쉼의 사용, 주로 구문적인 경계를 지을 때에 사용"(p. 3)
- 알림신호(alerting signals): "준비됐어요(ready).", "들어 보세요(listen).", 또는 "~를 가리켜 보세요(point to the)."와 같은 단어의 사용
- 자극 간의 쉼 시간(interstimulus pause time, IPT): "…제시되는 자극들 사이에 삽입된 시간"(p. 3).
- 반응시간(response time, RT): "… 특정 자극에 대해 결정하는 데에 걸리는 추가시간을 제공하는 것"(p. 4).
- 도입된 반응의 지연(imposed delay of response): "… 부모로 하여금 메시지를 전달한 후에 즉각적으로 반응하지 않도록 하는 것"(p. 4).
- 강세(stress): "음운, 음절 또는 단어의 중요성을 부각하기 위하여 그 소리를 연장하거나 강조하여 말하는 것"(p. 4).
- 자극의 노출(stimulus exposures): "개별 자극의 길이와 한 번에 제시되는 자극의 수를 조절하는 것"(p. 4).
- 의미영역(semantic field): "… 실어증 환자가 자극을 확인하는(identify) 능력은 제시되는 자극과 (의미적 또는 음운적으로) 연관된 자극 영역(stimulus field) 내에서 항목의 개수와 역으로 변화할 것이다"(p. 4).

임상 Tip. 대부분의 임상가는 "Point to the ___(~를 가리키세요.)" 또는 "show me the ___(~를 보여 주세요.)"와 같이 짧은 운반구(carrier phrase) 마지막에 자극어가 위치하도록 한다. 임상가의 말이 실제적으로는 문장이지만, 운반구는 중복해서 쓰이기 때문에 수행의 성공과는 무관하다. Marshall은 이전에 설명한 치료 프로그램에서, 환자의 반응을 유도하는 청각적 이해치료(auditory comprehension treatment)를 설명하고 있는데 여기에는 (하나 이상의 항목에 대해) 이름, 기능(예: "그 위에 앉아요"), 이름과 기능(예: "오리 그리고 일요일에 가는 곳"), 전치사(예: "자전거 위에"), 설명(예: "동물의 왕, 갈기를 가지고 있어요")을 듣고 그림 자극을 확인(identification)하는 것을 포함하고 있으며, 시각적인 단서의 지연(청각적 자극 제시 후 그림 선택지를 시간을 지연시켜 제공하는 것), 의문사가 없는 긍정과 부정형의 질문(예: "이것은 침대인가요?"), 의문문(Wh-questions)(예: "무엇으로 몇 시인지 알 수 있나요?"), 그리고 복잡한 지시문(예: '칫솔을 가리킨 다음 비누를 가리키세요")을 듣고 해당되는 그림 자극을 확인하는 것도 포함된다(pp. 10-12).

단어이해 훈련은 구나 문장 수준의 자료를 이해하지 못하는 심한 이해장애 환자에게 적합하다. 단어이해 훈련은 출발점으로서 역할을 하며, 환자의 이해 능력이 향상됨에 따라 치료 자극의 길이와 정보의 밀집도, 복잡성을 증가시킨다.

단어이해 훈련은 경도에서 중등도의 단어이해 장애가 있지만 짧은 구나 문장을 이해할 수 있는 환자에게는 적합하지 않다. 이러한 환자들의 단어이해 장애는 보통 일상생활에서 볼 수 없는 저빈도 단어에 관련된 것이다. 단어가 나오는 문맥은 종종 단어의 의미에 강한 힌트로 작용을 하며, 이해하지 못하는 단어의 의미

를 추론하는 데 문맥을 이용할 수 있는 실어증 환자는 대부분의 일상생활에서 말하는 언어를, 그것이 설혹 저빈도 단어를 포함하고 있다고 해도, 이해하는 데 큰 어려움을 보이지 않는다.

경도에서 중등도의 실어증 환자 중 소수는 그들이 듣거나 읽은 단어에 담긴 의미를 파악하는 데 심한 어려움을 겪는다. 그들은 마치 (보통 간헐적으로) 다른 사람이 말하거나 인쇄되어 있는 단어의 의미를 모르는 것처럼 행동한다. 그 단어가 흔히 사용되는 단어일 때조차도 그러한 행동을 보인다. 그러한 행동은 단어 특정적이지 않다. 때로는 어떤 단어를 이해하다가도 어떤 때는 그 단어를 이해하지 못한다. 어떤 때는 단어를 마치 외국어를 듣는 것처럼 행동하기도 한다. 그들은 인지하지 못한 단어를 계속 반복해서 말하거나 단어를 의미와 연결시키려고 노력하면서 철자를 쓰기도 한다. 재인하지 못한 단어의 의미에 대해 단서가 주어지면(비슷한 말이나 반대말과 같이) 환자는 종종 그 단어를 재인하게 되는데, 다음과 같은 상호작용 속에서 그러하다.

임상가: 수레가 무엇을 말하는 것인지 설명해 주세요.
환자: 수레… 수레. 그건 아마도 내가… 근데 잘 안 돼…. 뭐였죠? 다시 말해 주세요.
임상가: 수레. 이 말을 전에 들어 본 적이 있으세요? 수레.
환자: 수레… 수레…. 수레. 아는 건데…전에 들어 본 적이 있는 것 같은데… 수레… 수레…. 수레. 어휴! 모르겠어요.
임상가: 괜찮아요. 힌트를 드리죠. 이건 물건을 이 장소에서 저 장소로 옮기는 거하고 관련이 있어요. 돌더미 같은 거요. 농장 같은 곳에서 볼 수 있고요. 말과 함께 사용되기도 하고….
환자: 아! 수레! 바퀴가 달려 있어요. 이걸 끌고 다니기 위해서 말이나 당나귀 심지어는 염소를 사용하기도 해요. 손수레 같은 거죠. '말 앞에다 손수레를 두지 않는다.'처럼요.
임상가: "말 앞에다 손수레를 두지 않는다."는 말이 무슨 뜻이죠?
환자: 그러니까, 손수레는 말의 뒤로 간다는 말이고 사람 앞으로 가지 않는다는 말도 되고.

단어이해 장애가 있는 환자의 치료는 보통 단어를 듣고 해당하는 그림을 가리키거나, 들은 단어에 대한 정의나 비슷한 말, 반대말을 말하는 훈련으로 구성된다. 만일 이와 같은 훈련이 단어이해의 향상을 가져오지 않는다면, 그러한 환자의 단어이해는 단기 청각 기억(short-term auditory memory)과 문장이해에 대한 치료를 통하거나, 인지하지 못한 단어의 의미에 접근하기 위해 문맥을 사용하도록 함으로써 간접적으로 치료되기도 한다.

문장이해. 문장이해의 장애는 실어증 환자를 위한 처리과정중심(process-oriented)치료의 흔한 목표가 되는데, 이는 문장이해가 일상생활에서 중요할 뿐만 아니라 일부 실어증 모델에서 청각적 이해력이 중심적인 역할을 하기 때문이다. 문장을 듣고 이해하기를 향상시키는 치료는 보통 환자가 질문에 답을 하거나, 지시에 따르거나, 문장의 의미를 검증하는 훈련으로 구성된다.

질문에 답하기. 질문에 답하기 훈련에서는 환자가 예/아니요로 말하거나 몸짓으로 예/아니요로 반응하는 질문이나, 아니면 더 길고 복잡한 반응을 요구하는 개방형 질문(open-ended question)을 사용한다.

예/아니요 질문은 일반적인 지식(예: "미국의 수도는 뉴욕인가요?"), 구어 보유 단위(verbal retention span, 예: "우체국에서 우표, 편지봉투, 우편환을 살 수 있나요?"), 의미 변별(semantic discrimination, 예: "빗으로 이를 닦을 수 있나요?"), 음소 변별(phonemic discrimination, 예: "셔츠와 가지를 입을 수 있나요?"), 구문 분석(syntactic analysis, 예: "구두에다 발을 신을 수 있나요?") 또는 의미적 관계(semantic relationship, 예: "바나나는 채소인가요?")를 이용하기도 한다. 또한 예/아니요 질문은 개인적인 정보(예: "이름이 John입니까?"), 환경적인 정보(예: "우리가 지금 병원에 있나요?"), 사실적인 정보(예: "소가 우유를 만드나요?") 그리고 복잡한 정보(예: "양말을 신기 전에 신발을 신나요?")와 같이 질문의 의미적이고 구문적인 난이도를 계층적으로 높이면서 제시할 수도 있다.

예/아니요 질문은 보통 개방형 질문에 답을 하기 위해 충분한 말을 산출할 수 없는 심한 장애가 있는 환자의 치료에 사용된다. 이러한 환자들은 대부분 예/아니

글상자 9-1	Kearns와 Hubbard의 위계적 13단계*

- 이름을 듣고 하나의 일상 사물을 가리킨다("연필을 가리키세요." 14.30).
- 기능을 듣고 하나의 일상 사물을 가리킨다("글씨 쓸 때 사용하는 것을 가리키세요." 14.20).
- 기능을 듣고 두 일상 사물을 순서대로 가리킨다("글씨 쓸 때 사용하는 것을 가리키고, 문을 잠글 때 쓰는 것을 가리키세요." 12.90).
- 이름을 듣고 2개의 일상 사물을 순서대로 가리킨다("연필과 열쇠를 가리키세요." 12.67).
- 글자의 철자를 듣고 사물을 가리킨다("ㅇ-ㅕ-ㄴ-ㅍ-ㅣ-ㄹ을 가리키세요." 12.51).
- 세 가지 묘사에 대한 설명을 듣고 하나의 사물을 가리킨다("하얗고 플라스틱이고 빳빳한 털이 있는 것." 12.23).
- 하나의 동사 지시를 따른다("연필을 잡으세요." 12.05).
- 이름을 듣고 3개의 일상 사물을 순서대로 가리킨다("숟가락, 연필, 동전을 가리키세요." 10.74).
- 기능을 듣고 3개의 일상 사물을 순서대로 가리킨다("글씨 쓸 때 쓰는 것, 문 잠글 때 쓰는 것, 물건값을 낼 때 쓰는 것을 가리키세요." 10.72).
- 2개의 사물 위치에 대한 지시에 따른다("연필을 숟가락 앞에 놓으세요." 10.20).
- 두 가지의 동사 지시를 순서대로 따른다("숟가락을 가리키고 포크를 돌려 놓으세요." 9.77).
- 두 가지의 동사 지시를 시간 제약에 따라 순서대로 따른다("숟가락을 들기 전에 포크를 제에게 주세요." 8.60).
- 세 가지 동사 지시를 따른다("숟가락을 가리키고, 포크를 돌려 놓고, 연필을 저에게 주세요." 7.53).

출처: Kearns K, Hubbard DJ: A comparison of audience comprehension tasks in aphasia. In Brookshire RH, editor:, *Clinical Aphasiology Conference proceedings*, Minneapolis, 1977, BRK Publishers.

* 괄호 안에 16점 척도에서 평균 점수가 제시됨. 0.5점 이하의 차이는 임상적으로 의미가 없을 것이다.

요 반응을 말로, 머리 움직임으로 또는 예/아니요를 표시하는 글자나 상징(symbol)을 가리키는 것을 통해 표현할 수 있으며, 이런 환자에게 예/아니요 질문은 합리적인 치료 절차이다.

개방형 질문, 예를 들어 "왜 사람들은 문에 자물쇠를 채워 놓나요?"와 같은 질문을 통해 임상가는 예/아니요 질문보다 더 다양한 정보를 수집하고 더 융통성 있는 질문 구조를 만들 수 있지만, 환자가 더 긴 구어 반응을 체계적으로 만들고 산출해야 하기 때문에 이해 훈련 항목으로서의 타당성은 다소 떨어진다. 이 때문에 임상가는 보통 개방형 질문을 이해 훈련 항목보다는 단어 인출이나 말의 구성 작업을 위한 수단으로 이용한다.

지시 듣고 따르기. 환자가 지시를 듣고 이행하는 방법의 치료는 많은 임상가의 치료 목록 중 중요한 요소이다. 지시 듣고 따르는 과제는 환자가 연속적으로 가리키는 수행을 하거나, "숟가락을 연필 옆에 놓고, 동전을 머리빗 옆에 놓고, 그다음 열쇠를 저에게 주세요."와 같이 임상가가 말한 대로 수행하는 반응을 요구한다. 지시에 따르는 훈련에서 지시의 길이와 복잡성을 통제하여 환자에게 적절한 수준의 어려움을 주되 너무 지나치게 압도되지 않도록 한다. 환자의 이해 능력이 향상되면 치료는 Kearns와 Hubbard(1977)가 설명한 바와 같이 점차적으로 더 길게 그리고/또는 문법적으로 복잡한 문장으로 위계적으로 옮겨 간다. Kearns와 Hubbard(1977)는 10명의 실어증 환자를 대상으로 13단계 구어 지시의 평균 난이도를 측정하였다. 16점 척도에서 이 환자들의 평균 점수는 글상자 9-1의 괄호 안에 제시되어 있다.

Kearns와 Hubbard의 13개 위계 단계는 개별 환자를 위한 과제 난이도의 위계를 세우는 데 유용할 것이다. 물론 어떤 환자의 위계 단계는 그룹 수행의 평균에 기초한 Kearns와 Hubbard의 것과는 맞지 않을 수도 있다. 따라서 임상가는 환자의 수행을 다양한 단계에서 위계적으로 평가하고, 환자 수행에서 정반응, 거의 정반응, 오반응의 비율이 적절하도록 단계를 잘 선택하여 개개인의 환자에 대한 개별화된 위계를 마련해야만 한다.

지시에 따르는 훈련은 환자의 구어 보유 폭(verbal retention span)을 우선적인 목표로 한다. 다수의 임상가는 실어증 환자의 구어 보유 폭이 향상되면 그 환자의 일반적인 언어이해 능력 또한 향상될 것이라고 믿는다. 그러한 가정을 지지하는 아무런 실험적 증거는 없으며,

정상 언어이해에 대한 연구 결과에서도 자연스러운 상황에서의 언어이해가 구어 보유 폭에 많이 의존하는 것은 아니라고 한다. 일상 대화에서 오가는 대부분의 발화가 문맥 속에서 일어나며, 8단어를 넘지 않고(Goldman-Eisler, 1968), 구어 보유 폭 훈련에 쓰이는 문장들처럼 정보가 밀집되어 있지 않은 것을 감안한다면, 실어증 환자의 구어 보유 폭을 6~8단어의 정보가 적당히 중복된 발화 이상으로 증가시키는 것은 많은 임상가들이 믿는 것보다 일상생활의 언어이해에서의 효과가 미약할 수 있다.

그러나 이것은 지시 따르기 훈련이 이해를 돕는 처리과정의 작동을 향상시킴으로써 일상생활에서의 이해 능력을 간접적으로 향상시키는 것이 아니라는 의미는 아니다. 그러한 지지가 되는 역할의 예로 들 수 있는 것이 주의력(attention)이다. 지시 따르기 훈련의 성공적인 수행을 위해서는 환자가 각각의 지시에 대해 계속 주의를 집중하고 유지하는 능력이 있어야 한다. 빨리 주의 집중을 할 수 없는 환자는 지시의 앞부분에 있는 정보를 놓치는 경향이 있으며, 주의를 유지하지 못하는 환자는 지시의 마지막 부분의 정보를 잃어버린다. 그러므로 지시 듣고 따르기 훈련은 이해력을 돕는 주의력 기술을 강화함으로써 일부 환자들의 듣고 이해하는 능력을 향상시킨다고 보는 것이 합당한 것 같다.

1990년대 초의 McNeil, Odell 그리고 Tseng(1990)의 연구에서부터 현재에 이르기까지, 점점 더 많은 연구가 실어증 환자의 청각적 이해 능력 결함에 주의력 결함(attentional deficits)이 동반되고 아마도 단순(지속 주의력, 1) 및 복잡(분할 주의력, 2) 수준에서 일부 혹은 전체가 대응한다고 보고 있다. 언어처리과정의 구성요소와 그 기저를 이루는 주의력 구성요소/장치 간의 가정된 관계(예: 지속 주의력/목표유지[goal maintenance], 분할 주의력/갈등조정[conflict resolution], 억압[suppression]/억제[inhibition])와 치료에 있어서 이들의 역할은 상당 부분 연구되어 있지 않다(Coelho와 동료들, 2005 참조). 그러나 이들의 관계를 규명하는 일은 중재의 목표와 그 관련된 것을 달성하기 위해 그 잠재적 가치가 높다 하겠다.

문장 검증. 문장 검증 훈련(sentence verification drills)에서 환자는 문장을 듣고, 각 문장과 하나 또는 여러 개의 그림과의 관계를 판단한다. (예/아니요라고 불리는) 한 형식에서는, 임상가가 환자에게 그림을 보여 주고 그 그림에 맞거나 맞지 않는 문장을 말한다. 환자는 그림이 문장의 내용을 정확하게 묘사하고 있는지의 여부를 판단한다. 각 문장은 보통 여러 번 비연속적으로 제시되는데, 어떤 때는 문장의 의미와 맞는 그림과 또 어떤 때는 맞지 않는 그림과 함께 제시된다. 맞지 않는 그림은 보통 특정 방식으로(예: 그림 9-3에서와 같이 자극 문장과 주어, 동사, 목적어가 다르게) 자극 문장과 대조를 이루는 것으로 구성한다.

문장 검증의 두 번째 형태(이른바 다지선택형)에서는 임상가가 문장을 말할 때마다 환자에게 여러 개의 그림을 보여 주는데, 그중 하나는 말한 문장의 의미를 나타내고 있는 것이다(그림 9-4). 맞지 않는 그림은 보통 자극 문장과 앞에서 언급한 바와 같이 특정 방식에 따라 대조를 이룬다. 환자는 들은 문장의 의미를 담고 있는 그림을 가리킨다.

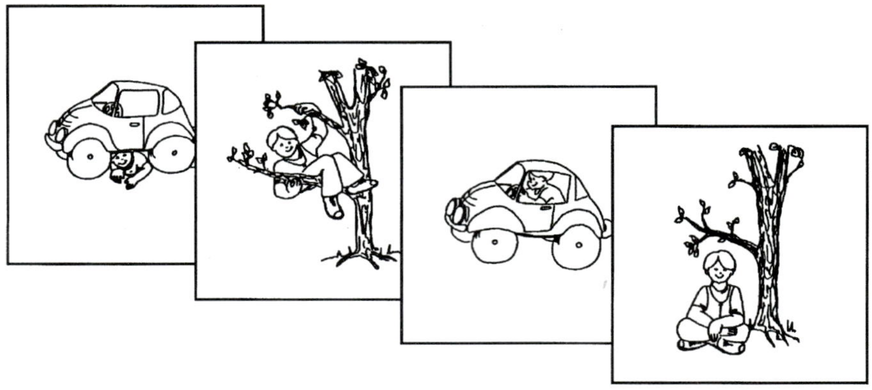

그림 9-3 "소년이 나무에 있다(The boy is in the tree)."라는 문장 확인 훈련에서 사용될 수 있는 반응 카드. 이 네 장의 카드는 다른 카드들과 섞여 있고, 임상가는 이 카드 중에 하나가 나올 때마다 그 문장을 말한다.

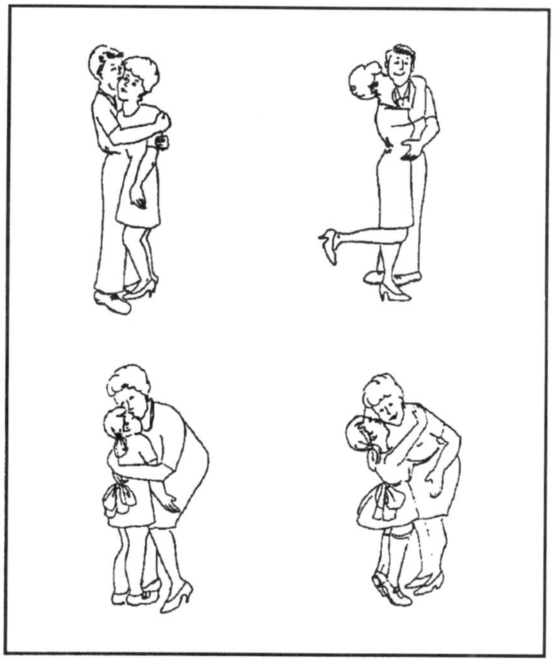

그림 9-4 문장-그림 연결하기의 반응 카드의 예. 임상가가 "남자가 여자를 안고 있다."라는 문장을 말할 때 제시될 수 있다.

대부분의 문장 검증 훈련에서 맞지 않는 그림은 목표 그림과 체계적으로 관련되어 있다. 그림 9-4는 "남자가 여자를 안고 있다."라는 문장과 함께 제시될 수 있는 4개의 그림 세트를 보여 준다. 올바른 반응을 위해, 듣는 사람은 맞지 않는 그림과 자극 문장 사이에 모순을 이루는 주어, 목적어 또는 동사를 인지해야 한다. 실어증 환자에게 이러한 과제의 난이도는 무엇보다도 맞지 않는 그림이 목표 자극에 의미적으로 유사한 정도에 따라 좌우된다. 그림 9-4에서 "남자가 강아지를 쫓아가고 있다."가 맞지 않는 그림으로 제시된다면 대부분의 실어증 환자들이 그것을 맞지 않는 그림이라고 쉽게 확인할 것이다. 반면 "여자아이가 남자를 안고 있다."는 많은 사람이 오답을 내게 할 것이다. Thompson과 Shapiro(2005)가 보고한 기저 유형 치료(Treatment of Underlying Forms, TUF)라는 프로그램은 복잡하고 비전형적인 유형의 문장(예: 구가 내포된 문장이나 수동태 문장)의 이해를 다루고 있다. 이 연구자들은 "기저를 이루는 추상적인 언어속성을 훈련할 경우, 훈련하지 않은 덜 복잡하면서 유사한 언어속성으로 이루어진 구조에 대해서도 효과적인 일반화가 일어난다."라고 제시하며 TUF 프로그램이 성공적이었다고 보고하고 있다(p. 1).

과제 전환 활동. 많은 실어증 환자가 대화상의 상호작용에서 대화의 전반적인 목적이나 주제에 대한 인식을 유지하면서 동시에 화제, 말하는 사람, 대화 속의 역할 변화에 잘 대응해야 하는 문제에 걸리게 된다. 과제 전환 훈련은 이러한 환자에게 도움이 된다. 과제 전환 훈련은 자극 문장의 형태와 환자에게 기대하는 반응의 특성이 각각의 시도마다 예상치 못하게 바뀌는 문장이해 훈련이다. 다음의 순서에서와 같이 훈련이 진행된다.

- "숟가락을 들어 보세요."
- "까만색을 가리켜 보세요."
- "마실 때 사용하는 것이 뭐죠?"
- "목요일은 수요일 다음에 오나요?"
- "주먹을 쥐고, 눈을 세 번 깜박이세요."
- "열쇠를 컵에 넣으세요."
- "성함이 Fred인가요?"

다음과 같은 방법으로 훈련이 지속될 수 있다.

과제 전환과 관련이 있으면서 그 개념을 아우르기도 하는 '갈등조정'은 과제에서 요구하는 바를 충족시키기 위해 활성화된(하향 처리과정으로) 기대 자극 또는 반응을 반드시 억제하도록 요구한다. 이와 관련된 인지기능을 살펴본 최근의 예비실험연구에 따르면, 실어증환자는 우세한 자극/반응을 억제하거나 필요한 자극 반응을 활성화시키는 기능이 손상된 것으로 나타났다(Lim, 2011; McNeil, Kim, Lim과 동료들, 2010; Weiner, Connor & Obler, 2004).

담화이해. 담화이해에 장애가 있는 환자를 치료할 때에는 단어에서 문장 그리고 텍스트로 진행하는(상향 처리과정) 이해과정의 전통적 개념만으로 치료계획을 짜는 것이 적절하지 않다는 것을 반드시 기억해야만 한다(Love & Webb, 1977). 담화 속에서의 단어와 문장은 단독적인 단어와 문장보다 대개 이해하기 쉽다. 담화에 나타난 문장의 이해는, 문장의 길이나 구문적 복잡성이 인지체계의 경계를 넘지 않는 이상, 문장 길이나 복잡성보다는 담화의 전반적인 주제(theme)와의 관련성 그리고 담화 내용을 듣는 사람의 지식과 경험의 정도에 더 많이 의존한다. 담화이해 과제의 난이도는 담화의 내용이나 구조뿐만 아니라 듣는 사람이 담화에서 이해하고 기억해야 하는 것에 의해 결정된다. 만약 듣는 사람이 담화의 주요 내용이나 전체적인 요점만을 이해하고 기억해야 한다면, 세부사항을 기억하라고 하는 것보다 더 좋은 수행을 보인다. 만일 듣는 사람이 직접적으로 언급된 정보만을 이해하고 기억해야 한다면, 내포되어 있는 정보를 이해하고 기억하는 것보다 더 잘 수행한다.

경도에서 중등도의 실어증 환자는 대부분 담화이해 능력이 최소한 일부는 보존되어 있다. 담화가 잘 구조화되어 있고 애매모호하지 않다면 대부분은 주요 내용(main ideas)을 알아낸다. 대부분 담화에서 제시된 주요한 추론, 특히 주요 내용이나 전반적인 주제와 관련되어 있는 추론을 구성할 수 있다. 그러나 담화가 잘 구조화되어 있지 않아 주요 내용이 명확하게 나타나지 않고, 불분명한 화제나 주제 또는 환자가 경험하지 않은 정보를 담고 있다면, 경도에서 중등도의 실어증 환자는 그것을 이해하는 데 어려움을 보인다.

담화이해 치료의 일반적인 형태는 임상가가 예가 되는 담화를 소리 내어 읽거나 녹음된 것을 들려준 다음, 환자로 하여금 담화 속에 있는 정보에 대한 질문에 답하게 하는 것이다. 질문은 일반적으로 담화이해검사(Discourse Comprehension Test: 앞서 설명함; Brookshire & Nicholas, 1993)에 있는 것과 같은 예/아니요 질문이다. 예/아니요 질문(예: "그 여자는 쇼핑센터에 안내판을 내걸었나요?")이 일반적으로 사용되는데, 그 이유는 이러한 질문이 환자의 담화이해에서 기억이나 말산출장애로 인한 영향을 최소화하기 때문이다.

예/아니요 질문은 환자의 재인(recognition) 능력을 검사하는 것이며, 담화 속의 정보를 회상(recall)하는 것에 대한 검사는 아니다. 환자가 기억하고, 말을 구성하고 그리고 말을 산출해야 하는 부담을 적정하게 유지하면서, 재인에서 회상으로 옮겨 가기 위해서는, 예/아니요 질문을 문장완성 항목(sentence completion item)으로 대체할 수 있다. 가령, "그 여자가 안내판을 내걸은 곳은 ________."과 같이 환자는 임상가가 제시하는 문장의 일부를 완성하게 된다. 제한적인 말 구성이나 말산출의 부담을 감당할 수 있는 환자에게, 문장완성 과제는 예/아니요 질문보다 담화 속 정보의 인출에 대한 부담이 더 커지게 된다.

다중선택재인(multiple choice recognition)은 예/아니요의 재인과 자유 연상(free recall)(나중에 논의됨) 사이에 위치하는 중급 수준의 평가 방법으로, 틀린 문항들 안에 정답을 포함한다(Fossett, McNeil, Doyle과 동료들, 2004). 이 방법은 대답하는 데 지나치게 많은 부담을 갖지 않도록 하면서도 회상에 대한 부담은 증가시킨다. 추측 또는 우연에 의해 정답을 맞출 확률은 예/아니요로 반응할 때의 50%에서 선택지의 개수에 따라 줄어들게 된다(예: 오지선다에서는 20%의 확률).

개방형 질문(예: "그 여자는 창고세일을 홍보하기 위해 어떤 일을 하였나요?")은 답에 대해 더 적은 단서를 제공하면서, 예/아니요 질문이나 문장완성 과제에 비해 말구성과 말산출에 있어서 더 많은 능력을 필요로 한다. 요구되는 말산출을 감당할 수 있는 환자에게 개방형 질문은 예/아니요 질문이나 문장완성 항목보다 더 융통성 있고 더 도전적인 것이 될 것이다.

다시 이야기하기(retelling), 즉 환자가 담화에서 기억한 것을 모두 다시 이야기하기는 환자에게 임상가의 질문 내용을 통한 도움 없이 기억 속에 있는 정보를 인출하고 산출해 낼 것을 요구한다. 다시 이야기하기는 환자가 담화로부터의 정보를 이해하고 저장하고 그리고 인출하는 능력에 대한 가장 강력한 지표이다. 그러나 말구성장애나 말산출장애가 있으면 이해하기에 장애가 있는 것으로 오해할 수 있다. 따라서 말기능이 제한적인 환자에게는 다시 이야기하기가 이해에 대한 치료로서는 부적절하다.

담화이해 치료에서 자극의 조작. 임상가는 몇 가지 자극 요인을 조작함으로써 담화이해 과제의 난이도를 조절할 수 있다.

친숙도. 치료는 일반적으로 환자에게 친숙한 자료를 가지고 시작한다. 친숙한 자료는 환자가 담화를 이해하는 데 기존에 가지고 있던 지식을 활용할 수 있게 해 준다. 친숙한 자료에 대한 환자의 이해력이 향상되면, 임상가는 점차적으로 친숙도가 낮은 자료를 소개하여 환자가 기존의 지식에 의존하기보다는 담화 자체의 내용에 의존하도록 한다.

많은 친숙한 상황이나 일상적인 일(예: 음식점에 가

기, 장보기, 비행기 여행)은 스크립트로 나타낼 수 있다. 앞서 설명한 바와 같이, 스크립트는 개인이 일상적인 상황에 대한 지식을 조직화하는 정신적 장치(mental device)이다. 이를 통해 개인은 어떤 상황에서 생길 수 있는 사건과 그 사건이 발생하는 순서를 예상할 수 있다. Armus와 동료들(1989)은 실어증 환자의 담화이해를 촉진하기 위해 다음과 같은 방법으로 스크립트 지식을 이용할 수 있다고 하였다.

- 일부 일상생활에서 사용되는 담화는 듣는 사람이 주제나 논의되는 상황에 대해 이미 가지고 있는 지식에 기반하여 예측 가능하다는 것을 환자와 가족에게 교육한다.
- 환자가 담화의 기저에 있는 스크립트를 확인하도록 훈련한다.
- 스크립트를 나타내는 담화 샘플에서 환자가 그다음에 벌어질 일을 예측하도록 한다.

길이. 치료는 보통 짧은 담화에서 시작하여 점차적으로 긴 것으로 진행해 간다. 그러나 치료에 이용되는 담화는 환자가 전반적인 주제에 대해 감을 잡고 중심이 되는 생각을 확인할 수 있을 정도의 길이는 되어야 한다(100~200단어). 환자의 이해 능력이 향상되면 담화의 길이를 증가시킨다.

정보의 중복, 결속성과 응집성. 반복과 알기 쉬운 설명 그리고 상세함을 통해 정보가 중복(redundancy)되고 고도의 결속성(cohesion)과 응집성(coherence)이 있는 담화를 가지고 일반적으로 치료를 시작한다. 정보의 중복과 결속성 그리고 응집성은 내용 간의 관계를 형성하고, 듣는 사람이 주제를 파악하고 중심이 되는 생각을 확인하는 데 도움이 된다. 또한 정보의 중복과 결속성 그리고 응집성은 환자가 담화를 들을 때 어휘적 · 문법적 처리과정에 드는 많은 노력을 보다 적은 노력이 드는 휴리스틱 처리과정으로 대체할 수 있게 해 준다. 환자의 이해 능력이 향상되면, 점차적으로 정보의 중복과 결속성, 응집성이 적은 자료를 도입하여 환자가 이러한 담화를 처리하는 능력을 높인다.

두드러짐. 주요 내용(main ideas)을 파악하기 쉬운 자료부터 치료를 시작하며, 치료의 초점은 주요 내용을 파악하는 데 둔다. 환자의 이해 능력이 향상됨에 따라, 치료의 초점은 세부사항을 이해하는 방향으로 진행한다. Kimelman과 McNeil의 연구에서는 두드러짐(salience)을 강화시키는 담화의 또 다른 유형을 제시하고 있다. 이 유형은 말하는 단어나 구에 대조적인 강세(강도, 음의 높이 또는 길이의 증가를 통한 신호)를 둠으로써 특정 내용이나 이야기의 중심 생각에 주의를 집중하도록 하고 있다.

직접성. 중요한 정보가 함축되어 있는 것보다는 직접 서술되어 있는 자료에서부터 치료를 시작하며, 정보와 관련된 질문은 담화에서 나온 말 그대로 제시한다. 환자의 이해 능력이 향상되면, 간단한 추론(inference)이 필요한 질문을 도입하고 그다음엔 더 복잡한 추론이 필요한 질문으로 진행한다.

말속도. 정상 속도나 빠른 속도로 이야기를 하면 이해 능력이 저하되는 환자의 경우는 전략적으로 중요한 곳에 잠시 쉼(pause)을 두어 담화를 제시하는 속도를 늦출 수 있다. 환자가 천천히 말한 자료에 대한 이해가 향상되면, 점차적으로 담화를 제시하는 속도를 증가시켜 환자가 정상 속도로 제시되는 재료를 다룰 수 있도록 한다.

임상 Tip. 주요 내용 뒤에 쉼을 두는 것은 그것이 부각되도록 하고 듣는 사람에게 주요 내용을 이해하고 이를 기억에 저장하는 과정에 여분의 시간을 제공할 수 있다.

Nicholas와 Brookshire(1986)는 모든 실어증 환자에게 느린 말속도가 도움이 되는 것은 아니기 때문에 담화를 제시하는 속도를 느리게 하는 것보다 담화에서 유용한 정보나 여분의 정보를 증가시키고 정보를 더 직접적으로 전달하는 것이 실어증 환자의 담화이해 능력을 향상시키는 더 확실한 방법이라고 보았다. 그러나 그들은 여전히 임상가가 실어증 환자와 의사소통하는 사람들에게 천천히 이야기하도록 권고하는 것이 좋다고 하였는데, 그 이유는 천천히 말하는 것의 부정적인 영향이 거의 없으며 일부 실어증 환자에게는 느린 말속도가 도움이 되기 때문이다. Nicholas와 Brookshire는 또한

일반 개념 9-2

- 이해 능력과 기억은 상호의존적이지만 둘 간의 관계는 잘 설명되어 있지 않다.
- 실어증 환자의 이해 장애에서 기억의 역할은 잘 알려지지 않았으나 대부분의 실어증 환자는 비문맥적인 단문장 발화의 이해에 손상을 초래하는 단기기억장애를 보인다.
- 정상 청자는 언어를 이해할 때 하향 처리과정(지식에 기초한 또는 경험적) 방법에 의존하며, 하향 처리과정이 모호한 의미를 파악하는 데 실패하였을 때만 텍스트에 기초한 처리과정(의미와 구문 분석) 방법에 의존한다.
- 스크립트는 하향 이해 처리과정에 도움이 되는 친숙한 상황에 대한 정신적 표상이다.
- 단어이해 훈련은 구나 문장을 이해하지 못하는 심한 이해장애 환자에게 가장 적절하다.
- 문장이해 훈련은 듣고 이해하기가 언어처리의 기본이라고 생각하는 임상가에게 중요한 치료 방법이다. 문장이해 훈련에서 환자는 질문을 듣고 답하거나, 지시를 듣고 따르거나, 문장을 듣고 진위를 확인해야 한다.
- 담화이해 훈련에서는 환자가 담화를 듣고 질문에 답을 하거나, 담화 내용에서 기억하는 것을 다시 이야기해 보도록 할 수 있다. 임상가는 담화의 친숙도, 길이, 정보의 중복, 응집성, 결속성, 두드러짐, 직접성 그리고 담화자료의 제시 속도를 통해 담화이해 과제의 난이도를 조절할 수 있다.

임상가가 만일 실어증 환자의 이해장애 치료에서 말속도를 조절하는 방법을 이용하려고 한다면, 환자가 그러한 조절로 어떤 영향을 받게 될 지 사전검사를 반드시 해야 한다고 권고하였다.

읽기이해

실어증 환자는 거의 항상 읽기이해에 장애가 있으며, 이들의 읽기이해장애는 보통 청각적 이해장애보다 더 심하다. 실어증 환자는 인쇄된 내용을 접하면 몇 가지 문제에 부딪히게 된다. 많은 실어증 환자가 읽는 속도가 느리고, 철자나 단어를 잘못 인식하고, 복잡한 구문을 해석하기 위해 한 단어씩 힘들게 분석을 한다. 실어증 환자는 의미적 · 구문적 처리과정의 장애로 인해 각각의 구조적 요소들을 잘못 해석하고, 글의 전반적인 의미를 파악하지 못한다. 실어증 환자는 단기 보유 장애로 인해 글의 전체적인 주제를 파악하지 못하거나, 파악한다고 해도 도중에 잊어버릴 수 있다. 이와 같은 다양한 어려움을 고려할 때, 읽기이해가 실어증 환자의 주된 문제들 중 하나이며 경도의 실어증 환자만이 읽는 것을 즐길 수 있다는 것은 놀라운 일이 아니다.

읽기 처리과정

단어재인. 단어를 인식하고 그것에 의미를 연결시키는 것은 인쇄된 글을 이해하는 과정의 시작이다. 단어재인(word recognition)은 정상인의 경우 읽기 기술이 발달함에 따라 바로 자동화된다. 숙련된 독자는 자료가 매우 복잡하거나 친숙하지 않은 단어를 많이 포함하고 있지 않은 한, 문장이나 본문을 읽을 때 한 단어씩 읽지 않는다. 숙련되지 않은 독자만이 한 단어씩 읽는 방법에 의존한다.

독자는 인쇄된 개별적인 단어의 의미를 다음 세 가지 중 한 방법을 통해 추론한다.

- 통단어 읽기(whole word reading)에서, 독자는 단어를 단위로 인식하며 단어 내의 문자(letter)나 문자 덩이를 분석하지 않는다. 통단어 읽기는 단어가 독자의 읽기 어휘집 안에 존재해야 한다.
- 음소 분석(phonemic analysis)에서, 독자는 단어를 문자나 문자의 조합으로 분할하고, 문자나 문자의 조합을 그것이 표상하는 소리로 전환하고, 음의 표상을 함께 합하여, 소리의 연속 순서에 의해 표상되는 단어를 확인한다. 음소 분석에 의한 단어재인의 경우, 친숙하지 않은 단어는 독자의 청각 어휘 안에 있어야 하지만 읽기 어휘 안에 반드시 있을 필요는 없다.
- 문맥에 의한 단어재인에서, 독자는 단어의 의미를 추측하기 위해 그 단어가 들어가 있는 문맥의 의미를 이용한다. 문맥에 의한 재인의 경우 친숙하지 않은 단어가 독자의 읽기 또는 청각 어휘에 있을 필요는 없다.

숙련된 독자는 대부분의 단어를 통단어로 읽으며, 친

숙하지 않은 단어를 접했을 때만 음소 분석이나 문맥에 의한 재인을 이용한다. 이러한 방법이 모두 실패했을 때, 사전을 들고 단어를 찾을 것이다.

구문 분석. 구문 분석은 독자가 단어 간의 관계를 추론하는 일차적인 방법이다. 구문 분석은 구문 규칙에 대한 지식과 구문 구조에 대한 인식을 전제조건으로 하며, 독자가 일련의 단어를 장기기억에 저장되어 있는 의미의 단위와 결합할 수 있게 한다. 구문 분석이 실패하면 독자의 단기기억에 부담이 가중되며, 구문 분석의 오류에 의해 문장의 의미를 잘못 이해하게 된다. 단어 재인의 오류와 구문 구조 재인의 오류 간 중요한 차이점은 독자들이 보통 단어를 재인하지 못하였을 때는 그것을 알아차리지만 구문 구조 재인에 실패하였을 때는 그 사실을 인식하지 못할 수 있다는 것이다.

글자를 그에 대응하는 단어로 전환하여 읽을 수 있다면 인쇄된 텍스트를 이해할 수 있다는 생각이 한때는 일반적으로 받아들여졌다. 이러한 가설은 더 이상 타당하다고 여겨지지 않는데, 그 이유는 읽기에서 구문 처리과정의 역할을 고려하지 않기 때문이다. 읽기는 듣기보다 구문적 처리과정에 더 많이 의존한다. 듣기에서는 구문에 대한 정보가 어순이나 구문 표지(syntactic marker)뿐만 아니라 말하는 사람의 쉼, 억양 그리고 강조적 강세를 통해 전해진다. 읽기에서는 독자가 구문 구조를 파악하는 데 어순과 구문 표지에 전적으로 의존한다. 대부분의 인쇄된 텍스트는 구어로 된 담화보다 더 형식적이며, 이로 인해 텍스트는 구어 담화에 비해 구문적으로 더 복잡해진다.

의미 연결. 의미 연결(semantic mapping)이란 글쓴이가 의도한 의미를 독자가 자신의 지식과 경험에 연결시키는 과정이다. 의미 연결은 텍스트가 독자에게 이해가 되는 단계이다. 의미 연결에서는 텍스트에 담겨 있는 내용이 의미 있는 전체로 조직화되고 텍스트의 전체적인 의미가 기억 속에 통합된다. 독자가 텍스트의 정보를 조직화하는 데 실패하면 텍스트 속의 어떤 요소가 중요하며 어떤 요소가 중요하지 않은지 혼동하게 되고, 기억 속에 정보를 저장하거나 나중에 이를 인출하는 데 어려움이 초래될 수 있다. 독자가 텍스트의 의미를 기존의 지식과 연결짓는 데 실패하면 은유(metaphor), 관용어(idioms) 그리고 비유적인 언어의 실제 의미를 바르게 이해하는 데 문제가 발생한다.

담화를 듣고 이해하는 데 기여하는 대부분의 하향 처리과정(top-down process)은 인쇄된 글을 이해하는 데도 도움이 된다. 듣는 사람과 마찬가지로 읽는 사람은 정보 단위 간의 관계를 확인하기 위해 인쇄된 텍스트의 어휘적 내용과 구문 구조를 이용한다. 거기에서 시작하여 독자는 텍스트의 전반적인 의미를 확정하기 위해 일반적인 지식과 직관을 이용하는 것으로 진행해 간다. 듣는 사람과 마찬가지로 읽는 사람은 하나하나의 낱말에 대해 계속적으로 어휘적 · 구문적 분석을 하는 것이 아니라 가능한 경우 인쇄된 텍스트의 구조와 내용에 기반한 휴리스틱(heuristic) 처리과정(제5장 참조)을 이용한다. 들을 때와 마찬가지로 읽을 때 사람은 보통 텍스트 기반 처리과정을 넘어 휴리스틱 처리과정에 중점을 두며, 친숙하지 않은 주제나 복잡한 구문, 다중적 의미 또는 불확실성으로 인해 반드시 그렇게 해야 할 경우에만 텍스트 기반 처리과정에 의존한다.

표층 실독증과 심층 실독증. 표층 실독증(surface dyslexia)과 심층 실독증(deep dyslexia)이라고 하는(Marshall과 Newcombe, 1973) 단어 읽기의 두 가지 장애 양상은 때로 실어증과 동반하여 나타난다. 표층 실독증과 심층 실독증의 개념은 단어의 시각적 형태에서부터 단어의 의미에 대한 심적 표상에 이르는 두 가지 경로가 있다고 가정하는 읽기 모형에 기초하고 있다. 직접(어휘)경로를 이용하는 독자는 단어의 시각적 형태에 기초하여 단어의 심적 표상에 직접적으로 접속(access)하는데, 이는 통단어 읽기이다. 간접(음운)경로를 이용하는 독자는 단어의 인쇄된 글자를 그에 음운적으로 상응하는 것으로 전환(음소 분석[phonemic analysis])하고 내적 음운 표상을 통한 의미 접속을 통해 단어의 심적 표상에 접속한다(그림 9-5).

표층 실독증 환자는 직접(어휘)경로가 상실되거나 손상되어 간접(음운)경로에 의존하게 되며, 인쇄된 단어의 의미를 알아내기 위해 글자 하나하나를 해독해야만 한다. 표층 실독증 환자는 규칙적으로 쓰인 단어(예: keep과 banana—한국어 예로는 가다, 사과)나 음운적으로 들어맞는 비단어(nonwords, 예: tobada—한국어

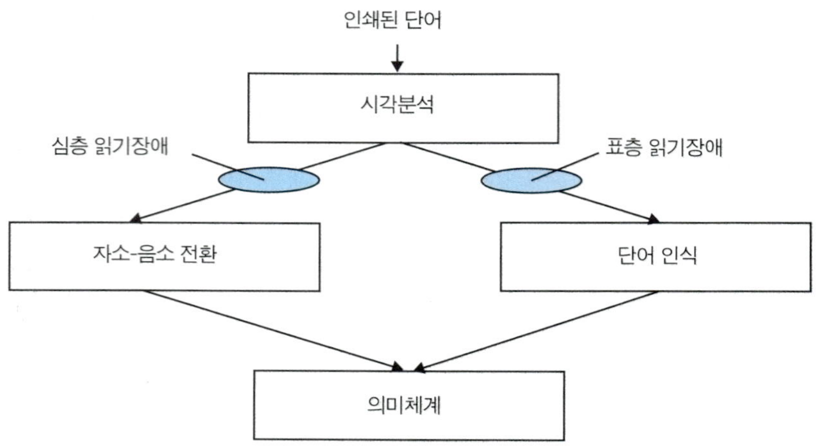

그림 9-5 표층 실독증과 심층 실독증을 초래하는 손상된 처리과정의 도식적인 그림. 표층 실독증에서 인쇄자료로부터 의미 표상으로의 직접경로를 사용하지 못하고 환자는 간접경로(자소-음소 전환)에 의존해야만 한다. 심층 실독증에서 자소-음소 전환 경로는 사용하지 못하고 환자는 통단어 읽기에 의존해야만 한다.

예로는 누거리)를 정확하게 읽을 수 있지만 불규칙적으로 쓰인 단어(예: neighbor를 negbor로 읽는 등)를 발음 그대로 규칙화하여 읽는 오류를 범한다. 글자 하나하나를 분석하기 때문에 표층 실독증 환자는 긴 단어를 읽는 데 짧은 단어보다 더 오랜 시간이 걸린다.

심층 실독증 환자는 간접(음운)경로가 상실되거나 손상되어 인쇄된 단어의 의미를 알아내기 위해 직접(통단어)경로에 의존한다. 이 환자들은 tobada와 같이 음운적으로 들어맞는 비단어를 잘 읽지 못하며, 실제 단어를 읽을 때는 의미 오류(semantic error)를 보인다(예: chair를 table로 읽는다). 심층 실독증 환자는 목표단어와 시각적으로 유사하거나 형태론적으로 관련이 있는 단어로 대치(substitute)하기도 한다(예: stealth을 steal, wisdom을 wise로). 심층 실독증 환자는 개방형(open-class) 내용어(명사, 동사, 형용사, 부사)보다 폐쇄형(closed-class) 기능어(관사, 접속사, 전치사) 읽기에 더 어려움을 보인다. 의미적으로 도움이 되는 문맥은 종종 이러한 환자들이 재인에 실패하였을지도 모르는 단어를 재인하는 데 도움을 준다.

다양한 형태의 후천적 실독증은 뇌가 인쇄된 단어를 어떻게 인지하며, 단어의 시각적 이미지를 어떻게 그 의미적 표상에 연결시키는지에 대해 관심을 가진 연구자에게 많은 주목을 받아 왔다. 이러한 연구자에 의해 만들어진 읽기 처리 모형은 후천적 실독증의 감별진단에 대한 체계적인 접근을 가능하게 한다. 그러나 후천적 실독증에 대한 설명은 단단어 인식에 초점이 맞추어진 반면, (적어도 정상 독자의) 읽기이해는 대부분 하향 처리과정이라는 것을 명심해야 한다. 그러므로 후천적 실독증의 다양한 형태로 특징지어진 단어재인 장애의 영향은 환자가 텍스트를 읽을 때는 단단어를 읽을 때만큼 두드러지지 않을 수 있다. 단독으로 재인하지 못한 단어라도 의미적·구문적 맥락이 그 단어를 확인하는 단서가 될 경우, 경도에서 중등도 정도의 단어재인 장애는 인쇄된 텍스트를 읽고 이해하는 데 큰 영향을 미치지 않는 것 같다.

신경학적 읽기장애의 치료. 뇌손상 환자의 읽기장애 치료는 종종 이른바 Webb(1990)이 말한 문자력(literacy history)으로 시작한다. 문자력은 환자, 가족, 보호자나, 동료를 통해 얻는다. 문자력을 통해 임상가는 환자가 실어증 발병 전 얼마나 많이 읽기를 하였고, 어떤 종류의 읽을거리에 관심이 있는지 알 수 있으며, 실어증 발병 전의 환자의 읽기 능력 수준을 짐작할 수 있다.

임상가는 읽기 치료의 초점을 어떻게 둘지 또는 초점을 두어야 할지의 여부를 결정하기 위해 환자의 문자력, 현재의 읽기 능력 그리고 읽기 회복의 가능성을 고려한다. 읽기가 일상생활에서 차지하는 비중이 매우 높고, 시지각(visuoperceptual) 능력과 언어 능력이 갖추어져 있으며, 읽기 능력의 회복에 대한 동기부여가 되어 있는 환자는 읽기 치료의 가장 좋은 대상이다. 실어증 발병 전, 읽기가 기능적이지 않았던 환자는 치료를 통해 기능적으로 읽을 수 있기가 어려우며, 발병 전에도 읽기에 흥미를 느끼지 못했던 환자에게 독서를 즐길 수 있도록 하는 시도는 별로 의미가 없다.

실어증 환자의 읽기장애를 위한 치료는 보통 경도에

서 중등도(mild to moderate) 정도의 실어증이며 발병 전 읽기 능력이 기능적이었던 사람에게 가장 효과적이다. 중도(severe)의 실어증 환자는 대부분 읽기의 향상보다는 말산출의 향상이나 듣고 이해하는 능력의 강화에 더 중점을 둔다. 극히 일부의 만성 중증 실어증 환자만이 신문이나 책, 잡지 또는 다른 인쇄물에 대한 읽기 기능을 되찾는다. 그러나 발병 전 독서를 즐기지 않았던 중증의 실어증 환자나 중증보다 다소 능력이 양호한 실어증 환자는 이른바 실전 읽기 기술(survival reading skills; Rosenbek, LaPointe, & Wertz, 1989; Webb, 1990)을 익히는 것이 도움이 될 수 있다.

실전 읽기 기술. 실전 읽기 기술은 안내판이나 상표, 계산서, 수표, 주소, 전화번호부 그리고 메뉴와 같이 일상생활에서 자주 접하는 것을 읽는 데 필요한 기술이다. 실전 읽기 기술을 가르치는 또는 재활성화하는 첫 단계는 일상생활에서 환자에게 가장 중요한 읽기 활동이 어떤 것인지 확정하는 것이다. Rosenbek과 동료들(1989)은 임상가가 환자와 가족에게 2개의 목록을 만들 것을 제안한다. 하나의 목록은 환자가 가장 읽을 수 있기를 원하는 것이고, 다른 하나는 환자가 읽을 수 있기를 희망하지만 반드시 필요하지는 않은 목록이다. Rosenbek과 동료들의 환자 중 한 사람이 작성한 목록은 표 9-1과 같다. 치료는 두 가지 목록에 있는 것들에 초점을 두며, 가장 중요한 목록에서부터 시작하고 환자가 그 항목을 한 번에 읽을 수 있는 즉각 읽기(sight-reading)가 되면 두 번째 목록으로 치료를 진행한다.

Parr(1992)는 50명의 뇌손상 병력이 없는 영국 성인에게 일상생활에서의 읽기 활동에 대한 목록을 만들도록 하고 각 활동마다 중요도를 평가하도록 하여 비슷하지만 더욱 포괄적인 목록을 만들었다. 그런 다음, Parr는 그 활동을 목록에 넣은 사람의 수에 평균 중요도 점수를 곱하여 중요도 지표를 계산하였다. 표 9-2는 Parr의 순위 목록을 보여 준다.

이러한 목록은 실어증 환자의 읽기 기능을 회복시키고자 하는 임상가에게 유용한 출발점을 제시한다. 그러나 임상가는 그러한 목록의 근거가 된 집단의 필요와 환자 개개인의 필요가 일치할 것이라고 단정 지어서는 안 된다. 은행계좌를 가지고 있지 않은 환자는 은행 거래나 수표 기록을 읽는 것을 중요하게 생각하지 않을 수 있으며, TV가 없는 환자에게 TV 프로그램 안내를 읽는 것은 그다지 관련이 없는 일일 것이다. 따라서 임상가는 반드시 환자 개개인에 대해 환자와 가족이 읽기 활동의 목록을 만들고 중요도를 체크하게 하여, 일상생

표 9-1 읽기 습관에 관한 실어증 환자의 반응

가장 읽기를 희망함	읽기를 원하지만 반드시 필요하지는 않음
메일	메시지
수표	표지판
약 상표	신문
지도	잡지
전화번호부	TV 프로그램 안내
엘리베이터	메뉴
달력	성경
제품 상표	카드놀이

출처: Rosenbek JC, LaPointe LL, Wertz RT: *Aphasia: a clinical approach*, Boston, 1989, Little, Brown.

표 9-2 뇌손상이 없는 영국 성인 집단의 읽기 활동의 중요도 순위

활동	중요도 지표
개인적인 편지	188
청구서	171
신청서	168
공적인 편지	162
광고	144
전화번호	140
신문	136
TV 프로그램 안내	131
책	130
은행 대차표	130
주소록	125
약 복용법	130
영수증	118
메뉴	107

출처: Parr S: Everyday reading and writing practices of normal adults: Implications for aphasia assessment, *Aphasiology* 6:273-283, 1992.

활에서 중요한 읽기 활동에 대한 개별화된 목록을 고안해야 한다. 치료는 가장 높게 체크된 활동부터 시작하여 아래의 목록으로 각각의 활동에서 기능적인 읽기가 가능하도록 진행한다.

표 9-1과 표 9-2에 제시된 바와 같은 일상적인 읽기 자료 범주에 대한 기능적인 읽기는 각 범주에서 일반적으로 나오는 어휘의 즉각 읽기를 환자가 습득하는 것이다. 약의 상표에 붙은 지시사항을 즉각 읽기 위한 핵심 어휘는 15~20개 단어 정도일 것이나, 신문이나 잡지의 광고를 즉각 읽기 위한 핵심 어휘는 몇백 단어가 될 것이다. 즉각 읽기에서의 어휘를 선택할 때 임상가는 환자가 현재 즉각 읽기가 가능한 단어가 어떤 것인지 알아내기 위한 검사를 하기도 한다. 그런 다음 문제가 되는 단어는 치료 활동에 반영될 것이다.

플래시 카드(flash card)를 보고 환자가 핵심 어휘의 단어를 소리를 내서 읽는 훈련은 핵심 단어를 즉각 읽는 연습에서 가장 많이 사용하는 방법이다. 플래시 카드 훈련은 환자에게 집중적인 즉각 읽기 연습은 되지만, 일상생활에서 어휘를 즉각 읽는 것을 촉진하는 가장 효과적인 방법이라고는 할 수 없다. 그 이유는 단독적인 어휘에 대한 즉각 읽기 훈련이 단어인식을 강화하는 것으로 여겨지는 문맥적 단서를 환자에게서 빼앗기 때문이다. 예를 들어 알약이라는 의미는 그것을 플래시 카드에 써 놓았을 때보다 "알약을 하루에 두 번, 한 알씩 드세요."에서 더 쉽게 알 수 있다. 나아가 환자가 자연스러운 재료를 통해 즉각 읽는 어휘를 습득한 경우, 일상생활로의 일반화가 더 잘 이루어지게 된다.

컴퓨터를 통한 일상생활 어휘의 즉각 읽기 프로그램이 몇 가지 만들어졌다. 이와 같은 프로그램은 임상가가 계속적으로 참여하지 않아도 환자에게 집중적인 즉각 읽기 훈련을 제공하는 데 유용한 것으로 알려져 있다(Katz & Nagy, 1983; Major & Wilson, 1985; Weiner, 1983). 그러나 그 효과는 몇몇 사례 보고에 그치고 있다.

경도에서 중등도 읽기장애의 치료. 경도에서 중등도의 읽기장애가 있는 환자의 치료는 일반적으로 문자력으로부터 시작하여 환자의 읽기 어휘, 문장, 문단을 읽고 이해하는 능력을 측정하는 표준화된 검사로 이어진다. 임상가는 보통 환자의 읽기 역량(reading capacity: 환자가 이해할 수 있는 어휘의 수준과 복잡성)과 환자의 읽기 속도(reading rate: 적절한 정도의 이해가 가능한 수준에서 텍스트를 얼마나 빨리 읽을 수 있는가) 양쪽을 모두 평가한다. 읽기 평가 점수는 종종 학년 수준으로 규정된다. 학년 수준은 그 학년의 학생들이 평균적으로 이해할 수 있는 수준을 기반으로 읽기 자료의 난이도를 수량화한 것이다. 대부분의 신문, 유명한 책, 잡지의 읽기 난이도는 5~6학년 수준이다. 따라서 5~6학년 수준이나 그 이상의 읽기 능력이면 일상생활에서 대부분의 읽기 자료를 이해할 수 있다(Chall, 1983).

단어 읽고 이해하기. 앞에서 언급한 바와 같이 다수의 후천적 읽기장애 환자는 단어를 보고 재인하고 의미를 할당하는 데 어려움을 보인다. 단어를 읽고 이해하는 것의 어려움은 여러 원인에 의해 발생할 수 있다.

다수의 실어증 환자는 심층 실독증을 가지고 있다. 환자는 단어를 통단어(whole word)의 형태로 인지하지 않기 때문에 애써 글자의 음운 분석을 하느라 힘겨워하고, 글자를 해당하는 음운으로 전환하지 못하며, 또한 각각의 소리를 단어의 소리 패턴으로 혼합하지 못한다. 이러한 환자의 인쇄된 단어재인은 다음과 같은 훈련에 의해 향상될 수 있다.

- 자소(grapheme)와 음소(phoneme)가 일대일로 대응하는 단어와 비단어를 소리 내서 말한다.
- 음운적 구조가 비슷한 단어들을 변별한다(예: cabbage/cottage).
- 부분적으로 제시된 규칙 단어에서 빠진 글자를 채워 넣는다(예: ban_na, anniver__ry).

일부 실어증 환자는 인쇄된 글자나 단어의 지각을 방해하는 시각장애를 동반한다. 환자는 비슷하게 보이는 단어와 모양이 닮은 글자를 혼동하기도 한다(예: b/c/d, m/w/n, e/f/k). 이러한 환자는 시각적으로 유사한 단어를 변별하는 훈련(예: taxes/taxies, hear/clear)이나, 단어 속의 글자 순서가 바뀌거나 거꾸로 된 것을 찾아내는 훈련(예: birhtday, gadren)이 도움이 될 수 있다. 환자가 문장을 읽고 이해할 수 있다면 이와 같은 단단어 변별 훈련은 필요하지 않게 되는데, 그 이유는 문장에서 제공되는 문맥을 통해 환자가 단어 수준에서 잘못 지각하였을 때의 문제를 상쇄할 수 있기 때문이다.

환자에게는 괴로운 일이지만, 드문드문 나타나는 환자의 시각적 지각 오류는 인쇄된 텍스트를 이해하는 데 심각한 문제를 일으키지 않을 수 있다. 왜냐하면 텍스트에서 주어지는 의미적·구문적 문맥이 지각 오류의 빈도를 줄이고, 지각 오류가 발생한다고 해도 환자는 문맥을 통해 지각 오류를 인지하고 수정할 수 있을 것이기 때문이다. 환자가 p와 d를 혼동하는 경우, pen이라는 단어를 단독적으로 보여 주면 den으로 잘못 읽지만 문장 내에서는 정확하게 읽을 수도 있다(예: A pen is used to sign important documents). 이러한 환자는 산발적으로 나타나는 시각적 지각 오류로 인해 불편함을 느끼고 읽기 속도가 느릴 수 있다. 그러나 지각 오류가 매우 빈번하게 일어나거나 환자의 어휘 및 문장이해 능력이 충분하지 못할 경우에는 시각적 지각 오류가 좀 더 중대한 영향을 미칠 수 있다.

임상 Tip. 간혹 환자들에게 거꾸로 뒤집히거나 바로 된 글자를 주고 알아내는 훈련을 하게 한다. 일부 환자에게는 이러한 훈련이 문맥 안에서 글자를 확인하는 준비 단계가 된다. 그러나 임상가는 가능하면 빨리 문맥적 자료로 진행해 가야 한다.

일부 실어증 환자는 단어를 보고 음소 표상(phonemic representation)으로 변환할 수 있지만 그 표상에 의미를 연결하지 못한다. 환자는 문제되는 단어를 몇 번이고 되풀이하여 읽지만 그 의미를 이끌어 내지 못한다.

> 전통적인…. 전통적인…. 내가 분명 이 단어를 아는데. 전에 본 적이 있어요. '얻어 내기 쉬운' 같은 생각이 드는데 그건 아니고… 전통적인… 도와주셔야 될 것 같은데요.

임상 Tip. 이러한 환자들은 보통 단어를 듣고 재인할 때도 비슷한 문제를 보인다. 이들에게는 읽고 이해하는 훈련과 함께 듣고 이해하는 훈련을 병행하는 것이 적합할 것이다.

이러한 환자들은 단어의 의미를 추론할 때 문맥을 이용하는 것을 배우면 많은 도움을 받을 수 있다. 어휘 훈련과 단어연상 훈련 또한 도움이 될 것이다.

문장 읽고 이해하기. 실어증 환자가 문장을 읽고 이해하는 것에는, 앞에서 문장을 듣고 이해하는 데 영향을 주는 것으로 논의된 여러 요인들(예: 문장의 길이, 구문적 복잡성, 정보의 중복성 등)이 역시 영향을 미친다. 대부분의 실어증 환자는 같은 자료라도 듣고 이해하는 것보다 읽고 이해하는 것을 더 어려워한다. 다수의 환자가 단어를 보고 음운적 표상으로 변환하는 데 어려움을 보이는데, 이는 읽기에는 중요하지만 듣기에서는 필요없는 처리과정이다. 인쇄된 텍스트의 구문 구조는 담화를 말할 때보다 복잡해지는 경향이 있으며, 이는 많은 실어증 환자에게 문제가 된다. 실어증 환자는 to, but, 그리고 by와 같은 기능어(functional word)를 간과하거나 잘못 읽으며, 이로 인해 문장을 읽을 때 혼동을 하거나 의미를 잘못 해석하게 된다. 인쇄된 문장은 문장을 말할 때보다 언어 외적인 단서가 적다. 어떤 사람이 문장을 듣고 이해하지 못하면, 말하는 사람은 그것을 반복하거나, 다르게 표현하거나, 단순화하여 말할 것이다. 말하는 사람의 쉼, 억양, 강세, 다시말하기(reiteration), 바꿔 말하기(paraphrasing) 그리고 몸짓은 말을 듣고 이해하는 데 도움이 된다. 상호작용이 이루어지는 시간과 장소, 말하는 사람의 신분 그리고 구어를 통한 상호작용의 다른 상황적인 특성 또한, 듣는 사람이 상대방의 발화에 대한 언어적 내용 자체에 의존하는 정도를 감소시킨다.

청각적 이해와 마찬가지로 읽기이해는 유능한 독자에게는 대부분 하향 처리과정으로 진행된다. 유능한 독자는 주제를 설정하고, 친숙하지 않거나 인지할 수 없는 단어의 의미를 추론하며, 힘든 구문 분석을 피하기 위해 문맥을 활용한다. 문장 수준에서 읽기가 가능한 뇌손상 환자는 문장이 단독으로 주어졌을 때보다 단락의 문맥 속에서 문장을 더 잘 이해할 수 있는데, 이때 읽기 속도는 다소 느리고 세부적인 내용을 완벽하게 이해하지 못하기도 한다.

독립된 문장에서의 치료는 문장의 구문 이해에 어려움이 있는 일부 경도 읽기장애 환자에게 적합할 것이다. 이러한 환자의 읽기이해는 구문 구조가 복잡한 문장, 예를 들어 피동형 문장(예: The woman was hugged by the man.), 복문(예: The dog the boy chased ran into the street.), 비교문(예: The policeman was shorter than the burglar.)을 해독하는 훈련을 통해 향상될 수 있다. 문장이해 훈련은 경도의 읽기장애 환자에게 적합한데, 주된 문제점이 경험적(하향) 처리과정의 장애로 인해 구문적으로 복잡한 문장의 의미를 올바르게 이해하지는 못하지만, 단어재인이나 어휘, 텍스트 구조의 이해 그리고 정보의 보유(retention of information)는 비교적 잘 보존되어 있는 환자들이 이에 해당한다.

또한 독립된 문장의 읽기 훈련은 텍스트를 읽고 이해하는 데 장애가 너무 심해서 문맥의 긍정적인 효과를 활용할 수 없는 환자에게 적절하다. 이러한 환자에게는 개별 문장을 읽고 이해하는 속도와 정확도를 향상시킴으로써 문맥의 효과를 이용하기에 충분할 정도로 처리 부담을 감소시킬 수도 있다.

실어증 환자에게 적합한 문장 수준의 읽기 훈련이 포함된 수많은 워크북들이 시판되고 있다.

어떤 것은 환자가 단어가 빠져 있는 문장을 완성하도록 하는 것이다.

아침식사로, John은 베이컨과 _____을 좋아한다.

또 다른 것은 환자가 여러 보기 중에서 목표단어를 선택하도록 한다.

칫솔로는 치아, 빗으로는 ______.

귀 머리카락 칫솔 수탉

어떤 것은 환자가 뒤섞인 단어들을 가지고 문장이 되도록 배열하게 한다.

종강 이다 날 가장 행복한 마지막 때 에게 는 학생

어떤 것은 보기에 맞추기(match to sample task)로, 인쇄된 문장이 여러 개의 그림과 함께 제시되는데, 그 중 한 그림이 문장과 맞는 것이다(그림 9-6).

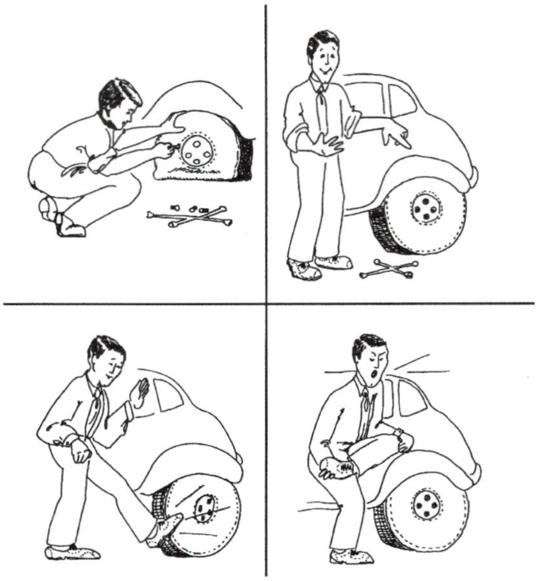

남자가 타이어를 차고 있다.

그림 9-6 "남자가 타이어를 차고 있다."라는 문장을 읽고 이해하기를 위한 반응 카드

임상 Tip. 뒤섞인 단어로 된 문장은 경도의 읽기장애 환자에게도 어려울 수 있다. 뇌손상이 없는 사람에게도 길이가 긴 뒤섞인 단어의 문장은 어렵게 느껴질 것이다. 뒤섞인 단어로 문장을 만들기 위해서는 문법 규칙에 대한 지식, 분석 능력, 주의 집중력 그리고 단기기억 능력이 좋아야 한다.

텍스트를 읽고 최소한 일부의 정보라도 읽고 이해할 수 있는 대부분의 환자는 그들에게 도전이 될 수 있는 인쇄물을 가지고 치료해야 한다. 문단(passage)은 최소한 환자가 전반적인 주제를 알 수 있고, 핵심 내용을 대략 파악하며, 세부적인 내용의 일부라도 알 수 있는 것으로 선정해야 한다. 임상가는 담화를 듣고 이해하는 데 영향을 미치는 여러 요소들(친숙도, 길이, 정보의 중복성, 응집성, 결속성, 두드러짐, 추상성, 직접성)과 나아가 구어 담화보다 더 넓은 범위를 가진 읽기 자료의 변수들(어휘와 구문적 복잡성)을 조절하여 읽기 자료의 난이도를 맞출 수 있다.

읽기 치료에서의 자극 조절

친숙도. 읽기 자료에서의 친숙도는 환자가 자료를 얼마나 쉽게 이해하는가에 강한 영향을 미친다. 친숙한 자료는 환자가 문맥을 형성하고, 세부사항으로부터 주요 내용(main ideas)을 분리하고, 읽은 내용을 이미 알고 있는 지식에 연결시키는 데 도움이 된다. 임상가는 환자의 지식, 경험, 그리고 흥미에 맞는 읽기 자료를 이용하여 치료에서의 친숙도 효과를 활용할 수 있다. 환자의 읽기가 숙달되면 친숙도가 낮은 자료를 제공하여 어휘와 의미 분석, 사고력(reasoning), 통찰력 그리고 본문에서 정보를 추출하여 조직화하는 능력을 향상시키도록 한다.

길이. 읽기 문단을 길게 하여 난이도를 증가시킬 때는 이미 제공된 정보를 다시 서술하거나 바꾸어 기술하는 것이 아니라 새로운 정보를 추가하여 길이를 증가시키도록 한다. 정보를 다시 서술하거나 바꾸어 서술하는 것으로 길이를 증가시키는 것은 자료의 중복성(redundancy)이 늘어나고 주제를 더 분명하게 하여 실제적으로는 문단의 난이도를 낮추는 결과가 될 것이다. 문단을 짧게 하는 것이 항상 그것을 더 쉽게 만드는 것은 아니다. 문단을 극단적으로 짧게 하면, 독자가 중심 내용과 주제를 감지하고 하향 처리과정을 가능하게 하는 문맥적 처리과정(context based process)을 활용하는 것이 더 어려워진다.

읽기 문단이 너무 짧아서 하향 처리과정을 효과적으로 사용할 수 없는 문단 길이의 절대적인 기준이 있는 것은 아니다. 이는 문단의 하향 처리과정에 대한 적절성이 길이뿐만 아니라 문단의 구조에도 의존하기 때문이다. 일반적인 규칙으로 약 100단어 이하의 문단은 대부분의 실어증 환자가 하향 처리과정을 효과적으로 사용하기에는 너무 짧게 여겨진다. Webb(1990)은 보통 독자들이 읽기 문단의 전체적인 의미를 파악하는 데 최소한 200단어를 필요로 한다고 언급하였다. 그녀는 실어증 환자의 읽기 치료에 사용되는 문단은 평균적으로 약 500단어 정도로 길어야 한다고 주장하였다. 그러나 500단어 문단은 보유(retention)와 기억(memory)에 장애가 있는 실어증 환자에게는 너무 길다고 생각되기도 한다.

일부 연구자는 주의력[작업기억용량(working memory capacity)]의 역할에 주목하였는데, 실어증이 없는 사람들에서 주의력이 읽기이해 능력과 상관관계가 있는 것으로 나타났기 때문이다. 가령 Just와 Carpenter(1992) 그리고 다른 연구자들은 작업기억용량과 읽기이해 간의 상관관계에 대해 보고하였는데, 그들은 사실을 묻는 질문에 답하는 읽기이해 기술이 읽기 폭(reading span)과 높은 상관관계를 갖는다는 것을 발견하였다. Daneman과 Carpenter(1980)의 읽기 폭 과제(Reading Span task)는 피험자로 하여금 관련이 없는 일련의 문장 세트를 읽은 후에 각 문장의 마지막 단어를 회상하도록 하였다. 읽기 폭은 "적어도 5개의 세트 중 3개에서 피험자가 마지막 단어들을 모두 성공적으로 회상해 내는 가장 긴 세트 크기..."로 정의하였다(Just & Carpenter, 1992, p. 125). 흥미롭게도, Daneman과 Carpenter는 읽기 폭 과제의 듣기 버전에서도 유사한 결과를 보고하고 있다.

정보의 중복성, 두드러짐, 직접성. 구어 담화에서와 마찬가지로 인쇄물에서도 [반복, 정교화하기(elaboration) 그리고 바꾸어 말하기(paraphrase)를 통한] 정보의 중복성(redundancy)은 독자가 자료에 대한 전반적인 의미를 파악하고, 그것을 기억 속에 조직화하며, 내용을 회상하기 쉽게 한다. 반복, 정교화하기 그리고 바꾸어 말하기는 (앞서 논의한 바와 같이) 구어 담화에서 정보의 결속성(cohesion)과 응집성(coherence)에 기여하는 것과 같은 방식으로 인쇄물의 결속성과 응집성에도 기여한다.

두드러짐(salience)과 직접성은 실어증 환자가 구어 담화를 이해하는 데 영향을 미치는 것과 같은 방식으로 읽기에 영향을 미친다. 실어증 환자의 읽기는, 뇌손상이 없는 사람들과 마찬가지로, 세부사항보다는 중심 내용을 더 잘 이해하고 기억하며, 함축된 정보보다는 직접 언급된 정보를 더 잘 이해하고 기억한다.

어휘. 읽기 문단에 흔히 쓰지 않는 단어의 수를 증가시키면 읽기가 더 어려워진다. 어휘가 제한되어 있는 독자들에게는 다행히 신문, 잡지, 책 그리고 이와 비슷한 일반적인 대중을 위해 쓰인 자료에 흔히 쓰이지 않는 어휘가 많이 포함되어 있지 않다. Hayes(1989)에 따르면 성인 독자를 대상으로 한 일반적인 책 속의 단어 75%는 가장 자주 사용되는 1,000개의 영어 단어 안에 있으며, 88%가 가장 자주 사용되는 영어 단어 5,000개 안에 있다고 한다. 표 9-3은 미국의 다양한 읽기 자료에서 출현빈도(frequency-of-occurrence)를 측정한 것이다. Hayes의 자료에 따르면, 만약 환자의 목표가 여가를 위한 읽기(recreational reading) 정도라면, 환자에게 일상적이지 않은 단어를 많이 포함한 읽기 자료로 부담을 주는 것은 이치에 맞지 않는 일이다. 왜냐하면 오직 전문화된 자료에만 일상적이지 않은 단어가 많이 포함되기 때문이다.

표 9-3 다양한 읽기 자료에서 가장 자주 사용되는 500, 1,000, 5,000, 10,000개 영어단어가 차지하는 비율

읽기 자료	초기 단어의 비율			
	500단어	1,000단어	5,000단어	10,000단어
취학 전 유아 도서	73	81	94	97
아동 도서	72	79	92	96
만화책	68	75	89	93
성인책	69	75	88	93
유명 잡지	62	69	85	91
과학 초록	46	52	70	78

출처: Hayes DP: Guide to the lexical analysis of texts, Tech Rep Series 89-96, Ithaca, NY, 1989, Cornell University Department of Sociology.

구문적 복잡성. 읽기 자료의 구문적 복잡성은 읽기 난이도에 영향을 미치는데, 앞에서 언급한 바와 같이, 실어증 환자들은 보통 복잡한 구문에 걸리게 된다. 다행히 신문이나 잡지의 일부 논설이나 몇몇 소설을 제외하고는, 대부분의 신문, 잡지, 책은 복잡하지 않은 구문으로 쓰여 있다. 대부분의 여가를 위한 독서가들은 구문적으로 복잡한 자료를 보게 되는 일이 많지 않으며, 보게 되더라도 문맥을 활용한 경험적, 하향처리 전략으로 더 힘든 구문 분석을 대체할 수 있다. 피동형 문장(예: The cat was chased by the dog.), 목적격 분지 문장(예: It was the cat that the dog chased.), 여격 문장(예: The banker gave the money to the robber.) 그리고 복합 문장(예: The dog barked at the cat and chased the rabbit.)을 다룰 수 있는 독자는, 하향 처리과정이 구문 분석을 대체하지 못할 경우라도, 읽기 자료에서 가장 일반적으로 사용되는 구문을 처리할 수 있을 것이다.

가독성 산출 공식. 가독성 산출 공식(readability formulas)은 인쇄된 텍스트의 특정한 성질을 측정하고 그 결과에 따라 읽기 학년 수준을 부여하여, 읽기의 난이도를 수량화하는 것이다. 많은 가독성 공식이 출판되었다[주요 공식에 대한 설명은 Klare(1984) 참조]. 대부분의 가독성 산출 공식은 문장의 길이와 어휘의 난이도를 고려하고 있다. 일부는 길이가 긴 단어(3~4음절 단어)의 수를 포함하기도 한다. 어떤 공식은 100단어당 전치사구의 수와 같은 문법적 특성을 고려한다. 가장 널리 사용되는 공식은 구문적 복잡성과 어휘의 난이도에 의해 가독성을 계산한다. 이러한 공식은 문장당 평균 단어 수로 구문적 복잡성을 측정하고, 단어당 평균 음절 수나 문단에서 빈도가 낮은 단어의 수로 어휘의 난이도를 측정한다.

일부 읽기 능력 산출 공식은 읽기 능력을 측정하기 위해 빈칸 채우기 방법(cloze procedure)을 이용한다. 독자에게 단어가 빠져 있는 인쇄된 텍스트를 주고 빠진 단어를 채우도록 한다. 가독성은 독자가 빠진 단어를 채울 때 범한 오류의 수에 기초하여 산출한다.

가독성 산출 공식이 어떻게 읽기의 어려움을 예측하는가에 있어서는 약간의 차이가 있지만 특별히 뛰어나게 정확하다고 알려진 방법이 있는 것은 아니다. 따라서 인쇄된 자료의 난이도를 측정하고자 하는 임상가는 Dale-Chall Formula(Dale & Chall, 1948), Flesch Reading Ease Formula(Flesch, 1948), 또는 Fog Index(1952)와 같이 쉽게 계산할 수 있는 공식을 선택하면 될 것이다.

Dale-Chall 공식은 문장당 평균 단어 수와 초등학교 4학년 독자가 대부분 알고 있는 것으로 알려진 4,000 단어 목록에 나와 있지 않은 단어 수에 기초하고 있다. Flesch 공식은 문장당 평균 단어 수와 음절로 본 평균 단어 길이를 이용하여 계산한다. 이름도 재미있는 Fog 지표는 쉽게 산출할 수 있다. 이것은 문장당 평균 단어 수와 3음절 이상의 길이를 가진 단어 수에 기초한다.

가장 간단한 읽기 능력 산출 공식이라도 100~200단어의 텍스트에 대한 가독성을 계산하기 위해서는 10~

20분이 걸린다. 일부 가독성 산출 공식은 가독성 측정에 요구되는 시간을 줄이기 위해 컴퓨터화되었다. 그 방법은 우선 적절하게 포맷된 파일로 텍스트를 입력해야 하기 때문에, 그로 인해 걸리는 시간이 손으로 계산하는 것보다 오래 걸릴 수 있는데, Flesch Reading Ease와 Flesch-Kincaid grade level은 현재 마이크로소프트 워드의 옵션과 검토기능을 통해 계산할 수 있다.

임상가는 종종 읽기 학년 수준으로 가독성이 명시된, 상품화된 자료를 이용하여 가독성을 평가하는 데 소요되는 시간과 노력을 절약하려 한다. 만약 그 내용이 성인 독자에게 적합하다면 임상가는 읽기장애 환자의 치료를 위해 미리 난이도가 결정되어 있는 이러한 읽기 자료를 손쉽게 얻을 수 있다.

상품화된 읽기 프로그램. 시중에 나와 있는 읽기 프로그램은 뇌손상 환자의 읽기장애를 치료하기 위한 좋은 자료가 될 수 있다. Basal readers는 초등학교에서 읽고 이해하기를 가르치는 데 일반적으로 사용되는 것이다. 이것은 읽기 지도의 통합적인 접근법으로, 교사용 지침서, 학생을 위한 이야기책 그리고 학생이 수행하는 워크북을 통한 연습으로 구성되어 있다. Basal readers의 초점은 대부분 특정한 읽기와 이해의 기술에 맞추어져 있지만, 기술의 종류와 수는 Basal reader의 프로그램마다 다르며, 자료가 어떤 기술이나 기술의 하위 영역에 특정적이지는 않다.

목표중심(objectives-oriented) 읽기 프로그램은 읽기 난이도의 몇몇 단계에서 주요 내용(main idea) 파악하기나 문맥 이용하기와 같은 특정한 읽기기술을 목표로 하며, 각각의 기술에 대해 개인의 수행 정도를 측정하는 검사를 제공한다. 목표중심 읽기 프로그램은 다루는 기술의 수와 종류에서 차이가 있으며 이는 읽기 수준에 적합하게 되어 있다. 대부분이 초등학교 용도(1~6학년까지)로 만들어져 있어서 일부 성인에게는 그 내용이 적당하지 않을 수도 있다. 읽기 치료 자료인 Specific Skills Series(Boning, 1990; 제5장 참조)는 읽기장애가 있는 실어증 환자의 치료에 유용한 것으로 입증된 목표중심 프로그램의 하나이다.

Rosenshine(1980)은 목표중심 읽기 프로그램에서 다루는 기술을 3개의 범주로 분류하였다. 세부사항 찾기(인식하기, 바꾸어 말하기, 특정 정보와 연결하기), 단순추론기술(simple inferential skills: 문맥 속에서 단어 이해하기, 사건의 순서 인식하기, 인과관계 인식하기, 비교하기, 대조하기), 그리고 복합적 추론기술(complex inferential skills: 주요 내용[main idea] 또는 주제 인식하기, 결론 도출하기, 결과 예상하기)이다.

Carver(1973)는 위에서 세부사항 찾기 아래 포함되어 있는 기술만이 진정한 읽기기술이라고 주장하였다. 그는 단순추론기술이나 복합적 추론기술에 포함된 기술들은 읽기에 특화되었다기보다는 일반적인 논증 능력(reasoning ability)을 나타내는 것이라고 강조하였다. 따라서 만일 이것이 일반적인 논증 기술을 나타내는 것이라면 이러한 기술들이 단지 읽기에만 사용되는 것은 아니라고(또는 읽기에서 이러한 기술을 훈련하는 것이 논증 기술을 요하는 다른 활동에서의 수행을 강화할 것이라고) 하였다.

실어증 환자의 읽기장애 치료는 보통 집에서 하는 과제에 많이 의존한다. 환자가 읽기 과제를 집에서 연습하고, 치료실에 올 때 완료한 과제를 가지고 오면 임상가는 그것을 검토한 후 환자와 함께 잘못된 부분을 논의하고, 새로운 자료에 대한 지침과 훈련을 제공한다. 보통 듣고 이해하기의 과제를 동시에 읽기 과제에 사용하기도 하는데, 이는 두 영역 간의 일반화를 증진시키기 위한 것이다.

말산출

실어증 환자는 읽기, 쓰기, 듣고 이해하기 장애보다 말하기의 문제로 인해 더 심한 어려움을 겪는데, 실어증 환자의 말하기는 일상생활에서 다른 사람이 환자를 어떻게 보게 되는지에 더 많은 영향을 미친다. 따라서 대부분의 임상가는 실어증 환자를 위한 치료 계획에서 말산출 부분을 중요하게 생각한다. 물론, 말산출의 어떤 측면을 치료하고 다른 의사소통 양식에 비해서 말산출에 얼마나 많은 비중을 둘 것인지는 환자의 의사소통장애의 특성과 중증도에 따라 달라진다. 매우 제한적인 말의 산출만 자발적으로 할 수 있는 환자의 경우는 독립적인 단어를 산출하는 훈련이 적합할 것이다. 일부 자발적인 말이 가능한 환자에게는 구와 문장, 담화를

일반 개념 9-3

- 읽고 이해하기는 단어인지, 구문 분석, 의미 연결이 결합된 협력적 과정이다.
- 표층 실독증과 심층 실독증은 뇌손상 성인에게 때때로 관찰되는 읽기장애의 두 가지 유형이다. 표층 실독증 환자는 목표단어를 확인하기 위해 음운 분석을 해야만 한다. 심층 실독증 환자는 목표단어를 확인하기 위해 통단어 인식을 해야만 한다.
- 문자력에 대한 정보를 얻는 것은 보통 후천성 읽기장애의 치료 프로그램을 고안하는 첫 단계이다.
- 독서를 여가로 즐기지 못하는 실어증 환자는 보통 실전읽기기술을 습득하는 것이 도움이 되는데, 이는 표지나 계산서, 약물 복용법과 같은 단순한 일상생활 자료를 읽을 수 있게 해 준다.
- 단어재인 훈련은 문장 수준의 읽기가 불가능하며 표층 실독증이나 심층 실독증 징후를 보이는 환자에게 적절할 것이다.
- 문장을 읽을 수 있는 대부분의 환자들에게는 문장이나 문단 읽기 치료를 해야 하는데, 이는 하향 처리과정을 작동시키기 위함이다.
- 간단한 텍스트를 읽을 수 있는 환자는 일반적으로 친숙도, 길이, 정보의 중복성, 응집성, 결속성, 두드러짐, 직접성, 어휘, 구문의 복잡성을 조절하여 한 단계 높은 읽기 훈련을 해야 한다.
- 가독성 산출 공식은 인쇄된 텍스트의 읽기 난이도를 측정하는 방법이다. 대부분의 가독성 산출 공식은 어휘의 난이도와 문장의 길이에 기초하여 읽기 학년 수준을 산출한다.
- 상품화된 읽기 프로그램(Basal readers와 목표중심 읽기 프로그램)은 읽기장애 환자를 치료하는 임상가에게 유용한 자료이다.

효율적으로 정확하게 산출하는 것을 목표로 할 수 있다. 물론 치료의 세부목표는 산출 능력과 관련된 손상위치 또는 인지, 언어, 감각운동 시스템 내의 손상위치에 따라 크게 좌우된다.

자발적 말산출

문장완성 과제. 문장완성 과제(sentence completion tasks)는 스스로 말을 할 때 자동화되거나 틀에 박힌 동일한 발화 정도만을 보이는 환자의 자발화를 유도할 때 도움이 된다. 임상가가 마지막 단어(들)가 빠진 문장을 말하면, 환자는 빠진 단어(들)를 채워 넣는다. 일상생활에서 흔히 사용되는 단어의 조합으로 구성된, 구속력이 강한 문장(예: a cup of _____)은 자발화를 촉진하는 데 매우 효과적이다. 환자가 이와 같은 구속력이 강한 문장에 대해 빠르고 정확하게 반응을 보이면, 구속력이 강하지 않은 문장(예: Put a stamp on the ____. 또는 We wear shoes on our _____.)으로 치료를 진행해 갈 수 있다. 빠진 부분이 구속력이 없는 자극 문장(예: Today Joe bought a _____.)은 특정한 목표단어를 이끌어 내는 것은 아니지만 문장완성 과제의 후기 단계에서 자발적인 어휘탐색, 단어 인출 그리고 말산출을 더 강조하는 과제로 이용될 수 있다.

실어증 환자에게 있어서 매일 사용하는 표현으로, 반복적으로 학습된 구나 문장을 완성하는 것은 거의 언제나 대면이름대기(Barton, Maruszewski, & Urrea, 1969) 또는 임상가가 말하는 정의를 듣고 그 단어를 산출하는 것보다(Goodglass, Blumstein, Gleason과 동료들, 1979) 더 쉽다. 구속력이 강한 문장완성 과제는 대면이름대기를 촉진하는 데 사용할 수 있다. 즉, 임상가는 구속력이 강한 문장완성 과제 자극으로 일련의 사물에 대해 이름대기를 촉진한 다음, 같은 사물에 대해 대면이름대기를 할 수 있다. 대면이름대기는 보통 문장완성에 이어서 할 때 능력이 향상된다.

하지만 대면이름대기에 대한 문장완성 과제의 촉진 효과는 그리 오래 지속되지 않는다(Kremin, 1993). 만일 임상가가 문장완성 과제로 이전에 촉진됐던 사물에 대해 하루 이틀 후에 대면이름대기를 다시 시행하면, 보통 환자의 대면이름대기가 기초선으로 되돌아가 있는 것을 보게 될 것이다. 구속력이 약한 문장완성의 문항은 다소 지속적인 효과를 보이는 것 같다. Kremin(1993)은 다음과 같이 밝히고 있다.

> "자동적 표현(automatic expression)을 통한 단어의 탈장애기법(deblocking)은 그 당시에는 매우 효과적일지 모르지만 시간이 흐르면 미약한 흔적만 남기고 사

라진다. 반면, 중립적인 문장의 의미적-구문적 테두리 안에서 능동적으로 단어를 탐색하도록 하는 것은 즉각적인 성취는 적더라도 24시간이 경과한 후 이름대기 과제에서 같은 정도의 수행을 보장한다"(p. 271).

구속력이 강한 문장완성 과제는 자발적인 어휘 탐색과 단어 인출이 요구되는 과제를 위한 디딤돌로 사용하는 것이 가장 바람직한 것 같다. 만일 환자가 문장완성을 넘어서서 자발적인 단어 인출과 말산출로 이행하지 못한다면, 문장완성 과제는 쓸모없으며 중단되어야 할 것이다.

단어와 구 따라말하기. 단어와 구 따라말하기는 구속력이 약한 맥락에서 자발적으로 거의 말을 산출하지 않는 환자에게 자발적인 말산출을 이끌어 내기 위한, 강력하지는 않지만 어느 정도 믿을 수 있는 방법이다. 따라말하기 훈련은 말실행증(apraxia of speech) 환자와 말산출과 관련된 근육의 약화, 마비, 협응장애가 있는 마비말장애(dysarthria) 환자의 치료에 흔히 사용된다. 이와 같은 환자의 경우는 말산출의 역학적 측면에 중점을 둔다. 마비말장애 환자를 위한 따라말하기 훈련은 제13장에서 논의된다.

단어와 구 따라말하기 과제는 간혹 궁극적인 목표가 단어 인출과 문장 구성과 같은 처리과정을 강화하기 위한 치료 프로그램인 경우, 치료 초기에 사용되기도 한다. 따라말하기 훈련은 환자가 시작하도록 할 때 사용된다. 그런 다음 점차적으로 이름대기 훈련처럼 어휘 탐색과 단어 인출을 필요로 하는 활동으로 옮겨 간다.

대면이름대기 훈련. 이 훈련은 임상가가 준비한 (보통) 그림이나 (간혹) 사물을 보고 환자가 그 이름을 말하는 것이다. 대면이름대기 훈련(confrontation naming drills)은 환자가 단어나 구의 기계적인 산출에서부터 좀 더 의도적인 단어나 구의 인출, 부호화 그리고 산출로 나아가도록 하기 위해 사용할 수 있다. 그러나 대면이름대기 훈련은 그 자체만으로는 환자에게 지속적인 혜택을 줄 수 없다. Brookshire(1975)는 10명의 실어증 환자를 대상으로 일상적인 사물에 대한 그림을 이용하여 이름대기 훈련을 하였다. 훈련 회기 동안 환자의 이름대기 능력은 향상되었으나, 다음 날까지 효과가 이어지는 증거를 발견할 수 없었으며, 훈련 회기 중에도 훈련을 한 항목에서 나타난 이름대기 능력의 향상이 훈련을 하지 않은 항목으로 일반화되지 않았다.

사물이나 그림의 이름대기는 어린아이가 사물의 이름을 배우는 경우나 어른이 외국어를 습득하는 경우를 제외하고는 매우 유용한 방법은 아니다. 이름을 말해야 하는 항목을 제시하면, 보통 이름을 말하는 일은 불필요하며 부적절하게 된다. 왜냐하면 사물의 존재가 화자와 청자 사이에 공유하는 지식이 되어 굳이 그 이름을 말할 필요가 없기 때문이다. 실어증 환자가 주위에 존재하는 사물이나 그림에 대해 의사소통을 하고 싶은 경우, 그 이름을 말하는 대신 가리키는 것을 통해 그렇게 할 수 있다. 그러므로 이름대기 훈련은 문장완성이나 따라말하기 훈련과 같이, 더 진보된 그리고 기능적인 구어 의사소통을 위한 디딤돌로 생각하는 것이 가장 바람직하다.

위계적인 단서 주기(cueing hierarchies). 수십 년 동안 임상가들은 실어증 환자의 단어 인출과 산출이 임상가가 제공하는 촉진이나 단서를 통해 목표단어로 유도될 수 있다는 것을 알고 있었다. Weigl(1968)은 자신이 명명한 '탈장애기법(deblocking)'이라는 치료 접근법에 대해 설명하면서, 뇌손상 환자가 하나의 양식에 대한 자극에 부적절하게 반응한 경우 다른 양식의 단서를 사전자극(prestimulating)으로 제공함으로써 반응을 촉진할 수 있다고 보았다. 예를 들어 임상가는 환자가 이름대기를 할 그림을 보여 주기 전에, 그 사물이 내는 소리나 의미적으로 관련이 있는 단어를 들려줄 수 있다. 탈장애기법을 사용하는 임상가는 사전자극이 목표 자극에 대한 환자의 반응을 준비하게 한다고 추정한다.

Podraza와 Darley(1977)는 실어증 환자의 그림이름대기에 대한 네 종류의 사전자극의 효과에 대해 다음과 같이 연구하였다. (1) 단어의 첫 음소와 중립모음으로 이루어진 사전자극(예: buh 소리 다음에 벌[bee]의 그림을 보여 줌). (2) 열린 문장으로 이루어진 사전자극(예: I got stung by a bumble ____.). (3) 목표단어와 2개의 무관한 다른 예로 이루어진 사전자극(예: line, bee, goat). (4) 의미적으로 관련이 있는 3개의 단어로 이루어진 사전자극(예: sing, honey, hive).

Podraza와 Darley는 세 종류의 사전자극(첫 음소와 중립모음, 열린 문장 그리고 목표단어를 포함한 3개의 보기)은 이름대기 수행을 촉진시켰으며, 사전자극의 종류에 따른 차이는 없었다고 보고하였다. 의미적으로 관련이 있는 3개의 단어로 이루어진 사전자극은 환자의 이름대기 수행에 도움이 되는 것이 아니라 오히려 수행을 저하시키는 결과를 보였다. 환자에 따라 촉진되는 양상은 다르게 나타났으며, 이를 통해 Podraza와 Darley는 다음과 같은 결론을 내렸다.

> "이 연구에서 피험자에 따라 효과의 위계가 다소 다르게 나타난 것은, 언어치료에서 이러한 기법이나 다른 기법을 사용할 때 반드시 각 환자별로 개별화된 위계를 정하고 이에 따라 적용해야 한다는 것을 말해 준다"(p. 681).

임상 Tip. Podraza와 Darley의 방법은 Weigl과 동료들이 설명한 것과는 다르며, 열린 문장의 조건을 제외하고는, 치료실에서 전형적으로 사용되는 탈장애기법의 절차와도 다르다. 목표단어와 몇 개의 무관련 단어로 이루어진 사전자극은 이상하게 여겨지는데, 그 이유는 목표단어로만 이루어진 자극이 목표한 이름대기를 유도하는 데 더 효과적일 것이기 때문이다. 그러나 그렇게 하면 단어 따라말하기 과제로 그림이름대기 과제를 바꾸는 것이 되기 때문에 대부분의 실어증 환자에게 쉬울 것이 분명하다. 의미적으로 관련이 있는 단어들로 이루어진 사전자극이 실어증 환자의 이름대기 수행을 저하시킨 것은, Podraza와 Darley가 언급한 바와 같이, 실어증 환자의 대면이름대기 과제에서의 오류가 보통 목표단어와 의미적으로 관련이 있는 것이라는 사실을 생각하면, 그다지 놀라운 일이 아니다.

모든 단서가 실어증 환자의 이름대기에 같은 효과를 보이는 것은 아니다. 여러 해에 걸쳐 다양한 단서의 상대적인 효과에 대한 연구가 이루어졌으며(Barton, Maruszewski & Urrea, 1969; Love & Webb, 1977; Pease & Goodglass, 1978; Weidner & Jinks, 1983), 임상에서 사용할 수 있는 몇 가지 단서의 위계가 제안되었다(Brown, 1972; Davis, 1993; 1977). Pease와 Goodglass(1978)는 실어증 환자를 대상으로 174개의 일상적인 사물의 그림을 보고 이름대기를 시행하였다. 환자가 이름대기에 실패하면, 다음의 다섯 가지 단서 중 하나가 주어졌다.

1. 첫 음소/음절 ("It start with kuh." 또는 "It start with kof.")
2. 문장완성("Pour me a cup of ____.")
3. 각운(rhyme) ("It rhymes with toffee.")
4. 기능/장소("You drink it at breakfast.")
5. 상위범주(superordinate) ("It's something you drink.")

각 단서의 종류에 따른 환자의 성공률을 표로 만들었다. 그 결과는 그림 9-7에 나타나 있다. 단서의 효과에 대한 패턴은, 그룹에 따라 효과의 정도는 달랐지만, 명칭 실어증, 브로카 실어증 그리고 베르니케 실어증 환자에게서 비슷한 양상을 보였다. 첫 음소나 첫 음절을 제공하는 것이 가장 효과적이었고, 그다음은 문장완성, 각운, 장소/기능 그리고 상위범주의 단서 순이었다.

Pease와 Goodglass의 목록에 다른 연구에서 나온 단서를 추가하여 다음과 같이 단서의 효과가 강한 것부터 위계적으로 순서를 구성하였다.

- 모방 ("Say, ______.")
- 첫 음소나 첫 음절
- 문장완성
- 단어의 철자를 불러줌
- 각운(rhyme)
- 동의어/반의어
- 기능/장소
- 상위범주

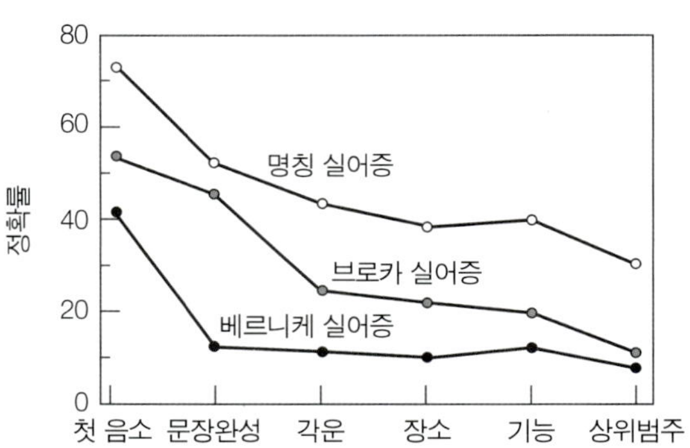

그림 9-7 명칭 실어증, 브로카 실어증, 베르니케 실어증 환자에게 올바른 그림-이름대기 반응을 유도한 단서들의 효과

출처: Pease DM, Goodglass H: The effects of cueing on picture naming in aphasia, *Cortex* 14:178-189, 1978.

이와 같은 표준적 위계는 일반적으로 실어증 환자 그룹에서 평균적으로 기대할 수 있는 바를 임상가에게 알려 주지만, 환자 개개인에서 예외적인 경우는 많다. 따라서 임상가는 보통 모든 환자에게 가장 적합한 단서의 위계를 결정하기 위한 검사를 시행한다. 환자에게 이름대기 검사를 하면서, 환자가 목표 항목의 이름을 말하지 못하거나 잘못 말하였을 때, 임상가는 단서를 주면서 그것이 환자의 이름대기에 미치는 영향을 관찰한다. 어떤 임상가는 가장 강력한 가능성을 지닌 단서부터 시작하여 낮은 단계로, 그 단서가 목표단어를 끌어내는 데 지속적으로 실패할 때까지 단서의 위계를 낮추어 간다. 다른 임상가들은 가장 낮은 가능성을 지닌 단서에서부터 시작하여 단서가 일관적으로 목표단어를 끌어낼 수 있을 때까지 단서의 위계를 높여 간다. 그다음, 각 단서가 목표단어를 끌어내는 빈도를 그 환자를 위한 개별화된 단서의 위계를 정하는 데 사용한다.

환자에 따른 단서의 위계는 단어 인출 과제에서 다음과 같이 사용된다. 환자가 목표단어를 인출하는 데 실패하면 임상가는 위계구조에서 가장 낮은 파워를 지닌 단서를 제공한다. 만일 이 단서가 올바른 반응을 끌어내면, 환자와 임상가는 다음 항목으로 넘어간다. 하지만 그 단서가 올바른 반응을 끌어내지 못하면, 임상가는 바로 그 위 단계의 단서를 제공한다. 이런 방법으로 올바른 반응이 나올 때까지 계속 진행한다. 환자가 어떤 단서에서 목표단어를 산출해 내면, 임상가는 지금까지 거쳐 온 위계 단계의 역순으로 한 단계씩 낮은 단서를 제공하는 방법으로 환자가 오류를 보일 때까지 또는 모든 단서에 대해 정반응을 보일 때까지 계속 진행한다. 환자가 모든 단서 위계에서 올바른 반응을 보이면, 환자와 임상가는 다음 항목으로 넘어간다. 만일 환자가 그 과정 중에 오류를 보이면, 임상가는 다시 한번 역순으로 환자가 올바른 반응을 보일 때까지 단서의 위계를 높여 가며, 환자가 올바른 반응을 할 때까지 단서를 준다. 그다음에 다른 항목으로 넘어간다. 이렇게 함으로써 한 항목의 이름대기에서 환자의 마지막 시도가 반드시 성공적인 것으로 마무리가 되도록 한다.

단어 인출 훈련으로 환자가 항상 맞게 산출할 수 있는 단어의 말뭉치(corpus)를 형성하게 되면, 임상가가 제공하는 단서에 대한 의존을 감소시키고 환자가 스스로 단서를 생성해 내거나 인출 전략을 사용하는 것으로 대체하는 방향으로 치료 절차를 변경할 수 있다.

예를 들어 각운(rhyming) 단서를 통해 단어 인출이 촉진된 환자는 스스로 각운을 생각하도록 훈련을 받을 수 있고, 동의어나 반의어를 통해 단어 인출이 촉진된 환자는 스스로 동의어나 반의어를 생각해 내도록 훈련을 받을 수 있다. 만일 몸짓이 원하는 단어를 산출하는 데 도움이 된다면, 환자에게 몸짓을 사용하도록 격려하거나 훈련할 수 있다.

단어 인출 실패. 실어증 환자가 단어 인출에 실패하였을 때 하는 행동은 종종 임상가에게 환자의 단어 인출 문제에 대한 본질을 알려 주는 실마리가 되고, 환자가 단어 인출에 실패하였을 때 사용할 수 있는 전략을 만들 수도 있다. Marshall(1976)은 18명의 실어증 환자를 대상으로 자발화 연구를 통해 그들이 단어 인출에 실패하였을 때 어떤 반응을 보이는지를 알아보았다. 그는 지연(delay), 의미 관련(semantic association), 음소 관련(phonemic association), 설명(description) 그리고 일반화(generalization)라는 다섯 가지의 그와 같은 행동에 대해 기술하였다.

- 지연에서, 환자는 채워지거나 채워지지 않은 쉼 또는 "듣는 사람에게 중단당하고 싶지 않으며 그 단어를 산출하기 위해 더 시간이 필요하다는 것을 알리는 일종의 시간 끌기 전술"(p. 446)을 보인다.
- 의미 관련에서, 환자는 목표단어에 의미적으로 관련이 있는 하나 또는 여러 개의 단어를 산출하는데, 예를 들어 반의어(앞/뒤), 범주 소속(과일/바나나), 부분-전체 관계(발/발가락), 순차적 관계(일요일/월요일/화요일)이다.
- 음소 관련에서, 환자는 목표단어와 음소적으로 유사한 단어들(hamper/clamper/camper)을 산출한다.
- 설명에서, 환자는 목표단어의 특성을 기술한다("이건 둥글고, 빨갛고, 나무에서 자라요. 이것은 사과입니다.").
- 일반화에서, 환자는 특정한 의미가 없는 일반적인 단어나 구를 산출한다("이건 그런 것 중에 하난데. 내가 아는 건데. 거미예요.").

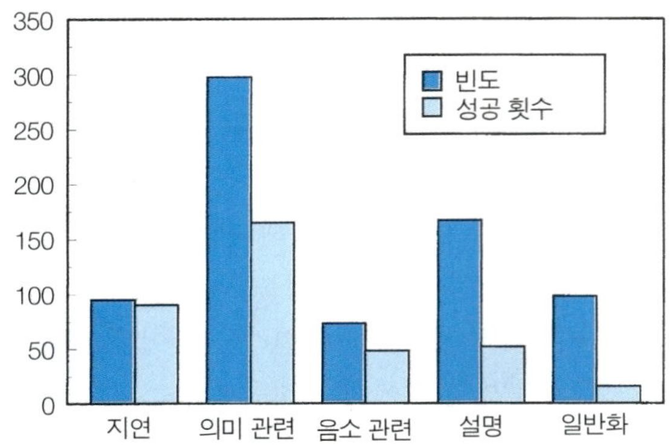

그림 9-8 실어증 환자의 단어 인출 실패와 관련된 행동의 빈도와 성공적인 단어 인출에 앞서 나타난 각 행동의 횟수

출처: Marshall RC: Word retrieval behavior of aphasic adults, *Journal of Speech and Hearing Disorders* 41:444–451, 1976.

Marshall은 의미 관련이 가장 빈번하게 발생하는 행동이며, 그다음이 설명, 일반화, 지연 그리고 음운 관련의 순이라고 보고하였다. Marshall은 각 행동이 목표단어를 유도해 내는 횟수를 백분율로 계산하여 이러한 행동의 성공을 평가하였다. 지연 이후 약 90% 정도는 목표단어를 성공적으로 산출하였다. 의미 관련과 음운 관련 이후로는 약 55% 정도 목표단어를 올바르게 산출하였다. 설명과 일반화는 각각 35%와 17%만이 목표한 단어가 그 뒤에 나왔다(그림 9-8).

목표단어의 성공적인 산출에 선행하는 행동과 다음에 이어지는 목표단어의 산출 간에 인과관계가 있다고 가정하는 것은 꽤 그럴싸하다. Marshall이 설명한 행동의 일부가 실어증 환자의 의도적인 전략을 나타내는 것이라고 하더라도, 어떤 것 또는 모든 것이 실어증 환자가 단어 인출이 잘 안 되는 것에 대한 반응으로 표출되는 것일 수 있다. 이는 중요한 차이점으로, 만일 그러한 행동이 전략을 나타내는 것이라면 환자가 가장 큰 성공을 보이는 전략을 사용하도록 격려하고자 할 것이다. 그러나 만일 그러한 행동이 단어 인출 전략의 실패로 인해 나타나는 것이라면, 아마도 그러한 행동의 빈도가 증가하기를 원하지 않을 뿐만 아니라 이를 제거할 방법을 찾게 될 것이다. 그 이유는 그러한 행동이 의사소통의 효율성을 감소시키기 때문이다.

Marshall이 설명한 행동은 단순히 환자가 목표단어에 얼마나 근접하였는가를 반영하는 것일지도 모른다. 지연을 보인 후 목표단어를 산출하는 환자는 지연 초기에 목표단어의 인출에 근접해 있는 것 같다(혀끝에서 맴도는 현상[tip of the tongue phenomenon]). 지연이 가장 '성공적인' 행동이었다. 의미 그리고 음운 관련 행동은 환자가 목표단어에 대한 어떤 정보를 가지고 있으나 그를 인출하기에는 충분하지 않다는 것을 말한다. 의미 그리고 음운 관련은 어느 정도 성공적이었다. 일반화와 설명은 환자가 목표단어의 의미에 대한 감을 넘어 그 이상의 것을 인출해 내는 데 실패하였다는 것이다. 일반화와 설명은 목표단어를 성공적으로 산출해 내는 데 선행하는 행동 중 가장 미약한 것이었다.

발화에서의 단어 인출 강화. Rosenbek과 동료들(1989)은 실어증 환자의 연속되는 발화에서 단어 인출을 강화시키는 3단계 프로그램에 대해 설명하였다. 이것은 진단에서부터 시작하여 전략 수립과 조건화된 상황에서의 훈련 그리고 환자가 전략을 내면화하고 여러 다른 단어와 환경에서 전략의 사용을 일반화하는 것으로 진행된다. 다음은 Rosenbek과 동료들이 모델로 제시한 프로그램이다.

1단계: 진단. 진단은 두 가지 활동과 연관을 갖는다.

1. 환자와 가족에게 특별히 중요한 단어와 의미 범주의 목록(예: 음식물, 도구, 개인적 물품) 작성.
2. 환자가 성공한 그리고 실패한 단어 인출 전략의 기초선 측정.

임상가는 환자와 가족들과의 면담을 통해 몇몇의 의미 범주를 대표하는 중요단어 목록을 작성한다. 임상가는 또한 구조화되지 않은 상황에서 환자의 상호작용과 구조화된 훈련 활동을 관찰하여 환자가 얼마나 일관되게 다양한 범주의 단어(특히, 목록에 있는 단어에 주의하여)를 산출하는지, 단어 인출에 실패하였을 때 이에 대응하여 환자가 어떤 전략을 사용하는지 그리고 어떤 전략이 성공적이고 어떤 전략이 그렇지 않은지를 확인한다.

2단계: 전략 수립과 훈련. 이 단계의 프로그램에서 환자는 단어 인출 전략을 확장하고 강화하기 위한 구조화된 훈련을 받는다. 만일 환자가 단어 인출을 촉진하는 전략을 사용하고 있다면, 이를 강화한다. 만일 환자가 성공적인 전략의 사용이 없거나 제한적이라면 임상가와 환자는 함께 이를 개발한다. 전략을 세우는 일차적인 수단은 환자가 자가단서(self-cueing)를 사용하는 것이다(예: 관련된 단어나 각운 또는 단어의 첫 음소를 말하는 것). 환자는 중요단어 목록에 있는 단어를 사용하여 이 전략을 통제된 훈련 활동에서 연습한다. 한 단어에 대한 인출이 강화되고 난 다음, 임상가는 그 단어의 다른 형태로 들어간다. 예를 들어, '의자'라는 단어의 인출이 안정화되면, '팔걸이 의자', '안락 의자' 또는 '유아용 의자'와 같은 단어를 이어서 연습한다. Rosenbek과 동료들은 의미적으로 관련이 있는 촉진(prompts)을 도입하는 것에 대해서는 경고를 하였는데, 의미적으로 관련이 있는 단어가 종종 이미 안정화된 목표단어를 인출하는 것을 방해하는 것에 주목한 것이다(예: '의자'에 대해 '탁자'나 '소파').

임상 Tip. 앞서 언급한 바와 같이, Podraza와 Darley(1977)는 의미적으로 관련이 있는 단어를 사전자극으로 주는 것은 실어증 환자의 단어 인출을 악화시킨다는 사실을 밝혔다.

3단계: 안정화와 일반화. 이 단계의 프로그램은 환자가 임상실 이외의 환경으로 효과적인 단어 인출 전략을 확장시키고 또한 외현적인(overt) 자가단서 전략을 내현적인(covert) 것으로 전환하여 정상적인 단어 인출이 되도록 하는 것이다. 환자 스스로의 자기 수정이나 자가단서에 중점을 두고, 향상된 단어 인출을 치료실과 같이 잘 통제된 상황에서부터 일상생활과 같이 예측하기 어려운 상황으로 확장하는 데 주력한다.

단어 연합을 강화하고 의미적 표상을 강조하는 활동이 이 단계의 치료에 통합될 수 있을 것이다. 환자에게 다음과 같은 것을 하게 할 수 있다.

- 임상가가 제시한 단어의 동의어, 반의어, 각운을 산출하게 한다.
- 임상가가 지정한 범주에 속한 단어들을 산출하게 한다.
- 문장이나 이야기 속에 있는 빈칸에 적당한 단어를 채우게 한다.
- 쓰인 단어를 보고 의미적으로 관련이 없는 단어로부터 관련이 있는 단어를 분리하게 한다.
- 공통된 어근을 갖는 단어 또는 단어조합을 산출하게 한다(예: 빨래, 빨래집게, 빨랫방망이, 손빨래, 빨랫비누).

환자의 내적 의미연합과 조직이 정상화되어 감에 따라, 환자의 단어 인출이 향상될 것이고 환자가 말하고자 하는 단어를 스스로 유발하는 전략을 사용할 필요성이 감소될 것이라고 생각된다.

단어 찾기 능력을 향상하기 위해 의미 및 음운 손상에 대한 평가에 기초한 근거-기반의 중재접근(evidence-based treatment approaches)이 기술되었다. 의미접근법인 의미자질분석(Semantic Feature Analysis, SFA; Boyle & Coelho, 1995)은 그룹, 사용, 동작, 속성, 위치, 관계의 여섯 가지 의미자질에 대해 단서를 제공하는 훈련으로, 이를 통해 어휘 인출(lexical retrieval)이 향상된다고 보고되었다.

마찬가지로 단어 인출을 위한 성공적인 근거-기반의 음운접근법도 보고되었다. Leonard와 동료들(2008)에 의해 고안된 음운 요소 분석(Phonological Components Analysis, PCA; Leonard et al., 2008) 치료법은 피험자들이 목표단어와 관련된 음운적 구성요소들을 확인하는 것을 통해 단어 인출을 훈련시키는 것으로, 여기에는 목표단어의 각운, 초성, 초성이 같은 다른 단어, 종성 그리고 여러 음절을 확인하는 것이 포함된다. 연구자들은 실어증 피험자 10명 중 7명에서 치료를 통해 달성된 것을 유지하고, 치료받지 않은 항목에 대해서도 일반화가 일어난 것을 확인하고 단어 인출능력이 현저히 향상되었음을 보고하였다.

Kendall과 동료들(2008)도 단어 인출을 위한 음운치료를 보고하였는데, 이 음운치료는 탐색(exploration), 운동 설명(motor description), 지각(perceptual), 산출(production) 그리고 문자소(graphemic) 과제를 포함하는 기법을 사용하여 개별 자음과 모음을 훈련하는 것에 초점을 두고 있다. 소리(sound) 단계에서 훈련하는 것부터 시작하여 1, 2 음절 단계를 거친 뒤 마지막으로 1개, 2개 그리고 3개의 소리로 구성된 1음절 단어와 2음절의 결합어까지 진행된다. 치료에는 지각훈련과 산출훈련 과제가 포함되었는데, 비단어의 연속된 음운만을 훈련하였다는 것에 유의하라. 이들 연구자들은 10명의 만성적인 이름대기장애 환자와 실어증 환자의 대면이름대기와 담화산출에서 긍정적인 치료 효과가 나타났으며 치료종결 후 3개월이 지난 시점에서도 유지 효과가 있었다고 보고하였다.

문장산출. 문장 수준의 발화는 여러 방법으로 유도할 수 있다. 가장 간단한 방법은 임상가가 문장을 말하면 환자가 그것을 그대로 따라말하는 문장 모방 훈련(sentence imitation drill)이다. 문장 모방 훈련은 말운동장애(motor speech impairment) 환자나 운동 프로그래밍 장애(motor programming impairment) 환자에게 조음 정확성을 향상시키기 위해 가장 흔히 사용되는 방법이다. 이는 간혹 실어증 환자의 청각 보유 폭(auditory retention span)을 증가시키는 데 사용되기도 한다. 문장 모방 훈련은 종종 말산출장애가 있는 환자의 단어 따라말하기 훈련에 이어서 사용된다. 그런 다음 더 어려운(그리고 더 자연스러운) 문장의 산출과제로 치료가 진행된다.

따라말하기 정교화 훈련(repetition elaboration drills)은 환자가 따라말하기에서 덜 통제된 반응으로 이행해 가기 위해 사용된다. 따라말하기 정교화 훈련에서, 임상가는 사회생활에서 흔히 접하게 되는 상황이나 대화에서 모두 사용하는 고정적인 반응을 끌어낼 수 있도록 고안된 질문을 한다.

임상가: 안녕하세요?
환자: 예, 안녕하세요?
임상가: 아침에 주로 뭐 드세요?
환자: 밥 먹어요, 아침에 주로 뭐 드세요?

이야기 완성 훈련(story completion drills)은 따라말하기 정교화 훈련보다 덜 통제된 반응을 유도한다. 이야기 완성에서는 임상가는 두세 문장의 이야기를 들려주고 환자에게 구나 문장으로 그것을 완성하도록 한다.

임상가: 10시예요, 그런데 아직 애들이 잠자리에 들지 않았어요. 나는 애들이 자러 가야 한다고 생각해요. 그래서 내가 애들한테 말하길….
환자: 자러 가라.

반응 정교화 훈련(Response Elaboration Training, RET)은 Kearns와 Simmons(1985)에 의해 처음 기술된 것으로 환자로부터 추가정보를 촉진하기 위하여 확장(expansion)을 하고, 임상가의 모델링을 통해 환자의 발화시작(patient-initiated utterances)을 강화시키는 치료접근법이다. Kearns는 RET가 비록 '확장 훈련방법(loose training procedure)'이기는 하나, 훈련되지 않은 항목에 대해서도 중간 정도의 일반화가 이루어질 뿐만 아니라 실어증 환자의 구어산출량과 복잡성도 향상된다고 보았다. 수정된 RET 치료의 성공사례는 이후 다른 연구자들에 의해서도 보고되었다.

Helm-Estabrooks(1982)은 Helm Elicited Language Program for Syntax Stimulation(HELPSS)라고 하는, 실어증 환자에게 발화를 유도하기 위한 프로그램을 개발하였다. 이 외에도 서로 다른 근거-기반의 접근법에서 제공되어 온 단어 인출과 문장산출에 중점을 둔 치료법이 있다. 그중 하나는 동사와 그 동사 각각의 주체(agents)와 객체(patients) 간의 의미적 네트워킹을 향상하는 것을 기반으로 한 치료법이고(Verb Networking Strengthening Treatment, VNeST; Edmonds & Kiran, 2006), 또 다른 하나는 복잡하고 비전형적인 문장 유형에 우선적으로 초점을 맞춤으로써 언어적으로 더 간단한 문장 유형들로의 일반화가 이루어지도록 하는, 문장산출 능력 향상을 위한 치료법이 있다(이전에 언급된 바 있는, Thompson과 Shapiro[2005]에 의해 고안된 Treatment of Underlying Forms).

질문-응답 훈련(question-answer drills)은 반응의 제한성을 더욱 감소시킨다. 임상가는 환자의 경험이나 의견 또는 일반적인 지식과 관련된 질문을 한다. 환자는 구나 문장으로 대답한다.

임상가: 어제 저녁에 뭐 하셨어요?
환자: TV를 보고 자러 갔어요.
임상가: 개와 고양이의 가장 중요한 차이점이 뭐죠?
환자: 고양이는 산책시킬 필요가 없죠.

이야기 정교화 훈련(story elaboration drills)에서 임상가는 짧은 이야기를 들려주고 난 다음 구나 문장을 유도할 수 있게 고안된 일련의 질문을 한다.

임상가: Fred와 Ethyl은 Ethyl의 생일을 축하하기 위해 저녁을 먹으러 나가기로 하였어요. 그들은 차를 몰고 시내를 가로질러 근사한 식당으로 가서 맛있는 식사를 하였지요. 계산서가 나왔을 때, Fred는 지갑을 꺼내려고 주머니에 손을 넣었는데, 지갑이 거기에 없는 것을 깨달았어요. Fred와 Ethyl은 그다음 어떻게 하였을 것 같으세요?

환자: 아마 Ethyl이 계산을 하였겠죠, 그녀한테 돈이 있었다면요.

임상가: Fred는 지갑을 어디에 두고 왔다고 생각하세요?

환자: 술집에요, 내 생각에는.

이야기 정교화하기는 문장 구성과 산출 이외에 부가적으로 몇 가지 처리과정을 필요로 한다. 환자는 이야기를 이해해야만 하고, 반응하기 전까지 정보를 보유하고 있어야 한다. 환자는 또한 일반적인 지식을 불러내고, 추론하고 그리고 이야기의 내용에 맞는 답을 구성하기 위해 결과를 예측해야만 한다.

그림-이야기 정교화하기 훈련(picture-story elaboration drills)은 이야기 정교화하기와 비슷한데, 환자에게 이야기를 들려주는 대신 임상가는 (그림 9-9에서와 같이) 결과를 예측할 수 있고 두드러진 주제(salient theme)를 담고 있는 그림이나 사건의 순서를 나타내는 일련의 그림을 보여 준다. 그런 다음, 임상가는 환자에게 구나 문장단위의 반응을 유도하기 위한 일련의 질문을 한다.

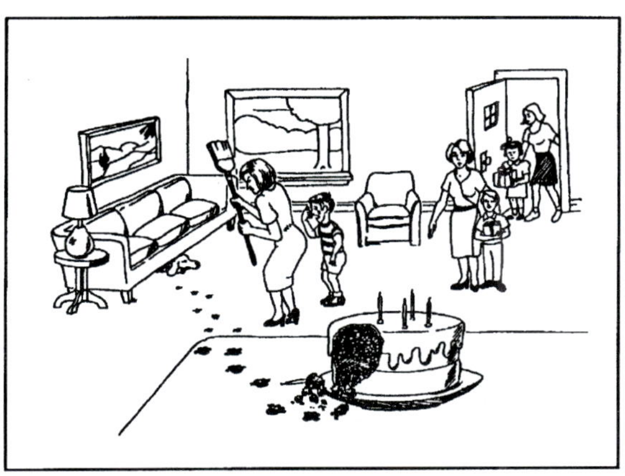

그림 9-9 연결발화를 유도하기 위해 사용 가능한 그림. 그림은 주요 주제를 가지고 있고 예측 가능한 결과와 이 사건이 일어나기 전에 있었을 사건을 암시한다.

임상가는 그림 9-9에 대해 다음과 같은 질문을 할 수 있다.

"무슨 날인가요?"
"왜 소년은 울고 있나요?"
"다음에 어떤 일이 일어날 것 같아요?"

문장구성 훈련(sentence construction drills)에서 임상가는 단어나 구 또는 두 가지 이상의 관련된 단어를 말해 주거나 보여 주고 환자에게 그 말이 들어간 문장을 산출하도록 한다.

임상가: 소년이라는 말이 포함된 문장을 만들어 보세요.

환자: 소년은 행복하다.

임상가: 사람, 마시다 그리고 커피가 들어간 문장을 만들어 보세요.

환자: 이 사람아, 나는 커피를 마시고 싶어.

문장구성 훈련은 과제의 난이도를 조절하는 데 매우 융통성이 있다. 유도 자극이 개별 단어일 때, 과제 난이도는 우선적으로 그 단어의 품사와 빈도에 의해 좌우된다. 일반적으로 명사는 실어증 환자(그리고 일반인)가 그것을 넣어 문장을 구성하기에 가장 쉽고, 그다음으로 동사, 대명사, 형용사, 부사 그리고 기능어의 순이다. '남자(man)'라는 단어로 문장을 구성하는 것이 '~전에(before)'라는 단어로 문장을 구성하는 것보다 더 쉽다. 대부분의 실어증 환자에게 구체 단어(concrete words)는 문장산출을 흔히 더 쉽게 만들어 준다. 실어증 환자가 몇 가지 단어를 하나의 문장 안에 결합해야 할 때, 단어를 명사-동사 또는 명사-동사-명사(영어의 경우)의 순서로 제공하는 것이 수행을 촉진하는데, 그 이유는 자극에서 제시되는 단어의 순서가 주어-동사 또는 주어-동사-목적어라는 가장 흔히 사용되는 문장 구조의 순서에 들어맞기 때문이다. 제시되는 자극의 단어 순서를 뒤섞는 것은 환자가 구문적으로 맞는 문장을 만들기 위해 단어들을 재배열해야 하므로 과제의 난이도를 높인다. 대부분의 실어증 환자에게 일상적인 단어의 조합(예: 차 한잔)이나 자주 접하는 관계(여자-커피-마신다)를 표현하는 자극을 제시하는 것은 과제를 좀 더 쉽게 만드는 것이다.

문장산출 과제는 간혹 임상가가 자신과 환자가 달성해야만 하는 것이 문법성(grammaticality)이라고 생각하도록 현혹시키는데, 정작 대부분의 환자에게 답은 문법성이 아니라 의사소통이다. 문법에 맞지 않는 발화도 종종 실어증 환자의 생각이나 원하는 것 또는 의도를 전달하는 데 적절하게 기능한다. 환자가 "어제 저녁에 뭐 하셨어요?"라는 질문에 "TV··· 방··· 잤어요."라고 답을 하는 것은 (격식이 높은 것은 아니지만) 요점을 성공적으로 전달한 것이다. 문법적으로 정확한 발화를 고집하는 임상가는 자신과 환자의 시간과 에너지를 낭비할 위험이 있다. 주요 예외는 수준이 높은 일부 실어증 환자로, 적당한 시간 동안 지도를 받으면, 정보 전달과 문법에 맞게 말하는 것 양쪽을 모두 잘할 수 있는 경우이다.

연결발화

연결발화(connected speech)는 사람이 자극이나 주제, 사건에 대한 반응으로 여러 발화를 산출하는 것을 지칭하는 포괄적인 용어이다. 그러한 발화는 공통적인 주제를 가지고 지속되며, 새로운 자극의 도입이나 다른 사람의 말에 의해 분리되지 않거나(독백[monologue]) 또는 질문이나 논평(comments), 다른 사람의 말(대화, 면담)에 의해 분리될 수 있다. 독백은 보통 처리과정중심의 평가나 치료에서 대화, 면담보다 더 많이 쓰이는데, 이는 아마도 독백이 환자 반응의 내용이나 형식을 더 잘 조절할 수 있고 수량화하기에 쉽기 때문일 것이다.

대화는 치료에서 몇몇의 기능적 · 사회적 접근에 초점을 둔다. 실어증 환자의 대화 행동을 측정하는 것은 이와 같은 중재의 중요 부분이다.

그림 설명하기. 그림 설명하기(picture description)는 독백을 유도하는 한 방법이다. 그림 설명하기에서는 목표 문장에 대한 제약이 없고, 환자는 산출하는 문장의 형식을 자유롭게 선택하고 단어 선택의 폭이 매우 넓다. 그러나 설명을 유도하는 그림의 특성이 환자에게 유도하는 말 표현의 양이나 형식에 영향을 미칠 수 있다. 친숙한 사건이나 상황은 친숙하지 않은 것보다 더 많은 말의 표현을 유도할 것이다. 과거(묘사된 상황이나 사건을 초래한 사건)와 미래(묘사된 상황이나 사건에 의해 일어난 사건)를 짐작할 수 있게 하는 그림은 환자에게 그림의 내용을 넘어, 사건의 발생 전이나 후에 대해 이야기하도록 촉진한다. 정적인 상황을 보여 주는 그림은 보통 나열(enumeration: 그림 항목들의 이름을 말하는 것)을 유도하는 반면, 동적인 상호작용을 보여 주는 그림은 일반적으로 더욱 정교한 설명을 이끌어 낸다. 그림 9-10에 두 그림이 있다. 왼쪽의 그림은 오른쪽 그림보다 나열을 유도하게 될 것으로 생각된다. 뇌손상이 없는 정상 성인이 왼쪽의 그림을 보고 "그러니까 초원을 가로질러 흐르는 작은 시내가 있고, 바로 앞에 버섯이나 송이버섯이 몇 개 있어요."라고 설명하였다. 그녀는 오른쪽 그림에 대해서는 이렇게 설명하였다. "할아버지와 그의 강아지가 있는데, 할아버지가 공원 의자

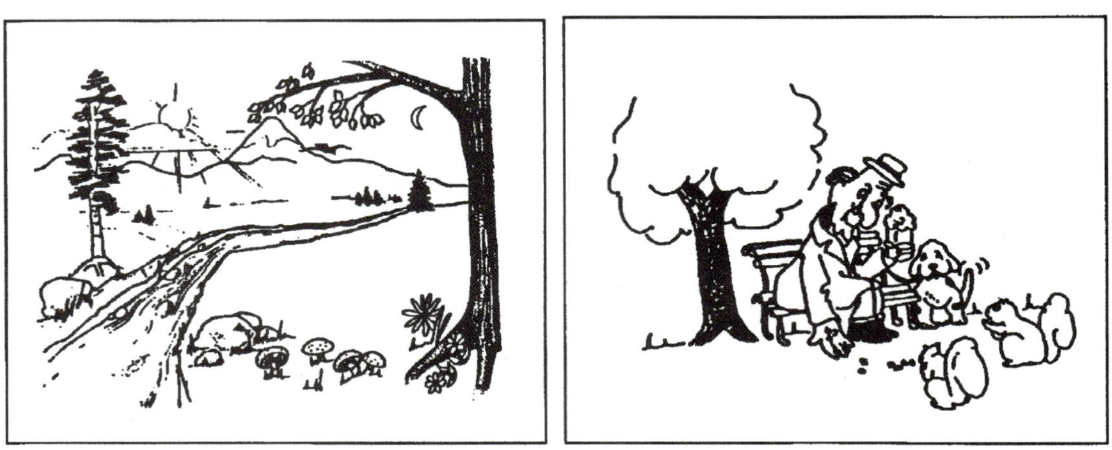

그림 9-10 연결발화의 유도에 사용될 수 있는 두 그림. 왼쪽 그림은 오른쪽 그림에 비해 나열을 유도하는 것 같다.

출처: Howard E. Gardner, Ph.D.

글상자 9-2 대학원생의 MTDDA와 BDAE 그림 설명

MTDDA 그림

우편함이 있는 집이 있어요. 우편함 이름은 J. Smith예요. 연을 날리고 있는 사람도 있어요. 나무에 걸린 다른 연이 있고요. 남자를 보고 있는 개가 있어요. 나무 위의 연을 가리키고 있는 여자가 있어요. 작은 연못에 오리가 있어요. 굴뚝에서 연기가 나오는 집이 있어요. 이상입니다.

BDAE 그림

싱크대에 서서 접시를 닦는 여자가 있어요. 물이 나와서 바닥으로 흐르고 있지만 그녀는 알아차리지 못한 것 같아요. 여자 뒤에 아이 둘이 있어요. 아마 여자의 아들과 딸이겠죠. 남자 아이가 쓰러지려고 하는 의자 위에 서 있어요. 그 아이는 벽장에 있는 쿠키 단지에서 쿠키를 훔치려고 하는 중이었어요. 의자가 쓰러지려고 하고, 그는 바닥에 떨어질 거예요. 남자 아이의 여동생은 그에게서 과자를 받으려고 손을 뻗고 있어요. 엄마는 무슨 일이 일어나고 있는지 전혀 모르고 있어요. 그녀는 졸고 있거나 약을 먹었나 봐요.

에 앉아 있는 걸 보니 아마도 공원인 것 같아요. 주변에 다람쥐들이 있어요. 할아버지는 다람쥐들한테 팝콘이나 땅콩 같은 먹이를 주고 있는데… 뭔지 잘 모르겠어요. 강아지는 꼬리를 흔들면서 의자 옆에 앉아 있어요. 난 강아지가 왜 다람쥐들을 쫓아가지 않는지 모르겠네요. 아시다시피, 강아지는 으레 그러잖아요."

Correia와 동료들(1990)는 설명하기 과제에서 정적인 그림이 실어증 환자에게 나열을 유도하는 것을 실험적으로 보여 주었다. 그들은 실어증 환자에게 보스턴 실어증 진단 검사(BDAE; Goodglass & Kaplan, 1983), WAB 그리고 미네소타 실어증 감별진단 검사(MTDDA; Schuell, 1965)에서 말을 유도하는 그림(그림 5-19 참조)을 설명하게 하였다. 실어증 환자들은 정적인 WAB과 MTDDA 그림에 대해서는 나열의 비율(각각 42%와 45%)이, 동적인 BDAE 그림(38%)에 비해 더 높았는데, 통계적으로는 WAB과 BDAE의 그림 간에만 유의미한 차이를 보였다.

뇌손상이 없는 정상 성인도 BDAE 그림에 대해 이야기할 때보다 MTDDA 그림에 대해 말할 때 이야기식의 담화(narratives)를 적게 산출한다. 글상자 9-2는 대학원생이 각 그림을 보고 설명한 것이다.

촉진된 이야기 산출. 촉진된 이야기 산출(prompted story telling)은 이야기 속의 사건들을 나타내는 일련의 그림들(그림 9-11)을 통해 이야기를 유도하는 것이다. 그림 하나에 대해 유도되는 이야기의 양은 그 안에 있는 사건의 수에 따라 달라지는데, 사건이 많을수록 더 긴 발화 샘플을 생성하게 된다. 그림 9-11의 그림 순서들은 실어증 환자에게 평균적으로 80단어 이상을 유도하지만(비유창한 실어증 환자의 경우 23단어에서 유창한 환자의 경우는 164단어까지) 그 범위가 크다.

절차 담화. 절차 담화(procedural discourse)는 "스크램블드에그를 어떻게 만드는지 설명해 주세요."와 같은 요청에 대한 반응으로 산출된 연속 발화이다. 뇌손상이

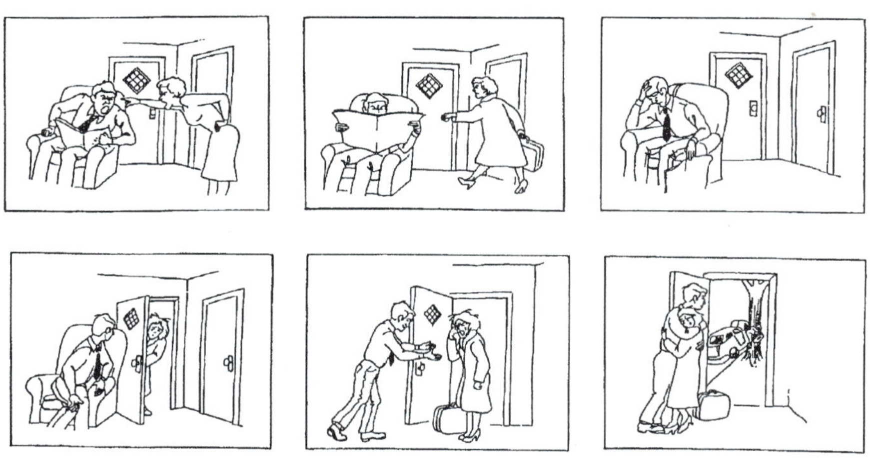

그림 9-11 치료 활동에서 촉진된 이야기 산출을 유도하는 데 사용될 수 있는 일련의 그림

없는 정상 성인이 스크램블드에그 만들기나 편지를 쓰고 부치는 방법, 설거지하기와 같은 절차를 설명할 때, 과제에 따라 다르기는 하지만 절차당 보통 75~125단어를 산출한다. 복잡한 절차일수록 더 긴 발화를 유도한다. 실어증 환자의 경우는 범위가 크다. 비유창한 환자는 절차당 약 25~30단어를 산출하고, 유창한 환자는 300단어 가까이 산출하기도 한다.

절차 담화는 보통 문법적으로 복잡하지 않다. Ulatowska와 동료들(1983)은 정상인과 실어증 환자가 산출한 절차 설명에 대해 평가하였는데, 두 그룹 모두 문법적으로 복잡한 문장은 많이 산출하지 않은 것으로 나타났다. 그들은 절차 설명이 문법적으로 복잡한 언어를 요구하지 않으며 따라서 상대적으로 심한 실어증 환자들도 다수가 문법적으로 적절한 절차 설명을 산출한다고 언급하였다[물론, 실문법적으로(agrammatically) 말하는 브로카 실어증 환자를 제외한다].

대화. 대화(conversation)는 가끔 치료 활동에서 실어증 환자의 말을 유도하는 데 사용된다. 그러나 이러한 상호작용은 대부분 자연스러운 대화와는 다른데, 왜냐하면 임상가가 거의 다 말을 하고 환자는, 아래에서 볼 수 있듯이, 임상가가 요청한 것에서 크게 벗어나지 않는 범위에서 반응을 하여 대화라기보다는 면담에 가까운 상호작용이 된다.

임상가: 뇌졸중이 있기 전에 어떤 일을 하셨어요?
환자: 감독관.
임상가: 감독관. 어떤 회사에서 일하셨어요?
환자: 머국.
임상가: 머국? 미국이요? 미국 뭐예요?
환자: 미국 화물.
임상가: 미국 화물. 운송회사인가요?
환자: 예.
임상가: 거기서 감독관이셨어요. 어떤 직원들을 감독하셨어요?
환자: 부두.
임상가: 부두에 있는 사람들이요?
환자: 예.
임상가: 그럼, 그 사람들은 어떤 일을 하나요?
환자: 음… 거의 모두 다요.

확고하고 적절한 대화적 상호작용에 대해 화용적 원칙을 가지고 세밀하게 구조화하지 않는다면, 임상가-환자 상호작용은 환자에게서 연결발화(connected speech)를 유도해 내는 데 그다지 효과적이지 않을 것이다. 목표가 환자의 대화 행동[예: 교대하기(turn-taking), 눈 맞추기(eye contact), 주제 유지(topic maintenance)]을 향상하기 위한 것일 때 대화상의 상호작용은 더 적절하게 이용될 것이다.

Whitney와 Goldstein(1989)은 경도 실어증 환자가 자기모니터링(self-monitoring)을 사용하도록 훈련시키는 것이 연결발화에서 보이는 수정(revision), 반복(repetition) 그리고 가청 쉼(audible pauses)의 비유창성을 줄이는 데에 성공적인 접근법이라고 보았다. 비록 훈련 후에는 말속도가 느려지긴 하였으나, 발화가 길어지고 중단되지 않는 것을 볼 때 의사소통 효율성이 증가된 것으로 보았다.

쓰기

말로 산출하는 데 사용되는 인지처리과정의 많은 부분이 쓰기에도 마찬가지로 사용된다. 말하기와 쓰기가 구분되는 차이점은 산출 단계뿐이다. 말할 때와 달리 쓸 때는 철자에 대한 분별력이 필요하다. 쓰기에는 충분한 시각-운동 협응 능력과 글자를 쓰기 위한 팔의 힘이 요구된다. 쓸 때는 말할 때보다 문법 능력이 더 좋아야 하는데, 왜냐하면 말할 때는 의미에 대한 운율적 단서를 통해 문법적으로 부족한 부분을 보상할 수 있지만, 쓰기에서는 이것이 불가능하기 때문이다. 문체(written style)는 대화체(spoken style)보다 더 형식적이고 문법적으로 복잡하다. 대부분의 실어증 환자가 말할 때보다 항상 적은 양의 내용을 쓰는 것은 놀라운 일이 아니다.

실어증 환자의 쓰기는 그들의 말하기와 비슷하다. 유창한 실어증 환자는 유창하게 쓰는 경향이 있다. 그들은 익숙하게 써 나가며, 형태가 잘 갖추어진 글자를 줄 간격에 맞게 가로줄을 유지하면서 쓴다. 비유창한 실어증 환자는 비유창하게 쓰는 경향이 있다(부분적으로는 평소에 사용하지 않던 손으로 쓰기 때문이다). 그들은 글자를 비뚤게 쓰고, 줄의 모양이나 간격이 맞지 않는다. 비유창한 실어증 환자는 글을 쓸 때 필기체보다는

일반 개념 9-4

- 문장완성 훈련은 자발적인 발화가 자동적이고 틀에 박힌 동일한 발화에 국한된 환자의 자발화를 증가시킬 것이다.
- 대면이름대기 훈련은 임상가들이 많이 사용하지만 지속적인 효과를 보이거나 환자의 일상생활에서 의사소통을 증진하지는 않을 것이다.
- 위계적 단서는 단어 인출 훈련에서 임상가가 실어증 환자의 수행을 촉진하기 위해 사용하는 자극의 강도를 조절할 수 있게 해 준다.
- 단어 인출 실패와 관련된 행동들은 단어 인출을 위해 환자가 사용하는 책략을 나타내거나 단순히 단어 인출 실패에 대한 환자의 의도하지 않았던 반응을 반영하는 것일 수 있다.
- 문장산출 훈련은 보통 환자의 반응이 매우 제한적인 과제(모방, 이야기 완성)에서부터 환자 반응의 특성에 대한 허용 범위가 큰 개방형 과제(이야기 정교화하기, 문장 구성)로 진행한다.
- 연결발화 훈련은 보통 환자의 반응이 제한적인 과제(그림 설명)에서부터 덜 제한적인 과제(유도된 이야기 산출, 절차 설명, 대화)로 진행한다.

보통 인쇄체로 글자 하나하나를 쓴다. 말할 때 실문법증을 보이는 사람은 쓸 때도 실문법증을 보이며, '내용 없는(empty: 의미가 빠져 있는)' 말을 하는 실어증 환자는 '내용 없는' 쓰기를 보이게 된다(그림 9-12).

대부분의 실어증 환자는 맞춤법과 문법에 장애가 있으며 이로 인해 쓰기를 통한 효과적인 의사소통이 어렵거나 불가능하게 된다. 따라서 실어증 환자를 위한 대부분의 쓰기 치료 프로그램은 맞춤법과 구문론 그리고 문법에 초점을 맞추고 있고 교습적인(didactic) 방식을 이용하며 집에서 하는 숙제에 많이 의존한다. 간혹 시판되고 있는 맞춤법과 쓰기 연습책을 사용하기도 한다. 실어증 환자에게 쓰기의 맞춤법과 구문론을 가르치는 것은, 치료란 가르치는 것(teaching)이 아니라 자극(stimulation)과 재활성화(reactivation)를 유발하는 것이라는 일반적 가정에서 벗어난 것이라고 할 수 있다. 대부분의 경우, 실어증 환자에게 맞춤법과 쓰기를 가르치는 데 사용되는 방법은 처음 쓰기를 배우는 사람에게 사용하는 방법과 다르지 않다.

대부분의 실어증 환자가 실제적으로 일상생활에서 고급 작문 기능을 필요로 하지 않는 것은 다행스러운 일이다. 만일 실어증 환자가 짧은 메모를 남기거나, 필요한 서류양식을 채울 수 있고, 개인 수표를 쓸 수 있다면 일상생활 환경 속에서 큰 어려움 없이 지낼 수 있을 것이다. 따라서 실어증 환자가 이 단계에 도달하기 위한 치료 프로그램 정도면 많은 실어증 환자에게 충분히 적절하다. 자신의 이름을 쓰는 일은 두말할 필요도 없이 일상생활에서 가장 자주 발생하는 쓰기 행동이며, 쓰기가 불가능한 환자의 치료에 우선적인 목표가 된다. 다행히 자신의 이름을 쓰는 일은 매우 자동화되어 있다. 심한 실어증 환자가 다른 것은 다 못 써도 보통 자신

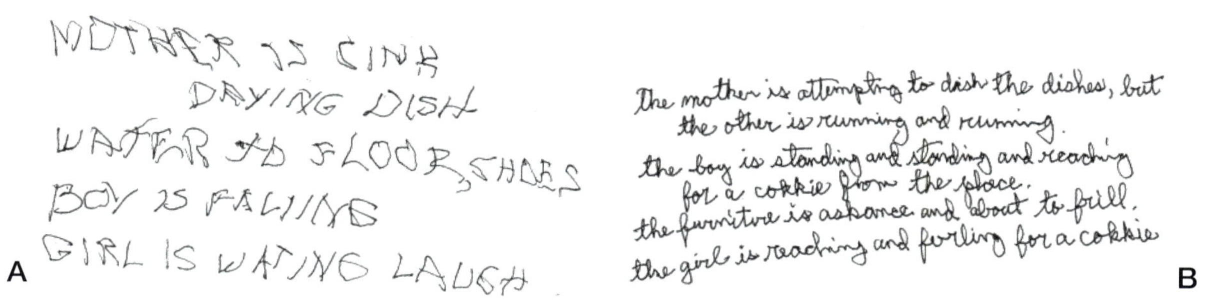

그림 9-12 보스턴 실어증 진단 검사(Goodglass, Kaplan, & Barresi, 2001)의 쿠키도둑 그림에 대해 브로카 실어증 환자(왼쪽)와 유창한 실어증 환자(오른쪽)가 산출한 쓰기 반응.

출처: Goodglass H, Kaplan E, Barresi B: *The assessment of aphasia and related disorders*, ed 3, Philadelphia, 2001, Lippincott Williams & Wilkins.

의 이름은 쓰는 경우가 많다.

말로 문장을 산출하는 것을 얼마나 쉽게 만드는가에 영향을 미치는 대부분의 언어적 요인들(길이, 단어 빈도, 구문적 복잡성 등)이 쓰기에도 같은 영향을 미친다. 문맥(context)은 실어증 환자의 말하기에 영향을 미치는 것과 마찬가지로 쓰기에도 영향을 미친다. 문장의 일부분이 환자에게 제공되고 그 문장을 완성하기 위해 단어를 산출하는 것은 환자가 문맥적 도움 없이 동일한 단어를 산출해야 하는 것보다 성공률이 높아진다. 글로 쓰여진 문단에 단어 하나가 빠져 있는 빈칸 채우기 방법(cloze procedure)은 환자가 쓰기를 처음 시작하는 데 간혹 도움이 된다. 대부분의 실어증 환자들은 단어를 독립적으로 써야 할 때보다 문장이나 문단 속에서 빈칸 채우기를 할 때 더 잘 쓸 수 있다.

실어증 환자의 쓰기장애 치료에는 Beeson과 동료들(2002)이 보고한 두 가지 접근법, 즉 철자 위치 바꾸기 및 따라쓰기 치료(Anagram and Copy Treatment, ACT)와 따라쓰기 및 회상 치료(Copy and Recall Treatment, CART)가 있다. 이 두 치료법에는 목표 낱말의 따라쓰기와 회상이 포함되어 있다. ACT의 경우 철자의 순서를 재구성하여 정확하게 철자를 써서 낱말을 만드는 초기 단계가 포함되어 있으며, CART는 가정용 치료 자료로 제공된다.

실전 쓰기 기술. 실전 쓰기 기술(survival writing skills)의 개념은 쓰기 능력이 심하게 저하된 환자의 치료를 위한 유용한 지침이다. 임상가와 환자(그리고 간혹 가족 구성원)는 환자가 가장 쓸 수 있기를 원하는 목록을 만든다.

환자가 목록에 있는 쓰기 과제를 충분히 수행할 수 있도록 쓰기에 필요한 핵심어휘와 구문 기술을 발전시킬 수 있는 치료목표를 구조화한다. 다음은 중등도의 브로카 실어증이 있는 여자 환자가 만든 쓰기 기술의 목록이다. 목록에 있는 기술은 환자에게 가장 중요한 것부터 가장 덜 중요한 순서대로 나열되어 있다.

- 서명하기
- 쇼핑 목록 쓰기
- 개인 수표 쓰기
- 축하 카드 쓰기
- 개인적인 편지 쓰기

치료는 쇼핑 목록 쓰기로 시작하였다. 환자는 치료 시간마다 몇 개의 좋아하는 요리법을 가지고 왔고, 환자와 임상가는 그것을 이용하여 요리를 준비하는 데 필요한 재료의 목록을 만들었다. 재료 목록에 있는 단어는 맞춤법 훈련에 연계적으로 사용되었고, 환자는 문제가 되는 단어의 쓰기를 집에서 연습하였다. 또한 환자는 요금 청구서와 개인 수표책을 임상 회기에 가지고 왔다. 환자와 임상가는 청구서와 개인 수표책을 이용하여 그것을 작성하는 데 필요한 단어의 목록을 만들었다. 목록에 있는 단어는 쓰기 훈련에 연계적으로 사용되었고 환자는 집에서 문제가 되는 단어의 쓰기를 연습하였다. 치료가 메모와 편지 쓰기로 진행되었을 때, 비슷한 절차를 통해 환자가 개인적인 메모와 편지를 쓸 때 자주 맞춤법 오류를 보이는 단어를 확인하였다. 이런 방법으로 만들어진 단어 목록은 맞춤법 연습과 쓰기 숙제에 연계적으로 사용되었다.

임상 Tip. 일반적으로 치료를 수행하는 다음 두 가지 원칙은 쓰기장애를 치료하는 데도 적용된다. (1) 기회가 닿을 때마다 문맥을 활용한다. (2) 환자에게 도전이 되지만 지나치게 어렵지 않은 단계에서 치료를 시작한다.

실어증 환자의 치료 프로그램에서 쓰기에 집중적으로 몰입하는 일은 별로 없다. 쓰기장애의 치료는 보통 다른 치료와 연계되어 있으며 프로그램의 쓰기 부분은 대부분 집에서 하는 숙제에 의존한다. 임상가가 세심하게 계획한다면, 쓰기장애의 치료는 쓰기에서 다른 의사소통능력으로, 다른 의사소통능력에서 쓰기로 그리고 치료실에서 일상생활로 일반화를 최대화하기 위해 다른 치료 활동과 조화를 이룰 수 있다.

맞춤법. 알아볼 수 있게 쓰기 위해서는 적정하게 올바른 맞춤법(spelling)이 필요하다. 실어증 환자는 대부분 맞춤법에 약하다. 환자의 맞춤법 문제의 중증도는 거의 항상 환자의 실어증 정도와 일치한다. 중도의 실어증 환자가 기능적인 쓰기가 가능할 정도의 쓰기 능력과 맞춤법 능력을 갖추고 있는 일은 거의 없다. 중등도의 실어증이 있는 환자는 보통 이해할 수 있는 간단한

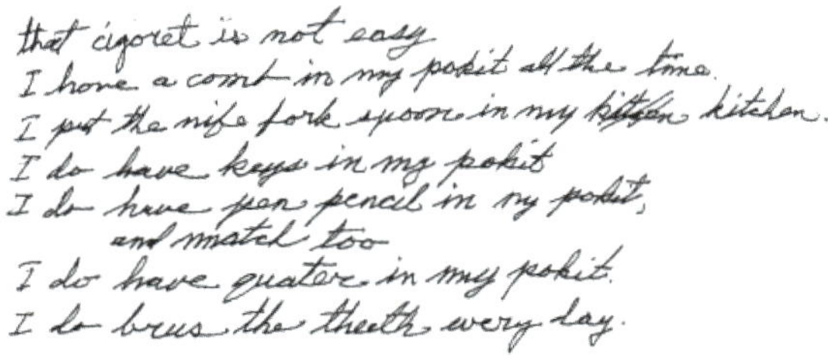

그림 9-13 "여기 각 물건들을 가지고 무엇을 하는지 글로 써 보세요."라는 지시에 따라(각 물건은 Porch Index of Communicative Ability의 10개 사물들) 실어증 환자가 산출한 쓰기 반응.

출처: Porch BE: *Porch Index of Communicative Ability*, Palo Alto, Calif, 1967, 1981, Consulting Psychologists Press.

문장이나 짧은 메모 그리고 개인적인 편지를 쓸 수 있지만 잦은 맞춤법의 오류로 인해 일부 단어는 알아보기가 어려우며, 구문 오류로 일부 문장은 우수한 독자조차 이해하기 어렵게 된다. 경도의 실어증 환자는 대부분 좀 더 복잡한 문장과 긴 내용을 쓸 수 있지만 잦은 맞춤법의 오류는 환자 자신이나 그것을 읽는 사람 모두를 괴롭힌다. 그림 9-13은 중등도의 실어증 환자가 PICA의 10개 사물에 대한 기능을 쓰도록 하였을 때의 수행을 보여 준다.

컴퓨터를 이용한 맞춤법 훈련은 맞춤법을 연습하고 있는 환자와 임상가에게 도움이 되기도 한다. 그와 같은 프로그램 중 극소수만 실어증 환자를 위해 고안된 것이다(Deloche, Dordain, & Kremin, 1993; Katz & Nagy, 1984; Katz, Wertz, Davidoff와 동료들, 1989; Mortley, Enderby & Petheram, 2001; Seron, Deloche, Moulard, & Rouselle, 1980). 아동을 위해 만들어진 컴퓨터 맞춤법 프로그램도, 일부 프로그램의 아동용 주제가 실어증 환자에게 거슬릴 수도 있겠지만, 도움이 될 수 있을 것이다. 요즈음의 문서작성 프로그램은 실어증 환자가 (그리고 실어증이 없는 성인도) 문제가 되는 단어의 맞춤법에 근접할 수 있는 정도의 능력을 갖고 있다면 큰 도움이 될 수 있다. 이러한 프로그램은 대부분 맞춤법이 잘못된 단어를 표시해 주고, 가능한 다른 단어를 선택할 수 있도록 창이 열리게 되어 있다(이 장을 쓰면서 내가 사용하고 있는 문서작성 프로그램은 내가 잘못 입력한 possilbe에 대한 다른 선택으로 possible과 possibly를 제공하였다). 현대의 문서작성 프로그램 중 다수는 문체를 검사하는 프로그램도 포함되어 있는데, 이는 실어증 환자가 문장과 글에서 구문적 실수를 확인하는 데 도움이 될 것이다. 맞춤법 검사나 문체검사 프로그램은 최소한 중간 정도의 맞춤법 능력을 갖고 있고 어느 정도 구문이 갖추어진 문장을 쓸 수 있는 높은 수준의 실어증 환자에게 유용하다.

치료에 대한 기능적 · 사회적 접근

1970년대 후반까지 실어증 환자의 의사소통장애에 대한 중재는 언어학적 장애에 대한 치료에 초점이 맞추어져 있었다(예: 듣고 이해하기, 단어 인출, 읽기, 말산출). 손상 수준 중재는 진단, 치료 그리고 퇴원이라고 하는 전통적인 의학적 진전을 둘러싸고 구성되었다. 실어증 환자의 의사소통장애를 (보통 표준화된 검사로) 측정하고, 치료는 장애를 감소시키거나 보상하는 전략을 환자

일반 개념 9-5

- 실어증 환자가 구어문장을 산출하는 데 있어서의 난이도에 영향을 미치는 언어적 요인들(길이, 구문적 복잡성 등) 대부분이 쓰기에서도 영향을 미친다.
- 쓰기에 심한 장애가 있는 실어증 환자들은 서류에 서명하기, 목록 쓰기, 수표 쓰기와 같은 실전 쓰기 기술을 습득하는 것이 도움이 될 것이다.
- 실전 쓰기 기술 이상의 것이 필요한 실어증 환자는 글자(자소)쓰기와 단어 쓰기로부터 문장과 문단 쓰기로 진행해 가는 구조화된 프로그램이 도움이 될 것이다.
- 실어증 환자의 쓰기장애 치료에 대한 출판된 프로그램은 보통 실어증 환자 개개인의 필요에 맞게 반드시 조정되어야 한다.
- 상품화된 맞춤법 워크북과 컴퓨터를 이용한 맞춤법 프로그램은 맞춤법이 적절한 치료 목표인 많은 실어증 환자에게 적당하다.

에게 제공하기 위한 방향으로 시행되었고, 환자가 치료의 목표(장애 수준의 변화로 정의되는)를 달성하면 종료하였다.

1970년대 후반에서 1980년대까지 많은 임상가가 전통적인 언어학적 중심의 교습적(didactic) 치료에서 자연스러운 상황에서의 기능적인 의사소통을 강조하는 방향으로 전환하기 시작하였고, 이러한 경향은 현재도 계속되고 있다. Holland(1977)는 전통적인 교습적 치료 접근법이 언어학적 정확성과 명제의 명확성에 초점을 두는 경향이 있는 것에 주목하였다.

> …짝짓기(matching), 이름대기(naming) 활동을 통해서 그리고 실어증 환자들이 일상생활의 의사소통에서 듣게 되는 것보다는 언어학적 구조를 통해 발화를 이해하도록 돕는 활동을 통해서…. 대부분의 언어치료 전문가는 발화의 의사소통적 가치가 아니라 명제성(propositionality)에 지나치게 중심을 둔다(p. 171).

Holland는 계속해서 치료의 초점을 의사소통능력(communicative competence)에 두어야 한다고 제안하였다. 의사소통능력은 주로 **기능적 의사소통**(functional communication)이라고 불리며, 이는 자연스러운 상황에서 개인의 언어 사용을 가리킨다.

기능적 의사소통 치료 프로그램은 전통적인 교수학적 훈련을 낮게 평가하고 자연스러운 상황에서의 의사소통을 강조한다. 언어치료 전문가와 환자는 백화점에서 물건을 사거나 비행기표 예약을 위해 전화하는 것과 같은 일상생활의 상황을 연출할 수 있다. 환자는 비구어적으로(nonverbally) 의사소통하도록 격려받고 배우며, 의사소통이 이루어지는 상황적 문맥을 통해 그리고 다른 사람의 몸짓과 얼굴 표정을 통해 제공되는 정보를 이용하여 다른 사람이 하는 말에 대한 이해를 증진하도록 배운다. 중재에서 기능적 접근법은 실어증 환자가 적절한 의사소통을 위해서 완벽한 화자(speaker)나 완벽한 청자(listener)가 될 필요가 없다는 점을 인정한다.

중재에서 일부 기능적 접근법은 실어증 환자에게 일상생활에서 성공적인 의사소통적 상호작용을 증진하기 위한 전략이나 기법을 제공한다. 다른 접근법은 실어증 환자의 실질적 또는 잠재적 대화 상대를 훈련하는 데 초점을 두어, 그들이 일상생활에서의 의사소통적 상호작용에서 실어증 환자의 성공과 성취감을 향상시킬 수 있는 방법을 가르친다.

세계보건기구(WHO)의 ICIDH와 ICIDH-2 간행물에 따르면, 이전까지 일상생활 활동에서 실어증 환자의 의사소통능력을 향상하는 것에 우선적인 초점을 두던, 기능적 의사소통에 대한 개념이 일상생활에서의 문화적 · 사회적 활동에 접근하고 참여하는 등의 의사소통의 사회적 측면까지 포함하는 것으로 확대되었다. 몇몇 새로운 명칭[예: 사회적 접근법(social approaches), 생활참여 접근법(life participation approaches)]은 이러한 기능성(functionality)에 대한 확대된 개념을 표현하는 치료 접근법의 특징을 나타낸다. 중재의 사회적 모델(social model)은 의사소통의 초점을 전달 기능(예: 정보의 전달)에서 상호작용적 기능(예: 사회적 관계를 형성하고 유지하는 것)을 포함하는 것으로 확장시킨다. 중재의 사회적 모델은 실어증이 종종 실어증 환자와 가족에게 평생 지속되는 문제이며 실어증 환자가 개인적 자립과 자긍심을 되찾도록 하는 것이 중재의 중요한 목표라는 것을 인식하고 있다.

> 실어증에 대해 그동안 축적되어 온 모든 지식과 실어증 환자를 위한 치료에서 얻은 모든 성과에도 불구하고, 아무것도 그 기저의 병리나 기능적 · 심리사회적 문제들을 '치료'하지 못하며, 일상생활의 대부분의 기본 영역들을 모두 다루어야 할 필요성을 없애지도 못한다. 나아가 이렇게 생활에 지장을 초래하는 지속적인 상황은 실어증 환자뿐만 아니라 환자와 생계나 공동 작업, 친분 관계를 갖고 있는 모든 사람의 안녕에 영향을 미친다(Lyon & Shadden, 2001, p. 297).

Simmons-Mackie(2001)에 따르면, 실어증에 대한 사회적 접근법은 아홉 가지 기본원리에 의해 구성된다(글상자 9-3).

실어증 환자를 위해 고안된 중재

실어증 환자를 위해 고안된 기능중심 접근법(functionally oriented approaches)은 실어증 환자에게 다양한 일상생활 상황에서 사용될 수 있는 일반적인 전략이나 기술(단어 인출을 위한 단서책략, 글자에 대한 시각화 전략, 대화에서의 차례 지키기 전략)을 제공한다. 치료 회

글상자 9-3 실어증에 대한 사회적 접근법의 아홉 가지 기본원리

1. 정보의 교환과 사회적 관계는 의사소통의 상호 보완적인 목표이다. 의사소통은 정보의 교환(전달 기능)을 필요로 할 뿐만 아니라 개인이 자신의 정체성을 유지하고, 자아관념과 정서적 요구의 만족, 타인과의 교류를 가능하게 하며, 집단 구성원이 될 수 있게 한다(상호작용적 기능).
2. 의사소통은 실제적으로 적절하고 자연스러운 상황 안에서 이루어진다. 중재는 자연스러운 의사소통 상황에서 상호작용하는 동안 목적과 역할, 의도가 변화한다는 사실을 존중해야만 한다.
3. 의사소통은 역동적이고 유동적이며, 다면성을 띤다. 언어학적으로는 완벽하지 않은 의사소통이 환자의 개인적이고 사회적인 요구를 만족시키는 동시에 효과적인 정보 교환을 이룰 수 있다.
4. 의사소통은 협업적이다. 중재는 의사소통의 협업적이고 상호작용적인 측면에 초점을 두어야 한다. 실어증 환자의 의사소통 기술과 행위뿐만 아니라 환자 주위 사람들의 의사소통 기술과 행위 또한 중요하다.
5. 중재는 자연스러운 상호작용, 특히 대화에 초점을 맞추어야 한다. 대화는 대부분의 성인들의 일상적인 의사소통의 중심 요소이다. 실어증 환자들이 자연스러운 대화에 참여하는 능력을 증진시키는 것은 환자의 자기 관념과 개인적 웰빙에 기여하는 것이다.
6. 중재는 실어증으로 초래된 개인적 · 사회적 결과를 고려해야만 한다. 실어증에 대해 개인이 어떻게 반응하는지는 천차만별이다. 실어증 환자에게 있어서, 일부의 적응은 어떤 상황에서는 성공적이며 적절하고 알맞지만 다른 상황에서는 그렇지 않을 수 있다.
7. 중재는 의사소통장애에 대한 적응에 초점을 맞추어야 한다. 중재는 환자가 실어증 상황에 성공적으로 적응하는 데 초점을 둠으로써 그리고 환자가 가지고 있는 능력을 활용함으로써 삶의 긍정적인 측면을 강조해야 한다. 또한 중재는 실어증 환자의 사회 적응을 포함해야 한다.
8. 중재는 실어증 환자의 관점을 고려해야 한다. 임상가는 실어증 환자가 필요로 하는 것을 결정하는 것을 자제하고 실어증으로 인해 어려움을 겪는 사람들(환자뿐만 아니라 가족 구성원과 관련자들)의 인식과 태도, 필요를 존중하는 중재를 구성해야 한다.
9. 중재는 양적 측정뿐만 아니라 질적 측정도 포함해야 한다. 양적인 장애 수준의 측정보다 질적이고 기술적인(descriptive) 측정이 실어증 환자의 주관적 경험을 파악하는 데 가장 적절하다.

출처: Simmons-Mackie N: Social approaches to aphasia intervention. In Chapey R, editor: *Language intervention strategies in aphasia and related neurogenic communication disorders*, ed 4, Philadelphia, 2001, Lippincott, Williams & Wilkins.

기는 일상생활과 유사하게 구성하고, 실어증 환자는 몇몇 관련된 상황에서 목표로 한 전략이나 기술을 사용하도록 훈련되며, 그러한 전략이나 기술이 관련은 있지만 훈련하지 않은 일상생활의 상황으로 일반화될 것을 기대하는 것이다. 대부분은 대화 또는 대화와 유사한 상호작용에서 보통 특정 대화 상대와 실어증 환자의 역량을 강화하거나 높이기 위해 고안된 것이다.

의사소통효과촉진법(Promoting Aphasics' Communicative Effectiveness, PACE; Davis, 1985)은 일상생활에서 의사소통의 상호작용을 모사하는 상황 속에서, 특히 기능적 의사소통에 중점을 둔 최초의 치료 프로그램 중 하나이다. PACE는 네 가지 기본원리에 기초하고 있다(Davis, 2000).

- 임상가와 환자는 새로운 정보를 교환한다. 의사소통에서 자신의 차례가 됐을 때 환자가 의사소통하려고 하는 내용을 임상가는 알지 못한다.
- 임상가와 환자는 메시지를 보내는 사람과 받는 사람으로서 동등하게 참여한다. 임상가와 환자 간에 의사소통의 차례는 한 번씩 교환된다.
- 환자는 메시지를 전하기 위해 사용하는 의사소통 방법을 자유롭게 선택한다. 환자는 메시지의 내용을 전달하기 위해 몸짓이나 그림, 글쓰기 또는 다른 어떤 방법을 사용해도 된다. 임상가는 환자의 의사소통 방법을 지시하지 않는다.
- 임상가는 환자가 메시지를 전달하는 데 성공하는지의 여부에 따라 피드백을 제공한다. 임상가는 환자의 의사소통 시도가 적절하였는지 아니면 부족하였는지를 평가하는 것이 아니라 의사소통 상대자로서 보통 하는 것과 같이 질문을 하거나, 동의하거나, 바꾸어 말하는 등의 반응을 한다.

PACE 치료 회기의 일반적 구성은 다음과 같다. 메시지 카드 한 묶음을 환자와 임상가 사이에 뒤집어 놓는다. 메시지 카드는 그림, 단어, 구, 문장, 짧은 이야기, 또는 환자와 임상가 사이에 정보를 교환할 수 있는 실질적인 역할을 하는 것은 어떤 것이든 포함할 수 있다. 환자와 임상가는 교대로 자기 차례가 되면 한 장씩 카드를 뽑고, 그것을 상대편에게 보여 주지 않은 채, 메시지를 전달하는 데 도움이 되는 모든 의사소통 방법을 동원하여 카드에 있는 메시지의 내용을 상대방에게 전달하는 것이다. 임상가는 환자가 사용할 수 있는 의사소통 행동의 모델을 보여 줄 수 있지만 그것을 의사소통을 향상시키기 위해 사용하지는 않는다. 임상가는 직접적으로 의사소통 행동을 훈련시키거나 환자의 의사소통 행동의 선택을 지시하지 않는다(하지만 임상가는 우선적으로 환자가 특정 의사소통 책략을 이용하도록 가르칠 수 있고, 그런 다음 PACE를 이용하여 환자가 그것을 의사소통의 상호작용 안으로 편입시킬 수 있도록 훈련할 수 있다).

PACE에서와 같이 어떤 혹은, 모든 의사소통 기능이나 양식을 사용하여 사회적인 상호작용을 달성하는 치료법과는 대조적으로, Constraint-Induced Language Therapy(CILT; Maher, et al., 2006; Meinzer, et al., 2005; Pulermuller, Neininger, Elbert, et al., 2001)에서는 특정 언어 및 의사소통 기능만을 사용해야 한다. CILT는 물리치료에서 가져온 개념으로, 손상되지 않은 팔의 사용을 제한하고 반불완전마비(hemiparesis)가 발생한 팔을 사용하도록 하는 치료법이다. CILT는 가장 체계적으로 연구된 실어증 치료법일 수 있으며, 그 효능을 뒷받침하는 근거도 상당히 많이 누적되어 있다.

대화 지도(conversational coaching; Holland, 1991; Hopper, Holland, & Rewega, 2002)는 대화적 상호작용을 증진하기 위해 대화 상대에게 구어적 책략이나 비구어적 책략을 가르친다. 대화 지도의 한 형태(Holland, 1991)는 실어증 환자에게 초점을 둔다. 임상가는 실어증 환자에게 그 사람이 산출하기에는 다소 어려운 수준으로 작성된 짧은 스크립트를 준다. 실어증 환자는 그 스크립트를 산출하는 훈련을 하고, 임상가는 실어증 환자가 스크립트의 내용을 전달할 수 있는 방법을 제안하고 훈련하도록 안내한다. 그런 다음, 실어증 환자는 그 스크립트의 내용을 모르는 새로운 상대(보통은 가족 구성원)에게 전한다. 실어증 환자가 새로운 상대에게 스크립트를 전할 때, 임상가는 실어증 환자에게 스크립트의 중요한 정보를 전달하기 위해 무엇을 해야 하는지를 상기시킬 수 있다.

대화 지도의 또 다른 형태(Hopper, Holland, & Rewega, 2002)는 실어증 환자와 대화 상대에게 대화를 강화하기 위한 기법을 가르치는 것이다. 우선 임상가와 실어증 환자는 텔레비전 프로그램에서 발췌한 2~3분 정도 길이의 재미있고 모험적인 또는 위험한 실생활의 사건 부분이 녹화된 비디오테이프를 함께 본다. 그런 다음, 실어증 환자는 녹화된 부분의 요지를 그것을 보지 못한 사람(보통은 실어증 환자의 배우자나 다른 가족 구성원)에게 전달하며, 그 장면을 다시 녹화한다. 실어증 환자나 환자의 대화 상대에게는 평소에 하던 것처럼 이야기하라고 한다. 나중에 임상가는 상호작용을 하는 비디오를 보고 의사소통을 촉진할 수 있는 구어적·비구어적 책략 세트를 개발한다. 그런 다음, 임상가와 실어증 환자 그리고 대화 상대는 함께 비디오테이프를 본다. 임상가는 성공적인 의사소통 행동을 강조하여 보여 주고, 의사소통을 향상시킬 수 있는 (실어증 환자와 대화 상대 모두에게) 책략을 제안한다. 그다음 실어증 환자와 대화 상대 간의 대화적 상호작용 안으로 책략을 통합시키는 훈련을 안내한다.

기능중심 중재 접근법의 일부는 실어증 환자에게 어떤 일상생활 활동(예: 전화하기, 식당에서 주문하기, 편지 쓰기)에 특정적인 책략이나 기술을 제공하도록 고안되었다. 중재 회기는 특정한 일상생활의 상황을 모사하여 실어증 환자가 목표 상황에서 특정 책략을 사용하도록 훈련하거나, 그 상황에서 성공할 수 있는 특정 기술을 개발하도록 돕는다. 훈련을 하지 않은 활동으로의 일반화가 일어날 수 있다고 하더라도, 일반적으로 이와 같은 접근법에서 그러한 일반화가 공식적으로 언급되지는 않았다.

Hopper와 Holland(1998)는 후자와 같은 기능중심 중재를 **특정상황훈련**(situation-specific training)이라고 불렀는데, 이를 통해 실어증 환자가 비상시에 관련 기관에 도움을 요청하는 것과 같은 일을 할 수 있게 된다. 그들은 특정상황훈련을 "식당에서 주문을 하거나 계산하는 것과 같이, 기능적인 상황에 관련된 특정 반응 세트를 가르치는 것을 목표로 하는 치료"(p. 933)라고 설명하였다. Hopper와 Holland는 특정상황훈련이 그들이 말하는 처리과정중심 접근법(process-based approaches), 즉 "넓은 범위의 상황이나 행동에 적용될 수 있는 훈련 책략이나 반응"(p. 933)과는 다르다는 것에 주목하였다. Hopper와 Holland는 두 명의 실어증 환자에게 비상 상황에 대한 그림(예: 어떤 사람이 수영장에 빠진 그림이나 집에 불이 난 그림)을 보고 그것을 전하기 위해 전화를 이용하는 것을 가르쳤다. 훈련이 끝났을 때, 실어증 환자들은 모두 비상번호(911)로 전화를 걸어 가상의 비상사태에 대해 어떤 일이 일어났는지에 대한 정보를 전달할 수 있었다. 한 참가자는 훈련한 것을 훈련하지 않은 비상사태에 대한 그림으로 일반화하였고, 다른 참가자는 훈련하지 않은 그림에 대한 반응을 배워야 했다. Hopper와 Holland는 훈련 프로그램이 효과적이었고, 일부 일반화가 나타났으며, 치료가 끝나고 나서 4주 후까지 효과가 지속되었다고 결론을 내렸다. 그들은 환자에게 관련되고, 중요도와 환자의 생활에서의 잠재적 효과에 따른 순서가 정해져 있는 과제에 대한 특정상황훈련을 지지하였는데, 그러한 훈련은 몇 회기에 달성될 수 있고 훈련 효과가 지속적이라는 점—훈련 효과가 훈련이 끝난 후 4주까지 뚜렷하였다—에 주목하였다.

실어증 환자의 의사소통 파트너를 위해 고안된 중재

몇몇 기능중심 중재 접근법은 실어증 환자보다 실어증 환자의 대화 상대에 초점을 둔다는 점에서 전통적인 접근과는 거리가 있다. 대화 상대는 실어증 환자의 의사소통능력을 향상하고 지원하는 것을 도울 수 있는 기술을 배운다. 대화 상대의 기저를 이루는 개념은, 대화란 각각의 대화 상대가 다른 상대편에 영향을 미치게 되는 공동 작업 활동이라는 것이다. 따라서 대화 상대가 실어증 환자로 하여금 보존된 인지 능력과 사회적 지식을 사용하도록 촉진하는 기술을 이용하면, 대화적 상호작용은 향상되고 실어증 환자의 사회적 참여가 증가하며 나아가 실어증 환자의 자신감과 자존감이 증가한다.

실어증 환자와의 대화에서, 대화 상대는 대화과정의 온전함을 유지하기 위해 공동의 책임을 지고 있는 존재로 간주될 수 있다(Kagan, Black, Duchan과 동료들, 2001). Lyon(1989, 1992)은 의사소통 파트너(communication partners)라고 불리는 프로그램에서는 중등도에서 중도의 실어증 환자의 의사소통 파트너로 봉사하기 위한 지역사회 자원봉사자들을 모집하고 훈련을 한다고 설명하였다. 의사소통 파트너는 실어증 환자가 가정이나 지역사회에서 그들 스스로 결정한 일상생활의 활동을 선택하고, 계획하고, 맡아서 하는 것을 도울 수 있게 훈련된다. 실어증 환자, 환자의 보호자 그리고 의사소통 파트너가 의사소통의 3인조를 이룬다. 의사소통 파트너는 3인 그룹이 실생활의 상황이나 구조에 대한 모형 안에서 의사소통과 참여 책략을 고안하고 시험하는 데 있어서 언어치료 전문가의 훈련과 감독을 받는다. 책략이 완전해지면, 3인 그룹은 자연스러운 일상생활 속의 실제 상황에서 그것을 시도해 본다. 식당에서 주문하기, 가게에서 물건 구입하기, 친구 방문하기 등과 같이 실어증 환자에게 중요한 일상생활 참여 측면을 반영하기 위해, 실어증 환자가 책략과 상황을 선택하도록 한다. 의사소통 파트너는 실어증 환자와 그의 보호자에게 조언과 격려를 해 주며, 실어증 환자가 스스로 참여하는 데 필요한 자신감과 기술을 얻게 될 때까지 선택된 활동을 함께 해 줄 수 있다.

Lyon과 동료들(1997)은 일상생활에서 실어증 환자의 의사소통 활동 참여와 사회심리적 안녕에 있어서 의사소통 파트너 중재가 갖는 효과를 평가하였다. 치료 전 그리고 치료 후 평가를 통해 위의 두 가지 측면에서 모두 유의미하게 긍정적인 효과가 있다는 것을 보여 주었다. 중요한 것은, 실어증 환자가 의사소통 파트너의 도움이 종결된 후에도 선택된 활동들에 계속적으로 참여한다는 것이다.

대화 지지(Supported conversation, SCA; Kagan, 1998)는 Lyon의 의사소통 파트너 프로그램과 마찬가지로, 일상생활에서 실어증 환자의 의사소통적 상호작용을 향상시키고 확장하기 위하여 고안된 것이다. 이와 같은 목표는 실어증 환자에게 대화적 상호작용에서 통제된 경험을 제공하기 위해 가족 구성원이나 자원봉사자를 훈련하는 것을 통해 달성된다. 대화 보조는 심한 언어장애가 있는 실어증 환자를 대상으로 한 것으로,

Kagan(1998)은 다음과 같이 언급하였다.

> 우선, 이는 일반적으로 SCA 기술의 전반적인 것을 요구하는 그룹이며(비교적 적은 도움을 필요로 하는 중등도나 경도의 실어증과는 대조적으로), 둘째, 대화 상대는 실어증이 '너무 심해서' 전통적이거나 비전통적 프로그램에 참여하는 것에서 종종 제외되었던 중도의 실어증 환자와 대화를 하는 것이 가능하다는 것을 깨달을 필요가 있다(p. 819).

Kagan(1998)은 대화 지지가, 의사소통에서 실어증 환자의 자신감과 참여를 증진하고자 하는 점이나 실어증 환자의 파트너에게 중재가 이루어진다는 점에서, Lyon의 의사소통 파트너 접근법과 의도가 비슷하다고 언급하였다. 실어증 환자에게 대화 보조를 제공하는 사람은 워크숍에 하루 참가하여 훈련을 받는데, 워크숍에서는 대화 지지의 개념을 소개하고, 실어증에 대한 정보를 제공하며, 참가자에게 실어증 환자의 능력을 알아내고 그것을 드러내는 방법을 보여 주고, 역할극을 통해 실어증 환자와의 대화적 상호작용에 대한 경험을 제공한다.

임상 Tip. 대화 상대와의 작업은, 실어증 환자의 의사소통 효과성을 향상하기 위한 활동을 대체하는 것이 아니라 그것에 부가적으로 이루어지는 것으로 고려되어야 한다고 Kagan은 독자들에게 주의를 주었다.

Kagan과 동료들(2001)은 대화 지지 훈련이 자원봉사자의 대화 기술을 향상시키는지, 만약 그렇다면 그것이 실어증 환자와의 의사소통 성공에 영향을 미치는지에 대한 연구 결과를 보고하였다. 연구 결과는, 비록 실어증 환자의 의사소통 성공의 변화와 자원봉사자의 대화 기술의 변화가 강한 상관은 보이지 않았지만, 두 가지 질문에 긍정적인 답을 주었다.

실어증에 대한 생활참여 접근법

실어증에 대한 생활참여 접근법(Life Participation Approach to Aphasia, LPAA)은 WHO의 손상, 장애, 사회적 불리 그리고 참여에 대한 분류에서 영감을 받은 것이다. 다른 기능적이고 사회적인 실어증 치료 접근법과 마찬가지로 LPAA는 환자의 기능적인 활동에 중점을 둔다. LPAA는 이전에 논의된 접근법들보다 더 환자 중심

일반 개념 9-6

- 1970년대 후반까지 실어증의 치료 중재는 언어학적 장애에 초점을 두었지만 1960년대와 1970년대에 의사소통의 기능적·사회적 측면으로 초점이 옮겨졌다.
- 중재의 사회적 모델은 의사소통의 초점을 전달 기능(예: 정보를 교환하는 것)에서 의사소통의 상호작용 기능(예: 사회적 관계를 형성하고 유지하는 것)을 포함하는 것으로 확장하였다.
- 중재의 사회적 모델은 의사소통이란 대화 참가자들 사이의 협력적 과정으로 생각하며, 중재의 초점을 자연스러운 상호작용, 특히 실제적이고 자연스러운 상황에서의 대화에 초점을 둔다.
- 일부 기능적인 면에 중점을 둔 중재는 다양한 일상생활 상황에서 사용될 수 있는 전략이나 기술(예: 단어 인출을 위한 단서 전략)을 실어증 환자에게 제공하도록 고안된다.
- 의사소통효과촉진법(PACE)은 대부분의 기능중심 실어증 중재를 대표하는 다음 네 가지 기본원리에 기초하고 있다. (1) 임상가와 환자는 새로운 정보를 교환한다. (2) 임상가와 환자는 메시지를 주고받는 사람으로 동등하게 참여한다. (3) 환자는 메시지를 전달하기 위한 의사소통 방법을 자유롭게 선택한다. (4) 임상가의 피드백은 환자가 메시지를 전달하는 데 성공하느냐에 기초를 둔다.
- 대화 지도는 실어증 환자와 대화 상대자에게 대화의 상호작용을 증진시키기 위해 구어 또는 비구어적인 전략을 제공한다. 특정상황훈련은 실어증 환자가 일상생활의 특정 상황에서 중요한 정보를 주고받을 수 있도록 가르친다.
- 일부 기능중심 중재 접근법은 실어증 환자의 대화 상대자에 초점을 둔다. 대화 상대자가 실어증 환자의 성공적인 의사소통을 지원하고 향상시키도록 훈련한다. Lyon의 의사소통 파트너 프로그램과 Kagan의 대화 지지 프로그램은 그러한 중재의 예이다.
- 사회적인 면에 중점을 둔 중재 접근법이 실어증 환자와 환자의 대화 상대자의 삶의 질을 높인다고 할지라도, 그 효과에 대한 강력한 증거를 위해서는 민감도와 신뢰도 있는 효과의 측정과 그 중재 방법을 그대로 재현하게 할 수 있는 설명이 필요하다.

(patient-centered), 파트너 포함(partner-involved) 그리고 맥락(context)의 조정(manipulations)이 통합된 것이다. LPAA에서 치료 목표를 세우고 그 효과를 측정할 때는 실어증으로 인해 받게 되는 참여의 제한이나 제약을 경감시키는 것에 초점을 맞추게 된다. Chapey과 동료들(2001)은 이 접근법의 원리를 설명하면서 환자, 의사소통 파트너 그리고 환경을 보정하는 활동(compensatory activities)을 통해 일상의 활동 참여도를 향상시키는 치료 방향을 지지하였다.

일상생활에서의 의사소통적 상호작용에 실어증 환자가 접근하고 참여하는 것을 증가시키기 위한 사회 중심(socially oriented) 중재는 실어증 환자와 그의 가족 그리고 동료들의 삶을 의미 있게 변화시키는 데 크게 기여할 것으로 보인다. 기술된 바와 같이, 이 중재법을 고안하고 수행하는 사람들은 중재의 목표를 분명히 하고 정교화하고 있다. 또한 중재의 질적인 효과를 보여 줄 수 있는 측정법을 창안해 내고 있다. 이 중재법의 효과에 대한 강력한 증거는 체계적이고 잘 통제된 연구에 의해 밝혀져야 한다. Marshall(1998)이 언급한 바와 같이 "이러한 시도가 실어증 환자의 삶의 질을 향상시킨다는 것을 보여 주는 양적 · 질적 연구 결과를 제시하는 데는 많은 노력이 요구될 것이다"(p. 815).

실어증 환자를 위한 그룹 치료

역사

실어증 환자를 위한 그룹 치료는 뇌손상을 입은 수많은 병사들이 군인병원에 입원한 제2차 세계대전 중에 그리고 이후로 중요한 임상적 관심사가 되었다. 뇌손상을 입은 병사를 치료하기 위해 잘 훈련된 전문가는 소수뿐이었기에, 임상가는 그룹 치료를 통해 많은 수의 병사들을 치료해야 했다.

임상 Tip. 뇌손상을 입은 병사를 치료한 사람들은 그들을 '실어증'이라고 하였지만, 대부분의 부상병들은 머리에 총탄이나 유산탄, 타박상으로 인한 외상뇌손상을 입고 있었다. 한 군인병원에서 본 696명의 '실어증' 환자 중에서 681명은 외부 원인에 의한 뇌외상이 있었다(Wepman, 1951). 그들의 평균 연령은 26세였다. 현대의 의료인들은 뇌외상이 있는 젊은 환자를 '실어증'이라고 하지는 않을 것이다. 뇌외상으로 인한 환자가 보이는 인지-의사소통장애는 뇌졸중(실어증의 가장 주요 원인) 환자가 보이는 증상과는 매우 다르다. 치료 목표, 치료 방법 그리고 회복 양상 또한 뇌외상 환자와 뇌졸중 환자 사이에는 차이가 있다.

초기 그룹 치료 프로그램의 목표 하나는 말하기, 읽기, 쓰기 그리고 수계산에 초점을 둔 반복 훈련을 통해 뇌외상 병사들을 '재교육(reeducate)'하는 것이었다. 심리치료와 사회 활동, 레크리에이션 활동은 부가적으로 심리적 그리고 정서적인 도움을 주었다(Wepman, 1951). 치료 효과를 측정하기 위한 신뢰성 있는 검사는 거의 없었고, 의료인들은 일반적으로 치료 프로그램의 효과에 관하여 그에 대한 자료보다는 증언서를 내밀었다.

> 우리는 이것(뇌외상 병사들의 치료)이 가치가 있는 일이라고 생각한다. 어떤 결과는 충분히 측정이 가능하고, 또 다른 결과는 단순히 우리를 떠날 때 더 건강하고 더 행복해진 모습으로 나타났다. 우리는 재교육 과정을 촉진시켰다는 결론을 내릴 수 있다고 생각한다. 그것은 환자가 아무런 도움 없이 스스로 해 나갈 때 보통의 달성할 수 있는 수준을 훨씬 뛰어넘는 정도로 우리가 밀고 나아간 것이다(Sheehan, 1945, p. 153).

실어증 환자를 위한 그룹 치료는 1950년대에 많이 행해졌고 그것은 1960년대 초반까지 계속되었다. 치료 목표는 일반적으로 구성원의 의사소통장애를 감소시키고 사회적이고 심리적인 도움을 제공하는 것이었다(Armus와 동료들, 1989; Aronson, 1956; Backus & Dunn, 1952; Bloom, 1962; Corkin, Hurt, Twitchell과 동료들, 1987).

> 그룹 상황에서는 적절한 구어 행동(verbal behavior)이 있는 일상생활의 상황을 재현하거나 구성할 수 있는데, 이는 발병 전 환자가 해 오던 일들 안에서 잘 수립할 수 있을 뿐만 아니라, 일상생활에서 즉각적으로 경험하는 일들로 매우 빈번하게 발생하는 것이다. 나아가 학습환경에서 구조화할 수 있고 반복적으로 강화할 수 있는 특정한 상황적 언어 단위로 그러한 구어 행동을 제한할 수 있다(Bloom, 1962, p. 13).

1960년대와 1970년대에 걸쳐, 실어증에 대한 임상적 초점은 그룹 치료에서부터 임상가-환자가 쌍을 이루는 치료로 옮겨 갔다. 실어증에 관한 저자들은 개별 치료를 주창하였고 그룹 치료는 간혹 개별 치료에 부가적으로 이용할 수 있는 정도라고 간주하였다.

> 우리는 개별 치료와 그룹 치료는 완전히 다른 부류이며 목적이 다르고, 혼동되어서는 안 된다고 주장한다. 임상가는 언제 그리고 어떻게 반응을 촉진시킬지 그리고 언제 환자에게 독립적으로 반응할 시간을 주어야 할지를 판단할 필요가 있다. 임상가는 지속적인 회복의 단계별로 환자의 필요와 관심에 맞게 자료를 적용해야 한다. 요컨대, 실어증 치료는 끊임없이 환자의 반응에 딱 맞아 들어야만 한다. 대중적인 방법은 없으며, 존재할 수도 없다. 어떤 시점에서 어느 환자에게 맞거나 도움이 된 것이 다른 환자에게는 그렇지 못하다. 이러한 이유 때문에, 우리는 실어증 치료의 기본적인 방법으로서의 그룹 치료에 대해 자신을 갖지 못한다. 그룹 치료가 개별 치료를 대치하여 사용된다면, 그것은 시간 낭비이고 때로는 해가 된다(Schuell, Jenkins, & Jimenez-Pabon, 1964, pp. 343-344).

> 그룹 치료는 … 개별 치료에 부가적인 치료로서 정당화될 수 있는데, 다만 개별 치료에서보다 그룹 상황에서 그리고 다른 비공식적인 사회 상황에서보다 '구조화된' 배치 속에서 이러한 부가적인 가치가 더 잘 달성될 수 있다는 조건에서 그러하다(Eisenson, 1974, p. 234).

> 우리는 한 임상가와 한 환자가 성공적인 치료의 핵심이라고 믿는다. … 그룹은 환자가 전혀 반응이 없거나 개별 치료에서 반응을 하지 않지만 치료를 계속하고 싶어 할 때에 한해서 개별 치료를 대신할 수 있다(Rosenbeck, LaPointe, & Wertz, 1989, p. 184).

1980년대와 1990년대에는 비용 억제가 의료보험의 주요 초점이 되고 입원 기간의 단축과 보험금 지급의 제한으로 인해 언어치료 전문가들이 실어증 환자의 그룹 치료에 다시 관심을 갖게 되었다. 그룹으로 치료를 하는 것은 환자의 의료보험 지급 기관이 보험금 지급을 축소하는 상황에서 치료의 근본가치를 유지하는 하나의 방법이 되었다.

> 우리는 그룹 치료가 전체 재활치료 과정에서 매우 긍정적인 방법으로 기여하며 '만성 뇌졸중 환자(chronic stroke patient)' 증후군에 대한 해결책이라고 생각한다. 이와 같은 그룹 프로그램은 돈과 삶의 질 향상이라는 양 측면에서 모두 효과적인데, 그 이유는 이를 통해 환자는 기존의 가족과 지역사회 구조 안에 통합될 수 있기 때문이다. 또한 그룹 치료는 병원 의존도를 줄여 주며, 장애보다는 건강에 초점을 둔다(West, 1981, p. 151, 152).

보험금 환급에 대한 우려로 인해 그룹 치료를 할 수밖에 없어진 일부 임상가는 그룹 치료가 실어증 환자의 의사소통능력에 의미 있는 변화를 가져올 수 있을 뿐만 아니라, 실어증 환자의 일상생활에서 의사소통 역량에 의미 있는 변화를 창조한다는 점에서 실제로 개별 치료를 능가한다고 믿게 되었다.

> 얼마 전까지도 나(Holland)는 그룹 치료는 만성 실어증 환자를 위한 개별 치료에 부가적인 면에서 유용하다고 믿었던 시기가 있었다. 그러나 생각이 바뀌었다. 이제 나는 그러한 환자에게 개별 치료는 그룹 치료에 부가적인 면에서 효과가 있다고 믿는다(Holland & Ross, 1999, p. 116).

실어증 그룹 활동의 목표

역사적으로 실어증 환자를 위한 그룹 활동은 다양한 목표를 지향해 왔다. 일부 그룹은 실어증 환자와 가족 구성원들에게 정서적 · 심리적 지지를 제공하기 위해 만들어졌다. 다른 그룹은 실어증 환자의 의사소통 훈련에 좀 더 자연스러운 환경을 제공하기 위한 것이다. 또 다른 그룹은 실어증 환자가 가족, 사회, 지역 공동체 안에서의 역할을 다시 수행하기 위한 준비를 돕기 위해 만들어졌다. 그룹 활동의 목표가 늘 명확하게 설정되었던 것은 아니며 복합적인 목표를 갖는 것이 대부분이었다. Kearns와 Simmons(1985)는 91개의 재향군인병원을 대상으로 실어증 환자에게 어떤 종류의 그룹 활동을 제공하는지를 조사하였다. 대부분의 응답자(84%)는 그들의 그룹 활동의 우선적인 목표가 언어자극이라고 보고하였다. 그러나 다수의 응답자들이 정서적 지지(59%), 개별 치료로부터의 이행과정(47%) 그리고 사회화(45%)와 같은 다른 목표를 보고하였고, 보통 다중 목표가 일반적이었다.

가족지원 그룹(family support group). 가족 구성원이나 보호자(보통 실어증 환자의 배우자)를 지원하는 그룹은 1940년대 이후로 임상실어증학의 일부를 이루어 왔다. 가족지원 그룹은 참가자에게 실어증의 본질과 실어증이 환자와 가족에게 미치는 영향에 대한 정보를 제공한다. 또한 참가자가 감정을 표출하고, 반응을 공유하며, 실어증으로 인해 가족의 역할이 변화한 것에 대해 토의하도록 한다. 그룹은 참가자가 가족의 사회적 생활과 여가활동에 실어증이 미치는 영향에 잘 대처할 수 있도록 돕는다. 또한 재활치료에 대한 태도와 결과에 대한 기대를 탐구하고 토론하도록 촉진한다. 그룹은 협조적인 문제해결을 위한 기회를 제공한다. 그룹은 가족 구성원과 실어증 환자와의 의사소통을 향상시키는 책략을 제공한다. 또한 가족이 실어증 환자의 독립과 자족을 증진시키는 방법을 발견하고 훈련할 수 있도록 돕는다.

가족후원 그룹은 일반적으로 다음과 같은 활동을 제공한다.

- 질문을 하고, 생각과 정보를 교환하고, 마음가짐을 표현하고, 실어증과 뇌졸중에 관련된 문제를 토의하는 그룹 토론.
- 가족 내에 실어증이 생김으로써 발생하는 개인적·가족적 문제에 대처하기 위한 책략을 고안하여 참가자가 서로 도움을 주는 협조적 문제해결.
- 참가자가 전형적인 문제 상황과 상호작용을 시연하는 역할극과 그룹 토론
- 뇌졸중과 실어증 관련 문제에 대해 전문가의 강의, 시범, 토론

심리 그룹. 심리 그룹(psychological group)은 일반적으로 실어증 환자들로 구성된다. 이들의 우선적인 목표는 "실어증으로 인해 어려움을 겪고 있는 구성원을 돕기 위한 정서적이고 심리적인 유대관계를 형성하고 발전시키는 것"(Kearns, 1994, p. 305)이다. 심리 그룹은 실어증 환자가 감정을 표현하고 실어증으로 인한 심리적·정서적 영향을 이해하고 대처할 수 있는 도움을 얻는 내용의 지원을 제공한다. 심리 그룹은 참가자에게 비슷한 정서적·심리적·사회적 문제에 직면하고 있는 다른 실어증 환자와의 사회적 접촉과 상호작용을 할 수 있게 해 준다. 심리 그룹은 실어증 환자의 자존감과 자립 능력을 향상시키고, 사회적 상호작용에 대한 동기부여와 의사소통에 대한 자신감을 강화하기 위해 고안되었다. 심리 그룹 활동에는 다음과 같은 것이 포함된다.

- 참가자 개인이나 가족과 관련된 문제 또는 사회적 문제에 대한 느낌이나 태도의 표현과 토론
- 개인 참가자가 대인관계와 생활방식의 사안과 문제에 대해 분석하고 해결책을 발견하도록 그룹 구성원들이 도와주는 협조적 문제해결
- 참가자가 일상생활에서의 만남, 상호작용 또는 상황을 시연하는 역할극
- 게임이나 시합, 현장방문, 단체 관광 또는 극장이나 운동경기 관람과 같은 그룹 활동

언어자극 그룹. 언어자극 그룹(language stimulation groups)은 참가자들이 새로운 행동이나 방법으로 의사소통을 시도할 수 있는 환경에서 잘 통제된 의사소통 경험을 제공한다. 그룹 치료 회기는 개별 치료보다 더 자연스러운 의사소통 환경을 제공할 것이나, 실제 일상생활에서의 사회적 상호작용보다는 덜 위협적이고 잘 통제된 환경이다. 언어자극 그룹 활동은 일반적으로 심리 그룹 활동보다 임상가의 통제하에 있으며 과제 중심적이다. 그룹의 지도자(보통은 언어치료 전문가)는 그룹의 구성원 모두가 각자의 능력에 적합한 자극을 받을 수 있도록 그리고 그룹에서 일어나는 일들이 각 그룹 구성원의 치료적 목표에 맞도록 그룹 활동을 구성한다. 그룹 활동의 범위는 개별 치료에서 일반적으로 볼 수 있는 것처럼 교습적 활동에서부터 그룹 구성원 간의 의사소통에 중점을 둔 상대적으로 자유로운 형식의 대화적 상호작용까지 다양하며, 구성원들이 개별 치료에서 습득한 기술과 책략을 적용할 것을 기대한다.

생활참여 그룹. 지난 10년간 실어증 환자를 위한 그룹 치료의 기저를 이루는 철학은 세계보건기구(WHO)

의 손상(impairment), 장애(disability), 사회적 불리(handicap), 생활참여(participation in life) 그리고 삶의 질(quality of life)에 대한 재정립된 개념을 반영하기 시작하였다. 실어증 환자의 사회적 그리고 대인관계적 의사소통의 필요성을 역설하고 실어증 환자의 삶의 질을 강화하기 위한 그룹 중재가 유럽과 캐나다 그리고 미국의 몇몇 기관에서 개발되었다. 생활참여 그룹(life participation group)이라고 부르는 이러한 중재는 실어증 환자가 개인적 생활양식을 다시 얻도록 하고 가족과 지역사회 활동에 다시 참여하는 것을 돕기 위해 구성되었다. 생활참여 그룹은 일상생활에서 실어증 환자의 자신감, 독립성, 역량을 강화하는 책략과 문제해결에 대한 훈련과 연습을 할 수 있게 해 준다. 생활참여 그룹은 다음과 같은 목표를 가질 수 있다.

- 실어증 환자가 사회적 · 공동체적 · 문화적 활동에 다시 참여할 수 있는 책략을 개발하고 실행할 수 있도록 실어증 환자와 가족 그리고 동료들을 돕는 것
- 실어증 환자가 적합한 사회와 공동체의 자원을 찾아내고 이용할 수 있도록 돕는 것
- 실어증 환자의 신체적 · 인지적 · 의사소통적 능력의 지속되는 변화를 실어증 환자와 가족, 동료들이 받아들일 수 있게 돕는 것
- 실어증 환자의 개인적인 안녕과 삶의 질을 높일 수 있도록 문화적이고 사회적인 변화를 주장하는 것

Kagan과 동료들(1993, 1999)은 잘 훈련받은 자원봉사자를 기반으로 한 생활참여 그룹을 설명하고 있는데, 여기에서 실어증 환자는 자유롭게 흘러가는 대화 안에서 심리사회적 지지를 강조하는 입문 그룹(introductory group)에서부터, 실어증 환자가 특정 관심(예: 요리, 음악 등) 그룹, 기술 증진(예: 읽기, 쓰기 등) 그룹, 가족후원 그룹, 또는 포괄적 대화 그룹을 포함하여 다양한 그룹 중에서 선택을 할 수 있는 지역사회 실어증 프로그램(community aphasia program)까지 진행하게 된다.

Kagan과 동료들은 지역사회에서 자원봉사자를 모집하고, 그룹 참가자의 수행을 평가하고, 참가자의 슬픔과 상실의 느낌에 대응하고, 그룹의 발전을 모니터하고 촉진할 수 있도록 자원봉사자를 대화 상대자로, 그룹 지도자로 그리고 그룹 중재자로 훈련시켰다. 또한 자원봉사자는 "실어증 환자의 능력이 더 잘 드러나도록 돕는" 대화 기법을 훈련받는다(Kagan, Black, Duchan과 동료들, 2001, p. 625). 생활참여 프로그램 참가자들(실어증 환자, 가족 구성원 그리고 다른 관심이 있는 사람들)은 미리 계획된 활동 순서에 따라 진행해 나간다. 초기 그룹 모임에서 참가자와 훈련을 받은 자원봉사자는 개인 정보와 자신의 이야기를 나눈다. 이러한 활동은 그룹 구성원이 실어증의 본질과, 그 결과 실어증 환자와 그 가족들이 겪게 되는 문제에 대해 토의하고 더 잘 이해할 수 있도록 자원봉사자가 도움을 주는 그룹 치료 회기로 바뀌어 간다. 이러한 교육적 회기 다음에는 초점이 참가자의 의사소통능력 향상에 맞추어진다. 자원봉사자는 참가자가 성공적인 의사소통을 위한 책략을 개발하고, 연습하고, 완전히 습득할 수 있도록 돕는다. 그룹 치료가 종료될 시점에는 각 구성원의 개별적인 목표를 수립하고 그룹에서의 경험을 살려 생산적인 생활을 계획하는 것으로 초점이 옮겨 간다. 마지막 회기에는 참가자들이 그룹의 효과와 그들 자신의 개별적 진전을 평가하고, 그룹을 떠나는 것을 준비한다. 그 후 많은 실어증 참가자들은 특정의 관심거리를 찾거나 기술을 강화하거나, 사회 활동에 참가하는 지역사회 실어증 프로그램에 합류한다. Kagan과 Cohen-Schneider(1999)는 실어증 참가자가 프로그램을 마치는 시점에서는 "스스로를 다르게 받아들이고, 친구들과의 새로운 공동체에 진정한 애착을 보이며, 스스로의 미래를 보기 시작하는 사람"(p. 106)이 된다고 언급한다.

Walker-Batson과 동료들(1999)은 생활연결(Lifelink)이라고 불리는 생활참여 프로그램에 대해서 소개하였는데, 이는 실어증 환자를 위한 주 반나절 프로그램으로 지역사회로의 재진입과 생활참여를 촉진하도록 고안되었다. 이 프로그램은 각 참가자를 위한 개별적인 치료로 시작하여 참가자들 그룹이 지역사회로 나아가 경험하는 것으로 진행한다. 사회복지사가 이끄는 심리사회적 지지 그룹은 참가자와 가족 프로그램을 제공한다. 개별 치료는 (1) 체계적인 치료를 통해 최대한 언어를 재확립하고, (2) 의사소통을 위해 최소한 하나의 효과적인 양식을 확립하며, (3) 성공적인 그룹과 공동체 상호작용을 위해 실어증 환자를 준비시키기 위해 고안된다. 개별화된 재료 묶음(어휘 목록, 윤곽, 그림, 기사,

활동 등)은 각각의 실어증 환자가 개별 치료와 그룹 치료 활동에 사용할 수 있도록 준비된다.

생활연결 그룹의 회기는 모든 참가자가 그룹의 전반적인 목표를 잘 알고 있고, 각 참가자가 자신의 개별적 목표를 설립한 것을 확인하기 위한 검토로부터 시작한다. 그룹 구성원은 개인적 경험(예: 활동이나 휴가, 자녀들)에 관련된 대화나, 임상가가 주도하는 최근 사건에 대한 토론 또는 주제에 관련한 그룹 활동(토론, 논쟁, 역할극, 문제해결 훈련)에 참가할 수 있다.

Bernstein-Ellis와 Elman(2007)은 캘리포니아 실어증 센터(Aphasia Center of California, ACC)에서 제공한 종합적인 그룹 의사소통 치료 프로그램을 소개하였다. ACC 프로그램은 어느 정도 "의료보험의 규정과 환급이 변경된 시점에서 실어증 치료의 실용적이고 효과적인 모델을 개발하기 위한 급박한 필요성 … 우리는 아직도 실어증의 개별 치료에 가치를 부여하고 있지만, 환자의 요구에 맞는 낮은 가격과 효능 있는 선택을 고려하여야 한다."(p. 74)라는 점을 반영하고 있다. 이 프로그램은 두 가지 가정에 기초하고 있는데, 실어증은 만성적 상태라는 것과 만성 실어증 환자는 다른 만성적 질환 관련 상태와 마찬가지로 지속적인 치료를 받을 자격이 있다는 것이다. 이 프로그램의 우선적인 치료 목표는, 첫째, 의사소통 기술을 강화하고, 둘째, 실어증 환자의 심리사회적 안녕과 삶의 질을 최대화하는 것이다.

> 실어증 환자로 이루어진 그룹은 언어학적 변화를 강조하는 것을 넘어 구성원의 삶의 질에 긍정적인 영향을 주는 적응으로 진전되어야 할 필요가 있다(p. 88).

ACC 프로그램은 실어증 환자의 삶과 기술 그리고 경험의 몇몇 측면에 대한 중재에 초점을 둔다.

- 환자와 가족의 교육. 실어증 참가자와 가족들은 책자와 비디오테이프, 뇌졸중 후원 그룹 그리고 ACC 소식지를 통해 실어증에 관한 정보를 제공받는다.
- 개별 목표. 프로그램은 참가자의 개별적 목표와 그러한 목표를 향한 진전에 대한 자각을 강조한다.
- 참여 확장과 대화 훈련. 그룹 상호작용은 참가자가 서로 관계를 갖고, 자신감을 얻으며, 자신의 정체성을 강화하는 것을 돕도록 구성된다. 그룹 상호작용의 주제와 논제는 그룹 구성원의 관심에 기초한다. 토론은 미리 계획하지 않고 그룹이 더 흥미를 보이고 더 많은 대화를 산출할 수 있는 대화 방법을 따를 수 있다.
- 효과적인 의사소통 책략의 개발과 강화. 상호작용의 초점은 언어적 정확성보다는 성공적으로 내용을 교환하는 데 있다. 정보의 성공적인 교환을 위한 다양한 책략(예: 몸짓, 그리기, 개인 공책, 지도, 신문)이 임상가와 그룹 구성원에 의해 모델로 제시된다.
- 대화적 상호작용을 향상시키는 기술. 그룹 상호작용은 각각의 그룹 구성원이 대화에 들어가고 이끌어 가는 능력을 강화시키는 의사소통의 개시자와 응답자의 역할 양쪽에 모두 초점을 둔다. 임상가는 촉진자와 중재자로서 역할을 할 수 있지만 가장 주요한 책무는 그룹에서 토론의 내용과 방향에 대한 것이다.
- 자유로운 대화에 대한 격려. 그룹 구성원 간의 교류(자유롭게 오가는 대화)가 격려된다. 그룹 구성원들은 다른 구성원이 말한 것에 대해 의견을 말하거나, 질문을 하거나, 부연설명을 하도록 격려된다.

Bernstein-Ellis와 Elman은 제한된 자원과 한정된 서비스 환경에서 진전사항을 문서로 기록하는 것의 어려움을 인정하였는데, 이러한 어려움은 실어증 환자의 실생활에서 의사소통의 적합성과 삶의 질에 관해 의미 있는 질적 정보를 제공하는 평가도구의 부족으로 가중된다.

실어증 환자를 위한 그룹 치료의 효능

1980년대에서 1990년대에 실시된 실어증 환자를 위한 그룹 치료에 대한 몇몇 연구 결과는 실어증 환자의 그룹 치료의 효능을 입증하였다(그 시기에 그룹 치료가 규정되었다). Wertz와 동료들(1981)은 여러 기관에서 같이 실시한 협동연구에서 실어증 환자를 위한 개별 치료와 그룹 치료의 효과를 시험적으로 평가하였다. 개별 치료를 받는 실어증 환자(그룹 A)는 매주 8시간씩 44주 동안 임상가 중심(clinician-directed)의 치료를 받았다. 그룹 치료 환자(그룹 B)는 매주 8시간의 그룹 치료와 그룹 레크리에이션 활동을 44주간 받았다. 소수를 제외하

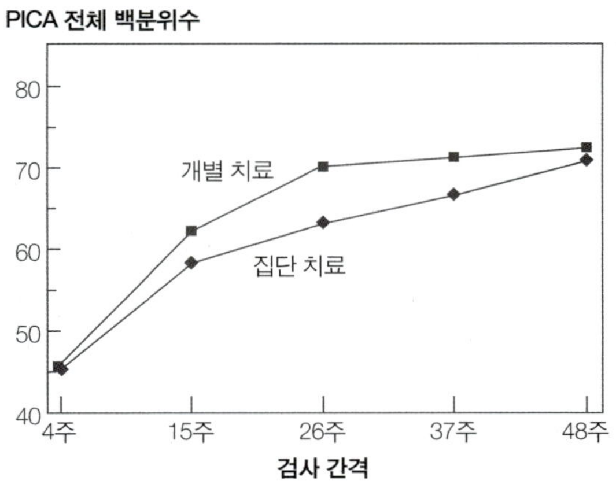

그림 9-14 개별 치료를 받은 참가자와 그룹 치료를 받은 참가자들의 연구 시작(실어증 발병 후 4주 후)부터 발병 후 15주, 26주, 37주, 48주 이후의 Porch 의사소통능력 지표(PICA; Porch, 1981) 전체 백분위수의 변화.

고는, 양 그룹 모두 치료가 시작된 후 4주가 지난 다음, 그리고 치료 11주, 22주, 33주, 44주 후에 측정한 말-언어 평가에 유의미한 향상을 보였다. 그룹 A가 거의 대부분 그룹 B보다 다소 나은 수행을 보였지만, 모든 평가에서 그룹 간에 유의미한 차이를 보여 준 경우는 없었다(그림 9-14). 양 그룹은 모두 발병 후 26주와 48주 사이(치료 시작 후 22주와 44주 사이로 Wertz와 동료들에 의하면 자연 회복이 더 이상 일어나지 않는 시기)에 유의미하게 능력이 향상되었다.

Wertz와 동료들은 자신의 연구에서 제공된 개별 치료와 그룹 치료는 모두 효과적이었다고 결론을 내렸다.

> 우리의 결과는 개별 치료가 그룹 치료보다 다소 우위에 있을 수 있다는 것을 보여 준다. 그러나 우리의 그룹 치료 환자가 보여 준 능력향상과 그룹 치료의 비용 효과적 이점을 감안할 때, 언어치료 전문가는 치료에서 부분적으로라도 그룹 치료를 고려할 필요가 있다(p. 592).

Aten과 동료들(1982)이 보고한 연구에서 만성의 비유창성 환자 7명이 매주 2시간씩 그룹 치료를 받았다. 치료는 일상생활을 모사한 활동에 참여함으로써 참가자들의 기능적 의사소통을 향상시키는 방향으로 진행하였다. 이때 일상활동들로는 물건 사기, 지시하기 또는 지시 따르기, 개인적인 정보 알려 주기, 표지판 · 상표 · 포스터 읽기, 생각 표현하기 등이 포함되었다. Aten과 동료들은 참자자들의 PICA 점수는 거의 변하지 않았으나 CADL 점수는 유의미하게 향상되었다고 보고하였다.

Holland와 Beeson(1999)은 발병 후 3개월에서 14년까지 발병 후 기간이 다양한(평균 2.8년) 실어증 환자 40명이 그룹 치료에 참여한 결과를 보고하였다. 각 참가자는 최소한 1년 동안 실어증 그룹에 참가하였고 매년 WAB으로 검사를 받았다. 40명 중에 15명은 WAB의 실어증지수(aphasia quotient, AQ)가 최소한 5점 이상 올라가는 유의미한 능력의 향상을 보였고, 23명은 WAB의 AQ에서 유의미한 변화를 보이지 않았으며, 2명은 WAB의 AQ가 유의미하게 감소하였다. Holland와 Beeson은 그들의 결과가 "그룹 구성원 중 3분의 1 이상이 만성 실어증으로 간주되는 기간 중에도 지속적으로 측정 가능한 정도의 언어 능력 향상을 보였다."(p. 83)라는 것이 고무적이라고 평가하였다.

임상 Tip. 그러나 우리는 이러한 환자들 중에서 어느 정도가 그룹에 참여하지 않고도 향상되었을지 알지 못한다. 왜냐하면 Holland와 Beeson은 치료 그룹에 참가한 그룹과 비교할 수 있는 통제 그룹을 두지 않았기 때문이다.

Elman과 Bernstein-Ellis(1995)는 만성 실어증 환자 24명의 의사소통 수행에 관해 7~336개월 동안 그룹 치료를 한 효과를 평가하였다. Elman과 Bernstein-Ellis는 참가자를 무작위적으로 즉시치료그룹(immediate-treatment group)과 지연치료그룹(deferred-treatment group)에 배치하였다. 즉시치료그룹은 매주 5시간씩 4개월 동안 그룹 치료를 받았다. 치료는 참가자가 연구에 등록을 하자마자 시작되었다. 그룹 치료의 초점은 대화 참여를 증가시키고, 모든 방법을 동원하여 정보를 전달하는 것에 두었다.

지연치료그룹은 즉각적인 평가를 받았지만, 즉시치료그룹이 4개월 동안의 치료를 완료할 때까지 그룹 치료를 시작하지 않았다. 사회적 접촉의 효과를 통제하기 위해 지연치료그룹의 각 참가자는 그들이 그룹 의사소통 치료를 기다리는 4개월 동안 선택에 따라 사회적 그룹 활동(예: 운동교실, 예술 그룹, 교회 활동, 후원 그룹)

에 3시간 이상 참가하였다.

결과 측정을 위해 단축형 Porch 의사소통능력 지표(SPICA; Disimoni, Keith, & Darley, 1980), WAB, CADL이 초기에, 치료 2개월과 4개월에 그리고 치료가 끝나고 4주에서 6주 후에 시행되었다. 지연치료그룹 또한 그룹 치료를 시작할 때 검사를 받았다. 즉시치료그룹의 검사 점수는 치료 4개월 후에 (사회적 자극만 받아온) 지연치료그룹보다 유의미하게 높았다. 지연치료그룹은 시작에서부터 그들이 그룹 치료를 시작할 때까지 어떤 측정에서도 유의미한 변화를 보이지 않았지만, 지연치료 4개월 후, SPICA 전체 점수와 WAB AQ가 유의미하게 향상되었다. 양 그룹 모두 치료 종결 후 4~6주가 지난 다음 시행된 추적평가에서 향상된 검사 수행이 유지되는 결과를 보였다. 중등도(moderate)에서 중도(severe) 실어증 참가자의 CADL 점수는 그룹 치료를 시작하고 2개월과 4개월 후에는 유의미하게 향상되었지만, 경도(mild)에서 중등도 실어증 참자가의 CADL 점수는 향상되지 않았다. 이는 아마도 덜 심한 실어증 참가자의 천장효과(ceiling effect) 때문일 것이다(그림 9-15). Elman과 Bernstein-Ellis는 다음과 같이 그들의 치료가 효과적이었다고 결론을 내렸다. "이 연구는 매주 5시간씩 2개월, 4개월 동안 실시한 그룹 의사소통 치료가 만성 실어증 환자에게 효능이 있다는 것을 보여주었다"(p. 417).

Elman(1999)는 그 후 실어증을 위한 그룹 치료의 효과에 관한 연구들을 검토하고 다음과 같이 결론을 내렸다.

> 지금까지 행해진 연구에서 고무적인 사실은 그룹 의사소통 치료가 치료 방법으로서 참으로 유망하다는 의견이 증가하고 있다는 것이다. 관리 의료 제도의 도입과 확장을 포함하여, 빠르게 변화하는 의료보험의 환급 여건 속에서, 그룹 의사소통 치료는 신경학적 의사소통 치료를 제공하는 효과적이고 경제적인 대안을 제공하는 것 같다(Elaman, 1999, p. 6).

현재는 그룹 치료가 개별 치료보다 우월하다거나 그 반대의 경우를 뒷받침하는 강력한 증거는 없다. 최소한 일부 그룹 치료가 실어증 환자의 의사소통 기술과 일상생활의 의사소통능력을 유의미하게 향상시킨다는 것은 분명하다. 그룹 치료가 개별 치료보다 월등한지에 대해

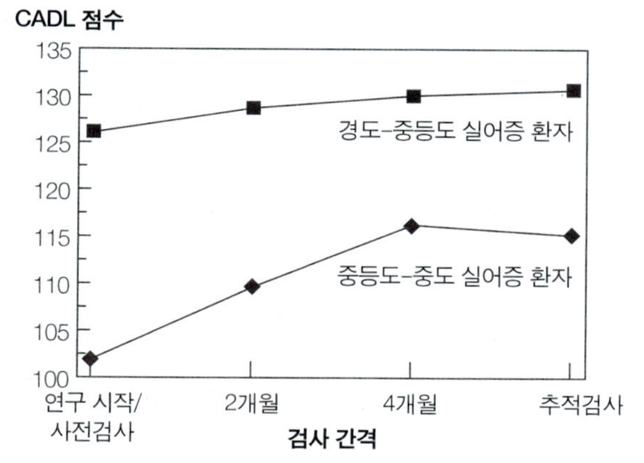

그림 9-15 경도-중등도 실어증 환자와 중등도-중도 실어증 환자의 연구 시작 시, 그리고 치료 후 2개월, 4개월 후와 추적검사 시(치료 종료 후 4~6주)의 Communicative Ability of Daily Living(CADL; Holland, 1980) 점수

출처: Elman RJ, Bernstein-Ellis E: The efficacy of group communication treatment in adults with chronic aphasia, *Journal of Speech, Language, and Hearing Research* 42:411-419, 1999.

서 그리고 그룹 치료와 개별 치료 중 하나만 실시하는 것이 이 둘을 결합하는 것보다 더 나은지에 대해서는 분명하지 않다.

실어증 환자를 위한 그룹 치료의 효과에 대해 경험적인 증거가 있다고 해도, 앞으로 나아가야 할 길이 멀다. 실어증 환자를 위한 그룹 치료의 효능을 확립하기 위해, 그룹 치료의 어떤 측면이 관찰된 치료 효과와 관련이 있는지 밝히기 위해 그룹 치료의 새로운 접근법을 구성하고 검증하기 위해 그리고 다중 요소적 그룹 치료 프로그램의 효과를 평가하기 위해, 추후 데이터에 근거한 연구가 더 필요하다. 실어증 환자와 가족을 위한 가족후원 그룹, 심리사회 그룹 그리고 생활참여 그룹의 효과는 현재까지는 대부분 문서화되지 않았다. 오로지, Kearns(1994)가 '지지 보고서(advocacy reports)'라고 부른 보고서만이 출간되었는데, 이 보고서에서는 치료 절차에 대한 설명이나 그들의 주장을 뒷받침하는 자료를 분명하게 제시하지 않은 채 실어증 그룹의 임상적 가치를 주장한다. 그룹 치료의 효과와 효율성에 대한 데이터에 근거한 증거가 매우 절실하며, 이제까지 문서화되지 않은 신뢰성과 타당성에 대해 주관적 측정을 이용하여 설명해 온 결과물을 객관적으로 평가할 수 있게 하는 신뢰성 있는 측정도구의 개발 또한 절실히 필요하다.

일반 개념 9-7

- 실어증 환자 그룹은 단독 또는 결합된 형태로 여러 목표를 가질 수 있다.
- 실어증 환자를 위한 그룹 치료는 제2차 세계대전 이후 중요해졌는데, 다수의 뇌외상 군인들의 필요에 부응하기 위해서였다.
- 1960년대와 1970년대 그룹 치료에 대한 선호도는 낮아지고 보통 일대일 교수적 치료로 대체되었다.
- 1980년대와 1990년대 그룹 치료는 비용 억제에 대한 고려와 기능적 의사소통의 강조에 따라 다시 인기를 얻게 되었다.
- 생활참여 그룹은 보통 여러 목표를 가진다.
  - 실어증 환자가 사회적 · 공동체적 · 문화적 활동에 다시 참여할 수 있도록 실어증 환자와 주변 사람들을 돕는 것
  - 실어증 환자가 적절한 사회적 · 공동체적 자원을 발견하고 사용할 수 있도록 돕는 것
  - 실어증 환자의 신체적 · 인지적 · 의사소통적 능력의 영구적 변화를 받아들일 수 있도록 실어증 환자와 주변 사람들을 돕는 것
  - 실어증 환자의 웰빙과 삶의 질을 강화하기 위한 문화적 · 사회적 변화를 지지하는 것
- 여러 연구들이 그룹 치료가 만성 실어증 환자의 의사소통 능력을 향상시킨다는 것을 보여 주었다. 몇몇 연구는 그룹 치료가 실어증 회복 초기 환자에게 적합할 수 있다고 제안한다.
- 그룹 치료의 어떤 측면이 관찰된 치료 효과를 가져온 것인지를 확인하기 위해, 그룹 치료를 위한 새로운 방법을 만들고 검증하기 위해 그리고 실어증 환자의 웰빙과 삶의 질에 있어서 그룹 치료 프로그램의 복합적 요소에 대한 효과를 평가하기 위해 잘 정의된 그룹 치료 효과를 측정하는 연구가 필요하다.

생각해 볼 문제

문제 9-1

임상가는 실어증 환자인 Murphy 씨에 대한 평가를 완료하였으며, Murphy 씨의 이해장애에 대한 치료를 시작하기 위해 준비하고 있다. 예/아니요 질문에서 Murphy 씨의 수행은 실어증 환자 중 25백분위수(percentile)였다. 지시에 따르기와 문장검증 이해검사(sentence verification comprehension test)에서 그는 실어증 환자 중 76백분위수였다. 당신은 Murphy 씨의 검사 수행이 일관적이지 않은 것에 대해 어떠한 이유가 있다고 보는가? 치료를 고려할 때, 이러한 불균형이 제안하는 바는 무엇인가?

문제 9-2

당신은 2개월 전 뇌졸중으로 왼쪽 반마비와 함께 실어증이 생긴 Snyder 부인에 대한 치료를 시작하려고 계획하고 있다. Snyder 부인은 중도의 말실행증(apraxia of speech)과 실문법증이 있지만 듣고 이해하기와 읽고 이해하기는 비교적 잘 보존되어 있다는 검사 결과가 나왔다. 당신은 Snyder 부인에게 말 향상에 초점을 둔 치료를 하기로 하였다. 다음 내용은 쿠키도둑(cookie theft) 그림을 보고 그녀가 설명한 것이다(그림 5-19 참조).

> 어…어…어…엄마…음…접새…근데…아냐…어…어…그리고…그리고…멀…음…훌려…그리고…그리고…그리고…음…아이들…그리고…그리고…그리고…응…우자…아니…오자…한데…한데…우자…그리고…그리고…그리고…투키…아니…한데…터키…아니…그리고…그리고…쿠커…음…그리고…음…떨어져.

쿠키도둑 그림에 대한 그녀의 설명은 일상생활 활동에서의 그녀의 말을 잘 나타내 주고 있다. 당신은 가장 문제점이 되는 것이 무엇이라고 생각하는가? 당신은 Snyder 부인의 일상생활 의사소통능력에 가장 큰 변화를 가져오기 위해서는 어떠한 작업을 해야 한다고 생각하는가?

문제 9-3

다음의 발화 예는 '생일파티' 그림을 보고 Bloom 부인과 Jones 씨가 나눈 이야기이다. 마침표 없이 전사하였다. 점의 개수는 상대적인 쉼의 길이를 나타낸다.

Bloom 부인은 다음과 같은 말을 산출하였다(그녀는 1분당 105단어를 산출하였다).

그리고…음…이걸 뭐라고 하죠….그런데 내 생각에는 고양이가 이 안으로 들어와서 그리고…어 그게 앉는데 밑에 숨고 있고 엄마는……그를 거기에서 나오게 하려고 하고…그리고 그는 양탄자를 청소하였어요.…어 나머지 생일케익은…거기 있는 사람들…아이들…남자아이들과 여자아이들…도착하고 있어요.…그리고…음 상당히 너무 좋지 않다고 말하겠어요

Jones 씨는 다음과 같은 말을 산출하였다(그는 1분당 40단어를 산출하였다).

음…음…어……케익…그리고…음…그리고…그리고 강아지……강아지 케익 먹었다.…그리고…그리고…사고……엄마가 화났다.…그리고…그리고…음…음…애가 울고 있다.…그리고…그리고…이웃들……이웃들 오고 있다

만일 당신이 Bloom 부인과 Jones 씨의 말을 향상하기 위해 일하게 된다면, 당신은 치료에서 그들의 말 중 어떤 측면에 초점을 두겠는가?

문제 9-4

Osborne 씨는 중등도의 실어증 환자이며, 여가를 위한 독서(신문, 잡지, 소설)를 위해 충분한 읽기 능력을 되찾고 싶어 한다. 당신은 그의 읽기 능력을 평가하여 그의 주된 문제가 기능어(functional word)를 빼고 읽거나 잘못 읽는 것이라는 사실을 알았다. 그의 문자 어휘와 단어재인 기술은 비교적 잘 보존되어 있었다. 당신은 그의 읽고 이해하는 능력의 향상을 위해 어떻게 하겠는가?

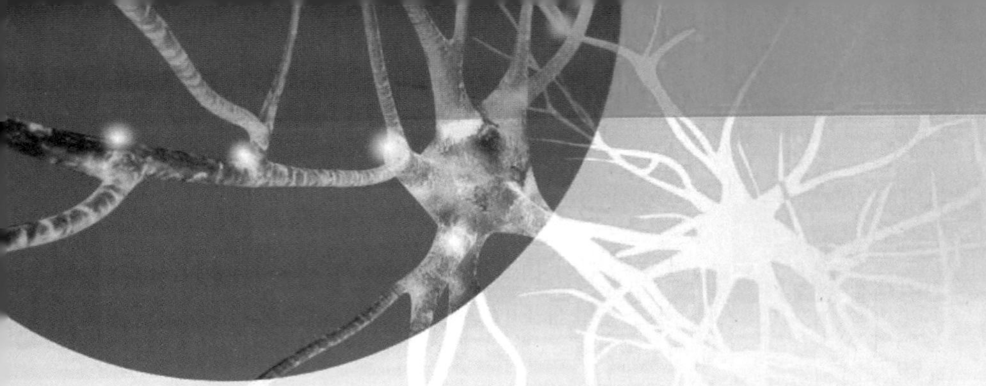

제 10 장

우뇌손상 증후군

우뇌는 언어와 아무런 관련이 없다(C. Mirallie, 1896).

역사적 고찰

1800년대 중반까지 신경해부학자들은 인간의 뇌가 기능적으로나 신체적으로 대칭적이라고 믿었다. 1836년에 와인 생산지역인 프랑스 남부지역의 무명의 개업의인 Marc Dax는 지역 의사들 모임에서 한 논문을 낭독하였다. 그 논문에서 Dax는 '단어의 기억'은 오른손잡이 성인의 경우 왼쪽 뇌에 저장되어 있다고 주장하였다. 1년 후에 Dax는 사망하였고, 그의 논문은 일반 의학계에서 무시되었다. 그러나 25년 후, 프랑스의 외과의이며 아마추어 인류학자인 Paul Broca가 뇌손상 이후 언어장애가 생긴 8명의 환자에 대해 기술하였고, 그 환자들은 모두 왼쪽 뇌에 손상이 있었다. Broca는 그의 보고에서 오른손잡이 성인의 경우 왼쪽 뇌는 말을 조음하는(articulate) 역할을 한다고 선언하였다.

"나의 첫 번째 운동성 실어증(aphemia) 환자들에서 손상 영역이 모두 같았을 뿐만 아니라 항상 같은 쪽—왼쪽—이었다는 사실에 큰 인상을 받았다."

이후로 몇 년 동안 Broca의 주장은 넓게 퍼져 갔고, 좌반구가 언어의 우세반구로 받아들여지게 되었다.

임상 Tip. Marc Dax의 아들이며 또한 의사였던 Gustave는 의학계에서 자신의 부친의 앞선 공적을 인정하도록 여러 해 동안 노력하며, Broca와 다른 사람들이 선배인 Dax의 1836년 보고를 무시하였다고 비난하였다. 그는 뜻을 거의 이루지 못하였고, 신경학의 역사에서 Broca의 위치는 한 번도 심각하게 위협을 당한 적이 없다.

19세기 후반, 의사와 신경해부학자 사이에는 지적 · 인지적 처리과정에 좌뇌가 우세한 반면 우뇌는 지각과 운동 처리과정에 우세하다는 의견이 형성되었다. 1874

년 영국의 신경학자인 John Hughlings Jackson은 언어는 좌뇌에 속해 있으며, 시각 재인과 변별, 회상은 우뇌에 속해 있다고 주장하면서 당시의 사상을 정리하였다. Jackson은 우뇌가 단순하고 자동적인 언어 행동에 관여할지도 모르나, 창조적인 언어의 사용은 좌뇌에 있다고 추정하며, "Hughlings Jackson과 그 이후의 연구자들이 밝혀낸 바와 같이 우뇌가 특정 언어기능을 가지고 있다는 증거는 전혀 없다."라고 하였다(Weisenburg & McBride, 1935, p. 104).

다음 반세기 동안, 인지와 지능에 대한 우뇌의 역할은 대부분 무시되었는데, Broca의 발견에 매료된 연구자들이 좌뇌의 언어 구성을 탐구하는 일에 집중하였기 때문이다. 연구자들이 체계적인 방법으로 우뇌의 구성과 기능에 대한 탐구를 시작한 것은 20세기에 접어들어서이다.

두 차례의 세계대전(1914～1917과 1941～1945)을 통해 의사와 심리학자 및 관련 전문가들은 부상병의 뇌에 생긴 탄환 상처가 그들의 행동과 인지에 어떤 영향을 미치는지를 연구하면서 뇌의 기능에 대한 새로운 통찰력을 갖게 되었다. 이러한 임상 연구는 어떻게 두 반구가 지적 · 인지적 · 행동적 활동에서 협력을 하는지에 대해 아주 흥미로운 설명을 제공하였고, 뇌의 각 반구가 독립적으로 기능한다는 개념은 협력적인 반구에 대한 개념으로 바뀌었는데, 이는 각 반구가 인지와 행동에 독특한 방법으로 기여를 한다는 것이다. 좌뇌에 손상을 입은 환자는 사회적으로 적절하지만 언어의 이해와 산출에 장애를 보이는 특징을 갖는 반면, 우뇌에 손상을 입은 환자는 사회적으로는 부적절하지만 언어의 이해와 산출은 보존되어 있는 특징을 보인다.

우뇌의 역할에 대한 이해는 1960년대에 활력을 띠게 되었는데, 이는 신경외과 의사들이 고질적인 발작(seizure)에 대해 뇌량(corpus callosum)을 절단하여 두 반구를 단절시키는 수술[교련절개술(commissurotomy)로 알려진 수술]을 시작한 시기이다. 이때 교련절개술을 받은 환자를 대상으로 양반구를 분리하여 검사할 수 있었고, 이를 통해 연구자들은 우뇌의 독특한 능력을 더 명확하게 기술할 수 있게 되었다.

신경학적 손상이 없는 성인의 각 대뇌반구에 직접적인 자극을 입력할 수 있는 방법이 발명되었다. 연구자들이 양 대뇌반구가 근본적으로 다른 방법으로 작동되는 것 같다는 것을 발견하면서, 대뇌반구의 전문화에 대한 개념은 점차 변화되었다. 학자들은 좌뇌를 이성적 · 분석적 처리와 시간 관련 자료의 순서적 처리에 특화된 것으로 설명하기 시작하였다. 그들은 우뇌를 직관적 · 총체적 처리와, 특히 공간적인 정보의 배열과 같은 비선형적인 처리에 특화된 것으로 설명하였다. 청각정보는 시간적으로 배열된 순서(단어 내의 음절, 문장 내의 단어)로 주어지고, 좌뇌는 청각적 사건을 더 많이 담당하는 것으로 알려졌으며, 시각정보는 보통 다차원적 배열(그림, 장면, 얼굴)로 주어지고, 우뇌는 시각적 사건을 더 많이 담당하는 것으로 알려졌기 때문이다. 우뇌가 언어학적 역할이 없다는 생각은 정상인, 우뇌손상 환자 그리고 교련절개술을 받은 환자를 대상으로 한 연구에서 우뇌가 최소한 일부 기초적인 언어학적 능력을 담당한다는 의견이 제안되면서 바뀌게 되었다(Joanette, Goulet, & Hannequin, 1990).

임상 Tip. Zaidel(1978)은 성인의 우뇌가 5세 아동에 상당하는 문법 능력을 가지고 있다고 결론을 내렸다.

대뇌반구의 전문화에 대한 현대의 신경연결망(neural network) 모델은 단순하지만 호소력 있는, 고립되고 전문화된 대뇌반구의 개념으로부터 벗어나서 정신적 기능을 달성하기 위해 그리고 행위를 산출하고 지배하기 위해 양반구가 협력하는 형태를 강조하는 방향으로 바뀌고 있다. 우뇌에 관해 알려진 것은 대부분 묘사적이고 인과관계가 별로 없기는 하지만, 연구자들은 서서히 의사소통, 인지 그리고 행동에 대한 우뇌의 역할을 정교화해 가고 있다.

임상 Tip. 대뇌반구의 전문화에 대한 진술은 '오른손잡이 성인에서'라고 한정하는 말이 부가되지 않는다면 오해를 불러일으킬 것이다. 그 한정하는 말을 첨부하는 저자는 많지 않으며, 나는 이것을 가지고 독자에게 장황하게 논하지는 않을 것이다. 그러나 독자는 우뇌손상 환자에 대한 설명을 읽을 때마다 이를 반드시 염두에 두어야 한다. 대뇌반구의 전문화에 관한 현대의 많은 저작물에서 '비우세반구(nondominant hemisphere)'라는 명칭은 '우뇌'를 대신하게 되었다. 나는 옛날 명칭을 유지하기로 하였는데, 왜냐하면 비우세반구의 기능에 대한 거의 모든 연구가 우뇌손상 환자를 연구한 것이기 때문이다. 따라서 나에게는, 최소한 우반구가 우세반구인 성인의 좌뇌 기능에 대한 연구가 출판될 때까지는, 우뇌가 더 정확한 호칭으로 여겨진다.

인지와 행동에 대한 우뇌의 영향에 대해 어떠한 설명을 선택하더라도, 우뇌손상이 지속되는 환자의 절반 정도에서만 의사소통장애가 발생한다는 것은 분명하다(Joanette, Lecours, Lepage와 동료들, 1983). 우뇌손상 후 의사소통장애가 발생하는 데 기여하는 다양한 요소들에 대해서는 잘 알려져 있지 않지만, Joanette와 동료들은 환자가 대뇌피질에 손상이 있고, 왼손잡이의 가족력이 있으며, 교육수준이 낮은 경우 의사소통장애가 발생할 가능성이 높다고 주장하였다.

우뇌손상의 행동적 · 인지적 증상

우뇌손상(비우세반구 손상)으로 인한 지각적 · 인지적 · 행동적 결과에 대한 설명은 보통 함축적으로 장애의 전형적인 특징들을 기술하는데, 그것은 모든 우뇌손상 환자에게서 나타나는 것이다. 우뇌손상 환자는 다음과 같은 특징을 보인다.

- 스스로에게 열중하여, 타인에게 무감각하다.
- 사회적 합의를 염두에 두지 않는다.
- 자신의 신체적 · 정신적 제한점을 인식하지 못하거나 신경을 쓰지 않는다.
- 관련이 없는 말을 하고, 말이 장황하며 두서가 없다.
- 추상적 의미나 함축적 요소에 둔감하다.
- 복잡한 사건의 전반적인 중요도나 의미를 파악하지 못한다.

일부 우뇌손상 환자는 행동적으로 수동적인 특성을 보인다.

- 사회적 자극이나 환경적 자극에 반응이 없다.
- 감정에 따른 억양의 변화가 없는 짧은 발화를 사용한다.
- 몇 초 이상 주의 집중을 유지하는 데 어려움을 보인다.

전형적인 우뇌손상 환자에 대해 기술하는 저자들은 보통 많은 우뇌손상 환자들이 장애의 전형적인 특징을 보이지 않는다는 것을 언급하지 않으며, 모든 우뇌손상 환자들이 동일한 인지장애나 의사소통장애를 보이지 않는다는 것이 잘 알려져 있음에도 불구하고 환자가 보이는 증상의 다양성에 대해서는 종종 주의를 기울이지 않는다.

우뇌손상 환자를 대상으로 한 집단 연구는 대상자들의 뇌손상 영역이나 중증도가 통제되지 않았거나 보고되지 않은 이질적인 집단의 결과를 발표함으로써 전형적인 장애 패턴의 보편성에 대한 오해를 불러일으켰다. 집단 연구는 일반적으로 집단의 평균적인 수행만을 보고하며, 각 개인이 집단 평균과 얼마나 유사한지에 대해서는 언급하지 않는다. 또한, 우뇌손상 환자를 대상으로 한 대부분의 집단 연구의 경우, 우뇌손상의 영향을 일반적인 뇌손상의 영향과 구별하기 위해서 좌뇌손상 환자를 통제집단으로 포함하는 것이 필수적임에도 불구하고 그렇게 하지 못하였다(이는 많은 좌뇌손상 연구의 경우에도 마찬가지이다).

우뇌손상 환자의 집단 연구는 전두엽 손상이 있는 환자를 불균형적으로 다수 포함하는 경향이 있다. 손상 영역이 뒤쪽인 우뇌손상 환자들은 보통 마비가 없고 입원 후 며칠 안에 퇴원하는 반면, 손상 영역이 앞쪽이며 왼편 마비가 있고 물리치료를 필요로 하는 환자들은 병원에 남아서 대상을 찾고 있는 연구자에 의해 모집된다. 연구에 포함되는 뒤쪽 우뇌손상 환자들은 발병 후 며칠 지나지 않은 환자들일 것이며, 이때 이들의 장애는 우뇌손상으로 인한 잠재적 만성적 영향뿐만 아니라 대뇌부종(cerebral swelling), 기능해리(diaschisis), 신경전달물질(neurotransmitter)의 방출과 같은 급성기의 영향도 나타날 것이다.

임상 Tip. McDonald(1993)는 전두엽 손상이 있는 환자 집단의 인지-의사소통장애와 우뇌손상 집단의 인지-의사소통장애가 매우 흡사하다는 것을 지적하였다. McDonald는 이러한 유사성 중 적어도 일부는 우뇌손상 환자 집단에 전두엽 손상 환자의 비율이 높은 것에 기인한다고 언급하였다. Brownell 등(2000)도 이에 동의하면서, "우뇌손상(right-hemisphere-damaged, RHD) 환자에게서 관찰되는 언어장애와 인지장애의 목록이 전전두엽 장애(prefrontal impairment)에 대한 문헌연구로 대체되어도 사람들은 알아채지 못할 것이다(p. 321)."라고 하였다.

Tompkins(1995)는 우뇌손상 환자의 증상이 이질적이라는 점을 설명하였다.

> 우뇌손상(RHD) 환자에 대해 기억해야 할 가장 중요한 점 중 하나는 사람들의 '범주'가 갖는 가장 중요한 특징 중 하나로, 이들이 매우 이질적이라는 것이다. 모든 환자가 의사소통장애를 갖지는 않을 것이다. 장애가 있는 환자라 하여 모든 증상을 다 가지고 있지 않을 것이며, 개별 환자마다 서로 다른 행동 패턴을 보일 것이다. 더 복잡한 것은 '장애(disorders)'의 상태를 명확히 설명하기가 어렵다는 것인데, 그 이유는 연령, 교육, 사회경제적 지위 그리고 문화적 다양성에 따라 세분화된 능력과 수행에 대한 규준 정보가 거의 존재하지 않기 때문이다. 뇌손상 환자와 작업할 때 어려운 점은 신경학적 손상으로 인한 결함(deficits)이 존재하는지 아닌지를 확인해야 하고, 반드시 뇌손상으로 인한 것이 아닐 수 있는 결함의 존재 여부도 확인해야 한다는 것이다(pp. 15-16).

우뇌손상으로 인한 신체적 · 행동적 · 인지적 이상은, 좌뇌손상과 마찬가지로, 손상 영역과 크기의 영향을 받지만, 앞서 언급한 바와 같이, 이들의 관계는 완전히 알려져 있지 않다. 우뇌손상과 장애의 특정 패턴 사이의 관계가 아직 정확히 밝혀지지는 않았지만, 다수의 우뇌손상 환자는 독특한 인지적 · 행동적 이상을 보인다. 가장 뚜렷한 영향은 지각(perception)과 주의력(attention)에 대한 것이다.

지각장애(perceptual impairments)

무시. 무시[neglect, 보통 **반측공간무시**(hemispatial neglect)라고 하며, 간혹 **일측공간무시**(unilateral spatial neglect)라고 함]는 환자가 뇌손상과 반대 측의 신체에 대한 자극에 반응을 보이지 않는 상태를 말한다(읽기 편하도록 나는 단순히 '무시'라고 하겠다.) 좌측무시는 우뇌손상으로 인해 잘 나타나지만, 모든 우뇌손상 환자가 무시를 경험하는 것은 아니다.

현재로서는 좌측무시의 원인이 되는 신경해부학적 손상 영역, 무시를 보이는 우뇌손상 환자의 비율 또는 좌뇌손상 환자가 무시를 보이는 빈도에 대한 믿을 만한 통계자료는 없다. 무시를 측정하는 방법의 차이, 뇌손상의 위치와 크기에 대한 비일관적이고 불완전한 기술, 연구 집단 크기의 다양성 그리고 발병 후 평가가 이루어진 시기의 다양성으로 인해 서로 다른 연구 결과가 나오게 되었고, 무시에 대한 인구통계학적 특성을 불확실하게 하였다. 그러나 문헌을 통해 무시의 인구통계학에 대한 약간의 일반적 보고는 찾아볼 수 있다.

무시는 어느 쪽 대뇌반구의 손상으로 인해서든 발생할 수 있지만, 우뇌손상으로 인한 경우가 더 빈번하며 더 심하고 더 지속적이다. 무시는 우뇌손상 환자의 1/3에서 4/5 이상까지의 빈도로 발생한다고 보고되었으나, 좌뇌손상 환자의 경우는 1/4을 넘지 않는다(Appelros, Karlsson, Thorwall과 동료들, 2002; Kinsella & Ford, 1985; Marotta, McKeeff, & Behrmann, 2003; Sunderlnad, Wade, Langton & Hewer, 1987; Warlow, Dennis, van Gijn과 동료들, 1996). 예를 들어 Bowen 등(1999)은 17개의 연구 결과를 재검토하면서 우뇌손상 환자의 무시 발생률을 좌뇌손상 환자와 비교하였다. 우뇌손상 환자의 43%가 무시를 보인 것에 반해 좌뇌손상 환자는 21%였다.

우뇌의 여러 영역에서 발생한 손상으로 무시가 발생할 수 있지만 가장 자주 그리고 가장 심하게 발생하는 것은 우측 두정엽 손상으로 인한 것이었으며(Cherney, Lewis & Gray, 1998; Marotta, McKeeff, & Behrmann, 2003; Mesulam, 1982; Watson & Heilman, 1979), 특히 우측 두정엽 뒤쪽, 아래쪽의 손상으로 인한 것이었다. Vallar와 Perani(1986)는 좌측무시를 보인 환자 집단의 89%가 우측 두정엽에 손상이 있다는 사실을 발견하였다. 무시는 간혹 피질하 손상으로 발생하기도 하지만(가장 흔하게 시상과 기저핵), 피질하 무시(subcortical neglect)의 발생률은 피질 무시(cortical neglect)의 경우에 비해 훨씬 낮다(Ferro, Kertesz, & Black, 1987; Rafal & Posner, 1987; Vallar & Perani, 1986; Watson & Heilman, 1979).

좌측무시 환자는 간혹 좌측 시야(visual field)가 부분적으로 또는 완전히 실명되는데, 시야 문제가 없는 사람도 무시가 나타날 수 있다. 좌측무시 환자에서 시야장애가 있는 비율은 연구마다 방법론의 차이가 있어서 정확히 알려져 있지 않다. Cassidy 등(1999)은 좌측무시가 있는 환자 44명 중 2/3가 좌측 시야가 보이지 않았다고 보고하였다. Jehkonen 등(2000)은 좌측무시가 있는 환자 집단 56명 중에서 28%가 좌측 시야가 보이지 않았다고 보고하였고, Ferber와 Karnath(2001)는 좌측무시 환자 35명 중에서 23%가 좌측 시야가 보이지 않았다고 보고하였다. Mattingley 등(2004)의 연구에서는 25명의 좌측무시 환자 중 53%가 좌측 시야가 보이지 않는 것으로 나타났다. 부분적 또는 완전한 좌측 시야 실명은 좌측무시와 자주 함께 발생하지만, 문헌에서는 좌측무시 환자의 25~50% 정도는 시야장애가 없다고 한다.

시야손상(visual field deficits) 여부에 따라 무시의 정도가 심해지는지는 밝히지 않았다. Doricchi와 Angelelli(1999), Toth와 Kirk(2002)는 반맹(hemianopia)이 있는 무시 환자가 반맹이 없는 무시 환자보다 선이등분(line bisection) 검사에서 더 많은 오류를 보인다고 보고하였다. 반면 Ferber와 Karnath(1999)는 시야손상 여부와 무시의 중증도 간에 아무런 유의미한 관계를 발견하지 못하였다. Halligan 등(1989)은 시야손상이 "무시를 악화시키지 않는다."라고 결론지었다(p. 491). 좌측 시야가 안 보이는 것이 좌측무시를 심하게 할 수는 있어도, 좌측무시의 원인이 되지는 않는다는 것은 분명하다.

무시는 보통 뇌손상 후 며칠에서 몇 주가 지나면 향상되거나 회복된다. Cassidy 등(1998)은 뇌졸중 후 일주일 되는 시점에서 좌측무시를 보인 환자 중 75%가 3개월 후에 회복되었다고 보고하였다. Jehkonen 등(2000)은 56명의 우뇌손상 환자를 뇌졸중 발병 후 10일이 되는 시점에 평가하였는데 28%의 환자에게서 무시가 있었다고 보고하였다. 뇌졸중 후 12개월이 지났을 때는 여전히 7%에게서 무시가 있었다. Cherney와 Halper(2001)는 우뇌손상과 무시가 있는 14명 환자 집단에서 좌측무시의 회복 패턴을 연구하였는데, 8명이 Cherney와 Halper가 말한 지속적인 무시(persistent neglect)를 보였다. 그들은 초기 평가 후 6~9개월이 지난 후에도 무시를 보였다. 다른 6명은 Cherney와 Halper가 말한 일시적인 무시(transient neglect)를 보였는데, 초기 평가 후 6개월에서 9개월 안에 실시한 무시 검사에서 정상범위의 점수를 얻었다. Cherney와 Halper는 무시의 초기 중증도나 뇌손상의 영역 모두 무시가 지속될지를 예측하지 못했다고 언급하였다.

몇몇 연구는 일측공간무시가 장기적으로 기능 회복이 저조한 것과 관련이 있다고 보았다(Appelros, Karlsson, Thorwall과 동료들, 2002; Buxbaum, Ferraro, Veramonte와 동료들, 2004; Gillen, Tennen, & McKee, 2005; Jehkonen, Ahonen, Dastider과 동료들, 2000; Katz, Hartman-Maeir, Ring & Soroker, 1999; Pederson, Jorgenson, Nakayama와 동료들, 1997). Jehkonnen 등(2000)은 뇌졸중 후, 3개월, 6개월 그리고 12개월이 지난 시점에 50명 환자의 무시를 측정하고 일상생활의 기능 상태를 평가하였다. 그들은 무시가 있는지의 여부는, 특히 나이가 많은 환자의 경우, "기능 회복의 저조를 예측하는 강력한 지표"라고 보고하였다. Appelros 등(2002)은 비슷한 결과를 보고하면서, 무시와 기능 회복이 저조한 것의 관계는 무시 환자의 전반적으로 심한 장애 중증도로 설명되지 않는다고 하였다. 이러한 연구 결과는 우뇌손상을 입은 좌측무시 환자의 일상생활에서의 기능 수행을 향상시키기 위해, 최소한 발병 후 며칠에서 몇 주 안에 회복되지 않을 경우, 무시를 완화하는 치료가 필요할 수 있음을 보여 준다.

임상 Tip. Cherney와 Halper(2001)는 환자의 무시가 일시적인지 지속적인지를 식별하는 것은 치료 시기와 임상적 자원 배분에 도움이 될 수 있다고 언급하였다. 일시적인 무시 환자에게는 치료가 필요하지 않을 수 있는데, 그 이유는 그들이 치료 없이도 회복될 것이기 때문이다.

좌측무시를 보이는 우뇌손상 환자는 신체 왼쪽을 만져도 반응을 보이지 않거나 왼쪽 공간의 시각적 · 청각적 자극에 주의를 기울이지 않을 수 있다. 눈을 감고 자신의 신체 정가운데를 가리키라고 하면, 그들은 일반적으로 오른쪽 멀리 치우친 곳을 가리킨다. 눈을 감고 책상 위에 있는 물건을 만져 보라고 하면, 그들은 오른쪽에 있는 물건은 찾지만 왼쪽에 있는 물건은 찾지 못한다. 그림을 베끼거나 또는 기억하고 있는 도형이나 사물, 풍경을 그리라고 하면, 그들은 일반적으로 왼편의 세부사항들을 생략한다. 인쇄된 자료를 읽으라고 하면, 그들은 그 페이지의 오른쪽에 있는 단어만 읽고 그것이 의미가 통하지 않는다고 불평하기도 한다.

우뇌손상과 좌측무시가 있는 환자에게 담화이해검사(Discourse Comprehension Test; Brookshire & Nicholas, 1993)에 있는 이야기를 읽게 하고 그것을 그대로 옮겨 적은 것을 글상자 10-1에 제시하였다. 환자는 페이지의 왼쪽에 있는 단어들을 빼고 읽지만, 그가 읽은 것이 문법적으로 그리고 의미적으로 부자연스러울 때 그는 무언가 잘못되었다는 것을 깨닫는다. 그러나 그는 문제를 자신의 읽기가 아니라, 인쇄된 종이가 이상한 탓으로 돌린다. 그는 읽을 때, 내용이 최대한 문법과 의미가 맞도록 줄마다 읽기 시작하는 곳을 조정하였지만, 그러한 조정이 몇 단어 이상 움직여야 하는 경우에는 어딘지를 잃어버린다. 이야기를 읽어 나가면서 그는 의미에 맞게 본문에 있는 단어들을 바꾸기 시작한다. 읽기를 마쳤을 때, 그는 자신이 읽은 것이 무언가 잘못되었다는 것을 알았지만, 여전히 자신의 읽기가 아니라 자료에 문제가 있다고 믿고 있다.

좌측무시 환자는 단어를 읽을 때에도 무시 관련 오류를 보일 수 있다. 왼쪽에 있는 글자를 빼고 읽거나(예:

글상자 10-1 제시된 이야기

Fred and Ben were cousins who decided to go into business together painting houses. They put an ad in the paper and then spent all day Sunday getting their supplies organized. The next day, a woman named Mrs. Foster called and offered them their first job. She told them that she needed her house painted before Saturday because she wanted it to look nice for her daughter's wedding. Fred and Ben promised to work quickly and have the house painted by Thursday. They also offered to do the job at a reduced price because Mrs. Foster was their first customer. Mrs. Foster was pleased with their offer and told them to start painting whenever they were ready. Early the next morning, the men arrived at the Foster's house and immediately went to work. By three o'clock they had finished the front of the house and were painting the trim on the upstairs windows. Then a man walked around the corner of the house and asked them what they were doing there. "Oh, you must be Mr. Foster," Ben responded. "I guess your wife forgot to tell you that she hired us to paint the house."The man frowned and replied, "But my name is Nelson. The Fosters live next door."

환자의 읽기 반응

(환자의 언급과 임상가의 반응은 이탤릭체로 표시함)

The patient begins: ...went into business painting houses. They put an ad getting their supplies organized... The next day... *Is this supposed to make sense?*

Clinician: *It should. Keep reading, and we'll see we can figure it out.*

Patient: *Well, all right. Should I start over?*

Clinician: *No, just keep reading from where you stopped.*

Patient: *Well, now I don't remember where I was.*

Clinician: *I think you had just finished reading this... The next day...*

Patient: *Okay... The next day a woman told them that she needed her house to look nice for her daughter's wedding. Fred and Ben... the house painted by Thursda... Now it's not making sense again. What's going on here?*

Clinician: *Why not just keep reading and see what happens?*

Patient: *Well... They offered to do the job and Mrs. Foster was pleased with their offer. Early the next morning the men had finished the front and walked around the corner. Oh you must be Mr. Foster, Ben responded. The man frowned and said the Foster's live next door.*

Clinician: *Well, what did you think of that?*

Patient: *I guess it's a story, but it doesn't make much sense. It could have been written a lot clearer.*

mistake를 take로 읽음) 복합어(compound word)의 왼쪽 반을 읽지 않을 수도 있다(예: blackboard를 board로 읽음). 환자가 본 것이 실제 단어가 아닌 경우에는, 단어를 만들기 위해 글자를 바꾸거나 첨가하기도 한다(예: chain을 train으로, fearless를 careless로 읽음). 짧은 단어보다 긴 단어를 더 잘못 읽기 쉽다.

임상 Tip Myers(1999)는 "흥미롭게도, 좌측무시 환자가 단어의 앞부분 글자를 대치할 때, 대치하는 글자의 수는 원래 목표단어에서 대치되는 글자 수와 같은 경향을 보이는데, 이는 아마도 빠지는 글자에 대해 낮은 단계의 인식(awareness)은 가능하다는 것을 의미한다는 것 같다."라고 언급했다.

좌측무시 환자는 일반적으로 단어나 문장 또는 본문을 쓸 때 그 페이지의 오른쪽만을 사용하며, 본문에서 이어지는 줄을 오른쪽으로 들어가게 하여 마치 여백이 계단처럼 보인다. 환자가 쓴 것을 보면 종종 줄이 왼쪽에서 오른쪽으로 비스듬히 올라간다. 좌측무시 환자는 보통 단어(특히, 왼쪽에 있는 단어)를 생략하거나 글자(특히, 단어 앞부분의 글자)를 빼먹는다. 그들은 글자를 쓸 때 여분의 줄이나 획을 첨가하기도 한다. 그림 10-1은 Porch 의사소통능력 지표(PICA; Porch, 1981)의 10개 검사 항목을 글로 써서 묘사한 우뇌손상 환자의 쓰기 예를 보여 준다.

일상생활에서 좌측무시 환자는 왼쪽의 사물에 종종 부딪히고 휠체어를 탄 사람은 때로 출입구나 다른 장애물에 왼쪽이 걸리는데, 그 이유는 환자가 장애물을 감

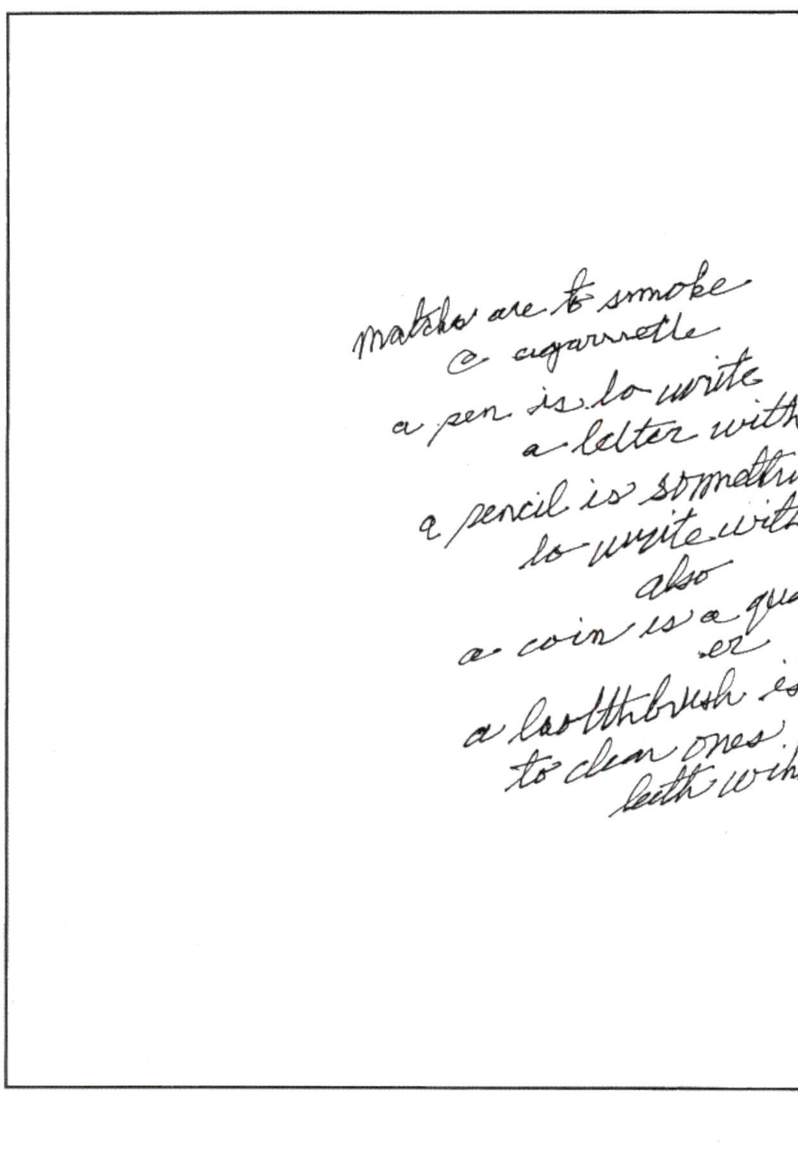

그림 10-1 우뇌손상 환자의 쓰기 예. 환자는 Porch 의사소통능력 지표의 10개 사물을 글로 써서 설명하고 있다. 환자는 왼쪽 검사 사물을 무시한다. 필기체로 쓰지만 오른쪽으로 치우쳐 있고, 간혹 오른쪽 끝의 경계선을 넘어간다. 환자는 종이의 약간 아래에서 쓰기 시작하며 쓴 줄이 오른쪽으로 비스듬히 올라간다. 몇몇 단어는 불필요한 획이 첨가되어 있고, t자에서 옆으로 긋는 획이 없다(특히, 왼쪽에서).

출처: Porch BE: Therapy subsequent to the PICA. In Chapey R, editor: *Language intervention strategies in adult aphasia*, ed 2, Baltimore, 1981, Williams & Wilkins.

지하지 못하고, 심지어 걸렸을 때조차 장애물을 인식하지 못하기 때문이다. 어떤 좌측무시 환자는 알려 주면 그들의 왼쪽에 있는 자극에 주의하지만, 내버려두면 장애물의 왼쪽에 부딪히고, 옷의 오른쪽 주머니만 사용하거나 서랍, 옷장, 찬장, 책상의 오른쪽만 쓰는 등 다른 부주의 징후를 보인다.

경도의 무시는 동시자극(simultaneous stimulation)을 통해서만 알아낼 수 있을지도 모르는데, 이는 짧은 자극(예: 불빛이나 가벼운 접촉, 핀으로 찌르기)을 몸의 양쪽에 동시에 주는 것이다. 경도의 무시가 있는 환자는 양쪽에 자극이 주어지면 왼쪽의 자극을 지각하지 못하지만, 왼쪽에만 자극이 주어졌을 때는 그것을 지각한다.

Myers(1999)은 좌측무시의 공통적인 징후를 다음과 같이 요약하였다.

- 신체 중간선의 왼쪽에 있는 사람, 소리 그리고 사물에 대해 반응하지 못한다.
- 자기 관리(self-care) 활동(예: 옷 입기, 면도하기)에서 오른쪽에만 주의를 기울인다.
- 왼쪽 팔과 다리를 움직이지 않거나 주의를 기울이지 않는다.
- 벽과 출입문의 왼쪽에 부딪힌다.
- 쓰인 자료의 오른쪽 부분만을 읽는다.
- 페이지의 오른쪽에만 글씨를 써넣는다.
- 신체적 · 인지적 장애에 대한 인식이 감소된다.
- 재활에 관심을 보이지 않고 참여하지 않는다.

무시는 종종 우뇌손상 환자의 팔과 다리의 개별적인 사용과 위치에 영향을 준다. 좌측무시 환자는 신경학적 검사에서 왼쪽 약화나 감각손실이 없는데도 보통 그들이 움직일 수 있는 만큼 왼쪽 팔과 다리를 사용하지 않는데, 이런 상태를 **운동 무시**(motor neglect)라고 한다. 질문을 하면, 이러한 환자는 종종 왼쪽 팔다리가 죽었다거나, 쓸모가 없다거나, 자기 것이 아니라고 할 수도 있다. 휠체어를 사용하는 좌측무시 환자는 간혹 바퀴 옆으로 왼쪽 팔을 늘어뜨리고 있어 손가락이나 손이 다칠 위험이 있다. 또한 누군가 발을 발걸이에 놓아 주지 않으면, 환자는 왼쪽 발이 끌리도록 내버려둘 수도 있다.

좌측 반측공간무시는 단순한 감각장애나 운동장애가 아니다. 임상 보고나 실험 연구들은 좌측무시가 외부 공간에 대한 심적 표상(mental representation)의 붕괴, 왼쪽 또는 양쪽 공간에 대한 직접적인 주의의 감소와 관련이 있다고 본다. 문헌에서 우뇌손상 환자가 친숙한 공간에 대해 묘사할 때, 오른쪽만을 묘사하거나 왼쪽 공간보다 오른쪽 공간을 훨씬 더 자세히 묘사하는 보고들이 있다. 우뇌에 손상이 있는 한 여자에게 자신의 집을 머릿속에서 앞에서부터 뒤로 걸어간다고 생각하면서 묘사해 보라고 하자, 방의 오른쪽은 상세하게 이야기를 하였지만 방의 왼쪽은 무시하였다. 같은 방을 이번에는 머릿속에서 뒤에서부터 앞으로 걸어간다고 생각하면서 묘사해 보라고 하자, 그녀는 앞서 무시하였던 쪽의 방을 설명하였고 이제는 머릿속에 있는 왼쪽을 무시하였다.

임상 Tip. Bisiach와 Luzzati(1987)은 밀라노에 살고 있는, 우뇌손상으로 좌측무시를 보이는 이탈리아 환자들에게 밀라노의 중심 광장인 두오모 광장(Piazza del Duomo)에서 건너편에 있는 대성당을 바라본다고 생각하고 광장을 묘사하도록 하였다. 환자들은 그들의 머릿속에서 오른쪽에 있는 건물만을 묘사하였다. 머릿속으로 대성당 계단에 서 있다고 생각하고 광장을 묘사하도록 하자, 그들은 앞서 무시하였던 건물을 묘사하고 그들이 이전에 묘사하였던 건물에 대해서는 언급하지 않았다.

무시를 설명하는 몇몇 이론들이 제기되었다. 표상이론(representational theory; Bisiach와 동료들, 1979, 1981, 1996)은 무시가 외부 공간에 대한 심적 표상의 붕괴에 의해 발생하는 것이라고 제안하였다. 즉, 사람의 개체 외부의 공간에 대한 심적 개념이 왼쪽 공간 전체나 부분을 포함하는 데 실패하는 것이다. 표상이론은 무시가 있는 환자에게 기억에 있는 친숙한 장면을 묘사하도록 하였을 때 왼쪽의 정보를 생략하는 것을 설명할 수 있다. 각성이론(arousal theory; Heilman, Schwartz, & Watson, 1978; Watson, Miller, & Heilman, 1978)은 우뇌손상 환자들은 무시하는 쪽 공간에 주어지는 자극에 덜 민감하다고 제안하였다. 주의결속이론(attentional engagement theory; Arguin & Bub, 1993)은 무시가 있는 환자는 무시하는 쪽의 공간에 제시된 자극으로 주의를 이동하는 것에 어려움이 있는 것이라고 제안하였고, 주의해지이론(attentional disengagement theory; Posner, Walker, Friederich, & Rafal, 1987)은 무시하지 않는 쪽 공간의 자극이 환자의 주의를 붙잡고 놓아 주지 않아서 무시하는 쪽의 자극으로 환자가 주의를 이동하지 못하도록 방해하는 것이라고 하였다.

임상 Tip. 우뇌손상과 무시가 있는 환자는 일상생활에서 결속/해지(engagement/disengagement)의 징후를 종종 보인다. 조용히 앉아 있을 때, 이 환자는 주위를 둘러싸고 있는 환경과 상관없이 보통 오른쪽으로 기대고, 머리를 오른쪽으로 돌린다. 만일 앉아 있는 오른쪽으로 아무것도 없는 벽이 있는 경우, 환자들은 벽에서 떨어진 세상에서 어떤 일들이 벌어지고 있는지 주의를 기울이기보다는 벽에 기대어 벽을 응시하고 있다.

긍정적인 단서효과(cueing effect)를 보여 주는 연구는 무시의 주의이론(attentional theory)를 지지하는데, 여기에서 무시가 있는 환자는 왼쪽 공간에 주의를 기울이도록 지시를 받는다. 또한, 무시가 있는 환자는 병변과 동측 공간(ipsilesional space)의 왼쪽을 무시하는 경향을 보인다는 연구 결과도 그러하다(즉, 환자는 오른쪽 시야에 제시된 시각적 제시물의 왼쪽 절반에 민감성이 저하되어 있다). 그러나 Hornak(1992)과 Karnath와 Fetter(1995)는 좌측무시 환자가 깜깜한 방에서 (존재하지 않는) 목표물을 찾을 때 오른쪽으로 주의가 쏠리는 것을 볼 수 있는데, 이는 주의결속이론이나 주의해지이론과 맞지 않는다고 보고하였다.

무시는 전통적으로 병변 반대 측 현상(contralateral phenomenon)으로 간주되어 왔다. 즉, 뇌손상의 반대 측 시야 절반에 있는 모든 자극을 무시한다는 것이다. 그러나 최근 연구는 무시가 전체적으로 반대 측 시야에 일관된 것은 아닐 수 있으며, 반대 측 시야에 영향을 미치는 것보다는 훨씬 덜하겠지만 동측 시야에 영향을 미칠 가능성도 있을 것이라고 제시하였다. Taylor(2003)은 다음과 같이 언급하였다.

> 무시의 정의… 뇌손상의 반대 측에 있는 모든 자극은 무시된다고 설명한다. 그러나 이러한 주장이 맞지 않을지도 모른다. 반대 측으로 갈수록 자극이 무시될 확률이 높아지고 중앙에 가까운 자극일수록 무시될 확률이 낮아지는, 그 정도가 달라지는 시야를 상상하는 것이 더 현실적일 수 있다. 무시가 심한 환자는 주의가 미치지 않는 영역이 클 것이고, 무시가 경한 환자는 이러한 영역이 상대적으로 작거나 특정 상황에서만 나타날 것이다(p. 67).

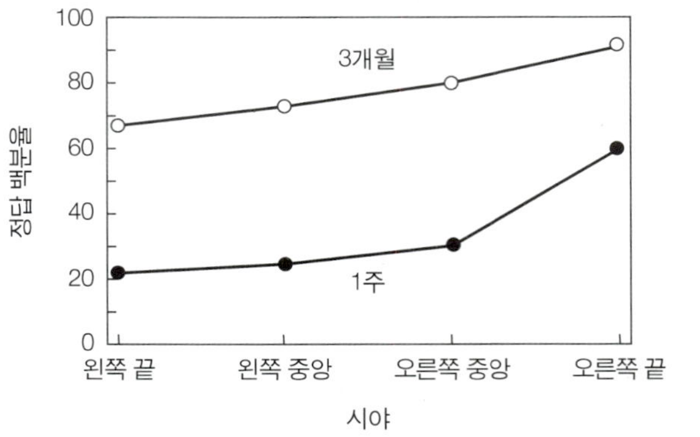

그림 10-2 시공간 무시가 있는 환자 27명의 발병 후 일주일과 3개월 후 실시된 선 지우기 검사에서 4분면에 걸친 점수의 변화. 발병 후 1주에 무시는 오른쪽 끝 시야까지 확장되어 있다. 발병 후 3개월에 오른쪽 끝 시야에 약간의 무시는 보이지만 왼쪽에서 오른쪽으로 갈수록 향상되어 간다.

출처: Cassidy TP, Lewis S, Gray CS: Recovery from visuospatial neglect in stroke patients, *Journal of Neurology, Neurosurgery and Psychiatry* 64: 555-557, 1998.

Cassidy 등(1998)은 27명의 우측 뇌경색으로 좌측무시를 보인 환자를 발병 일주일 안에 3개의 선 지우기 검사를 이용하여 좌측과 우측 시야에 걸쳐 무시 정도를 측정하였고, 1개월이나 2개월 후, 3개월 후에 재검사를 하였다. 발병 후 일주일이 된 시점에서 검사를 하였을 때 환자는 왼쪽과 오른쪽 시야에서 모두 오류를 보였는데, 시야의 왼쪽 끝에서부터 오른쪽 끝으로 갈수록 점차 수행이 향상되었다(그림 10-2). 발병 후 3개월이 되어서는 선 지우기 검사의 수행이 시야의 4사분면에서 모두 크게 향상되었는데, 오른쪽 끝의 사분면에서 가장 큰 향상을 보였다(그림 10-2).

질병의 부인. 질병의 부인[denial of illness, 질병인식불능증(anosognosia)]은 우뇌손상의 결과로 흔히 나타나는데, 특히 우측 두정엽에 손상이 있을 때 그러하다. 질병의 부인은 중증도를 반영한다. 어떤 우뇌손상 환자는 장애를 인정은 하지만 무관심하다. 어떤 환자는 장애를 인정은 하지만 그 정도나 영향을 과소평가하는데, 한 우뇌손상 환자가 심한 좌측 반마비(hemiplegia)가 있으면서도 자신의 마비된 왼쪽 팔과 다리는 약간 힘이 약할 뿐이며 계단을 올라갈 때만 문제가 된다고 주장하였던 것과 같다. 가장 극단적으로 부인하는 환자는 마비(paralysis), 감각 상실(sensory loss), 시야 실명(visual field blindness)과 같은 주요 장애가 있다는 것을 부정하고, 심지어 어떤 환자는 자신이 마비된 팔다리의 주인이 아니라고 하기도 하는데, 한 여자 환자는 일어나 보니 자신의 침대에 다른 사람의 다리가 있다고 불평하였다. 이러한 환자들은 자신의 신체적 능력 밖의 활동을 하겠다고 우길 수 있는데, 왼쪽 마비가 있던 한 환자는 스케이트 경기에 출전하기 위해 훈련을 받아야 한다고 주장하였다. 우뇌손상 환자들 중에 덜 뚜렷한 장애 부인의 패턴을 자주 볼 수 있는데, 오류를 무시하고, 누군가 그들에게 주의를 환기시켰을 때 자신의 실수에 대해 이야기를 지어 내고, 논쟁하고, 정당화하기도 한다. 어떤 여자 환자는 자신이 쓴 문장에 대해 질문을 하였을 때, "어, 물론 이건 말이 되지 않아요. 하지만 당신이 저한테 말이 되게 써야 한다는 말은 안 하셨잖아요."라고 하였다.

구성장애. 다수의 뇌손상 환자들은 기하학적 디자인을 그리거나, 보고 그리게 하거나, 색블록으로 디자인을 만들게 하거나, 평면의 막대를 보고 그리게 하거나, 나무 블록을 이용해서 3차원 구성을 그리게 하면 잘하지 못한다. 그러한 과제에서 감각이나 운동장애가 없이 수행에 어려움을 보이는 것을 **구성장애**(constructional impairment)라고 한다(구성 실행증(constructional apraxia)으로 잘못 불리기도 한다).

임상 Tip. 실행증(apraxia)은 자발적이고 순서적인 움직임의 계획과 실행이 손상되는 장애이다. 구성장애는 운동 계획의 장애라기보다는 시각공간적, 감각적 그리고 조직화의 장애이다.

구성장애는 어느 쪽 대뇌반구의 손상이건 나타나지만 우뇌손상일 때 더 자주 그리고 더 심하게 나타나며, 특히 우측 두정엽이나 우측 두정-후두엽(prieto-occipital) 영역의 손상 후에 그러하다. 좌뇌손상 환자 또한 구성 검사에서 오류를 보이며, 오류의 수로는 좌뇌손상 환자와 우뇌손상 환자를 변별할 수 없다(Gainotti & Tiacci, 1970). 그러나 좌뇌손상 환자와 우뇌손상 환자의 오류 유형은 같지 않다.

우뇌손상 환자는 급하고 충동적으로 반응을 하는 경향이 있다. 그들은 잦은 오류를 보이고 그림에 다시 선을 덧칠하거나 막대나 블록 디자인을 목적 없이 다시 배열하며 이를 수정하려고 한다. 그들은 종종 그림이나 구성의 왼쪽에 있는 세부적인 것을 생략하고, 무시가 심한 환자들은 시야 왼쪽 공간에 있는 것을 모두 생략한다. 그들은 그림을 보고 베껴 그릴 때, 가외로 선을 추가하고, 그림을 회전시키거나 분해하고, 3차원의 그림을 2차원으로 그린다. 그들이 그린 그림은 분해되어 있고, 조직화되어 있지 않으며, 복잡하고, 종종 종이의 오른쪽으로 몰려 있다.

우뇌손상 환자가 충동적인 반면, 좌뇌손상 환자는 신중하다. 좌뇌손상 환자는 잘못 시작하고, 주저하며, 자가수정으로 느리게 반응하지만 보통 실수를 하지 않으며, 그런 경우는 다시 시작하여 수정한다. 그들은 그림이나 구성을 단순화하고, 그림의 비율과 차원이 맞게 그리지만 각도와 선은 일그러져 있다. 그들의 그림은 불완전하고 서투르게 보이지만 응집력이 있다. 좌뇌손상 환자는 보고 그릴 수 있는 모델이 있으면 더 잘하지만, 우뇌손상 환자는 그렇지 않다(Hecaen & Assal, 1970). 여러 가지 차이점이 그림 10-3에 잘 나타나 있는데, 이 그림은 좌뇌손상 환자와 우뇌손상 환자가 같은 도형 그림을 보고 그린 것이다.

지형장애. 지형장애(tophographic impairment)[간혹 **지형 지남력 장애**(topological disorientation)라고도 함]는 환자가 개체 외적 공간(extrapersonal space)에 대한 위치 파악이 어려운 상태를 말한다. 지형장애가 있는 환자는 친숙한 노선을 따라가고, 지도를 읽고, 길을 가르쳐 주거나 외적 공간에 대한 내적 표상에 의존하는 과제를 수행하는 데 어려움을 보인다. 지형장애는 우뇌손상 후에 자주 나타난다. Myers(1994)는 최소한 이 영역에서 우뇌손상 환자가 보이는 문제의 일부는 친숙한 주요 지형물(landmark)을 인식하지 못하거나 새로운 지형물을 학습하지 못해서 생기는 것일 수 있는데, 이는 환자들이 시각적 단서에 주의를 기울이지 못하기 때문이라고 밝혔다. 구성장애가 있는 일부 환자는 길안내

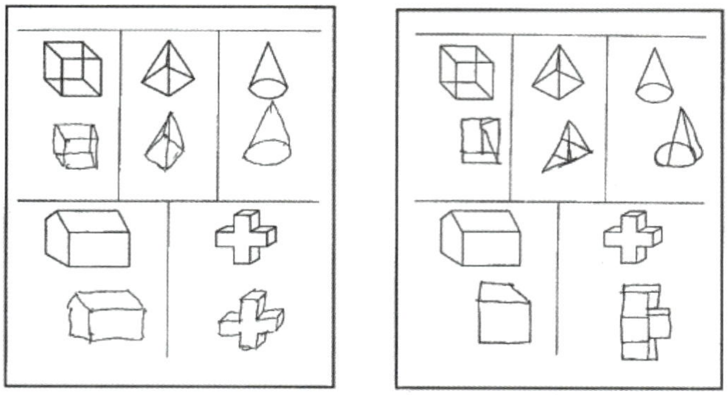

그림 10-3 그림 보고 그리기 검사에서 좌뇌손상 환자(왼쪽)와 우뇌손상 환자(오른쪽)의 수행

의 순서를 계속 스스로에게 이야기하는 것을 통해 장애를 보상한다. 한 우뇌손상 환자는 자신의 병실로 돌아가는 길을 다음과 같은 순서를 계속 자신에게 말함으로써 찾았다고 보고하였다.

> 로비의 끝까지 간다. 그리고 양쪽 길을 다 본다. 끝에 창문이 있는 쪽을 찾는다. 그쪽으로 내려간다. 간호사실을 지나 첫 번째 방이 내 병실이다.

임상 Tip. 스스로에게 말을 건네는 우뇌손상 환자의 이러한 능력을 통해 지남력 장애가 있는 환자와 혼동(confusion)이 있는 환자를 구별할 수 있다. 혼동이 있는 환자도 쉽게 길을 잃지만 스스로 어디에 있는지 또는 어떻게 그곳에 가게 되었는지를 전혀 모른다.

지리 지남력 장애. 지리 지남력 장애(geographic disorientation)는 지형장애에 비해 드물게 나타나지만 종종 두 가지가 함께 발생한다(Tompkins, 1995). 지리 지남력 장애가 있는 환자는 최소한 그들을 둘러싸고 있는 일반적인 환경을 인지하지만 자신이 어디에 있는지 알지 못한다(미네소타 주의 병원에 있는 한 환자는 자신이 남아프리카의 병원에 있다고 믿었다. 같은 병원에 있던 다른 환자는 자신이 남다코타에 있는 학교에 있다고 생각하였다). 지리 지남력 장애는 시간과 사람에 대한 지남력과는 구분이 된다. 지리 지남력 장애가 있는 환자는 몇 년, 몇 월, 며칠인지 알고, 자신이 누구인지도 알고, 주변 사람들과의 관계에 대한 최소한의 일반적인 상식을 가지고 있지만, 자신이 어디에 있는지에 대해서는 혼란스러워한다. 지리 지남력 장애에 대한 원인은 알려져 있지 않다. 지리 지남력 장애는 환자가 직접적으로 자신을 둘러싸고 있는 환경에서 얻을 수 있는 단서에 기초하여 지리적 장소에 대한 심적 표상을 구성하는 능력의 장애로 인해 발생할 수 있다(Tompkins, 1995).

임상 Tip. 다수의 입원 환자들은, 뇌손상 환자뿐만 아니라 뇌손상이 없는 환자도 입원한 지 며칠이 지나고 나면 요일에 대한 개념이 없어지는데, 이는 대부분의 병원에는 무슨 요일인지를 알려 주는 표시가 거의 없기 때문이다. 하지만 대부분의 입원환자들은 지리적으로 그들이 어느 곳에 있는지는 안다.

재생 가능 기억착오. 재생 가능 기억착오(reduplicative paramnesia)라고 하는 이례적인 장애는 우뇌손상 후에 간헐적으로 발생한다. 재생 가능 기억착오 환자는 사람, 장소, 신체 일부나 사건의 복사판이 있다고 믿는다. 한 환자는 그의 고향에 똑같은 2개의 병원이 있다고 주장하였고, 다른 환자는 왼쪽 다리가 2개라고 주장하였으며, 또 다른 환자는 똑같은 두 명의 남편과 살고 있다고 하였다. 재생 가능 기억착오의 원인은 알려져 있지 않지만, 이는 아마도 공간 지각의 문제와 시각 기억력 장애와 관련이 있는 것 같다. 재생 가능 기억착오는 우뇌손상과 강력한 상관을 보이지만, 구체적으로 우뇌의 어떤 영역의 손상에 기인하는지 알려진 바가 없다.

시지각장애. 우뇌손상 환자는 일반적으로 전형적인 모습을 띤 실제 사물을 확인하거나 사진 또는 기본적 방향에서 사실적으로 그려진 사물을 인식하는 데에 별다른 어려움이 없다. 시지각장애(visuoperceptual impairment)는 우뇌손상 환자에게 미완성이거나 왜곡되거나 전형적인 형태에서 변형된 사물, 사진, 그림을 확인해 보도록 했을 때 뚜렷해진다(Myers, 1994). 환자들은 사물의 그림이 다른 사물의 그림과 겹쳐져 있을 때 어려워하며, 친숙한 사물이 미완성 또는 조각난 형태로 그려져 있거나, 그림 10-4와 같이 일상적이지 않은 방향에서 보이거나, 일상적이지 않은 크기의 관계로 그려져 있을 때 종종 알아보지 못한다. 우뇌손상 환자의 시지각장애는 지각적이라기보다는 구성적인 문제인 것 같다. 환자는 인지하지 못한 자극의 시각적 특성을 묘사하는 데 어려움을 보이지 않는다. 시각적 자극이 단순하고, 명확

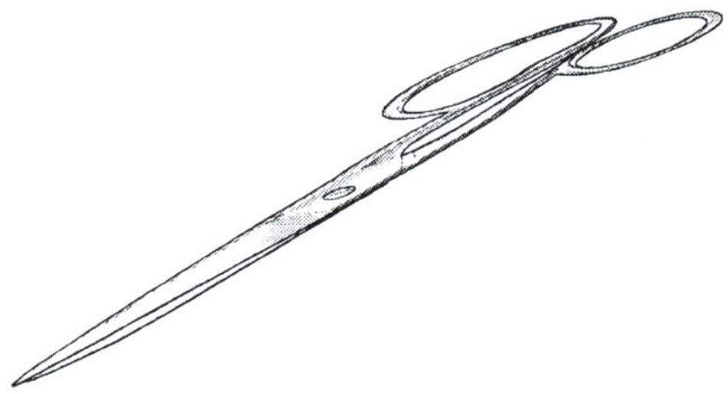

그림 10-4 일상 사물을 일반적이지 않은 방향에서 그린 그림. 우뇌손상 환자는 보통 친숙한 사물을 일반적이지 않은 방향, 일반적이지 않은 크기의 관계, 또는 왜곡된 형태로 그리면 이를 알아보는 데 어려움을 겪는다.

하고, 명료하면 우뇌손상 환자는 정상적으로 반응하지만, 자극이 미완성이거나 명료하지 않거나 왜곡되어 있으면 그것을 잘못 해석하는 경향이 있다.

얼굴인식장애. 일부 우뇌손상 환자는 얼굴의 특성을 보고 친숙한 사람을 인식하는 일이 불가능하다. 환자는 또한 유명인사의 사진을 알아보거나 여러 사람의 사진이 섞여 있는 중에서 전에 본 적이 있는 사람의 사진을 골라내는 것과 같이 얼굴 특성을 지각하고 통합하는 능력이 필요한 다른 과제에서도 낮은 수행을 보인다. 이러한 얼굴인식장애(facial recognition deficits)를 **얼굴인식불능증**(prosopagnosia: 얼굴과 지식이라는 그리스어에서 온 말)이라고 한다. 얼굴인식장애는 실제 얼굴이나 사진뿐만 아니라 간혹 만화나 얼굴을 선으로 그린 것을 지각하는 데도 영향을 미치며, 사람의 얼굴 이외에서도 발생할 수 있다. 예를 들어 우뇌에 뇌졸중이 생긴 후 서로 다른 새들의 종류를 더 이상 구별할 수 없게 된 조류 관찰자와 자신의 소들을 인식할 수 없게 된 농부를 들 수 있다(Albert, Goodglass, Helm과 동료들, 1981). 얼굴 특징을 통해 다른 사람을 인식할 수 없게 된 사람은 종종 그 사람이 말을 할 때 알아채거나 옷, 머리 색깔과 스타일, 신체 특성, 걸음걸이와 같은 다른 특성을 통해 그 사람을 알아본다.

임상 Tip. 아마도, 그 조류 관찰자는 새들의 노래 소리를 통해 아직도 종류를 구별할 수 있을 것이며, 그 농부는 소들의 울음 소리나 색깔이나 걷는 모습을 보고 자신의 소를 알아낼 수 있을 것이다.

얼굴인식불능증이 있는 일부 환자는 얼굴을 보고 여자인지 남자인지, 늙은 사람인지 젊은 사람인지, 사람인지 동물인지를 구별하지 못한다. 얼굴인식불능증은 보통 뒤쪽 우뇌반구의 손상으로 발생하지만(Hecaen & Angelergues, 1962; Warrington & James, 1967; Whitely, 1977), 지속적인 얼굴인식불능증은 양측 손상인 경우에 나타날 것이다((Albert, Goodglass, Helm과 동료들, 1981; Cohn, Neumann, & Wood, 1977; Damasio, 1985; Damasio & Damasio, 1983; Meadows, 1974). 얼굴인식불능증은 시공간 지각 능력(visuospatial perception)의 장애로 인해 발생하는 것이 아니며(McKeever & Dixon, 1981), 얼굴에 나타난 감정을 인식하지 못하는 것에 의한 것도 아니다(Cicone, Wapner, & Gardner, 1980; Ley & Bryden, 1979). 몇몇 얼굴인식불능증 환자는 한두 명의 친척과 친구들이 사기꾼에게 납치되어 그와 똑같은 사람으로 대체되었다고 주장하는데, 이런 상태를 **카프그라 증후군**(Capgras syndrome)이라고 한다.

임상 Tip. 카프그라 증후군은 1923년 프랑스의 정신과 의사 Jean Marie Joseph Capgras가 처음으로 설명하였다. 사칭하는 사람은 주로 환자의 삶에 중요한 인물인데, 예를 들어 결혼을 한 사람이라면 배우자이다. 카프그라 증후군 환자는 간혹 자기 자신을 스스로의 대리인이라고 생각한다. 때로 그러한 망상은 개인의 소지품이나 가구와 같은 무생물체로 확대되기도 한다. 카프그라 증후군은 정신병, 외상뇌손상, 약물 남용, 치매 그리고 뒤쪽 우뇌 손상과 같이 뇌를 손상시키는 여러 조건과 관련되어 있다. 환자는 보통 자신의 지각력이 정상이 아니라는 것을 의식하고 있지만 자신이 맞다고 확신한다.

감정의 인식과 표현

우리의 감정에 대한 경험은 변연계(limbic system)의 산물이지만, 다른 사람의 감정에 대한 우리의 인식과 우리 스스로의 감정에 대한 표현은 오른손잡이 성인에서 많은 부분 우뇌의 지배를 받는 것 같다(Tucker & Frederick, 1989). 우뇌손상 환자는 종종 다른 사람의 표정에 나타난 감정이나 음성의 어조를 알아차리지 못하는 것 같고, 자신의 감정을 표현하기 위해 목소리의 어조나 표정의 변화를 사용하지 못하는 것 같다. 이러한 장애의 원인은 알려져 있지 않지만, 우뇌손상 환자는 다른 사람의 말에서 감정을 나타내는 운율의 단서를 파악하지 못하거나 얼굴 표정이 의미하는 감정의 변화를 읽지 못할 수 있다. 또한 결혼식이나 장례식과 같은 전형적인 감정 상황에 관련된 감정적인 어조를 알아차리지 못할 수 있다.

임상 Tip. 변연계는 대뇌피질, 피질하 구조 그리고 그것을 간뇌(diencephalons) 및 뇌줄기(brainstem)와 연결하는 경로(pathways)를 포함하는, 계통발생적으로 오래된 구조이다. 변연계의 기능은 먹는 행동, 공격, 감정의 표현 그리고 성적인 반응의 내분비적 측면을 포함하는 개체의 생존 및 종족 보존과 관련된다.

다수의 우뇌손상 환자들은 음성의 높이나 억양에서 나타나는 감정의 운율적 표지의 중요성을 알아차리지 못하는 것 같다. 이러한 장애가 실제 기저의 감정 기능이 손상된 것을 보여 주는 것인지에 대해서는 확실하지 않다. 우뇌손상 환자가 감정의 운율적 지표에 둔감한 것은 높낮이나 억양 패턴에 대한 정확한 지각과 감정적 중요도를 연결하는 것이 불가능해서라기보다는, 높낮이와 억양 패턴에 관련된 음향학적 정보를 지각하고, 변별하고, 처리하지 못해서라는 일부 증거가 있다. 그러나 환자들은 감정의 운율적 지표에 적절한 의미를 연결시키지 못함에도 불구하고, 올라가고 내려가는 음성의 억양 패턴을 구별할 수 있다(Robin, Tranel, & Damasio, 1990).

많은 연구자들이 우뇌손상 환자가 감정을 나타내는 얼굴 표정을 바르게 해석하지 못한다고 보고해 왔다(Blonder, Bowers, & Heilman, 1991; Cicone, Wapner, & Gardner, 1980; DeKosky, Heilman, Bowers와 동료들 1980). 우뇌손상 환자의 얼굴 표정 해석은 일반적으로 감정을 연기하는 정지된 표정의 사람의 사진을 보여 주면서 검사를 해 왔다. 표현에 대한 동작 단서를 활용할 수 없기 때문에, 사진에서 묘사되고 있는 감정의 확인은 시공간적 정보의 분석에 완전히 의존하게 된다(예: 좁아진 눈, 아래쪽으로 처진 입꼬리). 우뇌손상 환자는 시공간 정보를 분석하고 개별적인 특성을 전체로 모아서 통합하는 데 어려움을 보이기 때문에, 얼굴 표현을 해석하지 못하는 문제가 사실은 시공간 정보를 분석하고 통합하기 어려운 기저의 장애를 반영하는 것일 수 있다(Myers, 1999).

임상 Tip. Myers(1999)에 따르면, 우뇌손상 환자는 사람의 얼굴 표정을 인식하지 못하는 것에 대해 거의 불평을 하지 않는데, 이는 아마도 환자가 그 사실을 깨닫지 못하기 때문인 것 같다고 언급하였다.

몇몇 연구는 우뇌손상 환자가 짧은 이야기의 감정적 어조와 그림 장면을 연결시키는 과제(Cicone, Wapner, & Gardner, 1980), 그림 장면에 묘사된 감정을 확인하는 과제(Bloom, Borod, Obler과 동료들, 1992; Cancelliere & Kertesz, 1990) 또는 문장을 듣고 묘사된 감정을 확인하는 과제(Blonder, Bowers, & Heilman, 1991)에서 낮은 수행을 보인다고 보고하였다. 그러나 몇몇 상반된 결과들도 보고되었다. Tompkins와 Flowers(1985)는 우뇌손상 환자가 문장을 듣고 내포된 감정을 확인하는 수행이 좌뇌손상 환자와 유사하다고 보고하였다. Myers(1994)는 상황이나 문장, 이야기의 감정적 어조를 결정하기 위해서는 감정적 어조가 존재한다는 것을 인식하고, 감정을 나타내는 단서들을 변별하며, 그 단서들을 전반적인 감정의 표상과 통합해야 하는데, 이 모두는 우뇌손상 환자가 특징적으로 문제를 보이는 것들이다.

요약하자면, 많은 우뇌손상 환자는 말의 운율이나 얼굴 표정, 이야기, 그림 표현이 가지고 있는 감정적 어조를 식별하는 데 제한된 능력을 보이는데, 이는 최소한 과제 상황에서 이와 같은 자료를 제공하고 감정적 어조를 확인하도록 하였을 때 나타난다. 그러나 이러한 과제에서 보이는 비정상적인 수행이 실제로 감정 식별 능력의 장애를 반영하는 것인지, 다른 어떤 인지처리과정이나 처리과정의 장애로 인한 것은 아닌지는 분명하지 않다. 기저의 원인이 어떠하든 간에 다수의 우뇌손상 환자는 일상생활의 상호작용에서 감정을 인식하고 표현하는 데 손상이 있는 것 같다. 이들은 다른 사람의 얼굴 표정과 어조에 나타난 감정에 둔감해 보이며, 말이나 얼굴 표정, 몸짓 또는 상황에 대해 감정의 의미를 부여하더라도 자주 잘못된 감정과 연결시킨다.

주의력 장애

주의력 장애(attentional impairment)는 뇌손상 환자에게서 흔히 관찰되며, 우뇌손상 환자도 예외는 아니다. 우뇌손상 환자의 표면적인 증상 중 다수가 기저의 주의력 처리과정 장애를 적어도 일부분이라도 나타내는 것일 수 있다. 많은 우뇌손상 환자는 주의의 초점을 맞추고, 유지하고, 이동하는 데 어려움을 보인다. 이러한 장애로 인해 우뇌손상 환자는 치료 활동에 초점을 유지하는 것이 어렵거나 불가능하다. 주의력 장애로 인해 우뇌손상 환자의 일상생활은 어려워진다. 상황과 사건의 전반적인 의미를 알 수 없게 되고, 중요하지 않은 일과 중요한 일의 구별을 어려워하며, 정보의 요소들 간의 관계를 파악하지 못하고, 대화 상대자와의 상호작용에서 적절한 패턴을 유지하지 못하며, 말과 글에 응집력이 없게 된다.

주의력이 여러 인지적 처리과정의 상호작용을 나타낸다는 것은 명백하며, 일부 학자는 주의처리 과정을 서로 다른 기저의 기술을 나타낸다고 믿는 여러 요소로 나누었다. 우뇌손상 환자는 다음과 같은 주의처리 과정의 부분 또는 전체에 장애를 보일 수 있다(다음의 주의력 처리과정에 대한 논의는 제4장을 참조하라).

- **각성**(arousal)—반응을 위한 생리적이고 행동적인 준비
- **경계**(vigilance)—자극에 대한 지속적인 민감성

일반 개념 10-1

- 대뇌반구 기능에 대한 현대 이론은 좌뇌는 선형적인 처리과정에 적합한 순서적인, 시간 관련 자료의 처리에, 우뇌는 비선형적이고 공간적으로 분포된 배열의 처리에 더 전문화되어 있다고 한다.
- 우뇌손상 환자의 약 절반이 심한 의사소통장애를 보인다. 우뇌 피질에 손상이 있고, 왼손잡이 가족력이 있으며 낮은 교육수준의 환자가 의사소통장애를 많이 보이는 것 같다.
- 문헌에 묘사된 우뇌손상 환자는 타인에게 무감하고 자신에게 열중하며, 사회적 합의를 염두에 두지 않고, 신체적 · 정신적 장애에 무관심하고, 관련 없는 말, 장황하고 두서없는 말을 하며, 추상적 자료나 내포된 의미에 둔감하며, 복잡한 사건의 전반적인 중요도를 파악하지 못한다.
- 일부 우뇌손상 환자는 수동적으로 행동하고 감정 변화가 없으며 주의력 유지에 문제를 보인다.
- 문헌에 묘사된 우뇌손상 환자는 앞쪽 우뇌손상 환자에 편향되어 있는데, 이러한 환자들은 뒤쪽 우뇌손상 환자들보다 입원 기간이 길어서 우뇌 연구에 포함되기 때문인 것 같다.
- 좌측무시는 우뇌손상 환자들에서 흔히 관찰되는 증상이다. 좌측무시 환자가 종종 좌측 동측 반맹을 보이기는 할지라도, 시야 실명이 무시를 초래하지는 않는다. 무시는 보통 뇌손상 후 며칠에서 몇 주 안에 회복된다.
- 무시를 설명하는 몇 가지 이론이 있다. 표상이론은 외부 공간에 대한 심적 표상이 손상되어 무시가 초래된다고 설명한다. 각성이론은 우뇌손상 환자는 무시된 공간의 자극에 덜 민감하다고 설명한다. 주의결속이론은 우뇌손상 환자가 무시된 공간으로 주의력을 기울이는 것이 어렵다고 설명한다. 주의해지이론은 우뇌손상 환자의 주의력이 무시가 없는 공간의 자극에 붙잡힌 것이라고 설명한다.
- 질병 부인(질병인식불능증)은 우뇌손상으로 인해 흔히 보이는 행동 증상이다. 질병인식불능증 환자는 신체, 인지, 의사소통의 장애를 부인하거나 최소화한다.
- 구성장애(기하학적 디자인을 그리거나 베껴 그리지 못함)는 우뇌손상으로 인해 흔히 발생하는 증상이다.
- 간혹 우뇌손상 후에 지형장애와 지리 지남력 장애를 보인다. 지형장애가 있는 환자는 외부 공간에 대한 내적 표상이 왜곡된 것처럼 보인다. 지리 지남력 장애 환자는 친숙한 사람, 장소, 물건에 대한 지리적 위치에 혼동을 보이는데, 이는 아마도 환자 주변에서 제공되는 단서로부터 장소를 추론하지 못하기 때문인 것 같다.
- 시지각장애(일반적이지 않은 형태로 제시되는 사물, 사진이나 그림을 인식하기 어려움)와 얼굴인식장애(얼굴을 인식하지 못함)는 우뇌손상으로 인해 흔히 발생하는 증상이다. 이러한 장애는 시각적 정보의 요소들을 지각된 자극의 결속적 표상으로 통합하지 못하는 것을 나타내는 것 같다.
- 일부 우뇌손상 환자는 얼굴 표정, 몸짓, 상황이나 말의 요소가 지닌 감정의 색조에 둔감한 것 같다. 어떤 환자는 말의 억양, 얼굴 표정, 몸짓으로 감정적 어조를 의사소통하지 못한다. 이러한 환자들의 장애가 실제로 감정 그 자체의 손상인지, 아니면 다른 어떤 인지처리과정의 문제로 인한 것이 아닌지는 확실하지 않다.
- 주의력 장애는 우뇌손상 후에 흔히 발생한다. 이러한 장애는 각성, 경계, 지향성, 지속 주의력, 선택 주의력, 교대 주의력, 또는 분할 주의력에 영향을 미칠 수 있다.

- 지향성(orienting)—자극을 향한 주의의 방향
- 지속 주의력(sustained attention)—시간이 지나도 주의를 유지하는 것
- 선택 주의력[selective attention, 간혹 집중 주의력(focused attention)이라고 하기도 함]—경쟁적이거나 방해하는 자극이 존재하는 상황에서 주의력을 유지하거나, 배열된 자극 중 각각의 자극에 주의하는 것
- 교대 주의력(alternating attention)—과제 요구의 변화나 의도의 변화에 맞춰 자극에서 자극으로 주의를 옮기는 것
- 분할 주의력(divided attention)—동시에 하나 이상의 활동을 수행하는 것

우뇌손상과 관련된 의사소통장애

지각, 감정 그리고 주의력 장애에 덧붙여, 다수의 우뇌손상 환자는 의사소통장애를 갖는데, 이로 인해 감정을 교류하고, 자신을 일관적이고 효율적으로 표현하며, 유머와 풍자, 문자 그대로 해석되지 않는 자료를 이해하고, 대화에서 적절히 행동하는 데에 어려움을 보인다.

말 운율의 감소

다수의 우뇌손상 환자는 말의 높낮이와 크기에 정상적인 변화가 부족하여 말소리가 단조롭고 감정이 결여된 것처럼 들린다. 또한 많은 환자가 일반적으로 말에 동반되는 비구어적 움직임(예: 고개 끄덕임, 몸짓)의 자발성과 다양성이 감소되어 있다. 우뇌손상 환자의 감정 표현에서 가장 두드러지는 것이 운율장애이지만, 감정적이지 않은 발화 또한 자주 영향을 받는다. 이러한 운율장애는 다음과 같다.

- 정상적인 발화 속도보다 느리고, 소리와 음절, 그리고 단어 사이에 간격이 균등하여 마치 로봇이 말하는 것과 같음.
- 구와 문장에서 중점적 강세의 감소(예: '*George*가 Linda의 차를 부숴다' 대신에 'George가 *Linda*의 차를 부숴다').
- 높낮이의 변화가 감소하여 억양이 제한적이고, 질문(위로 올라가는 높이 변화)과 주장(아래로 내려가는 높이 변화)의 구별이 안 됨.

어떤 우뇌손상 환자가 운율 변화가 없는 말을 하는 경향이 가장 높은지는 명확하지 않다. Bryden과 Ley(1983), Shapiro와 Danley(1985)는 이러한 현상이 우측 전두엽의 손상에 기인한다고 보았다. Colsher 등(1987)은 우측 전두엽 손상 환자는 기본적으로 음성 높낮이 변화에 있어서 정상이라고 주장하였다. Myers(1994)와 Tompkins(1995)는 일부 우뇌손상 환자의 말 운율(speech prosody) 감소는 기저에 존재하는 감정의 장애로 인한 것이라기보다는 근육의 약화[마비말장애(dysarthria)]로 인해 초래되는 것 같다고 주장하였다. 또한 Tompkins는 독자에게 말 운율의 감소가 때로 우뇌가 아닌 영역의 뇌손상으로 인해 발생한다는 것을 상기시켰다.

간혹 우뇌손상 환자는 자신의 음성이 감정적 상태를 전달하지 않는다는 것을 자각하고, 명제적 발화를 통해 감정의 전달을 보상하는 것 같다. 예를 들어 우뇌손상 환자가 어려운 치료 활동을 하던 중에 임상가에게 (단조로운 어조로) 다음과 같이 말하였다. "선생님은 잘 모르시는 것 같아서, 제가 말을 해야 할 것 같은데 나는 이거 하는 데 질렸어요." 일부 우뇌손상 환자가 목소리의 운율이 부족한 것을 말로 보상하는 것은 운율장애가 반드시 기저의 감정 장애를 의미하지는 않는다는 것을 말한다. 그러나 말의 운율을 통해 감정을 전달하지 못하는 사람 중 다수가 다른 사람의 말의 운율과 얼굴 표정 또한 이해하지 못하며, 이로 인해 기저의 감정 장애가 있다는 가정을 믿게 하는 것이 사실이다.

연결발화 내용과 조직화의 이상

우뇌손상 환자의 가장 두드러진 의사소통장애는 환자들의 과도하고 작화적(confabulatory)이며 간혹 부적절한 연결발화(connected speech)를 보인다는 것이다. 이러한 비정상성은 우뇌손상 환자가 그림이나 연결그림 또는 다른 사람이 말해 준 것에 대해 말하거나 다시말하기를 하는 과제에서 담화를 산출할 때 뚜렷해

진다. 이와 같은 상황에서 그들이 산출한 말은 과도하고(excessive) 장황하며(rambling)(Gardner, Albert, & Weintraub, 1975), 반복적이고(repetitive) 부적절하며(irrelevant)(Tompkins & Flowers, 1985), 주제를 벗어나고(tangential), 빗나가며(digressive), 비효율적(inefficient)(Myers, 1994)이라고 묘사되어 왔다. 환자들은 뇌손상이 없는 성인이나 좌뇌손상 환자보다 더 많은 단어를 사용하지만, 주는 정보는 더 적다(Diggs & Basili, 1987; Myers, 1979; Rivers & Love, 1980). 그들의 이야기는 조각나 있고, 결속성이 부족하며, 전반적인 주제나 요점이 없는데, 왜냐하면 부수적인 세부사항에 초점을 두는 경향이 있고, 사건들 사이의 관계를 형성하지 못하고, 관련이 없는 설명을 삽입하고, 개인적인 경험과 의견을 자신의 이야기 속에 끼워 넣기 때문이다. 그림 10-5의 설명 내용은 이와 같은 특성을 보여 준다.

이 환자는 세 가지 추론을 하는 것으로 시작한다. 하나는 정확하고 적절하며("이건 집안의 장면인데요."), 나머지 2개는 정확할 수는 있으나 부적절하다("봄날 같아 보이네요.", "미네소타 같지는 않은데."). 그런 다음 환자는 그림의 오른쪽에 있는 요소들을 계속 열거하며 간헐적으로 부적절한 설명을 끼워 넣는다. 조리대 위에 보이는 접시와 2개의 컵을 모자와 2개의 운동모자(그러나 그 크기를 추정하면 아동용이 분명하다.)라고 잘못 해석한 다음, 환자는 싱크대의 물이 넘치는 문제를 감지하기 시작한다. 언어임상가가 환자를 그림의 왼쪽 편으로 유도하자, 환자는 그림의 요소를 열거하기 시작한 다음 마침내 적절한 해석에 도달한다. 그는 찬장 문을 창문으로 잘못 해석하면서 끝을 맺는데, 그 '창문'에 커튼이 없다는 것은 바르게 지각한다. 이 환자의 이야기는 우뇌손상 증후군의 특성을 많이 포함하고 있다. (1) 환자는 그림의 오른쪽에 초점을 둔다. (2) 그는 그림의 요소를 열거하는 것으로 시작하여 느리게 요소들 간의 관계를 나타내는 해석을 발전시킨다. (3) 그는 부적절하고 관련이 없는 설명을 첨가한다. (4) 시각적 정보를 잘못 해석한다. (5) 그는 시각적 정보나 기저의 관계에 대한 해석에 맞는 추론을 하지만, 그 추론은 그림에 묘사된 실제 의미와는 맞지 않다.

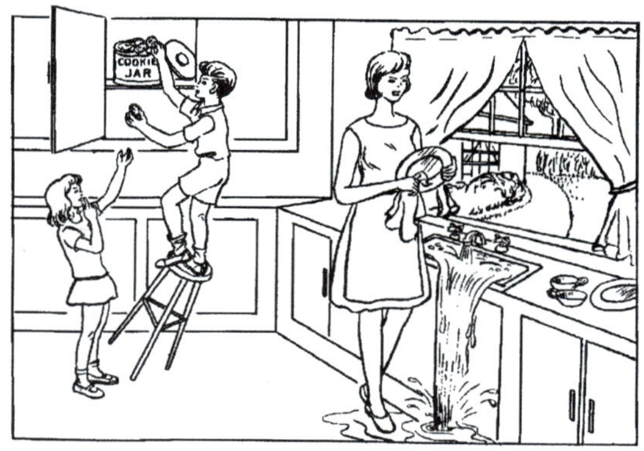

"음, 이건 집 안의 장면인데요. 화창한 봄날 같아 보이네요. 창문이 열려 있어요. 미네소타 같지는 않은데. 아니면 파리나 모기가 들어오겠어요. 바깥에 나무 한 그루와 다른 창문이 보여요. 이웃들은 창문을 닫은 것같이 보여요. 별로 비싸지 않은 것 같은 신발을 신은 한 여자가 창문 근처에 있어요. 접시같이 보이는 걸 들고 있네요. 선반에 모자 하나와 아이들 머리에 맞을 것 같은 운동모자가 2개 있어요. 여자는 창문 밖을 바라보고 있고, 물이 나오고, 바닥에 흘러내려요. 여자가 배관공에게 전화를 해야 할 것 같은데요. **(임상가: 그림의 왼쪽을 가리키며 "이쪽에는 어떤 것들이 있죠?")** 음, 두 사람이 있어요. 아이들, 남자아이와 여자아이. 남자아이는 찬장에서 쿠키를 꺼내려 하고 있고 여자아이는 웃으며 손을 흔들고 있어요. 의자도 있어요. 아마 남자아이가 쿠키를 훔치고 있고 여자아이는 아마···. 또는 의자가 쓰러지려고 해요. 쿠키 단지 옆에 창문이 있어요. 그런데 거기에는 커튼이 없네요."

그림 10-5 우뇌손상 환자의 보스턴 실어증 진단 검사(BDAE)의 쿠키도둑 그림 설명

출처: Goodglass H, Kaplan E, Barresi B: *The Assessment of aphasia and related disorder*, ed 3, Philadelphia, 2001: Lippincott, Williams & Wilkins.

담화와 대화의 이해장애

실어증 환자는 문장이해 과제의 수행보다 담화를 더 잘 이해하지만, 대부분의 우뇌손상 환자는 그 반대인 것 같다(Brownell, 1988). 우뇌손상 환자의 담화이해장애는 환자의 담화 산출에서 나타나는 것과 같은 기저의 장애를 반영하며, 일상생활을 살아가는 능력에 지장을 초래한다. 즉, 사건 사이의 관계에 둔감하고, 사건이나 상황의 적절성에 대해 판단하지 못하고, 사건이나 상황에 대해 불완전한 분석에 기초하여 설익은 가정을 세운다.

다수의 우뇌손상 환자는 이야기와 대화에 함축된 의미를 이해하는 데 특히 어려움을 보이며(Brownell, Potter, Bihrle와 동료들, 1986), 듣거나 읽은 것의 문자적 해석 이상의 것을 이해하지 못하는 것처럼 보인다. 그들은 관용적 표현, 비유적 표현 그리고 은유를 문자 그대

로 해석한다. 또한 모순되고 부적절하며 터무니없는 말들을 알아내지 못하고, 그것을 진실이라고 받아들이기 위해 작화적이거나 이상한 이유를 댄다. 환자는 이야기나 대화 속에서 사실과 상황 또는 등장인물의 성격묘사의 적절성을 판단할 수 없고 이야기 속에서 교훈을 추출해 내지 못한다. 이와 같은 담화이해장애는 대화 이해로도 이어진다. Gardner 등(1983)은 이러한 환자들을 발견하였다.

> [그들은] 종종 발화의 내용, 수반되는 예측, 감정적 어조, 대화 교대의 시점을 완전히 이해하는 데 어려움을 보이는 것 같다. 그들은 추상적 문장의 처리와 논리적 추론 그리고 사고의 일관적인 흐름을 유지하는 데 어려움을 보인다(p. 172).

Myers(1999)는 Gardner와 동료들의 설명에 공감하였다. 그녀는 우뇌손상 환자가 대화에서 정보의 관련된 부분을 연결하지 못하고 조각조각 반응하며, 대화의 특성을 나타내는 상황적인 변수를 감지하지 못한다고 언급하였다.

우뇌손상 환자가 비문자적 언어(nonliteral language)에서의 어려움을 항상 보이는 것은 아니다. 때로 환자는 어떤 문맥에서 비문자적 의미를 감지하지 못하지만, 또 다른 맥락에서는 그것을 이해한다. 예를 들어, 비문자적으로 내포된 의미 내용을 나타내는 그림을 선택하지 못하는 일부 우뇌손상 환자가 그것을 말로는 설명할 수 있으며, 농담을 읽고 가장 결정적인 부분을 집어 내지 못하는 환자가 반전을 주는 결말을 선택한다거나, 간접적인 요청(예: "Can you open the door?")에 대해 적절한 반응이 쓰인 문장을 선택하지 못하는 환자가 일상생활에서는 이러한 비문자적 의미에 적절히 반응을 한다(Tompkins, 1995). 과제 상황에서 이야기의 요소를 잘못 감지하고 해석하는 환자가 맥락적 도움이 더 많은 일상생활 상황에서 이야기가 주어지면 적절하게 감지하고 해석하기도 한다. 좌뇌손상 환자와 마찬가지로, 우뇌손상 환자는 제한적인 맥락의 검사나 치료 활동에서보다 상황적인 맥락을 제공하는 자연스러운 상황에서 더 좋은 수행을 보이는 경향이 있다.

Brownell 등(1986)은 우뇌손상 환자가 담화에서 암시하는 추론을 실제로 하기는 하지만, 그들의 추론은 설익고 부정확한 것이라고 주장하였다. Brownell과 동료들에 따르면, 이러한 환자는 순간적으로 급하게 잘못된 추론을 하게 되고, 이어지는 자료가 그 추론이 틀렸다는 것을 보여 주어도 그것을 거부하거나 수정하지 못한다. 우뇌손상 환자가 추론을 할 수 없다는 데에 문제가 있는 것이 아니라, 너무 쉽게 잘못된 추론에 도달하고 거기에서 벗어나지 못한다는 데에 문제가 있는 것 같다.

Nicholas와 Brookshire(1995)가 보고한 결과는 우뇌손상 환자가 추론이 가능하다는 Brownell과 동료들의 제안을 지지한다. Nicholas와 Brookshire는 20명의 우뇌손상 환자를 대상으로 담화이해검사를 실시하였다. 우뇌손상 환자 집단은 짧은 이야기에서 주어진 정보에 기초한 추론을 요구하는 질문의 80%에 대해 올바르게 답하였다. 우뇌손상 환자는 함축된 정보에 관련된 질문에서도 좌뇌손상으로 인한 실어증 환자나 외상뇌손상 환자만큼 좋은 수행을 보였다.

Tompkins와 동료들은 우뇌손상 환자가 담화이해에서 부적절한 추론으로부터 벗어나지 못하는 것을 설명하기 위해 억제 결함 가설(suppression-deficit hypothesis)을 제안하였다(Tompkins, Baumgaertner, Lehman와 동료들 1997; Tompkins & Lehman, 1998; Tompkins, Lehman, Baumgaertner와 동료들, 1996; Tompkins, Lehman-Black, Baumgaertner와 동료들, 2001). 억제 결함 가설은 (1) 우뇌손상 환자는 다중적으로 해석되는 자료를 해석할 때 다중적 의미를 활성화하며, (2) 우뇌손상 환자는 초기에 활성화되었으나 나중에 부적절하거나 모순된 것으로 증명된 해석을 억제하는 능력에 장애를 보인다고 가정한다. "우뇌손상 환자는 추론을 생성하는데, 최종적이고 통합적인 해석에 부적절하게 된 추론까지 너무 오래 붙들고 있다"(Tompkins & Lehman, 1998, p. 41).

임상 Tip. Tompkins의 억제 결함 가설은 비록 다른 용어로 표현되기는 하지만, Brownell과 동료들의 '올가미(trap)' 가설과 유사하다.

Tompkins와 Lehman(1998)은 억제 결함 가설을 지지하는 우뇌손상 환자의 온라인 언어처리 과제의 수행에 대한 몇몇 연구 결과를 제시하였다. 그러나 Tompkins

등(2001)은 우뇌손상 환자에게만 특별히 억제 결함이 존재한다는 것을 확인하는 데 실패하였다. 이 연구의 조건에서는 정상 노인과 우뇌손상 환자 모두 결과적으로 부적절한 것으로 나타난 초기 추론을 억제하지 못하였다. 이 책을 쓰고 있는 지금 현재도, 억제 결함 가설은 결정적인 확증을 기다리고 있다.

임상 Tip. Tompkins와 동료들이 그와 같은 주장을 한 적은 없지만, 억제 결함 가설은 충동성(impulsivity), 무관련한 발화, 사회적 부적절성, 관용어 · 은유 · 유머에 대한 어려움과 같은, 우뇌손상으로 인한 다른 전형적인 장애를 설득력 있게 설명할 수 있다.

Brownell과 동료들은 우뇌손상 환자의 담화이해 문제를 마음 이론(theory of mind)의 장애와 관련지었다(Brownell & Friedman, 2001; Brownell, Griffin, Winner와 동료들, 2000; Happe, Brownell, & Winner, 1999; Winner, Brownell, Happe와 동료들, 1998). 마음 이론은 "다른 사람의 행동과 말을 이해하기 위해 그들 마음—그들의 믿음과 감정—을" 감지하는 능력을 말한다(Brownell & Friedman, 2001, p. 197). Brownell과 동료들은 우뇌손상 환자에 관한 그들의 주장을 다음과 같은 우뇌손상 환자의 수행에 대한 연구 결과에 기초하고 있는데, 농담과 거짓말을 구별하는 과제(Winner, Brownell, Happed와 동료들, 1998), 그 자리에 없는 사람에 대해 이야기를 할 때 그를 지칭하는 용어의 선택을 평가하는 과제(Brownell, Pincus, Blum과 동료들, 1997), 이야기 속 인물의 생각을 평가하는 이야기 이해 과제(Happe, Brownell, & Winner, 1999)가 그것이다. Brownell과 동료들에 따르면, 이러한 과제에서 정확한 수행을 하려면 과제를 수행하는 사람이 다른 사람의 마음 상태, 감정, 지식 그리고 믿음을 감지해야 한다.

우뇌손상 환자 집단은 마음 이론에 의존한다고 가정되는 과제에서는 낮은 수행을 보인 반면, 마음 이론에 의존하지 않는 것으로 가정되는 자료의 이해에 대한 과제 수행은 정상 노인 집단과 비슷하였다. 이 결과를 근거로, Brownell과 동료들은 마음 이론의 장애가 질병인식불능증(anosognosia)과 같은 우뇌손상의 다른 특징적인 징후에 대한 가능한 설명이라고 생각하였다. 후천적 우뇌손상을 (일부 환자들에서) 마음 이론의 장애 증후군으로 생각하는 것은 어느 정도 맞는 것 같다(Happe, Brownell, & Winner, 1999, p. 230).

그러나 집단의 수행이 항상 그 집단에 있는 개인들의 수행을 대변하지는 않는다. Winner 등(1998)에 따르면,

> 모든 우뇌손상 환자가 동일한 장애가 있는 것은 아니며, 몇몇 환자는 장애가 전혀 나타나지 않았다. 더욱 놀라운 것은, 일부 정상 피험자들이 지속적으로 낮은 수행을 보인 것이다. 따라서 다른 사람의 마음 상태를 개념화하는 능력의 장애는 우뇌손상으로 인한 것을 포함하고 있지만 우뇌손상에만 국한되지는 않는 다양한 조건의 비특정적 표지일 수 있다(p. 101).

우뇌손상 환자의 장애에 대한 마음 이론의 설명이 직관적으로 설득력이 있을 수 있지만, 우뇌손상 환자의 장애에서 중심적인 역할에 대한 결정적인 증거는 현재로서는 존재하지 않는다. 우뇌손상 환자에서 명백한 마음 이론의 장애를 확인한 연구들은 참가자에게 글을 읽거나 말로 들은 상황에 대한 해석이나 판단을 내리게 하는 메타언어 과제에 의존하고 있다. 연구들은 우뇌손상 환자가 자연스러운 상황에서 마음 이론을 행사해야 할 때, 마음 이론의 장애가 나타난다는 것을 일관되게 보여 주지 못하였다. Tompkins와 Lehman(1998)은 메타언어 과제에서 다음과 같이 언급하였다. "이와 같은 종류의 과제에서 요구되는 자극 특성에 대한 의식적 자각과 정신적 노력 때문에 언어처리와 다른 측면의 인지기능에 필수적인, 비교적 자동적인 작동을 평가하는 것은 부적절하다"(p. 31).

우뇌손상 환자의 마음 이론 과제와 마음 이론이 아닌 과제에서의 수행 차이가 마음 이론에 따라 특징적으로 달라지는 것인지는 명확하지 않다. 이것은 우뇌손상 환자가 장애를 보이는 마음 이론 과제는 마음 이론이 아닌 과제보다 인지처리에 더 많은 노력을 요구하는 것으로 나타났기 때문이다. 마음 이론의 장애로 나타난 것은 실제적으로 대조(마음 이론이 아닌) 과제보다 마음 이론 과제에서 처리 요구가 증가된 것을 반영하는 것일 수 있다.

임상 Tip. Winner 등(1998)의 연구에서, 우뇌손상 환자와 정상 대조군은 한 등장인물에게 역설적인 농담으로 끝나거나 거짓말로

끝나는 짧은 이야기를 들었다. 이 연구의 참여자들은 이야기 속 등장인물의 마음 상태에 대한 질문에 답을 하였다. 첫 번째 마음 상태는 어떤 인물의 지식을 표상한다(X는~을 안다). 두 번째 마음 상태는 어떤 인물이 또 다른 인물이 알고 있는 것에 대한 지식을 표상한다(X는 Y가~을 알고 있다는 것을 안다). 우뇌손상 환자의 첫 번째 마음 상태의 이해는 정상 대조군과 비슷하였지만, 그들의 두 번째 마음 상태에 대한 이해는 심하게 저하되어 있었다. Winner와 동료들은 우뇌손상 환자의 수행 장애를 마음 이론의 장애로 인한 것으로 간주하였다. 그러나 두 번째 마음 상태에 대한 추론은 처리 작업량의 측면에서 더 어려운 과제일 수 있기 때문에 우뇌손상 환자의 수행 장애의 정확한 원인은 알 수 없게 된다.

화용장애

화용(pragmatic)장애는 교대하기(turn-taking), 주제 유지(topic maintenance), 사회적 관례(social conventions) 그리고 눈 맞추기(eye contact)와 같은 언어의 사회적 · 상호작용적 측면에 영향을 미친다. 화용장애는 우뇌손상으로 인해 흔히 발생한다. 다수의 우뇌손상 환자들은 갑자기 대화를 시작하고 끝내며, 대화 상대자와 눈 맞추기를 유지하지 못하고, 듣는 사람을 고려하지 않고 이야기를 하며, 주제를 유지하는 데 어려움을 보이고, 대화 중에 부적절하게 끼어들고, 무관하고 적합하지 않은 언급을 하고, 필요할 때 대화 수정(conversational repair)을 하지 못한다. 많은 우뇌손상 환자들은 또한 대화 주고받기 규칙에 둔감한데, 특히 대화 상대자에게 발언권을 양보하는 것에 관련된 규칙에 대해서 더욱 그러하다.

임상가: Spencer 씨, 오늘 오후 계획이 어떻게 되세요?

환자: 음… 작업치료가 있어요.

임상가: 작업치료에서 무엇을 하나요?

환자: 어제는 우리에게 케이크를 만들게 하였어요…. 상자에 혼합 재료로… 하얀 케이크에 분홍 당의. 멋있어 보였는데 맛은 형편없었죠.

임상가: 왜 케이크를 만들었나요?

환자: 저만 그랬던 게 아니에요. 다른 사람도 두세 명 정도 거기에 있었죠. 나는 그 사람들이 왜 거기에 있었는지, 어떤 행성에서 왔는지 도무지 모르겠어요. 왜 선생님은 목에 스카프를 두르고 있죠? 추우세요?

임상가: 아뇨. 이건 패션 용품이에요. 색깔을 더해 주죠. 괜찮아 보이나요?

환자: 만약 선생님이 말을 타고 있다면요.

모든 우뇌손상 환자가 대화에서 화용적으로 부적절한 것은 아니다. Prutting과 Kirchner (1987)는 우뇌손상 환자가 다른 사람과 15분 정도 대화를 하는 동안 우뇌손상 환자의 대화 행동을 평가하였다. 그들은 30개 범주의 적절하거나 부적절한 대화 행동의 발생을 표로 작성하였다. 우뇌손상 환자는 적절한 눈 맞춤을 유지하지 못하고, 말에서 감정적인 어조가 감소되어 있으며, 대화 상대자의 발화에 대한 반응이 늦고, 대화 주제에서 벗어나는 말을 하며, 너무 말을 많이 한다. 그러나 모두가 그러한 패턴을 보이는 것은 아니다. 9명의 우뇌손상 참가자 중에서 2명은 단지 한 가지 범주에서만 손상(눈 맞추기)을 보인 반면, 1명은 30개의 범주 중 13개에서 손상을 보였다. Prutting과 Kirchner의 결과는 그룹 수준에서 볼 때는 문헌에 나와 있는 우뇌손상 환자의 대화 행동에 대한 설명과 유사하였으나, 모든 우뇌손상 환자가 전형적인 패턴에 들어맞는 것은 아니라는 사실은 명백하다.

Kennedy 등(1994)은 뇌손상이 없는 성인과 뇌손상 환자의 대화를 가지고 12명의 우뇌손상 환자의 대화 행동을 평가하였다. Kennedy와 동료들은 대화 행동을 주제 관련 기술(topic-related skills: 주제를 유지하기, 구체적으로 말하기, 끝내기)과 차례 주고받기 기술(turn-taking skills: 주장을 하고, 정보나 행위를 요청하고, 감정을 교류하고, 다른 사람의 기여를 인정하고, 미래의 행위에 대해 약속하는 것)의 두 가지 범주로 나누었다.

두 집단은 주제 관련 기술에서는 유의미한 차이를 보이지 않았지만, 차례 주고받기 기술에서는 차이를 보였다. 우뇌손상 집단은 정상 집단에 비해 유의미하게 더 많은 주장을 하였으나, 정보를 요청하는 일은 유의미하게 더 적었다. 우뇌손상 집단은 대화 주고받기를 더 많이 하였지만, 각 차례마다 말한 단어의 수는 더 적었다(Kennedy와 동료들이 언급하였듯이, 이것은 그들의 차례 주고받기가 많은 이유이다). Kennedy와 동료들은 몇몇 우뇌손상 참가자들은 대부분의 차례에서 스스로에 대한 이야기를 주로 하며, 대화 상대자에게 정보에 대한 질문은 거의 하지 않았다고 언급하였다. 또한 그들은 일부 우뇌손상 참가자가 그들의 대화 상대자가 대화가 끝났음을 표시한 이후에도 새로운 주제를 시작한 것을 언급하며, 이는 우뇌손상 참가자가 대화 상대자의 의도에 둔감함을 보여 주는 것이라고 하였다.

임상가: 당신하고 이야기를 나누어서 정말 즐거웠어요. 아마 앞으로 머지않아 이런 자리를 다시 가질 수 있을 거예요.

환자: 그리고 오늘 밤 나는 내 동생하고 축구 경기를 보러 갈 거예요.

우뇌손상 집단 내에서도 매우 큰 차이를 보였는데, 일부 참가자들은 심하게 저하된 대화 기술을 보인 반면, 어떤 참가자들은 기본적으로 정상으로 나타났다. 이런 점을 통해 Kennedy와 동료들은 우뇌손상 환자의 발병 후 대화 기술을 평가할 때, 그들의 발병 전 대화 기술을 고려해야만 한다고 언급하였다.

Kennedy와 동료들 그리고 Prutting과 Kirchner가 보고한 결과는 모든 우뇌손상 환자가 심한 화용장애가 있는 것은 아니라는 것을 보여 주며 또한 화용장애가 있는 환자들도 반드시 같은 장애를 보이는 것은 아니라는 것을 보여 준다. 따라서 우뇌손상 환자의 화용장애에 대한 치료는 반드시 개인의 수행에 대한 세심한 분석에 기초하여 이루어져야만 한다.

임상 Tip. 모든 범주의 뇌손상 성인에 있어서, 개인 수행에 대한 세심한 분석에 기초한 치료는 의사소통 및 관련 기술의 모든 측면에 대해 가이드라인을 제공할 수 있다.

우뇌손상 환자의 평가를 위한 검사

우뇌손상 환자의 언어, 인지 그리고 의사소통능력에 대한 객관적인 평가는 1970년대 중반까지는 거의 주목을 받지 못하였으며, 50년 이상 지속되어 온 실어증 환자의 평가에 비해서는 덜 정교화된 채로 남아 있었다. 이 책이 쓰인 시점에는 우뇌손상 환자의 평가를 위해 4개의 표준화된 검사가 출판되었고 몇몇의 비표준화 검사도 소개되었다.

표준화 검사

Right Hemisphere Language Battery-Second Edition (RHLB-2; Bryan, 1995)은 우뇌손상 환자를 평가하기 위한 종합검사도구이다. 이는 7개의 하위검사로 구성되어 있다.

- 은유 그림 하위검사(metaphor picture subtest)는 '저기압이다(under the weather)'나 '무덤까지 가지고 가다(keep it under your hat)'와 같은 은유적 표현을 듣고 이해하는 것을 평가한다. 환자는 4개의 그림 중에서 은유를 표현하는 그림을 선택한다.
- 은유 읽기 하위검사(written metaphor subtest)는 위와 비슷한 은유의 이해 능력을 인쇄된 형태로 평가한다. 환자는 3개의 문장 중에서 글로 쓰인 은유의 의미를 표현하는 문장을 선택한다.
- 유추 의미 이해 하위검사(comprehension of inferred meaning subtest)는 인쇄되어 있는 3개의 짧은 이야기를 읽고 그것이 함축하고 있는 의미에 대한 이해를 평가한다.
- 유머 이해 하위검사(appreciation of humor subtest)는 카드에 인쇄된 농담에서 4개의 구절 중, 가장 극적 효과를 주는 구절을 환자가 올바르게 선택하는 능력을 평가한다.
- 어휘 의미 하위검사(lexical semantic subtest)는 들은 단어와 그림을 연결하는 것으로, 검사자가 말하는 그림을 환자가 가리키는 것이다. 제시되는 그림은 목표 그림과 기능적·의미적·음운적·시각적으로 유사한 방해 자극을 포함하고 있다.
- 강조적 강세 산출 하위검사(production of emphatic stress subtest)에서 검사자는 2개의 절이 있는 문장에서 첫 부분을 크게 읽고, 환자가 두 번째 부분을 읽는데, 이는 강조적 강세의 어떤 패턴을 끌어내기 위해 고안된 것이다(예: 언어임상가가 "그는 큰 차를 팔고, …"라고 하면 환자는 "… 작은 차를 샀다."라고 반응한다).
- 담화 분석 평가(discourse analysis rating)는 검사자가 검사를 하는 동안, 즉 검사자와 대화를 하는 중

이나 그림을 설명할 때 환자의 누적되는 수행을 평가할 수 있게 해 준다. 평가는 11개의 범주(예: 유머, 다양성, 차례 주고받기)로 나뉘어 있다.

RHLB-2는 우뇌손상으로 인한 것으로 여겨지는 주요 의사소통 기능의 이상에 대해 합리적으로 포괄적인 시각을 제공한다. 그러나 Tompkins(1995)는 RHLB-2가 타당도와 신뢰도에서 몇 가지 문제가 있으며, 정상 표본이 적절하지 않다고 주장하였다(RHLB-2는 30명의 혈관성 우뇌손상 환자, 10명의 비혈관성 우뇌손상 환자, 30명의 혈관성 좌뇌손상 환자, 10명의 비혈관성 좌뇌손상 환자, 그리고 30명의 신경학적으로 정상인 성인을 대상으로 표준화하였다).

Mini Inventory of Right Brain Injury-Second Edition (MIRBI-2: Pimental & Knight, 2000)은 저자들에 따르면 우뇌손상의 여부를 확인하여 중증도를 결정하고, 우뇌손상 환자의 강점과 취약점을 확인하여 치료의 지침을 세우고, 진전을 기록하기 위해 사용할 수 있도록 표준화된 도구이다.

MIRBI-2는 11개 범주의 35개 검사 항목으로 구성되어 있다.

- 시각 탐색(visual scanning)(2항목)
- 인식의 보전(손가락 확인, 촉각 지각)(3항목)
- 2지점 촉각 변별인식(3항목)
- 무시(neglect)를 포함한 신체상 보전(1항목)
- 읽기와 쓰기(5항목)
- 연속 7 빼기(예: 100에서 7을 빼고, 그 나머지에서 7을 빼기)(1항목)
- 시계 그리기(1항목)
- 정서적 언어(기쁜 어조와 슬픈 어조로 문장 따라말하기)(2항목)
- 유머, 부적합성, 비합리성, 은유적 언어의 이해(8항목)
- 유사성(8항목)
- 정서, 일반적인 행동, 충동성, 산만함, 눈 맞추기(검사자의 관찰과 평가)(4항목)

검사 안내서에는 시행, 채점, 검사 해석의 부분이 포함되어 있으며, 30명의 우뇌손상 환자, 13명의 좌뇌손상 환자 그리고 정상 성인 30명의 MIRBI-2 결과의 요약이 실려 있다. MIRBI-2 점수와 연령, 교육 그리고 발병 후 경과 시간 간의 상관이 보고되어 있다. 전반적인 MIRBI-2 점수와 각 항목 점수 간의 비교는 세 집단에서 보고되고 있다. MIRBI-2의 신뢰도와 타당도 부분 또한 포함되어 있다.

MIRBI-2는 짧은 검사이다. 왜냐하면 11개 범주에 따른 35개 항목만으로 구성되어 있기 때문인데, MIRBI-2는 나중에 추가적인 검사를 통해 자세한 평가가 필요한, 의사소통장애가 있다고 생각되는 사람을 확인하기 위한 선별검사로서 가장 많이 사용되는 것 같다.

Rehabilitation Institute of Chicago Evaluation of Communicative Problems in Right-Hemisphere Dysfunction-Revised(RICE-R; Halper, Cherney, Burns와 동료들(1996)은 다음의 내용을 포함한다.

- 환자와의 면담
- 환자와 가족들, 병원 직원들과의 상호작용 관찰
- 주의력, 눈 맞추기, 질병에 대한 인식, 장소, 시간과 사람에 대한 지남력 평가
- 대화에서의 얼굴 표현, 말의 억양, 주제 유지에 대한 평가
- 시각 탐색(visual scanning)과 시각 트래킹(visual tracking)의 네 가지 검사
- 쓰기 표현의 평가
- 화용적 의사소통 기술 평가를 위한 척도
- 이야기 다시말하기 검사
- 은유적 언어검사

개인의 장애 수준에 따라 중증도를 매길 수 있는 기준 점수가 각 하위검사마다 제공된다. RICE-R은 40명의 우뇌손상 환자와 36명의 뇌손상이 없는 성인으로 표준화하였다.

Burns Brief Inventory of Communication and Cognition(BICC; Burns, 1997)은 인지-의사소통장애를 가지고 있는 우뇌손상 환자를 평가하기 위한 부분이 포함되어 있다. 우뇌손상 부분에 있는 BICC 항목들은 다음의 세 가지 영역의 수행을 평가한다. 주의력(예: 시각 탐색), 시공간 구성 능력(예: 시계 그리기), 의사소통(예: 관용어 설명하기). BICC의 우뇌손상 부분은 시행하는데 약

30분 정도 소요되며 병상에서 실시할 수 있다. 환자의 검사 수행은 치료에서 빠르게 회복될 것 같지 않은 환자(중도 장애), 치료로 도움을 받을 수 있을 것 같은 환자(중등도 장애), 즉각적인 치료를 필요로 하지 않을 것 같은 환자(경도 장애) 그리고 장애가 없는 환자(오류 없음)를 확인하기 위해 좌표 위에 표시할 수 있다.

비표준화 검사

Evanston Northwestern Healthcare-Right Hemisphere Screen(ENH-RHS; Schneider, Buth, Eisenberg와 동료들, 1999)은 우선적으로 우뇌손상 환자가 추가적인 평가를 필요로 하는지, 만약 그렇다면 어떤 영역의 추가적인 평가가 필요한지를 결정하고자 하는 것이다. ENH-RHS는 8개 영역에서 인지-의사소통능력을 평가할 수 있도록 하였다.

1. 사람, 장소 그리고 시간에 대한 지남력(예: 이름, 장소, 요일)
2. 선택 주의력(예: 30에서 거꾸로 3씩 건너뛰어 세기, "내가 손가락으로 한 번 두드리면, 당신은 두 번 두드리세요."와 같은 임상가의 지시에 따르기)
3. 분할 주의력(환자는 간단한 질문에 답을 하면서 집을 그린다)
4. 기억[예: 숫자 외우기(digit span), 숫자 거꾸로 외우기(digits backwards), 단어 목록의 지연 회상, 단락의 지연 회상, 개인의 신상 정보 회상 그리고 "자유의 여신상은 어디에 있나요?"와 같은 오래전 기억으로부터의 정보 회상]
5. 순서(샤워를 하거나 스크램블을 만드는 절차 만들기)
6. 추상적인 언어 사고력과 문제해결력
   - 복잡한 문장을 듣고 이해하기(예: "당신의 아버지의 어머니는 당신의 숙모인가요?")
   - 언어의 불합리성(예: "커피가 너무 달아서, 나는 설탕을 좀 더 넣었다.")
   - 문제해결력(예: "만약 당신이 집 안에서 쓰러져 일어설 수가 없다면 어떻게 하시겠어요?")
   - 원인(예: "당신의 집에 전기가 들어오지 않을 수 있는 이유를 두 가지만 말해 보세요.")
   - 결과(예: "당신이 집에서 나가기 전에 가스불을 끄는 것을 잊었다면 어떤 일이 생길 수 있나요?")
   - 속담 설명하기(예: "'이미 엎질러진 물이다.'라는 말은 무슨 뜻인가요?")
   - 집합적 사고(예: "커피, 차, 사이다 이 세 단어 사이의 공통점은 무엇인가요?")
   - 유사점과 차이점(예: "타자기와 컴퓨터는 어떤 점이 비슷한가요?")
   - 단어의 이중적 의미(예: "배라는 단어의 두 가지 뜻을 말해 주세요.")
   - 제외시키기(예: "제가 불러 드리는 단어를 듣고 어떤 것이 여기에 속하지 않고 왜 그런지 말해 주세요. 애리조나, 플로리다, 시카고, 조지아, 텍사스.")
7. 숫자 사고력과 계산
   - 계산기 없이 또는 계산기를 가지고 간단한 숫자 계산하기
   - 구어 문제(예: "65,000원에 대한 10% 세금은 얼마인가요?")
   - 개인 수표책 목록과 결산
8. 시공간 능력
   - 시계 그리기
   - 시각 탐색과 시각 트래킹(예: 한 줄의 글자들에서 지시한 글자 찾기, 문장 속에서 지시한 단어 찾기)
   - 쓰인 지시에 따르기(예: "큰 동그라미 2개를 붙여서 그리세요. 양쪽 동그라미 밑에 선을 그리세요.")

ENH-RHS는 우뇌손상 환자가 경험할 수 있는 인지-의사소통장애에 대해 언어임상가가 포괄적인 이해를 가질 수 있도록 고안되었다. ENH-RHS는 검사 길이가 길고, 쓰고 그리는 과제를 위해 많은 재료가 필요하기 때문에 간단한 병상 선별검사로는 실용적이지 않을 수 있다. 그러나 언어임상가는 환자가 문제를 가지고 있다고 확인된 영역의 문항을 선택하여 실시함으로써 ENH-RHS 시행을 단축시킬 수 있다.

Gordon 등(1984)은 우뇌손상 환자의 평가를 위한 광범위한 비표준화 프로토콜을 소개하였다. 이 프로토콜

은 다음과 같은 부분을 평가한다.

- 시각 탐색과 시각적 부주의(무시와 시공간 능력)
- 일상생활 기술에 대한 활동(계산, 읽기, 보고 그리기)
- 감각운동 통합(촉각 지각, 신체 중앙에 대한 판단, 손의 민첩성)
- 시각적 통합[얼굴인식, 시각 완성, 전경-배경 변별(figure-ground discrimination), 기하학적 형태 보고 그리기]
- 고차 인지 지각 기능(웩슬러 성인 지능검사의 언어성 지능과 동작성 지능 하위검사)
- 언어적 · 인지적 유연성(유추, 청각적 이해력, 생성 이름대기 그리고 논리적 기억)
- 정서적 상태(정서에 대한 이해와 검사자에 의한 우울, 기분 평정)

Gordon과 동료들(1984)은 385명의 우뇌손상 환자를 자신들이 만든 프로토콜에 따라 평가하였는데, 하위검사에 따라 평가한 참가자의 수에는 차이가 있었다. 그들은 각 하위검사마다 많은 통계자료를 제시하였다. 많은 하위검사 자료를 환자 변수, 즉 연령, 교육 수준, 시야손상 여부 등에 따라 다시 나누어 보았다. 표준화되지는 않았지만, 이 프로토콜은 언어, 인지, 지각, 정서 기능에 대한 많은 검사를 위한 재료와 절차를 설명하고 있으며, 이 검사에서 우뇌손상 환자가 어떠한 수행을 보이는지에 대한 대단위의 자료 코퍼스를 제공한다. 이는 평가 재료를 찾고 있거나 이와 같은 검사에서 우뇌손상 환자가 어떠한 수행을 보이는지에 대한 정보를 필요로 하는 언어임상가에게 그 유용성이 입증되어야 한다. 이 프로토콜은 일부 표준화된 검사를 하위검사로 포함하고 있으며, Gordon과 동료들의 보고 이후 많은 부분이 수정되었기 때문에 제공되어 있는 정상 규준을 현재의 표준화된 검사에 적용하지는 못할 것이다(Tompkins, 1995).

Adamovich와 Brooks(1981)는 우뇌손상 환자의 의사소통장애를 평가하기 위한 절차를 소개하였다. 그들의 검사에는 보스턴 실어증 진단 검사(BDAE; Goodglass & Kaplan, 1983)의 듣고 이해하기, 말로 표현하기, 읽기, 토큰 검사 수정판(Revised Token Test; McNeil & Prescott, 1978), 후퍼 시각 조직화 검사(Hooper, 1983); 보스턴 이름대기 검사(BNT; Kaplan, Goodglass, & Weintraub, 2001), 단어유창성 검사(Word Fluency Task; Borkowski, Benton, & Spreen, 1967), 디트로이트 학습적성 검사-2판(Detroit Test of Learning Aptitude-Second Edition; Hammill, 1985)의 말의 모순점 찾기, 반대말, 유사성과 차이점의 하위검사가 포함되어 있다.

Adamovich와 Brooks의 절차는 표준화되어 있지 않고, 적절한 정상 규준을 가지고 있지 않으며, 타당성이나 신뢰도에 대한 기술이 없다. 그러나 우뇌손상 환자의 평가를 위해 부분적으로 구성된 프로토콜에 대한 재료와 아이디어의 출처로는 유용할 수 있다.

화용 능력 검사

우뇌손상 환자의 화용 능력은 일반적으로 평정척도(rating scale)로 평가되는데, 이와 같은 평가가 모두 우뇌손상 환자를 위해 사용하도록 고안된 것은 아니다. RHLB-2와 RICE-R에는 각각 화용적 행위를 평가하기 위한 짧은 평정척도가 포함되어 있다. RHLB-2는 다음과 같은 화용적 행위의 몇몇 범주를 다루는 담화를 평가하기 위한 평정척도를 제공한다.

- 보조적 일상(예: 인사, 송별회, 감사말)
- 적극적 일상(예: 항의하기, 요구하기, 비판하기)
- 격식(언어와 행동의 격식)
- 차례 주고받기(turn-taking: 대화의 '발언권'을 주고받기)
- 맞물려 돌아감(meshing: 속도, 타이밍 그리고 중지)

RICE-R 척도는 4개 범주로 분류되는 12개의 화용적 행위를 평가하도록 되어 있다.

- 비구어 의사소통(억양, 얼굴 표정, 눈 맞추기, 제스처, 동작들)
- 대화 기술(억양, 차례 주고받기, 장황한 말)
- 언어적 문맥의 사용(주제 유지, 예상)
- 참조적 기술(referencing skills: 조직화, 이야기의 완성)

RHLB-2에서 실제로 화용적 행위를 다루는 것은 제한적이다. RICE-R의 척도는 선별검사로서 또는 치료 결과에 따른 화용적 행위의 변화를 간단히 평가하는 데 이용하기에 충분하다.

화용 프로토콜(Pragmatic Protocol; Prutting & Kirchner, 1987)은 우뇌손상 환자를 위해 특별히 고안된 것은 아니지만 우뇌손상으로 인해 영향을 받을 수 있는 대화 행동을 평가할 수 있다.

의사소통 효과 지표(Communicative Effectiveness Index, CETI; Lomas, Pickard, Bester와 동료들, 1989)는 심한 실어증 환자의 기능적 의사소통을 평가하는 척도이다. CETI는 매우 심한 장애를 보이는 우뇌손상 환자의 기능적 의사소통을 평가하는 데 유용할 수 있으나, 경도에서 중등도의 우뇌손상 환자의 의사소통 이상을 평가하는 데는 민감하지 않을 것이다. 화용 프로토콜과 CETI는 제5장에 기술되어 있다.

일상생활 의사소통 활동-2판(Communication Activities in Daily Living-Second Edition, CADL-2; Holland, Frattali & Fromm, 1998)은 CETI와 같이, 실어증 환자의 기능적 의사소통을 평가하기 위해 고안된 것이지만 우뇌손상 환자의 의사소통 효과를 평가하기 위해 사용될 수 있다. CADL-2는 대화적 상호작용 이외의 다양한 맥락에서 의사소통적 행동의 예를 보여 주기 때문에, 이것을 화용적 프로토콜과 같은 대화 중심의 도구와 함께 사용하면 두 도구 중 하나만 사용하는 것보다 우뇌손상 환자의 화용적 강점과 취약점에 대해 더 종합적으로 이해할 수 있다. CADL-2는 제6장에 기술되어 있다.

시각적 · 공간적 지각, 주의, 조직화 능력에 대한 검사

우뇌손상 환자는 종종 복잡한 시각적 자극의 지각이나 공간적 관계에 대한 인식을 요구하는 과제에 어려움을 보인다. 이러한 어려움은 시각적 자극에 대한 부주의(특히 환자의 손상된 뇌와 반대편), 복잡한 자극의 지각이나 변별 능력의 감소 그리고 복잡한 시각적 자극의 개별적 요소를 의미 있는 전체로 통합하거나 종합하는 것의 어려움과 같은 주의력이나 통합 능력의 장애를 반영하는 것 같다. 따라서 시각적 주의와 조직화 능력에 대한 검사는 우뇌손상이 있을지도 모르는 환자의 평가 프로토콜의 중요한 부분이다.

시각적 부주의(무시, neglect)에 대한 대부분의 검사는 종이와 연필로 하는 검사이다. 지우기 검사(cancellation test)가 가장 일반적인 것이다. 환자는 종이의 여기저기에 인쇄되어 있는 선이나 글자, 기호(예: 별, 십자가)에 표를 하거나 동그라미 치거나 지우도록 요청받는다. 무시가 있는 환자는 뇌손상의 반대편에 있는 자극을 놓치는 경향이 있다. Albert(1973)의 시각 무시 검사(Test of Visual Neglect)가 전형적이다. 환자에게 짧은 선이 무작위적으로 그려져 있는 종이 한 장을 주고, 모든 선을 지우도록 한다. 이와 같은 단순한 지우기 검사의 변형이 벨 검사(Bells Test; Gauthier, Dehaut & Joanett, 1989)에 제공되어 있다. 벨 검사에서는, 피검자가 다른 사물의 그림들 사이에 흩어져 그려져 있는 벨 모양의 그림에 동그라미를 하도록 한다. 피검자는 벨 모양의 그림에만 선택적으로 동그라미를 해야 하기 때문에 벨 검사는 선 지우기 검사보다 더 어렵고, 부주의에 대해 더 민감할 수 있다(Gauthier, Dehaut & Joanett, 1989).

그림 10-6의 왼쪽은 좌측무시가 있는 환자에게 작은 사각형을 지우도록 한 단순한 지우기 검사를 보여 준다. 그림 10-6의 오른쪽은 좌측무시가 있는 환자에게 눈송이는 그냥 두고 꽃모양을 지우도록 한, 더 복잡한 지우기 검사를 보여 준다.

선 이등분 검사(line bisection tests)는 시각적 무시를 검사하기 위한 또 다른 방법이다. 환자는 서로 다른 길이의 선들이 수평으로 그려져 있는 종이를 받고, 각 선마다 그것을 이등분하는 표시를 하게 된다. 무시가 있는 환자는 손상되지 않은 쪽의 부분보다 무시되는 시야 쪽 부분이 더 길게 되도록 선을 나누는 경향이 있다. 이등분한 선은 무시되지 않은 시야 쪽으로 치우치게 된다(그림 10-7). 나누는 표시가 무시되지 않은 쪽으로 치우치는 정도는 선이 무시되는 쪽으로 멀리 위치해 있을수록 심해지는 경향이 있다.

임상 Tip. Myers(1999)는 선 이등분 검사에서 선의 길이는 약 2.5cm 정도가 적당하다고 주장하였다. 그에 따르면, 그보다 짧은 선은 이등분하기 너무 쉽고, 더 긴 선은 뇌손상이 없는 성인의 수행에 변이가 너무 많아 우뇌손상 환자를 위한 검사로 합당하지 않다.

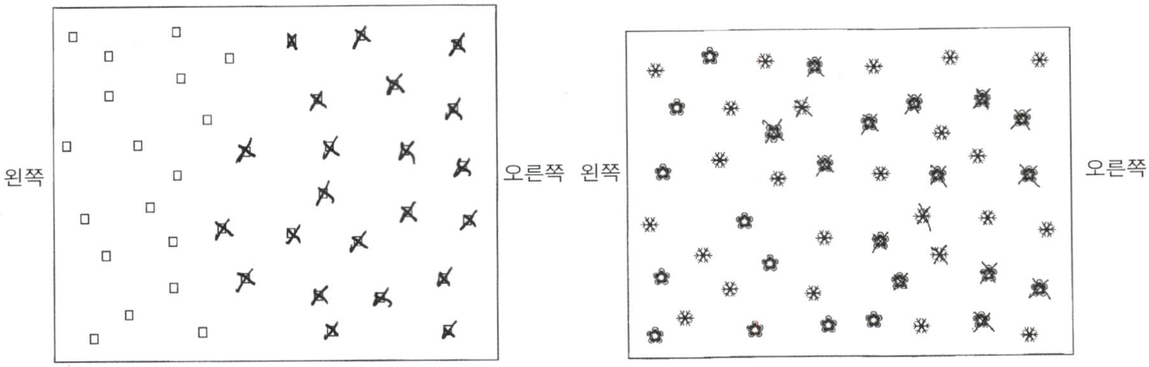

그림 10-6 무시 검사를 위한 지우기 검사 샘플(왼쪽)과 더 복잡한 검사(오른쪽)에서 우뇌손상 환자의 수행. 환자에게 왼쪽에서 모든 네모를, 오른쪽에서는 꽃 모양을 지우도록 지시하였다. 환자는 양 검사에서 모두 무시 증상을 보였다. 또한 환자는 오른쪽에서 여러 개의 눈송이를 지우는 오류를 보였다.

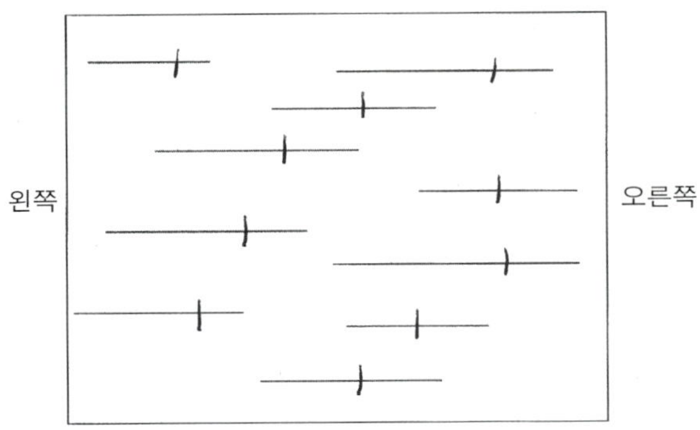

그림 10-7 우뇌손상 환자의 선 이등분 검사에서의 수행. 환자는 무시가 없는 공간인 오른쪽으로 치우쳐 이등분선을 표시하였다.

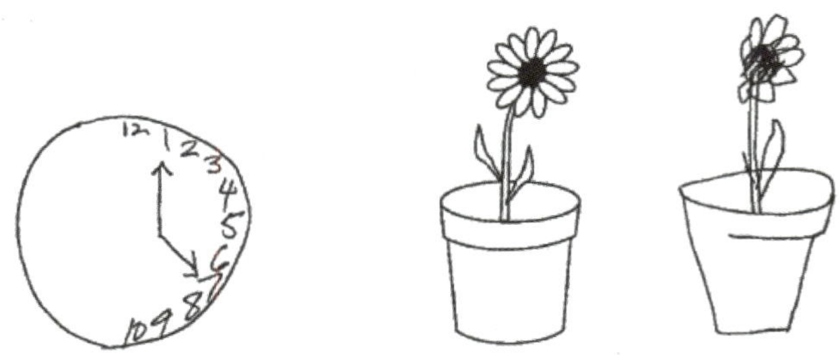

그림 10-8 우뇌손상과 무시가 있는 환자의 '시계판 기억하여 그리기'와 '꽃 보고 그리기'

보고 그리기 검사(copying and drawing test)는 시각적 무시를 검사하는 또 다른 방법이다. 환자는 그림을 보고 그대로 그리도록 요청받는다. 보통 그림은 중앙선에서 양쪽이 대체로 거울에 비친 것처럼 대칭적인 사물(예: 시계판, 데이지꽃 또는 사람 그림)이 된다. 무시가 있는 환자는 뇌손상의 반대편에 있는 그림의 세부사항을 놓치는 경향이 있다(그림 10-8). Myers(1999)는 무시 검사를 위한 그림은 중앙선이 있고 그 양쪽으로 같은 수의 사물이 있으며, 사물의 좌우에 같은 수의 선이 있어야 한다고 권고하였다.

기억하여 그리기 검사(drawing from memory test)에서는 환자가 친숙한 사물이나 기억에 있는 간단한 장면을 그리도록 한다. 무시가 있는 환자는 뇌손상 반대편쪽의 그림에 있는 세부사항을 생략하는 경향이 있다(그림 10-9).

시각 탐색 검사(scanning test)는 시각적 무시를 검사하는 또 다른 방법이다. 환자에게 수평으로 배열된 숫자나 글자 또는 (드물지만) 사물이 인쇄되어 있는 종이를 주고 모든 목표 자극에 대해(예: 무작위적으로 배열된 알파벳 한 줄에 B가 나올 때마다) 동그라미를 하거나 선을 그어 지우도록 한다. 시각 탐색 검사는 지우기 검사와 비슷하지만, 시각 탐색 검사는 자극이 무작위적으로 위치하는 것이 아니라 수평의 선을 이루도록 배열되어 있고 방해 자극(표시를 하면 안 되는 자극)이 더 많다는 점에서 차이가 있다.

Horner 등(1989)은 많은 우뇌손상 환자의 수행에서 무시를 확인하기 위해서는 하나 이상의 검사가 필요할 것이라고 제안하였다. 그들은 106명의 우뇌손상 환자에게 선 이등분 검사, 기억하여 그리기, 그림 보고 그리

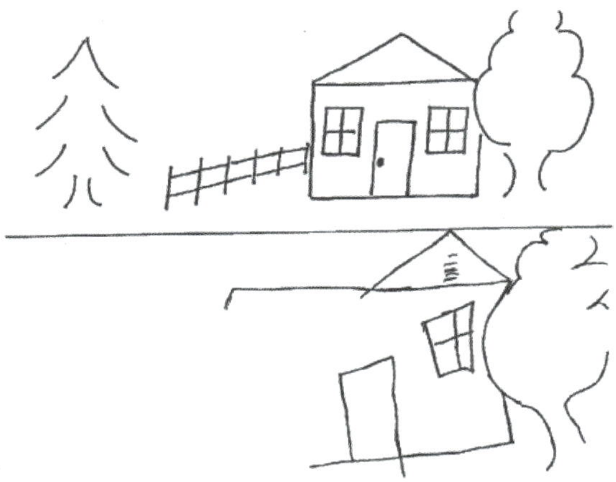

그림 10-9 우뇌손상과 무시가 있는 환자의 '집 풍경 보고 그리기'. 위에 자극 그림이 있고, 아래에 환자가 보고 그린 그림이 있다.

출처: Penelope Myers, Ph.D.

기, 읽기, 쓰기 검사를 실시하였고, 한 가지 검사로는 무시가 있는 모든 환자의 무시 증상을 확인해 내는 것이 불가능하였다고 보고하였다.

Myers(1999)는 이에 동의하면서 무시가 있는지의 여부를 확실히 알아내기 위해서는 여러 무시 검사를 조합하여 시행할 것을 권고하였다. 또한 환자가 여러 무시 검사에서 보인 점수를 합산하는 것이 무시의 전반적인 중증도를 가장 잘 평가할 수 있는 방법일 것이라고 제안하였다. Myers는 무시를 평가하는 검사의 조합을 다음과 같이 추천하였다.

- 단순 지우기 검사
- 그림 보고 그리기
- 기억하여 그리기(예: 시계, 사람 모양)
- 선 이등분 검사

Myers는 각 검사에서 좌우 비율을 계산할 것을 권고한다. 그 비율은 시각 공간의 왼쪽 반에서 놓친 요소의 수를 오른쪽 반에서 놓친 요소의 수로 나누어서 계산한다. Myers에 따르면, 비율이 1.0보다 크면 좌측무시가 있다는 것을 의미하며, 비율이 클수록 무시가 더 심하다는 것을 말한다.

행동 부주의 검사(Behavioural Inattention Test, BIT; Wilson, Cockburn, & Halligan, 1987)는 무시를 평가하기 위해 표준화된 검사도구이다. 이 검사는 다른 도구와 달리 전통적인 종이와 연필을 이용한 검사에 추가적으로, 무시에 의해 영향을 받을 수 있는 일상생활 활동에서의 수행(예: 지도 읽기, 전화 걸기, 메뉴판과 신문기사 읽기)을 평가하는 하위검사를 포함하고 있는 점이 특징적이다. BIT는 종이와 연필로 하는 6개의 '일반적인' 하위검사(선 지우기, 글자 지우기, 별 지우기, 모양과 형태 그리기, 선 이등분 그리고 표상적 그림 그리기)와 9개의 '행위' 하위검사(그림 훑어보기, 전화 걸기, 메뉴판 읽기, 신문기사 읽기, 지도 읽기, 주소와 문장 베껴 쓰기, 동전과 카드 분류하기, 시간 말하기, 시계의 시간 맞추기)를 포함하고 있다. BIT는 뇌졸중으로 인한 우뇌손상 환자 54명, 뇌졸중으로 인한 좌뇌손상 환자 26명, 그리고 뇌손상이 없는 성인 50명으로 표준화되었다.

몇몇 연구는 어떤 검사가 무시에 가장 민감한지를 보고자 하였다. Jehkonen 등(2000)은 BIT의 일반적인 하위검사와 행위 하위검사 간에 민감도에 있어서 거의 차이가 없다고 보고하였다. 각 부분은 우뇌손상 환자 그룹에서 거의 같은 비율로 무시가 있는 환자들을 확인하였다(그러나 소수는 일반적인 부분에서 무시를 보였지만 행위 부분에서는 무시를 보이지 않았고, 다른 소수는 행위 부분에서는 무시를 보였지만 일반적인 부분에서는 무시를 보이지 않았다).

글자 지우기와 별 지우기 검사는 BIT 하위검사 중에서 가장 민감한 개별 검사인 것으로 나타났다. Halligan 등(1989)은 BIT 하위검사에서 별 지우기 검사가 가장 민감하다는 것을 발견하였다. 별 지우기 검사의 수행은 전체 BIT 점수에서 뇌손상이 없는 대조군보다 낮은 환자를 모두 정확하게 감별해 냈다. Halligan 등(1990)은 글자 지우기와 별 지우기는 무시 환자를 거짓긍정(false positive) 없이 74% 정확하게 식별하였다고 보고하였다. 그들은 "글자 지우기와 별 지우기 검사는 어떤 환자에게 전체 검사를 실시할지를 결정하기 위한 적절하면서도 짧은 선별검사"(p. 99)라고 언급하였다. Cherney와 Halper(2001)는 BIT의 행위 하위검사는 실시하는 데 약 45분이 소요되는 반면, 일반적인 하위검사(글자 지우기와 별 지우기를 포함하여)는 시행하는 데 약 10분이 소요되는 점에 주목하였다(그림 10-10). 그들은 "환자를 평가하는 데 소요할 수 있는 현재의 시간적 제약하에서는 임상가가 무시를 감별하기 위해 일반적 하위검사만

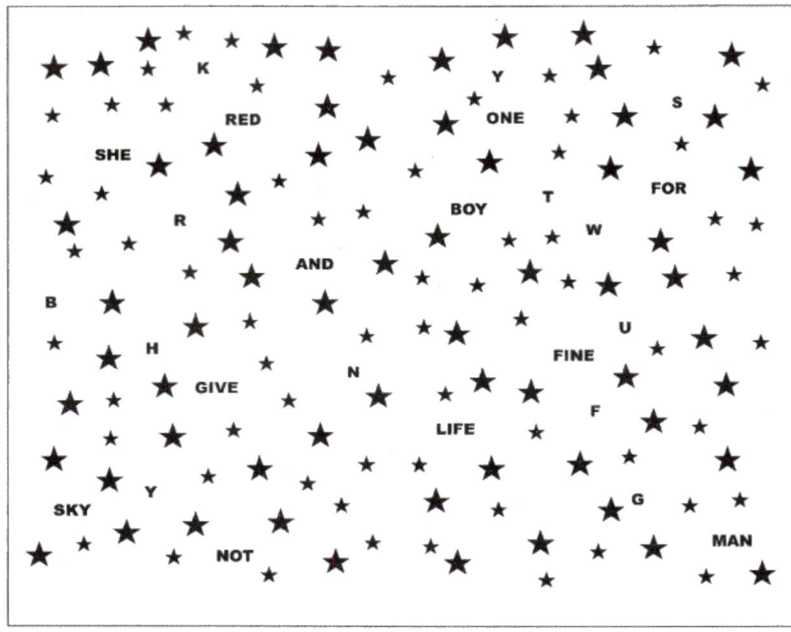

그림 10-10 행동 부주의 검사의 별 지우기 검사와 유사한 지우기 검사. 환자는 큰 별 또는 작은 별을 모두 지우도록 요청받는다.

출처: Wilson BA, Cockburn J, Halligan P: *Behavioral Inattention Test*, Suffolk, England, 1987, Thames Valley Test Co.

을 시행해야 할 것이다."(p. 590)라고 권고하였다.

Ferber와 Karnath(2001)는 세 가지 지우기 검사(벨, 글자, 별 지우기)가 선 지우기 검사보다 무시에 더 민감하다는 것을 발견하였다. 벨 지우기 검사나 글자 지우기 검사는 무시가 있는 환자의 약 6%를 놓친 반면, 선 지우기 검사는 약 30%를 놓쳤다(Ferber와 Karnath는 네 가지 지우기 검사에서 최소한 요소의 15%를 놓친 경우를 무시로 정의하였다).

Mattingley 등(1994)은 회색척도 과제(greyscales task)를 한쪽 뇌손상 후의 주의력 편중을 측정하는 방법으로 제안하였다. 이 과제에서 피검자는 거울에 비친 것 같은 2개의 그림 중에서 어느 쪽이 더 어둡게 보이는지 밝기 변화를 판단한다. 하나는 검정에서 하얗게 변해 가고, 다른 하나는 반대로 변해 간다(그림 10-11). Mattingley 등(2004)은 회색척도 과제가 시각에서 주의력 편중(예: 부주의, 무시)을 측정하는 데 민감하며, 시행하기 쉽고, 뇌졸중 후의 회복이나 재활 연구에서 주의력 편중을 수량화하기에 효과적이라고 추천하였다.

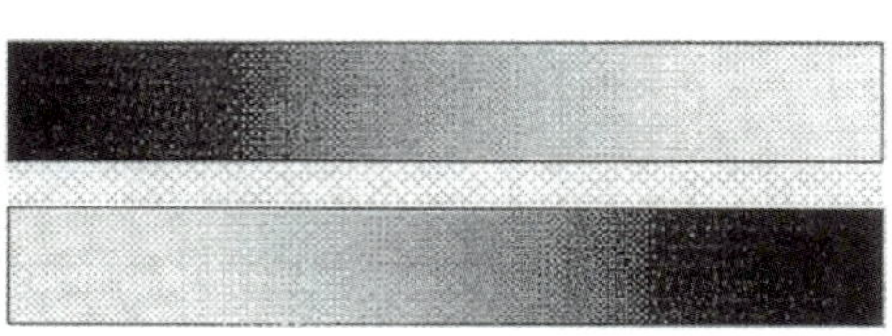

그림 10-11 회색척도 과제의 자극 샘플. 두 막대는 전반적인 밝기가 같다.

출처: Mattingly JB, Berberovic N, Corben L 등. The greyscales task: a perceptual measure of attentional bias following unilateral hemispheric damage. *Neuropsychologia* 42: 387-394, 2004.

주의처리 과정 요소 검사

주의처리 과정은 암묵적으로 앞서 소개한 많은 검사에서 평가될 수 있는데도 불구하고 임상가들은 간혹 이에 덧붙여 더 자세한 특정 주의처리 과정을 평가하는 검사를 추가한다. 이와 같은 추가적인 검사는 시각이나 청각의 지속 주의력, 선택 주의력, 교대 주의력 또는 분할 주의력을 포함할 수 있다(이러한 주의력 검사는 제4장에서 설명하였다).

시각적 조직화 능력 검사

시각적 조직화 능력 검사는 환자에게 요소들이 생략되어 있는 사물의 그림을 확인하게 하거나, 조각난 사물의 그림을 확인하게 하거나, 사물을 배경으로부터 변별하도록 한다. 그림 10-12는 요소가 생략된 검사 항목의 예를 보여 준다. 그림 10-13은 조각나 있는 일상적인 사물 그림의 부분들이 알아보기 어렵게 배치되어 있는

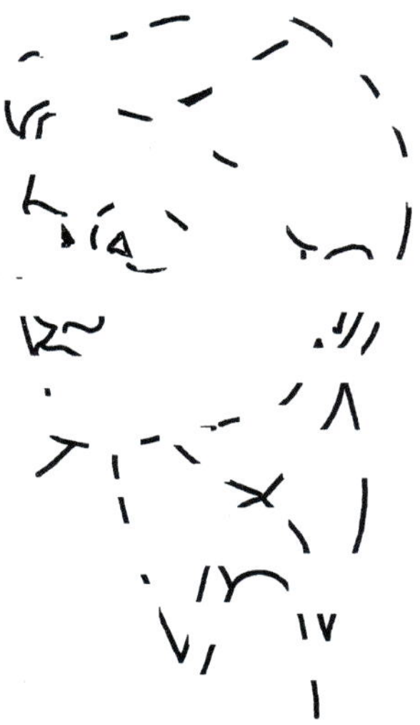

그림 10-12 불완전 그림 검사 항목의 예

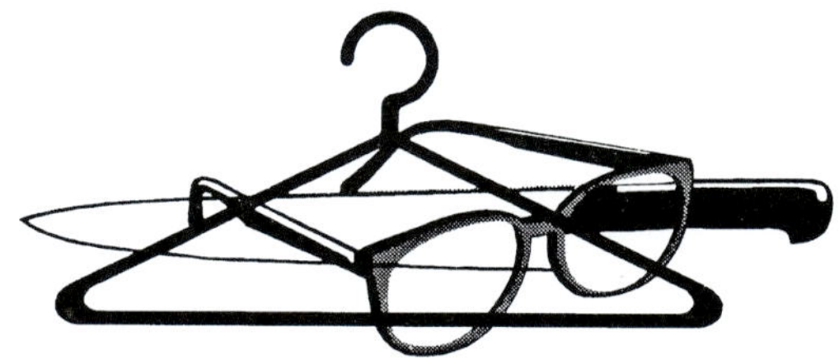

그림 10-14 겹쳐진 그림 검사 항목의 예

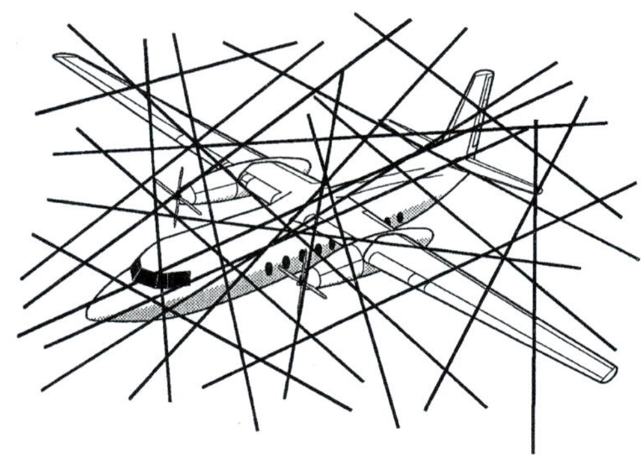

그림 10-15 시각 전경-배경 검사 항목의 예. 검사 자극 위로 선이 그어져 있다.

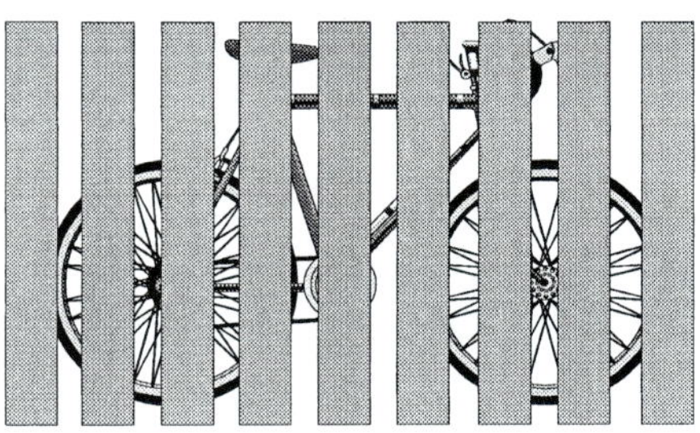

그림 10-16 시각 전경-배경 검사 항목의 예. 검사 자극이 부분적으로 가려져 있다.

예를 보여 준다.

조각난 자극의 검사는 미완성 자극 검사보다 시각적 조직화 장애에 보통 더 민감하다(Lezak, 1995). 웩슬러 성인 지능검사(WAIS; Wechsler, 1981)의 사물 조립(object assembly) 하위검사는 후퍼 시각 조직화 검사(Hooper Visual Organization Test)와 마찬가지로 조각으로 된 시각적 자극을 식별해 내는 것이다. WAIS의 사물 조립 하위검사에서, 환자는 친숙한 사물(예: 사람 얼굴, 사람 머리의 옆모습, 손, 코끼리)의 조각으로 된 판을 받아서 조립하도록 요구받는다. 후퍼 검사에서는, 환자가 끊어진 선으로 사물을 묘사하는 일련의 그림을 보고 각 항목이 나타내는 사물의 이름을 말하거나 쓰도록 한다.

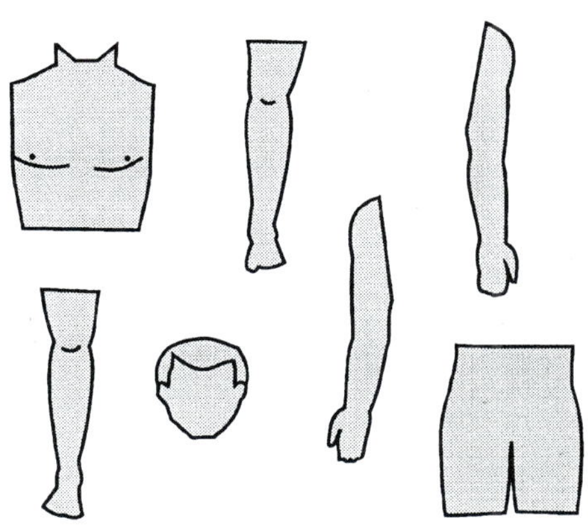

그림 10-13 사물 조립 검사 항목의 예. 그림의 조각들은 두꺼운 종이판이나 섬유판으로 만들어져 있다. 검사를 받은 사람은 퍼즐을 맞추는 것처럼 조각들을 조립한다.

시각 전경-배경 검사(visual figure-ground tests)는 검사 그림이 더 복잡한 그림 안에 끼워져 있는 자극[숨은 그림 검사(Hidden Figures Test; Thurstone, 1944)에서와 같이], 겹쳐진 그림 자극(Poppelreuter, 1917), 검사 그림 위에 선들이 그려진 자극 또는 부분적으로 가려진 그림 자극(Luria, 1965)을 포함하고 있다. 그림 10-14, 그림 10-15, 그림 10-16은 시각적 전경-배경 검사 항목의 예이다.

일반 개념 10-2

- 우뇌손상 후 다양한 의사소통장애가 발생할 수 있다.
  - 말 운율의 감소와 말에 동반된 동작의 감소
  - 과도하고 작화적이며 간혹 부적절한 연결발화
  - 사건과 상황 관련성에 둔감하고, 섣부른 가정을 하고, 적절한 판단을 내리지 못하고, 함축된 의미를 알아차리지 못하는 이야기와 대화의 이해장애
  - 차례 주고받기, 주제 유지하기, 사회적 관례, 눈 맞추기와 관련된 화용장애
- Brownell과 동료들은 우뇌손상 환자의 담화이해장애는 눈앞의 상황에 대해 잘못된 추론을 하고, 그 이후로 추론이 잘못된 것이라는 정보가 주어져도 그것을 기각하지 못하기 때문에 생기는 것이라고 주장한다.
- Tompkins와 동료들은 우뇌손상 환자의 담화이해장애를 설명하기 위해 억제 결함 가설을 제안하였는데, 나중에 부적절하고 무관련하다고 밝혀지더라도 초기에 한 번 활성화된 가정이나 추론을 우뇌손상 환자가 억제하지 못한다는 것이다.
- Brownell과 동료들은 우뇌손상 환자의 담화이해장애는 마음 이론의 장애로 인해 초래되는 것 같다고 하였는데, 이는 다른 사람의 마음속에 있는 것(그들의 지식, 의도, 감정)을 이해하는 능력이다.
- 우뇌손상 환자의 인지-의사소통장애를 측정하기 위한 여러 표준화 검사 또는 비표준화 검사가 있으며, 이를 통해 환자의 의사소통과 인지기능의 강점과 약점을 파악할 수 있을 것이다. 자세한 평가를 위해서는 보통 화용, 의사소통, 시공간 능력과 주의력에 대한 추가적인 검사가 필요하다.
- 우뇌손상 환자의 화용 능력 평가는 일반적으로 평정척도를 사용한다. 일부 평정척도 평가는 Right Hemisphere Language Battery나 Rehabilitation Institute of Chicago Evaluation of Communicative Problems in Right Hemisphere Dysfunction과 같은 우뇌손상 환자의 종합평가에 포함되어 있다. 그밖에 Pragmatic Protocol이나 Communicative Effectiveness Index와 같은 독립적 평정척도가 있는데, 이는 우뇌손상 환자를 위해 특별히 고안된 것은 아니다.
- 무시의 유무와 중증도는 지우기 검사, 선 이등분 검사, 보고 그리기 검사나 그리기 검사, 훑어보기 검사 등으로 평가할 수 있다. 무시의 미세한 징후를 발견하기 위해서는 여러 검사를 복합적으로 사용하는 것이 필요하다.
- 행동 부주의 검사는 일상생활에서 무시의 영향을 측정하기 위해 고안되었다.
- 우뇌손상 환자의 주의력에 대한 종합적인 평가를 위해서는 지속 주의력, 선택 주의력, 교대 주의력, 분할 주의력에 대한 평가가 필요하다.
- 우뇌손상 환자의 시각 조직화는 환자에게 불완전하거나 조각난 시각 자극을 확인하게 하거나 배경으로부터 시각 자극을 변별하게 하는 검사로 평가할 수 있다.

중재

좌뇌손상(실어증) 환자 치료에 비해 우뇌손상 환자의 임상적 치료에 대해서는 알려진 바가 없는데, 이는 부분적으로 약 20년 전까지 우뇌손상 환자의 의사소통장애가 대부분 잘 인식되거나 치료되지 않았기 때문이며, 또한 부분적으로는 국소적인 좌뇌손상에 비해 국소적인 우뇌손상의 영향이 더 광범위하게 나타나기 때문이기도 하다. 따라서 진단과 치료가 가능한 우뇌손상 증후군은 좌뇌손상 실어증후군처럼 잘 설명되어 있지 않다.

지난 몇 년 동안 우뇌손상 환자의 치료 문헌이 개발되기 시작하였지만, 대부분은 일화나 의견에 그치고 있으며 실험적 지지는 많지 않다. 그럼에도 불구하고, 우리는 다수의 우뇌손상 환자가 객관적으로 묘사될 수 있는 의사소통장애를 보이며, 그중 최소한 일부는 치료가 도움이 될 수 있다는 것을 알고 있다. 그러나 우뇌손상 환자와 좌뇌손상 실어증 환자 간에는 치료의 특성과 치료의 예측 가능한 결과 모두에 영향을 미치는 몇 가지 커다란 차이점이 존재한다. 이러한 차이점은 대부분 좌뇌손상 환자가 특정 언어와 의사소통능력에 국소적인 영향을 받는 경향이 있는 반면, 우뇌손상 환자는 특정 언어나 의사소통능력으로 쉽게 단순화할 수 없는 광범위한 영향을 받는 경향이 있다는 것에 기인한다.

좌뇌손상 환자의 의사소통 오류는 분명하고 수량화할 수 있기 때문에(예: 그림을 보고 이름을 잘못 말함, 세 단계 지시에서 마지막 두 부분을 실수함), 좌뇌손상 환자의 의사소통장애는 비교적 잘 구분되고, 합리적인 신뢰도로 분류하고 측정할 수 있다. 또한, 좌뇌손상 환자의 진단 검사에서의 수행과 기저의 인지적 · 언어학적 결함과의 관계는 비교적 직접적인 경향이 있다(예: 대면이름

대기 과제에서의 오류와 단어 인출장애 간의 관계).

반면, 우뇌손상 환자의 의사소통장애는 구분이 잘 되지 않으며 단순히 오류의 횟수로 설명되지 않는데, 이는 환자가 심각한 상황을 우스꽝스럽게 여기거나 대화의 규칙을 따르지 못하는 것과 같이 더 광범위한 손상을 보이기 때문이다. 또한, 우뇌손상 환자의 진단 검사에서의 수행과 기저의 인지적 · 언어학적 결함과의 관계는 덜 직접적이고 더 많은 가정을 필요로 한다(예: 관용어나 은유에 대한 잘못된 해석과 추론장애와의 관계).

정상적인 수행을 구성하는 규준은 우뇌손상 환자보다는 좌뇌손상과 실어증이 있는 환자의 장애에 대해 더 잘 규정되어 있다. 듣고 이해하기, 읽고 이해하기, 어휘, 이름대기 그리고 말산출과 같은 (좌뇌손상으로 인해 영향이 받을 수 있는) 의사소통능력에 대한 매우 종합적이고 타당성 있는 정상 규준이 나와 있으나, 이와 비슷하게 우뇌손상으로 영향을 받을 수 있는 대부분의 인지적 · 의사소통적 능력에 대한 정상 규준은 나와 있지 않다. 초점이 화용적 적절성이나 대화 방식, 비문자적인 것에 대한 평가 등과 같은 것에 맞추어질 때는, 언어임상가의 직관과 판단 그리고 환자, 가족, 다른 보호자와의 상담이 특정 환자에게 '정상적'인 것이 무엇인지를 결정하는 표준화된 규준을 종종 대신하였다.

우뇌손상 환자의 의사소통장애에 대한 치료는 의사소통의 이해와 표현적 측면에 영향을 미치는 다양한 손상에 초점을 둘 수 있다. 이러한 손상은 정보를 조직화하고 통합하기 어려움, 무엇이 중요하고 무엇이 중요하지 않은지를 구별하기 어려움, 의미를 명확하게 하기 위한 문맥적 단서를 이용하지 못함, 비유적 언어를 문자적으로 해석함, 과도한 개별화, 의사소통의 화용적 측면이나 언어외적 측면에 민감하지 않음, 주제에서 벗어남과 지나치게 상세함 등이다. 우뇌손상 환자의 의사소통장애는 종종 질병의 부인, 장애에 대한 무관심이나 부인, 산만함, 부주의, 충동성, 사고력과 문제해결의 장애와 같은 인지적 · 행동적 비정상성으로 인해 증대된다.

인지적 · 행동적 이상

장애의 부인. 신체적 · 인지적 장애 또는 의사소통장애의 부인(denial)은 우뇌손상 환자의 성공적인 치료에 심각한 방해 요소가 된다. 우뇌손상이 있는 많은 환자는 자신의 장애에 대해 무신경하거나 그 심각성을 가볍게 여기는 것 같다. 환자들은 신경학적 회복에 따라 장애에 대한 무신경이 덜해지지만 일부는 몇 달이나 몇 년 동안 무관심하거나 심각하게 생각하지 않아서 운전이나 사냥, 혼자 등산을 하는 등 일상생활 활동에서 장애의 부인이 잘못된 판단과 결합되면 환자를 위험에 빠뜨릴 수 있다.

대부분의 우뇌손상 환자들은 기꺼이 자발적으로, 비록 적극적이라기보다는 수동적이기는 하지만, 치료 프로그램에 참가한다. 치료의 내용이나 초점에 대한 의사결정을 하도록 하면 환자는 종종 좋은 게임이라고 이야기하지만 끝까지 해 내지는 못한다. 환자는 명확하게 요구된 것 이상은 하지 않으려는 경향을 보인다. 숙제로 내 준 가정학습에 대해서는 누군가가 감독하고 지시하지 않으면 신경 쓰지 않을 것이다. 숙제를 하지 않았다는 사실에 직면하면, 환자는 다음과 같이 이야기를 지어 내거나 숙제를 하지 않은 것에 대해 말도 안 되는 이유를 갖다 대기도 한다.

한 우뇌손상 환자가 맞춤법 검사를 받고 있다. 언어임상가는 환자가 시작하도록 하고 30개의 과제 중 처음 10개를 끝내는 것을 본다.

임상가: Perkins 씨, 잘하고 계시네요. 혼자서 끝까지 하실 수 있으시겠어요?
환자: 물론 할 수 있죠. 사실, 이건 아주 어렵진 않아요.
임상가: 예. 좋아요. 그럼 저는 한 10분 후에 다시 와서 어떻게 하고 계신가 볼게요.

(임상가가 나간다. 10분이 지난 다음 임상가가 다시 돌아와 과제를 본다.)

임상가: 어떻게 된 거죠? 아직도 10번이네요.
환자: 글쎄, 세상에. 선생님이 나가셨잖아요.
임상가: 하지만 혼자서 끝낼 수 있다고 하셨잖아요.
환자: 선생님이 나갈 때, 나한테 계속하라는 말을 전혀 안 하셨잖아요. 그래서 나는 우리가 그만두는 줄 알았죠. 다 끝난 거예요, 아니에요?

Tompkins(1995)는 낮은 수행에 대해 인식하지 못하고 장애에 무관심한 우뇌손상 환자는 치료에 적합한 대상자가 아니며, 부인하는 것이 해결될 때까지 치료를 연기할 것을 권고한다. Tompkins는 부인하는 것이 해결될 때까지 기다리는 동안 언어임상가는 기초선을 확립하고, 장애를 확인하고, 가능한 치료 접근법을 선택할 수 있다고 제안한다. 신경학적으로 회복이 되었지만 장애에 대한 무관심이 남아 있는 환자를 위해서 Tompkins는 치료 목표를 단순화하고, 무관심의 부정적인 효과를 줄이기 위해 환자의 생활환경을 조정하고, 가족과 동료들에게 보상 전략을 교육할 것을 권고한다.

임상가는 부인으로 인한 영향을 보상하기 위하여 활동을 치밀하게 구조화하고, 치료 목표를 명확히 하고, 또한 치료 목표를 환자 및 가족들과 함께 이야기하는 방식으로 치료 활동을 구성한다. 때로 무관심은 다른 목표를 위한 활동의 맥락 속에서 간접적으로 다루어질 수 있다. 예를 들어 잘못되거나 부적절한 반응 후에 환자에게 즉각적인 피드백을 제공하거나, 환자가 오류를 부인하였을 때 환자를 지지하면서도 좀 더 어려운 과제를 하게 하거나, 초기에는 매우 구조화된 활동에서 그리고 나중에는 덜 구조화된 활동에서 환자의 자기 모니터링(self-monitoring)을 향상시키는 것이다.

임상가는 환자(또는 환자와 가족)가 환자의 강점과 약점에 대한 목록을 함께 작성하게 함으로써 직접적으로 무관심을 다룰 수 있다. 그런 다음 치료에 주의를 기울이도록 목록에 있는 항목들을 선택할 수 있다. 치료 활동을 녹화하여 환자와 함께 다시 보는 것이 오류와 부적절한 반응에 대한 환자의 인식을 높이는 데 도움이 될 수 있다. 극단적으로 부인을 하는 환자를 위해서는, 임상가와 환자는 사회적 상호작용의 비디오나 어떤 사람이 환자와 비슷한 오류를 범하거나 부적절한 반응을 보이는 각색된 상호작용을 함께 보면서 이야기를 나눌 수 있다. 환자가 다른 사람의 행동에서 오류나 부적절한 반응을 능숙하게 찾아내게 되면, 환자가 참여한 비디오를 도입할 수 있다.

임상 Tip. 자신의 오류를 부인하는 다수의 우뇌손상 환자들은 다른 사람이 그러한 오류를 보일 때는 그것을 빠르게 찾아낸다.

마지막으로 몇 가지 유의할 점이 있다. 도움을 받으면, 많은 우뇌손상 환자는 실수와 부적절한 행동의 목록을 만들 수 있고, 그 목록에 대해 구조적으로 이야기할 수 있으며, 또한 주의 깊게 구조화된 치료 활동에서 오류와 부적절한 반응을 찾아낼 수 있지만, 그것을 예상하거나 덜 구조화된 치료 활동이나 일상생활에서는 그에 대해 어떤 조치를 취하지 못한다. 잘못된 반응이나 부적절한 반응을 알아내는 것에서 적절한 조치를 취하는 것으로의 이행은 어렵고 주의 깊게 짜인 일반화 절차와 환자와 가족 그리고 일상생활을 함께 하는 동료들의 참여를 필요로 하는 것 같다. 가족 구성원이나 다른 보호자들은 부인을 하는 환자의 치료 프로그램에 적극적인 역할을 해야 하는데, 환자와 가족, 보호자가 치료 프로그램과 목표 간의 관계를 이해하고, 가정 학습을 완료해야 하며, 치료실에서 얻어진 것들이 환자의 일상생활 속으로 옮겨지도록 촉진해야 한다.

주의력 장애와 산만함. Tompkins(1995)는 주의력 장애가 우뇌손상 환자의 의사소통 문제를 초래하거나 악화시키는 것 같다고 하였다. Tompkins에 따르면, 지속 주의력은 담화의 이해와 산출에 중요하고, 선택 주의력은 인쇄된 내용을 읽고 이해하고 참조적 관계를 형성하고 추론하는 데 중요하다고 한다. Tompkins는 주의는 일상생활에서 영화와 텔레비전 프로그램의 줄거리를 이해하고, 잘못된 해석을 수정하며, 방해가 되는 것을 뿌리칠 수 있는 데 중요하다고 언급한다. Tompkins는 주의처리 과정을 훈련하는 것은 표면적 행동으로 드러나는 것에 대한 훈련보다 임상적으로 더 큰 가치가 있다고 한다.

주의력 장애의 치료는 종이와 연필을 가지고 하는 것이나 컴퓨터로 주의력 훈련을 하는 것에서부터 자연스러운 상황 속에서 환자에게 주의를 집중하고 유지하도록 요구하는 활동까지 다양한 형태를 취한다. 이와 같은 활동의 예는 다음과 같다.

지속 주의력. 지속 주의력(sustained attention)을 향상하기 위한 훈련은 글자 지우기와 미로 찾기와 같이 종이와 연필로 하는 과제부터 환자에게 시각 전시물이나 일련의 청각 자극을 모니터링하고 목표 자극이 나타나면 신호를 하도록 하는 경계 훈련(vigilance drills)까지 포함한다. 가장 난이도가 낮은 시각과 청각의 지속 주의력 과제는 일정한 배경에 반하여 나타나는 하나의 목표 자극이 있는 과제이다. 자극 사이의 시간을 증가시키는 것, 자극 간의 간격을 예측하기 어렵게 만드는 것 그리고 전반적인 과제의 지속 시간을 증가시키는 것은 지속적인 주의력 과제를 더 어렵게 만든다.

청각적인 지속 주의력은 환자에게 언어임상가가 소리 내어 읽는 글자, 숫자 또는 단어 목록에 있는 목표를 알려 주고, 환자가 목표를 들을 때마다 신호를 하도록 하는 훈련으로 시행될 수 있다. 그러한 과제의 난이도는 목표 사이에 있는 항목의 수를 조작하거나, 목표가 나타나는 빈도를 조작하거나, 목표 자극과 목표가 아닌 자극 간의 음향적 · 의미적 유사성을 조작함으로써 조절할 수 있다.

별이 빛나는 밤 과제(starry night task; Rizzo & Robin, 1990)는 넓은 범위에 걸쳐 과제 난이도를 조절할 수 있는 컴퓨터화된 시각적인 지속 주의력 과제이다. 밤하늘에 빛나는 별처럼 보이는 점들의 패턴이 모니터 화면에 나타나는데, 예측 불가능하게 어떤 점은 나타나고 어떤 점은 사라진다. 환자는 점이 나타나거나 사라지는 것을 보면 버튼을 누른다. 컴퓨터는 맞춘 횟수, 놓친 횟수 그리고 반응시간을 기록한다. 과제의 난이도를 조절하기 위해 점의 밀도, 점이 나타나거나 사라지는 비율 그리고 과제의 지속 시간을 조정할 수 있다.

종이와 연필로 하는 지속 주의력 과제는 컴퓨터 과제보다 덜 어려운데, 왜냐하면 종이와 연필로 하는 과제는 지속 주의력을 일정한 수준으로 계속 요구하지 않기 때문이다. 환자는 주의력이 떨어지면 속도를 늦추거나 잠시 멈추고 주의력이 회복되면 다시 시작함으로써 오류를 최소화할 수 있다. 이러한 전략은 오류를 감소시킬 수 있지만 환자가 과제를 끝내는 데 걸리는 시간은 증가한다.

임상 Tip. 주의력 장애가 있는 환자는 종종 지속 주의력 과제의 처음 부분에서는 잘하지만, 과제가 계속되고 지속 주의력에 대한 부하가 증가하면 수행이 저하된다.

선택 주의력. 선택 주의력(selective attention)에 대한 치료는 일반적으로 환자가 경쟁 또는 방해하는 자극 속에서 지속 주의력 과제를 수행하는 훈련을 이용한다. 예를 들면, 방해 자극음(예: 대화 소리, 노래)이 녹음된 테이프를 배경음으로 틀어놓고 지속 주의력 과제를 수행하는 것이다. 환자가 일상생활에서 접할 수 있는 방해 자극(예: 대화 소리, 광고방송, 공지)은 향상된 선택 주의력을 환자의 일상생활로 일반화하는 것을 촉진시킬 수 있다.

환자가 습관적이거나 자동적 반응을 임상가가 지시한 반응에 맞춰 억제해야 하는 스트룹 검사(Stroop task, 제4장 참조)와 같은 과제(예: 단어와 다른 색으로 인쇄된 단어의 색을 말하는 것, 실제 의미와 다른 크기로 인쇄된 '크다'/'작다'라는 단어의 크기를 말하는 것)는 더 어려운 선택 주의력 과제이며, 중등도 정도의 선택 주의력 장애를 보이는 환자에게는 유용할 수 있지만 중도의 장애를 보이는 환자에게는 너무 어려울 것이다.

교대 주의력. 거의 대부분의 지속 주의력 과제는 주기적으로 자극의 특성을 바꾸거나 요구되는 반응을 바꾸는 것을 통해 교대 주의력(alternating attention) 과제로 변경할 수 있다. 예를 들면, 환자는 한 대화 상대자로부터 녹음이 되어 있는 다른 대화의 상호작용으로 주의를 옮기는 연습을 할 수 있다. 교대 주의력 과제는 또한 두 가지 과제를 섞어 놓고 교대로 둘 사이를 오가는 것으로 만들 수 있다. 또는 주기적으로 요구하는 반응을 바꾸는 것으로 설정할 수도 있다. 예를 들면, 언어임상가가 "더하세요." 또는 "빼세요."라고 말함에 따라 환자는 언어임상가가 말하는 일련의 숫자들의 더하기와 빼기를 교대로 할 수 있다.

분할 주의력. Tompkins(1995)는 우뇌손상 환자를 위한 분할 주의력(divided attention) 치료의 하나의 목표는 인지적 자원의 자발적 배분에 대한 훈련을 시키는 것이라고 언급하였다. Tompkins에 따르면, 이와 같은 훈련이 필요한 이유는 일부 우뇌손상 환자의 경우 과제의 어떤 측면이 가장 중요하고, 가장 주의를 집중해야 하는지를 알지 못하기 때문이라고 하였다. Tompkins는 이러한 환자에게 과제를 분석하고, 어떤 측면이 가장 중요한지를 결정하고, 그런 다음 그 과제에 주의를 자발적으로 할당하는 연습을 할 것을 권고하였다. Six Elements Test, Behavioral Assessment of Disexecutive Function Test, Multiple Errands Task 그리고 Executive Route-Finding Task(제4장 참조)와 같은 집행기능 과제

(executive function tasks)는 우뇌손상 환자의 과제 분석과 자원 할당의 훈련에 유용할 것이다.

우뇌손상 환자의 주의력 훈련에서 향상된 수행이 일상생활의 맥락으로 일반화된다는 강력한 실험적 증거는 없지만, 이러한 일반화가 최소한 부분적으로는 일어난다는 일화적 보고가 있다. 언어임상가는 환자가 일상생활에서 직면하는 상황과 비슷한 환경에서 주의력 훈련을 함으로써 일반화를 강화시킬 수 있다. 그룹 치료는 그러한 작업에서 자연스러운 상황을 제공할 것이다. 그룹의 참여자는 대화적 상호작용에서 반드시 눈 맞추기를 하고, 주제를 유지하고, 주제가 바뀌는 것에 대해 적절히 반응하며, 적당량의 특정 정보를 얻고 기억하는 것에 집중할 수 있다. 그룹 참가자가 그룹 활동에서 자신의 개인적 목표를 달성하게 되면, 일상생활에서 발생할 수 있는 방해의 설정으로 소음이나 움직임 또는 중단됨을 도입하고 참가자가 그러한 방해의 영향에 저항할 수 있는 능력을 증가시킨다.

충동. 치료에서 충동(impulsivity)은 다수의 우뇌손상 환자의 수행에 영향을 미치며 일상생활을 곤란하게 한다. 우뇌손상 환자의 치료 회기는 임상가에게 어려울 수 있다. 환자는 임상가가 과제의 수행방법을 알려 주거나 자극 제시가 끝나기도 전에 반응하고, 주제에서 벗어나고 부적절한 말로 중단시키고, 무엇을 해야 하는지 알기도 전에 과제를 시작하고, 과제를 마치기 전에 중단해 버린다. 우뇌손상 환자의 가족이나 보호자들의 일상생활도 견디기 힘들다. 환자는 아주 흔한 일상생활 활동에서 요구되는 것과 위험요소를 예측하지 못하고, 자신의 능력 이상의 과제를 맡거나 그러한 상황에 개입되며, 기획을 시작하지만 완료하지 못하고, 사회적으로 부적절한 행동을 하며, 메시지나 사건, 상황을 잘못 해석한다.

충동에 대한 치료는 어렵다. 일부 우뇌손상 환자의 충동은 분명하게 '가다(go)'와 '멈추다(stop)' 표시등이나 임상가의 손짓을 제공함으로써 억제될 수 있을 것이다. 임상가가가 통제하는 표시등을 환자가 반응해도 되는지 아닌지를 알려 주는 지표로 삼아 반응하도록 환자를 훈련시킬 수 있다. 환자의 반응이 표시등에 의해서 통제되면, 임상가는 손짓으로 '가다', '멈추다'를 나타낼 수 있다. 환자의 충동적인 반응이 손짓으로 통제되면, 임상가는 고개를 끄덕이거나 가로젓는 것으로 대체할 수 있다. 언어임상가의 머리 움직임이 환자의 충동적 반응을 조절할 수 있으면, 머리 움직임이 환자의 자가 단서(self-cueing)로 대체될 수 있을 것이다.

사고력과 문제해결 장애. 우뇌손상 환자의 사고력과 문제해결 장애(impaired reasoning and problem-solving)는 치료의 과정과 결과에 중요한 영향을 미칠 수 있다. 우뇌손상 환자는 활동의 세부사항을 혼란스러워하며 일반적 목표와 목적을 잃어버리는 경향을 보인다. 그들은 과제가 자신에게 문제가 될 것 같은 때 이를 예측하지 못하며, 문제가 발생하면 충동적이고 부적절하며 비효과적으로 반응한다. 사고력과 문제해결 장애 때문에, 환자는 임상가가 치료의 목표를 결정하고 그 목표에 달성하기 위한 방법을 선택하는 데 도움이 되지 못한다.

사고력과 문제해결 장애의 치료는 사고력과 예견 그리고 문제해결(예: 손상된 상품을 환불하는 등의 문제해결 능력을 필요로 하는 역할극)을 요구하는 과제, 임상가가 제시한 문제에 대해(예: "당신은 지금 백화점에 있고, 혼자 서서 울고 있는 세 살짜리 꼬마를 보게 되었어요. 어떻게 하시겠어요?") 해결을 제안하는 과제, 휴가나 현장학습, 소풍 같은 활동을 계획하는 등의 다양한 과제에서 구조화된 훈련을 필요로 한다. 다음과 같은 문제해결을 위한 구조화되고 규정된 접근법은 우뇌손상 환자에게 치료를 시작하려 할 때 유용할 것이다.

- 문제 확인하기
- 몇 가지 가능한 해결방법 생각하기
- 각 해결방법에 대한 실현 가능성 및 예측할 수 있는 결과 평가하기
- 최선의 해결책 선택하기
- 적용하기
- 결과 평가하기

일부 우뇌손상 환자는 확장된 훈련을 통해, 고도로 구조화되고 규정된 문제해결 전략으로부터 좀 더 덜 형식적이고 적은 노력을 필요로 하는 전략으로 옮겨 갈 수 있다. 그러나 문제해결이 자동적이고 직관적으로 가능한 정도까지 진전을 보이는 경우는 드물다.

의사소통장애

감정적 의사소통과 운율(affective communication and prosody). 일부 우뇌손상 환자들은 말이나 얼굴 표정, 몸짓 언어에 포함된 감정을 이해하거나 의사소통하지 못한다. 이러한 감정 장애의 치료에 대한 몇몇 시도가 문헌에 보고되어 있다. 감정의 이해장애에 대한 치료는 일반적으로 환자에게 다양한 감정을 나타내는 얼굴 사진을 보여 주거나 여러 감정을 담고 있는 음성의 녹음테이프를 들려주고 표현하고 있는 감정을 감별하는 훈련을 하게 한다. 감정 표현 훈련은 일반적으로 다양한 감정을 담고 있는 임상가의 목소리 톤이나 얼굴 표정 그리고 몸짓 언어를 환자가 모방하게 하는 것이다. 임상가의 시범은 점진적으로 약화시키고 (1) 여러 감정을 나타내는 얼굴 사진, (2) 감정의 명칭이 인쇄된 카드로 대체한다.

Leon 등(2005)은 표현 운율장애(expressive aprosodia)의 두 가지 치료법[모방치료(imitative treatment)와 인지-언어치료(cognitive-linguistic treatment)]에 대한 단일 대상 연구(single-case design study)를 보고하였다. 두 치료법은 모두 6단계 단서 절차를 따랐는데, 첫 단계에서는 최대한의 단서를 제공하고 이어지는 단계에서 체계적으로 점차 단서를 줄여 가는 것이다. 첫 단계의 모방치료에서는 임상가가 목표로 하는 감정을 실어 문장을 읽으면, 환자는 같은 감정적 목소리 톤으로 그 문장을 말하는 것이다. 이어지는 단계에서는 임상가의 모델은 점차 약화되고 환자가 독립적으로 적절한 감정의 목소리 톤으로 그 문장을 산출하게 된다. 인지-언어치료의 첫 단계에서는 환자에게 감정의 명칭과 그 감정의 목소리 톤의 특성 그리고 그 감정을 보여 주는 얼굴 표정이 인쇄된 카드를 제공한다. 그다음 임상가는 카드에 있는 정보에 기초하여 환자가 명시된 감정을 산출하도록 훈련시킨다. 이후의 단계에서는 카드를 점차적으로 소거하여 환자가 카드를 참고하지 않고도 감정을 산출하도록 한다.

우뇌 뇌졸중 후에 표현 운율장애를 보인 3명의 참가자가 9개의 문장(행복, 슬픔 그리고 분노 각각 3개씩)을 가지고 훈련을 받았다. 모든 참가자는 두 치료법 모두에서 긍정적인 효과를 보였는데, 치료를 받지 않은 감정(공포)이 내포된 문장으로 일반화되지는 않았다. Leon과 그의 동료들은 모방치료와 인지-언어치료의 상대적 효과 및 표현 운율장애와 수용 운율장애의 관계, 그리고 두 치료법의 환경적 타당성(ecologic validity)을 검증하기 위해 더 많은 참가자를 대상으로 한 후속연구가 필요하다고 제안하였다. 그들은 또한 이 결과는 감정적 운율장애가 행동 치료로 다루어질 수 있다는 첫 번째 실험적 증거라고 언급하였다.

읽기. 시각적 무시는 우뇌손상 환자를 위해 흔히 설정되는 치료 목표인데, 왜냐하면 무시는 일상생활에서 인쇄된 자료를 읽고 이해하는 데 영향을 주기 때문이다. 좌측무시가 있는 환자가 인쇄된 본문의 왼편에 주의를 두도록 하는(시각 탐색 훈련이라 불리는) 몇 가지 방법이 문헌에 설명되어 있다. 대부분 컬러로 된 수직선, 컬러로 된 점 또는 자와 같은 표식을 인쇄된 자료의 왼쪽 가장자리에 놓는 등의 표식을 사용한다. 환자는 텍스트의 줄을 읽기 시작할 때 표식이 보일 때까지 왼쪽으로 훑어가도록 지시를 받는다. 때로 환자에게 한 손가락을 표식 위에 놓고 텍스트의 각 줄을 시작할 때마다 그곳으로 다시 돌아오도록 지시한다. 표식을 덜 두드러지게 함으로써 그리고 궁극적으로는 환자가 자료가 말이 되는지를 모니터하는 것으로 외부적 표식을 대체함으로써, 표식에 대한 환자의 의존도를 점차 줄여 간다.

시각적 단서나 환자 스스로 상기하는 방법을 이용한 시각 탐색 훈련은 환자가 그것을 일상생활로 일반화하는 데 제한적인 성공을 거두었다. 환자들은 보통 훈련에서 왼쪽으로 훑어가도록 배웠지만 일상생활의 활동 속에서 훑어보기를 통합시키는 데 어려움을 보인다. 그러나 Pizzamiglio 등(1992)은 좌측무시가 있는 환자에게 읽기, 쓰기, 식사하기와 같은 일상생활 활동에서 왼쪽을 보도록 훈련하였다. 치료 후에, 일부 환자는 훈련의 효과를 일반화하는 데 실패하였지만, 환자 집단 전체로 봤을 때 일상생활에서 왼편을 훑어보는 것이 향상되었다.

Diller와 Weinberg(1977)는 무시가 있는 환자가 양쪽 시야를 모두 훑어보도록 훈련하는 치료 프로그램을 소개하였다. 참가자는 시야의 양쪽 공간을 따라 움직이는 목표를 시각적으로 추적하거나, 양쪽 시야에서 다양한 위치에 나타나는 불빛을 찾아내거나, 양쪽 시야에 걸쳐 글자 지우기를 하거나, 양쪽 시야를 가로질러 벽에 비춰진 문단을 읽는 활동을 훈련한다. Diller와 Weinberg의 프로그램은 환자가 자신의 무시를 인식하도록 하며, 시각적 자극을 대칭적으로 찾도록 유도하고, 집중된 반복을 통해 시각적 훑어보기를 자동화하도록 고안되었다.

Stanton 등(1981)은 읽기에서 무시를 치료하는 포괄적인 접근법을 설명한다. 이 프로그램은 환자에게 무시되는 공간에 대한 자각과 주의를 강화하도록 고안된 몇몇 과제를 포함하고 있다. 한 과제에서 환자는 시야의 오른쪽 줄에 있는 글자, 숫자, 단어를 시야의 왼쪽 줄에 있는 글자, 숫자, 단어에서 찾아 연결한다. 다른 과제에서는 환자가 인쇄된 문장을 소리 내어 읽는다. 앞의 문장들은 큰 글자로 문장 간의 간격도 크게 되어 있다. 글자 크기와 단어 사이의 공간은 점차 작아져, 환자가 작은 글자의 행간을 띄우지 않은 문장을 읽도록 한다. 또 다른 과제에서는 환자가 인쇄된 문단을 소리 내어 읽는데, 큰 글자에 행간을 한 줄씩 띄어 인쇄된 문단에서부터 일반적인 책, 잡지, 신문으로 그리고 일부는 이단 편집된 형식으로 진행한다.

Stanton과 동료들은 환자가 자료의 왼쪽에 주의를 기울이도록 구어단서(verbal cue)를 사용한다. 환자가 줄의 끝부분에 올 때마다 지시하기(예: "자신에게 크게 말하세요. '왼쪽을 본다.'")부터 시작하여 환자 스스로의 구어단서(예: 환자에게 줄의 끝부분마다 "왼쪽을 본다."라고 소리 내어 말하거나 속으로 이야기하도록 하는 훈련)로 진행한다. 환자가 공간의 왼쪽에 주의를 기울이는 것에 익숙해지면, "왼쪽을 본다."를 소리 내어 말하는 대신 머릿속에서 생각하도록 훈련한다. Stanton과 동료들은 임상가가 우뇌손상 환자의 양호한 언어 기술을 이용하여 각 문장의 끝 또는 읽는 중간중간에 환자가 스스로에게 "이것이 의미가 통하는가?"를 물어보도록 할 것을 권고한다.

Myers(1999)는 환자의 시선이 오른쪽에 고정되어 있다면 왼쪽의 시각단서는 유용하지 않다고 언급한다. 그녀는 왼쪽 정보에 자발적인 주의를 기울이게 하고, 무의식적인 지각을 자극하려면 처리과정중심 과제(process-oriented tasks)를 이용할 것을 권유한다. Myers는 무시를 치료하는 가장 효과적인 기법은 환자가 외부적 단서나 자가단서에 의존하기보다는 왼쪽을 보아야 할 필요성을 내면화하는 것이라고 제안한다. 처리과정중심 훈련의 자료나 과제는 환자가 일상생활에서 자주 접하게 되는 자료와 과제를 이용하고, 왼편의 탐색을 격려하는 자료로 환자가 왼쪽 공간에 더 많은 주의를 기울이도록 하는 데 역점을 둔다.

Myers와 Mackisack(1990)는 그러한 방법 한 가지를 설명한다. 그 방법은 **가장자리 기법**(edgeness)과 **책 기법**(bookness)이라 불리는 두 가지 기법에서 만들어졌다. 가장자리 기법은 경계가 볼록한 작업대(직사각형 판이나 격자)를 사용한다. 우선, 환자는 손가락으로 경계를 따라 만져 보는 것을 통해 작업 공간의 공간적 영역에 익숙해지도록 한다. 그런 다음 임상가는 작업 공간에 컬러로 된 정육면체를 흩어 놓는다. 환자는 작업 공간에 몇 개의 정육면체가 있는지 말하고, 그것을 모두 찾아 꺼내 놓아야 한다. 임상가는 환자가 어디를 보아야 하는지 말하지 않고, 단순히 모든 정육면체를 찾아내고 꺼내 놓을 때까지 계속하도록 격려한다. 과제의 난이도는 정육면체의 수(수가 증가하면 난이도가 증가함)와 위치(무시되는 공간에 있는 정육면체가 많으면 난이도가 증가함), 그리고 방해 자극의 유무(다른 색의 정육면체를 섞어 놓고 그중 한 가지 색만 찾아내도록 하면 난이도가 증가함)에 의해 결정된다. 이 과제에서 향상된 훑어보기를 다른 과제로 확장하기 위해, Myers와 Mackisack은 환자가 가장자리 기법에서 편지나 책같이 다른 일상적인 작업 표면의 테두리를 찾는 다른 과제로 확장하도록 격려할 것을 제안한다.

책 기법은 가장자리 기법과 비슷하지만 이는 읽기에 국한된 것이다. 우선 환자는 시야 중앙에 놓여 있는 펼쳐지지 않은 책을 말로 묘사하고, 그런 다음 손가락으로 경계선을 찾는다. 그 후, 환자는 책을 펼치고 그 테두리를 추적하면서 책을 설명한다. 그리고 환자는 책에 있는 활동을 수행하는데, 우선은 책의 왼쪽과 오른쪽 페이지에 있는 자극을 짝짓는 과제에서부터 시작한다. 환자는 각각의 시도 전에 항상 책의 테두리를 더듬는다. 임상가는 자극의 수를 늘리거나 방해 자극을 추가하여 읽기 과제의 난이도를 증가시킨다. 책의 왼쪽에 대한 환자의 주의가 향상됨에 따라, 책의 테두리를 추적하게 하는 것을 감소시킨다.

Myers(1994)는 가장자리 기법과 책 기법의 두 가지

이점을 역설하였다. 첫째, 환자에게 외부적 단서 없이 왼쪽을 탐색하도록 가르치는 것으로, 이는 다른 과제로의 일반화 가능성을 증가시킨다. 둘째는 환자의 전반적인 주의 수준을 최대화하는 것이며, 이는 다른 과제로 일반화될 수 있다.

Myers(1999)는 인쇄된 자료의 오른쪽과 왼쪽의 중요성을 조절하는 것은 무시가 있는 환자가 자료의 왼쪽에 주의를 기울이는 데 도움이 될 것이라고 제안한다. 왼쪽 탐색을 격려하기 위해, 인쇄된 자료의 해석에 열쇠가 되는 정보는 왼쪽에서 오른쪽으로 분포하도록 하여 환자가 의미를 파악하기 위해서는 반드시 왼쪽에 주의를 기울여야 하도록 한다. 이는 단어의 오른쪽 반이 실제 단어가 되지 않도록 개별 단어 목록을 조절해야 한다는 의미이다. cavalry, lemonade, conversation과 같은 단어는 단어의 왼쪽을 탐색하도록 만든다. pancake, everything, sunset과 같은 단어는 그렇지 않다.

인쇄된 문장의 특성도 비슷한 방법으로 왼쪽 탐색을 촉진하도록 조절할 수 있다. George hid the key to his aunt's house under a rock.과 같은 문장은 왼쪽의 단어들이 주는 정보가 없이는 완전한 문장을 이루지 못한다. 반면, When she saw the rattlesnake in the garage, Emma screamed and ran to the phone to call 911.과 같은 문장은 왼쪽에 있는 8개의 단어 없이도 완전한 문장이 된다(긴 문장은 무시가 있는 환자가 오른쪽 단어만을 보게 하는 것 같다).

또한 Myers(1999)는 물리적으로 연결된 물건의 자극배열이 분리되어 있는 자극배열보다 왼쪽 탐색을 촉진하는 것 같다고 제안하였다. 연결된 모양이나 겹쳐진 기하학적 모양(그림 10-17, B)은 모양 사이에 공간이 있는 것(그림 10-17, A)보다 왼쪽 탐색을 더 촉진하는 것 같다. 기하학적 모양의 물리적 특성(예: 크기, 색, 방향)이 왼쪽에서 오른쪽으로 일관적인 패턴을 보이면, 그 패턴을 완성하기 위해(그림 10-17, C) 왼쪽 탐색이 격려되는 것 같다. 물리적으로 연결된 사람이나 동물의 그림(예: 한 사람이 다른 사람에게 무엇인가 건네고 있는 그림)은 그들 사이에 공간이 있는 그림보다 더 왼쪽 탐색을 촉진하는 것 같다(그림 10-17, D).

몇몇 저자는 무시가 있는 환자의 좌측무시 검사의 수행은, 무시 검사를 시행하기 전에 왼쪽 공간에서 환자

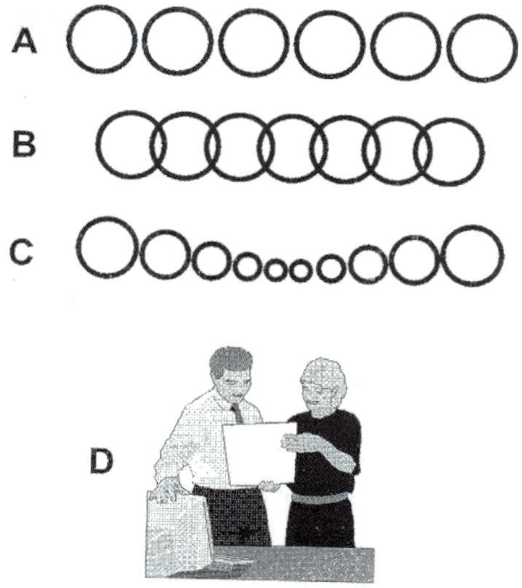

그림 10-17 연결요소가 있는 기하학적 그림(B)이 연결되지 않은 요소들의 그림(A)보다 왼쪽 찾기를 더 격려하는 것 같다. 왼쪽에서 오른쪽으로 가는 패턴을 형성하는 기하학적 그림(C)과 사람이나 동물의 그림이 겹쳐지거나 상호 연결된 그림(D)도 왼쪽 찾기를 격려한다.

의 왼쪽 팔을 움직이게 하면, 수행이 향상된다고 제안하였다(Halligan, Manning, & Marshall, 1991). 이러한 현상에 대한 몇 가지 해석으로는 우뇌 활동의 증가, 왼쪽 공간에 대한 시각적 단서 그리고 왼쪽 공간에 대한 운동 단서가 있다. 현재로서는 왼쪽 팔 움직임의 촉진 효과가 얼마나 지속되는지, 그것이 무시 검사 이외의 다른 과제의 무시에 영향을 주는지는 알려져 있지 않다. Myers(1999)는 환자가 과제를 시작하기 전에 왼손으로 작업 공간의 가장자리를 추적하거나, 왼팔을 위아래로 움직이거나, 왼발로 가볍게 툭툭 치는 등의 의도적인 왼쪽 팔다리의 운동을 하도록 해서 왼편에 우선적으로 주의를 기울이게 할 것을 제안한다. 그러나 Robertson과 North(1993)는 수동적인 팔다리의 움직임은 무시에 효과가 없다고 주장하였다. 많은 우뇌손상 환자는 왼쪽 팔다리에 마비가 있어서 이러한 움직임을 통해 왼쪽 공간에 우선적으로 주의를 기울이는 것이 불가능하다.

일부 저자들은 우뇌손상 환자의 전반적인 주의력 수준의 향상이 무시에 긍정적인 영향을 준다고 생각한다. Myers(1994)는 무시를 위한 치료에 우뇌손상 환자의 각성 수준과 지속 주의력 그리고 선택 주의력을 향상하기 위한 과제를 포함할 것을 제안한다. 많은 무시의 모델

은 주의력 장애에 중점을 둔다. 따라서 직접적인 주의력 치료를 통해 간접적으로 무시를 치료한다는 것은 합리적인 것 같다. 그러나 주의력과 무시 간의 관계는 실험적 검증을 거쳐야 한다.

화용론. 우뇌손상 환자의 화용장애를 다루는 대부분의 저자는 환자의 보존된 구어 기술(verbal skills)을 이용할 것을 권고한다. 화용장애의 치료는 종종 구조화된 훈련과 함께 임상가의 코치와 임상가-환자 전략 개발을 요구한다. 구조화된 훈련의 비디오테이프는 환자에게 대화적 상호작용에서 자신의 화용적 행위에 대해 피드백을 제공할 수 있으며, 화용적 적절성을 향상하는 데 있어서 환자의 진전(혹은 부족함)에 대한 기록으로 이용될 수 있다. 이와 같은 치료는 종종 다음과 같이 진행된다.

치료의 초기에는 15~20분 정도 환자와 다른 사람(임상가, 또는 임상가와 환자가 선택한 사람)과의 대화를 한 번 이상 비디오테이프에 녹화한다. 이 비디오테이프로 환자의 대화 행위의 기초선을 측정한다.

기초선 비디오테이프가 완성된 다음, 임상가는 환자를 언어의 화용론(pragmatics)에 대한 일반적인 짧은 토론으로 이끄는데, 언어의 화용론이 무엇이고 화용론적 행위가 어떻게 의사소통을 유지하고 지배하는지에 초점을 둔다. 임상가와 환자는 환자가 관여하지 않은 대화의 비디오테이프(예: 텔레비전 토크쇼, 영화에서 발췌한 것 또는 이러한 목적으로 제작된 비디오테이프)를 몇 편 본다. 비디오테이프를 볼 때, 화용적 행위가 일어나는 것과 적절성을 평가하는데, 특히 화용적 규칙과 사회적 협약이 깨어지는 것(예: 대화의 중단, 주제를 벗어남, 대화의 독점)에 주의를 기울인다.

환자가 비디오테이프에서 확실하게 화용적 규칙과 사회적 협약의 위반을 찾아낼 수 있게 되면, 임상가와 환자는 기초선 비디오테이프를 보며 환자의 화용적 행위의 적절함과 부적절함 그리고 사회적 협약에 대한 적절성과 오류를 찾아낸다. 그다음 그들은 치료에서 다룰 행동을 선택한다. 단기 목표와 장기 목표를 설정하고 그 목표에 도달할 수 있는 계획을 수립한다. 계획에는 보통 환자와 임상가 간의 구조화된 대화적 상호작용이 포함되는데, 환자는 목표 행동을 향상시키기 위해 함께 설정한 전략을 훈련하며 그 전략을 사용하여 임상가나 다른 사람과 함께 한 대화적 상호작용의 비디오테이프를 함께 이용한다. 이 비디오테이프에는 환자의 진전이 기록되며 임상가와 환자에게 치료의 다음 단계에 주목해야 할 행동이 포함되어 있다. 이러한 과정은 치료를 위해 선택된 모든 행동이 다루어질 때까지 성공적인 행동을 위해 반복된다. 환자가 그룹 치료 회기 중에 다른 사람들과 대화적 상호작용을 하면서 의사소통 전략을 훈련하는 것은 전략을 확고히 해 주고 일상생활로의 일반화를 촉진한다.

눈 맞추기, 차례 주고받기, 주제 유지하기는 자주 치료의 목표가 되는데, 왜냐하면 이는 우뇌손상 환자에게 자주 문제가 되며, 이 능력의 향상은 우뇌손상 환자의 대화 적절성에 큰 영향을 미치기 때문이다. 환자의 눈 맞추기를 향상시키는 것은 치료 상호작용 중에 임상가가 적절한 시기에 "저를 보세요."라고 말하는 것만으로도 가능할 것이다. 환자가 임상가의 언어단서에 지속적으로 반응을 하게 되면, 단서를 점차 없애고 환자의 자가단서로 대체한다. 만약 환자가 임상가의 단서에서 자가단서로의 이전에 어려움을 보인다면, 환자에게 눈 맞추기를 할 특정 시점을 알려 주는 것이 도움이 될 것이다. 환자에게 각 발화를 시작할 때와 끝낼 때 눈 맞추기를 하도록 훈련하고, 그다음 눈 맞추기를 대화 상대자의 발화가 시작될 때와 끝날 때로 확대하는 것이 대화 중에 환자가 합리적으로 적절한 눈 맞추기를 유지하는 구조화된 방법이 될 것이다.

우뇌손상 환자가 대화의 차례 주고받기 규칙을 따르도록 훈련하는 것은 단계적인 방법을 통해 달성될 수 있을 것이다. 임상가는 차례 주고받기 규칙을 설명하고, 대화의 차례를 언제 받고 언제 양도하는지를 대화 참가자들이 어떻게 알 수 있는지에 관해 이야기한다. 그런 다음 임상가와 환자는 메시지의 형성이나 추론적 논증과 같은 의사소통의 다른 측면은 염두에 두지 않고 차례 주고받기에 집중하여 구조화된 훈련을 진행한다. 구조화된 훈련은 다음 세 가지를 포함한다. (1) 대화적 상호작용 비디오테이프(예: 텔레비전 대담 프로그램)를 보고 그 안의 참가자들이 언제 이야기를 하고 언제 다른 사람의 이야기를 들어야 하는지를 어떻게 아는지 토론하는 것, (2) 적절한 대화적 차례가 있는 대화적 상호작용의 원고를 준비하고, 그것을 녹화한 다음, 평가하는 것, (3) 자유 대화를 녹화하고 다시 검토하여 적절한 그리고 적절하지 않은 차례 주고받기 행동을 찾아내는 것. 환자가 정상적인 차례 주고받기에 대한 평가를 합리적으로 잘할 수 있게 되면, 다른 치료 활동들이나 임상가와의 자유 대화 그리고 다른 환자들과의 그룹 활동 안에 차례 주고받기를 결합한다.

우뇌손상 환자에게 대화 주제를 유지하도록 가르치는 것은 보통 약간의 지도와 매우 구조화된 훈련을 필요로 한다. 이러한 지도는 환자에게 대화에는 일반적으로 몇 번의 대화 차례를 거치는 동안 유지되는 중심 테마나 주제가 있으며 주제가 바뀌는 것을 표시하는 어떤 행동이 있다는 것을 명확히 하고, 환자가 대화 중에 주제를 잃어버린다는 것을 받아들이도록 하는 것이다. 구조화된 훈련은 다음 네 가지 활동이 될 수 있다. (1) 신문이나 잡지 기사와 같이 인쇄된 자료에서 주제를 찾는 것, (2) 대화적 상호작용의 비디오테이프를 보고 주제가 바뀌는 때를 찾아내고 참가자에 의해 어떻게 주제가 바뀌게 되었는지 논의하는 것, (3) 일정한 시간 동안 또는 일정한 횟수의 대화 주고받기 동안 임상가와 특정 주제를 유지하면서 구조화된 대화를 지속하는 것, (4) 다른 환자들과의 그룹 대화에서 주제 유지하기를 훈련하는 것.

의사소통효과 촉진법(Promoting Aphasics' Communicative Effectiveness, PACE; Davis & Wilcox, 1985)이나 대화 지도(Conversational Coach; Holland, 1991; Hopper, Holland & Rewega, 2002)와 같이 대화적 상호작용에서 실어증 환자의 성공적인 수행을 강화하기 위해 고안된 치료 접근법은 우뇌손상 환자의 치료에 유용하게 이용될 수 있다. 단, 그 방법이 우뇌손상 환자의 보존된 언어 능력을 이용할 수 있도록, 대화의 상호작용적 측면에 초점을 맞추도록, 대화 상대자의 말과 행동의 비문자적 측면에 대한 환자의 평가를 향상시킬 수 있도록 수정되어야 한다(제9장의 PACE와 대화 지도에 대한 설명 참조).

화용적 장애로 보이는 행동들, 예를 들어 사회적 관습을 지키지 못하는 것, 말하는 사람이 내포하는 의도를 알아차리지 못하는 것, 장황함, 주제를 벗어남, 은유적 언어에 대한 부적절한 반응 등과 같은 행동 중 일부는 사실상 미묘한 단서에 주의를 기울이지 못하는 문제나, 복잡한 정보를 조직화하고 해석함에 있어서의 문제 또는 추론에 있어서의 문제로 인한 것일 수 있다. 이와 같은 장애는 최소한 치료의 초기 단계에서는, 대화적 상호작용에 대해 다루기보다는 기저의 인지장애를 다룸으로써 더 효과적이고 효율적으로 치료될 수 있다. 치료의 후반부에는 대화적 상호작용에 대한 직접적인 치료가 적절할 것이다.

자원 할당과 우뇌손상

Tompkins(1995)는 많은 우뇌손상 환자의 장애와 행동적 일탈은 활용 가능한 정신적 자원이 제한적이라는 것으로 설명할 수 있다고 제안하였다. 그녀는 우뇌손상 환자의 수행이 처리과정에서 요구되는 인지적 자원의 부하량에 따라 달라지며, 환자가 어려운 수행을 해결하기 위해 맥락을 사용할 수 있고, 처리과정의 부담이 높은 상황에서 환자의 수행이 그들의 기능적 작업기억(working memory)에 따라 함께 변하며, 우뇌손상 환자의 부분적으로 올바른 수행은 처리과정 자원에서의 한계와 일치한다는 점에 주목하였다.

Tompkins는 우뇌손상 환자의 수행에 대한 자원 할당의 설명은 "어떠한 결과에 대해서도 대개 끼워 맞출 수 있으며, 그것만으로는 아무것도 설명할 수 없는 위험성이 있다."(p. 85)라고 경고한다. 그녀는 연구자들이 우뇌손상 환자의 인지와 행동적 일탈에 대한 설명으로서 자원 할당의 타당성을 입증하기 위해 (또는 반박하기 위해) 구체적인 예측을 검증하도록 권고한다.

Joanette와 Goulet(1994)는 Tompkins와 비슷한 가설을 제안하였는데, 우뇌손상 환자의 수행은 과제의 복잡성에 지배를 받는다는 것으로, 더 복잡한 과제일수록 우뇌손상 환자는 더 많은 어려움을 보인다는 것이다. 우뇌손상 환자의 장애에 대한 과제의 복잡성과 자원 할당 설명은 말만 다를 뿐 같은 설명으로 여겨지는데, 왜냐하면 더 복잡한 과제는 더 많은 인지적 자원을 필요로 하며 그 역의 경우도 마찬가지이기 때문이다. 두 설명은 실험적 검증을 거쳐야 하며, 자원 할당과 과제의 복잡성이 실제로 서로 다른 개념을 나타내는 것인지 살펴보아야 할 것이다.

추론 실패와 우뇌손상. Myers(1991)는 많은 우뇌손상 환자의 의사소통장애는 추론하기의 중심적인 장애로 설명할 수 있다고 주장하였다. 그녀는 이러한 장애를 추론 실패(inference failure)라고 하였다. Myers에 의하면, 추론은 "두 종류의 인식-열쇠가 되는 요소들의 인식과, 그 요소들 간의 그리고 다른 문맥적 단서들과의 관계에 대한 인식—사이의 상호작용을 요구한다"(p. 4). Myers에 따르면, 우뇌손상 환자들이 사건이나 상황의 표면적인 의미를 넘어 더 깊은(함축된) 의미로 접근하지 못하는 일반적인 실패가 이들이 은유, 유머, 관용어나 간접적인 요청을 문자적으로 해석하는 경향, 대화에서의 화용장애, 감정 표현의 장애, 충동성, 질병의 부인, 얼굴인식장애, 장황함, 빗나감, 비효율적인 말, 통합적인 이야기나 담화 산출의 어려움 모두를 설명하는 것 같다.

Myers가 옳다면, 우뇌손상 환자의 의사소통장애에 대한 치료는 추론하기에 대한 훈련에 초점을 두어야 할 것이다. 추론하는 능력이 향상되면, 그것에서 유래하는 표면적인 장애들도 좋아져야 할 것이다. 그러나 Tompkins(1995)는 Myers의 설명이 '불명확하다'고 언급하면서, 다른 장애가 추론의 문제로 가장될 수 있으며, 추론의 실패는 더 일반적인 개념과 관련이 있을 수 있는데, 곧 정신적 노력(mental effort)이다. Myers의 가설은 검증되어야 하겠지만, 만일 중심적 처리과정으로서의 추론장애가 확인된다면, 임상가는 우뇌손상 환자의 의사소통장애에 대한 현재의 대증상치료(treatment-by-symptom)를 대체할 수 있는 확실한 치료법을 갖게 되는 것이다.

임상 Tip. 앞에서 언급한 바와 같이, Brownell 등(1986)은 우뇌손상 환자들은 추론을 하지만, 초기의 표면적인 해석에 기초하여 잘못된 추론을 하며, 이 후의 정보에 근거하여 초기의 추론을 수정하지 못한다고 보고하였다. 이 장의 앞부분에 있는 우뇌손상 환자에 대한 설명에서 우뇌손상 환자는 추론을 하지 못하는 것이 아니라, 잘못된 추론을 하는 것이 문제라는 점에 주목할 필요가 있다. 이러한 결과는 우뇌손상 환자의 장애에 대한 일반적인 설명으로서의 추론장애에 대한 Myers의 주장을 다소 약하게 한다. 누군가는 우뇌손상 환자의 치료에서 그들에게 추론을 가르치기보다는 첫 번째 추론이 맞는지를 평가하게 하고, 그다음 상황에 맞추어 수정을 하도록 하는 것이 더 유익한 방법이라고 주장할 수도 있다.

다음의 짧은 과제 목록은 환자에게 추론을 하는 것 또는 잘못된 추론을 수정하는 것을 가르치는 데 적절한 활동의 예를 보여 준다.

다른 의미를 활성화하기. 환자에게 동음이의어(homonyms: 철자나 발음이 비슷하지만 둘 이상의 의미를 갖고 있는 낱말. 예: fair, pen, park)를 써서 보여 주고, 각 낱말에 대해 두 가지 의미를 말하도록 한다. 환자에게 두 가지 이상으로 해석이 가능한 문장(예: Fred was surprised when he saw the fork in the road. A broken leg kept Sue from sitting in the chair.)을 써서 보여 주고, 각 문장의 두 가지 의미가 무엇인지 물어본다.

환자는 유사성과 차이점에 따라 항목을 분류하거나 그룹에 속하는 것을 말하게 한다(예: 가위와 톱이 왜 비슷한지를 말하게 하는 것, 우리가 소풍에 가서 볼 수 있는 것이 어떤 것이 있는지 말하게 하는 것, 맹수의 이름을 말하게 하는 것). 환자에게 친인척 관계를 파악하게 한다(예: "당신 아들의 삼촌은 당신에게는 어떻게 되나요?"). 환자는 다양한 기능을 말하게 한다(예: "벽돌을 가지고 할 수 있는 것들을 모두 말해 보세요.").

임상 Tip. 다양한 과제는 일부 환자가 주제를 벗어나는 경향을 악화시킬 수도 있다. 다양한 과제는 주의 깊게 조절한다면 주제에서 빗나가는 환자의 경향에 대한 치료에 활용될 수 있다. 하지만 적절히 조절하지 못한다면, 다양한 과제는 환자가 주제에서 벗어나는 경향성을 오히려 강화시킬 수 있다.

유머 이해하기. 환자에게 제목이 없는 만화를 보여 주고, 재미있는 제목과 재미없는 제목이 섞인 보기 중에서 재미있는 제목을 고르게 한다. 환자에게 결정적인 부분이 빠져 있는 재미있는 농담을 보여 주고, 재미있는 결정적 구절과 그렇지 않은 보기가 섞여 있는 것 중에서 재미있는 결정적 구절을 고르게 한다.

> 돌팔이 의사가 사람이 오래 살게 하는 약을 팔고 있었다. 그는 자신이 300살이 넘었고, 정정하며 원기왕성하다고 주장하였다. "저 사람이 정말로 그렇게 나이가 많아요?" 구경꾼 중 한 사람이 젊은 조수에게 물었다. 그 젊은 조수가 말하였다. "나는 알 수 없죠."
>
> "저분이 몇 살인지 나는 몰라요." (유머러스하지 않은 결말)

"나는 저분하고 같이 일한 지 100년밖에 안 돼요." (유머러스한 결말)

"1년은 300일이 넘어요." (의미가 통하지 않음)(Molloy, Brownell & Gardner, 1991)

은유와 관용어의 함축된 의미 이해. 환자는 일상적으로 사용되는 은유나 관용적 표현을 듣거나(읽고 나서), 이에 대한 정확한 해석과 함께 문자적 해석이 포함된 잘못된 보기가 섞여 있는 것 중에서, 은유나 관용어에 대한 정확한 해석을 선택한다.

Frank는 저기압이어서 출근하지 않았다.
Frank는 비가 와서 나가지 않았다. (문자적 해석)
Frank는 기분이 안 좋았다. (올바른 관용적 해석)
Frank는 태풍이 올까 봐 걱정한다. (관련된 반응)
Frank는 도시에 살고 있다. (무관련 반응)

이야기와 그림의 불합리성 찾기. 환자에게 모순되거나 있을 것 같지 않은 관계를 보여 주는 그림(예: 개를 쫓고 있는 토끼)을 제시하고 그런 점을 찾아내게 한 다음, 왜 그것이 모순되거나 있을 것 같지 않은 일인지를 설명하게 한다. 환자에게 모순되거나 일관적이지 않은 이야기를 들려주거나 읽게 하고, 그러한 점을 찾아내게 한 다음, 왜 그것이 모순되거나 일관적이지 않은지 설명하도록 한다.

Ensley 부인은 그의 딸 Hannah를 의사에게 데리고 갔다. 그녀는 의사에게 "이 아이가 이틀 동안 열이 나고 기침과 재채기를 해서 제가 데리고 왔습니다. 제 생각에는 이 아이의 신발이 너무 꽉 끼는 것 같아요."라고 말하였다.

담화의 이해. 환자는 짧은 담화의 예를 듣거나 읽고 함축되어 있는 정보를 평가하는 질문에 답하고, 이 담화의 주된 요점이나 교훈이 무엇인지 이야기한다. 환자는 이야기를 듣거나 읽고, 그것을 듣거나 읽은 대로 반복하는 것이 아니라 알기 쉽게 바꾸거나 해석하여 다시 이야기한다. 환자가 이야기로부터 정보를 조직화하고 적절하게 추론하는지를 결정하기 위해, 다시말하기 안에 주요 내용(main ideas)이나 함축된 정보가 존재하는지를 평가한다.

소단계 치료

우뇌손상 환자의 자극에 속박되는 경향이나 추론장애를 다루는 하나의 방법은 치료 단계를 세분화하는 것이다. 치료 단계를 세분화하는 것과 단계 사이의 자극과 반응의 변화를 최소화하는 것은 추론을 할 필요성과 반응 세트를 바꿀 필요성을 감소시켜 우뇌손상 환자에게 도움이 된다. 우뇌손상 환자에게 휠체어에서 침대로 옮겨 가는 방법을 가르치는 프로그램에 대한 Yorkston (1981)의 설명은 일부 우뇌손상 환자를 위한 소단계 이행의 필요성을 잘 보여 준다. Yorkston은 환자의 능력을 완전히 벗어난 것으로 알려진 7단계 절차에서부터 시작한다. 그다음 그녀는 그것을 17단계, 그다음 27단계로 확장하고 그리고 환자가 마침내 이동하는 것을 배우기 전에 "각 단계 마지막 부분에 이 단계를 다 끝냈나요?"라는 자가단서를 추가한다. Yorkston은 우뇌손상 환자가 한 단계에서 다른 단계로 합리적인 이행을 할 것이라고 절대 가정하지 말라고 경고하며 "지시사항에서 과제를 너무 많은 단계로 나누는 실수는 거의 없으며, 만일 있더라도 아주 드물다."(p. 283)라고 언급하였다.

일반화

치료 과제의 한 단계에서 다음 단계로, 한 치료 과제에서 다른 치료 과제로, 치료 과제에서 환자의 일상생활로 향상된 수행이 일반화되는 것은 우뇌손상 환자와 가족, 임상가에게 중요한 사안이다. 우뇌손상 환자 집단은 반응이나 전략을 하나의 문맥에서 다른 문맥으로 자발적으로 일반화하지 못하는 경향이 있다. 환자가 한 단계에서 배운 기술이나 전략을 다음 단계에 적용하지 못하기 때문에, 치료에서 연속적인 단계를 통해 진전을 보이는 것이 지체될 수 있다. 치료 과제 간의 전이는 환자가 하나의 과제에서 습득한 것을 다른 관련 과제로 일반화하지 못하여 쉽게 이루어지지 않는다. 마지막으로 (그리고 아마도 가장 중요한) 치료실에서 얻은 것들을 환자의 일상생활로 일반화시키는 것은 환자가 치료실에서 배운 것을 일상생활의 상호작용에 적용시키지 못하여 어려울 수 있다. 우뇌손상 환자의 성공적인 치료를 위해 임상가는 치료 사이에서 그리고 치료에서 일상생활로 일반화를 강화할 수 있는 방법에 세심한 주의를 기울여야 할 것이다.

치료 내에서의 일반화. 제7장에서 설명한 일반화 절차는 임상가가 우뇌손상 환자를 위해 치료들 사이에서 일반화를 계획할 수 있는 몇 가지 방법을 제시하고 있다. 이러한 방법들은 우뇌손상 환자가 보이는 행동과 인지장애(예: 주의력 장애, 추론장애, 충동성, 무관심)에 대한 설명의 필요성에 따라 수정되거나 정교화될 수 있다. 우뇌손상 환자의 행동과 인지장애로 인해 이들을 위한 일반화 방법은 좌뇌손상 환자를 위한 일반화 방법보다 더 규정적이고 더 세심하게 구조화되는 경향이 있다.

치료 활동 중 과제에서 과제로의 일반화는 기존 과제(환자가 반응 세트나 전략을 습득하는 것)를 목표 과제(일반화를 목표로 하는 것)와 유사하게 만드는 것을 통해 증진될 수 있다. 과제 간의 유사성은 과제 자극, 과제에서 요구되는 반응 또는 과제 제공 상황(예: 연필과 종이 대 컴퓨터)을 조절하는 것으로 맞출 수 있다. 새로운 상황에서 새로운 자극에 대해 새로운 반응을 요구하는 것은 과제 간의 차이를 극대화하고 일반화에 어려운 작업인 반면, 자극과 반응 그리고 상황을 일관적으로 유지하는 것은 과제 간의 차이를 최소화하고 습득한 것을 일반화시킬 가능성을 증가시킨다(관련된 자료로는 제7장의 '공통 자극 계획하기'를 참고하라).

확장 훈련(제7장 참조)은 임상가가 우뇌손상 환자의 과제 간 일반화를 강화할 수 있는 또 다른 방법이다. 조절된 범위 내에서 다양한 자극 조건, 반응 요구 그리고 우발적 강화를 허용함으로써 임상가는 환자의 수행이 제한된 조건 범위로 너무 심하게 제약되는 것을 방지하고 또한 습득한 반응과 전략이 여러 치료 과제에 걸쳐 전이될 가능성을 증가시킨다.

임상 Tip. 많은 임상가가 일반적으로 정확히 조절된 조건하의 과제에서 치료를 시작한다. 새로 습득한 것이 안정화되면, 환자의 인지장애나 의사소통장애의 특성과 원인에 관계없이 점차적으로 훈련 조건을 느슨하게 한다.

치료에서 일상생활로의 일반화. 치료실에서 우뇌손상 환자가 보이는 과제에서 과제로 또는 과제 안에서의 단계에서 단계로 일반화가 안 되는 경향은 환자가 치료실에서 습득한 것을 다른 환경으로 일반화하지 못하는 경향을 그대로 보여 준다. 그러나 임상가들은 도와줄 방법을 가지고 있다. Tompkins(1995)는 여러 환경에 걸쳐 일반화를 확실히 하고 강화할 수 있는 몇 가지 방법을 확인한다.

1. 반응을 확고하게 하고 안정화하기 위한 충분한 훈련을 제공하여 환자가 그것을 새로운 상황에서나 압력이 있는 상황에서도 사용할 수 있도록 한다.

   주의력과 높은 수준의 자발적 조절이 요구되는 반응이나 전략은 환자가 그것을 습득한 상황에서부터 다른 상황으로 일반화되지 않는 경향이 있다. 세심한 지도를 통해 일부 우뇌손상 환자들은 종국에는 일반화를 달성할 수 있지만, 한 상황에서 습득한 행동과 전략을 다른 상황으로 자발적으로 일반화하는 환자는 거의 없다. 일반적으로 임상가는 환자가 치료에서부터 일상생활로 확실히 일반화할 수 있도록 반응과 전략을 충분히 습득하고 자동적으로 할 수 있게 해야만 한다.
2. 한 가지 반응보다는 다양한 관련 반응들(예: 눈 맞추기, 차례 주고받기, 적절한 대화)을 훈련한다.

   이는 확장 훈련과 유사하다. 이 원리 이면의 생각은, 몇 개의 관련된 반응을 훈련하는 것은 환자가 일차적인 반응을 사용하지 못한 경우에 대체 방법을 제공하고, 이것이 목표 상황에서 적절한 반응이 나타날 전반적인 확률을 높이는 연합 네트워크를 형성하도록 한다는 것이다.
3. 다양한 과제에서 반응과 전략을 훈련하고, 그 과제를 다양한 상황(예: 역할극, 자연스러운 환경의 재연, 자연스러운 환경)에서 제공한다.

   이 원리는 공통 자극 계획하기 및 순차적 수정의 요소와 결합된다(제7장 참조). 다양한 과제에서 반응이나 전략을 훈련하는 것은 반응을 안정화하고 확고히 하는 데 도움이 되며, 반응이 요구되는 그 상황에 대한 환자의 의존도를 감소시킨다. 다양한 상황에서 치료 과제를 제시하는 것은 상황의 변화에 대한 환자의 내성을 향상시키고, 치료 상황에서 다른 상황으로 훈련된 반응이나 전략을 일반화할 가능성을 증가시킨다.

4. 목표 환경의 측면들(예: 주제, 자극, 수반성, 사람, 상황)을 치료 활동과 결합한다.

이 원리는 앞서 이야기한 것과 관련이 있으며, 어떻게 언어임상가가 치료 활동으로부터 환자의 일상생활 환경으로 일반화를 강화할지에 대해 더 직접적으로 이야기한다. 주제, 상황, 반응 수반성 그리고 간혹 사람은 환자의 일상생활 환경에서 찾을 수 있고 치료 활동 안에 결합할 수 있다. 이러한 치료 활동은 환자가 전략을 끌어내고 유지하고 조절할 수 있는 힘을 고취시킨다.

5. 자가 지시와 언어적 매개를 훈련한다.

자가 지시(self instruction)와 언어적 매개(verbal mediation)는 우뇌손상 환자에 있어서 다른 일반화 절차로 가는 중요한 보조 수단이 될 수 있다. 임상가는 환자에게 (외현적으로나 내현적으로) 구어를 매개로 한 자가 지시나 자가 단서 전략을 가르침으로써 환자의 보존된 구어 기술을 이용할 수도 있다(예: 무시가 있는 환자에게 읽는 동안 다음과 같이 말하거나 생각함으로써 보상하도록 가르친다. "본문의 각 줄마다 처음에는 왼쪽을 본다.").

6. 가족과 친구, 보호자의 도움을 얻는다.

가족과 친구 그리고 보호자는 행동과 전략을 치료실

일반 개념 10-3

- 좌뇌손상은 상대적으로 쉽게 수치화할 수 있는 국소적 장애를 일으키는 경향이 있는 반면 우뇌손상은 수량화하기에 쉽지 않은 전반적인 장애를 보이는 경향이 있다.
- 우뇌손상 환자의 인지-의사소통장애의 치료는 하나 또는 그 이상의 여러 인지와 행동 문제로 인해 복잡할 수 있다.
  - 부인이나 무관심, 이는 간혹 직접 또는 간접 중재로 나아지기도 한다.
  - 주의력 장애와 산만함, 이는 종이와 연필이나 컴퓨터를 활용한 과제로 지속 주의력, 선택 주의력, 교대 주의력, 분할 주의력을 목표로 치료하기도 한다.
  - 충동, 이는 외부적인 '가다'와 '멈추다'의 신호를 이용하다가, 점차 환자 스스로 생성하는 자가단서로 만들어 가는 치료를 이용하기도 한다.
  - 사고력과 문제해결장애, 이는 역할극이나 처방된 문제해결 전략과 같은 구조화된 활동으로 치료하기도 한다.
  - 감정과 말의 운율 감소, 이는 모방 훈련, 인지-언어적 훈련 또는 이 둘의 결합을 통해 치료하기도 한다.
  - 읽기에서의 무시, 이는 인쇄된 자료의 왼쪽에 대한 외부적 단서, 왼쪽 공간에 대한 환자의 각성 높이기 또는 전반적인 주의처리 과정을 강화시키는 치료 활동을 통해 다루어질 수 있다.
  - 화용장애, 이는 우뇌손상 환자의 보존된 언어 기술을 이용하는 것과 함께 대화 지도 그리고 보상 전략을 이용한 구조화된 훈련을 통한 치료가 이용되기도 한다.
- 일부 우뇌손상 환자에게서 화용장애로 보이는 것이 실제로는 미세한 단서에 주의를 기울이는 문제나 추론의 문제, 또는 복잡한 정보를 조직화하고 해석하는 문제를 나타내는 것일 수 있다.
- Tompkins는 우뇌손상 환자가 보이는 다수의 인지, 의사소통, 행동의 이상은 우뇌손상에 민감한 과제를 정신적으로 다루는 데 필요한 자원이 부족한 때문이라고 제안하였다. Joanette과 Goulet도 비슷한 설명을 하면서, 과제 복잡성이라는 용어를 사용하였다.
- Myers는 추론 실패라고 하는 중심적인 손상이 많은 우뇌손상 환자의 의사소통장애, 인지장애를 초래하는 것이라고 제안하며, 우뇌손상 환자의 추론 능력을 강화하는 데 치료의 초점을 둘 것을 권고하였다. 추론을 형성하는 데 있어서의 장애는 환자가 단어와 문장의 다른 뜻을 생각해 보는 활동이나 농담에서 허를 찌르는 부분 고르기, 관용어와 은유 해석하기, 말이나 그림의 불합리성 찾기와 같은 활동으로 치료하기도 한다.
- 일반화는 우뇌손상 환자에게 중요한 사안인데, 이는 환자가 새로 배운 것을 치료실에서 일상생활로, 한 과제에서 다른 과제로, 치료 과제의 한 단계에서 다른 단계로 자발적으로 일반화하지 않는 경향이 있기 때문이다. 따라서 일반화를 강화하고 유지하는 방법은 대부분의 우뇌손상 환자의 치료에서 중요한 부분을 차지한다.
- Tompkins는 여러 환경에 걸쳐 우뇌손상 환자의 행동의 일반화를 강화하는 방법을 제안하였다.
  - 반응을 공고하고 안정되게 하기 위해 충분한 훈련을 제공한다.
  - 다양한 관련 반응을 훈련한다.
  - 다양한 과제와 상황에 걸쳐 반응을 훈련한다.
  - 목표 환경의 측면들을 치료와 결합시킨다.
  - 자가 지시와 언어적 매개를 훈련한다.
  - 우뇌손상 환자의 가족, 친구, 보호자를 치료에 참여시킨다.

에서 환자의 일상생활로 일반화하는 데 큰 도움을 줄 수 있다. 다양한 측면에서 가족과 친구, 보호자는 임상가의 지도하에 자극을 조절하고, 상황을 마련하고, 반응 수반성을 관리함으로써 임상가의 역할을 대행하는 기능을 수행할 수 있다. 그들은 또한 환자의 일상생활의 수행을 모니터하고 임상가에게 실제적으로 일반화가 얼마나 일어났는지에 대한 정보를 제공할 수 있다.

일반화는 우뇌손상 환자를 치료하는 임상가에게 가장 어려운 요소 중의 하나이다. 일반화를 특별히 목표로 하지 않거나 체계적으로 훈련을 받지 않으면, 우뇌손상 환자가 치료실에서 습득한 것은 그냥 거기에 머무는 것 같다. 다행히 일반화를 확실하게 하고 강화하기 위한 방법을 이용할 수 있고, 이를 체계적으로 활용하면 우뇌손상 환자의 의사소통능력의 향상을 일상생활로 옮길 수 있다.

생각해 볼 문제

문제 10–1

Fred Bicep은 26세 남자인데, 헬스센터에서 누워서 160kg의 역기 들어올리기를 한 직후 갑자기 두통과 왼쪽 팔, 다리의 힘이 빠지는 것을 느꼈다. 그는 지역 병원의 응급실을 찾았고, 그곳에서 의사는 검사 후에 다음과 같은 결과를 기록하였다.

의식 명료하고 협조적이나 혼란스러워 보임
심한 두통을 호소함
말은 명료하나 횡설수설하고 앞뒤가 안 맞음
왼편 마비, 다리보다 팔이 심함
반사 항진됨, 왼쪽 팔과 다리; 발바닥 신근 반사 (바빈스키 반사), 왼쪽
왼쪽 동측 반맹
좌측무시

Fred의 증상과 징후의 원인을 무엇이라고 생각하는가? 의사가 Fred의 검사를 마친 다음, 무엇을 할 것이라고 생각되는가? Fred의 가능한 회복 경과에 대해 무엇을 예측할 수 있는가?

문제 10–2

Sophia Snyder는 오른손잡이이며 우뇌손상으로 심한 좌측무시가 있는 여성이다. 그녀에게 아래 그림과 같이 세 가지 배열(A, B, C)을 무작위적으로 여러 번 보여주고, 각 배열에 있는 사각형들을 가리키도록 하였다. Sophia가 이 과제에서 어떤 반응 패턴을 보일 것이라고 기대하는가? 그녀는 어떤 것들을 계속 놓칠 것이라고 생각하는가? 그녀가 일부만 발견할 것이라고 생각되는 사각형이 있는가? 그녀에게 한 회기에 이와 같은 자극을 (무작위적인 순서로 제시함) 많이(50회 이상) 시도하면 어떤 일이 발생할 것이라고 생각되는가?

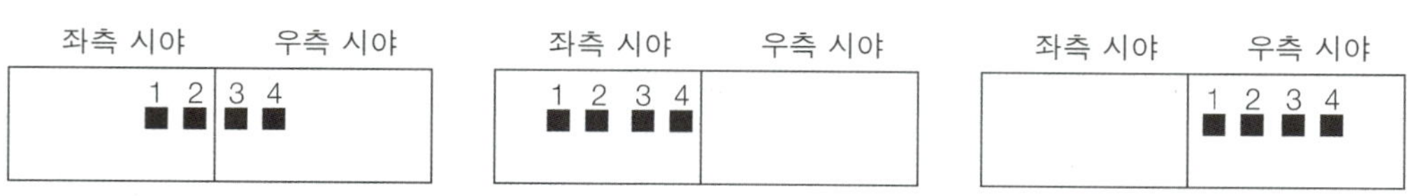

A B C

문제 10–3

Glenda Glindon의 면담에서 발췌한 것을 살펴보라. 그녀는 67세 오른손잡이 여성이며 우뇌의 중대뇌동맥(middle cerebral artery)의 뒤쪽 가지(posterior brench)에 뇌졸중이 발생한 지 3일이 지난 입원 환자이다.

임상가: 왜 병원에 오시게 되었나요?
환자: 아, 사람들이 내가 걷는 데 문제가 있대요.
임상가: 왜 그렇죠?
환자: 아마도 내 다리에 문제가 있는 것 같아요. 사람들이 나를 매일 물리치료를 받도록 하였어요.
임상가: 왜 물리치료를 받으세요? 다리에 어떤 문제가 있으신데요?
환자: 사람들이 내 왼쪽 다리래요.
임상가: 왼쪽 다리가 어떻게 되셨는데요?

환자: 내가 뇌졸중이 생겨서 이게 잘 움직이질 않는다고 그러는데, 나는 잘 모르겠어요.

임상가: 다른 불편한 점은 없으세요?

환자: 단지 이곳에 있는 거랑 그 많은 의사를 견뎌 내야 하는 거요.

이 면담에는 우뇌손상의 어떤 행동적 특성이 반영되어 있는가? 면담을 통해 이 환자를 평가하고 치료하는 동안 발생할 가능성이 있는 문제들이라고 생각하는 점은 무엇인가? (입원비나 환자의 참여에는 문제가 없는 것으로 가정하자. 누군가 적절한 치료를 위한 비용을 부담하고, 환자가 평가와 치료를 받으려 한다.)

문제 10-4

당신은 Blanding 씨에 대한 의뢰를 받았는데, 그는 51세인 오른손잡이 남자로 3일 전 뒤쪽 우뇌 뇌졸중이 있었다. 환자를 의뢰한 신경과 의사는 그가 인지-의사소통 치료에 대상이 되는지 평가해 달라고 요청하였다. 만일 당신이 Blanding 씨가 이 치료의 대상이 된다고 결정하면, 그는 치료를 위해 최대 6주까지 장기 요양병동으로 옮겨질 것이다. 만일 당신이 그가 치료에 적합한 대상이 아니라고 판단한다면, 그는 2일 후 미네소타 북쪽에 있는 집으로 퇴원하게 될 것이다(그는 농촌의 작은 마을에 산다. 그곳에서는 치료를 받을 수 없다). 당신은 이틀 동안 Blanding 씨를 4시간까지 평가할 수 있다.

당신은 어떤 검사를 실시할 것인가? 당신은 교과서에 나와 있는 것과 같은 '우뇌평가검사'를 이용할 수 없다. 특정 장애에 대해 개별적인 검사를 해야만 한다. 당신의 선택을 4시간 안에 어떻게 적절히 맞출 것인지, Blanding 씨가 치료의 적절한 대상인지를 가장 잘 알아낼 수 있을 것 같은 검사들을 어떻게 선택할 것인지 생각해 보라.

문제 10-5

좌측무시가 있는데 영국에서 차를 운전하게 된 환자와, 좌측무시가 있는데 미국에서 차를 운전하게 된 환자에게 발생 가능한 위험성은 어떻게 다른가?

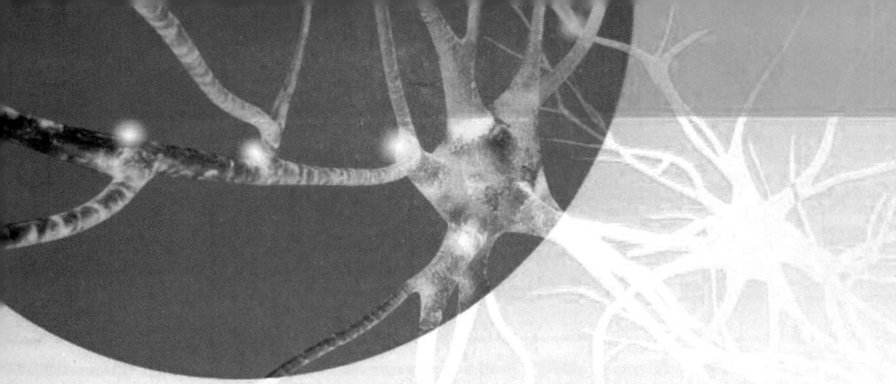

제11장

외상뇌손상

뇌손상은 가족 전체의 일이다. (Lezak MD: Neuropsychological assessment, ed 2, Newyork, 1983, Oxford University Press.)

외상뇌손상은 두개골과 뇌에 갑작스런 외부로부터의 힘이 가해져 생긴 결과로, 총알이나 골프채, 야구방망이같이 움직이는 물건이 머리에 맞거나 또는 움직이는 머리가 자동차 계기판이나 나무, 보도에 부딪힐 때 나타난다. 두개골 골절이나 관통, 뇌수막이 찢어진 손상을 관통 뇌손상(penetrating head injury)이라 하고, 두개골과 뇌수막이 보존된 손상을 폐쇄 뇌손상(closed head injury)이라고 한다. 관통 뇌손상은 보통 탄환이나 날카로운 물건이 머리로 날아오는 것으로 인해 발생한다. 폐쇄 뇌손상은 자동차 사고나 낙상에 의해 발생한다.

외상뇌손상의 발생률과 유병률

외상뇌손상은 현대 사회에서 중대한 사회적 · 경제적 · 의료적 문제가 된다. 약 140만 명의 미국인이 매년 외상뇌손상으로 의료 혜택을 받고 있다(Langlois, Rutland-Brown & Thomas, 2004). 미국에서 외상뇌손상의 발생률은 유방암의 약 4배이며, 새로 발병하는 후천성 면역결핍증(HIV/AIDS)의 약 34배에 달한다(Centers for Disease Control and Prevention, 1997).

7개 주의 추적 조사를 기초로 한 인구 통계를 살펴보면 전체 외상뇌손상 환자의 17%는 병원에 오기 전에 사망하고, 병원에 입원한 나머지 83% 중 약 6%는 급성치료 중 사망하며, 보고된 모든 외상뇌손상 환자의 약 23%에게는 치명상이 남게 된다(Thurman과 동료들, 1999). 최근 몇 년간 의료상황이 크게 달라지기는 하였지만, 1991년에는 입원을 하거나 병원에 머물 수 있는 시간이 짧아 외상뇌손상 환자의 49%만이 응급실이나 외래에 방문하였고, 9%만이 야간 병원치료를 받을 수 있었으며, 16%만이 이틀 이상 병원에 입원할 수 있었다. Thurman과 동료들의 보고에 따르면, 미국 인구의 2%가 외상뇌손상으로 인한 장애를 가지고 있고, 매년 80,000명에서 90,000명 사이의 사람들이 외상뇌손상으로 인해 장애를 가지게 된다. 이러한 숫자는 과소평가된 것일 수도 있는데, 왜냐하면 최근 이라크와 아프가니스탄 전쟁에서 복귀한 군인들의 높은 외상뇌손상 발생률과, 운동선수들에서 외상뇌손상에 대한 인식과 진단의 증가 때문이다. 1999년에는 교통사고와 낙상에 이어 총기류가 치명적인 외상뇌손상을 가장 많이 일으키는 원인이었다.

추정되는 외상뇌손상의 발생률은 10만 명당 95명(Centers for Disease Control and Prevention, 1997)에서 부터 10만 명당 200명(Kraus, 1993; Rosenthal, Griffith, Bond와 동료들, 1990)까지 범위가 매우 크다. 지난 10년간 보고된 외상뇌손상 발생률은 감소하였는데, 이는 아마도 심하지 않은 뇌손상 환자들의 입원율 감소와, 입원 사례와 사망한 사례에 초점을 둔 새로운 계산 방법 때문일 것이다. 미국의 정확한 외상뇌손상 발생률은 알려져 있지 않은데, 주된 이유는 경도의 뇌손상을 입은 일부 사람들이 의료적 혜택을 받지 않기 때문이다. 외상뇌손상으로 인해 치료를 받은 사람만 포함한다면 발생률은 매년 10만 명당 약 100명 정도이다. 여기에 포함되지 않은 사람까지 생각한다면 매년 10만 명당 최대 250명까지 될 것이다.

대부분의 외상뇌손상(미국에서 90%)은 낙상과 자동차 사고, 폭행으로 인한 폐쇄 뇌손상이다. 낙상은 전체 외상뇌손상의 1/4이 조금 더 되는 것 같다(그림 11-1). 자동차 사고와 폭행은 각각 약 1/5과 1/10을 차지한다. 외상뇌손상의 약 1/3은 다른 원인(예: 격렬한 스포츠 활동, 업무 관련 외상)에 의한 것이다.

여자보다 남자 외상뇌손상 환자가 더 많고, 특히 젊은 연령이 많다. 15~25세 사이의 젊은 연령에서, 남자가 여자보다 약 2배 외상뇌손상이 더 많다(그림 11-2). 외상뇌손상은 50세 이하 사람들에서 신경학적 장애를 초래하는 주요 원인이며(Finlayson & Garner, 1994), 미국에서는 부상으로 인한 사망의 주요 원인이 된다.

젊은 연령층보다는 적지만, 다른 연령에 비해 유아와 노인에서 외상뇌손상이 더 많이 발생하는 것 같다(Finlayson & Garner, 1994). 유아와 고령자에서 대부분의 외

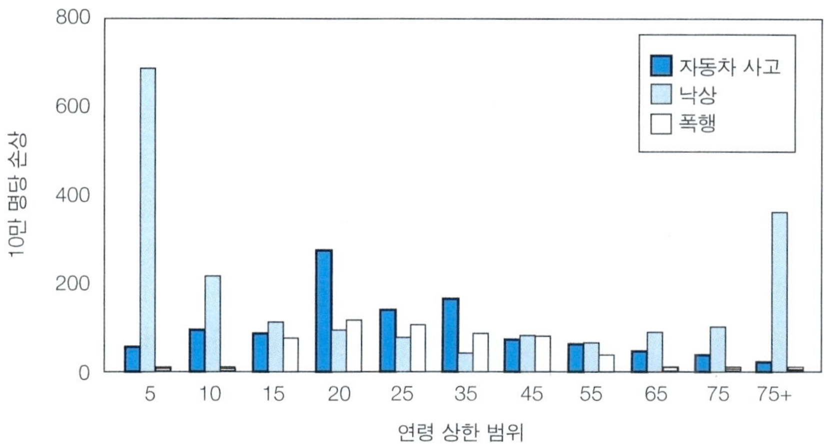

그림 11-1 연령에 따른 자동차 사고, 낙상, 폭행에 의한 외상뇌손상 발생률-미국, 2004.

출처: Web-based Injury Statistics Query and Reporting System, Atlanta, Centers for Disease Control and Prevention, National Center for Injury Prevention and Control, 2006.

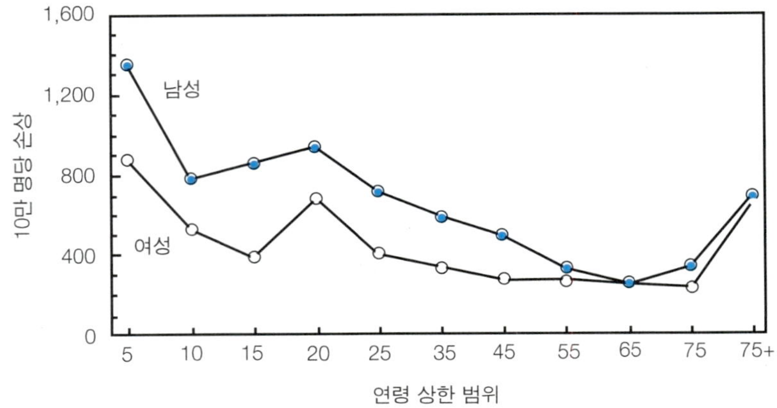

그림 11-2 연령과 성별에 따른 외상뇌손상 관련 응급실 방문과 입원, 사망의 연간 평균-미국 1995~2001.

출처: Centers for Disease Control and Prevention: *Traumatic brain injury: mortality and morbidity*, Atlanta, 2001; National Center for Health Statistics, US Department of Health and Human Services; Langlois JA, Rutland-Brown W, Thomas KE: *Traumatic brain injury in the United States: emergency department visits, hospitalizations, and deaths*, Atlanta, 2004, Centers for Disease Control and Prevention, National Center for Injury Prevention and Control.

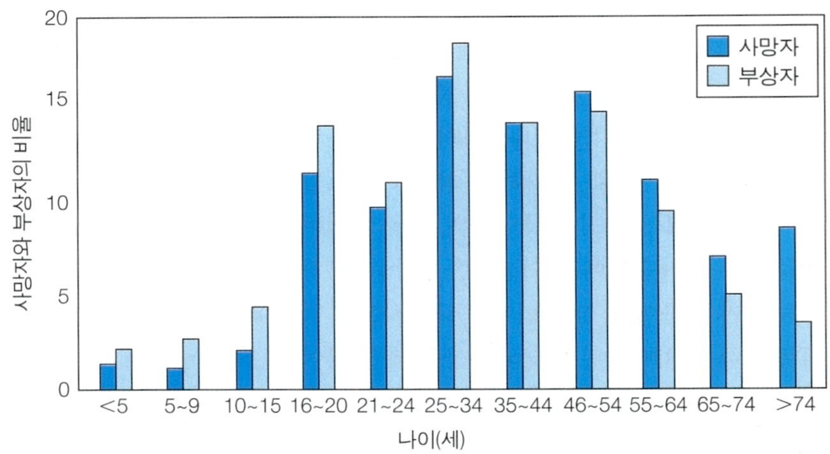

그림 11-3 교통사고로 인한 사망자와 부상자의 연령별 비율

출처: U.S. National Highway Safety Traffic Administration, Traffic Safety Facts in 2009.

상뇌손상은 낙상인 반면, 젊은 연령에서는 자동차 사고가 대부분이다(Finlayson & Garner, 1994; Van Houten, Rolider, Malenfant와 동료들, 1994)(그림 11-3). 외상뇌손상의 남녀비율은 고령자가 되면 비슷해지는데, 이들은 모두 낙상(고령자의 외상뇌손상의 주요원인)이 뇌손상의 위험인자가 되기 때문이다.

위험 인자

연령과 성별 이외의 여러 변수가 외상뇌손상의 가능성에 영향을 미친다. 가장 주목할 만한 것 중 하나는 약물 남용이다. 외상뇌손상으로 병원에 입원한 환자 중 약 절반(40~60%)이 입원 당시 취해 있었다(Brismar, Engstrom & Rydberg, 1983; Rutherford, 1977). 자동차 사고, 낙상, 폭행이 순서대로 대부분의 음주 상태 성인의 외상뇌손상을 일으키는 원인이 된다. 다수의 폭행 관련 외상은 가해자나 피해자 또는 양쪽 모두 술이나 약물 사용과 관계가 있다(Giles & Clark-Wilson, 1993). Hillbom과 Holm(1986)은 알코올중독 성인에서 뇌손상 발생률은 일반인의 뇌손상 발생률의 2~4배 더 많다고 추정하였다. 음주는 특히 젊은 운전자에게서 자동차 사고로 인한 사망의 주요 원인이다. 16~44세 운전자는

45세 이상의 운전자에 비해 치명적인 사고 시 법적 음주 상태일 가능성이 3~4배에 이른다. 치명적인 사고에서 남자 운전자는 여자 운전자에 비해 음주 상태일 가능성이 2배 정도이다.

학교 생활과 사회력 또한 외상뇌손상의 가능성에 영향을 미친다. Haas 등(1987)은 심한 뇌손상 환자의 50%가 낮은 학업 성취도 이력을 가지고 있다고 보고하였다(예: 두 과목 이상의 낙제, 학습장애 진단을 받거나 학교 중퇴). Giles와 Clark-Wilson(1993)은 낮은 학업 성취도는 산만함, 주의력 장애, 좌절에 대한 낮은 내성, 충동, 반항, 자기 중심성, 소시오패스 행동, 약물 남용을 초래하는 기저의 신경학적 장애와 관련이 있으며, 이는 모두 뇌손상의 가능성을 증가시킨다고 언급하였다.

사회경제적 지위 또한 외상뇌손상 발생률과 관련이 있다. 특히 인구밀도가 높은 지역에 사는(대도시권의) 수입이 낮은 사람은 인구밀도가 낮은 지역에 사는 수입이 높은 사람에 비해 외상뇌손상(주로 폭행과 낙상) 가능성이 더 높다(Macniven, 1994).

미국에서 외상뇌손상 성인의 이혼율은 일반 사람들 이혼율의 약 4배에 달한다(Kerr, Kay, & Lassman, 1971). 그러나 외상뇌손상 성인의 높은 이혼율은 약물 남용, 사회 부적응, 부적응 성격과 같은 다른 변수와 관련이 있으며 뇌손상의 영향 자체를 반영하는 것 같지는 않다.

외상뇌손상과 성격과의 관계는 크게 주목받았는데, 일반적인 결론은 A 유형 성격(경쟁적, 충동적, 호전적, 적대적인 특성)이 B 유형 성격(협력적, 신중함, 조력적인 특성)에 비해 외상뇌손상이 더 많은 것 같다는 것이다(Evans, Palsane, & Carrere, 1987).

외상뇌손상 병력은 추가적인 외상뇌손상의 가능성을 증가시킨다. 2차 외상뇌손상 가능성은 이전에 외상뇌손상이 있었던 사람이 일반인에 비해 3배 더 높다. 3차 외상뇌손상 가능성은 두 차례 외상뇌손상이 있었던 사람의 경우 뇌손상 경험이 없는 사람에 비해 8배 더 높다(Annegers, Grabow, Kurland와 동료들, 1980).

고위험 스포츠에 참여하는 것 또한 외상뇌손상의 위험성을 증가시킨다. 프로나 아마추어 권투선수는, 특히 광범위 뇌손상 비율이 높은데, 선수생활에 걸쳐 점차적으로 증가하는 장애로 아마도 반복적인 경미한 뇌외상 때문일 것이라고 본다. 이러한 상태를 권투선수 치매(dementia pugilistica)라고 부른다. 오토바이, 자전거, 스노모빌, 암벽 등반은 적절한 안전 헬멧을 착용하면 뇌손상의 위험이 크게 감소되기는 하지만, 뇌손상 위험성의 증가와 관련이 있다.

임상 Tip. 헬멧을 쓰고 자전거를 타면 외상뇌손상의 위험성이 88% 감소된다(Thompson, Rivara, & Thompson, 1989). 머리에 갑작스런 가속이나 감속이 오거나, 단단한 표면에 머리를 부딪치거나, 움직이는 물체가 부딪힐 수 있는 다른 스포츠 활동에서 헬멧이 비슷한 정도로 손상을 감소시키는 것에는 의심의 여지가 없다.

이러한 각각의 요인들이 외상뇌손상 가능성에 영향을 미친다고 할지라도, 요인 간의 상호작용이 불분명하여 어떤 한 요인의 단독적인 영향을 분리하기가 어렵거나 불가능하다. 예를 들어, 술과 약물 남용은 사회경제적 지위, 학교 생활, 학업 성취도, 성격 요인과 관련이 있으며, 이 각각의 요인들 또한 다른 요인들과 상호작용하기 때문에 어떤 한 요인이 뇌손상의 가능성을 증가시키는 정도를 측정하기는 불가능하다. 그러나 다중위험요인이 뇌손상 가능성을 가중시키는 것은 분명한 것 같다.

임상 Tip. 머리손상을 경험한 대부분의 젊은 성인은 미혼이며, 낮은 사회경제적 지위의 직장이 없는 남성이다(Barber & Webster, 1974).

외상뇌손상의 병태생리학

외상뇌손상이 생길 때 두개골 내부에서 어떤 일이 일어나는지에 대한 정보는 세 가지 출처에서 얻어지는데, 실험실에서 뇌손상을 유도한 동물의 뇌 연구와 뇌손상으로 사망한 사람의 뇌 연구 그리고 뇌손상 후 생존한 환자의 뇌영상 연구가 그것이다. 연구에 사용되는 사람의 뇌는 손상으로 사망한 환자의 것이므로, 우리가 외상뇌손상에 대해 알고 있는 대부분의 지식은 심한 뇌손상으로 사망한 환자로부터 얻은 것이다. 경도나 중등도의 외상뇌손상 환자의 뇌영상 연구를 통해 그러한 손상이 있는 환자의 뇌에 어떠한 일이 일어나는가에 대한 증거가 점진적으로 축적되고 있다.

관통 뇌손상

대부분의 관통 뇌손상(penetrating brain injury)은 탄환(예: 총알, 포격 파편)으로 발생한다. 일부는 둔기(예: 골프채, 야구방망이)로 인해 발생하고, 간혹은 낙상으로 머리를 날카로운 물체에 부딪혀 발생하기도 한다.

탄환에 의해 발생한 뇌손상의 정도와 특성은 탄환의 속도에 따라 다르다. 고속의 탄환(예: 라이플 총알, 군 발사체)은 저속의 탄환보다 더 높은 운동에너지를 가지며, 더 심한 물리적 뇌손상을 초래한다. 고속의 탄환은 두개골을 뚫고 들어가 반대편으로 두개골을 뚫고 나오면서 뇌에 터널을 만든다. 탄알의 높은 운동에너지는 두개골과 뇌에 폭발적인 영향을 미치는 압력파를 생성하며, 발사체가 지나간 경로 양쪽의 조직을 파괴하고 뇌와 뇌줄기에 걸쳐 광범위한 출혈과 조직 파열을 일으킨다. 탄환은 뇌 속에 이물질(머리카락, 피부, 뼛조각)을 운반하여 감염의 위험을 높인다. 뇌의 고속 탄환 상처는 거의 항상 사망에 이르는데, 보통 손상 후 몇 분이나 몇 시간 내에 그렇게 된다(Grafman & Salazar, 1987).

저속 탄환(예: 권총, 수류탄 파편) 상처는 덜 치명적이지만 위험하기는 마찬가지이다. 저속 탄환은 두개골과 뇌를 뚫고 들어가 탄환이 지나간 경로와 인접한 조직을 파괴한다. 뇌로 들어간 이물질은 감염의 위험을 증가시킨다. 만약 탄환이 들어간 반대편 두개골을 뚫을 만큼 고속이라면, 파생적으로 이는 반대편에 부가적인 뇌손상을 일으킨다.

일부 저속 충격(예: 골프채에 머리를 맞거나 낙상하여 탁자 모서리에 머리를 부딪치는 것)은 충격의 힘이 좁은 영역에 집중되면 관통 뇌손상을 일으킬 수 있다. 이러한 저속 충격으로 두개골 골절이 될 수 있다. 만약 골절이 심하다면 뼛조각이 골절 아래의 뇌 속으로 밀려 들어갈 수 있다. 충격을 받은 부위 아래 뇌조직은 절단되고 찢어지고 타박상을 입을 수 있다. 저속 충격에 의한 뇌손상은 놀랄 만큼 경미할 수도 있는데, 이는 머리에 가해진 대부분의 에너지가 두개골을 골절시키는 데 들어가고 상대적으로 적은 양만 뇌에 전달되었기 때문이다.

저속 관통 뇌손상 환자의 20~40%가 사망하는데(Grafman & Salazar, 1987), 권총에 의한 관통 뇌손상의 사망률은 더 높다(최대 90%). 관통 뇌손상 후 첫날 환자가 생존해 있다면 감염, 출혈, 뇌부종으로 인한 뇌내압력의 상승이 이후 환자의 생존을 위협하는 중요 요인이 된다. 뇌줄기에 가해진 관통 뇌손상은 보통 치명적인데, 이는 호흡, 심박수, 혈압과 다른 생체 기능을 지배하는 구조에 발생한 손상이기 때문이다.

관통 뇌손상과 그 생리적 결과의 생존자는 거의 항상 신체 · 인지 · 언어 장애를 갖게 된다. 이러한 장애는 (고속 탄환에 의한 것을 제외하고) 보통 광범위하기보다는 국소적이며 손상된 뇌조직이 담당하던 기능의 상실을 반영한다.

비관통 뇌손상

비관통 뇌손상[nonpenetrating brain injury 또는 폐쇄 뇌외상(closed-head trauma)]의 경우에 뇌수막은 보존되어 이물질이 뇌 속으로 들어가지 않는다. 비관통 뇌손상은 일반적으로 크게 비가속 손상(nonacceleration injury)과 가속 손상(acceleration injury)의 두 가지 범주로 나눌 수 있다. 비가속 손상[간혹 **고정머리 외상**(fixed-head trauma)이라고 함]은 고정된 머리에 움직이는 물체가 부딪혀 발생한다. 가속 손상[간혹 **운동머리 외상**(moving-head trauma)이라고 함]은 고정되어 있지 않은 머리에 움직이는 물체가 부딪히거나 움직이는 머리가 가만히 있는 물체에 부딪혀 발생한다. 또한 가속 손상은 빠르게 움직이는 머리가 표면에 부딪히지 않고 급작스럽게 방향을 바꾸어 발생하기도 하는데, 자동차 사고에서 편타 손상(whiplash injury)이 생길 때이다.

비가속 손상. 비가속 손상에 의해 발생하는 뇌손상은 보통 가속 손상에 비해 심하지 않다. 움직이는 머리에 가해지는 타격은 고정된 머리에 가해지는 타격에 비해 최대 20배까지 더 파괴적이다(Pang, 1989). 비가속 손상의 일차적 결과는 두개골에 부딪힌 물체의 압력으로 인한 두개골 변형과 관련된 것이다. 두개골은 다소 탄력적이어서 압력을 받은 부분의 두개골을 변형시키

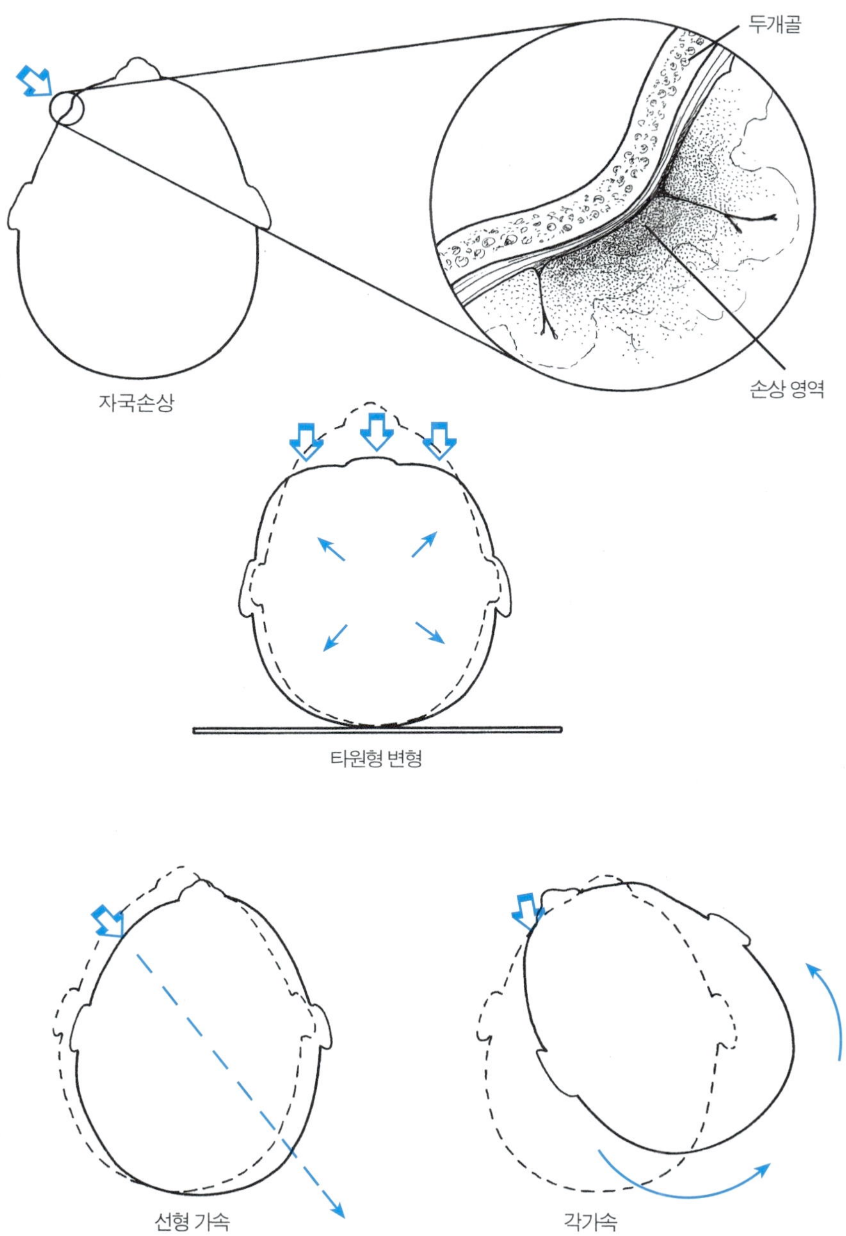

그림 11-4 머리에 가해진 타격의 물리적 결과. 자국손상은 두개골의 좁은 부위에 가해진 둔탁한 힘에 의해 발생한다. 두개골은 충격이 가해진 지점이 눌리게 되고 결과적으로 그 지점 아래의 뇌수막과 뇌조직에 손상이 생긴다. 타원형 변형은 정지해 있는 머리의 넓은 영역에 가해진 둔탁한 힘에 의해 발생한다. 두개골은 원래의 타원형에서 거의 원형에 가까운 모양으로 강제 변형된다. 두개골과 내용물의 선형 가속은 고정되어 있지 않은 머리의 중심축과 일직선상으로 가해진 둔탁한 힘에 의해 발생한다. 두개골과 내용물의 각가속은 고정되어 있지 않은 머리의 중심축에 어떤 각도에서 가해진 둔탁한 힘에 의해 발생하며, 충격을 받는 지점으로부터 먼 쪽으로 머리가 회전하게 된다.

고 안쪽으로 밀어서 그 부분의 뇌수막과 대뇌피질에 국소적인 손상을 초래하는데, 이를 **자국손상**(impression trauma)이라 한다(그림 11-4). (자국손상이 뇌를 향해 두개골이 눌린 영향인지 아니면 두개골이 원래 모양으로 돌아오는 급격한 반동이 일어날 때 생기는 마이너스 압력 때문인지는 분명하지 않다.)

비가속 손상이 넓은 표면적의 느리게 움직이는 물체에 의해 발생한 것이라면, 두개골은 원래의 타원형 모양에서 거의 둥근 모양이 되게 힘이 가해질 것이다[**타원형 변형**(ellipsoidal deformation)이라고 하는 상태. 그림 11-4 참조]. 형태의 변화는 두개골의 부피를 증가시키는데, 이는 원형 용기가 타원형 용기보다 부피가 더 크기 때문이다. 증가된 부피는 뇌내 공간의 압력을 감소시키고, 두개골에 가장 인접한 영역의 압력이 가장 크게 저하된다. 결과적으로 뇌 심부 조직(뇌량과 기저핵)은 압력이 낮은 바깥쪽 영역으로 확장된다. 이러한 확장은 뇌조직과 혈관을 잡아 늘이고 찢어서 뇌 내부에 출혈과 부종을 초래한다.

일부 비가속 손상은 두개골을 골절시킨다. 두개골 바닥의 골절은 위쪽 골절보다 더 위험한데, 이는 두개골

바닥 골절이 뇌신경이나 경동맥의 손상을 초래하여 환자의 생명을 위협할 수 있기 때문이다. 만약 골절 아래의 뇌수막이 찢어지면 손상된 뇌수막 혈관으로부터의 출혈과 감염 가능성 때문에 어떤 두개골 골절이든 위험하다. 한때, 두개골 골절이 있는지 없는지에 따라 폐쇄뇌손상의 중증도를 측정한 적이 있었다. 그러나 두개골 골절의 유무로 뇌손상의 중증도를 예측할 수 없다는 것은 현재 분명하다.

가속 손상. 외상뇌손상이 머리의 갑작스런 가속이나 감속으로 인해 발생하였을 때 뇌와 뇌줄기는 보통 두개골 안에서 그들의 움직임으로 인한 광범위한 손상을 입게 된다. 머리가 공간 속에서 빠르게 움직이다가 갑자기 정지될 때(낙상에서 바닥에 머리가 부딪칠 때) 또는 머리가 가만히 있다가 갑자기 가속화될 때(머리가 둔기에 부딪힐 때) 생성되는 관성력에 의해 움직임이 발생한다. 가속 손상은 어느 상태에서 머리를 부딪치느냐에 따라 두 유형으로 나뉜다.

선형 가속 손상(linear acceleration injury)은 머리의 중심축과 일직선상의 힘에 의해 머리를 부딪쳤을 때 발생한다(그림 11-4). 정지해 있는 몸은 관성 때문에 그 위치에 머물려는 경향을 보인다. 그러므로 정지 상태의 머리는 가속에 저항하지만 몇 밀리세컨드 후에 머리는 충격 지점으로부터 멀리 움직이기 시작한다. 하지만 뇌는 고유의 관성력이 있어서 머리가 움직이기 시작한 후에도 몇 밀리세컨드 동안 움직이지 않고 있다. 이러한 관성 지연(inertial lag)은 충격 지점에서 두개골의 안쪽으로 뇌를 눌러서 뇌 표면에 타박상과 찰과상을 초래한다. 이런 손상을 **타격손상**(coup injury)이라고 한다(coup는 프랑스어로, '쿠'로 발음되며 '타격', '충격'이라는 의미를 가지고 있다).

두개골을 향해 눌린 뇌는 머리가 움직이는 속도에 맞춰 반동되고 가속화된다. 그러나 몇 밀리세컨드 내에 머리가 갑자기 정지하는데, 이는 머리가 물체에 부딪치기 때문이거나 또는 척추나 목 근육의 밧줄 효과 때문이다. 가속도 때문에 뇌는 이후 몇 밀리세컨드 동안 더 움직이고, 따라서 충격 지점 반대편 두개골에 눌리게 되어 머리를 움직이게 한 타격 반대편에 타박상과 찰과상을 초래한다. 이러한 반대편 손상을 **반충손상**(contre-coup, '콩트라-쿠'로 발음됨)이라고 한다. 타격손상과 반충손상 뇌손상은 선형 가속 손상의 주요 특성이다.

임상 Tip. 머리가 일직선 방향으로 일정한 속도로 움직이다가 갑자기 정지하였을 때 똑같은 물리적 과정이 작동된다. 흔들린 아이 증후군[shaken baby syndrome, **흔들린 충격 증후군**(shaken impact syndrome)이라고도 함]은 의학 용어로 (보통 화가 난 보호자가 고의적으로) 영아와 유아를 폭력적으로 흔들어서 초래된 뇌손상을 일컫는다. 폭력적 흔듦과 아이의 약한 목 근육의 결합은 아이의 머리를 이쪽저쪽으로 튕겨지게 하여 연약한 아이의 뇌조직에 광범위한 가속 뇌손상이 발생하게 된다. 자동차 사고의 편타성 손상에서 머리는 표면에 부딪치지 않지만 앞뒤로 튕겨져 뇌에 선형 가속 손상을 초래할 수 있다.

타격손상과 반충손상은 뇌가 두개골을 향해 눌린 부분의 뇌수막과 뇌조직에 국소적 손상을 초래한다. 타격손상과 반충손상의 결합은 **평행이동 외상**(translational trauma)이라고 한다(Teasdale & Mendelow, 1984). 평행이동 외상은 오직 머리의 선형적 가속, 감속에서만 발생한다. 평행이동 외상은 머리 옆쪽보다는 머리 앞, 뒤에 가해진 타격 후에 생기는 것 같은데, 이는 뇌와 두개골 사이의 공간인 경막외공간(epidural space)이 측면보다 앞과 뒤로 더 크기 때문이다. 따라서 머리가 양옆으로 움직일 때보다 앞뒤로 움직일 때 두개골 안에서 선형적인 뇌 움직임의 가능성이 더 크다.

각가속 손상(angular acceleration injuries)은 머리의 중심을 벗어난 타격으로 인해 발생하며, 충격 지점으로부터 떨어져 머리를 일정 각도로 회전시키고 움직이게 한다(그림 11-4). 뇌는 관성으로 인해 머리가 움직이기 시작할 때 정지해 있으려 한다. 회전 가속에서의 이러한 불일치가 축을 이루는 구조(중뇌, 기저핵, 뇌줄기, 소뇌)에 뒤틀리는 힘을 가하게 된다. 몇 밀리세컨드 후에 뇌는 머리와 같은 방향으로 회전하기 시작한다. 머리가 운동범위의 한계에 달하였을 때 척추와 목 근육의 밧줄효과는 머리를 반대 방향으로 반동시키게 된다. 그러나 뇌는 이후로 몇 밀리세컨드 동안 원래의 회전을 지속하려 하고, 이차적으로 뒤틀리는 힘이 축을 이루는 구조에 집중적으로 가해지게 된다(두 번째 뒤틀리는 힘은 첫 번째 뒤틀리는 힘의 반대 방향으로 움직이는 것이다).

회전으로 인한 외상의 뒤틀리고 깎이는 힘은 회색질

(부드러운 보조 조직)과 백질(견고한 섬유로) 간의 경계 영역에 집중되는 경향이 있다. 따라서 조직 손상, 출혈, 부종은 내포(internal capsule), 뇌량(corpus callosum) 그리고 뇌줄기(brainstem)의 주요 신경섬유로에 영향을 미친다. 머리의 각가속과 회전으로 인한 뇌손상은 보통 머리의 선형 가속으로 인한 뇌손상보다 더 심각한 결과를 초래하는데, 이는 선형 가속에서는 머리 안의 내용물이 뒤틀리는 힘을 받지 않기 때문이다(Ommaya, Grubb, & Naumann, 1971).

뇌신경 손상은 뇌의 가속 손상으로 인해 흔히 나타난다. 앞-뒤 가속 손상(예: 낙상으로 머리 뒤를 부딪침)은 후각신경(CN1)을 잡아당기고 찢어서 후각을 상실하게 할 수 있다[후각상실증(anosmia)]. 외안근(extraocular muscle)을 조절하는 신경(CN3, CN4, CN6)의 손상은 안구운동에 영향을 미쳐서 안구 조절이 제대로 이루어지지 않아 사물이 2개로 보이게 할 수 있다[복시(diplopia)]. CN8의 손상은 귀에서 이상한 소리가 나게 하거나[이명(tinnitus)] 현기증(vertigo)을 발생시킬 수 있다. 가속으로 인한 힘은 뇌와 뇌줄기 전반에 걸쳐 신경세포 축삭을 잡아당기게 되는데, 이는 **광범위 축삭손상**(diffuse axonal injury)이라고 하는 상태이다. 광범위 축삭손상은 가속 손상에서 흔히 발생하며, 손상 이후의 다수의 전반적인 인지 및 행동장애의 원인으로 여겨진다.

임상 Tip. 광범위한 뇌손상은 대뇌무산소증(cerebral anoxia) 또는 세균이나 바이러스 감염과 같은 다른 상황에서도 발생할 수 있지만, 이러한 손상은 축삭에만 국한되는 것이 아니라 신경세포체에도 영향을 미친다.

축삭손상을 일으키는 힘은 축삭을 찢기보다는 잡아당긴다. 손상 후 두세 시간 후에 잡아당겨진 축삭에 부종이 생기고, 다시 몇 시간(간혹 최대 24시간)이 지나면 축삭이 분리된다. 끊어진 축삭 부분은 이후 퇴화되는데, 손상 후 이틀까지 이러한 과정이 지속되기도 한다. 축삭 퇴화는 전반적인 과정으로, 손상 영역의 일부 축삭에 영향을 미치며 일부는 그대로 있어서, 불규칙하고 고르지 않은 패턴의 구심로차단(deafferentation: 다른 신경세포로부터 한 신경세포로 들어오는 입력정보 상실)을 만든다. 이는 손상 부위의 신경세포가 다른 신경세포로부터 오는 시냅스 입력정보의 일부분만 상실한다는 것을 의미할 수 있다.

일부 구심로차단 영역에 인접한 보존된 축삭종말은 구심로차단 영역으로 섬유를 보낸다. 이것이 **곁가지 생성**(collateral sprouting) 또는 **수상돌기 증식**(dendrite proliferation)이라고 하는 과정이다. 이러한 과정은 경도-중등도의 외상뇌손상 환자의 생리적 회복을 최소한 부분적으로는 설명한다[중도의 외상뇌손상 환자는 구심로재생(reafferentation)과 관련하여 의미 있는 회복이 이루어지기에는 너무 많은 축삭이 손상되었을 것이다].

대뇌 아래쪽 찰과상과 타박상은 뇌의 가속 손상으로 흔히 나타난다. 두개 덮개(cranial vault)의 벽과 천장은 매끄럽지만 바닥은 울퉁불퉁하고 날카로운 모서리가 있는데, 특히 전두엽 아래가 그러하다(그림 11-5).

가속과 감속 동안 두개골 안에서 뇌가 움직일 때 날카로운 모서리에 뇌가 긁히고, 전두엽과 앞쪽 측두엽의 아래 표면이 마모되고 찢어진다. 두정엽, 후두엽과 전두엽의 볼록한 부분은 보통 이러한 손상으로부터 보존되는데, 이는 이러한 영역의 두개 덮개 안쪽 표면은 매끈하고 완만하기 때문이다(그림 11-6).

외상 출혈. 뇌의 절단, 타박상, 뒤틀림, 꺾임의 힘은 출혈(hemorrhages)과 혈액의 축적[혈종(hematoma)]을 초래한다. 경막외 혈종(epidural hematomas)은 두개골과 경막 사이에 혈액이 고여 있는 것이다. 대부분의 경막외 혈종은 뼈의 동맥로를 찢는 두개골의 골절에 의해 발생한다. 대부분의 경막외 혈종(90%)은 두개골 골절의 결과이다(Teasdale & Mendelow, 1987). 자동차 사고는 경막외 혈종의 가장 흔한 원인인데, 일부는 대수롭지 않은 낙상과 스포츠 손상 이후에 발생하기도 한다. 경막외 혈종 환자의 20~30%는 뇌손상의 결과로 사망한다. 경막외 혈종의 사망률은 출혈이 동맥(약 85%가 사망)인지 정맥(약 15%가 사망)인지에 따라 크게 좌우된다. 동맥출혈은 보통 막대한 출혈을 보이고, 증상이 빠르게 진행되며, 보통 몇 시간 안에 사망하게 된다. 정맥출혈은 보통 이보다 극적이지는 않으며, 증상이 느리게 진행된다. 작은 정맥출혈은 혈액이 매우 느리게 새어 나와 외부적인 증상을 전혀 보이지 않을 수도 있어서, 이러한 출혈은 환자가 받는 일반적인 검사 중 뇌

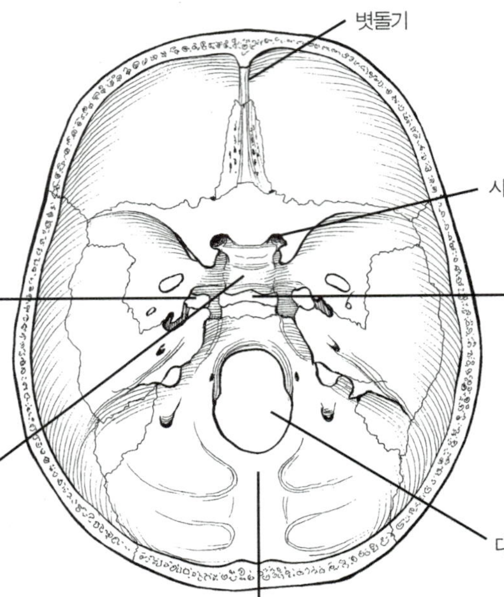

그림 11-5 두개골 바닥. 볏돌기(crista galli), 상상돌기(clinoid process), 터키안장(sella turcica)은 두개골 바닥의 굴곡들이다. 두개골 바닥의 이러한 그리고 다른 돌출 부분이 가속 손상에서 뇌의 아래 표면에 찰과상과 타박상을 일으킨다. 이런 돌출 부분은 그림 11-5의 전두엽 바닥에서 볼 수 있다.

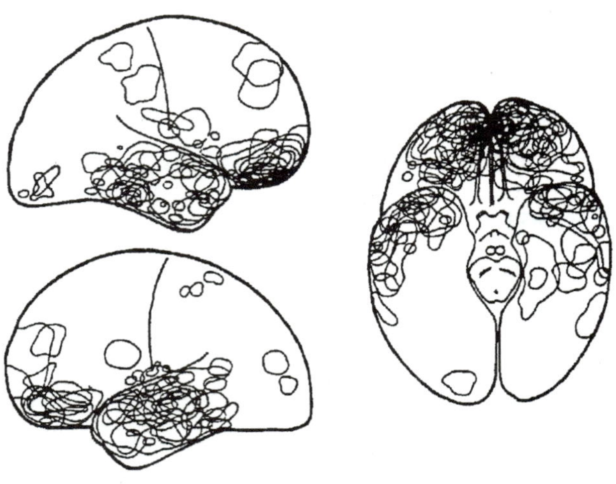

그림 11-6 외상뇌손상 성인 40명의 일련의 뇌 타박상 위치. 타박상이 가장 잦은 위치는 전두엽의 아래 표면이고, 그다음이 앞쪽 측두엽의 아래 표면이다.

출처: Courville CB: *Pathology of the central nervous system*, Mountain View, Calif, 1937, Pacific.

촬영 영상을 통해서만 발견될 수도 있다.

경막외 출혈로 인한 증상의 정도는 출혈의 위치와 어느 정도 관련이 있다. 뒤쪽 아래 경막하 공간의 출혈은 뇌줄기를 압박하여 호흡곤란, 심박수 감소, 혈압의 상승을 일으키게 된다. 앞쪽과 위쪽 경막하 공간의 출혈은 이보다는 덜 심각한데, 왜냐하면 생체 기능의 중추에서 멀리 떨어져 있고 뇌조직 위치 이탈이 일어나기까지 혈종을 수용할 수 있는 경막외 공간이 좀 더 크다. 경막외 혈종의 가장 흔한 치료는 수술적 제거로, 혈종의 위치가 두개골 바로 아래에 있기 때문에 유용한 방법이 된다.

경막하 혈종(subdural hematomas)은 혈액이 경막 아래, 지주막 위에 고여 있는 것이다. 경막하 혈종은 경막외 혈종에 비해 2배 더 흔하고, 2배 더 치명적인데, 60% 이상의 사망률을 보인다. 자동차 사고는 경막하 혈종의 가장 흔한 원인이다. 대부분의 경막하 혈종은 동맥보다는 정맥의 열상에 의해 발생하는데, 이 중 가장 흔한 것은 대뇌피질에서 경막으로 가는 연결정맥의 손상이다. 급성 경막하 혈종은 보통 손상 후 몇 시간 내에 발생하며 거의 항상 일주일 안에 나타난다. 치료하지 않으면, 혈종의 확장으로 인한 뇌조직의 압력 증가와 위치 이탈이 결합되어 몇 시간 내에 혼수상태나 죽음에 이른다.

만성 경막하 혈종은 노인과 만성 알코올중독 환자에게 흔한데, 둘 다 낙상의 위험이 크고, Friedman(1983)에 의하면 "보통 약간의 뇌위축이 있어서 그 결과 경막하 공간의 크기가 다소 증가한다"(p. 10). 종종 사소한 손상(예: 넘어져서 머리를 부딪침)이 혈종을 일으킨다. 출혈은 점차 경막하 공간에 차게 되고, 결국 혈종이 일정한 크기에 달하면 증상을 일으키는데, 이는 나타났다 사라졌다 한다. 경막하 혈종의 수술적 배출은 오랫동안 이용되어 오는 치료법이지만 사망률이 높다. 지난 10년 간 좀 더 보존적인 방법이 수술을 대체하였다. 이는 두개골의 구멍을 통해 혈종 안으로 도관을 넣어 액체를 밖으로 흘러나오게 하는 것이다.

지주막하 혈종(subarachnoid hematomas)은 지주막하 공간에 있는 연막 혈관이 찢어져 발생하는데, 외상뇌손상으로 흔히 나타나고 종종 경막하 출혈과 관련된다. 심한 지주막하 출혈로 인한 혈액의 빠른 축적은 일반적으로 심한 두통과 빠른 신경학적 악화를 가져오며, 환자는 보통 사망한다. 지주막하 공간에 서서히 축적되는 혈액은 덜 심각한 결과를 초래한다. 서서히 진행되는 지주막하 혈종 환자는 외현적 증상 없이 몇 년을 지낼 수도 있다. 이와 같이 서서히 진행하는 혈종의 장기적 결과에 대해서는 알려진 바가 거의 없지만, 대뇌 혈관연축(cerebral vasospasm)과 관련이 있는 것으로 알려져 있다(이 장의 후반부에 논의된다).

뇌내혈종(intracerebral hematomas)은 뇌 속의 혈관이 찢어져 발생한다[뇌내출혈(intracerebral hemorrhage)]. 뇌내출혈은 보통 피질하 백질, 기저핵 그리고 뇌줄기에 발생한다. 간혹 큰 뇌내혈종이 뇌실 속으로 출혈되어 이차적인 지주막하 혈종을 만들고 환자에게 치명적인 영향을 미친다. 다발성의 작은 뇌내출혈 패턴은 간혹 평행이동 외상으로 인한 광범위 축삭손상과 결합되어 나타나는데, 이러한 결합은 종종 환자를 혼수상태나 사망에 이르게 한다(Adams, Graham, Scott과 동료들, 1980).

외상뇌손상의 이차적 결과

앞서 말한 외상뇌손상의 결과들은 손상이 발생하였을 당시 뇌에 가해진 힘에 의해 생긴 것이다. 따라서 이것들을 간혹 **일차적 결과**(primary consequences)라고 한다. 이것들은 뇌와 뇌수막에 가해진 압박, 잡아늘여짐, 꺾임, 마모(찰과상), 찢김(열상)에 의해 초래된다. 보통 이러한 일차적인 뇌손상 결과에 이어 이차적 결과가 나타나는데, 이는 외상에 대한 뇌의 생리학적 반응이나 기타 신체기능(예를 들어 심장 박출량이나 폐기능) 부전으로 인한 것이다. 이차적 결과는 종종 일차적 문제보다 더 치명적이다. 통계 자료는 없지만, 외상뇌손상 환자에서 손상으로 인한 이차적 결과로 사망하는 경우가 사고 당시 입은 뇌의 신체적 손상으로 인해 사망하는 것보다 더 많은 것 같다(외상뇌손상의 사망률은 초기 3일간이 가장 높은데 72시간 내에 50~75%가 사망한다).

대뇌부종. 액체의 축적은 매우 다양한 상태(예: 외상, 무산소증, 감염, 염증)에 대한 뇌의 포괄적인 반응이다. 액체는 뇌와 두개골 사이에, 뇌실에, 뇌조직 사이에 축적될 수 있고, 이를 **대뇌부종**(cerebral edema)이라 한다. 대뇌부종은 거의 항상 뇌손상이 일어난 일차적인 영역 주변에 생기지만 일차적인 손상 영역에서 멀리 떨어진 곳에 나타날 수도 있다. 대뇌부종은 평행이동 외상으로 인한 손상과 같은 광범위 손상으로 흔히 초래되며, 두개내 압력을 상승시키는 주요 원인이다. 두개내 압력에 대한 대뇌부종의 영향은 보통 손상 후 4~6시간 내에 현저하게 나타나고 24~36시간에 정점에 이른다.

외상 수두증. 뇌조직(특히, 중뇌 영역)의 부종은 간혹 뇌실 간에 그리고 지주막하 공간으로 뇌척수액(CSF)이 순환하는 통로를 압박한다. 이렇게 갇힌 뇌척수액이 뇌실 벽에 압력을 가하고 뇌실의 팽창을 초래한다. 뇌실이 확장되면 뇌조직을 압박하게 되고 두개내 압력은 상승한다.

두개내 압력 상승. 아마도 외상뇌손상의 가장 극적인(그리고 치명적인) 결과는 두개골 내부의 압력이 증가하는 것일 것이다. 두개골 내부의 높아진 압력은 보통 대뇌부종, 외상 수두증, 출혈로 인한 결과이다. 상승된 두개내 압력은 뇌조직을 압박하고 위치를 이탈시켜 압력이 높아짐에 따라 신경학적 장애를 증가시킨다. 두개내 압력 상승은 외상뇌손상으로 인한 가장 흔한 사망 원인이다. 따라서 두개내 압력을 모니터링하고 조절하는 것이 외상뇌손상 환자의 의료적 처치의 일차적인 관심사이다.

뇌는 어느 정도의 압력 상승에는 놀랄 만큼 잘 버티며, 압력을 두개 덮개 전반에 걸쳐 고르게 분산시킨다. 그러나 외상뇌손상은 압력의 차이를 만들어 내는데, 손상 영역과 그 주변의 압력이 가장 높고 손상으로부터 거리가 멀리 떨어질수록 압력이 낮아진다. 이러한 압력의 정도 차이는 뇌조직을 압력이 높은 영역으로부터 압력이 낮은 영역으로 밀어낸다. 뇌조직은 뒤틀리고, 잡아 늘여지고, 압박되고, 두개골의 경계를 향해 눌리면 보통 위험하게 되는데, 이는 뇌가 분산된 두개내 압력 상승을 버티는 만큼 위치 이탈은 버텨 내지 못하기 때문이다.

두개내 압력의 영역적 상승에 의해 초래되는 가장 위험한 결과는 탈출증(herniation)인데, 이는 뇌조직이 두개 덮개의 딱딱한 경계 주변으로 눌리거나 두개구멍을 통해 돌출되는 것이다(탈출증은 제1장에서 설명하였다).

두개내 압력 상승 상태가 지속되면 불가피하게 돌이킬 수 없는 뇌손상이 초래되고, 종종 혼수상태와 사망에 이르게 된다. 다행히 두개내 압력은 의료적으로 치료될 수 있다. 혈중 산소 수준을 높이기 위해 환자에게 과호흡을 하게 할 수 있다. 증가된 혈중 산소는 대뇌동맥을 수축시키고 대뇌 혈액량을 감소시켜 두개내 압력을 최소한 일시적으로 낮출 것이다. 대뇌부종을 감소시키기 위해 스테로이드(소염제)가 사용될 수 있다. 환자의 체온을 낮추는 것(저온법, hypothermia)으로 뇌부종을 감소시키기도 한다. 또는 이뇨제(체액 배출을 돕는 약)가 사용되기도 한다. 만약 이러한 치료로 효과가 없으면 환자의 대뇌 신진대사를 감소시키고 대뇌 혈관을 수축시키기 위해 바르비투르를 이용하여 혼수상태를 유도할 수 있다. 이와 같이 온건한 방법이 실패하면, 부어오른 뇌조직의 수술적 제거가 필요하게 된다.

허혈 뇌손상. 대부분의 외상뇌손상 환자는 뇌조직 파괴, 부종, 위치 이탈로 인한 손상에 부가적으로 최소한 어느 정도의 허혈 뇌손상을 입게 된다. Graham 등(1978)은 뇌손상으로 사망한 환자 그룹의 91%에서 허혈 뇌손상이 있었다고 보고하였다. 외상뇌손상에서 허혈 뇌손상이 생기는 몇 가지 원인이 있다. 심장과 폐의 물리적 손상은 호흡과 심장박출량의 문제를 초래할 수 있으며 혈중 산소 수치와 뇌로의 혈액 공급을 감소시키게 된다. 상승된 두개내 압력은 혈관을 압박하여 뇌로 가는 혈액량을 감소시킬 수 있다. 대뇌 혈관연축(vasospasm)(이후에 논의할 테지만)은 대뇌 혈관의 수송 능력을 떨어뜨릴 수 있는데, 특히 심장박출량이 감소되었을 때 그러하다.

대뇌 허혈과 그로 인한 영향은 경도에서 중등도의 머리손상 환자보다 심한 머리손상 환자에게서 훨씬 더 두드러지게 나타나지만 일부 중등도 머리손상 환자(그리고 극소수의 경도 머리손상 환자)에게도 뇌허혈로 인한 영향이 있을 수 있다. 허혈로 인한 손상의 분포는 다양하지만 기저핵과 그 주변구조 그리고 3개의 주요 대뇌동맥이 갈라져 나가는 부근의 대뇌 분기점 영역(지름이 좁은 동맥이 혈류를 버텨 내는 영역)의 손상이 가장 흔하다.

대뇌 혈관연축(혈관을 둘러싼 근육층의 수축)은 머리손상의 15~20%에서 발생한다. 지주막하 출혈에서 온 혈액의 영향으로 염증이 생긴 대뇌동맥이 가장 빈번하게 영향을 받지만, 어떤 동맥이든, 특히 1차 손상 영역이나 그 주위는 영향을 받을 수 있다. 대뇌 혈관연축은 대뇌동맥의 팽창과 수축을 지배하는 조절 중추의 손상이나 화학적 또는 대사적 이상에 의한 대뇌 혈관의 자극에 의해서도 초래될 수 있다. 주요 신경학적 합병증으로 대뇌 혈관연축만 일어나는 경우는 드물다. 그러나 뇌손상의 다른 결과로 인해 이미 손상을 입은 계통에 혈관연축이 가해지면, 이는 환자 상태를 심각하게 악화시킬 수 있다.

혈액-뇌장벽의 변화. 외상뇌손상은 앞서 언급한 조직 파괴, 신경의 비조직화, 혈관 변화뿐만 아니라 혈액-뇌장벽(blood-brain barrier)의 변화도 가져온다(Povlishock, Becker, Sullivan과 동료들, 1978). 평소 혈액뇌장벽은 혈액으로부터 뇌조직으로 물질의 이동을 지배한다. 뇌손상은 이러한 지배를 파괴시켜서 평소 차단되던 물질(단백질, 신경전달 화학물질)이 뇌조직으로 들어가게 된다. 경한 손상에 비해 뇌손상이 심할수록 더 많은 혈액뇌장벽의 파괴가 초래되는 것 같다(물론 이러한 손상의 심한 정도와 이차적 결과 간의 관계는 모든 이차적 결과에서 마찬가지이다). 평소 뇌 안으로 차단되는 물질이 통과하는 것이 액체의 축적과 뇌조직이 부어오르는 원인이 되는 것 같다(대뇌부종).

뇌손상의 중증도와 생리적 결과

외상뇌손상으로 인한 신경생리학의 특성과 중증도는

두말할 나위 없이 환자 증상의 특성과 중증도를 결정하며 나아가 환자의 회복의 범위를 결정한다. 가장 경미한 머리손상을 **뇌진탕**(concussion)이라고 한다. 신경과학회는 뇌진탕을 구조적인 변화의 증거가 없는 뇌의 생리학적 손상이라고 정의하였다. 지난 10년간 뇌진탕의 중증도를 평가하는 많은 척도가 출판되었다(대부분 프로 운동선수들을 염두에 두고). 미국신경과학회(Allen-Burge, Stevens & Burgio, 1999)는 뇌진탕의 중증도를 평가하는 3점 척도를 제안하였다.

- 1급: 일시적 혼동, 의식을 잃지 않음, 뇌진탕 증상이나 비정상적 정신 상태가 15분 안에 사라짐.
- 2급: 일시적 혼동, 의식을 잃지 않음, 뇌진탕 증상이나 비정상적 정신 상태가 15분 이상 지속됨.
- 3급: 짧게(몇 초) 또는 길게(몇 분) 의식을 잃음.

몇 년 동안 의사들은 뇌진탕이 정신 작용에 장기적 영향을 미치지 않는 것으로 생각하였으나 최근 연구에서 이것이 사실이 아니라는 것이 밝혀졌다. 1급 뇌진탕이 있었던 고등학교 운동선수는 손상 후 6일까지 기억장애와 다른 인지장애 징후를 보일 수 있다(Maroon, Lovell, Norwing과 동료들, 2000).

임상 Tip. 뇌진탕은 라틴어에서 온 말로 '격렬하게 흔드는 것'을 의미한다.

뇌진탕이 있었던 사람 중 최대 30%에서 뇌진탕후 증후군(postconcussive syndrome, PCS)을 보였는데, 이는 뇌손상 후의 신체적 · 정신적 · 인지적 영향(예: 두통, 메스꺼움, 구토, 기억상실, 어지러움, 복시, 흐린 시야, 감정 불안정, 수면장애)으로, 일반적 뇌진탕 발생 시점에서 나타난 후 몇 주 또는 몇 달 동안 지속된다. 뇌진탕후 증후군은 보통 2~4개월 지속되고, 손상 후 4~6주에 증상이 가장 심하게 나타나는데, 때로는 증상이 1년 이상 지속되기도 한다. 뇌진탕후 증후군은 성인보다 아동에게서 더 빈번하고 더 심하다.

뇌진탕 환자는 뇌에 지속적인 생리학적 손상이 없다고 여겨졌다. 지속적으로 경미한 기억장애와 인지장애를 보이는 환자는 일반적으로 뇌 전반적으로 퍼져 있는 축삭에 손상이 있다. 보통은 생리학적 회복이 잘 이루어지는데, 신경가소성(neuroplasticity)의 역할(축삭 곁가지 생성, 수상돌기 증식)이 분명하다.

중등도의 외상뇌손상 환자는 뇌와 뇌줄기 전반에 걸쳐 광범위한 축삭손상을 보인다. 뇌 표면, 주로 측두엽과 전두엽 아래쪽의 열상과 타박상은 뇌조직을 파괴하고 국소적인 손상을 초래한다. 혈관의 열상과 파열로 혈액이 유출되고, 혈종이 생긴다. 신경가소성은 중등도의 외상뇌손상 환자에서 보통 중등도 정도의 생리학적 회복을 가져온다.

중도의 외상뇌손상 환자는 보통 뇌와 뇌줄기 전반에 걸쳐 대규모의 축삭손상을 보인다. 뇌출혈이 흔히 일어나고 생명이 위험할 수 있다. 손상 후 초기 며칠간 혈관의 허혈성 변화가 보통 발생한다. 혈액의 손실 또는 혈압의 자기조절 장애로 인해 뇌허혈에 부가적으로 저혈압이 발생할 수 있다. 폐 폐쇄나 호흡저하로 인한 저산소증이 뇌로의 산소공급을 더 감소시킬 수 있다. 신경가소성은 생리학적 회복에 보통 거의 기여하지 못하는데, 이는 뇌 전반에 걸친 축삭손상의 밀도가 높아 축삭 곁가지 생성과 수상돌기 증식의 매우 유익한 효과를 방해하기 때문이다.

외상뇌손상의 일차적인 그리고 이차적인 물리적 결과는 환자의 궁극적인 회복의 정도를 결정하는 중요 요소이지만, 이것이 유일한 결정요인이 되지는 않는다. 물리적 결과만큼 영향이 강한 것은 아니지만 연령, 성별, 개인 이력과 같은 환자 요인 또한 회복에 영향을 미친다. 다음은 이러한 요인들이 외상뇌손상의 회복에 그리고 서로 간에 어떠한 관련이 있는지를 살펴볼 것이다.

외상뇌손상의 예후 인자

혼수상태 기간

의심할 여지없이 뇌손상이 심한 환자는 손상이 가벼운 환자에 비해 잘 회복되지 않는다. 이러한 관계는 100년 이상 인식되어 온 것이다. 연구자들은 뇌의 사후 검사가 필요하지 않은 신뢰도 높은 중증도 지표를 찾아내기 위해 뇌손상의 중증도와 그 결과 간의 관계를 확인하는 작업에 그다지 노력을 기울여 오지 않았다.

일반 개념 11-1

- 현대 사회에서 외상뇌손상은 중요한 사회적 · 경제적 · 의료적 문제이다. 매년 140만 명의 미국 거주자가 뇌손상을 입는다. 500만 명의 미국 거주자가 뇌손상으로 인한 영구적인 장애를 가지고 살고 있다.
- 외상뇌손상의 가능성은 청년층과 노인층이 그 나머지 미국 인구에서보다 더 높다. 특히 청년 남성은 보통은 자동차 사고로 뇌손상을 입는 것 같다.
- 약물 남용은 미국에서 외상뇌손상의 주요 위험 인자 중 하나이다. 다른 위험 인자들로는 학교 적응, 사회력, 사회경제적 지위, 성격, 뇌손상 병력 그리고 고위험 스포츠 참여가 있다.
- 외상뇌손상은 두개골이 골절되거나 구멍이 났는지 뇌수막이 찢기거나 절제되었는지에 따라 관통 뇌손상 또는 비관통 뇌손상으로 분류할 수 있다. 대부분의 관통 뇌손상은 (두개골과 뇌수막을 손상시키는) 탄환(총알이나 다른 투사체)에 의해서 발생한다.
- 비관통 뇌손상(폐쇄 뇌손상)이 관통 뇌손상보다 더 흔하다. 대부분의 폐쇄 뇌손상은 자동차 사고로 인한 것이다.
- 폐쇄 뇌손상은 고정되어 있는 머리에 움직이는 물체가 와서 부딪치거나(고정머리 외상 또는 비가속 손상) 또는 움직이는 머리가 안정적인 물체에 부딪치거나 급격히 방향을 바꿀 때(운동머리 외상 또는 가속 손상) 발생할 수 있다. 가속 손상은 보통 비가속 손상에 비해 더 심한 뇌손상을 초래한다.
- 선형 가속 손상은 머리 정중앙으로 움직이는 힘에 의해 머리에 갑작스런 가속이 가해질 때 초래된다. 각가속 손상은 머리를 어떤 각도에서 치는 힘에 의해 머리에 갑작스런 편향이나 회전이 생길 때 발생한다.
- 타격손상과 반충손상은 머리의 선형 가속 손상으로 가장 흔히 나타나고, 회전뇌손상은 각가속 손상으로 가장 흔히 나타난다. 각가속 손상은 보통 선형 가속 손상보다 더 심각한 뇌손상을 초래한다.
- 선형 가속과 각가속 모두 뇌조직을 잡아 늘이고 깎아서 이후로 뇌 안의 광범위 축삭손상을 초래한다. 두개 덮개 안의 뇌 움직임은 뇌 표면에 찰과상과 타박상을 입힌다.
- 두개 덮개 안의 뇌 움직임과 변형은 뇌 안(뇌내출혈)이나 뇌 표면(뇌외출혈)에 출혈(외상 출혈)을 일으킨다. 뇌외출혈은 경막외, 경막하 공간, 지주막하 출혈이다.
- 대뇌 부어오름(대뇌부종)은 외상뇌손상의 주요 이차적 결과이다. 대뇌 부어오름은 외상 수두증이나 두개내 압력 상승을 초래할 수 있다. 두개내 압력 상승은 뇌손상 발생 후 초기 몇 시간 내에 사망에 이르게 하는 주요 원인 중 하나이다. 종종 탈출증에 의해 사망하기도 하는데, 이는 뇌조직이 두개 덮개 안의 국소 영역에 상승된 압력으로 두개 경계를 향해 또는 두개골의 구멍을 통해 눌리는 것이다.
- 머리외상은 보통 뇌의 혈액 공급에 지장을 초래하며, 혈압의 자기조절을 파괴할 수 있고 대뇌 연축을 일으킬 수 있는데, 이는 모두 허혈 뇌손상(뇌조직으로의 불충분한 산소공급)을 초래할 수 있다.

가장 신뢰도 높은 뇌손상 중증도의 간접 지표 중 하나는 의식 변화의 크기와 기간이다(Macniven, 1994). 깊고 오래 지속되는 무의식(혼수상태)은 궁극적으로 예후가 좋지 않다(Carlsson, Svardsudd & Welin, 1987; Gilchrist & Wilkinson, 1979; Jennett, 1976; Jennett, 1977; Ruesch, 1944; 등). Katz와 Alexander(1994)는 광범위 축삭손상이 있는 외상뇌손상 환자 119명의 회복을 혼수상태 기간을 바탕으로 보고하였다. 회복은 혼수상태 기간이 길수록 점차 더 잘 이루어지지 않았다(그림 11-7).

외상후 기억상실 기간

외상후 기억상실(posttraumatic amnesia)의 기간(환자가 새로운 정보나 경험을 기억에 저장하지 못하는 혼수상태 후의 기간)은 뇌손상의 중증도에 대한 간접 표지이며, 회복을 잘 예측하는 변인으로 고려된다. 몇몇 연구에서 외상후 기억상실 기간이 환자의 궁극적인 회복 수준과 부적인 관련이 있다는 것이 나타났다(Bond, 1976; Dikman, Machamer, Winn & Temp-kin, 1995; Katz, 1992; Levin, O'Connell & Grossman, 1979). Katz(1992)는 광범위 축삭손상이 있는 114명의 GCS(Glasgow Coma Scale) 점수를 보고하였다. 외상후 기억상실 기간이 2주를 넘지 않는 환자 80%가 좋은 회복을 보인 반면 외상후 기억상실 기간이 12주 이상 지속되는 환자 중에서 좋은 회복을 보인 환자는 없었다.

1970년대 후반, 연구자들은 외상후 기억상실에 대한 후향적 측정의 신뢰도에 대해 의문을 품기 시작하였고, 더 민감하고 신뢰도 높은 측정을 위해 표준화된 방법을

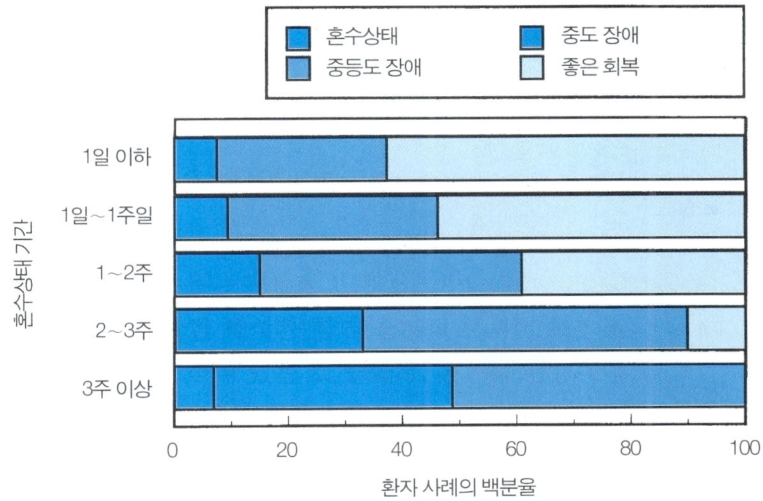

그림 11-7 심한 외상뇌손상 이후 혼수상태 기간과 궁극적인 회복 간의 관계. 혼수상태 기간이 길수록 궁극적인 회복이 더 잘 이루어지지 않는 관련을 보였다.

출처: Katz DI, Alexander MP: Traumatic brain injury. In Good DC, Couch JR, editors: *Handbook of neurorehabilitation*, New York, 1994, Dekker[저자가 자료를 표준화함].

선호하면서 외상후 기억상실에 대한 주관적 평가는 거의 사용하지 않게 되었다.

Galveston Orientation and Amnesia Test(GOAT; Levin, O'Connell, & Grossman, 1979)는 혼수상태에서 깨어난 외상뇌손상 환자의 지남력과 기억의 회복을 추적하기 위해 고안되었다(표 11-1). GOAT는 환자의 기억과 일대기적 정보(사람 지남력)를 제공하는 능력을 평가하는 10개 질문, 장소와 시간 지남력 그리고 손상 직전과 직후 사건에 대한 기억으로 구성되어 있다.

환자는 GOAT 100점에서 시작하여 각 실패 항목마다 감점된다. 80~100점은 평균이고, 66~79점은 경계선 그리고 0~65점은 장애로 간주된다. 대부분의 외상뇌손상 환자들에서 사람에 대한 지남력은 장소 지남력보다 먼저 회복되고, 시간 지남력이 가장 늦게 회복된다. GOAT 점수는 컴퓨터단층촬영(CT) 영상에서 확인된 뇌손상의 중증도 및 GCS 점수와 관련이 있는 것으로 나타났으며(비록 그 관련성이 각 환자의 회복을 예측할 만큼 강하지는 않지만), 또한 GOAT 점수와 외상뇌손상 환자의 궁극적인 회복 수준 및 직장 복귀와의 관련성이 확인되었다(Dikman, Machamer, Winn & Tempkin, 1995; Levin, O'Connell, & Grossman, 1979).

GOAT는 환자 인지기능의 수준과 민감도에 대한 전반적인 개념을 갖기에 유용한 선별검사이지만, 지남력에 대한 가중치가 기억과 기억상실보다 더 과하게 배정된 면이 있다. GOAT는 구어 반응을 요구하기 때문에 외상뇌손상 환자에게 흔히 나타나는 광범위 손상에 부가적으로 말과 언어를 담당하는 영역에 손상이 있는 환자의 중증도를 과대평가할 수 있다.

GCS는 환자의 손상 직후 기간의 반응성 측정을 위해, GOAT는 손상 직후 기간의 기억과 지남력을 평가하기 위해 고안되었다. 자연히, 임상가들은 이 검사를 외상뇌손상 환자의 궁극적인 회복 수준을 예측하기 위해 사용하기 시작하였으나 오래지 않아 이들이 환자의 개별적인 회복 수준을 신뢰성 있게 예측하지 못한다는 것이 밝혀졌다. 그 이유는 이 검사가 그러한 목적으로 고안된 것이 아니기 때문이다.

1975년 Jennett과 Bond는 외상뇌손상에서 회복의 특성을 보기 위한 Glasgow Outcome Scale(GOS, 표 11-2)이라는 표준화된 방법을 제안하였다. GOS의 신뢰도는 양호하지만 미세하면서도 중요한 회복의 차이를 예측하기 위한 민감도는 충분치 못하다. 외상뇌손상 환자의 대략적인 회복의 차이를 수량화하는 용도로 가장 적합한 것 같다.

GOS를 발전시켜 민감도를 높이기 위한 몇몇 시도는 신뢰도가 약해지는 문제에 부딪혔다. 일반적으로 어떤 현상에 대한 평정에서 선택의 수가 늘어나면 평정의 일치도는 낮아진다. 평정척도의 신뢰도를 확실히 하기 위한 가장 간단한 방법은 가능한 평정척도의 수를 줄이는 것이지만, 이렇게 되면 평정되는 현상의 미세한 차이에 대한 민감도는 낮아지는 경향이 있다. 평정척도를 개발할 때, 신뢰도와 민감도 사이에는 거의 항상 이율배반의 원리가 작동한다.

표 11-1 Galveston Orientation & Amnesia Test(GOAT)

질문	배점
성함이 어떻게 되세요?	2
생년월일이 어떻게 되세요?	4
주소가 어떻게 되세요?	4
여기가 어디죠? (도시)	5
여기가 어디죠? (병원)	5
언제 이 병원에 입원하셨어요?	5
여기에 무엇을 타고 오셨어요?	5
다친 다음에 첫 번째 기억하는 일이 무엇인가요?	5
다친 다음에 첫 번째로 기억하는 일에 대해 자세히(예: 날짜, 시간, 동행자) 설명해 주시겠어요?	5
사고가 나기 전에 마지막으로 기억하는 일이 무엇인가요?	5
사고가 나기 전에 마지막으로 기억하는 일에 대해 자세히(예: 날짜, 시간, 동행자) 설명해 주시겠어요?	5
지금이 몇 시죠?	(A)
오늘이 무슨 요일이죠?	(B)
오늘이 며칠이죠?	(C)
지금이 몇 월이죠?	(D)
올해가 몇 년도이죠?	(E)

(A) 최대 5점에서 30분의 오류당 1점씩 감점함.
(B) 1일의 오류당 1점 감점함.
(C) 최대 5점에서 1일의 오류당 1점씩 감점함.
(D) 최대 15점에서 1달의 오류당 5점씩 감점함.
(E) 최대 30점에서 1년의 오류당 10점씩 감점함.

출처: Levin, H.S., O'Donnell, V.M., & Grossman, R.G. (1979). The Galveston orientation and amnesia test: A practical scale to assess cognition after head injury. *Journal of Nervous and Mental Disorders*, 167, 675-684.

표 11-2 Glasgow Outcome Scale(GOS)

척도	정의
1	**사망.** 폐렴과 같은 뇌손상의 간접적 영향 또는 이차적 영향으로 인한 것이 분명한 사망을 포함.
2	**영속적 식물상태.** 환자는 수면-깨어남의 주기를 보이지만 깨어 있는 동안 자극에 대해 구조화된 반응을 전혀 하지 않음.
3	**중도 장애**(의식 있으나 장애). 환자는 정신이나 신체 장애 또는 둘 다로 인해 일상생활을 다른 사람에게 의존함.
4	**중등도 장애**(장애 있으나 독립적). 환자는 대중교통을 이용하여 이동할 수 있고 보호 작업장에서 일함. 운동장애가 있을 수 있음.
5	**양호한 회복.** 환자는 정상 생활을 다시 하지만 약간의 신경학적 · 심리적 장애가 있을 수 있음. 직장 복귀가 이 점수의 필수 조건은 아님.

출처: Jennett B, Bond M: Assessment of outcome after severe brain damage: a practical scale, *Lancet* 1:480-484, 1975.

Rancho Los Amigos Scale of Cognitive Levels(RLAS; Hagen & Malkamus, 1979)는 이전 측정도구보다 더 종합적으로 외상뇌손상 환자의 인지와 행동 특성을 평가하기 위해 고안되었다. 원판 RLAS는 외상뇌손상 환자의 각성, 반응도, 불안, 주의력, 기억, 집행 능력에 따라 할당된 여덟 가지 표준 범주 세트로 구성되어 있다(표 11-3).

RLAS 개정판(Rancho Los Amigos Scale of Cognitive

표 11-3 Rancho Los Amigos Scale of Cognitive Levels(RLAS)

수준	정의
1. 무반응	• 통증, 터치, 소리, 시야에 대해 무반응
2. 전반적 반응 (generalized responses)	• 신체적 불편함에 대해 비일관적이고 목적 없는 특정화되지 않은 반응 • 통증에는 반응을 하지만 지연된 반응일 수 있음
3. 국소적 반응 (localized responses)	• 강한 빛에 눈 깜박임, 소리를 향해 또는 반대로 고개 돌림, 신체적 불편함에 대해 반응 • 일부 지시에 대해 비일관적인 반응
4. 혼동-동요 (confused-agitated)	• 각성 상태, 매우 활발하고 공격적임 그리고/또는 괴상한 행동, 주의 지속은 짧음 • 목적 없는 행동, 환자는 지남력이 없고 현 상황을 모르고 있음
5. 혼동-부적절 (confused-inappropriate)	• 환경에 대해 대략적인 주의력 보임 • 매우 주의산만하여 과제를 지속하려면 계속 지시를 다시 주어야 함 • 각성 상태, 단순 지시에 반응함 • 이전에 학습한 과제는 수행하나 새로운 것을 배우는 것은 매우 어려움 • 너무 많은 자극에는 동요함 • 사회적 대화에 참여하기도 하나 부적절한 말을 함
6. 혼동-적절 (confused-appropriate)	• 목적에 맞는 행동을 보임, 도움 필요 • 시간과 장소에 대해 비일관적 지남력 보임 • 보유 폭과 최근기억의 장애 • 단순 지시에 잘 따름
7. 자동적-적절 (automatic-appropriate)	• 매우 친근한 환경에서 혼동 없이 일상생활을 수행하지만 자동적이고 기계적임 • 환경에 대한 지남력 있으나 통찰력, 판단, 문제해결력은 낮음
8. 의도적-적절 (purposeful-appropriate)	• 대부분의 상황에 적절한 반응 • 새로 학습한 것을 다른 상황에 일반화할 수 있음 • 일상에 대한 감독이 필요하지 않음 • 스트레스를 참지 못하고 일부 추상적인 추리의 장애를 보일 수 있음

출처: Hagen C, Malkamus D: Interaction strategies for language disorders secondary to head trauma. Paper presented at the Annual Convention of the American Speech-Langauge-Hearing Association, Atlanta, 1979.

Levels-Revised, RLAS-R; Hagen, 1997)은 두 가지 범주와 환자의 자립 수준을 반영하는 7 수준을 추가하였다(표 11-4). 8 수준 RLAS를 사용하던 기관들 대부분은 이제 10 수준 RLAS-R을 사용하고 있지만 일부는 이전 것을 계속 사용하는 곳도 있다.

쉽고 간략하게 하기 위해서 Rancho Los Amigos Scale of Cognitive Levels-Revised를 지칭하는 약어로 RLAS-R보다는 RLAS를 사용할 것이다. 간혹 8 수준 RLAS를 언급할 때는 그것을 명시하겠다.

많은 임상가는 각 환자의 회복 시간에 따른 경과가 RLAS 수준을 따른다고 추정한다. 다수의 환자들이 회복과정에서 RLAS 수준을 따라 진행하지만 각 수준에서 소요하는 시간의 길이는 환자마다 다르다. Hagen과 Malkamus(1979)에 따르면 낮은 수준의 RLAS에서 소요하는 시간의 길이가 궁극적인 회복과 관련이 있다는 일부 증거가 있다(즉, RLAS 수준 I에서 IV까지 오래 걸리는 환자는 회복의 예후가 좋지 않다). 그러나 예측에 상당한 오류가 발생하기도 한다. RLAS의 상위 다섯 수준은 하위 다섯 수준보다 언어장애에 더 민감하다. 따라서 언어 우세반구의 손상이 있는 상위 수준 환자가 광범위하지만 대칭적인 손상이 있는 환자나 비언어 우세반구에 손상이 있는 환자에 비해 다소 낮게 평가되는

표 11-4 Rancho Los Amigos Scale of Cognitive Levels-Revised

전적인 보조	설명
수준 I: 무반응	• 통증을 포함한 어떤 자극에 대해서도 행동 반응의 변화를 보이지 않음
수준 II: 전반적 반응	• 통증 자극에 대해 전반적인 반사 운동 반응 • 다른 자극에 대해 호흡 변화, 몸 전체 반응 또는 목적 없는 발성으로 반응. 반응은 지연될 수 있고, 자극의 유형이나 위치에 따라 달라지지 않음
수준 III: 국소적 반응	• 통증 자극에 대해 피하거나 소리를 냄. 튜브나 억제대를 뺌으로써 불편감에 대해 반응 • 청각 자극을 향해 또는 반대로 고개 돌림 • 자극의 유형에 관련된 반응 • "눈을 감으세요."와 같은 구어 지시에 비일관적으로 반응 • 일부 사람(특히, 가족, 친구)에 반응을 보이기도 하나 다른 사람에게는 반응을 보이지 않음
최대 보조	
수준 IV: 혼동(confused), 동요(agitated)	• 각성 상태이나 과잉행동. 억제대를 풀려고 하거나 침대에서 나가려고 함 • 일어나 앉고, 손을 뻗치고, 걷기도 하지만, 지시나 목적 없이 수행함 • 통증이 없는 자극에 대해 소리나 비명을 지르기도 함. 자극이 끝난 다음에도 계속 소리나 비명을 지르기도 함 • 활동이나 환경에 무관한 앞뒤가 맞지 않는 말을 하기도 함 • 짧지만 목적 없이 간헐적으로 주의를 지속함. 단기기억의 증거는 없음 • 공격적이고 위협적인 행동을 보이기도 함 • 기분이 극도의 행복감부터 적개심까지 예측할 수 없이 오르내림 • 치료에 협조하지 않음
수준 V: 혼동(confused), 적절함(appropriate), 동요하지 않음(nonagitated)	• 사람, 장소, 시간에 지남력 없음 • 각성 상태, 동요하지 않으나 목적 없이 방황하기도 함 • 자극에 대한 반응으로 또는 기대하지 않던 환경의 변화로 동요될 수 있음 • 간헐적으로 짧게 목적 없이 지속적인 주의를 보임 • 최근기억의 심한 장애. 과거와 현재를 혼동함 • 지시를 하지 않으면 사물을 부적절하게 사용함 • 매우 구조화된 상황에서 단서가 주어지면 친숙한 과제를 수행하기도 함 • 문제해결력의 증거 없음 • 새로운 정보를 학습하거나 유지하지 못함 • 매우 구조화된 상황에서 단서가 주어지면 간단한 지시에 보통 적절하게 반응함 • 매우 구조화된 상황에서 단서가 주어지면 잠깐 동안 자동화된 수준에서 대화함. 그렇지 않으면 구어 행동은 부적절하고 작화적임
중등도 보조	
수준 VI: 혼동, 적절	• 사람, 장소, 시간에 대한 지남력이 비일관적임 • 손상, 장애, 안전에 대한 위험요소를 자각하지 못함 • 중등도 지원으로 30분까지 방해 요소가 없는 환경에서 매우 친숙한 과제에 주의 집중함 • 오래전 일을 기억함. 최근 사건에 대한 기억은 전반적으로 손상됨 • 최대 지원으로 기억 보조 도구를 사용 • 중등도 보조를 받으면, 구조화된 과제에서 문제해결함 • 감독하에 친숙한 과제(예: 스스로 돌보기)를 수행. 관련된 친숙한 과제로 적용을 보임 • 최대 보조하에 새로운 과제를 학습하지만 적용은 거의 보이지 않음 • 단순 지시에 일관적으로 따름 • 매우 구조화된 상황에서 단서가 주어지면 잠깐 동안 적절하게 대화함

(계속)

표 11-4 Rancho Los Amigos Scale of Cognitive Levels-Revised(계속)

전적인 보조	설명
최소 보조	
수준 VII: 자동적, 적절	• 매우 친숙한 환경에서 사람과 장소에 대해 일관적인 지남력 있음. 중등도 보조를 받으면 시간에 대한 지남력 있음 • 개인 상황에 대한 표면적 자각을 보이나 그들이 갖고 있는 특정 장애와 손상, 제한점에 대해서는 자각하지 못함 • 최소한의 감독하에 반복되는 일상활동을 안전하게 수행함 • 최소한의 보조하에 방해가 없는 환경에서 매우 친숙한 과제에 30분 이상 주의를 집중함 • 친숙한 일상활동을 시작하고 완료하지만 어떤 부분을 완료하였는지 잘 기억하지 못함 • 친숙한 일상활동 단계들의 정확성과 완료도를 판단함. 최소한의 보조로 일상의 수정이 가능함 • 최소한의 보조로 새로운 학습을 수행하고 유지함 • 미래 계획이 비현실적임. 결정이나 행동의 결과를 예측하지 못함. 자신의 능력을 과대평가함 • 다른 사람의 요구나 감정을 자각하지 못함. 사회적으로 부적절한 행동을 인지하지 못함 • 사회적 상호작용에 비협조적이고 동의하지 않음
보조 대기	
수준 VIII: 의도적, 적절	• 사람, 장소, 시간에 대한 일관적인 지남력 • 장애와 손상이 과제 수행을 가로막을 때 이를 인정함. 수행에 대해 수정하기 위해 보조 대기가 필요함 • 자신의 능력을 과대평가하거나 과소평가함. 과도한 독립적이거나 의존적일 수 있음 • 최소한의 보조를 받으며 친숙한 개인, 가사, 지역, 직업, 취미 일상을 시작하고 완료함 • 방해가 있는 환경에서 1시간까지 친숙한 과제에 비독립적으로 주의를 집중하고 완료함 • 오래전 사건이나 최근 사건을 정확하게 기억함 • 보조 대기 상태에서 매일의 스케줄과 할 일 목록을 기억하고, 나중에 사용할 중요 정보를 저장하기 위해 보조 기억도구를 사용함 • 도움 없이 새로 학습한 과제와 활동을 보유함 • 최소한의 보조하에 결정이나 행동의 결과를 예측함 • 최소한의 보조하에 다른 사람의 감정과 요구를 알아차리고 적절하게 반응함 • 우울하고, 동요하고, 논쟁적이고, 이기적이고, 쉽게 화내고, 좌절감을 참지 못할 수 있음 • 사회적으로 부적절한 행동을 인식하고 최소 지원으로 수정하려는 행동을 보임
요청에 따른 보조 대기	
수준 IX: 의도적, 적절	• 능력을 정확하게 평가하지만 과제의 요건을 조절하기 위해 보조 대기가 요구됨 • 도움 없이 연속 2시간 이상 과제 안에서 움직이고 완료함 • 도움 없이 친숙한 개인, 가사, 지역, 직업, 취미 일과를 시작하고 조정하고 완료함 • 요청하였을 때 제공되는 도움으로 친숙하지 않은 개인, 가사, 지역, 직업, 취미 일과를 시작하고 조정하고 완료함 • 과제를 완료하는 데 방해가 되는 장애와 손상을 알아차리고 수정하려는 행동을 보임 • 문제를 예상하고 이를 회피하는 행동을 하기 위해 보조 대기가 필요함 • 요청하였을 때 제공되는 도움으로 매일의 스케줄과 할 일 목록을 기억하고, 나중에 사용할 중요 정보를 저장하기 위해 보조 기억도구를 사용함 • 요청하였을 때 제공되는 도움으로 결정이나 행동의 결과를 예측함 • 보조 대기하에서 다른 사람의 감정과 요구를 적절하게 알아차리고 대응함 • 우울하고 동요할 수 있으며 좌절감을 참지 못할 수 있음 • 보조 대기하에서 사회적 행동의 적절성을 모니터하고 조절함

(계속)

표 11-4 Rancho Los Amigos Scale of Cognitive Levels-Revised(계속)

전적인 보조	설명
한정적 독립성	
수준 X: 의도적, 적절	• 능력을 정확하게 평가하고 과제의 요건을 조절함 • 일상생활 과제를 완료하는 데 있어서 장애와 손상으로 인한 영향을 예상함. 문제를 피하려는 행동을 보이지만 시간이 더 필요하거나 보상 전략을 필요로 함 • 모든 환경에서 여러 과제를 동시에 수행함. 주기적인 휴식을 필요로 할 수 있음 • 도움 없이 친숙하거나 친숙하지 않은 개인, 가사, 지역, 직업, 취미 일과를 시작하고, 조정하고 완료함. 이들을 완료하기 위해 시간이나 보상 전략 또는 둘 다 필요로 할 수 있음 • 독립적으로 보조 기억도구를 얻고 만들고 관리함 • 독립적으로 결정이나 행동의 결과를 예상하지만 적절한 결정과 행동을 선택하기 위해 시간이나 보상 전략을 필요로 할 수 있음 • 다른 사람의 감정과 요구를 알아차리고 적절하게 반응함 • 주기적으로 우울해할 수 있음 • 아프고 피곤하거나 감정적 압박이 있을 때 좌절감을 견디기 어려워하고 초조해함 • 사회적 상호작용에 일관적으로 적절함

출처: Hagen C: The Rancho Los Amigos Scale of Cognitive Levels(RLAS)-Revised. 출판되지 않은 문서, 1997(저자의 개인 통신, 2005).

경향이 있다.

Disability Rating Scale(DRS; Rappoport, Hall, Hopkins와 동료들, 1982)은 GOS보다 진전에 더 민감하고 더 넓은 범위의 회복을 측정하기 위해 만들어졌다. DRS는 여덟 가지 영역에서 환자의 기능 수준에 대한 평가가 가능하다. 즉, 눈 뜨기, 구어 반응, 운동 반응, 식사, 화장실, 차림새, 타인 의존도 그리고 고용 가능성이다(표 11-5). DRS 점수는 0~29점이고, 점수가 높을수록 장애가 더 심한 것이다.

DRS는 GOS보다 변화에 민감하고(Hall, Cope, & Rapport, 1985) 8 수준 RLAS보다 신뢰도가 높다(Gouvier, Blandon, Laporte와 동료들, 1987). DRS는 GOS와 마찬가지로 상대적으로 경도의 외상뇌손상 환자의 변화에 민감하지 못하다.

Livingstone과 Livingstone(1985)은 Glasgow Assessment Schedule(GAS)이라는 회복을 측정하는 또 다른 방법을 설명하였다(표 11-6). GAS는 검사자가 여섯 가지 영역에서 회복을 평가할 수 있다. 즉, 신체적 상태, 주관적 호소, 성격 변화, 인지기능, 직업 기능 그리고 일상생활 활동의 능숙함이다. GAS의 전체 점수는 0~81점이고, 점수가 높을수록 더 심한 장애를 나타낸다. DRS와 GAS가 GOS보다 수행의 변화에 더 민감하다. DRS는 현재 GAS나 GOS보다 더 널리 사용되고 있는데, 아마도 점수 기록과 해석하기가 더 쉽기 때문일 것이다.

여기서 논의되는 바와 같은 평가척도는 뇌손상의 중증도를 평가하기 위해 그리고 전반적인 회복을 설명하기 위해 개발되었다. 일부는 환자 경향을 파악하기 위해 사용되어 왔다. 그러나 어떠한 측정 도구도 특정 환자의 치료 계획을 세우거나 치료 효과를 측정할 만큼 민감하지는 않다. Ylvisaker 등(2001)은 다음과 같이 언급하였다.

> 이 척도는 특정 환자의 치료 계획을 세우는 데 사용하기 위한 것이 아니다. 이러한 목적을 위해서는 민감하고 개별화된 평가가 필요하다. 더욱이 평정척도가 개별 사례의 치료 효과를 측정하기에 충분한 경우는 드물다. 이를 위해서는 개인의 중요 인생 목표에 직접 관련된 개별화된 기능적 목적의 달성에 대한 객관적인 기록이 필수적이다(p. 750).

외상손상의 중증도가 환자의 궁극적인 회복을 결정하는 데 가장 중요한 부분이기는 하지만, 손상의 특성 또한 중요 요소이다. 국소 손상은 보통 광범위 손상에 비해 예후가 더 좋다. 국소 뇌손상 후의 신경학적 회복은 광범위 뇌손상 후의 회복에 비해 더 빨리 진행되고

표 11-5 Disability Rating Scale(DRS)

범주	환자 특성	평가
각성, 인지, 반응도	눈을 뜸	0=자발적 1=말에 대해 2=통증에 대해 3=무반응
	의사소통능력	0=적절함 1=혼동됨 2=부적절함 3=이해불가능 4=무반응
	운동 반응	0=지시에 따름 1=제한됨 2=피함 3=굽힘 4=폄 5=무반응
자기 관리	식사	0=완전 1=부분적 2=최소한 3=불가능
	화장실	0=완전 1=부분적 2=최소한 3=불가능
	차림새	0=완전 1=부분적 2=최소한 3=불가능
타인 의존도	기능 수준	0=완전히 독립적 1=특정 환경에서 독립적 2=경도의 의존 3=중등도의 의존 4=심한 의존 5=전적으로 의존
	고용 가능성	0=제한 없음 1=선택적 직업 2=보호 작업(경쟁 없음) 3=고용 불가

출처: Rappoport M, Hall KM, Hopkins K et al: Disability rating scale for severe head trauma: coma to community, *Archives of Physical Medicine and Rehabilitation* 63: 118-123, 1982.

점수: 0—없음; 1—경도; 2~3—부분적; 4~6—중등도; 7~11—중등도-중도; 12~16—중도; 17~21—심한 중도; 22~24—식물상태; 25~29—심한 식물상태

더 일찍 정체기에 (그러나 보통 더 높은 수준에) 도달한다(Katz & Alexander, 1994). 그러나 국소 손상이 광범위 손상에 겹쳐지면 회복의 예후는 좋지 않다(Fillery, Cranberg Alexander와 동료들, 1987). 광범위 축삭손상이 있으면 결과가 좋지 않으며(Uzzell, Dolinskas, Wiser와 동료들, 1987), 두개내 압력 상승, 대뇌부종, 무산소증이나 저산소증과 같은 이차 뇌손상이 있는 경우도 마찬가지이다(Andrews, Piper, Dearden과 동료들, 1990; Miller, Sweet, Narayan과 동료들, 1978). 광범위 저산소손상이 있는 환자는 더 예후가 좋지 않은데, 특히 일주일 이상 혼수상태에 있는 환자의 경우 그러하다. 이러한 환자들은 불행하게도 나머지 일생을 거의 심한 장애를 가지고 살아가게 된다(Katz, 1992).

환자 관련 변수

몇 가지 환자 관련 변수 중에서, 연령은 외상뇌손상 후의 결과를 예측하는 가장 중요한 요인이다. 고령의 외상뇌손상 환자는 젊은 환자에 비해 사망률이 더 높다. 60세 이상 외상뇌손상 환자의 사망률은 20세 이하 젊은 환자의 사망률의 약 2배이다(Wilson, Cockburn & Halligan, 1987). 고령의 환자는 젊은 환자에 비해 뇌출혈이 더 많고, 출혈의 크기도 더 큰 것 같다(Katz & Alexander, 1994). 고령의 외상뇌손상 환자는 젊은 환자에 비해 회복 속도가 더 늦고, 지속적인 혼동과 주의력 장애, 기억력 장애를 보이는 것 같으며(Jennett, 1981), 이로 인해 더 많이 보호자에게 의존하게 된다.

약물 남용 역시 외상뇌손상 후의 회복에 부정적 영향을 미친다. 알코올중독인 외상뇌손상 환자는 그렇지 않은 환자에 비해 혼수상태 기간이 더 길고, 혼수상태 후의 의식수준이 더 낮으며, 입원 기간이 더 길고, 기억과 구어 학습 장애가 더 심하다(Alfano, 1994). 이러한 관계는, 최소한 부분적으로 뇌손상 시 알코올 독성의 생리학적 결과로 설명되는 것 같다. 손상 당시 술에 취한 환자는 그렇지 않은 환자에 비해 대뇌 저산소증, 출혈, 부종이 더 많은 것 같다(Alfano, 1994). 외상뇌손상의 회복에 술 이외의 다른 약물 남용이 미치는 영향에 대한 실험적 연구는 거의 없지만, 만성 약물중독도 비슷한 부정적 영향을 미칠 것으로 생각된다.

표 11-6 Glasgow Assessment Schedule(GAS)

환자 특성	점수	환자 특성	점수
성격 변화		**인지기능**	
감정 불안정	a	즉각 회상	a
초조함	a	2분 회상	a
공격적	a	주의력, 집중력	a
다른 행동 변화	a	지남력	a
		현재 지능	a
주관적 호소		**신체 검사**	
수면장애	a	삼킴장애	a
자제하지 못함	a	마비말장애	a
가족 스트레스	a	비정상적 긴장도: 오른쪽 다리	a
재정적 문제	a	비정상적 긴장도: 왼쪽 다리	a
성적 문제	a	비정상적 긴장도: 양팔	a
술: 과음, 약한 내성	a	걷기	a
레저와 스포츠 활동 감소	a	뇌신경	a
두통	a	발작	a
어지럼증, 균형 상실	a	**일상생활 활동**	
이상감각	a	요리	b
후각기능 감소	a	다른 가정 활동	b
청력 감소	a	쇼핑	b
시력 감소	a	여행	b
직업 기능		개인 위생	b
취업: 같은 직업	0	식사	b
취업: 비슷한 직업	0	옷 입기	b
취업: 비숙련 직업	1	이동	b
무직: 고용될 수 있음	2		
무직: 고용 가능성 없음	3		

출처: Livingstone MG, Livingstone HM: The Glasgow Assessment Schedule: clinical and research assessment of head injury outcome, *International Rehabilitation Medicine* 7:145-149, 1985.

점수: a—정상(0), 중등도(1), 중도(2), b—스스로(0), 도움으로(1), 불가능(2)

다른 환자 관련 변수는 외상뇌손상의 회복에 적은 영향을 미치는 것으로 나타났다. 교육 정도, 지능, 사회경제적 지위는 분명 일부 영향을 미친다. 교육을 더 많이 받고, 지능과 사회경제적 지위가 더 높은 사람은 그렇지 않은 사람에 비해 더 나은 회복을 보이는 것 같다. 발병 전 성격장애와 감정장애도 회복에 부정적 영향을 미칠 것이다. 부적응 성격 특성과 발병 전 감정 불안정이 있는 환자는 그렇지 않은 환자에 비해 다소 예후가 나쁘다(Rutter, 1981; Humphrey & Oddy, 1981).

개별적인 환자 관련 변수가 회복에 미치는 영향은 미미하며, 뇌손상의 중증도나 특성 같은 더 강력한 변수의 영향이 더 압도적이다. 또한 많은 환자 관련 변수들은 서로 관련이 있고 결합하여 발생하며(예: 낮은 지능, 낮은 사회경제적 지위, 약물 남용), 각 변수들의 영향을 결정하는 것은 어렵다. 환자 그룹의 평균적인 회복을 잘 예측하는 가장 믿을 수 있는 예후의 변수 또한 환자 개개인에게 적용할 때는 신뢰도가 떨어진다. 숙련된 임상가는 가장 강한 요소(머리손상의 중증도와 특성)

에 예후의 가장 큰 무게를 두지만, 가장 강한 요소라고 해도 그룹의 결과가 각 환자의 회복에 그대로 적용되지 않을 수 있다는 것을 인식하고 있다.

임상가는 그룹에서의 결과를 환자 개인에게 적용할 때 반드시 주의를 기울여야 한다. 특유의 개별 특성이 종종 뇌손상으로부터의 회복에 중요한 역할을 한다. 동기부여, 인내심, 개인 성취 의지가 높은 사람은 그룹 평가의 정도보다 더 좋은 회복을 보일 것이다. 낮은 성취도, 자기완성에 무감각한 사람은 그룹 평가의 정도보다 더 낮은 회복을 보일 것이다. 강력한 지원 시스템을 가진 사람은 기대를 넘어설 것이고 지원 시스템이 약한 사람은 기대치 이하일 것이다 이러한 개인 특성과 그 외의 많은 요소가 평정척도나 그룹의 결과에 근거한 예측에 종종 혼란을 가져온다. 개인 특성의 영향은 뇌손상 환자의 이력과 지원체계의 평가를 통해서만, 그리고 회복과 관련된 도전과 보상에 대한 환자의 반응을 관찰함으로써만 알 수 있을 것이다.

행동과 인지의 회복

외상뇌손상 이후 회복의 일반적 패턴은 향상되는 것이지만 뇌졸중 후에 볼 수 있는 것과는 패턴이 다르다. 뇌졸중으로부터의 회복은 보통 발병 후 시간이 경과할수록 점차 감소하는데, 발병 직후에는 빠르게 회복되다가 그 이후 감소한다. 외상뇌손상으로부터의 회복은 보통 계단식 패턴을 따르는데, 거의 변화가 없는 기간과 빠른 향상을 보이는 기간이 교대로 나타난다. 발병 후 처음 몇 주 동안의 환자의 장애 중증도와 그들의 영구적 장애 수준 간의 관계는 외상뇌손상에 비해 혈관 사고에서 훨씬 더 강하게 나타난다. 따라서 초기 몇 주에 외상뇌손상 환자의 영구적 장애의 수준을 예측하는 것이 뇌졸중 환자의 경우보다 더 어렵다.

외상뇌손상 환자는 일반적으로 매우 예측 가능한 순서의 회복 과정을 거친다. 환자의 뇌손상이 중등도에서 중도일 때 환자는 사고 직후 대부분 의식을 잃는다. 의식이 없는 기간이 몇 초에서 몇 주에 이를 수 있으며, 드물게는 몇 달이 되기도 한다. 그다음은 의식을 되찾는 기간이다. 환자는 깨어나지만 변별이 되지 않고 환경에 대해 목적 없는 반응을 보이고, 자극에 대해 과민 반응이고 안절부절못하고 동요되며(agitated) 쉽게 짜증을 낸다. 반복적이고 틀에 박힌 움직임(예: 흔들거나 두드림)이 흔히 나타나고, 덤비고 소리치고 깨무는 감정적인 동요도 자주 보인다. 환자는 몇 초 이상 주의를 지속하지 않는다. 환자의 각성 수준은 매 순간 변동이 심하다. 회복이 지속되면서 환자는 더 명료해지고 더 의도를 지닌 행동을 하게 되지만, 가만히 있지 못하고, 동요되고(agitated) 과민한 특성은 (낮은 수준에서) 지속된다.

궁극적으로 환자는 시간과 장소 지남력을 가지고 간단한 요구에 적절하게 반응하게 되지만 주의 지속 시간은 제한적이며 쉽게 방해받는다. 시간이 갈수록 환자는 감독과 지시하에 일상의 일과를 수행하기 시작하지만, 판단, 기억, 추상적 사고력에는 장애를 보인다. 회복이 지속되면서 환자는 친숙한 상황에서 독립적으로 기능하기 시작하지만, 기억과 추상적 사고력은 문제로 남는다. 소수의 환자들은 최종적으로 직장과 학교생활을 재개하지만, 거의 항상 미미하게 중요한 기억, 추상적 사고력, 소음과 방해 자극에 대한 내성에 장애가 있다.

환자의 인지와 행동 상태의 특징

모든 환자가 RLAS의 모든 단계를 거치는 것은 아니지만, RLAS(표 11-4 참조)는 회복의 다양한 단계에서 외상뇌손상 환자의 인지와 행동 상태를 특징짓는 편리한 방법을 제공한다. 경도 손상 환자의 일부는 초기 수준을 건너뛰거나 매우 빠르게 지나가서 치료를 필요로 하지 않는다. 중도의 뇌손상 환자 일부는 더 높은 수준으로 발전하지 않는다. 환자가 각 수준을 통과하는 속도는 환자에 따라 다양하다. 어떤 경우는 한 수준에서 다른 수준보다 오래 걸리고, 어떤 경우는 단계를 매우 빠르게 통과하거나 전체를 건너뛰기도 한다. RLAS 수준은 뇌손상의 중증도를 나타내며, 이것이 회복의 일정표는 아니다. 심한 손상이 있는 환자는 손상 후 4주 동안 RLAS 수준 III에 머무는 반면, 손상이 덜 심한 환자는 손상 후 같은 시기에 RLAS 수준 VI일 수도 있다.

혼수상태, 반혼수상태(RLAS 수준 I, II, III). RLAS 수준 I, II, III 환자는 누워 지내며, 보통 중환자실에 있

글상자 11-1	Rancho Los Amigos Scale Level

- 1수준 환자는 반응이 없다.
- 2수준 환자는 모든 외부 자극에 대하여 최소한의 반응을 한다.
- 3수준 환자는 강한 자극에 간헐적이고 비일관적으로 반응한다.

다(글상자 11-1). 대부분 혼수상태이거나 최소한의 반응만 보인다. 많은 환자가 튜브를 통해 기도를 유지하고, 호흡을 돕고, 분비물을 제거한다. 대부분 정맥 주사줄과 소변줄을 달고 있다. 일부 환자들은 두개내 압력, 심장박동수, 호흡을 모니터하는 센서를 부착하고 있다. 일부는 코위장 튜브(nasogastric tube)로 유동영양식을 공급받고, 몇몇은 위창냄술(gastrostomy: 유동영양식을 위장으로 공급하기 위한 구멍)을 하고 있다.

혼동, 동요(RLAS 수준 IV). RLAS 수준 IV 환자는 깨어 있고 반응을 하지만, 이들의 반응은 비일관적이고 예측할 수 없으며 목적이 없다. RLAS 수준 IV 환자는 안절부절못하고(agitated), 초조해하며, 충동적이고, 매우 주의가 산만하며, 주의력, 기억, 사고력, 문제해결력에 심한 장애가 있다. 사람과 장소, 시간에 지남력이 떨어지고, 보호자에게 협조하지 않고, 환경이나 보통 행동을 규제하는 사회적 단서에 민감하지 않다.

혼동, 적절, 동요하지 않음(RLAS 수준 V). RLAS 수준 V 환자는 사람과 장소, 시간에 지남력이 떨어지고 자신의 장애를 자각하지 못한다. 구조화된 조건과 감독하에서 친숙한 과제(예: 자기 위생)를 수행할 수도 있다. 환자는 스트레스나 좌절감에 내성이 낮아 신체적 공격을 포함한 갑작스런 감정 폭발을 촉발하기도 한다. 수준 V 환자는 간단한 지시에 따를 수 있지만 자신의 행동을 모니터하지 못하고 실수를 알아차리지 못한다. 또한 새로운 정보를 학습하거나 보유하지 못한다.

혼동, 적절(RLAS 수준 VI). RLAS 수준 VI 환자는 간헐적으로 사람과 장소에 대한 지남력을 가지지만 보통 시간에 대한 지남력은 떨어진다(시간 지남력은 특히 회복이 잘 안 되는 것 같다). 오래된 과거에 대한 기억은 양호하지만, 최근 기억은 전반적으로 저하되어 있다. RLAS 수준 VI 환자는 매우 구조화된 맥락 속에서 환경에 합목적적으로 상호작용할 수도 있다. 환자는 감독하에 친숙한 과제(예: 씻기, 자기 물건 정리)를 수행하고 간단한 지시에 따르고 간단한 새로운 과제를 학습하기도 하지만, 보통은 새로 학습한 것을 유지하지 못한다.

자동적, 적절(RLAS 수준 VII). RLAS 수준 VII 환자는 침착하지 못하고 산만하며 충동적이지만 동요하지 않는다. 대부분의 사람과 장소, 간헐적으로 시간에 대한 지남력을 가지고 있다. 자신의 손상이 있다는 것을 대부분 자각하고 있으나 장애 특성은 자각하지 못하며 실수나 부적절한 반응을 알아차리지 못한다. RLAS 수준 VII 환자는 보통 주의, 기억, 사고력, 판단, 문제해결력에 상당한 장애가 있다. 보조적 환경에서 환자는 매일의 일과나 친숙한 과제를 수행할 수 있고 다른 사람의 도움을 받으며 일과를 조정할 수 있다. 쉽게 피로해하고 주의 지속 시간이 짧은데, 이로 인해 지속적인 주의집중이나 노력을 요하는 과제에 의미 있는 참여를 하지 못한다. 대부분 다른 사람의 소망이나 요구, 감정에 주의를 기울이거나 알아차리지 못하며, 자기중심적인 경향을 보이고 사회적 상호작용에 비협조적이다. 사회적 단서에 비일관적으로 반응하며, 종종 기본적인 사회적 관습을 존중하지 않는다. RLAS 수준 VII 환자는 자신이 처한 환경에 크게 영향을 받으며, 독립적인 사고나 행동을 위한 역량이 부족하고, 보통 일상생활 활동을 로봇 같은 방법으로 수행한다. 스트레스 상황이나 난제에 부딪히는 상황은 종종 환자의 감정 폭발을 유발시키는데, 놀랄 만큼 그 정도가 심하며 또 빨리 사라진다.

의도적, 적절(RLAS 수준 VIII). RLAS 수준 VIII 환자는 사람과 장소, 시간에 대한 지남력을 가지고 있으며 친숙한 환경에서 독립적으로 행동할 수 있다. 환자는 새로운 일과와 활동을 학습하고 보유할 수 있다. 도움이 거의 없이도 친숙한 일상생활 일과를 시작하고 수행하며, 방해 자극이 없는 환경에서 충분히 학습된 활동을 어느 정도 성공적으로 수행한다. RLAS 수준 VIII 환자는 자신의 장애를 인식하고 있으나, 이를 과대평가하거나 과소평가할 수 있다. 최근 일이나 오래된 과거에 대한 기억은 대체로 기능적이며, 대부분 최소한의 도움으로 보조 기억도구를 사용할 수 있다. 환자는 보통 다른 사람의 소망이나 요구, 감정을 인식하고 자신의 사회적으로 부적절한 행동을 조정한다. RLAS 수준 VIII 환자는 일반적으로 치료 활동에 협조적이고 자발적으로 참여하지만, 간헐적으로 우울해하거나 화를 잘 내고 스트레스나 좌절감에 대한 내성이 없다. 일반적으로 환자는 주의력과 문제해결력에 경도에서 중등도 정도의 장애가 있으며, 성찰이나 판단, 추론 능력에 문제가 있다. 환자는 종종 세부사항들 속에 빠져 사건의 전반적인 의미를 이해하지 못한다. 사람들과의 상호작용에 대부분 적절하게 행동하지만 환자가 하는 말이 항상 적절하지는 않을 수 있다.

의도적, 적절(RLAS 수준 IX). RLAS 수준 IX 환자는 대부분의 친숙한 상황에 적절하게 기능하지만 간헐적으로 다른 사람의 도움이 필요할 수 있다. 환자는 보통 도움이 필요한 것을 인지하고 필요할 때 도움을 요청한다. 친숙한 매일의 일과를 도움 없이 완전히 수행하고 친숙하지 않은 일과와 활동을 배우고 필요할 때 도움을 요청하며 수행한다. RLAS 수준 IX 환자는 보통 독립적으로 일상생활의 일반적인 문제를 해결하지만 대부분 잠재되어 있는 문제를 독립적으로 예상하고 피하기 위한 행동을 하지 못한다. 대부분은 거의 감독 없이 예비 보조 기억도구를 사용할 수 있다. 다수가 간헐적인 단어 인출장애가 있고 말이 유창하지 않으며, 추상적 개념 · 함축성 · 사고력에 어려움을 보인다. RLAS 수준 IX 환자에서 우울과 분노가 종종 두드러지며, 이는 발병 이전과 같이 완전한 능력의 회복이 어렵고 불가능하다는 것이 분명해질 때 그러하다.

의도적, 적절(RLAS 수준 X). RLAS 수준 X 환자는 일상생활의 대부분의 활동에서 독립적으로 기능을 한다. 환자는 자신의 한계를 인식하고 일상생활 활동에서 그 한계로 인한 영향을 예측한다. 문제를 예측할 때, 환자는 보통 이를 피할 수 있으며 필요한 경우 보상 전략을 사용한다. RLAS 수준 X 환자는 독립적으로 친숙하거나 친숙하지 않은 일상생활 활동을 계획하고 시작하며 완료하지만, 시간이 오래 걸릴 수 있으며, 보통 도움 없이 활용하는 보조도구나 보상 전략이 필요할 수 있다. 대부분은 일상생활 활동을 수행하는 데 필요한 시간이나 노력의 정도를 예측할 수 있지만, 시간 관리가 문제가 될 수 있다. 주의력과 기억력에 약간의 장애가 있지만 의사소통이나 대인관계 기술은 기본적으로 양호하다. 그러나 환자가 피로하거나 스트레스를 느낄 때 수행이 저조할 수 있으며 감정 폭발을 보일 수 있다. 일부는 주기적인 우울증을 경험하기도 한다. 일부의 RLAS 수준 X 환자는 학교, 직장으로 돌아가거나 다른 발병 전 직무를 맡을 수 있지만, 보통은 전보다 낮은 수준으로, 또는 환자의 장애로 인한 영향을 최소화할 수 있는 환경으로 바꾸기도 한다.

Ylvisaker 등(2001)은 1979년판 RLAS에 기초한 회복의 세 가지 일반적인 단계를 설명하였다.

- 초기 단계(RLAS 수준 II와 III). 초기 단계[간혹 혼수상태 자극 단계(coma stimulation stage)라고 하기도 함]는 환경자극에 대한 환자의 첫 번째 일반화된 반응에서부터 시작하여 환자가 자극에 대해 선택적인 반응을 보이고(예: 소리 나는 곳을 알고, 시각 자극을 따라가며 봄) 간단한 구어 지시에 따르는 단계까지이다. 회복의 초기 단계에서 환자는 집중적이고 전반적인 주변의 도움을 필요로 한다.
- 중기 단계(RLAS 수준 IV~VI). 이 단계의 초기 환자는 각성 상태이고 점차 활동적으로 되지만 혼동되고, 지남력이 떨어지며 종종 동요된다(agitated). 이 단계의 마지막에 환자는 지남력이 있고 덜 혼동되어 있고, 친숙한 환경에서 일반적으로 행동이 목표지향적으로 된다. 대부분 복잡한 과제를 구성하거나 실행하는 데 어려움을 보인다. 이 단계 동안에 환자는 일상생활 활동에서 중등도 정도의 그러나 점차적으로 감소하는 수준의 주변 도움을 필요로 한다.
- 후기 단계(RLAS 수준 VII 이상). 이 단계의 초기 환자는 Ylvisaker와 동료들에 따르면 "적절하지만, 아마도 생활의 주요 측면들에 대해 피상적이고 취약한 지남력을 보인다"(Ylvisaker, Szekeres & Fee-

일반 개념 11-2

- 머리손상 후에 의식이 없는 상태(혼수상태)가 더 깊고 오래 갈수록 궁극적인 신체적 · 인지적 회복은 더 좋지 않다.
- Glasgow Coma Scale(GCS)는 머리손상 환자의 의식수준을 평가하는 데 많이 사용되는 척도이다. GCS 점수는 머리손상 환자의 회복을 신뢰도 높게 예측하기 위해 손상 후 몇 시간이 경과한 후에 부여되어야 한다. 그러나 이 점수는 대략적인 것으로 미세하지만 중요한 환자의 특성을 다 보여주지 못한다.
- Comprehensive Level of Consciousness Scale(CLOCS)는 GCS보다 더 민감한데 이는 더 넓은 범위의 반응을 제시하기 때문이다. 그러나 GCS만큼 널리 사용되지는 않는다.
- 외상후 기억상실 기간은 뇌손상의 중증도에 대한 하나의 간접적 지표이며, 회복의 정도와 부적인 관련이 있다. Galvestone Orientation and Amnesia Test(GOAT)는 혼수상태에서 깨어난 외상뇌손상 환자의 지남력과 기억력 회복을 추적하기 위해 고안되었다.
- Glasgow Outcome Scale(GOS)는 뇌손상 환자들에서 회복의 전반적인 차이를 수량화하기 위한 표준화되고 신뢰도 높은 검사이다.
- Disability Rating Scale(DRS)는 GOS보다 진전을 측정하는 데 더 민감하고 더 넓은 회복의 범위를 측정한다.
- Rancho Los Amigos Scale of Cognitive Levels와 Rancho Los Amigos Scale-Revised (RLAS-R)는 널리 사용되는 평가 척도로, 임상가가 뇌손상 환자의 인지와 행동 특성에 기초하여 환자를 범주화할 수 있다.
- 연령은 외상뇌손상의 회복을 예측하는 가장 중요한 환자 관련 변수이다. 다른 환자 관련 변수로는 약물 남용, 교육, 지능, 성격 그리고 사회경제적 지위가 있다. 많은 환자 관련 변수들이 서로 관련이 있고 결합하여 발생한다.
- 외상뇌손상 환자들의 회복은 일반적으로 매우 예측 가능한 단계의 순서를 거쳐 진행된다. Rancho Los Amigos Scale은 이러한 단계 순서에 대해 어느 정도 정확한 순서 배열을 제공해 준다.
- 뇌손상 환자의 회복은 RLAS 수준을 따라 진행해 가는데, 무반응에서 반응으로, 동요(agitated)에서 안정으로, 혼동(confused)에서 지남력 회복으로, 부적절에서 적절로, 자동적에서 의도적으로 행동이 진전된다.

ney, 2001. p. 752). 환자가 궁극적으로 도달하는 RLAS 단계는 환자의 신경학적 · 인지적 회복, 의사소통과 행동의 회복에 의해 결정되며, 이는 기능적으로 저하되어 있는 인지장애나 의사소통장애를 포함할 수도 있고, 포함하지 않을 수도 있다. 수준 VII 이상의 환자를 위한 주변의 도움은 환자가 더 독립적으로 되고 잔존하는 장애를 보상하는 데 능숙해지면서 점차 줄어든다. 치료는 일상생활에 효과적으로 참여하기 위해 필요한 세부 기술에 초점을 둔다.

외상뇌손상 환자의 평가

외상뇌손상 성인의 평가는 진화적 절차이다. 회복과 함께 환자의 신체 · 인지 · 행동 능력이 변화함에 따라 검사하는 것도 달라진다. 혼동과 동요가 두드러지는 손상 직후의 심한 뇌손상 환자에게 적절한 검사는 회복의 후기 단계에 있는 환자나 뇌손상이 심하지 않은 인지장애가 주요 문제가 아닌 환자에게는 적합하지 않을 것이다.

의식수준과 자극반응도

Giacino 등(2007)은 의식 손상의 세 가지 수준을 다음과 같이 설명하였다.

- 혼수상태(coma). 환자는 계속 눈을 뜨지 못하고, 깨어날 수 없는 병리적 무의식상태. 환자는 수면-각성 주기의 증거가 없고, 주변 환경에 의한 각성이나 인식이 나타나지 않는다. 혼수상태는 종종 심각하고, 산발적이며, 양측 피질이나 기저의 피질하 병변, 또는 양측 기저핵의 손상의 결과로 나타난다. 일반적으로 손상 후 3~4주 안에 혼수상태에서 깨어난다.
- 식물상태(vegetative state). 환자 자신이나 환경에 대한 인식이 없는 것으로 추정되는 상태. 이 상태의 환자는 자극에 대한 반응으로 눈을 뜨고, 비일관적으로 자극이 오는 곳을 향하기도 하지만 언어나 행동을 이해하거나 산출할 수 없으며, 자극에

대해 지속적이고 목적을 가진 반응을 할 수 없다. 식물상태가 한 달 이상 지속되면 지속적 식물상태(persistent vegetative state)라고 부른다. 식물상태는 대부분 산발적 축삭손상의 결과로 나타난다.

- **최소 의식상태**(minimally conscious state). 환자가 최소한이지만 의식의 확실한 증거를 보이는 상태. 최소 의식상태의 진단은 다음의 세 가지 범주 중 하나 이상이 나타나는 것을 요구한다. (1) 간단한 지시 따르기, (2) 알아들을 수 있는 발화, (3) 반사적 반응이 아닌 적절한 환경 자극에 대한 행동이나 감정 반응(예: 목적을 가지고 손을 뻗치기, 찡그림, 울음, 시각 추적). 최소 의식상태는 대개 시상-피질간 연결은 비교적 보존되어 있지만 산발적 축삭손상과 복합적인 피질 손상이 결합된 경우에 나타난다.

의식장애를 가진 환자를 위한 주요 평가 목표는 환자의 의식수준을 결정하고, 환자손상 특성과 중증도를 파악하고, 손상 시기와 평가 시기 사이의 환자의 신체, 행동, 인지의 회복을 평가하는 것이다.

혼수상태와 반혼수상태 환자의 평가는 자극에 대한 각성도와 반응도에 초점을 둔다. 평가하는 동안 임상가는 호흡률의 변화, 근육긴장도 변화, 얼굴 표정의 변화, 눈을 뜨거나 소리를 내는 등의 자극에 대한 반응의 빈도와 특성을 기록한다. 평가는 보통 환자 상태의 다음과 같은 측면을 포함한다.

- 환자가 하루에 얼마나 잠을 자는지, 하루 중 언제 깨어 있는지, 하루 중 어느 시간에 환자가 가장 의식이 명료하고 반응도가 높은지
- 환자가 환경 소음이나 구어 지시, 가벼운 접촉, 흔들거나 통증 자극이 있을 때 어느 정도 바로 깨어나는지(자연스럽고 평안한 자극에는 반응을 보이지 않는 환자는 종종 불편하고 유해한 자극에는 반응을 하는데, 보통 팔다리를 빼거나 고개를 돌리는 등의 일종의 피하는 행동)
- 환경 자극에 대한 반응도(예: 텔레비전이나 라디오 소리, 환자가 있는 방에 사람들이 드나드는 것, 말을 걸거나, 만지거나, 간호하는 사람이 환자를 옮기는 것)
- 말에 대한 반응도: 환자가 말하는 사람 쪽을 쳐다보는지, 얼굴 표정 변화, 말을 하려고 하는지, 움직이는 반응을 하는지
- '눈을 뜨세요'나 '천장을 쳐다보세요'와 같은 간단한 지시를 이해하는지
- 시각 자극에 대한 반응도: 환자가 빛이나 밝은색 사물이 시야를 가로질러 움직일 때 쳐다보거나 눈으로 따라감
- 촉각 자극에 대한 반응도: 가벼운 터치나 두드림에 대한 반응으로 눈을 뜨거나 움직이거나 소리를 냄(만약 환자가 가벼운 터치나 두드림에 반응하지 않으면 임상가는 꼬집거나 쥐어짜서 환자의 압박에 대한 반응을 평가하거나, 뜨겁거나 차갑거나 거칠거나 부드러운 자극을 이용하여 촉각 자극을 평가하기도 한다.)
- 후각 자극에 대한 반응도: 좋은 향기(예: 향수, 바닐라 추출물, 아몬드 추출물) 또는 불편한 냄새(예: 마늘, 겨자, 알코올)에 대한 반응으로 눈을 뜨거나 움직이거나 소리를 냄
- 미각 자극에 대한 반응도: 단맛(예: 과일주스나 꿀), 신맛이나 쓴맛(예: 레몬주스나 식초)에 대한 반응으로 눈을 뜨거나 얼굴을 찡그리거나 움직이거나 소리를 냄

임상 Tip. 맛과 냄새는 계통발생적으로 원시적 감각이어서, 시각·청각 자극에 대해서는 반응을 보이지 않는 심한 뇌손상 환자도 반응을 보일 수 있다. 코위장 튜브를 하고 있거나 기관절개 튜브로 인해 콧구멍으로 들어오는 공기의 흐름이 제한적인 환자는 냄새에 대한 민감도가 감소된다. 많은 외상뇌손상 환자가 후각신경 손상이 있다. 후각신경 손상은 외상뇌손상에서 가장 흔히 발생하는 뇌신경 손상이다.

Giacino, Katz와 Schiff(2007)는 의식장애를 가진 환자를 평가하는 의사들을 위해 다음과 같은 가이드라인을 제시하였다. 이 가이드라인은 의식장애 환자를 평가하는 어떤 임상가에게도 동일하게 적용될 수 있다.

- **최상의 각성을 확인하라.** 각성을 촉진하기 위하여 구어와 촉각자극으로 적절한 워밍업 시간을 제공하라, 강한 압박 자극은 종종 효과적이다. 자세도 중요한데 환자는 보통 앉아 있을 때 더 각성되어

있다. 환자의 수면-각성 주기의 시간대와 평가전 선행 활동을 모두 고려하여야 한다.

- **최상의 환경 조건을 확인하라.** 방해 자극을 제거하고, 적절한 조명을 제공하며, 움직임을 제한하는 신체 억제를 풀고, 환자가 가장 잘할 수 있는 조건에 자극을 제공한다.
- **자극의 길이와 속도를 고려하라.** 충분히 긴 자극 제시 시간과 자극 사이의 간격을 주어 환자가 반응할 시간을 갖게 하고 보속증을 최소화하라. 자극과 반응 사이의 시간이 길어질수록 거짓 반응을 자극에 대한 반응이라고 오인할 확률이 증가한다. 피로 반응의 징후에 주의하라.
- **불필요하게 복잡한 지시-따르기를 자제하라.** 간단한 언어로 설명하고, 한 번에 하나만 요구하라.
- **지시를 선택할 때 환자의 운동기능을 고려하라.** 환자가 자연적으로 보였던 움직임과 같이, 환자의 능력 내에서 할 수 있을 만한 지시를 사용하라.
- **반사적인 행동과 목적을 가진 행동을 구별하라.** 지시에 따라 움직임을 유도하고자 할 때 흔히 반사행동(예: 손 잡기, 눈 깜빡이기)으로 나타날 수 있는 것은 피하라.
- **잠재적인 반응의 다양성을 평가하고, 여러 종류의 자극을 사용하라.** 다른 유형의 지시로 반응을 유도해 보라(예: 손 지시와 눈 지시). 다른 형태의 의도적 행동을 찾아보라(예: 환자의 손에 쥐어진 물건 조작, 사회적 악수, 불쾌한 자극에 대한 의도적 저항).
- **적절한 검사 시기를 확인하고, 목적에 맞는 평가를 수행하라.** 간략한 침상평가는 의식장애를 가진 환자의 반응을 감지하는 데는 보통 적합하지 않다. 반복적인 평가는 반응의 일관성 확립, 평가결과의 타당도, 진단의 정확도를 위하여 필수적이다.
- **다른 사람들의 관찰에 주의를 기울여라.** 환자와 친숙하거나 더 많은 시간을 함께 보내는 가족, 간호사, 치료사들은 종종 환자의 의식상태와 관련된 행동을 의사보다 먼저 관찰하게 된다. 의사의 평가는 이러한 관찰과 통합되어야 한다.

1970년대까지 의식상태 변화의 크기 및 정도와 회복 간의 관계에 대한 연구자들의 이해는 제한적이었는데, 연구자들마다 다른 방법으로 의식저하의 수준과 기간을 측정하였고 서로 다른 회복의 측정 방법을 사용하였기 때문에 연구들 간의 비교가 불가능하였다. 이후 1970년대 초반, 연구자들이 의식상태와 회복의 표준화된 측정 방법을 개발하기 시작하였다.

Teasdale과 Jennett(1974)은 Glasgow Coma Scale (GCS)을 도입하여 의식상태의 수준을 어떻게 일관적으로 측정할지에 대한 방법을 제시하였는데, 이는 손상 직후 기간 동안 눈 뜨기, 구어 반응, 운동 반응을 관찰한 것에 근거하여 환자의 의식상태 수준을 일관성 있게 평가하는 방법이다(표 11-7). GCS 점수를 산출하기 위해, 검사자는 환자의 눈 뜨기, 운동행동, 구어 반응의 가장 높은 수준을 측정한 다음 세 가지 수준의 점수를 합산한다. GCS 점수 범위는 3~15점이며, 혼수상태에 대한 조작적 정의는 GCS 점수 8점 이하로 하였다(Eisenberg & Weiner, 1987). 임상가는 일반적으로 GCS 점수에 기

표 11-7 The Glasgow Coma Scale(GCS)

행동범주	내용	배점
눈 뜨기	자발적으로 눈을 뜸	4
	요청에 따라 눈을 뜸	3
	통증에 대한 반응으로 눈을 뜸	2
	눈을 뜨지 않음	1
운동 반응	운동 지시에 따름	6
	통증을 주면 밀쳐 냄	5
	통증을 주면 팔다리를 움직임	4
	통증에 대한 비정상(제피질*) 반응	3
	통증에 대한 비정상(제뇌**) 반응	2
	운동 반응 없음	1
구어 반응	대화 가능하며 지남력 있음	5
	혼동 또는 지남력이 없는 발화	4
	명료한 단어 산출, 그러나 의미가 통하지 않음	3
	불명료한 소리 산출	2
	소리 산출 없음	1

출처: Teasdale G, Jennett B: Assessment of coma and impaired consciousness, *Lancet* 2: 81-84, 1974.

* 제피질: 팔꿈치를 굽힘, 어깨의 내전, 다리와 발목을 폄
** 제뇌: 팔꿈치를 뻗침, 어깨를 안으로 돌리고 팔뚝과 다리를 뻗침, 두 상태 모두 심한 뇌기능장애를 시사함.

반하여 환자를 세 단계로 분류한다. 3~8점은 중도 머리손상이고, 9~12점은 중등도 머리손상, 13~15점은 경도 머리손상이다.

임상 Tip. 정상 성인은 Glasgow Coma Scale에서 15점일 것이나, GCS 점수는 머리손상이 있는 환자에게 사용되는 것이므로 15점은 경도 머리손상에 해당한다.

초기 GCS 점수는 외상뇌손상 환자의 궁극적인 회복을 예측하는 데 사용되어 왔는데, 회복의 초기 단계의 평가라 해도 환자의 장애에 기여하는 비신경학적 요인(예: 알코올중독)이 소멸될 정도의 시간이 경과한 후에 이루어진 경우이다(Bowers & Marshall, 1980; Jennett과 동료들, 1976). GCS 점수와 회복 간의 관계에 대한 대부분의 연구는 손상 6시간 후의 GCS 점수를 회복을 예측하는 참조값으로 사용하였다.

GCS는 평가-재평가, 평가자 간 신뢰도가 높지만 민감도는 떨어지는데, 광범위한 행동들을 가능한 작은 점수로 맞추어 축소시켜야 하기 때문이다. GCS 사용 경험이 중요하다는 것은 명백한 일인데, 경험이 많은 사용자가 초보자에 비해 신뢰성이 높다(Rowley & Fielding, 1991). 평가 불가능한 범주의 행동에 대한 예외가 마련되어 있지 않기 때문에 GCS는 일부 환자에게서 장애의 중증도를 과대평가할 수 있기 때문이다. 예를 들어 구어 능력이 있지만 삽관 때문에 말을 할 수 없는 환자나 얼굴 손상으로 눈이 부어 뜰 수 없는 환자 또는 마비가 있거나 고정된 팔다리로 운동 반응이 어렵거나 불가능한 환자들의 경우가 그러하다. 평가 시기 또한 GCS의 예측 신뢰도에 영향을 미칠 수 있다. 일부 외상뇌손상 환자는 손상 후 처음 몇 시간은 의식이 명료하고 머리가 맑지만 이후로 악화되기도 하는데, 표준에 따라 손상 6시간 후에 얻어진 GCS 점수는 이러한 환자의 회복을 지나치게 낙관적으로 평가하게 될 것이다.

임상 Tip. 일부 임상가는 삽관 때문에 말을 할 수 없는 환자의 GCS 점수를 조정한다. 눈을 뜨는 것과 운동 반응만을 평가하고 환자가 삽관 치료를 받는다는 표시로 점수에 T자를 써 넣는다. 삽관을 한 환자의 최대 GCS 점수는 10T이고, 최소 점수는 2T이다.

GCS는 중증도 연속선상의 양극단에 해당하는 환자들의 회복을 가장 잘 예측하는 것으로 알려졌다. Segatore와 Way(1992)에 의하면 궁극적으로 '사망하거나 걸어나가는' 환자들. 중간 정도의 중증도에 있는 외상뇌손상 환자(임상가가 일반적으로 가장 회복의 예측에 관심을 두는 환자)에서 GCS는 환자의 궁극적인 자립의 수준을 예측하지 못할 수 있다(Segatore & Way, 1992; Shatz & Chute, 1995).

Comprehensive Level of Consciousness Scale (CLOCS; Stanczak, White, Gouview와 동료들, 1984)은 더 넓은 범위의 반응을 평가함으로써 GCS의 일부 결점을 보상하도록 고안되었다. CLOCS는 자세, 휴식 시 눈 위치, 자발적인 눈 뜸, 안구 운동, 동공반사, 운동기능, 민감도 그리고 의사소통 활동에 대한 평가를 제공한다. 이 여덟 가지 범주의 행동들은 5~9점 척도를 사용하여 주관적으로 평가된다.

CLOCS는 GCS보다 환자 반응도의 미묘한 변화에 더 민감하다. Stanczak 등(1984)은 병원 퇴원 시의 CLOCS 점수가 외상뇌손상 환자의 회복을 신뢰도 높게 예측할 수 있다고 하였다. 표 11-8은 CLOCS와 같은 평가척도에서 눈 뜨기, 민감도, 반응성과 의사소통을 어떻게 평가하는지 보여 준다.

The Western Neuro Sensory Stimulation Profile (WNSSP; Ansell & Keenan, 1989)은 느린 회복을 보이는 심각한 뇌손상 환자의 인지기능과 운동 변화를 평가하기 위하여 고안되었다. WNSSP는 환자의 각성/주의, 청각 · 시각 · 후각 · 촉각 자극에 대한 반응, 표현언어 평가를 위한 32개의 항목으로 구성되어 있다. 환자의 반응은 영역에 따라 3~6점 범위의 설명적인 평가척도를 사용하여 점수화된다. 글상자 11-2는 WNSSP의 각성/주의, 청각적 반응의 평가척도를 보여 준다.

JFK Coma Recovery Scaled-Revised(CRS-R)는 6개 영역의 각성과 반응도의 자세한 평가를 포함한다. 청각 기능, 시각 기능, 운동 기능, 구강운동/구어 기능, 의사소통과 각성. 환자의 반응은 각 영역별로 3-7점 범위의 설명적 평가척도로 점수화된다. CRS-R의 기록 양식을 통해 입원 후 16주에 걸친 환자의 수행을 추적할 수 있다.

의식장애 환자의 평가를 위한 몇 가지 다른 척도들

표 11-8 Comprehensive Level of Consciousness Scale(CLOCS)의 일반적인 반응성과 최선의 의사소통 노력 척도

척도 7: 일반적 반응성	
8	환자는 의식이 명료하고, 각성상태임, 혹은 잠이 들었을 때는 경도 또는 중등도의 자극에 깨어 평가자에게 주의를 기울임
7	환자는 경도 또는 중등도의 자극에 깨어나지만, 자극이 중지되면 이전 상태로 되돌아감, 혹은 자극이 시작된 후 짧게 눈에 띄는 정신운동적 동요(psychomotor agitation)를 보임.
6	환자는 불쾌 자극에만 깨어남
5	불쾌 자극에 대한 반응으로, 환자는 의도적인 거부나 전형적인 얼굴 찡그림을 보임. 각성은 보이지 않음
4	불쾌 자극에 대한 반응으로, 환자는 강하고 비조직화된 거부, 신전(flexion)을 보임. 얼굴 찡그림이나 각성은 보이지 않음
3	불쾌 자극의 반응으로, 환자는 미약하고 비조직화된 거부, 신전을 보임. 얼굴 찡그림이나 각성은 보이지 않음
2	제피질 경축(decorticate rigidity)이 나타남
1	제뇌 경축(decerebrate rigidity)이 나타남
0	불쾌 자극에 대해서도, 알아볼 수 있는 움직임이 전혀 없음
척도 8: 최선의 의사소통 노력	
7	말, 쓰기, 제스처 등을 통한 정상적인 의사소통이 가능함
6	자발적이거나 유도된 발화(신호, 제스처). 의사소통은 명료하지만, 기괴하거나, 자곤(jargon) 그리고/또는 보속증이 나타날 수 있음
5	환자는 구어, 문자언어, 신호 지시에 대해 자발적이지만 불명료하고, 어눌한 발화(신호, 제스처) 혹은 눈 깜빡임, 손가락 움직임, 손잡기와 같은 신호화된 반응을 보임. 만일 삽관을 하고 있다면 지시에 적절하게 반응함.
4	환자는 자발적으로 음성이나 발화를 산출하고, 신호나 제스처를 보이지만, 어떤 형태의 언어를 이해하였다는 표시로 볼 수 없음.
3	환자는 시야를 통과하는 사물을 시각적으로 추적할 수 있고, 그리고/또는 의사소통을 원하는 것처럼 평가자를 향해 고개를 돌릴 수 있음, 혹은 적절한 눈 맞춤이나 탐색행동과 함께 자발적인 신음소리나 웅얼거림을 보임.
2	자발적으로 간헐적인 신음소리나 웅얼거림만 보임.
1	불쾌 자극에 대한 반응으로 웅얼거림이나 신음소리 냄
0	유도되는 혹은 자발적인 발성, 탐색 행동, 눈 맞춤 없음

출처: Stanczak DE, White JG, Gouview WD 등: Assessment of level of consciousness following severe neurological insult, *Journal of Neurosurgery* 60: 955-960, 1984.

제피질 경축(decorticate rigidity): 상지는 팔꿈치, 손목, 손가락에서 굽어지고 어깨에서 (정중면을 향해 당겨져) 내전됨: 다리는 신전되고, 발바닥쪽 굽힘과 안쪽으로 회전됨. 제뇌 경축(decerebrate rigidity): 상지가 신전되고 (정중면을 향해 당겨져) 내전되고, 안쪽으로 회전됨. 양측 하지의 신전과 발바닥쪽 굽힘: 활모양 강직(머리가 뒤로 꺾이고 몸이 앞으로 구부러짐) 그리고/또는 이 꽉물기가 나타날 수 있음

도 있지만, WNSSP나 CRS-R보다 널리 사용되지는 않는다. 그런 것들로는 Sensory Stimulation Assessment Measure(SSAM; Rader & Ellis, 1994); the Sensory Modality Assessment and Rehabilitation Technique(SMART; Gill-Thwaites & Munday, 1999); the Disorders of Consciousness the Coma Near-Coma Scale(CNC; Rappaport, Hall, Hopkins와 동료들, 1982)이 있다. 이 검사들의 구체적인 부분은 다르지만 모두 각성도, 주의력과 청각, 시각, 촉각, 후각 자극에 대한 반응을 평가하고 있다.

Seel, Sherer, White와 동료들(2010)은 의식장애 환자의 평가척도에 대한 체계적인 문헌연구를 하였다. 그들은 CRS-R, SMART, WNSSP와 SSAM은 수용 가능한 채점 절차의 표준화가 이루어져 있으나, 그러한 점에서 CLOCS는 수용 가능하지 않다고 결론지었다. 그리고 그들은 이 다섯 가지 척도 중에서 CRS-R과 SMART만이 평가자 간, 반복 측정 신뢰도가 검증되었다고 결론지었다. 그들은 CRS-R은 경도의 의식장애를 평가하기 위하여, SMART, WNSSP, SSAM,DOCS는 중등도의 의식장애를 평가하기 위하여 사용할 수 있다고 하였다.

글상자 11-2 **The Western Neuro Sensory Stimulation Profile의 각성/주의와 청각적 반응의 평가척도**

I. 각성/주의

1. 각성도: 목소리, 접촉, 흔들기나 침대 올리기 혹은 젖은 수건으로 얼굴 닦기에 눈을 뜨거나 얼굴이나 몸을 움직임
   - 0=2개 이상의 자극을 **반복적으로** 제시해야 함
   - 1=**2개** 이상의 자극
   - 2=**1개**의 자극
   - 3=**자발적으로 깨어남**
2. 깨어 있음: 다시 깨우지 않는 가장 긴 시간
   - 0=<10분
   - 1=11~20분
   - 2=>21분(또는 검사 회기 동안)
3. 눈 맞춤
   - 0=눈을 **감고 있음**
   - 1=눈을 **뜨고 있지만** 검사자를 주시하지 않음
   - 2=검사자를 **주시함**(50% 이상)
   - N=신체적으로 눈을 뜰 수 없음(3번 뇌신경 마비)
4. 과제에 대한 주의
   - 0=과제시간의 50% 이하로 주의를 기울임
   - 1=과제시간의 50% 이상 주의를 기울임

II. 청각적 반응: 국소화

5. 목소리
   - 0=**무반응** < 20초
   - 1=**구별되지 않음**(깨어나지 않음, 모든 자극에 대해 자세, 과호흡, 씹기로 반응함)
   - 2=**구별됨**(깨어나고 다양한 자극을 향함, 눈동자 움직임, 머리 돌리기)
6. 소리: 비구어 소리에 대한 반응(시야 밖의 음악, 종, 딸깍 소리, 테이프 레코드, 문 닫는 소리)
   - 0=**무반응** < 20초
   - 1=**구별되지 않음**(깨어나지 않음, 모든 자극에 대해 자세, 과호흡, 씹기로 반응함)
   - 2=**구별됨**(다양한 자극에 구별되는 반응: 눈동자 움직임, 머리 돌리기, 만지거나 말한 부분을 움직임)
7. 청각적 반응: 이해력(1단계 청각 지시. 한 번 더 들려준 다음 단서를 사용함, 해당하는 반응에만 점수를 줌, 보속이 나타날 경우 감점)
   - 0=**무반응** < 20초
   - 1=틀린 반응
   - 2=단서에 의한 반응(시각적 모방, 의도하는 신체 부위를 만지거나 움직임), 그러나 지연됨(〉5초)
   - 3=단서에 의한, 즉각적 반응
   - 4=자발적이나 지연된 반응(〉5초)
   - 5=자발적이고, 정확하고, 즉각적인 반응
8. 악수
9. 입을 벌리거나 다물기(보통 입을 다물고 있으면 "벌리세요."라고 말함)
10. 혀 내밀기.
11. 눈을 감거나 뜨기(보통 눈을 감고 있으면 "뜨세요."라고 말함)
12. 눈썹 올리기.
13. 신체 부위 움직이기(환자가 자발적으로 움직일 수 있는 경우)

출처: Ansell BJ, Keenan JE: The Western Neuro Sensory Stimulation Profile: a tool for assessing slow-to-recover head-injured patients, *Archives of Physical Medicine and Rehabilitation* 70: 104-108, 1989.

지남력

외상뇌손상 환자가 의식이 돌아오고 환경 자극에 대해 반응하기 시작하면 대부분은 심한 지남력(orientation)의 저하와 혼동과 동요(agitated) 상태를 보인다. 이러한 회복 단계에 있는 환자 평가의 주요 목표는 지남력과 기억력의 기초선 평가를 확립하는 것이다. 이러한 환자에게 인지·언어·의사소통능력에 대한 길고 어려운 검사는 그들의 행동과 인지적 장애로 인해 불가능하다. 일반적으로 평가는 수행에 대한 일부 샘플을 얻을 수 있고 기초적인 의사소통과 인지 능력을 볼 수 있는 간단한 검사가 된다.

Mini Mental State Examination(MMSE; Folstein, Folstein, & McHugh, 1975)나 Galveston Memory and Orientation Test(Ley & Bryden, 1979)와 같은 지남력, 기억력 그리고 기억상실에 대한 선별검사로 보통 이러한 환자의 진전을 추적하기에 충분하다. 이러한 검사로 얻은 수행의 기록에 주관적인 평정이 보조적으로 사용되는데, 외상뇌손상 성인에게 사용하기 위해 고안된 여러 평정척도가 있다. 가장 간단한 평정척도(예: GCS)는 빈번한 평가(매일 또는 더 자주)를 위한 것인데, 이

회복 단계에 있는 외상뇌손상 환자의 수행의 많은 측면을 추적하기에는 너무 민감하지 못한 면이 있다. 따라서 임상가는 보통 이러한 환자의 회복을 추적하기 위해 Glasgow Assessment Schedule, Disability Rating Scale, Comprehensive Level of Consciousness의 일부와 같은 좀 더 자세한 평정척도를 선택한다.

지남력(자신에 대한 자각과, 어떤 사람이 다른 사람이나 환경과 어떤 관련이 있는지에 대한 이해)은 환자가 혼수상태에서 깨어났을 때 가장 주요한 문제가 된다. 임상가는 관례적으로 지남력을 사람(자신과 타인이 누구인지에 대한 환자의 지식), 장소(자신이 어디에 있는지에 대한 환자의 지식) 그리고 시간(지금이 몇 년도, 몇 월, 며칠, 몇 시인지 그리고 시간의 흐름에 대한 감각)에 대한 지남력으로 분류한다. 지남력을 평가하는 몇몇의 표준화된 방법이 문헌에 보고되어 있지만, 대부분의 임상가들은 MMSE나 GOAT 같은 정신 상태 선별검사 안의 지남력 항목들과 더불어 환자를 면담하는 동안 질문을 하는 방법을 사용한다.

Jackson과 Novak(1998)은 지남력에 초점을 맞춘 O-Log라는 선별검사를 출판하였다. O-Log는 짧고 정략적인 침상 검사로, 현재 사용되고 있는 GOAT과 같은 지남력 및 기억력 검사의 약점을 보완하기 위해 고안되었다. Novak(2000)은 GOAT의 몇 가지 단점을 언급하였다.

- 이 검사는 경도의 외상뇌손상을 가진 사람에게 사용하도록 고안되어서, 중등도나 심각한 손상을 가진 사람에게는 부적절하다.
- 일부 문항은 불명확하거나, 심각한 외상뇌손상을 가진 사람에게는 필수적이지 않다.
- 일부 문항은 객관적으로 확인될 수 없는 주관적인 정보를 묻는다.
- GOAT의 채점은 혼란스럽다. 최종점수는 100점에서부터 감점하여 얻어지는데, 항목은 110개를 추가할 수 있다.
- 개별 문항의 채점은 다양하며 아마도 문항의 난이도에 기초한 것 같은데, 그러한 차별화된 채점을 지지하는 근거자료가 없다.

O-Log는 환자의 장소[도시, 환자가 지금 있는 장소의 유형(예: 병원), 현재 환자가 있는 장소의 이름], 시간(월, 일, 년, 요일, 시각), 상황(장애의 원인, 손상으로 인한 영향)에 대한 지남력을 묻는 10개의 문항으로 구성되어 있다. 환자의 반응은 4점 척도로 채점된다.

3: 첫 번째 시도에서 자발적인 정반응이나 자발적인 자가수정.
2: 논리적인 단서(예: 3월은 두 달 전입니다. 지금은 몇 월일까요?) 후의 정반응.
1: 복수의 선택지(지금은 4월인가요? 5월인가요? 6월인가요?)나 음소 단서("이번달은 유-") 후의 정반응.
0: 단서가 있어도 틀린 경우, 부적절한 반응, 무반응.

점수는 10개의 문항에 대해 기록지와 그래프의 도표로 요약된다. 장소, 시간, 상황 문항에 대한 점수를 계산한다. O-Log는 완전한 지남력이 있는 환자는 3~4분이면 시행할 수 있으나 혼동과 지남력 저하를 보이는 환자들에게는 10~15분 정도 걸린다.

임상가는 장소 지남력에 대한 표준화된 평가에서 얻은 정보에 부가적으로 방향이나 거리 개념에 대한 질문을 하기도 한다. 예를 들어, 환자에게 현재 장소에서 집까지의 방향이나 그 사이의 거리가 얼마나 될지에 대한 질문을 한다. 임상가는 환자의 시간에 대한 감각을 평가하기 위해 날짜나 시간, 몇 월, 몇 년에 대한 표준 질문 외에 식사나 모임, 가족 방문 등이 언제 있었는지에 대해 물어보기도 한다. 임상가는 "이 병원에 얼마나 오래 계셨어요?" 또는 "지난번 가족들이 방문한 후로 얼마나 지났죠?"라는 질문을 하여 환자의 경과 시간에 대한 감각을 검사하기도 한다.

동요

동요(agitation)는 혼동되고(confused) 지남력이 저하된 환자에게 흔히 나타나는 문제이다. 누워 지내는 환자라면 튜브나 모니터 장치를 제거하려고 하거나 침대에서 나가려고 할 수도 있다. 휠체어를 타는 환자는 억제대를 풀려고 하거나 휠체어 브레이크를 풀거나 위험하게 휠체어를 직접 운전하여 가려고 하기도 한다. 걸을 수 있는 환자는 왔다 갔다 하며 이를 저지하려는 사람에게 저항하기도 한다. 어떤 환자는 무의식적으로 또는 자극에 대한 반응으로 소리나 비명을 지르고, 가까이 오는 사람을 때리거나 발로 차고 깨물려 하기도 한다. 일부 환자는 신체적으로나 말로 자신을 학대하기도 한다.

Agitated Behavior Scale(ABS; Bogner, Corrigan, Bolesta와 동료들, 1999)은 뇌손상 환자의 동요의 범위와 특성을 평가하기 위해 고안되었고, 환자가 회복될 때 동요의 변화를 추적할 수 있는 객관적인 방법을 제공한다. ABS는 14개의 설명적 표현이 있고(예: 충동성, 성급함, 통증이나 좌절에 인내심 약함, 격정적 그리고/또는 예측 불가능한 분노, 안절부절못함, 과도한 움직임), 각각은 네 가지 평가(없음, 경미하게 있음, 중등도로 있음, 심하게 있음) 중 하나로 표시한다. Bogner와 동료들(1999)은 ABS가 외상뇌손상 환자의 동요 행동을 신뢰도 높게 측정할 수 있다고 하였다. 만약 동요는 감소하였지만 공격성이 남아 있으면, Overt Aggression Scale(OAS; Yudofsky, Silver, Jackson과 동료들, 1986)과 같은 공격성을 측정하기 위해 고안된 평가는 공격적인 행동의 변화를 추적하는 데 사용될 수 있다. OAS는 공격성을 다음 네 가지 영역에서 평가한다. 구어적 공격성, 자신에 대한 신체적 공격성, 타인에 대한 신체적 공격성, 사물에 대한 신체적 공격성.

인지와 의사소통능력

환자의 지남력이 향상되고 동요와 혼동이 감소할 때 인지장애와 의사소통장애가 더 명백해지게 되고, 이에 대한 평가가 필요하게 된다. 검사의 범위와 패턴은, 물론 각 환자의 검사에 대한 인내심과 환자의 특정 장애 패턴에 따라 다르다. 그러나 대부분의 임상가는 각성도, 주의력, 기억력, 시지각 능력, 언어, 의사소통, 사고력과 문제해결력을 평가하며, 재평가를 통해 초기 평가에서 확인된 장애의 범위를 자세히 살펴본다(자세한 설명이 되어 있지 않은 검사들은 제4장에서 찾아볼 수 있다).

주의력

주의력 장애는 외상뇌손상 환자에게 보편적으로 나타나며 주의력 평가는 환자를 위한 치료의 중요 부분이다. 대부분의 외상뇌손상 환자는 선택 주의력 장애를 보인다. 환자는 산만하고 경쟁 자극이 생기면 주의를 유지하지 못한다. 환자는 배경 그림과 전경 그림을 변별하는 데 어려움이 있고, 자극의 부적절한 측면에 주의를 빼앗길 수 있다. 예를 들어 그림 주변의 경계, 이야기나 사건의 부적절한 세부사항과 같은 것이다. 시각적 도면-지면 검사(삽입된 그림, 겹쳐진 그림, 가려지거나 차단된 그림 변별)에서 낮은 수행을 보이고 구어 자료나 인쇄된 자료에서 중요하지 않은 것으로부터 중요한 것을 분리하는 데 어려움을 보일 것이다.

지속 주의력 장애는 선택 주의력의 장애로부터 명확하게 분리할 수 없는데, 이는 선택 주의력 장애는 지속 주의력을 필요로 하는 과제 수행을 방해할 것이 분명하기 때문이다. 그러나 일부 외상뇌손상 환자는 선택 주의력 과제에서 양호한 수행을 보이지만 지속 주의력을 요구하는 과제에서는 어려움을 보인다. 이러한 환자의 수행은 환자가 주의력을 지속해야 하는 시간이 길어질수록 점차 나빠진다. 환자는 선 잇기, 숫자 거꾸로 외우기, 철자 거꾸로 말하기, 암산, 주의경계 과제와 같은 지속 주의력 과제에서 어려움을 보인다.

대부분의 외상뇌손상 환자들은 하나의 자극에서 다른 자극으로 또는 과제나 상황의 한 측면에서 다른 측면으로 주의 초점을 옮기는 것(교대 주의력)이 느리다. 환자는 요구되는 반응이 바뀌거나 한 과제 자극의 특성에서 다른 특성으로 주의 초점을 옮기라고 하면 과제를 잘 수행하지 못한다. 말하는 사람이나 주제가 빠르게 바뀌는 대화 상호작용에서 이러한 환자들이 특히 어려워한다.

분할 주의력 과제는 대부분의 외상뇌손상 환자에게는 매우 심하게 어려운데, 환자는 과제의 두 가지 측면에 동시에 주의를 기울일 수 없다. 예를 들어 교통이 혼잡한 길에서 운전을 하며 대화를 나누거나 케이크를 만들며 뉴스에서 일기예보를 듣는 경우이다. Brief Test of Attention(BTA; Schretlin, Bobholtz & Brandt, 1996)이 경도에서 중등도의 주의력 장애가 있는 환자의 분할 주의력을 검사하는 데 사용될 수 있다. BTA에서 환자는 녹음테이프에서 나오는 일련의 숫자나 글자를 들으면서 검사자의 지시에 따라 숫자나 글자를 세어야 한다. Paced Auditory Serial Addition Test(PASAT; Gronwall, 1977)가 경도의 장애가 있는 환자의 분할 주의력을 평가하는 데 사용될 수 있다. PASAT는 중등도나 중도의

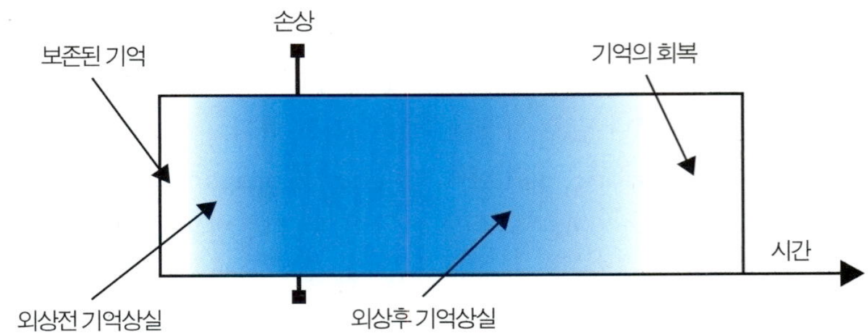

그림 11-8 외상뇌손상과 관련된 기억상실을 나타내는 구성도. 외상전 기억상실은 손상이 있기 전의 경험에 대한 기억을 잃어버리는 것이고, 외상후 기억상실은 손상 이후의 경험에 대한 기억을 잃는 것이다. 외상후 기억상실은 거의 대부분 외상전 기억상실보다 더 긴 시간이 된다.

주의력 장애 환자에게는 너무 어렵다.

Test of Everyday Attention(TEA; Robertson, Ward, Ridgeway, & Nimmo-Smith, 1996)과 같은 기능적 주의력을 평가하기 위해 고안된 검사는 모의 일상생활 활동에서 주의력을 평가하는 데 사용될 수 있다.

기억장애

뇌손상 직전이나 직후에 발생한 사건에 대한 기억을 상실하는 것은 외상뇌손상 환자들에게 흔한 일이다. 손상이 발생하기 바로 전 사건에 대한 기억상실을 **외상전 기억상실**(pretraumatic memory loss)이라고 하고, 손상 바로 후 사건에 대한 기억상실을 **외상후 기억상실**(post-traumatic memory loss)이라고 한다. 외상전 기억상실과 외상후 기억상실의 개념은 Russell과 동료들(1971, 1961, 1976)이 제2차 세계대전에서 외상뇌손상을 입은 영국 군인들을 연구하여 그것을 바탕으로 하여 수립하였다. Russell과 당시 사람들은 외상전 기억상실을 **후향기억장애**(retrograde amnesia)라 하고, 외상후 기억상실을 **전향기억장애**(anterograde amnesia)라고 하였다.

두 용어는 모두 외상뇌손상 환자가 그동안 일어난 일을 회상하지 못하는 시간 기간을 일컫는다. 몇 년에 걸쳐 이 용어들은 외상전 기억상실과 외상후 기억상실이라는 용어로 대체되어 왔다. 그러나 현대의 일부 저자들은 아직 예전의 용어를 사용한다.

외상전 기억상실은 두 가지 요소가 있을 수 있다. 뇌손상 직전의 몇 초에서 몇 분 동안의 기억상실은 장기기억으로 정보를 부호화하는 데 필요한 신경화학적 처리과정의 손상으로 초래된다. 따라서 손상 전 몇 초에서 몇 분 동안 발생한 사건은 환자의 기억 속에 들어가지 않았다. 뇌손상 전의 몇 시간 또는 며칠 동안의 기억상실은 분명 손상 이전의 장기기억에 저장되어 있는 정보에 접근이 안 되는 것이 원인이다. 손상 몇 시간 또는 며칠 전에 발생한 사건은 기억 속에 있지만 접근하고 인출할 수가 없다. 외상전 기억상실은 보통 환자가 회복되면 좋아지고 대부분의 환자들이 궁극적으로는 뇌손상 몇 초 또는 몇 분 전을 제외하고는 모든 기억을 회복하는데, 이는 아마도 마지막 몇 초 또는 몇 분의 경험이 장기기억에 저장되지 못하였기 때문일 것이다(그림 11-8).

Corkin 등(1987)은 한국전쟁에서 뇌손상을 입은 121명의 군인의 외상전 기억상실 기간을 보고하였다. 환자의 약 1/3이 외상전 기억상실을 경험하지 않았고, 외상전 기억상실이 있었던 대부분의 사람들은 그 기간이 1시간 미만이었다(그림 11-9). 외상전 기억상실 기간은 뇌손상이 관통 뇌손상인지 비관통 뇌손상인지의 여부와 유의미한 관련이 없었다. 이러한 결과는 제2차 세계대전에서 외상뇌손상을 입은 973명의 외상전 기억상실 기간을 연구한 Russell과 Nathan(1946)이 보고한 결과와 일치하는 것이다. Russell과 Nathan의 대상자 중 86%는 외상전 기억상실을 경험하였으며, 오직 14%만이 30분이 넘는 시간 동안의 기억을 잃었다.

Corkin 등(1987)은 외상후 기억상실은 "손상 후 몇 분, 몇 시간, 며칠 또는 몇 주 동안의 새로운 정보를 보유하는 능력이 없는 것."(p. 318)으로 정의한다. 외상후 기억상실은 일반적으로 경험을 장기기억으로 결합하지 못하는 것을 의미한다고 여겨진다. 외상후 기억상실은 보통 손상이 발생하였을 때부터 시작되지만 일부 환자는 손상 직후 발생한 사건에 대한 약간의 기억을 하고 그 이후의 기억을 잃기도 한다. Russell(1971)의 외상후 기억상실에 대한 원래의 정의는 혼수상태 시간과 이후로 환자가 경험한 것을 기억하지 못하는 시간이 모두

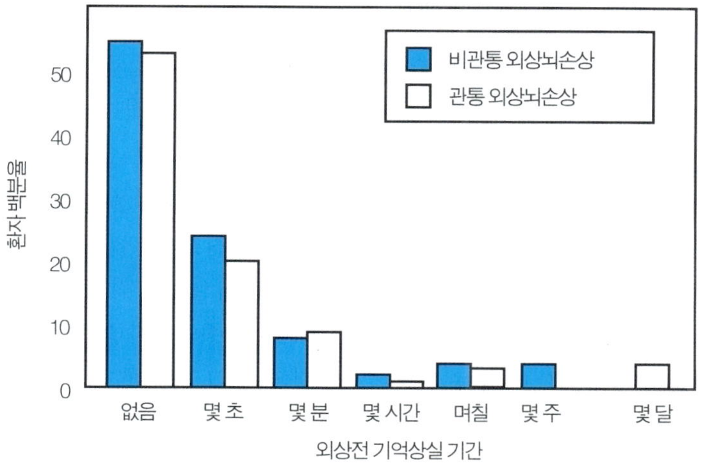

그림 11-9 한국전쟁에서 관통 외상뇌손상이나 비관통 외상뇌손상을 입은 121명의 외상전 기억상실 기간

출처: Corkin SH, Hurt RW, Twitchell TE et al: Consequences of penetrating and nonpenetrating head injury: posttraumatic amnesia, and lasting effects on cognition. In Levin HS, Grafman J, Eisenberg HM, editors, ***Neurobehavioral recovery from head injury***, New York, 1987, Oxford University Press.

포함된다. 대부분의 현대 저자들은 혼수상태 시간을 제외하며, 외상후 기억상실은 환자가 혼수상태에서 깨어난 이후의 혼동과 지남력 장애 시기와 대강 일치한다고 생각한다(Baddely, Harris, Sunderland와 동료들, 1987).

대부분의 외상전 기억상실과 외상후 기억상실 기간의 측정은 사실상 환자가 자신의 사고 후 경험한 것을 기억하기 시작하는 때를 설명하는 것에 의존하여 후향적으로 평가한다. 이러한 평가를 위한 표준화된 방법은 없다. 따라서 외상전 기억상실과 외상후 기억상실의 평가에 있어서 설명되지 않은 변인들이 상당히 존재하는 것 같다. 예를 들어 사고 직후의 시간에 대하여 환자가 실제로 기억하는 것과 가족이나 의사 또는 다른 사람이 그 기간에 대해 환자에게 말해 준 것을 구분하는 것은 어렵고 아마도 불가능할 것이다. 그렇기는 하지만, 외상전 기억상실과 외상후 기억상실에 대한 여러 연구가 매우 일관적으로 이러한 기억장애에 대한 상대적 기간과 시간 경과에 대한 합리적 확신을 주고 있다.

외상후 기억상실은 거의 항상 외상전 기억상실보다 오래 간다. 그림 11-10에 Corkine 등(1987)이 한국전쟁 생존자에 대하여 보고한 결과가 요약되어 있다. 외상전 기억상실이 몇 초에서 몇 분 이상 지속되는 경우가 드물지만, 외상후 기억상실은 종종 며칠에서 몇 주까지 지속된다. Russell(1971)과 Jennett(1976)도 비슷한 결과를 보고하였다.

앞서 언급한 바와 같이 외상후 기억상실의 문제는 정보가 장기기억으로 들어가는 것이다. 외상후 기억상실 환자는 대화에 참여하고 시험을 치르고 일상생활을 수행하지만, 이후에 기억을 하지 못할 것이다. 이러한 환

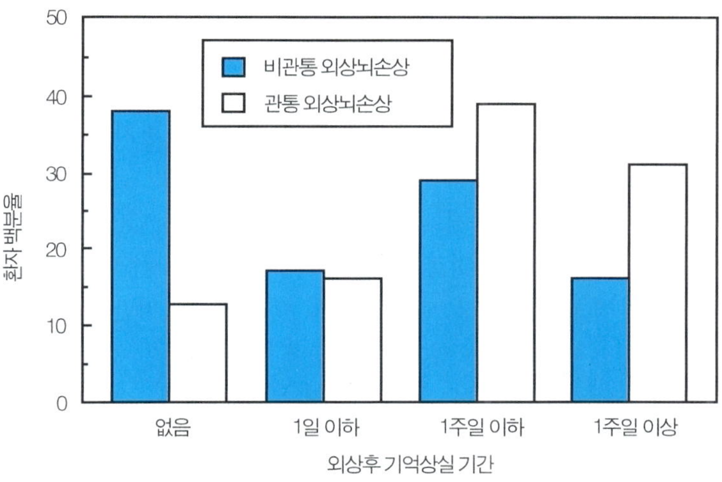

그림 11-10 한국전쟁에서 관통 외상뇌손상이나 비관통 외상뇌손상을 입은 121명의 외상후 기억상실 기간

출처: Corkin SH, Hurt RW, Twitchell TE et al: Consequences of penetrating and nonpenetrating head injury: posttraumatic amnesia, and lasting effects on cognition. In Levin HS, Grafman J, Eisenberg HM, editors, ***Neurobehavioral recovery from head injury***, New York, 1987, Oxford University Press.

자는 그날그날의 모임과 대화나 사람을 기억하지 못한다. 외상후 기억상실은 외상전 기억상실보다 환자의 일상생활에 더 심각한 결과를 가져온다.

임상 Tip. Lezak(1983)에 따르면 외상뇌손상 환자는 외상후 기억상실이 일상생활에 미치는 영향으로 인해 가장 큰 어려움을 겪는다. 반면 그들의 변호사는 환자의 외상전 기억상실로 인해 가장 큰 어려움을 겪는데, 왜냐하면 의뢰인이 사고가 났던 상황을 기억하지 못하기 때문이다.

외상후 기억상실 기간은 혼수상태 기간과 어느 정도 관련이 있지만 혼수상태 기간보다 궁극적인 회복을 더 잘 예측하는 변인으로(Levin, Benton & Grossman, 1982), 외상후 기억상실 기간이 길다는 것은 잔존하는 장애가 더 크다는 것을 시사한다. 한 달 이상 외상후 기억상실을 가진 환자는 영구적인 기억 결함이 있으며, 만약 3개월 이상 외상후 기억상실이 지속된다면 영구적으로 심각한 인지, 학습, 기억에 장애를 갖게 되는 것 같다(Brooks, 1989; Katz & Alexander, 1994).

시각처리과정

시각처리과정의 장애는 외상뇌손상의 회복 초기 단계에 흔히 나타나는데, 일부 환자들은 (특히, 뒤쪽 뇌손상이 있는 환자) 회복의 중기와 후기 단계에도 시각적 정보를 처리하는 데 지속적인 어려움을 보인다. 시각처리과정의 장애가 있는 환자는 불완전하거나 조각나거나 부분적으로 차단된 시각적 자극을 식별하는 검사와 그림이나 사진의 배경에서 모양을 변별하는 검사에서 낮은 수행을 보인다.

집행기능(추상적 사고, 사고력, 문제해결)

> 집행기능은 단일한, 단순 처리과정이 아니다. 조정을 하기 위해, 이 사고 처리과정은 친숙한 것과 새로운 것, 원인과 결과 사이의 관계 구별을 위한 전략을 훈련해야만 한다. 이는 또한 계획, 의사결정, 우선순위, 소요시간 추정을 위한 전략을 필요로 한다(이는 과제의 우선순위를 결정하고 시간을 운영하는 데 필요한 하나의 기술이다). (Marlowe, 2000, p. 451)

집행기능의 평가는 보통 RLAS 수준 IV 이하의 뇌손상 환자들에게는 중요하게 다루어지지 않는데, 환자의 혼동, 동요, 주의력 장애가 추상적 사고, 사고력 그리고 문제해결을 모두 불가능하게 한다. 환자가 RLAS 수준 V 이상 도달하였을 때 집행기능 장애는 더 이상 혼동, 동요, 주의력 장애로 인해 가려지지 않으며, 집행기능의 평가가 치료의 매우 중요한 측면이 된다. 집행기능에 대한 종합적인 평가는 일반적으로 주의력과 기억력 검사에 더하여 추상적 사고, 사고력 그리고 문제해결 검사를 포함한다. 집행기능에 대한 평가는 제4장에서 논의되었다.

언어와 의사소통

RLAS 수준 III 이하의 외상뇌손상 환자는 계획성이 결여된 응집력 없는 발화 이상의 구어 의사소통을 하지 못한다. RLAS 수준 IV 환자는 간헐적으로 한두 단어로 의사소통할 수도 있지만 대부분 응집력이 없고 상황적 문맥에 부적절한 발성이다. 대부분의 RLAS 수준 V 이상의 외상뇌손상 환자는 음운학적·문법적으로 정상 범위에 있는 말을 산출한다. 주요 예외는 뇌줄기, 소뇌, 말초신경계의 손상이 있는 마비말장애 환자이다. 그러한 환자의 평가는 다른 원인으로 인한 마비말장애 환자의 평가와 유사하다(제13장 참조).

RLAS 수준 V 이상의 외상뇌손상 환자는 대면이름대기 검사에서 종종 오류를 보이지만 대부분의 오류는 단어 인출장애 자체라기보다는 시각적 지각 오류나 경쟁 반응을 억제하는 능력이 부족한 것을 반영하는 것이다. 외상뇌손상 환자는 자발화에서 성가신 단어 인출 실패를 경험할 수 있지만, 그러한 실패는 보통 일상생활 활동에서 의사소통을 심각하게 방해하지는 않는다.

RLAS 수준 VI, VII, VIII의 외상뇌손상 환자는 정상적인 말속도와 운율로 유창하게 말을 하지만 필요 이상의 말을 하고 주제에서 벗어난다. 수준 VI와 VII 환자는 간헐적으로 부적절하고, 작화적이고, 에둘러 말하고, 주제를 벗어나고, 단편적이고, 결속력이 없지만 (보통) 언어학적으로는 양호하다. 또한 불완전한 이해와 화용론적 규칙과 관습을 존중하지 못하는 것과, 중등도 외상뇌손상 발화의 전형적인 특성이 나타난다.

일반 개념 11-3

- 외상뇌손상이 있는 혼수상태와 반혼수상태 환자 평가의 주요 목표는 손상의 특성과 중증도를 측정하고, 손상 이후 환자 상태의 진전을 평가하고, 환자의 각성도와 자극에 대한 반응도를 보는 것이다.
- 의식이 돌아오고 자극에 반응을 하기 시작한 환자의 평가는 보통 환자의 (사람, 장소, 시간에 대한) 지남력과 정신상태에 대한 평가에 초점을 둔다. Galveston Orientation and Amnesia Test(GOAT)와 Mini Mental Status Examination(MMSE)가 이러한 목적으로 흔히 사용된다.
- 혼동과 지남력 장애가 있는 환자에게 동요(agtated)는 흔히 나타난다. Agitated Behavior Scale(ABS)가 뇌손상 환자의 동요를 측정하고 추적평가하기 위해 사용될 수 있다.
- 외상뇌손상을 경험한 사람은 종종 선택 주의력, 지속 주의력, 교대 주의력에 문제를 보인다. Test of Everyday Attention(TEA)은 일상생활에서 주의력 장애의 영향을 평가하기 위해 고안되었다.
- 외상뇌손상 환자의 기억력 장애는 외상전 기억상실(손상 전에 발생한 사건에 대한 기억상실)과 외상후 기억상실(손상 후에 발생한 사건에 대한 기억상실)로 특징지을 수 있다. 외상전 기억상실은 보통 외상후 기억상실보다 지속 시간이 짧지만, 둘 다 환자가 회복되면서 감소하는 경향이 있다.
- 시각처리과정의 장애는 뇌손상의 초기에 흔히 나타나는 결과이며, 뒤쪽 뇌손상이 있는 사람에게는 간혹 만성 장애가 되기도 한다.
- 집행기능의 평가는 RLAS 수준 V 이상의 뇌손상 환자의 치료에 중요한 관심사가 된다.
- 대부분의 외상뇌손상 성인의 말은 부적절하고, 작화적이고, 에둘러 말하고, 주제를 벗어나고, 단편적이고 결속력이 없지만 언어학적으로는 양호하다. 대부분 화용론적 규칙과 합의를 인식하거나 따르지 못한다.
- 대부분의 외상뇌손상 성인은 체계적이고 문자 그대로의 구어나 글 언어를 이해하지만 체계적이지 않거나 은유, 유머나 풍자와 같은 문자 그대로 해석되지 않는 자료를 다루어야 할 때는 이해력이 저하된다.
- 표준 실어증 검사는 외상뇌손상 성인의 언어와 의사소통 능력을 평가하기에 보통 적합하지 않다. 왜냐하면 이 검사는 보통 외상뇌손상에 의해 크게 영향을 받지 않는 기능에 초점을 두며(예: 단어 인출, 문자 그대로의 자료에 대한 이해), 외상뇌손상으로 영향을 받는 기능은 무시하기 때문이다(예: 복잡한 정보를 구조화하는 것, 문자 그대로의 의미가 아닌 것의 평가, 화용론적 언어).
- 어휘 이해, 이름대기(특히, 생성이름대기), 문장이해, 담화이해, 그림 설명, 화용적 적절성 검사가 손상의 중증도에 따라 외상뇌손상 성인에게 적합한 것 같다.
- 외상뇌손상 성인의 평가를 위한 몇몇 검사도구가 출판되었고 전반적인 장애를 확인하기 위해 사용될 수 있다. 확인된 장애들은 추적검사에서 더 자세히 평가될 수 있다.
- 상위 수준의 외상뇌손상 환자의 특정 인지 능력을 평가하는 데 Woodcock-Johnson Psychoeducational Battery (WJR) 하위검사들이 사용될 수 있다. Woodcock-Johnson Test of Achievement-Revised(WJR-ACH) 또는 Peabody Individual Achievement Test-Revised(PIAT-R)와 같은 성취도 평가도구의 하위검사들도 상위 수준의, 특히 학업에 복귀해야 하는 외상뇌손상 환자의 수행을 평가하는 데 사용될 수 있다.

대부분의 RLAS 수준 VI, VII, VIII 외상뇌손상 성인은 체계적이고 문자 그대로의 내용은 이해하지만, 주제의 변화를 따라가야 할 때나 은유, 유머, 풍자와 같이 간접적인 의미의 이해에 의존해야 하는 내용일 때는 이해하지 못한다. McDonald(1993)는 다음과 같이 언급하였다.

> 외상뇌손상 성인의 말과 이해력은 우뇌손상 성인과 공통점이 많다. 이러한 공통점의 원인 중 하나는 우뇌손상 성인 그룹에서 전두엽 손상 환자의 비율이 크고, 외상뇌손상 성인이 전두엽 손상을 입을 가능성이 높기 때문일 것이다.

소수의 외상뇌손상 성인만이 실어증이라고 진단을 내릴 수 있는 언어장애 패턴을 보이지만 다수의 RLAS 수준 VII 이상의 환자들이 단어 인출 문제, 복잡한 자료의 청각 이해와 읽기이해의 장애 그리고 간헐적인 문자 착어 또는 구어 착어가 있다. 상위 수준의 외상뇌손상 환자들의 의사소통장애는 보통 언어학적 장애 자체라기보다는 기저에 있는 주의력, 기억, 사고력과 문제해결력의 장애로 인한 이차적 결과이다.

표준 실어증 검사는 외상뇌손상 성인의 의사소통장애를 평가하는 데 아주 적합한 것은 아니다. 왜냐하면 이 검사는 단어 인출, 문법적 기술, 문자 자료의 이해(보통 외상뇌손상 후에 보존된 기능)를 부각시키고 복잡한 정보를 구조화하고 통합하기와 문자 그대로의 의미가 아닌 내포된 의미를 이해하기와 같은 기능(외상뇌손상으로 영향을 받을 수 있는 기능)을 경시하거나 아예 무시한다. 결과적으로 실어증 검사에서의 수행은 보통 외상뇌손상 성인의 실제 의사소통능력을 과대평가하게 만든다.

Ylvisaker와 Urbanczyk(1994)는 실어증 평가가 외상뇌손상 환자에게 적합하지 않은 이유를 다음과 같이 설명하였다.

> 주의, 지각, 구성, 집행기능의 장애가 의사소통에 부정적인 영향을 미친다는 점에서 언어 평가의 특성이 이러한 기저의 약점을 보완하게 될 것이다. 예를 들어 통제된 검사 환경은 환자의 주의력의 문제를 감소시키고, 정확한 지시 내용과 잘 정의된 과제는 과제에 대한 방향을 확립시켜 주고 인지적 비유연성의 영향을 감소시키며, 상대적으로 적은 양의 언어만을 포함한 검사 항목들은 구성상의 약점을 보완하고, 정보를 제시하는 신중한 속도는 빠른 수행의 어려움을 보완하고, 검사자의 도움과 격려의 태도가 대인관계의 스트레스에 대처하는 능력이 약한 점을 보완하고, 그리고 공통적으로 사용되는 검사들은 새로운 정보와 기술을 학습하는 능력이나 새로운 기술을 하나의 상황과 과제에서 다른 상황과 과제로 일반화하는 능력을 측정하지 못한다(p. 174).

앞의 마지막 문장은 이 책에서 가장 긴 문장으로 상을 받았다.

그러나 연구자들이 언급한 바는 실어증 성인의 평가에 사용되는 검사가 외상뇌손상 성인을 평가하는 측면이 전혀 없다는 것은 아니다. 외상뇌손상으로 영향을 받는 지각과 처리과정의 장애에 초점을 둔 읽기, 쓰기, 말하기, 듣기에 대한 선택적인 검사는 외상뇌손상 환자의 언어와 의사소통장애를 수량화하는 데 유용하다. 뇌손상 환자의 중증도와 장애의 패턴에 따라 다음의 검사는 부분적으로나 전체적으로 적절하게 사용될 수 있는데, 환자가 협조적이고 충분히 주의를 기울이기 때문에 검사에서의 수행이 지각, 주의, 기억의 장애로 인한 것이 아닌 환자의 실제 능력의 타당한 표지라는 조건이 충족될 때 다음 검사들을 사용할 수 있다.

- 제한된 시간 내에 개념적으로 관련된 단어를 산출하는 능력을 평가하는 생성이름대기 검사
- 그림 설명이나 이야기 서술로 유도된 연결발화 샘플로 내용과 구성 그리고 환자의 연결발화의 효율성을 평가하는 것
- 대화 샘플로 환자의 의사소통에서 화용적 측면의 적절성을 평가하는 것. 샘플은 반드시 실제 대화여야 하며, 검사자가 질문하고 환자가 답하는 (간혹 '반구조화된 대화'라고도 하는) 면담이 아니어야 한다. 그러한 '대화'는 외상뇌손상 환자와 뇌손상이 없는 성인을 구별하지 못한다(Snow, Douglas, & Ponsford, 1995).
- 문맥 속에서 단어의 인출과 산출을 평가하는 문장이나 담화에서의 낱말 찾기 검사
- 어휘 듣기 평가에 사용되는 수용어휘 검사
- 단기청각보유(short-term auditory retention)와 구어문장이해를 평가하는 문장의 듣고 이해하기 또는 읽고 이해하기 검사
- 구어 담화에서 직접 진술되거나 함축되어 있는 주요 내용(main idea)과 세부사항에 대한 이해를 평가하는 구어 담화이해 검사
- 읽기 어휘와 읽기이해 능력에 대한 표준화된 검사

환자의 의사소통장애 패턴에 따라 이 이외의 말, 언어, 의사소통 검사가 필요할 수 있다. 철자 쓰기, 계산, 높은 수준의 독해와 더불어 속담 해석과 같은 난해한 언어 산출검사가 경도의 인지장애 또는 의사소통장애 환자에게 적합할 것이다. 학교나 직장으로 복귀할 높은 수준의 환자에게는 철자와 독해능력에 대한 종합적인 검사가 중요할 것이다. 다른 사람들과의 사회적 상호작용이 필요한 환경으로 복귀할 환자는 화용적 기술에 대한 심화 검사가 중요할 것이다. 구어 계획과 문제해결력에 대한 종합적인 평가는 그러한 기술이 중요시되는 직장으로 복귀할 환자에게 중요할 것이다. 마비말장애가 있는 외상뇌손상 성인에게는 종합적인 말운동 검사와 말명료도 검사가 적합할 것이다.

외상뇌손상 환자의 평가도구

외상뇌손상 환자의 인지와 언어 능력을 평가하는 몇몇

검사도구가 출판되었지만, 대부분 적용범위, 대조군, 신뢰도나 독립적인 도구로서의 가치를 나타내는 표준화에 약점을 가지고 있다. 일부는 전반적인 장애를 확인하는 선별검사로 유용한데, 그런 이후로 더 자세한 추적 평가를 할 수 있다. 검사의 심리측정적 속성이 매우 다양하기 때문에 사용자는 이를 일반적 임상에 적용하기 전에 검사의 타당도, 신뢰도, 대조군 그리고 적용범위를 잘 살펴보아야 한다.

Brief Test of Head Injury(BTHI; Helm-Estabrooks & Hotz, 1991)는 외상뇌손상으로 심한 장애가 있는 성인을 평가하기 위한 선별검사이다. BTHI는 7개 영역에 31개 항목을 포함하고 있다. 지남력/주의력, 지시 따르기, 언어 구성, 독해, 이름대기(그림과 사물), 즉각기억, 최근기억, 장기기억, 시공간 능력. 임상가는 BTHI가 심한 외상뇌손상 환자의 수행 기초선을 확립하고 회복을 추적하는 데 있어서 RLAS와 같은 평정척도의 유용한 보조도구로 사용할 수 있다.

Ross Information Processing Assessment-Second Edition(RIPA-2; Ross, 1996)은 즉각기억, 최근기억, 장기기억, 공간 지남력, 환경에 대한 지남력, 정보 회상, 문제해결과 사고력, 정보의 구성 그리고 청각 이해력과 보유를 평가하기 위한 10개 하위검사를 포함하고 있다.

Scales of Cognitive Ability for Traumatic Brain Injury (SCATBI; Adamovich & Henderson, 1992)는 5개 영역으로 나누어진 41개 하위검사를 포함하고 있다. 지각과 변별, 지남력, 구성(범주화, 연합, 배열), 회상과 사고력. SCATBI는 외상뇌손상 성인을 위한 대부분의 검사보다 항목 난이도의 범위가 더 크다(이 검사의 일부 항목은 뇌손상이 없는 성인에게도 어려울 수 있다). 검사의 길이(SCATBI 전체를 시행하는 데 약 2시간이 걸린다.)와 검사 항목의 난이도 범위 때문에 임상가는 한 회기에 검사 전체를 시행하지 않는 것 같다. 그러나 임상가는 SCATBI의 일부 하위 영역을 시행하기도 하는데, 이는 각 영역을 위한 대조군이 제시되어 있기 때문이다. SCATBI는 높은 수준의 외상뇌손상 성인을 위한 합리적인 종합검사도구인 것 같지만, 임상가는 SCATBI 결과와 함께 SCATBI에서 확인된 장애 영역에 관한 더 자세한 정보를 제공하는 다른 검사 결과를 추가적으로 원할 수도 있다.

외상뇌손상 성인을 대상으로 표준화된 것은 아니지만 Woodcock-Johnson Psychoeducational Battery-Revised(WJR; Woodcock & Johnson, 1989)는 높은 수준의 외상뇌손상 환자의 특정 인지 능력을 평가하기에 적합한 몇 가지 검사를 포함하고 있다. WJR은 Woodcock-Johnson Tests of Cognitive Ability-Revised (WJR-COG)와 Woodcock-Johnson Tests of Achievement-Revised(WJR-ACH)의 두 부분으로 되어 있다. WJR 대부분의 하위검사 연령 범위는 2세부터 성인으로, 2~90세의 정상 대조군이 제공되어 있다. WJR의 대부분의 하위검사는 단독적으로 사용될 수 있도록 구성과 표준화가 되어 있다. 이러한 이유로 WJR-COG는 넓은 연령 범위에 걸쳐 폭넓은 범위의 능력을 평가할 수 있는 검사도구가 되며, 외상뇌손상 환자의 수행을 같은 연령의 뇌손상이 없는 사람과 신뢰도 높게 비교할 수 있다.

WJR-COG 검사는 두 부분(표준검사, 보조검사)으로 나뉜다. 표준검사에는 7개의 하위검사가 있다.

1. 이름 기억: 환자는 만화 인물의 무의미 이름(nonsense names)을 기억해야 한다(예: jawl, kiptron).
2. 문장 회상: 환자는 단어와 문장을, 1음절 단어에서부터 33음절 문장까지 따라말한다.
3. 시각 짝맞춤: 환자는 배열된 숫자에서 지정된 목표를 찾는다.
4. 단어 완성: 환자는 부분 소리가 빠진 불완전한 단어를 듣고 알아맞힌다.
5. 시각 완성: 환자는 주변 사물에 대한 미완성 그림이나 일반적이지 않은 각도에서 찍은 사진을 보고 알아맞힌다.
6. 그림 어휘: 환자는 다양한 빈도의 단어 항목에 대한 그림을 보고 이름을 말한다.
7. 분석-통합: 환자는 상징적으로 제시된 규칙을 적용하여 퍼즐과 같은 문제를 해결한다.

WJR-COG 보조검사에는 표준검사의 하위검사와 관련된 12개의 보조 하위검사가 있다.

- 시각-청각 학습: 환자는 추상적인 상징에 대한 실제 단어 이름을 학습한다.
- 단어 기억: 환자는 1~8개 범위의 단어 리스트들을

기억한다.

- 지우기: 환자는 목표와 방해 자극들의 일렬 배열 속에서 목표 자극을 찾아 지운다.
- 소리 배합: 환자는 단어의 조각들을 듣고 알아맞힌다.
- 그림 인식: 환자는 이전에 봤던 그림과 방해 자극들이 섞인 배열 속에서 이전에 봤던 그림을 선택한다.
- 구어 어휘: 환자는 친숙한 단어의 동의어와 반대어를 말한다.
- 개념 형성: 환자는 여러 색의 크고 작은 형태의 위치를 결정짓는 규칙을 학습한다.
- 지연회상-이름: 환자는 WJR-COG 표준검사에서 하위검사의 이름 기억 부분을 (2~4일 후에) 지연회상한다.
- 지연회상-시각/청각 학습: 환자는 시각/청각 학습 하위검사의 지연 검사를 받는다.
- 소리 패턴: 환자는 무의미한 단어의 쌍이 같은지, 다른지 말한다.
- 공간 관계: 환자는 복잡한 그림을 형성하는 퍼즐 모양을 선택한다.
- 듣고 이해하기: 환자는 문장을 완성하기 위해 빠진 단어를 말한다.

성취 검사도구(achievement test battery)는 높은 수준의 외상뇌손상 환자가 학교생활에서나 수학, 읽기, 쓰기, 철자, 어휘 능력에 따른 다른 활동에서의 성공 가능성을 확인하는 과제에서의 수행을 평가하고자 할 때 유용하게 사용될 수 있다.

WJR-ACH는 두 부분으로 나뉜다. 표준검사에는 읽기, 수학 그리고 쓰기를 평가하는 12개의 검사가 있다. 보조검사에는 2개의 읽기, 2개의 쓰기 하위검사가 있다.

PIAT-R(Markwardt, 1989)는 임상가가 높은 수준의 외상뇌손상 환자를 평가할 수 있는 또 다른 검사이다. PIAT-R에는 6개 하위검사가 있다.

1. 수학: 환자는 숫자와 기호의 인지에서부터 대수학과 기하학 범위까지 객관식 문제를 푼다.
2. 읽기 재인: 환자는 글자와 단어 인식 문항의 읽기와 더불어 친숙한 단어와 친숙하지 않은 단어를 소리 내어 읽는다.
3. 읽기이해: 환자는 4개의 그림 가운데 쓰인 문장에 맞는 그림을 선택한다.
4. 철자: 객관식 문제로, 환자는 4개의 단어 가운데 철자가 맞게 쓰인 하나를 선택한다.
5. 쓰기 표현: 환자는 그림 자극에 관한 짧은 이야기를 쓴다.
6. 일반 정보: 일상생활, 읽기 또는 학교에서 배운 정보에 대한 질문-답변 검사이다.

PIAT-R 하위검사는, WJR 하위검사와 마찬가지로 개별적으로 시행되고 해석될 수 있다. 하위검사 점수는 5~18세의 백분위 순위로 그리고 해당 학년과 연령으로 전환할 수 있다.

중재

외상뇌손상의 성인에 대한 인지-의사소통의 중재적 치료에는 의사, 간호사, 신경심리사, 언어치료 전문가, 작업치료사, 임상심리학자, 사회복지사, 직업상담사 등을 포함한 많은 전문가의 협력이 필요하다. 외상뇌손상 환자가 겪는 신체적 · 인지적 · 행동적 장애의 치료에는 전문적인 영역을 넘나들며 병원에서부터 환자의 일상 환경으로 확장되는 통일되고 조직화된 중재적 치료 계획이 필요하다.

전문분야 간의 협력은 환자의 회복 시기 중 의학적 · 신체적 · 행동적 장애가 가장 심한 초기에 특히 중요하다. Kay와 Silver(1989)는 다음과 같이 밝히고 있다.

> (외상뇌손상 환자들의) 재활은 가장 참된 의미에서 여러 전문분야가 협력하여 이루어져야 한다. (중심 책임자뿐만 아니라) 팀원들 간에 계속 의사소통이 이루어져야 하고 전문분야를 아우르는 관리 계획이 있어야 하며, 머리손상 환자의 인지적 · 행동적 문제에 있어 전문가에 의한 협력이 이루어져야 한다(p. 147).

감각 자극과 지남력

감각 자극. 혼수상태 또는 반혼수상태의 환자에서의 중재적 치료는 주로 감각 자극으로 이루어진다. 중재적 치료의 일차적 목적은 환경에 대한 환자의 반응을 증강시키고 의식상태가 돌아오도록 촉진하는 데 있다.

감각 자극(때때로 **혼수 자극** 또는 **혼수 각성 치료**라고 함)을 주는 동안 환자는 매일 10~15분 간격으로 청각 · 시각 · 촉각 · 후각 · 미각 감각에 반복적으로 노출된다. Cherney 등(1991)에 따르면 감각 자극 목적은

> 환자의 각성과 환경에 대한 민감성을 증대시키고 감각 결핍을 예방하기 위해 … 반응의 일관성과 특이성을 증대시키거나 반응의 잠복기를 줄이는 등의 민감성의 변화를 촉진시키기 위한 것이다(p. 59).

감각 자극은 복잡하지는 않지만 많은 노동력을 요하는 방법이고, 평균 지능을 가진 대부분의 성인은 두세 번의 훈련으로 이를 배울 수 있다. 따라서 언어치료 전문가는 자극을 제공하기 위해 다른 보호자나 가족 또는 중요한 다른 사람들과 협력하곤 한다. 언어치료 전문가는 통제된 자극을 체계적인 일정에 따라 제공하고, 자극의 결과를 기록하고, 환자의 반응성에 변화가 있는지를 알기 위해 자극에 대한 환자의 반응에 대한 기록을 살펴보고, 자극 프로그램을 변화시키는 데 있어 다른 팀 구성원들과 협력한다.

임상 Tip. 가족이나 중요한 다른 사람들이 혼수 자극을 주는 데 있어 낯선 사람들보다 더 나을 수 있다. 왜냐하면 그들은 환자에게 익숙하고 환자의 관심, 좋아하는 것, 싫어하는 것이 무엇인지 알고, 환자에게 의미 있는 물건들(예: 사진, 녹음테이프)을 이용함으로써 이러한 것들이 자극의 유효성을 증대시킬 수 있다고 생각한다. 그러나 가족이나 중요한 다른 사람들은 환자가 회복될 것이라는 안심이 될 만한 징후를 찾고자 하기 때문에 임의의 움직임이나 호흡의 자발적 변화 또는 우연한 발성을 자극에 대한 반응으로 오해할 수 있다.

감각 자극 프로그램을 시작할 때, 고려되어야 할 가장 중요한 두 가지 원칙은 다음과 같다. (1) 환자가 의학적으로 안정적이면, 혼수상태가 된 후 가능한 빨리 자극을 시작하라. (2) 환자의 뇌 입력을 최대화하기 위해 가능한 대로 자주 자극하라. 이러한 신념은 1990년대 초반 Wood(1991)에 의해 변화되기 시작했는데, 그는 다수의 감각 중재가 통제된 조건하에 잘 선택된 의미 있는 자극에 환자를 노출시키기보다는, 통제되지 않은 다양식의 자극을 쏟아붓는 것으로 환자를 과도하게 자극한다고 주장하였다. 그는 이러한 중재가 뇌손상 환자의 제한된 처리 용량을 압도하여 각성이나 인식을 높이기보다는 혼란을 초래할 수 있다고 비판하였다.

Wood는 감각 자극의 개념을 대체할 감각 조절(sensory regulation)이라는 새로운 개념을 주장하였다. Wood 등(Wood, Winkowski, Miller와 동료들, 1992)에 따르면, 감각 조절 중재는 환자와 의료인의 상호작용 특성과 빈도를 포함한 환자의 감각 환경 전체를 통제함으로써 모든 형태의 무관련한 자극을 줄이는 것이다. 감각 조절은 다음과 같은 세 가지 원칙을 기초로 한다.

- 모든 형태의 간호는 어느 정도 자극이 수반된다.
- 의식장애를 가진 환자는 제한된 정보 처리 용량을 가지고 있다.
- 환자가 노출되는 감각 자극의 양은 신중하게 조절되어야 한다.

감각 조절 중재는 통제된 시간에, 통제된 기간과 강도로 서로 다른 유형의 감각 자극을 제공한다. Wood와 동료들(1991)에 따르면, 감각-조절 환경은 다음을 포함한다.

- 낮은 주변 소음 수준의 환경
- 치료와 간호 동안 적절한 자극 간 간격을 두어 환자의 정보 처리를 도움
- 자극이 없는 정기적인 휴식 상태를 통해 환자 뇌가 안정 수준이 되도록 함
- 시간의 흐름에 따라 환자의 반응 변화를 모니터하기 위한 행동 기초선
- 환자가 노출되는 모든 형태의 중재를 조절. 모든 중재는 감각 자극의 한 유형으로 간주되어야 한다.

Wood 등(1991, 1993)은 의식장애 환자 회복의 증진을 위한 감각 조절의 효과를 평가하는 두 편의 예비 연구를 발표하였다. 그들은 감각 조절이 조절되지 않은 감각 자극보다 인식과 반응성에서 더 큰 변화를 이끌어 냈다고 결론지었다. 그러나 이러한 결론을 지지하는 연구들은 그들의 결론의 타당성을 약화시키는 많은 방법론적 약점들을 가지고 있다.

다음의 일반 원칙 목록은, 전통적인 감각 자극이든 감각 조절이든, 대부분의 현대 자극 프로그램의 기본 철학을 반영한다.

- 방해 자극을 제거하기 위해 환경을 통제한다(예: 자극을 시작하기 전에 문을 닫고 텔레비전을 끈다).
- 반드시 자극을 시작하기 전에 환자가 편안한 상태가 되도록 한다.
- 한 번에 한 가지 양식을 자극한다.
- 청각, 촉각, 후각 그리고 운동 감각을 자극한다.
- 좋아하는 음악이나 가족 또는 중요한 다른 사람들의 목소리와 같이 의미 있는 자극을 고른다.
- 습관화되는 것을 예방하고 환자에게 시간이 지나가는 감각을 알려 주기 위해 무자극과 자극의 기간을 번갈아 두도록 한다.
- 각각의 자극 기간에 대한 환자의 반응 양상과 강도에 대해 객관적인 관찰기록을 계속한다.

청각 자극은 종종 가족이나 배우자에 의해 제공되고, 익숙한 사람, 장소, 사건 등에 관해 환자와 대화를 하거나 환자가 알고 있거나 좋아하는 책을 환자에게 읽어준다든지 환자가 좋아하는 음악을 녹음하여 들려주는 일 등을 포함한다. 또한 청각 자극은 간병인에 의해 제공될 수 있으며, 녹음된 음악이나 라디오, 텔레비전 프로그램을 포함하기도 하고, 환자와 일반적으로 나누는 대화, 사람 · 시간 · 장소에 대한 정보를 말로 들려주는 것도 포함한다. 대부분의 자극 프로그램은 자극 기간 사이에 조용한 시간을 필요로 한다. 습관화를 최소화하고 프로그램화된 청각 자극의 효과를 최대화하기 위해 라디오나 텔레비전 소리 또는 배경 소음과 같은 주변 소리들을 통제한다.

시각 자극에는 환자의 시야를 가로지르는 움직이는 불빛이나 밝은색의 물체뿐만 아니라 낮과 밤 시간에 일치하도록 환자 방의 조명 정도를 변화시키는 일도 포함된다.

촉각 자극에는 촉감, 압력감, 온도감각이 있다. 환자의 사지와 얼굴에 가볍게 대거나 단단하게 누르거나 부드럽게 쓸어내리는 자극을 가할 수 있다. 또한 따뜻하거나 찬 물체를 대거나 쓸어내리는 자극을 줄 수도 있다. 환자의 사지와 얼굴에 수건, 마른 혹은 젖은 스펀지, 목욕 수건 또는 삼베를 이용하여 거칠거나 매끈한 또는 단단하거나 부드러운 감촉으로 쓸어내리는 자극을 줄 수 있다.

후각 자극에는 다양한 친숙한 냄새들이 있는데, 유쾌한 것(예: 향수, 커피, 향료 추출물)과 불쾌한 것(예: 마늘, 겨자, 식초)을 짧은 간격(예: 자극당 10초)으로 맡게 한다.

운동 감각 자극으로는 환자의 사지를 움직이거나(운동범위 훈련, 굴곡과 신전) 환자의 신체 자세를 바꾸는 것(환자의 머리를 좌우로 기울이기, 환자의 몸을 좌우로 굴리기, 베개나 경사 테이블을 이용하여 환자를 수직 자세로 움직이는 것)이 포함되어 있다.

깊은 혼수상태의 환자에게서 반응을 일으키려면 강렬한 자극(예: 밝은 빛, 큰 소리, 강한 냄새, 강한 촉각 자극)이 필요할 수 있다. 깊은 혼수상태의 환자는 강렬한 자극에 대해 호흡수가 증가한다든지, 피한다든지, 근육의 긴장도가 증가한다든지, 찡그린다든지, 끙 소리를 낸다든지, 이해할 수 없는 말을 하는 등의 반응을 보일 수 있다. 환자의 혼수 깊이가 얕아지면서 환자의 반응도 좀 더 자극의 근원에 대해 방향성을 갖게 되고 점차 덜 자동적이면서 의도적인 형태(예: 물체를 잡으려고 하거나 쥔다든지, 시각적 자극을 따라가며 보거나 시선을 고정시킨다든지, 청각적 자극에 주의를 기울인다든지)로 변하게 된다.

각각의 자극에 대한 환자의 반응은 보통 Rappaport Coma/Near Coma Scale(Rappaport, Dougherty, & Kelting, 1992)이나 JFK Coma Recovery Scale-Revised(Kalmar & Giacino, 2005)와 같은 평정척도를 이용하여 기록된다.

감각 자극의 효과. 의식장애 환자의 감각 자극 및 감각 조절 중재의 효과를 뒷받침하는 증거는 소수의 피험자를 대상자로 하였거나 심각한 방법론적 약점을 가진 연구에 기초하고 있다. 대부분의 연구에서 긍정적인 결과를 보고하고 있으나, 그 결과가 결정적이라고 여겨지는 데 필요한 연구의 완전성 기준을 충족시키지 못한다.

Giacino(1996)는 감각 자극의 효과를 보고한 연구들을 체계적으로 검토한 후 다음과 같은 결론을 내렸다. "감각 자극의 평가에 대한 방법론적으로 견고한 연구가 부족하다는 점에서 이러한 유형의 중재 효과에 관한 결론을 내리기 어렵다"(p. 77).

Lombardi 등(2002)은 감각 자극의 효과에 대한 25개의 연구를 체계적으로 검토하여 다음과 같은 결론을 내렸다. "이 체계적 리뷰에서 혼수상태나 식물상태의 환자를 위한 다양식 자극의 효과를 지지하거나 배제하기 위한 신뢰할 만한 증거는 없다"(p. 8).

동물 연구는 감각 자극의 이점에 대한 간접적 증거를 제시하고 있다. 이 연구들은 뇌손상이 가해진 후 자극이 있는 환경에 놓인 동물이 같은 뇌손상을 입고 무자극 환경에 놓인 동물보다 새로운 행동의 학습 능력을 회복하는 정도가 더 크다는 것을 보여 준다. 또 다른 연구에 따르면, 감각 결핍 상태에 있는 동물이 정상적인 상태에 있는 동물과 비교하여 덜 활동적이고, 학습에 더 많은 어려움이 있다는 사실을 보여 준다(후자의 연구와 외상뇌손상 성인과의 연관성은 이러한 환자의 혼수상태 또는 반혼수상태가 감각 결핍을 초래한다는 가정에 의존하고 있다). Lippert, Gruner와 Terhaag(2000)는 깊은 혼수상태에 있는 16명의 뇌손상 환자에게 자극을 주었더니 자율신경계 기능(예: 심박수, 호흡수)에 변화가 생겼다고 보고하였다. 그러나 이러한 변화가 환자를 혼수상태에서 벗어나게 하거나 회복의 궁극적인 단계를 높일 수 있는지는 보여 주지 못했다.

다수의 전문가는 감각 자극이 외상뇌손상 환자가 혼수상태에서 벗어나는 것을 촉진하고 회복의 궁극적인 단계를 높일 수 있다는 믿음을 이어오고 있으나, 이에 대한 실험적인 증거는 없다. 그럼에도 불구하고 이러한 개념은 Kay와 Silver(1989)가 "혼수상태의 환자를 오랫동안 방치해 두거나 (물리적 · 감각적으로) 무자극 상태로 두는 것보다는 규칙적으로 가벼운 감각 자극을 주는 것이 더 좋을 것이라는 것은 합리적으로 납득할 만하다."(p. 149)라고 지적했듯이, 직감적으로 알 수 있다.

지남력. 혼동과 동요 상태의 환자에 대한 치료는 보통 혼동과 지남력 장애를 감소시키기 위한 환경 조절과 부적응 행동을 조절하는 것의 결합, 부적절하거나 부적응 행동을 수정하거나 직접 관리하기 위한 반응 수반성, (때로는) 환자의 동요를 감소시키고 새로운 학습이나 재학습을 촉진하기 위해 약물치료를 하기도 한다.

환자의 혼동과 동요가 감소하기 시작하고 보호자와 환경에 환자가 반응하게 되면 지남력 훈련이 치료의 초점이 된다. 지남력 훈련은 환자 거주지에 환경적 촉진을 두는 것, 보호자가 말해 주는 것, 지남력 반복 훈련, 행동 조절 등에 의해 이루어진다.

지남력 훈련에서 환경적 촉진은 여러 가지 형태로 이루어진다. 메모지, 약속을 적은 달력이나 수첩 등을 이용하여 환자에게 앞으로 일어날 일들을 미리 예상하도록 하고, 일상생활에서 본인이 해야 할 일을 상기시켜 준다. 달력, 시계, 일정표를 눈에 잘 띄게 두는 것도 환자에게 시간에 대한 지남력을 심어 주는 데 도움이 된다. 도시, 주요 기반시설이 그려진 지도나 특정 장소가 표시된 표지판, 전단 광고, 그림을 치료 시설(예: 환자의 방, 라운지, 식당 등)에 가져다 놓는 것도 환자의 공간에 대한 지남력을 심어 주는 데 도움이 된다. 환자의 방문 옆에 환자의 이름과 사진을 붙여 두어 식별하도록 하고, 환자의 물건을 눈에 띄는 곳에 둘 수 있다. 환자의 방에 집 사진과 가족사진을 놓을 수 있고 치료사가 명찰을 달고 있는 것도 사람에 대한 지남력을 회복하는 데 도움이 된다.

시간, 장소, 사람에 대한 이러한 수동적인 기억 자극 외에도 가족들과 치료자들이 명백한 단서를 주는 방법도 있다. 가족이나 치료자들이 환자와의 일상생활에서 시간, 장소, 사람에 대한 인식을 심어 주고 훈련을 할 수도 있다.

지남력 훈련은 기본적으로 두 가지 형태로 이루어진다(Cherney, Halper, & Miller, 1991). 수동적 지남력 훈련(passive orientation drills)은 혼수상태에서 막 깨어나 혼동, 동요, 주의력과 집중력 장애가 구조화된 치료 활동에 방해가 되는 환자에게 적합하다. 임상가는 환자가 본인이 누구인지, 무슨 일을 겪고 있는지, 어디에 있는지 등을 이해하는 것을 돕기 위해 알려 주고, 설명하고, 촉진하고, 단서를 주며, 현재 연, 월, 일, 시를 환자가 확인할 수 있도록 도와준다.

수동적 지남력 훈련은 그룹으로 이루어진다. 그룹 일원들에게 임상가가 제공하는 정보를 따라말하도록 하지만, 촉구나 단서 없이 환자가 정보를 스스로 말하는 것까지는 기대하지 않는다. 그룹 일원들이 임상가의 말을 따라 할 수 있으면, 촉구나 질문에 대해 환자가 시간,

장소, 사람에 대한 정확한 정보를 말하도록 유도한다. 하지만 환자가 이러한 정보들을 말로 표현할 수 있다는 것이 이에 대한 개념을 이해하고 일상생활에 적용할 단계가 되었다는 뜻은 아니다. 이를 위해서는 능동적인 지남력 훈련이 필요하다.

능동적 지남력 훈련(active orientation training)은 시간, 장소, 사람에 대한 환자의 불완전한 감각을 일상생활에 적용하도록 도와주는 단계이다. 환자는 시간, 장소, 사람에 대한 지남력을 요구하는 일의 책임을 지게 된다. 수동적 지남력 훈련이 보통 능동적 지남력 훈련보다 먼저 이루어진다. 예를 들어, 환자는 시간을 읽는 방법을 먼저 배운(수동적 지남력 훈련) 후에 시간의 흐름을 모니터하거나 약속된 스케줄에 따라 행동(능동적 지남력 훈련)하도록 훈련받는다. 또, 환자는 본인이 어느 장소에 있는지 먼저 배운(수동적 지남력 훈련) 다음 주변 환경 속에서 길을 찾는(능동적 지남력 훈련) 훈련을 받는다.

환경 조절(environmental control)은 뇌손상 환자의 혼동과 동요를 줄이는 데 적합한 방식이다. 환경 조절은 환자의 주변 환경이 안정적이고 예측 가능하다는 인식을 심어 줌으로써 혼동과 동요를 줄이는 방법이다. 특별한 일들(예: 치료 시간, 식사, 가족 및 친척들의 방문)은 정해진 계획(예: 정해진 시간과 장소, 같은 사람들)에 따라 이루어지게 한다. 혼동과 동요가 감소함에 따라 환경 조절은 조금씩 느슨하게 하여, 환자가 일상생활에서 갖게 되는 책임을 늘려가지만 관리가 가능한 정도만큼만 어렵게 한다.

행동 관리

행동 관리(behavioral management)는 환자의 적합한 행동은 증가시키고 부적합 행동은 감소시키는 과정을 통해 지남력 훈련과 환경 조절을 보완한다. 환경 조절은 뇌손상 환자에게 혼동과 동요를 가져오는 환경을 줄이고 인지장애와 감정, 성격 변화에 잘 대처할 수 있는 환경으로 바꾸는 것이다. 행동 관리는 선행 자극(antecedent stimuli: 특정 행동을 이끌어 내거나 유지하는 자극)과 반응 수반성(response contingencies: 행동에 대한 결과)을 조절함으로써 이루어진다.

제7장에서 피드백의 두 가지 형태를 다루었다. 유인 피드백(incentive feedback)은 일련의 반응-수반적 자극으로, 단지 자극을 유발하거나 회피하기 위한 행동을 유지(제거)한다. 정보 피드백(information feedback)은 자극을 유발하는 반응의 적합성, 올바름, 정확성에 대한 정보를 제공하는 자극으로 이루어져 있다.

회복의 초기 단계에 있는 외상뇌손상 환자들은 보통 말로 하는 칭찬이나 책망과 같은 무형의 대가(정보 피드백)에 의해 영향을 받지 않는다. 보통은 유형의 대가(유인 피드백)가 필요하다. 유형의 대가에는 사탕, 음악, 신체 접촉, 마사지와 같은 긍정적 대가와 소음, 밝은 빛, 아픈 자극과 같은 부정적인 대가가 있다.

임상 Tip. 회복의 초기 단계에 있는 외상뇌손상 환자들은 무형의 대가(정보 피드백)가 적용되어도 효과가 없다. 내부 의식에 더 나아지고자 하는 동기가 없다. 이런 환자들 행동의 대부분은 원초적이며 대뇌피질의 조절 기전에 의해 바뀌지 않는다. 대뇌피질의 해석을 요구하는 대가나 다른 이들의 의도를 이해해야 하는 경우는 이러한 환자의 행동 변화를 가져오기 어렵다.

임상가가 반응 수반성의 조절을 통해 행동을 관리하는 네 가지 방법이 있다. 정적 강화(positive reinforcement)에서는, 원하는 반응의 결과가 있을 때 유쾌한 자극을 준다. 부적 강화(negative reinforcement)에서는 원하는 반응이 나오면 불쾌한 자극을 없애게 된다. 벌(punishment)은 원하지 않는 반응이 나올 때 불쾌한 자극을 주는 방식이다. 소거(extinction)는 특정 반응에 유쾌한 자극과 불쾌한 자극 모두 주지 않는 것이다.

반응 수반성이 혼동 또는 동요 상태의 외상뇌손상 환자의 행동을 조절하는 데 사용될 때, 여기에 쓰이는 자극은 보상적 성격이 있어야 하며, 원하는 행동이 나타났을 때 일정하게 주어져야 한다. 정적 강화는 원하는 행동의 빈도를 늘릴 수 있는데, 이는 환자가 많은 노력을 하지 않아도 되며 불필요한 부정적 상황(치료사가 환자에게 특정 행동에 대해 반복하여 말하거나 설명하도록 시키는 것 등)으로 이끌어 가지 않는 한 그렇다.

부적 강화는 당장의 이익도 없이 힘든 반응을 하도록 임상가에게 괴롭힘을 당하느니 혼자 있고 싶어 하는 매우 심한 상태의 혼동과 동요를 보이는 환자의 행동을 조절하는 데 좋은 효과가 있을 수 있다. 임상가는 환자의 수행에 따라 행위를 중단함으로써 혼동과 동요를 보이는 환자가 혼자 있고 싶어 하는 점을 오히려 치료에 이용할 수도 있다. 초기에 간단한 한두 가지 반응만으로 원치 않는 행위를 멈추게 할 수 있다(예: "당신이 이 문장을 읽는다면 당신을 내버려 두고 갈게요."). 치료가 계속됨에 따라, 임상가는 환자의 더 많은 반응이나 노력을 이끌어 내기 위해 점차 그 기준을 바꾸게 된다. 환자의 동요와 혼동이 감소함에 따라 치료 행위(그리고 치료사의 존재)는 환자에게 덜 불쾌하게 느껴지고, 반응 수반성은 부적 강화에서 정적 강화로 바뀌게 된다.

임상 Tip. 이러한 부적 강화 방법의 작은 부작용은 심한 장애가 있는 환자에게 그들의 환경에서 일어나는 일을 조절할 기회를 준다는 것인데, 이는 종종 이러한 단계의 환자들이 감당하기에는 어려운 일이다.

벌은 혼동과 동요 상태의 환자를 조절하는 데 제한이 있다. 신체적 체벌(예: 찰싹 때리기, 꼬집기)은 도덕적으로나 법적으로 허용되지 않는다. 경고음이나 구두로 책망하는 식의 가벼운 벌이 환자의 불안과 초조에 의한 부적합 행동을 제어하는 데 도움이 될 수 있다. 하지만 벌의 효과는 주로 일시적이며, 벌이 멈추는 순간 부적절한 행동이 다시 나타난다. 다른 형태의 강화 치료나 환자의 환경 조절을 통해 적절한 결과가 더 오래 지속될 수 있다.

환자가 부적절한 행동을 하였을 때는 보호자가 주의를 기울였다가 다른 때는 주의를 기울이지 않게 되면 이는 때때로 환자의 원치 않는 행동에 대한 정적 강화 효과를 가져오기도 한다. 소거(특정 행동에 대해 어떠한 강화도 주어지지 않는)는 부적절한 행동을 없애는 데 도움이 되는데, 특히 소거가 대안적 행동에 대한 정적 강화와 결합될 때 그러하다. 그러나 혼동이나 동요를 보이는 환자에게는 주의를 받지 못하는 것이 부적 강화보다는 오히려 정적 강화로 받아들여질 수 있기 때문에 이들에게는 소거가 행동을 조절하는 데 효과적이지 않을 수 있다.

반응 수반성은 환자가 회복함에 따라 방식과 시기가 바뀌게 된다. 환자가 혼동과 동요 상태일 때는 몇몇의 중요한 행동만이 치료 대상이 되고, 우발적 반응-수반적 자극은 보상이 되며, 모든 원하는 행동에 대해 결과가 따르게 된다. 부적 강화도 중요한 중재 방법이 될 수 있다. 환자가 회복함에 따라 중재적 치료의 대상이 되는 행동의 수와 복잡함이 늘어나게 되는데, 이때는 부적 강화에서 정적 강화로 방식이 바뀌게 되고, 또한 원하는 행동에 항상 결과가 따르게 되는 지속적인 강화 치료 방식에서 부분적인 강화 치료 방식으로 바뀌게 된다.

선행 자극의 조절은 때때로 뇌손상 환자의 행동에 대해 반응 수반성의 조절보다 더 강력한 효과를 나타낼 수 있다. 환경 조절은 전반적인 선행 자극(예: 스케줄, 메모, 환경적 상기)을 조절함으로써 적절한 행동의 빈도를 증가시키고 부적절한 행동의 빈도는 줄일 수 있게 해 준다. 특정한 선행 자극(예: 언어적 상기, 단서)이 특정 행동의 빈도를 조절하기 위해 사용될 수도 있다.

Ylvisaker 등(2001)은 전두엽을 포함한 외상뇌손상이 있는(대부분이 그러함) 사람들에게 결과에 의거한 행동 관리 방법이 과연 효과가 있는지에 대해 의문을 제기한다. 그들은 1990년대에 행해진 몇몇 연구 결과를 요약하면서, 선행 사건, 반응 수반성 그리고 행동 간의 관계를 배우고 유지하는 데 전두엽이 중요한 역할을 한다는 사실을 제시하고 있다. 전두엽이 손상된 환자가 결과에 기반한 행동 관리 방법에 반응하지 않는 이유에 대해 설명할 수 있는 몇 가지 가설이 제기되었다.

- 그들은 수반성의 학습에 필요한 내적 표지를 저장하지 않는다.
- 그들의 충동성에 의해 반응-수반적 훈련의 효과가 가려지게 된다.
- 작업기억의 손상으로 인해 선행 사건과 결과 사이의 관계를 배우지 못한다.
- 시작하기의 손상(행동의 관성) 때문에 결과에 의거한 중재적 치료에 의해 배운 행동을 수행하지 못한다.
- 일부 뇌손상 성인은 (특히 젊을수록) 반응-수반적 훈련에 저항을 보일 수 있다. 그 이유는 자신을 조절하려고 하는 다른 사람의 시도에 부정적으로 반응하면서 보상과 징계를 유치하고 모욕적인 것으로 받아들이기 때문이다.

Ylvisaker 등(2001)은 뇌손상 성인을 치료하는 임상가들에게 **배경 사건**(setting event)에 주목하도록 권하는데, 행동 특정적이지는 않으나 개개의 행동에 잠재적으로 영향을 줄 수 있는 내적인 상태나 외적인 상황이다. 내적인 상태에는 다음과 같은 것들이 있다.

- 신경학적 상태에는 긍정적 배경 사건(예: 정상적인 신경학적 상태)이나 부정적 배경 사건(예: 발작, 불충분한 뇌혈류, 신경화학적 불균형)이 포함됨
- 신체적 상태에는 긍정적 배경 사건(피로가 풀린 상태, 편안한 상태, 적절히 약을 복용 중인 상태)과 부정적 배경 사건(통증, 질환, 약물 과다복용, 부족한 약물복용, 운동장애, 감각장애)이 포함됨
- 인지 상태에는 긍정적 배경 사건(지남력, 과제에 대한 친숙함, 적절한 기억력과 집중력)과 부정적 배경 사건(혼동, 지남력 장애, 부적절한 기억력)이 포함됨
- 감정적 상태에는 긍정적 배경 사건(성취감, 타인에 의한 수용, 의미 있는 역할, 자아조절감)과 부정적 배경 사건(불안, 분노, 우울, 무력감, 조절 상실)이 포함됨
- 태도와 믿음의 상태에는 긍정적 배경 사건(과제가 의미 있는 것이고 해 낼 수 있다는 믿음)과 부정적 배경 사건(과제가 의미 없고 모욕적이거나 불가능하다는 믿음)이 포함됨

외적인 상태에는 다음과 같은 것들이 있다.

- 생활 방식: 타인에 의한 제한 없이 스스로 선택한 환경에서 생활하는 경우(긍정적)와 제한된 환경에서 생활하거나 부모와 함께 생활하는 경우(부정적)
- 특정 인물의 존재 또는 부재: 좋아하는, 스스로 선택한 사람의 존재(긍정적)와 좋아하지 않는 사람의 존재 또는 친구들의 부재(부정적)
- 상호작용의 최근 이력: 최근의 유쾌하고 생산적인 상호작용(긍정적)과 최근의 스트레스가 많고 대립을 유발하고 무례한 상호작용(부정적)
- 환경적 스트레스: 지지적인 환경, 적절한 종류와 수준의 자극(긍정적)과, 비지지적이거나 자극적인 환경-소음, 간섭, 척박함, 불편한 가구(부정적)
- 하루 중 시간: 개인의 자연적인 수면-각성 주기를 따르고 깨어 있을 때 이루어지는 활동(긍정적)과 개인의 각성수준과 자연적인 주기를 무시하는 활동(부정적)

Ylvisaker와 동료들은 선행 사건의 개념을 구분하고 있는데, 전통적인 개념으로는 행동에 선행되고 그 행동의 발생 가능성을 높이거나 낮추는, 개개의 측정할 수 있는 자극으로 생각할 수 있고, 배경 사건의 개념으로는 긍정적 행동이나 부정적인 행동을 증가시키거나 감소시킬 수 있는, 광범위하고 잠재적으로 지속적인, 때때로 측정하기 어려운 변수(내적 상태, 생활 방식)로서 생각할 수 있다. 배경 사건은 비록 특정 행동과는 거리가 있지만, 잠재적으로 그 행동에 영향을 주면서 이와 함께 중재적 치료의 대상이 되는 다른 행동에도 영향을 주게 된다. 특히 전두엽에 손상이 있는 사람에게는 반응-수반적인 선행 사건과 결과의 조절보다도 배경 사건이 특정 행동이나 여러 행동에 더 강한 효과를 나타낼 수 있다.

비록 객관적인 증거가 부족하기는 하지만 반응-수반적인 선행 사건과 결과의 효과와 긍정적, 부정적 배경 사건의 효과는 환자의 전반적인 장애의 심한 정도에 따라 결정된다고 볼 수 있다. 혼동, 지남력 저하, 동요 상태의 환자들은 그렇지 않은 환자들에 비해 반응-수반적인 선행 사건과 결과보다는 긍정적, 부정적 배경 사건에 의해 더 영향을 받을 수 있다. 그럼에도 불구하고, 긍정적 · 부정적 배경 사건은 모든 중증도의 환자에게 중요한 영향을 미치는 것으로 보인다. 장애가 적지만 우울함이나 무력감을 보이면서 약물 과다복용의 상태인 환자가, 장애는 비슷한 정도로 있지만 부정적 배경 사건은 더 적게 경험하는 환자보다 중재적 치료에 반응이 좋지 않다. 마찬가지로 긍정적 배경 사건도 모든 중증도의 환자에게 중요한 긍정적 효과를 가져다줄 것이다.

약물치료

외상뇌손상 환자가 회복기에 아무 약도 쓰지 않는 경우는 드물다. 발작, 고혈압, 통증, 경직, 감정과 행동 문제 등이 흔히 있을 수 있고 이는 치료를 요한다. 종종 치료를 담당하는 임상가는 다양한 약 중에 선택을

하게 되고 이들 중 몇몇은 신경 회복에 의도치 않은 효과를 가져올 수 있다. 이러한 효과가 무엇인지에 대해 이해한다면 적합한 임상적 결정을 내리는 데 도움이 될 것이다(Phillips JP, Devier DJ, Feeney DM: Rehabilitation pharmacology: bridging laboratory work to clinical application, Journal of Head Trauma Rehabilitation 18: 342-356, 2003.)

약물치료가 간혹 뇌손상 환자들의 동요 행동을 감소시키기 위해 사용된다. 안정제나 항정신병 약물은 동요 증상이 행동 치료로 조절되지 않을 때 이를 줄이기 위해 처방될 수 있다. 약물은 환자의 동요 증상을 줄여 줄 수는 있지만 환자를 무기력하게 만든다. 환자의 동요 행동을 조절할 수 있으면서 동시에 너무 무기력하거나 졸리지 않을 정도의 복용량을 찾기 위해서는 용량과 투여 일정을 조심스럽게 조절해야 한다.

무기력한 환자의 각성 상태나 주의력을 향상시키고 재활을 촉진하기 위해서는 자극제를 처방할 수 있다. (또한 몇몇 자극제는 정신병적 우울함을 줄일 수 있다.) 몇몇 연구에서는 자극제를 투여한 후 명백하게 회복이 빨랐다는 결과를 보여 주었지만, 어떤 연구에서는 의미 있는 효과가 없었다. 현 시점에서는 외상뇌손상 성인의 회복을 촉진하는 데 있어 자극제의 효능을 입증할 만한 결정적인 근거가 없다.

몇몇 외상뇌손상 환자들은 사회적 · 직업적 소외, 신체적 · 정신적 능력의 저하, 경제적 어려움, 고립, 활동의 제한을 경험함으로써 회복의 후반부에 임상적으로 우울감을 느끼게 된다. 우울증은 뇌손상으로 인한 뇌의 신경화학적 이상을 반영하기도 한다. 이러한 환자에게는 항우울제를 처방하기도 한다. 하지만 이러한 항우울제에는 인지 능력과 운동수행 기능을 저해할 수 있는 진정효과가 있기 때문에 뇌손상 환자들에게는 주의해야 한다. 만약 환자에게 자살 경향이 있다면 과다복용 시 치명적인 항우울제(또는 다른 약)는 당연히 처방해서는 안 된다.

몇몇 외상뇌손상 환자들은 정신병적 상황(편집증, 망상, 정신분열 양상의 질병)을 겪게 된다. 이러한 환자에게는 항정신병 약물을 처방할 수 있다. 그러나 이러한 약들의 대부분은 이상운동, 자발적 운동의 감소, 떨림 등과 같은 원치 않은 추체외로 부작용을 일으킬 수 있다. 따라서 항우울증 약물은 효과를 나타낼 수 있는 최소한의 용량으로 처방하고, 부작용 발생에 대해 주의 깊게 살펴보아야 한다.

항경련제는 외상뇌손상의 회복 초기의 환자에게 실제로 경련이 있는지 여부와 관계없이 통상적으로 처방하게 된다. 이 약은 진정, 우울감, 운동 저하, 기억력 저하 등과 같은 몇몇 잠재적 부작용을 유발할 수 있다. 따라서 항경련제는 무분별하게 처방하거나 불필요하게 유지해서는 안 된다.

지난 10년간 외상뇌손상 환자들에서 인지기능을 향상시키기 위한 약물치료에 대한 관심이 점차 커지고 있으며, 몇몇 정신 작용 약물이 주의력, 기억력, 집행기능에 좋은 효과를 보이고 있다. Phillips 등(2003)은 인지저하에 대한 약물치료와 관련한 연구 결과에 대해 '조심스러운 낙관'이라고 표현하였다. 그들은 뇌손상에서의 약물치료의 실험적 연구를 검토한 결과를 다음과 같이 말하였다.

> 현재 결론적으로 말할 수 있는 것은, 뇌손상 이후 몇 주에서 몇 달이 지나 회복을 촉진하는 것이 가능하다는 것이다. 왜 일부 환자와 동물은 효과를 나타내고 일부는 그렇지 않는지, 예후를 좋게 하기 위해 손상 후 얼마나 지나서 이러한 치료법을 시작할 수 있는지는 모른다. 또 다른 중요한 점은 뇌손상 후 투여되는 몇몇 약제의 유해성이다. … 다양한 손상의 적은 사례이긴 하지만, 통제된 임상 실험의 유의한 결과는 낙관적이고, 뇌손상에 의해 황폐한 삶을 사는 젊은이들을 치료하기 위해 임상에서의 새로운 방법을 제시해 줄 수 있다. 이러한 정보는, 손상 후 시간이 많이 지나 대개는 치료가 불가능할 것이라고 생각하게 하는 시점에도 치료가 가능할지 모른다는 가능성을 제시하고 있다(p. 353).

외상후 인지기능 저하를 위한 약물치료와 관련된 연구를 검토해 본 결과, Arciniegas와 Silver(2006)는 두 가지 주요 결론을 제시하였다. (1) 대뇌의 카테콜아민 기능을 증강시키는 약제는 각성, 정신 활동 속도 그리고 아마도 주의력을 강화시킬 수 있다. (2) 콜린 분해효소 억제제는 기억력을 강화시키는 데 기여할 수 있다.

임상 Tip. 카테콜아민은 생리적 변화를 일으켜서 몸이 신체적 활동에 맞도록 한다(예: 심박수 증가, 혈압 증가, 혈당 증가). 카테콜아민 약제에는 암페타민, 도파민과 같은 자극제가 포함된다. 콜린 분해효소 억제제는 주의력, 기억력, 다른 인지과정에 관여하는 신경전달물질인 아세틸콜린을 증가시킨다.

외상뇌손상 성인에서의 약물치료에 관한 연구는 계속되고 있다. 아마도 10년 후에는 기존의 약제를 적용하거나 새로운 약제를 개발하여 뇌손상 성인의 신체적·인지적·정신적 웰빙에 임상적으로 의미 있는 도움을 주게 될 것이다.

인지-의사소통 재활

외상뇌손상 성인의 인지-의사소통 문제를 위한 첫 번째 중재 프로그램의 내용은 손상된 인지과정을 복구시키기 위한 것이었다. 이러한 중재 프로그램은 다른 어떤 특정한 이론적 근거에 바탕을 둔 것은 아니다. 그들은 외상뇌손상 성인의 인지적·의사소통적 기능을 향상시키기 위해서는 손상된 정신과정을 자극하는 것이 핵심이라고 생각하였다. 초기 회복의 중재는 종종 검사한 것을 교육하는 'teach-to-the test' 방법을 사용하였다. 일반적인 기술(읽기, 사고력, 문제해결)과 관련한 검사를 해서 부족한 수행을 보이는 기술에 대해 파악하고 그것을 회복시키기 위한 훈련을 하는 것. 활동들은 부족한 기술을 파악하기 위한 검사와 비슷한 경향을 띠며, 치료는 종종 학교에서 보강 교육을 위해 사용하는 것과 같은 워크북에 의존하였다. Sohlberg와 Mateer(1989)는 이러한 치료법을 **전반적 자극 방법**(general stimulation approach)이라고 하였다. 최근에는 외상뇌손상 성인의 재활을 위해 전반적인 자극 방법은 거의 사용되지 않고 대신에 이론에 근거하거나 모형에 근거한 방법을 많이 사용하는데, 이를 종종 **인지 재활 방법**(cognitive rehabilitation approach)이라고 한다.

인지 재활 중재는 크게 두 가지로 분류할 수 있다. 복구 중재[restorative interventions: 보강(remedial)]는 손상된 신경 네트워크를 자극하고 복원하고 재건하기 위한 비문맥적·반복적·처리과정 특정적 훈련을 이용하여 손상된 인지적·의사소통적 과정을 회복시키도록 한다(복구 중재 방법을 간혹 정신 근육 만들기라고 부른다). 복구 방법은 주의력, 기억력, 언어 능력과 같은 특정 인지과정을 치료함으로써 환자의 일상생활에서의 독립성을 키울 수 있도록 하는 것이다. 인지과정의 선택과 훈련의 위계적 배열은 외재적 또는 내재적인 이론적 근거에 바탕을 둔다. 인지과정이 향상되면 과정에 따라 다양한 기술의 수행도 향상된다. 예를 들어, 환자의 지속적인 주의력을 향상시키는 중재는 지속적인 주의력을 필요로 하는 다른 활동에서의 수행도 향상시킬 것이다. 복구 중재는 때로 **구성요소 훈련**(component training)으로 불리기도 하는데, 이는 치료가 환자의 전반적 장애 패턴의 각 개별적인 요소에 집중하기 때문이다.

보상 중재[compensatory intervention: **적응적**(adaptive) 도움, 때로는 **외부적**(external) 도움이라고 부름]는 뇌손상 환자에게 보상적인 전략을 제공하거나 특정한 일상생활의 기술을 훈련시키거나 일상생활과 웰빙에 대한 손상의 부정적 효과를 줄이기 위해 뇌손상 환자의 환경을 변형시킴으로써 일상생활에 대한 인지기능 저하의 영향을 감소시킨다. 보상 중재는 뇌손상 환자들이 일상생활 활동을 불가능하게 하는 인지기능 저하가 있음에도 불구하고 환자의 일상생활 능력을 향상시키고 완수하게 하기 위해 고안된 것이다. 보상 중재는 인지과정보다는 적응 행동에 초점을 맞춘다.

비록 문헌상으로는 복구와 보상의 방법이 구분되지만 임상에서는 이 두 방법이 서로 완전히 독립적이지는 않다(Carney, Chestnut, Maynard와 동료들, 1999). Ylvisaker(1998)는 보상 중재가 뇌손상 환자의 전략적 사고 및 행동과 관련된 능력을 회복시키기 때문에 실제로는 복구의 방법이라고 말할 수 있다고 주장하였다. Sohlberg와 Mateer(2001)는 두 방법 모두 학습을 필요로 하고 또한 둘 다 적응 행동을 배우기 위한 인지과정의 반복적인 활성화에 의존하기 때문에 둘 간의 구분은 다소 모호하다고 평가한다.

구성요소 훈련. 구성요소 훈련(component training)은 자연적인 상황과 표면적으로는 유사성이 거의 없는 훈련 활동 방법으로 인지적·언어적 과정을 자극하고 재활성화한다. 각각의 과정(예: 주의력, 기억력, 언어 능력, 의사소통)을 개별적으로 치료할 수도 있고, 이론적 근거나 임상가의 직관이나 선호도에 따라 순차적으로 치료할 수도 있다. 특정 인지적 · 언어적 기능 저하(주의력, 기억력, 문제해결 능력)는 순차적으로 다루어지게 되고 이는 보통 반복적인 훈련으로 이루어진다. 구성요소 훈련에서는 치료받은 인지적 · 언어적 과정이 향상될수록, 그 과정과 관련된 다른 기술들 또한 향상될 것이라고 가정한다. 이러한 점에서 구성요소 훈련은 실어증 중재를 위한 기저의 처리과정 치료(treat underlying process) 방법과 공통점이 많다. 구성요소 훈련은 혼동을 보이지만 동요 상태는 아닌, 사회적으로 적합한 많은 환자를 위한 중재 방법이다.

주의력. 주의력 장애는 구성요소 훈련의 많은 부분을 차지하는데, 왜냐하면 대부분의 외상뇌손상 성인들이 주의력 저하를 보이기도 하고 또한 주의력이 다른 인지 과정에서 매우 중요하기 때문이다.

주의력 장애를 치료하기 위한, 가장 잘 알려져 있고 널리 쓰이는 프로그램 중 하나는 주의력 과정 훈련(Attention Process Training, APT; Sohlberg & Mateer, 1989; Sohlberg, Johnson, Paule과 동료들, 1994)이다. APT는 Sohlberg와 Mateer의 주의력 과정의 다섯 가지 구성요소(집중 주의력, 지속 주의력, 선택 주의력, 교대 주의력, 분할 주의력) 모형에 근거한다. Sohlberg와 동료들은 훈련을 통해 지속 주의력, 선택 주의력, 교대 주의력 그리고 분할 주의력이 순차적으로 다루어진다고 말한다. 왜냐하면 순서는 주의과정의 위계를 나타내고, 집중 · 선택 · 지속 주의력은 교대 · 분할 주의력의 전제가 된다고 생각하기 때문이다.

임상 Tip. Sohlberg와 Mateer에 따르면 집중 주의력은 보통 혼수상태에서 깨어난 초기 단계에서만 손상된다고 한다. 즉, 이는 구조화된 중재 활동에 참여할 수 있는 대부분의 환자에게는 해당되지 않는다.

지속 주의력은 몇몇 APT 과제를 이용하여 치료할 수 있다. 시각적 지우기 과제(visual cancellation task)에서는 환자가 시각적 배열상의 특정 목표물을 찾아내서 선을 그어 지우게 된다. 청각적 경계 과제(auditory vigilance tasks)에서는 환자가 특정 목표물을 들었을 때 단추를 눌러 소리를 내도록 한다. 청각적 경계 과제는 단순한 것(예: 숫자 6을 들을 때마다 단추를 누르도록 함)에서부터 복잡한 것(예: 연속해서 2개의 달 이름을 듣고, 두 번째 달이 첫 번째 달보다 달력에서 앞에 올 때만 단추를 누르도록 함)까지 다양하다. 연속 계산 과제(serial calculation activity)에서는 환자가 숫자를 거꾸로 세거나, 연속적인 숫자에서 4를 더하고 2를 빼도록 하는 과제 등을 수행하게 된다.

시각적 선택 주의력은 시각적 지속 주의력을 치료하는 데 사용하는 지우기 과제로 치료하지만, 여기서는 방해가 되는 디자인이 자극에 겹쳐 있게 된다. 청각적 선택 주의력은 APT 청각적 지속 주의력 과제와 같은 자극을 포함하는 청각테이프를 이용하여 치료하는데, 주변의 산만한 소음(예: 대화, 뉴스 방송) 속에 목표 자극을 주게 된다.

APT에는 교대 주의력을 치료하기 위한 몇몇 반응-전환 활동이 있다. 교대로 지우기 과제(alternating cancelation task)에서는 환자가 우선 숫자의 배열 중에서 모든 짝수와 같은 특정 목표물을 선을 그어 지우게 한다. 그다음에는 검사자가 "바꾸세요."라는 말을 하면, 이때부터는 환자가 모든 홀수를 지워 나가게 된다. 이는 목표를 몇 번 바꾸는 동안 계속된다. 덧셈-뺄셈 교대 과제에서는 검사자가 "바꾸세요."라고 말하기 전까지 환자는 2개의 숫자를 더하다가 검사자의 지시가 있게 되면 그 이후부터는 뺄셈을 하고, 이는 마찬가지로 몇 번의 전환이 있는 동안 계속된다. 스트룹(stroop)과 같은 과제에서는 '위', '중간', '아래'라는 글자들이 선의 위, 중간, 아래의 위치에 쓰여 있다. 환자는 단어를 읽는 것과 그것의 위치를 말하는 것을 번갈아 가며 하도록 한다. 또 다른 과제에서는 '큰', '작은'이라는 단어가 크고 작은 크기의 글자로 써 있는 카드를 환자에게 보여 주고, 검사자의 지시에 따라 글자를 읽는 것과 그것의 글자 크기를 말하는 것을 번갈아 가며 하도록 한다.

분할 주의력은 한 가지 일의 두 가지 면에 집중하도록 하거나 2개의 다른 일에 동시에 집중하도록 하는 훈련을 통해 치료할 수 있다. 전자의 예로 카드 분류 과제(card-sort task)가 있는데, 이는 카드의 짝을 맞추면서 이름에 지정된 목표 글자가 포함되어 있는 카드는 뒤집어 놓는 식이다(예: 만약 목표 글자가 'e'라면, 모든 Ace, Three,

Five, Seven, Eight, Nine, Ten, Queen은 뒤집어 놓아야 한다). 후자의 예로는 글자 지우기 검사를 하면서 동시에 치료사가 무작위로 숫자를 말하는 중에 5라는 숫자가 나올 때마다 "예"라고 대답해야 하는 과제이다.

주의력 훈련의 효율성에 대해서는 상반된 결과들이 있다. 이러한 훈련 과제나 이와 유사한 주의력 훈련 과제에서 향상된 수행을 측정한 연구는 보통 긍정적인 결과를 보고하였다. 주의력 자체의 향상을 보는 연구들은 여러 가지 결과를 내놓고 있는데, 어떤 연구는 훈련결과의 측정이 아닌 다른 면의 주의력이 향상되었다고 보고하였으나 어떤 연구는 연습이나 신경학적 회복에 의한 변화를 넘어서는 정도의 주의력 향상은 보이지 않았다고 보고하였다.

Park와 Ingles(2001)는 주의력 훈련에 관한 30개의 연구에 대한 메타 분석 결과를 발표하였다. 30개의 연구에는 평균적으로 31시간의 훈련을 받은 359명이 포함되었다. Park와 Ingles는 훈련을 두 가지 범주로 나누었다. 직접 재훈련(direct retraining)은 반복적이고 주의를 요구하는 훈련(예: 주의력 과정 훈련)을 집중적으로 제공함으로써 주의력에 직접 초점을 맞추었다. 특정 기술 훈련(specific-skill training)은 주의를 요구하는 기능적인 기술을 수행하는 것으로 이루어진다(예: 자동차 운전하기).

Park와 Ingles는 연구 설계에 따라 30개의 연구를 다음의 두 가지 부류로 나누었다. (1) 훈련 효과를 통제하지 않고 훈련 전후의 차이를 비교한 연구(결과의 측정값은 훈련에 쓰인 과제의 측정값과 같거나 유사하였다), (2) 훈련 효과를 통제한 연구(결과에 대한 측정값은 훈련에 쓰인 과제의 측정값과는 다르다.). Park와 Ingles의 최종 결론은 훈련 효과를 통제하지 않은 직접 훈련 연구는 훈련 전후의 주의력에 통계적으로 유의미한 큰 차이가 있다고 보고한 반면, 훈련 효과를 통제한 직접 훈련 연구는 훈련에 의한 집중력 차이가 크지 않고 통계적으로 유의미하지 않다고 보고하였다는 것이다.

Park와 Ingles는 훈련 효과를 통제하지 않은 연구에서 주의력 훈련에 주요한 향상이 있었다고 보고한 결과는 단순히 결과를 측정하는 데 사용한 과제를 연습한 영향이며, 주의력이나 주의력 관련 인지기능의 호전을 의미하지는 않는다고 결론 내렸다. 환자가 측정하게 될 결과를 연습한 특정 기술 훈련(예: 향상된 운전 실력)은 보통 훈련받은 기술의 통계적으로 유의미한 큰 발전을 보여 주었다. Park와 Ingles는 특정 기술 연구의 결과들이 "주의를 요구하는 과제에 대한 수행 능력이 명백히 향상될 수 있고"(p. 206), 반면에 "현재 검토한 연구에서 직접 재훈련 프로그램의 효율성을 지지하는 증거는 미약하다."(p. 206)라고 결론을 내렸다.

Palmese와 Raskin(2000)은 Park와 Ingles의 결론과 일치하지 않는 연구 결과를 내놓았다. Palmese와 Raskin은 외상뇌손상 환자 3명에서 APT 훈련의 성과를 보고하였다. 각 환자는 10주간 주당 1시간의 APT 훈련을 받았다. 훈련이 시작할 때와 끝날 때에 일곱 가지의 주의력 관련 심리 검사를 하였고, 2명의 환자에게는 훈련이 끝난 6주 뒤에도 검사를 하였다. 각 환자의 심리 검사 결과는 호전되었지만, 호전 양상의 일정한 패턴은 관찰되지 않았다. APT 훈련 6주 후 심리 검사를 한 2명의 환자는 훈련 직후 검사와 6주 후 재검사 사이의 Paced Auditory Serial Retention Test(PASAT)에서 호전을 보였다. 저자들은 APT 훈련이 "MTBI[경한 외상뇌손상(mild traumatic brain injury)] 환자의 주의력을 호전시키는 것 같다."(p. 545)라고 결론을 내렸다. PASAT가 결과 측정도구로 타당성 있게 사용될 만큼 주의력 훈련 과제와 충분히 비슷한지의 여부는 아직 미결이다(제4장의 PASAT에 대한 설명 참조).

Sohlberg 등(2000)은 APT와 치료 지원(theraputic suppport: 뇌손상에 대한 교육, 경청과 함께 대화 상대가 되어 주기, 이완 훈련)의 효과를 몇 가지 주의력과 인지기능에 대한 심리 검사법과 환자와 보호자의 보고서를 이용해 비교하였다. Sohlberg와 동료들은 APT를 받은 환자가 치료 지원을 받은 환자보다 인지기능의 변화가 더 컸으며 PASAT에서도 더 호전되었다는 결과를 발표하였다. Sohlberg와 동료들은 (1) "후천적 뇌손상 환자들의 재활에서 치료 방식에 따라 다른 효과가 나올 수 있으며", (2) APT가 "집행기능과 주의력 조절을 요구하는 광범위한 과제의 수행을 향상하는 것으로 보이고", (3) "APT에서 사용한 도구는 인지기능을 측정하는 신경심리검사의 도구와 다르기 때문에, 이런 검사에서의 향상은 학습의 일반화를 나타내는 것이다."(Sohlberg, McLaughlin, Parese와 동료들, 2000, p. 670-671)

라고 결론지었다.

Cicerone 등(2005)은 외상뇌손상 환자들의 주의력 장애의 개선 치료에 관한 5개의 연구를 검토하였다(Sohlberg와 동료들의 2000년도 논문 포함). 그들은 APT(그들은 이를 **책략 훈련**이라 명명하였다)와 같은 훈련은 "재활의 급성 단계 이후에 효과가 있다."(p. 1683)라고 밝혔다.

Park와 Ingles는 주의력에 대한 직접 훈련의 효과는 훈련에 사용된 과제나 비슷한 과제에 대한 효과에 국한된 훈련 효과라고 주장하였다. Cicerone과 동료들은 주의력에 대한 직접 훈련은 '회복기의 급성 단계 후'에 효과가 있다고 하였다. Sohlberg와 동료들은 많은 주의력과 인지기능에 APT의 효과가 나타난다고 하였다. 이런 상반되는 주장을 명백히 밝히기 위해서 추가적으로 잘 설계되고 자료에 근거한 연구들이 수행되어야 한다. 또한 직접 훈련이나 특정 기술 훈련이 실제 생활에서 주의력을 향상하는지 또는 일상생활 활동의 참여도를 높이는지에 대해 자료에 근거한 연구가 있어야 한다. 현재 상황에서는, 직접 훈련이나 특정 기술 훈련 어느 한 쪽을 제외할 만한 근거는 없는 상태이다. Carney 등(1999)은 인지 재활에 대한 32개의 연구를 검토하고 다음과 같이 결론 내렸다.

> 여기서 검토한 모든 연구에서 환자는 호전되었다. 환자 집단 간 차이는 거의 없었지만, 집단에 따른 회복은 나타났다. 무엇이 환자의 호전을 가져오는지 명확히 보여 줄 수 있을 때까지 우리는 환자에 대한 노력과 보살핌을 계속해야 할 것이다(p. 306).

기억. 기억력 장애는 외상뇌손상에서 흔히 발생하며, 집중적인 치료에도 불구하고 몇 년씩 지속되는 경우가 많다. 외상뇌손상 후 두드러진 기억력 장애와 치료가 어려운 점은 환자와 임상가 그리고 연구자들에게 수십 년 동안 어려운 과제로 남아 있다. 임상가와 연구자들은 외상뇌손상에 의해 손상된 기억력을 호전시키기 위한 여러 프로그램을 개발하였다.

초기 대부분의 기억력 훈련 프로그램은 Sohlberg와 Matter(1989)가 근육 만들기(muscle building)라고 말한 기억 재활 방법을 이용하였다. 기억력 복원 프로그램은 기억력을 강화하고 재생하기 위해 반복 훈련을 이용한다. 이런 훈련법들은 주로 환자에게 특정 숫자를 암기하고 기억해 내게 하거나 특정 글을 읽거나 이야기를 들은 다음 그에 대한 내용을 기억해 내거나 그에 대한 질문에 답을 하는 형식이다.

개인용 컴퓨터의 가격이 내려가고 널리 보급됨에 따라, 기억 훈련을 위한 컴퓨터 프로그램이 병원과 개인에 상용화되기 시작하였다. 이러한 프로그램은 컴퓨터가 사용되지 않던 시대의 프로그램과 비슷한 형식을 가지고 있는데, 글자, 숫자, 단어, 그림, 모양, 이야기 등을 외우는 훈련을 반복하게 되어 있다. 이전 프로그램과 다른 점은 자극의 빈도나 노출 시간 등을 훨씬 정확하고 일관성 있게 조절할 수 있다는 점이다. 정답과 오답 그리고 환자가 각 자극에 어떻게 반응하였는지에 대해 정확히 기록되고, 치료 동안 임상가가 항상 함께 있지 않아도 된다는 장점이 있다. 이러한 장점들 때문에 컴퓨터 프로그램이 널리 쓰이게 되었고 미국과 다른 나라들에서도 임상에 많이 보급되었다.

이러한 컴퓨터 프로그램의 효과는 예상보다 훨씬 적은 것으로 드러났다. 외상뇌손상 환자에서 기억력 회복을 위한 일반적인 자극법과 컴퓨터에 기반을 둔 특정 자극 프로그램이 일상생활에서 환자의 기억 수행에 의미 있는 효과가 별로 없다는 연구가 나오기 시작했다(Brooks, 1984; Gloag, 1985; Godfrey, 1985; Hart & Hayden, 1986; Kreutzer & Wehman, 1991; Prigitano, Fordyce, Zeiner와 동료들, 1984; Robertson, 1990; Schneider, Buth, Eisenberg와 동료들, 1999). 결과적으로, 자극 치료는 외상뇌손상 성인들의 기억력 회복을 위해서 쓰이지 않게 되었으며, 보상적 접근법으로 대체되었다.

한편, 주의력 장애의 치료가 간접적으로 기억력을 촉진한다는 징후들이 있다(Sohlberg & Mateer, 1989). Cicerone 등(2005)은 기억력 치료에 관한 13개의 연구를 검토하였다. 결론적으로 이 연구들은 (1) 직접적 기억력 훈련 방식은 큰 효과가 없고, (2) 책략적 훈련은 (시각적 상상과 같은 내적 전략과, 노트나 일기와 같은 외적 전략) 경한 정도의 기억력 장애에 효과가 있으며, (3) 중등도나 중도의 기억력 장애 환자들에게는 외적 보상(예: 무선호출기, 전자수첩 등)을 이용하는 것이 효과가 있다고 하였다.

대부분의 연구자와 임상가들은 외상뇌손상 환자에서 특정 정보를 부호화하고, 저장하고, 인출해 내는 반복적인 훈련은 후향기억(retrospective memory)을 회복하는 데 효과가 적다고 주장한다. 하지만 전향기억(prospective memory)을 회복시키기 위한 훈련은 어느 정도의 효과가 있다는 증거들이 있다. Raskin과 Sohlberg(1996)는 전향기억 과제를 반복적으로 시켰더니(몇 달 동안 주당 4~6시간씩) 외상뇌손상 환자 2명에서 전향기억이 회복되었다고 보고하였다. 훈련은 환자에게 어떤 동작을 하라고 지시하고, 일정 시간이 지난 다음에 그 동작을 하도록 하는 방식으로 이루어졌는데, 그 시간 간격을 체계적으로 늘리는 형식으로 진행되었고, 주어진 시간이 지나도 동작을 못하면 환자에게 단서를 주었다. 두 명의 환자 모두 전향기억의 향상을 보였고, 향상된 수행이 유사한 일상생활에서의 전향기억과 유사한 과제로 일반화된 것으로 나타났다. Raskin과 Sohlberg는 이 환자들의 일상생활에서 전향기억이 향상되었는지 그리고 치료가 끝난 후에도 기억력 향상이 유지되었는지에 대해서는 기술하지 않았다.

인식. 비인식(unawarenss: 신체적 · 감정적 결함이나 행동 · 인지장애의 존재, 특성, 범위, 영향에 대한 이해가 없거나 제한적임) 상태는 외상뇌손상의 흔한 결과이다. 이러한 비인식 상태는 재활을 필요로 한다. 본인의 장애에 대해 인식하지 못하는 뇌손상 환자는 재활 훈련에 대해 수동적이며, 치료에 순응하지 않거나 저항하며, 보상 책략을 배우거나 사용하기를 꺼린다. 외상뇌손상 환자는 전형적으로 본인의 인지적 · 사회적 · 감정적 능력을 과대평가하지만, 신체적 능력이나 기본적인 자기 관리를 수행하는 능력에 관해서는 조금 더 현실적인데(Fischer, Gauggel, & Trexler, 2004), 아마도 이는 인지적 · 사회적 · 감정적 장애가 신체적 장애보다 더 추상적이기 때문으로 보인다.

비인식은 여러 가지 면에서 뇌손상 환자의 치료에 대한 반응에 영향을 미칠 수 있다. 그중 일부가 글상자 11-3에 나열되어 있다.

인식에 대한 몇몇 위계적 모형이 연구와 치료를 위해 제시되었는데, 그중 Crossen 등(1989)의 3단계 피라미드 모형이 가장 잘 알려져 있다. 인식에 대한 이 모형은 경험적으로 입증되지는 않았지만 뇌손상의 재활에 널리 인용되고 있다. 이 모형은 인식을 다음과 같은 세 단계로 나눈다.

1. 지적 인식(intellectual awareness): 기능에 장애가 있음을 아는 것
2. 초기 인식(emergent awareness): 장애와 관련된 문제가 발생할 때 이를 인지하는 능력
3. 예상 인식(anticipatory awareness): 장애로 인해 문제가 발생할 것이라는 사실을 자각하는 능력

글상자 11-3 외상뇌손상 환자의 과제 수행에 대한 비인식의 영향

과제 수행 추정
- 과제의 난이도를 정확하게 추정하지 않음
- 과제의 모든 측면이나 요구사항을 감지하고, 인식하고, 이용하지 않음
- 현재의 능력 수준에 상관없이 이전의 경험, 믿음, 지식에 기초하여 과제 수행을 추정함
- 자신이 할 수 있는 것보다는 자신이 하고 싶은 것에 기초하여 과제 수행을 추정함

과제 수행
- 계획이나 목표 설정 없이 과제를 시작함
- 과제의 부적절한 측면에 초점을 둠
- 과제를 수행할 때 이전의 경험과 지식을 사용하지 않음
- 수행에 흥미나 관심이 없음
- 기대와 이전의 경험, 목표에 관련하여 수행이 적합한지 모니터하지 않음
- 오류를 인식하지 않음
- 오류가 발생할 때 수행을 조정하지 않음
- 책략의 적용이나 책략의 변경에 대한 단서를 인식하지 않음
- 자발적으로 책략을 사용하지 않음
- 효과가 없는 책략을 수정하거나 그만두지 않음
- 행위나 수행을 결과와 관련시키지 않음

출처: Fischer S, Gauggel S, Trexler L: Awareness of activity limitations, goal setting, and rehabilitation outcome in patients with brain injury, *Brain Injury* 18: 547-562, 2004.

지적 인식은 이 피라미드 모형의 기초 단계를 형성한다. 예상 인식은 꼭짓점을 이룬다. 뇌손상 환자들은 한두 단계 또는 세 단계 모두에 문제가 있을 수 있지만, 아래 단계의 인식이 위 단계의 인식의 선행조건이 된다. 초기 인식이 정상인데 지적 인식이 없는 경우는 없고, 예상 인식이 정상이면서 지적 인식이나 초기 인식이 없을 수 없는 것이다. 지적 인식은 있지만 초기 인식이 없는 환자들은 자신의 장애를 인지할 수는 있지만, 다른 사람이 직접 알려 주지 않는 한 오류를 인지하지 못할 수 있다. 지적 인식과 초기 인식이 있지만 예상 인식이 없는 환자들은 자신의 장애와 과제 중 오류를 인지할 수 있지만, 과제가 언제 어려워질지 예측할 수 없고 자신의 전반적인 수행에 대해 예측할 수 없다. 수많은 임상가는 인식의 회복이 지적 인식, 초기 인식, 예상 인식의 순으로 이루어진다고 가정하지만, 이러한 진행이 모형에 의해 명기되지는 않는다.

Prigitano와 Klonoff(1998)는 자기인식의 결여(lack of self-awareness)와 부인(denial)을 구분하고 있다. 자기인식에 문제가 있는 사람들은 다음과 같다.

- 그들은 자기 자신과 자신의 장애의 특성과 정도에 대한 정확한 정보가 결여되어 있다
- 그들은 자신의 행동과 기능장애에 대한 피드백을 받았을 때 당황해한다.
- 그들은 자기 자신과 자신의 장애에 대한 새로운 정보를 다루고자 할 때 의아해하거나 무관심하다.

Prigitano와 Klonoff는 부인을 보이는 사람들에 대해 다음과 같이 기술하고 있다.

- 그들은 자신의 장애에 대해 부분적이거나 암묵적인 지식을 가지고 있다.
- 그들은 자신의 행동과 기능장애에 대한 피드백을 받았을 때 저항하거나 분노한다.
- 그들은 자기 자신과 자신의 장애에 대한 새로운 정보를 다루는 것에 어려움을 겪는다.

Prigitano와 Klonoff는 자기인식의 결여를 부정적 증상, 즉 뇌손상에 의한 장애로 간주한다. 그들은 부인을 "과거의 경험, 가치, 개인의 사회적 상황에서의 장애에 대한 해석을 기반으로 세상에 대처하고 이해하려는 개인의 노력"(Prigitano & Klonoff, 1998, p. 57)을 반영하는 긍정적 증상이라고 여긴다. Prigitano와 Klonoff는 Impaired Self-Awareness Scale과 Denial of Disability Scale이라는 2개의 평정척도를 만들었다. 두 척도의 대표적인 항목들을 글상자 11-4에 제시하였다.

Prigitano와 Klonoff는 두 그룹의 뇌손상 환자에서 이 척도의 타당도와 신뢰도를 분석하였는데, 16명의 환자는 주로 자기인식에 문제가 있었고, 17명의 환자는 주로 장애의 부인을 보이고 있었다. 자기인식에 문제가 있다고 확인된 사람들의 특징은 다음과 같다. (1) 행동의 제약에 대해 당혹스러워함, (2) 뇌손상 이후 본인의 상태에 대한 정보가 명백하게 부족함, (3) 감정적 무관심과 무감동이다. 두 그룹은 나이, 교육 정도, 진단, 뇌손상의 기간, 손잡이의 차이가 없었지만, 장애의 부인을 보이는 그룹은 주로 남성들이었다.

뇌손상 후 자기인식 향상을 위한 치료에 관한 연구에서, Lucas와 Fleming(2005)은 대부분의 치료는 보상적이기보다는 이전의 기능을 회복하는 데 중점을 두고 있다고 하였다. Lucas와 Fleming은 인식을 강화하는 치료의 요소들을 7개의 항목으로 분류하였다(대부분의 치료는 각 치료 요소의 조합으로 이루어졌다).

- **교육**. 교육 요소는 환자와 환자의 가족에게 환자의 손상, 그로 인한 장애, 장애로 인한 기능적 제한에 대해 교육하는 데 중점을 둔다. 교육은 종종 그룹 단위로 이루어지는데, 이는 임상가가 환자에게 장애에 대해 구체적으로 언급하지 않으면서 환자의 자각과 현실의 차이를 알려 줄 수 있는 환경을 만들어 준다.
- **임상가의 피드백**. 피드백에 기반을 둔 요소는 환자의 수행에 대한 피드백을 구체적으로, 시간에 맞춰 충분히 전해 주는 것에 중점을 두고 있다. 피드백은 부정적 피드백 전후로 긍정적 피드백을 주는 '샌드위치 기법'을 사용하여 주어지기도 한다. 비디오테이프를 이용할 수도 있는데, 보여 주기 전에 목표를 설정하고 목표로 하는 행동이 무엇인지를 정한 다음에, 보여 주고 나서 수행에 대해 같이 검토하는 방법으로 이루어질 수 있다.
- **경험적 피드백**(때로는 위험 부담 지지 요법 또는 계

글상자 11-4 Impaired Self-Awareness Scale과 Denial of Disability Scale 항목*

Impaired Self-Awareness Scale

- 환자는 뇌손상 이후 신경심리학적 문제가 거의 없다고 스스로 보고함
- 환자는 면담에서 자신이 보고한 것보다 더 어려움이 있을 수 있다는 피드백을 받아도 감정적 반응을 보이지 않음
- 환자는 장애로 인한 대인관계나 사회적 영향을 인식하지 못하는 것처럼 보임
- 환자는 검사 그리고/또는 치료 중 다양한 신경심리학적 과제를 해결하지 못할 때 '인지적 당혹(cognitive perplexity)' 그리고/또는 감정적 무반응을 보임

Denial of Disability Scale

- 환자는 자신의 능력 변화를 약간 느꼈다고 보고하지만 그 변화가 정확히 무엇인지 정의하는 데 어려움을 겪음
- 환자는 자신이 보고한 것보다 장애가 더 심할 수 있다는 피드백이 주어지면 부정적 감정 반응을 보임
- 환자는 친지나 가족의 피드백을 들었을 때 당황한 것처럼 보이지 않지만, 왜 그들이 옳지 않은지에 대한 근거를 대며 그들의 말을 저지함
- 신경심리학적 검사나 치료 중, 환자는 실패에 직면하면 즉시 비참한 반응을 보임

출처: Prigitano GP, Klonoff PS: A clinician's rating scale for evaluating impaired self-awareness and denial of disability after brain injury, *Clinical Neuropsychologist* 12: 56-67, 1998.

*항목마다 예(있음) 또는 아니요(없음)로 평가한다. '예'로 평가된 항목들은 1~10점 척도를 이용하여 중증도를 매긴다.

획된 실패라고 부르기도 함). 다른 사람의 피드백을 받는 대신 실제 생활에서 어려움을 겪는 상황을 통해 오류에 대한 피드백을 받는다. 이런 경험 전에 목표 설정과 연습을 먼저 해 볼 수 있으며, 경험하는 동안에는 도움이 되는 단서를 받고, 끝난 후에는 검토를 한다. 환자가 실패를 겪게 되면 감정적 지지, 상담, 교육 등을 제공한다.

- 행동 치료. 행동 치료는 선행 요인과 결과의 조정을 통해 행동을 수정하는 것에 중점을 둔다. Lucas와 Fleming은 행동 치료가 환자와 대립되는 면이 있으면 환자의 장애나 능력에 대해 비현실적인 믿음을 심어 줄 수 있다고 언급한다. 효과적인 행동 치료는 임상가와 환자 간의 협조가 중요하다고도 하였다. 감정적 지지, 상담, 교육은 행동 치료의 중요한 요소들이다.
- 상담, 지지, 정신치료. 이 요소는 환자가 그룹 치료를 통해서 다른 환자가 본인의 장애에 대한 수긍 또는 부인, 현실적 또는 비현실적 목표, 현실적 또는 비현실적 기대감, 피드백에 대한 긍정적 또는 부정적 반응을 보이는 것을 관찰하게 한다. 이러한 중재는 환자가 인생의 의미와 현실적 목표를 재정립하도록 구성되어 있다.
- 강점/약점 목록. 환자와 임상가가 환자의 강점과 약점에 대한 목록을 만든다. 환자가 간과한 약점을 알아차리고, 보상 전략이나 외부의 도움이 필요한 면들에 대해 생각하게 한다.
- 과제 수행의 평가. 요소들을 평가할 때 환자는 특정 문제 영역(예: 주의력, 기억력, 사회적 상호작용)에서 스스로에 대한 평가를 하게 된다. 임상가와 평가에 대해 논의하면서 환자는 손상에 대해 인지하고 받아들이게 된다. 환자와 다른 이들(임상가나 가족 구성원)이 특정 영역에 대해 환자의 능력을 평가한다. 환자와 임상가는 찬성과 반대에 대해 논의하게 된다. 환자에게 과제에 대한 자신의 수행을 예측해 보도록 할 수 있고 환자가 자신의 실제 수행에 대해 평가를 하게 되면 이후 환자와 임상가는 예상과 수행 간의 차이에 대해 논의할 수 있다.

임상 Tip. Kennedy(2004)는 뇌손상 성인들이 기억해야 할 것을 학습하는 중이나 직후에 예측을 하게 하면 그들의 기억 수행 예측은 낮다고 보고하였다. 만약 약 30초 정도 후에 예측을 한다면 그것은 훨씬 더 정확하다.

비록 Lucas와 Fleming은 뇌손상 성인의 자기인식 향상을 위한 치료의 효과를 뒷받침해 줄 경험적 근거가 거의 없다고 결론을 내리기는 하였지만, 만약 인식 훈련을 한다면 이는 복구(환자의 자기인식을 향상하기 위한)에서 시작해서 보상 중재로 이어져야 한다고 제안하

였다.

Sohlberg와 Mateer(2001)는 뇌손상 환자의 자기인식을 강화하기 위한 세 가지 방법, 즉 개별적 인식 강화 프로그램, 보호자 훈련과 교육, 절차 훈련과 환경적 지지를 제시하였다. 그들은 한 명의 뇌손상 환자를 위한 자기인식 치료에 세 가지 방법 모두를 사용하는 것은 드문 일이 아니라고 하였다. 세 가지 방법에 대해서는 다음과 같이 기술하고 있다.

개별적 인식 강화 프로그램(individual awareness-enhancing programs)은 Lucas와 Fleming이 복구/촉진 중재라고 부른 것과 유사하다. Sohlberg와 Mateer는 부인, 또는 부인과 비인식을 모두 보이지만, 뇌손상으로 인해 능력이 달라졌다는 사실에 대해 최소한 기본적으로 이해하고 있는 환자와, 정보와 경험을 통합할 수 있는 충분한 인지 능력을 가지고 있는 환자에게 이러한 프로그램을 추천한다. Sohlberg와 Mateer는 심한 비인식, 인지저하를 보이는 환자에게는 이러한 프로그램을 권하지 않는다.

Sohlberg와 Mateer는 개별적 인식 강화 프로그램을 교육과 경험이라는 두 가지 요소로 나누었다. 교육적 요소에서는 인쇄물, 비디오테이프, 음성테이프 등을 이용하여 뇌손상에 대한 개별화된 정보를 환자에게 제공하고, 환자는 임상가와 함께 환자의 진료 기록을 검토하여 스스로의 평가와 환자가 선택한 타인의 평가를 비교한다. 경험적 요소에서는 환자가 과제에 대한 자신의 수행을 예측하고 실제 수행과 예측한 정도를 비교하며, 임상가와 찬반에 대해 논의한다. 환자는 자기 모니터에 의해 특정 수행이나 행동을 따라가도록 훈련받을 수 있고, 수행이나 행동의 성공과 실패를 기록해 둘 수도 있으며, 특정 과제에서의 목표와 완수 사이의 일치 또는 불일치에 대해 기록할 수도 있다.

Sohlberg와 Mateer는 보호자 훈련과 교육이 인식 치료에서 중요한 요소라고 생각한다. 그들은 보호자가 심리적 부인 때문에 뇌손상 환자의 장애에 대해 인식하지 못하고 있는 것처럼 보일 수도 있으나, 뇌손상과 이로 인한 영향에 대한 정보가 부족하기 때문에 보호자가 모를 수도 있다고 언급한다. Sohlberg와 Mateer는 임상가가 치료의 목표(예: 행동을 향상시킬지 아니면 자신에 대한 통찰력을 향상시킬지)에 대한 보호자의 기대치를 파악하고, 뇌손상 환자들의 인지 · 행동의 오류에 대처하는 방법을 훈련시키고, 또한 보호자가 환자에 대한 자신의 행동을 확인하고 환자가 보호자의 행동이나 반응에 어떻게 반응하는지를 살펴보도록 교육한다.

Sohlberg와 Mateer에 따르면, 비인식과 인지장애가 심해서 인식 강화 중재의 효과를 보지 못하는 뇌손상 환자에게는 절차 훈련과 환경적 지지(procedural training and environmental support, PTES)를 권한다.

PTES의 목표는 뇌손상 환자들이 그들의 한계에 대해 인지하거나 이해하지 못하더라도 보상 책략과 환경 관리를 통해 환자의 일상생활 기능을 극대화하는 것이다. PTES 훈련에는 다음의 내용이 포함된다.

- 뇌손상 환자에게 보상 책략이나 외부 지원을 왜 사용하는지, 어떤 상황에서 사용하는 것인지에 대해 교육하지 않고 자동적으로 이들을 이용할 수 있도록 훈련시킴
- 뇌손상 환자의 기능 수준을 높이기 위해 환자의 환경 내에 있는 주변 사람들에게 특정 기술이나 일상을 훈련시킴
- 뇌손상 환자의 일상생활 기능에서 장애의 영향을 감소시키기 위해 그들의 환경을 변화시킴(예: 일하는 곳을 재배열하여 물건을 사용되는 순서대로 배치함)

Sohlberg와 Mateer는 PTES가 반드시 모든 뇌손상 환자와 각각의 일상을 위해 맞추어져야 한다고 말한다. 또한 PTES가 효과적인 이유는 뇌손상 환자가 인식이나 병에 대한 자각이 없더라도 행동적 일상을 배우고 유지하기 위해 환자의 보존된 절차기억을 이용하기 때문이라고 말한다.

아직까지 자기인식 향상을 위한 치료 효과에 대한 경험적 증거는 거의 없다. Lucas와 Fleming(2005)은 다음과 같이 말하고 있다.

> 손상된 자기인식을 위한 치료와 관련된 대부분의 문헌에서는 효과의 증거에 근거하지 않은 치료에 대한 권고도 포함되어 있다. 상대적으로 재활의 새로운 분야이기 때문에 후천적 뇌손상 후 환자의 자기인식 향상을 위한 특정 치료의 효과에 대한 연구는 거의 없다

(p. 765).

뇌손상 환자를 위한 인식 훈련의 효과를 과학적으로 입증하기 위한 연구는 분명히 필요하다. 특히, 취업, 독립적 생활 그리고 사회, 여가 활동 참여에 대한 인식 훈련의 효과를 알아보기 위한 연구가 필요하다. 그러한 연구에서 다루어지는 치료는 실험실과 임상에서 재현될 수 있을 정도로 자세하게 기술되어야 한다. 그때까지는 임상가들은 치료 효과와 관련된 다수의 일반적으로 긍정적인, 입증되지 않은 주장에 의존할 것이다. 일부 뇌손상 환자들에게 일부 치료가 효과적인 것으로 보인다. 어떤 치료가 효과가 있고 어떤 뇌손상 환자들에게 그것이 효과적인지를 구체화하기 위한 체계적인 연구가 필요하다.

임상 Tip. 변화를 위한 첫 번째 단계는 인식이다. 두 번째 단계는 수용이다(Nathaniel Branden).

사고력과 문제해결. 사고력(reasoning)과 문제해결력의 회복을 위한 훈련은 임상가가 외상뇌손상 성인에게 행하는 거의 모든 치료적 활동의 일부이다. 그럼에도 임상가들은 보통 종이-연필로 하는 워크북과 같은 훈련으로 사고력과 문제해결력의 회복을 위한 중재적 치료에 집중할 것이다.

사고력과 문제해결력의 회복을 위한 많은 워크북과 종이-연필로 하는 프로그램이 나와 있다. 이러한 종이-연필로 하는 활동이 외상뇌손상 환자들의 일상생활에서의 사고력과 문제해결력 회복에 유의한 효과를 나타내는지에 대해서는 확실한 증거가 없다. 그럼에도 불구하고, 많은 임상가가 보통은 숙제로서 이 활동을 이용한다. 이 훈련은 적어도 몇몇 환자에게는 좋을 수도 있고 또한 해를 끼치지는 않을 것이기 때문에 이를 치료에 이용하는 것은 적절한 것처럼 보이는데, 종이-연필로 하는 훈련에서 향상된 수행을 보이면 이것이 일상생활 활동에서의 사고력과 문제해결 면에서도 향상을 가져온다고 임상가가 확신하는 한, 그리고 효과가 입증된 다른 활동을 종이-연필로 하는 훈련이 대체하지 않는 한 종이-연필 활동이 적절하다.

뇌손상 환자의 사고력과 문제해결력 강화 치료에 대한 데이터에 근거한 연구는 많지 않다. Cicerone 등(2005)은 뇌손상 성인의 사고력과 문제해결을 위한 훈련을 포함한 치료에 관한 9개의 연구를 검토하였다. 그들은 문제해결과 자가 조절을 강화하기 위한 치료를 지지할 수 있는 근거가 제한적이라고 결론을 내렸지만, 치료의 효과와 치료의 어떠한 면이 좋은 효과를 설명할 수 있는지에 대해 밝히기 위한 추가적인 연구가 필요하다고 언급하였다.

시각적 처리과정. 외상뇌손상 환자들의 시지각 능력의 저하는 그들의 주의력, 기억력, 언어기능의 저하보다는 덜 주목을 받아 왔다. 또한, 언어치료 전문가에게는 시각 능력의 저하를 치료하는 일이 그들의 일반적인 임상 영역을 넘어서는 것으로 보일 수 있다. 하지만 Sohlberg와 Mateer(1989)는 시각능력과 시공간 능력의 처리과정은 일상생활수행, 적절한 직업 수행 그리고 학업, 사무 업무를 수행하는 데 있어 중요한 것이라고 언급하였다. 따라서 언어치료 전문가들은 시각적 처리과정의 장애를 감소시키는 것이 외상뇌손상 환자의 전반적인 치료 계획을 세우는 데 있어서, 특히 시각처리과정의 장애가 의사소통의 적절성이나 효과를 저해하는 경우, 중요하다는 것을 알 수 있다. 시각적 처리과정의 저하를 위한 일부 치료는 시각적 자극을 변별하고 인지하는 데 중점을 두고, 다른 것들은 시공간 능력의 처리과정에 초점을 맞춘다. 보통 변별력과 인지 능력에 대한 치료는 시공간 능력의 처리과정에 대한 것보다 앞서고, 이는 변별력과 인지 능력이 좀 더 복잡한 시공간 능력 처리과정의 전제조건이라는 것이 근거가 된다.

임상 Tip. 주의력 치료는 종종 시지각력과 변별력의 치료에 선행되고, 때로는 이에 동반되기도 한다.

시각적 변별력과 인지 능력을 향상하기 위한 활동에는 환자에게 상징, 도안이나 그림의 배열을 훑어보고 목표물과 짝이 되는 것을 찾아내도록 하는 시각 탐색 훈련(visual scanning drills), 환자에게 부분적인 정보를 바탕으로 익숙한 물체나 장면을 구분하도록 하는 시각적 완성 과제(visual closure tasks), 환자에게 방해가 되거나 산만한 배경에 있는 익숙한 사물이나 장면

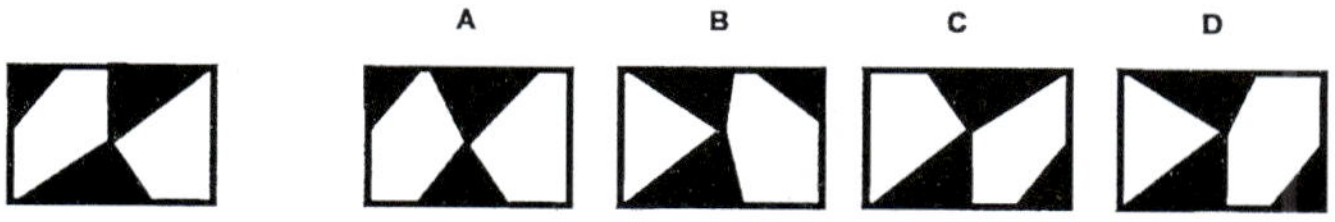

그림 11-11 시각 회전 검사 항목. 피검자는 패턴 A~D 중에서 왼쪽에 주어진 패턴을 회전시킨 것을 찾는다.

을 구분하도록 하는 시각적 전경-배경 변별 과제(visual figure-ground discrimination tasks)가 포함된다. 이러한 과제들은 때로 환자의 시각적 처리과정의 속도와 효율성을 높이기 위해 시간 제한이 주어진다.

시공간 처리과정의 장애를 위한 치료에는 보통 공간적 관계의 분석을 강조하는 훈련이 포함된다. 시공간 장애를 치료하기 위한 과제로는, 환자에게 간단하거나 복잡한 기하학적 그림을 보고 그리거나 기억해서 그리도록 하는 것이나, 막대나 블록을 이용하여 모형의 복제를 만들도록 하는 것이 있다. 이러한 과제들은 보통 간단한 것에서부터 복잡한 것으로 배치된다. 예를 들어, 종이-연필로 하는 과제로는 처음에 우선 평면적인 그림을 보고 그리도록 하고, 다음에는 평면 그림을 기억해서 그리도록 하거나, 3차원의 그림을 보고 그리거나, 3차원 그림을 기억해서 그리도록 하는 식으로 진행할 수 있다.

시공간 장애를 치료하기 위해 인쇄된 시각적 자극(그림 11-11와 같이)을 머릿속으로 회전시키도록 하는 과제를 이용한다. 과제는 위계적 형태로 제시된다. 예를 들어, 환자는 처음에 블록을 한 줄로 배열하여 임상가가 만든 모형과 똑같이 만들도록 한다. 그다음에는 각 줄마다 개수가 다른 여러 줄의 블록을 배열하고, 최종적으로는 복잡한 3차원 구조를 재현하도록 한다(그림 11-12). 지도, 평면도, 순서도를 해석하는 것과 같은 시공간 처리과정을 필요로 하는 좀 더 자연스러운 과제를 시공간 장애 치료에 포함할 수 있다.

언어와 의사소통. 앞서 언급한 바와 같이, 대부분의 외상뇌손상 환자들의 언어, 의사소통능력의 저하는 주의력, 기억력, 집행기능(사고력, 추상적 사고, 문제해결)과 같은 기본적인 인지과정의 문제가 원인이 된다.

주의력 장애는 다음과 같은 문제의 원인이 된다.

- 말로 하거나 쓰인 언어적 정보(특히, 그 정보가 길거나 복잡할 때)에 대한 이해력 저하

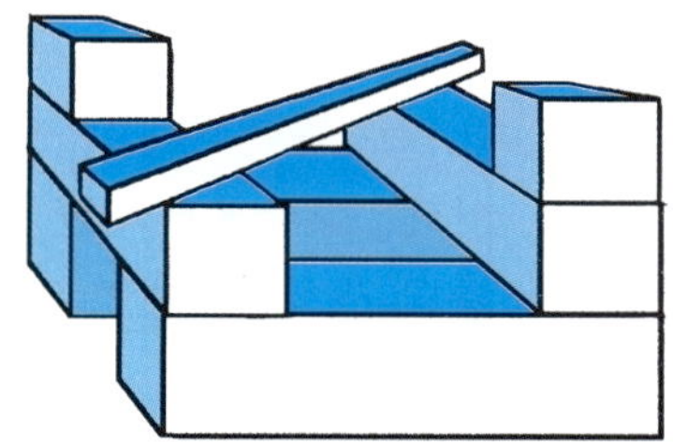

그림 11-12 복잡한 블록 구성 검사 항목. 피검자는 검사자가 만든 모형과 똑같이 만든다.

- 말로 하거나 쓰인 정보의 세세한 부분을 놓침
- 분열되고, 종잡을 수 없는, 일관성이 없는 구어 담화
- 주제 유지가 약하거나 부적절하고, 교대로 말하는 규칙과 합의가 사라짐
- 대화적 상호작용에서 보이는 사회적 신호를 제대로 인식하고 적절하게 반응하지 못함

기억력 장애는 다음과 같은 문제의 원인이 된다.

- 주제를 벗어남, 부적절함, 대화와 글쓰기에 있어 주제를 유지하지 못함
- 말하거나 글을 쓸 때 과도한 반복이나 장황함
- 의사소통을 향상하기 위해 목표와 목적, 책략을 유지하는 것이 불가능함

사고력과 추상적 사고의 장애는 다음과 같은 문제의 원인이 된다.

- 구체 언어 사용, 추론이나 간접적으로 언급된 정보를 인식하지 못함
- 말이나 쓰인 담화에서의 관계를 파악하지 못함
- 사회적 상호작용에서 자기중심적이고, 다른 사람들의 관점을 인식하지 못함

문제해결 능력의 장애는 다음과 같은 문제의 원인이 된다.

- 의사소통의 효과를 증진하기 위해 학습한 전략을

시행하지 못함

- 부적절한 대화 내용, 대인관계에서의 부적응 행동

이러한 인지기능 저하가 의사소통에 미치는 이차적인 영향은 기저의 인지장애를 치료함으로써 좀 더 효과적이고 효율적으로 치료될 수 있다. 하지만 의사소통장애에 대한 직접적인 치료로 많은 외상뇌손상 환자들이 효과를 볼 수 있다. 의사소통장애에 대한 직접적인 치료는 대부분 의사소통의 사회적·대인관계적(화용적인) 측면을 목표로 한다. 환자가 대화에 참여하는 데 있어 타당성, 적절성, 효율성을 높이고, 주제의 전환을 따라갈 수 있는 능력을 강화시키며, 환자가 의사소통에서 글자 그대로의 뜻이 아닌 의미를 이해하도록 하는 것이 일반적인 목표이다.

외상뇌손상 환자들과 우뇌손상 환자들은 종종 의사소통 상호작용에서 유사한 장애를 보인다. 둘 다 대인관계에서 충동적이고 자기중심적이며, 글자 그대로의 뜻이 아니거나 함축된 의미를 놓치며, 처음 든 생각에 근거한 잘못된 가정을 세우고, 주제에서 벗어나는 말을 장황하게 에둘러 말하는 부적절한 경향이 있다. 따라서 의사소통의 상호작용에서 외상뇌손상 환자의 장애를 치료하기 위한 방법이 보통 우뇌손상 환자를 위한 치료와 유사하다(제10장에서 언급됨).

보상 훈련. 구성요소 훈련 이후에도 환자에게 일상생활에 성공적으로 참여하는 것을 방해하는 장애가 남아 있다면, 치료의 초점은 환자에게 보상 책략을 제공하는 것으로 옮겨 간다. 보상 책략은 환자로 하여금 불가능한 활동을 수행하도록 하는 의도적이고 자발적인(그리고 때로는 비관습적인) 행동들이다. 예를 들어, 강의를 따라갈 만큼 빨리 필기를 할 수 없는 외상뇌손상 대학생에게 강의를 녹음하면서 강의 중에는 중요한 요점만 적었다가 나중에 녹음한 것을 이용하여 세세한 부분을 채우도록 하는 훈련을 받도록 할 수 있다. Ylvisaker와 Holland (1985)는 보상 훈련의 네 가지 원칙을 언급하고 있다.

- 환자의 강점과 약점에 맞는 전략을 선택한다.
- 환자가 효율적이고 효과적인 전략을 사용하도록 훈련한다.
- 환자가 비효율적이고 부적절하거나 현실도피적인 책략을 조절하거나 제거할 수 있도록 돕는다.
- 환자가 자동적으로 될 때까지 책략을 훈련하여 주의력, 기억력이나 다른 인지과정에 많이 의지하지 않아도 되게 한다.

모든 외상뇌손상 환자가 보상 책략을 배울 수 있는 것은 아니고 또한 구조화된 병원 환경에서 보상 책략을 배운 일부 환자는 병원 밖에서는 이를 사용하지 않는다. Ylvisaker와 Holland는 보상 책략 훈련의 성공 여부는 부분적으로 환자와 책략에 달려 있다고 주장한다.

- 환자는 기저의 처리과정 보상에 의해 완화될 수 없는 장애가 있다는 것을 인지해야 하고, 문제가 발생할 때 그것을 알아차릴 수 있어야 하며, 더 나아가 발생 전에 문제를 예측할 수 있어야 하고, 현재 또는 잠재적인 문제 상황의 인식을 바탕으로 한 책략을 적용할 수 있어야 한다.
- 책략은 환자의 요구, 성격, 능력에 맞아야 한다.
- 책략은 환자가 개인적으로 느끼는 명백하고 분명한 요구를 충족시켜야 한다(읽기에 흥미가 없는 환자에게 인쇄된 글로 된 정보를 기억하도록 하는 책략을 가르치는 것은 유용하지 않다).
- 책략은 환자의 개인적인 성향과 태도에 맞아야 한다(수줍어하고 내성적인 환자에게 적극성을 필요로 하는 책략을 가르치면 환자가 일상생활에서 그 책략을 사용하지 않을 것이다).
- 책략은 환자가 자동적으로 힘들이지 않고 그것을 적용할 수 있을 정도로 쉬워야 한다(상당한 정신적 노력을 요하는 책략은 환자가 그것을 배운 환경을 벗어나면 잘 사용하지 않을 것이다).

Barco 등(1991)은 보상 책략을 네 가지로 분류하여 환자들에게 보상 책략을 짝지어 주는 문제를 다루었다. 각각의 네 가지 분류는 해당 수준의 능력의 환자에게 적절한 것이다(분류는 Crosson과 동료들의 인식의 피라미드 모형을 반영한다).

외부적 보상(external compensations: 환자보다는 대리인에 의해 시작된 환경의 변화)은 지남력이 있고 반응을 보이지만 장애를 인식하지 못하는 환자와, 자신의 장애가 문제를 일으키는지 인지하지 못하는 환자에게 적절하다.

상황적 보상(situational compensations: 적절한 모든 상황에서 습관적으로 사용되는 보상 책략)은 자신의 장애를 인지하고 있지만 문제가 발생할 때 이를 알지 못하는 환자에게 적합하다. 환자는 상황에 처할 때마다 책략을 기계적으로 적용하고 책략의 목표가 되는 문제의 발생 여부와 관계없이 상황 내내 이를 지속한다. 예를 들어, 가끔 일상생활에서 일부 과정의 단계를 놓치는 환자는 과정을 수행할 때마다 항상 체크리스트를 사용할 수 있다.

인지 보상(recognition compensations: 환자가 주어진 환경의 문제가 발생하고 있다는 것을 인지할 때 시행하는 보상)은 문제가 생길 때 알아차릴 수 있지만 그것을 예측하지는 못하는 환자에게 적절하다. 예를 들어, 환자는 그들이 인쇄된 자료의 의미를 놓치기 시작하면 항상 핵심 요점을 적기 시작하도록 훈련받을 수 있다. 상황적 보상과 인지 보상은 내용적인 면에서 동일할 수 있다. 하지만 상황적 보상은 특수한 맥락 내에서 기계적으로 시행되는 반면에, 인지 보상은 환자가 어려움에 직면할 때에만 시행된다는 점에서 다르다.

예측 보상(anticipatory compensations: 곧 발생할 문제의 첫 징후가 보일 때 시행되는 보상)은 문제가 발생하기 전에 예측할 수 있는 환자에게 적합하다. 예측 보상은 융통성이 있고 효과적이지만 높은 수준의 인식과 문제해결 능력을 필요로 하는데, 많은 외상뇌손상 환자들은 이러한 수준에 도달하지 못한다.

시간 압박 관리. Fasotti 등(2000)은 시간 압박 관리(time-pressure management, TPM)라고 불리는 보상 책략에 대해 설명하였는데, 이는 뇌손상 환자로 하여금 운전, 대화 참여, 식사 준비와 같은 일상생활 과제에서 느려진 정보처리 과정에 대처할 수 있도록 해 주는 것이다. 시간 압박 관리는 뇌손상 환자의 장애에 대한 인식과 과제 완수에 미치는 장애의 잠재적인 효과에 대한 인식을 강화함으로써, 환자가 일상생활 과제를 수행하는 데 있어 충분한 시간을 스스로에게 할애할 수 있도록 훈련한다.

TPM은 자동차를 운전하는 중 운전자의 의사결정을 설명하기 위해 만든 과제 분석 모형(task-analysis model)에 근간을 두고 있다. 복잡한 활동에서의 의사결정은 전략(strategic), 전술(tactical), 운영(operational)의 세 위계적 단계로 배열될 수 있다는 것이 이 모형의 기초이다. 일반적으로 시간 압박은 운영 단계(예: 혼잡한 교통 속에서 발생하는 예기치 못한 일에 대해 반응하는 것)에서 가장 크고, 전술 단계(속도를 유지하고 다음의 거리를 조절하며 차선을 바꾸는 일)에서는 약간 덜하며, 전략 단계(여행 시작 전에 여행의 경로와 시간에 대해 결정하는 것)에서 가장 낮다. 중요한 사실은 전략·전술 단계에서 만들어진 결정은 운영 단계에서의 시간 압박을 감소시킨다(예: 만약 전술상 결정이 차선 바꾸기를 최소화하고 교통 흐름에 맞춰 속도를 조절하기 위한 것이라면, 이는 교통상황과 관계없이 이동시간을 최소화하는 전술상 결정보다 운영 단계에서의 시간 압박이 덜하다).

뇌손상 환자의 경우 운영 단계에서의 결정보다 전략·전술 단계에서 내리는 결정에 느린 정보처리 과정의 영향이 덜 미친다. 따라서 뇌손상 환자들은 시간 압박을 막거나(전략 단계) 최소화하기(전술 단계) 위해 전략·전술 단계에서 의사결정을 함으로써 시간 압박하에 저조한 수행을 보이는 것을 보상할 수 있다. Fasotti와 동료들은 뇌손상 환자들을 위한 TPM을 4단계 과정으로 개념화한다.

1. 자신의 한계 때문에 계획과 구성이 필요하다는 것에 대한 인식
2. 시간 관리 책략을 수용하고 학습하는 것
3. 특정 상황에 대한 책략을 학습하고 연습하는 것
4. 그 상황에서 전략을 일상적으로 사용하는 것

뇌손상 환자는 다음의 포괄적인 일상 방법을 이용하여 자기 자신에게 과제를 수행할 시간을 충분히 주도록 훈련받는다.

1. 동시에 두 가지 이상의 일을 하기에 시간이 부족하지 않은가? 부족하다면 2단계로 가시오. 만약 그렇지 않다면 과제를 수행하시오(목적: 눈앞의 과제에서 발생 가능한 시간 압박을 인지하는 것).
2. 과제 시작 전에 할 수 있는 것들에 대한 짧은 목록

을 작성해라(목적: 시간 압박을 피하기 위해, 단계: 전략).

3. 시간 압박을 극복하기 위해 무엇을 할지에 대한 비상 계획을 만들어라(목적: 시간 압박을 빨리, 효과적으로 다루기 위해, 단계: 전술).
4. 시간 압박이 느껴질 때는 언제나 계획을 이용해라(목적: 시간 압박이 있을 때 수행을 모니터하고 올바른 행동을 취하기 위해, 단계: 운영).

Fasotti와 동료들은 12명의 뇌손상 성인으로 이루어진 실험군에게 TPM 훈련을 시키고, 10명의 뇌손상 성인으로 이루어진 대조군에게는 '집중 훈련'을 시켰다. 이 두 집단은 훈련 시작 전, 훈련 종료 시 그리고 훈련 종료 6주 후에 시간 압박하에 수행해야만 하는 실험 과제를 실시하였다. TPM 훈련 집단은 훈련 후에 시간 압박 관리 행동의 수가 유의하게 증가한 반면에, 대조 집단에서는 그렇지 않았다. 훈련 집단은 훈련의 결과 사전 계획한 시간 압박 관리 책략의 빈도가 증가하지는 않았는데, 그들은 전략 단계나 전술 단계보다는 운영 단계 책략에 의존하였다. Fasotti와 동료들은 시간 압박 관리 방법이 정신 작용의 느림(mental slowness)이 두드러진 뇌손상 환자를 훈련하는 데 적합하다고 결론지었다.

기억 책략과 외부 보조기구. 기억력 장애를 보상하는 것은 대부분의 외상뇌손상 환자에게 가장 중점이 되는 치료이다. Sohlberg와 Mateer(1989)는 외상뇌손상 성인들의 저하된 기억력을 보상할 수 있는 책략을 두 가지 일반적인 범주, 즉 내부 책략과 외부 기억 보조기구로 나누었다.

내부 책략을 이용하여 환자들을 훈련하는 것은 주로 연상 장치나 심상에 의존하고, 이것은 후향기억(retrospective memory)을 강화하는 데 적합하다. 대부분의 연상 장치는 말로 하는 것이다. 단어 연쇄 책략(verbal chaining strategies)에서는 환자에게 기억해야 할 항목들의 목록을 회상하기 쉽게 문장이나 짧은 이야기로 배열하도록 가르친다. 예를 들어, '개', '책', '비', '버스'라는 단어를 외워야 한다면 이를 '개가 책을 씹고 비를 피하기 위해 버스로 달려갔다.'는 문장으로 만들 수 있다. 첫 글자 연상 책략(first-letter mnemonic strategies)에서는 환자에게 외워야 하는 단어의 첫째 글자들을 외우기 쉬운 말, 구 또는 운문으로 배열하여 말을 만들도록 한다. 뇌신경의 이름을 외우기 위한 것이 첫 글자 연상 책략의 예이다.

때로는 환자에게 머릿속에 이미지를 만들어, 외워야 하는 목록의 단어들을 시각적 장면(예: 빗속에서 버스 아래에 누워 책을 씹고 있는 개)으로 구성하도록 하거나 상상의 장면 속에 외워야 하는 항목을 어떤 위치에 두도록 한다. 그 항목을 기억으로부터 인출해야 할 때 환자는 상상의 장면에서 그것을 찾게 된다.

일부 환자들은 새로운 정보를 이미 기억 속에 있는 관련 정보와 연결하는 **정교한 부호화**(elaborative encoding)를 이용할 수도 있다. 정교한 부호화는 여러 정보 사이의 관계를 만들어 냄으로써 기억으로부터 정보 인출을 촉진한다. 연합은 원하는 정보로 향하는 정신적 통로를 만들 수 있다. 예를 들어, 디트로이트에 살고 1983년형 플리머스를 운전하며 시카고 마라톤에 참가하는 Sam Smith라는 신경학자를 알고 있다면, 어떤 사람의 이름이 Sam Smith라는 사실을 기억하기가 더 용이할 것이다. 정교한 부호화는 기억해야 할 정보를 범주(소설, 전기, 자기계발서)로 구성하는 그룹화나 덩이짓기(chunking)와 유사하다.

Giles와 Clark-Wilson(1993)은 외상뇌손상 성인들이 인쇄된 자료로부터 정보를 부호화하고 저장하며 검색할 수 있도록 돕는 방법을 설명하였다. 그들은 그 방법을 PQRST 방법(미리보기, 질문하기, 읽기, 말하기, 검사하기)이라고 불렀다. 먼저, 환자는 전반적인 내용을 배우기 위해 자료를 훑어본다(미리보기). 그다음에는 자료의 중심이 되는 소견에 대한 질문을 만든다(질문하기). 그런 후에 환자는 그 질문에 대한 답을 염두에 두면서 자료를 적극적으로 읽는다(읽기). 그런 다음에는 환자에게 인쇄된 자료의 정보를 반복해서 말하며 연습하도록 한다(말하기). 마지막으로, 환자는 질문에 만족스러운 답이 되었는지 확인하기 위해 정보를 평가한다(검사하기).

일부 연구들에서는 외상뇌손상 성인들에게 이러한 내부 책략을 이용하여 훈련시키는 것은 그들의 회상 수행을 향상시킨다고 하였으나(Cermak, 1975; Wilson, 1981) 다른 연구들에서는 훈련의 효과는 금방 사라지고 자연적인 상황으로 일반화되지 않는다고 하였다. Sohlberg와 Mateer(1989)는 대부분의 외상뇌손상 환자들에게는 그러한 내부 책략을 성공적으로 수행할 수 있을 만큼 충분한 인지적 자원이 없다고 지적한다.

외상뇌손상 환자에게 내부 기억 지원을 이용하는 것은 재고해 보아야만 한다. 이 방법은 환자들에게는 부족한 인지체계를 많이 요구한다. 그래서 지적 기능이 현저하게 손상된 많은 사람에게 효과적이지 않다(p. 153).

또한 Parente와 DiCesare(1991)는 외상뇌손상 환자들에서는 연상 책략을 성공적으로 이용하기 위해 필요한 주의력, 계획력, 부호화에 전반적인 장애가 있기 때문에 내부 연상 책략을 실제적으로 적용하는 것은 한계가 있다고 지적하였다. 하지만 PQRST와 같은 단계적 책략은 몇몇 수준이 높은 외상뇌손상 성인들에게 성공적으로 이용할 수 있고, 환자에게 다음 단계로 넘어가기 전에 책략의 각 단계의 결과를 기록하게 한다.

외부 기억 보조기구는 대부분의 외상뇌손상 성인들에게 있어 내부 책략보다 더 실용적이다. 외부 기억 보조기구는 전향기억(미래계획기억, prospective memory; 예, 정해진 시간에 할 일을 기억하는 것)을 강화하는 데 특히 적합하다. 외부 기억 보조기구는 손으로 쓴 수첩, 달력, 체크리스트에서부터 환자가 복잡한 정보를 구성하고 저장하며 검색할 수 있게 하는 전자수첩까지 범위가 넓다. 또한 외부 기억 보조기구는 환자의 환경에 대한 변형도 포함한다(예: 알림과 체크리스트를 붙여두기).

가장 간단하고 싸며 사용하기 쉬운 전향적 외부 기억 보조기구는 달력, 일정표, 체크리스트 그리고 기억 노트이다. 약속과 중요한 사건이 기록되어 있는 작은 달력이나 인쇄된 일정표를 가지고 다니는 것은 그것을 가지고 다닌다는 사실을 기억하고 찾아볼 수 있는 일부 높은 수준의 환자들에게는 효과적일 수 있다. 하지만 많은 외상뇌손상 환자가 약속이나 다른 중요한 일들을 놓치지 않도록 달력이나 일정표를 확인해야 한다는 것을 기억하지 못한다. 체크리스트는 환자가 수행한 것과 수행하지 않은 것들을 기억하지 못하는 경우에는 도움이 되지만, 만약 환자가 그것을 확인해야 한다는 사실을 기억하지 못한다면 아무 소용이 없다. 이러한 많은 환자를 위한 해결책으로, 미리 정해 둔 시간에 알람이 울리도록 맞추어 놓고 달력, 일정표나 점검항목을 확인하도록 상기시켜 주는 신호 장치(알람시계와 같은)가 있다.

전자 기억 장치는 일부 높은 수준의 외상뇌손상 성인들에게 적합할 수 있다. 이러한 장치는 간단한 전자 장치(예: 개인용 녹음기)에서부터 복잡한 다목적 장치(개인 정보 관리도구, 스마트폰)까지 포함된다. 전자수첩(정보를 저장하고 검색하기 위한 주머니 크기의 전자 장치), 다기능 휴대전화, 컴퓨터 기반의 개인 정보 관리도구는 더 비싼데다가 달력, 일정표, 체크리스트를 사용하는 것처럼 쉽지는 않지만, 이름, 주소, 전화번호, 약속, 다른 개인 정보를 저장하는 데 좀 더 강력하고 훨씬 더 융통성이 있는 방법이며 미리 정해 놓은 시간에 알람을 울려 상기시켜 주는 메모를 보여 주기 때문에 다용도라고 할 수 있다(또한 일부 이러한 장치들은 사용자가 공책에 가지고 다닐 수 있게끔 약속 리스트를 종이에 인쇄할 수 있게 해 준다). 이러한 장치를 조정하는 데는 지속적인 주의력, 사고력, 문제해결력을 필요로 하기 때문에 많은 외상뇌손상 환자에게는 이것이 가능하지 않을 것이다. 하지만 환자 주변의 누군가가 이러한 조정을 해 준다면 장치를 조정할 줄 모르는 많은 환자가 그것을 일상생활에서 성공적으로 사용할 수 있을 것이다.

Evans 등(2003)은 복잡한 전자 장치는 심각한 기억장애를 가진 환자에게는 너무 어려울 것이라고 결론지었다. 그들은 뇌손상 생존자 101명과 그들의 보호자를 조사하고, 달력, 벽보, 공책과 같은 것들이 가장 일반적으로 사용되고 있는 외부 기억 보조도구라는 것을 발견하였다. 전자 장치는 대부분의 조사 참여자들이 사용하지 않았다. 그러나 조사 대상자들이 엄선된 전자도구를 제공받고, 사용법을 훈련받았는지는 명확하지 않다. 외부 기구를 잘 선택하고, 사용법을 개인적으로 훈련하면 뇌손상 환자의 경우 전자 기기에 대한 수용도가 증가하고 포기가 감소하는 것으로 나타났다(Sohlberg & Mateer, 2001).

Kapur 등(2004)은 임상가가 뇌손상 환자들에게 외부 기억 보조기구의 사용을 고려할 때 몇 가지 원칙을 염두에 두도록 하고 있다.

- 뇌손상 환자들이 이전에 사용한 기억 보조기구를 고려하라. 나이 든 사람들은 노트, 일지, 일기와 같은 손으로 쓴 자료를 사용하는 것은 익숙하지만, 전자 보조기구를 사용하는 것에는 거부감이 들 수 있다. 젊은 사람들은 지위의 상징이 될 수 있는 일부 보조기구들(예: 무선호출기, 휴대전화)을 이용할 수 있고 그것을 사용하는 것을 좋아할 수 있다.
- 기억 보조기구를 선택하는 데 뇌손상 환자들을 참여시켜라. 환자가 내키지 않아 하는 보조기구는 잘 사용하지 않을 것이다.
- 과정의 시작부터 보호자나 가족, 친지를 참여시켜라. 만약 보조기구의 사용법이 복잡하다면 이들이 기구를 조절하고 유지하며 사용하는 것을 배워야 한다.
- 뇌손상 환자들에게 어떤 환경에서 기억 보조기구가 유용할지 인지하도록 하고, 특정 상황에서 유용한 보조기구를 어떻게 고를 수 있을지, 어떻게 보조기구를 사용하게끔 동기를 부여할 것인지 또한 보조기구를 효과적으로 어떻게 이용할 수 있을지에 대해 훈련시켜라.
- 뇌손상 환자들에게 기억 보조기구를 사용하는 법을 배우게 하고 일상생활에서 그것을 활용할 수 있도록 해라.

Solhberg와 Mateer(2001)는 임상가가 뇌손상 환자에게 맞는 외부 기억 보조기구를 선택할 때 환자의 요구에 대해 체계적인 평가를 하도록 권하고 있다. 이를 위하여 평가에 환자와 함께 환자에 대해 잘 알고, 환자가 필요한 것, 환자의 태도와 개인적 선호도에 대해서 알고 있는 가족 구성원이나 보호자가 포함되어야 한다. Solhberg와 Mateer는 이러한 요구 접근에서 기질적 요인, 개인적 요인, 상황적 요인, 역사적 요인을 고려하도록 권하고 있다.

기질적 요인(organic factors)은 환자의 인지 · 학습 · 신체 능력을 반영한다. 체계나 책략은 환자가 새로운 기술을 배우고 기억할 수 있는 능력과 환자가 적합한 상황에서 새로 배운 기술을 적용할 수 있는 능력과 맞아야 한다. 체계나 책략은 환자의 신체적 능력과 연관성이 있어야 한다. 운동장애가 있는 환자는 손으로 써야 하거나 또는 전자 장치를 조작하고 유지하며 사용하는 데 운동 능력이 요구되는 체계나 책략을 이용할 수 없다. 시각 또는 청각 장애가 있는 환자는 작은 글자나, 화면에 보이는 글자를 읽어야 한다거나 알람이 울리는 장치 체계를 사용할 수 없다.

개인적 요인(personal factors)은 환자의 태도, 선호도, 경제력을 반영한다. 체계나 책략은 환자가 자발적으로 보상 전략을 사용하도록 해야 한다. 때로는 새로운 책략을 가르치는 것보다는 환자가 전에 사용하였거나 현재 사용하고 있는 책략을 기반으로 하는 것이 더 효과적이다. 예를 들어, 만약 환자가 다치기 전에 전자수첩, 일정표, 무선호출기를 사용하였다면 그것들을 보상 장치로 이용하는 것이 더 좋을 것이다. 장치는 모양(색깔, 형태, 크기), 방법(지필, 전자, 자동, 시각적), 기능(체크리스트, 달력, 알람)과 관련해서 환자의 선호도를 반영해야 한다. 장치는 환자의 경제적 형편을 고려해서 선택해야 한다. 비싼 전자 장치는 경제적으로 어려움이 있는 환자에게는 가능하지 않을 것이다(하지만 임상가는 이를 위해 보험회사에 합리적인 이유와 계획을 제시함으로써 환자가 도구 사용을 위한 기금을 얻을 수 있도록 도와줄 수 있다). 책략이나 장치를 선택할 때는 환자의 환경에서 가능한 지원을 고려해야 한다. 만약 환자 주변의 누군가가 환자의 책략이나 장치에 대한 학습과 사용을 도와줄 수 있다면 좀 더 복잡한 책략이나 장치가 적합하지만 만약 환자를 지원해 줄 수 있는 사람이 적거나 환자 스스로 책략이나 장치에 대해 배우고 사용해야 한다면 단순한 체계가 필요하다.

상황적 요인(situational factors)은 책략이나 장치가 사용될 정황을 반영하는데, 이는 환자의 인지장애가 기능을 방해하는 상황, 고장의 결과 그리고 책략과 장치가 지원하는 기능이 고려되지 않는 문맥을 포함한다. 책략과 장치는 환자로 하여금 그것이 없는 경우 실패할 상황에서 성공하게 하고, 바로 그 점에서 실패는 중요한 일상생활 활동에 대한 환자의 접근과 참여에 의미 있는 결과가 된다.

역사적 요인(historical factors)은 주로 다른 사람에게 배운, 권유받거나 제공된 책략이나 장치를 사용해 오던 환자와 관련이 된다. 환자가 성공적으로 사용하였던 책략이나 장치는 좋은 선택이 될 수 있지만, 환자가 사용하는 데 실패하였거나 사용하였지만 성공하지 못하였던 책략이나 장치는 환자의 현재 요구에 대한 좋은 선택이 아니다.

Sohlberg (2001)에 따르면, 환자가 외부 기억 보조기구 사용의 포기를 방지하는 가장 좋은 방법은 다음과 같다. (1) 환자 및 보호자와 협력하여 환자의 요구를 충족시킬 수 있는 도구를 선택한다. (2) 도구의 사용법을 체계적으로 훈련한다. (3) 환자의 도구 사용에 대한 지속적인 강화와 지원을 제공한다.

Sohlberg(2001)는 외부 기억 보조도구의 사용 후보자인 환자를 위해 개별화된 3부 훈련 프로그램의 개발과 시행을 권고하였다. Sohlberg은 훈련을 습득과, 숙달 및 일반화 그리고 유지로 나누었다. 습득 단계의 목표는 환자에게 도구 사용에 대한 기본 단계를 가르치고, 도구를 사용하면 삶의 질이 향상될 것이라고 환자에게 확신시키는 것이다. 숙달 및 일반화 단계의 목표는 도구 사용에 대한 환자의 기술을 향상시키고, 도구가 사용될 맥락을 확장하며, 도구 사용을 통하여 환자의 독립성을 증진하는 것이다. 유지 단계의 목표는 환자가 도구를 사용할 수 있도록 지속적인 강화와 지원 프로그램을 진행하는 것이다.

휴대용 기억 보조기구를 사용할 수 없는 환자들에 대한 대안은 환경 조정(environmental modification)으로, 이것은 기억해야 할 사항을 적어 환자가 살고 있는 환경에서 눈에 잘 띄는 위치에 붙여 놓는 것이다. 필요한 메모들을 거울에 붙여 놓거나 다른 눈에 잘 띄는 장소에 둘 수 있고, 약속이나 활동에 대한 일정표와 체크리스트는 환자가 완수한 과제와 해야 할 과제를 기억할 수 있도록 책략적 위치에 붙여 둘 수 있다. 찬장, 선반, 서랍에 안에 들어 있는 내용물을 표시해 놓을 수 있고 옷장과 찬장은 체계적으로 배열할 수 있다(예: 같이 사용하는 물건들은 서로 가까운 곳에 두도록 하거나, 물건들을 알파벳 순서나 색깔별로 구분해 놓을 수 있다).

뇌손상 성인의 외부 기억 보조기구 사용과 관련된 문헌 검토 후, Sohlberg (2005)는 다음과 같은 결론을 내렸다(p. 63).

- 외부 도구는 다양한 기억장애 환자들에게 효과적일 수 있다.
- 다양한 장치와 도구를 활용할 수 있다.
- 외부 보조도구는 개인 맞춤이면서, 특히 환자가 심각한 인지장애가 있는 경우에 가장 효과적이다.
- 외부 도구의 잠재적인 사용자를 평가할 때는 그들이 살아가는 환경 내에서 이루어져야 한다.
- 외부 도구의 효과에 대한 평가에는 매일의 체크리스트나 매일의 기억 과제 그리고/혹은 장치의 사용에 대한 직접 관찰이 포함되어야 하며, 더불어 장치 사용자의 선호도 및 만족도에 대한 주관적 측정이 포함되어야 한다.
- 학습에 심한 어려움을 가진 개인들에게 새로운 절차를 가르치는 데 효과적인 것으로 타당성이 입증된 교육 방법이 있다.
- 임상가는 효과적인 교수 방법을 시행하기 위한 훈련을 받을 수 있다.

계획과 문제해결. 일상생활에서 계획과 문제해결의 훈련은 일반적으로 일상생활의 상황을 가장한 곳에서의 연습, 개인교습, 역할극을 포함한다. 심한 장애를 가진 환자는 식사 준비, 대중교통을 이용하여 쇼핑센터에 가기, 계산하기와 같이 간단하면서 잘 구조화된 활동에서의 사고력과 문제해결을 연습할 수 있다. 장애가 덜 심한 환자는 여행 계획 세우기, 문제가 있는 물건을 가게에 돌려주고 환불받기의 역할극, 또는 구직 면접 역할극과 같이 덜 구조화되어 있고 좀 더 복잡한 활동에서의 문제해결을 연습할 수 있다.

Ylvisaker와 Feeney(1998)는 일반적인 목표-계획-예측-실행-검토 방법을 기술하였고, 이는 뇌손상 환자들이 그들 자신을 위한 타당한 목표를 세우고, 목표를 달성하기 위해 실현 가능한 계획을 만들며, 그 계획을 이용하였을 때 자신의 수행을 예측하고, 계획을 실행에 옮기며, 계획의 어떤 부분이 실행되었고 또 어떤 부분이 실행되지 않았는지 알아보기 위해 그들의 수행을 검토할 수 있도록 도와준다. 목표를 세우는 것은 다음의 질문에 대한 답을 요한다. "내가 무엇을 해 내기를 원하는가?" 계획을 세우는 것은 다음 세 가지 질문에 대한 답을 요한다. "내가 어떻게 나의 목표를 성취할 것인가?", "어떤 자료나 장비가 필요한가?", "어떤 단계에 따라 해야 하는가?" 예측에는 두 가지 질문이 필요하다.

"내가 얼마나 잘할 것인가?", "내가 얼마나 많이 할 것인가?" 실행에는 과제를 수행하고, 발생하는 문제를 파악하고, 훈련받은 책략을 이용하여 문제를 처리하는 것이 포함된다. 검토는 다음 네 가지 질문에 대한 답을 요한다. "내가 어떻게 하였는가? 무엇이 실행되었는가? 무엇이 실행되지 않았는가? 그리고 다음에는 무엇을 다르게 할 것인가?"

Marlowe(2000)는 계획과 문제해결에 장애가 있는 사람들을 위한 다음과 같은 일련의 단계를 제안하였는데, 계획과 문제해결을 포함한 모든 상황에서 모든 단계가 요구되는 것은 아니라고 하였다.

- 목표를 확인하라.
- 과제에서 요구되는 것을 확인하라.
- 목표에 도달하기 위해 사용할 수 있는 잠재적인 전략들을 확인하라.
- 이 목표에 대한 최적의 전략을 선택하기 위하여 전략들을 비교하라.
- 선호도 및 성공 가능성에 따라 전략에 순위를 매겨라. 대안적인 지원 전략을 세워라.
- 필요한 재료의 확인 및 수집을 포함하여, 실행에 필요한 단계를 나열하라.
- 단계대로 행동을 시작하라.
- 실행된 행동 단계의 결과를 모니터하라.
- 필요에 따라 단계를 수정하라. 필요하다면 대안 전략을 실행하라.
- 목표에 도달할 때까지, 필요하다면 수정하면서 활동 단계를 지속하라.
- 무엇이 효과적이었고, 무엇이 실패하였는지 그리고 왜 실패하였는지 검토하라.

앞에서 살펴본 시간 압박 관리를 위한 책략뿐만 아니라 앞으로 살펴볼 Ylvisaker와 Feeney의 긍정적 매일 일과(positive everyday routines) 또한 계획과 문제해결을 향상시키기 위한 치료로 매우 적합하다.

환경적 보상(environmental compensation). 외상뇌손상 성인들이 남아 있는 장애에 대해 보상할 수 있도록 도와주는 또 다른 방법은 환자, 가족 구성원, 동료들에게 장애의 영향을 최소화하기 위해 환자의 일상생활 환경을 재구성하도록 하는 것이다. 이러한 재구성은 접근을 용이하게 하고 움직이기 쉽게 하기 위해(예: 휠체어를 탄 환자에 맞추어 경사로를 만들고, 생활공간을 변형시킴) 환자의 집, 학교, 직장 환경의 물리적 변형을 필요로 한다. 이러한 물리적 변형은 보통 물리치료사나 작업치료사의 분야이다.

환경적 변형은 건설적인 태도를 촉진하고 비현실적인 기대를 최소화하기 위해 가족 구성원, 교사, 상사와 다른 사람들을 교육하는 것도 포함한다. 이러한 교육은, 특히 인지장애는 남아 있지만 신체장애는 거의 없고, 뇌손상 전과 비슷한 정도로 말하고 행동하는 외상뇌손상 환자의 가족과 동료들에게 중요하다. 이러한 환자들은 거의 정상인처럼 보이기 때문에 가족 구성원이나 친구, 교사 그리고 상사들은 종종 환자에게 뇌손상 전과 같은 정도로 적절하게 수행할 것을 기대한다. 환자가 그들의 기대에 못 미쳤을 때 그들은 환자가 비협조적이고 의지가 없으며 고집이 세다고 생각하거나 또는 적대감이나 분노를 표출한다고 생각할 수 있다. 이러한 일이 생길 때, 환경적 변형은 가족 구성원에게 환자가 왜 그렇게 행동하는지에 대해 교육하고, 환자와 적절한 상호작용을 위한 책략을 가르치며, 환자와 가족들이 환자의 일상생활 환경을 조직화하여 성공적인 상호작용은 최대화하고 실패는 최소화할 수 있도록 한다.

환경적 변형에는 다음의 사항들이 포함될 수 있다.

- 일상생활 활동을 위한 일관된 일정과 규칙적인 스케줄 세우기
- 가족 구성원, 친구, 동료들에게 어떻게 하면 일상생활 활동에서의 환자의 성공을 촉진할 수 있을지에 대해 교육하기
- 라디오와 텔레비전을 꺼놓고 외부 소음을 줄이기 위해 문이나 창문을 닫음으로써 방해 자극을 제한하거나 제거하기
- 환자의 물건을 지정된 장소에 두고 사용하지 않을 때는 치워 놓기
- 환자가 쉴 때와 깨어 있을 때를 위해 환자의 작업 공간을 정리하고 어려운 과제에 대해 작업 일정을 조절하기
- 피로를 피하고 실수를 최소화하기 위해 어려운 과

일반 개념 11-4

- 외상뇌손상 성인을 위한 대부분의 초기 치료 프로그램은 정신적 처리과정을 자극하고 강화하기 위해 만들어진 훈련 활동에 의존하였다. 자극 프로그램이 효과적이지 않다는 사실이 밝혀지자 다른 접근법들이 중심이 되었다. 현재의 치료 프로그램은 보통 기능중심치료, 인지 재활 그리고 행동 치료의 요소가 통합된 것이다.
- 감각 자극은 비록 현재로서는 그 효과를 입증할 경험적 증거가 없지만, 혼수상태 또는 반혼수상태의 환자에게 흔히 하는 치료의 형태이다.
- 환경 조절은 혼동과 동요를 보이는 환자들의 치료에 중요한 부분인데, 그들의 환경을 안정적이고 안전하며 예측할 수 있도록 만듦으로써 그들의 혼동과 동요를 줄일 수 있다.
- 지남력 훈련은 혼동이 있지만 훈련 과정에 참여할 수 있고 몇 분 이상 지남력 정보를 기억할 수 있는 환자에게 적합하다. 지남력 훈련에는 환경적 촉진(표시, 달력), 보호자와 환자를 돌보는 사람을 명시적으로 상기시키는 것, 수동적 지남력 기술 또는 적극적 지남력 훈련이 포함된다.
- 행동 관리 기술은 선행 자극, 반응 수반성, 설정된 사건을 조절함으로써 문제 행동을 통제하고 원하는 행동을 강화할 수 있다.
- 동요와 불안을 조절하고 각성과 주의력을 향상시키며 우울감을 조절하고 정신질환적 증상을 줄이거나, 발작을 조절하기 위해 외상뇌손상 환자에게 약을 처방할 수 있다. 약이 환자에게 부작용을 일으키지 않는지 용량과 효과를 주의 깊게 살펴야 한다.
- 인지-의사소통장애의 치료는 회복(손상된 인지과정을 복구하도록 함)이나 보상(일상생활에서 인지-의사소통장애의 피해를 감소시키도록 뇌손상 환자, 가족 구성원, 가까운 다른 사람들을 도와주고자 함)이다.
- 인지-의사소통 재활의 보상적 접근법은 보통 각 인지과정을 반복적인 훈련 활동으로 치료하는 구성요소 훈련을 포함한다. 구성요소 훈련은 주의력과 기억력이 좋은 외상뇌손상 환자에게 적합하다. 비록 뇌손상 환자에 대한 주의력 훈련의 효과가 명확하게 밝혀지지는 않았지만 주의력 장애의 치료는 구성요소 훈련에서 주요 부분을 차지한다.
- 외상뇌손상 성인을 위한 기억력 향상 프로그램은 일반적으로 치료 프로그램 그 자체를 넘어서 기억력을 의미 있게 향상하지는 못하였다. 따라서 보상적 접근법에 있어서는 후향기억을 향상하기 위한 기억력 훈련은 대체로 포기된 상태이다. 하지만 전향기억을 위한 회복 훈련은 의미 있는 효과를 낼 수도 있다.
- 신체 · 행동 · 인지장애의 존재 여부, 특성, 중증도와 영향에 대한 평가의 결여나 제한(비인식)은 외상뇌손상 후에 흔히 나타난다. Crosson은 치료를 구성하는 데 종종 사용되는 인식의 3단계 위계적 모형을 제시하였다. Crosson 모형의 3단계는 지적 인식, 초기 인식 그리고 예상 인식이다.
- Prigitano와 Klonoff는 비인식과 부인을 구분한다. 인식하지 못하는 환자는 그들의 장애에 대해 말하였을 때 종종 어리둥절해한다. 장애를 부인하는 환자는 그들의 장애에 대해 말하였을 때 보통 화를 낸다. 비인식은 뇌손상의 직접적인 영향으로 간주한다. 부인은 환자의 대응 전략을 나타내는 것으로 생각된다.
- 뇌손상 환자에게 그들의 장애에 대한 인식을 증가시키기 위한 몇몇 치료가 문헌에 기술되어 있다. 그들의 효과에 대해서는 아직 밝혀지지 않았다.
- 뇌손상 환자의 사고력과 문제해결 능력을 향상하기 위한 몇몇 치료가 문헌에 기술되어 있다. 일부 치료의 효과에 대한 증거는 제한적이지만, 효과에 대한 확실한 증거를 밝히기 위해 향후 연구가 필요하다.
- 시공간 처리과정 장애를 위한 치료는 시각적 자극을 변별하거나 공간적 관계를 분석하는 데 어려움이 있는 뇌손상 환자에게 적합하다. 치료에는 훑어보기 훈련, 전경-배경 변별 과제, 시각적 자극을 머릿속에서 조작하는 것이 포함된다.
- 대부분의 외상뇌손상 환자의 언어와 의사소통의 문제는 언어와 의사소통을 뒷받침하는 인지과정(주의력, 기억력, 사고력, 추상적 사고, 문제해결 능력)의 장애로 인한 것이다. 이러한 언어 · 의사소통의 문제는 기저의 과정을 치료함으로써 좋아질 수 있다.
- 보상 훈련은 구성요소 훈련이 외상뇌손상 환자의 일상생활 기능을 방해하는 장애를 바로잡지 못할 때 적합하다.
- **외부적 보상**은 환자가 아닌 다른 사람에 의해 시작되는 환경의 변화이다. 이것은 지남력이 있고 반응을 보이지만 그들의 장애를 인식하지 못하는 환자에게 적합하다.
- **상황적 보상**은 그들의 장애를 인식하지만 문제가 발생하는 것은 인지하지 못하는 환자에게 적합하다. 이러한 환자에게는 특정 상황에서 보상 책략을 습관적으로 사용할 수 있도록 가르친다.
- **인지 보상**은 문제가 발생할 때 이를 인지하지만 그것을 예상하지 못하는 환자에게 적합하다. 이러한 환자는 주어진 상황에서 문제가 발생하고 있다는 사실을 감지하였을 때 책략을 적용할 수 있도록 훈련시킨다.
- **예측 보상**은 문제가 발생하기 전에 이를 예측할 수 있는 환자에게 적합하다. 이러한 환자는 곧 생길 문제의 첫 징후를 보고 책략을 사용할 수 있도록 훈련시킨다.
- 시간 압박 관리(TPM)는 일상생활 과제의 전략, 전술, 운영에 대해 주의를 기울임으로써 뇌손상 환자의 정신 작용의 느림에 대한 보상에 도움을 준다.

- 기억력 장애에 대한 보상 방법은 내부 책략(연상 장치, 심상)이나 외부 기억 보조기구(체크리스트, 달력, 전자수첩)로 나눌 수 있다. 내부 책략은 저하된 후향기억력에 대한 보상에 가장 적합하다. 외부 기억 보조기구는 외상뇌손상 성인에게 내부 책략(상당한 인지 자원을 필요로 하는)보다는 좀 더 실용적이다. 외부 기억 보조기구는 저하된 전향기억에 대한 보상에 가장 적합하다.
- Solhberg와 Mateer는 외부 기억 보조기구를 선택할 때 기질적 요인, 개인적 요인, 상황적 요인, 역사적 요인을 고려해야 한다고 주장한다.
- 계획과 문제해결에 대한 훈련은 보통 가상의 상황이나 실제 일상의 상황에서 구조화된 연습과 감독을 하는 것이 있다. 긍정적 매일 일과와 시간 압박 관리는 일상생활에서의 계획과 문제해결을 향상하는 데 기여할 수 있다.
- 외상뇌손상 환자의 일상생활 환경을 변형시키는 것은 환자의 장애가 일상생활 기능과 참여에 미치는 영향을 최소화하는 데 도움이 될 수 있다.
- 치료에 대한 Ylvisaker와 Feeney의 긍정적 매일 일과 방법은 뇌손상 환자들의 일상생활에서의 특정 활동에 대한 수행을 강화하기 위해 잘 훈련되고 상대적으로 자동적인 책략을 환자에게 제공하는 것이다.

제의 작업 시간에 제한을 설정하기(알람과 타이머를 이용)

높은 수준의 외상뇌손상 환자들을 위한 환경적 보상은 혼동과 동요를 보이는 환자들을 위한 환경 조절(environmental control)과 유사하다. 주된 차이점은 목적이다. 환경 조절의 목적은 단어가 의미하는 바와 같이 환자의 동요, 혼동, 부적절한 행동을 조절하기 위한 것이다. 환자가 의도를 가지고 환경 조절 과정을 계획하고 시작하거나 이용하지 않는다. 환자의 행동은 다른 방법이 아니라 환경에 의해 조절된다. 환경적 보상의 목적은 어떤 상황이나 인지영역 또는 언어영역에서의 환자의 수행을 강화하기 위해 책략, 단서를 제공하는 것이다. 보통 환자는 보상을 계획하는 일에 참여하고 그것을 사용하기 위해 적극적으로 훈련받으며 그것을 목적을 가지고 목표지향적인 방법으로 이용한다.

긍정적 매일 일과. Ylvisaker와 Feeney(1998)는 외상뇌손상 환자들을 위해 회복 중재, 보상 책략, 환경적 보상을 포함하는 포괄적인 치료 프로그램에 대해 기술하였다. Ylvisaker와 Feeney의 프로그램은 긍정적 매일 일과(positive everyday routines) 개념에 기반을 둔 것이다. 그들은 긍정적 매일 일과 방법에 대해 "매일 사람들과의 협조적 연합"을 표방하는 "재활에 대한 기능적이고 매우 맥락화된 방법"이라고 기술하였다(p. 99). 그들은 인지, 실행 체계, 행동, 의사소통 영역에서 만성적으로 경도에서 중도의 장애—뇌손상 환자들의 일상생활에 대한 부정적 영향에 있어서 서로 중복되고 섞이게 되는 장애—를 가지고 있는 뇌손상 환자들에게 긍정적 일상적 방법을 권유한다. Ylvisaker와 Feeney는 매일 일과는 "일상의 사회, 가족, 직업, 여가의 삶에서 발생하고, 가족 구성원, 친구, 직장 상사, 교사를 포함한 일상적인 의사소통 동반자들이 참여한다."라고 언급하였다(Ylvisaker, Szekeres, & Feeney, 2001, p. 757). 매일 일과는 노력을 들여 신중하거나 계획을 세울 필요가 없는 행동의 연쇄인 습관과 유사하다. 긍정적 매일 일과는 인지적 결함이나 의사소통의 결함이 있다고 하더라도 뇌손상 환자들이 일상생활 활동에 성공적으로 참여할 수 있도록 해 주는, 많이 연습되고 환경적으로 지지를 받는 행동의 연쇄이다.

뇌손상 환자들에게 긍정적 매일 일과 치료는 다음 몇 가지 전제에 기반을 두고 있다(Ylvisaker & Feeney, 1998).

- 평가는 자연적인 맥락에서 지속적이고 협력적(임상가, 뇌손상 환자, 가족 구성원 또는 친지와 함께)으로 이루어지며, 뇌손상 환자의 수행에 대한 가설과 수행을 향상시키기 위해 할 수 있는 것들을 시험하는 것을 포함한다.
- 가장 효과적인 치료는 의미 있는 맥락에서 이루어지고, 그러한 맥락에서 일상에 영향을 주도록 고안된다.
- 뇌손상 재활은 치료에 대한 통합적이고 협동적인 접근법을 필요로 한다.
- 효과적인 재활은 손상(impairment), 장애(disability) 및 사회적 불리(handicap)를 동시에 다룬다[현

대 WHO 용어로 손상(impairment), 활동(activity), 참여(participation)이다].
- 선택된 생활 활동에 의미 있는 참여가 없이는 모든 치료는 궁극적으로 실패할 것이다.

매일 일과는 일과가 이루어지는 상황이나 환경, 일과가 포함된 사건과 활동의 순서, 일과를 수행하기 위해 필요한 자료들, 그리고 일과에 동반되는 언어, 다른 형태의 의사소통을 포함한다. Ylvisaker와 Feeney는 매일 일과에 대해 다음과 같이 기술하고 있다.

- 뇌손상 환자들 자신의 의미 있는 목표를 포함하도록 구성된다.
- 일상활동 속에 어우러진다.
- 뇌손상 환자에게 책략 행동이 자동적으로 이루어지도록 충분한 연습을 하게 한다.
- 주변 사람들은 그들이 어떻게 하면 뇌손상 환자의 적응 책략과 보상을 향상하고 지지할 수 있을지에 대해 훈련받는다.
- 뇌손상 환자의 생활 경험은 과제에 따라 매일매일 적절하게 구성된다.
- 뇌손상 환자는 효과적인 책략 수행에 책임이 있다.
- 성공적인 수행은 충분히, 자연적으로 보상받도록 한다.
- 뇌손상 환자는 활동의 목표를 정하고, 목표를 달성하기 위한 계획을 세우고, 자신의 수행을 모니터하고, 결과를 평가하고, 어떤 것이 이루어졌고 어떤 것이 이루어지지 않았는지를 결정하는 데 적극적으로 참여한다.

중재에 대한 긍정적 매일 일과 접근법은, 치료의 효과가 뇌손상 환자의 일상생활로 매끄럽게 이어지고, 치료에서 습득한 책략과 보상이 공식적인 치료가 끝난 후에도 지속될 수 있도록 고안된다.

그룹 치료

그룹 치료는 외상뇌손상 환자들이 그룹 활동을 방해하지 않고 참여할 수 있는 한, 대부분의 외상뇌손상 환자들을 위한 치료에 필수적인 부분이다(보통 RLAS 수준 V 이상에 해당하는 환자를 의미한다). 그룹 치료에는 수많은 장점이 있지만 모든 부분이 인지적·행동적 적절성의 향상에 관련된 것은 아니다. 부수적인 장점으로는 환자가 고립감과 외로움을 극복할 수 있도록 도와주고, 환자의 자신감과 자부심을 증대시키며, 환자가 분노와 적대감과 같은 부정적인 감정을 표현하고 조절할 수 있도록 해 준다는 것이 있다.

외상뇌손상 환자 그룹은 몇 가지 목적을 각각 또는 결합해서 제공할 수 있다(가장 흔하게는, 지지, 자기 평가, 의사소통, 인지 재활, 일반화, 교육이고, 덜 흔하게는 감각 자극, 지남력이다).

외상뇌손상 환자들을 위한 그룹 감각 자극 활동(group sensory stimulation activities)은 개별 환자에 대한 감각 자극의 효율성에 의문이 있기 때문에 논란이 많다. 감각 자극 그룹은 보통 혼동이 있지만 극도의 동요는 보이지는 않는 환자들로 이루어진다. 그룹 회기는 보통 짧고(30분 이하) 감각 자극과 지남력을 혼합한다. 감각 자극에는 음악, 라디오나 텔레비전 프로그램, 텔레비전의 스포츠 경기, 영화, 슬라이드쇼 등이 있다. 그룹 자극 활동에는 때때로 각 환자에 대한 촉각, 미각 또는 운동 자극이 추가될 수 있다.

그룹 지남력 활동(group orientation activities)은 RLAS 수준 V와 VI의 환자에게 가장 적합하다. 그룹 지남력 활동은 감각 자극 그룹의 환자들을 위한 것과 유사한데, 다만 환자가 그룹 지도자나 보조자에 의해 제공되는 정보를 확인하고 반복하는 것을 통해 적극적으로 참여한다는 것이 다른 점이다. 또한 확인하기, 차례 주고받기와 같은 몇몇 기초적인 상호작용 기술에 주목한다.

지남력 활동에는 그룹 지도자와 보조자가 다음과 같은 활동을 하는 것도 포함된다.

- 각 환자와 이름을 말하며 인사하고, 그룹에 각 환자의 이름과 환자에 대해 한두 가지 흥미로운 점을 소개한다.
- 날짜, 요일, 시간을 말한다(큰 시계나 달력과 같은 시각적 보조도구를 종종 이용하기도 함).
- 치료 시설의 이름, 위치, 목적에 대해 말한다.

• 현재 날씨에 대해 설명하고 일기 예보를 알려 준다.

그룹 지지 활동(group support activities)은 RLAS 수준 VI 이상의 환자들에게 가장 적합하다. 다른 외상뇌손상 환자와 지지 활동에 참여함으로써 각 환자가 고립감, 외로움, 삶에서 부당한 일을 당하였다는 느낌을 떨쳐 버릴 수 있도록 도와준다. 자신의 장애에 대처해 나가는 다른 그룹의 구성원을 관찰함으로써 각 환자에게 동기 부여가 되도록 도와준다. 다른 그룹의 구성원들로부터의 지지는 각 환자가 실패에 대처하고 실망감을 극복할 수 있도록 도와준다. 감정을 표현하게 하는 토론회를 열어서 그룹 활동을 통해 각 환자가 화, 분노, 적대감, 불만의 감정을 표출하고 다룰 수 있도록 해 준다.

그룹 자기 평가 활동(group self-assessment activities)은 RLAS 수준 VII 이상의 환자들에게 가장 적합하지만, 몇몇 수준 VI 환자도 유익하게 참여할 수 있다. 자기 평가 활동의 참여는 외상뇌손상 환자들이 그들의 능력과 장애에 대해 좀 더 현실감을 가질 수 있게 하는 데 도움이 될 것이다. 그룹 경험은 그들의 장애를 최소화하거나 부정하면서 비현실적인 기대를 가지는 환자들과, 그들의 장애를 과장하고 잔존 능력을 최소화하거나 무시하는 환자들 모두에게 이러한 기능을 한다(잘 구조화된 구성으로 지지적인 임상가와 함께 일대일 치료를 하는 것이 때로는 환자에게 일상생활 활동에서의 잠재적인 성공에 대해 지나치게 낙관적인 인상을 줄 수 있다). 또한 그룹 경험은 각 환자가 자기 자신의 수행에 대해 평가하기에 앞서 다른 사람이 성공하거나 실패한 수행에 대해 관찰하고 평가할 수 있는 기회를 제공한다(외상뇌손상 환자는 우반구 뇌손상 환자와 같이 대개 그들 자신을 평가하는 것보다 다른 사람의 행동을 평가하는 것을 더 잘한다).

그룹 의사소통 활동(group communication activities)은 RLAS 수준 VI 이상의 환자들에게 가장 적합하다. 그룹 의사소통 활동은 외상뇌손상 환자들에게 대인관계에서의 상호작용에 중점을 두는, 보호받지만 현실적인 상황을 제공한다. 그룹 구성원들은 대화 주고받기, 주제 유지하기, 요청하기, 주장하기, 정확하게 말하기, 중단된 대화 복원하기, 다른 사람의 언어적, 비언어적 의사소통에 대해 관찰하고 반응하기 등과 같이 일상적인 대화에서 쓰이는 실용적인 기술을 연습할 수 있다. 그룹 지도자나 더 중요한 다른 그룹 구성원에게서 적절하거나 부적절한 행동에 대한 피드백을 받을 수 있다. 참여자들이 일상생활에서의 문제적 상황을 연출하고 토론하는 역할극 활동은 참여자의 의사소통과 상호작용의 기술을 연습하기 위해 흔히 쓰이는 방법이다. 역할극에 대해 그룹에서 검토하고 토론하는 것은 그룹 구성원에게 의사소통의 상호작용에서 적절하거나 부적절한 행동에 대한 의견과 생각을 교환할 수 있는 기회를 제공한다.

Erlich와 Sipes(1985)는 그룹 활동이 녹화된 역할극에 중점을 두는, 외상뇌손상 성인들을 위한 의사소통 그룹 구성방식에 대해 기술하였다. 각 역할극에 앞서 그룹 지도자에 의해 목표 행동이 구체화된다. 그룹 지도자는 첫 번째 비디오테이프에서 적절하거나 부적절한 행동을 예시로 보여 주기 위해 흔히 일어나는 문제 상황을 연기한다. 그런 다음에 두 번째 비디오녹화에서는 그룹 구성원들이 그 상호작용을 따라 한다. 그룹은 의사소통 성공에 기여하거나 방해하는 행동에 중점을 두어 비디오에 녹화된 역할극에 대해 검토하고 언급하게 된다.

그룹 구성원들은 각 상호작용에서 개인적인 목표를 부여받고, 그 목표와 관련된 성공과 실패는 그룹에 의해 논의된다. Erlich와 Sipes의 그룹 구성방식은 비언어적 의사소통(목소리 억양, 얼굴 표정, 눈 맞춤, 자세, 행동), 문맥상 의사소통(주제 시작, 주제 유지, 사회적 문맥에 대한 반응), 메시지 수정(소통 실패의 인식, 청자의 요구에 대한 이해, 설명 전략), 결속성(정보의 구성과 배열, 시간과 공간적 통일)에 대해 다룬다.

Sohlberg와 Mateer(1989)는 그룹 구성원들이 짝을 이루어 하는 협동 그리기 과제를 포함하여 외상뇌손상 환자들의 의사소통 기술에 대한 몇몇 그룹 활동에 대해 언급하였다. 각 쌍의 한 명은 다른 사람이 보지 못하도록 3개의 간단한 기하학적 모양을 두 가지 색깔로 그린다. 그런 다음에 모양을 그린 참가자는 다른 사람이 그 그림을 보지 않고 똑같이 그릴 수 있도록 설명한다. 두 번째 참가자가 완성하였을 때 그들은 그림을 비교하고 소통의 성공과 실패에 대해 토의한다. 또 다른 활동에서는 참가자가 '나를 무시하시오.' 또는 '나에게 함부로 말하시오.'와 같은 문구가 붙어 있는 모자를 쓴다(그룹 구성원들은 자신이 쓰는 모자에 무엇이 쓰여 있는지 볼 수 없다). 그룹 구성원들은 모자에 쓰여 있는 내용에 따라 주제에 대해 토의하고 각각의 참여자에게 반응한다. 토의 후 각각의 구성원은 자신의 모자에 무엇이 쓰여 있는지를 맞혀 보고, 그룹에서는 무슨 일이 일어났는지, 그들이 어떻게 느꼈는지에 대해 의견을 나눈다.

그룹 인지 재활 활동(group cognitive rehabilitation activities)에서는 주의력, 기억력, 사고력, 문제해결, 시각적 처리과정에 대해 개별적으로 또는 같이 다루게 된다. 활동은 일대일 치료 활동에서 사용한 것과 유사하지만, 그룹 구성원들이 팀으로 나뉘어서 서로 경쟁하며 그룹 지도자가 제시한 문제를 해결하기 위해 협동을 하거나 그날의 중점이 되는 인지과정을 요하는 게임과 같은 활동을 번갈아 가며 하는 식으로 이루어진다. 과제를 먼저 완수해야 하거나 가장 정확하게 과제를 끝내야 하는 팀 간 경쟁은 인지 재활 그룹 활동에서 가장 중요한 부분인데, 이는 그룹 구성원들의 참여를 유도하고 흥미와 주의력을 높게 유지하기 위한 것이다.

덜 구조화되어 있고 좀 더 자연스러운 맥락으로 일대일 치료에서 획득한 기술, 태도, 책략 그리고 행동을 일반화하는 것은 대부분의 그룹 활동의 목표이다. 일반화는 구성원들이 일대일 치료에서 배운 것을 그룹 내에서 연습할 수 있도록 하는 그룹 활동을 이용하여 이룰 수 있다.

뇌손상의 신체적 · 인지적 · 감정적 · 정신사회적 · 직업적 영향에 대한 설명(instruction)은 종종 그룹 활동에 포함된다. 일부 설명은 그룹 지도자가 그룹 구성원들에게 지시사항이나 유인물을 제공하여 가르칠 수 있다. 외상뇌손상의 영향에 대한 비디오테이프나 필름을 그룹에게 보여 주고 토의할 수도 있다. 그룹 구성원들이 자신의 뇌손상 때문에 생긴 삶의 변화에 대해 목록을 작성하고, 그룹 구성원들에게 그 목록을 보여 주고, 그룹 구성원들과 함께 목록에 대해 토의를 하는 그룹 활동도 교육적인 목적으로 이루어질 수 있다. 의사, 사회복지사, 직업상담사 또는 환자와 같은 외상뇌손상을 극복한 초청 연사들이 참여해서 강연을 하고 그룹 토의를 이끌어 갈 수도 있다.

그룹 활동의 효능

비록 수많은 일화적 보고가 문헌에 많이 보고되고 있지만, 외상뇌손상 성인에 대한 그룹 치료의 효능에 대한 객관적인 증거는 거의 없다. 이러한 상황은 Deaton(1991)이 외상뇌손상 성인들에 대한 그룹 중재에 대해 다음과 같이 결론을 내린 이후 크게 바뀌지 않았다.

> 현재, 그룹 치료의 사용에 있어 가장 확연한 격차는 다양한 모형과 구성 형식의 유용성에 대한 것이 아니라, 인지 기술의 향상, 특히 이 기술들이 다른 사회적 환경으로 일반화될 때 이에 대한 그룹의 효과에 대한 입증에 관한 것이다. 이는 이 분야의 향후 연구에서 다루어져야 할 가장 중요한 문제로 남아 있다(p. 199).

지금까지 가장 논란이 되는 그룹 치료의 목표는 감각자극에 관한 것이다. 외상뇌손상 환자들의 그룹에 대한 감각 자극의 적절성은 의문시되고 있는데, 그 이유는 앞서 말한 바와 같이, 개별적인 환자에 대한 감각 자극이 그들의 의식 회복을 앞당긴다거나, 사람과 장소와 시간에 대한 지남력의 회복을 촉진한다는 증거가 거의 없기 때문이다.

RLAS 수준 III 이하의 환자들에 대한 그룹 경험은 별다른 이익이 없는 것으로 생각되는데, 그 이유는 이러한 환자들은 다른 그룹 구성원들에 대한 인식이 별로 없고 그룹 경험에 기여하거나 이로 인해 이득을 보기 어렵기 때문이다. 지지자들은 개별적인 환자 자극과 마찬가지로 그룹 자극도 해를 끼치거나 하지는 않고, 어쩌면 좋은 점이 있을지도 모르기 때문에 시행해야 한다고 주장할 수 있다. 또한 지지자들은 그룹 자극은 개별적인 환자 자극보다 비용을 절감할 수 있다고 주장할 것이다. 자극을 제공하는 것이 전문가의 시간과 비용 대비 장점이 있는지는 중요한 의문점으로 남아 있고, 어떤 사람은 비효과적인 치료를 좀 더 싸게 제공하는 것이 그다지 이점이 없다고 주장할 수 있다.

비록 순수한 지남력 그룹의 효능에 대한 확실한 증거는 없지만, 참가자가 그룹 지도자와 그룹 구성원들에게 적극적으로 반응한다는 사실은 그룹 경험이 참가자의 지남력을 강화하고 적절한 대인관계를 배우도록 해 준다는 것을 보여 준다. 하지만 순수한 지남력 그룹의 환자들은 그룹 경험 그 자체로 많은 이득을 얻지는 못하는 것 같다. 따라서 그들을 지남력을 위한 그룹에 넣는 것의 주된 장점은 비용을 절약한다는 것일 수 있다. 그러나 지남력 그룹에 지도자로서 전문가가 필요한지 여부에 대해서는 의문이 있다.

지지를 제공하고, 자기 평가를 촉진하며, 의사소통을 향상시키고, 인지과정을 강화하며, 일반화를 촉진하고, 외상뇌손상 환자들에게 뇌손상의 영향에 대해 가르치기 위한 그룹 활동의 폭넓은 활용은 그러한 그룹 활동의 긍정적 효과에 대한 수많은 일화적인 보고들과 함께 효능을 지지하고 있다. 만약 그룹 구성원들이 적절하게 선택되고(그들은 적절한 이해력, 표현력, 참여하기 위한 지적 능력을 가지고 있어야 하고, 지장을 주는 행동을 조절할 수 있어야 한다.), 그룹 구성원들 사이에 최소한 어느 정도의 동질성이 있으며, 활동과 목표가 그룹에 맞게 적절히 선택된다면, 현재까지 외상뇌손상 성인들을 위한 그러한 그룹 활동을 거부할 만한 강력한 이유는 없다. 그러나 Deaton이 말하였듯이, 외상뇌손상 성인들을 위한 그룹 치료의 효과에 대한 객관적인 입증은 곧 이루어져야 한다.

지역사회 통합

많은 외상뇌손상 환자들을 위한 재활의 최종적인 단계는 가족, 직업, 지역사회 환경에 들어가 참여하도록 하는 것이다. 성공적인 지역사회 통합에는 몇 개월이 걸릴 수도 있고, 이는 보통 외상뇌손상 환자 그룹이 24시간 내내 살고 있는 거주시설(과도기적 생활 시설)에서 이루어진다. 과도기적 생활시설에 있는 외상뇌손상 환자들은 지역사회로 돌아가기 위해 준비하는 활동에 그들의 일과 시간을 할애한다. 그보다는 적지만, 환자들이 일과 시간을 보내고 집으로 돌아가는 주간 치료시설에서도 지역사회 통합을 위한 준비가 이루어진다.

지역사회 통합 프로그램은 시설마다 다르고 뇌손상 환자마다 다르다. 하지만 대부분의 프로그램은 다음과 같은 공통의 목표를 가지고 있다.

- 참여자에게 그들의 일상생활 기능을 증대시키기 위한 책략을 연습하고 완성하게 하는 지지적인 환경을 제공한다.
- 참여자가 일상생활에서 일상적인 자기 관리 활동(예: 개인위생, 식사, 수면, 몸단장)을 수행할 수 있도록 준비시킨다.
- 가정, 직장, 여가, 사회 활동에 대한 참여자의 흥미를 유발하고, 그들을 수행할 수 있는 능력을 개발한다.
- 일상생활에서 흔히 발생하는 가정, 직장, 여가, 사회 활동을 위한 일상을 만들고, 참여자가 그것들을 수행할 수 있도록 훈련한다.
- 참여자가 일상활동에 적절한 정도의 시간을 할당하고 시간을 건설적으로 사용할 수 있도록 훈련한다.
- 직업, 학교, 여가 활동에서의 참여자의 기능을 평가한다.
- 참여자가 적절하게 구조화된 직장, 학교, 여가 활동에 참여할 수 있게 한다.
- 가족 구성원, 친지, 교사, 상사, 고용인 그리고 다른 사람을 참여시켜 일상생활에서의 사회, 직장, 학교, 여가 활동에 대한 참여자의 성공적인 참여를 촉진하고 강화하도록 한다.

이러한 목적은 일대일 훈련, 그룹 활동 그리고 실제 생활환경에서의 구조화된 경험을 조합하여 현실화할 수 있다. 참여자들은 보통 하루의 일부는 일상생활 기능을 증대시키기 위한 특정 행동 책략을 수행하는 데 보내고, 하루의 일부는 그들이 일상생활 기술을 배우는 데 보내고, 문제와 잠재적 해결책을 논의하며 공동의 사회적 · 감정적 지지를 제공하는 그룹 활동에 하루의 일부를 보낸다. 때때로 참여자들은 그들이 직장, 학교, 사회 활동의 성공을 위한 전략을 연습할 수 있는 실제 생활이나 가상의 직장, 학교, 사회 환경에서 시간을 보낸다. 참여자의 일상생활에 중요한 가족 구성원, 고용자 그리고 다른 사람은 그러한 활동에서 일부 역할을 할 수 있다.

지역사회 통합 프로그램은 보통 작업치료사, 놀이치료사, 언어치료 전문가, 직업상담사, 신경심리학자, 사회복지사 그리고 다른 전문가들로 이루어진 팀의 결합된 노력으로 이루어진다. 뇌손상 환자가 진전됨에 따라, 팀은 점차 구조화된 치료, 훈련, 지지를 줄여 나가고, 뇌손상 환자의 독립성이 증대되기를 기대한다. 어떤 경우에는 방문 상담이 지속될 수도 있지만, 결국 시설에서 퇴소하고 가정, 가족, 직장, 학교로 돌아가는 것이 대부분의 참여자를 위한 공식적인 재활의 끝이라고 할 수 있다.

사회 참여를 위한 지역사회 통합 프로그램의 효과

> 인생은 단순히 계산의 연속이나 통계자료의 합산이 아니라 경험에 관한 것이고, 참여에 관한 것이며, 분명하다기보다는 뭔가 좀 더 복잡하고 흥미로운 것이다 (Daniel Libeskind).

의미 있는 일상생활 활동에 대한 참여가 뇌손상 환자들의 복지와 삶의 질에 있어서 중요한 측면임에도 불구하고, 결과 척도로서 사회적 참여에 대한 측정을 포함하고 있는 인지-의사소통 중재에 관한 연구는 별로 없다. 대부분 검사 점수의 향상이나, 뇌손상 참여자, 임상가, 친지들이 인지와 의사소통능력의 향상을 평정한 것을 이용하여 재활의 효과를 측정하고 있다. 하지만 세계보건기구의 참여에 대한 강조와 함께 지역사회 통합 설문지(Community Integration Questionnaire, CIQ; Willer, Rosenthal, Kreutzer과 동료들, 1993)가 발간되면서 임상가와 연구자들로 하여금 외상뇌손상 성인을 위한 지역사회 통합에 관한 재활의 효과를 평가하도록 자극하였다.

CIQ는 가정 기반 활동, 사회 활동 그리고 직업 활동과 관련한 15개 항목으로 구성되어 있다(글상자 11-5). CIQ는 발간 후, 외상뇌손상 이후 지역사회 통합에 대한 일반적인 척도로 널리 사용되고 있다. CIQ의 타당도, 민감도, 신뢰도에 대한 연구에 따르면, 이 세 가지 모두에서 상당히 확실하다는 것을 말해 주고 있다(하지만

글상자 11-5 지역사회 통합 설문지

가정 통합 영역

1. 가정에서 주로 누가 장보기나 생필품을 사러 가는가?
   - 본인(2)
   - 본인과 다른 누군가 함께(1)
   - 다른 누군가(0)
2. 가정에서 주로 누가 식사 준비를 하는가?
   - 본인(2)
   - 본인과 다른 누군가 함께(1)
   - 다른 누군가(0)
3. 가정에서 주로 누가 일상적인 집안일을 하는가?
   - 본인(2)
   - 본인과 다른 누군가 함께(1)
   - 다른 누군가(0)
4. 가정에서 주로 누가 아이들을 보는가?
   - 본인(2)
   - 본인과 다른 누군가 함께(1)
   - 다른 누군가(0)
   - 아이들이 없음(1, 2, 3, 5번의 평균 점수로 매김)
5. 가족이나 친구들 모임 같은 사회활동 계획을 주로 누가 하는가?
   - 본인(2)
   - 본인과 다른 누군가 함께(1)
   - 다른 누군가(0)

사회 통합 영역

6. 은행 업무나 요금 납부와 같은 개인 재무를 주로 누가 처리하는가?
   - 본인(2)
   - 본인과 다른 누군가 함께(1)
   - 다른 누군가(0)

다음의 외부 활동에 참여하는 것이 한 달에 보통 몇 번이나 되는가?

7. 쇼핑
   - 5번 이상(2)
   - 1~4번(1)
   - 없음(0)
8. 영화, 운동, 식당 등과 같은 여가활동
   - 5번 이상(2)
   - 1~4번(1)
   - 없음(0)
9. 친구나 친척 방문
   - 5번 이상(2)
   - 1~4번(1)
   - 없음(0)
10. 여가활동에 참여할 때 주로 혼자 하는가? 아니면 다른 사람과 같이 하는가?
    - 대부분 혼자(0)

- 대부분 뇌손상 있는 친구와(1)
- 대부분 가족들과(1)
- 대부분 뇌손상 없는 친구와(2)
- 가족들과 친구들과 함께(2)

11. 비밀을 털어놓을 수 있는 친구가 있는가?
   - 예(2)
   - 아니요(1)

생산성 영역

12. 얼마나 자주 집 밖에 나가는가?
   - 거의 매일(2)
   - 거의 매주(1)
   - 드묾/없음(0)
13. 현재(지난 한 달간) 직장 상황에 대해 다음에서 가장 적절한 항목을 고르시오.
   - 전일제(주 20시간 초과)
   - 시간제(주 20시간 이하)
   - 무직, 하지만 구직 활동 중임
   - 무직, 구직 안 함
   - 해당 없음, 정년퇴직
14. 현재(지난 한 달간) 학교 또는 훈련 프로그램 상황에 대해 다음에서 가장 적절한 항목을 고르시오.
   - 전일제
   - 시간제
   - 학교나 훈련 프로그램 다니지 않음
   - 해당 없음, 정년퇴직
15. 지난 한 달간, 얼마나 자주 자원봉사활동에 참여하였는가?
   - 5회 이상
   - 1~4회
   - 없음

채점: 13~15번은 직업/학교라는 하나의 변인으로 묶이며, 다음과 같은 채점 방식을 사용한다. 생산성 점수=12번+직업/학교 변인.

- 무직, 구직 안 함, 학교 안 다님, 봉사활동 안 함 (0)
- 봉사 월 1~4회 그리고 무직, 구직 안 함, 학교 안 다님 (1)
- 구직 활동 그리고/또는 봉사 월 5회 이상 (2)
- 학교 또는 직장 시간제로 다님(주 20시간 이하) (3)
- 학교 또는 직장 전일제 다님 (4)
- 전일제 직장 그리고 학교 시간제 다님 또는 학교 전일제 다님 그리고 직장 시간제 다님(주 20시간 이하) (5)

만약 정년퇴직하였으면 점수는 다음과 같이 계산한다.
지난 한 달간, 얼마나 자주 자원봉사활동에 참여하였는가?

- 5회 이상(4)
- 1~4회(2)
- 없음(0)

출처: Willer B, Rosenthal M, Kreutzer JS et al: Assessment of community integration following rehabilitation for traumatic brain injury, *Journal of Head Trauma Rehabilitation* 8: 75-87, 1993.

현재 미국의 몇몇 기관 사이에서 협동적인 작업하에 변경된, 좀 더 민감한 CIQ가 개발되고 있다).

Cicerone(2004)은 포괄적인 뇌손상 재활을 받은 148명의 외상뇌손상 성인들의 CIQ 점수의 변화와 재활을 받지 않은 21명의 뇌손상 성인 그룹의 CIQ 점수 변화를 비교하였다. Cicerone의 비교 결과는 그림 11-13에 요약되어 있다.

인지-의사소통 재활에 참여한 참가자들의 거의 반 정도에서 중재 후 CIQ의 의미 있는 향상이 관찰되었는데, 반을 약간 넘는 수가 향상을 보이지 않았고, 약 5% 정도는 CIQ 점수의 하락이 관찰되었다. 하지만 인지-의사소통 재활에 참여하지 않았던 환자들의 결과와 비교해 보면 결과는 좋은 것이었다. 인지-의사소통 재활에 참여하지 않은 환자들의 약 1/4 정도만 CIQ 점수의 향상을 보였고, 다른 1/4은 CIQ 점수의 하락이 관찰되어, Cicerone은 인지-의사소통 재활은 사회 참여를 증대시키는 것만큼 사회 참여의 감소를 예방하는 데도 중요하다고 결론을 내렸다.

외상뇌손상에 대한 직후 처치 이후의 재활과 지역사회 통합(사회 참여) 사이의 관계에 대한 증거가 제한적이기는 하지만 다음과 같은 결론을 내릴 수 있다.

- 인지 능력 수준과 지역사회 통합(CIQ로 측정)은 잘해야 약한 정도의 관련이 있다.
- 인지 능력 수준과 사회 참여는 약하게 관련이 있다.
- 인지 능력의 변화는 뇌손상 직후 몇 개월 내에 가장 크다. 사회 참여의 변화는 뇌손상 후 1년 이상 되었을 때 가장 크다.
- 주관적인 웰빙과 삶의 질은 결과의 지표로서 고려되지 않았다.

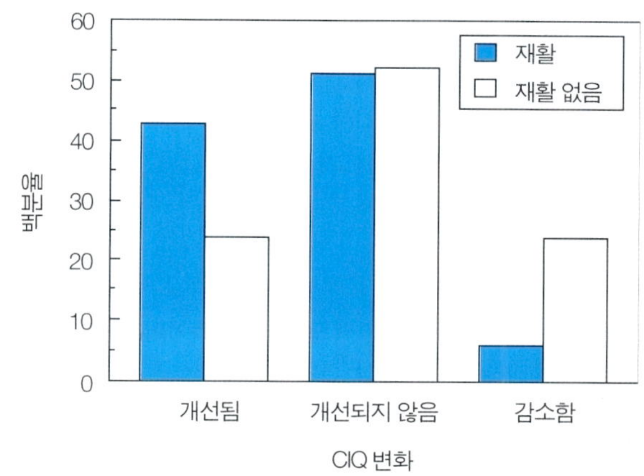

그림 11-13 종합적인 뇌손상 재활을 받은 외상뇌손상 성인 그룹과 받지 않은 뇌손상 성인 그룹의 지역사회 통합 설문지(CIQ) 평가에서 전후 변화

출처: Cicerone KD, Dahlberg C, Malec JF et al: Evidence-based cognitive rehabilitation: updated review of the literature from 1998 through 2002, *Archives of Physical Medicine and Rehabilitation* 86: 1681-1692, 2005.

- 인지적 · 신체적 능력과 웰빙, 삶의 질의 판단 간의 관계는 뇌손상 후 1년 이상 경과한 사람보다는 최근에 머리손상이 있었던 사람에서 더 강하게 나타난다.
- 재활은 뇌손상 성인의 사회 참여를 높이기 위한 것뿐만 아니라 뇌손상 후 몇 년이 지난 후에도 사회 참여가 감소되는 것을 예방하는 데 중요할 수 있다.

가족과 함께하기

가족 구성원들에게 지지, 안심, 정보 그리고 방향을 제시하는 것은 외상뇌손상 환자들의 임상관리에서 중요한 부분이다. 지지, 안심, 정보에 대한 가족의 요구는 급성 뇌손상 이후 기간에 가장 크고, 방향에 대한 요구는 회복의 중기와 후기에 가장 크다. Polinko(1985)는 외상뇌손상 이후 시기를 손상에서 안정(injury to stabilization), 의식 회복(return to consciousness), 재활(rehabilitation)의 3단계로 나누었다.

환자가 아직 의식이 없는 상태인 첫 번째 단계(손상에서 안정)는 가족에게는 불안한 기다림의 시기이다. 낯선 사람들이 환자를 돌보고, 환자는 위협적으로 늘어선 모니터와 의료기구에 둘러싸여 있다. 가족들은 환자가 회복하지 못할 수도 있다는 말을 들었을지도 모른다. 그들은 의식의 첫 번째 징후가 나타나는지를 유심히 살펴보고, 종종 환자의 의미 없는 행동을 의미 있는 행동으로 오인하기도 한다. Polinko에 따르면, 이때는 공황 상태를 동반하기도 하는 충격과 부인의 시기이고, 가족들은 광범위한 지지와 안심을 필요로 한다. 이 시기 동안 가족들은 무슨 일이 일어났고, 결과가 어떻게 될 것인지에 대한 객관적인 정보도 필요로 하지만, 그들의 감정 상태로 인해 그것을 완전하게 이해하기 어려울 수도 있다. 따라서 정보를 여러 차례 반복해서 말해야 될 수도 있다. 시간이 지남에 따라, 부인은 협상으로 바뀌게 되고, 가족 구성원들은 환자가 살아나기만 한다면 환자의 상태를 긍정적으로 받아들이고, 죄를 뉘우치고, 태도를 바꾸거나 행동을 바꾸겠다고 신이나 운명과 협상을 하려고 시도하게 된다.

두 번째 단계(의식 회복)에서는 보통 환자가 살았다는 안도의 감정과 함께 환자가 어느 정도까지 회복될 수 있을 것인지에 대한 불안감이 함께 생긴다. 가족 구성원들은 희망적인 징후에 대해 불안해하며 계속해서 관찰하면서, 환자의 우연한 행동을 회복의 징후로 오인하는 일도 계속해서 생길 수 있다. 간혹 환자가 혼수상태에서 빠르게 깨어나기도 하기 때문에, 가족들은 환자의 궁극적인 회복에 대해 지나치게 낙관적인 기대를 하게 되기도 한다. 이 단계에서 가족들에게 외상뇌손상에서 보이는 일반적인 회복의 경과에 대해 교육하고, 진짜 예후인자와 그렇지 않은 것을 구분할 수 있도록 도와주는 것은 임상가의 책임 중 중요한 부분을 차지한다.

세 번째 단계(재활)까지 이르게 되면, 대부분의 가족들은 사고와 그 여파를 받아들이고, 부인의 단계를 지나 미래에 대해 합리적으로 현실성 있는 기대를 하게 된다. 구조화된 치료 활동을 시작하게 되면 보통 가족들은 희망과 낙관이 커지게 되고 때로는 성취될 일에

일반 개념 11-5

- 그룹 치료는 환자가 그룹 활동에 방해 없이 참여할 수 있게 하여 고립감과 외로움을 극복하고, 자신감과 자부심을 증대시키도록 도와주며, 분노와 적대감과 같은 부정적인 감정을 표현하고 다룰 수 있도록 도와준다.
- 그룹 치료는 더 심한 장애가 있는 외상뇌손상 환자에게 감각 자극을 제공하고 지남력을 촉진시킬 수 있다. 높은 수준의 환자에게는 그룹 활동이 심리적 지지를 제공하고, 현실성 있는 자기 평가와 개인적인 목표를 촉진하고, 통제된 환경 내에서 의사소통 연습을 하도록 하고, 게임과 같은 활동을 통해 인지 능력을 강화시키며, 그룹 상황에서 기술의 일반화를 제공하거나, 뇌손상의 양상과 뇌손상이 개인과 가족에게 미치는 영향에 대한 교육을 제공할 수 있다.
- 외상뇌손상 성인에 대한 그룹 치료의 효능에 대한 경험적 증거는 없다. 많은 일화적인 보고에 따르면, 몇몇 그룹 치료 활동은 일부 외상뇌손상 환자들에게 효과적일 수 있지만, 무엇을, 언제, 누가에 관련된 자세한 사항은 아직 밝혀지지 않았다.
- 가족, 직업, 지역사회 환경으로 돌아가는 것은 많은 외상뇌손상 환자들을 위한 재활의 최종 단계이다. 지역사회로 돌아가기 위한 준비는 보통 과도기적 생활시설에서 이루어진다. 과도기적 생활시설에서의 치료 활동은 전문가팀에 의해 이루어진다.
- 지역사회 통합 설문지(CIQ)는 외상뇌손상 발생 이후의 지역사회 통합에 대한 일반적인 척도로 널리 쓰이고 있다.
- 제한된 근거에 따르면, 뇌손상 환자의 인지 능력과 지역사회 통합 간에는 약한 상관관계가 있고, 사회 참여의 변화는 뇌손상 후 1년 이상 되었을 때 가장 크며, 재활은 사회 참여를 증대시키기도 하고 뇌손상 후의 사회 참여 감소를 예방해 준다.
- 외상뇌손상 환자들의 임상 치료에서 가족들에 대한 지지, 안심, 정보, 방향 제시는 중요 부분을 차지한다. 외상뇌손상이 있는 가족 구성원이 회복됨에 따라 가족들의 지지, 안심, 정보, 방향에 대한 요구는 변하게 된다. 뇌손상의 회복 초기 단계에는 지지와 안심이 중요하다. 환자의 생존이 확실해지면서 정보와 방향에 대한 가족의 요구가 커지게 되고, 대처와 관리의 문제가 가장 두드러지게 된다.

대해 낙관적인 기대를 하게 된다. 이러한 희망과 낙관의 시기에 환자의 회복이 기대에 미치지 못하면 종종 환자와 전문가에게 불안, 혼동, 나아가서는 분노를 일으키게 된다. 외상뇌손상으로부터의 회복에 있어 예측하지 못한 상태가 되면 가족들도 혼동을 하게 되고 때로는 분노를 나타내기도 한다. 빠른 회복을 보이는 시기와 거의 변화가 없는 시기가 번갈아 가며 나타나게 되면, 가족 구성원들은 환자의 해이함을 탓하거나, 임상가들이 제대로 하지 않는다며 고소할 수도 있다. 환자가 발병 이전 수준의 상태로 회복되지 못할 것이라는 사실이 분명해지면, 가족들은 장애가 있는 가족 구성원을 데리고 어떻게 미래에 대처해야 하는지에 대한 계획을 세우는 데 도움이 필요할 것이다.

시간이 지남에 따라, 가족들은 보통 정상 기능과 비슷하게 돌아가게 된다. 하루 중 대부분을 환자와 보낸 가족 구성원들은 직장으로 돌아가게 되고, 환자는 가족의 삶에서 더 이상 중심이 아니다. 환자에 대한 책임은 가족 구성원들 간에 분담될 수 있다. 한 명은 환자를 방문하고 간병인과 교류하는 주요한 책임을 맡을 수 있고, 다른 사람은 경제적인 것과 물품에 대한 책임을 맡게 될 것이다. 이러한 시기에는, 가족 구성원은 환자와 가족에게 최대한 유익할 수 있도록 뇌손상 환자를 가족의 삶으로 결합시키기 위한 장기 계획을 세우는 데 있어서 심리학자, 신경심리학자, 사회복지사, 재활 치료사, 언어치료 전문가 그리고 지역사회 봉사활동 단체의 도움을 필요로 할 수 있다. 환자가 회복되는 경과 내내, 가족은 환자의 손상으로 인한 정신적 · 감정적 · 신체적 영향을 견뎌내기 위해, 환자를 돌보는 팀의 모든 구성원들로부터 지속적이고 성실한 보조를 필요로 할 것이다.

생각해 볼 문제

문제 11-1

Mary Jones는 현관에 있는 얼음 위에서 미끄러져서 콘크리트 계단에 머리를 부딪힌다. 그녀는 의식을 잃지 않고 바로 일어나 집 안으로 들어가 그녀의 남편에게 무슨 일이 있었는지 말한다. 그녀는 머리 뒤쪽이 약간 붓고 작은 열상이 생긴 것 외에는 괜찮아 보인다. 30분 후 그녀는 심한 두통을 호소한다. 그녀는 아스피린 두 알을 먹는다. 그녀는 아스피린을 먹은 후 45분이 지났을 때 속이 메스껍고 여전히 두통이 있다고 호소한다. 그로부터 15분이 지난 후 그녀는 토하면서 목이 뻣뻣하다고 한다.

Mary의 증상을 설명할 수 있는 신경학적 사건에 대해 추측해 보시오.

문제 11-2

Jerry Smith는 25세 남자로, 오토바이를 타고 약 시속 80km 속도로 시골길을 달렸다. 그가 농장 진입로에 다다랐을 때, 소형 트럭이 옆으로 빠져나와 그가 가는 길로 들어왔다. 그는 트럭을 피하기 위해 속도를 줄이고 방향을 바꿨으나, 조절이 되지 않고 오토바이로부터 튕겨 나가떨어졌고, 그때 오토바이의 속도가 약 시속 50km였다. 그는 앞으로 거꾸로 뒤집혀 날아가 그의 등 위쪽과 머리 뒤쪽이 트럭의 문에 부딪혔다.

그의 머리손상의 위치와 특성에 대해 무엇을 예측할 수 있는가? 만약 그가 헬멧을 쓰지 않았다면 당신의 대답은 어떻게 달라지는가?

문제 11-3

자동차 사고로 외상뇌손상이 발생한 후 9일째인 23세 남자가 의뢰되었다. 그는 이틀 전에 혼수상태에서 깨어났고, 현재 RLAS 수준 IV의 상태이다. 환자를 의뢰한 신경과 의사는 당신이 환자를 평가하고 조언을 해 주기를 바란다. 당신은 일정상 환자를 볼 수 있는 시간이 1시간 정도 있다.

당신이 환자를 처음 접하였을 때 무엇을 할지 요약해 보시오. 환자의 예후와 관련된 당신의 예상은 무엇인가? 어떤 정보가 그 생각에 기여를 하는가?

문제 11-4

자동차 사고로 인한 외상뇌손상 후 6개월째인 Ronald라는 20세 남자에 대한 평가가 의뢰되었다. 그가 다쳤을 당시에 그는 대학교 2학년이었고, 환경과학을 전공하며 거의 대부분의 과목에서 B학점, 일부 과목은 A학점을 받았다. 그는 다른 주에 있는 대학가에서 다쳤고, 그는 사고 후 진료와 6주간의 재활을 그 도시에서 받았다. 그는 재활 시설에서 나온 후 그의 부모와 함께 집에서 살고 있다. 그는 이제 3개월 후에 다음 학기가 시작될 때 대학교로 돌아가서 공부를 다시 시작하길 원한다. 그는 자신이 학교로 돌아갈 준비가 되어 있다고 생각하지만, 그의 부모는 대학등록금을 지급하기 전에 그가 학교에서 잘할 수 있을지에 대한 전문가의 의견을 강력하게 요구하고 있다. 당신에게는 Ronald가 재활 기관에서 나올 당시의 표준화된 성취 검사 점수를 포함한 보고서가 주어져 있다.

- 수학: 12+ 학년
- 맞춤법: 10 학년
- 일반 상식: 12+ 학년
- 독해(문장): 12+ 학년
- 독해(문단): 9 학년

보고서에는 Ronald는 퇴소할 당시 독립적으로 생활할 능력이 있다고 하였다. 그는 감독 없이 능숙하게 일상생활 활동을 수행하였고, 그의 하루일과를 짜고, 약속을 기억하고 지키며, 그의 주변 사람들과 적절한 대인관계를 유지하였다.

Ronald의 학교에서의 성공 가능성에 대해 의견을 제시하기 위해서 어떤 추가적인 정보가 더 필요한가? 당신이 필요한 정보를 어떻게 얻어낼 수 있을 것인가? (Ronald의 부모는 만약 필요하다면 더 많은 검사를 할 수 있고 비용도 지급할 수 있으며, Ronald는 참여하기로 동의하였다고 가정하시오.)

제 12 장

치매

> 내가 사랑하는 정신은 야생의 장소와 두꺼운 풀밭 위로 검은 자두가 떨어지는 헝클어진 과수원, 웃자란 작은 나무, 한두 마리의 뱀, 아무도 그 깊이를 알 수 없는 웅덩이 그리고 마음이 심어 놓은 꽃들로 장식된 오솔길을 가지고 있어야 한다(Katherine Mansfield).

치매는 몇몇 중추신경계의 퇴행성 질환, 특히 노인들에게 발생하는 중추신경계의 질환으로 인해 흔히 발생한다. 치매는 전반적인 기억과 지능 그리고 인지에 두드러진 장애를 보인다. 행동과 성격의 변화를 흔히 보이며, 운동장애나 감각 손상과 같은 신체장애도 종종 치매에 동반되어 나타난다.

미국에서 가장 널리 사용되는 치매에 대한 정의는 『정신장애의 진단 및 통계 지침서-IV(Diagnostic and Statistical Manual of Mental Disorders-IV, DSM-IV)』(American Psychiatric Association, 1994)에 나와 있는 것이다. DSM-IV의 정의에 따라 치매가 있다고 진단되는 사람은 반드시 다음의 사항을 만족시켜야 한다.

1. 단기기억(short-term memory)의 장애
2. 장기기억(long-term memory)의 장애
3. 다음의 특성 가운데 최소 한 가지 이상: 추상적 사고(abstract thinking)의 장애, 성격 변화, 판단장애, 구성 능력(constructional ability)의 장애, 언어장애, 실행증, 시각재인(visual recognition)의 장애

『국제질병분류(International Classification of Diseases, ICD-10)』(World Health Organization, 1992)는 DSM-IV보다 국제적으로 좀 더 널리 사용된다. ICD-10은 치매를 다음과 같이 정의한다.

> 치매는 뇌의 질환, 보통은 만성이나 진행성 특성을 지닌 질환에 의한 증후군이며, 기억, 사고, 지남력, 이해력, 계산, 학습능력, 언어 그리고 판단력과 같은 여러 고차 인지기능의 손상을 보인다. 의식이 흐리지는 않다. 인지기능의 장애는 일반적으로 감정조절이나 사회적 행동 또는 동기부여의 저하와 함께, 때때로 그 후에 나타난다. 치매는 두드러진 지적 기능의 쇠퇴를 보이며, 보통 씻기, 옷 입기, 먹기, 개인위생, 배변과 화장실 사용과 같은 일상생활의 개인적 활동에 일부 지장이 있다.

치매로 진단하기 위해서는, 환자의 장애가 반드시 다음과 같은 기준을 만족해야 한다.

- 서서히 증상이 시작됨
- 섬망(delirium)이나 정신분열증(schizophrenia) 또는 심한 우울증에 의한 것이 아님
- 후천성(정신지체와 같이 선천적인 상태와 다름)
- 지속적임[섬망이나 혼동(confusion)과 같은 일시적인 상태와 다름]
- 여러 영역의 정신기능에 영향을 미침(실어증이나 정신과적 문제와 같은 국소적 장애와 다름)
- 직업과 사회 활동, 다른 사람들과의 관계에 문제를 초래할 정도로 심함

임상 Tip. Albert 등(1974)과 Cummings와 Benson(1984)은 치매를 진단하는 DSM-IV의 기준이 피질하 뇌손상으로 인한 치매 환자의 지적 장애에는 민감하지 못하다고 언급하였다.

치매 초기 징후 중 많은 부분은 정상 성인이 매일 보이는 사소한 과실이 과장된 형태로 나타나는 것이다.

- 기억하지 못함. 정상 성인은 간혹 약속을 잊거나, 기한을 놓치거나, 이웃 사람들의 이름을 기억하지 못하거나, 기념일이나 생일을 잊는다. 치매 환자는 약속한 것을 기억하지 못할 수 있고, 기한이 있다는 것을 잊거나, 이웃 사람을 알아보지 못하거나, 7월 12일이 누구의 생일이었는지 알지 못할 수 있다.
- 지남력 장애(disorientation). 정상 성인은 간혹 오늘이 무슨 요일인지 잊어버리고, 낯선 곳에서 때로 길을 잃어버린다. 치매 환자는 매번 무슨 요일인지 모르기도 하며, 지금이 아침인지 점심인지 저녁인지를 모르기도 하며, 자신의 집 부근이나 자신의 집 안에서조차 길을 잃어버리기도 한다.
- 판단 착오. 정상 성인은 간혹 빨간불에서 출발을 하거나, 날씨에 맞지 않는 옷을 입거나, 고의적이지 않게 사회적 관습을 깬다. 치매 환자는 빨간불을 알아차리지 못하거나, 여름에 털코트를 입거나, 길거리에서 낯선 사람을 보고 가까운 친구나 친척이라고 우기기도 한다.
- 일상생활 활동 수행의 어려움. 정상 성인은 간혹 주의가 다른 일에 쏠리면, 냄비를 불에 너무 오래 올려놓거나, 집에서 묵는 손님에게 잊고 수건을 주지 않기도 한다. 치매 환자는 냄비에 요리를 한 것을 잊고, 수건을 주는 것을 잊는 것뿐만 아니라 집에서 묵는 손님이 있다는 것조차 잊어버리기도 한다.
- 어려운 과제를 수행하지 못함. 많은 정상 성인은 개인 수표의 지출액을 맞추거나, 비디오테이프에 녹화예약을 하거나, 음식을 2배 분량으로 만드는 것에 어려움을 느낀다. 치매 환자는 간단한 계산을 수행하지 못하거나, 비디오테이프 녹화기가 어디에 쓰이는지 기억하지 못하거나, 요리법을 보고 그 순서대로 요리하는 일이 불가능할 수 있다.
- 물건을 다른 곳에 둠. 정상 성인은 간혹 지갑이나 열쇠, 휴대폰처럼 매번 쓰는 물건을 제자리에 두지 않는다. 치매 환자는 매일 쓰는 물건을 이상한 곳에 두기도 하는데, 예를 들어 냉장고 안에 지갑을 두거나, 과자 상자 안에 자동차 열쇠를 두고 나중

에 그것들이 어떻게 그곳에 있는지 알지 못한다.

- **무관심과 주도권을 잃음.** 정상 성인은 직업이나 사회적 의무, 집안 청소 그리고 다른 일상생활의 활동들로 간혹 정신적으로 지칠 때가 있지만, 대부분 시간이 지나가면 자기 주도권을 회복한다. 치매 환자는 전에 즐기던 활동을 접거나, 물러서기도 하며, 절대 다시 시작하지 않는다.
- **감정의 변화.** 정상 성인은 일반적으로 삶의 사건에 대한 반응으로 감정의 변화를 경험한다. 치매 환자는 명확한 이유 없이 또는 사소한 일로도 급격한 감정의 변화를 보이기도 한다.

치매는 보통 삶의 후반기에 시작되고 나이가 증가함에 따라 발생률이 급격하게 증가한다. 65세에서 대략 2% 정도가 치매를 보인다고 생각되는 반면, 80세에는 20%가량이 치매를 보이는 것 같다(Evans, Funkenstein, Albert와 동료들, 1989; Katzman, 1976; Kokmen, Beard, Offord와 동료들, 1989). 알츠하이머병은 다른 어떤 단일 질환보다 더 많은 새로운 치매 증례의 원인이 되고 있다(그림 12-1).

요양원에 거주하는 사람 중에서 치매는 가장 흔한 단일 진단이다. 유병률에 대한 조사는 큰 차이를 보이는데, 이는 표본을 어디에서 얻었는지, 치매를 어떻게 정의하였는지 그리고 조사된 사람의 연령이 모두 다르기 때문이다. 2000년 미국에서 65세 이상의 노인이 약 3,700만 명을 차지하였다. 출산율의 감소와 평균 수명의 연장으로 인해 세계인구에서 노인이 차지하는 비율은 증가하고 있으며, 이와 함께 치매를 포함한 노화 관련 질환의 발생률도 증가하고 있다.

Jorm 등(1987)에 따르면 미국에서는 65세 이후 연령이 5세씩 증가할 때마다 치매 인구는 2배로 늘어난다고 한다. 그러나 Gao 등(1998)은 새로 발생한 치매 환자의 수는 연령 집단에 걸쳐 일관적이지 않으며, 최고령 집단에서는 감소한다고 한다. Gao와 동료들에 따르면, 55세에서 64세로 가면서 새로 발생한 치매 환자 수는 3배로 증가하고, 65세에서 74세로 가면서 2배로, 75세에서 95세로 가면서 1.5배 증가한다(그림 12-2). Gao와 동료들은 최고령 집단에서 발생률이 감소하는 것은 아마도 치매 환자는 일찍 사망하고, 최고령 집단에는 생물학적으로 더 강한(치매가 생길 가능성이 낮을 것으로 생각되는) 사람들만 남아 불균형적으로 좋게 나타난 것이라고 평가한다.

치매는 종종 알츠하이머병과 픽병에서와 같이 신경학적 질환의 주요(혹은 유일한) 증상으로 발생한다. 혈관 질환은 간혹 치매의 원인이 되고, 때로 헌팅턴병(Huntington's disease)이나 파킨슨병(Parkinson's diease)과 같은 추체외로 질환(extrapyramidal disease)의 말기에 치매가 나타나기도 한다. 우울증(depression), 대사장애(metabolic disorders), 영양 결핍, 약물 과용 또는 약물 부작용, 감염[뇌염(encephalitis), 뇌수막염(meningitis)], 독성물질(수은, 납, 비소) 중독 또한 치매를 야기할 수 있다. 일부 치매들(예: 대사장애와 영양

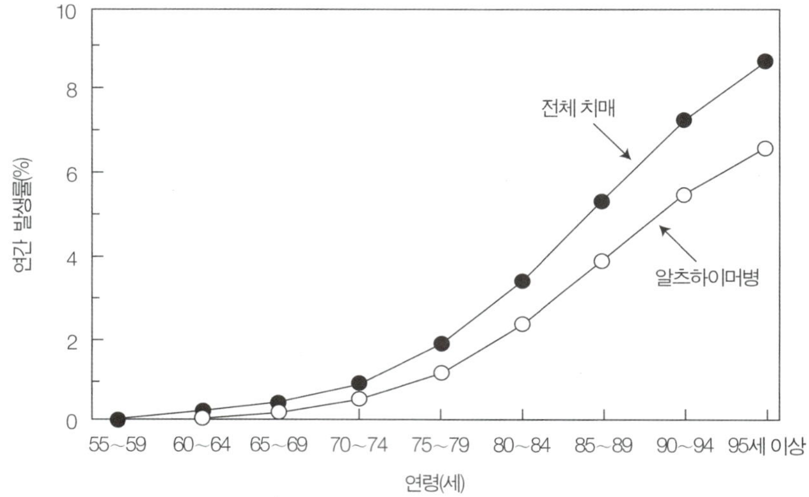

그림 12-1 연령이 5세 증가함에 따른 알츠하이머병과 치매의 연간 발생률

출처: Gao S, Hendrie MB, Hall K, Hui S: The relationships between age, sex, and the incidence of dementia and Alzheimer disease, *Archives of General Psychiatry* 55:809-815, 1998.

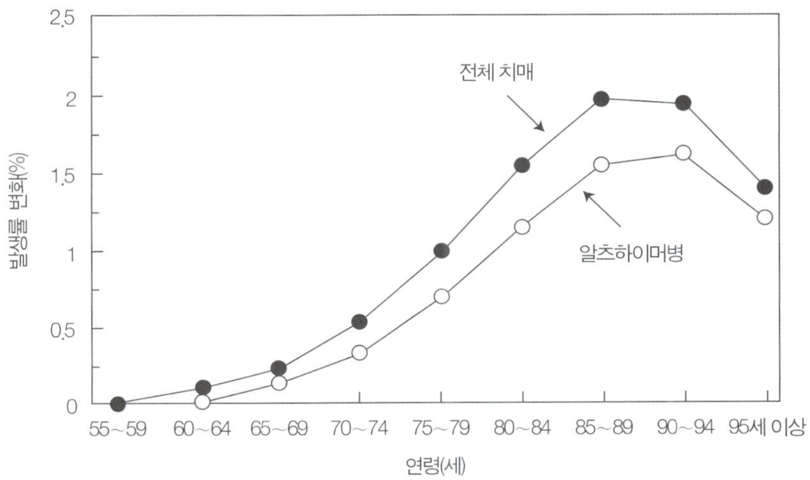

그림 12-2 연령이 5세 증가함에 따른 알츠하이머병과 치매의 연간 발생률의 변화. 최고령의 그룹에서 발생률의 변화가 줄어드는 이유는 알츠하이머 치매에 걸리는 사람들이 덜 건강하고 일찍 죽기 때문에 인원이 상대적으로 감소하는 효과가 나타나는 것일 수 있다.

출처: Gao S, Hendrie MB, Hall K, Hui S: The relationships between age, sex, and the incidence of dementia and Alzheimer disease, *Archives of General Psychiatry* 55:809-815, 1998.

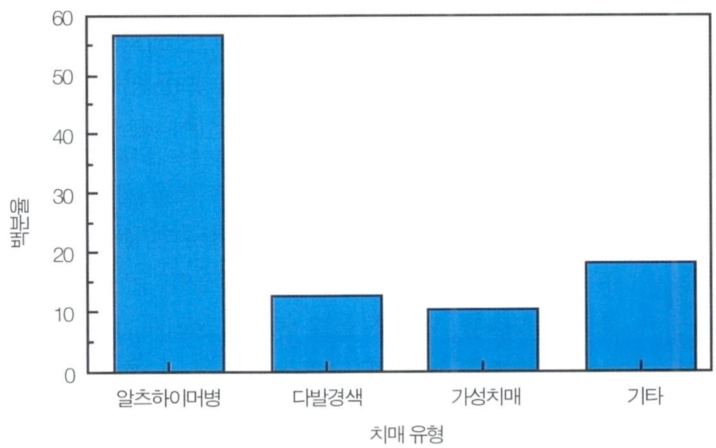

그림 12-3 치매 평가에 의뢰된 사람의 추정적인 치매 원인. 가성치매(우울증, 가역적 치매), 기타(파킨슨병, 헌팅턴병, 종양 등)

출처: Clarefield AM: The reversible dementia: Do they reverse? *Annals of Internal Medicine* 109: 472-478, 1988. Clarefield는 치매 평가를 위해 의뢰된 사람의 진단에 대한 32개의 출판 논문을 검토하여 이 자료를 얻음.

장애, 약물, 감염, 중독으로 인한 치매)은 회복될 수 있지만, 대부분은 완치되기 어렵고 점차 진행된다.

임상 Tip. 회복 가능한 치매는 젊은 사람에게 발생하는 경향을 보인다. 65세 이하의 사람에게 발생한 치매의 약 20%는 회복될 수 있지만, 65세 이상에서는 발생한 치매의 약 5%만이 회복 가능하다(Cummings & Benson, 1983).

치매 증후군은 중추신경계에서의 병리학적 변화 위치에 따라 세 가지 주요 범주로 나눈다. 첫째, **피질 치매**(cortical dementia)는 대뇌피질의 변화에 의해 발생한다. 둘째, **피질하 치매**(subcortical dementia)는 기저핵(basal ganglia), 시상(thalamus) 그리고 뇌줄기(brain stem)의 변화에 의해 발생한다. 셋째, **혼합 치매**(mixed dementia)는 피질과 피질하 구조 양쪽 모두의 변화에 의해 발생한다. 피질 치매의 가장 흔한 원인은 알츠하이머병과 픽병이고, 피질하 치매의 가장 흔한 원인은 파킨슨병과 혈관 질환이다. 치매의 원인이 되는 가장 빈번한 단일 질환은 알츠하이머병이다(그림 12-3).

피질하 치매

피질 기능(기억, 지능, 언어)의 장애는 피질 치매의 초기부터 나타나지만, 대부분의 피질하 퇴행성 질환에서는 후기까지 나타나지 않는다. 피질하 치매의 초기 단계에는 운동장애가 두드러진다. 피질하 질환 환자에서 보이는 치매의 초기 징후는 일반적으로 피질하 질환으로 인한 운동장애가 나타난 이후 몇 개월에서 몇 년 후에 나타나며, 아마도 병리학적 변화가 피질하 구조에서부터 대뇌피질로 진행되었을 때일 것이다.

파킨슨병

파킨슨병[Parkinson's disease 또는 Parkinsonism: **진전마비**(paralysis agitans)나 **일차 파킨슨증**(primary parkinsonism)으로도 알려짐]은 중뇌(midbrain)와 뇌줄기의 신경핵(nuclei)에 영향을 미치는 퇴행성 질환이다. 파킨슨병은 1817년 영국의 고생물학자이며 외과 의사였던 James Parkinson에 의해 처음 보고되었다. 파킨슨병은 간혹 **특발성 파킨슨증**(idiopathic parkinsonism)이라고 불리는데, 이는 파킨슨병의 신경퇴행(neural degeneration)의 원인이 알려지지 않았기 때문이다. **파킨슨 플러스 질환**(Parkinson-plus disease) 또는 **다발계통퇴행**(multiple system degeneration)이라고 하는 또 다른 변형은 파킨슨병의 주요 증상과 함께 중추신경계 병리학의 다른 증상을 동반하는 질환을 포함한다. 이 장의 후반부에 설명되는 진행핵상마비(progressive supranuclear palsy)는 파킨슨 플러스 질환의 한 예이다.

임상 Tip. **특발**(idiopathic)이라는 용어는 '원인이 알려지지 않은'이라는 의미이다. 파킨슨병과 유사하지만 그 원인이 알려진 질환은 **이차 파킨슨증**(secondary parkinsonism)이라고 불린다. **파킨슨증**은 떨림(tremor), 근육 경축(muscle rigidity) 그리고 느린 움직임을 보이는 몇 가지 질환을 일반적으로 일컫는 말이다.

파킨슨병의 주요 증상은 운동장애인데, 근육 경축, 떨림, 움직임의 느림 또는 사라짐 그리고 균형 상실이 포함된다. 파킨슨병은 미국 성인 인구의 약 1%에 나타나며 여자보다 남자에게서 다소 많은 것 같다. 파킨슨병은 보통 50~65세에 나타난다.

신경병리학. 파킨슨병은 기저핵과 뇌줄기[특히, **흑질**(subtantia nigra)이라고 하는 부분]에 있는 도파민 작용성(dopaminergic: 도파민을 생성하는) 신경세포의 퇴화로 인해 발생한다. 도파민(dopamine)은 신경세포 활동을 억제하고 의도하지 않은 움직임을 방지하는 신경전달물질(neurotransmitter)이다. 뇌에서 도파민을 생성하는 신경세포가 60% 이상 파괴되면 파킨슨병의 초기 증상이 나타나는데, 그 증상은 다음과 같다.

- 안정 시 떨림(종종 손의 '알약을 굴리는 듯한' 떨림은 떨림이 나타나는 초기 징후이다)
- 근육 경축(rigidity: 환자는 평상시 같지 않은 뻣뻣함과 움직이기 어려움을 호소할 수 있다)
- 움직임이 느리고 움직임을 시작하기 어려움[운동느림증(bradykinesia)]
- 자세 불안정(균형 장애)

파킨슨병의 신경세포 퇴화의 원인은 알려져 있지 않지만, 일부 이차 파킨슨증의 원인은 밝혀졌다. 1918년과 1919년 인플루엔자 유행 후에 일부 생존자들에게 파킨슨증이 발생하였다. 이차 파킨슨증의 일부 증례는 중금속(망간, 납, 수은) 중독이나 알루미늄, 일산화탄소, 시안화물 중독으로 인한 것이었다. 최근 MPTP라고 하는 신경독(neurotoxin)에 오염된 헤로인을 사용한 사람이 파킨슨증의 증상을 보였다. 권투선수에게 맞는 것과 같이 반복적인 가벼운 뇌외상(head trauma)이 **권투 파킨슨증**(pugilistic parkinsonism)이라고 하는 파킨슨병과 같은 상태를 초래할 수 있다.

의학적 치료. 파킨슨병을 위한 가장 우선적인 치료는 레보도파(levodopa, L-dopa)라고 하는 도파민의 화학적 전구물질(precursor)을 투여해 몸에서 도파민으로 전환하게 하는 것이다. 레보도파나 이와 유사한 약물은 파킨슨병 환자의 약 2/3 정도에서 떨림을 완화시키고 지적 퇴화를 늦춘다. 디프레닐(deprenyl: 체내에서 도파민의 파괴를 늦춤)과 브로모크립틴(bromocriptine: 도파민과 비슷한 효과를 보임) 같은 약물들이 간혹 파킨슨증의 증상을 조절하기 위해 처방된다. 대부분의 파킨슨병 환자는 약물을 복용해도 결국에는 질병이 진행하는 시점에 달하고 이때 지적 기능 또한 퇴화한다.

두 가지 비교적 새로운 수술 방법이 약물로 증상을 조절할 수 없는 환자에게 때로 도움이 되기도 한다. **담창구절단술**(pallidotomy)은 떨림과 경직을 완화시키기 위해 기저핵에 있는 조직[담창구(globus pallidus) 따라서 담창구절단술이라고 함]을 수술적으로 파괴하는 것이다. 태아조직이식(fetal tissue transplant)은 파킨슨병 환자의 소멸된 도파민 작용성 신경세포를 대체하기 위해 인간의 태아로부터 얻은 도파민 생성 조직을 환자의 뇌에 이식하는 것으로, 실험적인 데다가 논란거리가 많은 기법이다.

전개. 파킨슨병은 운동기능과 인지기능이 서서히 조금씩 퇴화되는 특성을 보인다. 파킨슨병의 초기 증상은 보통 떨림이지만, 간혹 떨림이 발생하기 전에 부동성(immobility)과 Adams과 Victor(1981)가 설명한 '움직임의 결핍(poverty of movement)'이 나타나기도 한다. 파킨슨병이 진행됨에 따라, 지속적인 지적 노력을 요구하는 기억, 문제해결력, 추상적 사고 그리고 다른 지적 기능이 점점 더 많은 영향을 받게 된다. 감정이 점차적으로 침체되어 많은 환자가 침울해진다. 파킨슨병 환자의 15~20%는 심한 치매 증상을 보이고(Levin, Tomer & Rey, 1992), 30%는 치매의 일부 징후를 나타낸다(Duffy, 2005).

인지와 의사소통. 파킨슨병 환자의 초기 호소는 보통 음성이 약해져서 시끄러운 장소에서 다른 사람들이 환자가 하는 말을 들을 수 없다는 것이다. 병이 진행함에 따라말속도가 빨라지고, 조음이 점차적으로 불명료하게 된다. 빠르고, 말더듬 같은 음절, 단어 그리고 어구의 반복이 두드러진다. 미세글씨증(micrographia: 글씨를 아주 작게 쓰는 것)은 파킨슨병 초기 단계에 흔히 나타난다. 침흘림(drooling)과 삼킴장애(swallowing impairment)가 중기 단계에 나타날 수 있다. 어휘, 구문 그리고 문법은 보통 병의 말기 단계까지 보존된다. 파킨슨병의 후기 단계에는 복잡한 구어를 이해하는 것이 어려워지기 시작하고, 지속 주의력(sustained attention)과 정신적 노력(mental effort)을 필요로 하는 과제에서 어려움을 보일 수 있다. 일부 파킨슨병 환자들은 병의 말기 단계에서 심한 치매 증상을 보일 수 있지만, 대부분은 친숙한 환경에서 보호자의 감독이 있으면 적절하게 기능하기에 충분한 지적 능력을 보유한다. 대부분의 파킨슨병 환자들은 질환이 발생한 시점에서부터 15~20년 사이에 사망한다.

헌팅턴병

헌팅턴병(Huntington's disease)은 미국의 일반개업의였던 조지 헌팅턴(George Huntington)의 출판물(1872년)에 처음 기술된 유전적 퇴행성 신경 질환(degenerative neurologic disease)이다. 이 질병은 곧 질병을 특징짓는 두드러진 운동장애를 나타내는 헌팅턴 무도병(Huntington's chorea)으로 알려지게 되었다. 다른 몇 가지 헌팅턴병의 징후가 있으며, 무도병이 항상 나타나는 것은 아니기 때문에 헌팅턴 무도병은 **헌팅턴병**이라는 용어로 대치되었다. 헌팅턴병에 관련된 유전적 이상은 영국에서 시작된 것이 확실하며, 아마도 17세기 영국의 이주민을 통해 미국과 캐나다를 포함한 세계 여러 지역으로 퍼진 것 같다. 헌팅턴병의 진단 표지에는 무도병, 인지기능 저하 그리고 신경행동 증상들[예: 성격 변화, 동요(agitation), 우울, 편집증(paranoia), 망상(delusions)]이 포함된다. 미국에서는 2만 명당 1명꼴로 헌팅턴병을 보인다.

임상 Tip. 헌팅턴은 의과대학 교수도 아니었고 또 다른 논문을 전혀 출판하지도 않았지만, 그의 이름은 매우 유명하다. 질환에 대한 정확한 기술이 그의 명성을 유지하는 것이다.

신경병리학. 헌팅턴병은 미상핵(caudate nucleus)과 조가비핵(putamen)에 있는 신경세포의 손실과 전두엽과 측두엽의 피질 신경세포의 손실 그리고 간헐적으로 소뇌의 신경세포 손실까지 이어지는 신경병리학적 특성을 보이는 질환이다.

의학적 치료. 헌팅턴병의 치료법은 없다. 의학적 조치를 통해 질환으로 인한 운동장애와 감정적·심리적인 영향을 매우 효과적으로 조절할 수 있다. 우울증에 대해 항우울제(antidepressants)를 처방할 수 있고, 망상(delusions), 환각(hallucinations) 또는 편집증(paranoia)에 대해 항정신병제(antipsychotics)를 처방하기도 하며, 불안(anxiety)과 동요(agitation)에 대해 항불안제(anxiolytics)를 처방할 수 있다. 항정신병 약물은 적어도 초기 헌팅턴병에서 무도병의 정도를 감소시킬 수 있지만, 우울증이나 동요 증세를 악화시킬 수 있으며, 고용량을 복용하거나 오래 복용하면 파킨슨병의 증상들을 일으킬 수 있다.

전개. 헌팅턴병은 보통 40~60세에 나타나지만 환자의 약 10%는 20세 전에 증상이 시작된다. 헌팅턴병은 급격히 진행되어 발병 후 15~20년 뒤에는 대부분의 환자가 사망한다. 청소년기 발생 형태의 질환은 보통 더 빨리 진행되어 발병 후 5~10년이 지나면 사망한다.

헌팅턴병의 초기 증상은 보통 불수의적 움직임[무도병(chorea)]이다. 초기 무도병적 움직임은 대단한 것은 아니어서 단순히 긴장한 탓으로 여겨진다. 환자는 움직임이 둔하고, 안절부절못하며, 침착하지 못한 것처럼 보인다. 시간이 지나가면서, 무도병적 움직임이 더 명백하게 나타나고 성격 변화가 시작된다.

Adams과 Victor(1981)는 "환자들은 모든 일에 대해 흠을 잡고 불평하기 시작하며 가족들에게 잔소리가 심하다. 의심이 많아지기도 하며, 신경질적이거나 충동적이거나 괴팍해지거나 지나치게 종교적이거나, 잘못된 우월감에 사로잡히기도 한다."(p. 804)라고 하였다.

성급하게 화를 내거나 감정적으로 폭발하는 증상을 흔히 보인다. 초기 무도병 징후가 나타나고 나서 몇 년이 지나면 정신적 퇴화가 나타나는데, 종종 심하게 나타나기도 한다. 정신적 퇴화가 시작될 때, 우선 기억력이 영향을 받는 것이 보통이며, 그다음 지적 기능의 속도가 저하되고, 주의력이 떨어지게 된다. 진행성 운동장애, 치매 그리고 대소변 실금이 심해져 요양원 생활을 하게 되며, 감염과 영양 결핍으로 발병한 지 15~20년 후에 사망하게 된다.

인지와 의사소통. 무도병으로 인한 마비말장애(dysarthria)는 초기에서 중기 단계의 헌팅턴병에서 가장 흔한 의사소통장애이다. 무도병이 조음(articulation)이나 호흡(respiration) 근육에 영향을 미치면, 말(speech)과 음성(voice)의 불규칙적인 끊김(interruptions)이 발생한다. 환자의 무도병이 심해지면 말명료도가 저하되고, 삼킴장애(dysphagia)가 종종 나타난다. 언어 능력은 보통 헌팅턴병의 후기 단계까지 보존되지만, 지속 주의력, 기억 그리고 판단을 요구하는 언어 과제 수행에는 어려움을 보인다. 말기 단계가 되면 헌팅턴병 환자는 함묵증(mute), 대소변 실금 그리고 매우 심한 치매를 보인다.

진행핵상마비

진행핵상마비(progressive supranuclear palsy, PSP)는 Steele 등(1964)에 의해 임상적 진단으로 처음 기술되었다. 진행핵상마비는 매우 드문 질환이다(미국에서 성인 2만 명당 1명꼴로 발병). 보통 50~80세에 시작되며 60대 초반에 가장 많이 나타난다. 진행핵상마비는 경축(rigidity)과 움직임의 느림(slowness)이 나타나 파킨슨병과 유사하지만 떨림(tremor)이 없고 경직이 팔다리 근육보다는 목과 몸통 근육에 영향을 미친다는 점에서 차이가 있다. 그럼에도 불구하고 Lees(1990)는 진행핵상마비 환자의 12% 정도는 초기에 파킨슨병이라고 진단을 받는다고 주장하였다. 진행핵상마비는 여자보다는 남자에게 약간 더 많이 발병한다.

신경병리학. 진행핵상마비는 뇌줄기(brainstem)와 기저핵(basal ganglia)에 있는 신경세포의 손실, 신경세포 기형 그리고 아교세포(glial cells)의 증식에 의해 발생한다. 대뇌피질의 신경세포는 대체로 보존된다. 진행핵상마비의 초기 증상은 아래를 내려다볼 때 관여하는 눈근육의 마비, 목근육의 경직 그리고 얼굴 근육의 약화이다. 병이 진행됨에 따라 환자는 위아래와 옆으로 눈동자를 움직이지 못한다. 환자의 팔다리는 뻣뻣하고 경축되며(rigid), 마비말장애가 나타나고, 삼키는 것이 어려워진다.

목근육 경직과 아래 주시 마비의 결합은 진행핵상마비 환자의 초기 보행장애의 원인이 되는데, 이는 환자가 자신의 발을 볼 수 없기 때문이다. 환자는 주로 뒤로 자주 넘어진다고 보고한다. Adams와 Victor(1981)는 계속 넘어지는 몸집이 큰 진행핵상마비 남자 환자에 대해 보고하였는데, 그가 넘어지면 가구가 부서질 정도지만 신경학적 검사에서 그의 서 있는 자세나 걷기는 정상으로 보였다. 어떤 신경학 교과서는 '더러운 넥타이' 징후에 대해 언급하는데, 이는 환자가 먹을 때 자신의 음식이 떨어지는 것을 보지 못해서 생기는 것이다.

일반적으로 진행핵상마비 환자는 성격의 변화를 보인다. 어떤 사람은 무감동하게 되고 겉으로는 자아도취적으로 보인다. 또 어떤 사람은 안절부절못하고 화를 잘 낸다. 우울증은 흔히 나타난다. 인지처리과정 속도의 저하와 건망증의 증가를 특징으로 하는 치매가 중기에서 후기 단계에 나타난다. 말기 단계가 되면 환자는 함묵증을 보이고 전혀 움직임이 없으며, 무기력해진다.

의학적 치료. 진행핵상마비의 원인은 바이러스나 천천히 작용하는 독소(toxins)일 가능성이 있다는 논의가 있지만 아직 그 원인이 알려져 있지 않다. 최근 연구들은 이 질환의 일부 형태는 유전적 원인이 있을 것이라고 제안한다. 진행핵상마비에 효과적인 의학적 치료법은 따로 없다. 레보도파와 그와 유사한 약물이 간혹 일시적인 호전을 가져오지만 장기간 효과가 있는 약물은 없다. 진행핵상마비로 인한 심리적 · 신경행동학적 증상(예: 우울증, 불안)을 누그러뜨리는 약물이 적합할 것이다.

전개. 진행핵상마비의 초기 증상은 미미하다. 환자는 자주 넘어진다고 보고하고, 목과 몸 근육의 뻣뻣함(경축)을 호소한다. 병이 진행되면 환자는 복시(double vision: 안구근육 약화의 초기 징후)와 기분의 변화를 호소할 수 있다. 병이 계속되면서 환자는 눈을 위아래로 움직임이지 못하고, 팔과 다리로 근육 경직이 진행되고, 가성연수마비(pseudobulbar palsy: 구개와 후두반사의 항진, 침흘림, 삼킴장애 그리고 과장된 정서)가 나타난다. 이러한 단계에 오면 많은 환자가 무감동해지고(apathetic), 일부는 임상적으로 우울증을 보인다. 병의 후기 단계 동안 환자는 눈을 옆으로 움직이지 못하고 얼굴 근육이 경직되고, 자주 넘어져서 걷지 못하게 된다. 진행핵상마비의 말기 단계에 있는 거의 대부분의 환자가 누워 지내거나 휠체어에만 의존하며 전적인 돌봄을 필요로 한다. 대부분의 환자가 진단 후 4~7년 안에 흡인성 폐렴(aspiration pneumonia)이나 중추신경계의 장애로 인한 호흡 기능 상실로 사망한다.

인지와 의사소통. 마비말장애가 초기에 나타나며, 초기 단계부터 증상이 심할 수 있다. 환자의 말은 느려지고 말더듬과 같은 반복을 보이며 음성의 강도가 약해진다. 중기에서 후기 단계에 종종 치매가 서서히 시작되어 진행되지만 언어기능은 보통 말기 단계까지 잘 보존되어 있는데, 이때가 되면 환자가 하는 말을 알아들을 수 없게 된다. 함묵증은 진행핵상마비의 말기 단계에 흔히 나타나다.

인간 면역결핍 바이러스 뇌병증

후천성 면역결핍 증후군(acquired immunodeficiency syndrome, AIDS)은 체액(주로 혈액과 정액)에 의해 전염되는 인간 면역결핍 바이러스(human immunodeficiency virus, HIV)의 감염으로 나타나는 증상과 징후의 복합체이다. 바이러스는 면역체계를 약화시키고 박테리아, 기생충, 균류 감염 및 여러 형태의 암과 같은 바이러스 관련 질환을 일으킨다. 세계보건기구에 따르면, 전 세계에서 약 2,200만 명의 성인이 HIV에 감염되어 있으며, 대부분 개발도상국가에서 거주한다. 대부분의 AIDS 환자들은 35세 이하이다. AIDS로 사망하는 90% 이상이 50세 이하의 젊은이에게 나타난다.

임상 Tip. 기회감염(opportunistic infections)은 환자가 저항력이 약해짐으로써 생기는 감염이다. AIDS의 특징 중 하나는 기회감염의 발생이다.

신경병리학. AIDS 치매 복합(또는 HIV 뇌병증이라고 함)은 가장 흔한 AIDS의 신경학적 결과이다. AIDS 환자 중 70% 정도까지 AIDS 치매 복합을 보인다(Aminoff, Greenberg & Simon, 1996). AIDS 치매 복합은 뇌가 인간 면역결핍 바이러스(HIV)에 감염되어 발생하는 것이다. 감염으로 인해 피질하 백질(subcortical white matter)과 기저핵(basal ganglia)에 병리적 변화가 나타나고, 이러한 변화는 결국 피질(cortex)로 진행된다(Navia, Jordan, & Price, 1986). 뇌가 HIV에 감염됨으로써 나타나는 장애 패턴의 초기 증상[신체 약화, 느림, 경직, 운동이상증(dyskinesia)]은 추체외로 병리(extrapyramidal pathology)의 특성을 보이며, 후기 단계에 이르면 피질의 영향을 수반하는 증상들(예: 지각, 기억, 지능과 언어의 장애)이 발생한다. 이와 같은 병리적 변화의 정확한 원인은 알려져 있지 않지만 바이러스에 의해 발생된 신경독소가 원인일 것으로 추정된다. AIDS 치매 복합은 보통 AIDS의 후기 단계에 발생하지만 때로는 초기에 나타나기도 하며, 간혹 AIDS의 첫 징후인 경우도 있다.

의학적 치료. AIDS나 AIDS 치매 복합에 대한 치료법은 없다. 그러나 많은 약물이 AIDS 환자의 삶을 연장하는 것으로 나타났고, 이러한 약물은 AIDS 치매 복합 환자의 치매 중증도를 완화시키기도 한다. 현재 대부분의 의사는 강력한 HIV 항바이러스제가 AIDS를 위한 최선의 치료를 제공한다고 믿는다. HIV는 종종 한 가지 약물에는 저항력이 생기지만, 두 가지 항바이러스제의 조합은 바이러스가 저항력을 만드는 비율을 현저하게 감소시킨다. 미국에서 10여 개가 넘는 HIV 항바이러스제의 사용이 승인되었다. 질환을 조절하거나 완치까지도 가능한 더 효과적인 약물을 찾는 노력이 계속되고 있다.

전개. AIDS 치매 복합의 발병시기는 다양하다. 보통 이 병은 서서히 시작되어 천천히 진행되지만 간헐적으로 갑작스러운 발병과 빠른 진행을 보이기도 한다(Price & Perry, 1994). 초기에 환자는 건망증과 무감동을 보이고, 복잡한 정신적 과제에 집중하거나 이를 수행하는 데 어려움을 보인다. AIDS가 진행되면서 피질하 병리(약화, 경직, 실조증)와 피질 병리[경직(spasticity), 과잉반사(hyperreflexia), 원시반사]의 조합으로 나타나는 운동장애를 보이고, 뒤이어 발작(seizure)과 대소변실금이 나타난다. 인지장애로 인해 AIDS 치매 복합 환자들은 직업을 갖거나 집안일을 하지 못한다. 시공간 능력, 추상적 사고, 사고력 장애가 나타난다. AIDS 치매 복합 말기 환자는 함묵증, 지남력 장애, 대소변실금을 보이고, 움직이지 못하며, 24시간 돌봄을 필요로 한다. 적극적인 의학적 치료를 하지 않으면 중추신경계의 병리가 시작된 후 6개월 안에 보통 흡인성 폐렴이나 기회감염으로 사망한다.

인지와 의사소통. AIDS 치매 복합의 초기 단계에는 자세히 검사를 하면 단어 인출과 복잡한 말이나 글의 이해에 약간의 장애가 있을지도 모르지만 일반적으로 말과 언어기능은 정상 범위이다. AIDS가 진행되고 운동계(motor system)가 영향을 받게 되면, 자발화는 느려지고, 노력을 요하며, 점차 줄어들게 되고, 마비말장애가 나타나고, 환자는 대화에서 요점을 찾지 못하며, 문자 언어와 구어의 이해 능력이 저하된다. 치매가 진행되어 후기 단계에 이르면 자발화는 단어나 짧은 구 정도로 짧아지고, 환자는 매우 친숙한 단어에 대해서만 듣기나 읽기를 통해 이해가 가능하다. 말기 환자의 말 산출은 많이 사용하던 단어나 구 정도만 가능하고, 간단한 글조차도 이해하지 못하며, 짧고 간단한 말을 듣고 이해하는 것만 가능하다.

피질하 치매의 감별

대부분의 피질하 치매는 추체외로 질환이 지연된 결과이며, 수의적 운동의 특징적 장애(예: 파킨슨병의 경축, 떨림, 느린 움직임과 헌팅턴 무도병 움직임, 진행핵상마비의 눈과 몸통의 근육마비)에 이어서 나타난다.

피질하 치매의 감별은 피질 치매의 감별에 비해 덜 모호한 편인데, 왜냐하면 여러 추체외로 질환이 종종 치매로 발전하기 때문이다. 추체외로 질환이 있지만 그 외는 문제가 없던 사람이 정신적 쇠퇴의 징후를 보이면, 그 징후는 아마도 진행성 치매가 시작되는 신호일 것이다. 이러한 환자의 치매에 대한 평가는 보통 이전에 나타난 말장애(예: 마비말장애), 운동장애(예: 무도병)의 평가와 치료 이후에 이루어지게 된다. 추체외로 질환 환자 중 소수만이 두드러진 운동장애가 나타나기 전에 지적 퇴화를 보인다. 이러한 환자들의 경우, 질환을 근거로 치매를 진단할 수 없으며, 반드시 임상가는 개개인의 정신장애 패턴이나 진전을 바탕으로 진단을 내려야 한다. 이러한 환자에 대한 진단의 틀은 피질 치매 환자의 진단 틀과 유사하다.

피질 치매

알츠하이머병

알츠하이머병(Alzheimer's disease)은 미국에서 가장 빠르게 증가하고 있으며 가장 비용이 많이 드는 임상군이다(Bayles, 1987). 미국의 알츠하이머병 환자들은 약 400만 명에 달한다. 알츠하이머병은 미국의 65세 이상 인구의 5~10% 그리고 80세 이상 인구의 15~30%의 사람에게 나타난다(Clarke & Witte, 1990). 알츠하이머병은 전체 진행성 치매의 50~70%를 차지한다(Cummings, 1990). 알츠하이머병은 남성보다는 여성에게 더 흔히 나타나는데, 특히 노인층에서 그러하다(그림 12-4).

신경병리학. 알츠하이머병은 독일의 신경병리학 교수였던 Alois Alzheimer에 의해 최초로 묘사되었는데, 그는 여러 해 동안의 심한 치매 후에 사망한 56세 환자의 부검 결과를 보고하였다. 알츠하이머는 부검 환자의 뇌를 조사하여 발견한 몇 가지 병리학적인 변화를 1906

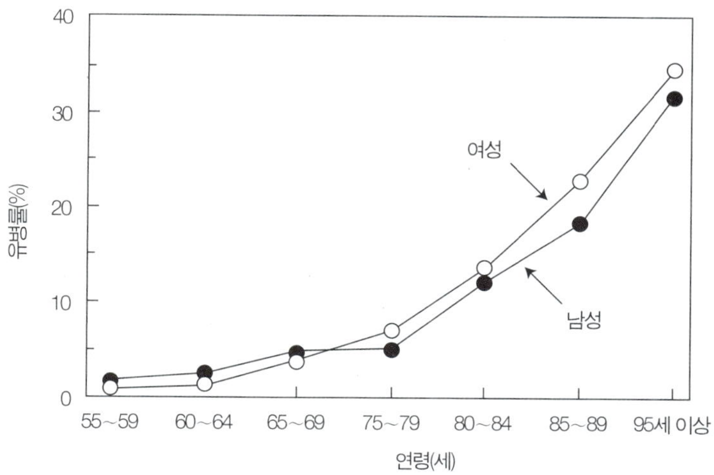

그림 12-4 연령 및 성별에 따른 알츠하이머병의 유병률

출처: Melzer D, Pearce K, Cooper B, Brayne C: *Alzheimer's disease and other dementias*. In Stevens J, Rafferty J: *Health care needs assessment: the epidemiologically based needs assessment reviews*. Oxford, 2000, Radcliffe Medical.

년에 출판한 논문에 기술하였다. 이러한 병리학적 변화가 이 질환을 정의하게 된다.

임상 Tip. 그 당시 알츠하이머는 프랑크푸르트에 있는 '정신병과 간질병 환자를 위한 보호시설'의 정신과 의사이자 신경병리학자였다. 알츠하이머는 51세에 심장병으로 사망하였다.

알츠하이머는 뇌신경세포의 세 가지 현미경적 변화, 즉 신경섬유매듭, 신경염 플라크, 과립소강변성을 기술하였다. 이러한 변화는 뇌조직을 직접 검사할 때만 나타난다. 컴퓨터단층촬영(CT)이나 자기공명영상(MRI)에서는 보이지 않는다. 이와 같은 신경세포의 이상 자체가 치매의 원인이 되는지 또는 실제로 치매를 일으키는 다른 신경화학적 과정의 결과인지의 여부는 알려지지 않았지만, 일반적으로 이러한 이상이 정상적인 신경세포의 기능을 방해하며 직접 또는 간접적으로 치매에 기여한다고 생각되고 있다. Hedera와 Whitehouse(1995)에 따르면 "알츠하이머병의 후기에는 뇌가 위축되고 뇌실(ventricle)은 커지며, 뇌고랑들(sulci)은 넓어진다. 이러한 변화는 신경세포의 손실에 의한 결과이며 CT나 MRI를 통해 볼 수 있다."

신경섬유매듭. 신경섬유(neurofibrils)는 실과 같은 구조로 뇌에 있는 정상 신경세포의 세포체(cell body), 수상돌기(dendrites), 축삭(axon) 그리고 간헐적으로는 시냅스 말단(synaptic ending)에서 발견된다. 알츠하이머병에서는 신경섬유가 함께 꼬이고, 얽히고, 비틀리고, 덩어리를 이룬다. 이러한 변화는 표준 현미경으로 쉽게 관찰할 수 있다. 신경섬유매듭(neurofibrillary tangle)은 알츠하이머병에만 특징적으로 나타나는 현상은 아니다. 신경섬유는 파킨슨병 환자나 진행핵상마비 환자의 뇌에 존재하며, 때로는 신경학적 질환이 없는 노인의 뇌에서 발견되기도 한다. 신경섬유매듭은 아마도 중추신경계의 손상에 대한 신경세포의 비특정적인 반응인 것 같다(Bayles, Kaszniak & Tomoeda, 1987).

신경염 플라크. Cummings과 Benson(1992)에 따르면 신경염 플라크[neuritic plaques: 간혹 **노인 플라크**(senile plaque) 또는 **수상돌기 플라크**(dendritic plaques)라고도 함]는 "과립 침전물(granular deposits)과 신경세포 처리 과정의 잔여물로 이루어진 조직 변성이 극미한 영역"에 나타나는 것이다(p. 67). 신경염 플라크는 뇌의 피질과 피질하 영역에 집중되는 경향이 있다. 신경염 플라크의 침범을 받은 영역은 기능적인 신경세포의 밀도가 현저하게 감소한다. 간혹 신경염 플라크는 다운증후군 환자나 크로이츠펠트-야콥병[Creutzfeldt-Jakob disease: 피질척수로 신경섬유(corticospinal nerve fibers)의 진행성 퇴행을 특징으로 하는 희귀 질환] 환자의 뇌에서 발견되며, 일부 정상 노인의 뇌에서도 발견되지만 알츠하이머병 환자의 뇌에서 더 흔하게 관찰된다.

과립소강변성. 과립소강변성(granulovacuolar degeneration)은 신경세포 내부에 나타나는 과립 조직파편(granular debris)을 포함하고 있는 액체로 채워진 작은 공간의 병리적 변화를 뜻한다. 해마(hippocampus: 기억에 중요한 관련이 있는 것으로 생각되는 뇌 심부 구조)에 있는 피라미드 신경세포(pyramidal neurons)가 가장 빈번하게 영향을 받는데, 이는 알츠하이머병에서 기억의 퇴화가 흔히 나타나는 것을 적어도 부분적으로는 설명해 준다. 과립소강변성은 치매의 원인이 되는 질환 이외의 다른 몇몇 신경학적 질환에서 나타날 수 있다. 간혹 과립소강변성은 정상 노인의 뇌에서도 나타나지만, Tomlinson과 Henderson(1976)은 해마의 신경세포 중에 10% 이상이 영향을 받으면 반드시 치매가 나타난다고 주장하였다.

기타 이상들. 알츠하이머병 환자의 뇌에서 아세틸콜린(acetylcholine: 신경전달물질) 수치가 정상보다 낮다는 사실이 주목되어 왔다. 이는 중요한 발견인데, 아세틸콜린은 기억에 중요한 역할을 하는 것으로 알려져 있기 때문이다. 신경섬유매듭과 신경염 플라크에서 비정상적인 알루미늄의 수치가 발견되었지만, 알츠하이머병을 일으키고 지속시키는 데 알루미늄이 어떤 잠재적 역할을 하는지에 대해서는 알려져 있지 않다.

알츠하이머병에서 신경병리학적 변화가 뇌 전반에 걸쳐 같은 정도로 넓게 나타나는 것은 아니며, 측두두정-후두엽 경계영역(temporoparietal-occipital junction)과 측두엽 밑부분(inferior temporal lobe)이 가장 빈번하게 영향을 받는다(그림 12-5). 전두엽, 운동과 감각피질과 후두엽은 보통 보존된다.

의학적 치료. 알루미늄 중독, 면역기능장애, 지발성 바이러스(slow virus) 그리고 신경세포 기능의 유전적 장애를 포함하여 여러 원인이 제기되었지만 알츠하이머병의 원인은 아직 밝혀지지 않았다.

임상 Tip. 일부 초로기(early-onset) 알츠하이머 치매 증례들은 가족성 패턴을 갖는데, 이는 분명 부모로부터 자녀에게 전해지는 유전적 결함으로 인한 것이다.

알츠하이머병의 증상의 전개는 개인에 따라 다소 다르게 나타나는데, 이는 알츠하이머병의 모든 증례가 같은 병리적 변화에 의해 초래되는 것은 아니라는 것을 의미한다. 의학적 치료를 통해 알츠하이머병을 예방하거나 완치할 수는 없지만 질환의 일부 증상을 완화시킬 수는 있을 것이다. 알츠하이머병 환자는 공격성과 호전성을 조절하기 위한 진정제나 우울증을 완화하기 위한 항우울제를 처방받을 수 있다. 탈수를 예방하고 적절한 영양상태를 유지하기 위해, 영양과 수분의 섭취를 모니터하고 관리할 수도 있다. 알츠하이머병 환자에게 자극을 제공하고 지남력과 인지기능을 유지하기 위해 그리고 환자의 사회적 고립을 방지하기 위해 환자의 환경을 조정할 수 있다. 알츠하이머병 환자와 가족을 위해 상

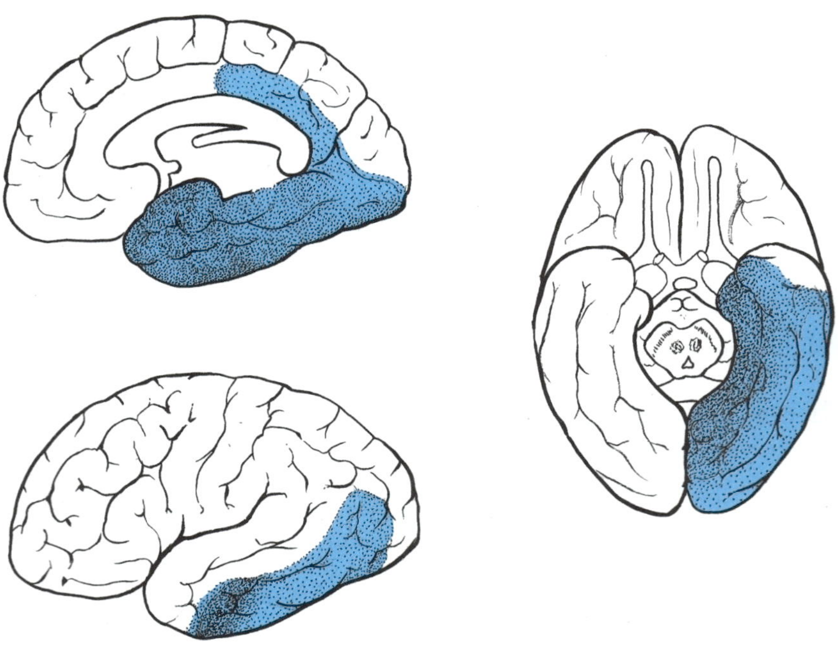

그림 12-5 알츠하이머병에 의해 가장 자주 영향을 받는 뇌피질 영역. 어두운 부분이 가장 빈번하게 영향을 받는 피질 영역이다.

담과 기타 보조 서비스가 제공되기도 한다.

지난 10년간 과학자들은 알츠하이머병의 원인을 찾고, 효과적인 의학적 치료를 발전시키기 위해 노력해왔다. 몇 가지 의학적 치료(신경전달물질 촉진, 신경 성장 강화, 항염증 약물)가 가능성이 있는 것으로 나타났지만, 효과적인 치료법으로 확인된 대단위의 임상 실험은 없으며 예방과 조절, 치료 방법을 찾는 노력은 계속되고 있다. 테크린(tecrine) 약물(Cognex)이 일부 알츠하이머병 환자의 인지기능을 향상하는 것으로 보고되었으나, 독성 부작용(간 손상)으로 인해 장기간 사용이 불가능하다. 도네페질(donepezil) 약물(Aricept)은 부작용이 더 적고 인지기능과 일반 기능을 향상할 수 있다. 리바스티그민(rivastigmine)과 갈란타민(galantamine)의 두 약물이 미국 식약청의 심사 중에 있다. 이러한 약물은 알츠하이머병을 치료하거나 진행을 느리게 하는 것은 아니지만, 경도에서 중등도의 알츠하이머병 환자의 인지와 행동을 일부 향상시킨다. 질환이 심한 단계의 환자에게는 이러한 약물이 효과가 없을 수도 있다.

임상 Tip. 최근 보고에 따르면 카페인이 알츠하이머병의 발현을 늦추거나 나아가 예방할 수 있다고 한다. 커피 재배업자와 유통업자들은 추가적인 연구 결과를 간절히 기다리고 있다.

전개. 알츠하이머병의 진행은 점진적인 지능의 퇴화로 특징지어진다. 초기 증상은 미미하며, 기억착오(보통 이 질환의 첫 번째 징후), 사고력 장애, 판단력 저하, 친숙한 환경이 아닌 곳에서의 지남력 장애, 기분의 변화(우울, 무감동, 흥분, 의심)를 보인다. 질환의 초기 단계에는 성격과 대인행동에는 큰 변화를 보이지 않지만, 환자가 사회적 접촉을 피할 수 있다. 알츠하이머병이 진행됨에 따라 정신장애는 더 명확해진다. 지능과 인지능력이 점차적으로 저하되며 언어와 의사소통의 장애가 나타난다. 환자는 안절부절못하고 초조해하며, 친숙한 장소에서도 길을 잃고, 감독을 받지 않을 때는 헤매고 다니게 된다. 변실금(incontinence)이 나타난다. 증상들이 점차적으로 악화되고 말기에는 환자가 심각한 운동장애(경축 또는 경직), 완전 변실금, 거의 모든 지적 · 인지적 능력의 상실을 보인다. 운동능력은 보통 알츠하이머병 말기까지 보존되는데, 이 시기가 되면 추체계(pyramidal system)의 문제로 인한 징후(약화, 마비)가 나타나기도 한다. 알츠하이머병 환자는 보통 흡인성 폐렴(aspiration pneumonia)이나 감염으로 치매를 진단받은 시점에서 5~10년 후에 사망한다.

인지와 의사소통. 알츠하이머병의 초기에는 언어가 인지, 기억, 지능보다 영향을 덜 받는다. 알츠하이머병이 진행됨에 따라 언어와 의사소통 면에서 두드러진 장애가 나타난다. 대부분의 알츠하이머병 환자의 경우, 초기 언어장애는 기억과 지능에 나타나는 질환의 영향을 반영하며, 특정적인 언어장애(실어증)는 보이지 않는다. 초기 알츠하이머병 환자와 명칭 실어증 환자 간에 그리고 후기 알츠하이머병 환자와 베르니케 실어증 환자 간에 어느 정도 비슷한 의사소통능력의 양상을 보인다(Hier, Hagenlocker & Shindler, 1985). 그러나 알츠하이머병 환자는 항상 두드러진 기억과 지능의 문제를 보이며, 이는 진단적으로 실어증 환자와 뚜렷하게 구별이 되는 점이다.

일반적인 원칙에 따르면, 알츠하이머병 환자의 의사소통 수행은 요구되는 정신적 노력의 정도에 따라 좌우된다. 더 많은 정신적 노력이 요구되는 의사소통 활동이 우선적으로 그리고 가장 많이 영향을 받는다. 정신적 노력이 많이 요구되지 않는 언어처리과정(문법, 구문, 사회적 대화)은 보통 알츠하이머병의 말기까지 보존된다.

알츠하이머병 환자는 보통 언어에 심각한 문제를 보이지 않지만, 기억장애로 인해서 환자가 읽은 것이나 들은 것을 보유하는 데 영향이 있을 수 있으며, 자신이 전에 말한 것을 잊어버릴 수 있다. 초기 알츠하이머병 환자는 보통 자신이 들은 것을 한 시간 정도가 넘으면 기억하지 못하고, 같은 이야기나 같은 질문을 계속 반복하여 보호자들을 괴롭게 한다.

초기 단계. 초기 단계의 알츠하이머병 환자의 경우, 음운, 구문, 조음 그리고 음성의 질은 잘 보존되어 있지만, 단어 인출에 어려움을 보이거나, 간헐적인 착어, 약간의 이해장애가 경미하게 나타날 수 있다. 단어 인출의 어려움이 나타날 때, 초기 알츠하이머병 환자는 보통 그것을 인식하고 복구하려고 하는데, 종종 찾는 단어와 관련된 말을 한다(예: "그리고 그 여자는 아기를 수레

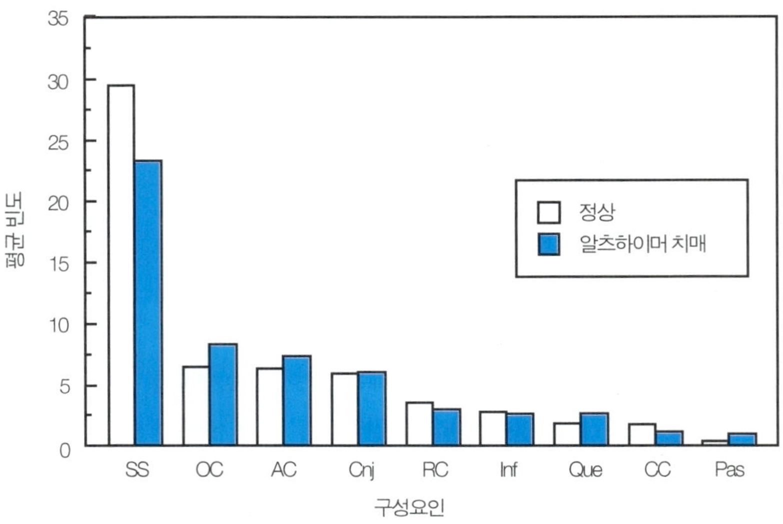

그림 12-6 정상 성인과 치매 환자의 발화에 나타난 구문 구조의 평균 빈도. SS는 단문, OC는 기타 종속절, AC는 부사절, Cnj는 접속사, RC는 관계절, Inf는 부정사, Que는 의문사, CC는 복합비교급, Pas는 수동태를 나타낸다.

출처: Kempler D, Curtiss S, Jackson C: Syntactic preservation in Alzheimer's disease, *Journal of Speech and Hearing Research* 30:343-350, 1987.

에 태워 밀고 있었는데, 아니, 그게 아니라⋯ 마차⋯ 아니⋯ 유모차에, 길을 따라 내려가고⋯."). 초기 단계의 알츠하이머병 환자는 간혹 말하거나 글을 쓸 때 정확한 단어를 생각해 낼 수 없고 맞춤법이 전과 같지 않다고 호소할 수 있다. 초기 알츠하이머병 환자는 말하기나 쓰기에서 문법적 오류를 거의 보이지 않으며, 말을 할 때 산출하는 구문 구조는 정상 노인과 차이가 없다(그림 12-6; Kempler, Curtiss & Jackson, 1987).

초기 단계의 알츠하이머병 환자는 일반적으로 신문이나 잡지를 기능적으로 읽고 이해하는 것이 가능하지만, 읽기 속도가 느리고, 길고 복잡한 자료를 이해하거나 기억하지 못한다. 환자는 복잡한 구문 구조(예: 피동문, 비교문)의 의미를 파악하지 못할 수 있으며, 저빈도 단어를 인식하지 못할 수도 있다. 매우 많이 훈련된 언어 반응(예: 숫자 세기, 알파벳 암송하기, 요일 암송하기)은 보존되어 있지만 지속 주의력과 사고의 유연성(예: 속담 설명하기, 추상적 자료 이해하기)이 요구되는 반응은 초기에 영향을 받는다.

초기 단계의 알츠하이머병 환자는 적절하게 대화를 잘한다. 그들은 보통 대화 주고받기(turn taking)와 눈맞추기(eye contact) 같은 대화의 관습을 알아차린다. 화자로서의 초기 알츠하이머병 환자는 너무 길게 말하고, 주제를 벗어나고, 불필요한 이야기를 반복하고, 관련이 없고 부적절한 말을 하는 경향이 있다. 청자로서는 주제나 발화자가 바뀌면 대화 내용을 따라잡지 못하고, 유머나 모순, 풍자와 같이 문자 그대로 해석되지 않는 것을 이해하지 못할 수 있다.

중기 단계. 알츠하이머병이 중기 단계로 진행되면 의사소통장애가 더 분명해진다. 자발화에서 단어 인출의 어려움이 더 빈번해지고, 그러한 능력 감퇴로 인한 수정이 증가한다. 미완성 문장이나 비문법적 문장이 환자의 자발화에서 나타나기 시작한다. 읽기 속도가 지속적으로 감소하여 궁극적으로는 아주 친숙한 것 외에는 전혀 기능적이지 않게 된다. 중기 단계의 알츠하이머병 환자 대부분은 읽기의 여가활동을 그만두게 된다.

중기 단계의 알츠하이머병 환자와의 대화는 더 어려워진다. 일부는 대화적 상호작용에 관심을 잃고 참여하지 않는다. 대부분은 수동적 대화 상대자가 되는데, 다른 사람이 대화의 주제나 어조, 내용을 정하게 하고, 정보를 제공하는 말 대신 사소하고 자동적이며 부적절한 발화를 보인다. 불필요한 말의 반복이 증가하고, 친숙한 주제에 대한 간단한 대화조차 이해하지 못한다. 대화적 관습을 따르는 능력이 감소한다. 대화 주고받기의 규칙을 깨는 것이 빈번해지지만, 대부분의 환자는 언제 말을 해야 하고 언제 들어야 하는지에 대한 일반적인 감각을 보유하고 있다. 문자 그대로 해석되지 않는 것에 대한 이해는 심하게 저하된다.

후기 단계. 후기 단계 알츠하이머병 환자의 의사소통 수행은 심각한 영향을 받는다. 읽기는 기능적이지 못하지만 환자는 매우 친숙한 단어를 보고 인식할 수 있을지도 모른다. 쓰기도 기능적이지 않지만 일부 환자는 단순하고 과잉 학습된 순서(숫자, 알파벳)를 완성하는 일은 만일 순서의 앞부분이 주어지면 가능할 수 있다. 듣고 이해하기는 간단하고 친숙한 구나 단어로 제한된다. 말은 주로 단단어나 미완성 문장으로 이루어지는데, 보통 기괴하고 내용이 없으며, 로봇처럼 반복한다. 구문도 영향을 받기 시작하고, 틀에 박힌 발화(예: "아침에 날씨 좋아…. 아침에 날씨 좋아.")와 신조어(예: "Cranbibby 그거 내려.")가 나타난다. 후기 알츠하이머병 환자는 일반적으로 오류를 인식하지 못하며, 그것을 다시 말하거나 수정하려고 하지 않는다.

후기 단계의 알츠하이머병 환자는 기능적으로 대화하지 못한다. 사회적 관습(예: 만나고 헤어질 때 인사)을 알아차리지 못하고, 대화 주고받기, 주제 유지, 눈 맞추기를 적절히 하는 등의 대화 규칙에 둔감하다. 이러한 환자들은 대화 상대자의 의도와는 상관없이 자신의 개인적인 경험(보통 과거의 사건이며 종종 잘못 해석되기도 함)을 자세히 이야기하는 경향을 보인다. 더 말기로 가면 일부 환자는 함묵증(mutism)을 보이거나 반향언어증(echolalic: 다른 사람이 한 말을 끊임없이 따라하는 것)이나 동어반복증(palilalic: 자신이 산출한 단어나 구를 끊임없이 반복하는 것)을 보인다. 아직 말을 하는 환자들은 무분별하게 듣는 사람에 관계없이 매일 사용하던 말들만 제한적으로 산출한다. 알츠하이머병의 말기에 이르면 환자는 자신과 환경에 대한 모든 지남력을 잃고, 언어를 전혀 의미 있게 사용하지 못한다.

표 12-1은 알츠하이머병이 진행됨에 따라 나타나는 의사소통장애를 요약한 것이다.

픽병(전두엽 치매)

일부 환자들은 전두엽에 나타난 병리학적 변화의 결과로 치매를 보인다. 전두엽의 병리로 인한 치매의 가장 흔한 원인은 픽병(Pick's disease)이지만, 픽병에서 보이는 병리학적 변화가 없는 전두엽 치매(frontal lobe dementia) 사례들도 보고되어 왔다. 그러나 Neary 등(1988)은 이와 같은 이상 사례들도 픽병의 형태를 보여주는 것일 수 있다고 하였다.

픽병은 1892년 Arnold Pick에 의해 처음 기술되었는데, 그는 프라하 대학의 정신의학 교수였다. 픽병은 전두엽의 대뇌피질에서부터 시작하는 진행성 퇴행 질환이다. 이는 희귀한 병으로 미국 인구의 1% 미만에서 나타나며, 치매 환자의 약 2% 정도만을 차지한다. 픽병은 보통 40~60세 사이에 발병하지만 이보다 더 젊거나 나이 든 사람들에게서도 산발적으로 나타난다.

신경병리학. 픽병은 신경세포에 나타나는 두 가지 비정상성이 특징을 이룬다. 크기가 증가한 신경세포(픽 세포)의 확산과 신경세포 안에 픽 몸체(Pick body)이다[픽 몸체란 신경세포 세포질(cytoplasm)에 빽빽하게 형성되어 있는 둥근 형체를 말한다. 이것들은 세포핵과 거의 비슷한 크기이며 수많은 신경섬유를 포함하고 있다]. 픽병의 진행은 뇌의 수축(전형적으로 전두엽의 뒤쪽, 아래쪽과 측두엽의 앞쪽, 위쪽에 집중됨)과 피질 전체에 걸친 아교세포(glial cell) 확산의 특징을 보인다. 픽병의 원인은 알려져 있지 않지만 유전적인 요소(가족성 유전의 패턴이 제안됨)가 20~50%의 사례에 존재하는 것 같다.

의학적 치료. 현재는 픽병의 치료법은 없으며, 알츠하이머병과 같이 증상에 대한 치료를 하는데, 이는 기분과 성격의 변화를 조절하기 위한 약물치료와 환자의 일상생활 행동 관리와 지남력을 유지하기 위한 행동 치료로 구성된다.

전개. 픽병은 처음에 보통 스트레스, 우울증 또는 알츠하이머병으로 진단되며, 초기의 미미한 증상들이 극적으로 더 심해질 때 진단이 바뀐다. 픽병 증상의 진행은 알츠하이머병 증상의 진행과는 다르다. 알츠하이머병은 지능이 초기부터 영향을 받고 성격은 후기 단계까지 큰 변화가 없다. 픽병은 성격과 감정의 변화가 보통 첫 번째 증상으로 나타난다. 성격과 감정의 변화 이후에 곧 환자는 자신의 관심거리나 활동에 대해 무관심하고 무감동해진다. 친숙한 활동에 대해 독립적으로 계획을 세우고, 개시하고, 지속하는 능력은 감소하지만, 다른 사람이 알려 주면 환자는 그런 활동을 수행할 수 있다. 사회적 행동들이 퇴화하고 환자는 충동적이고 자제하지 못하며, 부적절한 농담을 하고, 부적절한 말(종종 성적인 것에 대해)을 하고, 낯선 사람에게 분별없는 말을 하고, 부적절한 웃음을 보이고, 전반적으로 '예의범

표 12-1 알츠하이머병의 의사소통에 대한 영향

초기 단계	
말소리	• 올바르게 사용됨
어휘	• 문장을 말할 때 보통 명사와 같은 주요 단어를 생략하기도 함
문법	• 일반적으로 올바름
내용	• 주제를 벗어나기도 함 • 의미 있는 일련의 문장산출 능력이 감퇴함 • 새로운 정보를 이해하기 어려움 • 모호함
사용	• 한 주제에 대해 너무 오래 이야기하기도 하지만 언제 말해야 할지 알고 있음 • 무감동할 수도 있으며 적절하게 느껴지는 때에 대화를 시작하지 못함 • 유머, 아이러니, 풍자, 간접적이고 문자대로 해석되지 않는 것을 이해하기 어려움
중기 단계	
말소리	• 올바르게 사용됨
어휘	• 범주 내의 단어를 생각해 내기 어려움 • 대화에서 단어 인출의 어려움 • 사물의 이름을 말하기 어려움 • 자동성에 의존함 • 어휘력이 눈에 띄게 떨어짐
문법	• 문장의 분절과 일탈이 자주 나타남 • 문법적으로 복잡한 문장을 이해하지 못하기도 함
내용	• 같은 말의 반복, 대화 주제를 잊고, 옛날 일이나 사소한 일의 이야기가 많음 • 의견이 줄어듦
사용	• 언제 이야기를 할지 알고 있음 • 질문을 인식함 • 인사를 하지 않기도 함 • 대화 상대자에 대한 민감성이 없음 • 실수를 거의 수정하지 않음
후기 단계	
말소리	• 일반적으로 올바름, 그러나 오류가 나타나기도 함
어휘	• 단어 인출의 어려움 심함, 어휘의 빈곤이 나타남, 단어이해 능력이 저하됨 • 단어를 지어 내거나 자곤(jargon)이 나타나기도 함
문법	• 일부 문법은 보존되나 문장의 분절과 일탈이 흔히 나타남 • 여러 가지 문법형태의 이해력이 저하됨
내용	• 일반적으로 관련된 생각의 순서를 말하지 못함 • 내용이 의미가 없거나 기괴함 • 의미 있는 발화의 대부분의 주제는 옛날 일을 다시 말하는 것임 • 단어나 구의 반복이 두드러짐
사용	• 대부분 주변이나 문맥을 인식하지 못함 • 다른 사람들에게 둔감함 • 의미 있는 언어의 사용이 거의 없음 • 일부 환자는 함묵증, 일부 환자는 반향언어증을 보임

출처: Bayles KA: Management of communication disorders associated with dementia. In Chapey R, editor: ***Language intervention strategies in adult aphasia***, Baltimore, 1994, Williams & Wilkins.

절을 상실한' 행동을 한다(Cummings & Benson, 1992). 일부 픽병 환자들은 과잉구강적(hyperoral) 특성이 나타나 너무 많이 먹고 체중이 늘어나는 것이 일반적인 문제이다.

픽병이 진행되면, 판단과 통찰력에 점차적인 장애가 생기고, 강박적이고 반복된 행동들이 나타난다(예: 반복적인 손 씻기, 옷을 접고 또 접고 하는 행동). 일부 픽병 환자들은 심각한 무관심을 보여, 보호자가 무언가를 하라고 하지 않으면 몇 시간이고 조용히 앉아 있는다. 어떤 환자들은 심하게 안절부절못하여 보호자가 말리지 않으면 몇 시간이고 만지작거리고 이리저리 왔다 갔다 하기도 한다.

인지와 의사소통. 픽병의 인지와 의사소통의 변화는 알츠하이머병의 경우와는 다르다. 알츠하이머병은 초기에 기억력과 지남력에 영향을 미치지만 언어 능력은 비교적 후기까지 보존된 상태로 남아 있다. 픽병은 기억력과 지남력은 보통 병의 후기 단계까지 잘 보존되지만, 언어 능력의 붕괴가 초기에 나타나고 중기와 후기 단계까지 두드러지게 남게 된다. 단어 인출(word retrieval) 장애, 대면이름대기(confrontation naming) 장애, 에둘러 말하기(circumlocution), 특정 단어를 일반적인 단어로 말하기(예: "나는 그것을 갖고, 다른 데 그걸 하였는데 그건 거기에 없었다.")가 흔히 나타나는 표현의 이상이다. 반향어와 틀에 박힌 동일한 말(예: "마마-마마-마마, 나-나-나.")을 보일 수 있다. 환자는 같은 이야기를 계속 반복하여 말하기도 하지만 그것을 의식하지 못한다.

픽병의 중기 단계에는 구어나 문자언어의 이해장애가 두드러지고, 병이 진행됨에 따라 점차 더 심해진다. 말기 단계에는 환자가 함묵증이 되고 심각한 치매를 보이는데, 기억력과 지남력, 인지기능에 심한 장애가 나타나고 많은 환자가 운동 경직을 보인다. 픽병 환자는 보통 흡인성 폐렴이나 감염으로 병이 진단된 지 6~12년 후에 사망한다.

알츠하이머병과 픽병의 감별

Mendez 등(1993)은 픽병은 다음과 같은 특징들로 알츠하이머병과 구분할 수 있다고 제안하였다.

- 픽병의 증상은 65세 이전에 시작된다.
- 성격의 변화는 픽병에서 관찰되는 초기 증상 중 하나이다.
- 픽병 환자는 과잉구강증(과도하게 먹고, 무분별하게 물건들을 입에 넣는 증상)을 보인다.
- 픽병 환자는 충동적이고 사회적으로 자기억제가 불가능하다.
- 픽병 환자는 감독이 없을 때는 배회하고 헤매고 다닌다(알츠하이머병 환자도 배회하고 헤매고 다니지만 질병의 후기 단계가 되어서야 그러하다).

Mendes와 동료들은 위에서 말한 것 중 세 가지 이상의 특징이 나타난다면 픽병의 진단에 적절하다고 주장한다.

Kertesz와 Munoz(2000)는 초기 픽병과 초기 알츠하이머병의 차이점을 다음과 같이 정리하였다.

- 성격과 언어의 변화는 초기 픽병에서 훨씬 더 흔하게 나타난다.
- 기억장애는 초기 알츠하이머병에서 훨씬 더 일반적으로 나타난다.
- 초기 픽병 환자들이 일상생활 활동(예: 몸단장, 목욕, 개인적 일들의 관리)에 훨씬 더 심한 장애를 보인다.

원발진행 실어증

Mesulam(1982)은 치매 행동, 즉 정신장애 없이 천천히 진행하는 언어장애를 경험한 여섯 명의 오른손잡이 환자에 대해 기술하였다. Mesulam은 이 여섯 환자가 보이는 일련의 징후와 증상을 느리게 진행하는 실어증(slowly progressive aphasia)이라고 하였다. Mesulam에 따르면 여섯 환자 중 다섯 명은 초기에 '명칭 실어증(anomic aphasia)'을 보였고, 한 명은 '순수 언어실청(pure word deafness)'을 보였다고 한다. 여섯 명의 환자 모두 점차적으로 읽기, 쓰기, 이해하기에서 장애가 진행되었다. 네 명은 발병 후 5~11년 동안 비언어적 인지기능의 퇴화 징후를 보이지 않았다. 두 명은 발병 후 7년 이상이 경과하자 점차적으로 치매가 시작되었다. 신경심리검사 결과는 왼쪽 실비우스열 주변 영역(perisylvian region)의 손상과 일치하였다. 한 환자의 피질 생검(cortical biopsy) 결과, 알츠하이머병에서와 같은 병리적 상태가 보이지 않았다.

Mesulam의 보고 이후에, 전반적인 인지기능의 감소가 뚜렷하지 않은 채 경미하고 천천히 진행하는 실어증을 보이는 환자에 대한 보고들이 이어졌고(Duffy, 1987; Heath, Kennedy & Kapur, 1983; Heath, Kertesz, Hudson, MacKenzie & Munoz, 1994; Kirschner, Tanridag, Thurman과 동료들, 1987), 느리게 진행하는 실어증 대신 **원발진행 실어증**(primary progressive aphasia)이라는 용어가 사용되었다. 원발진행 실어증은 서서히 시작되는데, 말하고 쓰기에 있어서의 단어 인출에 문제를 보인다. 상태가 악화되면서 단어 인출 문제가 두드러지고, 구어나 문자언어의 이해가 어려워지며, 계산 능력이 저하된다. 많은 원발진행 실어증 환자가 언어를 필요로 하지 않는 일상생활 활동들(예: 집안일, 여행, 스포츠나 다른 레크리에이션 활동, 시각 예술 활동)은 정상적으로 수행할 수 있으며, 이는 환자의 장애가 인지기능의 다른 측면에 영향을 미치지 않았음을 의미한다.

원발진행 실어증으로 진단을 받은 많은 환자는 진단 후 2~10년(평균 약 5년)이 경과하면 기억, 주의, 사고력, 집행기능에 장애를 보이기 시작한다. 원발진행 실어증 환자의 뇌 부검은 일반적으로 뇌세포의 비특정적 퇴행이 나타나는데, 보통 언어 우세반구의 측두두정엽 영역에서 나타난다. 간헐적으로 과립소강변성(granulovacuolar degeneration), 신경섬유매듭(neurofibrillary tangles) 또는 픽 몸체가 발견되기도 한다.

원발진행 실어증의 변이는 서서히 나타나는 말운동 프로그래밍과 순차적 배열화 장애로 시작된다. Duffy(2005)는 말실행증(apraxia of speech)이 우선적으로 가장 두드러지게 나타나거나 퇴행성 신경학적 질환의 주된 증상인 경우, 이러한 사례들을 원발진행 말실행증(primary progressive apraxia of speech)이라고 규정하였다(말실행증에 대한 논의는 제13장을 참조하라).

혼합 치매

혈관성 치매

혈관성 질환은 성인에서 치매를 일으키는 주된 원인이다. 미국에서 혈관성 질환은 알츠하이머병에 이어 두 번째로 많은 치매의 원인으로, 전체 치매 사례의 약 15~20%를 차지한다. 혈관성 치매(vascular dementia)의 유병률은 알츠하이머 치매와 마찬가지로 연령에 따라 증가하지만 알츠하이머 치매처럼 가파른 상승을 보이지는 않는다(그림 12-7).

신경병리학. 혈관성 치매의 진단은 복잡하며 때로 논쟁의 여지가 있다. 진단을 위한 기본적인 조건은 치매가 있고 뇌혈관 질환의 증거가 있는 것이다. 순수 혈관성 치매는 비교적 흔하지 않다. 혈관성 치매로 진단된

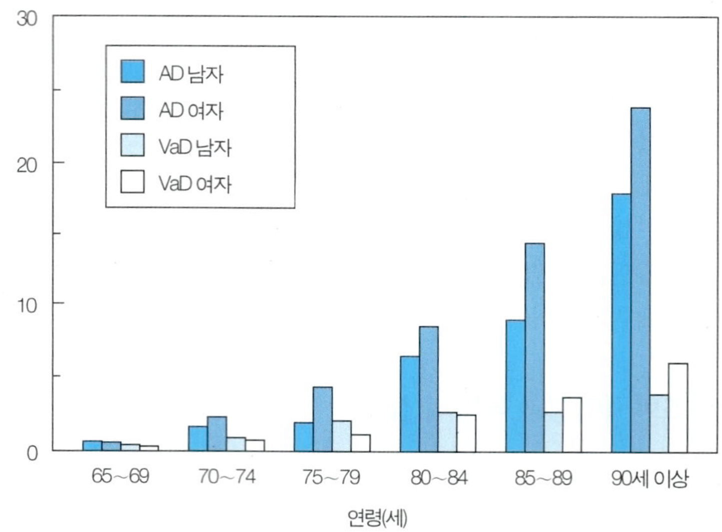

그림 12-7 연령 집단에 따른 알츠하이머 치매(AD)와 혈관성 치매(VaD)의 남녀 백분율

출처: Lobo L, Launer LJ, Fratiglioni L et al: Prevalence of aphasia and major subgroups in Europe: a collaborative study of population-based cohorts, *Neurology* 54:54-59, 2000.

대부분의 환자는 사실 혈관성 치매와 알츠하이머 치매가 합병되어 있다. Dickson(2001)은 사후 부검을 한 혈관성 치매 환자의 77%가 알츠하이머병을 수반하고 있다는 것을 발견하였다.

대부분의 혈관성 치매 환자는 고혈압이나 심장병, 또는 둘 다 가지고 있으며, 흔히 여러 번의 뇌졸중 병력이 있다. 혈관성 치매의 첫 번째 증상은 일반적으로 갑자기 발병하고, 국소적인 신경학적 징후(지각 · 운동 · 감각장애)를 일으키는데, 이는 처음 발병으로 영향을 받은 영역을 나타낸다. 연속된 재발로 인해 국소적인 장애가 더해지면서 증상은 단계적으로 진행된다. 신경학적 문제들이 서서히 축적되면 결과적으로 전반적인 뇌손상과 치매가 발생한다. 성격과 지능은 보통 혈관성 치매의 후기까지 보존되지만, 우울증과 과민반응(irritability), 정서 불안정(emotional lability)이 초기에 나타날 수 있다.

가장 흔한 혈관성 치매 증후군은 다발경색치매(multi-infarct dementia)이다. 이름이 말해 주듯 다발경색치매는 보통 뇌의 다른 영역에 반복적으로 발생하는 뇌경색이 원인이 된다. 문헌에는 다발경색치매의 세 가지 원인에 따른 하위그룹이 기술되어 있다. 이것들은 열공 상태(lacunar state), 다발피질경색(multiple cortical infarction) 그리고 빈스방거병(Binswanger's disease)이다. 열공 상태와 빈스방거병은 주로 피질하 병리를 나타내지만, 다발피질경색은 말 그대로 주로 피질의 병리를 나타낸다.

열공 상태는 기저핵(basal ganglia), 시상(thalamus), 중뇌(midbrain) 그리고 뇌줄기(brainstem)에 혈액을 공급하는 동맥에 다발적인 작은 경색이 생김으로써 발생한다. 초기 증상은 피질하 특성을 보이는데, 마비말장애, 삼킴장애, 가성연수마비(pseudobulbar palsy), 약화 그리고 간혹 떨림(tremor)을 보이기도 한다. 이는 추체외계와 뇌줄기 구조의 영향으로 인한 것이다. 지능과 언어 능력은 열공 상태의 진행에서 후기까지 보존된다. 열공 상태 환자의 70~80%에서 나중에 치매가 나타난다(Celesia & Wanamaker, 1972).

다발피질경색은 피질 동맥의 연속적인 혈전(thrombotic)이나 색전(embolic) 막힘(occlusion)에 의해 발생한다. 각각의 막힘은 국소적인 신경학적 증상을 일으키며, 다발적 막힘은 더 광범위한 장애 패턴을 가져오고, 결국 피질 치매를 유발하게 된다. 증상은 각각의 발병 시 손상된 피질 영역에 의해 달라지는데, 피질 손상으로 흔히 나타나는 증상들(예: 실어증, 실행증, 무시)이 이에 포함된다. 반불완전마비(hemiparesis), 반마비(hemiplegia)는 흔히 피질 경색과 관련이 있지만, 마비말장애, 삼킴장애는 보통 피질하 병리와 관련이 있다.

빈스방거병은 피질하 백질의 다발적 경색으로 인한 드문 질환이며, 보통 심한 고혈압 환자에게 나타난다. 이는 피질하 백색로(white matter tracts)로 공급되는 피질에서부터의 관통 동맥(penetrating arties)의 혈전 또는 색전 막힘으로 인한 결과이다. 빈스방거병의 초기 증상은 국소적이지만, 반복되는 경색으로 정신적 · 신체적 장애가 더 넓게 나타나고, 결국에는 치매로 종결된다. 임상적으로 빈스방거병의 증상은 열공 상태와 비슷하지만 증상이 천천히 시작되며, 피질과 피질하 신경학적 징후가 흔히 함께 나타나며, 빈스방거병에서는 운동장애가 열공 상태보다 다소 나중에 나타난다.

혈관성 치매는 간혹 허혈(ischemia)을 일으키는 심장발작 이후에 나타나거나, 만성적인 경막하(subdural), 지주막하(subarachnoid), 또는 뇌내 혈종(intracerebral hematomas)으로 인해 나타나거나, 또는 (드물지만) 자가면역 질환[autoimmune disease: 예를 들어 전신홍반루퍼스(lupus erythematosus)와 같은 질환이나 라임병(Lyme disease)]과 같은 감염과 관련이 있다. 혈관성 치매 환자의 약 60%는 진단 후 5년 내에 사망한다. 혈관성 치매 환자의 사망률은 알츠하이머병 환자의 사망률보다 더 높은데, 이는 아마도 뇌혈관 질환과 관련된 요소 때문일 것이다.

혈관성 치매로 진단하기 위한 DMS-IV 기준은 다음과 같다.

- 기억장애(memory impairment: 새로운 정보를 학습하거나 이전에 배운 정보를 회상하는 능력의 장애)가 있고, 이와 함께 하나 이상의 인지장애(예: 실어증, 실행증, 실인증, 집행기능장애)가 있다.
- 인지장애가 사회적 · 직업적 기능에 심각한 지장을 초래하고, 이전의 기능 수준에 비해 심각한 저하를 보인다.

표 12-2 Hachinski Ischemia Index

특성	점수
갑작스런 발병	2
단계적 악화	1
기복이 있는 진행 경과	2
야간 혼동	1
성격은 어느 정도 보존됨	1
우울증	1
신체적 호소 증상	1
감정의 불안정성	1
고혈압 병력	1
뇌졸중 병력	2
동맥경화증 증거	1
국소적인 신경학적 증상(symptoms)*	2
국소적인 신경학적 징후(signs)*	2
총점	

출처: Moroney JT, Bagiella E, Desmond DW, et al: Meta-analysis of the Hachinski Ischemia Score in pathologically verified dementias, *Neurology* 49:1096-1105, 1997.

채점: 총점=≤ 4점: 알츠하이머병 가능성.
총점=5~7점: 진단 불명.
총점=≥8점: 혈관성 치매 가능성.
증상(symptoms)은 환자에 의해 보고된 것; 징후(signs)는 평가자에 의해 관찰된 것

- 국소적인 신경학적 징후가 있고, 이와 함께 그 장애에 원인적으로 관련된 뇌혈관 질환의 증상이나 실험실 증거가 있다.
- 증상이 섬망(delirium) 중에 발생하지 않는다.

Hachinski Ischemia Index(Hachinski, Lassen, & Marshall, 1974)는 혈관성 치매의 기준으로 널리 사용된다. 이는 빠르고 쉽게 할 수 있으며, 혈관성 치매와 알츠하이머 치매를 감별진단하는 데 높은 신뢰도를 보여 준다(표 12-2).

의학적 치료. 혈관성 치매 환자의 의학적 치료는, 핏덩어리(blood clots)가 생기는 것을 막기 위해 항응고제를 처방하여 추가적인 뇌혈관 사고를 방지하고, 고혈압과 고지혈증을 조절하고, 혈당을 관리하고, 흡연자에게는 금연을 하도록 하는 것에 초점을 둔다. 알츠하이머 치매의 중증도를 낮추는 데 도움이 되는 일부 약물이 혈관성 치매에 유용할 수도 있다(아마도 다수의 혈관성 치매 환자가 알츠하이머 치매를 함께 가지고 있기 때문일 것이다.)

전개. 혈관성 치매의 증상은 간혹 알츠하이머 치매의 증상과 비슷하지만 증상의 발생이 급성이고, 증상의 정도 변화가 심하다. 고혈압과 뇌졸중 병력은 혈관성 치매를 알츠하이머 치매로부터 감별진단하는 데 도움이 된다. 혈관성 치매 환자의 장애는 불균형적으로 나타나고 즉각기억 능력은 알츠하이머 치매 환자에 비해 보존되어 있다. 알츠하이머 치매 환자와는 달리 혈관성 치매 환자는 치매 후기에 가서도 자신의 결함에 대해 잘 인지하는 경향을 보여, 알츠하이머 치매 환자에 비해 우울증에 걸리기 쉽다.

인지와 의사소통. 혈관성 치매 환자의 인지장애와 의사소통장애는 알츠하이머 치매 환자와 유사하다(최근 기억과 추상적 사고, 사고력 그리고 문제해결력의 문제). 신경병리학적 영향을 받은 위치에 따라 혈관성 치매 환자는 (만일 기저핵과 그와 관련된 구조에 손상을 입으면) 보행장애, (뇌 심부나 뇌줄기에 손상이 있으면) 장기와 방광의 조절 상실, (뇌 심부나 뇌줄기에 손상이 있으면) 말운동 조절의 문제, (언어에 중요한 피질 영역에 손상이 있으면) 언어의 구성과 이해에 문제를 보일 수 있다. 만일 전두엽에 신경병리학적 영향을 받으면 (자주 발생하는 일임), 환자는 무관심하고 행동의 개시에 문제를 보일 수 있다.

루이소체 치매

루이소체 치매[Lewy body dementia: **루이소체를 동반한 치매**(dementia with Lewy bodies), **확산 루이소체병**(diffuse Lewy body disease) 또는 **루이형 노인성 치매**(senile dementia of the Lewy type)]는 1996년 특정 진단적 특성을 보이는 증후군으로 처음 기술되었다. 루이소체 치매는 현재 가장 흔한 진행성 치매 중의 하나로 생각되며, 전체 치매의 10~15%에 달하는데, 이는 알츠하이머 치매(50~65%)와 혈관성 치매(20~25%) 다음에 해당한다.

신경병리학. 루이소체 치매는 루이소체(신경세포의 세포체에 비정상 단백질의 축적이 진행됨)의 증식에 의

해 발생한다. 이러한 증식의 두 가지 주요 결과는, (1) 파킨슨병에서와 같이 흑질(subtantia nigra)에 있는 도파민 생성 신경세포가 소실되는 것과, (2) 알츠하이머병과 흡사하게 뇌 전반에 걸쳐 아세틸콜린 생성 신경세포가 소실되는 것이다. 도파민 생성 신경세포의 소실은 운동장애(경축, 자발적인 움직임의 결핍)를 초래하는데, 이는 파킨슨병의 운동장애와 비슷하다. 아세틸콜린 생성 신경세포의 소실은 알츠하이머병과 유사한 정신적 퇴행을 가져온다(파킨슨병과 알츠하이머병 환자의 뇌에서도 루이소체가 발견된다). 루이소체 치매의 진단은 알츠하이머병의 전통적인 신경병리 징후인 과립소강변성과 신경섬유매듭이 존재함으로써 복잡해진다. 초기 단계의 루이소체 치매가 종종 알츠하이머 치매와 혼동이 되는 것은 놀라운 일이 아니다.

임상 Tip. 루이소체는 신경병리학자이자 Alois Alzheimer의 동료였던 Frederick Lewy에 의해 1914년 처음으로 기술되었다.

의학적 치료. 루이소체 치매의 치료법은 없으며, 병의 진행을 늦추는 방법도 없다. 의학적 치료는 증상을 완화하기 위한 것으로, 질환으로 인한 인지, 운동, 심리 증상들을 관리하는 데 초점을 둔다. 약물치료가 보통 효과적이지만, 처방을 하는 의사는 운동 징후의 치료와 인지장애 치료 사이에 균형을 맞추어야 한다. 왜냐하면 운동 징후 치료에 효과적인 약물은 환각이나 정신 질환을 일으킬 수 있는 반면 인지와 정신 질환 징후의 치료에 효과적인 약물은 운동장애를 악화시키는 원인이 될 수 있기 때문이다. 콜린에스테라아제(cholinesterase) 억제제는 인지 증상을 치료하기 위해 처방할 수 있고, 레보도파는 근육 경축(rigidity)과 자발적인 운동이 결핍된 환자에게 도움이 될 수 있다.

전개. 루이소체 치매는 보통 75세 이후에 발생하지만 40대의 젊은 사람에게 나타날 수도 있다. 알츠하이머 치매와는 달리, 루이소체 치매는 남성과 여성에서 대략 비슷한 비율로 나타난다. 이 질환의 초기 징후는 보통 기억장애, 시공간 능력 장애 그리고 주의력 장애인데, 이들 증상은 중증도에 따라 변동이 심하다. 시각 환각, 빈번한 낙상과 실신이 초기에 나타날 수 있으며, 근육 경축과 자발적인 움직임의 결핍 또한 초기에 보일 수 있다. (일부 임상가는 파킨슨병 진단 후 1~2년 안에 나타나는 인지기능의 감퇴는 루이소체 치매의 확실한 증거라고 생각한다.) 루이소체 치매의 인지장애와 운동장애는 불가피하게 진행된다. 루이소체 치매의 진단 후 평균 생존기간은 약 8년이다.

인지와 의사소통. 몇몇 연구에 따르면 알츠하이머 치매 환자와 마찬가지로 루이소체 치매 환자들은 시공간 능력, 언어, 주의, 작업기억, 그리고 집행기능에 장애를 보이지만 기억력은 상대적으로 더 좋다. 그러나 이러한 연구의 대부분에서 루이소체 치매로 진단된 환자들이 알츠하이머 치매도 함께 동반되지 않았다는 것이 입증되어 있지는 않다(감별진단은 뇌 조직의 생검을 통한 검사로만 확인될 수 있다). 최초의 예외적인 연구는 Kraybill 등(2005)이 치매로 진단된 135명의 환자들이 사망하기 전 뇌에서 얻은 조직 샘플을 연구한 것이다. 이 135명은 대규모의 치매 지역사회 연구에 참여한 사람들이었다. 각 환자는 초기에 종합적인 신경심리검사를 받고 치매로 진단되었고, 이후로 매년 신체 평가와 신경심리검사를 받았다.

뇌 조직에 대한 신경병리검사에서, 48명(연구 집단의 36%)이 알츠하이머병에 부합하는 병리적 변화를 보였고, 65명(연구 집단의 48%)이 알츠하이머병과 루이소체병이 합병되어 있는 병리적 변화를 보였으며, 22명(연구 집단의 16%)이 단독적인 루이소체병에 합당한 병리적 변화를 보였다. 또한 Kraybill과 동료들은 참가자들의 종합적인 신경심리검사 결과를 분석하였다. 그 결과, 알츠하이머병과 루이소체의 병리적 변화를 함께 보이는 환자들이 루이소체의 병리적 변화만을 보이는 환자보다 기억장애가 더 심하였으며, 인지적 퇴화 속도가 더 빠르게 진행되었다. 신경심리검사 결과, 루이소체 병리적 변화만을 보이는 환자는 알츠하이머병만 있는 환자보다 또는 알츠하이머병과 루이소체병이 합병된 환자보다 집행기능(executive function)과 분할 주의력(divided attention)의 장애가 좀 더 심한 것으로 나타났다.

전두측두 치매

1990년대 중반에 전두엽과 측두엽의 병리적 변화 후

나타나는 치매에 대한 기술이 의학 문헌에 나타나기 시작하였다. 이어지는 보고는 마침내 **전두측두 치매**(frontotemporal dementia)라는 증후군에 대한 진단 기준의 출판으로 이어졌다(McKhann, Albert, Grossman과 동료들, 2001). 이 기준은 뇌 조직에서 비정상적 신경세포의 함유물, 신경세포 소실 그리고 구조적 이상이라는 특징을 보이는 치매의 다섯 가지 하위 유형을 구분한다. 다섯 가지 범주는 공통적인 특징, 즉 전두엽과 측두엽에 나타나는 신경병리학적 변화를 보인다. 다섯 범주는 피질, 피질하 그리고 피질-피질하 병리적 상태가 섞인 것을 나타낸다. 명확한 진단을 위한 McKhann 등(2001)의 시도에도 불구하고 전두측두 치매에 대한 정의는 불분명하며, 상이한 신경병리의 환자와 상이한 인지적 · 행동적 특성을 보이는 환자들을 하나의 범주로 묶어 버린다. 전두측두 치매의 하위 유형에 대한 어마어마한 목록들이 쌓여 가고 있다[예: 픽병, 진행성 뇌퇴행(progressive lobar degeneration), 진행실어증, 의미 치매(semantic demantia), 특유의 조직병리학적 특성이 없는 치매, 진행성 피질하 아교세포 증식(gliosis), 비전형적 노인성 치매, 비알츠하이머성 뇌 위축, 핵상마비(supranuclear palsy), 피질연수 퇴행(corticobulbar degeneration) 등]. 일관성 있는 진단으로서의 전두측두 치매의 타당성과 임상적 효용성이 성립되어야 할 것이다. 전두측두 치매의 분류와 관련된 보다 최근의 시도(예: Chare, Hodges, Leyton et al., 2014; Gorno-Tempini, Hills, Weintraub et al., 2011; Mackenzie, Neumann, Bigio et al., 2010; Neary, Snowden, Gustafson et al., 1998)는 하위 유형에 대한 기준을 제안하고 있으나, 연구자나 임상가들의 합의는 아직 이루어지지 않았다.

치매의 기타 원인

정상압수두증

정상압수두증[normal pressure hydrocephalus, 간혹 **비폐쇄성**(nonobstructive) 또는 **열린 수두증**(communicating hydrocephalus)이라고도 함]은 보통 뇌실(ventricle)과 척수(spinal cord)로부터 뇌척수액(cerebrospinal fluid, CSF)이 재흡수되는 것을 방해하는 생리적 상태로 인해 발생한다. 재흡수에 문제가 생기면 뇌실과 척수에 CSF가 과도하게 축적되고, 뇌실이 커지게 된다. 증가된 뇌내 압력은 결국 맥락얼기(choroid plexus)에서 CSF가 생성되는 것을 방해하고, 뇌조직으로 CSF를 밀어 내는데, 이 시기에는 뇌내 압력이 종종 정상 수준으로 점차 낮아진다. 그러나 뇌실은 커진 채로 남아 있다.

정상압수두증 환자에 우선적으로 사용되는 의학적 치료는 션트(shuning)인데, 이는 유연한 튜브에 연결된 속이 빈 바늘을 뇌실에 삽입하여 과도한 CSF를, 보통 이것이 궁극적으로 재흡수되는 흉부로 빠져나가게 하는 것이다. 약 2/3의 환자는 이러한 치료로 증상이 호전되고, 약 1/3은 증상에 변화를 보이지 않거나 악화되는데, 보통은 합병증(예: 출혈이나 감염)으로 인한 것이다.

정상압수두증 환자는 일반적으로 치매, 보행장애, 요실금을 보인다. 정상압수두증 환자가 보이는 보행장애는 독특하다. 환자는 서 있는 동안 불안정하고, 걸음을 내딛기 시작하는 것이 어려운데, 마치 '바닥에 들러붙은 것'처럼 보인다(Aminoff, Greenberg, & Simon, 1996, p. 55). 일단 걸음이 시작되면, 환자는 느릿느릿 발을 끌면서 걷는다. 환자는 누워 있거나 앉아 있는 동안 지시에 따라 쉽게 다리를 움직일 수 있지만(예: 발로 차기, 자전거 타기, 걷기), 서서 몸무게를 다리에 지탱한 상태에서는 그렇지 못하다[**보행실행증**(apraxia of gait)이라고 하는 상태].

정상압수두증 환자들이 보이는 치매의 첫 번째 특징은 느린 인지기능, 기억장애, 감정 둔화 그리고 경미한 주의력 장애이다. 국소적 장애(예: 실어증, 실인증)는 일반적이지 않다. 대부분의 환자는 뇌실 션트를 하고 난 후 저절로 회복된다. 일부는 경도에서 중등도 정도의 치매 수준으로 안정화되고, 소수의 환자는 전반적인 인지기능장애, 함묵증 그리고 주위 환경에 전혀 반응을 보이지 않다가, 감염이나 호흡 기능 상실로 사망에 이르게 된다.

크로츠펠트-야콥병

크로츠펠트-야콥병(Creutzfeldt-Jakob disease)은 매우 드물고 치명적인 질환으로, 빠르게 진행하는 치매와 신경근 장애의 원인이 된다. 이는 프리온(prions)이라고 하는 단백질 입자들('단백질의 전염성 입자')이 중추신경계에 침범함으로써 발생한다. 프리온은 정상적이고 건강한 뇌 단백질의 분자를 전염성 있고 치명적인 형태로 변형시키는 것으로 생각된다. 대부분의 크로츠펠트-야콥병의 발병은 산발적으로 보고된다. 감염의 원인이 알려지지 않았고, 가족성 감염의 패턴이 없지만, 약 10%의 환자들에서는 감염의 가족성 패턴이 있을 수 있다. 현재 사람에서 사람으로 전이된 것에 대한 유일한 사례는 우연히 프리온에 오염된 인체 조직(이식)이나 오염된 수술 기구를 사용한 의학적 처치의 결과에 의한 것이다. 그러나 과학계에서는 프리온에 감염된 동물 조직(주로 쇠고기)의 섭취가 다수의 크로츠펠트-야콥병의 원인이라고 널리 믿고 있다.

임상 Tip. 쿠루병(kuru)이라고 하는 프리온 원인 질환은 1950년대에서 1960년대 초반까지 파푸아 뉴기니의 포어(Fore) 부족에서 흔히 나타난 풍토병이었다. 사망한 부족민의 뇌와 장기를 먹는 풍습을 중단하자 쿠루병은 근본적으로 사라졌다.

크로츠펠트-야콥병의 원인이 되는 프리온의 감염은 뇌 전반에 걸친 광범위한 신경세포의 소실과 아교세포의 증식을 야기시키고 이와 함께 뇌 전체에 수많은 미세한 구멍들이 나타난다. 이러한 구멍들은 뇌를 부드럽고 스펀지같이 되게 한다. 이 때문에 크로츠펠트-야콥병을 간혹 아급성 스펀지형 뇌병증(subacute spongiform encephalopathy)이라고 한다. 크로츠펠트-야콥병은 동물의 몇몇 질환과 비슷한데, 즉 양과 염소의 스크래피(scrapie), 사슴과 엘크의 만성 소모성 질환(chronic wasting disease) 그리고 소에게 나타나는(아마도 '광우병'으로 알려진) 소과 동물의 스펀지형 뇌병증(bovine spongiform encephalopathy)이 포함된다. 이들은 모두 프리온이 원인이라고 생각된다. 현재 동물에서 사람으로 프리온이 원인이 되어 질환이 전이된다는 직접적인 증거는 없지만, 많은 과학자는 감염된 소의 고기를 먹은 것이 1990년대 초 영국에서 크로츠펠트-야콥병을 증가시킨 원인이라고 믿는다.

크로츠펠트-야콥병은 미국에서는 희귀한 질병인데 100만 명 중 1명 정도에서 발병한다. 이는 어떤 연령에서든 발생할 수 있지만 대부분의 사례는 50대와 60대의 성인들이다. 크로츠펠트-야콥병의 효과적 치료법은 없으며, 한번 걸리면 이 질병은 빠르게 진행되며 불가피하게 사망에 이르는데, 처음 증상 이후 1년 안에 사망하게 된다.

크로츠펠트-야콥병 초기 환자는 다양한 증상과 징후를 보이지만 치매는 거의 항상 나타난다. 기억장애, 인지처리 속도 저하, 사고력과 문제해결력 장애, 감정의 변화를 보이지 않는 것, 불면증이 질병 초기에 두드러지게 나타난다. 크로츠펠트-야콥병이 진행되면서 신경근육의 이상[추체외로 징후들, 소뇌 실조증, 근육간대경련(myoclonus: 짧은 간격으로 반복되는 근육의 경련)]이 빠르게 전개된다. 보통 환각, 혼동 그리고 섬망이 이어서 나타난다. 환자의 상태는 급격하게 악화된다. 지능, 행동 그리고 감정의 변화가 빠르게 나타나는데 종종 매주가 다르게 때로는 하루가 다르게 심해진다. 크로츠펠트-야콥병 환자들은 결국 자극에 대해 전혀 반응을 보이지 않게 되고 보통은 감염(대부분 폐렴)으로 사망한다.

치매의 부차적 원인

다른 진행성 신경학적 질환이 간혹 치매를 일으키지만, 종종 그 질환이 치매를 야기하는 것인지, 아니면 치매가 다른 병리적 과정의 결과인지는 분명하지 않다. 근위축측삭경화증(amyotrophic lateral sclerosis)이나 다발경화증(multiple sclerosis)의 후기 단계 환자들이 간혹 경도에서 중등도의 치매를 보인다. 뇌종양과 만성 경막하혈종(chronic subdural hematomas)도 그것이 뇌 내 압력의 만성적 상승을 가져온다면 치매를 일으킬 수 있다. 뇌의 세균성 또는 바이러스성 감염(예: 뇌수막염, 뇌염)이 치매의 원인이 될 수 있다. 종양, 혈종, 감염으로 인한 치매는 종종 적절한 의학적·수술적 조치로 치료될 수 있다.

장기간(3년 이상)의 혈액투석(보통은 신장기능 상실 때문에)은 간헐적으로 서서히 진행되는 치매와 관련이 있다[투석 치매(dialysis dementia)라고 함]. 가장 초기

일반 개념 12-1

- 치매는 노년기에 나타나는 기억, 지능 그리고 인지의 광범위한 장애 특성을 보이며, 서서히 시작되고, 시간이 지나면서 악화된다.
- 치매 증후군은 피질 치매, 피질하 치매, 혼합 치매의 세 가지 주요 범주로 나눌 수 있다. 기억, 지능, 언어의 장애가 피질 치매의 초기에 나타난다. 운동장애는 피질하 치매의 초기에 나타난다.
- 파킨슨병, 헌팅턴병, 진행핵상마비, AIDS는 피질하 치매의 가장 흔한 원인이다. 알츠하이머병은 피질 치매의 가장 흔한 원인이다. 픽병도 피질 치매의 원인이 된다. 혈관성 치매는 혼합 치매의 가장 흔한 원인이다.
- 알츠하이머병은 치매의 가장 흔한 단일 원인 질환이며, 모든 치매의 약 70%를 차지한다. 혈관성 치매는 두 번째로 흔한 치매의 원인 질환으로, 전체 치매의 약 15~20%를 차지한다.
- 알츠하이머병은 뇌신경세포에 나타난 세 가지 미세한 변화들을 특징으로 한다. 신경섬유매듭, 신경염 플라크, 과립소강변성. 알츠하이머병의 효과적인 의학적 치료법은 없다.
- 초기 알츠하이머병 환자의 말과 언어는 명칭 실어증 환자와 유사하다(단어 인출장애, 경미한 이해력 장애, 유창함, 문법적으로 정확한 표현). 중기 알츠하이머병 환자의 말과 언어는 중등도 정도의 베르니케 실어증 환자와 유사하다(의미 착어, 내용 없이 과도한 말, 중등도에서 중도의 이해력 장애). 말기 알츠하이머병 환자의 말과 언어는 일반적으로 비유창하다. 가장 단순하고 친숙한 것을 제외하고는 거의 이해하지 못하며 말은 대부분 단단어나 자동 발화로 구성되고 보통 의미가 없다.
- 전두엽 퇴행을 특징으로 하는 몇몇 질환이 치매의 원인이 될 수 있다. 픽병은 전두엽 병리와 관련된 치매의 가장 흔한 원인이다. 픽병은 간혹 알츠하이머병으로 잘못 진단된다. 그러나 성격 변화(충동적, 사회적 억제의 감소)와 언어기능 저하가 초기 픽병에서 더 흔히 나타나는 반면, 초기 알츠하이머병에서는 기억장애가 더 흔하다.
- 원발진행 실어증—간혹 느리게 진행하는 실어증이라고도 함—은 다른 인지기능의 두드러진 저하 없이 언어기능이 점차로 저하되는 특성이 있다. 다수의 원발진행 실어증 환자는 실어증이 나타나고 2~10년 후에 기억력, 주의력, 추론 능력 그리고 집행기능에 장애를 보인다.
- 혈관성 질환은 성인 치매의 주요 원인으로, 미국에서 전체 치매의 15~20%를 차지한다. 가장 흔한 혈관성 치매 증후군은 다발경색치매이다.
- 루이소체 치매는 오늘날 진행성 치매의 가장 중요한 원인 중의 하나이며, 알츠하이머 치매와 혈관성 치매 다음으로 높은 유병률을 보인다.
- 전두측두 치매는 전두엽과 측두엽의 비정상적 신경세포 함유물, 신경세포 소실 그리고 구조적 이상을 특징으로 한다. 일관성 있는 진단으로서의 전두측두 치매의 타당성과 임상적 유용성은 아직 확립되어 있지 않다.
- 치매의 원인 중 매우 적은 비중을 차지하기는 하지만, 수두증, 크로이츠펠트-야콥병, 근위축측삭경화증, 다발경화증 환자들 또는 지속적인 신장 투석을 하는 환자들은 간혹 치매를 보인다.

에 나타나는 신경학적 징후는 일반적으로 마비말장애, 근육의 근육간대경련, 간질이며, 나중에 치매가 발생한다. 투석 치매의 초기 증상은 투석 직후에 한정적으로 나타나지만, 시간이 지남에 따라 증상이 지속되고 궁극적으로는 항상 증상을 보이게 된다.

가성치매

치매가 없는 다수의 노인들이 병이나 신체적 제약, 생활 패턴의 변화, 사회적 · 금전적인 어려움으로 인해 임상적으로 우울증을 보이게 된다. 우울증 증상(인지장애, 식욕상실, 불면증, 사회적 위축, 무관심)은 치매 증상과 흡사할 수 있다[가성치매(pseudodemtia)라고 부름]. 노인들에게 정확하고 시기적절한 우울증 진단은 매우 중요한데, 이는 약물과 심리 치료가 보통 우울증 증상을 감소시키거나 없앨 수 있기 때문이다. Ripich와 Ziol(1998)은 진짜 치매와 가성치매를 변별하기 위해 다음과 같은 진단의 지침을 제공하였다.

- 가성치매는 증상의 빠른 진행을 보이는 확인 가능한 발병시기가 있다. 진짜 치매는 증상이 천천히 진행되어 발병이 점진적이고 뚜렷하지 않다.
- 가성치매 환자는 임상적 검사를 수행하는 데 별 노력을 보이지 않는다. 진짜 치매 환자는 (초기에) 자신이 검사에서 부족하지 않다는 것을 증명하기 위해 열심히 노력한다.

- 가성치매 환자의 검사 수행은 검사마다, 날짜마다, 심지어 같은 난이도의 검사에서도 매우 높은 가변성을 보이는 반면 진짜 치매 환자의 검사 수행은 검사하는 시기와 과제에 걸쳐 일관적이다.

몇몇 평가척도와 질문지가 노인의 우울증 여부와 중증도를 평가하기 위해 개발되었다. Geriatric Depression Scale(Brink, Yesavage, Lunn과 동료들, 1982; Sheikh & Yesavage, 1986)은 정상 노인과 경도의 치매 노인에서 우울증의 중증도를 평가하는 데 유용할 것이다. 연장형 검사는 감정과 기분에 관련된 30개의 문항으로 구성되어 있다(예: "평소 당신의 생활에 기본적으로 만족하십니까?", "자주 무기력하게 느껴지십니까?", "앞날에 대해 걱정할 때가 많으십니까?"). 단축형은 연장형에서 뽑은 15개의 문항으로 구성되어 있다. 연장형은 사용자가 우울증을 시사하는 응답수에 기초하여 피검자를 정상, 경도의 우울증, 중도의 우울증으로 범주화할 수 있다. 단축형은 피검사를 정상 또는 우울증을 시사하므로 나눌 수 있다. 노인우울척도는 우울증이 있을 가능성이 있는 사람이 질문에 신뢰성 있는 답을 해야 하므로, 중등도나 중도의 치매 환자에게는 적당하지 않고, 우울증의 감정을 부인하는 경도의 치매 환자에게도 적당하지 않다.

Cornell Scale for Depression in Dementia(Alexopoulos, Abrams, Young & Shamoian, 1988)(표 12-3)는 치매 환자의 우울증 징후를 확인하는 데 더 적합한데, 이는 가족이나 보호자의 평가에 의존하기 때문이다. 평가는 평가하는 시점에서 이전의 일주일 동안 가족 또는 보호자의 관찰에 기초한다.

임상 Tip. Cornell Scale for Depression in Dementia(표 12-3 참조)의 19가지 징후는 노인의 우울증과 관련이 있을 수 있는 징후들의 유용한 목록을 제시해 준다.

섬망과 치매

섬망(delirium, 때로 혼동상태라고 불림)은 어떤 사람이 혼동, 사고력 장애, 지남력 장애, 흥분, 과활동성, 주의산만, 때로는 망상(delusion)과 환각(hallucination)을 경험하는 (보통 일시적) 상태를 말한다. 섬망은 보통 갑자기 발생하고 몇 시간에서 며칠 동안 지속되기도 한다. 섬망은 다음과 같은 다양한 원인에 의해 일어날 수 있다.

- 약물(특히, 항우울제, 항정신제, 항불안제)
- 감염
- 대사장애(metabolic disorders)
- 수술, 마취
- 물질 금단(예: 알코올, 코카인, 바르비투르산염(barbiturates))
- 신장 질환이나 간 질환
- 독소(예: 중금속, 식중독)

섬망은 간혹 노인에게서 갑작스러운 환경의 변화(주위 환경, 장소, 활동, 보호자의 변화) 후에 나타날 수 있지만, 노인에게서 나타나는 섬망의 가장 흔한 원인은 단연 약물이다. 약물을 복용하고 있는 노인이 갑자기 혼동을 보이면, 특히 최근에 약물 처방이 바뀌었다면, 항상 섬망을 의심해 보아야 한다. 섬망은 치매와 유사한 행동을 보일지도 모르지만, 갑작스런 증세의 시작과 빠른 진행 그리고 눈에 띄는 유발요인이 있다면 섬망으로 진단해야 한다. 그러나 섬망은 간혹 치매 환자에게서 나타난다. 치매가 확인된 노인이 갑자기 지능과 행동, 성격의 증세가 빠르게 악화되어 가면, 항상 섬망이나 뇌졸중 같은 또 다른 병리적 사건이 발생하였는지 보기 위해 환자에 대한 문진을 해야 한다.

치매와 유사한 징후를 유발할 수 있는 신경학적 조건

일부 신경학적 조건은 치매와 유사한 징후를 유발할 수 있다. 그들은 다음과 같다.

- 두개내 종양(intrcranical tumors)
- 수두증(hydrocephalus)
- 감염(infections)
- 독소혈증(toxemia)

표 12-3 Cornell Scale for Depression in Dementia

기분 관련 징후	점수			
불안(불안한 표현, 되새김, 걱정)	a	0	1	2
슬픔(슬픈 표현, 슬픈 음성, 눈물 고임)	a	0	1	2
즐거운 사건에 반응이 없음	a	0	1	2
짜증, 쉽게 화냄, 성급함	a	0	1	2
행동장애				
동요(안절부절못함, 손 떨림, 머리 쥐어뜯음)	a	0	1	2
지체(느린 움직임, 느린 말, 느린 반응)	a	0	1	2
흥미 상실(지난 한 달간 활동 참여 감소)	a	0	1	2
여러 신체적 호소 증상	a	0	1	2
신체적 징후				
식욕 감소(평소보다 적게 먹음)	a	0	1	2
체중 감소(한 달간 2kg 이상이면 2점)	a	0	1	2
열정 부족(쉽게 피로함, 활동을 지속 안 함—한 달 이내의 갑작스런 변화)	a	0	1	2
순환 기능				
잦은 기분 변화(아침에 증상이 심함)	a	0	1	2
잠이 잘 오지 않음(평소보다 늦게까지)	a	0	1	2
자주 깸	a	0	1	2
평소보다 일찍 깸	a	0	1	2
관념 장애				
자살에 대한 생각(살 가치가 없음, 자살하고 싶음, 자살 시도)	a	0	1	2
자기 비하(자기 비난, 낮은 자존감, 실패감)	a	0	1	2
비관주의(최악을 예상함)	a	0	1	2
감정상태에 따른 망상(빈곤, 질병, 상실에 대한 망상)	a	0	1	2
총점(>7=우울증 가능성)				

출처: Alexopoulos GS, Abrams RC, Young RC, Shamoian CA: Cornell Scale for Depression in Dementia, ***Biological Psychiatry*** 23:271-284, 1988.

채점: a=평가 불능, 0=없음, 1=약간 또는 간혹, 2=심함

- 영양(nutritional)과 대사(metabolic) 장애

이러한 조건의 관찰 가능한 징후 중 일부는 치매의 징후와 유사하다. 환자가 완전히 무능력해질 때까지 서서히 진행하는 인지와 행동 퇴화, 일시적으로 안정화되거나 완화되는 기간이 가끔 있다. 이와 같은 조건들에서 종종 치매와 유사한 인지 및 행동 이상이 유발되지만, 진짜 치매와는 달리 이러한 이상들은 대개 일시적이거나 치료 가능한 것, 혹은 둘 다이다.

두개내 종양

뇌 조직에 영향을 미치는 종양은 일차(두개내에서 발생한 경우) 또는 이차(다른 곳에서 발생하였으나 두개내 영역으로 이동한 경우)이다. 종양이 몸의 이차적인 부위에 나타나는 과정을 **전이**(metastasis)라고 하며, 이러한 종양을 **전이성 종양**(metastatic tumors)이라고 한다.

일차 두개내 종양은 대뇌와 소뇌에 가장 흔히 영향을

미친다. 이는 모든 연령대에서 발생하지만 25~50세 성인에서 가장 많이 나타난다. 일차 두개내 종양의 원인은 대부분 밝혀지지 않았다. 일부는 과거의 손상과 관련이 있는 것으로 보이며, 두개내 종양의 일부 유형은 가족성으로 나타나는 경향을 보인다.

일차나 이차 여부에 상관없이 두개내 종양은 중추신경계에 유사한 영향을 미친다. 종양 주변의 조직은 붓는다. 이러한 부종은 뇌종양 환자에게서 관찰 가능한 증상의 주요 원인 중 하나이다. 종양이 뇌 혹은 뇌줄기 주변 영역에 압력을 가하면, 국소적 증상(예: 운동장애, 감각장애)이 나타난다. 종양이 뇌와 뇌줄기의 부종을 유발하면, 뇌 조직의 압력 및 변위와 관련된 대뇌 기능의 이상으로 광범위한 증상이 나타난다. 국소적 증상은 일반적으로 종양 성장의 초기 단계에 나타나며, 종양의 성장과 뇌 조직의 부종으로 인해 두개내압이 상승하면 더 심하고 일반화된 기능장애를 보이게 된다.

두개내 종양 환자의 증상은 일반적으로 점차 악화된다. 종양 성장의 초기 단계에서, 두개내압이 낮을 때, 건망증, 개시의 어려움, 졸음, 시력 저하나 복시, 가벼운 현기증이나 어지러움과 같은 정신기능의 비특이적 변화를 호소할 수 있다. 환자의 약 1/3이 종양 발달 초기에 두통을 호소한다. 이러한 두통에는 여러 형태가 있을 수 있는데, 대부분은 진통제에 효과가 없다. 구토는 종양 성장의 초기 단계에서 간혹 발생하며, 발작은 종양이 뇌 안에 있을 때 흔히 나타난다.

뇌내 압력이 상승한 종양 환자는 거의 대부분 인지장애를 보이며, 기면증을 보이거나 혼수상태에 빠지기도 한다. 대부분은 양측 전두엽과 후두엽 쪽에 끊임없는 두통을 밤낮으로 경험하며 진통제도 듣지 않는다. 구토는 일반적인 증상이며, 운동기능도 불안정하고 둔하다.

증상의 수와 증상이 진행되는 속도는 종양의 크기, 성장 속도 및 위치에 따라 결정된다. 큰 종양은 더 극단적인 증상을 유발한다. 성장 속도가 빠른 종양은 성장 속도가 느린 종양보다 증상을 더 빨리 유발시키는데, 이는 뇌가 빨리 자라는 종양보다 천천히 자라는 종양에 더 잘 적응하기 때문이다. 그러나 천천히 자라는 종양이 중요한 기능을 담당하는 영역(예: 감각 또는 운동 피질, 뇌줄기)이나 그 근처에 있다면, 비교적 작은 종양도 심각한 증상을 빨리 유발시킬 수 있다. 종양이 뇌의 '침묵' 영역에 위치한다면, 증상을 일으키기 전에 종양이 놀라운 크기로 자랄 수 있다.

감염

중추신경계는 보통 세균성 또는 바이러스성 감염에 내성이 있지만, 때때로 감염이 발생하기도 한다. 주요 세균성 감염은 세균성 수막염(bacterial meningitis)과 뇌농양(brian abscess)이다. 세균성 수막염의 경우, 연막(pia), 지주막(arachnoid) 및 뇌척수액 (CSF)이 세균에 감염되어 염증, 부기 및 액체 삼출을 유발한다. 환자는 발열, 오한, 기면증이 나타나고, 두통, 졸음, 목의 뻣뻣함을 호소한다. 감염이 심한 경우 환자는 혼수상태에 빠질 수 있다. 세균성 수막염은 빨리 진행되며 신속하게 치료하지 않으면 치명적일 수 있다. 표준적 치료법은 항생제 복용인데 이를 통해 보통 감염은 치료되지만 신경학적 후유증은 남기도 한다.

뇌농양은 세균, 곰팡이, 기생충이 몸의 일차 감염 부위로부터 뇌 조직으로 유입되어 발생한다. 혈액을 통해서 혹은 조직을 통한 이동에 의해 전염된다. 감염의 주요 근원지는 비강, 중이 또는 유양 돌기 세포이며, 이들이 약 40% 정도를 차지한다. 근원지가 폐 또는 심장의 혈관 조직인 경우도 증례의 약 30% 정도가 된다. 뇌농양의 증상 전개는 세균성 수막염보다 느리며, 수막염의 일반화 증상보다 뇌농양은 국소 증상(예: 시각이상, 감각상실)을 유발하는 경향이 있다. 수막염 환자와 마찬가지로 뇌농양 환자도 발열, 오한, 두통, 기면증 및 졸림을 호소한다. 통상적인 치료법은 항생제 투약과 함께 농양을 외과적으로 배출하는 것이다. 보통은 극적으로 회복되지만, 농양에 의한 뇌 조직 파괴와 관련된 만성적인 손상이 남을 수 있다.

중추신경계는 다양한 바이러스에 감염될 수 있다. 중추신경계 바이러스 감염의 두 가지 주요 원인은 일반 감염(예: 유행성 이하선염 또는 홍역)과 곤충이나 동물에 물려서(예: 말 뇌염 또는 광견병) 바이러스가 전염되는 것이다. 바이러스 감염의 진행은 바이러스에 따라 다르다. 어떤 경우, 증상은 (바이러스 수막염의 경우처럼) 빨리 진행되고, 점진적으로 호전된다 어떤 경우는 증상이 서서히 진행되고 서서히 회복된다(예: 신체 면역 체계가 감염을 성공적으로 제거한 경우). 때로는 증상이 (광견병처럼) 빠르고 극적으로 나타나, 예외없이 죽음으로 끝난다. 신체에 독성이 없는 몇 가지 항바이러스제가 도움이 될 수 있다. 그렇지 않은 경우, 바이러스 감염의 치료는 완화 치료 방향으로 가게 되는데, 환자의 신체기능 유지, 적절한 영양공급, 체액 균형의 조절을 통해 환자의 자연 방어를 도와 바이러스를 제거한다.

독소혈증

독소혈증(toxemia)은 신경 조직의 염증 또는 독성 물질이 신경계에 유입되어 발생한다. 독소혈증은 약물의 과다 복용, 약물의 상호작용, 세균성 독소(파상풍, 보툴리누스 중독, 디프테리아) 또는 중금속(납, 수은) 중독으로 인해 발생한다. 중금속 또는 화학 독성(직업적 노출로 나타날 수 있음)의 진행은 보통 정신기능의 저하나 무기력증의 증가 중에 하나로 나타나며, 운동 또는 감각장애는 일반적으로 진행된 중독 단계에서만 발생한다. 세균성 독소에 중독된 경우에는 더 빠른 진행 경과를 보이는데, 증상이 급격히 진행되고, 환자가 사망하지 않으면, 느리게 회복된다. 치료는 일반적으로 독소의 공급원을 제거하고 때로는 독소를 제거하는 방향으로 진행된다.

대사장애

대사장애는 중추신경계 기능 이상의 흔한 원인이다. 심한 저혈당은 뇌기능을 저하시켜 혼동, 무감각 또는 혼수상태를 초래한다. 갑상선 질환은 중추신경계 증상(무관심, 혼동 및 지적 능력의 저하)을 초래한다. 대사장애의 치료는 대사 불균형을 수정 혹은 보상하며, 이러한 대사기능 문제가 해결되면 대개 증상은 개선되거나 사라진다.

영양장애

미국에서는 흔하지 않지만 영양장애는 중추신경계 기능이상을 일으키고 때로는 인지-의사 소통장애를 일으킬 수 있다. 고전적인 영양 결핍 증후군 중의 하나로 베르니케 뇌병증 (Wernicke's encephalopathy)이 있는데, 이는 티아민 결핍에 의해 유발되고 주로 알코올 중독과 관련이 있다. 베르니케 뇌병증의 주요 증상은 일부 안구 근육의 마비, 둔하고 비틀거리는 보행, 정신 혼란이다. 비타민 B12 와 니코틴산의 결핍을 포함한 비타민 결핍은 다양한 신경 증상을 유발할 수 있다. 비타민 또는 미네랄 과잉에 관련해서도 신경계 증후군(예: 비타민 A 과다복용)이 나타날 수 있다. 영양 결핍의 경우, 치료는 대개 식이조절과 함께 약으로 부족한 성분을 보충하는 것이다. 비타민이나 미네랄 과잉의 경우, 치료는 이러한 화합물의 섭취를 줄이는 것이다.

치매의 진단

피질 치매 초기 단계의 미세한 징후를 확인하는 것은 어렵다. 피질 치매의 초기 단계 환자는 운동장애를 거의 가지고 있지 않으며, 명백한 치매의 진단에 합당한 외현적인 정신기능의 감소 징후를 보이지 않는다. 환자는 보통 의사를 찾아와서 잘 잊어버린다, 머리가 빨리 돌아가지 않는다, 흥미가 없어졌다, 우울하다, 피곤하다 하는 식의 비특정적 증상을 불분명하게 호소한다. 가족의 보고는 보통 치매를 진단하는 데 도움이 되지 않는데, 가족들은 가장 문제가 되는 행동의 변화에 초점을 두는 경향이 있고 치매가 시작되는 신호인 인지기능 감소의 미세한 징후는 간과하기 때문이다.

피질 치매를 시작 단계에서 진단하기 위해서는 지능과 인지의 미세한 장애를 찾아내기 위해 종합적인 검사를 해야 한다. 초기 피질 치매를 발견하는 데 가장 민감한 검사는 추상개념, 분석, 정보의 통합, 사고력 그리고 문제해결력을 요구하는 인지적으로 어려운 검사이다. 고도로 숙련된 자동화된 활동(예: 숫자 세기, 요일 외우기, 알파벳 외우기)이나 매우 제한된 반응만 요구하는 구조화된 과제(예: 대면이름대기, 구와 문장 따라말하기, 베끼기)는 초기 치매의 진단에 이용하기에는 너무 쉽다. 가장 민감한 언어와 의사소통 검사는 생성이름대기(예: "글자 ___자로 시작하는 단어를 생각나는 대로 모두 말해 주세요.")나 옛날이야기 하기, 이야기 다시말하

일반 개념 12-2

- 우울증 증상(인지장애, 식욕상실, 수면장애, 사회적 위축, 그리고 무감동)은 간혹 치매 증상으로 오인된다(가성치매라고 하는 상태). 그러나 우울증은 치매와 여러 면에서 다르다. 우울증은 보통 확인 가능한 발병시점과 빠른 증상 발전을 보인다. 우울증 환자는 임상 검사를 수행할 때 별다른 노력을 보이지 않고, 검사 시마다 수행의 변화가 크다.
- 섬망 증상(일시적 혼동상태)은 때로 치매 증상과 유사하다. 그러나 섬망은 치매와 달리, 보통 확연한 촉진 요인(예: 약물 교체, 감염, 대사장애)이 있고, 증상이 갑자기 나타나 빠르게 진행되며, 망상과 환각이 흔히 나타난다.
- 일부 치매 증상은 실어증의 일부 증상과 유사하지만, 치매 환자는 언어적 · 비언어적 검사에서 저조한 수행을 보이는 반면 실어증 환자는 언어적 과제에서보다 비언어적 과제에서 더 나은 수행을 보인다. 치매는 서서히 시작되고 증상이 서서히 악화되는 반면, 실어증은 증상이 갑자기 나타나서 점차 향상된다.

기, 추상적이거나 함축된 내용을 듣거나 읽고 이해하기와 같이 사고의 유연성과 창의성이 요구되는 과제이다.

중기 단계와 후기 단계의 피질 치매를 진단하는 것은 경험 있는 의사에게는 보통 임상적으로 크게 어렵지 않다. 중기와 후기 단계의 피질 치매 환자는 지능, 지남력, 그리고 행동장애가 매우 심하여 환자의 병력 검토, 환자와의 면담, 가족 및 보호자와의 면담, 지남력과 기억, 지능에 대한 간단한 검사로 치매가 있다는 것을 확인하기에 충분하다.

언어치료 전문가가 직면하게 되는 한 가지 진단적 질문은 환자가 치매인지 실어증인지의 여부이다. 초기 단계의 피질 치매 환자는 명칭 실어증 환자와 가장 혼동되기 쉬운데, 이는 그들의 단어 인출 문제와 경미한 이해력 장애 때문이다. 중기 단계의 피질 치매 환자는 베르니케 실어증 환자와 가장 혼동되기 쉬운데, 이는 환자들의 말이 모호하고, 내용이 없으며, 착어를 보이고 에둘러 설명하는 것과 심한 이해력 장애를 보이기 때문이다.

의사와 다른 보건의료 전문가들은 간혹 언어장애가 환자의 주된 장애인지의 여부에 관계없이 뇌손상으로 인한 모든 언어장애를 일컬어 넓은 의미에서 '실어증'이라는 용어를 사용한다. 언어치료 전문가는 이 용어를 좁은 의미로 사용하는데, 환자가 가지고 있을지도 모르는 다른 인지나 행동장애에 불균형하게(disproportionate) 나타나는 특정한 양상의 언어장애를 실어증이라 칭한다.

치매와 실어증 간의 감별진단의 열쇠는 지능과 문제해결력의 비언어적 검사를 실시하는 것이다. 실어증 환자는 언어검사보다 비언어적 검사에서 더 뛰어난 반면, 치매 환자는 양쪽 모두에서 수행이 떨어진다. 발병시기와 증상의 진행에 대한 지식이 진단에 추가적인 도움이 될 것이다. 치매는 보통 서서히 시작되고 점차적으로 진행되는데, 기억, 사고력, 문제해결력의 미세한 장애로부터 지능, 성격, 행동의 총체적인 장애로 차차 악화되어 간다. 실어증은 보통 갑자기 시작되고 증상이 빠르게 진행되는데, 몇 분에서 몇 시간 안에 가장 심해지고 몇 주에서 몇 년에 걸쳐 천천히 향상되어 간다.

치매 환자의 평가

> 나의 생각은 도공의 녹로처럼 소용돌이친다. 내가 어디에 있는지 또는 내가 무엇을 하는지 나는 알지 못한다(윌리엄 셰익스피어, 헨리 6세).

평정척도는 치매가 확인된 환자의 평가에 주요 위치를 차지한다. 평정척도는 지적 능력이나 일상생활 활동 능력 또는 두 가지를 모두 (매우 민감하지는 않지만) 빠른 시간 내에 측정할 수 있다. 대부분의 평정척도는 평가자가 중등도에서 중도의 치매가 있는지 확인할 수 있게 하지만 미세한 지적 능력의 저하에는 민감하지 못하다. 따라서 대부분의 평정척도는 초기 단계의 치매 의심 환자를 평가하기에는 적합하지 못하다. 초기 치매의 경미한 징후를 파악하기 위해서는 표준화되고, 민감하고, 신뢰성 있는 인지-언어 검사가 검사의 실시와 해석에 대해 훈련을 받은 전문가에 의해 시행되어야 한다.

대부분의 치매 평정척도는 이수해야 될 특화된 훈련 과정을 거의 요구하지 않으며, 치매 환자를 관찰하거나 가족과 보호자의 면담을 하고, 또는 두 가지를 다 마친 후에 완성된다. 치매의 중증도를 평가하는 10종류 이상의 척도가 출판되었는데, 그중 6~8종류는 매우 일반적으로 사용된다. 널리 쓰이는 세 가지 평가척도는 Blessed Dementia Scale(BDS; Blessed, Tomlinson, & Roth, 1968), Global Deterioration Scale(GDS; Reisberg, Ferris, DeLeon과 동료들, 1982), Clinical Dementia Rating(CDR; Morris, 1993)이다.

BDS(Blessed Dementia Scale)는 환자의 일상생활 활동 능력을 평가하기 위해 가족, 보호자 그리고 환자의 의료 기록에서 얻은 정보를 사용한다. BDS는 두 부분으로 이루어져 있다(표 12-4). 한 부분에서는 여덟 가지 일상생활 활동의 수행이 평가된다. 다른 부분에서는 환자의 행동과 성격의 14가지 측면이 평가된다. 일부 항목들(식사, 옷 입기, 배변 조절)에서는 장애가 있는지의 여부뿐만 아니라 환자의 장애에 대한 중증도도 평가된다. BDS에서 점수가 증가하는 것은 장애의 중증도가 심해지는 것을 말한다. 최대 점수는 28점이다. 4점 이하의 점수를 받은 사람은 장애가 없고, 4~9점은 경도의 장애, 10점 이상은 중등도에서 중도의 장애로 간주된다(Eastwood, Lautenschlaeger, & Corbin, 1983).

GDS(Global Deterioration Scale)는 지적 장애 중증도의 증가를 나타내는 치매의 일곱 단계를 제시한다(표 12-5). GDS는 임상가가 치매 환자와 가족, 보호자를 면담한 후 작성한다. 평가는 GDS에서 제공하는 일반적인 행동에 대한 설명에 기초하며, 평가자는 주관적 판단과 통찰력을 가지고 평가해야만 하는데, 왜냐하면 그 설명에 정확하게 들어맞는 치매 환자는 거의 없기 때문이다. GDS는 지적 수준을 비교적 대략적으로 추정한다. 그러나 이 방법은 장애의 넓은 범위 수준을 평정하기 쉽고, 신뢰성이 꽤 높다. 따라서 이는 외상뇌손상 후 인지기능의 평정에 Rancho Los Amigos Scale of Cognitive Levels(Hagen & Malkamus, 1979; Hagen, 1997)가 사용되는 것과 비슷한 위치에서 치매 평정에 사용되고 있다.

표 12-4 Blessed Dementia Scale(BDS)

특성	점수
일상활동 수행의 변화	
1. 가사를 수행하지 못함	1
2. 적은 돈을 관리하지 못함	1
3. 몇 가지 항목들을 기억하지 못함(예: 장보기 목록에서)	1
4. 실내에서 길을 찾지 못함	1
5. 친숙한 곳에서 길을 찾지 못함	1
6. 주변을 이해하지 못함	1
7. 최근 일을 기억하지 못함	1
8. 과거에 사는 것 같은 경향을 보임	1
습관의 변화	
9. 식사	
숟가락만 사용하며 지저분함	1
단순 고형식(예: 비스켓)	2
먹여 줘야 함	3
10. 옷 입기	
간혹 단추를 잘못 잠금 등	1
입는 순서가 틀림, 흔히 빼놓고 입음	2
혼자 입지 못함	3
11. 배변 조절	
가끔 이불을 적심	1
자주 이불을 적심	2
변실금	3
12. 경축이 심해짐	1
13. 자기중심성이 심해짐	1
14. 타인의 감정을 배려하지 못함	1
15. 정서가 거칠어짐	1
16. 감정 조절 장애	1
17. 부적절한 상황에서 키득거림	1
18. 감정적 민감도 감소	1
19. 부적절한 성적 요구(노인에게서 먼저 나타남)	1
20. 취미생활 중단	1
21. 주도권이 감소하거나 무감동이 심해짐	1
22. 목적 없는 과잉행동	1

출처: Blessed G, Tomlinson BE, Roth M: The association between quantitative measures of dementia and senile change in the cerebral gray matter of elderly subjects, *British Journal of Psychiatry* 114: 791-811, 1968

CDR(Clinical Dementia Rating)은 여섯 가지 영역의 인지적·기능적 수행에 대해 기술한다. 기억력, 지남력, 판단력과 문제해결력, 사회활동, 가정생활과 취미활동, 위생 및 몸치장(표 12-6). 평가는 숙련된 임상가가 치매 환자와의 면담과 신뢰성 있는 정보(예: 가족 구성원)에 기초하여 점수를 매기게 된다. 면담은 표준 절

표 12-5 Gobal Deterioration Scale 단계 및 각 단계에서의 환자의 임상적 특성

GDS 단계	임상 단계	임상적 특성
1. 인지 저하 없음	정상	기억장애를 호소하지 않으며, 임상 면담에서 기억장애의 증거 없음
2. 매우 경도 인지 저하	건망증	물건을 어디에 두었는지 기억하지 못하거나 잘 알던 이름을 기억하지 못하는 등의 주관적 기억장애 호소. 임상 면담에서 객관적인 기억장애의 증거 없음. 직장이나 사회에서 객관적 장애 없음. 증상에 대한 적절한 정도의 걱정.
3. 경도 인지 저하	초기 혼동	환자가 처음 눈에 띄는 장애를 보임. 다음 중 하나 이상을 보임. (1) 낯선 곳에서 길을 잃음 (2) 동료들이 환자의 장애를 인식함 (3) 가족과 보호자가 단어 인출과 이름대기 장애를 알아차림 (4) 최근에 읽은 내용에서 얻은 정보를 기억하지 못함 (5) 특히 새로 소개받은 사람의 이름을 기억하지 못함 (6) 물건이나 귀중품을 잃어버리거나 잘못 둠 (7) 임상검사에서 주의력 장애가 확연히 나타남 기억력 장애에 대한 객관적인 증거는 숙련된 전문가와의 심도 깊은 면담을 통해서만 관찰됨. 어려운 일이나 사회적 상황에서는 수행의 장애를 보임. 환자가 장애를 부인하기 시작하고 경도에서 중등도의 불안을 보임.
4. 중등도 인지 저하	후기 혼동	임상 면담에서 분명한 장애를 보임. 다음과 같은 장애를 보일 수 있음. (1) 현재 그리고 최근 사건에 대한 지식이 감소함 (2) 개인 이력 전달에 있어서의 경도의 장애 (3) 어려운 과제에서 주의력 장애 (4) 여행, 개인 재정 관리 등에서의 능력저하 환자는 보통 다음의 사항들에는 장애가 없거나 미미한 정도임. (1) 사람과 시간에 대한 지남력 (2) 친숙한 사람, 얼굴에 대한 인지 (3) 친숙한 장소로 여행하기
5. 중등도-중도 인지 저하	초기 치매	타인의 도움 없이 살기 어려움. 임상 면담에서 환자는 주요하고 적절한 현재 정보(예: 주소나 전화번호, 가족 이름, 졸업한 학교 이름)를 제공하지 못함. 시간(날짜, 요일, 계절)과 장소에 대해 일부 지남력 장애를 보임. 환자는 보통 자신의 이름과 배우자, 자녀의 이름을 기억함. 식사나 화장실 사용은 도움 없이 하지만 무엇을 입을지 결정하는 것에는 도움이 필요할 수 있음.
6. 중도 인지 저하	중기 치매	환자가 자신의 배우자나 주된 보호자의 이름을 간혹 잊음. 최근 사건이나 경험을 대부분 인식하지 못하지만 과거경험은 대략적으로 보유함. 시간과 사람에 대한 지남력 장애가 있고, 일상활동에 보통 도움이 필요하며, 변실금이 있을 수 있음. 친숙한 장소에 다닐 수 있지만 도움 없이 낯선 곳에 가지 못함. 자신의 이름을 기억하고 친숙한 사람을 알아봄. 성격과 감정 변화가 명백해지고 다음과 같은 점이 있을 수 있음. (1) 배우자를 사기꾼이라고 몰아세우거나, 상상 속의 사람과 말을 하거나 또는 거울 속의 자신과 이야기하는 등의 망상 행동 (2) 같은 곳을 계속 반복하여 닦는 등의 강박 행동 (3) 불안, 동요(agitation), 간헐적인 공격 행동 (4) 환자가 의도적인 행동과정을 결정할 수 있을 만큼 지속적으로 생각을 길게 하지 못하기 때문에 의지력을 상실함
7. 최중도 인지 저하	말기 치매	말을 전혀 하지 못하며 간혹 소리를 내는 정도임. 요실금을 보이며 식사와 화장실 사용에 도움이 있어야 함. 환자는 걷지 못함. 일반화된 신경학적 징후와 증상이 명백히 나타남.

출처: Reisberg B, Ferris SH, DeLeon MJ et al: The Global Deterioration Scale for Assessment of Primary Degenerative Dementia, ***American Journal of Psychiatry***, 139:1136-1139, 1982에서 수정함.

표 12-6 Gobal Deterioration Scale 단계 및 각 단계에서의 환자의 임상적 특성

	장애 수준과 CDS 점수* (0, 0.5, 1, 2, 3)				
	없음(0)	**의심됨**(0.5)	**경도**(1)	**중등도**(2)	**중도**(3)
기억력	기억장애가 없거나 경미한 건망증이 때때로 나타남	경미하지만 지속적인 건망증, 사건의 부분적인 회상만 가능, 건망증 시작	중등도의 기억장애, 최근 것에 대한 기억장애가 더 심함, 일상생활에 지장 있음	심한 기억장애, 과거에 반복적으로 많이 학습한 것만 기억, 새로운 정보는 금방 잊음	심한 기억장애, 부분적이고 단편적인 사실만 보존됨
지남력	정상	시간에 대한 검사에서 경미한 장애가 있는 것 외에는 정상	시간에 대해 중등도의 장애가 있음, 사람과 장소에 대해서 검사상으로는 정상이나 실생활에서 길찾기에 장애가 있을 수 있음	시간에 대한 지남력은 상실되어 있고 장소에 대한 지남력 역시 자주 손상됨	사람에 대한 지남력만 유지되고 있음
판단력과 문제해결력	일상생활의 문제를 잘 해결하고 사업이나 재정문제도 잘 처리함. 과거에 비해 판단력은 아직 좋음	문제해결력, 유사성, 상이성 해석에 대한 경미한 장애	문제해결력, 유사성, 상이성 해석에 대한 중등도 장애, 사회생활에 대한 판단력은 대부분 유지되어 있음	문제해결력, 유사성, 상이성 해석에 대한 심한 장애, 사회생활에서의 판단력이 대부분 손상됨	판단이나 문제해결이 불가능함
사회활동	직장생활, 물건사기, 자원봉사, 사회적 활동 등에서 보통 수준의 독립적 기능이 가능함	이와 같은 활동에 있어서의 장애가 의심되거나 약간의 장애가 있음	이와 같은 활동의 일부에 아직 참여하고 있고 언뜻 보기에는 정상활동을 수행하는 것처럼 보이지만 사실상 독립적인 수행이 불가능함	집 밖에서 독립적인 활동을 할 수 없으나 외견상으로는 집 밖에서도 기능을 잘 할 수 있어 보임	집 밖에서 독립적인 활동을 할 수 없고, 외견상으로도 가정을 떠나 외부에서는 정상적인 기능을 할 수 없어 보임
가정생활과 취미	가정생활, 취미생활, 지적인 관심이 잘 유지되어 있음	가정생활, 취미생활, 지적인 관심이 다소 손상되어 있음	가정생활에 경하지만 분명한 장애가 있고, 어려운 집안일은 포기한 상태임. 복잡한 취미나 오락은 포기됨	아주 간단한 집안일만 할 수 있고, 관심이나 흥미가 매우 제한됨	가정에서 의미 있는 기능 수행이 없음
위생 및 몸치장	정상	정상	가끔 개인위생에 대한 권고가 필요함	옷 입기, 개인위생, 개인 소지품의 유지에 도움이 필요함	개인위생과 몸치장의 유지에 많은 도움이 필요함, 잦은 대소변 실금이 있음

출처: Morris JC: The Clinical Dementia Rating Scale (CDR): current version and scoring rules, *Neurology* 43:2412–2414, 1993.

*다른 요인에 의한 장애 때문이 아니라 반드시 인지기능 문제로 인해 이전의 수준보다 저하된 상태에 대한 점수.

글상자 12-1 Instrumental Activities of Daily Living Scale(IADL)

A. 전화 사용 능력
1. 스스로 전화를 사용함: 찾아보기, 다이얼 누르기 등
2. 잘 아는 전화번호 몇 개만 전화 가능
3. 전화를 받기는 하지만 걸지 못함
4. 전혀 사용하지 못함

B. 물건 사기, 장보기
1. 혼자 필요한 물건을 모두 구매할 수 있음
2. 필요한 물건 한두 가지 정도 혼자서 구입 가능
3. 물건을 구매할 때 항상 동반자가 필요함
4. 전혀 불가능함

C. 음식 준비
1. 혼자서 직접 요리하고 상을 차려낼 수 있음
2. 재료를 주면 적절한 식사를 준비함
3. 데우기, 상차리기, 식사 준비(또는 식사 준비는 하지만 적절한 식단을 유지하지 못함)
4. 식사 준비를 해 주고 차려 줘야 함

D. 집안일
1. 스스로 또는 간혹 도움을 받으며 집안일 가능함
2. 설거지나 이불 정리 같은 가벼운 집안일을 수행함
3. 가벼운 집안일을 수행하지만 깔끔하게 하지 못함
4. 모든 집안일 유지에 도움이 필요함
5. 모든 집안일에 참여하지 않음

E. 빨래
1. 완전하게 함
2. 양말과 같은 작은 것은 가능함
3. 모두 다른 사람이 해 줌

F. 이동 수단
1. 대중교통을 이용하거나 직접 운전해서 혼자 다님
2. 택시를 이용해서 다닐 수 있으나 다른 대중교통 수단은 이용하지 못함
3. 다른 동반자가 있으면 대중교통 수단으로 다닐 수 있음
4. 다른 사람의 도움을 받으며 택시나 자가용만 이용할 수 있음
5. 전혀 다니지 않음

G. 약 복용
1. 혼자서 정해진 시간에 정해진 양의 약을 먹음
2. 미리 한 번에 먹을 약을 챙겨 두면 먹음
3. 자신의 약을 챙길 수 없음

H. 재정 관리 능력
1. 혼자서 재정 관리를 할 수 있으며(예산 세우기, 수표 쓰기, 고지서 납부, 은행 가기), 수입처를 관리함
2. 매일의 생필품 지출 관리는 되지만 은행일이나 중요한 구매는 도움이 필요함
3. 돈관리가 불가능함

출처: Lawton MP, Brody EM: Assessment of older people: self-maintaining and instrumental activities of daily living, *Gerontologist* 9:179-186, 1969.

차에 의해 이루어진다. CDR의 저자는 평가자가 이 검사를 사용함에 있어서 신뢰도를 확신할 수 있도록 6~9시간의 훈련을 받도록 권고한다. 워싱턴대학교 의과대학 알츠하이머 연구소의 웹 사이트에서 온라인 훈련 자료를 볼 수 있다(www.alz.washington.edu).

앞서 언급한 척도들은 치매의 중증도에 대한 전반적인 평가이다. 이러한 척도는 임상 현장과 연구에서 환자가 진행되는 것을 추적하기 위해 사용되는데, 심해지는 장애의 중증도 단계를 나타낸다. 환자의 일상생활 활동에서 기능적 능력에 초점을 맞춘 몇몇 척도가 개발되었다. 대부분은 보호자나 환자의 일상생활 기능 수준을 잘 알고 있는 다른 정보 제공자가 기입하게 되어 있다. Instrumental Activities of Daily Living Scale(IADL; Lawton & Brody, 1969)은 임상 현장이나 연구에 널리 사용된다. 보호자는 여덟 가지 일상생활 활동(글상자 12-1)에서 환자의 수행 정도를 평정하기 위해 IADL을 사용한다. 이러한 기능적 수행에 대한 평정은 일반적인 일상생활의 특정 활동들에서 평가된 환자의 독립성에 대한 정보를 제공함으로써 전반적인 장애의 평가를 보완한다.

언어와 의사소통

종합적 평가도구. 언어치료 전문가들이 치매 중재에서 할 수 있는 가장 중요한 기여는 아마도 의사소통의 강점과 약점을 확인할 수 있고, 치매의 진전에 대해 확실한 기초선을 측정하여 제공할 수 있으며, 치료의 효과를 측정할 수 있는 표준화되고 신뢰성 있는 검사를

시행하는 것이다. 언어와 의사소통 검사는 치매 환자의 장애에 대해 전반적으로 기술하는 언어적 · 비언어적 지능검사, 즉각회상과 과거기억(remote memory) 검사, 주의와 지각 검사를 보완하는 것이다.

Arizona Battery for Communication Disorders of Dementia(ABCD; Bayles & Tonoeda, 1991)는 치매 환자의 (특히, 알츠하이머병으로 인한) 의사소통장애를 확인하고 수량화하기 위한 임상적 평가도구이다. ABCD는 말소리 변별, 시각적 지각 능력과 읽고 쓰기 능력, 시야, 시각실인증의 네 가지 선별적 하위검사와 함께 정신 상태(mental status), 언어 표현, 언어 기억, 언어이해 그리고 시공간 구성 능력을 평가하는 14개 하위검사로 구성된다. ABCD의 하위검사는 175명의 정상 노인들과 300명의 치매 관련 질환 환자들의 언어 수행에 대한 저자들의 연구를 기초로 한 것이다. ABCD는 50명의 알츠하이머병 환자와 같은 연령대의 정상 노인 50명을 대상으로 표준화되었다. ABCD는 치매가 의심되거나 확진된 환자의 의사소통장애를 평가하는 데 효과적이고 많은 정보를 제공하는 도구이며, 저자들은 ABCD가 다른 몇 가지 치매의 중증도 측정과 상관이 있다고 보고하였다.

말, 언어, 의사소통능력의 심도 깊은 평가는, 전반적인 언어 능력에 대한 평가와 시간에 따라 언어 능력의 변화를 추적하기 위해 보스턴 실어증 진단 검사(BDAE; Goodglass, Kaplan & Barresi, 2001) 또는 웨스턴 실어증 검사(WAB; Kertesz, 1982)와 같은 종합적인 실어증 검사를 포함할 수 있다. 일상생활에서의 의사소통능력을 평가하고, 앞으로의 기능적 의사소통능력 변화를 비교할 수 있는 기초선 측정을 제공하기 위해 Communicative Activity in Daily Living-Second Edition(CADL-2; Holland, Frattali & Fromm, 1998)과 같은 기능적 의사소통능력 검사를 시행할 수 있다.

WAB과 CADL(Holland, 1980)은 치매 환자의 의사소통능력을 평가하기 위해 사용되어 왔으며, 일부 규준 정보가 출판되어 있다(Appell, Kertesz & Fishman, 1982; Fromm & Holland, 1989; Murray, Marquardt, Richardson과 동료들, 1984).

구어 이해와 보유. 전반적인 검사도구로부터 얻은 정보는 특정한 말, 언어, 의사소통능력을 평가하는 추가적인 검사 결과에 의해 보완되어야 할 수도 있다. Peabody Picture Vocabulary Test(Dunn & Dunn, 1997)와 같은 수용어휘 검사가 수용어휘 능력의 미세한 변화를 파악하기 위해 시행될 수 있다. Bayles 등(1989)은 Peabody Picture Vocabulary Test에서의 수행이 경도의 알츠하이머병 환자와 정상 노인을 신뢰성 있게 변별한다고 보고하였다.

검사자가 짧은 이야기를 들려준 다음 치매 환자에게 나중에 그 이야기를 다시 말하도록 하는, 이야기 다시말하기 과제(delayed story retelling task)는 구어 자료를 부호화(encoding)하고, 보유(retention)하고, 회상(recall)하는 것을 평가하기 위해 시행될 수 있다. Bayles 등(1989)은 지연 이야기 회상은 경도의 알츠하이머병 환자들과 정상 노인군을 변별하는 데 가장 유용한 단일 검사라고 보고하였다. 정상 노인들은 이야기의 정보를 평균 96% 회상한 반면, 경도의 알츠하이머병 환자들은 정보의 약 2% 정도만 회상하였고, 중등도의 알츠하이머병 환자들은 아무런 정보도 회상하지 못하였다.

Test of Auditory Comprehension of Language(Carrow-Woodfolk, 1999)와 같은 구어문장이해검사나 또는 실어증 검사도구의 문장이해 하위검사가 문장 수준에서의 이해장애를 파악하는 데 도움이 되나, 대부분의 초기 단계 치매 환자들은 구문적으로 복잡한 문항에서만 어려움을 보이는 것 같다. Discourse Comprehension Test(Brookshire & Nicholas, 1993)와 같은 담화이해검사는 들은 이야기로부터 직접적으로 그리고 간접적으로 언급된 주요 내용(main ideas)이나 세부사항에 대한 이해와 단기 보유력(short-term retention)을 평가할 수 있다. 경도의 치매 환자는 암시된(implied) 세부사항에서 가장 심한 어려움을 보이고, 언급된 세부사항에서는 약간의 어려움을 보이며, 주요 내용에 대해서는 언급이 되었든 암시되어 있든 별다른 어려움을 보이지 않는 것 같다. 치매가 진행됨에 따라 수행의 장애가 주요 내용으로 확산되어 가는데, 암시되어 있는 주요 내용이 먼저 영향을 받는 것 같다.

말 산출. 생성이름대기(generative naming) 검사는 사고의 유연성과 주의력을 평가하기 위해 시행될 수 있다. 초기 단계의 치매 환자에게 가장 민감한 생성이름대기 검사는 제한된 시간 내에(보통 1분) 주어진 의미적 범주(예: 동물 또는 과일)에 속하는 예를 말하도록 하는 것이다. 초기 단계의 치매 환자는 보통 범주에 속하는 단어 검사보다 주어진 문자로 시작되는 단어를 말하는 생성이름대기 검사에서 더 잘하지만, 문자로 시작하는 검사에서의 수행도 치매가 진행되면서 저하되어 간다(Butters, Granholm & Salmon, 1987).

보스턴 이름대기 검사(BNT; Kaplan, Goodglass, & Weintraub, 2001)는 대면이름대기를 평가하기 위해 시행될 수 있다. BNT는 치매 초기 단계의 단어 인출장애와 시각 재인 장애에 민감하다. 치매의 초기와 중기 단계의 환자들은 보통 생성이름대기에서보다 BNT에서 더 좋은 수행을 보인다(대부분의 후기 단계 치매 환자들은 두 검사 모두 수행하는 것이 불가능하다).

BDAE의 쿠키도둑 그림과 같은 그림 장면에서 유도된 연결발화 샘플은 환자가 그려진 상황을 보고 이해할 수 있는 능력과 결속성 있고 적절한 주제의 이야기를 구성하고 산출하는 능력에 대한 정보를 제공해 준다. 초기 단계의 치매 환자는 단어 인출의 어려움, 관계없는 말의 삽입, 주제를 유지하는 일의 어려움을 보일 수 있다. 치매가 중기 단계로 진행되면 더 잦은 단어 인출의 실패와 신조어(neologism)를 보이고, 일관성 있게 주제를 유지하는 것과 주요 내용을 전달하는 것에 대한 전반적인 어려움이 뚜렷해진다. 치매의 후기 단계의 환자의 반응은 자동적이고 틀에 박혀 반복되는(stereotypic) 단어와 구 그리고 관련이 없거나 부적절한 언급이 주를 이룬다.

Bayles 등(1989)에 따르면 경도의 치매 환자를 정상 노인과 변별하기 위해서는 최소한 다음과 같은 검사를 필요로 한다.

- 이야기 다시말하기
- 정신 상태(시간, 장소, 사람에 대한 지남력과 일반 지식)
- 팬터마임 표현
- Peabody Picture Vocabulary Test

(모두 Arizona Battery for Communication Disorders of Dementia에 포함되어 있음.)

⚜ 치매에 대처하는 사람들에 대한 지원

정신의 고통은 육체의 고통보다 더 혹독하다. 라틴 속담

회복이 불가능한 치매의 퇴행적인 특성상, 대부분의 치매 환자에 대해 실질적 임상 목표로 상실된 능력을 복구시키는 것을 설정하지는 않는다. 환자의 신경학적 상태가 악화되어 감에 따라, 정신기능도 불가피하게 저하되어 간다. 퇴화되어 가는 지적 역량을 회복하려는 노력은 거침없이 진행되는 신경세포의 기능 상실을 감당하지 못한다. 임상적 노력은 치매 환자와 보호자, 가족들이 일상생활에서 치매로 인한 영향을 통제할 수 있도록 돕는 것을 통해 신경학적 질환의 진행으로 인한 영향을 감소시키는 것으로 적극적인 대처를 유보하게 되었다. 치료의 임상적 목표는 (1) 환자에게 있어서 치매로 인한 파괴적 영향을 최소화시키고, 보호자와 가족을 지원하는 것, (2) 치매 환자의 안전을 확고히 하고, 건강한 상태를 유지하는 것, (3) 치매 환자와 보호자, 가족들에게 지원과 방향을 제시하는 것이다. 이와 같은 목표를 달성하기 위해서는 의사와 간호사를 비롯해 언어치료, 작업치료, 레크리에이션 치료, 물리치료, 신경심리, 임상심리, 사회사업, 영양학 등 여러 분야의 전문가들과 함께 치매 환자와 가족, 보호자들의 총체적인 노력을 필요로 한다.

치매 환자의 지적 장애와 행동장애가 심각하게 진행되면서 가족이 직면하게 되는 문제와 스트레스 그리고 사안의 크기와 특성은 무자비하게 커져 간다. 치매 환자와 가족을 위해 적절하고 효과적인 치료를 제공하고자 하는 임상가는 치매가 진행되면서 환자와 가족이 경험하게 되는 것들을 반드시 이해하고 있어야 한다. 임상적 노력이 환자와 가족, 보호자가 필요로 하는 것과 맞아떨어질 때에만 임상가는 치매와 싸우고 있는, 그리고 그 싸움을 함께 하고 있는 사람들에게 가장 우수하고 효과적인 치료를 제공할 수 있다.

치매의 가장 초기 증상은 보통 미미하며 가족들이 그냥 보고 넘길 수 있다. 치매 환자는 잘 잊어버리고, 조급해지며, 부주의하게 되지만 어떤 상황에 잘 따르고 사회적으로 적절하게 행동한다. 치매의 초기 증상은 가족들에게는 우울증, 완고함 또는 정상적인 노화로 생각될

수 있다. 환자가 점점 지속적으로 악화되어도, 가족들은 환자의 지적 퇴행과 행동의 변화가 가족 생활에 심각한 지장이 될 때까지는 어떤 불길한 일이 시작되었다는 것을 알아차리지 못할 수 있다.

가족의 근심이 깊어지면, 무엇이 잘못되었는지 알아내기 위해 전문가의 도움을 찾는다. 치매의 진단은 거의 항상 환자와 가족에게 심한 스트레스의 상황에서 시작되며, 환자와 가족을 위한 상담과 도움이 매우 중요한 시기이다. 치매 환자는 종종 상실한 것에 대해 좌절과 분노의 시간을 보내며, 더불어 앞날에 대한 걱정과 불안이 생긴다. 시간이 지나감에 따라, 치매 환자는 우울해지고 무감동해지며 친구나 가족들과 접촉하지 않고, 스스로 초래한 사회적 고립 중간중간에 사소한 일로 분노를 폭발시키기도 한다. 치매 환자는 일어나고 있는 일들에 대한 슬픔과 분노의 감정을 잘 다스리고, 미래에 대한 전반적인 불안과 그에 대처하는 계획을 세우는 데 도움을 필요로 한다. 가족은 어떤 일이 일어나고 있는지에 대해 그리고 환자의 질환의 예측할 수 있는 진행경과에 대해 정보를 필요로 한다. 환자와 마찬가지로 가족도 진단 후 대부분 갖게 되는 슬픔과 분노, 불안에 대처하는 데 도움을 필요로 한다(글상자 12-2).

치매의 매우 초기 단계에는 대부분의 증상이 그저 불편한 정도이며, 가족은 흔히 자연스럽게 이에 적응한다. 더 이상 치매 환자에게 심부름을 시키지 않는데, 이는 환자가 길을 잃는 경향이 있다는 것을 알았기 때문이다. 자동차 열쇠를 주지 않는데, 이는 판단 장애가 생기고 반응시간이 늦어져서 치매 환자와 다른 운전자를 위험에 처하게 할 수 있기 때문이다. 가족은 점차로 장보기, 고지서 납부, 집안 청소에 대한 책임을 맡아야 한다고 생각하고 환자의 법적 · 경제적 사안을 떠맡게 된다. 환자의 이상을 둘러싸고 가족의 일과를 형성한다. 만일 치매 환자가 혼자 살고 있다면, 가족은 환자에게 자주 전화를 걸거나 방문하여 계속 정황을 살피지만 점차로 가족이 더 많은 책임감을 느끼고 결국 치매 환자가 가족과 함께 살아야 한다고 결정하게 된다. 이러한 결정은 종종 극적인 사건에 의해 촉진된다(치매 환자는 가스불이나 다리미를 그냥 둔 채로 나가서 불을 내거나, 길을 잃어 경찰에게 발견되거나, 초대받지도 않았는데 이웃집에 들어간다).

치매가 진행됨에 따라 기억 붕괴의 빈도나 기간이 증가하고, 새로운 정보를 저장하고 인출하는 데 심한 어려움을 보이게 된다. 치매 환자는 스스로를 돌보는 일을 소홀히 하기 시작하고 목욕과 세탁, 구강 위생을 청결히 하도록 상기시키거나, 달래거나, 잔소리를 해야만 하게 된다. 판단력과 주의력, 기억력이 저하되면서 치매 환자가 가스, 오븐, 전기 기구, 사다리, 기계들을 사용할 때 환자 자신과 다른 사람을 위험에 처하게 한다. 환자는 점차 더 불안해하고, 우울해하고, 성급해지고,

글상자 12-2 가족 면담 1

초기 알츠하이머 치매 환자의 아내와의 면담

우리는 한동안 무슨 일이 일어나고 있는지 깨닫지 못하였어요. George는 항상 느긋한 사람이었어요. 어떤 것에도 안달하지 않았죠. 그런데 1년 전쯤부터 사소한 일에도 화를 내기 시작했지요. 예를 들어 내가 기억하는 첫 번째 일은, 어느 날 아침 George가 일어나 보니 커피가 떨어지고 없었어요. 전날 가게에 갔다가 커피를 사오는 것을 잊었던 거죠. 아무튼 그런 일이 벌어졌을 때 보통 그는 가볍게 넘기고 그냥 가게에 가서 커피를 사오죠. 그런데 이번엔 매우 화를 냈어요. 찬장 문을 쾅 닫고 욕을 하였는데 정말 이상한 일이었어요. 그는 절대 욕설을 하지 않았거든요. 그리고 나한테 소리를 지르고 나를 비난했어요. 결국 나는 그를 부엌에 두고 옆집으로 갔지요. 한 시간쯤 후에 내가 집에 와 보니 George는 진정되어 있었고 나가서 커피를 사왔어요. 그것이 내가 기억하는 첫 번째 일인데, 되돌아보니 그전에도 그런 일이 있었어요. 큰일은 아니고 사소한 일들이요. 예를 들어 그는 책을 정말 좋아해서 한 주에 한 권 정도씩 읽었는데, 책을 안 읽기 시작하였어요. 그리고 잘 잊어먹게 되었는데, 손주들이 오기로 한 날 같은 거요. 그리고 그는 친구들하고 어울리는 데 흥미를 잃은 것 같았어요. 하지만 제가 정말 뭔가가 잘못됐다고 생각한 것은, 그가 이웃사람들이 자신을 염탐한다고 생각하기 시작한 거였어요. 그는 사람들이 집 안을 볼 수 없게 커튼을 모두 쳤고, 내가 가서 다시 열었지요. 하지만 다음에 다시 가 보면 커튼이 다시 쳐져 있었어요. 그리고 그는 이웃에게 염탐을 한다고 위협하기 시작했어요. 그래서 의사인 Wells씨에게 데리고 갔는데, 검사를 좀 해 보더니 대학병원으로 가보는 게 어떻겠냐고 하였어요. 우리는 그렇게 하였고, 그때 George가 아마도 알츠하이머병인 것 같다는 것을 알았던 거죠.

가족이나 다른 사람들과 교류를 하지 않게 된다. 정기적으로 폭력적 감정이 폭발할 수도 있다. 환자는 자주 낮잠을 자고 밤에 깨어 배회한다. 일부는 자고 깨는 주기가 완전히 뒤바뀌어, 낮에 종일 자고 밤에 내내 깨어 있는다. 어떤 환자는 음식에 대해 관심을 보이지 않게 되고, 누군가 살펴 주지 않으면 적절한 열량과 수분을 섭취하지 못한다. 어떤 환자는 식탐이 많아져, 감독을 받지 않으면 끊임없이 닥치는 대로 먹는다.

치매의 중기 단계에는 점점 더 심해지는 정신장애와, 장애로 인해 가족 관계와 일상이 붕괴되는 것에 환자와 가족이 대처해야 한다. 가족 구성원들은 환자의 심해지는 정신장애와 예측이 불가능한 기분 변화로 괴로워한다. 가족들은 겉으로 표현하지 않을지라도 그들에게 주어진 짐에 대해 분노하고 원망하는 마음이 들 수 있으며, 그러한 감정에 대해 죄책감을 느낄 수 있다. 보호자가 치매 환자에 대해 짊어져야 할 책임이 증가하고, 다른 활동이나 책임을 무시하도록 강요받으면서 가족 관계와 일상은 붕괴된다(글상자 12-3).

환자의 퇴화가 진행되고 현실에 대한 판단이 저하되면, 우울증과 무관심이 사라지고 과잉행동, 배회, 틀에 박힌 반복적 행동이 나타날 수 있다. 더 이상 치매 환자를 혼자 둘 수 없고 지속적인 감독이 필요하다. 가족이 환자의 목욕을 책임지고 구강 위생을 감독한다. 변실금(incontinence)이 시작되면 보호자의 부담이 훨씬 커진다. 부가적인 퇴화로 욕설, 공격성, 위협이나 실제 신체적 폭력의 사건이 나타날 수 있으며, 나아가 가족 관계의 붕괴와 가족들의 분노, 원망, 죄책감이 증가할 수 있다.

질환의 이 단계에는 가족에 대한 지속적인 교육, 지원 그리고 치료가 필요하다. 가족 구성원들은 치매 환자가 왜 파괴적인 행동을 하며, 그것을 어떻게 통제하거나 없앨 수 있는지에 대해 교육을 받아야 한다. 가족 구성원들은 치매 환자를 위해 안전하고 예측 가능하며 안정적인 환경을 만드는 데 도움을 필요로 한다. 또한 가족 간에 보호의 책임을 나누는 데 도움이 필요할 수 있으며, 일시적 위탁(respite care)과 복지센터, 지원 그룹을 이용하도록 격려와 지도가 필요하다. 보호의 부담이 늘어나면 가족들은 장기요양시설(요양원)의 입소를 계획하고 시행하는 데 도움이 필요할 수 있다. 치매의 이 시기에는 가족들은 그들의 분노와 노여움, 불안, 죄책감의 감정에 대처하는 데 도움이 필요하다. 가족이 장기요양시설의 입소를 고려하게 되면서 특히 죄책감이 두드러지게 나타난다.

대부분의 치매 환자는 부담을 견딜 수 있을 때까지는 집에서 돌보지만, 때가 되면 요양원에 보낸다. 가정 보호의 기간은 1~2년에서 10~15년 정도로, 치매가 진행되는 속도와 치매 환자의 장애를 가족들이 견디는 정도에 따라 달라진다.

대부분의 치매 환자는 그들의 여생을 장기요양시설에서 보낸다. 장기요양시설의 입소로 보호의 신체적 부담은 줄어들었을지라도 가족들의 심정적 부담은 지속되며, 종종 가족을 타인의 보호 아래 버려둔다는 죄책감과 집에서 환자가 떠남으로써 동반되는 상실감으로 인해 마음의 부담이 더 심해지기도 한다. 환자의 신체적 상태가 더 악화되면 가족들은 환자의 생명을 연장하기 위한 장치를 사용해야 할지에 대한 결정에 직면하게 된다. 이 시기에 가족들은 그들 자신의 필요와 환자에 대한 의무에 대해 상반되는 감정을 해결하는 데 있어서 그리고 환자의 생명을 연장하는 장치를 언제, 어떻게

글상자 12-3 가족 면담 2

중기 알츠하이머 치매 환자의 아내와의 면담

뭐랄까, 마치 낯선 사람과 같이 사는 것 같아요. 사실 낯선 어린애죠. 하지만 어린애는 기억을 하죠. 어린애한테는 알아듣게 설명을 할 수 있고요. 하지만 Harry하고는 더 이상 그게 안 돼요. 그는 기억을 못 하고, 다시 말을 해 주면 버럭 화를 내요. 문제가 생기면 모두 제 탓으로 돌리는데 정말 괴로워요. 그리고 Jim과 Nancy(아들과 딸)는 내가 과장을 한다고 생각해요. 왜냐하면 그 아이들이 오면 Harry는 최고의 품행을 보여 주는데, 그는 원하면 정말 잘 감춰요. 그리고 아이들이 가자마자 원래 모습으로 돌아가죠. 아이들은 Harry가 기억을 못 하고 말이 안 되는 이야기를 한다는 것을 알지만 그건 그냥 정상적인 노화 때문이라고 해요. 나는 아이들한테 별로 위안을 받지 못하죠. 가끔 다 소용 없다는 생각이 들어요.

글상자 12-4	가족 면담 3

말기 알츠하이머 치매 환자의 남편과의 면담

(면담자: 어떻게 부인을 요양원에 보내게 되셨어요?)

글쎄요, 몇 가지 일이 있었죠. 모든 것이 점점 나빠져 가고, 거의 내 한계에 달해서 끝장이 나고 있었어요. 아내는 자다가 한밤중에 일어나서 주변을 헤매고 다녔어요. 우린 문을 안에서 자물쇠로 잠그고 한밤중에 아내가 집 밖으로 나가지 못하게 모든 문을 단속해야 했어요. 그리고 아내는 오줌을 싸거나 자신을 엉망으로 만드는 사고를 치기 시작했죠. 나는 감당할 수가 없었어요. 어느 날 집에 와 보니, 아내는 소파에서 잠을 자고 있는데 온 집 안이 연기로 가득하였어요. 빵을 비닐에 싸서 오븐에 넣고 가장 높은 온도로 해놓은 거예요. 그리고 그걸 잊어버리고 낮잠을 잔거죠. 오븐은 엉망이 되었고, 불이 나지 않은 게 다행이었죠. 아이들과 함께 이 문제를 놓고 상의해서 아내를 하루 24시간 돌봐줄 수 있는 곳에서 지내게 하기로 결정했어요. 아내는 자신과 다른 사람을 위험하게 만들게 됐어요. 그건 내 인생에서 가장 어려운 결정이었어요. 하지만 그래야만 하였죠. 그게 아내를 위한 최선이었고 나와 아이들을 위해서도 그랬어요. 그렇지만 나는 아직도 죄책감을 느껴요.

끝내야 하는지에 대해 결정하는 데 있어서 지속적인 도움을 필요로 한다(글상자 12-4).

치매 환자의 죽음이 가족들에 대한 조언과 지지, 재확신을 주는 일의 끝은 아니다. 환자의 사망 후 슬픔의 기간은 짧을 수도 있는데, 이는 아마도 가족이 몇 달, 몇 년 동안 환자의 사망에 대해 정신적으로 준비를 해 왔기 때문일 것이다. 그 기간이 짧을지라도 가족이 느끼는 비탄은 매우 클 수 있는데, 이는 아마도 환자의 질환으로 인해 몇 년에 걸쳐 쌓여 온 감정적 긴장이 풀리는 탓일 것이다. 이 시기에 전문적 상담과 지원은 가족들이 거쳐 온 일에 대한 자신의 감정과 반응을 깨닫고 이해하는 데 도움이 될 수 있고, 치매 환자의 보호에 대한 압박으로 손상되고 왜곡된 가족 관계를 가족들이 재구성하고 회복하는 데 도움이 될 수 있다.

치료관리의 쟁점

초기 단계

기억장애. 기억장애는 특징적으로 환자의 초기 증상 중 가장 먼저 나타나는 그리고 가장 골치 아픈 증상이다. 이러한 초기의 기억장애는 일반적으로 서술기억(declarative memory: 과거에 대한 기억, 특히 자녀 이름이나 어제 가족이 다녀간 것)과 미래계획기억(전향기억, prospective memory: 특정 시간에 해야 할 일을 기억하는 것으로, 예를 들어 약속을 지키거나 우편물을 가져오는 것)에 영향을 미친다. 치매의 초기 단계에는 보통 절차기억(procedural memory: 어떻게 일을 하는가에 대한 것으로, 예를 들어 커피를 타는 것)에는 영향이 없는데, 최소한 잘 훈련되고 너무 복잡하지 않은 절차에서 그러하다. 서술기억의 장애는 초기 단계의 치매 환자에게 가장 성가신 일이지만 보호자들에게는 미래계획기억의 장애가 가장 곤란한 문제이다.

주의력 장애는 치매 환자가 잘 기억하고 있는 절차의 수행을 방해할 수 있다. 기억된 절차를 시행하는 동안 중단되거나 주의가 산만해진 환자는 자신이 어디까지 하고 있었는지를 잊고 처음부터 다시 시작하거나 혼란에 빠져 그것을 포기할 수 있다.

치매의 초기 단계 환자는 장을 보러 갔다가 돌아와, 차에서 장을 본 물건을 가져오는 것을 잊을 수 있지만, 상기시켜 주면 환자는 물건을 가지고 와서 그것을 정리하는 절차를 수행하는 데 어려움을 보이지 않는다. 그러나 치매의 초기 단계 환자는 다음과 같은 기억장애와 혼동의 징후를 보일 수 있다.

- 장보기 목록을 기억하지 못하고, 상점에서 가지고 간 목록을 보는 것을 잊거나 장을 보는 동안 그 목록을 어딘가에 두고 잊어버린다.
- 일상적으로 구입하던 상표의 이름을 잊고, 다른 회사 제품을 사가지고 집에 돌아온다.
- 이미 지나온 통로를 다시 다니며, 쇼핑 카트에 이미 넣은 물건들을 똑같이 다시 넣는다. (하지만 환자는 장보기 절차를 잊은 것 같지는 않은데, 예를

들어 통로를 따라 카트를 밀고 다니고, 그 안에 물건들을 넣고, 물건들을 계산대로 가지고 간다.)

- 장을 봐온 것들을 잊고, 다음날 다시 상점에 가서 같은 목록의 물건들을 또 사온다.

환자가 열심히 노력하기만 하면 기억 문제를 해결할 수 있다고 보호자들은 흔히 생각한다. 보호자가 좋은 의도로 환자를 괴롭힐 수 있는데, 훈계나 연습이 해결책이 아니라는 것을 이해하지 못하고 중요한 것들을 기억하도록 잘못된 훈계를 하고 환자를 훈련시킬 수 있다. 보호자는 치매 환자의 생활환경 내에서 질서와 예측 가능성을 극대화함으로써 환자가 기억장애에 대처하도록 도울 수 있다(이에 대해 후반부에 좀 더 논의함).

> 그 사람한테 무언가를 말하면 그 사람은 예, 예 하고는 10분 후에는 전혀 아무 말도 듣지 못한 것처럼 행동하죠. 나는 그 사람이 충분히 주의를 기울여 듣지 않는다고 생각해요. 내가 그 사람이 집중해서 듣도록 하고 심지어는 내가 말한 것을 되풀이해서 말해 보도록 해요. 그러면 그렇게 하지만, 나중에는 언제 그런 일이 있었느냐는 것 같아요. 그 사람이 꼭 나를 약 올리는 것 같아요.

언어와 의사소통장애. 치매의 초기 단계 환자들은 보통 일상생활의 상호작용을 유지하기에 충분한 말과 언어이해 능력을 가지고 있다. 그러나 약간의 주의와 기억장애는 말이나 글 자료의 보유에 영향을 줄 수 있다. 시끄럽고 주의 산만한 환경에서 또는 여러 사람이 이야기하는 상황에서는 이해력이 저하될 수 있고, 간헐적인 단어 인출의 실패로 말을 할 때 부적절한 공백이 생기지만 의사소통에 심각한 지장을 초래하지는 않는다. 치매의 초기 단계 환자들 (그리고 가족과 보호자)은 환자의 장애로 인해 의사소통에 어떤 영향이 있을 수 있는지를 알고, 관리의 가장 중요한 목표가 무엇인지 확인하며, 환자의 의사소통장애에 대한 책략을 고안하고, 그 책략을 실생활에 활용하도록 하는 데 도움을 필요로 한다.

> 내가 주로 알게 된 것은 그 사람이 어떤 식으로 멍해지는 거예요. 그의 생각은 두루뭉술하거나 그런 것 같아요. 그 사람은 굉장히 명확하게 이야기를 하는 사람이었는데 지금은 머뭇거리고, 우물거리고, 더듬거리죠. 그리고 말실수를 해요. 오늘 아침에도 자동차를 고치는 이야기를 하고 있었는데, 그 사람이 차를 탕(욕조)이라고 하였어요. … 나는 그 사람이 다른 사람들이 말하는 것을 대부분 알아듣는다고 생각하지만, 가끔 몇 가지를 놓치더라고요. 특히, 그 사람에게 우리가 저녁으로 먹고 있는 것이나 장을 봐야 할 것과 같이 여러 가지 것을 나열하면 그래요. 그이가 주의를 기울이지 않는 것 같아요.

불안과 우울. 불안과 우울은 치매의 초기 단계 환자에게 흔히 나타난다. 불안은 일반적으로 환자가 일상생활 활동에서 통제 능력과 독립성을 상실하였다는 것을 느낄 때 시작된다. 미래에 어떤 일이 생길지에 대한 두려움, 다가올 어려움이나 스트레스 상황의 대처방법에 대한 불확실성, 사회적 지위와 인간관계에서 원치 않는 변화에 대한 자각 그리고 불확실한 미래나 불만족스러운 현재에 관한 다양한 다른 걱정으로 환자의 불안은 지속된다.

> 말하자면, 그 사람은 늘 낙천적인 사람이었는데 지금은 마치 조개껍데기 속으로 숨어 버린 것 같아요. 자기 자신과 외부세계 사이에 있는 어떤 내면의 커튼을 닫아 버린 것 같아요. 스스로를 단절시켰어요. 그 사람은 법석을 떨거나 울거나 그러지 않아요. 단절, 감정적인 단절. 그렇게 여겨져요.

행동 변화. 치매의 발생은 일반적으로 환자의 행동 변화를 가져온다. 일부 환자는 이전에는 생활의 중요한 부분이었던 활동에 대해 무관심해지고 흥미를 보이지 않는다. 다른 환자들은 과잉행동을 보이고 가만히 앉아 있지 못하는 것 같으며, 끊임없이 집안을 왔다 갔다 하거나 의례적이고 강박적인 행동에 열중한다(예: 반복적으로 똑같은 질문을 되풀이하며, 커튼이나 서랍 문, 찬장 문을 열었다 닫았다 한다).

치매의 초기 단계의 환자들은 대부분 성급해지고 쉽게 좌절한다. 자잘한 귀찮은 일과 사소한 불편함이 분노를 폭발시키게 하거나 때로는 신체적 공격의 위협이나 실제 공격을 하기도 한다. 일부 치매의 초기 단계 환자들은 매우 심한 기분의 변화를 경험하는데, 조금 즐거운 일이나 자연스러운 일에도 지나치게 웃어 대거나 별일 아닌 사건에도 눈물을 터뜨린다.

> 아내는 늘 매우 차분하고 침착한 사람이었어요. 자제력을 잃고 화를 내는 쪽은 나였고, 아내는 나에게 서두르지 말고 진정하도록 말해 주는 쪽이었지요. 하지만 그게 바뀌었어요. 이제 그 사람은 전반적으로 같이 잘 지내기 어려워진 것 같아요. 전혀 만족할 줄을 모르는 것 같아요. 그 사람은 너무 불평을 많이 하는데, 심지어 아주 사소한 일에도 그러고, 전에는 그런 일이 없었거든요. 그게 저를 짜증나게 하고 결국에는 말다툼으로 보통 끝나게 되지만, 결코 문제가 정리가 되지 않아요.

부인. 치매의 초기 단계에 있는 환자들은 종종 자신의 장애를 부인(denial)하거나 가볍게 여긴다. 기억착오를 변명하거나, 다른 사람의 탓으로 돌리거나 그냥 부인해 버린다. 사고력, 문제해결, 지속 주의력 장애를 인정하지 않는다. 부인은 보통 환자가 정상적으로 보이려고 함으로써 야기되지만 이는 보호자를 곤란하게 만들고 환자의 일상생활을 복잡하게 한다. 이러한 환자들은 부인하는 것을 건설적으로 다르게 표현하는 방법을 배워야 한다. 간혹 부인처럼 보이는 것이, 환자가 사건이나 상황의 특정 부분에 대해 실제 혼동하거나 환자의 잘못된 기억에 의해 야기되기도 한다. 이러한 문제를 보이는 환자는 사건과 상황을 해석하고 기억하는 데 도움을 필요로 하지만 부인 자체에 대한 도움을 필요로 하는 것은 아니다.

> 그 사람은 최근 들어 더 방어적으로 된 것 같아요. 실수를 하면 보통 빠져나갈 길을 찾거나 비난을 다른 데로 돌리려고 해요. 지난주에도 보면, 그 사람이 우리가 내야 할 고지서를 우체국에 가져오는 것을 잊었어요. 내가 그것에 대해 물으니까, 그 사람은 내가 그걸 가져왔어야 한다는 거예요. 분명 그 사람이 가져오기로 한 것을 난 기억하는데 말이에요. 그리고 방금도 우리가 다른 의사와 이야기를 하는데, 그 사람이 소변 문제가 전혀 없었다고 말하는 거예요. 우리 둘 다 그 사람이 지난 몇 달 동안 몇 차례 실수를 한 것을 알고 있거든요. 난 그냥 입을 다물고 그 사람하고 싸우지 않으려고 해요. 도움이 될 게 없으니까요. 하지만 그 이가 그렇게 방어적인 것은 좋지 않을 것 같아요.

과잉 장애. 간혹 치매의 초기 단계에 있는 환자의 기능적 장애가 인지장애에 의한 영향보다 매우 심한 경우가 있다[과잉 장애(excess disability)라고 하는 현상]. 과잉 장애는 아마도 공존하는 질환이나 공존하는 감정적 · 심리적 상태(예: 불안 또는 우울증), 약물 또는 보호자가 환자를 다루는 방식 같은 환경적인 영향에 원인이 있는 것 같다. 과잉 장애의 원인을 제거하거나 감소시키면(공존하는 질환이나 감정적 · 심리적 상태를 치료하고, 약물을 조절하고, 환자의 환경을 바꾸어 줌) 환자의 일상생활 활동의 수행에 두드러진 긍정적 영향을 미칠 수 있다.

보호자들은 간혹 자기도 모르게 의존적인 행동에 보상을 주고, 독립적인 행동을 무시하거나 못하도록 하는데, 이는 과잉 장애의 원인이 되기도 한다. 이러한 일은 종종 환자가 수행할 수 있는 일을 보호자가 얼마나 오래 걸릴까 또는 얼마나 엉망으로 할까 하는 우려와 좌절감에 대신 떠맡아 해 버림으로써 발생한다. 예를 들면, 보호자가 환자에게 옷을 입히고, 식단을 짜고 식사 준비를 하고, 환자의 참여 없이 휴가를 계획하고 산책을 나갈 수 있는데, 이에 따라 환자의 의존성이 높아지고 환자에게 무기력과 무력감을 주게 된다.

과잉 장애는 환자가 스스로 일상생활 활동을 조정하고 자신의 능력 수준에 대한 책임감을 갖게 함으로써 경감될 수 있다. 혼자서 식사를 준비할 수 없는 환자는 보호자가 식사 준비를 하는 것을 옆에서 도울 수 있다. 휴가 계획을 짤 수 없는 환자는 보호자가 어디로 갈지, 얼마나 오래 머물지, 무엇을 할지 등을 정할 때 도울 수 있다. 그러한 활동에 환자를 참여시키는 것은 환자에게 자신감을 갖게 하고, 자신이 존중받고 있으며 필요한 존재라고 느끼게 해 준다.

수면장애. 대부분의 사람이 나이가 들면 수면시간이 짧아지는데, 특히 치매에서 수면 패턴이 깨지는 것은 흔히 있는 일이다. 수면-각성 주기의 장애를 정상화하기 위해 보통 수면제를 처방하는데, 아마도 실제 필요보다 더 자주 사용되는 것 같다. 환자의 하루 일과와 잠을 자는 환경을 조정함으로써 수면 패턴을 정상화할 수 있는데, 약물을 처방하기 전에 반드시 먼저 시도해 보아야 한다. 약물을 처방받았어도, 환자의 하루 일과와 잠을 자는 환경을 바꾸는 것이 필요한 약의 복용량을 감소시킬 수 있다. 종종 낮잠을 자는 횟수를 줄이고, 매일 같은 시간에 잠자리에 들며, 초저녁에 가벼운 운동을 하고, 자는 동안 침실의 문과 창문을 닫아두는 것으로도 수면 패턴이 정상화될 수 있다.

> 나는 항상 피곤함을 느껴요. 잠을 푹 자기가 어려운데, 계속 아내가 한밤중에 일어나서 뒤지고 다니거든요. 그것 때문에 잠이 깨고, 내가 일어나서 그 사람에게 다시 자러 가라고 이야기를 해야 돼요. 하지만 아내가 침대에 계속 있을지 알 수가 없기 때문에 코 고는 소리가 들릴 때까지 자지 않고 누워 있어요. 그러고 나면 금방 다시 잠이 들기 어려워요. 보통 매일 밤 한두 번씩 이런 일이 있어요. 잠 좀 제대로 잘 수 있으면 정말 좋겠어요.

건강. 치매와 관련된 정신장애는 종종 정상적인 식사습관에 문제를 일으켜 영양과 수분의 섭취에 대한 판단에 영향을 미친다. 따라서 적절한 영양과 수분 섭취를 유지하는 것은 치매 환자의 전반적인 건강관리에 중요한 부분을 차지한다. 환자의 틀니가 잘 맞는지, 구강위생은 적절한지 확인하는 일들은 간혹 간과하게 되는데, 이는 관리의 측면에서 또 다른 중요 부분이다.

다른 질환이 종종 치매를 동반하기도 한다. 당뇨, 심장병, 호흡기 질환, 신장부전, 신진대사나 화학적 불균형은 정상 노인이나 치매 환자 모두에게 흔히 나타난다. 치매 환자는 특히 세균이나 바이러스에 감염되기 쉽기 때문에 감염의 예방과 치료가 전반적 건강관리 프로그램에 중요한 부분이 된다. 청력에 문제가 있는 사람에게 보청기를 그리고 시력에 문제가 있는 사람에게 잘 맞는 안경을 제공하는 것은 감각 상실을 예방하고 환경과의 건설적인 상호작용에 기여하는 것이다. 지팡이나 보행보조기, 목발, 휠체어의 공급은 신체장애가 있는 환자에게 이를 극복하는 이동 수단을 제공하게 된다.

중기 단계

환자가 치매의 중기 단계에 접어들면, 기억과 주의력의 장애가 심해지고 더 다양한 일상생활의 측면에 영향을 미치게 된다. 아이러니하게도, 장애가 더 두드러지게 나타날수록 장애의 심각도나 범위에 대한 환자 스스로의 인식은 감소한다. 환자의 장애가 더 심해지면 보호자는 상실과 불안, 분노, 적대감의 감정이 강해지는 것을 경험하게 되며, 더 많은 보호의 부담이 가중된다. 환자가 혼동을 보이고, 자기 관리를 안 하고, 적게 자고, 더 많이 헤매고 다니며, 변실금을 경험하게 됨에 따라, 신체적 돌봄의 문제는 더 중요하게 된다. 적개심, 언어적 학대, 실제적 · 위협적인 신체 폭력의 발생 빈도가 증가한다. 보호자는 계속 심해지는 환자의 장애와 문제 행동의 증가에 대해 체념하고 낙담하며 대처하려고 노력한다.

문제 행동. Rabins 등(1982)은 비가역적(irreversible) 치매 환자 55명의 가족을 대상으로 치매가 있는 사람을 돌보는 데 가족이 가장 주요한 문제라고 생각하는 것이 무엇인지를 설문 조사하였다. 조사 결과는 그림 12-8에 요약되어 있다. 가장 많이 보고된 문제 행동 다섯 가지는 기억장애, 파괴적인 반응, 자기중심적이고 비판적 행동, 밤에 배회하는 것 그리고 물건을 감추는 것이었다. 주요한 문제라고 가장 많이 보고된 다섯 가지 행동은 신체적 폭력, 기억장애, 파괴적인 반응, 변실금 그리고 망상이었다. 모든 응답자가 기억 문제를 보고하였고, 대부분(88%) 이를 주요한 문제로 꼽았다. 신체 폭력이 있다고 보고한 사람은 절반 이하(47%)였지만, 이들 중 거의 대부분(94%)은 이를 주요한 문제로 간주하였다. 응답자의 11%만이 위험하거나 과도한 흡연을 거론하였으나 이들 중 2/3가 이를 주요한 문제로 생각하였다. 여기서 분명한 것은, 문제 행동의 중대함을 느끼는 것이 그런 행동이 나타나는 빈도로만 결정되는 것은 아니며, 그 행동이 가족들에게 가져오는 감정적 스트레스나 불편함의 정도를 반영한다는 것이다.

치매의 중기와 말기 단계로 접어들면서, 환자의 행동은 더 예측할 수 없게 된다. 사소한 일로 감정의 폭발이 유발된다. 환자는 특별한 이유 없이 음울하고, 적대적이며, 비협조적으로 된다. 자기 관리를 도와주는 보호자에게 저항하고, 그러고 나서는 보호자가 자신을 방치한다고 불평한다. 환자의 변덕스러운 기분과 행동이 보호자의 스트레스를 가중시킨다.

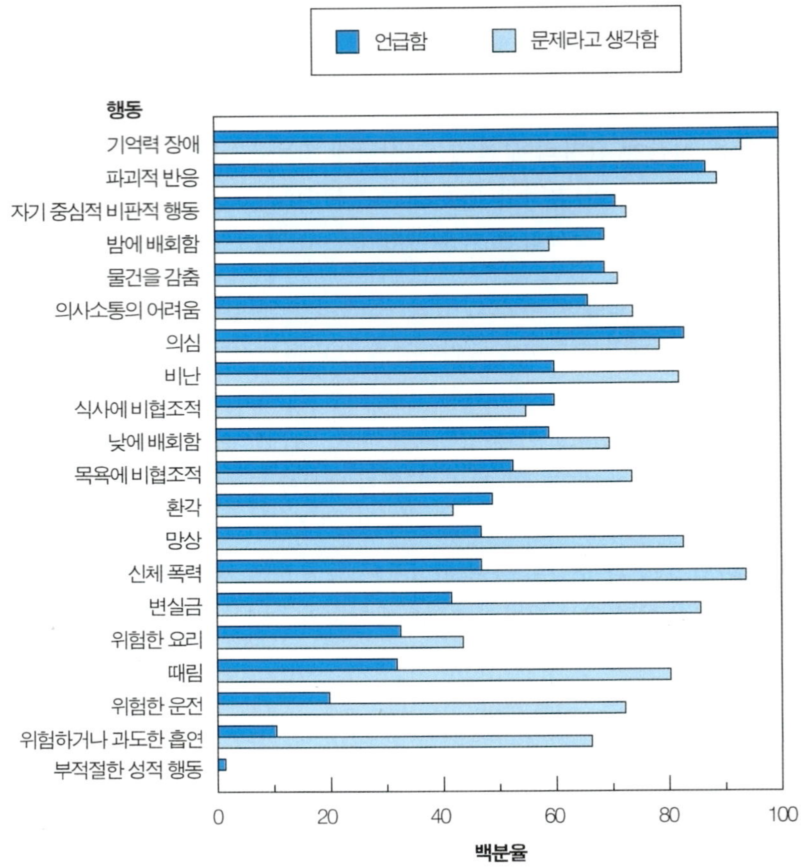

그림 12-8 가족들이 보고한 문제 행동과 그 행동이 문제가 될 것이라고 생각하는 백분율

출처: Rabins PV, Mace NL, Lucas MJ: The impact of dementia on the family, *Journal of the American Medical Association* 248:333-336, 1982.

> 그 사람은 폭발하기 직전에 어떤 조짐을 보였어요. 터지려고 하는구나 하고 알 수 있었고, 보통 내가 가서 다른 데로 주의를 돌리거나 하면 그이는 진정이 됐지요. 그런데 지금은 뭐가 그를 폭발하게 하는지 전혀 알 수가 없어요. 나랑 잘 지내다가 갑자기 고함을 지르고 나한테 주먹을 흔들어 대며, 내가 쓸모없는 인간이라고 해요. 난 항상 바늘 위를 걷는 것 같아요. 무슨 일이 있을 때 폭발을 안 하도록 내가 할 수 있는 일이 없어요. 그리고 이건 참 견디기가 어려워요.

통찰력, 판단, 지남력. 환자가 치매의 중기 단계로 진행하면, 통찰력과 판단, 지남력의 문제가 두드러지게 나타난다. 환자는 지속적인 감독을 필요로 한다. 독립적인 기구, 도구, 전화의 사용이나 외출이 매우 제한적으로 된다. 이러한 제한은 치매 환자에게 짜증과 화가 나게 하는데, 그러한 제한의 이유에 대해 통찰력이 부족하게 되었기 때문이다.

> 그 사람은 항상 집 주변을 돌아다니는 것을 좋아했어요. 하지만 지금은 그러면 그 사람이 다치지 않을지, 집에 홍수나 화재가 나게 하지는 않을지 우리가 안심을 할 수가 없어요. 예를 들면, 하루는 그이가 구리 파이프로 무엇인가를 만들고 있었어요. 그이는 그걸 붙이려고 프로판가스 같은 것을 사용하고 있다가, 나가서 우편물을 가지고 와서, 집 앞에 앉아 잡지를 훑어보고 있었고, 차고 안에서는 프로판가스가 불꽃을 뿜어대고 있었어요. 다행히, 내가 밖으로 나와 차고에서 그걸 봤어요. 그이는 집을 완전히 태워 버릴 뻔했어요. 그래서 지금은 그이에게 불꽃이나 다른 전기 기구를 누가 옆에서 봐주는 사람이 있기 전에는 사용하지 못하게 해요. 그 사람은 이걸 매우 못마땅하게 여기지만 그렇게 해야만 해요.

신체적 의존. 보호자에 대한 환자의 신체적 의존은 치매가 진행됨에 따라 점차 증가한다. 치매 환자는 도움이 없이는 더 이상 개인 위생관리를 할 수가 없어서, 목욕하고, 옷 입고, 화장실을 가고, 머리에 빗질하는 데 도움을 받아야만 한다. 환자의 약물 복용을 주의하여 감독해야만 한다. 적절한 영양과 수분이 공급을 위해 식단과 물의 섭취도 감독해야만 한다. 환자의 취미 활동에 대한 흥미가 감소하여, 보호자는 환자의 주요한 자극 공급원이 된다.

> 이건 하루 24시간 근무 같아요. 한시도 긴장을 풀지 못해요. 모든 일이 나에게 달려 있어요. 아내를 깨우고, 옷을 입히고, 식사를 준비하고. 계속 끝이 없어요. 가끔 딸아이나 이웃분들이 와서 도와주고, 저를 좀 쉬게 해 줘요. 정말 도움이 되죠. 하지만 이건 정말 사람을 지치게 해요. 어떤 사람에 대해 전적으로 책임을 맡는다는 것은 마치 200kg짜리 짐을 등에 지고 나르는 것 같아요, 매일매일. 내가 원망을 하거나 스스로 가엾다고 생각하지는 않아요. 하지만 간혹 내가 충분히 강한지 궁금해요. 내 말은 정신적으로요.

언어와 의사소통. 환자가 치매의 중기 단계로 진행하면서 의사소통은 점차 일방적으로 된다. 환자는 더 이상 대화를 시작하지 않고, 수동적인 대화 상대가 된다. 환자의 반응은 주로 사소하고 자동화된 것(예: '설마', '세상에')이나 관련이 없는 말을 하고, 내용이나 대화의 지속에 실제적인 기여를 하지 못한다.

> 우리는 대화를 하기는 해요. 하지만 실제로 통하는 게 없어요. 무슨 말인지 아시겠어요? 아내는 여러 이야기를 하지만 마치 그녀가 말하는 것 배후에는 아무것도 없는 것 같아요. 내 생각이에요. 아내는 상냥하고 열심히 노력하고 있다는 것을 알지만, 거기에는 아무것도 없어요. 우리가 무엇에 대해 이야기를 하든, 그녀는 거의 대부분 같은 소리를 해요. 공허하죠. 내가 이야기한 것처럼 실제로 통하는 게 없어요.

말기 단계. 치매 말기 단계의 환자는 삶의 질을 높이고 일상생활 활동의 참여를 최대화하기 위한 프로그램에 더 이상 협력할 수가 없다. 이 단계의 치매 환자를 돕는 것은, 문제 행동을 관리하고, 환자의 건강과 안전을 확인하고, 환자의 지능과 심리적 능력에 맞는 일상생활 활동에 환자가 참여하도록 그 보호자를 돕는 일이다.

중재

초기 단계

치매의 초기 단계 환자를 위한 치료는 환자와 보호자, 그리고 임상가 간의 3자 협력으로 이루어진다. 치매의 초기 단계 환자는 자신의 장애에 대해 충분히 인식하고 있고, 자신의 장애를 보완해 주거나 해결할 수 있도록 도와주는 프로그램에 기꺼이 참여하려고 한다. 대부분의 환자가 자신의 문제를 파악할 수 있으며, 치료적 책략을 선택함으로써 임상가를 도울 수 있다. 보호자는 치료 프로그램을 계획하는 데 참여하고, 환자와 함께 보상 책략을 연습하고, 환자의 수행을 촉진할 수 있도록 일상생활 환경을 조정하도록 도우며, 환자의 수행을 모니터하고, 환자의 필요의 변화에 따라 치료 프로그램을 변경하도록 돕는다. 임상가는 환자의 문제에 대한 근본 특성에 관해 치매 환자와 보호자를 교육하고, 환자와 보호자가 치료의 목표를 선택하도록 도우며, 치료 프로그램의 계획과 수행을 지도하고, 필요가 발생할 때 치료 프로그램의 수정을 감독한다.

기억장애. 치매 초기 단계 환자의 문제는 과거 경험[일화기억(episodic memory), 간혹 **외현기억**(explicit memory)이라고 하기도 함]을 회상하지 못하고, 현재 해야 할 일을 기억[미래계획기억(prospective memory)]하지 못하지만, 친숙한 절차를 어떻게 하는지 기억[절차기억(procedural memory) 때로 **내현기억**(implicit memory)이라고도 함]하는 데 문제를 보이지 않는다. (환자의 문제는 '어떤 것'을 기억하는가의 문제이지, '어떻게' 하는지를 기억하는가의 문제는 아니다.) 옷을 입거나 목욕을 하는 것과 같은 내현기억을 요구하는 활동은 일반적으로, 이전의 경험에 기초하여 행동을 수정해야 하는 것과 같은 외현기억을 요구하는 활동보다, 치매의 영향을 덜 받는다.

시간차 회상 훈련(spaced-retrieval training)은 환자는 새로 배운 절차를 수행하거나, 새로 배운 자극을 인식하거나, 지정된 시간에 잊지 않고 어떤 일을 할 것을 기억하도록 하는 기억력 증강 훈련으로, 점차적으로 훈련과 수행 간의 시간 간격을 늘려 나간다. 만일 목표 활동이 어떤 절차라면, 환자는 시범을 보고 오류를 최소화하거나 제거할 때까지 [오류 배제 학습(errorless learning)] 연습함으로써 그 절차를 배운다. 그런 다음, 연습과 수행 간의 시간 간격을 점차 증가시킨다. 만일 목표 활동이 특정 정보를 회상하는 일이라면, 환자는 임상가가 말한 정보를 즉각적으로 따라 하도록 하는데, 이때 임상가는 환자의 오류를 제한하거나 제거하도록 단서와 촉진을 제공한다. 그리고 훈련과 정보 회상 간의 시간 간격을 점차적으로 증가시킨다. 만일 목표 활동이 미래계획기억 과제(예: 특정 시간에 그룹 치료에 참석하는 것을 기억하기)라면, 환자는 지정된 활동을 수행하는 것을 점차적으로 긴 시간 간격을 두고 기억하도록 훈련된다.

Camp(1989)는 치매 환자를 위한 시간차 회상 훈련에 대해 처음 기술하였다. Camp의 보고 이후 수많은 연구가 뒤를 이었는데, 연구 모두 환자의 기억 수행이 향상되었다고 보고하였다(Bird, 2001; Brush & Camp, 1998; Cherry & Simmons-D'Gerolamo, 2004; Hawley & Cherry, 2004; McKitrick, Camp, & Black, 1992). Hopper 등(2005)은 시간차 회상 훈련을 두 종류로 나누었다. 단서-행동 연합(cue-behavior association) 훈련에서는 환자가 특정 행동(예: 안경을 안경집에 넣는 것, 치료사에게 쿠폰을 건네주는 것, 과제 지시를 읽고 수행하는 것)을 구어 단서나 비구어 단서에 따라 수행하도록 훈련받는다. 얼굴/사물-이름 연합(face/object-association) 훈련에서는 환자가 이름을 듣고, 보기 중에서 얼굴을 인식하거나 사물을 선택하도록 훈련받는다.

Hopper와 동료들은 시간차 회상 훈련에 관한 15개의 연구를 재검토하였는데, 모두 긍정적인 결과를 보고하였다. 그중 몇몇 연구는 또한 환자가 며칠에서부터 3개월 후에도 새로운 학습 내용을 보유하고 있었다고 보고하였으며, 소수의 연구는 자극과 내용 간에 훈련의 일반화가 있었다고 보고하였다. 그러나 Hopper 등(2005)은 이러한 연구에서 방법론적인 결점이 결과를 해석하는 데 영향을 미친다고 경고하였다.

> 검토한 연구들이 압도적으로 긍정적인 결과를 보여주지만, 방법론적인 결점이 이러한 결과의 해석에 주의하도록 경고한다. 환자의 특성에 대한 상세한 정보가 부족한 것이 이러한 결과의 일반화 가능성을 낮춘다. 또한 평가자 내 신뢰도 판단에 더 많은 주의를 기울여야만 한다. … 이러한 판단은 특히 종속 변수 측정이 전적으로 행동적 관찰에 기초하는 치료 연구에서 중요하다(p. xxxii).

Hopper와 동료들은 임상 업무를 위해 다음과 같은 권고사항을 만들었다.

- 시간차 회상 훈련의 대상은, 치매로 인해 서술기억(declarative memory) 장애가 있으며 구조화된 훈련 과제에 참여할 수 있는 경도(mild)에서 중도(severe)의 치매 환자들이다.
- 훈련 회기는 매주 또는 더 자주 시행해야 하며, 치매 환자가 필요로 하는 구어적 반응 그리고/또는 기술을 습득하도록 해야 한다. 보호자는 치매 환자에게 기대되는 반응이나 행동이 일상생활의 맥락 속에서 일반화되도록 강화시킬 수 있게 훈련을 받는다.
- 시간차 회상 훈련은 훈련되는 정보나 기술의 습득, 보유, 일반화를 향상시킬 수 있고, 학습된 정보나 기술을 하루에서 몇 달까지의 시간 간격 동안 보유할 수 있도록 할 수도 있다. 시간차 회상 훈련이 전반적인 인지기능이나 일반적인 기억력을 향상시키는 것 같지는 않다.

오류 배제 학습(errorless learning)은 시간차 회상 훈련(그리고 서술기억장애를 가진 환자를 위한 다른 여러 가지 훈련법)의 주요 요소 중의 하나이다. Baddeley와 Wilson(1994)은 서술기억[그들이 말한 **외현기억**(explicit memory)]에 장애가 있는 환자들은 학습하는 동안 자발적으로 오류를 없애지 못하는데, 이는 환자가 외현기억 장애로 인해 이전의 오류와 그로 인한 결과를 기억하지 못하기 때문이다. 또한 Baddeley와 Wilson은 외현기억 장애가 있는 환자가 오류 반응을 반복하는 것이 사실상 오류 반응을 강화할 수 있다고 추정하였다. 오류 배제 학습은 치매 환자의 보존되어 있는 내현기억(implicit memory)을 활용하고 환자의 오류 반응의 반복으로 인한 방해를 제거하도록 고안되었다.

오류 배제 학습을 지배하는 기본원리는 모든 학습의

오늘은 2006년 6월 27일

오늘 할 일

10:00	치과 진료
12:00	점심식사
2:00	운동교실
4:00	우편물 수거
5:00	TV 뉴스 시청
6:00	저녁식사
8:00	TV 드라마 시청

주소 Carefree Way 612번지
전화번호 (944) 222-4344
아들 이름 Ben Smith
아들 전화번호 (944) 234-5677
딸 이름 Andrea Gannon
딸 전화번호 (828) 434-8777
의사 이름 Dr. Gambel
의사 전화번호 (944) 222-8965

그림 12-9 치매 환자가 사용하는 일반적인 기억책의 한 페이지

시도는 반드시 올바른 반응으로 끝나야 한다는 것이다. 모든 학습의 시도가 올바른 반응으로 끝나도록 보장하는 것이 외현기억장애의 유해한 영향을 최소화하면서 내현기억을 개발하는 것이라고 생각되고 있다. 오류 배제 학습의 개념적 기초가 학습과 기억, 치매에 대해 알려져 있는 것에 부합하는 것이라고 할지라도, 다른 중재법에 비해 이 치료법의 효과에 대한 증거는 주로 의견과 일화 그리고 몇몇 사례 연구이다. 오류 배제 학습의 실제 가치를 입증할 수 있는 잘 통제된 임상 실험의 보고가 필요하다.

기억 보조기구. 기억 보조기구(external memory aids)는 치매 환자가 미래계획기억 장애를 보상할 수 있도록 도와준다. 알람 장치가 되어 있는 전자 계획표(electronic organizers: 개인 정보 관리)는 치매 환자에게 신호를 보내고, 약속이나 다른 시간에 관련된 책임을 상기시키는 내용을 보여 줌으로써 미래계획기억에 도움을 준다. 수첩 크기의 체크리스트는 치매 환자에게 해야 할 책무를 상기시켜 주고, 그 책무가 끝났을 때 환자가 그것을 지울 수 있게 해 준다.

일부 기억 보조기구들은 서술기억—보통 개인 정보(예: 주소, 전화번호, 이름, 일시)에 대한 기억에 도움이 된다. Bourgeois(1990)는 치매가 있지만 써 놓은 자료에 있는 정보를 읽고 상기할 수 있는 환자를 위한 기억책(memory book)과 기억수첩(memory wallets: 수첩 크기의 책)의 사용에 대해 기술하였다. 기억책에는 개인 정보나 가족들의 사진, 친숙한 장소, 환자의 일상생활과 관련된 문장, 다른 개인 자료가 포함될 수 있다. 기억책은 치매 환자에게 단서와 내용을 제공해 주고, 치매 환자의 대화 상대자를 위한 대화 주제의 자료가 된다. 그림 12-9는 일반적인 기억책의 한 페이지를 보여준다.

Bourgeois(1990, 1992)는 치매 환자에게 기억책을 제공하는 것이 환자와의 대화에서 실제적인 내용을 풍부하게 해 주고, 그러한 향상이 시간에 걸쳐 유지되었다고 보고하였다. 또한 Bourgeois는 사용자가 기억책을 사용하는 데 집중적인 훈련을 필요로 하지 않는다는 것에 주목하였다. 대부분은 기억책을 받고 나서 그것이 어떻게 사용될 수 있는지 설명을 들은 후에 즉시 그 책을 사용하기 시작하였다. 기억책에 포함되는 정보의 범위와 복잡성은 환자의 필요와 능력에 맞출 수 있고, 환자가 그것을 사용하는 능력의 변화에 따라 조절할 수 있다. 환자가 대화를 촉진하기 위해 그리고 자기 관리를 증진시키기 위해 기억책을 사용하는 것을 돕기 위해 보호자와 가족들은 훈련을 받아야만 한다.

Bourgeois(1992)는 기억책을 제공하는 것이, 치매 환자가 질문이나 요구를 되풀이하는 것과 같은 일상생활에서 기억에 관련된 문제 행동을 감소시킨다고 보고하였다. 치매 환자의 반복되는 질문이나 요구에 대해, 보호자는 환자에게 기억책이나 메모판 또는 카드에 쓰인 메시지를 보도록 하는 것으로 반응하도록 훈련받는다. 보호자는 이러한 수정이 반복되는 질문이나 요구의 빈도를 감소시킨다고 보고하였다. 또한 Bourgeois는 일부 기억 보조기구를 사용하는 환자가 질문하는 것이나 반복적으로 요구하는 것을 피하기 위해 스스로 이것을 사

용하는 것을 학습하는 것 같다는 보호자의 일화적 보고를 인용하였다.

Bourgeois 등(2003)은 경도에서 중등도의 치매 환자들이 시간차 회상 훈련과 구조화된 위계적 단서 방법(structured cueing hierarchies)을 통해 기억 보조기구를 사용하는 것을 훈련할 수 있다고 보고하였다. 시간차 회상 훈련에서, 환자는 기억 보조기구(예: 일상적인 활동의 목록)의 사용을 훈련하는데, 임상가의 촉진(예: "환자분이 어떤 활동을 해야만 하는지 알려면 어떻게 해야 하죠?") 간의 시간 간격을 점차적으로 늘려가면서, 24시간 간격으로 된 3회기에서 연속적으로 임상가의 첫 번째 촉진에 대해 환자가 올바른 목표 반응(예: "내 기억책을 보세요.")을 보일 때까지 계속된다. 구조화된 위계적 단서 방법에서는, 환자가 24시간 간격으로 구성된 3회기에서 연속적으로 임상가의 첫 번째 촉진에 대해 올바른 목표 반응을 보일 때까지 단서의 강도를 증가시키는 표준 위계법에 따라 훈련을 받는다. 두 치료 방법은 모두 환자가 목표 행동을 수행하도록 훈련하는데 효과적이지만, 시간차 회상 훈련이 다소 더 효과적인 것 같다. Bourgeois와 동료들은, 외부적인 보조기구는 만일 그것을 사용할 수 있는 잘 구조화된 책략의 훈련이 제공된다면 치매 환자가 성공적으로 사용할 수 있다고 결론지었다.

환자의 일상생활 환경의 변경은 대부분의 초기에서 중기 단계의 치매 환자들이 기억력의 감퇴에 대처하도록 도울 수 있다. 일부 환경적 조정은 미래계획기억을 목표로 삼는다.

- 매일 일정한 활동 계획
- 주어진 활동을 수행할 시간이 되면 알람이 울리도록(종종 환자가 어떤 활동들이 완료된 것인지 잊지 않고 기록할 수 있게 해 주는 체크리스트와 함께) 맞추어 놓은 손목시계나 알람 시계
- 전략적인 위치에 붙여 두고 환자가 계획된 활동을 기억하고, 완료된 활동은 지우도록 하는 체크리스트(예: 불 끄기, 창문 닫기 그리고 열쇠 챙기기처럼 외출할 때 환자가 해야 할 일들을 적은 체크리스트를 현관 옆에 붙여 두는 것)

일부 환경 조정은 환자의 절차기억(procedural memory)에 도움이 된다.

- 같은 활동에 사용되는 물건들을 함께 모아두기(예: 원두커피 기계, 필터, 커피를 같은 선반에 둔다). 일부 환자의 경우, 사용되는 순서대로 물건을 배열하는 것이 순서대로 절차의 단계를 지키는 데 도움이 된다.
- 복잡한 절차에 대한 체크리스트를 그것이 행해지는 곳에 붙인다. 절차의 단계를 시간 순서대로 기입해 둔다(예: 세탁물 분류하기, 빨래하기, 말리기 등의 세탁 단계를 세탁기 옆에 붙여 놓는다).

Bourgeois(1991)는 기억 보조기구가 치매 환자에게 제공하는 여러 가지 이로운 점을 발견하였다.

- 기억 보조기구는 일상생활에 유용하며, 환자가 이를 사용하는 것이 자연스러운 긍정적 강화를 가져온다
- 기억 보조기구는 매일 많은 사용의 기회를 제공함으로써 환자와 주위 환경과의 상호작용을 증가시킨다.
- 기억 보조기구는 치매 환자나 보호자의 필요의 변화에 맞춰 또는 이를 사용하는 환자의 능력의 변화에 적합하게 변경할 수 있다.
- 기억 보조기구는 치매 환자가 즉각적으로 이용할 수 있는 실체가 있고 영구적인 촉진 기제이다.

또한 Bourgeois는 가장 좋은 자기 촉진 기억 보조기구는 환자가 치매가 생기기 전부터 사용하던 것인 것 같다고 하였는데, 이는 옛날 기억 보조기구의 사용은 환자의 자동화된 기술의 레퍼토리 안에 존재하고 있기 때문인 것 같다고 언급하였다. 휴대용 기억 보조기구는 유용하지만, 환자가 그것을 사용하는 것을 기억하는 한에서 그러하다. 따라서 이들의 유용성은 환자가 치매의 후기에 가면 일반적으로 사라지고 만다.

혼동. 간헐적인 혼동(confusion)의 일화는 치매 초기에 종종 발생한다. 처음 이러한 일이 발생하면 환자의 안전이나 안녕에 심각한 영향을 미치지 않아도, 환자는 겁을 내고 가족들은 걱정을 한다. 치매가 진행되고 혼동의 빈도와 정도가 늘어나면, 그러한 일이 환자의 안

전을 위협할 수 있다(예를 들어 환자가 길을 잃고 안전하지 않은 장소에 가는 일, 일방통행을 역주행하여 운전하는 일 또는 다른 가족의 약을 먹는 일). 혼동에 대한 조치는 치매의 초기 단계 환자의 치료에 있어서 중요한 측면이다. 혼동에 대한 적절한 관리가 더 이상 불가능해지면, 환자의 활동에 독립성이나 자유를 제한할 필요가 있다. 기억장애에 대한 다양한 관리 방법 역시 치매 환자의 혼동을 줄여 주기도 하지만, 좀 더 직접적으로 혼동에 초점을 맞춘 책략이 유용하다.

- 눈에 잘 띄는 장소에 큰 달력을 붙여 둔다. 치매 환자는 아침에 일어나서 그날의 날짜에 동그라미를 친다. 만일 환자가 이것을 하는 일을 기억하지 못하면, 보호자가 대신 할 수 있다.
- 치매 환자가 날짜와 오전, 오후 시간이 표시되어 있는 시계를 찬다.
- 찬장, 옷장, 진열장의 문과 서랍에 그 안에 든 내용물을 써서 붙여 둔다.
- 개인 물품은 항상 같은 장소에 보관하고, 사용하지 않을 때는 그곳에 다시 놓는다.
- 친숙한 노선을 보여 주는 지도와 찾아가는 방법을 써서 치매 환자가 출발하기 전에 준다.
- 환자는 지남력 장애에 대해 구조화된 반응이 써진 카드를 가지고 다닌다(예: 정지한다. 진정한다. 어디서 왔는지 그리고 어디로 가고 있었는지 생각한다. 도로 표시나 간판과 같이 도움이 되는 단서가 있는지 둘러본다. 친숙한 것이 보일 때까지 왔던 길을 되돌아간다. 만일 계속 혼란스러우면 다른 사람에게 도움을 청한다).

임상 Tip. 모든 사람은 자신의 이름, 주소, 집 전화번호 그리고 응급상황에 연락할 사람의 이름이 쓰인 카드를 가지고 다녀야만 한다. 치매가 있는 사람은 위의 정보에 덧붙여 가까운 친척이나 보호자의 이름과 전화번호가 쓰인 카드를 반드시 가지고 다녀야 한다.

의사소통장애. 치매의 초기 단계 환자는 대부분의 일상적인 상황에서 기능적인 의사소통이 가능하지만, 경미한 단어 인출장애와 말이나 글의 이해장애가 존재하여 환자와 보호자를 곤란하게 할 수 있다. 치매의 초기 단계 환자들은 일반적으로 자신의 의사소통 문제를 예리하게 인식하고 쉽게 치료 프로그램에 협조한다. 이러한 환자는 의사소통의 문제를 예방하고, 해결하고, 수정할 수 있는 책략을 배울 수 있고 환자의 역량을 넘어서지 않는 범위에서 사고의 유연성, 창의성, 주의력, 기억을 요구하는 책략을 제공받는다.

일부 의사소통 책략은 적응성(adaptive)으로 특징지을 수 있다(Clark & Witte, 1990). 적응 책략(adaptive strategies)은 의사소통이 실패하였을 때 다시 조절을 할 수 있게 한다. 들은 메시지를 이해하지 못한 사람은 다시 한번 이야기해 달라거나 더 천천히 말해 달라고 하거나 써 달라고 요청할 수 있다. 단어가 잘 생각이 안 나거나 말을 조리 있게 하는 데 문제가 있는 사람은 상대방에게 도움을 요청할 수 있다(예: "조금만 참고 저에게 시간을 더 주세요. 저는 생각을 정리하기가 어려워요."). 대화의 주제를 잃어버린 사람은 대화 상대자에게 주제가 뭐였는지 물어볼 수 있다(예: "내가 무슨 생각을 하고 있었는지 모르겠네요. 방금 우리가 무슨 이야기를 하고 있었죠?").

이와 같은 적응 행동의 특성은 그들이 대화 상대자에게 이상한 사람이라는 인상을 주지 않는데, 왜냐하면 그들은 대화 중 문제가 생겼을 때 정상적인 사람이 하는 일을 하였기 때문이다. 치매의 초기 단계 환자가 이를 사용하는 데 있어서 중요한 장애물은 환자가 자신이 장애가 있다는 것을 드러낼지도 모르는 행동을 하는 것을 꺼리는 것이다. 환자가 이 책략을 사용하도록 설득이 필요할 수도 있지만, 한번 환자가 의사소통의 실패를 참거나 그것을 감추려고 많은 에너지를 쏟는 것보다 이 책략을 사용하는 것이 얼마나 쉬운지 알게 되면 더 이상 설득할 필요가 없다.

다른 의사소통 책략으로 촉진성(facilitative)이 있다(Clark & Witte, 1990). 촉진 책략(facilitative strategies)은 의사소통의 실패를 방지하거나 수정하는 데 사용된다. 촉진 책략은 치매 환자가 단어 인출의 실패, 이해력 저하 그리고 조리 있게 생각을 구성하거나 의사소통 하는 능력이 저하됨으로써 야기되는 의사소통의 어려움에서 빠져나갈 수 있게 해 준다. 단어 인출의 실패를 경험하는 환자는 돌려서 말하거나(예: "나는 편지를 부쳐야 하는데, … 그게 없어요, 얇은… 핥아서 부치는 거요.

… 봉투 위에요."), 의미적 자가단서를 이용하거나 (예: "내 아내는 내가 운전하는 것을 원하지 않아서, 자물쇠… 고리… 자물쇠… 열쇠를 감춰요.") 또는 음소적 자가단서를 이용한다(예: "그 선수들은 열심히 하였지만 졌어요, 팀… 테임… 게임에서.").

Clark과 Witte(1990)는 초기 단계의 치매 환자가 담화를 산출할 때 주제와 결속성을 유지하기 위해 자신들이 스크립트 책략(script strategies)이라고 부르는 것을 사용하도록 권고하였다. 스크립트 책략을 배우는 사람은 부분별(주제, 배경, 인물, 사건, 행동, 결과 그리고 결론)로 구어 담화를 구성하도록 훈련받는다. 그러나 많은 초기 치매 환자들은 스크립트 책략이라는 용어와 요구되는 기억력에 압도당할지도 모른다. 환자에게 좀 더 쉽게 느껴지도록 일련의 질문을 한다. "무엇에 관한 것인가?", "어디서 벌어진 일인가?", "누가 거기에 있었나?", "무슨 일이 일어났나?", "요점이 무엇인가?" 만일 환자가 이를 기억하는 데 문제가 있거나 순서를 지키는 데 어려움을 보이면 이 질문을 카드에 인쇄할 수 있다.

Clark와 Witte는 추상적 사고를 표현하는 데 어려움을 보이는 환자에게 도움이 되는, 이른바 인생-경험 책략(life-experience strategies)을 권고한다. 인생 경험을 가지고 추상적 사고를 묘사함으로써, 치매 환자는 겉으로는 추상성을 띠지 않지만 자신의 사고의 추상적 특성을 전달할 수 있다. 예를 들면, 신뢰라는 개념에 대해 이야기하려는 환자는 다음과 같이 말할 수 있다.

> 내가 어렸을 때 나는 항상 부모님께 기댈 수 있다는 걸 알았지. 나와 부모님의 의견이 맞지 않을 때조차도, 난 부모님이 내가 가장 좋은 결과를 얻기를 원하고 절대 나를 해롭게 하지 않으리라는 걸 알았어. 이건 사람 관계에서 중요한 거야.

그룹 활동. 치매의 초기 단계 환자를 위한 치료 프로그램과 함께 그룹 활동이 유용할 수 있다. 프로그램에 따라 근거와 방법은 다르지만 모두 같은 목적을 가지고 있다:

- 자기표현 격려
- 인지처리과정 자극
- 사회적 상호작용 촉진
- 자긍심 고취

구조화된 그룹 활동은 치매 환자가 새로 습득한 의사소통 책략을 시도해 볼 수 있는 편안한 환경을 제공해 줄 것이다. 그룹 활동은 문제와 느낌, 감정에 대해 이야기할 수 있는 따뜻한 분위기를 제공할 수 있다. 또한 그룹 활동은 성공과 실패의 이야기를 나눌 수 있는 장소가 될 것이다. 그룹 활동은 환자가 적극적으로 자기 자신과 다른 그룹 참가자들을 돕고 있다는 느낌을 갖게 함으로써 자존심과 자긍심을 높일 수 있다. 그룹 활동은 참가자들이 여행이나 외출 계획, 문제에 대한 토론, 일상생활 상황의 역할극, 스무고개 등의 게임과 같은 활동에 참여함으로써 잔존하는 지적 능력을 자극할 수 있다.

가족과 보호자를 위한 후원 단체는 치매 초기 단계의 치료에서 중요한 부분이다. 가족과 보호자 후원 단체에서 참가자는 치매의 특성과 진행경과에 대한 정보를 얻고, 가족의 치매로 인한 감정적인 영향에 대처할 수 있도록 도움을 받으며, 지역사회 서비스와 자료를 활용할 수 있도록 안내받고, 치매 환자의 기능적 능력을 유지하고 강화할 수 있는 정보를 얻는다. 후원 단체는 종종 보호자가 사회적 고립감을 느끼지 않도록 보호자의 사회적 접촉을 양적 · 질적으로 향상시키기 위해 노력하며, 때로 조언과 교육을 제공하기도 하고, 문제해결, 행동 관리 그리고 적응 기술에 대한 훈련을 하기도 한다.

Brodaty 등(2003)과 Cooke 등(2001)은 치매 환자와 보호자를 위한 후원 단체에 대한 연구[심리사회적 중재(psychosocial intervention)라 불리는]를 검토하였다. Cooke와 동료들은 검토한 논문들에서 "중재가 치매 보호자들에게 심리적 안녕, 부담, 사회적 결과물이라는 면에서 일관적으로 긍정적인 혜택을 제공하였다는 증거는 불충분하다."(p. 132)라는 결론을 내렸다. Brodaty와 동료들은, 검토한 연구들이 질적인 측면에서 한계가 많지만, 보호자 중재가 "보호자의 지식, 심리적 불안정 그리고 다른 주요한 측정 결과(예: 대처 기술과 사회적 후원)에서 크지는 않지만 주요한 효과가 있다."(p. 663)라고 결론을 내렸다. Cooke와 동료들은 "이해를 높이기 위해 보호자 중재를 연구하기 위한 체계적인 방법이 필요한데, 충분한 대상자를 가지고 요소들을 주의 깊게 통제한 잘 설계된 연구여야 한다."(p. 132)라고 언급하였다. 어떤 쪽도 보호자를 위한 심리사회적 중재가 가치 없다고 결론 내리지는 않았지만, 양쪽 다 그 가치를 확증하는 강력한 증거는 없다고 결론 내렸다. 이는 치매 환자나 보호자를 위한 다른 많은 치료에서도 마찬가지인데, 치매 환자의 보호자를 위한 심리사회적 중재의 가치를 확립하기 위해 잘 설계된 연구의 필요성이 시급하다.

중기 단계

치매 환자가 중기 단계로 접어들면 보호자의 부담이 증가하게 된다. 환자는 행동을 모니터하고 다른 사람의 필요에 따라 그것을 조절하는 능력이 저하된다. 환자와 보호자 간에 행동 문제로 충돌하는 일의 빈도와 정도가 증가한다. 환자는 이전에 습득한 보상적 책략을 기억하고 사용하는 능력이 감소한다. 한때 환자가 주의력과 기억력의 문제를 보상하는 데 도움이 되었던 환경 조정이 소용없게 된다. 환자가 자신의 장애를 점점 인식하지 못하게 되고 더 이상 치료 프로그램에 적극적으로 참여하지 못하게 된다. 치료의 목표는 환자가 장애를 보상하는 방법을 찾도록 돕는 것에서, 보호자가 환자를 신체적 · 정신적으로 활발하고 잘 적응하게 하는 방법을 찾도록 돕는 것으로 그리고 환자의 심리적 건강을 증진하고 환자와 보호자 간의 의사소통을 촉진하는 것으로 바뀌게 된다.

중재는 이제 임상가와 보호자의 협력을 필요로 한다. 보호자와 임상가는 중재 목표를 설정하고 그 중요도에 따라 순서를 정하는 일을 함께 한다. 중재 목표는 보호자가 변화나 조절을 원하는 행동과 보호자가 유지되거나 강화되기를 원하는 기술을 포함한다. 중재 목표를 선택하고 나면, 임상가와 보호자는 중재의 목적을 달성하기 위한 방법을 함께 고안해 간다. 그런 다음, 보호자가 그 방법을 훈련하고 임상가는 그를 모니터하며 피드백과 도움을 제공한다. 중재 방법은 보호자의 경험을 바탕으로 수정되고 조정되며 종합적인 중재 프로그램으로 구성된다. 보호자는 프로그램을 실행하고 임상가는 결과를 모니터하며 필요에 따라 대안이나 조절을 제안한다.

환경 조절은 치매 환자가 내적인 사고력이나 판단에 의해 관리하는 능력이 저하되고 외적인 환경에 의해 점차 더 많이 지배를 받게 되면서 중요성이 더 커진다. 이전에 치매 환자의 장애를 보상하는 데 도움이 되었던 환경적 촉진이나 단서는, 환자가 촉진이나 단서에 점차 주의를 기울이지 않게 되고 우발적인 자극에 점차 더 주의가 산만해짐에 따라 그 효력을 잃게 된다. 환경 조절을 유지하기 위해서는 환자의 행동을 지배할 수 있는 자극의 강화를 필요로 한다. 환경 단서는 더 강력하게 만든다. 색깔과 주의를 끄는 그림을 체크리스트, 포스터, 알림판 그리고 달력에 첨가한다. 보호자는 환자가 환경적 촉진과 단서에 주의를 기울이도록 점차적으로 지시를 늘려간다.

적응 그리고 보상 책략을 기억하고 사용하는 능력이 감소해 감에 따라 치료는 환자가 가장 효과적으로 사용할 수 있는 책략의 사용에 초점이 맞추어진다. 남은 책략은 아마도 단순화된 것이고, 더 강력한 외부적 단서는 그것을 유지하기 위해 환자의 상용 목록 안에 편입될 것이다.

장애가 더 심해지면서, 감독이 늘어나고 위험한 활동에서 환자의 독립성은 줄어든다. 중요한 재정적 결정의 통제를 보호자가 떠맡게 되고, 치매 환자는 일상적인 재정적 결정(예: 부수적인 자기 관리 용품이나 옷을 사는 것)의 자유만 보호자와의 상의 아래 허용될 수도 있다.

문제 행동 관리. 치매의 중기와 말기 단계 환자의 보호자들은 환자의 지능 감퇴와 심한 기분 변화 그리고 행동 변화에 관련된 다양한 문제에 직면한다. 비록 환자의 능력이 퇴화되는 것을 멈추거나 되돌릴 수는 없지만, 지적 장애로 인한 영향은 최소화할 수 있으며, 기분 변화의 폭을 줄이고, 심한 외상뇌손상 환자에게 사용하는 것과 유사한 행동 관리 기법과 환경 조정을 통해 괴로움을 주는 행동도 보통 조절하거나 제거할 수 있다.

과격하고, 공격적이며 비난하는 행동은 보호자가 꼽는 치매의 중기 단계에 도달한 환자의 문제 목록 중에서 높은 순위를 차지한다. 보호자가 환자의 감정적 폭발이나 공격, 신체적 폭력을 이전의 사건들, 즉 그런 행동을 보이기 전에 자주 나타나는 경고가 되는 표시가 있다거나, 환자가 다룰 수 있는 능력을 넘어선 상황이나 사건에 대응하도록 내몰린 결과 그런 행동을 보인 일들에 비추어 보아 종종 예견할 수 있다는 것을 알면 환자의 문제 행동에 더 잘 대처할 수 있다. 대부분 그러한 폭발은 그것을 촉진하는 자극을 제거하면 없앨 수 있다.

> 한 치매 환자는 자신의 부인이 월별 청구액을 지불하는 것을 보면 화를 내고 폭력적으로 되는데, 이는 환자가 아마도 부인이 가장으로서의 자신의 역할을 강탈하는 것으로 느끼기 때문인 것 같다. 부인은 남편이 폭발을 하게 되는 원인이 무엇인지를 깨닫고 남편이 보통 낮잠을 자고 있을 때 청구액을 지불하기 시작했다. 이러한 일상생활의 변화가 폭발이 일어나지 않도록 하였다.

경고 표시는 다양하고 독특하다. 몸이 경직되거나, 혐오스러운 눈빛으로 보거나, 호흡이 가빠지는 것과 같은 미묘한 표시에서부터 울거나 언쟁을 하는 등의 더 명확한 행동까지 다양한 범위를 보인다. 보호자가 그러한 경고 표시를 알아차리도록 하는 것과 함께 활동의 속도를 늦추거나, 다른 무언가를 하거나, 환자의 주의를 분산시키는 등의 대처 반응을 보호자에게 교육함으로써 폭발의 빈도를 감소시킬 수 있다.

만일 보호자가 치매 환자의 감정적 폭발이 자신에게 요구되는 것이나 너무 어려운 상황에 대한 불수의적인 반응일 수 있다는 것을 이해한다면, 폭발에 대한 대응은 건설적인 방법으로 변화할 수 있을 것이다. 그러면, 그들은 환자가 고집불통이라거나 협조를 안 한다고 생각하지 않으며, 환자의 감정적 폭발을 개인적인 모욕이라고 여기지 않게 될 것이다. 오히려 환자를 통제불능으로 만든 것이 무엇인지 알아보려 하고, 그 유발 자극을 제거하거나 조절하도록 더 노력할 수 있다. 환자가 따지고 의심하는 것이 물건을 다른 곳에 둔 것이나 약속을 잊은 것, 갑작스러운 일상생활의 변화를 설명하려고 노력하기 위한 것일 수도 있다는 것을 이해하면, 보호자는 환자가 의심하는 것을 놓고 환자와 옳고 그름을 논쟁하기보다는 환경을 예측할 수 있게 그리고 질서정연하게 만들려고 노력하게 된다.

마지막으로, 보호자는 적대적이고 공격적인 행동이 신체적 고통이나 질병 때문에 야기될 수 있다는 것과, 공격적인 행동이 갑자기 증가한 치매 환자는 의학적 평가가 필요할 수도 있다는 것을 알고 있어야 한다. 왜냐하면 일부 약물은 공격성을 증가시킬 수 있기 때문에, 약물을 복용하기 시작하거나 용량을 변화시킨 후에 기분의 변화가 나타나거나 실패에 대해 참을성이 없어지는 것은 의사를 통해 평가를 받아야만 한다. 간혹 폭력적인 행동을 조절하기 위해 약이 처방되기도 하지만 의식의 명료성이나 전반적인 인지기능에 대한 부정적인 영향 때문에 약물 처방은 행동 요법으로 충분히 조절이 되지 않을 때만 사용해야 한다.

Mace와 Rabins(1991)는 보호자가 중기와 말기 단계의 치매 환자의 파괴적 행동을 관리하고 적절한 행동을 유지할 수 있는 여섯 가지 방법을 설명하였다. 그들은 이것을 행동 관리의 여섯 가지 R이라고 부른다.

- 제한(restrict). 만일 환자가 바람직하지 않은 일을 하면, 특히 자기 자신이나 타인을 해칠 수 있는 것이라면, 그것을 멈추도록 한다. 대립적이나 논쟁적이 되지 않도록 한다. 진정하고 합리적이 되라.
- 재평가(reassess). 스스로에게 물어본다. 즉, 신체적 질환이나 약물의 반응이 이 문제의 원인인가? 환자가 보거나 듣는 데 어려움이 있는가? 무엇인가 환자를 화나게 하는 게 있는가? 난처한 상황이나 사람이 없게 할 수 있는가? 다른 방법이 환자를 덜 화나게 할 것인가?
- 재고(reconsider). 환자의 입장에서 어떻게 보일지를 상상해 본다. 이치에 맞지 않는 일이 벌어질 때 사람은 화를 낼 수 있다.
- 재연결(rechannel). 환자의 행동이 안전하고 파괴적이지 않은 형태로 지속될 수 있는 방법을 찾는다. 그 행동이 환자에게는 우리가 이해하지 못하는 측면에서 중요할 수 있다.
- 재확인(reassure). 환자가 모든 것이 그대로이고, 당신이 여전히 자신을 사랑한다는 것을 재확인할 수 있도록 충분히 시간을 갖는다. 당신도 어렵고 고된 상황에서 자신이 최선을 다하고 있다는 것을 스스로 확인할 수 있는 시간을 갖는다.
- 재검토(review). 그런 다음, 어떤 일이 벌어졌고 그것을 어떻게 처리하였는지 생각해 본다. 이번 경험

을 통해 앞으로 도움이 될 수 있는 것을 배웠는가? 무엇이 그런 행동을 가져오게 하였는가? 당신은 그 행동에 어떤 반응을 보였는가? 어떤 부분을 잘하였는가? 다음에는 어떤 것을 시도해 볼 것인가?

의사소통. 환자가 치매의 중기 단계로 접어들면, 이해하기와 단어 인출의 어려움을 보상하기 위해 환자가 이전에 사용하던 의사소통 책략을 무시하거나 기억하지 못하고, 환자는 의사소통의 상호작용을 관리하는 능력이 점점 퇴화된다. 자동적인 말이나 틀에 박힌 발화가 더 늘어나고, 환자의 말에서 정보 내용은 점점 감소하며, 환자는 일상생활 대화의 요점을 따라가는 데 어려움을 보인다. 환자는 사소한 지난 일들에 대해 계속 이야기를 하며, 교대하기, 눈 맞추기와 같은 대화 행동을 무시한다. 환자에게 이전에 배운 의사소통 책략을 사용하도록 일깨워 주는 일은 환자의 의사소통 행동에 일시적인 효과가 있을지 모르지만 그 효과는 곧 수포로 돌아간 채 환자는 계속 중얼거리고 보호자는 좌절하게 된다.

중기 단계의 치매 환자 중 다수는 새로운 의사소통 책략을 습득할 수 없으며, 이전에 습득하여 의지해 오던 책략을 사용할 수 없기 때문에, 중재는 보통 환자의 쇠퇴하는 지적 능력의 한계 내에서 남아 있는 의사소통 능력을 확장시키는 것에 초점을 둔다.

중재의 초점은 이제 환자가 의사소통 책략을 사용하도록 훈련하는 것에서부터, 환자를 자극하고, 잔존하는 환자의 의사소통능력을 유지하며, 의사소통에 대한 환자의 흥미를 보존하는 것으로 옮겨 가게 된다. 중재는 이제 보호자 중심이 된다. 보호자가 중재 프로그램의 매일매일의 필요사항을 수행한다. 임상가는 보호자를 훈련하고, 진전사항을 모니터하며, 격려와 충고를 해주고, 환자의 의사소통능력이 변화하는 것에 따라 보호자가 중재 프로그램을 변경할 수 있도록 돕는다.

임상가는 보호자가 환자의 의사소통 상대자에서 환자의 의사소통 행동을 촉진하고 지원하는 사람으로 변화할 수 있게 돕는다. 양쪽의 정보 교환이라는 전통적인 의사소통 개념은 보호자와 치매 환자 간에 관계를 유지하며, 환자의 의사소통능력을 유지하고, 의사소통의 상호작용에 참여하려는 환자의 의지를 보존하는 과정에서 의사소통의 역할을 강조하는 것으로 바뀐다. 보호자는 만일 환자가 이전에 배운 의사소통 책략을 사용하면 그것을 강화하기는 하지만, 더 이상 환자를 적응시키기 위해 또는 보상 책략의 사용을 훈련하기 위해 준비하지 않는다. 지도하고, 훈련하고, 교정하는 대신 보호자는 다음과 같이 행동한다.

- 보호자는 환자의 말을 액면 그대로 받아들인다. 보호자는 환자가 말하는 것이 완벽하지 않을 수도 있지만, 환자를 중요한 생각과 의견을 가진 대화 상대자로 대접한다. 보호자는 환자에게 보호자가 말한 것을 다시 반복하도록 하면서 환자를 교정하거나, 논쟁하거나, 시험하지 않는다. 보호자는 환자의 의사소통 의도를 확인하기 위해 환자가 말한 것의 일부를 바꾸어 말하거나, 반복하거나, 부연 설명할 수 있다.
- 보호자는 치매 환자의 이해 수준에 맞추어 말을 한다. 보호자는 짧은 문장으로, 단순하고 구체적인 어휘를 사용하고, 한 문장에 한 가지 주제를 담는다. 보호자는 천천히 또박또박 (너무 부자연스럽지는 않게) 이야기하고, 중심 요소를 반복하고 정보를 알기 쉽게 부연 설명함으로써 발화에 여분의 정보를 더해 준다. 보호자는 대화의 앞부분에 주제를 분명히 이야기하고, 그 후에 주기적으로 또는 치매 환자가 주제를 잊어버린 것 같을 때마다 주제를 반복하거나 바꾸어 설명한다. 보호자는 주제가 바뀌게 되면 분명하게 표시한다(예: "이제 다른 이야기를 하죠. ○○에 관해서 이야기를 하자면….").
- 보호자는 주기적으로 환자에게 의견을 묻고, 몇 마디로 대답이 가능한 질문이나 환자가 선택해야 하는 제한적인 수의 보기를 주는 질문을 하여 치매 환자가 참여하는 것을 격려한다. 두 가지 보기의 질문(예/아니요, 이것/저것)은 유용하지만 보호자는 이를 절제하여 사용해야 한다. 왜냐하면 이를 남용하게 되면, 대화가 아니라 훈련으로 바뀌기 때문이다.
- 보호자는 치매 환자를 존중하고 환자가 말하는 것에 흥미를 가지고 의사소통한다. 존중감이나 흥미를 보여 주는 것은 보통 각 발화 후에 긍정적인 말을 해 주는 것보다 환자가 대화에 참여하게 하는

데 더 강력한 보상이 된다.

- 보호자는 치매 환자와 구조화된 대화를 위해 매일 일정한 시간을 할애한다. 보호자는 환자에게 적절하고 흥미로운 그리고 환자가 무엇인가 기여할 수 있는 주제를 선택한다. 만일 환자가 신문이나 잡지 기사를 읽고 어떤 정보를 얻을 수 있다면, 보호자는 환자가 읽은 기사를 선택하고 사진이나 삽화와 같은 소품을 덧붙여 흥미를 유발하고 참여를 강화한다. 보호자는 환자의 의사소통 욕구를 자극하기 위해 중요한 인생 경험에 관련된 사진이나 개인적인 기념품을 사용할 수 있다. 보호자는 이러한 대화를 안내할 수 있지만 치매 환자가 말한 것의 적절성이나 정확성을 명확히 통제하려고 하지 않는다. 하지만 보호자는 눈에 띄지 않게, 마치 대화를 하듯이 주요 내용을 반복함으로써 환자를 안내할 수 있다.
- 보호자는 우발적인 의사소통의 교환(예: 언급하기, 수사적인 질문, 탄성 등)이 무시되지 않도록 확인한다. 불쑥 던지는 말(예: "오늘 너무 피곤하다.")이나 수사적인 질문(예: "비가 올 것 같지, 아마도?"), 탄성(예: "얼마나 찜통같이 더운지!") 등은 함께 생활하는 성인들의 일상생활의 공통적인 부분이다. 치매 환자들이 그러한 즉흥적인 교환을 먼저 보이지 않거나 그런 말에 명확한 반응을 보이지 않을 때, 보호자가 환자에게 주의를 기울이지 않게 되고 나아가 정상적인 성인 간의 관계에서 중요한 부분인 일상적인 주고받기에서 환자가 고립되는 것 같다.

그룹 활동. 그룹 활동은 치매의 중기 단계 환자를 위한 구조화된 자극과 상호작용을 제공한다. 집에서 생활하는 중기 단계 치매 환자를 위한 그룹 활동은 일반적으로 주간치료센터, 재활센터, 대학 임상실 그리고 일부 의료기관의 외래를 통해 이루어진다. 이러한 환자를 위한 그룹 활동은 보통 다음과 같은 목표를 갖는다.

- 지남력 보존
- 인지처리과정 자극
- 의사소통능력의 보존과 자극
- 적절한 대인 행동 강화

회상 활동. 회상(reminiscence)은 종종 치매의 중기에서 말기 단계 환자들의 의사소통을 촉진하기 위한 그룹 활동으로 이용된다. 회상 활동은 환자의 과거기억(remote memory)을 이용하기 위해 고안된 것인데, 과거기억은 보통 치매의 말기 단계까지 보존된다. 회상 활동은 구어적 자극과 시각적·청각적 자료를 함께 사용하는데, 예를 들어 그룹 구성원들의 의사소통을 촉진하고 강화하기 위한 사진, 지도, 신문 스크랩, 음악, 개인 소지품 그리고 소리 효과 등이 있다. 활동은 종종 중요한 역사적 사건(예: 1930년대 대공황)이나 주제(예: 애완동물)를 중심으로 구성된다. 일반적으로 그룹 지도자(보통 언어치료 전문가)는 각각의 그룹 구성원에게 그 주제에 대해 기억하고 있는 것을 이야기하도록 한다. 참가자와 그룹 지도자는 참가자가 이야기를 할 수 있도록 격려하고 강화하며, 지도자는 필요한 경우 촉진과 단서를 제공한다.

Kim 등(2006)은 1987~2002년에 출판된 치매 환자를 위한 회상 치료에 관한 6개의 연구를 검토하였다. Kim과 동료들은 이 연구들에 관한 몇 가지 방법론적 문제를 열거하였다.

- 통제 그룹의 부재, 연구 대상자의 부족, 참여자들을 그룹에 무작위로 할당하지 않은 것, 참여자 탈락, 절차가 통제되지 않은 것, 연구 참여자들에 대한 부적절한 기술.
- 결과에 대한 주관적 판단, 이는 촉진자의 기술이나 그룹 구성원과의 라포르(rapport)에 의해 조장된 것임
- 치료의 실행이나 자료 수집에 대한 평가자 간 신뢰도의 보고가 없음
- 언제 환자가 회상 치료를 받았는지를 평가자가 몰랐다는 것을 확인하지 않음
- 치료와 결과 간의 인과관계를 확립하지 못함

이러한 문제점에도 불구하고 Kim과 동료들은 다음과 같은 결론을 내렸다.

- 그룹 회상 치료는 정신간이검사(Mini Mental State Examination)로 측정된 인지기능의 향상에 기여한 것으로 보인다.

- 그룹 회상 치료는 담화 능력의 향상에 기여하는 것 같다.
- 그룹 회상 치료는 치매 환자와 그 보호자들의 행복의 향상에 기여하는 것 같다.
- 이 활동의 사회적인 특성이 인지, 의사소통 그리고 행복에 관련한 긍정적인 결과를 촉진하는 중요한 요소인 것 같다.

Kim과 동료들은 경도에서 중등도의 진행성 치매로 인한 일화기억(episodic memory)장애가 있고, 구어적 의사소통에 참여할 수 있는 능력이 있으며, 그룹 활동을 방해함이 없이 사회적 상호작용에 주의를 기울이고 이행할 수 있고, 회상 치료 활동에 적절한 시력과 청력을 가진 환자에게 회상 치료가 적절하다고 생각하였다.

주요 의료보험 자료에 대한 총괄적인 조사 후, Woods 등(2005)은 객관적인 자료의 보고와 실험적 통제의 기본 기준에 맞는 회상 치료에 관한 4개의 출판된 연구를 발견하였다. 그들은 4개의 연구에서, 치료 후에 참가자의 인지, 기분, 행동에 주요한 향상이 있었고, 이와 함께 보호자의 부담이 감소하고 환자의 배경에 대한 보호자의 이해가 증가한다는 것을 제안하는 결과를 발견하였지만, 다음과 같은 경고를 덧붙여 결론을 내렸다.

> 기대할 만한 증거가 많이 있지만, 연구의 수와 양이 제한적이라는 점과 보고된 회상 작업의 유형이 다양하며, 회상 작업이 다양하다는 점을 고려할 때, 더 강력한 결과를 도출할 수 있도록 잘 설계된 더 많은 연구가 시급하다(p. 2).

말기 단계

집에서 생활하는 치매 말기 단계 환자의 보호자에 대한 지원. 집에서 생활하는 치매 말기 단계 환자의 보호자를 위한 중재의 초점은 환경 조절과 우발적 행동을 관리하는 것이다(대부분의 말기 단계 치매 환자는 요양원이나 다른 보호 시설에서 돌보고 있다). 치매의 말기 단계 환자를 위한 가정 보호의 목표는 친숙하고 잘 학습된 일상생활의 틀에 박힌 일을 수행하는 환자의 능력을 유지하는 것과 환자의 인지적 · 신체적 능력이 허용되는 범위에서 환자가 생활경험에 참여하도록 돕는 것이다.

가정 보호에 대한 구조화된 접근은 중요하다. 보호자와 임상가는 보호자가 유지하기를 원하는 치매 환자의 일상적 행동의 목록을 만들고, 그런 다음 환자와 보호자에게 중요한 순서에 따라 목록의 순서를 정한다. 목록은 치매 환자가 성인기를 통해 반복적으로 실행해 온 단순하고 매우 친숙한 일상생활에서의 고정적인 것으로 제한한다(예: 목욕하기, 이 닦기, 옷 걸기). 가장 높은 순위에서부터 일과 목표의 작은 세트를 선택하고, 중재 프로그램을 구성한다. 중재 프로그램은 환경적 자극에 의해 고정 행동이 유발되고, 우연을 행동에 적용함으로써 일상적인 틀 속에서 그 행동을 유지하는 것에 초점을 둔다.

환경적 단서(environmental cue)는 일상적인 행동을 유발하기 위해 사용된다. 자연적으로 발생하는 단서를 더 두드러지게 하도록 환자의 일상생활 환경을 변경하거나(예: 환자의 치약과 칫솔을 환자가 일어났을 때 볼 수 있는 화장실 선반에 두는 것), 새롭고 주요한 단서들이 원하는 일상행동을 유발하도록(예: 화장실 거울에 환자가 이를 닦는 모습의 사진을 붙여 두는 것) 시도될 수 있다. 환자가 일상적인 고정 행동을 완료하면 자연적인 결과(예: 치약의 향이 좋고, 환자의 입안이 깨끗한 느낌)에 의해 강화되겠지만, 보호자가 부가적으로 강화를 줄 필요가 있다(예: "이를 닦으셨네요. 너무 좋아요. 당신이 잘하셨으니까, 아침식사로 특별식을 드릴게요.").

시설에 있는 치매 환자를 위한 중재와 관리

시설에 있는 치매 환자의 인지, 의사소통 그리고 사회적 기능을 유지하고 강화하기 위한 많은 프로그램이 문헌에 기술되어 있다. 특정 부분에 차이는 있지만, 대부분 두 가지 일반적인 범주 중 하나에 해당한다. 한 범주[환경 조정(environmental manipulation)]는 환자의 인지적 상태, 의사소통능력 그리고 사회적 참가를 유지하고 강화하기 위해 생활환경의 특성을 조정하는 프로그램으로 구성된다. 다른 범주[행동 관리(behavior management)]는 원하는 행동의 빈도를 증가시키고 원하지 않는 행동의 빈도를 줄이기 위해 특정 반응-유발 자극(response-eliciting stimuli)과 반응 수반성(response contingencies)을 조정하는 프로그램들로 구성되어 있다. 우선적으로는 시설에 있는 중기에서 말기 단계의 치매 환자를 위해 고안된 것이지만, 이러한 프로그램의 대부분의 원리와 방법은 집에서 생활하는 중기에서 말기 단계의 치매 환자를 위해서도 유용할 것이다.

환경 조정

현실 지남력 훈련. 시설에 있는 치매 환자의 가장 오래되고 가장 일반적인 치료 접근법이 아마도 현실 지남력 훈련(reality orientation)일 것이다. 현실 지남력 훈련은 치매 환자를 반복적으로 일상생활 환경에 대한 정보(예: 오늘이 몇 월 며칠인지, 날씨가 어떤지, 오늘 해야 할 활동은 무엇인지)에 노출함으로써 인지적 기능과 사회적 적절성을 보존하고 강화하는 것이다. 그러한 정보는 직원과 환자 간의 상호작용 중에 말로 제공되며, 전략적 장소에 글이나 그림의 형태로 붙여진다. 현실 지남력 훈련은 정보를 통해 환자를 반복적으로 자극하여 환경적 정보에 주의를 기울이고 기억하는 것을 돕기 위해 고안된 것인데, 보통 말과 글자 형태를 함께 이용하고, 밝은 색이나 주의를 끌 수 있는 그림 등으로 강조한다.

많은 일화적 보고가 현실 지남력 훈련이 치매 환자의 지남력을 강화하고 적절한 사회적 상호작용을 촉진한다고 제안하며, 충족되는 몇 가지 기준을 제공한다.

- 지남력 정보는 지나치게 복잡하지 않아야 한다. 심한 치매 환자 중에서 복잡한 인쇄된 목록, 일정표, 지시사항에 주의를 기울이거나 그것을 이해하는 사람은 거의 없다.
- 붙어 있는 각각의 정보 항목은 한 가지 정보만을 주의를 끌 수 있는 형식으로 보여 준다. 치매 환자는 선명한 색상과 눈길을 끄는 그림으로 강조된 정보에 더 주의를 기울이는 것 같다.
- 보호자는 치매 환자가 정보에 주목하는지 확인한다. 지남력 정보에 일상적으로 주의를 기울이도록 보호자를 훈련하는 것이 중요하다.
- 환자가 필요할 때, 정보를 얻을 수 있도록 한다. 휴게실에 걸린 그날의 활동 스케줄을 보여 주는 포스터는 시설의 여기저기에 있지만, 스케줄에 무엇이 있는지 알아야 하는 환자에게 도움이 되지는 않을 것이다.
- 정보는 치매 환자에게 실제적으로 적절해야 한다. 환자가 오늘이 3월 21일이라는 것을 아는 것은 파티가 그날 오후 2시에 열린다는 것을 아는 것보다 중요하지 않을 수 있다.

환경 요법. 환경 요법(milieu therapy)은 간혹 현실 지남력 훈련과 결합되기도 한다. 환경 요법은 환경을 더 흥미롭고 사회적 상호작용에 접근성을 더 높게 하여 의식의 명료성을 강화하고 적절한 사회적 행동을 증가시키고자 하는 것이다. 환경 요법에서, 환경의 변화는 활동 중에 활력을 주는 단순한 조절에서부터 가구를 재배치하거나 그림이나 식물 또는 다른 장식물을 더 가져다 놓거나, 애완동물을 소개하거나, 대화 상대자를 제공하는 복잡한 변화까지 다양하다.

환경 요법이 사회적으로 적절한 행동의 빈도를 증가시킬 수 있다는 것을 보여 주는 몇 가지 통제된 연구가 있다(Blackman, Hoover, & Pinkston, 1976; Quatrocchi-Tubin & Jason, 1980). 그러나 Cartensen과 Erickson(1986)은 환경 요법이 적절한 행동(예: 조용히 앉아 있기, 말하기, 듣기, 만지기)의 빈도를 높인다고 할지라도, 이는 부적절한 행동(예: 기괴한 난센스 발화, 언어 폭력과 위협, 신체적 폭력)의 빈도 또한 높일 수 있다고 보고하였다. 바람직한 행동을 강화하고 바람직하지 않은 행동을 최소화하는 것을 확고히 할 수 있도록 환경 요법과 행동 관리를 함께 결합할 필요가 있다.

기능성 보존 중재. 이름에서 알 수 있듯이, 기능성 보존 중재(functional maintenance intervention)는 치매 환자의 기능의 퇴화를 늦추거나 방지하고자 고안된 것이다. 기능성 보존 프로그램은 장기요양시설에서 일반적으로 이루어지는데, 그곳에서 숙련된 재활 서비스가 치매 환자를 포함한 환자들에게 제공되는 방법을 명시하고 있다. 기능성 보존 프로그램은 임상가가 구성과 모니터를 하고 직원과 보호자에 의해 수행되는 단기 중재 프로그램이다. 기능성 보존 프로그램은 개별화된 치료 프로그램으로, (1) 개인의 현재 능력과 필요를 평가하고, (2) 기능을 최대로 유지하기 위한 중재 프로그램을 고안하고, (3) 프로그램을 수행하도록 직원과 보호자를 훈련할 것이 요구된다. 임상가는 프로그램의 효과를 평가하고 환자의 필요가 변화하는 것에 맞춰 정기적으로 프로그램을 수정할 수도 있다. 보통 언어치료 전문가가 기초적인 필요에 대한 의사소통과 직원이나 타인과의 상호작용을 할 수 있는 환자의 능력을 보존시키기 위한 프로그램을 고안하고 실행한다. 의료보험과 의료보호를 감독하는 미국보건의료재정부(Healthcare Financing Administration, HCFA)는 기능성 보존 프로그램은 반드시 환자의 기능적 상태에서 퇴행과 관련되어야 하며, 치료는 재활에서 얻은 것을 유지하기 위한 것이어야 하고, 치료의 결과로 개선에 대한 합리적인 전망이 있어야 할 것을 요구한다. 만일 이러한 조건에 부합하지 못하면, HCFA는 지급을 거부할 것이다.

몬테소리 치료. 몬테소리 치료(Montessori-Based Intervention)는 Maria Montessori의 철학과 교육 방법에 기초하고 있다. 치매 환자를 위한 몬테소리 방법은 신체적 · 인지적 · 사회적 능력을 유지하고 강화하기 위해 고안된 것이다. 지속 주의력(sustained attention)을 강화하고 적응 행동을 촉진하며 사회적으로 적절한 행동을 격려하도록 고안된 활동을 통해서 치매 환자를 안내함으로써 치매 환자의 보존되어 있는 절차[내현(implicit)]기억 능력을 이용하도록 활동이 구성된다. 환자는 철자를 모아 단어와 문장을 구성하고, 특정 규칙에 따라 그림이나 사물을 분류하고, 색깔 조각으로 디자인을 만들고, 이야기를 읽고 그에 관련된 질문에 답하는 등의 활동을 할 수 있다. 제한적이고 주로 일화적인 증거들이지만, 몬테소리 치료가 치매 환자들이 일상생활 활동에 참여하는 것을 촉진하는 데 효과적이라는 제안이 있다(Camp, Judge, Bye와 동료들, 1997; Gorzell, Kaiser & Camp, 2003; Orsulic-Jeras, Judge, & Camp, 2000). 하지만 아직 그 효과에 대한 통제된 대규모의 연구가 나오지 않았다.

가상현실 치료. 가상현실 치료(simulated presence therapy)는 특허를 받고 상품화된 프로그램으로, 치매 환자의 가족이나 잘 아는 사람이 치매 환자의 삶에서 긍정적인 사건을 녹음한 오디오테이프를 만든다. 치매 환자는 녹음기를 허리에 차고 계속 재생되는 테이프를 헤드폰을 통해서 듣는다. 가상현실 치료에 대한 몇몇의 연구가 출판되었다(Camberg, Woods, Ooi와 동료들, 1999; Miller, Vermeersch, Bohan과 동료들, 2001; Peak & Chestone, 2002; Woods & Ashley, 1995).

Wood와 Ashley(1995)는 가상현실 치료는 흥분 행동을 감소시키고 사회적 상호작용을 증가시키지만, 공격적인 행동에는 영향을 미치지 않는다고 결론지었다. Peak과 Cheston (2002)은 3명의 참가자에게서 불안이 감소하고 사회적 상호작용이 증가하였지만, 네 번째 참가자는 행복감에서 악화를 보였다고 보고하였다. Camberg 등(1999)은 가상현실 치료를 받은 54명의 치매 환자 그룹에서 동요가 유의미하게 감소하였다고 보고하였다.

가상현실 치료의 검토에서, Bayles 등(2006)은 중기에서 말기의 치매 환자의 동요되고 고립된 행동에 긍정적인 효과가 있다고 결론을 내리면서, 가상현실 치료는 의사소통 기술을 보유하고 있는 환자에게 가장 효과적인 것 같다고 평가하였다. Livingston 등(2005)은 가상현실 치료의 이익에 대해 덜 긍정적이다. 가상현실 치료에 대해 출판된 연구들을 검토한 후 그들은 D라는 평점을 주었는데, 이는 외부의 비평적 평가가 없는 전문가 의견 또는 통제된 임상연구의 결과라기보다 생리학적 · 평가적 연구 또는 일반적 원칙에 기초한 것이라고 말한다.

행동 관리. 환경 조정이 치매 환자의 지남력, 인지 상태, 의사소통과 사회적 참여의 전반적인 수준에 영향을 주고자 하는 반면, 행동 관리(behavioral management)는 바람직하지 않은 행동(예: 소리치기, 때리기, 배회하기)을 감소시키고, 바람직한 행동(예: 목욕하기, 손질하기, 활동에 참여하기)을 증가시키기 위한 특정 행동의 범주에 초점을 둔다. 행동 관리는 반응에 대한 결과에 크게 의존한다. 긍정적인 결과는 바람직한 행동의 경우에 나타날 것이고[정적 강화(positive reinforcement)], 부정적인 결과는 바람직하지 않은 행동의 경우 나타날 것이다[벌(punishment)]. 정적 강화는 보호자의 칭찬이나 관심과 같은 무형의 결과나, 단 음식이나 담배 또는 장신구 같은 것과 바꿀 수 있는 쿠폰을 사용할 수 있다. 벌은 특정 행동의 경우 긍정적인 결과를 제거하거나[부적 강화(negative reinforcement)라고 하는 것], 치매 환자를 고립시키거나 무시하는 타임아웃, 비난의 말, 몇 가지 부정적인 결과를 결합하여 부과할 수 있다.

간혹 바람직하지 않은 행동은 그것과 상반되는 행동에 대한 긍정적인 결과를 제공함으로써 조절되거나 제거될 수 있다. 예를 들어, 배회하는 치매 환자가 게임이나 그룹 활동에 참여하면 긍정적인 보상을 받는 것이다. 바람직하지 않은 행동과 상반되는 바람직한 행동에 정적 강화를 하면서, 바람직하지 않은 행동에 부적으로 강화하는 것은 정적 강화나 부적 강화를 단독으로 사용하는 것보다 행동에 강한 영향을 미치는 것 같다.

중기에서 말기 단계의 치매 환자를 위한 행동 관리의 효과를 확증하는 대규모의 잘 통제된 연구는 없으나, 몇 개의 소규모 연구와 단일 대상 연구 결과, 행동 관리 방법은 바람직하지 않은 특정 행동의 빈도를 감소시키고, 바람직한 행동의 빈도를 증가시키는 데 효과적이라고 한다(Allen-Burge, Stevens, & Burgio, 1999; Coyne & Hoskins, 1997; Heard & Watson, 1999; Hussian, 1988; Stokes, 1990; Vaccaro, 1988). 그러나 행동 관리 방법에 의해 달성된 행동 변화의 지속성은 잘 입증되어 있지 않다. 유지에 관한 논점, 즉 행동 관리에 의해 얻어진 행동 변화가 대응 사건이 중단됐을 때에도 지속될 것인지의 여부에 대한 연구는 거의 없다. 유지에 대한 논의는 중요한데, 왜냐하면 수정된 행동은 반응 수반성이 더 이상 작동하지 않을 때 치료 전 단계로 되돌아간다고 일부 논문에서 보고하였기 때문이다(Allen-Burge, Stevens & Burgio, 1999).

문헌에서는 행동 관리보다 환경 조정이 치매 환자의 행동에 더 강한 영향을 미치며 더 신뢰할 수 있다고 제안한다. 그러나 환경 조정에 관하여 쓴 저자들이 일반적으로 동의하듯이, 행동 관리와 마찬가지로 이 방법은 조정이 그 자리에서 이루어질 때에만 보통 효과가 있다는 것이다. 만일 환경 조정이 중단되면, 조정에 의해 영향을 받았던 행동은 대개 치료 전의 수준으로 되돌아간다. 현재, 치매의 말기 단계 환자의 행동 변화를 수정하고 유지하기 위한 가장 좋은 방법은 환경 조정과 행동 관리를 결합하여 제공하는 것 같다. 후속 연구를 통해 현존하는 행동 관리 방법의 효과와 효율성을 명확하게 밝히고, 치매 말기 단계 환자의 행동 변화를 유도하고 유지할 수 있는 새로운 방법이나 방법의 결합을 제안해야 할 필요성이 있다.

제11장에서 Ylvisaker 등(2001)은 외상뇌손상 환자를 위한 전통적인 결과 중심의 행동 관리의 효과에 대해 의문을 제기하였다. 그들은 외상뇌손상 환자는 수반성을 학습하기에 필요한 내적 표지가 축적되어 있지 않고, 충동성이 반응 수반성 훈련의 효과를 능가하며, 작업기억(working memory)의 장애로 선행 사건과 결과 간의 연결을 학습하기 어렵고, 행동 개시에 장애가 있어 결과 중심의 치료를 통해 배운 행동을 수행하지 못한다. Ylvisaker와 동료들의 설명은 중기에서 말기 단계의 치매 환자에게도 적용되는 것 같다. 결과 중심 행동 관리는 중기에서 말기의 치매 환자의 행동에 단기적인 효과가 있을 수 있으나 대응이 제거되면 효과가 사라지는 것 같으며, 환자가 치매의 말기 단계로 진행되면 단기적 효과도 사라질 수 있다.

치매 환자의 중재 효과

임상과 과학 문헌에는 치매 환자의 일상생활 활동을 유지하고 강화하기 위한 많은 치료법이 기술되어 있다. 대부분이 어떤 임상적 효용과 효과의 증거를 제시하고 있지만, 그 증거가 주로 일화나, 의견, 증례 보고 그리고 종종 설계와 실행의 결점이 있는 연구들이다. 일부 중재는 유의미한 긍정적 효과가 있는 것이 분명하지만, 어떤 중재가 긍정적인 효과가 있는지, 어떤 환자가 주어진 이득을 얻게 될지, 어떤 조건에서 중재가 효과적인지 알 수가 없다. 그러한 지식은 오직 잘 설계된 임상 연구를 통해서만 얻을 수 있는데, 이러한 연구는 치매 환자를 돕기 위한 중재의 정당성을 확립하기 위해 그리고 치매 환자와 그 가족, 보호자를 위해 더 효과적이고 효율성 있는 중재를 개발하기 위해 시급한 일이다.

생각해 볼 문제

문제 12-1

당신은 알츠하이머 치매의 초기 단계로 의심되는 환자의 부인과 첫 번째 면담을 준비하고 있다. 면담 동안 당신은 10가지 질문을 할 수 있다고 하자. 당신이 물어볼 질문의 목록을 제시하고, 각각의 질문을 하는 이유를 말해 보라.

문제 12-2

다음은 정신 상태(mental status)의 선별검사에서 볼 수 있는 항목들이다. 중기 단계의 알츠하이머 치매 환자에게 난이도가 더 높다고 생각되는 순서로 이를 나열해 보라. 당신이 항목들을 나열한 근거를 짧게 설명해 보라.

- 20에서 1까지 거꾸로 세어 보세요.
- 연세가 어떻게 되세요?
- "시작이 반이다"라는 말은 무슨 뜻입니까?
- 성함(이름)이 어떻게 되세요?
- 지금 대통령 이름이 무엇입니까?
- 천장을 가리킨 다음 바닥을 가리키고, 그런 다음 세 번 윙크하세요.
- 오늘이 무슨 요일이지요?
- 우리나라 초대 대통령은 누구입니까?
- 전화번호를 말씀해 주세요.
- 똑같이 따라말해 보세요. "장바구니에 있는 것을 냉장고 안에 넣어 주세요."
- 요일 이름을 순서대로 말해 주세요. 일요일부터 시작하세요.
- 당신 삼촌의 딸은 당신하고 어떤 관계가 되죠?

문제 12-3

다음은 BDAE의 쿠키도둑 그림(그림 5-19 참조)을 보고 환자가 설명한 내용이다. 환자의 진단명은 다음과 같다.

- 브로카 실어증
- 베르니케 실어증
- 전도 실어증
- 우뇌손상 증후군
- 알츠하이머 치매

위의 진단명에 맞는 발화 내용을 찾아 짝지어 보라. (일부 발화는 하나 이상의 진단명에 해당할 수 있다.)

- 엄마는 마시고 있어요…아니…엄마는 컵과 접시들을 닦고 있어요…그릇이나.
- 만일 당신이 여기서 무슨 일이 일어나고 있는지 모른다면, 내가 당신에게 말을 해 줄 필요가 없죠.
- 올…둘…무…물…물이 바닥에 흘러내리고 있어요.
- 커튼이 달린 창문이 있고 한 여자가 내다보고 있어요.
- 나는 이게 뭔지 말을 할 수가 없어요. 내 눈이 예전 같지가 않아요.
- 쿠키 그리고…그리고…훔치다…아이들…그리고 엄마…그리고…그리고…접시와 물…그리고 바닥…
- 그 숭벽에서 거기서 벌어지고 있는 중대한 비스케로룸이 있어요.
- …그리고 그…이걸 뭐라고 하지…떨어지는 거…마개라든가…소화전이나…그게 씻어 내리고…아니면 바닥에 돌진하는….

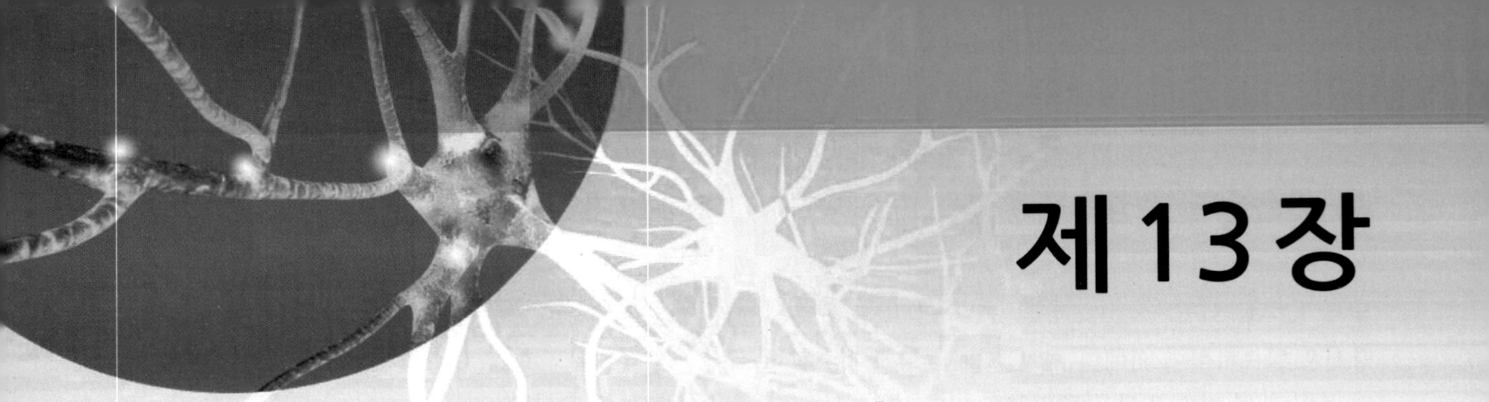

제13장

말운동장애

> 만약 내가 가진 것을 하나만 제외하고 모두 빼앗긴다면, 나는 의사소통의 능력을 남기겠다고 할 것이다. 그 이유는 의사소통능력을 통해 곧 나머지 것들을 모두 다시 찾게 될 것이기 때문이다(Daniel Webster).

'말운동장애'란 신경체계에 발생한 병리적 상태로 인하여 말운동의 계획(planning), 조직(organization), 통제(control), 실행(execution)의 문제와 같은 다양한 말장애를 통칭하는 용어이다. 말운동장애에는 말실행증과 마비말장애가 포함되는데, 말실행증은 말운동을 계획하고 조직하는 능력이 손상된 것이고, 마비말장애는 말운동을 통제하고 실행하는 능력이 손상된 것이다.

말실행증

'말실행증(apraxia of speech)'이라는 용어는 구강 실행증(oral apraxia) 증후군의 일부로 1800년대 말에서 1900년대 초에 처음으로 문헌에 소개되었다. 20세기 초반에 학자들은 구어 운동에서 나타나는 실행증과 비구어 운동에서 나타나는 실행증을 구별하기 시작하였다.

구어적 문제에 대해서는 '실행증 마비말장애(apraxic dysarthria)', '말초운동 실어증(peripheral motor aphasia)', '조음 마비말장애(articulatory dysarthria)', '음성표현 실행증(apraxia of vocal expression)'이라는 용어들이, 비구어적 문제에 대해서는 '구강안면 실행증(buccofacial apraxia)', '안면실행증(facial apraxia)', '구강 비구어 실행증(oral nonverbal apraxia)' 등의 용어가 사용되었다. Darley(1969)가 구어적 문제에 대해 '말실행증'이라는 용어를 정착시켰고, 이후 언어치료 전문가나 관련 전문가들은 Darley와 동료들(1975)이 다음과 같이 기술한 조음장애의 집합으로 이 용어를 사용하고 있다.

> 말실행증은 마비말장애(말산출 근육에 대한 신경전달의 손상으로 인하여 발생한 말장애)나 실어증(말이나 글로 의사소통하는 데 사용되는 신호체계를 부호화하고 해독하는 뇌 기제의 손상으로 인해 발생한 언어장애)과 구별되는 독특한 말운동장애이다. 말실행증은 말운동을 위한 프로그래밍의 장애인데, 일차적으로는 조음 오류로 발현되고 이차적으로는 이를 보완하려는 운율의 변화로 발현된다. 말실행증 환자는 음소를 산출하는 데 필요한 구강 위치를 형성하고, 단어를 산출하기 위해 이러한 위치들을 순차적으로 배열하는 데 효율성이 저하된다. 이 장애는 실어증과 자주 동반되지만 단독으로 발생하기도 하며, 구강 비구어 실행증이 동반되기도 한다(p. 267).

신경병리

말실행증은 거의 항상 언어 우세반구—보통 전두엽 후방(브로카영역이나 그 주변 또는 그 아래), 때로 두정엽, 가끔은 전두엽과 두정엽 모두—의 병리적 상태를 의미한다. 성인 말실행증의 가장 흔한 원인은 뇌졸중이지만 퇴행성 신경계 질환(예: 다발경화증), 외상뇌손상 또는 뇌종양으로 인해 나타나기도 한다(그림 13-1).

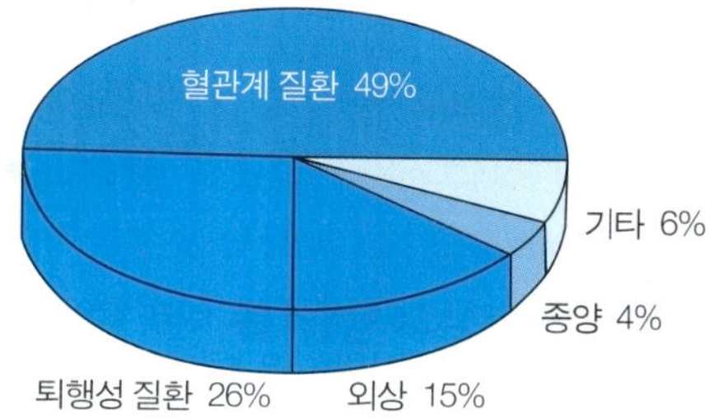

그림 13-1 주요 진단명이 말실행증인 Mayo Clinic 환자 155명의 말실행증 원인

출처: Duffy JR: *Motor speech disorders: substrates, differential diagnosis, and management*, St Louis, 1995, Mosby.

관련 사실

말실행증을 가진 대부분의 환자는 반신불완전마비, 반신마비, 경직형, 과대반사 그리고 손상된 뇌 반대쪽의(오른손잡이인 경우 오른편) 체감각 결함을 보인다. 대부분의 말실행증 환자는 구강안면 실행증을 보이지만 각각이 독립적으로 발생하기도 한다. 어떤 말실행증 환자는 사지 실행증을 동반한다(구강안면 실행증, 사지 실행증의 특징과 그 신경생리학적 기제에 대해서는 제8장에 소개되어 있다).

말실행증은 보통 비유창성(브로카) 실어증과 동반하여 발생한다. 사실, 브로카 실어증 환자의 말산출에 대한 기술은 흔히 말실행증에 대한 기술과 비슷하다(Benson, 1979: Goodglass & Kaplan, 1983; Wertz, 1984).

Goodglass(1993)는 말실행증에 대해 다음과 같이 언급하였다.

> 말산출은 매우 힘겹고, 보통 한 번에 1~3개 단어 정도를 힘들여 조음하는 정도이다. 산출하려는 메시지의 단어들이 얼마나 친숙한가에 따라 조음의 질이 다르다. 즉, 보통 이런 환자들은 많이 사용하는 일부 단어는 완벽하게 정상적으로 조음할 수 있다. 환자가 대화에서 사용하는 정형화된 문구들(예: "그건 말 못 하겠어요.")은 수월하게 발음하지만, 어렵고 흔하지 않은 단어를 말하려고 하면 발음이 왜곡된다(pp. 202-203).

말실행증과 브로카 실어증이 동반되면, Benson(1979)이 보고한 것처럼 환자의 말은 실문법적(agrammatic)이고 전보식이다. 브로카 실어증과 말실행증을 가진 대부분의 환자는 단어 인출의 문제와 경미한 정도에서 중등도에 이르는 이해 결함을 보이는데, 이는 말실행증만 있을 경우에는 나타나지 않는 특성이다.

때때로 (드물기는 하지만) 말실행증은 실어증이나 다른 의사소통 손상 없이 발생할 수 있다. Duffy(2005)에 의하면 말실행증으로 진단된 전체 48명의 환자 중 말실행증만 단독으로 보이는 환자는 8%에 지나지 않았고, 나머지는 다른 의사소통장애를 동반하였다. 말실행증 환자는 보통 실어증을 동반한다. Duffy(2005)는 주된 진단명이 말실행증인 환자 155명 중 72%가 실어증을 동반하였다고 보고하였다. 이 표집에는 주된 진단명이 실어증이고 2차 진단명이 말실행증인 환자는 포함되지 않았기 때문에, 이것이 주된 진단명이 말실행증인 환자의 나머지 28%가 실어증이 없다는 것을 의미하지는 않는다. 만약 2차 진단명이 말실행증인 환자까지 표집에 포함한다면 말실행증과 실어증을 모두 보이는 환자의 비율은 78% 이상, 아마도 90%에 가까울 것이다.

마비말장애 또한 말실행증에 동반되는 경우가 빈번하다. Duffy(2005)에 의하면 말실행증이 주된 진단명인 Mayo Clinic 환자 155명 중 29%가 마비말장애를 동반하였는데, 이 경우 대부분이 일측 상부운동신경성이나 경직형 마비말장애였다. 마찬가지로 여기에도 마비말장애가 주된 진단명이고 말실행증이 2차 진단명인 환자들은 포함되지 않았다. 따라서 평균적으로 말실행증 환자 10명 중 3명 이상이 마비말장애를 동반한다고 추정할 수 있다. 단, 3명보다 얼마나 많은지는 현재로선 알 수 없다.

말 특성

> 말실행증 환자는 목표하는 조음 자세(articulatory posture)를 더듬거리면서 찾는(groping) 시행착오로 인해 느리고 힘겹게 말을 산출한다. 이와 더불어 변동이 매우 심한 조음 오류의 특징도 보인다. 목표에서 벗어난 말산출은 보통 조음 오류로 나타나는데, 대치(많은 오류가 목표 음소와 관련되지 않음), 첨가, 반복, 연장이 관찰된다. 왜곡이나 생략과 같은 단순화 오류는 많이 나타나지 않는다. 단어의 첫 자음에서 오류를 가장 많이 보이는데, 근육 조절이 복잡한 음소나 자음군에서 특히 자주 나타난다. 단어의 길이가 길거나 문장 안에서 그 단어의 언어학적 또는 심리학적 '무게'가 증가하면, 오류는 더욱 심해진다. 이러한 조음 오류는 청각적, 시각적, 지시방법 등의 변인에 영향을 받지 않는다. 오류가 전혀 없는 매우 유창한 말을 드문드문 보이는 경우도 있는데, 이는 자동적이고 반사적인 말산출의 효율성과 의도적이고 수의적인 말산출의 비효율성 간 차이를 극명하게 보여 주는 것이다(p. 267).
> (Darley FL, Aronson AE, Brown JR: Motor speech disorders, Philadelphia, 1985, Saunders.)

McNeil 등(1997)은 말실행증의 두 가지 보편적인 음소 산출의 특징을 다음과 같이 기술하였다.

- 자음과 모음이 길어지고, 음소, 음절, 단어들 사이의 시간 간격이 길어진다(이러한 특징은 주로 소리의 대치, 강세 오류 그리고 다른 비정상적인 운율로 지각된다).
- 발화 내에서 오류가 발생하는 위치와 그 유형은 어느 정도 일관적이다.

Darley 등과 달리, McNeil 등은 말실행증의 특성에 대해 기술할 때 대치, 첨가, 반복, 생략을 포함하지 않았다.

말실행증(때때로 **구어 실행증**이라 불림)은 다른 형태의 관념운동 실행증(ideomotor apraxia)과 여러 측면에서 유사하다. 말실행증은 말 근육의 약화, 마비, 감각 손상으로 인해 발생하는 것이 아니다. 계획되지 않고, 자동적인 말은 검사자가 시켜서 하는 말보다 덜 어설프고, 덜 힘겹게 산출한다. 자연적인 맥락에서 유도된 말은 인위적인 상황(예: 전형적인 말산출 검사)에서 유도된 말보다 덜 힘들고 거의 정상에 가깝다.

말실행증은 유사한 다른 신경학적 의사소통장애들(특히, 마비말장애와 실어증)과 여러 특징에서 구별된다. 가장 중요한 변별 특징은 조음 오류 양상과 오류의 일관성이다.

조음 오류 양상. 말실행증 환자의 조음 오류 양상의 특징에 대해서는 Darley 등(1975)과 Wertz 등(1984)이 기술한 바 있다. 이 오류 양상은 조음적 혹은 언어적 변인과 오류 발생 확률 사이의 관계를 밝히고 있다. Wertz 등은 다음과 같은 오류 양상을 기술하였다.

- 대치 오류가 왜곡, 생략이나 첨가 오류보다 더 빈

번하다. 그러나 Kearns와 Simmons(1988)는 청자가 대치로 지각하는 것이 실제로는 극심한 음소 왜곡 오류일 수 있다고 지적하였다.

- 쉽게 조음할 수 있는 소리를 더 어려운 소리로 바꾸는 대치 오류가 많다.
- 대부분의 오류는 발성, 조음 방법, 공명 오류보다 조음 위치의 오류이다.
- 대부분의 오류는 목표 음소와 비슷하다.
- 단일 음소보다 자음군에서 오류가 더 많이 나타난다.
- 구강의 전방에서 발음되는 소리가 후방에서 발음되는 소리보다 더 정확할 가능성이 크다.

Wertz 등(1984)은 말실행증 환자의 특성을 다음과 같이 보고하였다. 그러나 이것은 집단적 특성일 뿐 말실행증 환자 개개인에서 항상 나타나는 것은 아니다.

- 무성음을 유성음으로 대치하는 경우가 유성음을 무성음으로 대치하는 경우보다 더 흔하다.
- 예기 오류(anticipatory errors: toothbrush를 thouthbrush로 바꾸는 것처럼 단어나 구절 내의 원래 위치에 도달하기 전에 그 소리를 산출하는 것)가 보속 오류(perseverative errors: manila를 manina로 바꾸는 것처럼 단어나 구절 내에서 소리를 부적절하게 반복하는 것)나 치환 오류(metathetic errors: television을 tevelision으로 바꾸는 것처럼 인접한 소리를 뒤바꾸는 것)보다 더 흔하다.
- 자음 오류가 모음 오류보다 더 흔하다.

오류의 일관성. Darley 등(1975), Wertz 등(1984), Kearns와 Simmons(1988)를 비롯한 여러 학자는 말실행증의 중요한 특성으로 조음의 비일관성을 언급하였다. 조음의 비일관성은 같은 음소를 어떤 때는 정확하게 또 어떤 때는 틀리게 발음하는 것이다. 보통 조음의 비일관성은 음소가 산출되는 맥락의 변화와 관련 있다. 한 음소가 어떤 음소 맥락에서는 정확하게 발음되고(예: Don Did the Dishes처럼 한 음소가 단어나 구절 내에서 반복되는 경우), 다른 맥락에서는 틀리게 발음된다(예: Don Bought a Car처럼 다른 음소들이 한 단어나 구절 내에서 산출되는 경우).

말실행증 환자의 조음 능력은 인위적 상황보다 자연스러운 상황에서 더 좋다. "다음에 봐요.(See you later.)"라는 문장을 언어치료 회기 중에 시킬 때보다, 실제 치료를 끝내고 나가면서 말할 때 더욱 정확히 발음될 가능성이 높다. 이러한 현상과 관련된 것이 Darley 등(1975)이 언급한 '드문드문 나타나는 오류 없는 유창한 말(islands of fluent, error free-speech)'인데, 이는 환자가 힘겹게 말하는 중 때때로 어떤 단어나 구절, 문장이 유창하게 나타나는 경우이다. 전체적으로는 비유창하게 말을 하지만 드문드문 유창하게 말하는 순간이 있는 것은 말실행증과 마비말장애를 구별하는 데에 유용하다. 마비말장애 환자에서는 이와 같이 간혹 발음이 정확해지는 순간은 거의 관찰되지 않는다(단, 예외적으로 소뇌 실조증으로 인한 마비말장애 또는 추체외로 손상에 의한 일부 마비말장애의 경우, 말산출 문제를 보이다가 거의 정상적으로 말하는 순간이 간헐적으로 나타나기도 한다).

후방 말실행증

두정엽 앞쪽 또는 두정-측두엽의 앞쪽 손상으로 인한 후방 말실행증(posterior apraxia of speech) 증후군이 몇몇 학자에 의해 기술되었다(Buckingham, 1979; Deutsch, 1984; Square, Darley, & Sommers, 1982 등). 이런 증후군을 가진 환자는 전두엽 손상에 따른 말실어증 환자와 달리 반대편 근육의 약화나 마비가 거의 없는 대신, 반대편 체감각기능의 손상을 보이는 경우가 많다.

후방 말실행증 환자의 말 특성은 전두엽 손상 환자가 보이는 말실행증과 여러 측면에서 다르다. 후방 말실행증 환자는 전두엽 손상으로 인한 말실행증 환자에 비해 대치가 더 많고 왜곡이 더 적다(Square et al., 1982). 후방 말실행증 환자는 전두엽 손상 말실행증 환자에 비해 소리나 음절을 뒤바꾸는 오류(예: television을 tevelision으로 바꿈)를 더 많이 보인다(Deutsch, 1984). 그리고 후방 말실행증 환자는 전두엽 손상 말실행증 환자에 비해 보통 덜 애쓰는 듯하고, 더 유창하고, 거의 정상에 가까운 운율로 말할 수 있다.

후방 말실행증이 실행증의 증후군이 아니라 전도 실

어증(conduction aphasia) 증상의 복합체라고 일부 학자들이 주장하면서, 후방 말실행증 개념에 대한 논란이 일어났다(Buckingham, 1992; Canter, 1973). 이들에 따르면 오류를 보이지만 애쓰지 않고 정상 운율로 말하는 이러한 환자들은 후방 말실행증보다 전도 실어증으로, 이들의 말산출 오류는 실행증보다 음소 착어(literal paraphasia)로 기술하는 것이 정확하다는 것이다. 어떤 명칭을 사용하든 간에, 언어 우세반구의 전두엽 후방에 손상을 입은 환자와 두정엽 전방이나 측두엽에 손상을 입은 환자의 말산출 간에는 뚜렷한 차이가 있는 것으로 보인다(McNeil et al., 1997).

- 전두엽 손상 환자는 상당히 힘겹고 느리게 말하고, 자음과 모음의 왜곡이 뚜렷하고, 정상 흐름으로 말하는 경우가 드물다. 두정-측두엽 손상 환자는 힘들이지 않고 유창하게 말하고 보통 정상적인 흐름으로 말한다.
- 전두엽 손상 환자는 지속적으로 운율장애를 보인다. 즉, 단어 사이의 간격이 연장되고 모음이 연장되고 조음을 위한 운동 시간이 연장된다. 두정-측두엽 손상 환자의 운율 특징은 변동이 심하지만 보통 정상 범주에 든다.
- 전두엽 손상 환자는 매 시행마다 단어 내 같은 위치에서 같은 유형의 오류를 일관되게 산출하는 경향이 있지만, 두정-측두엽 손상 환자는 매 시행마다 다른 위치에서 다른 유형의 오류를 보이는 경향이 있다.
- 전두엽 손상 환자는 반복해서 시도하더라도 정확한 발음으로 나아지지 않지만, 두정-측두엽 손상 환자는 반복해서 시도하면 정확한 발음과 유사하게 나아지는 경향이 있다.

어떤 것이 말실행증 상태이고 어떤 것이 전도 실어증 상태인지에 대한 논란은 합의에 이르지 못하였다. 하지만 말실행증 치료에 관한 거의 모든 문헌은 전두엽이나 전두-두정엽 손상 환자에 관한 것이다. 따라서 독자들은 '말실행증'이라는 진단명은 이 한정된 집단에만 해당한다고 생각하면 될 것이다.

말실행증 검사

말실행증 검사는 전형적으로 다음의 사항들을 포함한다.

- 개별 또는 연속적인 비구어 구강 운동 산출. (이것은 구강안면 실행증에 대해 민감한 검사이다.)
- 개별 또는 연속적인 말산출
- 음운 복잡성이 점점 높아지는 단어 산출
- 음운적으로 복잡한 구나 문장산출

사지 실행증 검사는 보통 구강안면 실행증과 말실행증 검사를 보완한다. 사지 실행증 검사에서는 헤어질 때 손 흔들기나 동전 튕기기와 같이 손이나 팔의 연속 동작들을 실시하는 것이 전형적이다. 제8장에서 언급되었듯이 사지 실행증은 팔보다 손에서 나타날 때 더 심하다. 따라서 손목과 손가락 움직임을 요구하는 검사항목(예: 동전 튕기기, 시계 태엽 감기)이 어깨나 팔 동작을 요구하는 검사 항목(예: 거수 경례하기, 차를 얻어 타기 위해 엄지손가락 들기)보다 사지 실행증에 더 민감하다. 많은 환자가 한쪽에 마비가 있기 때문에, 사지 실행증 검사는 한 손이나 한 팔로 수행할 수 있는 검사 항목들로 구성되어야 한다.

글상자 13-1은 구강안면 실행증, 말실행증, 사지 실행증을 판별하는 과제의 목록이다.

중재

> 가능한 적은 단어로 적절하게 그러나 항상 솔직하게 말하라. 말은 과시하려고 하는 것이 아니라 남들이 내 말을 알아듣게 하기 위해 하는 것이다(William Penn).

Rosenbek과 Wertz(1972)은 말실행증 환자의 치료를 위해서는 다음의 사항에 유의하여야 한다고 언급하였다.

- 조음장애에 초점을 맞추어야 한다. 따라서 실어증 환자에게 적용하는 언어자극 치료나 청각 및 시각 처리 치료와는 달라야 한다.
- 정확한 조음점과 조음 동작의 순서를 재학습하는

글상자 13-1 말실행증과 관련된 문제들을 판별하기 위한 선별검사

비구어 구강 운동*
- 기침해 보세요.
- 혀를 내밀어 보세요.
- 볼을 부풀려 보세요.
- 입술을 오므려 보세요.
- 미소를 지어 보세요.
- 혀를 차 보세요.

비구어 구강 운동 연쇄*
- 혀로 위아래 입술을 핥아 보세요.
- 촛불을 어떻게 끄는지 보여 주세요.
- 입술을 오므린 다음에 미소 지어 보세요.
  - 1회
  - 3회 연속 반복
- 혀를 차 보시고, 입술을 오므린 후, 미소 지어 보세요.
  - 1회
  - 3회 연속 반복

음절 반복
- 되도록 오랫동안 빠르게 '퍼퍼퍼퍼'라고 반복하세요.
- 되도록 오랫동안 빠르게 '터터터터'라고 반복하세요
- 되도록 오랫동안 빠르게 '커커커커'라고 반복하세요.
- 되도록 오랫동안 빠르게 '퍼터커 퍼터커'라고 반복하세요.

단어 반복
- 따라말하세요. bob dad pop kick gag lap mat rap
- 따라말하세요. gingerbread snowman artillery impossibility
- 3회 반복해서 말하세요. gingerbread artillery impossibility

구절 반복
- 따라말하세요. Please put the groceries in the refrigerator.
- 따라말하세요. The shipwreck washed up on the shore.
- 따라말하세요. Nelson Rockefeller drives a Lincoln Continental.

사지 움직임
- 어떻게 머리를 빗는지 보여 주세요.
- 어떻게 손을 흔들어 인사하는지 보여 주세요.
- 어떻게 피아노를 치는지 보여 주세요.
- 어떻게 시계의 태엽을 감는지 보여 주세요.
- 어떻게 동전을 던지는지 보여 주세요.

*필요하면 검사자가 시연해 보인다.

주: 다음 문헌들을 참고하시오. Dabul B: *The Apraxia Battery for Adults*, ed 2, Austin, 2000. Pro-Ed; Darley FL, Aronson AE, Brown JR: *Motor speech disorders*, Philadelphia, 1975, Saunders; Disimoni F: *The Comprehensive Apraxia Test*, Dalton, Penn, 1989, Praxis House; Duffy JR: *Motor speech disorders*, ed 2, St Louis, 2005, Elsevier/Mosby; and Wertz RT, LaPointe LL, Rosenbek JC: *Apraxia of speech in adults: the disorder and its management*, Orlando, Fla, 1984, Grune & Stratton.

데에 초점을 두어야 한다.

- 환자가 제한되게 자동적으로 말하는 것에서 적절하게 의도와 목적을 가지고 의사소통하는 것으로 나아가도록 하여야 한다.

임상 Tip. Rosenbek과 Wertz의 언급은 말실행증 치료에 대한 것이다. 이때 '실어증 환자에게 적절한 치료'가 실어증과 말실행증을 같이 보이는 환자에게 부적절하다는 것을 의미하는 것은 아니다.

대부분의 말실행증 환자는 개별 음소나 한 음절 단어는 거의 힘들이지 않고 정확하게 말할 수 있다. 그러나 다음절 발화나 음운적으로 복잡한 단어에는 어려움이 있다. 짧고 음운적으로 단순한 발화를 말할 때에는 부드럽고 힘들이지 않고 말하다가, 발화가 길고 음운적으로 복잡해지면 말이 느려지고 머뭇거리고, 조음 오류로 인해 알아듣기 어렵게 된다.

말실행증 환자의 문제는 그들이 듣지 못하거나 말소리를 변별하지 못해서 생기는 것이 아니다. 따라서 말실행증 환자는 청각변별 훈련을 받을 필요가 없다. 말실행증 환자에 대한 초기 연구에서는 이들이 구강감각과 구강 형태(oral form)의 변별에 결함이 있다고 보고하였다(Guilford & Hawk, 1968; Larimore, 1970; Rosenbek, 1973). 그러나 후속 연구들에서는 동일한 결과를 얻지 못하였다(Deutsch, 1981; Square & Weidner, 1976). 감각 결함이 말실행증과 종종 동반되기는 하지만 말실행증의 중증도와 강하게 관련이 있는 것 같지는 않다. 따라서 대부분의 말실행증 환자에게 구강감각 훈련은 의문의 여지가 많은 치료 방법이다.

중도 말실행증 환자

치료 시작 시 특성. 대부분의 중도 말실행증 환자는 수의적 발화가 거의 없다. 발병 후 첫 한두 달 동안은 틀에 박힌 동일한 구어 반응(stereotypic speech responses)을 반복적으로 하곤 한다. 중도의 실어증을 동반하지 않는 경우 이러한 구어 반응은 보통 발병 후 2개월 후에는 사라진다. 중도 말실행증 환자 대부분은 중도 구강안면 실행증과 사지 실행증을 동반한다. 또한 거의 대부분 반신불완전마비이거나 반신마비이고, 적어도 중등도의 실어증을 보인다.

치료 진전. 중도 말실행증 환자의 치료는 아주 기본적인 수준에서 시작한다. 많은 환자가 의도적으로는 발성조차 할 수 없다. 발성을 할 수 있는 환자도 대부분 모음을 산출하는 경우는 드물고, 자음-모음으로 구성된 음절을 산출하는 환자는 거의 없다. 치료 초기 단계에는 보통 수의적으로 발성하는 능력과 모음 또는 자음-모음으로 구성된 음절 중 발성 가능한 목록을 늘려 나가는 데에 중점을 둔다. 조음점 지시법(phonetic placement: 그림이나 모형 이용하기, 설명하기 또는 환자의 조음기관을 물리적으로 움직여 위치시키기), 조음 유도(phonetic derivation: 비구어 움직임이나 위치로부터 새로운 말소리를 유도함. 예를 들어 입술을 다물고 볼을 부풀게 한 뒤 발성하도록 해서 '버' 소리를 내게 함), 점진적 접근(progressive approximation: 환자가 낼 수 있는 말소리로부터 새로운 말소리를 유도함. 예를 들어 '마'에서 '바' 소리를 유도함) 등의 기법들이 치료 절차에 자주 사용된다.

음소 대조법(한 가지 음운 자질에서 차이가 나는 음절이나 단어의 연쇄, 예를 들어 pan-tan-fan-van을 연습시킴)은 환자의 말소리 목록을 늘리는 데에 도움이 된다. 중도 말실행증 환자는 대개 모방하는 것에 어려움을 보인다. 총체적 자극(integral stimulation)(예: "저를 보고 제가 하는 대로 해 보세요.")이 유용한 경우는 있지만, 모방 반복 훈련(imitation drill)이 적절한 경우는 없는 듯하다.

어떤 중도 말실행증 환자는 때때로 단어를 말하기도 하지만, 그 단어는 의사소통 기능이 거의 없고 의도적으로 말한 것도 아닌 경우가 있다. Helm과 Barresi (1980)는 이러한 단어들을 환자의 의도적 통제하에서 산출하도록 할 수 있다고 제안하였다. 즉, 불수의적 발화를 치료에 통합시키기 위해 불수의적 발화에 대한 수의적 통제(voluntary control of involuntary utterances, VCIU)라는 프로그램을 고안하였다. VCIU에서 임상가는 환자가 자발적으로 산출한 단어를 카드에 적은 후, 환자에게 그 카드를 보여 주면서 단어를 읽도록 한다. 환자가 올바르게 읽은 단어는 남기고 환자가 틀리게 읽은 단어는 버린다. 환자가 정확하게 읽은 단어의 목록이 만들어지면, 환자에게 그림을 보여 주거나 단서를 주면서(예: "아침의 반대가 뭐지요?") 그 단어들을 산출하도록 한다. 환자가 그림이나 단서에 반응하여 일관되게 단어를 산출할 수 있으면, 대화 상황에서 그 단어들을 사용할 수 있도록 한다.

중도 말실행증 환자가 의사소통할 수 있도록 의사소통 판(communication board)이나 의사소통 책(communication book)과 같은 대안적 의사소통 도구를 일시적으로 사용할 수 있다. 또한 몸짓을 사용하여 의사소통하는 것에 초점을 두어 훈련할 수도 있다. 환자를 돌보는 가족들을 교육하고 상담하는 것 또한 중도 말실행증 환자 치료의 핵심적인 부분이다.

치료 성과. 실어증을 동반하지 않고 경도에서 중등도 말실행증만을 보이기도 하지만, 앞에서 언급했듯이 말실행증은 대개 브로카 실어증을 동반한다. 말실행증과 실어증을 모두 보이는 환자의 치료 효과는 말실행증과 실어증의 중증도에 달려 있다. 환자의 장애가 심할수록(발병 후 3~4주 후를 기준으로 하여) 예후가 좋지 않다. 앞에서도 언급했듯이 환자가 수의적 발화를 거의 보이지 않고 상투적인 동일한 말을 반복하고 발병 후 한 달 이후에도 중도의 실어증을 보인다면, 집중적 치료를 받더라도 기능적으로 말하는 능력을 회복하지 못할 가능성이 크다.

발병 후 3개월 이후까지 중도의 말실행증을 보이는 환자 가운데 아주 적은 수만이 가장 기초적인 수준 이상의 기능적인 말을 하게 된다. 중도의 말실행증과 중도의 실어증을 동시에 가진 환자(보통 반신마비까지 동반함) 중 일부는 요양원에서 생활하게 된다. 이러한 경우 환자와 환자를 돌보는 사람 사이에 가장 기초적인 의사소통을 위한 방안을 마련하는 것이 중요하다.

중등도 말실행증 환자

치료 시작 시 특성. 중등도 말실행증을 보이는 환자들은 보통 발병 후 1~2개월 이후에는 수의적인 말을 어느 정도 산출할 수 있다. 발병 직후 반복하던 상투적인 동일한 발화는 회복이 진행되면서 사라진다. 중등도 말실행증 환자는 경도에서 중등도의 구강안면 실행증과 사지 실행증을 동반하는 경우가 많고, 거의 대부분 반신마비나 반신불완전마비를 보인다. 그리고 대개 경도에서 중등도의 실어증을 동반한다.

치료 진전. 중등도 실행증 환자는 어느 정도 수의적 구어를 산출할 수 있기 때문에, 치료는 보통 음절, 단어, 구 수준에서 시작한다. 중등도 말실행증 환자들은 대부분 치료에 적극적으로 참여한다. 회복하고자 하는 의욕이 강하기 때문에 자발적으로 연습을 하기도 한다. 언어치료 시간에 배운 것을 새로운 상황에서 일반화하기도 한다. 또한 환자들은 치료 목표를 세우고 치료 절차를 계획할 때 적극적으로 참여하고, 책임감 있게 독립적으로 연습하는 경우가 많다. 그렇기 때문에 단음절 산출에서 다음절 산출로 빠르게 진전을 보인다. 치료 활동은 속도, 휴지(pause), 억양 조절과 함께 연속적인 조음 운동을 의도적으로 통제하는 데에 중점을 둔다.

Wertz 등(1984)은 중등도 말실행증 환자에 대해 치료 초기에는 강세 대조 훈련(contrastive stress drill)을, 후기에는 소리 내어 읽기 훈련(oral reading)을 권장하였다. 강세 대조 훈련에서 임상가는 "빵을 구워요."와 같은 문장을 말한 후, 환자에게 "빵을 어떻게 하나요?" 또는 "무엇을 굽나요?"와 같은 질문을 한다. 환자는 각 질문에 답이 되는 단어에 강세를 주어 문장을 말해야 한다("빵을 구워요.").

많은 중등도 말실행증 환자가 성공적 의사소통을 위한 문제해결 방법을 배우게 된다. 즉, 환자는 말하기 어려운 단어나 상황을 예견하고, 의사소통에 실패하였을 때 이를 인지하고, 계획적이고 체계적인 방식으로 의사소통 실패에 대응하는 능력을 학습하게 된다.

치료 성과. 비록 말속도가 느리고, 실문법적인 경향이 있지만, 대부분의 중등도 실행증 환자들은 기능적으로 말하는 능력을 회복한다. 공식적인 치료가 종결된 후에도 몇 년 동안 지속적으로 천천히 말산출 능력이 향상되는 경우가 많다. 대부분 일차 의료기관에서 퇴원하여 집으로 돌아간다. 그리고 대부분 일상생활 활동에서 독립적으로 기능할 수 있다. 말하는 능력이 많이 필요하지 않은 직업을 가진 일부 환자의 경우 직장에 복귀하기도 하지만, 대부분은 그렇지 못하다.

경도 말실행증 환자

치료 시작 시 특성. 발병 후 약 한 달 이후 경도의 말실행증을 보이는 환자들은 대개 자발적 회복을 보이고 일상생활에서 기능적으로 말할 수 있을 정도의 능력에 이르게 된다. 경도 말실행증 환자 대부분이 경도 실어증을 보이지만, 실어증 증세가 별로 감지되지 않는 경우도 있다.

치료 진전. 경도 말실행증 환자에게는 조음 반복 훈련(articulatory drill), 의사소통을 위한 전략적 접근, 느린 말 특성과 조음 오류로 인한 의사소통 곤란에 대처하는 방법 등의 지도가 도움이 된다. 보통 치료는 반복 훈련과 구, 문장, 다문장 발화 형성 및 산출 연습을 결합하여 실시한다. 조음 민첩성 증가, 조음 정확도 개선과 정상에 가까운 운율과 속도를 강조하여 치료한다.

치료 성과. 경도 말실행증 환자들은 대부분 집으로 퇴원한다. 일부는 직장에 복귀하기도 한다. 거의 모든 환자들이 대부분의 일상생활에서 독립적으로 의사소통할 수 있지만, 힘들여 느리게 말하거나 목표 발음에서 벗어나는 경우도 여전히 볼 수 있다.

치료의 일반 원칙

McNeil 등(1997)은 말실행증 환자 치료를 위한 몇 가지 원칙들을 제안하였다.

- 집중적인 치료가 필요하다. 오랜 기간(여러 주, 여러 달, 여러 해 동안)에 걸쳐 집중적인 연습을 해야 한다.
- 새로 학습한 반응을 안정화하고 자동적으로 나오

게 하려면 많은 반복이 필요하다.

- 각 시행을 시작하기 전 조음 위치는 중립 위치(neutral position)로 돌아와야 한다. 새로운 일련의 시행을 시작하기 전에는 짧은 휴지 기간이 필요하다.
- 과제 난이도의 위계에 따라 치료는 체계적으로 진행되어야 한다(예: 비구어 구강 움직임에서 일음절, 연속 음절, 단어, 연속 단어 등으로 진행됨).
- 운율(리듬, 강세, 억양)에 대한 치료가 발음 치료와 병행되어야 한다.
- 치료를 통해 환자는 의사소통에 성공하는 경험을 가져야 한다. 완전한 의사소통이 아닌 성공적인 의사소통이 치료의 목표이다.

임상 Tip. McNeil 등이 제안한 말실행증 치료 원칙 중 일부는 다른 의사소통장애의 치료에도 동일하게 적용될 수 있는데, 그 점에 대해서는 이 책의 다른 부분에서도 거론되었다.

자극 조작과 반응 정확도

자동성. 중도 말실행증으로 인해 수의적으로는 거의 말을 산출하지 못하는 환자도 과잉학습된 말 연쇄(숫자, 알파벳, 요일)는 매우 쉽게 산출한다는 것은 흥미롭다. 과잉학습된 말 연쇄의 반복 훈련을 통해 구강 운동의 민첩성과 통제력을 증가시킴으로써, 덜 자동적인 단어나 구를 의도적으로 산출하기 위한 준비를 시킬 수 있다.

많은 말실행증 환자가 1부터 10까지 세는 것은 잘하지만, 10 이상의 다음절 숫자에서는 발음이 엉킨다. 20까지 세어 보라는 지시에 다음과 같이 반응하는 환자도 있다.

> One...two...three...four...five...six... seven...eight...nine...ten...neeleven...telve...thriteen...thirty-teen...forty-teen...five-tithy-teen...

가시성, 길이, 조음 복잡성. 가시적이고 운동이 간단한 조음 움직임은 말실행증 환자에게 가장 쉽다. 가시성(visibility)과 복잡성은 어느 정도 관련이 있는데, 가시성이 높은 발음은 가시성이 낮은 발음보다 운동이 간단한 경향이 있다. 짧으면서 조음이 복잡한 단어가 길고 조음이 복잡하지 않은 단어보다 더 어렵지만, 일반적으로 단어의 길이가 길어질수록 말실행증 환자가 조음 오류를 산출할 확률이 높아진다(Johns, 1985; Shankweiler, 1966). 그리고 연속된 조음 간 조음 위치가 멀수록 오류가 증가한다(Wertz, 1984).

속도. 말실행증 환자는 조음의 선택과 조음 연쇄 배열화(sequencing)의 장애로 인해 예전과 같이 정상 속도로 말하는 것이 불가능하다. 그러나 많은 환자가 자신의 능력 이상으로 발음을 빨리 하려고 노력한다. 이런 환자에게는 말을 천천히 하면 더 말을 잘할 수 있다고 믿도록 하는 것이 치료 초기의 중요한 목표이다. 여러 단어를 말하면서 발음을 제대로 못 하는 것보다, 몇 개의 단어를 잘 선택하여 신중하게 발음하는 것이 의사소통에 더 성공적이라는 사실을 환자가 이해하도록 도와야 한다. 빠르고 잘 통제되지 않는 말보다 느리고 잘 통제된 말을 하는 것이 덜 힘들다는 것을 보여 주는 것도 도움이 된다. 일상생활에서 느리고 통제된 말을 함으로써 의사소통에 성공하는 경험을 하게 하면, 환자는 보통 이를 믿게 된다. 대부분의 말실행증 환자는 느리고 면밀하게 통제되고 신중하게 자신의 말을 모니터링하는 말산출 방식을 최종적으로 택하게 된다. 환자를 이 단계에 도달하도록 하는 것은 치료 초기 임상가에게 주어진 중요한 책임이다.

지연. 많은 말실행증 환자는 조음 계획을 일정 시간 기억에서 유지하는 데에 어려움을 보인다. 반복적 조음 훈련 시 단어, 구, 문장을 따라말하게 하는 동안 이러한 현상이 명백하게 관찰되곤 한다. 임상가의 시범 후 바로 따라말하게 하면 수행을 잘하다가 10~30초 따라말하기를 지연시키면 어려움을 보인다. 임상가의 시범 후 환자가 따라말하기 전까지 기다리는 시간을 점진적으로 늘림으로써, 말산출을 위한 비축 용량(reserve capacity)을 늘리는 훈련을 할 수 있다.

문맥. 대부분의 말실행증 환자에게 단어나 구 내 말소리 위치는 정확한 산출 여부에 영향을 미칠 수 있다. 단어의 첫 소리가 이후에 오는 소리에 비해 더 정확하게 산출될 가능성이 높다는 연구 결과가 있다(Shankweiler & Harris, 1966; Trost & Canter, 1974). 그러나 다른 연구에서는 동일한 결과가 확인되지 못하였다(Dunlop & Marquardt, 1977; Johns & Darley, 1970; LaPointe & Johns, 1975).

뿐만 아니라 언어학적 문맥에 따라서도 단어 산출 능력이 영향을 받을 수 있다. 자주 사용되는 구절 안에서는 해당 단어를 산출하는 것이 어렵지 않다. 예를 들면 coffee라는 단어의 경우 그림을 보고 말하게 하는 것보다, "나 ___ 한 잔 마시고 싶은데(I want a cup of...)"라는 구절에 의해 유도되는 경우 발음이 더 쉽다. 상황적 맥락도 말실행증 환자의 말산출에 영향을 미친다. 대개 낯선 사람에게 말할 때보다 친구나 친척(그리고 임상가)에게 말할 때 더 잘한다. 전화 통화보다 직접 얼굴을 보고 말할 때 더 잘하고, 다른 사람들이 요청한 주제에 대해서 말할 때보다 자기가 이미 알고 있는 지식이나 의견, 바라는 바에 대해서 말할 때 더 잘한다.

단서. 말실행증 환자에게 주어지는 단서의 특성은 말 산출의 성공에 강한 영향을 미친다. 일반적으로 목표 반응에 대한 정보 단서를 많이 제공할수록 반응에 성공할 확률이 높아진다. Love와 Webb(1977)은 브로카 실어증과 말실행증을 보이는 환자들을 대상으로 세 가지 단서가 그림이름대기에 미치는 영향을 연구하였다. 목표단어가 빠져 있는 문장 문맥, 목표단어의 첫 음소, 목표단어에 해당하는 글자가 이에 해당하였다. 평균적으로 목표단어의 첫 음소를 제시한 경우가 목표단어를 이끌어 내는 데 가장 성공적이었다(60% 성공). 문장완성하기가 다음으로 효과적인 단서였고(34% 성공), 마지막으로 글자로 목표단어를 제시한 것이었다(28% 성공). 단서 조건에 따른 수행 차이는 문장완성하기와 글자로 제시한 목표단어 간을 제외하고 통계적으로 유의하였다.

Love와 Webb은 피험자 개인 각각이 모두 집단 평균과 같은 순서로 반응하였는지에 대해서는 보고하지 않았다. 모든 피험자의 반응이 집단 평균 반응과 같았을 가능성은 적다. 더욱이 Love와 Webb의 많은 피험자들은 실어증과 말실행증을 동시에 가지고 있었기 때문에, 단어 인출장애가 단어 산출 시도를 더욱 어렵게 만들었을 가능성도 있다(Love와 Webb도 이런 가능성을 암시한 바 있다). 그러나 Love와 Web의 결과는 말실행증 환자의 경우 단어를 인출하고 산출할 때 단서가 강력한 영향을 미칠 수 있다는 것을 보여 주었다. 또한 Love와 Webb의 연구 결과는 임상가가 환자에게 제시하는 단서의 위계를 정할 때 참고할 수 있는 기초 자료를 제공할 것이다.

Rosenbek 등(1973)은 말실행증 환자 치료를 위한 8단계 단서를 제안하였다. 단계가 올라갈수록 단서는 점점 덜 두드러지는 반면 환자 스스로 반응해야 하는 요구는 점점 증가한다.

1. 임상가와 환자가 목표 발화를 동시에 같이 산출한다.
2. 임상가가 목표 발화를 말한 다음, 임상가는 목표 발화를 입 모양으로만 보여 주고 동시에 환자는 그 발화를 산출한다.
3. 임상가가 목표 발화를 말하고 나서 환자가 그 발화를 따라말한다.
4. 임상가가 목표 발화를 말하고 나면, 환자는 그 발화를 연속해서 여러 번 따라말한다.
5. 환자는 인쇄된 카드를 보고 목표 발화를 소리 내어 읽는다.
6. 환자는 인쇄된 카드를 보고 목표 발화가 무엇인지 숙지한다. 카드를 치우고 나서 환자는 그 발화를 말한다.
7. 임상가는 목표 발화가 답이 될 만한 질문을 하고, 환자는 이에 대해 목표 발화로 대답한다.
8. 임상가와 환자는 사전에 연습한 발화들이 적절하게 사용될 수 있는 역할극 상황에서 상호작용한다. 환자는 역할극 상황에서 그 발화들을 적절하게 사용한다.

임상 Tip. 임상가는 몇 개 단계 또는 8단계 모두에서 지연 반응을 요구함으로써, Rosenbek 등이 제안한 8단계에 대해 부가적으로 단계를 더 증가시킬 수 있다.

Wambaugh 등(2004)은 말실행증 환자의 중재를 위해 특정 목표 말소리의 정확한 산출을 촉진하는 체계적인 치료법인 말소리 산출 치료(sound production treatment)를 제시하였다. 말소리 산출 치료는 임상가가 시범 보이기, 환자의 모방과 반복, 최소 대립쌍(예: 말/

날), 조음 위치에 대한 임상가의 단서와 피드백 제공으로 구성되어 있다. 소리 산출 치료는 다음과 같은 기본 6단계 순서를 적용한다.

1. 임상가가 제시한 모델링에 따라 환자는 목표 구나 단어를 산출한다.
2. 인쇄된 단서(목표 소리에 해당하는 글자)를 주면서 1단계를 반복한다.
3. 총체적 자극(integral stimulation)을 이용하여(예: "나를 보고 내가 하는 대로 따라 하세요.") 목표단어 산출을 최대 3회 시도한다.
4. 임상가가 제공하는 조음 위치 단서와 시범 보이기의 도움으로 환자는 목표단어를 산출한다.
5. 임상가가 제공하는 시범 보이기에 따라 환자는 목표 소리만을 개별적으로 산출한다.
6. 그다음 항목을 제시한다.

어떤 단계에서든 환자가 목표를 정확하게 산출하면, 임상가는 한 번 더 반복하여 산출하도록 지시한 후 다음 단계로 넘어간다. 환자 개인의 필요에 따라 그리고 다양한 복잡성을 가진 목표에 따라 이 순서는 수정될 수 있다.

Wambaugh(2004)와 Wambaugh 등(1998, 1999a, 1999b, 2004)은 말소리 산출 치료를 통해 긍정적인 효과를 보인 단일 대상 연구들을 보고하였다. 훈련받은 소리에서 훈련받지 않은 소리로의 일반화, 훈련받지 않은 맥락으로의 일반화(예: 단어에서 문장으로), 치료 종료 후 제한적이긴 하지만 치료 효과가 어느 정도 유지되는 것을 보고하였다. 말소리 산출 치료는 그 체계적인 특성으로 인하여 말실행증의 중재 효과를 증가시킬 수 있는 새로운 기법으로 판단되었다. 언제, 누구에게, 어느 정도 효과를 보일지는 추가적인 연구를 통해 입증되어야 할 것이다.

자극의 감각 양식. 말실행증 환자를 위한 대부분의 치료 프로그램은 체계적이지는 않더라도, 자극이 주어지는 감각 양식을 어느 정도 조정한다. 다감각 자극이 단일 감각 자극보다 도움이 된다는 것이 보편적으로 알려져 있음에도 불구하고, 이러한 주장을 뒷받침할 만한 실험적 증거는 부족하다. 또한 이 주장이 모든 말실행증에게 적용되는 것은 분명 아닐 것이다. 어떤 환자는 다감각 자극을 통해 주어지는 부가적 정보로부터 도움을 받기보다 혼란스러워할 수도 있다.

말실행증 치료에서 시각적 자극은 기본적으로 두 가지 절차로 구성된다. 가장 흔히 사용되는 것이 총체적 자극이다(예: "나를 보고 내가 하는 대로 따라 하세요"). 만약 총체적 자극이 시각정보의 입력을 향상시키지 못한다면, 거울보기(mirror work)를 추가적으로 사용할 수 있다. 이때 임상가와 환자는 나란히 앉아서 거울을 보면서 임상가의 모델을 환자가 따라 한다. 임상가는 입술이나 턱의 위치, 입술 오므리기 등과 같은 말산출의 시각적 측면에 대해 환자의 주의를 끈다. 때로는 거울 대신 환자 자신이 말하는 것을 녹화한 비디오테이프를 사용하기도 하는데, 이 경우에도 임상가와 환자의 시각적 모니터링 절차는 거울보기와 유사하다. 일부 말실행증 환자는 거울이나 비디오테이프로 시각 자극의 입력이 주어지면 수행력이 향상되기도 한다. 구강의 촉각이나 위치에 대한 감각이 손상된 환자의 경우, 거울이나 비디오테이프는 자신이 말하는 동안에 조음기관의 위치를 볼 수 있게 하기 때문에 도움이 된다. 그러나 또 다른 경우에는 자신이 말하는 것을 보게 되면 부가적 정보에 오히려 혼란스러워하여 수행이 더 저조해질 수도 있다.

말실행증 환자에게 말하는 동안 촉각이나 운동감각에 집중하도록 강조함으로써, 말의 정확도를 개선시킬 수도 있다(말산출 활동과 별개로 촉각 자극만을 제공함으로써 말산출이 향상된다는 의미는 아니다. 대개의 경우 말산출 없이 촉각 자극만 제공하면 도움이 되지 않는다). 손으로 환자의 턱, 혀, 입술을 만지고, 위치를 취하게 하고, 움직이게 함으로써, 운동감각 자극을 증진시킨다. 즉, 환자가 특정 말소리를 내기 위해 조음기관의 위치를 정하는 것에 도움이 되도록 임상가는 손 조작(manual manipulation)을 사용하는 것이다. 환자가 목표 말소리를 자발적으로 산출하는 데에 능숙해지면 임상가는 손 조작을 점진적으로 줄여 나간다. 손 조작은 환자가 총체적 자극이나 거울보기를 통해 의도한 수행을 산출하지 못할 때 사용되는 경우가 많다(그러나 거울보기와 손 조작을 동시에 사용하는 경우도 흔히 있다).

구강근육음소 재구성을 위한 촉진치료(prompts for restructuring oral muscular phonemic therapy, PROMPT)는 조음 훈련에서 운동감각과 촉각 피드백을 강조한 치료법이다(개발자들은 PROMPT라는 약어가 너무 마음에 들어서 전체 명칭이 통사적으로 어긋나는 것은 문제 시하지 않는 것 같다). PROMPT는 원래 말실행증 아동의 치료를 위해 제작된 방법(Chumpelik, 1984)을 성인 말실행증 환자에게 적용한 것이다(Square, Chumpelik, & Adams, 1985; Square, 1986). PROMPT에서는 환자의 얼굴, 목 등에 임상가의 손동작을 체계적으로 배치하여 조음 위치나 방법(예: 정지음 대 지속음)에 대한 단서를 주도록 한다. 단서는 근육긴장, 턱 위치, 입술 모양, 혀 위치, 호흡 흐름 등을 조절하도록 설계되어 있다. 짧고 음운적으로 단순한 것에서부터 길고 음운적으로 복잡한 것으로 점차적으로 복잡성을 증가시키면서 음절과 단어를 산출하도록 촉각 단서가 제시된다.

PROMPT에 능숙해지려면 집중적 훈련과 연습이 필요하기 때문에, 그동안 PROMPT가 말실행증이나 마비말장애 환자에게 널리 사용되지는 않았다. PROMPT는 운동감각과 촉각 피드백을 강조하고 과제를 구성요소별로 배열하기 때문에, 다른 중재로는 향상을 보이지 않고 지속적으로 중도의 말실행증을 보이는 환자에게 적절하다. 임상가는 PROMPT의 일부 항목을 활용하여 특정 환자의 중재를 설계할 수도 있다.

말실행증 치료의 청각(auditory modality) 자극과 관련한 문헌은 찾아보기 어렵다[Wertz 등(1984)을 제외하고]. 있다 하더라도 대부분의 치료 프로그램이 환자가 자신의 말을 스스로 모니터링하는 것에 관한 것이다. 대부분의 임상가는 말실행증 환자에게 스스로 무엇을 말하고 어떻게 말하는지 집중해서 들으라고 권장하는데, 그 이유는 귀로 듣는 부가적 정보가 입으로 말하는 수행을 향상시킬 것이라 믿기 때문이다. 일반적으로 임상가는 환자로 하여금 본인이 말한 각 발화가 적절한지(정확한지가 아니라)를 평가하도록 가르친다. 청각변별(auditory discrimination: 임상가가 말한 단어 사이의 음소 차이를 환자가 변별하도록 가르치는 것) 훈련에 시간을 쓰는 임상가는 거의 없지만, 환자가 산출한 것이 목표한 것과 얼마나 다른지를 모니터링하도록 훈련하는 데에는 시간을 할애한다. 일관되게 자주 나타나는 오류[예: 음절 전이(transposition), 조음 대치]를 알려 주면 대개 진전 속도는 빨라진다.

유의미성(meaningfulness). 일반적으로 의미가 있을수록 말실행증 환자는 더 쉽게 산출한다. 그렇기 때문에 대부분 임상가는 의미 있는 단어, 구, 문장을 이용하여 치료를 구성한다. 그러나 Dabul과 Bollier(1976)는 의미 있는 단어를 시도하기 전에 의미 없는 조음 연쇄를 산출하는 데에 집중함으로써, 환자가 본인의 의지로 말산출을 통제하는 것을 가르쳐야 한다고 권고하였다. 그러나 이러한 상반된 두 입장을 각각 지지하는 결정적 증거는 없다. 현재로선 가능한 빨리 의미 있는 단어 사용을 선호하는 임상가가 더 많은 것 같다. 만약 어떤 환자가 개별 말소리 산출에서 실제 단어의 말소리 연쇄 산출로 옮겨 가는 데에 어려움을 보인다면, 이와 같은 어려움을 극복하기 위해 Dabul과 Bollier의 전략을 고려해 볼 수 있을 것이다.

신경행동학적 재구조화 접근 치료

Rosenbek(1978)과 Rosenbek 등(1976)은 말실행증 환자의 말산출을 증진하기 위해, 체계 간 재구조화(intersystematic reorganization)와 체계 내 재구조화(intrasystematic reorganization)라는 두 가지 혁신적 절차를 소개하였다.

체계 간 재구조화. 체계 간 재구조화는 말실행증 환자의 말산출을 촉진하기 위해, 말산출 시 비구어 행동[두드리기(tapping), 제스처, 팬터마임]을 동반하는 것이다(예: 환자가 "물 마신다."라고 말하면서 컵을 들고 물을 마시는 행동을 팬터마임으로 할 수 있다). 체계 간 재구조화는 사전에 계획된 연속적 활동들로 진행된다(Rosenbek, 1978).

- 임상가와 환자는 단순하고 의미 있고 쉽게 알아볼 수 있는 제스처들의 목록을 작성한다.
- 임상가가 제스처와 함께 단어나 구를 산출하면, 환자는 각 제스처와 그에 연합된 단어나 구를 익힌다.
- 환자는 각 제스처를 모방하는 것을 배운다[Rosenbek 등(1976)은 이 단계에서 임상가의 피드백이 중요하다고 강조하였다. 왜냐하면 많은 말실행증 환자가 스스로의 제스처가 적절한지 판단하는 데에

어려움을 겪기 때문이다). 적절한 제스처를 위해 임상가가 환자의 손이나 팔을 조작해 줄 수도 있고 실제 사물을 활용할 수도 있다.

- 환자가 각 제스처를 어려움 없이 만들어 내면 제스처와 함께 단어나 구를 동시에 산출하는 것을 배운다.
- 환자가 제스처와 말을 치료실 안이나 밖에서 일관되고 적절하게 산출할 수 있으면 점차적으로 제스처는 덜 강조된다.

Rosenbek 등은 자가단서(self-cueing)와 오류에 대한 자기 수정(self-correction)을 위해 마지막 단계에서도 환자에게 제스처를 계속 사용하도록 권장한다.

Rosenbek 등에 따르면, 제스처를 배우지 못하는 경우, 제스처와 구어 반응을 짝짓는 것을 학습하지 못하는 경우 그리고 중도의 실어증 환자의 경우는 체계 간 재구조화 접근법에 적합한 대상이 아니다. 또한 Rosenbek 등에 따르면, 대부분의 중도 실어증 환자는 체계 간 재구조화와 다른 치료 프로그램 간 치료 효과에 거의 차이가 없다.

Wertz 등(1984)은 중등도 말실행증 환자를 위해 말산출과 두드리는(tapping) 제스처를 결합한 체계 간 재구조화 치료 프로그램을 기술하였고, 이것을 제스처 재구조화(gestural reorganization)라고 이름 붙였다. 제스처 재구조화에서 환자는 구어와 두드리는 제스처를 짝지음으로써 구어의 리듬과 속도에 중점을 두도록 훈련받는다. 제스처 재구조화는 전형적으로 8단계 절차로 진행된다.

- 1단계: **프로그램 목적 설명하기**. 비정상적으로 보이는 것이 싫기 때문에 말할 때 제스처를 동반하는 것을 주저하는 환자들에게 필요한 단계이다. 이 환자들에게 제스처는 처음에 시작하는 것을 돕기 위한 것이며, 결국에는 점진적으로 제거될 것이라고 말해 준다. 임상가는 제스처를 안경이나 보청기 같은 보철 장치에 비유하여 설명할 수 있다.
- 2단계: **진단적 치료**. 환자가 일관되게 할 수 있는 단순하고 반복적인 제스처 몇 개를 임상가와 환자가 함께 가려낸다(예: 한 손가락으로 두드리기, 한 손의 모든 손가락으로 두드리기, 한 발로 두드리기, 한 손을 허벅지에 놓고 두드리기). 환자에게 제스처만 단독으로 훈련시킨다. 그다음 단순한 무의미 음절이나 단어 산출과 동시에 제스처를 하도록 훈련시킨다.
- 3단계: **제스처 안정화**. 두드리기의 속도, 복잡성과 길이를 조작하거나 임상가의 시범 보이기와 환자의 반응 사이에 지연 시간을 둠으로써 환자가 제스처를 수의적으로 통제하는 능력을 증진한다.
- 4단계: **제스처와 말 짝짓기**. 환자가 간단한 구어 반응을 할 때 제스처와 구어를 짝짓도록 훈련한다. 임상가가 두드리면서 단어나 구절을 말한다. 그다음 환자와 임상가가 둘이서 함께 두드리면서 단어나 구절을 말한다.
- 5단계: **단서 줄이기**. 임상가는 점진적으로 단서를 줄여 나간다. 발화를 시작할 때만 두드리거나, 가장 중요한 단어에서만 두드리거나, 어려운 단어에서만 두드릴 수 있다. 임상가는 더 작게 말하거나 각 발화에서 일부 단어만을 말할 수도 있다.
- 6단계: **제스처와 강세 대조**. 임상가가 질문을 하면 환자는 구어와 동시에 두드리면서 대답한다(강세 대조 훈련은 이 장 앞부분에 기술되어 있다).
- 7단계: **수의적이고 의도적인 통제 증가**. 환자는 임상가의 다양한 촉진에 반응하면서 질문에 대답하고 구와 문장을 산출한다. 임상가의 촉진 중 일부는 대화 행동과 유사할 수 있다.
- 8단계: **제스처 줄이기**. 발화 시 스스로 제스처를 제거하지는 못하지만 제스처를 동반하지 않는 발화를 점점 늘려 가는 훈련을 통해 환자가 제스처를 덜 사용하도록 도울 수 있다. 환자에게 구어로 단어 산출이 어려운 상황에서만 제스처를 활용하도록 지시한다.

Helm은 제스처 재구조화에 활용할 수 있는 **속도조절판**(pacing board)이라는 단순한 장치를 고안하였다. Helm이 고안한 속도조절판은 길이 약 35cm, 폭 약 5cm의 8개의 홈으로 나누어진 장치이다(그림 13-2). 환자는 박자나 강세 패턴에 따라 속도조절판의 왼쪽에서 오른쪽으로 두드리도록 훈련받는다. 그리고 나서 구어와 두드리기를 결합하고, 점차적으로 구어 반응의 길이와 복

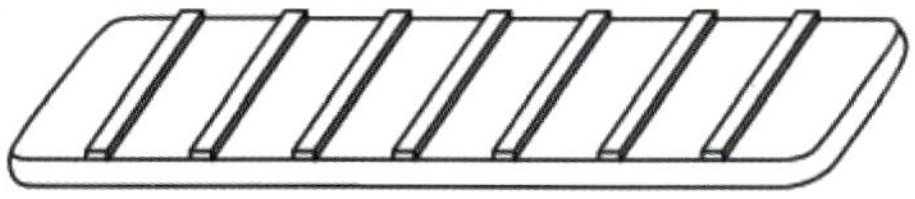

그림 13-2 Helm(1979)이 기술한 것과 유사한 속도조절판

잡성을 증가시킨다. 환자가 표준 크기의 속도조절판을 능숙하게 사용하게 되면 휴대용 크기의 속도조절판으로 대체하고, 그 후 점차적으로 속도조절판 대신 좀 더 자연스러운 두드리기나 제스처 형태로 대체해 나간다.

체계 내 재구조화. 체계 내 재구조화는 운동체계의 한 수준에서 다른 수준으로 통제의 초점을 바꿈으로써 말 운동을 이끌어 가는 방법이다. 대개 자동적 활동에서 의도적 활동으로 바꾸어 준다. 타이핑하는 사람이 어려운 단어에 대해 음절 하나씩 천천히 타이핑하는 것이 체계 내 재구조화를 활용하는 것이다(반면 타이핑하는 사람이 타이핑하면서 단어의 철자를 마음속으로 되뇌이는 것은 체계 간 재구조화를 활용하는 것이다). 실제로 그렇게 이름 붙이지 않았더라도, 말실행증을 위한 많은 치료 활동이 체계 내 재구조화에 해당한다. 환자에게 천천히 말하고 조음 운동을 의식적으로 통제하라고 가르치는 것도 체계 내 재구조화의 한 가지 예이다. 과장된 운율로 말하게 하거나, 말하는 동안 운동감각 피드백에 집중하도록 가르치는 것도 이에 해당한다.

말실행증 환자로부터 말을 이끌어 내거나 일상생활의 의사소통 구어 능력을 회복시키는 데에 재구조화의 효율성을 지지하는 신뢰할 수 있는 연구는 없다. 뿐만 아니라 재구조화와 다른 치료법을 비교한 연구도 없다. 그러나 재구조화 기법이 많은 말실행증 환자의 구어를 이끌어 내는 데에 효과적이고, 일부 말실행증 환자의 경우 일상생활의 의사소통에서 의미 있는 변화를 가져왔다고 보고한 일화적 기술은 있다. 체계 간 재구조화는 수의적 구어를 이끌어 내는 방법을 제공해 줄 수 있다. 반면 체계 내 재구조화는 그것을 가다듬는 방법을 제공해 줄 수 있다.

멜로디 억양 치료. 멜로디 억양 치료(melodic intonation therapy, MIT; Sparks, Helm, & Albert, 1974; Sparks & Holland, 1976)는 비우세반구를 말산출 활동에 참여시킴으로써, 수의적으로 거의 또는 전혀 말을 하지 못하는 중도의 실어증(그리고 말실행증) 환자를 대상으로 말을 이끌어 내기 위해 고안되었다(비우세반구는 음악 또는 리듬의 지각과 산출에 중요하다). MIT는 구조화된 반복 훈련법으로, 환자로 하여금 강세, 리듬, 음높이를 과장되게 발음하면서 각 구문을 산출하게 한다. 구문을 산출하는 동안 환자는 각 구문의 리듬에 맞춰 박자를 두드려야 한다(예:...cup...of...CO...fee, 'CO'를 발음할 때 높은 억양과 강세를 주어 말함).

MIT에서 환자들은 구문이나 문장 발화의 자연스러운 억양 패턴과 유사한 노래 억양을 붙여, 명제(propositional) 구문이나 문장을 발화하도록 훈련받는다. 먼저 임상가가 문장에 억양을 붙이고, 환자는 임상가가 말하는 동안 그 문장의 강세 패턴에 맞춰 박자를 두드린다. 그다음 임상가와 환자가 함께 문장에 억양을 붙이고 강세 패턴에 따라 두드린다. 그 후 임상가의 참여를 점차적으로 줄여 나가, 임상가의 도움을 받지 않고 모델링에 따라 환자 혼자 억양을 붙이고 두드리면서 말할 수 있도록 한다. 환자가 말하면서 두드리기를 못하는 경우 두드리기 대신 제스처를 사용하기도 한다.

억양 만들기와 두드리기를 동시에 하는 것이 안정되면, 멜로디를 줄이고 자연스러운 운율로 말하도록 유도한다. 점차적으로 노래를 부르는 것이 아니라 과장된 억양으로 말하는 발화(sprechgesang: speech song)로 전환한다. 이후 과장된 억양으로 말하는 발화에서 자연스러운 운율로 변화한다.

임상 Tip. 환자로 하여금 말하는 동시에 두드리거나 제스처를 하게 하는 것은 체계 간 재구조화이다. 환자로 하여금 리듬을 넣어 과장된 억양으로 말하게 하는 것은 체계 내 재구조화이다.

Sparks 등(1974)에 따르면, MIT는 다음과 같은 특징을 보이는 환자에게 적절하다.

- 구어 표현보다 청각 이해가 나은 경우(환자가 자신이 산출한 오류를 자발적으로 인지하고 스스로 고치는 자기 수정은 좋은 징후이다).
- 환자가 정서적으로 안정되어 있고 주의력이 양호한 경우.
- 환자의 말산출이 심하게 손상되어 이름대기, 반복하기, 문장완성하기를 거의 못 하거나 완전히 못

하는 경우.

- 환자가 활발하게 자기 수정을 시도하는 경우.
- 환자가 상투적인 동일한 발화를 명확한 발음으로 말하는 경우.

1994년 미국신경학회(American Academy of Neurology) 위원회에서 MIT가 유용한 치료법이라고 발표했지만, 그 효율성에 대해서는 단독 연구도, 다른 치료 방법과 비교한 통제 연구도 찾아볼 수 없다. 단지 다른 방법으로는 자발적 말산출이 불가능한 환자로부터 말산출을 이끌어 내는 데에 MIT가 효과적이었다는 일화적 보고만이 있을 뿐이다. MIT의 가장 중요한 부분은 치료실에서 습득한 말을 일상생활로 일반화하는 것이다. 보통 환자들은 마지막 단계에 들어서기 전에는 배운 것을 다른 활동으로 일반화하지 못하는 것 같다. 그러나 마지막 단계에 도달하지 못하는 환자들도 많이 있다. 노래 단계에서 과장된 억양으로 말하는(sprechgesang) 단계로 나아가는 것은 쉽지 않은 듯하다.

비구어 의사소통 체계

일부 중도 말실행증 환자들은 수의적으로 아주 단순한 의사를 전달할 수 있는 정도의 말 능력조차 되찾지 못한다. 이런 환자의 경우 비구어 의사소통 체계가 도움이 될 것이다. 그러나 많은 중도 말실행증 환자들이 중도 실어증을 동반하기 때문에, 언어 기술에 의존하는 대안적 의사소통 체계를 사용하는 데에 어려움을 겪을 수 있다. 일부 중도 말실행증 환자들은 재구조화의 일환으로 제스처나 팬터마임을 배우기도 하였다. 제스처나 팬터마임은 말을 대체하고, 말산출을 촉진하는 두 가지 기능을 모두 가진다. 또한 일부 중도 말실행증 환자들은 수화를 배우기도 한다. 수화는 말하는 능력을

일반 개념 13-1

- 말실행증(구어 실행증)의 특징은 느리고 힘들여 말하는 과정에서 다양한 조음 오류와 시행착오를 보이고, 조음 모색 행동을 보이는 것이다.
- 말실행증은 보통 언어 우세반구의 전두엽 후방 영역 손상에 의해서 발생한다.
- 말실행증 환자들은 자주 브로카 실어증을 동반한다. 따라서 말실행증 징후와 함께 실문법증과 전보식 말 특징을 보인다.
- 사지 실행증과 구강안면 실행증은 말실행증에 자주 동반된다.
- 말실행증 환자들은 흔히 반대편의 운동감각장애(약화, 마비, 경직, 과장된 반사, 체감각 저하)를 보인다.
- 말실행증의 특징으로 느리고 힘겨운 말, 조음의 비일관성, 왜곡된 조음 대치, 문맥이 조음 정확도에 강한 영향을 미치는 것 등을 들 수 있다.
- 후방 말실행증은 측두-두정엽 손상에 의해 야기되는 것으로 알려져 있다. 많은 임상가는 후방 말실행증 환자의 말산출 오류를 전도 실어증 환자가 보이는 음소 착어로 간주한다.
- 중도 말실행증 환자의 치료는 일반적으로 음소나 음절 산출에서 시작하고, 말산출을 촉진하기 위하여 조음점 지시법, 음소 대조법, 총체적 자극을 사용한다.
- 중등도 말실행증 환자의 치료는 단어나 구 수준에서 시작하고, 초기에 강세 대조 훈련을 포함할 수 있다. 이완 훈련을 통해 덜 힘들여 말하도록 도울 수도 있다.
- 경도 말실행증 환자에 대한 치료는 주로 구, 문장, 여러 문장 발화를 산출하는 것으로 구성되며, 보상 전략 등을 훈련시키기도 한다.
- 촉각과 운동감각 피드백에 주의를 두도록 강조하는 것은 많은 말실행증 환자에게 도움이 된다.
- 시각적으로 잘 보이고, 짧고, 운동이 단순한 말은 말실행증 환자에게 쉽다.
- 말실행증 환자의 말속도를 느리게 하면 보통 말이 개선되고 말산출을 위한 노력을 덜어 준다.
- 자극과 말실행증 환자의 반응 사이의 지연 시간을 늘리면 반응 정확도가 떨어진다. 말실행증 환자의 비축 용량을 증가시키기 위하여 지연 방법이 치료에 도입될 수도 있다.
- 익숙하고 자연스러운 언어, 상황적 맥락, 그리고 의미 있는 내용은 보통 말실행증 환자의 말을 촉진시킨다.
- 말실행증에 대한 많은 치료 프로그램에서 단서 위계를 활용하는데, 점차적으로 강도가 약화된 단서가 체계적으로 제시된다.
- 체계 간 재구조화는 비구어 행동을 말산출과 결합시킴으로써 말실행증 환자의 말을 증진시킨다. 체계 내 재구조화는 말실행증 환자의 말 운동체계의 한 수준에서 다른 수준으로 운동 통제력을 전이시킴으로써 말을 향상시킨다.
- 일부 중도 말실행증 환자들에게는 기능적인 의사소통을 위해 보완대체 의사소통 체계가 필요하다.

다시 습득하는 동안 일시적으로 사용할 수도 있고, 아니면 말을 대체하는 영구적인 의사소통 수단이 될 수도 있다. 수화를 사용하면 체계 간 재조직화를 통하여 말 산출이 촉진되기도 한다. 또 다른 중도 말실행증 환자는 보완대체 의사소통 도구장치를 활용하여 기본적인 의사소통능력을 되찾기도 하였다(보완대체 의사소통 도구는 이 장의 뒷부분에 기술되어 있다).

마비말장애

마비말장애(dysarthria)는 말산출을 위한 근육 통제의 결함으로 인하여 발생하는 말장애들에 대한 통칭이다. Darley 등(1975)은 마비말장애를 다음과 같이 정의하였다.

> 마비말장애는 중추신경이나 말초신경의 손상으로 인해, 말산출 기제의 근육 통제에 방해를 받아 발생하는 말장애 그룹을 통칭하는 명칭이다. 즉, 말산출을 위한 근육조직의 마비, 약화, 불협응으로 인해 발생하는 구어 의사소통의 문제를 의미한다. 마비말장애는 말운동연쇄 프로그래밍의 결함(말실행증)과 언어의 비효율적 처리(실어증)와 같은 뇌의 상위 센터 손상으로 인한 장애와는 구별된다(p. 246).

Darley 등(1975)이 주장한 것처럼 마비말장애는 말산출에 필요한 근육의 약화, 마비, 불협응에 의해 야기된다. 말 근육의 약화와 마비에는 뇌교와 연수의 손상(말 근육을 움직이는 하부운동신경에 영향을 미치는 손상)이나 운동신경을 말 근육에 연결시키는 신경섬유의 손상이 가장 흔한 원인이다. 때로는 신경근육접합부에 발생한 질병[예: 중증근육무력증(myasthenia gravis)], 근육의 질병[근육병증(myopathy)] 또는 정신신체 장애(말산출을 담당하는 생리기제에는 손상이 없음)에 의해서도 마비말장애가 발생한다. 마비말장애는 간혹 진행성 신경계 질병에 동반되기도 한다. 이 경우 신경계 질병이 진행되면서 마비말장애가 악화된다. 신경근육접합부 또는 근육 질병으로 인한 대부분의 마비말장애처럼, 운동신경이나 신경섬유경로가 파괴된 경우에도 마비말장애는 완전 회복이 불가능하다.

표 13-1 Darley, Aronson과 Brown이 기술한 마비말장애 유형

유형	신경병리학
경직형	상부운동신경(보통 양측)
이완형	하부운동신경
실조형	소뇌 체계
과소운동형	추체외로(흔히 파킨슨병)
과다운동형	추체외로(무도병, 근긴장이상증)
혼합형	다수의 운동체계

출처: Darley FL, Aronson AE, Brown JR: *Motor speech disorders*, Philadelphia, 1975, Saunders.

Darley 등(1975)은 기저의 신경병리와 그로 인한 운동장애의 성격을 반영하여 마비말장애를 여섯 가지로 분류하였다(표 13-1).

상부운동신경 손상

상부운동신경(upper motor neurons: 뇌간의 운동핵과 연결되어 있는 운동피질의 신경)이나 피질연수로(corticobulbar tract: 뇌간의 운동핵과 피질 운동신경을 연결시키는 신경섬유)에 일측 손상을 입은 경우 보통 마비말장애가 지속되지는 않는다. 왜냐하면 대부분의 말 근육은 뇌 양반구의 운동피질로부터 입력을 받기 때문이다. 인두, 후두, 혀와 턱 근육은 양반구로부터 신경지배를 받는다. 따라서 뇌의 한쪽 반구의 상부운동신경에 병리적 상태가 발생한 경우 인두, 후두, 혀와 턱 근육이 일시적으로 약해질 뿐이다. 그러나 안면 하부의 외측(external) 근육(얼굴 표정을 만들어 내는 근육)은 반대쪽 뇌의 운동피질로부터 대부분의 입력을 받는다. 따라서 안면 하부의 외측 근육에 신경 입력을 보내는 운동피질이나 피질연수로에 질병이 발생하면, 입술 근육을 포함한 안면 근육에 약화나 마비가 야기된다.

일측 상부운동신경 손상을 입은 환자는 전형적으로 경도의 마비말장애를 보이는데, 입술 근육이 약하기 때문에 입술의 위치나 입술 움직임에 의존하는 소리가 다소 부정확하다. 일측 상부운동신경 손상은 보통 경미한 말명료도의 감소를 초래한다.

일측 상부운동신경 손상을 입었음에도 지속적으로 마비말장애를 보이는 환자들이 간혹 있는데, 이를 Duffy(2005)는 일측 상부운동신경 마비말장애로 분류하였다. Duffy에 따르면 일측 상부운동신경 마비말장애는 경미하고 일시적인 문제로 여겨졌고 흔히 실어증이나 말실행증과 동반해서 발생하기 때문에 문헌에서 거의 주목받지 못하였다. Darley 등(1975)은 상부운동신경에 발생한 일측성 병리상태는 발병 후 한 달 이내에 회복되는 일시적인 말 문제를 야기할 뿐이라고 단언하기도 하였다. 그러나 Duffy(2005)는 때로는 일측 상부운동신경의 병리적 상태가 경도이지만 지속적인 마비말장애를 야기할 수 있다고 하였다. 그리고 주 진단명이 마비말장애인 환자 중 약 9% 정도에서 일측 상부운동신경 마비말장애가 주된 의사소통장애로 진단될 정도로, 대규모 종합병원의 경우 일측 상부운동신경 마비말장애는 다른 유형의 마비말장애와 비슷한 빈도로 나타난다고 하였다.

임상 Tip. 때때로 일측 뇌졸중인 것으로 보이는 환자들에게서 중도의 마비말장애가 지속되는 경우가 있다. Duffy(2005)는 이런 환자들에서 양측 뇌손상 가능성을 배제하기 위해 더 자세한 검사를 실시해야 한다고 하였다. "일측 뇌졸중 이후 중도의 마비말장애가 지속된다면 뇌의 다른 반구에 손상이 있을 가능성도 의심해 보아야 한다"(p. 260).

일측 상부운동신경 마비말장애의 주된 원인은 뇌졸중이다. Mayo Clinic에서 진찰받은 환자 가운데 주된 진단명이 일측 상부운동신경 마비말장애인 98명 환자 중 90%가 뇌졸중을 앓았다(그림 13-3; Duffy, 2005). 일측 상부운동신경 마비말장애의 발병률은 우뇌보다 좌뇌에 뇌졸중이 발생한 경우가 다소 높은 것으로 보고되었다. Duffy(2005)에 따르면, 일측 상부운동신경 마비말장애로 진단된 98명의 Mayo Clinic 환자 중 61%가 좌뇌손상을 입었고, 34%가 우뇌에 손상을 입었다. 그러나 Duffy는 좌뇌손상 환자는 실어증을 보일 가능성이 높기 때문에 우뇌손상 환자보다 의료적 관심을 받기 쉽다고 언급하면서, 이러한 차이가 편중된 의뢰를 초래할 수 있다고 신중한 해석을 당부하였다. 좌뇌 또는 우뇌의 손상 비율에 상관없이 어느 쪽 반구이든 손상을 입으면 일측 상부운동신경 마비말장애가 발생할 수 있다는 것은 분

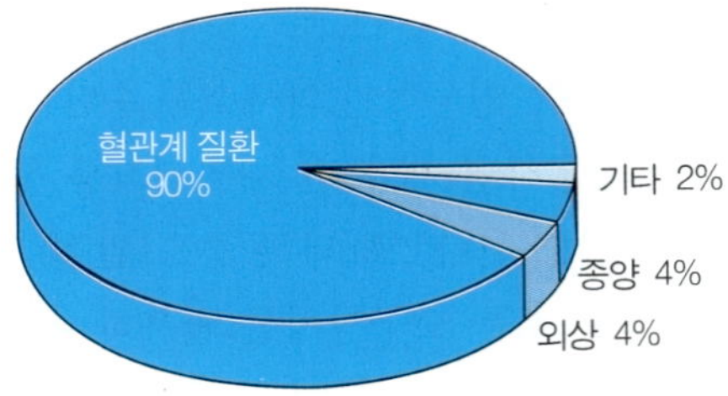

그림 13-3 주요 진단명이 일측 상부운동신경 마비말장애로 진단된 Mayo Clinic 환자 98명의 마비말장애 원인

출처: Duffy JR: *Motor speech disorders: substrates, differential diagnosis, and management*, St Louis, 1995, Mosby.

명하다.

일측 상부운동신경 마비말장애 환자의 경우, 대뇌반구에 뇌졸중이 발생한 환자에서 전형적으로 나타나는 운동 감각 결함, 즉 반대쪽 반신불완전마비나 반신마비, 반대쪽 감각손실, 반대쪽 안면 약화와 경직된 근육 등을 보인다. 일측 상부운동신경 마비말장애 환자의 말 특징은 다음과 같다. 부정확한 조음을 보이지만 대개 말명료도가 심각하게 저하되지는 않는다. 불규칙적 조음 붕괴(irregular articulatory breakdown)가 때때로 나타나고, 말속도는 정상인보다 약간 느리고, 거칠고 쥐어짜는 목소리와 때때로 약한 목소리가 나타난다. 과다비성이 가끔 나타날 수 있다. 글상자 13-2에는 일측 상부운동신경 마비말장애의 두드러진 특징이 나열되어 있다.

일측 상부운동신경의 손상에는 마비말장애가 산발적으로 발생하는 것에 반해, 양측 상부운동신경 손상은 보통 지속적인 마비말장애를 야기한다. 양측 상부운동신경에 손상을 입으면 조음, 발성, 공명을 맡는 근육들이 과다긴장, 과다반사를 보이며 움직임의 힘과 범위가 감소하게 된다. 양측 상부운동신경 손상 환자들은 전형적으로 양측 안면 약화 또는 마비, 침흘림, 양측 반신불완전 마비, 느린 움직임과 마비말장애를 경험한다. 양측 상부운동신경 병리로 인한 마비말장애는 흔히 가연수 상태(pseudobulbar state)라고 불리는 증후군의 일부로 발생하는데, 이런 환자는 마비말장애와 삼킴장애(dysphagia)를 겪으며 웃음과 울음을 잘 통제하지 못한다. 양측 상부운동신경 마비말장애의 가장 대표적인 원인은 다발적인 뇌졸중이다. 외상뇌손상, 종양, 탈수초병 (demyelinating disease)(예: 다발경화증)도 원인일

글상자 13-2	일측 상부운동신경 마비말장애의 특징
변별적 말 특징 • 경도의 조음 부정확성 • 느리거나 정상적인 말속도 • 거칠고 쥐어짜는 음질 • 때때로 과다비성 • 때때로 불규칙적 조음 붕괴 • 목소리 크기 감소	**관련 징후** • 반신불완전마비, 반신완전마비 • 경직된 근육 • 과장된 반사 • 감정 표현의 불안정성 • 안면 하부 근육의 일측성 약화

출처: Duffy JR: *Motor speech disorders*, ed 2, St Louis, 2005, Elsevier/Mosby.

글상자 13-3	경직형 마비말장애의 특징	
변별적 말 특징 • 부정확한 자음 • 쥐어짜는 음질 • 느린 말속도 **기타 말 특징** • 단조로운 음도 • 강세 감소	• 단조로운 음성 크기 • 낮은 음도 • 과다비성 • 짧은 구 • 모음 왜곡 • 음도 이탈(pitch breaks) • 지속적으로 숨새는 음성	• 과균등 강세 **관련 징후** • 과다 경직(경직형) • 반신불완전마비, 반신완전마비 • 과장된 반사 • 감정 표현의 불안정성

출처: Darley FL, Aronson AE, Brown JR: Motor speech disorders, Philadelphia, 1975, Saunders; Duffy JR: *Motor speech disorders*, ed 2, St Louis, 2005, Elsevier/Mosby; and Rosenbek JC, LaPointe LL: The dysarthrias: description, diagnosis, and treatment. In Johns DF, editor: *Clinical management of neurogenic communication disorders*, ed 2, Boston, 1985, Little, Brown.

수 있지만 빈번하지는 않다.

Darley 등(1975)은 양측 상부운동신경의 병리로 발생하는 마비말장애를 경직형 마비말장애(spastic dysarthria)라 칭하였다. Darley 등에 따르면, 경직형 마비말장애는 발성, 조음, 공명과 운율에 영향을 미친다. 후두 근육의 경직으로 인해 목에서 쥐어짜는 듯한 거친 음성이 발생한다. 경직된 조음 근육은 민첩성을 상실하여 자음 발음이 부정확해지는데, 특히 빠르고 복잡한 조음 운동이 필요한 자음에 대한 발음이 부정확하다. 연인두 근육의 경직으로 인해 뻣뻣해진 연구개는 연인두 구멍을 제대로 막지 못하여 과다비성을 야기한다. 경직된 후두 근육은 정상보다 느린 속도로 진동하여 음높이를 낮춘다. 후두 근육이 과긴장(hypertonic)하여 음성 변화의 유연성(flexible)이 손상되고 음성의 높낮이와 크기 변화량이 줄어들고 쥐어짜는 듯한 거친 목소리가 발생한다. 흉곽과 복부 근육의 운동의 감소로 인해 말산출을 위한 호흡기관의 지지가 줄어들어 목소리가 작아지고 발화가 짧아진다. 경직형 마비말장애의 가장 중요한 특징이 글상자 13-3에 제시되어 있다.

뇌졸중과 퇴행성 질환이 경직형 마비말장애의 가장 흔한 원인으로, 합하여 70% 정도를 차지한다. 외상뇌손상과 탈수초병도 원인 중 하나이지만 흔하지는 않다(그림 13-4).

뇌신경 손상

뇌교와 연수의 병리상태는 안면, 연인두, 후두 근육에 연결된 뇌신경 또는 뇌신경핵을 손상시켜 마비말장애를 야기한다. 구어 근육에 연결된 뇌신경이 손상되면 이완형 마비말장애(flaccid dysarthria)가 발생한다. 뇌신경을 손상시키는 병리적 상태는 여러 가지 원인으로 생긴다. 뇌간에 뇌졸중이나 종양이 생겨 뇌신경핵을 손상시키면 이완형 마비말장애가 발생한다. 퇴행성 질환

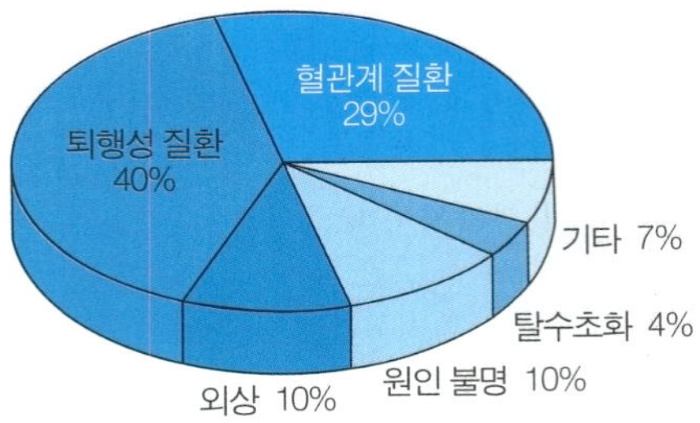

그림 13-4 주요 진단명이 경직형 마비말장애인 Mayo Clinic 환자 144명의 마비말장애 원인

출처: Duffy JR: *Motor speech disorders: substrates, differential diagnosis, and management*, St Louis, 1995, Mosby.

이 운동신경이나 말 근육을 손상시킨 경우도 이완형 마비말장애를 야기할 수 있다. 외상에 의한 머리와 목의 부상, 척추 수술, 경동맥내막절제 수술(carotid endarterectomy: 경동맥에서 플라크를 제거하는 수술) 등으로 뇌신경이 손상되어도 이완형 마비말장애가 발생할 수 있다. 근육질환(예: 근육퇴행위축)과 퇴행성 질환(예: 근위축측삭경화증)이 이완형 마비말장애를 야기하는 경우도 있지만 흔하지는 않다(그림 13-5).

뇌신경이나 뇌신경핵이 손상되면 손상된 신경과 같은 측 근육에 이완마비와 근다발수축이 발생하고 점진적인 근육위축이 뒤따른다. 그러나 병리상태의 영향이 뇌신경에 국한되었는지 아니면 뇌신경핵까지 미쳤는지에 따라 징후가 다르게 나타난다.

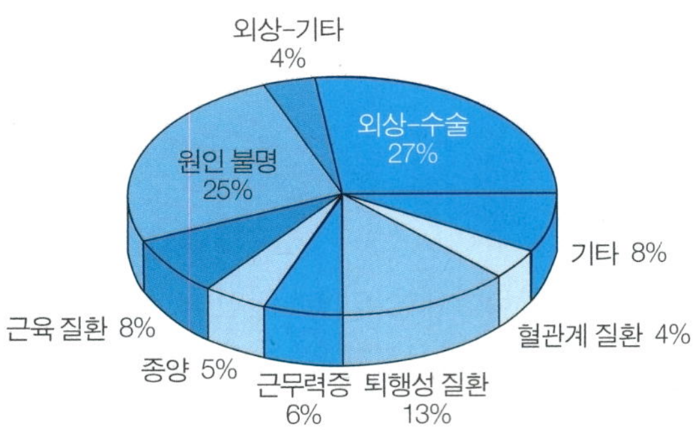

그림 13-5 주요 진단명이 이완형 마비말장애인 Mayo Clinic 환자 154명의 마비말장애 원인

출처: Duffy JR: *Motor speech disorders: substrates, differential diagnosis, and management*, St Louis, 1995, Mosby.

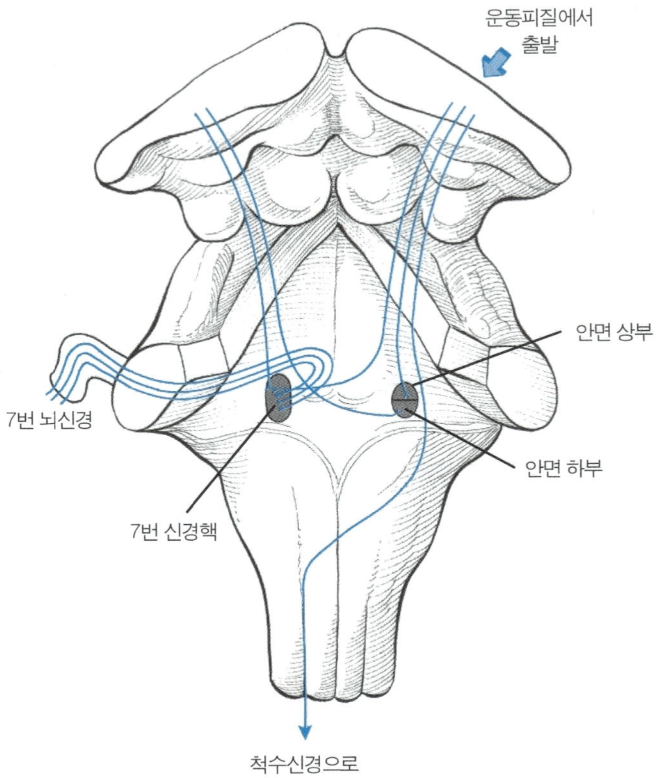

그림 13-6 뇌신경과 뇌신경핵 도면. 뇌신경핵을 파괴하는 병변이 생기면 그 핵 옆을 지나서 척수로 내려가는 피질척수신경다발 또한 파괴된다. 손상된 뇌신경핵과 연결된 뇌병변과 같은 측 근육이 마비되지만, 피질척수로는 뇌신경핵의 아래쪽에서 교차하기 때문에 뇌병변이 뇌신경과 인접한 피질척수로까지 손상시킨 경우 척수신경에 연결된 뇌병변과 반대 측 근육(예: 팔이나 다리 근육)에도 마비가 생긴다.

뇌신경을 손상시킨 경우 그 신경의 공급을 받는 근육이 마비된다. 반면 뇌신경핵까지 영향을 미친 경우 그 신경의 공급을 받는 근육이 마비되고, 더불어 반대쪽 팔과 다리에 완전마비 또는 불완전마비가 동반되기도 한다. 이런 복합적인 징후가 나타나는 이유는 반대쪽 팔과 다리의 근육에 연결된 피질척수신경다발 경로가 뇌간의 뇌신경핵 바로 옆을 지나가기 때문이다. 즉, 뇌신경핵의 손상은 흔히 반대쪽 팔과 다리에 연결된 피질척수신경다발도 침해하기 쉽다(그림 13-6).

임상 Tip. 피질척수로 신경섬유들은 뇌신경핵 아래쪽에서 교차한다. 그러므로 병리상태가 왼쪽 뇌간의 뇌신경핵을 손상시키면 오른쪽 반신마비가 생기게 된다. 그 반대의 경우도 마찬가지이다.

안면신경(facial nerve: 7번 뇌신경, CN7)의 운동 가지(motor branch)에 영향을 미치는 질환이 생기면 같은 쪽 눈꺼풀 근육과 얼굴 하부의 표정 관련 근육이 약화되거나 마비된다. 7번 뇌신경의 감각 가지(sensory branch)에 질환이 발생하면 혀의 전방 3분의 2 부위의 미각이 상실된다.

7번 뇌신경의 질환은 자주 **벨 마비**(Bell's palsy: 안면신경마비)라고 불리는 증후를 야기한다. 벨 마비는 손상된 뇌신경과 같은 쪽의 안면 근육과 눈꺼풀 근육이 마비되는 안면신경 증후군이다. 벨 마비는 두개골을 빠져나오면서 뼈 안의 좁은 통로를 통과해야 하는 7번 뇌신경에 염증이 생겼을 때 발생한다. 염증으로 인해 7번 뇌신경이 부어오르고, 붓기로 인해서 뇌신경은 좁은 통로 안에서 압축되게 된다. 이로 인해 같은 쪽 안면이 마비되고 감각이 상실된다. 보통 벨 마비는 며칠이나 몇 주 내에 저절로 없어지지만, 회복되지 않는 경우도 종종 있다. 벨 마비가 지속되면 환자의 안면 근육이 위축되고 처지며 병변이 일어난 쪽 눈꺼풀의 자동적인 눈깜박임이 상실된다. 자동적인 눈깜박임이 상실되면 눈물로 눈에 수분을 줄 수 없기 때문에 눈이 쉽게 자극을 받는다. 환자는 이런 자극을 통제하기 위해서 눈에 안대를 착용해야 하는 경우도 있다.

일측 안면신경 손상이 구어에 미치는 영향은 보통 비교적 가볍다. 입술을 내밀거나 오므리는 근육의 약화와 느리고 제한된 움직임으로 인해, 입술 움직임이 필요한 소리들(ㅂ, ㅃ, ㅍ, ㅁ, ㅗ, ㅜ)을 부정확하게 발음할 수 있다. 볼을 팽팽하게 하는 근육이 약해져서 구강 압력이 필요한 소리들(ㅂ, ㅃ, ㅍ, ㄷ, ㄸ, ㅌ, ㄱ, ㄲ, ㅋ)이 약하고 또렷하지 않을 수 있다. 이 정도의 발음 결함은 보통 말명료도를 크게 떨어뜨리지 않는다. 일측 안면신경 병리 환자의 부정확한 발음은 환자나 청자에게 약간의 불편함을 초래할 수는 있지만 대부분 이해 가능하다.

양측 안면신경 손상은 일측 안면신경 손상에 비해 말산출에 훨씬 심각한 영향을 미친다. 음식을 씹는 데 쓰이는 근육이 약해져서 턱 움직임이 제한된다. 입술의 마비로 인해서 입술을 다물거나 오므려야 하는 말소리가 심각하게 왜곡된다. 또한 원순 모음의 발음이 왜곡되고, 구강 압력이 필요한 말소리가 약하고 명확하지 않게 산출되고, 발화하는 동안 볼의 흔들림(cheek flutter)이 관찰된다.

임상 Tip. 양측 안면신경마비 환자 가운데에는 양순음 발음을 위해 손가락으로 처진 턱을 받치거나 아랫입술을 밀어 올리는 경우도 있다(Duffy, 2005).

설인신경(glossopharyngeal nerve: 9번 뇌신경, CN9)을 손상시키는 질환이 생기면 구역반사(gag reflex)가 없어지거나 감소될 수 있고, 손상된 쪽의 구개나 후두를 올리는 근육이나 인두를 조이는 근육이 마비된다. 인두 후벽과 손상된 쪽 혀의 뒤편의 촉각이 감소되거나 없어질 수 있다. 삼킴장애(dysphagia)는 9번 뇌신경 손상에 의해 흔히 발생한다. 9번 뇌신경의 질환으로 인해 연인두 근육의 올림과 조임이 제한되어 과다비성이 생기기도 한다.

임상 Tip. 9번 뇌신경과 10번 뇌신경(미주신경), 11번 뇌신경(부척수신경)은 연수를 지나 두개골을 빠져나가는 경로가 서로 나란히 붙어 있기 때문에, 9번 뇌신경을 손상시키는 질환은 보통 10번 뇌신경과 11번 뇌신경도 같이 손상시킨다.

미주신경(vagus nerve: 10번 뇌신경, CN10)을 손상시키는 질환은 손상된 쪽의 연구개 근육을 마비시켜 구강 압력이 필요한 말소리를 낼 때 경도에서 중등도의 과다비성을 야기한다. 10번 뇌신경의 반회후두 가지를 손상시키는 질환은 일측성 성대마비를 유발하여, 약하고 숨새는(breathy) 음질 또는 목쉰(hoarse) 음질, 음도 감소, 음도 이탈(pitch breaks), 이중 음도[diplophonia: 2개의 음도 또는 음조(tone)가 공존하는 목소리]를 야기한다. 10번 뇌신경의 감각 가지가 손상되면 인두의 감각에 장애가 생기고 삼킴 기능을 저하시킨다.

부척수신경(spinal accessory nerve: 11번 뇌신경, CN11)은 말소리 산출을 직접 담당하는 근육은 아니다. 목과 어깨의 외측 근육과 연결되어 있어 11번 뇌신경을 손상시키는 병리는 보통 말산출에 직접적인 영향을 미치지 않는다. 그렇지만 양측 부신경 병리에 따른 근육의 약화는 어깨나 머리를 처지게 하고 그 결과 호흡과 발성이 방해를 받아 말소리가 간접적으로 영향을 받을 수는 있다.

설하신경(hypoglossal nerve: 12번 뇌신경, CN12)을 손상시키는 질환이 생기면 손상된 신경과 같은 측 혀에 (보통 경도의) 약화가 초래된다. 12번 뇌신경 손상 환자는 혀를 내미는 데에 어려움을 겪는데, 약한 쪽으로 혀가 기울어진다. 이는 손상되지 않은 쪽 근육은 혀에 힘을 가해 밀어내는 반면, 약한 쪽 근육은 힘을 주지 못해 뒤로 밀리기 때문이다. 또한 이 환자들은 손상된 신경 쪽으로 혀를 옆으로 움직이는 데에도 어려움을 보인다. 이는 반대편 혀 근육의 휴지기 근긴장(resting tone) 저항에 맞설 정도로 손상된 쪽의 약화된 근육이 힘을 주어 움직이지 못하기 때문이다.

설하신경이 손상되면 혀 움직임이 필요한 말소리의 발음이 부정확해진다. 일측 12번 뇌신경 병리의 영향은 보통 경미하고 말명료도를 심각하게 저해하지는 않는다. 양측 12번 뇌신경 손상은 훨씬 심각한 결과를 야기하는데, 이때 혀 상승(elevation)이 필요한 소리(ㄱ, ㅋ, ㄲ, ㅅ, ㅆ, ㅈ, ㅊ, ㅉ, ㄹ)가, 특히 민감하게 영향을 받는다. 또한 혀 약화가 심하면 발화 시 요구되는 구인두강의 일반적인 형태를 형성하지 못하기 때문에, 구강 공명에도 문제를 초래할 수 있다. 그리고 12번 뇌신경 손상으로 인해 삼킴 기능에 문제가 생기기도 한다. 그 이유는 환자가 음식을 씹는 동안 음식물이 움직이는 것을 통제하지 못하거나 삼킴 전 음식물 덩어리(bolus)의 위치를 제대로 잡을 수 없게 되기 때문이다. 이와 같은 이완형 마비말장애의 두드러지는 특징을 글상자 13-4에 정리하였다.

척수신경 손상

경추와 흉추의 척수신경을 손상시키는 질환이 생기면 호흡 근육이 약화되거나 마비되어, 말산출에 필요한 호흡 지지에 장애가 생길 수 있다. 특히 횡격막 근육에 연결된 척수신경 C3, C4, C5(경추 3, 4, 5번 신경)에 손상을 입으면 호흡 지지를 저해할 가능성이 크다. 흉부와 복부의 근육에 연결되어 있는 척수신경 T2부터 T12까지에 손상을 입는 경우에는 경추 척수신경의 병리가 함께 발생하지 않는 한 호흡에 미치는 영향이 크지 않은 편이다.

척수신경 손상으로 인해 호흡 근육이 현저히 약해지면 충분한 양의 공기를 폐에 끌어들일 수 없기 때문에, 성대에서 음성산출 시 필요한 적절한 공기압력을 유지하기 어렵다. 후두 근육의 약화와 근육긴장 저하가 동반된 경우, 성대가 완전히 내전할 수 없기 때문에 호흡 문제는 더욱 두드러진다. 성대가 불완전하게 내전하면 환자의 제한된 호흡량조차도 완전히 사용할 수 없게 된다. 호흡 지지가 불충분한 환자는 발화 길이가 짧고 발화 사이에 힘들여 숨을 들이마신다. 이런 환자들은 음성강도가 약하고 숨새는(breathy) 음질을 보이는데, 이런 경향은 발화 끝부분에서 두드러진다. 호흡이 불충분한 환자는 비정상적으로 낮은 음도로 말하고, 음도와 음성 크기의 변화가 거의 없어서 음도가 단조롭다.

추체외계 손상

Darley 등(1975)은 추체외계 손상에 따른 마비말장애를 과소운동형 마비말장애(hypokinetic dysarthria)와 과다

글상자 13-4 이완형 마비말장애의 특징

변별적인 말 특성	기타 말 특성	관련 징후
• 과다비성	• 단조로운 음도	• 근육긴장 저하(근이완성)
• 부정확한 자음	• 거친 음질(harsh voice)	• 반사 감소
• 지속적인 숨새는 음질	• 짧은 구	• 근섬유다발수축(fasciculation)
• 비강 누출(nasal emission)	• 단조로운 음성 크기	• 근육위축(atrophy)
• 가청 흡기(audible inspiration)		

출처: Darley FL, Aronson AE, Brown JR: *Motor speech disorders*, Philadelphia, 1975, Saunders; Duffy JR: *Motor speech disorders*, ed 2, St Louis, 2005, Elsevier/Mosby; Rosenbek JC, LaPointe LL: The dysarthrias: description, diagnosis, and treatment. In Johns DF, editor: *Clinical management of neurogenic communication disorders*, ed 2, Boston, 1985, Little, Brown.

운동형 마비말장애(hyperkinetic dysarthria)의 두 유형으로 분류하였다. 두 유형 모두 기저핵이나 그 주변의 손상에 의해서 발생하지만, 그 손상으로 인한 비정상적 움직임의 성격은 서로 다르다.

과소운동형 마비말장애는 수의적 구어(volitional speech)의 느린 움직임과 시작의 어려움[운동느림증(bradykinesia)이라 불리는 현상], 말산출 근육의 경축(rigidity), 말산출과 호흡 근육의 떨림(tremor)이 그 특징으로, 퇴행성 신경 질환인 파킨슨병으로 인해 발생하는 경우가 가장 빈번하다. 과소운동형 마비말장애로 진단된 환자 중 4분의 3이 퇴행성 질병을 가지고 있다(Duffy, 2005). 혈관계 질환으로 인해 기저핵이나 전두엽 백질에 손상이 생긴 경우는 과소운동형 마비말장애 환자의 10% 정도를 차지한다(그림 13-7).

때로 진행핵상마비(progressive supranuclear palsy)나 윌슨병과 같은 기타 신경체계 질환에 의해서도 과소운동형 마비말장애가 발생한다. 무산소증이나 약물과용 또는 머리에 반복적으로 타격을 받은 경우에도 과소운동형 마비말장애가 종종 발생한다(파킨슨병과 기타 관련 상태에 대해서는 제12장에도 기술되어 있다).

근육의 경축(rigidity)은 파킨슨병의 가장 두드러진 증상이다. 경축으로 인해 보행에 문제가 생기고, 호흡, 구어 및 안면 근육에 장애가 초래된다. 경축된 호흡 근육은 호흡을 저해하기 때문에, 환자의 발화는 길이가 짧아지고 숨을 들이마시느라 말산출 중간중간에 쉬는 구간이 생긴다. 경축된 후두 근육은 성대 진동에 방해가 되고 성대를 완전히 내전하지 못하게 한다. 환자는 쥐어짜는 음질과 숨새는 음질을 보인다. 불충분한 호흡, 경축된 후두 근육, 성대의 불완전한 내전으로 인해 음성 크기가 작아진다. 이러한 환자의 목소리는 약하고 때때로 숨새는 음질을 보인다. 조음 근육들이 경축되어 조음 운동의 범위가 제한되면, 환자의 구어는 부정확하고 불명료하게 된다. 조음 운동의 시작이나 타이밍도 방해를 받게 된다. 환자의 구어는 변동이 상당히 심한데, 정상적 속도로 말하는 구간, 명확하지 않고 급히 서둘러 말하는 구간, 부적절하게 발화를 쉬는 구간이 뒤섞여 있다. 글상자 13-5에 과소운동형 마비말장애의 두드러진 특징이 제시되어 있다.

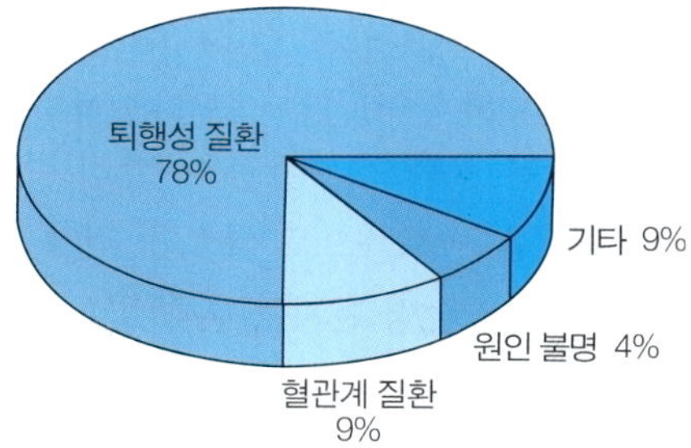

그림 13-7 주요 진단명이 과소운동형 마비말장애인 Mayo Clinic 환자 167명의 마비말장애 원인

출처: Duffy JR: *Motor speech disorders: substrates, differential diagnosis, and management*, St Louis, 1995, Mosby.

글상자 13-5 과소운동형 마비말장애의 특징

변별적 말 특징	기타 말 특징	관련 징후
• 단조로운 음도	• 빠른 말속도	• 근육의 경축(rigidity)
• 강세 감소	• 속도 조절의 어려움	• 느린 움직임
• 단조로운 음성 크기	• 거친 음질	• 떨림(tremor)
• 부정확한 자음	• 낮은 음도	• 가면 쓴 것 같은 표정*
• 짧고 급한 말	• 부적절한 쉼 구간	• 종종걸음**
		• 구부정한 자세

* 가면 쓴 것 같은 표정: 안면 근육들이 경축으로 표정이 없어져 가면 같은 얼굴이 됨.

** 종종걸음: 처음에는 느린 걸음으로 시작하지만 점점 속도가 빨라지고 보폭이 좁아지면서 짧고 빠른 걸음걸이로 질질 끌면서 걷게 됨.

출처: Darley FL, Aronson AE, Brown JR: *Motor speech disorders*, Philadelphia, 1975, Saunders; Duffy JR: *Motor speech disorders*, ed 2, St Louis, 2005, Elsevier/Mosby; Rosenbek JC, LaPointe LL: The dysarthrias: description, diagnosis, and treatment. In Johns DF, editor: *Clinical management of neurogenic communication disorders*, ed 2, Boston, 1985, Little, Brown.

파킨슨병 환자는 흔히 걷고자 할 때 첫 발걸음을 내딛는 데에 상당한 어려움을 겪는다. 그러나 일단 걷기 시작하면 점점 더 좁은 보폭으로 점점 더 빨리 걸어, 발을 질질 끌면서 아주 좁은 보폭으로 빠르게 걷게 된다. 구어를 산출 시에도 파킨슨병 환자는 흔히 발화 시작에 어려움을 겪지만, 일단 시작하면 점점 속도가 빨라져 단어들이 뒤엉켜 잘 알아들을 수 없게 된다. 파킨슨병 환자의 구어장애와 보행장애는 둘 다 수의적 움직임의 속도 조절과 운동 시작에의 어려움과 연관이 있는 듯하다.

과다운동형 마비말장애도 기저핵의 손상으로 인해 발생한다. 기저핵이 손상되면 말산출과 호흡 기관의 근육에 불수의적이고 통제 불가능한 움직임이 초래될 수 있다. Darley 등(1975)은 빠른 과다운동증과 느린 과다운동증의 두 가지 유형으로 과다운동증(hyperkinesia)을 분류하였다. 빠른 과다운동증[근육간대경련(myoclonus), 틱(tics), 무도병(chorea), 발리즘(ballism)]은 빠르고 정형

글상자 13-6 과다운동형 마비말장애의 특징*

빠른 과다운동증(무도병)

Darley, Aronson과 Brown(1975): "변화가 심한 양상으로 조음을 방해함. 때때로 과다비성 발생. 거칠고 숨새는 음질. 예견하지 못하는 음성 크기의 변화"(p. 210).

변별적 말 특징

- 음소 사이의 간격 연장
- 비정상적 쉼 구간(abnormal silent intervals)
- 말속도 변동
- 모음 왜곡, 음소 연장
- 지나친 음성 크기 변동

기타 말 특징

- 부정확한 자음
- 단조로운 음도
- 거친 음질
- 단조로운 음성 크기
- 짧은 구
- 불규칙적 조음 붕괴
- 지나치게 동일한 강세 또는 약화된 강세
- 과다비성
- 쥐어짜는 듯한 목쉰(hoarse) 음질
- 발성 중단

관련 징후

- 빠르고 지속되지 않는 불수의적 움직임
- 급작스런 흡기 또는 호기
- 삼킴장애

느린 과다운동증(근육긴장이상)

Darley, Aronson과 Brown(1975): "근육긴장이상에 의한 과다운동형 마비말장애는 실조형 마비말장애나 무도병에 의한 과다운동형 마비말장애와 비슷한 특징을 보이는데, 조음 정확도, 음성 크기 조절, 일정 속도 유지, 발성의 효율성에서 심한 불규칙성을 보인다(p. 222).

변별적 말 특징

- 음소 사이의 간격 연장
- 비정상적 쉼 구간
- 불규칙적 조음 붕괴
- 음소 연장
- 지나친 음성 크기 변동

기타 말 특징

- 짧은 구
- 강세 감소
- 발성 중단
- 느린 속도
- 부정확한 자음
- 왜곡된 모음
- 거친 음질
- 쥐어짜는 듯한 목쉰 음질
- 단조로운 음도, 음성 강도

관련 징후

- 느리고, 지속되는 예측 불가능한 불수의적 움직임

*과다운동형 움직임의 시각적 특징[경련(jerks), 틱, 연축(spasm), 뒤틀린 자세]이 병의 증후군의 진단을 확증한다. 말의 비정상성은 운동장애와 결합하여 발생하고 운동장애와 생리적으로 동반할 수 있다. 그러나 비정상적 말 자체가 기저의 질병에 대한 진단의 우선적 근거가 되지는 못한다.

출처: Darley FL, Aronson AE, Brown JR: *Motor speech disorders*, Philadelphia, 1975, Saunders; Duffy JR: *Motor speech disorders*, ed 2, St Louis, 2005, Elsevier/Mosby; Rosenbek JC, LaPointe LL: The dysarthrias: description, diagnosis, and treatment. In Johns DF, editor: *Clinical management of neurogenic communication disorders*, ed 2, Boston, 1985, Little, Brown.

화되지 않고(unpatterned), 지속적이지 않거나 혹은 짧은 시간 동안 지속되는 불수의적 움직임이 특징이다. 느린 과다운동증[무정위운동(athetosis), 근육긴장이상(dystonia)]은 서서히 증가하다 정점에 이르면 점진적으로 진정되는 지속적 불수의 움직임이 특징이다. 느린 과다운동증에는 근육긴장이 증가하다 줄어들면서 머리, 몸통과 사지의 자세가 왜곡되는 경우도 있다.

임상 Tip. Duffy(2005)는 과다운동형 마비말장애들(복수형)이라고 표현하는 것이 적합한 명칭이라고 주장한다. 그 이유는 복수형 명칭이어야만 과다운동형 마비말장애를 야기하는 다양한 종류의 운동장애가 있다는 것을 반영하기 때문이다.

과다운동 증후군과 연관된 불수의적 움직임이 호흡, 발성이나 조음 근육에 영향을 미치게 되면 말장애가 야기된다. 호흡 근육에 불수의적 움직임이 생기면 성문에서 통제되지 않는 공기압력 변화를 야기하여 발성 강도에 기복이 생긴다. 불수의적 움직임이 말 운동의 타이밍, 힘, 폭에 지장을 주게 되면 조음에 장애가 생긴다. 과다운동형 마비말장애 환자는 말을 천천히 하고 자주 멈춘다. 정상적으로 변동을 보여야 할 음성 크기나 음도가 호흡 근육의 불수의적 움직임에 의해 과장되게 나타나, 말이 고르지 않고 급작스럽게 변하는(jerky) 특성을 보이게 된다. 구어 근육의 불수의적 움직임이 조음 운동을 과하게 하기 때문에, 과다운동형 마비말장애 환자의 발음은 간헐적으로 폭발하는 것 같은(intermittently explosive) 특성을 보인다. 이와 관련하여 Duffy(1995)는 다음과 같이 언급하였다.

> 과다운동형 마비말장애는 여러 마비말장애 유형 중에서 구어 산출 시 시각적으로 관찰하는 특징들이 그 장애를 정의하는 데에 가장 도움을 주는 마비말장애이다. 이는 턱, 얼굴, 혀의 불수의적 움직임이 과다운동형 마비말장애의 비정상적 특징에 대해 많은 부분을 확실하게 설명해 주기 때문이다(p. 351).

글상자 13-6에 과다운동형 마비말장애의 주요 특징이 기술되어 있다.

원인의 측면에 있어서, 과다운동형 마비말장애는 마비말장애 가운데 가장 원인을 알 수 없는 유형이다.

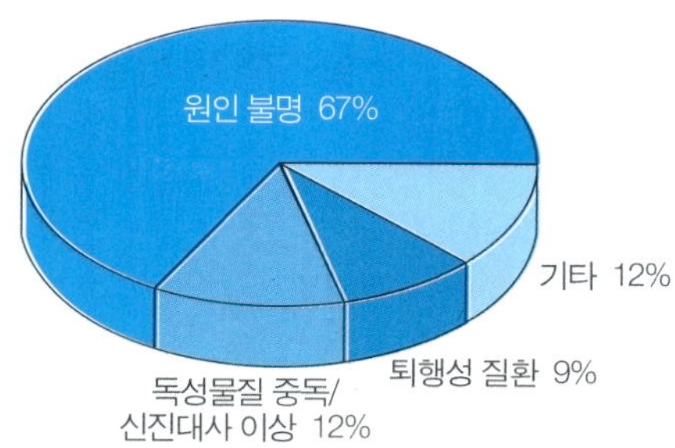

그림 13-8 주요 진단명이 과다운동형 마비말장애인 Mayo Clinic 환자 141명의 마비말장애 원인

출처: Duffy JR: *Motor speech disorders: substrates, differential diagnosis, and management*, St Louis, 1995, Mosby.

Duffy(2005)는 주 진단명이 과다운동형 마비말장애인 환자 141명 중 약 3분의 2 정도가 원인을 알 수 없는 경우라고 보고하였다. 밝혀진 원인 가운데에는 독성물질 중독/신진대사의 문제와 퇴행성 질환이 대부분을 차지하였다(그림 13-8).

소뇌 손상

질환에 의해 소뇌가 손상되면 운동협응과 타이밍 장애를 일으키며, 보통 근육긴장 상실이 동반된다. 환자의 수의적 움직임은 느리고 어색하다[**운동실조**(ataxia)]. 움직임의 범위와 힘이 왜곡되고[**운동거리조절이상**(dysmetria)], 움직임이 갑작스럽고 분절되는 것 같은 양상[**운동 해체**(decomposition of movement)]을 보인다. 소뇌 손상 환자는 수의적 사지 운동 시 운동 방향 목표 지점에 가까이 갈수록 나타나는 불규칙적 떨림(tremor)에 의해 운동이 방해받기도 한다. 그러나 근육을 움직이지 않는 동안에는 떨림이 없어진다. Darley 등(1975)은 소뇌 손상과 관련된 마비말장애를 **실조형 마비말장애**(ataxic dysarthria)라 하였고, 그 명칭이 현재까지 사용된다.

실조형 마비말장애 환자의 말산출은 움직임에 대한 힘, 타이밍, 크기의 비정상을 그 특징으로 들 수 있다. 호흡 근육의 운동실조로 인해 성대에서 호흡의 압력 변화를 통제하지 못하기 때문에, 음성의 높낮이와 크기가 불규칙적으로, 때로는 폭발적으로 변화하게 된다. 조음 근육의 운동실조로 인하여 조음이 간헐적으로 방해를 받는다. 연인두 근육 운동의 운동실조로 인하여 힘과

글상자 13-7	실조형 마비말장애의 특징	
변별적 말 특징	**기타 말 특성**	**관련 징후**
• 비일관적 자음 오류 • 스캐닝 구어(scanning speech) • 불규칙적 조음 붕괴 • 불규칙적이고 과도한 음성 크기 변동 • 과도한 속도 변동	• 거친 음질 • 음소 연장 • 음소 간 간격 연장 • 모음 억양 하강	• 근육긴장 저하 • 반사 감소 • 활동 시 떨림(intention tremor) • 운동거리조절이상*

* 운동거리조절이상: 목표를 향한 움직임의 부정확한 궤도로 인하여 목표물을 지나치거나 못 미치게 되는 것.

출처: Darley FL, Aronson AE, Brown JR: *Motor speech disorders*, Philadelphia, 1975, Saunders; Duffy JR: *Motor speech disorders*, ed 2, St Louis, 2005, Elsevier/Mosby; Rosenbek JC, LaPointe LL: The dysarthrias: description, diagnosis, and treatment. In Johns DF, editor: *Clinical management of neurogenic communication disorders*, ed 2, Boston, 1985, Little, Brown.

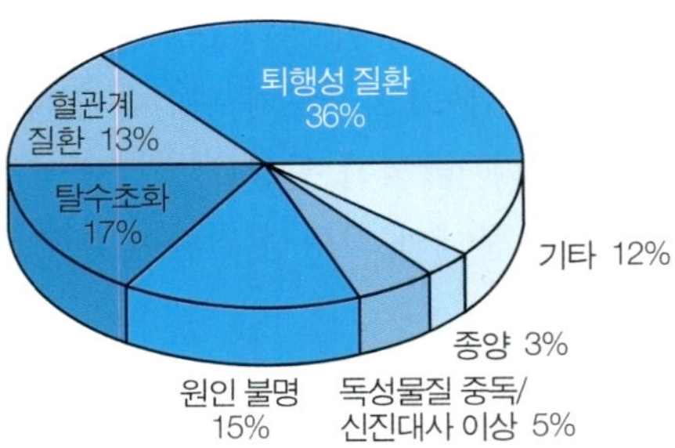

그림 13-9 주요 진단명이 실조형 마비말장애인 Mayo Clinic 환자 166명의 마비말장애 원인

출처: Duffy JR: *Motor speech disorders: substrates, differential diagnosis, and management*, St Louis, 1995, Mosby.

크기가 변동하기 때문에 소뇌 운동실조 환자의 말은 정상적 비강 공명과 과다비성이 엇갈려 발생하기도 한다. 글상자 13-7에 실조형 마비말장애의 주요 특징이 기술되어 있다.

실조형 마비말장애는 소뇌를 손상시키는 여러 질환에 의해 발생한다. 소뇌 퇴행과 탈수초병에 의해 실조형 마비말장애가 발생하는 경우가 전체의 절반 정도에 해당한다. 그리고 소뇌를 손상시키는 혈관계 질환이 전체 환자의 13% 정도를 차지한다(그림 13-9).

앞쪽뿔세포 질병

신경 질환 중 척수의 앞쪽뿔세포(anterior horn cell)에 퇴행을 초래하는 질환이 있다. 대부분은 뇌신경에 연결된 운동신경의 퇴행을 동반하며, 일부에서는 피질척수로와 피질연수로의 퇴행도 초래한다. 앞쪽뿔세포의 퇴행으로 인한 증상은 이완형 마비, 근섬유다발 수축 그리고 근육위축으로 이어지는 하부운동신경 질병과 유사하다. 앞쪽뿔세포 질병 자체는 말산출에 간접적으로만 영향을 미친다. 호흡 근육이나 어깨 및 흉곽 근육의 약화로 인하여 말산출을 위한 호흡 지원이 부족해질 수 있고, 그 결과 음성 크기가 약해지고 한 번의 호흡으로 산출하는 발화 길이가 짧아진다. 앞쪽뿔세포 질병이 뇌신경, 피질척수로 또는 피질연수로를 손상시키면 말산출 근육의 움직임이 약하고 느려져서 조음, 말속도, 운율, 음성의 질에 영향을 미친다. 앞쪽뿔세포 질병은 거의 대부분 진행성이다(회색질척수염 또는 소아마비; poliomyelitis 제외). 환자들은 대개 질병의 말기에는 보완대체 의사소통 체계를 필요로 한다.

척수신경 질병

척수신경은 때로 염증성 또는 파괴성 질병에 의해 손상된다. 염증성 척수신경 질병[예: 길랭-바레(Guillain-Barre) 증후군]은 길이가 긴 신경부터 먼저 손상시킨다. 사지의 근육이 몸통 근육보다 먼저 손상되고 원위(distal) 사지 근육이 근위(proximal) 사지 근육보다 먼저 손상된다. 그리고 운동신경섬유가 감각신경섬유보다 먼저 손상된다. 척수신경 질병은 근육 약화, 근긴장저하, 근섬유다발 수축, 반사 저하, 다양한 감각장애 등 하부운동신경 질병과 유사한 증상을 보인다. 앞쪽뿔세포 질병과 마찬가지로 척수신경 질병은 호흡을 저해함으로써 말산출에 간접적인 영향을 미친다. 그러나 질병이 뇌간이나 피질연수로까지 확산되면, 전형적인 하부운동신경 병리에 따른 변화로 인해 말산출 운동이 직접적으로 손상된다.

임상 Tip. 길랭-바레 증후군은 진행성이지만 자기 제어(self limiting) 자가면역 질환이다. 축삭 탈수초화와 점진적 근육 약화가 그 특징이다. 보통 발병 후 몇 주 안에 자발적 회복이 시작되지만 몇 개월에서 몇 년 동안 지속되는 경우도 있다. 정확한 발병 원인은 알려져 있지 않지만 예방접종이나 외과적 수술 후에 발생하는 경우도 있다.

신경근육접합부 질병

신경근육접합부(neuromuscular junction) 질병은 시냅스에서 신경 자극을 전달하는 신경전달물질의 이상에 기인한다. 이러한 신경전달물질의 이상은 신경전달물질의 결핍이나 과잉, 신경전달물질에 대한 수용기 세포의 민감성 변화와 관련이 있다. 중증근무력증(myasthenia gravis)은 신경근육접합부 질병 중 가장 대표적인 질병이다. 중증근무력증은 근육에 있는 아세틸콜린 수용기에 자가면역 매개 손상이 생겨 신경근육전달이 저해되는 상태이다. 중증근무력증의 증상은 전반적이면서 변동적인 근육 약화(외안근 및 인두, 구강 근육, 원위 사지 근육 등에서 주로 나타남) 및 급격한 근육 피로인데, 근육이 휴식을 취하면 근력이 신속히 회복되는 것이 특징적이다. 중증근무력증으로 인해 이완형 마비말장애가 종종 발생하는데, 환자는 말을 할수록 말명료도가 점차 저하되지만 말을 쉬고 나면 명료도가 회복되는 특징을 보인다.

중증근무력증 환자에게 아세틸콜린 흡수를 증진시키는 약물인 텐실론(Tensilon), 네오스티그민(neostigmine)을 주사하면 환자의 말산출 능력이 극적으로 향상된다. 텐실론 주사 후 30~60초 이내에, 네오스티그민 주사 후 10~15초 이내에 환자의 마비말장애는 개선되거나 사라진다. 텐실론의 효과는 4~5분, 네오스티그민의 효과는 2~3시간 지속된다(두 약물에서 증상 개선의 속도와 지속 시간에서 차이가 나는 것은 텐실론은 정맥주사, 네오스티그민은 근육주사이기 때문이다).

근육의 일차 질병

어떤 질병은 근육섬유를 손상(**근육병증**[myopathy] 상태)시키기도 하고 근육을 위축시키기도 하여 이완형 마비말장애를 야기한다. 근긴장 퇴행위축(myotonic dystrophy)은 말산출 근육에 영향을 미치는 대표적인 유전성 근육 질환이다. 후천적인 염증성 근육 질환인 근육염(myositis)은 보통 말산출에는 영향을 미치지 않지만 호흡을 저해하고 때로 삼킴 문제를 일으킨다. 근육병증이 호흡이나 말산출 근육에 나타나면 주요 증상으로 근육의 약화가 두드러진다. 호흡 근육이 약해지면 정상적 발화 길이와 음성 크기에 필요한 호흡의 지지가 부족해져, 발화가 짧아지고, 발화 사이의 휴지 기간이 길어지고, 음성 크기가 약해진다. 후두 근육이 약해지면 성대를 완전히 내전시키지 못하고 정상적 음성 산출을 위한 긴장을 유지하기 어려워져, 음성은 약해지고 숨새는 음질을 보이게 된다. 연인두 근육이 약해지면 과다비성이 나타나고, 조음 근육이 약해지면 조음이 느리고 불분명하게 된다.

감각 상실

뇌신경의 감각 가지나 감각피질이 손상되면 얼굴, 입, 목의 감각에 장애가 생길 수 있다. 때로는 일시적으로 말장애가 발생하기도 하지만 보통 2~3주 이상 지속되지는 않는다. 감각장애만으로 마비말장애가 지속되는 경우는 드물다. 그러나 운동장애와 더불어 감각장애가 동반되면, 감각장애가 동반되지 않은 경우에 비해 마비말장애가 더 심하게 나타날 수 있다. 정상적인 운동기제는 감각장애를 보완할 수 있는 복원력이 있지만, 손상된 운동기제에서는 그렇지 못하기 때문이다.

다발성 운동계 장애

Darley 등에 의해 정의된 **혼합형 마비말장애**는 임상 현장에서 흔하게 볼 수 있다. Duffy(2005)에 따르면 11년간 Mayo Clinic에서 주요 진단(primary diagnosis)이 마비말장애인 환자 중 30%가 혼합형 마비말장애였다. 혼합형 마비말장애는 흔히 여러 신경 질병의 중복(예: 다발성 뇌졸중, 뇌졸중과 탈수초병)이나, 운동기제의 여

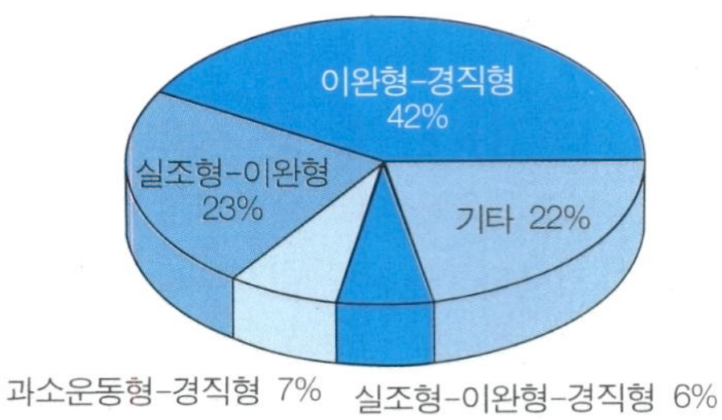

그림 13-10 주요 진단명이 혼합형 마비말장애인 Mayo Clinic 환자 300명의 마비말장애 유형 분포

출처: Duffy JR: *Motor speech disorders: substrates, differential diagnosis, and management*, St Louis, 1995, Mosby.

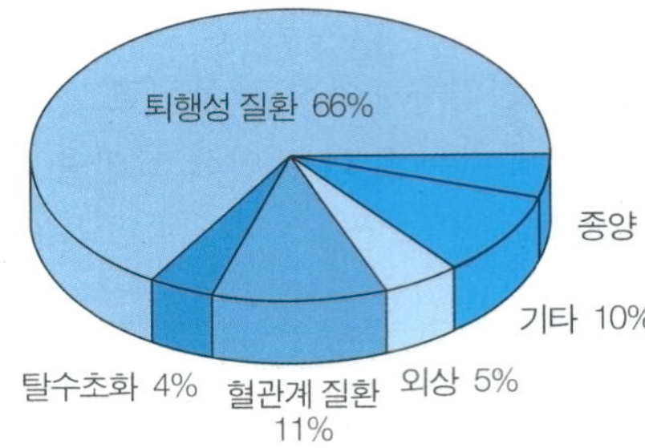

그림 13-11 주요 진단명이 혼합형 마비말장애인 Mayo Clinic 환자 406명의 마비말장애 원인

출처: Duffy JR: *Motor speech disorders: substrates, differential diagnosis, and management*, St Louis, 1995, Mosby.

러 부분에 영향을 미치는 질병(예: 근위축측삭경화증)에 의해 발생한다. 이에 대해 Duffy(2005)는 다음과 같이 언급하였다.

> 혼합형 마비말장애는 이질적인 말장애와 신경학적 질병을 가지는 집단이다. 2개 또는 그 이상의 단일 마비말장애 유형이 어떠한 조합으로든 나타날 수 있는데, 이 조합에서 특정 요소가 더 우세할 수 있다. 혼합형 마비말장애의 이질성과 다양한 요소를 구분해 내는 것이 상당히 어렵기는 하지만, 많은 경우 혼합형 마비말장애는 지각적으로 구별 가능하다. 단일 마비말장애와 마찬가지로 혼합형 마비말장애도 신경학적 질병의 첫 번째 징후일 수 있다(p. 276).

혼합형 마비말장애 가운데에는 경직형과 이완형 마비말장애의 조합을 흔히 볼 수 있다. Duffy(2005)는 주요 진단명이 혼합형 마비말장애 환자 300명의 마비말장애 유형 분포를 제시하였다. 그 결과 이완형-경직형과 실조형-경직형의 조합이 약 3분의 2를 차지하였다(그림 13-10). 그 외에 다른 어떤 조합도 표본의 7% 이상을 차지하지는 않았다(그림 13-10에서 '기타' 분류에 해당하는 것은 표본의 5% 이하를 차지하는 각 조합들의 합이다).

특히, 퇴행성 질환인 근위축측삭경화증(amyotrophic lateral sclerosis, ALS)은 Mayo Clinic 표본 중 혼합형 마비말장애를 야기하는 가장 주요한 원인으로, 약 3분의 2의 환자가 이에 해당하였다. 혈관계 질환은 두 번째로 흔한 원인으로, 10% 조금 넘는 환자가 이에 해당하였다. 탈수초화 질환, 외상뇌손상, 종양에 의해 혼합형 마비말장애가 생기는 경우도 가끔 있다(그림 13-11).

혼합형 마비말장애의 유형 분포는 ALS 환자에 의해 크게 영향을 받는다. 혼합형 마비말장애에서 이완형-경직형 마비말장애 환자의 비율이 큰 것은 Mayo Clinic 표본에서 ALS로 진단받는 환자가 많은 데에 기인한다. ALS 환자들(이완형-경직형 혼합 마비말장애를 특징적으로 보임)을 표본에서 제외하면, 이 두 유형 조합의 마비말장애 비율이 감소하고 다른 마비말장애 유형의 비율이 증가한다. 이완형-경직형 혼합 마비말장애는 ALS 환자에게서 가장 흔하게 나타나는 유형이다(그림 13-12).

마비말장애와 말실행증 비교

경험 많은 임상가의 경우 환자가 보이는 말산출의 문제가 마비말장애인지, 말실행증인지를 감별하는 것은 그렇게 어렵지 않다. 신경학적 검사에서 얻은 정보가 적절한 진단을 내리는 데에 도움을 주기도 한다. 언어 우세반구의 뇌피질이나 피질 주변에 손상을 입었다면 이는 말실행증을 시사하고, 기저핵, 뇌간 또는 말초신경에 손상을 입었다면 이는 마비말장애를 시사한다. 또한 단순한 비구어 움직임에서 구강, 연인두 근육의 힘과 운동 범위가 정상이라면 이는 말실행증을 시사하지만, 단순한 비구어 움직임에서 근육의 힘과 운동의 범위에 장애가 있다면 이는 마비말장애를 시사한다. 반신불완전 마비, 경직성, 과도한 사지 반사는 뇌피질이나 피질

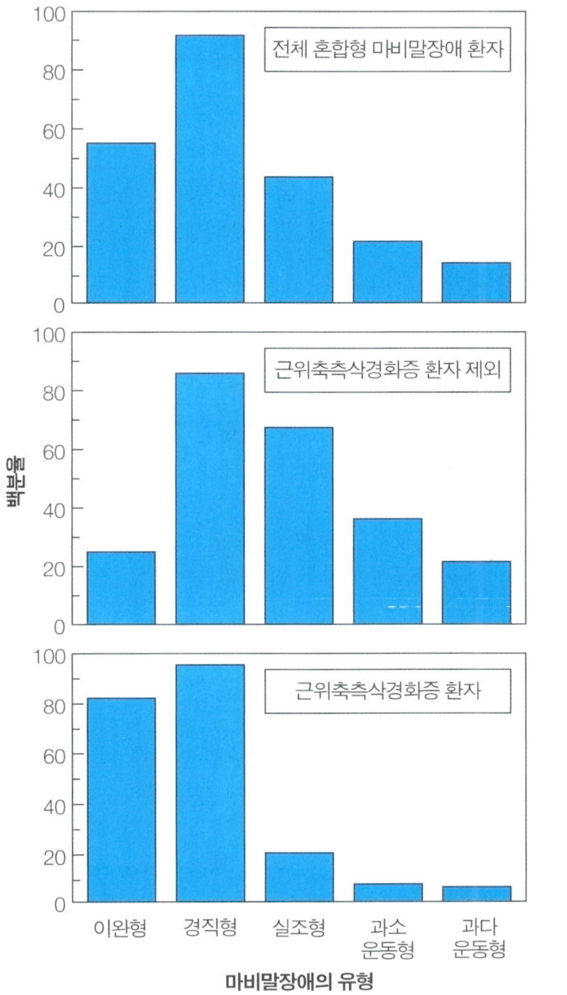

그림 13-12 주요 진단명이 혼합형 마비말장애인 Mayo Clinic 환자 300명의 마비말장애 유형 분포(위), 그중 근위축측삭경화증(ALS) 환자를 제외하였을 때 마비말장애 유형 분포(중간), 근위축측삭경화증(ALS) 환자들의 마비말장애 유형 분포(아래)

출처: Duffy JR: *Motor speech disorders: substrates, differential diagnosis, and management*, St Louis, 1995, Mosby.

뇌간로, 피질척수로 손상의 징후이다. 이런 경우에 나타나는 말운동장애는 말실행증일 가능성이 크다. 말운동장애가 실어증의 징후(예: 실문법증, 이해의 어려움, 단어 인출 실패)와 함께 나타나는 경우도 말실행증을 시사한다.

말실행증과 마비말장애는 말산출 과정에 다른 방식으로 영향을 미친다. 말실행증은 일차적으로 운동 프로그래밍과 조음 순서의 문제이지 근육의 힘, 운동 범위의 문제가 아니므로, 말실행증 환자의 경우 조음과 운율은 결함을 보이지만 발성과 공명은 정상 또는 거의 정상이다. 마비말장애는 약하거나 불협응적인 근육 때문에 발생하므로 조음, 발성, 공명, 운율, 때로는 호흡까지도 비정상적이다.

말실행증 환자의 말산출 오류는 마비말장애 환자와는 다르다. 말실행증 환자는 대부분 왜곡을 동반한 대치 오류를 보이고, 마비말장애 환자는 조음 왜곡과 생략의 오류를 보이는 경향이 있다. 말실행증 환자는 흔히 복잡한 말소리를 단순한 소리로 대치한다(예: ch를 k로 대치). 말실행증 환자는 간혹 단순한 소리나 소리의 연쇄를 오류 없이 산출하기도 하지만, 복잡한 소리나 음운적으로 복잡한 소리연쇄를 산출하는 데에는 어려움을 보이고 힘들여서 조음 위치를 더듬어 찾는 행동을 보인다. 마비말장애 환자는 보통 발화의 길이나 음운 복잡성에 상관없이 같은 소리에 대해 비슷한 어려움과 오류를 보이며 조음 위치를 더듬어 찾는 경우는 드물다. 말실행증 환자는 조음을 시작할 때 틀린 조음을 반복하여 고치려 하지만 결국 정확하게 발음하지 못하는 경우가 많다. 마비말장애 환자는 조음 시작 시 틀려서 고치는 경향이 적다. 이는 아마도 마비말장애 환자의 경우 자신의 말산출 오류가 시간과 맥락에 상관없이 비교적 일관적이라는 것을 알고 있기 때문일 것이다. 말실행증 환자에게 모방은 특히 어렵다. 그러나 마비말장애 환자에게는 모방이 자발적 발화보다 대개 쉽다. 말실행증 환자는 음소와 음절을 반복하는 경향이 있지만 마비말장애 환자는 그렇지 않다.

말실행증 환자는 Darley 등(1975)이 드문드문 나타나는 오류 없는 유창한 말(islands of error-free speech)이라고 지칭한 발화 형태를 보이는데, 이는 말산출을 돕는 발화(verbal aids)나 설명을 곁들인 발화(editorial comments)(예: "잠깐만, 그게 있잖아.")와 같이 계획하지 않은 자동적 발화들이 오류 없이 산출되는 경우를 말한다. 대부분의 마비말장애 환자는 짧은 순간이라도 이처럼 오류 없이 말하는 순간을 경험하지 못한다(실조형 또는 과다운동형 마비말장애 환자의 조음 정확도는 흔히 시간에 따라 변하지만, 이러한 변화는 신경운동 통제력의 생리적 변화로 인한 것이지 말하는 내용의 음운복잡성이나 자동성에 따른 것은 아니다). 표 13-2는 마비말장애와 말실행증의 주요 차이를 요약한 것이다.

표 13-2 말실행증과 마비말장애의 주요 차이*

특질	말실행증	마비말장애
신경병리	• 피질, 언어 우세반구	• 피질하, 말초
신경학적 징후	• 실어증, 반신불완전마비, 반신마비, 경직형, 과도한 반사	• 경축(rigidity), 운동이상증(dyskinesia), 이완형 마비, 반사 약화, 근섬유다발 수축, 근육위축**
운동 징후	• 비구어적 구강 운동에서는 힘, 운동의 범위, 협응이 정상	• 비구어적 구강 운동에서도 힘, 운동의 범위, 협응의 장애
관련 질환	• 실어증, 구강안면 실행증, 사지 실행증	• 삼킴장애, 운동이상증, 경축, 근육긴장 저하**
손상된 말산출 과정	• 조음, 운율	• 조음, 발성, 공명, 운율
특징적 말산출 오류	• 왜곡을 동반한 대치, 음소 위치 바뀜	• 왜곡, 생략
말산출 오류 양상	• 가변적, 예측 불가능, 오류 없이 말하는 순간이 있음 • 자동 발화가 계획된 말보다 더 정확함	• 일관적, 예측 가능, 오류 없이 말하는 순간 없음 • 자동성에 따른 변화 없음***
오류를 보이는 음소	• 주로 음운적으로 복잡한 발화에서 자음 • 모음도 왜곡될 수 있음.	• 대부분의 자음 • 모음은 자주 왜곡됨****
길이, 복잡성의 영향	• 길고 음운적으로 복잡한 발화에서 오류가 더 많음	• 짧고 음운적으로 단순한 발화나 길고 음운적으로 복잡한 발화 모두에서 오류가 비슷함

* 이러한 차이는 전반적으로는 사실이지만, 특정 마비말장애에는 몇몇 특성에서 다를 수 있음.

** 마비말장애 유형에 따라 다를 수 있음.

*** 과다운동형 마비말장애 환자 중 일부는 상대적으로 정상적으로 말하는 순간이 있을 수 있음. 그러나 이러한 순간은 자동성이나 음운 복잡성 등에 근거하여 예측할 수 있는 것은 아님.

**** 그러나 대부분의 마비말장애 환자에게는 복잡한 자음이 더 어려움.

말실행증과 마비말장애는 함께 발생할 수 있다. 가장 흔한 조합은 말실행증과 일측 상부운동신경 마비말장애이다. 이 경우 말실행증 증상과 더불어 일측 상부운동신경 마비말장애의 요소(경미하지만 일관되게 부정확한 조음과, 때때로 경미하게 쥐어짜는 거친 음질)를 모두 보인다. 뇌반구 양측 손상은 때로 말실행증과 경직형 마비말장애를 야기하는데, 느린 말속도와 중등도에서 중도의 부정확한 조음, 느리고 쥐어짜는 거친 음질 특성이 말실행증의 징후에 덧붙여진다. 다른 마비말장애 유형들이 말실행증에 동반되는 경우는 흔하지 않다. 마비말장애와 말실행증이 동반되는 경우, 발화의 언어적·상황적 문맥과 관련하여 말산출이 향상되는 순간이 있다면 그것은 말실행증의 징후로 간주할 수 있다.

대규모의 의료기관에서는 마비말장애보다 말실행증이 더 적게 발견된다. Duffy(2005)는 주요 진단명이 신경학적 말운동장애인 6,000명 이상의 Mayo Clinic 환자를 대상으로 말실행증과 여러 유형의 마비말장애로 진단되는 환자들의 분포를 조사하였다. 말실행증이 주요 진단명인 경우는 8%였고, 마비말장애가 주요 진단명인 경우는 87%에 달하였다(그림 13-13).

평가

마비말장애 환자가 언어치료실을 찾는 이유는 의사, 간호사, 가족, 자기 자신에게 말소리가 비정상적으로 들리기 때문이다. 마비말장애 환자에 대한 말-언어 평가의 목적을 다음과 같이 다섯 가지로 정리할 수 있다.

- 환자의 말이 비정상적인지 판단하기 위해

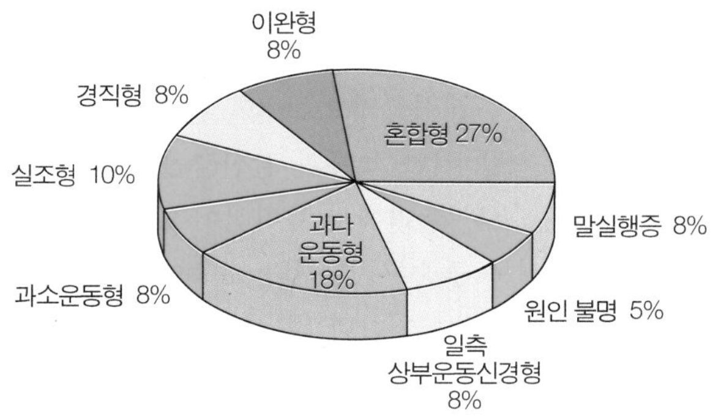

그림 13-13 주요 진단명이 신경학적 말운동장애인 Mayo Clinic 환자 6,101명 중 말실행증이나 다양한 유형의 마비말장애로 진단되는 환자들의 유형 분포

출처: Duffy JR: *Motor speech disorders: substrates, differential diagnosis, and management*, St Louis, 1995, Mosby.

일반 개념 13-2

- 마비말장애는 말산출을 담당하는 근육의 약화, 마비, 불협응, 감각 상실에 의해 야기되는 말장애에 대한 포괄적인 명칭이다.
- 마비말장애의 가장 흔한 원인은 말산출에 쓰이는 근육의 약화나 마비이다.
- 상부운동신경의 일측에 손상이 생기면 대개 지속적인 마비말장애가 발생하지는 않는다. 왜냐하면 말산출을 담당하는 근육은 대부분 양측에서 신경전달을 받기 때문이다.
- 일측 상부운동신경 손상을 받고도 일부 환자에게는 경도이지만 지속적인 일측 상부운동신경 마비말장애가 생길 수 있다.
- 상부운동신경의 양측에 손상을 입은 경우 보통 지속적인 경직형 마비말장애가 발생한다.
- 뇌교나 연수에 손상을 입으면 말산출을 위한 뇌신경핵이 손상되기 때문에 거의 대부분 이완형 마비말장애가 발생한다. 뇌신경섬유를 손상시키는 병리상태는 그 신경이 관여하는 근육의 이완마비를 야기한다.
- 이완형 마비말장애는 흔히 설인신경(9번 뇌신경), 미주신경(10번 뇌신경), 설하신경(12번 뇌신경)의 손상에 기인하는데, 이 뇌신경들이 말산출에 중요한 역할을 하기 때문이다. 안면신경(7번 뇌신경), 척수부신경(11번 뇌신경) 손상은 보통 심각한 마비말장애를 야기하지 않는데, 이 뇌신경이 지배하는 근육은 말산출에 중요한 역할을 하지 않기 때문이다.
- 추체외로를 손상시키는 병리상태는 보통 과소운동형 또는 과다운동형 마비말장애와 함께 이와 연합된 비정상적 운동(수의적 운동의 손상, 근육 경축, 불수의적 운동 통제 불능)을 야기한다.
- 파킨슨병은 과소운동형 마비말장애를 야기하는 대표적인 추체외로 질환인데, 쥐어짜거나 약한 숨새는 음성과 빠른 말속도, 또렷하지 않은 조음이 특징적으로 나타난다.
- 기저핵에 영향을 끼치는 병리상태는 자주 과다운동형 마비말장애를 야기하는데, 말산출과 호흡이 산발적으로 발생하는 근육 운동에 의해서 방해받는다.
- 소뇌 손상은 자주 실조형 마비말장애를 야기하는데, 호흡과 조음 운동의 힘과 크기가 일탈됨으로써 생긴 마비말장애의 순간들이 상대적으로 잘 통제된 말 중간중간에 끼어드는 양상으로 나타난다.
- 퇴행성 신경 질환은 주로 혼합형 마비말장애를 야기한다. 보통 혼합형 마비말장애 중에는 경직형과 이완형 징후의 조합인 경우가 많다.
- 앞쪽뿔세포 또는 척수신경을 손상시키는 질환은 때로 호흡 근육 운동을 저해하여 말산출에 장애를 일으킨다. 앞쪽뿔세포 또는 척수신경 질환이 있는 환자는 호흡이 불충분하여 작게 말하고 발화 사이의 간격이 비정상적으로 길면서 발화는 짧은 양상을 보인다.
- 신경근육접합부의 질환은 자주 마비말장애를 야기한다. 그중 가장 흔한 질환이 중증근무력증이다. 중증근무력증 환자는 말을 오래 할수록 마비말장애 특성이 심하게 나타난다. 말을 하지 않고 쉬면 마비말장애가 감소하거나 사라진다.
- 말산출을 위한 구조에 감각 상실이 있으면 경도의 말장애가 발생할 수 있지만 뚜렷한 마비말장애를 야기하는 경우는 거의 없다. 그러나 말운동장애와 함께 감각 상실이 덧붙여지면 마비말장애의 중증도가 보통 심해진다.
- 말산출 오류의 유형과 말오류의 일관성, 오류 없는 발화 여부, 맥락이 조음 정확도에 미치는 영향에 따라 마비말장애와 말실행증을 구별할 수 있다. 발성과 공명은 말실행증에서는 보통 정상이지만 마비말장애에서는 비정상적이다.

- 비정상적인 말의 특성과 중증도를 평가하기 위해
- 비정상적인 말의 원인을 밝히기 위해
- 치료적 개입이 적절한지 결정하기 위해
- 치료의 가능한 방향들을 찾아보기 위해

마비말장애는 말산출의 문제이기 때문에 문제를 파악하기 위해서는 구강 안을 들여다보아야 한다. 구강 관찰에서 시작하여 목, 가슴, 배, 인두, 비강까지 살펴본다. 말산출을 위해서는 호흡이 필요하기 때문에 평가에는 호흡에 대한 것도 포함되어야 한다. 말산출을 위해서는 목소리가 필요하기 때문에 평가에는 성대 기능도 포함되어야 한다. 말산출을 위해서는 비강 공명 조절이 필요하기 때문에 평가에는 인두후방 근육과 연구개 근육에 대한 것도 포함되어야 한다. 말산출을 위해서는 공기 흐름을 자음과 모음으로 형성해야 하기 때문에 평가에는 혀, 입술, 턱이 얼마나 잘 움직이는지, 얼마나 빠르고 정확하게 목표 지점에 다다르는지에 대한 것도 포함되어야 한다.

마비말장애의 구조화된 평가는 보통 호흡, 발성, 공명, 운율과 조음을 체계적으로 평가하는 말운동 검사(motor speech examination)로 시작한다. 발성과 공명은 일반적으로 음도, 음성 크기, 음성 질, 비성 등의 특성을 검사자가 판단하는 평정척도를 사용하여 추정한다. 운율도 속도, 구절 길이, 강세, 억양 등의 특성을 검사자가 판단하는 평정척도를 사용하는 경우가 일반적이다. 호흡은 강제 호기 시간(forced expiration time), 발성 지속 시간, 최장 발화 길이 등 간접적 척도에 근거하여 추정하는데, 주의할 점은 호흡 지지의 적절성뿐만 아니라 성문 폐쇄의 효율성도 발성 시간과 발화 길이에 영향을 미친다는 것이다. 조음은 평정척도와 말산출 과제(음절 반복, 단어 반복, 구 반복, 자발화)의 조음 점수를 조합하여 측정한다. 마비말장애 환자의 구어에 대한 평정척도 양식이 그림 13-14에 제시되어 있다.

마비말장애 환자에 대한 구조화된 평가는 보통 호흡, 발성, 공명, 조음 평가에서 시작되는데, 각 영역별로 측정할 뿐만 아니라 여러 영역이 상호작용하는 과정도 평가한다. 마비말장애 평가는 말 자체의 비정상성 판별뿐만 아니라 말산출을 지원해 주는 과정 간의 상호작용 능력도 다루어야 한다.

호흡 지지의 평가

정상 호흡의 특징. 신경학적으로 정상인 성인에게 있어, 생물학적 목적을 위한 호흡과 말산출을 위한 호흡은 미묘하지만 중요한 측면에서 차이점이 있다. 수동적인 정상 호흡에서는 들숨 시 횡격막 수축이 호흡에 필요한 운동의 대부분을 차지한다. 횡격막이 수축하면 복부의 장기를 아래로 밀어 내리고 흉부 내부의 공간을 증가시켜 폐에 음압(negative pressure)을 형성한다. 흉부 벽과 어깨의 견갑대 근육이 어깨와 흉곽을 들어 올리면 흉부 내 공간의 부피가 더 늘어나고 폐의 음압이 증가하게 된다. 그러면 외부의 기압에 따라 폐에 공기가 들어간다. 수동적인 정상 호흡에서는 어깨, 흉부, 복부 근육이 이완됨으로써 날숨을 하게 된다. 이 근육들이 이완되면 흉곽이 휴지 상태로 돌아가고 복부 장기가 상부로 압력을 가하기 때문에 이완된 횡격막도 위로 올라가게 된다.

수동적 호흡 시 작용하는 근육의 힘으로는 말산출을 위한 충분한 호흡 압력을 만들지 못한다. 그렇기 때문에 정상인은 말산출 시 적극적으로 복부 근육을 수축함으로써 호흡 운동을 북돋는다(Hixon, 1987). 수동적 호흡 시 정상 성인은 총폐활량의 약 20% 정도 폐를 팽창시키지만, 말산출 시에는 총폐활량의 약 35~60%만큼 폐를 팽창시킨다(Hixon, 1987). 말을 하는 동안의 일반적인 호흡 양상은 빠른 들숨을 통해 폐활량의 약 60% 정도 숨을 들이마신 후, 폐활량의 30% 정도에 이를 때까지 천천히 숨을 내쉬고, 그다음 호흡으로 넘어가는 것이다. 들숨과 날숨의 정상적인 비율은 1 대 6, 즉 날숨 단계가 들숨 단계보다 약 6배 더 길다(Yorkston & Beukelman, 1981).

수동적 호흡. 환자의 자세나 전반적인 겉모습은 잠재적인 호흡 부족의 가능성을 시사한다. 서거나 앉아 있을 때 구부정하고 허리가 앞으로 굽어진 환자 또는 고개를 숙이고 턱이 내려와 있는 환자는 흉부 내 공간과 폐가 눌려 말산출을 위한 호흡이 방해받을 수 있다(구부정하고 고개를 숙인 자세는 흔히 전반적인 근육 약화의 징후인데, 근육 약화 자체가 호흡을 저해할 수도 있다).

환자의 수동적 호흡에서 속도와 깊이가 비정상적이

말운동장애 평정척도

발성	전반적 음도: 매우 낮음 □ 다소 낮음 □ 정상 □ 다소 높음 □ 매우 높음 □ 음도일탈(pitch break): 자주 □ 가끔 □ 전혀 □ 단조로운 음도: 중도 □ 중등도 □ 정상 □ 음성 떨림(tremor): 중도 □ 중등도 □ 정상 □ 강도: 매우 큼 □ 다소 큼 □ 정상 □ 다소 작음 □ 매우 작음 □ 통제 불가능한 강도 변화: 자주 □ 가끔 □ 전혀 □ 연장 발성 시 강도 감소: 중도 □ 중등도 □ 정상 □ 거친 음질: 중도 □ 중등도 □ 정상 □ 목쉰 음질: 중도 □ 중등도 □ 정상 □ 숨새는 음질: 중도 □ 중등도 □ 정상 □
호흡	힘이 들어가는 호기, 흡기: 자주 □ 가끔 □ 전혀 □ 흡기 시 소리 동반: 자주 □ 가끔 □ 전혀 □ 호기 시 소리 동반: 자주 □ 가끔 □ 전혀 □ 발화 길이: 매우 짧음 □ 다소 짧음 □ 정상 □
공명	매우 과소비성 □ 다소 과소비성 □ 정상 □ 다소 과다비성 □ 매우 과다비성 □ 비강누출: 중도 □ 중등도 □ 경도 □ 정상 □
운율	속도: 매우 느림 □ 다소 느림 □ 정상 □ 다소 빠름 □ 매우 빠름 □ 속도: 매우 가변적 □ 다소 가변적 □ 정상적 가변성 □ 정상 이하의 가변성 □ 간헐적인 빠른 속도: 자주 □ 가끔 □ 전혀 □ 강세: 감소됨 □ 과함 □ 통제 불가능한 변화 □ 정상적 변화 □ 정상 이하의 변화 □ 과도한 쉼: 구문 사이 □ 단어 사이 □ 단어 내 □ 말 서두름(short rush of speech): 자주 □ 가끔 □ 전혀 □
조음	부정확한 자음: 자주 □ 가끔 □ 전혀 □ 약한 파열음: 중도 □ 중등도 □ 경도 □ 없음 □ 모음 왜곡: 자주 □ 가끔 □ 전혀 □ 음소 연장: 자주 □ 가끔 □ 전혀 □ 음소 반복: 자주 □ 가끔 □ 전혀 □ 불규칙적인 조음 부정확성: 자주 □ 가끔 □ 전혀 □
오류의 일관성	음소 오류: 일관적 □ 비일관적 □ 음절/단어 오류: 일관적 □ 비일관적 □ 오류 없이 유창한 발화: 많음 □ 다소 □ 전혀 □
오류 수정	오류 수정 시도: 자주 □ 가끔 □ 전혀 □ 오류 수정 성공: 자주 □ 가끔 □ 전혀 □
자발화 대 따라말하기	자발화가 더 양호함 □ 따라말하기가 더 양호함 □ 차이 없음 □
말명료도	10% 이하 □ 11~25% □ 26~50% □ 51~75% □ 76% 이상 □
전반적으로 청자에게 주는 영향	매우 집중하지 못하게 함 □ 다소 집중하지 못하게 함 □ 조금 집중하지 못하게 함 □ 정상범주 □

그림 13-14 말운동장애의 여러 측면을 평가하는 평정척도 양식

라면, 말산출에 필요한 호흡도 부족할 가능성이 크다. 수동적인 정상 호흡 시에는 1분당 12~20회 주기로 호흡을 하고, 어깨나 머리의 움직임은 드러나지 않는다. 만약 환자가 수동적 호흡 시 머리나 어깨를 움직인다면 약해진 호흡 근육에 대해 보상하려는 시도일 수 있다. 운동하지 않거나 감정 고조가 없는 상태에서 빠르고 얕게 호흡하는 것 또한 호흡 근육 약화의 징후일 수 있다. 수동적 호흡 시 호흡 속도가 일정하지 않고 변동한다면 소뇌나 추체외로 병리로 인한 불수의적 움직임의 징후일 수 있다.

말산출을 위한 호흡. 말산출을 위한 호흡 평가 시 보통 첫 번째 목표는 호흡 기능에 대한 종합적 평가가 필요한지를 결정하는 것이다. 평가는 환자에게 지속적으로 발성하게 하거나 음절 연쇄를 반복하게 하는 것부터 시작한다. 대부분의 정상 성인은 열린 모음(예: 아)을 8~10초 동안 지속적으로 발성할 수 있고, 한 호흡당 15~20개의 단음절을 산출할 수 있다. 환자가 정상적인 음성 크기로 모음 발성을 4~5초간 애쓰지 않고 지속할 수 있거나 한 호흡에 5~6개의 자음과 모음이 결합된 음절을 말할 수 있다면, 말산출에 필요한 최소한의 호흡 능력은 갖춘 것으로 보인다. 따라서 이 경우 호흡에 대한 직접적인 치료는 필요하지 않을 것이다.

임상 Tip. 환자의 최대 발성 지속 시간이 4~5초 정도라면 한 호흡에 (1~3개 단어의) 짧은 구만을 말할 수 있다. 이러한 환자에게는 한 호흡에 말할 수 있는 단어의 수를 증가시키는 훈련을 통해 호흡에 대한 간접적 치료를 할 수 있다.

환자가 발성 지속 시간의 기준을 넘기지 못하더라도 호흡 지지에 문제가 있다고 즉각적으로 결론 내릴 수는 없다. 왜냐하면 발성 지속을 위해서는 공기 공급량을 유지해야 할 뿐만 아니라, 성문 아래쪽 공기 압력의 기능적 생성을 위해 호흡 근육이 충분이 강해야 하고, 공기 흐름에 저항하면서 성대 내전을 유지할 만큼 성대 근육이 충분히 강하고 민첩해야 한다. 성대 내전의 문제는 보통 발성 시 드러난다. 만약 성대가 닫히지 않으면 음성은 약하고 숨새는 소리가 동반된다. 성대가 과긴장성을 보이면 음성은 거칠고 쥐어짜는 소리가 난다.

호흡 압력과 흐름. 호흡 압력과 흐름을 측정하기 위한 정교한 기구들이 있다. 임상 현장에서 쉽게 사용하지 않는 경우가 대부분이지만, 호흡 압력과 흐름을 측정할 수 있는 저렴하고 비교적 단순한 기구가 두 가지 있다.

Netsell과 Hixon(1978)은 호흡 압력을 측정하기에 적합한 U 튜브 압력계(U-tube manometer)를 소개하였다(그림 13-15). 압력계는 U자 모양의 유리관이 판에 고정되어 있는 것이다. 유리관은 색깔이 있는 물로 반쯤 채워져 있고, 센티미터 단위로 눈금이 매겨져 있다(자세한 기술은 Netsell과 Hixon [1978] 참조). U 튜브의 한쪽 끝에는 잘 구부러지는 관이 부착되어 있다. 단단한

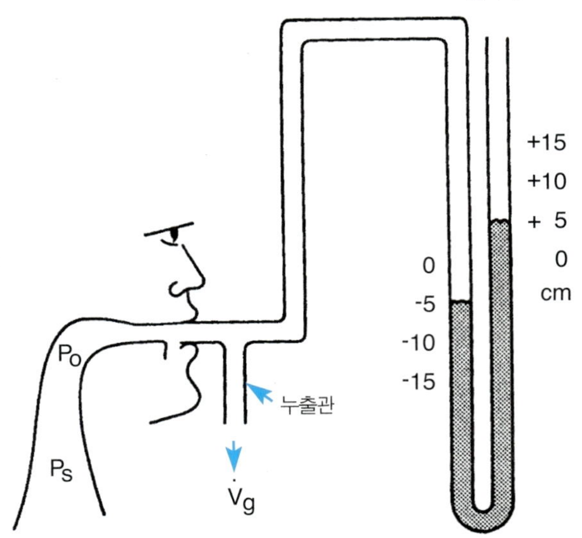

그림 13-15 U 튜브 압력계. 환자는 마우스피스로 숨을 불어 넣는다. 누출관으로 지속적으로 일정량의 공기가 새어 나가게 되어 있다. U 튜브에 채워진 액체의 높이는 환자가 지속적으로 불어 넣을 수 있는 공기의 압력에 좌우된다.

출처: Netsell R, Hixon TJ: A noninvasive method for clinically estimating subglottal air pressure, *Journal of Speech and Hearing Disorders* 43:326-330, 1978.

T자 모양 관이 마우스피스와 공기가 새어 나가는 누출관으로 이용된다. 환자가 마우스피스를 입에 대고 불면 호흡의 압력에 의해 U 튜브 내 물 기둥의 위치가 변화한다. 입에서 부는 공기가 누출관에서 계속 새어 나가기 때문에 검사받는 사람은 물기둥의 변화된 위치를 유지하기 위해 지속적으로 숨을 내쉬어야 한다. Netsell과 Hixon은 물기둥의 위치 변화가 5cm이고 이것을 5초간 유지할 수 있다면 기본적인 말산출을 위한 호흡 압력이 충분하다고 보았다('5'와 '5' 법칙).

Hixon 등(1982)은 유사하지만 더 간단한 장치를 소개하였다. 긴 물컵(12cm 이상)에 cm 단위로 눈금을 매기고 물을 채운다(그림 13-16). 빨대가 미리 정해진 위치(예: 5cm)에 닿도록 물컵에 고정시킨다. 물속에 잠긴 빨대의 끝에서 공기방울을 계속 내뿜게 하기 위해서는, 빨대가 닿는 깊이만큼 빨대에 불어 넣는 호흡의 압력이 유지되어야 한다. 빨대를 5cm 집어넣어 평가할 경우 환자가 5와 5 기준을 충족하는지를 평가할 수 있다.

발성

후두 역학. 보통 발성 평가를 하기 전에 후두 근육 기능 평가를 먼저 실시한다. 성대를 내전시키는 근육이 기능적으로 완전한지를 결정하기 위해, 검사자는 환자에게 기침 소리, 힘쓸 때 내는 끙 소리(grunt: 성대를 세게 부딪히면서 끙 소리를 내는 것), 성문 파열음을 한 번 또는 여러 번 시킨다. 기침, 힘쓸 때 내는 끙 소리, 성문 파열음에 약하고 숨새는 소리가 동반되거나 또렷하지 않다면, 성대 내전 근육이 약하거나 호흡 동력에 문제가 있거나 두 경우 모두에 해당할 수 있다. 호흡의 지지가 약한 경우에는 기침보다 성문 파열음과 힘쓸 때 내는 끙 소리가 더 분명하게 산출되는데, 끙 소리와 성문 파열음은 기침보다 호흡의 동력이 덜 필요하기 때문이다. 성대 내전 근육이 약화된 환자의 경우 기침, 힘쓸 때 내는 끙 소리, 성문 파열음 모두 약하고 또렷하지 않다(Duffy, 2005). 흡기 협착음(inhalation stridor: 흡기 시 성대에서 나는 거친 소리)이 있다면 성대 근육을 바깥으로 외전시키는 근육이 약하다는 것을 의미한다.

발성 시간과 음성의 질. 발성을 평가하는 전형적인 첫 단계는 환자에게 개방 모음(예: /아/)을 숨이 다 나올 때까지 가능한 한 오래 발성하게 하면서 발성 시간을 측정하는 것이다. 환자가 발성하는 동안 임상가는 음성 크기, 음도, 음질을 함께 평가한다. 발성 시간이 12~15초에 미치지 못한다면 발성 시간이 짧은 것으로 판단되는데, 이것은 성문 밸브나 말산출을 위한 호흡 지지에 문제가 있다는 것을 의미한다.

뇌신경, 특히 미주신경의 후두 가지에 손상이 생기면 후두 근육이 약화되거나 마비된다. 약해진 근육은 성대를 완전히 내전시키지 못해 폐의 공기가 빠져나가 발성 시간이 짧아진다. 더불어 숨새는(breathy) 약한 소리와 비정상적으로 낮은 음도의 목소리를 내게 된다.

상부운동신경 양측에 손상이 있으면 긴장되고 쥐어짜는 듯한 목소리가 나온다. 경직된 후두 근육이 성문을 조여서 공기 흐름에 대한 성문의 저항을 증가시키고 최장 발성 시간을 감소시킨다. 양측 상부운동신경 손상 환자는 비록 긴장되고 쥐어짜는 거친 목소리를 내지만, 발성 시간을 5~10초 정도 지속할 만큼의 호흡 동력을 가지고 있다.

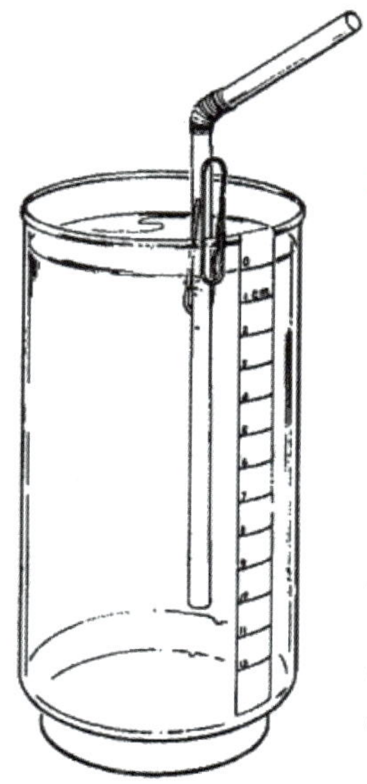

그림 13-16 물컵 압력계(water glass manometer). 빨대가 물속에 깊이 잠겨 있을수록, 잠겨 있는 빨대의 끝에서 지속적으로 공기방울을 나오게 하기 위해서는 더 많은 압력이 요구된다.

출처: Hixon TJ, Hawley JL, Wilson JL: An around-the-house device for the clinical determination of respiratory driving pressure, *Journal of Speech and Hearing Disorders* 47:413-415, 1982.

소뇌 병리가 있는 환자의 경우 음질이 비정상적이고 음성 크기와 질이 변동적이겠지만, 대부분 5~10초 동안 발성을 지속할 수 있다. 호흡과 성대 내전 사이의 협응이 비정상적이기 때문에, 유성음이 무성음화되거나 발성을 시작할 때 긴장되고 쥐어짜는 목소리가 날 수 있다.

추체외로의 질병은 성대 내전에 영향을 미치기 때문에 발성 시간이 짧아지고 음질이 변할 수 있다. 추체외로 질환 환자의 최장 발성 시간은 성문 밸브의 효율성과 호흡 근육 장애 여부에 따라, 상당히 짧은 경우(3~4초)부터 정상적인 경우까지 다양하다.

파킨슨병 환자는 일반적으로 숨새고(breathy) 목쉰(hoarse) 소리를 내고, 후두 근육의 경축성 때문에 최장 발성 시간이 감소되어 있다. 파킨슨병 환자는 흔히 발성 시작 시에는 정상적이다가 발성이 계속되면서 점점 쥐어짜는 목소리를 낸다. 이러한 환자의 경우 발성이 끝날 무렵에는 속삭이는 소리 또는 거슬리는 소리(squeak)를 낸다. 추체외로 질환에 의해 운동장애(예: 떨림, 근육긴장이상, 무도병)가 있는 환자는 불수의적 운동이 일어나면 음도, 음성 크기, 음질이 변하는 것을 경험한다. 이러한 변화는 운동장애의 성질에 따라 느리거나 빠를 수 있고 지속적이거나 간헐적일 수 있다. 떨림 장애(tremor)가 있는 환자는 규칙적이고 주기적인 음성 크기와 음도의 변동을 보인다. 무도병 환자는 무도병 형태의 움직임이 발생하는 동안 음성 크기와 음도가 불규칙적이고 연장되고 왜곡된다.

발성 유연성과 협응. 발성 시간과 음성의 질에 대해 평가함으로써 후두 밸브의 효율성과 말소리 산출을 위한 호흡 지지의 적절성에 대한 정보를 얻을 수 있다. 지속적으로 발성하기 위해서는 성대가 내전되어 일정한 정도의 긴장을 유지해야 한다. 그러나 지속적인 발성만으로는 후두 근육이 말소리 산출에 필요한 움직임을 얼마나 잘 달성하는지에 대해서는 정보를 얻을 수 없다. 환자에게 음높이나 음성 크기를 정해진 방식에 따라 변화하게 하여 이러한 정보를 어느 정도 얻을 수 있다. 환자에게 다음과 같은 지시를 한다.

- 1부터 10까지 세도록 한다. 이때 속삭이는 목소리에서 시작해서 크게 외치는 목소리로 끝내도록 하고, 다시 1부터 10까지 셀 때에는 크게 외치는 목소리에서 시작해서 속삭이는 목소리로 끝내도록 한다.
- 개방 모음을 발성하면서 음계의 위아래로 음높이를 점진적으로 변화시키게 한다.
- 소리 내어 숫자 세기를 한다. 이때 환자가 낼 수 있는 가장 저음의 소리에서 시작하여 점차적으로 음도를 높여 환자가 낼 수 있는 가장 고음의 소리까지 내게 한다.
- 짧은 목록의 숫자들을 소리 내어 말하게 한다. 이때 목소리를 크거나 작은 소리로 또는 고음과 저음으로 번갈아 바꿔 가며 내게 한다.
- 속삭이는 소리, 정상 크기, 크게 외치는 목소리로 문장 따라말하기를 시킨다.
- 과장되게 강조하는 강세로 문단이나 이야기를 읽게 한다.

위의 과제에서 환자가 달성할 수 있는 음높이와 음성 크기의 변화를 대화와 같은 덜 구조화된 말산출 과제에서의 음성 변화와 비교해 본다. 대부분의 마비말장애 환자는 음높이와 음성 크기뿐만 아니라 다른 부분들(예: 생각을 정리하여 표현하기, 교대로 대화하기)에 대해서도 주의를 기울여야 하는 비구조화된 과제에서보다, 음높이와 음성 크기를 조절하는 데에만 초점을 맞추고 주의를 기울이는 구조화된 과제에서 수행력이 더 좋다.

호흡과 말산출의 협응 능력 평가를 위해 환자에게 다음과 같은 과제를 수행하게 할 수 있다.

- 짧은 모음들을 연속으로 산출한다(예: '어-어-어', '에-에-에').
- 기식성 있는 모음과 유성자음 쌍을 교대로 산출한다(예: '허-머 허-머').
- 유성자음과 무성자음을 교대로 산출한다(예: '퍼-버 퍼-버').

뚜렷한 마비말장애가 있으면 발성 유연성은 대부분 감소한다. 발성 유연성이 감소하는 원인은 여러 가지가 있다(예: 상부운동신경이나 하부운동신경 손상, 소뇌 손상, 추체외로 손상). 호흡과 발성 시작의 협응이 잘 안 될 경우 이것은 대개 추체외로 또는 소뇌 손상으로 인한 징후이다.

연인두 기능과 공명

연인두 구조는 음식을 삼킬 때나 비음이 아닌 말소리를 산출할 때 인두강과 구강을 비강으로부터 분리하는 역할을 한다. 비록 연인두 폐쇄가 이루어지는 정확한 기제는 개인에 따라 다르지만(Yorkston, Beukelman, Strand, & Bell, 1999), 연인두 폐쇄는 일차적으로 연구개가 인두벽 후방에 닿기 위해 위쪽, 뒤쪽으로 움직이고 인두벽의 양 측면이 연구개 측면에 닿기 위해 가운데로 움직임으로써 달성된다. 때로는 인두 후방 벽이 연구개에 닿기 위해 앞쪽으로 움직이는 경우도 있다(Croft, Shprintzen, & Rakoff, 1981). 정상 화자는 비음이 아닌 소리를 산출할 때, 공기가 구강으로부터 비강으로 새는 것을 막기 위해 연인두 근육을 수축시킨다. 정상 화자가 비음을 산출할 때는 연인두 근육이 이완되어 비인두 문이 열리고 공기가 비강을 통과하게 되기 때문에 비강 공명이 더해진다.

연인두 역학. 환자의 연인두 근육 기능 평가는 휴식 상태의 구개와 인두 관찰에서부터 시작한다. 양측 구개가 아래로 처져 있으면 구개를 올리는 양측 근육이 약화되었다는 것을 의미한다. 한쪽 구개가 아래로 처져 있으면 처진 쪽의 구개 근육(9번, 10번 뇌신경이 관여하는 근육들)이 약화되었다는 것을 의미한다. 구개 근육에 저절로 잔물결이 이는 듯한 움직임이 관찰되면 9번, 10번 뇌신경의 입력이 상실되었다는 것을 의미한다. 휴식 시 구개 근육에 산발적·주기적인 움직임이나 파동이 관찰되면 기저핵이나 소뇌 손상 병리가 있다는 것을 의미한다.

환자에게 양 볼 안에 공기를 넣어 부풀리라고 함으로써 연인두 기제를 간접적으로 평가할 수 있다. 볼 부풀리기를 못하고, 특히 동시에 코로 공기가 새어 나간다면 연인두 폐쇄가 어렵다는 것을 의미한다. 그러나 볼 부풀리기를 잘하는 것이 반드시 연인두 폐쇄가 잘 이루어진다는 것을 증명하는 것은 아니다. 연인두 근육이 약한 환자 중 일부는 혀 뒷부분으로 연구개를 위로 밀어 올려서 보상하기도 한다. 혀 고정 검사(tongue-anchor test; Dalston, Warren, & Dalston, 1990; Fox & Johns, 1970)를 통하여 이러한 환자들을 판별할 수 있다. 혀 고정 검사에서 환자는 양 입술을 다물고 그 사이로 혀를 내민 상태에서 볼을 부풀려야 한다. 이런 동작은 환자가 혀를 이용해서 연인두 문을 폐쇄하는 것을 못하게 한다.

검사자는 환자가 발성을 지속하거나 파열음이 포함된 음절, 구, 문장을 반복하는 동안 비강 공기 누출이 있는지 알고자 한다. 이런 상황에서 비강 공기 누출을 듣는 것이 쉽지는 않기 때문에, 환자가 발성하거나 말하는 동안 환자의 콧구멍 아래에 솜털이나 차가운 거울을 대어 시각정보를 보완적으로 활용할 수 있다. 만약 솜털이 움직이거나 거울에 김이 서린다면 비강 누출을 확증할 수 있다. 그러나 이러한 방법은 비강 누출이 심한 경우에만 유용하다.

환자에게 입을 크게 벌리고 '아' 소리를 여러 번 연장 발성하게 함으로써 연인두 역학 기제를 평가할 수 있다. 검사자는 환자의 발성이 시작되고 끝날 때 구개와 구강인두의 움직임을 관찰한다. 발성하는 동안 구개가 올라가지 않으면 양측 구개 근육이 약화되었다는 것을 의미한다. 비대칭적으로 구개가 올라가면 처진 쪽 구개 근육이 약화되었다는 것을 의미한다.

공명. 말산출 시 연인두 기능은 환자가 연장 발성하거나 음절을 반복하는 동안 과다비성, 비강 누출, 왜곡된 자음이 있는지를 청취함으로써 평가된다. 소리를 듣는 것으로 과다비성을 판단하는 것은 어려운 일이다. 과다비성을 지각적으로 판단하는 것은 신뢰롭지 않을 수 있다. 왜냐하면 이러한 지각적 판단은 말소리의 다른 비정상적 특성들에 영향을 받을 수 있기 때문이다. 심한 조음장애 환자의 경우 연인두 기능이 정상인데도 과다비성으로 판단될 수도 있다(Moll, 1968). 작은 목소리로 말하는 환자보다 큰 목소리로 말하는 환자가 더 자주 과다비성이라고 판단되기도 한다(Yorkston, Beukelman, Strand, & Bell, 1999). 따라서 지각적으로 과다비성이 판단되더라도 연인두 기능에 대한 시각적 평가로 결과가 보완되어야 한다.

간단한 과다비성 검사 중 하나는 환자가 모음을 연장 발성하는 동안 검사자가 환자의 코를 손으로 집어서 콧구멍을 막았다 놓았다를 번갈아 하는 것이다. 과다비성이 있다면 콧구멍이 막혔을 때와 열렸을 때 환자가 발성하는 모음에 차이가 있다. 코막기 검사는 간단한 검사이다. 그렇지만 이 검사 결과는 긴 발화에서도 과다비성이 있을지를 정확하게 예측해 주지는 못한다. 어떤 환자들은 연장 모음 발성 시에는 연인두 폐쇄가 가능하나 연결발화의 복잡한 움직임을 하는 동안에는 적절한 연인두 폐쇄가 불가능하다. 물론 긴 연결발화를 산출하는 동안에도 코막기 검사를 실시할 수는 있다. 과다비성이 심한 경우에는 환자의 코를 막을 때와 막지 않을 때 구강공명의 차이가 들리지만, 경도나 중등도 과다비성의 경우에는 코막기 검사가 민감하지 않다. 다행히 경도나 중등도의 과다비성이 있는 경우, 심지어 조음이 약간 부정확하더라도, 말명료도가 저하되지 않는다. 과다비성은 연인두 폐쇄 부전이 심각하여 말명료도에 영향을 미치는 환자들에게만 문제가 된다.

연인두 폐쇄 부전은 자음 왜곡을 야기하는데, 특히 공기 흐름을 방해하거나 막는 자음(ㅍ, ㅂ 와 같은 파열음이나 ㅅ, ㅆ 와 같은 지속음)이 왜곡된다. 연인두 근육 기능이 저하되면 파열음과 지속음이 불분명해지고 공기의 비강 누출이 동반될 수도 있다. 그리고 유성음 발음이 불분명해지고 과다비성이 동반된다. 구강 압력이 필요한 자음들(파열음, 지속음)을 조음하는 것이 다른 음소들보다 더 어렵다면, 연인두 폐쇄 부전이 원인일 가능성이 높다.

조음

조음 기제. 보통 조음 기제에 대한 평가가 말산출 평가보다 선행되고, 휴지기(at rest) 근육에 대한 시각적 검사가 근육 운동 평가보다 선행된다. 검사자는 휴지기 환자의 안면 근육이 처져 있는지, 위축되어 있는지, 불수의적 운동이 있는지 살펴보는 것부터 시작한다. 그러고 나서 환자에게 입을 벌리게 하고 휴지기 환자의 혀가 가운데 있는지, 오목하게 들어가면서(dimpling) 잔물결이 이는 듯한 움직임이 있는지(rippling), 불수의 움직임이 있는지 확인한다. 휴지기에 혀가 가운데에 위치하지 않거나 오목하게 들어가면서 잔물결이 이는 것처럼 움직인다면 12번 뇌신경 손상을 의심할 수 있고, 불수의적 움직임이 있다면 추체외로나 소뇌 손상을 의심할 수 있다.

다음으로, 검사자는 환자의 턱 근육의 힘과 운동 범위를 검사한다. 환자로 하여금 턱을 여러 차례 열었다 닫았다 하게 하여, 속도가 느린지, 움직임이 제한되었는지, 턱이 중앙부에서 벗어났는지를 관찰한다. 그러고 나서 검사자가 환자의 턱을 힘주어 잡고 있고, 환자로 하여금 그 힘에 저항하여 턱을 열었다 닫았다 하거나 양옆으로 움직여 보게 한다. 환자가 턱을 여러 차례 열었다 닫았다 하는 동안 검사자는 턱 운동의 속도와 타이밍을 기록한다. 움직임이 약하고 범위가 제한된 경우 저작근(5번 뇌신경)의 약화를 의심해 볼 수 있다. 턱 움직임의 속도와 타이밍이 불규칙적이라면, 이 경우 추체외로나 소뇌 손상을 의심해 볼 수 있다.

환자로 하여금 입술을 오므렸다, 내밀었다, 양옆으로 잡아당기게(retract) 하여 입술의 힘과 움직임을 평가한다. 이때 아무런 방해물 없이 검사를 시행할 수도 있고, 또는 설압자에 저항하게 하여 검사를 시행할 수도 있다. 입술을 내밀 때나 양옆으로 잡아당길 때 비대칭성이 관찰되거나 한쪽에 약화가 있다면, 약화된 측 안면신경(7번 뇌신경) 손상을 의심해 볼 수 있다.

임상 Tip. 자발적으로 미소를 지을 때에는 대칭적 형태를 보이다가 검사자의 지시에 따라 미소를 짓게 되면 비대칭성을 보이는 환자도 있다. 이러한 현상은 수의적 미소[추체로 미소(pyramidal smile)라고도 함]를 담당하는 운동체계와 자발적 미소(spontaneous smile)를 담당하는 운동체계가 다르기 때문이다.

다양한 방법으로 혀의 움직임과 힘을 평가할 수 있다. 환자에게 혀를 내밀게 하고 양옆으로 움직이게 한다. 이것이 가능하면, 이번에는 검사자가 설압자로 혀를 누르는 동안 이 힘에 저항하여 동일한 행동을 반복하게 한다. 환자에게 볼의 안쪽에서 혀로 볼을 밀게 한다. 이것이 가능하면, 이번에는 검사자가 환자의 볼을 누르는 동안 이 힘에 저항하여 동일한 행동을 반복하게 한다. 만일 혀가 중앙에서 좌우 중 한쪽으로 치우쳐져 있다면, 이것은 혀가 치우쳐진 쪽 혀 근육의 약화를 의미한다. 한쪽에서만 혀의 움직임이 제한되어 있거나 혀가 검사자의 힘에 저항하지 못하고 힘이 없다면, 이것은 힘이 없는 쪽 혀 근육의 약화를 의미한다.

말 운동. 음절과 구 반복은 조음 정확성을 검사할 수 있는 가장 기초적인 방법이다. 검사자는 다양한 조음 움직임에 대한 처리과정을 볼 수 있는 음절과 구를 선택한다. 양순 자음과 모음이 결합된 음절을 반복하게 하여(예: '퍼-퍼-퍼', '버-버-버') 입술 폐쇄 능력을 검사할 수 있다. 혀끝이 치경에 닿게 하는 음절을 반복하게 하여(예: '터-터-터', '더-더-더') 혀끝 거상 능력을 검사할 수 있다. 혀 뒷부분이 구개 뒷부분에 닿게 하는 음절을 반복하게 하여(예: '커-커-커', '거-거-거') 혀 뒷부분의 거상 능력을 검사할 수 있다. 조음점을 바꾸는 음절을 반복하게 하여(예: '퍼-터-커', '버-더-거') 조음 유연성과 협응력을 검사할 수 있다. 다음절 단어(예: '해바라기-해바라기-해바라기', '엘리베이터-엘리베이터-엘리베이터'), 구(예: '언어청각학회 학술대회'), 문장(예: '교통경찰이 과속차량을 쫓아갔다.')을 반복하게 하여 연결발화에서 조음 정확성을 검사할 수 있다.

조음과 명료도. 아동 평가에 사용되는 표준 조음목록은 마비말장애 환자를 평가하는 데에 유용하지 않다. 마비말장애 환자의 조음 일탈은 대개 호흡, 발성, 공명 장애를 복합적으로 가지고 있다. 따라서 검사자는 환자의 말소리 오류만을 분석하기보다는, 조음 문제의 패턴을 설명할 수 있는 말 처리과정의 결함에 더 관심을 가져야 한다. 대부분의 마비말장애 환자의 치료는 조음 정확성보다는 명료도 증진이 목표이다. 조음 정확성과 명료도는 단지 대략적으로만 관련성이 있기 때문에, 조음 정확성보다 명료도를 평가하는 것이 보다 유용한 정보를 제공해 줄 것이다.

Yorkston 등(1999)은 마비말장애 환자를 대상으로 전통적 조음목록(articulation inventory)을 사용하는 것에 대한 세 가지 반대의견을 다음과 같이 제시하였다.

- 조음 정확성에 대한 검사자의 지각적 판단은 환자의 조음 운동의 적절성을 반영하지 못할 것이다.
- 조음목록은 정확한 말소리와 음소 경계 안에는 있으나 왜곡된 말소리 사이의 차이를 변별해 주지 못한다.
- 전통적 조음목록으로 검사할 때 검사자는 목표단어를 이미 알고 있기 때문에, 환자의 조음 정확성을 과대평가할 가능성이 있다.

Yorkston 등(1999)은 전통적 조음목록을 대체할 수 있는 방법으로 음소 확인 과제(phoneme identification task)를 제안하였다. 음소 확인 과제에서는 마비말장애 환자가 단단어와 문장 목록을 소리 내어 읽는 동안 환자의 발화를 녹음한다. 목록은 57개의 목표 음소를 유도하도록 되어 있다. 평가자(검사자 이외 제 3자)는 녹음된 자료를 듣고 다음의 절차를 이용하여 목표 음소를 확인한다.

- 단어나 문장 녹음 자료를 튼다.
- 평가자에게 목표 음소가 빠져 있는 단어 카드를 보여 주고, 빠진 음소가 무엇인지 맞추게 한다.
- '추측할 수 없음'에서 '정확하고 왜곡되지 않음'까지의 4점 평점척도를 이용하여, 평가자에게 환자의 목표 음소 산출 능력을 평정하게 한다.

명료도

Yorkston과 Beukelman(1981)은 마비말장애 말명료도 평가(Assessment of Intelligibility of Dysarthric Speech)라는 검사도구를 출판하였다. 이 검사도구는 단어명료도 평가와 문장명료도 및 발화 속도 평가의 두 세션으로 나뉘어 있다. 단어명료도 평가에서는 음소 확인 과제에서처럼 환자로 하여금 목표 음소가 들어 있는 57개의 단어를 소리 내어 읽게 하고, 그것을 녹음한다. 검사자는 검사 전에 유사한 말소리 단어들이 적혀 있는 코퍼스에서 검사할 단어들을 미리 선정한다. 한 명 또는 그 이상의 평가자(검사자 이외 제3자)가 녹음 자료를 듣고, 각 단어를 받아쓰거나 목표단어와 유사한 소리로 이루어진 7개의 보기에서 하나를 선택한다.

문장명료도 검사에서는 환자로 하여금 22개의 문장을 소리 내어 읽게 한다. 문장은 5~15개의 단어들로 이루어져 있다. 한 명 또는 그 이상의 평가자(검사자 이외의 제3자)가 녹음 자료를 듣고 문장을 받아쓴다. 다음의 몇 가지 측정 방법으로 검사자가 평가자의 전사를 점수화한다.

- 명료도의 백분율
- 문장 발화 속도(1분당 단어 수)
- 1분당 명료한 단어 수
- 1분당 불명료한 단어 수
- 의사소통 효율성 지수(communicative efficiency ratio: 1분당 명료한 단어 수를 정상 발화 속도인 1분당 190개 단어로 나눔)

매뉴얼대로 실시되고 점수화된다면 마비말장애 말명료도 평가는 환자의 말명료도를 신뢰롭게 평가할 수 있는 방법이다. 이러한 측정 도구로 평가된 결과는 일상생활의 말명료도를 예측하고, 시간 경과에 따른 말명료도의 변화를 평가하고, 명료도 향상을 위한 치료 계획을 세우는 데에 유용하다. 실어증이 동반된 마비말장애 환자의 경우, 읽기장애, 청각 이해력 및 보유 능력 결함, 읽기 시 착어 오류 등으로 검사 중 문장산출 부분은 실시가 어려울 수 있다. 그렇기 때문에 마비말장애 말명료도 평가는 경도 이상의 실어증이 동반된 마비말장애 환자에게는 적절하지 않을 수 있다.

임상 Tip. 음소 확인 과제와 문장명료도 검사의 전산화 기반 평가법이 개발되었다(Yorkston, Beukelman, & Tice, 1998).

중재

부탁이니, 대사를 한번 해 보게. 내가 너에게 그것을 발음해 줄 테니, 혀로 민첩하게(Shakespeare).

일반 개념 13-3

- 마비말장애의 종합적 검사는 호흡, 발성, 공명, 조음과 각 영역 간 상호작용을 평가하여야 한다.
- 말할 때 호흡은 정상적인 수동적 흡기와 더불어 횡격막 근육의 능동적 수축이 더해져야 말산출에 충분한 호흡 압력이 제공된다.
- 호흡에 대한 종합적 검사는 호흡 압력, 비구어 활동 시 호흡 흐름, 연장 발성 평가 그리고 단어, 구, 자발화 산출 시 호흡 지지 평가 등으로 이루어져 있다.
- 기침, 힘쓸 때 내는 끙 소리, 성문 폐쇄음 산출은 비구어 활동 시 성문 밸브의 적절성을 평가해 준다.
- 연장 발성 시간이 짧으면, 발화 시 호흡 지지 또는 성문 밸브에 문제가 있다는 것을 의미한다. 경직형 성대(양측 상부운동신경 병리에 의해 초래), 이완형 성대(하부운동신경 병리에 의해 초래), 경축형 성대(파킨슨병에 의해 초래), 간헐적 성대 수축(추체외로나 소뇌 병리에 의해 초래) 등 다양한 신경학적 조건이 말산출 시 성문 밸브에 이상을 초래할 수 있다.
- 마비말장애 환자의 발성과 조음 조절능력은 이야기하기, 대화하기 등 덜 구조화된 과제에서보다 연장 발성, 음절 산출, 짧은 구 산출 등 좀 더 구조화된 과제에서 더 낫다. 따라서 마비말장애 환자의 평가는 구조화된 과제와 덜 구조화된 과제 모두에서 이루어져야 한다.
- 휴지기와 모음 산출 시 구개에 대한 시각적 검사는 연인두 근육 기능에 대한 종합적 정보를 제공해 준다. 환자에게 볼을 부풀려 보게 하여 비구어 활동 시 연인두 기능에 대한 간접적 정보를 얻을 수도 있다.
- 구강음 산출 동안 과다비성, 비강 누출, 왜곡된 자음이 관찰되면, 이것은 연인두 폐쇄 부전의 징후이다. 과다비성을 평가하는 가장 쉬운 방법은 환자가 말하는 동안 환자의 코를 잡았다 놓았다를 반복하여, 콧구멍이 폐쇄되거나 열린 상태에서 말소리 질에 변화가 있는지를 들어 보는 방법이다.
- 구강 압력을 요하는 자음에서 조음 결함을 보이지만 그렇지 않은 자음에서는 문제가 없다면, 이것은 부적절한 연인두 폐쇄의 징후이다.
- 안면 근육이 처져 있거나 위축을 보이거나 불수의적 움직임을 보이는 경우, 휴식 시 혀의 위치가 중앙에서 벗어났거나 혀에 오목하게 들어가거나 잔물결이 이는 듯한 움직임이 있는 경우, 이것은 해당 근육에 신경자극이 제대로 전달되고 있지 않다는 것을 의미한다.
- 환자에게 자유롭게 또는 검사자의 힘에 저항하여 움직여 보게 하여, 턱, 입술, 혀의 힘, 타이밍, 운동 범위를 검사한다.
- 표준 조음목록은 마비말장애 환자의 구어 평가에 흔히 사용되지는 않는다. 음절 및 구 반복이 환자의 조음 정확성을 평가하는 데에 가장 많이 사용되는 방법이다.
- 대부분의 경우 마비말장애 환자 평가의 일차적인 관심사는 조음정확도보다 명료도이다.
- 마비말장애 말명료도 평가(Yorkston & Beukelman, 1981)는 단어와 문장 수준에서 마비말장애 환자의 말명료도를 평가하는 일관된 절차를 제공한다. 마비말장애 말명료도 평가는 음소 확인 과제와 문장명료도 검사로 구성되어 있다.

마비말장애는 말산출에 관여하는 구조에 약화, 느림, 불협응, 운동범위 감소, 감각손실 등을 초래하는 신경학적 질환에 의해서 발생한다. 어떤 환자는 정상적인 구어 산출을 위해 필요한 근력과 운동 범위에 이상을 보일 수 있고, 또 어떤 환자는 근력은 정상이지만 협응에 문제가 있을 수 있고, 또 다른 어떤 환자는 정상적 구어에 요구되는 호흡 지지가 부족할 수 있다.

마비말장애를 위한 단 하나의 중재법은 존재하지 않는다. 마비말장애의 치료를 위해서는 마비말장애의 원인과 구어결함의 특성을 모두 고려하여야 한다. 원인적 메커니즘에 초점을 두고 있는 중재법도 있고, 구어결함 자체에 중점을 두고 있는 중재법도 있다.

마비말장애의 중재 목표는 환자의 의사소통에 대한 효과와 효율을 최대화하는 것이다. 이 목표는 말산출에 대한 생리적 조건의 향상, 직접적인 말 치료, 환경 조절, 교육과 상담, 보상 전략 및 보완대체 기술 제공, 보철 처치, 의료 및 수술적 처치 등 다양한 방법으로 달성될 수 있다.

마비말장애 환자의 말 자체에 직접적으로 치료를 실시할 수도 있지만, 환자로 하여금 근육에 힘과 민첩성을 기르고 효율적으로 호흡하고 감각적 피드백을 활용하게 하는 등 환자의 구어 질을 향상시키기 위해 간접적으로 접근할 수도 있다. 이러한 간접 치료(indirect treatment)는 감각 자극, 근육 강화, 근긴장도 조절, 호흡 조절 등을 포함한다. 그에 반해 직접 치료(direct treatment)는 발성, 공명, 조음, 운율 등을 변화시키는 것을 말한다. 대부분의 마비말장애 치료법은 간접 치료와 직접 치료를 병행한다. 만일 환자가 중도의 마비말장애를 보이고 수의적 발화가 거의 또는 전혀 없다면, 치료는 말산출을 위한 생리적 지지에 초점을 둘 것이다. 반대로 환자가 발성이 가능하고 일부 모음 산출이 가능하고 약간의 조음적 움직임이 가능하다면, 치료는 말산출에 초점을 둘 것이다. 하지만 이 환자에게는 직접적 구어 치료에 대한 부가적 치료로서 근력 강화, 근육 민첩성 증진, 운동 범위 향상 훈련 또한 적절할 것이다.

마비말장애의 정도가 심할수록, 구어 상황이 동반되지 않는 근육강화 및 감각기능 향상에 임상가는 더 주의를 기울이게 된다. 마비말장애의 정도가 가벼우면, 치료를 통해 근력이 더 강화되고 감각기능이 더 향상되겠지만, 이것은 개별적 구강 구조 자극이나 운동 훈련보다 통제된 말산출 훈련으로 인해 향상되는 경우가 더 일반적이다.

간접 치료 절차

감각 자극. 감각 자극(sensory stimulation)은 구강 구조에 대한 감각 피드백의 정도와 민감성을 향상함으로써 말에 대한 운동 통제력을 향상하는 방법이다. 감각 자극에는 입술, 혀, 인두벽, 연구개 등에 솔질하기, 가볍게 두드리기, 진동 자극 주기, 얼음 가져다 대기 등이 포함된다. 감각 자극으로 마비말장애 환자의 운동능력이 향상된다는 경험적 증거는 거의 없다. 아마도 연구개 자극을 제외하고는 이 방법은 논란의 여지가 있다.

Rosenbek과 LaPointe(1985)는 연구개 상승을 위한 환자의 노력과 더불어 연구개 마사지와 리프팅이 연인두 능력을 향상시켜 줄 수 있다고 하였다. Johns(1985)는 보철기기를 삽입하면 인두측벽의 움직임이 증진되는데, 그 이유는 인두측벽이 보철기기에 맞닿으면서 생기는 감각 피드백이 움직임에 긍정적인 영향을 주기 때문이라고 하였다. 그러나 Dworkin과 Johns(1980)는 연인두 부전을 치료하는 다양한 방법에 대해 검토한 후, 구개 부전이 신경학적 결함에 의한 것일 경우 감각 자극과 근육 강화 모두 효과가 없다고 주장하였다.

연인두 부전 치료에 감각 자극을 적극 활용하는 것은 자극의 효과에 대한 임상가의 믿음에 근거하겠지만 다른 적절한 방법이 없기 때문이기도 하다. 연인두 부전을 보이는 마비말장애 환자에게 연구개와 인두벽을 자극하는 방법은, 다른 더 나은 방법이 나오지 않는 한, 아마 앞으로도 계속 사용될 것이다.

근육 강화. 근육 강화 훈련은 약화된 근육에 대해 근력과 움직임 범위를 향상시킴으로써 호흡 지지, 발성, 조음, 공명을 향상시키는 방법이다. 근육 강화 자체가 마비말장애에 효과적 치료법이라는 확실한 증거는 없지만, 적어도 일부 마비말장애 환자들은 이 방법으로 어느 정도는 도움을 받는 것 같다(Liss, Kuehn, & Hinkel, 1994; Massengil, Quinn, Pickrell et al., 1968; Powers & Starr, 1974; Yules & Chase, 1969).

Rosenbek과 LaPointe(1978)는 중도의 이완형 마비말장애 환자와 말산출을 위한 생리적 지지력이 심하게 손상된 환자에게는 근육 강화 훈련이 적합하다고 하였다. 그리고 Rosenbek과 LaPointe는 자세, 근긴장도, 호흡 조절력이 효율적이지 못할 때 그리고 조음, 발성, 운율의 직접 치료에도 불구하고 발화가 여전히 불명료할 때, 근육 강화 훈련을 해 보도록 권고하였다. 그러나 여러 주 동안 치료에 참여할 수 있고 치료실 밖에서도 과제를 완수할 수 있는 경우에만 근육 강화 훈련을 실시하라고 당부하였다. 실제 임상 현장에서는 근육이 약화되어 명료한 발화를 거의 산출하지 못하고 최상의 조건에서조차 단편적 구어만을 산출하는 중도의 이완형 마비말장애 환자에게 근육 강화 훈련이 많이 사용된다.

그러나 임상가는 말명료도에 근육 강화가 미치는 영향을 과장해서는 안 될 것이다. 명료한 발화에 강한 근육 활동이 요구되는 경우는 거의 없다. 운동실조증(ataxia), 근육긴장이상(dystonia), 무도병(chorea)에서 볼 수 있는 것처럼, 실제로는 과한 조음 움직임이 오히려 말명료도를 감소시킨다. 근력보다는 운동의 민첩성과 범위가 말명료도에 더 중요하다. 때문에 근육 강화 훈련에는 동적 움직임을 포함한 훈련[등장성 운동(isotonic exercise)]이 정적 저항에 대응하여 밀어내기(pushing)를 요구하는 훈련[등척성 운동(isometric exercise)]보다 효과적이다. 환자가 간단한 움직임을 짧더라도 연속적으로 수행할 수 있게 되면, 등척성 운동을 그만두고 등장성 운동을 시키는 것이 일반적이다. 그리고 속도와 능률에 조금이라도 향상을 보일 정도로 근육에 힘이 생기면, 근육 강화 훈련을 그만두고 움직임의 민첩성과 범위를 향상시키는 데에 초점을 두어야 한다.

Liss 등(1994)에 따르면, 강화 훈련 초기에 나타나는 근력의 변화는 근육 자체의 변화라기보다는 신경학적 적응(neural adaptation: 운동 신경세포의 점화 속도 증가 및 이전에 참여하지 않던 운동 신경세포의 참여 증가)의 결과일 수 있다. 신경학적 적응은 분명 운동 특정적이다. 따라서 훈련받는 운동은 방향, 힘, 범위, 속도에 있어 목표 운동과 아주 비슷해야 한다. 이러한 관점에서 볼 때, 설압자에 저항하여 혀나 입술을 밀게 하는 강화 훈련이 구어의 정확성, 민첩성, 지구력에 긍정적 변화를 초래할 가능성은 적다. 반면 구어 운동과 유사한 운동을 하게 하는 훈련이 유익한 신경학적 적응을 초래할 것이다(Hageman, 1997; Liss, Kuehn, & Hinkel, 1994).

구어 근육이 약화되었더라도 모음을 1~2개 정도 산출할 수 있고 몇 개의 자음에 근접한 소리를 낼 수 있다면, 근육 강화 훈련과 함께 직접적 말산출 훈련이 보충되어야 한다. 근육의 힘과 민첩성이 부족하고 운동 범위가 제한적인 환자가 몇 가지 말소리를 산출할 수 있다면, 이 경우에는 구강 구조에 저항력을 키우는 운동 또는 비구어 운동 반복 훈련보다 말을 하게 함으로써 더 빨리 (그리고 더 효과적으로) 말산출에 필요한 근육 운동의 힘, 민첩성, 운동 범위의 향상이 가능하다.

근긴장도 변화. 일부 마비말장애 환자는 근긴장도에 이상을 보이는데, 이것은 말명료도를 저해하는 요인이 된다. 과긴장성은 경직형(spasticity) 또는 경축성(rigidity)으로 나타날 수 있다. 경직형은 상부운동신경 병리 환자에서, 경축성은 파킨슨병 환자에서 볼 수 있다. 두 경우 모두 과긴장성이 지속적으로 나타나고 영향을 받은 근육에서는 일관되게 이상을 보인다. 또한 과긴장성은 근육긴장이상이나 무도병과 같이 추체외로 질환에 의해서도 나타날 수 있다. 근육긴장이상과 무도병의 경우 근육긴장 상태가 가변적이고 이상을 보이는 근육도 변화한다. 비정상적으로 저하된 근긴장도(저긴장성)는 대개 하부운동신경이나 말초신경계 결함에 의해 초래된다. 대부분의 경우 저긴장성은 지속적으로 나타나고 이상을 보이는 근육도 일관적이다.

과긴장된 근육을 이완시키기 위한 몇 가지 절차가 임상 문헌에 기술되어 있다. 점진적 이완법(progressive relaxation)은 환자의 전반적인 근긴장도를 낮추어 준다. 흔들기와 씹기 방법(shaking and chewing)은 말산출 근육을 이완시키는 데에 도움이 된다. 누워서 말을 산출하는 방법은 전반적 근긴장도를 낮추어 주므로 일부 환자에게 효과적이다. 근육의 전기적 활동을 청각적 신호나 시각적 신호로 증폭 전환하여 환자가 모니터링할 수 있도록 하는 바이오피드백 방법도 해당 근육을 이완시키는 데에 도움이 된다. 추체외계 이상(예: 파킨슨병)으로 인한 과긴장성은 근육이완제가 효과적이다(추체외계 이상의 과긴장성은 보통 행동 치료로 효과를 볼 수 없다).

마비말장애 환자가 보이는 저긴장성에 대해서는 보편적으로 전반적 근긴장도를 높이는 치료를 실시한다. 때로는 이완형 마비말장애 환자에게 더 세게 말하도록 함으로써 간단하게 명료도가 향상되기도 한다. 때로는 환자에게 말하는 동안 고정된 저항에 대응하여 잡아당기거나 밀게 함으로써 명료도가 향상되기도 한다(예: 테이블, 의자, 휠체어 등을 밀게 하거나 손을 깍지 낀 채 잡아당기게 함).

자세 및 구어 위치 교정. 특히 약화가 주요 근육에서 나타날 경우, 자세와 말하는 위치를 교정함으로써 마비말장애 환자의 말을 향상시킬 수 있다. 구부정한 자세를 펴게 하고 목에 지지대를 대게 함으로써, 말산출을 위한 구조적 기반을 갖출 수 있다. 경추 보호대, 목 지지대, 상체 지지대, 슬링(sling), 고정대 등을 이용하여 약화가 있는 환자로 하여금 말하기에 좀 더 효율적인 자세가 되도록 도울 수 있다. 자세와 위치 조정은 목과 몸통 근육에 약화가 있어 바르게 앉아 고개를 세운 자세를 유지하는 데에 어려움이 있는 환자에게 특히 유용하다.

적절한 자세로 구어를 산출할 경우, 근육 그룹에 대한 안정과 지지는 말명료도를 높이는 데에 일조한다. 목 지지대는 고개를 세우지 못하는 환자에게 도움이 된다. 배에 붕대나 복대를 두르거나 판으로 지지해 주면 복부 근육에 약화를 보이는 환자에게 도움이 된다(복부 판은 휠체어의 팔걸이에 고정되어 있는데, 발화 시 환자의 복부를 눌러 주어 흡기에 필요한 압력을 가하게 된다). 불수의적 움직임을 보이는 환자는 목 지지대나 몸 지지대를 착용하여 움직임을 제한하기도 한다.

자세 교정, 위치 조정, 안정화, 지지 등의 방법은 부작용이 있을 수 있기 때문에 반드시 의사와의 협업이 필요하다. 복부 붕대나 벨트는 호흡을 방해하여 폐렴의 위험이 있고, 목 지지대는 목과 어깨의 근육과 신경을 압박할 수 있다.

호흡량과 효율성 증진. 탈수초병, 척수신경 병리, 신경근육접합부 질병과 같이 전반적 약화를 보이는 환자의 경우에는 호흡량이 문제가 될 수 있다. 호흡량을 늘림으로써 구어가 향상될 수 있지만, 이때 반드시 호흡 흐름을 효율적으로 사용하는 것이 전제된다. 보통 호흡량 자체는 호흡의 효율적인 사용보다 말산출에 덜 중요하다. 성문 밸브, 연인두 밸브, 조음이 약할 경우, 호흡량을 늘리는 것은 말소리의 크기에는 효과가 있을지 몰라도 말명료도를 높이는 데에는 거의 기여하는 바가 없다(불명료한 발화를 더 크게 말하는 것이 실제적인 중재 목표는 아닐 것이다).

호흡적 지지를 향상하기 위한 치료법에는 몇 가지가 있다. 자세 교정, 위치 조정, 안정화는 호흡을 위한 구조적 기반을 향상시켜 줄 수 있다. 근육 강화는 호흡 근육을 강화시켜 줄 수 있고, 근긴장도 증가(예: 밀기와 힘주기)는 호흡법을 향상시켜 줄 수 있다. 성문 밸브 강화와 조음 정확성 향상은 호흡적 지지에 간접적으로 영향을 미칠 수 있다.

호흡에 초점을 둔 훈련은 효과가 있을 것이다. 정해진 시간 동안 호흡 흐름을 일정하게 유지하여 천천히 호기하도록 하면서 시간 간격을 점차적으로 늘리는 호기 통제법(controlled exhalation)은 환자의 호흡량을 늘리고 호기 조절력을 향상하는 데에 도움이 된다. 직접적인 호흡 치료는 대개 치료 초기에 사용된다. 환자가 말산출을 위한 기본적 호흡 지지능력을 갖추게 되면, 직접적 호흡 치료보다는 말산출 훈련에 초점을 두는 게 보편적이다.

직접 치료 절차

직접 치료 절차에서는 체계적으로 말명료도를 향상시키도록 고안된 통제된 조건하에서 구어를 산출하게 한다. 대개의 경우 마비말장애 환자의 치료는 간접 치료와 직접 치료를 모두 포함하거나, 아니면 호기의 통제가 발성의 통제를 이끌어 내듯이 간접 치료에서 직접 치료로 넘어가는 경향이 있다. 직접 치료 절차에는 여러 치료 방법이 융합되는데, 예를 들면 발성 조절 후 조음 반복 훈련을 시작하는 것과 같은 것이다. 직접 치료 절차는 발성, 공명, 조음, 운율을 각각 또는 모두 다룬다.

> **임상 Tip.** 기술적으로, 사람이 말을 치료할 수는 없다. 사람은 말을 만들어 내는 운동들의 크기, 속도, 정확성을 변화시킴으로써, 또는 발성에 필요한 후두 역학을 향상시킴으로써, 말을 치료할 뿐이다. 이러한 의미에서 '직접' 치료조차도 간접 치료 절차라고 할 수 있다.

발성. 발성 향상을 위한 절차는 공기 흐름을 위한 효율적 후두 밸브 운동과 환자의 호흡량에 맞춘 발화 길이의 조정을 강조한다. 발성 통제는 마비말장애 환자의 후두 운동 효율성 향상을 위한 일차적 조치이다. 임상가는 흔히 환자에게 모음을 점차적으로 길게 연장 산출하도록 하면서 치료를 시작한다. 환자의 모음 연장이 안정화되면, 이번에는 임상가는 모음 조합 또는 자음과 모음이 결합된 음절을 산출하도록 할 것이다. 짧은 음소 조합에 숙달되면 점차적으로 조합의 길이를 늘려 나갈 것이다. 그리고 호흡 조절력을 더욱 향상하기 위하여 발성의 크기와 높낮이에 변화를 주도록 할 것이다.

짧은 구는 말할 수 있지만 정상인만큼 긴 구를 발화하기에는 호흡 지지가 부족한 환자의 경우, 최적의 호흡 그룹(optimal breath groups; Linebaugh, 1983)을 사용하여 효과를 볼 수 있다. 최적의 호흡 그룹 방법은 환자가 한 숨에 편안하게 산출할 수 있는 음절 수를 찾는 것이다. 다음의 세 단계를 이용하여 환자에게 최적의 호흡 그룹을 사용하여 말하도록 훈련할 수 있다. (1) 환자의 최적의 호흡 그룹을 결정한다. (2) 환자에게 한 호흡당 말할 수 있는 음절 수를 제한하도록 가르친다. (3) 호흡 조절능력과 성문 밸브 운동을 향상함으로써 최적의 호흡 그룹의 길이를 점차적으로 증가시킨다.

후두 근육의 경직형으로 인해 성문 밸브 운동에 손상을 보이는 환자의 경우, 후두 긴장성을 감소시키는 절차(예: 이완 훈련, 후두 마사지, 자세 교정)가 발성 훈련에 보충하여 적용될 수 있다. 발성의 크기는 대개 너무 큰 경우보다는 너무 작은 경우에 문제가 된다. 호흡 지지력 향상하기(예: 최상의 호흡 그룹 가르치기, 자세 교정, 지지대 사용, 복대 사용, 힘주기), 발성 효율성 향상하기, 의도적 발성 크기 조절 훈련 등을 통하여, 환자가 더 크게 말하도록 도울 수 있다. 시각적 피드백[예: 크기 미터(loudness meter) 또는 오실로스코프 기록에 의해 제공되는 피드백]은 환자가 의도적으로 발성의 크기를 조절하도록 하는 데에 도움이 된다.

대조 강세 연습(contrastive stress drill; Rosenbek & LaPointe, 1985)은 마비말장애 환자를 대상으로 발성 크기를 의도적으로 조절하는 훈련에 사용되는 유명한 방법이다. 임상가는 "Bob이 Bill을 때렸다."와 같은 문장을 말한 후 환자에게 "누가 Bill을 때렸나요?" 또는 "Bob이 무엇을 하였나요?"와 같은 질문을 한다. 환자는 질문에 대한 답에 강세를 두어 대답을 한다(예: "Bob이 Bill을 때렸어요." 또는 "Bob이 Bill을 때렸어요").

마비말장애 환자 중 일부는 아무리 열심히 노력하여도 그리고 임상가가 아무리 전문적으로 훈련을 시켜도, 기능적인 발성 크기에 도달하지 못할 수 있다. 그럴 경우 휴대용 확성기가 도움이 된다. 휴대용 확성기는 시끄러운 환경에서, 먼 거리에서 그리고 청력에 문제가 있는 청자와 작은 목소리로도 대화할 수 있게 해 준다. 휴대용 확성기는 목 또는 머리에 고정되어 있는 마이크와 마이크에 연결된 작은 확성기 그리고 스피커로 구성되어 있다. 확성기와 스피커는 주머니에 넣거나 벨트에 고정하거나 휠체어나 침대에 붙일 수 있도록 되어 있다. 가격은 100달러 이하부터 약 700달러까지 다양하다. 일반적으로 비싼 제품이 소리 질이 더 좋은 편이다.

확성기를 필요로 하는 모든 환자에게 최적의 소리 질이 반드시 필요한 것은 아니다. 조음과 음성의 질이 좋은 환자에게는 비싼 확성기가 별로 필요 없다. 조음이 부정확하거나 음성의 질이 나쁘거나 또는 둘 다의 경우에는 소리 질이 좋은 확성기가 필요할 수 있다. 뿐만 아니라 목소리가 약한 마비말장애 환자 모두에게 확성기를 적용해야 하는 것도 아니다. 구어는 명료하지만 목소리가 약한 환자가 소리 크기를 향상시키는 행동 치료로 별로 도움을 받지 못한 경우에 확성기 사용으로 가장 큰 효과를 볼 수 있다. Rosenbek과 LaPointe(1985)가 언급했듯이, 불명료한 구어를 확성시키는 것은 단지 불명료한 구어를 더 크게 만들 뿐이다.

음도 범위(vocal pitch range)를 확장시키는 것은 이 완형 마비말장애 환자에게 특히 효과적이다. 음도 범위를 확장시키는 절차는 다음과 같다.

- 음도를 점차적으로 높이거나 낮추면서 발성을 한다.
- 음도를 높이거나 낮추면서 소리 내어 숫자를 센다.
- 음도를 높이거나 낮추면서 알파벳을 외우거나 요일을 말한다.
- 음도를 높이거나 낮추면서 음절이나 단어를 연속적으로 말한다.
- 대조 강세 연습을 한다.
- 과장된 억양으로 질문하거나(음도 높이기) 주장한다(음도 낮추기).

운동의 힘, 타이밍, 크기의 가변성으로 인해 음도 변화를 보이는 환자(예: 소뇌 운동실조 환자)의 경우 일정한 음도를 유지하는 것은 중요하다. 불수의적인 음도 변화를 통제하는 방법에는 일정하게 음도를 유지하면서 지속적으로 발성하기와 서서히 음도를 높이거나 낮추면서 지속적으로 발성하기가 있다.

공명. 공명은 구강의 크기와 모양 그리고 구강과 비강 사이의 공간 크기에 의해 영향을 받는다. 구강 기형 자체가 공명에 변화를 초래하기는 하지만 일차적으로는 미용상의 문제를 초래하고, 말명료도보다는 음질에 더 영향을 준다. 그렇지만 구강 기형이 턱, 혀, 입술의 비정상적 위치와도 연관이 있을 경우 조음 결함이 공명 문제에 동반되고, 결과적으로 공명과 조음 문제는 명료성을 심각하게 떨어뜨릴 것이다. 가장 심각한 공명 이상은 과다비성이다. 과다비성의 영향은 두 가지이다. 과한 비강 공명 그리고 더 심각한 것은 공기가 코로 새기 때문에 생기는 구강 압력 자음 소리의 왜곡이다.

연인두 기능을 향상하면 과다비성 환자의 말명료도는 극적으로 향상되곤 한다. 과다비성을 최소화하는 대부분의 행동 절차에서는 환자로 하여금 본인의 과다비성을 인지하도록 듣기 훈련(ear training)을 실시하고, 연인두 근육의 근긴장도를 증가시키고 수축력을 높이기 위하여 밀기와 힘주기 훈련을 실시한다. 이와 같은 행동 절차는 경도에서 중등도의 과다비성을 보일 경우 효과적이다. 만일 중도의 과다비성을 보인다면, 보철 또는 수술적 처치가 적절할 것이다.

구개 거상 보철기는 행동 중재법이 효과가 없는 환자에게 적절한 선택이다. 구개 거상 보철기는 대개 보철 기사와 언어치료 전문가가 협업하여 제작한다. 보철기의 몸통은 경구개를 덮는 아크릴판으로 구성되어 있다. 구개 거상 부분도 아크릴로 이루어져 있는데, 이 부분은 환자의 연구개를 위와 뒤쪽으로 압박하도록 되어 있다. 철사를 이용하여 보철기를 환자의 윗니에 부착한다.

임상 Tip. 보철기는 불충분한 신체의 부분을 대체하거나 불완전한 신체 기능을 물리적으로 보완하는 인위적 장치이다. 보철기라는 단어는 '추가(an addition)'라는 의미의 그리스어에서 유래되었다.

모든 연인두 부전 환자가 구개 거상기를 착용해야 할 필요는 없다. 구개 거상기로 가장 효과를 볼 수 있는 환자는 다음의 특징을 보이는 환자이다(Netsell & Rosenbek, 1985; Rosenbek & LaPointe, 1985; Yorkston 1999).

- 연인두 폐쇄를 이루지 못하여 심한 과다비성을 보이는데, 행동 치료로 효과를 보지 못한 환자
- 연구개와 연인두 근육에 경직형이 없는 환자(경직형 근육은 보철기에 오히려 역으로 압력을 가하여 보철기를 밀어낸다.)
- 치아 상태가 양호하여 치아에 보철기를 부착시킬 수 있는 환자(의치에 부착시킬 수도 있으나, 이 경우 거상기가 의치를 밀어낼 수 있다.)
- 비교적 조음과 발성 상태가 양호한 환자(심한 조음 오류와 발성 결함을 가진 과다비성 환자의 경우에는 보철기를 착용해도 말명료도가 낮다.)
- 보철기를 착용하고 관리하는 데에 협조적인 환자(보철기 착용과 관리로 인한 불편함을 참지 못하는 환자도 있다.)
- 삼킴장애가 없는 환자(보철기가 간혹 삼킴기능을 방해하기도 한다.)
- 퇴행성 질환이 없는 환자(퇴행성 질환 환자의 경우 보철기를 착용하면 일시적으로 말명료도가 향상될 수는 있지만, 결국은 퇴행성 질환으로 인하여 장기적 효과를 볼 수 없다.)

조음. 오랫동안 마비말장애는 조음의 결함으로 간주되어 왔기 때문에, 조음 향상이 마비말장애 치료의 핵심 부분이었다. 그러나 Rosenbek과 LaPointe(1985)는 "조음뿐만 아니라 다른 구어 처리과정에도 관심을 가져야 한다. 마비말장애는 조음의 결함이 아니라 말의 결함을 의미한다."(p. 294)라고 하였다. 대부분의 마비말장애 환자는 조음 치료를 받고 있다. 그렇지만 조음 치료만 받고 있는 환자는 얼마 되지 않는다.

Duffy(2005)가 언급했듯이 "치료의 일차적 목표는 의사소통의 효과, 효율성, 자연스러움을 최대화하는 것이다"(p. 436).

조음 향상을 위한 치료에는 모방, 조음 유도법(phonetic derivation: 환자가 산출하는 소리에서 산출하지 못하는 소리로 유도함), 조음점 지시법[phonetic placement: 환자의 조음자들(articulators)을 직접 위치시키고 조정해 줌], 음소, 음절, 단어 연쇄 따라말하기 등이 있다. 심한 마비말장애 환자인 경우에는 정지된 조음 위치에서 음소를 산출하는 훈련을 적용하기도 하지만, 보통 조음 훈련은 정지 위치(fixed positions: 개별 음소)보다는 말 운동(speech movements: 음절 또는 단어 산출)에 초점을 두고 있다. 조음이 부정확한 환자의 경우 과장되게 발음하도록 가르치면 정확성이 향상되기도 한다. 조음 운동을 수행하지 못하는 환자의 경우 보상 운동 방법을 가르칠 수 있다. 말속도를 천천히 하면 종종 정확성이 향상되기도 한다. 말속도를 천천히 함으로써 환자의 입장에서는 조음 조정을 할 수 있는 시간적 여유를, 청자의 입장에서는 환자의 말을 해독할 수 있는 시간적 여유를 갖게 된다.

운율. 마비말장애 환자의 구어에서 운율 특성을 바꾸어 주는 치료는 속도, 크기, 음도(억양)에 초점을 두고 있다. 환자의 말속도는 조음 속도(articulation rate: 개별 말소리를 산출하는 속도) 또는 휴지(pause)의 횟수, 위치, 길이를 변경함으로써 조정될 수 있다. 생리적 한계로 인하여 비정상적으로 천천히 말하는 마비말장애 환자의 경우, 더 빨리 말하는 것이 사실상 불가능하기 때문에 속도 조절법은 현실적이지 않다. 하지만 비정상적

으로 빨리 말하는 환자의 경우에는, 말속도를 늦춰 주는 속도 조절 장치로 효과를 볼 수 있다.

말속도를 조절해 주는 몇 가지 기구가 있다. 대부분의 기구가 환자로 하여금 외부 타이밍 자극에 맞추어 말을 하도록 한다. 임상가는 손을 두드리거나 몸짓을 하거나 환자와 동시에 말하면서 속도를 조절해 주기도 한다. 환자는 메트로놈 박자나 불빛 속도에 맞춰 말을 하기도 한다. 환자가 직접 박자 치기, 속도조절판 이용하기, 컵에 구슬 떨어뜨리기, 몸짓하기, 말함과 동시에 다른 비구어 움직임하기 등을 이용하여 말속도를 조절할 수도 있다. 과장되게 조음하기나 과장되게 강세두기(대조 강세 연습)도 말속도를 늦추는 데에 효과가 있다.

Beukelman과 Yorkston(1977)은 두 명의 중도 마비말장애 환자를 대상으로 말속도를 늦추게 하기 위해 첫 글자 가리키기 방법(first-letter-pointing procedure)을 이용하였다. 환자들에게 알파벳, 0부터 9까지의 숫자, 몇 가지 문구(예: '문장 끝남', '단어 끝남')가 인쇄된 보드판을 주었다. 환자들은 말하고자 하는 각 단어의 첫 글자를 가리키면서 말하도록 훈련을 받았다. 이러한 방법을 사용한 결과 두 환자 모두 이전보다 더 천천히 그리고 더 명료하게 말을 하게 되었다. Beukelman과 Yorkston은 이 방법의 효과를 다음과 같이 기술하였다. (1) 단어의 첫 글자를 알려 줌으로써 청자는 환자의 말에 대해 더 많은 정보를 제공받게 된다. (2) 마비말장애 환자는 말속도를 더 천천히 하게 된다.

속도 조절법으로 효과를 보지 못한 환자의 말명료도를 높이기 위해, 휴지의 위치와 길이를 조작하는 방법을 사용해 볼 수 있다. 최상의 호흡 그룹으로 말산출을 하도록 훈련받은 환자의 경우, 자동적으로 휴지가 발생한다. 이때 휴지가 구문과 의미의 경계에서 발생하지 않을 수도 있다. 구, 절, 문장의 경계에서 쉬어 가도록 훈련을 받는다면, 환자의 말소리는 더 자연스럽고 더 잘 이해할 수 있게 될 것이다. 구문 경계에서 쉬어 가도록 가르칠 때, 환자의 말명료도를 최대화하기 위하여 휴지 길이를 조절하도록 한다.

환경 조절과 교육

대개의 경우 마비말장애 환자의 말이 치료실 안에서 명료하였다고 해서 반드시 일상생활에서도 명료할 것으로 기대할 수는 없다. 왜냐하면 치료실은 조용하고 밝고 임상가와 일대일로 진행되는 상황인 반면, 일상생활은 시끄럽고 어둡고 청자가 멀리 있거나 청자가 환자를 쳐다보고 있지 않을 수 있기 때문이다. 숙련된 임상가라면 이와 같은 상황을 잘 알고 있기 때문에, 덜 이상적인 의사소통 상황에 대해 어떻게 대처해야 하는지에 대해 환자에게 가르칠 것이다. 환자의 구어가 치료실의 통제된 환경에서 어느 정도 명료한 수준에 도달하면, 덜 이상적인 환경에서 의사소통을 최대화하기 위해 치료 프로그램을 확장해 갈 것이다. 이러한 프로그램에서는 환경 조절과 함께 환자의 행동적 보상 능력이 요구된다.

말명료도에 부정적인 환경적 변수를 최소화할 수 있도록 환경을 조절하는 방법에 대해 환자와 보호자를 교육한다. 주위 소음, 불빛, 화자와 청자 간 거리와 관련된 요소를 통제하는 것이 가장 효과적이다. 주위의 소음을 통제하는 것은 환자의 의사소통을 성공적으로 이끌 수 있는 간단한 방법인데도 종종 간과된다. 텔레비전과 라디오를 끄거나 소리를 줄이고 외부 소음 차단을 위해 창문과 문을 닫는 것은 주위의 소음을 제거하는 간단한 방법이다. 가정에서는 주위 소음을 차단하기 위해 긴 커튼이나 방음 시설을 설치할 수도 있다. 불빛을 조절하고 환자를 청자와 마주 보게 위치시키는 것도 의사소통의 효과를 높이는 방법 중 하나이다. 화자의 얼굴을 청자가 볼 수 있도록 불빛을 조절하고 위치를 조정한다.

청자와의 눈 맞춤을 통하여 청자가 본인의 말을 이해하였는지 모니터링하도록 마비말장애 환자를 교육한다. 필요할 경우 청자에게 본인의 말을 이해하였는지 물어볼 수도 있다(특히 의사소통의 실패가 인지될 경우). 언제 (그리고 어떻게) 하였던 말을 반복하는지, 단순화하는지, 다르게 표현하는지, 과장해서 말하는지에 대해서도 교육을 받아야 한다. 환자 주변 사람들도 앞에서 언급했던 환경적 변수를 통제할 수 있도록 교육받아야 한다. 이러한 교육에는 환자의 말을 이해하지 못하였을 때 (말 또는 몸짓으로) 환자에게 직접 알려 주기, 의사소통이 실패하였을 때 천천히 또는 과장되게 말하거나 다시 말하거나 다른 말로 표현하거나 더 간단

일반 개념 13-4

- 마비말장애의 치료는 기저 처리과정의 수정법(간접 절차)과 말 수정법(직접 절차)으로 나눌 수 있다. 간접 절차는 감각 자극, 근육 강화, 근긴장도 수정, 호흡 수정을 포함한다. 직접 절차는 발성 수정, 공명 수정, 조음 수정, 운율 수정을 포함한다.
- 감각 자극은 마비말장애를 치료하는 임상 현장에서 여전히 많이 사용되는 방법이지만, 마비말장애의 치료에 감각 자극 방법이 효과적이라는 경험적 증거는 없다.
- 근육 강화 훈련은 중도의 마비말장애 환자에게 적절할 수 있다. 비교적 명료하게 음절이나 짧은 구를 말할 수 있는 환자는 근육 강화 훈련보다 구어 산출 훈련을 통해 더 효과를 볼 수 있다.
- 이완 훈련, 흔들기, 씹기, 바이오피드백은 과긴장성 구어 근육을 나타내는 환자에게 도움이 된다. 반면 근육 전반에 힘을 증가시키는 방법, 밀기나 힘주기 등은 저긴장성 구어 근육 환자의 발성 크기와 조음 향상에 도움이 된다.
- 호흡량과 효율성 증진은 약화된 근육을 지지할 수 있도록 환자의 자세와 위치를 교정하거나 호기 통제, 불기 훈련 등을 통해 가능하다.
- 마비말장애 환자의 발성 치료는 성문 밸브 향상, 최적의 호흡 그룹, 대조 강세 연습, 음도 범위 변화 훈련 등을 통해 이루어진다.
- 마비말장애 환자의 공명 치료는 듣기 훈련과 함께 밀기 훈련, 힘주기 훈련, 구개 거상 보철기 착용, 또는 수술적 처치를 통하여 이루어진다.
- 마비말장애 환자의 조음 결함은 모방, 조음 유도법, 조음점 지시법, 연속 따라말하기 등의 반복 훈련을 통해 치료된다. 말속도를 늦추고 과장되게 조음 움직임을 하도록 하면 말 명료도가 향상되기도 한다.

하게 말하도록 환자에게 부탁하기 등이 포함된다.

의료적 치료와 수술 치료

의료적 치료. 마비말장애를 초래한 원인 가운데에는 의료적으로 치료가 가능한 것도 있다. 의료적 처치가 가능할 경우 일반적으로 행동 치료보다 의료적 처치를 우선적으로 실시한다. 의료적 치료가 성공적일 경우 행동 치료는 더 이상 필요하지 않을 것이다. 의료적으로 치료가 가능한 마비말장애에는 추체외로 질환(예: 파킨슨 병), 말초신경 기능 이상을 초래한 염증성 질환, 대사 이상 또는 영양 이상 등이 있다.

특정 신경전달물질(도파민)의 부족으로 초래되는 파킨슨병의 경우 부족한 신경전달물질을 보충해 주고 질병이 운동에 미치는 영향을 감소 또는 제거해 주는 레보도파(L-dopa)와 같은 약물에 흔히 반응한다. 운동장애(예: 무도병, 근육긴장이상)의 경우, 약물로 증상을 완치시키는 것은 쉽지 않다 하더라도, 안정제와 관련 약물에 반응하는 경우가 종종 있다. 안면마비 중 일부는 스테로이드제로 치료되기도 한다. 중추신경계 대사 이상으로 인한 신경학적 질환 중 일부(예: 윌슨병)는 약물로 치료되기도 한다. 마비말장애 환자의 신경학적 상태에 약물치료가 효과적이라면, 마비말장애는 더 이상 직접 치료가 필요하지 않을 정도로 향상되곤 한다. 하지만 약물치료가 마비말장애 증상을 경감시켜 줄 뿐 완전히 없애지는 못할 경우에는, 약물치료와 함께 행동치료가 병행되어야 한다.

임상 Tip. 윌슨병(Wilson's disease)은 신체 조직, 특히 뇌, 신장, 간, 눈에 구리가 축적되는 유전병이다. 윌슨병은 구리 축적물을 제거해 주는 약물인 페니실라민으로 치료될 수 있다.

테플론 주입과 수술 치료. 구조적 이상이 심각한 과다비성을 초래할 경우, 연구개 구조를 물리적으로 변형시켜 주는 것이 적절하다. 테플론을 인두벽 후방에 주입하여 연인두 폐쇄 부전을 감소시킬 수 있다. 테플론 주입은 경도에서 중등도의 과다비성을 감소시킬 수 있기 때문에, 행동 치료로 과다비성이 줄어들지 않을 경우에는 선택 사항이 될 수 있다. 성대에 테플론을 주입하면, 불완전한 성대 내전으로 인한 발성부전 환자의 음질 향상에 도움이 된다.

대부분의 임상가가 비침습적 치료가 실패했을 경우 수술을 마지막 수단으로 고려하게 되는데, 수술 치료로 심한 연인두 폐쇄 부전은 어느 정도 보완될 수 있다. 연인두 폐쇄 부전을 경감시키는 가장 흔한 수술 절차는 후인두피판술(posterior pharyngeal flap)이다. 후인두

피판술은 후인두벽에서 근육 조직 일부를 떼어 내어 연구개에 연결하는 방법이다. 인두벽 근육이 수축하면 연구개에 연결된 근육 조직이 짧아지고, 그 결과 연구개를 인두벽 쪽으로 끌어당기게 된다.

후인두피판술은 구개열 아동에게 매우 흔하게 실시된다. 그렇지만 마비말장애의 과다비성에 적용하는 데에는 논란의 여지가 있다. Gonzalez와 Aronson(1970)은 연인두 폐쇄 부전에 대해 수술 치료보다 보철 치료가 일반적으로 더 효과적이라고 하였다. Hardy 등(1961)은 아동의 연인두 폐쇄 부전 치료에 대해 Gonzalez와 Aronson과 유사한 의견을 제시하였다. Miniami 등(1975)은 '구개 마비(palatal paresis)'를 보이는 5명의 마비말장애 환자들에게 후인두피판술을 실시하였는데, 그 결과는 긍정적이지 않았다고 보고하였다. 그러나 Johns(1985)는 연인두 부전의 수술 치료에 대한 문헌 고찰 및 본인의 경험에 근거하여, 수술적 접근은 "많은 마비말장애 환자들에게 희망적 방법임에는 틀림없다."(p. 175)라고 결론 내렸다.

보완대체 의사소통

심한 마비말장애 환자 중 일부는 말로 아주 간단한 의사전달도 불가능할 정도로 말명료도가 심하게 저하되어 있다. 이 경우 비구어 의사소통 체계가 이 환자들의 의사소통에 도움이 될 것이다. 어떤 체계(**보완적 의사소통** 체계라고 함)는 환자의 발화가 청자에게 좀 더 명료하게 들릴 수 있도록 보완하는 역할을 한다. 앞에서 기술하였던 확성기가 가장 흔히 사용되는 보완 체계이다. 또 다른 체계(**대체적 의사소통** 체계라고 함)는 의사소통 수단으로서 환자의 말을 대신하는 방법이다. 대체적 의사소통 체계는 일반적으로 제스처와 팬터마임, 의사소통판과 의사소통 책, 기계와 전자 장치의 세 가지로 분류된다.

제스처와 팬터마임. 일부 마비말장애 환자는 말하는 동시에 제스처나 팬터마임을 사용하여 의사소통을 증진시키기도 한다. 환자의 말 결함 정도가 경도 또는 중도일 때 제스처나 팬터마임 사용으로 효과를 볼 수 있다. 말에 동반되는 자연스러운 제스처(예: '멈춰', '이리와', '조용히 해' 등의 의미를 가지는 제스처)는 환자에게 별도의 훈련이 필요하지 않고, 대화 상대방도 훈련 없이 쉽게 이해할 수 있다. 따라서 중등도의 말 결함을 보이면서 말을 대체한다기보다 보완하기 위해 이런 종류의 제스처를 사용하는 환자의 경우, 치료에 제스처를 적용해 볼 수 있다. 명료도가 심하게 저하된 중도의 마비말장애 환자에게는 제스처와 팬터마임을 구어 대체 수단으로 사용할 수 있다. 그러나 이런 환자의 경우는 대개 의사소통판, 의사소통 책, 전자 의사소통 장치를 사용할 때 더 효과적이다.

인지 능력이 양호하고 배우려는 의지가 있는 환자의 경우는 수화도 효과적으로 사용할 수 있다. 그러나 대부분의 수화가 가지는 가장 큰 문제점은, 수화를 배워 본 적이 없는 사람은 수화를 이해하지 못하기 때문에 훈련받지 않은 상대방과는 사용할 수 없다는 점이다. 그렇지만 Amerind(American Indian Sign; Skelly, 1979)는 예외이다. Amerind는 구어 기술과 별도의 기호 체계를 가지고 있고, 대부분의 기호가 훈련 없이도 쉽게 이해된다. Amerind를 포함하여 모든 수화는 손동작을 요구한다. 따라서 사지에 약화, 마비, 불협응이 있는 환자는 수화를 사용하기 어렵다.

의사소통판과 의사소통 책. 의사소통판과 의사소통 책은 내용은 유사하지만, 형태에 차이가 있다. 의사소통판은 단단한 판에 상징들이 나열되어 있다. 의사소통 책은 책 형태로 된 상징들의 묶음이다. 상징은 그림, 아이콘, 철자, 단어, 구문 등 여러 가지 형태가 있다. 그림 13-17에는 두 종류의 의사소통판이 제시되어 있다. 위는 그림 상징과 인쇄된 단어로 이루어진 간단한 판이다. 아래는 철자, 숫자, 단어들로 이루어진 좀 더 복잡한 판이다.

철자, 단어, 구문을 포함하고 있는 의사소통판과 의사소통 책은 언어 능력이 비교적 양호한 환자에게 적절하다. 그림 13-17의 아래에 제시된 의사소통판은 언어장애 환자에게는 적합하지 않다. 그보다는 상징기호를 손으로 가리킬 수 있을 정도로 운동능력이 보존된 마비말장애 환자에게 적합하다. 반면 그림 13-17의 위에 제시된 의사소통판은 비구어 상징 체계로 이루어졌기 때문에, 언어장애 환자도 사용할 수 있다.

사용자가 상징기호를 직접 선택하지 않아도 되는 의

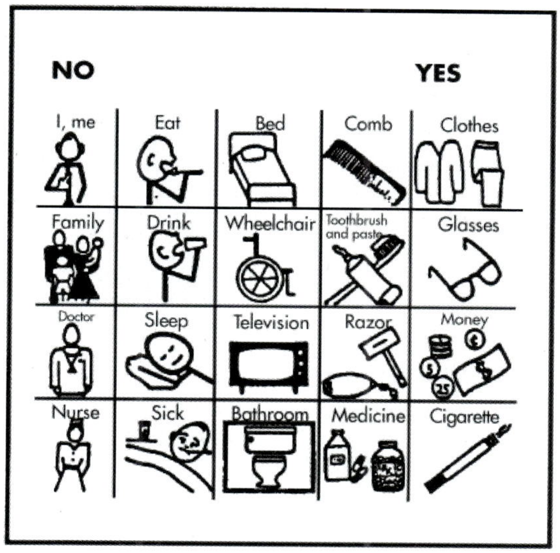

I CAN HEAR PERFECTLY	PLEASE REPEAT AS I TALK (THIS IS HOW I TALK BY SPELLING OUT THE WORDS)	WOULD YOU PLEASE CALL
A AN HE	AM ARE ASK BE BEEN BRING CAN	ABOUT ALL
HER I IT ME	COME COULD DID DO DOES DON'T	AND ALWAYS
MY HIM SHE	DRINK GET GIVE GO HAD HAS HAVE	ALMOST AS
THAT THE THESE	IS KEEP KNOW LET LIKE MAKE MAY	AT BECAUSE
THEY THIS WHOSE	PUT SAY SAID SEE SEEN SEND SHOULD	BUT FOR FROM
WHAT WHEN WHERE	TAKE TELL THINK THOUGHT WANT	HOW IF IN
WHICH WHO WHY	WAS WERE WILL WISH WON'T WOULD -ED	OF ON OR
YOU WE YOUR	-ER -EST -ING -LY -N'T -'S -TION	TO UP WITH
A B C D E F G H I J K L M N O P Qu R S T U V W X Y Z 1 2 3 4 5 6 7 8 9 10 11 12 30		AFTER AGAIN ANY EVEN EVERY HERE JUST MORE ONLY SO SOME SOON THERE VERY
SUN. MON. TUES. WED. THUR. FRI. SAT. BATHROOM	PLEASE THANK YOU GOING OUT MR. MRS. MISS START OVER MOTHER DAD DOCTOR END OF WORD	$ ¢ ½ (SHHH!!) ?

그림 13-17 의사소통판. 위는 중등도에서 중도의 언어장애 환자에게 적절한 그림 의사소통판이다. 아래는 단어와 구문으로 이루어진 좀 더 복잡한 의사소통판인데, 이것은 언어 능력이 양호하고 철자와 단어를 비교적 빠른 속도로 가리킬 수 있을 정도로 손과 팔의 움직임이 양호한 환자에게 적합하다.

사소통판이 개발되었다. 가장 간단한 것은 눈응시판(eye gaze board)이다. 눈응시판은 전혀 말을 못 하지만 언어 능력은 보존하고 있는 환자가 사지를 움직이지 못하여 판에서 상징기호를 직접 선택하는 것이 불가능할 경우[예: 경추 부위 척수(cervical spinal cord) 손상으로 인한 사지마비 환자] 유용하다. 이런 환자들은 눈응시판의 각 상징기호를 쳐다봄으로써, 철자, 단어, 구문, 상징기호를 선택할 수 있다. 대화 상대방은 환자의 눈 움직임을 관찰하여 환자가 쳐다본다고 생각되는 것을 말해 준다. 환자는 눈깜박임과 같은 신호를 통하여 상대방이 말한 것이 맞았는지 틀렸는지 알려 준다. 환자가 쳐다보는 것을 정확하게 맞히는 것은 쉽지 않기 때문에, 눈응시판은 크기가 크고 상징기호 사이의 간격이 넓어야 한다. 따라서 눈응시판에는 많은 아이템이 담겨 있을 수 없다. 대부분의 눈응시판에는 알파벳, 숫자, 몇 가지 주요 단어나 구문 등이 포함되어 있다. 눈응시판은 대화 상대방이 환자의 눈 움직임을 관찰할 수 있도록, 투명한 플라스틱판에 기호가 인쇄되어 있거나 판에 구멍이 뚫려 있다.

기계와 전자 장치. 말을 보완하거나 대체하는 기계 전자 장치는 가격, 복잡성, 운반성, 출력장치 면에 있어 다양한데, 가격도 100달러 이하부터 수천 달러까지 다양하다. 손으로 쥘 수 있을 정도로 작은 것부터 운반할 수는 없지만 휠체어나 침대에 부착할 수 있을 정도로 큰 것까지 다양하다. 가장 많이 사용되는 것은 버튼을 누르면 메시지가 화면으로 보이거나 종이로 출력되거나 말로 변환되는 기능이 있는 운반 가능한 전자 장치이다. 어떤 것은 사용자가 입력한 것을 상대방이 볼 수 있도록, 키보드로 치거나 스크린을 터치하면 글자 형태로 변환되는 장치도 있다. 또 어떤 것은 사용자가 입력한 코드가 이미 프로그램된 출력 메시지로 변환되는 것도 있다(예: 사용자가 세 자리 숫자 코드를 입력하면 5~6단어로 이루어진 구문이 생성된다). 이 중 일부(특히, 휴대용 장치의 경우)는 환자가 키보드나 터치스크린을 조작할 수 있을 정도로 손가락 움직임과 협응력이 양호해야 사용할 수 있다. 그리고 대부분의 장치가 읽고 쓰고 코드를 기억하는 능력을 요하기 때문에, 대부분의 실어증 환자, 중등도에서 중도의 인지장애 환자, 운동 조절 능력이 떨어지는 환자에게는 적합하지 않다.

손 움직임에 제한이 있는 환자는 조이스틱(여러 방향으로 움직이는 스틱을 이용하여 스크린에 나타나는 커서를 움직이는 장치) 또는 스캐닝 시스템(아이템이 연속적으로 화면에 제시되면 사용자가 스위치나 버튼을 이용하여 그 가운데에서 아이템을 선택하는 장치)과 같은 응용 장치를 사용하여 대체 의사소통 체계를 이용할 수 있다. 머리 움직임으로 커서를 이동시켜 터치스크린을 조작하는 헤드 포인터는, 사지를 전혀 움직이지 못하기 때문에 키보드, 터치스크린, 스위치, 조이스틱을 모두 사용할 수 없는 환자에게 대체 의사소통 체계의 사용을 가능하게 해 주었다.

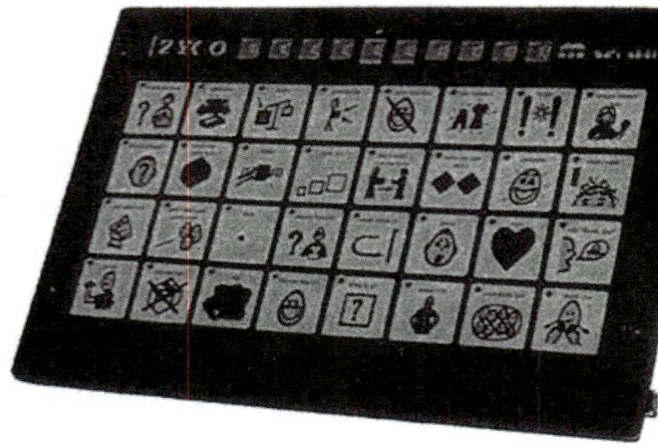

그림 13-18 휴대용 구어 생성 장치. 사용자는 스크린에 있는 상징기호를 터치하여 원하는 구어 출력물을 선택한다. (Courtesy Zygo, Inc.)

임상 Tip. 구어 출력물(미리 녹음된 디지털 구어 또는 컴퓨터로 합성된 구어)을 제공하는 의사소통 장치를 **구어 생성 장치**(speech generating device, SGD)라고 한다. 최근 SGD라는 용어가 보상 범위 및 보험금 지급 정책과 관련하여 미국 의료보험 제도에서 많이 사용되고 있다. SGD를 **음성출력 의사소통 장치**(voice-output communication devices, VOCDs)라고 하기도 한다.

그림 13-18은 스크린에 있는 상징기호를 터치하여 원하는 구어 출력물을 얻을 수 있는 휴대용 구어 생성 장치이다.

보완대체 의사소통 체계 선택 시 고려할 점. 마비말장애 환자를 위해 의사소통 체계를 선택할 때에는 환자의 지각 능력, 운동 능력, 언어 능력을 고려해야 한다. 의사소통 체계마다 요구되는 사용자의 능력이 다르고, 사용자마다 선호도와 사용 기술 수준이 다양하기 때문이다.

O'Keefe 등(1998)은 사용자에게 의사소통 체계의 어떠한 특성이 가장 중요한지를 파악하기 위하여 설문조사를 실시하였다. 그 결과 다음의 네 가지 요소가 가장 중요한 특성으로 보고되었다.

- 학습의 용이성. 사용자와 보호자 모두에게 배우고 사용하고 관리하기 쉬운 제품을 선호하였다.
- 유연성. 개별 사용자마다 다양한 요구에 쉽게 응용 가능한 제품, 즉 사용자의 요구에 따라 수정이 가능하고 업그레이드가 가능한 제품, 기술 지원을 쉽게 이용할 수 있고 신뢰할 수 있는 제품을 선호하

였다.

- **신뢰성**. 견고하고 오류가 없고 수선이 필요할 경우 쉽게 교체할 수 있는 제품을 선호하였다.
- **이해 가능성**. 특별한 훈련이나 적응 없이도 다양한 청자가 출력물을 쉽게 이해할 수 있는 제품을 선호하였다.

Silverman(1983)은 보완대체 의사소통 체계를 선택할 때 다음과 같은 몇 가지 요인이 고려되어야 한다고 하였다.

- 구입 자원이 제한되어 있는 경우 가격은 중요한 요인이다. 의료보험기관 등의 자금 기관은 비용을 지급할 장치에 대해 엄격한 기준을 가진다. 재정 상태가 제한적인 가족은 값비싼 장치는 구입할 수 없다(그래도 많은 의료보험기관이 명시된 조건 내에서 구어 생성 장치에 대해 비용을 지급해 준다).
- 환자가 장치를 사용하는 것을 배우는 데에 필요한 훈련량. 영구적 장치의 경우, 교육을 위해 비싼 비용을 지급해도 괜찮을 것이다. 그러나 영구적이지 않고 일시적으로만 보완대체 의사소통을 사용할 경우, 비싼 비용의 교육비는 적절하지 않다.
- 장치를 사용할 때 다른 활동이 방해받는 정도. 환자가 고정된 단말기 앞에 앉아서 장치를 두 손으로 조작해야 할 경우, 한 손으로 조작 가능한 휴대용 장치보다 더 방해를 받을 것이다.
- 출력물의 명료성. 출력물의 명료성은 장치를 기능적으로 사용하는 시간과 상황에 영향을 미칠 수 있다. 훈련받지 않은 청자들에게도 명료한 출력물 시스템은 훈련받은 청자에게만 의미 있는 상징 체계 시스템보다 조작하는 시간이 덜 들고 더 많은 장소에서 유용하게 사용될 수 있다. 메시지가 테이프에 인쇄되거나 화면에 제시되는 출력 체계는 전화 상황, 화자와 청자가 멀리 떨어져 있는 경우 또는 어두운 곳에서는 사용될 수 없다. 전광판에 메시지가 제시되는 장치는 어두운 곳에서는 이용 가능하지만 전화 상황에나 먼 거리에서는 사용할 수 없다. 말소리처럼 출력되는 장치는 소음이 있는 환경과 전화 상황에서는 불명료할 수 있다. 이 경우 출력물의 명료성은 출력 장치의 성능과 전화기의 성능에 달려 있을 것이다.
- 장치에 대한 사용자의 접근성은 일상생활에서 장치를 사용하는 정도에 영향을 미친다. 장치가 비싸거나 거추장스럽거나 복잡하거나 부자연스럽다면, 그러한 장치 대신 싸고 덜 거추장스럽고 의사소통하는 데에 더 효과적인 장치를 찾을 것이다. 사용자는 합성된 기계 소리를 산출하는 장치보다 자연스러운 말소리를 산출하는 기계를 더 선호할 것이다. 뿐만 아니라 사용자의 성별과 연령과 유사한 목소리를 내는 장치가 있다면, 사용자는 그것을 선택할 것이다.

일반 개념 13-5

- 마비말장애 환자의 일상생활의 구어 환경을 조절하는 것은 중요하면서도, 치료 시 흔히 간과되는 요소 중 하나이다. 주위 소음을 낮추고 청자가 환자의 얼굴을 볼 수 있게 함으로써, 청자가 환자의 말을 알아듣는 정도를 상당히 높일 수 있다.
- 마비말장애를 초래하는 일부 질환(예: 파킨슨병)은 약물로 치료가 가능하다. 약물이 마비말장애 경감에 도움이 되기도 하지만, 환자의 말산출 결함을 완전히 치유해 주지 못하는 경우에는 약물치료와 함께 행동 치료를 병행한다.
- 테플론 주입, 구개 거상기 착용, 후인두피판술은 심한 과다비성 환자에게 적절하다. 과다비성이 매우 심한데도 불구하고, 행동 치료로 효과를 보지 못하여 일상생활에서 의사소통이 어려운 경우, 이러한 절차가 사용될 수 있다.
- 심한 마비말장애 환자 중 일부는 보완대체 의사소통 체계를 이용하여 일상생활에서 의사소통을 한다. 말소리 확성기, 제스처, 팬터마임은 환자의 제한된 말산출 능력을 보완해 주는 방법이다. 의사소통판, 의사소통 책, 전자 장치는 심한 마비말장애 환자의 말을 대체해 주는 방법이다. 이 경우 환자는 장치 조작에 필요한 손 움직임이 가능해야 한다.

생각해 볼 문제

문제 13-1

다음과 같은 특성을 보이는 말운동장애가 무엇일지 생각해 보시오.

- 심방세동 증상(atrial fibrillation) 병력이 있는 환자
- 프로 권투선수 생활을 10년간 한 환자
- 헌팅턴 무도병 가족력이 있는 환자
- 자동차 사고로 외상뇌손상을 당한 환자
- 10년간 일과성 허혈발작(transient ischemic attacks) 병력이 있는 환자

문제 13-2

57세의 여성 환자가 다음과 같은 불편함 때문에 신경과에 방문하였다.

- "의자에서 일어나는 게 점점 더 힘이 듭니다. 이제는 침대에서 몸을 뒤척이는 것도 힘들어요."
- "때로는 걷는 것도 힘들어요. 마치 바닥에 제 몸이 붙어 있는 것 같아요. 서너 번 시도해야 겨우 앞으로 갈 수 있어요."
- "목소리가 점점 작아지는 것 같아요. 하루 종일 목이 쉰 것 같기도 해요. 처음에는 알레르기나 감기 때문이라고 생각했어요. 그러나 낫지를 않아요. 소음이 있으면 제 목소리가 안 들린다고들 해요. 말을 시작할 때에는 마치 말더듬이 같아요. 같은 소리, 같은 단어를 계속 반복하곤 해요."

신경과 의사는 환자의 호소와 이후 신경학적 검사 결과에 근거하여 환자가 신경학적 질환과 마비말장애가 있다고 결론 내렸다. 환자의 질환은 무엇이겠는가? 마비말장애 유형은 무엇이겠는가? 이유를 설명하시오.

문제 13-3

브로카영역이나 브로카 주변 영역의 손상으로 인한 '말실행증'(전방 말실행증) 환자와 두정-측두엽 영역이 손상된 '말실행증'(후방 말실행증) 환자 간 치료의 초점은 어떻게 다른지 설명하시오.

문제 13-4

Darley, Aronson과 Brown이 말실행증 환자의 구어에서 "드문드문 나타나는 오류 없는 유창한 발화"라고 표현한 것이 무엇이라고 생각하는가? Darley, Aronson과 Brown이 어떠한 특징을 말한 것이라고 생각하는가? 마비말장애가 아닌 말실행증의 특성을 잘 나타낼 수 있도록 정의해 보시오.

문제 13-5

56세의 남성 환자가 신경과 의사에게 의뢰되었다. 의사는 환자의 말 결함 특성을 진단하기 위해 당신에게 도움을 요청하였다. 환자의 신경학적 검사 결과, 양손과 양팔의 움직임이 느린 것이 의심되는 점을 제외하고 모두 정상 범주였다. 당신이 검사한 결과는 다음과 같았다.

- 혀, 입술, 턱의 근력과 운동 범위 정상.
- 발성 시작 시 구개 및 인두 움직임 정상. 연장 발성 시 구개와 인두 근육의 긴장이 관찰됨.
- 기침, 힘쓸 때 내는 끙 소리, 성문 파열 정상.
- 음절, 단어, 문장, 문단 수준에서 조음 정상.
- 음절, 단어 수준에서 음질, 억양, 음성 크기 정상.
- 긴 발화에서 음성 크기 조절 불가능. 구문, 문장, 연결발화의 첫 단어는 정상적 음성 크기. 그러나 발화가 길어지면 크기가 점점 커지고 마지막에는 소리를 지르는 듯함. 자발화, 따라말하기, 연결 구어(숫자 세기 등)에서도 동일한 증상 보임. 조음과 공명은 음성 크기 변화에 영향받지 않음.
- 실어증 또는 인지장애 증상 없음.

환자는 지난 몇 달 동안 본인의 말에 점차적으로 변화가 생겼다고 보고하였다. 본인도 자신이 소리를 지르는 것을 알지만, 본인도 어쩔 수가 없어서 매우 당황스럽다고 하였다. 뇌손상이나 특이할 만한 병력도 없고, 신경학적 질환으로 진단받은 적도 없다고 하였다. 환자는 철도 회사 노동자이다. 철로를 수리 · 관리하고, 철로 위의 잡초와 풀에 제초제를 뿌리고, 작동이 잘 되는지 스위치와 신호 시스템을 정기적으로 점검하는 것이 환자의 일이라고 하였다.

부록 A

표준 의학 약어

다음의 목록은 자주 접하게 되는 의학 약어 중 일부이다. 대부분의 의료기관은 그 기관에서 사용되는 표준 약어를 가지고 있다. 그러나 기관마다 다소 차이가 있고 의사들은 각기 독특한 약어를 사용하는 경우가 흔히 있어, 독자들은 그 약어가 의미하는 바를 추리하거나 추론하여야 하기도 한다.

~	approximately
⊿	change
~	consistent with
	death
↘	decrease
°	degree
≤	equal to or less than
〉	greater than
〈	less than
♀	female
♂	male
-	negative
#	number
%	percent
%ile	percentile
+	positive
1°	primary
2°	secondary
∴	therefore
c	with
ø	without
AAROM	active assisted range of motion
abn	abnormal
a.c.	before meals
ACA	anterior communicating artery, anterior cerebral artery
ADL	activities of daily living
ad lib	as desired
AIDS	acquired immunodeficiency syndrome
AK, AKA	above the knee, above-knee amputation
alc, ETOH	alcohol
ALS	amyotrophic lateral sclerosis
AMA	against medical advice, American Medical Association
amb	ambulatory
AMI	acute myocardial infarction
angio	angiogram
ant	anterior
ante	before
AODM	adult onset diabetes mellitus
AP	anteroposterior
ARD	acute respiratory disease
ARE	acute renal failure
ASA	aspirin
ASAP	as soon as possible
ASCVD	arteriosclerotic cardiovascular disease
ASHD	arteriosclerotic heart disease
AV	arteriovenous, atrioventricular
AVM	arteriovenous malformation
b.i.d.	twice a day
bil	bilateral
BK	below the knee
bm	bowel movement
BM	bone marrow
BMR	basal metabolism rate
BP	blood pressure
BRP	bathroom privileges
bs	bowel sounds
BS	breath sounds
BUN	blood urea nitrogen

bx	biopsy
C	Celsius, centigrade
CA	cardiac arrest
CA, ca	carcinoma
Ca+	calcium
CABG	coronary artery bypass graft
CAD	coronary artery disease
cal	calorie
CAT	computerized axial tomography
cath	catheter
CBC	complete blood count
CBS	chronic brain syndrome
cc	cubic centimeter
CC	chief complaint
CHF	congestive heart failure, chronic heart failure
CHI	closed head injury
cm	centimeter
CMT	continuing medication and treatment
CN	cranial nerve
CNS	central nervous system
c/o	complains of
COLD	chronic obstructive lung disease
cont	continue(d)
COPD	chronic obstructive pulmonary disease
CPR	cardiopulmonary resuscitation
CRF	chronic renal failure
CSF	cerebrospinal fluid
CT	computerized tomography
cu	cubic
CV	cardiovascular
CVA	cerebrovascular accident
CXR	chest X-ray
d	day
DNR	do not resuscitate
DNT	did not test
DOA	dead on arrival
DOE	dyspnea (shortness of breath) on exertion
d/t	due to
DT	delirium tremens
DTR	deep tendon reflex
DU	diabetic urine
Dx	diagnosis
ECA	external carotid artery
ECG, EKG	electrocardiogram
ECT	electroconvulsive therapy
EEG	electroencephalogram
EENT	eye, ear, nose, throat
EMG	electromyogram
ENT	ear, nose, throat
EOM	extraocular movements
ED	emergency department
ER	emergency room
ETOH	ethanol (alcohol)
exam	examination
ext	external, exterior
F	Fahrenheit
FB	foreign body
FBS	fasting blood sugar
FH	family history
fib	fibrillation
fl, fld	fluid
FU	follow-up
FUO	fever of unknown origin
fx	fracture
GB	gall bladder
gen	general
GI	gastrointestinal
gm	gram
gr	grain
GSW	gunshot wound
GTT	glucose tolerance test
GU	genito-urinary
GYN	gynecology
h, hr	hour
HA	headache
Hb	hemoglobin
HB	heart block
HBP	high blood pressure
HCM	health care maintenance
HCVD	hypertensive cardiovascular disease
HEENT	head, eyes, ears, nose, throat
Hg	mercury
Hg, Hgb	hemoglobin

HH	homonymous hemianopsia
H/O	history of
H&P	history and physical
HPI	history of present illness
HR	heart rate
hs	bedtime
HTN	hypertension
hx	history
H2O	water
ICA	internal carotid artery
ICP	intracranial pressure
ICU	intensive care unit
IM	intramuscular
imp	impression
inc	increase
inf	inferior
I&O	intake and output
IU	international unit
IV	intravenous
kg	kilogram
KJ	knee jerk
L, l	left
lab	laboratory
lat	lateral
LCA	left coronary artery
LE	lower extremity
liq	liquid
LMD	local medical doctor
LOC	loss of consciousness
LOM	limitation of motion
LOS	length of stay
LP	lumbar puncture (spinal tap)
LPN	licensed practical nurse
L&W	living and well
MCA	middle cerebral artery
MH	marital history
MI	myocardial infarction
ml	milliliter
mm	millimeter
mHg	millimeters of mercury
MRI	magnetic resonance image
MS	multiple sclerosis
MVA	motor vehicle accident
NA	not applicable
NAD	no acute distress
neg	negative
neuro	neurologic, neurology
NG	nasogastric
NKA	no known allergies
no.	number
noc.	night
NP	neuropsychiatric
NPO, npo	nothing by mouth
N/S	neurosurgery
NSC	not service connected
N&V	nausea and vomiting
OBS	organic brain syndrome
OD	officer of the day
OD	overdose
OM	otitis media
OOB, oob	out of bed
OP	outpatient
OPD	outpatient department
OPT	outpatient treatment
OR	operating room
OT	occupational therapy
oz.	ounce
p	pulse
p	after
PA	posteroanterior
PAR	postanesthesia recovery room
path	pathology
PC	presenting complaint
p.c.	after meals
PCA	posterior cerebral artery
PCN	penicillin
PE	physical examination
PEG	percutaneous endoscopic gastrostomy
per	by
PERLLA	pupils equal, round, reactive to light and accommodation
PET	positron emission tomography
PH	past history
PI	present illness

PMD	personal medical doctor
PMH	past medical history
PMR	physical medicine and rehabilitation
p.o.	by mouth
POD	postoperative day
pos.	positive
post.	posterior
PR	pulse rate
preop	preoperative
prep	preparation
prn, p.r.n.	as needed
PROM	passive range of motion
Psych	psychiatry
Psychol	psychology
Pt	patient
PT	physical therapy
PTA	prior to admission
PX	physical
q.a.m.	every morning
q.d.	every day
q.h.	every hour
q.i.d.	four times per day
q.o.d.	every other day
R, r	right
RBC	red blood cell
RIND	reversible ischemic neurologic deficit
RMS	rehabilitation medicine service
RN	registered nurse
RND	radical neck dissection
r/o	rule out
ROM	range of motion
RR	respiration rate
Rt	right
RT	radiation therapy
RT	recreational therapy
RTC	return to clinic
Rx	therapy
s, sec	second
s	without
SAB	subarachnoid bleed
SAH	subarachnoid hemorrhage
SC	service connected
SCI	spinal cord injury
SH	social history
SI	seriously ill
SOB	shortness of breath
s/p	status post
spec	specimen
ss	one-half
SSN	Social Security number
stat	immediately
surg	surgery
Sx	symptoms
Sz	seizure
T	temperature
TB, TBC	tuberculosis
TBI	traumatic brain injury
temp	temperature
TIA	transient ischemic attack
t.i.d.	three times per day
TPR	temperature, pulse, respiration tx
	transplant
Tx	treatment
UA	urinalysis
UCHD	usual childhood disease
VD	venereal disease
VDRL	Venereal Disease Research Laboratory Test (for VD)
VF	visual field
v fib	ventricular fibrillations
VHD	valvular heart disease
VS	vital signs
W	white
w. wk	week
WBC	white blood cells
WD	well developed
WDWN	well developed, well nourished
WNL	within normal limits
wt	weight
w/u	workup
Y/O	year old
yrs	years

부록 B

생각해 볼 문제 해설

제1장

문제 1-1

Redmond 부인의 장애는 Johnson 씨보다 덜 심할 것이다.

- 우선 Redmond 부인은 젊다. Redmond 부인의 동맥계가 Johnson 씨보다 더 좋은 상태고, 신경계 또한 생리적으로 더 저항력이 있을 것이다.
- Redmond 부인의 뇌졸중은 좌측 반구의 분기점 영역(watershed region)에 있다. 후대뇌동맥을 통한 곁가지 순환이 중대뇌동맥이 담당하던 혈류를 대체할 수 있을 것이다.
- 분기점 영역의 동맥은 지름이 작고 대뇌반구의 중심 영역의 동맥에 비해 작은 피질 영역을 담당한다. 따라서 뇌졸중에 의한 Redmond 부인의 뇌손상 부피는 Johnson 씨보다 적을 것이다.

Redmond 부인은 Johnson 씨보다 신경학적으로 더 많이 회복될 것이고 회복 속도가 더 빠를 것이다. 이는 앞서 열거한 이유 때문으로, 신경계 손상으로부터의 회복 속도와 초기 증상의 중증도에 대해 알 수 있게 해 준다.

문제 1-2

이것은 뇌출혈의 전형적인 시나리오이다. 뇌출혈은 고혈압 환자에서 일어나는 경향이 있고 종종 과도하게 힘을 쓸 때 발생하는데, 이런 때는 혈압이 올라가고 동맥벽에 압력이 가해지고 출혈의 위험성을 증가시킨다. Carillo 씨의 증상이 늦게 나타난 것 또한 뇌출혈과 부합한다. 뇌출혈의 증상은 종종 서서히 나타나는데, 충분한 양의 출혈로 뇌압이 증가된 이후에 비로소 나타날 수 있다(일시에 많은 양의 출혈이 일어남으로써 심한 두통과 혼수가 갑자기 오는 경우를 제외하고 말이다).

문제 1-3

이 환자들이 다리의 위약과 감각의 저하를 호소하는 이유는 다리를 관장하는 일차운동피질(일차운동영역의 꼭대기 부분)과 감각피질(일차감각영역의 꼭대기 부분)이 대뇌낫(falx cerebri)에 눌리기 때문이다. 이러한 압력이 증상을 초래한 것이다. 환자의 증상은 대뇌낫에 의해 눌리는 운동피질과 감각피질의 반대쪽 다리에 나타난다. 이런 경우는 대개 종양이나 농양 같은 종괴성 병변(mass lesion)을 시사한다. 종괴성 병변은 두개골 안쪽 표면을 향해 뇌조직을 압박하고 압력이 높은 곳에서 낮은 곳으로 뇌조직을 이동시킨다. 이 경우는 대뇌낫을 지나 다른 쪽 두개골로 뇌조직을 이동시킨 것이다.

문제 1-4

얼굴의 신경을 자극했을 때 극심한 통증이 생긴 Harry 씨의 증상은 '삼차신경통'이라고 볼 수 있다[발작삼차신경통(tic douloureux)]. 발작삼차신경통은 뺨, 코, 입에 있는 감각수용체를 뜨거운 것, 차가운 것, 만지는 것 또는 움직임으로 자극하면 곧바로 순간적인 강렬하고 극심한 통증이 생기는 것을 특징으로 한다. 그의 증상의 강도와 갑작스런 출현은 삼차신경의 하악분지의 염증을 시사한다. 그는 신경과 의사를 찾았고 삼차신경통 진단을 받아 소염제를 처방받았다. 그의 증상은 투약 다음 날부터 좋아졌고, 그는 자신의 문제를 의사에게 맡겼다.

문제 1-5

이러한 현상을 발견하고 공표한 사람들은 미국과 영국의 교통 체계의 차이를 그 원인으로 보았다. 미국에서는 운전자가 차의 왼쪽에 앉는다. 만일 운전자가 창문을 연다면 바깥 공기는 운전자의 왼쪽 얼굴로 불 것이다. 영국에서는 운전자가 차량의 오른쪽에 앉으므로 같은 경우에 오른쪽 얼굴로 바람을 맞는다. 추위에 노출되면 때로 안면신경의 마비가 와서 신경이 붓는 것으로 알려져 있다. 이러한 정보를 종합해 보면 두 나라 사이의 안면신경 마비 방향의 차이는 결국 운전 방식과 관련 있는 것으로 결론지을 수 있다(이러한 가설이 옳다면 두 나라의 북쪽 지방에 사는 사람들은 남쪽 지방에 비해 안면신경 마비 방향의 차이가 더 크게 나타날 것을 예상할 수 있지만, 아직 아무도 이러한 가능성을 알아본 사람은 없다).

제2장

문제 2-1

여기에 기술된 사건은 뇌졸중 발생 후 처음 몇 시간 안에 병변의 위치, 손상 범위, (간혹은) 신경학적 증상과 징후의 원인을 판단하는 데 다소 혼란을 겪을 수 있는 상황을 보여 주는 전형적인 시나리오이다. 환자는 좌뇌에 뇌졸중이 생겼을 확률이 매우 높고, (심장병력이 있으므로) 색전증에 의한 것일 가능성이 있다. 경도의 편마비가 있는 것은 약간 일관성이 떨어진다. 그 이유는 측두엽 병변 환자는 보통 편마비를 동반하지 않기 때문이다. 뇌졸중 발생 후 처음 몇 시간 이내의 환자는 뇌졸중의 발생 위치를 가리키는 징후를 보이지 않고, 때로 그 속성, 즉 이것이 뇌경색인지 뇌출혈인지 또는 혈전증인지 색전증인지가 정확히 드러나지 않는다는 사실을 기억하는 것이 중요하다. 또한 뇌손상이 생기면 그것으로 인한 전반적인 즉각적 결과, 즉 뇌부종, 신경전달물질 방출, 해리 현상(diaschisis) 등을 종종 보게 되고, 이로 인해 정확한 병변 위치를 알기 어렵게 된다는 사실을 기억해야 한다. 뇌손상 발생 몇 시간 또는 며칠 안에는 (보통은 가벼운) 편마비와 구강안면 운동장애가 같이 오는 경우가 꽤 흔하게 나타난다.

이 환자의 신경학적 징후에 대해 두 가지 가설을 세울 수 있다. (1) 두 개의 병변(하나는 측두엽, 하나는 운동피질) 또는 (2) 운동피질을 포함하는 큰 병변으로 생각해 볼 수 있다. 그러나 두 가설은 모두 맞지 않다. 첫 번째 가설의 경우 두 개의 병변을 초래하는 두 번의 뇌졸중이 거의 동시에 발생하는 것은 드문 일이고 또는 무증상 뇌졸중이 원래 있던 것이었다고 생각하기도 어려운데, 이러한 운동피질 위치의 병변은 그냥 넘어가지 않고 병원을 찾게 마련이기 때문이다. 두 번째 가설의 문제점은 두 병변을 아우르는 하나의 큰 병변이라면 현재 환자가 보이는 증상보다 더 심한 장애를 가져왔을 것이기 때문이다.

이 증례의 경우 판단을 더 어렵게 만드는 비일관성이 있다. 좌측 반맹이 그것인데, 모든 뇌손상이 좌뇌의 이상을 가리키는 상황에서 좌측 반맹은 예상하기 어렵다. 두 가지 설명이 가능하겠다. 하나는 신경과 의사가 실수해서 우측 반맹인데 좌측 반맹으로 잘못 판정한 것이고, 다른 하나는 우뇌에 원래 오래된 병변이 있었고 그 결과일 수 있다.

환자의 팔 마비가 다리보다 심한 것을 유념할 필요가 있다. 이것은 환자의 뇌손상이 대뇌에서 상대적으로 아랫부분에 있다는 것을 가리킨다. 만일 다리가 팔보다 더 약하다면 그 반대의 경우를 예상할 수 있다. 독자는 그 이유를 알겠는가?

문제 2-2

환자의 증상이 신체의 한쪽으로 국소화되는 것(반측감각저하, hemianesthesia)은 중추신경계 병리를 시사한다. 증상이 자고 일어났을 때 갑작스럽게 나타난 것과 깨어 있는 동안 지속되는 것은 그러한 증상의 원인이 뇌졸중과 같은 급성 질환이라는 것을 시사한다. 그러나 다른 중추신경계 병리의 징후(예: 운동장애, 말이나 언어장애 또는 인지장애, 시공간장애)가 없는 것은 중추신경계 원인과 맞지 않다. 만약 환자 증상에 대해 중추신경계 원인이 배제된다면, 말초신경계에 영향을 미치는 병리를 원인으로 생각해 볼 수 있다. 그러나 말초 신경병(peripheral neuropathy)은 신체의 한쪽 전체에 증상을 일으키고 다른 쪽은 정상인 경우가 거의 없다. 말초 신경병의 전형적인 패턴은 말단(손과 발)에서 나타나 중앙부(몸통 쪽)로 진행하는 증상인데, 왜냐하면 가장 긴 섬유가 말초 신경병에 의해 가장 초기에 영향을 받는 경향이 있기 때문이다. 대부분의 말초 신경병은, 이 증례와 같이 갑자기 시작되기보다는 며칠, 몇 주에 걸쳐 서서히 진행된다. 마지막으로 이 환자가 몸의 정중선 근처의 뼈조직에 왼쪽에서만 진동감각을 느끼지 못하는 것은 이례적인 일인데, 왜냐하면 만약 오른쪽 진동감각이 보존되어 있다면 환자는 오른쪽 감각수용체의 골전도를 통해 정중선 왼쪽의 진동 자극도 느낄 수 있어야 하기 때문이다. 이 환자의 증상은 신경계 구조에 기초하여 예상되는 패턴과 맞지 않는다. 따라서 그 원인이 기질적이라기보다는 기능적일 가능성이 높아 보인다.

문제 2-3

감각과 위치감각이 상실된 환자와 전정기능에 이상이 있는 환자는 일반적으로 눈을 감고 서 있을 때보다 눈을 뜨고 서 있을 때 더 안정적인데, 왜냐하면 환자가 다리에서부터 오는 위치 정보나 전정계의 손상을 시각적 정보를 이용하여 보상하기 때문이다. 이러한 환자들이 눈을 감으면 보통 보상 정보를 잃게 되고 불안정성이 극적으로 증가한다[롬버그 징후(Romberg's sign)라고 하는 현상]. 소뇌 실조증 환자는 눈을 떴을 때나 눈을 감을 때나 불안정한데, 왜냐하면 그들의 불안정성은 근육 긴장도 수준을 일정하게 유지하지 못하고 약간의 자세의 변화에 맞춰 근육 긴장도를 빠르게 조절하지 못하는 것에서 기인하기 때문이다(시각 피드백에 의해 완화되지 않는 장애).

문제 2-4

환자와 그의 부인이 보고한 증상은 전두엽에 영향을 미치는 병리적 상태를 시사한다. 환자가 호소하는 머리 앞쪽의 두통은 전두 뇌막 또는 전두엽의 자극이나 염증을 시사한다. 시력의 변화에 대한 보고는 전두엽 밑을 지나는 시각 섬유가 영향을 받은 것을 시사한다. 충동적이고 산만하고 사회적으로 부적절하였다는 부인의 보고는 전두엽 기능장애와 일치한다. 신경학적 검사 또한 전두엽 기능장애를 가리킨다. 환자의 왼쪽 눈의 시력 저하와 함께 시신경유두의 비정상적인 창백은 왼쪽 시신경에 영향을 미치는 왼쪽 전두엽 또는 그 아래의 병리적 상태를 시사한다. 환자의 왼쪽 후각이 손실되었다는 것 또한 왼쪽 전두엽의 영역을 시사한다. 오른쪽 얼굴의 아랫부분의 근육 약화와 오른쪽에 건반사가 항진되었다는 것은 왼쪽 운동피질 또는 내림신경섬유로에 영향이 있었다는 것을 말한다.

신경과 의사는 왼쪽 전두엽 아래 영역의 공간을 차지하는 손상(아마도 왼쪽 시신경과 후신경을 압박하는 종양으로 부종이 왼쪽 운동피질이나 내림추체로 섬유를 압박하는 것)과 일치하는 결과들이라고 결론을 내렸다. 실험실 검사를 통해 환자의 왼쪽 전두엽 기저부의 수막종(meningioma)을 확인하였다. 수막종의 수술적 제거로 환자의 신경학적 징후와 보고된 증상이 점차 완화되었는데, 왼쪽 눈의 시력 저하는 좋아지기는 하였지만 발병 이전 수준으로 회복되지는 않았다.

제3장

문제 3-1

나는 다음에 무엇을 할 것인가? 나는 아마도 "Olson 부인, 만나서 반가웠습니다. 다음에 다시 올 테니 그때 다시 이야기하지요."와 그 비슷한 이야기를 하고 나올 것이다. 더 반응을 이끌어 내려고 해도 별로 얻을 것이 없어 보인다. 환자의 담당 간호사에게 이것이 전형적인 행동 패턴인지 그리고 하루 중 Olson 부인이 좀 더 명료하고 반응을 잘하는 시간이 있는지 알아보고, 환자의 의료 기록도 검토할 것이다. 경과기록에서 환자의 의식 명료도, 반응도, 지남력의 기록을 볼 것이고, 의사가 기록한 환자의 병력, 징후, 증상을 읽어 보고, 혹시 Olson 부인의 졸음이나 기면을 설명할 만한 약물이 있는지 의사 처방을 훑어볼 것이다.

나는 경과기록에 다음과 같은 메모를 남길 것이다. "병상에서 Olson 부인을 봄. 그녀는 깨우면 눈을 뜨고 주목하였지만 구어지시에 반응하지 않음. 말, 언어, 인지 평가는 의식 명료도와 반응도가 향상될 때까지 보류함. 그녀의 진전을 매일 병상에서 모니터하고 명료도와 반응도가 향상되면 더 전반적인 평가 스케줄을 잡을 예정임." 나는 의사처방 목록에 다음과 같은 상호참조 문구를 기재할 것이다. "경과기록의 언어병리 예비 보고서 참조."

Olson 부인의 무반응의 원인 가능성: (1) Olson 부인은 우뇌에 뇌졸중이 있을 가능성으로부터 단지 하루가 지났을 뿐이다. 아마도 그녀는 뇌손상으로 인한 (뇌부종, 뇌혈류 감소, 해리와 같은) 전반적인 영향으로 반응도와 의식 명료도가 감소되었을 것이다. 이러한 전반적인 영향은 보통 뇌졸중으로 인한 중등도에서 중도의 뇌손상 후 초기 며칠 동안 나타난다. (2) Olson 부인이 우울증을 보일 수 있다. 간혹 환자들은 행동적으로 그리고 감정적으로 위축되는 자신의 개인적 비극에 큰 충격을 받는다. (3) Olson 부인에게 반응도와 의식 명료도를 저하시키는 약물이 투여되었을 수 있다(이는 가능성이 낮은데, 왜냐하면 의사가 뇌졸중 회복의 초기 단계에 있는 환자에게 진정제나 안정제를 일상적으로 처방하지는 않기 때문이다).

문제 3-2

항목 수가 적은 검사에서 뇌손상 환자(또는 어떤 다른 환자라도)의 수행이 항목 수가 많은 검사만큼 정확할 수 있는 유일한 상황은 환자의 반응이 극단적으로 동일한 때, 즉 예를 들어 모든 반응이 정반응이거나 오반응일 때이다. 반응이 완전히 일관적일 때, 검사 결과는 검사항목의 수에 관계없이 동등한 가치를 지닐 것이다. 반응이 일관적이지 않을 때는 검사항목 수가 적은 결과의 정확성은 뇌손상 성인의 실제 수행 수준을 나타낸다고 보기 어렵다.

예외인 경우는 환자의 수행이 여러 번에 걸쳐 시행하여도 매우 유사하게 나타날 때이다. 유사하다는 것의 의미는 검사항목에서 20%의 오류를 보이는 환자는 항상 다섯 번째 항목에서 오류를 보이고, 검사항목에서 50%의 오류를 보이는 환자는 항상 두 번째 항목에서 모두 오류를 보인다는 것이다. 이러한 상황에서는, 검사항목의 20%에서 오류를 보이는 환자의 실체 수행을 확인하기 위한 검사에서 5개 항목이 필요하고, 검사항목의 50%에서 오류를 보이는 환자의 검사에서는 2개 항목이 필요하다(그러나 검사자는 어느 정도 환자의 수행이 유사한지 알아야만 하는데, 이를 위해서는 보통 꽤 많은 검사항목의 샘플이 필요하다).

뇌손상 환자의 수행은 결코 이렇게 규칙적이지 않다. 대부분 수행이 검사항목에 걸쳐 예측 불가능하게 변동한다. 검사항목의 25%에서 오류를 보이는 환자는 처음 2개 항목에서 오류를 보이고 이후의 8개 항목에서 정반응을 보인 다음 1개 항목에서 오반응, 다음 7개 항목에서 정반응, 2개 항목에서 오반응 등과 같은 수행을 보인다. 이러한 이유로 뇌손상 환자의 수행이 어떤 작은 구간의 항목(5개 항목이나 그 이하)에서의 오류 백분율과 일치하는 경우는 드물 것이고, 환자의 실제 수행 수준은 많은 수의 항목에 걸친(20개 항목 또는 30개 항목) 수행으로 추정할 수 있을 것이다.

일부 뇌손상 환자는 검사 상황에서 새로운 과제로 '전환(turning in)'하는 것에 어려움을 보인다. 환자는 검사 초기 항목들에서 오반응, 지연반응 그리고/또는 왜곡된 반응을 보이지만 검사가 지속되면서 검사 자극의 특성과 요구되는 반응이 변하지 않으면 향상된다. 만약 '전환'에 문제가 있는 뇌손상 환자를 불충분한 수의 항목으로만 검사를 하면 항목 수가 많은 검사에서 수행하는 것보다 낮은 수행력을 보일 것이다. 여섯 번째 항목까지 전환하지 못한 환자는 5개 항목 검사에서 모두 오반응을 보이겠지만 10개 항목 검사에서는 50%의 정답률을 보일 것이다(아마도 나머지 5개 항목에서 모두 정반응을 보일 것이다. 실제로, 검사 초기 항목에서 나중으로 갈수록 보통 수행이 점차 향상된다).

다른 뇌손상 환자들은 검사항목이 진행되면서 '방해 증가(noise buildup)' 또는 '피로'가 발생하는 것 같다. 초기 검사항목에서 환자의 반응은 즉각적이고 정확하지만 검사가 진행되면서 환자의 수행은 악화되어 간다. 이러한 환자의 수행은 긴 검사보다 짧은 검사에서 더 나을 것으로 보이는데, 왜냐하면 방해 증가나 피로가 시작되기 전에 검사를 마칠 수 있기 때문이다.

뇌손상 환자의 수행이 전환의 문제나 방해 증가와 같은 과정상의 문제로 영향을 받는다면 원래 검사가 측정하고자 하는 바를 올바르게 측정하지 못할 수 있다는 것을 명심하여야 한다. 전환의 문제가 있는 뇌손상 환자에게 20개 항목의 문자 맞춤법 검사를 시행한다고 가정해 보자(검사에 있는 단어들은 출현빈도와 맞춤법 난이도가 대략 같다). 환자는 처음 4개 항목에서 오반응, 다음 항목에서 정반응, 다음 2개 항목에서 오반응 그리고 나머지 13개 항목에서 정반응을 보였다. 환자의 전체 정답률은 70%이다. 임상가는 검사항목에 대한 환자의 맞춤법 지식을 검사하였는가? 아마도 그렇지 않았을 것인데, 왜냐하면 환자의 수행은 전환의 문제로 인한 것으로 생각되기 때문이다. 임상가는 같은 단어를 역순으로 하여 마지막에 검사한 것을 처음에 검사하고, 처음 검사한 것을 나중에 검사함으로써 이러한 가설을 검증해 볼 수 있다. 만약 환자의 수행이 전환의 문제 때문이라면, 환자는 이전에 맞힌 문제를 틀릴 것이고 이전에 틀린 문제를 맞힐 것이다.

요점은 뇌손상 환자의 검사 수행이 종종 해당 기술요소의 장애와 비정상적인 정보처리과정, 행동 양식 또는 두 가지가 모두 결합된 형태로 나타날 수 있다는 것이다. 뇌손상 환자의 검사 수행이 정보처리과정의 특성이나 행동 경향이 아니라 검사가 목표로 하는 기술(예: 쓰기, 계산, 문장 이해)에 대한 환자의 능력을 나타내는지 확신할 수 있도록 이러한 영향을 제거하는 것이 중요하다[이 장의 한계를 검사하는 것(testing the limits)에 대한 Lezak의 언급이 이 주제와 관련된 것이다].

문제 3-3

검사는 10개 항목을 포함하고 있는데, 이는 보통 선별검사로 충분하며 동질적인 항목을 제공한다. 그러나 이 검사를 사용할 사람에게는 안 된 일이지만, 이 항목들은 동질적이지 않다. 출현 빈도가 the(15단어당 약 1의 빈도)에서부터 perambulator(100만 단어당 약 1의 빈도)까지 검사항목마다 크게 다르다. 말 영역도 검사항목별로 다르다. 명사 3개, 대명사 2개, 동사 1개, 형용사 2개, 부사 1개, 그리고 관사 1개가 검사에 있다. 음운적 복잡성도 음운적으로 복잡한 다음절어(perambulator, umbrella, seventy-two)에서부터 단음절어까지 검사항목마다 다르다. 추상성 수준도 구체적이고 시각화 가능한 단어(cat, umbrella)에서부터 추상적이고 시각화 불가능한 단어(its, slowly)까지 항목마다 다르다. 이러한 각각의 요인은 다양한 언어검사에서 뇌손상 성인의 수행에 영향을 미치는 것으로 나타났다. 따라서 검사항목에서 이러한 요인의 상이성은 서로 다른 요인들에 민감한 환자의 수행에서 차이를 가져오는 것 같다. 음운 부호화에 문제가 있거나 말운동 프로그래밍에 문제가 있는 환자는 음운적으로 복잡한 항목에서 오류를 보일 것이다. 단어의 빈도효과에 민감한 환자들은 저빈도 항목에서 오류를 보일 것이다. 영어의 '비핵심 단어'에 문제가 있는 환자는 관사에서 그리고 아마도 대명사와 부사에서 오류를 보일 것이다. 추상적인 자료에서 어려움을 보이는 환자는 추상 단어에서 오류를 범할 것이다.

문제 3-4

Chamber 씨는 충동적인 반응을 보이는 것 같다. 그는 임상가의 말을 끊고 불필요하게 임상가가 한 말을 반복한다. 그의 부적절한 발화는 회기의 흐름을 방해하고 과제에 대한 수행을 악화시키는 것 같다. 즉, 그가 경청해야 할 때 말을 하고, 이로 인해 임상가가 말한 것을 잘못 이해하고 잘못 해석하거나 또는 오류를 범하는 것 같다.

Chamber 씨의 행동에 대한 추정 가능한 원인으로 다음을 생각해 볼 수 있다. (1) 그는 검사 상황을 걱정하고 두려워해서 과도하게 발화를 하는 반응을 보인다. (2) 그는 임상가가 말하는 것을 잊어버릴 것 같은 느낌이 들면 '뛰어들어' 이해장애와 보유 기능을 보상하려고 한다. (3) 그의 충동적인 반응은 뇌손상에 의한 것이다. (4) 그는 손상 전에도 충동적인 반응을 보였고, 지금 여기서 보이는 것은 단순히 그의 발병 전 성격이 지속되는(또는 과장되어 나타나는) 것이다. (5) 앞서 언급한 (1)에서 (4)까지가 어느 정도 모두 포함된다.

어떻게 해야 할까? 나라면 Chamber 씨에게 "제 말이 끝날 때까지 아무 말씀 하지 마시고 기다리세요."라고 말하고 회기가 진행되면서 필요할 때마다 이를 상기시킬 것이다. 만일 이것이 효과적이지 않으면, 비구어적 단서를 이용하여 그가 반응해야 할 때를 알릴 것이다. 즉, 지시사항이나 요구를 말할 때 손바닥을 들어 보이고, 그가 반응해야 할 때 그를 가리킬 것이다. 만일 이것도 효과적이지 않으면 나는 검사를 중지하고 Chamber 씨와 잠시 동안 일상적인 대화를 하며 그가 긴장을 풀고 안정하게 한 다음 과제를 다시 시도하는데, 그가 반응해야 할 때를 알리는 제스처 단서를 이용할 것이다. 이것도 효과가 없으면, 그에게 매우 쉬울 것 같은 과제로 전환하여 과도한 발화 없이 그가 적절한 때에 반응하는 것을 훈련시킬 것이다. 적절한 반응 패턴이 확립되면, 새로운 반응 패턴이 이 과제로 일반화되기를 바라며 원래의 과제로 돌아갈 것이다.

제4장

문제 4-1

이러한 반응 패턴은 보유 폭 검사의 전형적인 반응 패턴과 맞지 않는다. 반응의 전형적인 패턴에서, 목록의 초기 항목과 나중 항목이 중간에 있는 항목보다 더 잘 기억된다[각각 **초기효과**(primacy effect)와 **최신효과**(recency effect)라고 불리는 현상]. 이 환자의 반응은 최신효과를 보이고 있지만 초기효과는 나타나지 않는다. 목록 학습에서 순서위치 효과에 대한 연구에서는 초기효과가 목록의 초기 항목에 대한 피험자의 예행연습 결과라고 한다. 예행연습은 항목들을 장기(이차적) 기억 저장소에 등록하고 그곳에서 나중에 항목들을 인출한다. 이 연구는 최신효과가 나타나는 원인이 목록에서 나중 항목들은 아직 단기(즉각)기억 속에 있기 때문이라고 한다. 목록의 중간에 있는 항목들은 그것들을 장기기억에 등록할 만큼 충분한 예행연습이 되지 않았고, 단기기억은 나중에 오는 검사항목이 대신 차지하였기 때문에 기억하지 못하는 것이라 한다.

어떻게 이 환자의 반응 패턴을 설명할 수 있을까? 초기효과가 나타나지 않는 것은 환자가 목록의 초기 항목들을 장기기억으로 옮기지 못한다는 것을 말한다. 무엇 때문에 이러한 문제가 발생하는가? 아마도 환자는 초기 항목들을 예행연습하지 않고 단기기억 속에 그대로 두어, 이들은 나중에 목록의 뒷부분 항목들로 대체되었을 것이다. 환자는 아마도 목록의 초기 항목에 주의를 할당하는 것이 지연되는 '튜닝' 문제를 가지고 있을 것이다.

이러한 원인 중 어떤 것이 환자의 수행을 설명한다고 할 수 있는가? 다양한 방법이 있겠지만, 나는 예행연습 가정을 검증하는 것으로부터 시작하겠다. 우선, 환자에게 목록의 초기 항목들을 조용히 반복함으로써 예행연습을 하는 방법을 보여 주고, 환자가 초기 항목들을 예행연습하는 것을 몇 차례 연습해 보게 한다. 만약 예행연습에 대한 코치가 효과가 없으면, 세 항목이나 네 항목 목록으로 항목 간에 2~3초 간격을 두어 환자가 예행연습을 좀 더 할 수 있도록 하는 몇 번의 훈련을 해 보겠다. 그런 다음 1초에 한 항목씩 8개 항목 목록을 시도한다. 여전히 초기효과가 나타나지 않는다면 8개 항목 목록을 항목 간에 2~3초 간격으로 시도한다. 만약 초기효과를 얻는 데 실패하면, 튜닝 가설을 검증해 볼 것이다. 나는 8개 단어목록을 1초에 하나 간격으로 읽는데, 목록에 앞서 환자의 시스템을 점화시키기 위해 카운트다운을 할 것이다. 예를 들어 "이제부터 제가 불러 드리는 단어들을 잘 기억하셔야 해요. 제 숫자 세기가 끝난 다음 시작되는 단어들을 잘 들으세요. 오, 사, 삼, 이, 일." (단어목록). 아마도 환자가 검사를 하기 전에 몇 번의 훈련을 할 것이다(그러나 이러한 방법은 점화 숫자의 즉각회상 버퍼를 비우고 검사목록의 단어들에 사용할 공간을 만드는 것이 어려운 일부 환자들에게는 어려움을 주게 될 것이다. 환자가 검사 단어 대신에 숫자를 말하거나 둘을 섞어서 말하는 것으로 이를 알 수 있다. 이러한 반응 패턴은 교대 주의력의 문제를 시사하는데, 이는 검사방법에서 또 다른 분기점을 제공한다).

만약 두 방법에서 모두 초기효과를 얻지 못한다면, 보유 폭(retention span) 검사 반응의 특이한 패턴의 원인을 밝혀야만 하는 중요한 이유가 없다면 아마도 다른 것으로 진행해 갈 것이다.

문제 4-2

이 환자의 철자 반응의 패턴은 보속(perseveration)의 전통적인 정의에 들어맞는다. 앞의 단어의 철자가 환자의 검사 단어의 철자 안에 끼어드는데, 간혹 침범의 패턴을 깨고 올바른 단어 철자를 보이기도 한다. 이러한 유형의 보속 반응은 환자가 일상적인 사물 또는 사물의 그림을 보고 이름을 말하는 대면이름대기 검사에서 매우 흔하게 나타난다. 환자는 현재 검사항목에 대해 앞서 이야기한 사물의 이름을 말한다(예: '컵'이라고 올바르게 이야기한 다음, 이어지는 몇 개의 항목을 모두 '컵'이라고 한다). 대부분의 환자는 보속 오류를 깨닫고 종종 고쳐 말하려고 하지만 거의 성공하지 못한다. 한 실어증 환자는 자신의 보속 반응을 다음과 같이 설명하였다. "단어가 머릿속에 박혀서 없애 버릴 수가 없어요. 내가 말하는 것이 바르게 나오지 않을 거라는 걸 알지만, 어떻게 할 수가 없어요."

나는 이러한 문제에 대한 보상 책략으로 환자가 반응을 하고 나서 다음 항목을 보여 주기까지 5~10초의 간격을 둠으로써 적절한 도움을 준 일이 있다. 내 생각에는 이러한 지연이 한 항목에 대한 기억의 흔적을 환자의 시스템이 다음 항목을 처리해야 하기 전에 사라지게 해 주는 것 같다. 비우게 하는 지연이 효과가 없을 때, 나는 자극 항목 사이에 '하나, 하나, 하나'와 같이 말하는 등의 무의미 과제로 지연을 채운다. 일부 환자에게는 도움이 되고 일부 환자는 무의미 과제를 검사항목에 대한 반응에 끼워 넣는다. 또한 시각화 책략이 도움이 되기도 하는데, 환자에게 그 단어가 어떻게 생겼는지 생각해 보게 하고, 처음 몇 글자를 시각화해 보고, 속으로 말해 보고 그런 다음 그 단어를 말하거나 쓰게 한다. 이러한 책략이 도움이 되는 환자는 보통 이 방법을 일상생활에서 일반화하여 사용한다.

참조: 보속이라는 용어는 반응의 패턴을 나타내는 것이지만, 그러한 패턴의 원인이 되는 처리과정이나 처리과정의 본질에 대해서는 말하는 바가 없다. 보속은 주의력 장애, 자기 모니터링 장애, 기억장애 또는 언어처리 장애와 같은 다양한 인지 처리과정의 장애를 나타내는 것 같다. 보속 반응을 보이는 환자를 돕기 위해서는 임상가가 보속의 원인을 이해하고 환자가 이를 피할 수 있는 전략을 고안해야 한다.

문제 4-3

이것은 일반적인 철자 오류의 패턴이 아니다. 철자 오류의 빈도와 정도가 일상적인 규칙 단어에서나(예: everyone, cowboy, birthday, today) 비일상적인 불규칙 단어에서나(예: architect, thought, believe) 유사하게 나타난다. 일상적인 규칙 단어에서는 철자 오류가 덜 자주, 덜 극적으로 나타날 것으로 기대된다. 단어의 불규칙인 철자 부분이 올바르게 쓰여진(예: architect에서 ch, thought과 eight에서 gh, believe에서 ie) 반면 단어의 규칙적 철자 부분에서 오류가 나타나는(예: architect에서 tekt, birthday에서 birt, campground에서 kamp) 철자 오류의 패턴은 일반적이지 않다. 이 남자는 고빈도 단어나(예: today, farmer, eight, cowboy) 저빈도 단어까지(예: architect, heartache, license) 검사의 모든 단어에서 철자 오류를 보인다. 저빈도의 불규칙 철자 단어를 올바르게 쓰는 사람은 최소한 고빈도 규칙 철자 단어 몇 개는 올바르게 쓸 것으로 기대된다. 이 남자의 철자 오류 패턴은 그가 고의적으로 검사에서 단어 철자를 잘못 쓰는 것 같다는 점을 시사하는데, 아마도 진행 중인 소송 때문일 것이다.

제5장

문제 5-1

이례적인 징후는 Portofino 씨의 읽고 이해하기 능력이 낮다는 것이다. 보통 브로카 실어증 환자의 듣고 이해하기 능력은 어느 정도 좋을 것으로 기대되며, 읽고 이해하기 능력 또한 상대적으로 잘 보존되어 있을 것이라고 생각된다(소리 내어 읽기의 어려움은 예상할 수 있는데, 말산출의 운동 면에서 환자의 문제가 나타나기 때문이다). Portofino 씨의 읽고 이해하기 능력 저하에 대해 두 가지 원인을 생각해 볼 수 있다. 가장 가능성이 높은 것은 Portofino 씨가 뇌졸중이 생기기 전에도 인쇄된 자료를 이해하는 능력이 낮았다는 것이다. 가능성이 더 낮은 것으로는, 병변이 두 곳에 있는데 하나는 브로카 실어증과 마비를 초래한 뒤쪽 아래 전두엽 그리고 다른 하나는 시각피질과 베르니케영역을 연결하는 뒤쪽 측두엽의 손상(아마도 Portofino 씨가 독서를 많이 하지 않거나, 무시하였을 수도 있는 이전에 측두엽에 작게 발생한 뇌졸중)이다. 그러나 그러한 측두엽 영역의 뇌졸중이라면 최소한 오른쪽 시야의 실명이 일부 나타났을 것이다. 가장 가능성이 높은 설명은 뇌졸중 이전에도 읽기 능력이 낮았다는 것이다. 임상가는 아마도 환자의 낮은 읽기 능력을 미리 알았을 것이다. 임상가는 공식 검사를 시작하기 전에 항상 다음과 같은 질문을 통해 환자의 이전 읽기, 쓰기, 맞춤법 그리고 계산 능력에 대한 정보를 수집한다. "학교는 어디까지 마치셨어요? 학교 성적은 어떤 편이었어요? 맞춤법에 잘 맞춰 쓰셨어요? 계산에는 문제가 없었나요? 뇌졸중이 발생하기 전에 책을 많이 읽으시는 편이었어요?"

문제 5-2

Aldeberan 부인의 수행 패턴은 시지각의 문제를 시사한다. 즉, 오류가 시각적 경향을 보인다. Aldeberan 부인은 더 긴 단어에서 나은 수행을 보이는데, 아마도 이는 긴 단어가 더 많은 맥락을 제공하기 때문일 것이다. 또한 그녀가 정확하게 읽은 tomorrow, mother, newspaper와 같은 단어는 환자가 시지각 문제로 인해 오류를 보일 만한 시각적으로 유사한 다른 단어가 없다. 실어증 환자는 소리 내어 읽기 과제에서 시각적인 오류보다는 의미적 오류를 더 많이 보일 것으로 예상되는데, 예를 들어 house/home, today/tomorrow, father/mother 등이다. 따라서 Aldeberan 부인의 수행은 실어증 환자로서는 다소 일반적이지 않다. 어쨌든 Aldeberan 부인이 보인 것과 같은 시각적 오류는 뇌의 뒤쪽 영역(시각피질, 시각연합영역, 연결 경로) 손상을 시사하며, 따라서 나는 그녀가 유창한 유형의 실어증을 보일 것으로 예상한다. 의미 오류가 없었기 때문에 아마도 베르니케 실어증은 아닐 것이고, 경도의 (명칭) 실어증일 것 같다.

문제 5-3

Part F에서 Smith 부인의 수행이 Part E에서의 수행보다 좋다. 대부분의 실어증 환자는 Part F에서보다 Part E에서 더 잘한다. Smith 부인의 '특이한' 수행을 어떻게 설명할 수 있을까? 피로 또는 귀를 기울이지 않은 것으로는 설명되지 않는데, 왜냐하면 피로나 귀를 기울이지 않은 것은 Part E보다 Part F에 더 영향을 미칠 것으로 생각되기 때문이다. 주의력 문제 또한 Smith 부인의 수행에 맞지 않는데, 왜냐하면 주의력의 변동이 검사항목에서 그렇게 정확하게 일치할 것으로 생각되지 않기 때문이다. Part E와 F 사이에 어떤 특성 변화가 있는지 보기 위해 Part E와 F의 지시내용을 살펴보자. Part E의 지시내용은 통사적으로 Part F보다 단순하지만, Smith 부인의 경우 Part F에서 더 낮은 수행을 보였다. Part E의 지시내용은 Part F의 대부분의 지시내용보다 더 길다. 음! 아마도 Smith 부인의 보유 폭 문제로 인한 결과인 것 같다. 이러한 가능성은 Part F에서 Smith 부인의 수행으로 힘을 얻는 것 같은데, 그녀의 오류는 지시의 길이가 길 때 발생하고 지시내용의 마지막 부분을 놓치는 경향이 있기 때문이다. 그녀는 또한 Part D와 E의 마지막 항목에서 압도적으로 오류를 보였는데 이는 우리의 가설과 일치한다. 그러나 왜 그녀는 Part E의 지시에서 마지막 부분만을 놓친 것이 아닐까? Smith 부인의 보유 폭의 과부하가 지시의 앞부분에 영향을 미치는 지장을 초래한 것 같다. 나는 Smith 부인의 수행에 대해 보유 폭 설명을 지지한다. 더 자세하게 그러한 가설을 검증하기 위한 추가 검사들을 할 것이다(토큰 검사에서 환자가 Part E에서보다 Part F에서 더 잘 하는 것이 아주 드문 일은 아니다. 이는 보통 보유 폭 문제이다).

문제 5-4

Bloom 부인. Bloom 부인은 실어증인 것 같다. 몇 가지 구어 착어가 그 증거이다. 즉, 강아지를 고양이로, 소파를 앉아 있는 사람으로, 엉망이 된 것을 치우는 것으로, 바닥을 담요로 발화한다.

다른 몇몇 매우 전형적인 실어증 발화 반응: 시작에서의 실패는 아마도 단어 인출 문제로 인한 것 같고, 참조가 없는 지시어의 사용 그리고 불완전한 문장.

구어 착어와 유창한 발화는 베르니케 실어증을 시사한다. Bloom 부인의 주된 발화 문제는 부정확하고 빗나간 단어 사용인데, 이는 단어 인출의 문제를 나타낸다. 다른 문제는 아마도 정상에 가까워서 Bloom 부인의 일상생활 상호작용에 문제가 되지 않을 것이다. 그러나 그녀의 발화문제는 Bloom 부인과 듣는 사람들을 불편하게 할 수 있을 것이다.

Jones 씨. Jones 씨의 느린 말속도와 전보식 발화는 확실한 브로카 실어증의 지표이다. Jones 씨의 주된 발화 문제는 극단적으로 느린 말속도와 긴 쉼, 비단어 간투사 사용 '그리고'라는 단어를 간투사와 지속음으로 사용하는 것, 전보식 발화 그리고 평균 약 3단어 길이의 발화이다. 그는 아마도 일상생활에서 의사소통을 매우 잘할 것이나 효율성은 매우 감소되었을 것이다. 그의 느린 말속도는 듣는 사람의 인내심이 없어지게 할 수 있고 Jones 씨의 일상생활 의사소통능력을 저해할 수 있다.

제6장

문제 6-1

이 사람들의 삶의 질 척도에 영향을 미칠 수 있는 여러 요인들을 생각해 볼 수 있다.

- 가족, 사회 그리고 지역사회의 도움. 가족의 지지와 친구 동료의 지지 그리고 전문직이 있는 사람은 그러한 자원을 가지고 있지 않은 사람에 비해 삶의 질에 대한 만족도가 훨씬 높은 것 같다. 지역사회 보조 서비스(예: 뇌졸중 그룹, 성인 지역사회 센터, 장애인 이동 서비스 등)의 활용 또한 삶의 질에 대한 판단을 강화하는 것 같다.
- 언어와 의사소통 활동 경력. 집중적인 읽기, 쓰기, 다른 사람과 의사소통 상호작용을 하던 사람은 그러한 활동이 일상생활에 중요한 부분이 아니었던 사람에 비해 실어증이 생기고 나서 삶의 질에 더 만족하지 못하는 것 같다.
- 직업과 경제적 근심. 현재 직업의 수입에 의존하던 사람과 경제적으로 넉넉하지 않았던 사람 또는 두 가지 경우에 모두 해당하는 사람은, 실어증이 경제적인 면에서 근심을 초래하지 않는 사람에 비해 삶의 질 면에서 실어증의 영향이 더 강도 높게 부정적인 영향을 미치는 것 같다.
- 대처 방식. 어떤 사람은 다른 사람에 비해 더 효과적인 대처 방식을 보이고 문제에 대해 더 효과적인 대처 기제로 반응한다. 그들은 문제를 현실적으로 생각하고 그것을 해결하기 위한 방식을 취한다. 그들은 문제 상황에 대해 자신이 그것을 받아들이는 방식을 바꾸거나, 생활조건에 적응하여 새로운 습관을 형성하거나, 보상 책략을 발달시키거나 또는 새로운 기술을 습득하여 더 나은 방향으로 이끈다. 어떤 사람들은 문제에 효과적으로 반응하는 것이 불가능한데, 그들은 문제에 대해 생각하는 것을 회피하고, 문제가 명확해지는 상황을 직면하지 않으며, 포기하고 문제가 자신을 지배하게 한다. 실어증 환자는, 우리도 마찬가지지만, 문제에 대응하는 방식이 다르다. 효과적인 대응 책략을 가진 사람이 그렇지 않은 사람에 비해 삶의 질 면에서 더 큰 만족을 얻는 것 같다.
- 실어증 이후 경과시간. 실어증이 발생한 이후 경과한 시간은 환자가 삶의 질에 대해 느끼는 것에 두 가지 방향으로 영향을 미치는 것 같다. 실어증 발생 직후, 환자와 가족이 감정적인 위기를 느낄 수 있는 상황에서는 미래에 대한 근심은 환자의 삶의 질에 대한 판단에 부정적인 영향을 미칠 수 있다. 이러한 이유로 인해 이 시기 일부 실어증 환자의 삶의 질에 대한 평가는 그 이후 환자와 가족이 변화된 환경에 적응하였을 때보다 낮을 수 있다. 일부 실어증 환자의 삶의 질에 대한 평가는 환자와 가족이 앞으로의 환자의 삶에 장애가 남을 것이란 사실을 이해하게 되면서 이후로 점차 낮아질 수 있다. 이 두 가지 영향이 보통 같은 실어증 환자의 삶의 질 평가에 함께 나타나기도 한다. 즉, 발병 후 초기에 낮은 평가를 보이다가, 몇 주나 몇 개월 동안 상승하다가, 이후로 평가가 낮아지는데, 그 다음 아마도 실어증 환자와 가족이 실어증의 장기적 결과에 적응하면서 평가는 서서히 상승하게 되는 것 같다.
- 동반 장애. 실어증 이외의 건강 관련 상태의 동반이 실어증 환자의 삶의 질 평가를 하락시키는 것 같다. 아마도 여기에서 삶의 질에 대해 더/낮은 평가를 한 실어증 환자도 더 긍정적인 평가를 한 사람에 비해 그들이 갖지 않은 실어증 외의 건강 관련 문제(예: 고혈압, 당뇨, 호흡 질환, 심장 질환, 관절염, 마비)가 있을 것이다.

이런 것이 내 생각에는 가장 두드러진 요인이다. 여러분이 생각할 수 있는 또 다른 중요한 요인들이 분명 있을 것이다.

문제 6-2

CETI 항목들에 대해 단순한 것에서부터 더 복잡한 것으로 내가 복잡성 순서를 매긴 것을 불연속(Gap) 표시와 함께 제시한다.

1. 다른 사람의 주의 끌기
2. 구어를 동반하지 않고 반응하거나 …('예' 또는 '아니요'를 포함하여) 의사소통함
3. 아픔이나 통증과 같은 신체적 필요에 대해 의사소통함
4. 감정에 대해 의사소통함
5. 들은 것을 이해하였다고 표시함
6. 눈앞에 있는 사람의 이름을 말함
7. '예' 또는 '아니요'로 답을 적절하게 함

Gap #1

8. 쓴 것을 이해함

Gap #2

9. 당신과 일대일 대화를 함
10. 차를 마시러 와서 친구나 이웃과 대화함

Gap #3

11. 환자에 대한 그룹 대화에 관여함

Gap #4

12. 자발적인 대화를 함

Gap #5

13. 모르는 사람과 대화에 참여함
14. 가까운 가족이 아닌 사람과 대화를 시작함
15. 여러 사람이 관여하는 빠른 대화에 일부가 됨
16. 어떤 것에 대해 길게 설명하거나 토론함

몇 군데 명확한 불연속이 보인다. Gap #1과 #2는 '글 이해하기'는 불분명함에 의해 만들어지는데, 아마도 쓰인 누군가의 이름을 인식하는 것에서부터 어려운 전문적 텍스트를 읽고 이해하는 것까지 모두 의미할 수 있다. '쇼핑 목록, 표지판, 전화번호부를 읽고 이해하는 것', '신문을 읽고 이해하는 것', 또는 '친구와 친척에게 받은 편지를 읽고 이해하는 것'과 같은 어구는 이 항목을 확장하고 그 특이성을 증가시킬 수 있다. Gap #3는 앞의 항목에서 이어지는 항목까지 특이성의 변화에 의해 불연속이 생기는 것 같다. 항목 10과 12는 포괄적인 대화적 상호작용을 묘사한다. 항목 11은 특정 주제—평가되는 사람—에 대한 대화를 묘사한다. 항목 11 또한 내가 보기에 복잡성의 측면에서 항목 10과 매우 중복된다. Gap #4와 #5는 내가 항목 12에서 보았던 모호함에 의해 발생한다. '자발적으로 대화하기'는 배우자와 저녁 메뉴에 대한 대화에서부터 「이코노미스트」의 사설에 대한 낯선 사람과의 대화까지 어떤 것도 될 수 있다. 내 생각에 항목 12는 생략될 수 있는데, 인접한 항목과 매우 많이 겹치기 때문이다. 나에게는 항목 7과 9 사이에 큰 불연속성이 있다고 생각된다. 그 간격은 복잡성의 단계적 이행을 보이는 항목을 삽입하고, 항목 10에서 16까지의 일부 겹치는 항목을 제거함으로써 메울 수 있다.

제7장

문제 7-1

엄격한 최고점과 최하점 접근법은, 치료 과제를 선정함에 있어 내가 인지-의사소통장애 환자의 효과적인 치료에 중요하다고 믿는 세 가지 원리를 무너뜨릴 위험이 있다.

- 치료 과제는 환자에게 도전이 될 수 있을 만큼 어려워야 하지만 환자를 압도할 만큼 어려워서는 안 된다.
- 하나의 과제나 여러 과제의 모음에서 치료는 환자의 수행을 설명하는 정신적 처리과정을 향해 있어야 한다.
- 치료는 환자의 일상생활에서 의사소통능력을 강화하는 기술을 목표로 해야 한다.

과제 난이도: 환자의 최고점 수행이 경미한 장애를 나타낼 때, 최고점을 다루는 것은 환자에게 도전이 되지 않는 치료 과제를 주는 것이고 치료가 필요하지 않은

지점을 임상가가 치료하게 하는 것이다. 즉, 너무 경미해서 환자의 일상생활 의사소통능력에 미미한 효과를 미치는 장애에 초점을 두게 된다. 만약 내가 최고점 치료 방법을 사용한다면, 치료 과제로 선택하지 않을 만한 과제보다 더 어려운 과제에서 수행의 상한선을 수립할 것이다. 이러한 상한선은 정상 수행(예: 정상 성인에서 75 백분위수) 또는 뇌손상 환자 그룹의 수행(예: 실어증 환자에서 90 백분위수)에 근거할 것이다.

환자의 검사 수행에서 최하점이 환자의 수행이 심하게 저하된 과제를 나타낼 때, 최하점 치료 과제의 선택은 오반응이 두드러지는 치료 과제를 하게 하는 것이다. 오류는 더 많은 오류를 만들고 환자는 좌절할 것이다. 그러나 최하점 치료는 일부 중등도 장애 정도의 약간의 최하점을 보이는 것을 제외하고는 경미한 환자에게는 적절할 수 있다. 최하점 치료는 이러한 환자들에게 도전이 될 수 있지만 환자를 압도해 버려서는 안 된다.

기저의 처리과정 치료: 최고점과 최하점 치료 모두 임상가로 하여금 검사를 위한 훈련으로 잘못 유도할 위험이 있다. 즉, 과제선택에 있어서 검사와 유사한 것을 치료 과제로 선택하는 것이다. 예를 들어, 검사도구에서 환자의 최고점이 대면이름대기 하부검사였다고 가정하자. 엄격한 최고점 접근법을 따르는 임상가는 환자의 의사소통 필요에 이름대기가 적절한지를 고려하지 않고 또한 이름대기 훈련이 기저의 어떠한 인지처리과정을 다루게 되는지 고려하지 않고, 대면이름대기 훈련 치료에 초점을 둘 것이다. 최고점과 최하점 치료는 모두 임상가를 단편적인 치료 방법으로 인도할 수 있는데, 왜냐하면 임상가는 각 검사에서 환자가 보이는 수행 패턴이 그러한 수행의 기저를 이루는 어떠한 인지처리과정 장애를 가리키는지를 고려하지 않은 채 오직 환자의 상대적인 난이도 수준에 기초하여 치료 과제를 선택할 것이기 때문이다.

환자의 일상생활 능력 강화: 엄격한 최고점 치료 또는 최하점 치료 방법은 치료 활동의 선택에 사용되는 검사에서 얻은 일상생활 기술이나 능력의 중요성을 고려하지 못한다. 두 치료 방법은 또한 환자와 가족의 필요와 요구에 대해서도 고려하지 못한다.

문제 7-2

나는 다음과 같이 응답할 것이다.

- 치료 과제와 일상생활 의사소통 상호작용 간의 표면적인 유사성이 임상 치료로부터 환자의 일상생활 환경으로의 일반화를 보장하지는 못한다.
- 치료 활동이 일상생활 의사소통 상호작용을 자극하도록 강요하는 것은 일상생활 의사소통 기술을 광범위하게 보조하는 정신적 처리과정으로부터 치료를 멀어지게 하여 치료 효과를 제한하고 비효율적이 되게 할 수 있다.
- 치료의 효과는 어떻게 치료 활동을 일상생활 의사소통 상호작용에 유사하게 하느냐에 의해 나타나는 것이 아니라, 환자의 일상생활 의사소통이 얼마나 치료와 함께 변화하는지를 기록하는 성과 측정에 의해 나타난다.

나는 관리자에게 지도의 초점을 치료 활동의 형식보다는, 환자의 일상생활 의사소통 성공의 측정을 통해 성과를 측정하는 것에 두어야 한다고 제안하겠다.

문제 7-3

과제 실시 중 환자에게 지시하는 임상가의 반복적인 시도가 이어지지 않았다. 아마도 환자는 임상가의 지시를 이해하지 못하였거나, 보속을 보이고 있었거나, 반대라는 개념을 이해하지 못하였을 것이다. 초기 상호작용 시 문제의 징후가 이미 있었고, 임상가는 이에 유의하여 방침을 바꾸어야 했다. 두 번째 실패 후에 (환자가 눈처럼 하얗다고 반응하였을 때) 나는 과제를 단순화하였을 것이다. 자극어가 한쪽 줄에 써 있고 다른 줄에 반의어를 포함한 2~3개의 보기가 써 있는 카드들을 만들 수도 있었을 것이다. 그중 일부의 카드에는 반의어에 밑줄을 긋고 그것을 그 과제의 보기로 사용한다. 예를 들어, 자극어를 말한 다음 밑줄이 그어져 있는 반의어를 가리키며, "이 단어가 …의 반대 의미가 있죠."라고 말한다. 그런 다음 내가 자극어를 말하고 환자가 밑줄 그어진 반의어를 가리키는 것을 몇 번 시도할 것이다. 그리고 나서 반의어에 밑줄이 그어져 있지 않은 카드를 이용하여 몇 번 시도해 볼 것이다. 이어서 쓰인 자극어

없이 내가 말하는 것을 듣고 환자가 카드에서 적절한 단어를 가리키는 방법으로 반의어를 고르게 할 것이다. 요점은, 지시사항을 이해시키지 못하면 과제를 단순화하고 지시내용에 보기를 주어 과제 훈련을 해야 한다는 것이다.

여기 커다란 쟁점이 있을 수 있는데, 이 환자에게 이 과제가 적절한지 나로서는 의문이다. 만일 환자의 이해장애가 너무 심해서 과제의 지시사항을 이해하지 못한다면(아마도 그런 것 같다), 환자에게 반의어를 산출하는 훈련은 환자의 필요에 맞지 않는다고 생각한다. 나라면 아마도 반의어 산출이 아니라 이 환자의 이해 능력을 향상시키려 하였을 것이다.

또한 반의어 산출 훈련을 하는 임상가의 의도 역시 의문스럽다. 반의어 산출과 같은 불분명한 기술의 훈련은 임상가의 의도가 환자의 의미표상을 재조직화하거나 환자의 의미처리과정 기술을 자극 또는 재생시키려 한다는 것을 시사한다. 그러나 환자의 반응을 보면 환자의 의미표상과 의미처리과정은 꽤 좋은 편이라는 것을 알 수 있다. 환자가 산출한 구절은 정상적인 의미연결이다. 나라면 다른 문제에 치료의 초점을 둘 것이다. 만일 환자가 반대라는 개념을 이해하는 데 문제가 있고, 그 개념을 가르치는 것이 중요하다고 생각한다면(나는 그렇게 생각하지 않지만), 나는 그것을 반의어로 하기보다 비구어적으로 가르칠 것이다.

문제 7-4

이러한 상호작용의 여러 면에 대해 언급할 필요가 있다. 임상가는 환자가 연속적으로 바람직하지 않은 반응을 네 번이나 보였음에도 불구하고 대면이름대기 훈련을 지속한다(임상가의 피드백을 볼 때 환자의 반응은 분명 바람직하지 않지만, 환자의 반응이 반드시 틀린 것은 아니다). 환자가 대면이름대기에서 연속적으로 실패하는 데는 다음 두 가지 잠재적인 원인이 있는 것 같다. (1) 환자가 과제를 이해하지 못하였을 수 있는데, 환자가 매번 의미적으로 관련이 있는 단어를 산출하기 때문에 이는 가능성이 낮아 보인다. (2) 환자가 목표단어를 인출하지 못하여 대신 의미적으로 관련이 있는 단어를 말하는 것으로 보인다.

왜 임상가가 자극과 환자의 반응 간에 정확한 짝 맞추기를 강요하는지 의문이다. 왜냐하면 인출이 잘 안 될 때 의미적으로 관련이 있는 단어를 산출하는 것은 환자가 일상생활에서 의사소통을 잘할 수 있게 해 주고, 그러한 대치는 듣는 사람들에게 환자가 의도하는 바를 매우 잘 전달할 수 있기 때문이다. 또한 연결발화에서 환자의 단어 인출을 평가해 보고 싶은데, 가끔 대면이름대기 훈련에서 단어 인출에 문제가 있는 환자가 연결발화에서는 훨씬 더 잘하기 때문이다.

개인적으로 나는 대면이름대기 훈련이 매우 효과적인 치료 방법이라고 생각하지 않는다. 나는 좀 더 자연스러운 재료를 가지고 단어 인출을 치료하는 방법을 선택할 것이다. 환자에게 문장을 주고 빠진 단어를 말하게 하거나, 짧은 내러티브 담화에서 의미적 · 통사적 조건이 빠진 곳에 들어갈 단어를 제한하는 예문을 제시하고 들어갈 단어를 말하게 할 것이다. 다른 치료 방법으로 이야기 다시 말하기를 이용할 수도 있는데, 이야기 안에서 그 단어를 듣는 것이 환자가 다시 말할 때 그 단어의 인출을 강화시킬 것으로 기대하기 때문이다.

또한 환자의 바람직하지 않은 반응에 대한 임상가의 몇 가지 절차적 결함을 볼 수 있다. 임상가는 환자의 반응이 목표 반응에 의미적으로 관련되어 있다는 것을 알려 주지 않았는데, 이 경우 이것을 환자에게 알려 주었어야만 했다. 임상가는 훈련 목표(단어 인출)에서 벗어나, 환자가 적절하게 반응하지 않았을 때 단어 따라말하기로 가서 헤매고 있다[임상가의 과제는 교정(correct)하는 것이 아니라 자극(stimulate)하는 것이다] 나는 환자가 대면이름대기에서 실패한 다음 내가 단어 이름을 말하는 것을 따라하도록 하지 않을 것이다. 이것은 훈련의 요점이 아니고, 따라말하기는 환자의 단어 인출에 어떠한 영향도 미치지 않을 것 같다. 나는 일부 단서—첫 음이나 운이 맞는 단어—를 제공해 보고, 어떤 종류의 단서가 환자의 수행을 촉진하는지 볼 것이다. 나는 분명 (예: 설명, 단서 주기 또는 자극이나 요구되는 반응을 바꾸는 것과 같은) 중재 없이 5번이나 연속하여 바람직하지 않은 반응이 이어지도록 하지 않을 것이다. 이 예에서 임상가와 환자는 아무것도 얻지 못한다. 이는 임상가의 잘못이며, 치료 회기가 올바른 궤도에 오르도록 대책을 세우는 것은 임상가의 책임이다.

제8장

문제 8-1

마비가 없는 것은 좌뇌와 우뇌의 일차운동피질 또는 내림 피질척수로 섬유가 신경병리에 의해 영향을 받지 않았다는 것을 시사한다(이는 드문 현상인데, 반신 약화 또는 반신마비는 거의 항상 사지 실행증에 동반된다). 한쪽 사지 실행증의 원인이 되는 신경병리는 거의 항상 언어 우세반구의 전운동피질과 비언어반구의 운동피질을 연결하는 섬유로가 차단되는 앞쪽 뇌량 손상의 징후이다. 이는 오른손잡이에게 좌뇌의 전운동피질에서부터 우뇌의 운동피질로 넘어가는 섬유가 영향을 받았다는 것을 의미한다. 결과적으로 (우뇌 운동피질의 조절을 받는) 왼손은 좌뇌에 의해 만들어진 운동계획이나 사지 실행증 검사에 사용되는 구어지시의 의미에 접근이 안 된다. 따라서 만약 오른손잡이가 한쪽 사지 실행증을 보이면, 왼손이 실행증을 보일 것이다. 오른쪽 손과 팔의 편측 실행증에 대한 가장 합리적인 설명은 (환자가 왼손잡이이고) 환자의 언어 우세반구가 우뇌라는 것이다.

문제 8-2

검사자는 환자의 왼쪽 팔과 손을 먼저 검사해야 한다. 왜냐하면 만약 환자가 편측 실행증이라면 왼쪽 팔에 실행증이 있을 것이기 때문이다. 만약 검사자가 (실행증이 없을 가능성이 높은) 오른쪽 팔과 손을 검사하고, 그런 다음 (실행증 가능성이 있는) 왼쪽 팔과 손으로 같은 움직임을 하도록 한다면, 환자가 실행증이 없는 팔이 운동을 수행하는 것을 볼 수 있고 그것을 실행증이 있는 팔이 흉내 내도록 할 수 있다. 그렇게 되면, 환자의 왼쪽 팔과 손의 실행증은 발견되지 않을 것이다. 나는 사지 실행증이 의심되고 마비가 없는 오른손잡이 환자를 검사할 때 언제나 왼쪽을 먼저 검사하고 그다음 오른쪽을 검사하는데, 같은 지시내용이지만 다른 순서로 한다.

문제 8-3

있을 수 있기는 하지만 가능성은 매우 낮다. 순수 실독증을 보이는 오른손잡이 환자는 거의 항상 좌뇌의 시각피질의 손상으로 인해 오른쪽 동측 반맹이 있다(우뇌의 시각피질에서 오는 시각 경로의 손상은 남아 있는 시각피질로부터 좌뇌의 언어영역을 고립시켜 실독증을 일으킨다) 내 생각에 반맹이 없는 순수 실독증은 손상이 두 곳에 있어야 할 것이다. 하나는 뒤쪽 뇌량에서 교차하는 섬유를 절단시키는 손상과, 다른 하나는 좌측 측두엽의 언어영역(베르니케영역) 하부가 단절되어 좌뇌 시각피질과 연결되지 않는 것인데, 이때 시각피질은 파괴되지 않아야 하고 시각피질로 돌아오는 시각부챗살(optic radiation)에 영향을 줄 수 있을 만큼 측두엽 심부로 손상이 확장되어서는 안 된다. 뒤쪽 뇌량의 병리는 후대뇌동맥을 시사한다. 좌측 측두엽의 베르니케영역 부근의 병리는 중대뇌동맥의 뒤쪽 가지를 시사한다. 양쪽 두 영역에 동시에 발생한 뇌졸중은 드물다. 또한 베르니케영역 하부를 단절시키는 손상이 있으면서 실어증이 없는 환자를 보는 것도 드문 일인데, 왜냐하면 베르니케영역 하부 단절은 베르니케영역이 손상된 것과 같은 영향을 미치기 때문이다. 묘사된 시나리오는 가능성이 없지는 않지만 매우 보기 드문 것이다.

문제 8-4

반신마비가 없을 것으로 생각되는데, 뇌손상 영역이 위쪽 두정엽일 것이기 때문이다. 그러나 병변이 운동피질의 가운데 영역까지 확장되었다면 오른쪽 팔과 손에, 오른쪽 다리와 얼굴보다 더 심한, 편측 약화가 있어도 놀랄 일은 아니다(전도 실어증 환자가 마비가 있는 것은 드물지만, 중간 두정엽에 인접한 운동피질에 작은 손상이 있어 팔과 손에 약화가 있는 경우는 많다). 나는 사지 실행증과 구강안면 실행증 검사를 해 볼 것이고, 앞쪽 운동계획 영역과 뒤쪽 언어영역의 단절로 인한 양측 사지 실행증과 구강안면 실행증을 보게 될 거라고 생각할 것이다. 나는 촉각 지각과 재인(입체인지능력)

검사를 할 것이고, 좌뇌의 체감각피질과 체감각 연합영역의 손상 가능성 때문에 오른쪽에 장애가 있는지를 유의하여 볼 것이다. 나는 환자의 팔과 손에 그리고 아마도 환자의 다리보다 얼굴에 영향을 미치는 감각장애가 있을 것으로 생각하는데, 왜냐하면 환자의 예상되는 뇌손상 영역이 중간 두정엽이기 때문이다. 나는 환자의 시야 검사를 할 것이다. 만약 시야 손상이 있다면, 오른쪽 시공간 아래쪽 영역에 영향이 있을 것으로 예상된다(오른쪽 아래 사분맹).

문제 8-5

연결피질운동 실어증 환자는 (팔보다 다리에 더 심한) 반신마비가 있을 수 있다. 이는 운동피질의 위쪽 영역이 관련되기 때문이다. 또한 앞쪽해리증후군(anterior disconnection syndrome)이 있을 수 있는데, 예를 들어 환자는 눈에 보이지 않는 사물을 언어 우세반구의 반대쪽 손으로 만져 보고 그것이 무엇인지 말로 표현하는데 어려움이 있을 수 있다. 사지 실행증(아마도 편측)이 앞쪽 뇌량의 손상으로 인해 나타날 수 있다. 환자는 전두엽의 손상으로 행동적 무력증(inertia: 반응성이 결여된 상태)을 보일 수 있다. 연결피질감각 실어증과 함께 두정엽 감각피질의 손상으로 병변 반대편의 체감각장애가 있을 수 있고, 어쩌면 두정엽 감각연합피질의 손상으로 입체실인증(astereognosis)을 보일 수 있다. 환자는 위쪽 시각부챗살의 손상으로 병변 반대편 아래쪽 시야 실명이 생길 수도 있다. 만약 병변이 시각피질까지 확장되면, 환자는 오른쪽 동측 반맹을 보일 것이다. 또한 장애에 대한 인식이 감소되었을 수 있는데, 이는 뒤쪽 뇌손상 환자에게서 흔히 나타나는 것이다.

제9장

문제 9-1

내 생각에, Murphy 씨가 예/아니요 질문에서 낮은 수행을 보이는 것은 남들이 알아볼 수 있는 예/아니요 반응을 산출하는 것의 문제와 관련이 있는 것으로 추측된다. 아마도 그는 심한 실행증이 있고 예/아니요를 산출할 수 있는 운동 기술을 가지고 있지 않은 것 같다. 다른 말산출 검사에서 나타난 그의 수행을 보면 이러한 추측이 맞는지 확인할 수 있을 것이다. 그러나 Murphy 씨가 심한 실행증이 있다고 하더라도, 내 생각에 그는 몸짓으로 '예'와 '아니요'를 나타낼 수 있을 것 같다(머리를 끄덕이거나, 가로젓거나, 엄지손가락을 위로 올리거나 아래로 내리는 손동작). 내 경험에 따르면, 아무리 심한 실행증 환자라도 몸짓을 이용하여 '예'와 '아니요'를 나타내지 못하는 환자는 드물다. 아마도 Murphy 씨는 '예'와 '아니요'를 혼동한 것 같다. 이는 그가 검사 수행을 하는 동안, 몸짓, 바디랭귀지 또는 얼굴 표정으로 예/아니요 질문에 대한 그의 반응에 불만족을 나타내는지 아닌지를 보면 이러한 추측이 맞는지 확인할 수 있을 것이다. 실어증 환자가 '예'와 '아니요'를 혼동하는 것은 드문 일이 아니지만, 그럴 경우 그들은 보통 "뭔지 알아요, 그러나 '예' 또는 '아니요'로 말할 수가 없어요."라고 자신의 혼동을 표현한다.

만약 Murphy 씨가 신뢰할 수 있는 예/아니요 반응을 하지 않으면, 나는 치료에서 다음 두 가지 가능성을 볼 것이다. (1) 문제에 부딪히지 말고 돌아간다. 예/아니요 반응을 필요로 하지 않는 자료를 사용한다. (2) Murphy 씨가 신뢰로운 예/아니요 반응을 할 수 있는 방법을 찾아낸다. 내 생각에 첫 번째 방법은 Murphy 씨의 입장에서 현실적이지 않을 수 있는데, 왜냐하면 그가 일상생활에서 예/아니요 반응을 해야 할 필요가 있을 것이기 때문이다. 따라서 나는 Murphy 씨가 예/아니요 질문에 신뢰롭게 반응할 수 있는 방법을 찾는 쪽으로 기울 것이다. 나는 '예'와 '아니요' 반응이 명확한 단순한 과제를 이용하여 그를 훈련할 것인데, 예를 들어 단순 도형이 인쇄된 한 쌍의 카드를 그에게 보여 준다. 쌍을 이루는 도형이 똑같다면 적절한 반응은 '예'가 될 것이고, 만약 같지 않다면 적절한 반응은 '아니요'가 될 것이다. 나는 자연스러운 반응으로 시작할 것이다. 만일 Murphy 씨가 말로 '예'와 '아니요'를 산출할 수 있다면 그렇게 하고, 산출하기 어려우면 고개를 끄덕이거나 가로젓게 한다. 만일 이러한 반응이 제대로 되지 않으면 나는 덜 자연스러운 반응(예: 엄지손가락을 위로 올리거나 아래로 내림)을 시도할 것이다. 만일 이것도 실패한다면, 나는 책상 위에 두 장의 카드를 놓을 것인데, 한 장에는 웃는 얼굴이 인쇄되어 있고 다른 한장에는 찡그린 얼굴이 인쇄된 것으로, Murphy 씨가 '예'를 나타내기 위해 웃는 얼굴을 가리키고 '아니요'를 나타내기 위해 찡그린 얼굴을 가리키도록 훈련할 것이다.

나는 Murphy 씨가 어떤 반응 방법을 선택하게 되든 다음과 같은 방법으로 훈련을 시작할 것이다. 나는 일련의 연속적인 예/아니요 문항들로 시작하는데, 예를 들어 5번이 모두 '예'가 답인 것에 이어서 5번 모두 '아니요'가 답인 것과 같이 Murphy 씨가 일관적으로 적절하게 반응하고 문제가 바뀌었을 때 '예'에서 '아니요'로 또는 그 반대로 바꿀 때까지 여러 번 반복한다. 그런 다음 나는 예/아니요로 연속되는 문제의 수를 점차적으로 줄이고, 점차적으로 순서에 무작위를 도입할 것이다. 만일 Murphy 씨가 덜 자연스러운 반응(예: 부호를 가리키거나 엄지손가락을 올리거나 내리는 등)을 이용하여 예측할 수 없는 순서로 제시되는 예/아니요 질문에 100% 정답률을 보이면, 나는 아마도 더 자연스러운 반응(예: 고개를 끄덕이거나 가로젓기 또는 예/아니요로 말하기)으로 대체할 것이다. 나는 Murphy 씨가 산출할 수 있는 응, 아니 또는 그렇지, 아니지와 같이 듣는 사람이 예, 아니요로 간주할 수 있는 것은 모두 수용할 것이다(목표는 기능적인 것이지 우아한 것이 아니다).

문제 9-2

쿠키도둑 그림에 대한 Snyder 부인의 반응에서 긍정적인 면은 그녀가 상황에 대한 전반적인 주제를 알고 그 주제에 관련된 단어를 선택하였다는 것이다. 부정적인 면은 (1) 심한 실문법증, (2) 내용어의 조음 오류, (3) 다수의 시작 오류(false start), 간투어 그리고 감탄사이다. 다행히 그녀의 조음 오류는 목표음에 가까워 문맥 속에서 대부분의 단어를 알아들을 수 있다. 나는 당분간은 조음 정확성에 대한 치료를 하지 않을 것인데, 왜냐하면 듣는 사람이 주제를 알고 있는 등 일부 문맥적 정보를 가지고 있으면 그녀의 목표음에서 벗어난 조음을 해독할 수 있을 것이기 때문이다. 나는 그녀의 시작 오류와 간투어, 감탄사를 초기 목표로 잡을 것이다. 그녀에게 그림설명하기와 같은 구조화된 과제에서 목표가 무엇인지 알려 주고 (시작 오류와 간투어의 제거), 그녀가 말하도록 하고 시작 오류나 간투어를 보이면 그녀에게 신호를 보낸다. 만약 신호를 보내는 것만으로는 효과적이지 않다면, 나는 그녀의 말속도를 늦추고 그녀가 발화를 시작하기 전에 마음속에 단어를 명확하게 확인하도록 한다. 그녀가 구조화된 과제에서 간투어가 거의 없이 말할 수 있으면 나는 점차적으로 구조화 정도를 느슨하게 할 것이다(아마도 이야기 다시 말하기 또는 개인적 경험에 대해 말하기로 이행함). 단, 첫 번째 과제에서 사용된 것과 유사한 조건이어야 한다. Snyder 부인이 시작 오류나 간투어 없이 다양한 문맥에서 이야기할 수 있으면 나는 다음으로 더 많은 정보와 더 많은 내용어를 제공하는 데 초점을 맞출 것이고, 아마도 몇 가지 엄선한 기능어를 통해 또는 억양, 몸짓을 통해 그들 사이의 관계를 전달하는 작업을 할 것이다. 나는 치료에서 목표한 다른 측면의 그녀의 말에 대해 최대한의 효과를 달성하였다고 느낄 때까지 Snyder 부인의 실문법증을 직접적으로 공략하지 않을 것이다. 그런 다음 나는 엄선된 기능어 목록, 특히 전치사를 이용하여 그녀를 훈련할 수 있다(우리가 시작 오류와 간투어를 제거하고 더 많은 내용어를 산출하고 그것들 간의 관계를 형성하도록 하고 나서 그녀의 기능어 사용이 자발적으로 증가하였다고 해도 놀랄 일은 아니다).

문제 9-3

Bloom 부인의 주된 말의 문제는 약간 빗나간 단어 사용인데, 단어 인출의 문제를 시사한다. 만약 내가 Bloom 부인의 연결발화를 치료한다면, 단어 인출 훈련이 가장 적절한 것으로 보인다. 나는 Bloom 부인의 완전히 부정확한 단어의 산출을 감소시키고 '적절한 범위 내의' 단어를 산출하도록 할 것이다. 이를 통해 그녀가 '정상인'이 산출하는 것과 같은 정확한 단어는 아닐지라도 충분히 의사소통을 할 수 있을 것이다. 나는 그녀가 자신의 말이 비슷하기보다는 부정확할 때 그것을 인식할 수 있도록 훈련할 것이다. 그리고 그녀가 부정확한 단어를 자신이 의도한 것에 가까운 단어로 대체하여 고쳐 말하도록 가르칠 것이다. 그녀가 단어가 떠오르지 않을 때 그리고 필요한 단어에 가까운 말을 찾을 수 없을 때 나는 '에둘러서 말하도록' 훈련할 것이다. 나는 Bloom 부인의 의사소통 적절성을 최대화하는 데 초점을 맞출 것이다. 나는 그녀가 산출한 단어가 원래 의도한 것에 정확하게 맞는지 여부에 대해서는 걱정하지 않을 것인데, 그 단어가 원래 그녀가 전달하려고 하였던 것에 충분히 가까워서 듣는 사람이 잘 이해할 수 있으면 된다.

Jones 씨의 주된 문제는 극심하게 저하된 말속도와 많은 간투사, 전보식 발화 그리고 발화 길이 감소이다. 내가 물어볼 첫 번째 질문은 Jones 씨가 현재의 발화 패턴으로 일상생활 상호작용에서 적절하게 의사소통을 하는지의 여부이다. 답은, 내 생각에는 '예'인데, 핵심정보에 대한 의사소통이라는 면에서 그렇다. 그러나 그의 저하된 발화 속도와 전보식 발화가 합쳐져 듣는 사람에게는 부담이 되고 Jones 씨에게는 지속적인 좌절의 원인이 될 것이 분명하다. 따라서 나는 (우선) 그의 발화 속도를 증가시키고자 할 것이고, 그런 다음 전보식 발화 양상을 감소시키기 위해 무엇을 할 수 있을까 살펴볼 것이다(나는 발화 속도를 먼저 다룰 것인데, 아마도 이것이 전보식 발화보다는 변경하기 쉬울 것이고, 발화 속도를 증가시키는 것이 Jones 씨의 말을 듣는 사람의 부담을 더는 데 큰 영향을 미치는 것 같다). 그의 느린 발화 속도는 운동 프로그래밍 문제로 인한 것 같기 때문에 나는 조음 훈련으로 시작할 것이며, 조음 복잡성을 통제한 순서적 산출을 처음에는 느린 속도로 그리고 점차 속도를 증가시킬 것이다. 그가 향상되면 자료의 조음 복잡성을 증가시킬 것이고 그때마다 발화 속도를 다시 늦추어서 훈련을 시작할 것이다. 나는 최소한 그가 1분당 약 100단어를 산출하게 할 것인데, 이 정도가 되어야 대부분의 듣는 사람이 그의 발화 속도를 어느 정도 견딜 수 있을 것이라고 생각한다. 또한 나는 Jones 씨가 단어를 더 이어서 산출하도록 훈련하여 그의 발화에서 구문능력이 향상되도록 할 것이다. 나는 예전에 이런 훈련을 할 때 많은 운이 따르지 않았고, 여기서도 큰 성공을 기대하지는 않는다. 하지만 그래도 나는 여기에 초점을 둔 치료를 시도할 것이다. 좋은 효과를 거두게 될지 누가 알겠는가.

또한 Jones 씨의 간투어 사용을 감소시키려 할 것이지만, 만약 간투어의 제거가 단순히 긴 쉼을 간투어가 있던 위치에 대신 메꾸게 된다면 나는 철회하고 이전대로 하도록 할 것이다. 왜냐하면 Jones 씨의 말은 간투어가 있는 것이 아마도 그 기간만큼의 긴 침묵이 흐르는 것보다 자연스러울 것이기 때문이다.

문제 9-4

나는 (두말할 필요 없이!) Osborne 씨의 기능어 이해를 목표로 할 것이다. 나는 기능어 목록으로 훈련하는 것은 피할 것인데, 그런 훈련이 그의 독해 능력을 향상한다거나 Osborne 씨를 좌절시키는 것 이상으로 많은 것을 해 준다고 생각하지 않는다. 그 대신 나는 목표를 달성하기 위해 빈칸을 채우는 독해 훈련을 이용할 것이다. 기능어가 있어야 할 자리가 빈칸으로 된 인쇄된 텍스트를 이용할 것이다. 빠진 단어를 채우는 것이 Osborne 씨의 숙제가 될 것이다. 나는 적은 수의 기능어가 빠진 단순한 텍스트로 시작하고, 다음 예와 같이 각 문항을 채우는 데 필요한 단어 목록과 몇 개의 틀린 답을 포함한 목록을 Osborne 씨에게 제공할 것이다.

Harry Davis was ___ a hurry. His business meeting in San Diego had lasted ___ hour longer ___planned and Harry was worried ___ he would miss his flight back __ Omaha. He stood on the curb ___ front of the hotel. His suitcase was ___ the sidewalk beside him. ___ was raining lightly. He waved frantically ___ the taxicabs as ___ rushed by.

틀린 답을 포함하여 보기로 제시된 단어 목록

than, when, that, because, it, by, he, on, out, his, to, over, of, an, in, they, beside, at

나는 기능어 목록을 점점 늘려 가고, 빈칸 텍스트의 길이와 복잡성을 증가시키고, 빈칸에 들어가는 단어의 선택이 보다 불분명해지도록 할 것이다(내가 기대하는). 일반화를 측정하기 위해 나는 주기적으로 Osborne 씨가 이전에 본 적이 없는 문단을 이용하여 그리고 기능어에 의존하여 이해해야 하는 문단을 이용하여 그의 독해력을 검사할 것이다.

제10장

문제 10-1

Fred가 겪은 것은 그의 징후와 증상의 원인인, 우뇌에 영향을 미치는 대뇌출혈을 강하게 시사한다. 격심한 신체 활동은 출혈성 뇌졸중 전에 흔히 있는 일인데, 왜냐하면 격렬한 신체 활동이 혈압을 높이고 이는 약한 동맥벽을 파열시킬 위험을 증가시키기 때문이다. 심한 두통은 뇌출혈의 흔한 초기 징후이지만 폐쇄성 뇌졸중(뇌경색)에서는 그렇게 흔하지는 않다. 손상이 우반구인지 좌반구인지를 넘어 그 이상의 손상 영역을 예측하기는 어려운데, 나는 과잉반사와 무시, 반맹(이는 피질이나 바로 아래의 피질하를 시사함)에 근거하여 뇌의 심부보다는 표면 쪽에 비중을 두겠다. 나는 또한 중뇌 기능의 손상 때문에 대뇌출혈로 인한 더 심한 영향(의식상실, 구토)이 있을 것이라고 생각한다. Fred의 뇌출혈은 분명 뇌줄기에 생긴 것은 아니다. 만일 그랬다면 Fred는 반신 불완전마비가 아니라 반신마비였을 것이고, 아마도 의식이 없었을 것이며, 호흡, 심박수와 다른 생체기능에 영향이 미쳤을 것이다. 나는 의사가 어떤 일이 발생하였는지 확인하고 문제 영역을 정확히 찾아내기 위해 응급 컴퓨터단층촬영(CT) 검사를 지시하였을 것이라고 생각한다.

Fred가 의식이 있는 것, 응급실을 찾은 것, 증상의 악화 없이 의사의 검사를 마친 것은 Fred의 뇌 안에서 출혈이 멈췄다는 것을 말하므로 사망이나 혼수상태로 빠질 응급 위험은 상대적으로 낮아 보인다. 그러나 이후 며칠이 중요할 것이고, Fred의 신체 상태를 안정시키고 회복의 단계로 접어들게 하기 위해 주의 깊은 관리가 필요할 것이다.

Fred가 뇌출혈이고, 출혈이 멈췄다고 가정하고 또한 수술적 치료(예: 동맥류 clipping)가 필요하지 않다고 가정하면, 나는 Fred가 초기 몇 주 동안은 증세의 큰 호전을 보이지 않을 것으로 추측하지만, 궁극적으로 (2~6주 후쯤) 회복률이 상승할 것으로 생각한다. 이는 출혈성 뇌졸중의 흔한 패턴이다. Fred는 젊은 남성이므로 아마도 혈관성 질환을 가지고 있지 않을 것이다. 따라서 그의 뇌는 비교적 회복력이 있을 것이다. 만일 그가 다음주를 버텨 내고, 또 다른 문제가 생기지 않는다면, 나는 혈종이 흡수되고, 뇌부종이 가라앉고, 손상받지 않은 뇌섬유로가 기능을 재개하여 그의 회복이 매우 좋을 것으로 기대한다. 그에게 왼쪽의 약화가 일부 남을 것으로 생각되지만, 반맹이나 무시(또는 다른 우뇌 징후)가 지속될 것이라고 여겨지지는 않는다. 나는 Fred의 회복이 우뇌의 폐쇄성 뇌졸중 환자보다 훨씬 좋을 것이라고 생각하는데, 그런 환자들은 보통 나이가 더 많고, 혈관계의 문제가 있으며 아마도 다른 의학적인 문제를 가지고 있을 것이다. 폐쇄성 뇌졸중 환자는 Fred보다 회복 과정이 더 빨리 시작되겠지만, 궁극적인 회복의 정도는 Fred가 더 좋을 것이 거의 확실하다.

문제 10-2

Snyder 부인은 시공간 중앙으로부터의 배열의 위치에 관계없이, 배열의 가장 왼쪽에 있는 자극을 놓칠 것이라고 생각된다. 나는 중앙으로부터의 위치와 배열 내의 위치관계에 대한 영향이 있을 것으로 기대한다. 따라서 Snyder 부인은 왼편에 놓인 배열의 가장 왼쪽 항목을 가장 잘 놓칠 것이고, 오른편에 놓인 배열의 가장 오른쪽 항목은 가장 덜 놓칠 것이다. 다음의 그림에서 나는 Snyder 부인이 찾아낼 확률을 사각형의 음영으로 표시하였다. 가장 진한 것이 그녀가 가장 일관적으로 보고할 것으로 기대되는 사각형이다.

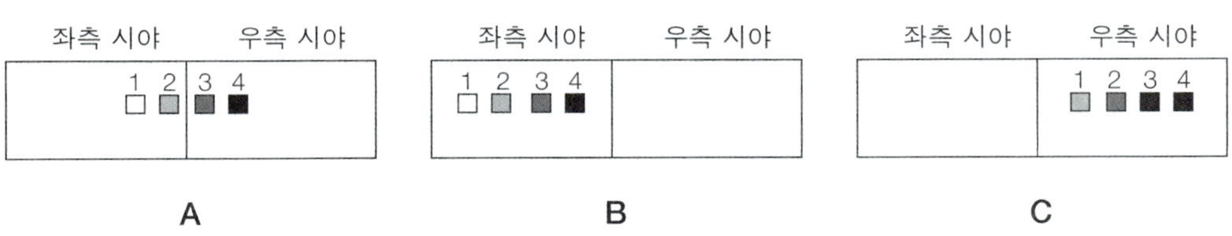

Snyder 부인은 A에서 3, 4가 그녀의 주의를 끌 것이기 때문에 사각형 1, 2를 놓칠 것으로 보인다. B에서는 오른쪽 공간에 그녀의 주의를 끌 만한 것이 아무것도 없기 때문에 그녀는 중앙으로부터 왼쪽에 있지만 3, 4를 볼 것 같다. 그러나 B에서 사각형 3, 4는 그녀의 주의를 끌 것이며 이는 그녀가 사각형 1, 2를 놓치게 할 텐데, 2보다는 1을 더 확인하지 못할 것이다. 같은 이유로, C에서 Snyder 부인은 비일관적으로 사각형 1, 2를 놓칠 것 같지만 (병변 동측 무시) 배열 전체가 오른쪽 공간에 있기 때문에 가장 왼쪽 사각형의 확인은 배열 B에서보다 더 나을 것이다.

나는 많은 무시 환자들이 이와 같은 세 가지 배열로 많은 시도를 하면 수행의 변화가 있을 것이라고 생각하는데, 왜냐하면 환자들이 결국 매번 각 시도마다 4개의 사각형이 있다는 것을 알게 될 것이기 때문이다. 이를 알면, 환자들은 4개 모두 발견하기 위해 스스로 구어단서를 사용할 것이고, 아마도 사각형을 발견하면 그 수를 셀지도 모른다. 만약 환자가 한 시도에서 4보다 적은 수로 끝나면, 추가적인 탐색이 필요하다는 것을 알아차릴 것이고 (왼쪽을 포함한) 시공간을 더 주의해서 훑어보게 될 것이다. 또한 환자는 만약 아무것도 발견하지 못하면 모든 사각형이 반드시 왼쪽에 있다는 것을 배우게 되어 왼쪽을 보게 될 것이다. 만약 환자가 많은 시도 후에도 그러한 전략을 배우지 못한다면 나는 그 환자의 전반적인 인지적 유연성과 적응성에 문제가 있는 것이 아닐까 우려할 것이다.

문제 10-3

Glindon 부인은 의식이 명료하고 협조적인 것 같으며, 또한 그녀의 장애를 최소화하거나 부인하는 것 같다. 그녀는 자신이 입원한 이유에 대해 들은 것을 이해하고 기억하지만 그녀가 말한 것을 보면 자신이 들은 것을 믿지 않으며 뇌졸중으로 인한 뚜렷한 신체적(그리고 아마도 인지적) 영향을 받아들이려 하지 않거나 인식하지 못하는 것 같다.

나는 Glindon 부인이 검사에 협조적일 것이라고 예상하지만 아마도 최선을 다하지 않아서 그녀의 검사 수행은 실제 잠재력보다 과소평가될 것이다. 그래도 나는 수행의 기초선을 평가하기 위해 한두 시간 검사를 할 것이고, 이를 통해 회복 가능성과 치료에 대한 기초 결정을 내릴 것이다. 그녀가 자신의 장애에 대한 인식이 높아질 때까지 그리고 이에 대한 훈련의 동기가 생길 때까지는 치료가 매우 효과적일 것으로 생각되지 않는다. 나는 그녀를 바로 치료 프로그램에 넣지 않을 것이나 그녀의 수행을 추적하기 위해 3~4일마다 일부 선별검사를 시행할 것이다.

Glindon 부인은 뇌졸중 후 겨우 사흘이 지났다. 그녀가 회복되면서 장애에 대한 인식이 높아질 가능성이 있다. 그녀가 병원에 남아 있다면, 나는 그녀의 장애에 대한 인식이 향상되었는지 보기 위해 매일 병상검사를 할 것이다. 만일 그렇다면, 나는 치료에 대한 그녀의 반응을 평가하기 위한 30분짜리 시도치료 회기를 몇 차례 잡을 것이다. 만약 그녀가 바로 퇴원하였으면, 나는 재평가를 위해 그녀가 몇 주 후에 다시 방문하도록 권고할 것이다. 만약 그녀의 부인(denial)이 해결된다면 치료는 단순해질 것이지만, 그녀의 부인이 해결되지 않는다면 아마 나는 몇 회기를 이에 대한 것으로 할애할 것이다. 진전이 있으면 전체적인 치료 프로그램으로 들어갈 것이다. 그렇지 않다면 나는 아마 회기를 종료하고, 그녀가 원한다면 4주 후에 재평가를 받도록 권고할 것이다.

문제 10-4

우선, 나는 Blanding 씨의 의료기록을 살펴보고, 담당의사 및 환자를 보는 다른 사람들과 전반적인 그의 장애에 대해 또한 인지적 · 감정적 상태와 병동에서 행동 그리고 발병 이후 이러한 변수가 어떻게 변화하였는지에 대해 알아보기 위해 이야기할 것이다. 그런 다음 나는 환자와 가족 누구든 가능한 사람을 면담할 것이다. 나의 목적은 환자와 가족이 Blanding 씨의 상황에 대해 어떻게 느끼는지, Blanding 씨의 장애에 대한 그들의 우려와 이해에 대해 아는 것이고, Blanding 씨와 가족들이 어떻게 상호작용하는지에 대해 아는 것이다. 나는 또한 질문에 답을 해 주고 Blanding 씨에게 일어난 일과 앞으로의 가능한 결과에 대해 일반적인 정보를 줄 것이다. (추정 소요 시간: 30분)

나는 (1) Blanding 씨에게 치료가 필요한지 그리고 (2) 그가 치료를 통해 이익을 볼 것인지를 가장 잘 보여 줄 수 있는 검사를 선택할 것이다. 치료의 필요성에 대해서, 나는 Blanding 씨의 일상생활에서 그리고 중요하다고 생각되는 다양한 인지-의사소통 활동에서 그의 의사소통장애 수준을 보여 줄 수 있는 전반적인 처리과정을 검사할 것이다. 치료에서 얻을 수 있는 이익에 대해, 나는 검사에서 Blanding 씨의 주의력, 지시사항의 보유, 검사 지속 능력, 대인 행동을 관찰하고 그가 한 검사에서 습득한 것을 다른 검사에 이어갈 수 있는지 볼 것이다. 또한 나는 무시나 시공간장애와 같은 지각장애 징후가 없는지 살펴볼 것이다. 나는 전반적인 검사(예: Communicative abilities in daily living, CADL)나 실어증 검사 또는 우뇌검사를 시행하지 않을 것이고 (지시에 사용할 수 없다고 되어 있음), 내가 특별히 관심이 있는 특정 능력을 볼 수 있는 짧은 검사를 선택할 것이다. 나는 다음의 능력에 대한 검사 시행 계획을 세우는 것으로 시작할 것이다.

- 주의력: 나는 지속 주의력, 선택 주의력, 교대 주의력을 검사할 것이다. 이번에 분할 주의력은 검사하지 않을 것이다. 분할 주의력 과제는 높은 수준의 주의력과 사고의 유연성을 요구하며, 나는 Blanding 씨가 손상 직후이기 때문에 여기에 대해서 미리 염려하지 않을 것이다. **(추정 소요 시간: 30분)**
- 기억력: 나는 숫자 폭(digit span)과 단어목록의 즉각 회상 검사로 즉각 기억을 평가할 것이다. 또한 Rivermead Behavioral Memory Test를 시행하여 Blanding 씨의 다른 종류의 자료에 대하여 기억해야 하는 유사 실생활 상황을 처리하는 능력을 볼 것이다. **(추정 소요 시간: 30분)**
- 추상, 추론 능력: 나는 Blanding 씨가 문자적 의미 이상을 이해하는 능력과 추론하는 능력을 보기 위해 몇 가지 짧은 검사를 시행할 것이다. **(추정 소요 시간: 30분)**
  - 담화이해검사(Discourse comprehension test, DCT)에 수록된 두 이야기와 질문들: 나는 Blanding 씨가 세부사항보다 주요 내용(main ideas)을 알고 있는지(이는 그가 이야기 요소들 사이의 관계에 민감한지 파악하기 위한 질문이다), 그리고 함축된 정보에 대한 그의 수행이 서술된 정보에 비해 극적으로 나쁜지를 알아낼 것이다(만약 시간이 있다면, 몇 가지 관련이 없는 검사를 더 하고 나서, 그의 장기보유능력을 검사하기 위해 DCT 질문으로 그를 재검사할 것이다).
  - 관용구와 은유의 이해를 평가하는 5지 선다형 검사
  - 2~3개의 흔한 속담을 주고 Blanding 씨에게 해석해 보게 함.
- 판단, 추리, 문제해결력. **(추정 소요 시간: 20분)**
  - 판단력 평가로, "당신이 영화관에 앉아 있다고 가정하고 연기 냄새를 맡았다고 하자. 당신은 어떻게 하겠는가?"와 같은 5개 항목을 시행할 것이다.
  - 추리력 평가로, "만일 모든 도로와 고속도로에 속도 제한이 사라진다면 어떻게 되겠는가?"와 같은 5개 항목을 시행할 것이다.
  - 문제해결력 평가로, "당신이 아침에 일어나서, 침실 전등의 스위치를 켜도 불이 들어오지 않는 것을 알았다. 왜 그런지 알아내려면 어떻게 해야 하는가?"와 같은 5개 항목을 시행할 것이다.
- 무시와 시공간 능력: 나는 다음의 검사를 시행할 것이다. **(추정 소요 시간: 20분)**
  - 무시 검사를 위한 그리기 과제에서 선 이등분 검사, (시계나 풍경 등의) 보고 그리기 검사.
  - 복합어, 문장과 짧은 텍스트(두 열로 페이지를 채운) 소리 내어 읽기.
  - 입체 그림 베끼기, 몇 개의 다지 선다형 공간 관련 검사항목.
- 추적, 탐구: 이전 검사에서 나타난 주요 장애에 대해 그 특성과 중증도를 구체화하기 위한 심도 깊은 탐구. **(추정 소요 시간: 30분)**
- 환자와 가족 피드백과 설명: 환자 및 가족 구성원들과 함께 내가 평가에서 발견한 것을 정리하고, 권고사항을 수립하고, 질문에 답하기 위한 면담. **(추정 소요 시간: 30분)**

나는 '전형적인' 우뇌손상 증후군 장애(예: 얼굴인식불능증, 지리 지남력 장애, 재생 가능 기억착오, 질병인식불능증)는 검사하지 않을 것이다. 왜냐하면 나는 그것이 치료를 할지의 여부에 대한 질문에 초점 두지 않는다고 생각한다. 또한 나는 공식적인 화용론 평가도 하지 않을 것이다. 왜냐하면 환자를 검사하는 중에 그리고 면담에서 관찰함으로써 또한 환자가 가족과 상호작용하는 것을 보면서 환자의 화용적인 면에 대해 알 수 있기 때문이다. 검사 중에 그리고 면담 중에 나와 상호작용하는 것을 통해 그가 장애를 부인하는지 또는 최소화하는지 여부를 알 수 있다.

문제 10-5

양쪽의 경우 모두 운전하게 해서는 안 되지만, 좌측무시가 있는 환자는 영국에서 운전하는 것이 약간 더 안전할 것이다.

두 나라에서 발생하는 많은 사고가 직진하여 다가오는 차량을 지나서 회전하는 것과 관련이 있다(미국에서 좌회전, 영국에서 우회전). 영국에서는 다가오는 차량이 오른쪽에 있고 미국에서는 왼쪽에 있다. 따라서 좌측무시가 있는 운전자는 미국보다 영국에서 차량을 가로질러 회전을 더 잘할 것인데, 왜냐하면 영국에서는 다가오는 차량이 운전자의 무시가 없는 쪽의 시각적 공간에 있기 때문이다.

양국에서 많은 교통사고는 또한 교통신호(특히, 멈춤 신호)에 따르지 않은 것과 관련이 있다. 영국에서 교통 표지판은 보통 도로의 왼쪽에 있고, 미국에서는 보통 오른쪽에 있다. 따라서 무시가 있는 운전자가 교통신호 표지에 따르지 못할 위험은 미국보다 영국에서 더 크다. 영국에서 표지판은 왼쪽 절반의 공간에 있을 것이기 때문이다.

좌측무시가 있는 운전자가 2차선 도로에서 다른 차량을 지나가는 것은 미국보다 영국에서 덜 위험할 것 같은데, 왜냐하면 영국에서는 운전자가 오른쪽으로 지나가고 다가오는 차량이 오른쪽에 있는 반면, 미국에서는 반대 상황이 되기 때문이다. 따라서 좌측무시가 있는 운전자는 미국보다는 영국에서 지나가기 전에 다가오는 차량을 보게 될 것이다. 그러나 영국에서 추월하는 차량은 왼쪽에 있는 반면, 미국에서는 오른쪽에 있다. 따라서 좌측무시가 있는 운전자는 미국보다 영국에서 추월하는 차량을 긁거나 치게 될 것이다.

교차로는 두 나라 모두 좌측무시 운전자에게 위험한데, 왼쪽으로 오는 차량은 영국과 미국 모두에서 문제가 된다.

보행자의 위험은 어떠한가? 영국에서 보행자가 오가는 차량 속 길가로 내려가는 것은 다가가는 운전자의 왼쪽이다. 미국에서는 오른쪽이 된다. 따라서 보행자가 미국에서보다 영국에서 길가로 내려가는 것이 좌측무시 운전자로부터 더 큰 위협을 받는다(그러나 보행자가 도로 한가운데서 이렇게 하는 그리고 더 많은 차량을 가로지르는 것은 미국에서 더 위험할 것이다).

좌측무시 운전자는 영국에서 도로를 달리며 표지판, 가로등 등을 칠 것 같다. 운전자는 그것을 보지 못할 것이기 때문이다. 반면 미국에서는 반대편 차량들 속으로 넘어 들어가 더 심각한 결과를 초래하게 될 것 같다. 그러나 만약 좌측무시 운전자가 (간혹 그런 일이 있는 것처럼) 무시가 없는 쪽 공간으로 끌리면 상황은 반대가 된다. 왜냐하면 그들은 무시가 없는 쪽으로 흘러갈 것이기 때문이다.

마지막으로 무시가 있는 운전자는 미국보다 영국에서 안전띠를 더 많이 사용할 것이다. 왜냐하면, 영국에서 안전띠를 사용할 때는 오른쪽이 먼저이지만 미국에서는 왼쪽이기 때문이다.

대부분의 차량-보행자 사고는 보행자가 길가로 내려설 때 발생한다. 따라서 좌측무시 보행자는 미국보다 영국에서 더 안전할 것이다. 왜 그런지 알겠는가?

제11장

문제 11-1

Mary의 사례는 경막하 출혈의 고전적인 시나리오이다. 경막하 출혈은 간혹 머리에 가벼운 타격을 입은 후 발생하고, 지주막과 경막 사이의 공간을 지나가는 약한 혈관이 찢어지는 것이 원인이다. Mary의 증상은 즉시 발생하지는 않았지만 경막하 공간의 출혈이 뇌내 압력을 증가시키기 시작하는 순간에 나타나기 시작하였다. 초기 두통, 이후의 메스꺼움과 구토는 뇌내 압력 상승의 고전적인 지표이다. 목이 뻣뻣한 것 또한 뇌압상승 환자들의 흔한 호소이고, 이는 보통 불길한 징후이다.

두통으로 아스피린을 복용한 것이 그녀의 상태를 악화시켰을 수 있는데, 왜냐하면 항응고 성질이 있는 아스피린은 출혈을 더 심하게 하였을 것이다. Mary의 남편은 당장 그녀를 병원에 데리고 가야 한다.

경막외 출혈이나 지주막하 출혈이 아닌 경막하 출혈이 Mary의 증상들을 가장 잘 설명해 주는 것 같다. 경막외 출혈은 경막 표면에 있는 혈관이 찢어지거나 파열되어 초래된다. 이는 머리에 심한 타격이 가해져야 하는데, 경막은 쉽게 찢어지지 않기 때문이다. 경막외 출혈은 두개골이 골절되어 경막과 혈관이 찢어졌을 때 가장 흔히 나타난다. 지주막하 출혈은 보통 머리에 가해진 타격이 아니라 동맥류의 파열로 인한 것이다. 그러나 Mary의 증상에 대한 정확한 원인은 자세한 신경학적 검사와 함께 종합적인 실험실 검사[특히, 요추천자(spinal tap)] 그리고 뇌영상검사(특히, CT 또는 MRI)에 의해서만 확정될 수 있다.

질문: 왜 Mary의 경우 신경과 의사가 요추천자(spinal tap)를 지시하려고 할까?

문제 11-2

Jerry의 머리손상은 이동 중의 외상이 (예: 선형가속) 분명한데, 왜냐하면 그가 트럭의 옆에 부딪혔을 때 그는 일직선으로 움직이고 있었기 때문이다. 헬멧을 쓰고 있었기 때문에, 그의 머리손상은 헬멧을 쓰지 않았을 때에 비하면 훨씬 심하지 않을 것이다. 그러나 어떤 헬멧도 머리가 공간을 통해 날아가 딱딱한 표면을 칠 때 가속 손상으로부터 머리를 보호해 주지는 못한다. 그런 경우 헬멧의 주요 이점은 두개골 골절과 관통 손상으로부터 보호해 주는 것인데, 헬멧의 단단한 껍질이 이를 위해 잘 디자인되어 있다. 헬멧은 가속 손상으로부터는 잘 보호해 주지 못한다. 다중 스펀지 안감이 타격의 충격(물체가 헬멧을 치는 경우 또는 헬멧이 물체에 부딪치는 경우)을 완화시켜 주기는 하지만, 머리가 공간을 통해 빨리 움직여 사물을 칠 때 가속 손상으로부터 머리를 보호해 주기에는 충분하지 않다. Jerry의 경우 타격손상(후두엽)과 아마도 반충손상(전두엽)이 있을 것으로 예상된다. 반충손상의 정도는 부분적으로 Jerry의 헬멧 쓴 머리가 무엇을 쳤는지에 달려 있다. 만약 차의 문의 중심, 즉 강화 테두리가 없는 금속판에 부딪혔다면, 금속판은 안쪽으로 움푹 들어가며 Jerry의 머리가 감속되는 속도를 늦추고 (아마도) 머리가 차 문으로부터 다시 튕겨 나옴으로써 그 정도를 경감시킬 것이다. 만약 Jerry의 머리가 문의 딱딱한 강화 테두리에 부딪혔다면 머리는 급격하게 정지하고, 반동의 정도가 증가하며, 타격손상과 반충손상의 정도도 모두 커졌을 것이다(반충손상은 머리가 충격으로부터 반동될 때 원래 방향으로 다시 튀어 오르는 것으로 생각된다). 만약 Jerry가 운 좋게 헬멧 쓴 머리로 트럭 옆 창문에 부딪혔다면 머리손상은 훨씬 덜 심할 것이다. 그러나 그의 목이나 척추에 골절이 생길 수 있는데, 그의 등이 창문 주변 테두리 어디에 부딪혔느냐에 따라 다르다. 머리손상과 함께 Jerry는 팔다리, 갈비뼈 그리고 (언급한 바와 같이) 아마도 목이나 척추에 골절이 있을 수 있다. 물론 목이나 척추 골절은 매우 위험한데, 이 때문에 마비가 발생할 가능성이 있고, 목의 골절인 경우에는 호흡과 다른 자율신경의 처리과정을 조절하는 중요 뇌줄기 구조를 손상할 수도 있다.

헬멧이 없었다면, Jerry는 중대한 그리고 아마도 치명적인 머리손상을 입었을 것이다.

문제 11-3

만일 나에게 1시간이 주어진다면, 나는 30분을 의료 기록을 검토하고 환자에 대해 병동 직원들과 이야기하는 것으로 계획할 것이다. 의료 기록에서 나는 당연히 사고로 환자에게 어떤 일이 일어났는지 그리고 그의 이전 삶이 어떠하였는지 이해하기 위해 환자의 배경정보를 살펴볼 것이다. 예를 들어, 그는 이전에 머리손상이 있었는가? 약물 남용의 이력이 있는가? 그의 사회적 배경 정보에 공격성, 반사회적 행동이라든가 다른 성격 문제의 징후가 있는가? (이러한 정보는 환자에게 어떻게 접근해야 하는지 예측하고 그의 궁극적 회복을 추정하기 위해 중요하다.) 나는 또한 환자의 '혼수상태' 정도와 혼수상태에서 깨어났을 때 그의 상태가 어떻게 변하였는지 그리고 그의 최근 행동, 의사소통, 인지 등에 대해 알기 위해 경과기록을 주의 깊게 살펴볼 것이다. 경과기록은 과잉활동, 공격성, 과격성과 같은 잠재적인 치료 사안도 나타낼 것이다. 나는 또한 어떤 약물이 처방되었는지에 대해 의사의 지시를 볼 것인데, 특히 항경련 약물, 수면제, 진정제는 환자의 반응과 주의 폭에 영향을 미칠 수 있다.

나머지 30분 동안, 나는 병상에서 환자를 볼 것이다. 환자가 혼수상태에서 깨어난 지 이틀째로 RLAS 수준 IV라면 걷지는 못할 것이다. 그는 모니터와 영양관(feeding tube), 도뇨관 등을 달고 있을 것이다. 만일 그가 동요를 보이고 과격하다면 억제대를 하고 있을 것이다. 나는 공식적인 검사를 계획하지는 않을 것이나 환자의 반응, 주변환경에 대한 주의력, 일반적인 행동 패턴[예: 동요(agitated), 기면상태(lethargic), 공격성 등]을 알아보는 데 초점을 맞출 것이다. 나는 또한 어떤 종류의 자극이 반응을 유도하는 데 가장 효과적인지 그리고 어떤 종류의 자극이 가장 목적에 맞는 반응(예: 자극의 원인에 대한 지남력, 동요된 행동 멈추기, 발성)을 유도해 내는지 알아내기 위한 시도를 해 볼 것이다. 나는 어떤 특정 반응도 유도하려 하지 않고 환자와 그냥 대화를 나눌 것인데, 단순히 환자가 나와 나의 목소리에 익숙해지도록 하기 위해서이다. 나는 내가 발견할 것을 기록하여 다음 방문 때 무엇을 할지 계획하는 데 도움이 되도록 할 것이다.

예후에 대해서는, 주어진 정보에 기초해 볼 때 환자의 예후는 보통에서 좋음 사이일 것 같다. 그는 7일 동안 혼수상태였다. 문헌에 보면 환자가 일주일 정도의 혼수상태에 있었던 경우, 회복이 완료되어도 경도에서 중등도 정도의 장애가 남는 것 같다고 한다. 이 환자에 대한 나의 예측은 그가 빠른 회복을 보이고 있다는 점에서 다소 더 낙관적으로 되었는데, 이틀 동안 그는 혼수상태에서 RLAS 수준 IV로 진전되었기 때문이다. 주요 회복에 대한 전망이 좋다고 하겠다. 이 시점에서 결과 예측은 사실 추측 게임이지만, 나는 이 환자가 경도에서 중등도의 장애가 남은 정도로 종료될 것이라고 예상한다(물론, 환자가 약물 남용, 이전의 머리 손상 또는 다른 부정적인 지표의 배경정보를 가지고 있다면 약간 더 비관적으로 볼 것이다).

문제 11-4

성취도 검사 결과는 Ronald가 모든 기초 기술(수학, 일반상식, 문장 독해)에서 비교적 높은 수준의 기능을 하고 있다는 것을 보여 준다. 그의 맞춤법과 문단 독해 점수는 다른 검사 점수의 수준에 훨씬 미치지 못하는데, 이는 그가 이 영역에 문제가 있다는 것을 시사한다. 나는 그가 돌아가게 될 학교에서 요구하는 과제를 달성하기 위해 필요한 Ronald의 능력을 보기 위해 추가적인 정보를 얻고 싶어 할 것이다. 중요한 기술은 다음과 같다.

- 담화(강의 등)를 듣고 이해하는 능력
- 노트 필기 기술
- 대학 수준 텍스트의 독해 능력
- 담화를 듣고 텍스트를 읽고, 그 정보를 기억하고 구성하는 능력
- 맞춤법, 문법, 그리고 쓰기 기술
- 시험을 치는 능력

나는 다음과 같은 여러 표준화된 성취도 검사를 시행하는 것으로 시작할 것이다.

- 맞춤법(이전 검사 이후 진전을 보이는지 살펴봄)
- 읽기이해—이야기(Nelson-Denny Reading Test나 다른 대학 수준의 텍스트가 포함된 표준화된 읽기 검사)
- 담화이해(Discourse Comprehension Test를 통해 통제된 환경에서 서술된 그리고 함축된 주요 주제와 세부내용에 대한 Ronald의 이해력을 살펴봄)

나는 Ronald가 담화를 듣고 (강의) 정보를 얻고 보유해야 할 그리고 들으면서 노트 필기를 해야 할 것으로 생각되는 보다 구조화되지 않은 환경에서 Ronald의 수행에 대한 정보를 필요로 할 것이다. 나는 Ronald에게 강연이나 강의 비디오테이프를 보여 주고(공영방송 프로그램에서 그런 비디오테이프 자료를 얻을 수 있을 것이다.) 그 내용을 노트에 적도록 할 것이다. Ronald가 보다 구조화되지 않은 환경에서, 즉 움직이고 속삭이고 방해가 될 수 있는 다른 활동을 하고 있는 사람들이 주위에 있을 때 어떻게 수행하는지 보기 위해 나는 Ronald를 근처 대학이나 공동체 조직에서 하는 강의를 듣게 하고 노트 필기한 것을 가지고 오게 하여 검토할 것

이다.

나는 Ronald가 길고 때로 복잡한 대학 수준의 텍스트를 읽고 이해하고, 정보를 정리하고, 텍스트 안의 중요 정보를 보여 주는 잘 정리된 노트를 만드는 능력에 대해 알아야 할 것이다. 나는 Ronald에게 그가 이전에 대학에서 들은 과목의 교재 2~3권을 가져오게 하여 거기에서 읽을 부분을 주고, 그에 대해 노트 정리를 하게 한 후 그것을 검토할 것이다. 나는 Ronald가 전에 들었던 과목에 관련된, 그러나 읽어 본 적은 없는 책을 가져와서 Ronald에게 읽을 부분을 주고 노트 정리를 하게 한 다음 제출하도록 할 것이다. 나는 최소한 일부의 이러한 활동들 중에서 Ronald가 얼마나 빨리 끝내는지 그리고 느린 읽기와 노트 정리가 Ronald가 학교로 돌아갔을 때 문제가 될지의 여부를 알게 될 것이다.

나는 Ronald의 학업과 시험 치는 기술에 알아야 할 것이다. 나는 Ronald가 비디오테이프를 보고 노트 정리를 한 내용에서 또는 Ronald가 읽고 노트 정리를 한 내용에서 시험을 준비할 것이다. 나는 선다형 문제, 빈칸 채우기 문제 그리고 짧은 에세이 문제를 시험에 포함하고 Ronald가 각각의 문제 종류를 어떻게 다루는지 볼 것이다.

나는 Ronald의 담화 쓰기 능력을 확인할 것이다. 나는 그에게 관심이 있는 주제에 대해 두세 페이지 분량의 보고서를 쓰게 하고, 맞춤법과 문법에 대해 보고 또한 그가 쓴 내용의 응집성이나 적절성을 평가할 것이다. 나는 최소한 Ronald의 담화 쓰기 일부를 평가하여 느린 속도가 학교에서 문제가 될지 살펴볼 것이다.

이것이 나의 출발점이다. Ronald의 수행에 따라 나는 일정 영역에 추적 검사를 할 수도 있겠지만, 앞서 언급한 정보를 토대로 나는 Ronald가 학교로 돌아가는 것이 적절한지에 대한 권고사항과 Ronald의 수행을 강화할 수 있는 전략을 제안할 수 있을 것이다(예: 강의내용을 녹음하여 그것을 다시 들으면서 수업 중에 정리한 노트를 다시 검토하고 재정리하도록 한다). 평가 결과에 따라 나는 Ronald의 성공적인 학교 생활에 지장을 줄 것으로 여겨지는 약점에 대한 훈련 또는 재훈련 활동을 제안할 것이다(이런! 끝이 없을 것 같으니 여기서 마무리짓겠다).

제12장

문제 12-1

1. **배우자분 연령이 어떻게 되세요?** 이것이 나의 첫 번째 질문이 될 것이다. 이는 개시하기 좋은 질문인데, 왜냐하면 이는 정보를 생각해 내기 쉽고 다음의 자세한 질문으로 이어 나가기 좋기 때문이다. 또한 진단에 도움이 되는 정보를 제공해 주기도 하는데, 높은 연령은 알츠하이머병이 발생할 가능성을 증가시키기 때문이다.
2. **현재 배우자께서 가지고 계신 신체적 장애나 건강의 문제는 무엇입니까?** 이 질문은 치매가 의심되는 사람의 징후가 질환이나 다른 건강의 문제로 인한 것일 가능성에 대해 알려 준다.
3. **배우자분이 어떤 약을 복용하고 계신가요?** 이 질문은 치매가 의심되는 사람의 징후가 약물로 인한 것일 가능성에 대해 알려 준다.
4. **최근 배우자분에게 발생한 주요한 사건은 무엇입니까?** 이 질문은 치매가 의심되는 사람의 징후가 스트레스가 될 만한 삶의 사건(예: 사망, 이혼 등)에 대한 감정적 반응을 나타낼 가능성에 대해 알려 준다.
5. **처음 치매가 있는 것 같다고 생각하게 된 사건은 무엇입니까?** 이 질문에 대한 배우자의 반응은 감별진단에 도움이 되는 정보를 제공할 것이다. 만약 첫 번째 징후가 기억이나 지남력에 관련된 것이라면 알츠하이머 치매의 진단 가능성이 높아진다. 성격과 감정의 변화(예: 무감동, 충동, 사회 활동에 관심 감소)는 픽병이나 우울증을 시사할 수도 있다. 운동장애는 피질하 병리(예: 파킨슨병, 헌팅턴병)를 시사할 수 있다.
6. **치매가 있는 것 같다고 생각하게 된 다른 일들이 있습니까?** 이 질문에 대한 배우자의 반응은 진단을 내릴 수 있는 징후의 집합이나 행동 패턴을 확립하는데 도움이 될 수 있다.
7. **치매라고 의심되는 변화가 점차로(몇 주 또는 몇 달에 걸쳐) 발생하였나요, 아니면 며칠 안에 발생하였나요?** 이 질문에 대한 배우자의 반응은 알츠하이머 치매

와 같이 서서히 발생하는 치매와 맞지 않는 다른 원인(예: 뇌졸중, 스트레스가 되는 삶의 문제, 질환)을 보여 줄 수 있다.

8. 배우자분의 기억에 변화가 있다고 느끼셨나요(예: 물건을 다른 곳에 두고, 대화내용을 잊고, 같은 이야기를 몇 번씩 반복함)? 이 질문은 알츠하이머병의 전형적인 초기 징후인 기억장애에 관한 것이다. 그렇다는 반응은 알츠하이머병의 가능성을 높인다.
9. 배우자분의 성격에 변화가 있다고 느끼셨나요(예: 걱정, 과민함, 기분 변화, 흥미 결여)? 이 질문은 성격과 기분의 변화에 관한 것인데, 픽병(또한 일부 피질하 질환, 그러나 보통 운동장애가 분명하게 나타나고 치매 가능 질환의 초기 징후는 아니다)의 전형적인 초기 징후이다.
10. 이 외에 중요하다고 생각되는 것을 발견하신 점이 있나요? 나는 면담하는 사람이 이전 질문에서 빠진 것이나 다른 질문에 추가로 더 자세한 내용을 덧붙일 것을 말할 수 있는 포괄적인 질문으로 마무리할 것이다.

나는 다른 질문에서 배우자의 반응에 나타난 단서를 더 자세히 알아내기 위해 추가적인 질문을 할 수 있다.

문제 12-2

1. 성함(이름)이 어떻게 되세요?
2. 똑같이 따라 말해 보세요. '장바구니에 있는 것들을 냉장고에 넣어 주세요.'
3. 요일 이름을 순서대로 말해 주세요. 일요일부터 시작하세요.
4. 천장을 가리킨 다음 바닥을 가리키고, 그런 다음 세 번 윙크하세요.
5. 우리나라 초대 대통령은 누구입니까?
6. 연세가 어떻게 되세요?
7. 오늘이 무슨 요일이지요?
8. 전화번호를 말씀해 주세요.
9. 지금 대통령 이름이 무엇입니까?
10. 20에서 1까지 거꾸로 세어 보세요.
11. 당신 삼촌의 딸은 당신하고 어떤 관계가 되나요?
12. "시작이 반이다"라는 말은 무슨 뜻입니까?

의견: 이름을 말하는 것(1)은 수없이 훈련하고 자동화되었을 것이고, 따라서 매우 쉽다. 자동화된 배열을 반복하고 산출하는 것(2, 3) 또한 가장 쉬운 것 중의 하나인데 이는 기억, 지속 주의력 또는 사고의 유연성을 요구하지 않기 때문이다. 이해와 단기 보유(4)는 비교적 잘 보존되어 있을 것이다(그러나 지연 회상은 장애가 있을 것이다). 잘 알려진 사실 정보에 대한 기억(5)은 보통 잘 보존되어 있다. 중등도 알츠하이머 치매 환자의 다수가 자신의 나이를 잊고(6), 대부분이 며칠인지 그리고 간혹 무슨 요일인지 알지 못한다(7). 중등도 알츠하이머병 환자 중 자신의 전화번호를 기억하거나(8) 현재 대통령 이름을 기억하는(9) 사람은 거의 없다(같은 번호를 오래 사용하면서 그동안 하루에도 여러 번 이 번호를 썼던 사람은 이전의 '숙련 학습'으로 이를 보유할 수 있을 것이다). 사고의 유연성과 지속 주의력을 요구하는 과제(10, 11, 12)는 중등도 알츠하이머 치매 환자에게는 수행이 불가능할 것이다. 이 세 과제에 대한 나의 순위는 이 과제들에서 지속 주의력과 사고의 유연성의 요구가 증가하는 것에 따라 매겨졌다. 나는 이 목록에 대한 나의 순위가 다수의 중등도 알츠하이머 치매 환자의 수행과 대략 비슷할 것이라고 생각하지만, 개인에 따라 항목이 몇 단계 위아래로 움직인다고 해도 놀랄 일은 아니다. 그러나 이 목록의 처음이 끝으로 가거나 목록의 중간이 처음이나 끝으로 가는 것은 매우 이례적인 일일 것이다.

문제 12-3

1. 경도의 베르니케 실어증 또는 명칭 실어증; 초기 알츠하이머 치매(구어, 의미 착어)
2. 중기 알츠하어머 치매; 아마도 우뇌손상 증후군 그러나 가능성은 낮다(과제를 하지 않고 사회적으로 부적절한 반응을 보임).
3. 전도 실어증(문자, 음소 착어)
4. 우뇌손상 증후군(그림의 오른쪽에 있는 별개의 부수적인 요소에 중점을 둠, 즉 중심 주제에 반응하지 않음)
5. 알츠하이머병일 수도 있고, 우뇌손상 증후군일 수도

있고(부인함), 시지각 문제가 있는 환자일 수도 있음.

6. 브로카 실어증(실문법증, 느린 말속도, 잦은 쉼)
7. 중등도에서 중도의 베르니케 실어증, 중기에서 말기 알츠하이머 치매, 이 작은 샘플로는 구별할 수 없음(신조어)
8. 경도의 베르니케 실어증, 중등도 명칭 실어증, 초기 알츠하이머 치매. 세 군 중 어떤 환자든 이와 같이 말할 수 있다(잦은 구어 착어, 수정하려고 하지 않음).

제13장

문제 13-1

- 심방세동 증상 병력: 심방세동 증상은 색전 뇌졸중의 가능성을 증가시킨다. 따라서 나는 이 환자의 말운동장애 증상이 뇌동맥의 폐색에 따라 달라질 것으로 생각된다. 색전은 대뇌동맥에서 가장 흔하고, 따라서 말실행증이나 일측 상부운동신경형 마비말장애(시간이 지나면 회복될 것으로 보인다) 또는 만약 색전이 양쪽 대뇌반구의 대뇌동맥에 영향을 미쳤다면 아마도 경직형 마비말장애가 발생할 수 있다. 심장 색전은 보통 기저핵으로 공급되는 지름이 작은 미세동맥으로는 흘러 들어가지 않으므로, 과소운동형 또는 과다운동형 마비말장애는 예상되지 않는다. 심장 색전이 척추 기저 동맥계로 가는 것은 대뇌동맥보다 흔하지 않지만 간혹 발생한다. 하지만 뇌교와 연수로 공급되는 자름이 작은 동맥으로는 보통 들어가지 않는다. 들어간다면, 간혹 소뇌동맥에 영향을 미치고 실조형 마비말장애가 발생할 수 있다.
- 권투선수 생활: 나는 확실히 과소운동형 마비말장애를 예상한다. 뇌에 가해진 반복적인 경미한 폐쇄뇌손상은 파킨슨 증후군, 즉 무하마드 알리에게 나타난 것과 같은 권투선수 파킨슨증의 흔한 원인이다.
- 무도병 가족력: 너무나 명백하다! 확실한 과다운동형 마비말장애이다(다른 의학적 상태가 함께 공존하지 않는다면. 만약 공존한다면 혼합형 마비말장애가 예상되는데, 예를 들어 뇌졸중은 경직형-과다운동형 마비말장애를 일으킬 수 있다).
- 외상뇌손상: 이건 좀 어렵다. 외상뇌손상은 뇌와 신경계의 여러 다른 부분에 손상을 입힐 수 있기 때문이다. 평행외상은 뇌에 출혈과 부종을 일으킬 수 있고 경직형 마비말장애를 가져올 수 있다(일측 상부운동신경형 마비말장애는 아니다. 왜냐하면 출혈과 부종은 양쪽 반구에 영향을 미치기 때문이다). 광범위 축삭손상은 축을 이루는 영역(기저핵, 뇌줄기 그리고 소뇌)의 손상을 초래할 수 있으며, 이는 혼합형 마비말장애의 원인이 된다. 아마도 실조형-이완형 또는 경직형-이완형-실조형까지! 만약 사고로 두개골 바닥의 구조가 손상되었다면, 나는 뇌줄기와 소뇌의 손상결과로 이완형 마비말장애, 실조형 마비말장애 또는 이완형-실조형 혼합 마비말장애를 예상한다. 만약 환자가 목 골절을 입었다면, 피질척수로의 손상으로 인해 호흡의 지지에 영향을 줄 것이다.
- 일과성 허혈발작 병력: 일과성 허혈발작의 병력과 관련된 마비말장애는 뇌졸중이 환자의 마비말장애의 원인이라는 것을 시사한다. 만약 환자의 일과성 허혈발작이 대뇌동맥 관련 증상(어둔한 말, 혼동, 이해력 장애)을 일으켰다면, 나는 말실행증, 일측 상부운동신경형 마비말장애 또는 경직형 마비말장애를 예상할 것 같다. 만약 환자의 일과성 허혈발작이 척추 기저 동맥의 관련을 시사한다면, 나는 이완형 또는 실조형 마비말장애(반맹, 둔함, 보행장애) 또는 이완형-실조형 혼합 마비말장애를 예상할 것 같은데, 왜냐하면 뇌줄기, 소뇌 또는 양쪽 모두와 관련이 있기 때문이다.

문제 13-2

환자의 호소는 파킨슨병이 있다는 것을 강하게 시사한다. 의자에서 일어나기와 침대에서 돌아눕기의 어려움 그리고 걷는 도중 '동결', 이 조합은 근육 경축(rigidity)을 시사한다(의자에서 일어서기나 침대에서 돌아눕기의 어려움 자체만 가지고 반드시 추체외로 질환을 시사한다고 할 수 없다. 걷는 중의 '동결'은 고전적인 파킨슨병의 징후이다). 약한 목소리와 쉰 목소리는 파킨슨 증후군 환자가 흔히 호소하는 것이다. 말더듬 같은 반복 또한 흔한 호소이다. 나의 진단: 파킨슨병과 과소운동형 마비말장애.

문제 13-3

전방 말실행증 환자와 후방 말실행증 환자 사이의 말오류와 말행동의 차이는 말구성과 산출의 다른 단계에서의 문제를 시사하고, 이는 치료의 접근법이 달라야 한다는 것을 말한다.

전방 말실행증 환자의 말오류는 정신적(mental)이라기보다는 운동성(motoric)인 것으로 보인다. 전방 말실행증 환자는 조음기를 적절한 운동 패턴으로 의도적으로 통제하려고 애를 쓸 때 근육 움직임이 매우 힘들어 보인다. 조음 운동은 느리고 둔하고 애를 쓰는 듯하고, 자기 수정 시도는 느리고 힘들어 보인다. 전방 말실행증 환자는 오조음을 산출하면서 그것을 알고 있는 것처럼 행동한다. 그들은 음절이나 단어의 중간에 멈추고 오류를 수정하려고 시도한다. 그들의 자기 수정 노력은 하나의 소리나 음절에 초점을 두는 경향이 있는데, 이는 그들이 어떤 소리가 틀렸는지 정확하게 알고 있다는 것을 보여 준다. 그들은 종종 음절, 단어 사이에 중립 모음을 삽입한다. 이러한 행동은 오류를 즉각적으로 작업 중에 인식한다는 것을 시사한다.

후방 말실행증 환자의 말오류는 운동성이라기보다는 정신적이다. 후방 말실행증 환자는 유창하게 말을 하며 근육 움직임이 별로 힘들어 보이지 않는다. 그들의 자기 수정 시도는 유창하고 손쉽게 하지만 항상 성공적인 것은 아니다. 후방 말실행증 환자는 수정을 시도하기 전에 자신이 말한 것을 들어봐야만 할 것처럼 행동한다. 그들의 자기 수정 행동은 특정 음을 목표로 하지 않는 경향이 있고, 일반적으로 다음절 단어나 구를 특정 음에 초점을 두지 않은 채로 반복적으로 자기 수정을 시도한다. 그들의 자기 수정에서 여러 목표를 잡는 방식은 그들이 정확하게 어떤 음이 오류인지를 인식하지 못할 수도 있다는 것을 시사한다. 지속적인 수정 시도에서 조음 오류는 종종 다른 곳에서 발생하고 다른 종류의 오류(예: 대치, 치환)를 보인다.

전방 말실행증 환자의 문제는 말산출 근육이 명령대로 움직이지 않는 것처럼 보인다. 명령은 옳지만 집행에 결함이 있다. 후방 말실행증 환자의 문제는 말산출 근육은 명령대로 움직이지만, 그 명령이 틀린 것처럼 보인다.

내 생각에 전방 말실행증 환자의 말장애는 말산출 운동을 조직하고 실행하는 데 문제를 보이는 반면 후방 말실행증 환자의 말장애는 단어의 음운적 이미지를 인출하는 것 그리고/또는 보유하는 것의 문제와 아마도 실행을 위해 그러한 이미지의 신경 표상(neural representation)을 전운동피질(premotor cortex)로 가져오는 것의 문제인 것 같다. 전방 말실행증 환자는 조음기들이 자신이 원하는 대로 움직이게 하기 위해 매우 열심히 노력하고, 자신의 말오류에 대해 놀라기보다는 화를 낸다. 후방 말실행증 환자는 단어를 말하는 데는 문제가 없지만 자신이 말한 것 때문에 계속 놀란다(음운적으로 복잡한 자료가 그들에게 어려울 것이라는 것이 일반적인 생각이지만, 그들은 종종 음운적으로 복잡한 자료를 시도하기 전에 "아이고 세상에, 이건 정말 대단하겠는데!"와 같은 말을 하기도 한다. 흥미롭게도, 이런 말은 거의 항상 유창하고, 힘들이지 않고, 음운적으로 정확하다).

내 생각에는 환자의 문제가 말의 운동적 측면과 관련이 있을 때(전방 말실행증), 음운 위치, 음운 유도, 발음 훈련 그리고 재조직화와 같은 치료 방법이 적절한 것 같다. 그러나 음운 인출, 보유, 부호화와 관련된 문제가 있는 후방 말실행증 환자에게는 부적절한 것 같다. 나는 일반적으로 '후방 말실행증'의 말특성은 문자 착어라고 부르는 것이 적절한 것 같고, 그들은 운동적인 장애보다는 음운 보유, 인출 그리고 전송에 문제를 보인다고 주장하는 사람들에 동의한다. 나에게는 '후방 말실행증'이 전도 실어증 증후군의 한 부분 같다고 생각된다. 그런 환자들을 위해서는 나는 그들의 말산출뿐만 아니라 실어증에 대한 치료를 할 것이다. 나는 (전도 실어증 환자에서 거의 항상 장애가 있는) 청각적 이해력과 아마도 단어 인출의 치료를 하고, 또한 따라말하기 훈련을 포함할 텐데, 환자는 음운정보에 대한 단기 보유를 강화하기 위해 단어와 구에 대한 그들의 반응을 지연시켜야만 한다. 소리 내어 읽기 훈련을 포함할 수 있는데, 환자에게 어렵다고 생각되는 단어에 밑줄을 치게 한 다음 그것을 산출하기 위한 책략을 마련하여 도울 것이다. 만약 환자가 제한적인 보유 폭(retention span)을 보인다면(많은 전도 실어증 환자가 그렇다), 나는 숫자 또는 단어 목록(특히, 음운적으로 복잡한 단어를 포함한 단어 목록)의 단기 보유에 대해 일부 치료를 할 수 있다.

문제 13-4

Darley, Aronson과 Brown이 드문드문 나타나는 오류 없는 유창한 발화(islands of error-free speech)라는 공식적인 정의를 출판한 적이 있는지 의심스럽다. 그들은 그들의 저술에서 '유창한' 그리고 '잘 조음된'과 같은 표현을 사용하였다. 내가 알기로는, 그들이 유창하다는 것이 의미하는 바에 대해 정의를 내리지 않았지만, 당시 관용적으로 유창성(fluency)은 말의 운율적 특성(속도, 타이밍, 억양, 강조 강세)을 지칭하는 데 사용되었다. 나는 Darley, Aronson과 Brown이 '유창한'이라는 단어를 사용했을 때 이러한 특성을 염두에 둔 것이라고 생각한다.

'유창한'이라는 말을 정상적인 속도, 타이밍, 억양 그리고 강조 강세로 바꾸면 더 특정적인 라벨(정상적인 속도, 타이밍, 억양과 강조 강세를 가진 잘 조음된 말의 부분)이 된다. 새로운 라벨은 마비말장애로부터 말실행증을 아주 잘 구별하는데, 과다운동형 마비말장애는 예외이다. 왜냐하면 일부의 과다운동형 마비말장애 환자는 불수의적 운동들 사이에는 유창하게 조음의 오류 없이 말할 것이기 때문이다. 일부 실조형 마비말장애 환자는 상대적으로 잘 조음된 말의 구간이 있을 것이지만, 비정상적 억양과 강조 강세 패턴 때문에 그들의 말 패턴에는 드문드문 나타나는이라는 라벨이 부적절하다. 다른 마비말장애 유형(경직, 이완, 과소운동형)을 나타내는 환자들은 일반적으로 잘 조음된 말의 구간이나 정상적인 억양과 강조 강세 구간을 보이지 않으며, 따라서 그들의 말 패턴에 독립적 부분이라는 라벨이 확실히 부적당하다.

드문드문 나타나는 오류 없는 유창한 발화(islands of error-free speech)에 대한 나의 정의는 말을 하는 동안 정확하게 조음되고 정상적인 말속도와 타이밍과 억양, 그리고 강세 패턴이 정상인 구간이다. 이러한 정의는 말실행증에서 보이는 현상을 과다운동형 마비말장애 환자가 보이는 오류 없는 말의 구간으로부터 구분해 내지 못한다. 그러나 이는 그렇게 중요한 관건이 아닌데, 왜냐하면 과다운동형 마비말장애 환자가 보이는 운동장애는 그들이 말실행증을 가지고 있지 않다는 것을 분명하게 보여 주기 때문이다.

문제 13-5

환자의 신경학적 검사가 정상이고, 구개, 인두, 후두 근육의 약화가 없으며 나아가 이러한 근육의 운동 범위가 정상인 점은 상부운동신경 또는 하부운동신경의 병리의 문제를 제외시킨다. 환자의 정상 조음과 공명 또한 상부운동신경과 하부운동신경이 적절하게 기능하고 있다는 것을 시사한다. 보행장애, 측정이상, 스캐닝 구어(scanning speech)가 없다는 것과 환자의 조음이 정상이라는 것은 소뇌 병리가 있다는 것에 어긋난다. 따라서 추체외계가 가능한 신경병리 영역으로 남게 된다. 환자의 말의 이상은 전통적인 과소운동형 마비말장애 또는 과다운동형 마비말장애 어느 쪽에도 잘 맞지 않는다. 환자의 급등하는 음성 크기는 어떤 측면에서 파킨슨병 환자의 증가하는 말속도와 유사하다. 파킨슨병 환자는 종종 처음에는 정상적인 말속도로 말을 시작하지만, 말을 지속하면서 속도가 증가하여 극단적으로 말을 빨리 한다. 말이 너무 빨라서 조음이 더 이상 유지되지 않고, 흐리고 불분명해진다. 내 생각에 이 환자는 비슷한 현상을 보이는데, (말속도가 아니라) 음성 크기를 조절하지 못하는 점이 예외이다. 나는 이 환자가 기저핵의 손상이나 신경화학적 이상이 있는 것으로 추측하며, 아마도 작업하는 도중 그가 다룬 제초제에서 독성 화학물에 노출된 것과 관련이 있을 것이다.

또 하나의 경우는 이 환자의 말의 이상이 심인성일 수 있다는 것이지만, 이 가능성은 낮은 것 같다. 환자의 말의 이상은 일반적으로 심인성 음성장애에서 보이는 것과 다른데, 그들은 발성 불능증과 쉰 목소리를 나타내는 경향이 있다. 이 환자의 말의 이상은 점차적으로 발생한 것인데, 심인성 장애는 몇 시간에서 며칠에 걸쳐 빠르게 발생하고 종종 생활의 스트레스가 있을 때 또는 그것이 예견될 때에 나타난다.

나는 신경과 의사에게 시도적 치료요법으로 항파킨슨 약물을 주고 약물이 환자의 음성 이상을 사라지게 하는지 보도록 권고할 것 같다. 만약 환자의 증상이 약물로 조절된다면, 이는 추체외계 병리라는 진단을 지지해 주는 것이 될 것이다(그러나 여전히 약물 효과가 위약 효과를 나타낼 가능성이 있다. 이 가능성은 항파킨슨 약물치료 전에 위약 단계를 거쳐야만 확인할 수 있을 것이다).

용어 해설

가면 얼굴(masked face). 안면 근육의 경축으로 인한 변화 없는 얼굴 표정. 파킨슨병의 두드러진 특징이다.

가성연수 정서(pseudobulbar affect). 단순한 자극에 정서적으로 과도하게 반응하는 증상. 뇌손상의 초기 증상(대개는 일시적 증상)인 경우가 많다.

가성치매(pseudodementia). 치매의 증상이라고 할 수 있는 (인지 결함, 식욕부진, 수면장애, 사회적 위축감, 무관심 등의) 행동 및 인지적 징후를 보이지만, 우울증이나 다른 질병 또는 치매 이외의 상태에 의한 경우.

가속 손상(acceleration injury). 움직이는 머리가 고정된 표면에 부딪힐 때 또는 움직이는 물체가 고정된 머리에 부딪혀 머리가 정지된 위치로부터 빠르게 움직일 때 뇌손상이 발생한다. 선형가속 손상(linear acceleration injury)은 머리를 직선 경로로 이동시키는 힘에 의해 야기된다. 각가속 손상(angular acceleration injury)은 머리가 충격이 가해진 경로로부터 각을 이루며 이동하고 그것이 반복될 때 야기된다. [타격손상(coup injury), 반충손상(contre-coup injury), 광범위 축삭손상(diffuse axonal injury), 평행이동 외상(translational trauma) 참조]

가속보행(festinating gait). 보폭이 좁고 빠른 걸음. 파킨슨병 환자들의 흔한 증상.

가족성(familial). 뚜렷한 유전 패턴은 보이지 않지만 다른 일반 가족보다 그 가족에서 질병이 더 많이 나타나는 경우. 질병이 있는 부모의 자손에게 동일한 질병이 유전될 정확한 확률은 알 수 없다. (유전성 참조)

각성, 주기적(alertness, phasic). 자극에 대한 수용 능력이 빠르게 변화함.

각성, 긴장성(alertness, tonic). 자극에 대한 지속적 수용 능력.

각이랑(angular gyrus). 측두-두정-후두엽이 만나는 부근, 실비우스열 뒤쪽 끝의 도드라진 이랑. 각이랑의 손상은 보통 읽기와 산술 능력의 장애를 초래하기도 한다.

간뇌(diencephalons). 뇌반구의 깊은 곳에 위치한 중추 영역. 시상과 기저핵을 포함한다. 운동 활동과 감각 경험에 대한 조절과 통합에 중요한 역할을 한다.

감각과민(hyperesthesia). 자극에 대한 비정상적인 민감한 반응.

감각이상(paresthesia). 자극이 없음에도 불구하고 비정상적으로 감각을 느끼는 증상(따끔거리거나 화끈거림)

감각저하(hypesthes, hypoesthesia). 저하된 감각.

감별진단(differential diagnosis). 유사한 여러 질환 또는 상태를 변별하는 것.

강화(reinforcement). 정적 강화(positive reinforcement)는 행동의 빈도를 증가시키기 위하여 바람직한 행동 직후 정적 결과물을 제공하는 것. 부적 강화(negative reinforcement)는 행동의 빈도를 증가시키기 위하여 바람직한 행동 직후 부정적 결과물을 제거하는 것.

결속성(cohesion). 담화 내 단어들 간의 관계 정도.

경동맥(carotid artery). 외경동맥과 내경동맥이 각각 두 갈래씩 있다. 외경동맥은 얼굴에 혈액을 공급하고, 내경동맥은 윌리스 고리를 거쳐 뇌에 혈액을 공급한다.

경막외(epidural). 경막과 두개골 사이.

경막하(subdural). 경막과 지주막 사이.

경색(infarct). 혈액 공급 저하로 인한 조직 손상.

경직 포획(spastic catch). 검사자가 경직된 근육을 빠르게 잡아당길 때 근육 긴장이 갑작스럽게 증가하는 것.

경직(spasticity). 상부운동신경 손상에 의해 발생하는 휴식 시 근육의 비정상적인 긴장 증가.

경축(rigidity). 어떤 방향으로 움직여도 동일한 근육의 저항. 파킨슨병의 두드러진 특징이다.

고랑(sulcus, 복수형은 sulci). 대뇌 표면의 '계곡(valley)'. [(열(fissure) 참조할 것.]

고립 증후군(isolation syndrome). 우세 반구의 언어 중심 영역이 다른 뇌영역으로부터 단절되어 나타나는 실어증 증후군. (연결피질운동 실어증과 연결피질감각 실어증 참조)

고유감각(proprioception). 보지 않고도 머리와 사지의 위치를 파악할 수 있는 능력.

골상학(phrenology). 개인의 특성이 머리의 모양 및 윤곽과 관련이 있다고 하는 19세기 유사 과학.

공(foramen). 구멍. 두개골에는 여러 개의 공이 있다. 그 공을 통하여 혈관과 신경이 통과한다. 가장 중요한 공은 대공(foramen magnum)으로, 이는 뇌줄기가 빠져나가는 통로이다. 척수뼈 사이의 척수에도 신경과 혈관이 통과해 가는 여러 구멍(추간공, intervertebral foramina)이 있다.

과립소강변성(granulovacuolar degeneration). 알츠하이머 치매, 기타 신경 질환, 일부 정상 노인에서 볼 수 있는 신경 기형. 뉴런 내에 있는 액체로 채워진 작은 공간의 병리적 변화와 뉴런 기능의 저하가 나타난다.

과잉 장애(excess disability). 환자의 기능적 장애가 신체적, 인지적, 정신적 상태에 비추어 예측되는 정도보다 더 심하게 나타나는 경우.

관념실행증(ideational apraxia). 의도하는 움직임의 완수에 요구되는 개념, 지식, 사고의 결함으로 인하여 연속적 움직임을 수행하는 데에 장애가 생기는 것.

관념운동 실행증(ideomotor apraxia). 움직임에 필요한 운동 계획 또는 운동 패턴을 조직화하는 능력의 결함으로 인하여 연속적 움직임을 수행하는 데에 장애가 생기는 것.

관류저하(hypoperfusion). 불충분한 혈류량 또는 혈압에 의해 발생하는 대뇌의 혈액 공급 감소.

광범위 축삭손상(diffuse axonal injury). 축삭의 광범위한 손상. 축삭의 가속 손상에 의해 발생한다.

괴사(necrosis). 뇌조직이 죽은 상태.

교련섬유(commissural fibers). 대뇌 양반구를 연결하는 신경섬유들. 뇌량은 대뇌의 중요한 교련섬유이다. 앞쪽 교련섬유와 뒤쪽 교련섬유은 뇌량보다는 작은 교련섬유이다.

교련절개술(commissurotomy). 뇌량절단술. 뇌량을 절단하는 수술.

구강안면 실행증(buccofacial apraxia). 구강근육의 관념운동 실행증.

구성 실행증(constructional apraxia). 기하학적 형상을 베껴 그리지 못하는 증상. 운동계획의 장애라기보다 시공간 지각 및 통합력 결함으로 여겨진다. (잘못된 명칭.)

구성장애(constructional impairment). 기하학적 형상이나 3차원 구조를 모사하지 못하는 증상.

구심성(afferent). 감각성.

구어 실행증(verbal apraxia). 말실행증(apraxia of speech) 구어 조음에 필요한 운동계획의 장애. 구어 실행증은 브로카 실어증을 동반하는 경우가 많다. (실행증 참조)

구역 반사(gag reflex). 인두벽이나 혀 뒤쪽을 자극하였을 때 나타나는 기침이나 구역질 반응.

구체성(concreteness). 메시지, 사건, 상황의 추상적, 간접적, 함축적 의미를 파악하지 못함.

국소(focal). 신경계의 제한된 영역에 영향을 미침. 반대말은 광범위(diffuse)

국소뇌혈류(regional cerebral blood flow, rCBF). 뇌혈류를 측정하는 실험 방법. 소량의 방사선 물질을 혈류에 주입하여 물질이 집중되는 영역을 특수 탐지기와 컴퓨터를 이용하여 분석한다.

국소화(localization). 환자의 증상을 신경 손상 영역과 연결시켜 신경계의 기능적 구조를 이해하고자 하는 접근법. 신경계의 어떤 영역의 손상이 특정 장애 패턴을 초래하면, 그 기능을 손상된 영역에 할당한다.

규준(norms). 규준을 적용할 전체 집단을 대표하는 샘플 집단의 검사 수행력을 요약한 통계치. 샘플 집단의 평균과 표준편차는 개인의 수행력을 규준 집단의 수행력과 관련지어 설명하는 데에 필수적인 규준 통계자료이다.

그물체(reticular formation). 뇌줄기의 주요 핵심부에 있는 구조. 사람의 전반적인 의식 수준을 조절한다.

근섬유다발수축(fasciculations). 불수의적인 근섬유 움직임. 시각적으로 볼 수 있다.

근육 위축(atrophy). 근육 조직의 수축과 소실.

근육간대경련(myoclonus). 근육섬유 수축에 의한 미세하고 짧고 불규칙적인 경련. 근육섬유 위의 피부가 울룩불룩하는 것처럼 보이기 쉽다.

근육긴장이상(dystonia). 근육의 지속적인 불수의적 수축. 비틀림연축(torsion spasm)이라고도 한다.

근육긴장저하(hypotonia). 휴식 시 근육 긴장이 비정상적으로 감소한 상태.

근육긴장항진(hypertonia). 휴식 시 근육이 비정상적으로 과도하게 긴장된 상태.

근육병증(myopathy). 근육의 질환.

근육염(myositis). 근육의 염증.

근전도검사(electromyography, EMG). 미세한 전극 침을 근육에 주입하여 근육의 전기 활동을 기록하는 실험 절차.

기능, 장애, 건강의 국제적 분류(International Classification of Functioning, Disability, and Health, ICF). 세계보건

기구가 ICIDH-2를 대체하기 위하여 수정한 코딩 및 분류 체계. ICF는 장애와 기능을 건강 상태(예: 질병, 장애, 상해), 개인적 요인(예: 나이, 교육, 경험, 대처방식), 환경적 요인(예: 사회적 태도, 제도 및 사회 정책, 건물 구조, 기후) 사이에 발생하는 상호작용의 산물로 간주한다.

기능적 의사소통(functional communication). 일상생활에서의 의사소통.

기능해리(diaschisis). 손상된 영역과 멀리 떨어져 있는 뇌 영역의 기능 손상. 두 영역은 위치적으로는 멀리 떨어져 있지만 신경로로 연결되어 있다.

기억, 서술(memory, declarative). 서술기억. 사물에 대하여 아는 것(이름, 얼굴, 장소, 상황 등)

기억, 일화(memory, episodic). 일화기억. 개인적으로 경험한 사건에 대한 기억.

기억, 장기(memory, long term). 장기기억(이차 기억이라고도 함). 일부 기억 모델의 3단계. 매우 큰(아마도 무한한) 기억 용량을 가진다. 장기기억에 저장된 정보는 만약 소멸된다 하더라도 그 과정이 매우 천천히 진행된다. 우리의 지식과 감각에 대한 저장소로 여겨진다.

기억, 절차(memory, procedural). 절차기억. 사물을 어떻게 사용하는지에 대해 아는 것(예를 들어 커피 타기, 페인트 칠하기 등)

기억, 미래계획(memory, prospective). 미래계획기억(전향기억). 시간의 어떤 지점에서 해야 하는 것을 기억하는 능력(기억할 것을 기억하기)

기억, 회고(memory, retrospetive). 회고기억(후향기억). 과거 경험과 과거에 습득한 지식에 대한 기억.

기억, 의미(memory, semantic). 의미기억. 저장되어 있는 일반적인 지식.

기억, 감각(memory, sensory). 감각기억(감각 레지스터라고도 함). 일부 기억 모델의 첫 번째 단계. 자극의 흔적이 매우 짧은 기간 동안 저장된다. 흔적은 빠르게 소멸되고 되뇌기(rehearsal)에 의해 유지되지 못한다.

기억, 단기(memory, short-term). 단기기억(일차기억이라고도 함) 일부 기억 모델의 두 번째 단계. 정보는 되뇌기에 의해 유지될 수 있다. 되뇌기를 하지 않으면 정보는 몇 분 안에 소멸된다. 단기기억은 제한된 저장소를 가진다. 한 번에 단지 몇 개의 정보만이 저장될 수 있다.

기억, 작업(memory, working). 작업기억. 단기기억으로부터 얻은 정보 또는 장기기억으로부터 인출된 정보에 대한 처리과정이 일어나는 정신적 공간.

기억상실(amnesia). 기억을 잃음. 기억 장애.

기억상실, 외상전(memory loss, pretraumatic). 외상전 기억상실. 뇌손상이 일어나기 직전 일정 시간 동안의 기억상실. 후향 기억상실(retrograde amnesia)이라고도 한다.

기억상실, 외상후(memory loss, posttraumatic). 외상후 기억상실. 뇌손상이 일어난 후 일정 동안의 기억상실. 전향 기억상실(anterograde amnesia)이라고도 한다.

기저동맥(basilar artery). 두 갈래의 척추동맥을 윌리스 고리(circle or Willis)의 뒤쪽 부분에 연결해 주는 동맥. 기저동맥은 뇌교의 앞쪽을 따라 위로 올라가면서 뇌교에 혈액을 공급한다.

기저핵(basal ganglia). 간뇌 안 시상에 인접해 있는 여러 핵들. 자세를 조정하고 운동 시 관성력을 보완하는 주요 근육을 조절하는 역할을 한다. 누가 기술하느냐에 따라 달라지기는 하지만, 기저핵에는 미상핵(caudate nucleus), 조가비핵(putamen), 담창구(globus pallidus), 시상하부핵(subthalamic nucleus), 흑질(subtantia nigra)이 포함된다.

내강(lumen). 혈관 내 열린 통로.

내용없는 발화(empty speech). 구문적으로는 문제가 없으나 전달하는 의미가 거의 또는 전혀 없는 구어. 특정한 단어 대신 '이거', '그거'와 같은 대용어를 자주 사용한다.

내포(internal capsule). 기저핵에서 피질연수로와 피질척수로에 해당하는 부분.

뇌 가소성(cerebral plasticity). 뇌 손상을 입었을 때 잃어버린 기능을 다른 뇌영역으로 재할당하는 뇌의 역량. 뇌 가소성은 영아에서 가장 크게 나타나고 나이가 들수록 점차 퇴화한다.

뇌교(pons). 뇌줄기의 세 부분 중 가운데 영역. 세 개의 뇌신경핵과 균형과 청각에 관여하는 일부 신경핵이 위치한다.

뇌내(intracerebral). 대뇌 안.

뇌농양(brain abscess). 세균, 곰팡이, 기생충의 감염에 의해 뇌조직이 파괴되는 것.

뇌량(corpus callosum). 대뇌의 양반구를 연결하는 대표적인 교련섬유. 양반구 간 신경전달은 대부분 뇌량을 통해 이루어진다.

뇌병증(encephalopathy). 뇌와 수막에 영향을 미치는 병리 증상.

뇌섬엽(insula). 대뇌외측열 안으로 접혀 있는 피질 부분. 라일의 섬(island of Reil)이라고 불리기도 한다. 덮개(operculum)가 뇌섬엽을 둘러싸고 있다.

뇌신경(cranial nerves). 머리와 목의 운동 및 감각을 담당하는 말초신경. 대부분의 뇌신경은 뇌줄기에서 중추신경계와 연결되어 있다.

뇌실(ventricles). 대뇌 뇌실(cerebral ventricles)이라고도 함. 뇌 안에 액체로 채워져 있는 공간. 2개의 측뇌실, 제3뇌실, 제4뇌실, 총 네 개의 뇌실이 있다.

뇌실간공(interventricular foramen). 뇌척수액이 흐르는 측뇌실과 제3뇌실 간의 작은 통로. 먼로공(foramen of Munro)이라고도 한다.

뇌졸중(stroke). 혈액 공급 중단으로 인한 일시적인 또는 영구적인 뇌기능 손상. 뇌혈관손상(CVA) 또는 뇌사고(brain attack)라고도 한다.

뇌줄기(brain stem). 뇌의 기저, 척수의 상부에 위치한 줄기 같은 구조. 뇌줄기에는 생명유지에 필수적인 기능을 조절하는 센터들과 대부분의 뇌신경핵이 있다. 해부학자들은 뇌줄기를 중뇌(midbrain)(윗부분), 뇌교(pons)(중간부분), 연수(medulla)(아랫부분)로 나눈다.

뇌척수액(cerebrospinal fluid, CSF). 뇌실을 채우고 대뇌, 뇌줄기, 소뇌, 척수를 감싸고 있는 맑은 무색의 액체.

뇌파검사(electroencephalogram, EEG). 대뇌피질의 전기활동을 측정하여 지면에 그래프로 제시해 주는 실험 평가.

뇌혈관손상(cerebrovascular accident, CVA). 혈액 공급 이상으로 인한 뇌기능의 일시적 또는 영구적 손상. 뇌졸중(stroke) 또는 보다 최근에는 뇌사고(brain attack)라고도 한다.

눈근육마비(ophthalmoplegia). 눈 운동을 담당하는 근육의 마비.

느리게 진행하는 실어증(slowly progressive aphasia). 뚜렷한 기억장애와 인지장애는 동반되지 않은 채 수 개월에서 수 년에 걸쳐 언어장애가 점차적으로 진행되는 증상. 언어장애의 첫 징후가 나타나고 나서 몇 개월에서 몇 년이 지난 후 인지장애가 나타나기도 한다.

뉴런(neuron). 신경세포

다발(fasciculus). 다른 뇌 엽의 영역들을 연결하는 섬유로. 중요한 세 개의 다발에는 활꼴 다발(arcuate fasciculus), 갈고리 다발(uncinate fasciculus), 띠다발(cingulum)이 있다.

다변증(logorrhea). 말의 강박(press of speech) 참조.

다형아교모세포종(gliolblastoma multiforme). 흔한 악성 신경아교 종양.

단어 유창성(word fluency). 생성 이름대기 참조.

단일마비(monoplegia). 사지 중 하나의 마비.

대뇌(cerebrum). 우리가 흔히 뇌라고 생각하는 것. 두 개의 반구가 있다.

대뇌낫(falx cerebri). 대뇌세로열(longitudinal cerebral fissure)을 따라 앞에서 뒤쪽을 덮고 있는 단단한 경막 시트. 때때로 낫(falx)으로 줄여서 부르기도 한다.

대뇌동맥(cerebral arteries). 각 뇌반구에는 3개의 대뇌동맥이 있다. 전대뇌동맥(anterior cerebral artery), 중대뇌동맥(middle cerebral artery), 후대뇌동맥(posterior cerebral artery)이 그것인데, 이 대뇌동맥들은 뇌반구를 전, 중, 후 부분으로 각각 나눈다.

대뇌세로열(longitudinal cerebral fissure). 양반구를 나누어 주는 대뇌피질의 깊은 고랑[대뇌반구간열(interhemispheric fissure) 또는 상부세로열(supreior longitudinal fissure)이라고도 한다. 아마도 상부세로 대뇌반구간열이라 부르는 게 좋을 듯하다].

대뇌수도관(cerebral aqueduct). 제3뇌실과 제4뇌실 사이의 길고 좁은 통로. 대뇌수도관이 막히면 수두증(hydrocephalus)(뇌실의 팽창)이 되기 쉽다. 대뇌수도관은 실비우스 수도관(aqueduct of Sylvius)이라 불리기도 한다.

대뇌외측열(lateral cerebral fissure). 각 뇌반구의 전두엽과 두정엽으로부터 측두엽을 나누어 주는 깊은 고랑. 실비우스열(fissure of Sylvius) 또는 전두측두두정열(frontotemporoparietal fissure)이라고도 한다.

대뇌우세(cerebral dominance). 한쪽 뇌반구가 말과 언어에 일차적 책임이 있다는 믿음(오른손잡이의 경우는 좌반구)

대동맥(aorta). 심장으로부터 나오는 가장 중요한 동맥.

대면이름대기(confrontation naming). 사물, 그림, 컬러 모형 등에 대해 그 이름을 말하는 것.

대조 강세 연습(contrast stress drill). 'Bob hit BILL'과 같은 문장에서 특정 단어(Bill)에 과장되게 강세를 두어 말하도록 연습하는 마비말장애 또는 말실행증의 치료 방법.

덮개(operculum). 뇌섬엽을 둘러싸고 있는 대뇌피질 조각.

독소혈증(toxemia). 이물질에 의한 뇌조직의 염증 또는 중독.

동맥경화(arteriosclerosis, atherosclerosis). 동맥벽이 울퉁불퉁해지고 지방 침전물이 쌓이는 질병 과정. 이 침전물을 동맥경화 플라크라고 한다.

동맥류(aneurysm). 동맥벽이 약화되어 동맥이 풍선처럼 부푼 상태. 동맥류는 출혈로 이어지기 쉽다.

동맥조영검사(arteriography). 혈관조영검사 참조.

동어반복증(palilalia). 단어와 문장의 불수의적 반복.

동정맥기형(arteriovenous malformation, AVM). 얇은 벽의 약한 정맥이 뇌 표면 또는 뇌 내부의 동맥과 얽혀서 만들어진다.

동측(homonymous). 시야 또는 망막의 동일한 편 반쪽.

동측(ipsilateral). 같은 쪽(반대측 참조).

동통성 틱(tic douloureux). 삼차신경의 염증으로 발생하는 때리고 찌르는 듯한 통증.

두개 덮개(cranial vault). 두개골 안쪽 공간. 이곳에 대뇌와 소뇌가 있다. 경막에 의해 공간들이 나뉜다. 가장 큰 두 개의 경막 시트는 대뇌낫(falx cerebri)과 소뇌천막(tentorium cerebelli)이다.

두개경유 도플러 초음파(transcranial Doppler ultrasound). 음파를 머리에 투과한 후 컴퓨터가 음파의 주파수 변화를 분석함으로써 혈압과 혈류 흐름을 측정하는 실험 검사.

두정엽(parietal lobe). 중심열 뒤와 외측열 위의 뇌 영역. 두정엽은 체감각(피부, 근육, 관절, 힘줄의 감각)에 중요한 역할을 한다.

둔주 상태(fugue state). 몇 분에서 몇 일간 지속되는 의식 장애. 둔주 상태 동안 환자는 규칙적인 일상 활동을 한다. 그러나 환자는 그 기간 동안 일어났던 일을 기억하지 못한다.

뒤쪽뿔세포(posterior horn cell). 척수의 뒤측면에 위치한 척수감각세포.

등장성(isotonic). 동적인 저항에 대항하여 미는 것.

등척성(isometric). 정적인 저항에 대항하여 미는 것.

떨림(tremor). 주기적인 작은 진폭의 불수의적 움직임. 대개 말단(몸통에서 먼) 근육이 중심부(몸통에 가까운) 근육보다 더 심하다.

렌즈핵(lenticular nucleus). 조가비핵과 담창구(기저핵)

루이소체(Lewy bodies). 뉴런의 세포체에 비정상적인 단백질 축적. 루이소체의 증식은 루이소체 치매의 원인이 된다.

마비(-plegia). 마비(paralysis)를 나타내는 접미사.

마비(palsy). paralysis와 같은 용어.

마비말장애(dysarthria). 구어 관련 신체 기관의 운동 또는 감각기능에 영향을 미치는 신경계 손상으로 인한 다양한 유형의 말장애.

마음 이론(theory of mind). 다른 사람의 상태를 감지하는 능력.

말단(distal). 몸통에서 먼.

말의 강박(press of speech). 다변증(logorrhea)이라고도 함. 과도하게 말이 많은 증상. 경도에서 중등도의 베르니케 실어증 환자 또는 전도 실어증 환자에서 볼 수 있다.

말초신경계(peripheral nervous system, PNS). 뇌신경과 척수신경으로 구성되어 있음. 하위운동신경이라고도 한다.

맞교차하다(decussate). 중심에서 교차하는 것. 연수에서 추체로가 중추신경계의 한쪽에서 다른 쪽으로 교차하는 것을 일컫는다.

매개(mediation). 다른 (대개 중립적인) 반응을 통해 특정 반응을 유도하는 것. 예를 들어 복잡한 단어를 쓸 때 철자를 중얼거리는 것.

맥락얼기(choroid plexus). 뇌척수액을 생산하는 뇌실 조직.

멜로디 억양 치료(melodic intonation therapy, MIT). 중도 실어증 환자를 대상으로 구어를 촉진하기 위하여 멜로디와 과장된 억양을 사용하는 치료 절차.

무감각(anesthesia). 감각의 완전 손실.

무도무정위운동(choreoathetosis). 무도증과 무정위운동의 혼합된 형태. (무도병과 무정위운동 참조)

무도병(chorea). 빠르고 힘이 들어가는 불수의적 움직임을 보이는 질병. 발리즘은 극단적 형태의 무도병으로, 불수의적 움직임에 의해 팔다리가 격렬하고 크게 내둘리는 양상을 보인다. (ballism이라는 단어는 ballistic과 어원이 같다.)

무시(neglect). 주변 공간의 특정 부분에 주의를 하지 않는 것. 대부분은 주변 공간의 반쪽에 주의를 하지 않는 것처럼 보인다(편측공간무시). 비우세반구 병리의 흔한 증상이다.

무정위운동(athetosis). 느리고, 비틀거리고, 꿈틀거리고, 통제되지 않는 근육 움직임.

문단 종속성(passage dependency). 담화이해력 평가에서 질문에 답하기 위해 읽거나 들은 담화로부터 얻은 정보에 의존하는 정도.

반마비(hemiplegia). 신체 한쪽의 팔과 다리 마비.

반맹(hemianopsia, hemianopia). 시야의 절반이 안 보이는 증상. 동측 반맹(homonymous hemianopsia)은 각 눈의 동일한 편(좌측 또는 우측) 반쪽 시야가 안 보이는 경우를 말한다. 이측 반맹(heteronymous hemianopsia)은 각 눈의 반대편(좌측 또는 우측) 반쪽 시야가 안 보이는 경우를 말한다.

반사(reflex). 자극에 대한 자동적이고 불수의적인 반응. 반사는 크게 표재반사(superficial reflex)와 심부건반사(deep tendon reflex)의 두 범주로 나뉜다. 표재반사는 신체표면의 접촉, 간지럼, 쓰다듬기 등으로 유도되는 것이고, 심부건반사는 근육이나 힘줄을 두드리거나 갑자기 펼 때 나타나는 것이다. (구역반사, 삼킴 반사, 손바닥 반사, 발바닥 반사, 슬개 반사, 빨기 반사 참조)

반충손상(contrecoup injury). 충격의 반대쪽에 손상을 입히는 뇌손상.

반향어(echolalia). 다른 사람이 말한 것을 따라말하는 증상. 뒤쪽 고립 증후군(posterior isolation syndrome) 환자의 공통적 특징.

발리즘(Balism). 무도병(chorea) 참조.

발바닥 반사(plantar reflex). 발바닥폄 반사(plantar extensor reflex) 또는 바빈스키 징후(Babinski sign)라고도 함. 발바닥을 세게 긁으면 발가락을 위로 올리면서 뻗는 증상을 보이는 병리적 반사. 발바닥굽힘 반사(plantar flexor reflex)는 발바닥을 긁었을 때 발가락이 펴지지 않고 발바닥 쪽으로 굽혀지는 것을 말하는데, 이것이 정상적인 반응이다.

발작(seizure). 뉴런의 비정상적 전기 방출에 의해 의식 소실이 발생하는 것. 경련(convulsions), 강직간대발작(tonic-clonic seizure), 대발작(grand mal seizures)과 같은 전신발작(generalized seizures)이 발생하면, 환자는 의식을 잃고 전신근육에 연축성 수축이 동반된다. 국소발작(focal seizures)과 같은 부분발작(partial seizures)이 발생하면, 환자는 의식을 잃지 않고 일부 근육에만 연축성 수축이 동반된다. 소발작(petit mal seizures)과 같은 결여발작(absence seizures)이 발생하면, 환자는 의식을 잃지 않고 연축성 수축도 경험하지 않지만 자극에 적절하게 반응하지 못한다.

발처짐 걸음(steppage gait). 다리 하부의 앞쪽 근육에 마비를 가진 환자들의 걸음 특징. 걸을 때 발가락이 아래로 처지므로 발이 지면에 끌리지 않게 다리를 비정상적으로 높이 들어 올리며 걷게 된다.

백분위수(percentile). 특정 점수보다 상위 또는 하위에 해당하는 규준 집단에 대한 개인의 백분율 점수. 예를 들어 어떤 사람의 점수가 95 백분위수에 해당한다면, 규준 집단의 94%가 그 점수보다 아래에 있다는 것을 의미한다.

백질(white matter). 대부분 축삭으로 이루어진 신경계 조직. 수초로 둘러싸여 있어 하얗게 보인다.

베르니케 뇌병증(Wernicke's encephalopathy). 티아민 결핍으로 인한 그리고 대개는 알코올중독과 관련이 있는 신경 질환.

베르니케 실어증(Wernicke's aphasia). 유창하지만 의미 없는 구어, 이해력 결함, 따라말하기 결함의 특징을 보이는 실어증 증후군.

베르니케영역(Wernicke's area). 측두-두정-후두엽 접속 부분의 피질 영역. 베르니케영역의 손상은 베르니케 실어증을 야기하는 것으로 알려져 있다.

벨 마비(Bell's palsy). 안면신경(7번 뇌신경)의 압축으로 인한 같은 쪽 하부 안면 근육의 마비 증상.

별아교세포종(astrocytoma). 흔하게 발생하는 양성 신경아교종(glioma)

병변 반대 측(contralateral). 다른 쪽. 신경학에서는 신경계 질환의 반대쪽 신체 부분을 의미한다.

보속현상(perseveration). 더 이상 적절하지 않은 반응을 반복하는 것. 예를 들어 빗을 보고 '빗'이라고 말한 후, 그 뒤에 제시하는 사물에도 계속 '빗'이라고 말한다.

보유 폭(retention span). 한 번에 일차기억(primary memory)으로 보유할 수 있는 정보의 양(대부분의 정상 성인의 경우 4개에서 10개 항목)

복시(diplopia). 이중 시선. 눈근육의 약화 또는 마비에 의해 발생하는 증상. 복시가 있으면 두 눈이 동일한 지점을 응시하지 못하고 이상이 있는 눈은 반대 방향으로 돌아간다.

부종(edema). 부풀어 오름.

불완전마비(paresis). 근육 약화.

브로카 실어증(Broca's aphasia). 구어의 비유창함, 이해력 양호함, 따라말하기 결함의 특징을 보이는 실어증 증후군.

브로카영역(Broca's area). 1차 운동피질의 아래쪽 앞 피질 영역. 브로카영역의 손상은 브로카 실어증을 초래하는 것으로 알려져 있다.

비가속 손상(nonacceleration injury). 고정된 머리에 움직이는 물체가 부딪혀 발생한 뇌손상.

비틀림 연축(torsion spasm). 근육긴장이상 참조.

빈스방거병(Binswanger's disease). 피질하 백질의 다발적 경색으로 인한 드문 질환.

빨기 반사(sucking reflex). 입술 또는 입술 주변을 만지거나 간질이면 불수의적으로 빠는 행동이 유발되는 병리적 반사.

사분맹(quadrantanopsia). 각 눈의 시야에서 반 이하가 보이지 않는 시각장애. (반맹 참조)

사지 실행증(limb apraxia). 팔다리의 관념운동 실행증. 실행증은 중앙부(proximal) 사지 근육(몸통에서 가까운 근육)보다 말단(distal) 사지 근육(몸통에 먼 근육)에서 더 심각하게 나타난다.

사지마비(quadriplegia). 양쪽 팔다리의 마비.

사회적 불리(handicap). 일상생활의 역할과 책임을 수행하는 개인 능력에 대해 구조적 또는 기능적 장애가 미치는 영향. 예를 들어 반마비로 인해 수입 활동 능력이 감소한 상태. 사회적 불리는 최근 세계보건기구에서 정치적으로 중립적인 용어인 '참여(participation)'로 바뀌었다.

사회적 타당도(social validation). 치료 프로그램으로 인한 변화의 임상적 유의성을 평가하는 방법. 개인의 일상생활 수행력에 대한 치료의 효과를 평가한다.

삶의 질(quality of life). 개인과 관련한 일상생활 활동에의 접근 및 성공적 참여 그리고 일상생활 조건에 대한 개인의 행복과 만족과 관련한 개념.

삼차신경통(trigeminal neuralgia). 동통성 틱 참조.

삼킴 반사(swalloing reflex). 혀의 뒷부분 또는 인두벽을 자극하면 일어나는 삼킴 반응.

상부운동신경(upper motor neuron). 추체로의 다른 명칭.

새발톱고랑(calcarine fissure). 양반구 후두엽의 깊은 열. 시각피질이 인접해 있어 중요하다.

색전(embolus). 혈액 속을 돌아다니는 작은 물질. 이 물질이 동맥을 막으면 색전성 뇌졸중이 발생한다.

생검(biopsy). 실험분석을 위하여 조직 샘플을 잘라내는 것.

생성이름대기(generative naming). 단어유창성, 범주 이름대기. 검사자가 제시하는 범주에 속하는 것의 이름을 산출하는 것. 예를 들어 '철자 F로 시작하는 단어를 모두 말해 보세요.' 또는 '생각나는 채소 이름을 모두 말해 보세요'. (대개 1분 동안 시간제한을 둔다.)

섬망(delirium). 저하된 의식 수준과 정신. 급성혼동상태(acute confusional state)라고도 한다.

성과(outcome). 치료의 장기적(최종) 결과.

소뇌(cerebellum). 측두엽 뒤쪽 아래에 위치한 작은 뇌처럼 생긴 구조. 의도적 움직임의 통합과 협응에 중요한 역할을 한다.

소뇌천막(tentorium cerebelli). 대뇌 바닥과 소뇌를 분리해 주는 단단한 경막 시트. 줄여서 '천막(tentorium)'이라고도 한다. 신경학자들은 머리덮개뼈의 수직적 위치를 표현하기 위하여 '천막위(supratentorial)'와 '천막하(subtentorial)'라는 용어를 사용하기도 한다.

손바닥 반사(palmar reflex). 움켜잡기 반사(grasp reflex)라고도 한다.손바닥을 긁을 때 유발되는 병리적 반사. 불수의적으로 손이 꽉 쥐어지고, 손바닥을 자극하는 물체를 손가락으로 꽉 쥐어잡는다.

손상(impairment). 개인의 구조적 또는 기능적 이상(예: 마비). 최근 세계보건기구에서는 '손상'을 정치적으로 중립적인 용어인 '신체 기능 및 구조(body function and structure)'로 교체하였다. (장애, 사회적 불리 참조)

손상, 장애, 사회적 불리에 대한 국제분류(International Classification of Impairment, Disability, and Handicaps-2, ICIDH-2). 세계보건기구가 개인에 대한 건강 상태의 영향력을 수량화하기 위하여 제시한 분류 및 코딩 체계. ICIDH-2에서는 '신체의 기능'은 '신체 조직의 생리적인 기능 또는 정신적 기능'으로, '신체 구조'는 '장기, 팔다리 그리고 그 구성요소와 같은 신체의 해부학적 부분'으로 정의된다. 그리고 '활동'은 '일정한 환경(uniform environment)에서 일상생활의 과제를 수행하고 관계를 맺는 것'으로 정의되고, '참여'는 '개인의 현재 환경에서 일상생활의 과제를 수행하거나 관계를 맺는 것'으로 정의된다.

쇄골하동맥(subclavian artery). 대동맥으로부터 뻗어나온 두 갈래의 큰 동맥. 쇄골하동맥에서 척추동맥이 시작된다.

수도관(aqueduct). 열린 통로.

수두증(hydrocephalus). 뇌실의 팽창. 대개 뇌실 간 통로가 막혀 발생하지만, 뇌위축에 의해 발생하기도 한다. 전자의 경우를 폐쇄성 수두증, 후자의 경우를 비폐쇄성 수두증이라고 한다.

수막(meninges). 두개골과 뇌 사이의 막. 가장 단단한 막은 두개골 안쪽 표면에 이어져 있고, 이것이 경막(dura mater)이다. ['튼튼한(DURable)'을 생각해라. 보호가 가장 중요하다면 당연히 가장 바깥에 있는 막이 가장 단단할 것이라는 것을 기억하자.] 거미줄처럼 생긴 막이 지주막(arachnoid mater)이다. ['거미(spider)'를 생각해 보라.] 뇌의 표면에 있는 막이 연막(pia mater)이다. PAD(Pia, Arachnoid, Dura)를 연상하면 순서를 기억하기 쉽다.

수막종(meningiomas). 수막의 종양.

수상돌기(dendrite). 뉴런에 달려 있는 짧고 머리카락 같은 수용돌기.

수조(cistern). 액체로 가득 차 있는 공간

수초(myelin). 신경의 축삭을 둘러싸고 있는 지방 물질.

순수언어실청(pure word deafness). 정상적인 청력에도 불구하고 구어자극을 이해하지 못하는 청각장애. 비구어 자극은 이해할 수 있다.

순차적 수정(sequential modification). 자극 조건, 반응 요구, 강화 수반성을 점진적으로 목표 환경과 유사하게 변

화시켜 감으로써, 훈련 환경에서 목표 환경으로 일반화를 증가시키는 일반화 훈련.

스캐닝 구어(scanning speech). 소뇌 실조증 환자에서 볼 수 있는 느리고 규칙적이고 단조로운 구어.

스크립트(scripts). 개요(schemata)라고도 함. 친숙한 일상생활의 반복적 활동이나 상황에 대한 정신적 표상. 예를 들어 레스토랑에서 식사하기, 파티 가기, 식료품점 쇼핑하기 등이 있다.

슬개 반사(patellar reflex). 무릎 바로 아래 슬개건(patellar tendon)을 두드렸을 때 유발되는 정상적 반사. 슬개건을 두드리면 무릎 아래 다리가 위로 올라간다. 저하된 슬개 반사는 말초신경 손상 또는 근육약화의 징후일 수 있다. 과도한 슬개 반사는 상부운동신경 손상의 징후일 수 있다.

시각피질(visual cortex). 양반구 후두엽의 피질 영역. 시지각에 중요한 역할을 한다.

시냅스(synapse). 한 뉴런의 축삭이 다른 뉴런의 수상돌기와 만나는 지점. 이 지점에서 신경전달물질의 도움을 받아 신경자극의 전달이 이루어진다.

시상(thalamus). 간뇌에 있는 달걀 모양의 세포핵 한 쌍. 감각정보 통합, 운동 조절에 중요한 역할을 한다. 피질의 전반적 활동을 조절하는 역할을 하기도 한다.

시신경교차(optic chiasm). 시각계에서 신경섬유가 교차하는 지점. 뇌 기저 뇌하수체 근처에 위치해 있다.

시신경유두 부종(papilledema). 뇌 뒤쪽 망막의 시신경유두의 부종. 시신경유두 부종은 뇌압 항진, 시신경유두의 염증 또는 허혈 등을 시사한다.

시야측정(perimetry). 페리미터(perimeter)라고 하는 기구를 이용하여 시야 사분면의 시력을 검사하는 절차.

신경섬유매듭(neurofibrillary tangles). 알츠하이머병, 기타 신경 질환, 일부 정상 노인에서 볼 수 있는 신경 이상. 신경섬유매듭은 뉴런의 세포체, 수상돌기, 축삭, 때로는 시냅스 말단에서 볼 수 있는 실과 같은 구조이다.

신경아교종(glioma). 뇌의 아교세포에 발생하는 종양.

신경염 플라크(neuritic plaque). 알츠하이머병, 기타 신경 질환, 일부 정상 노인에서 볼 수 있는 신경 이상. 신경염 플라크는 피질과 피질하 뇌 영역에서 주로 발생하는 미세하게 뉴런이 퇴화된 영역이다.

신경전달물질(neurotransmitter). 신경세포 간의 신경 자극(nerve impulse). 전달에 관여하는 몇 가지 화합물

신경통(neuralgia). 신경의 염증으로 인한 통증.

신조어(neologisms). 음운적 조합 결과 산출된 비단어 발화. 심한 베르니케 실어증 또는 전반 실어증 환자의 구어에서 흔히 볼 수 있다.

실독증(alexia, dyslexia). 읽기장애.

실독증, 심층(dyslexia, deep). 심층실독증. 단어에 대한 음운적 분석이 불가능하여 전체 단어 읽기에만 의존해서 단어재인을 하는 읽기장애.

실독증, 표층(dyslexia, surface). 표층실독증. 전체 단어 재인이 불가능하여 단어의 음운적 분석을 통해서만 단어재인을 하는 읽기장애.

실문법증(agrammatism). 내용어(주로 명사, 동사, 형용사)만 있고 대부분의 기능어(관사, 전치사, 접속사)는 빠져 있는 구어. 브로카 실어증 환자의 공통적인 구어 특징.

실서증(agraphia, dysgraphia). 쓰기 장애.

실서증을 동반하지 않는 실독증(alexia without agraphia). 읽지 못하지만 쓸 수는 있는 드문 증상. 보통 베르니케영역과 시각 피질의 해리에 의해 초래된다.

실신(syncope). 의식을 잃음.

실어증(aphasia). 언어의 수용 및 산출 양식이 모두 손상된 언어장애. 여러 가지 증후군으로 분류할 수 있다.

실인증(agnosia). 특정 감각 양식(modality)에서 그 감각 자체는 정상적임에도 불구하고 자극을 재인하지 못하는 증상. 청각실인증, 시각실인증, 촉각실인증 그리고 청각-구어 실인증, 시각-구어 실인증과 같이 결합된 것 등 문헌상에 기술된 실인증의 종류는 다양하다.

실조증(ataxia). 소뇌 손상으로 발생하는 운동의 서투름과 불협응.

실행증(apraxia). 운동을 수행하는 근육의 감각 손실, 약화, 마비, 불협응이 없음에도 불구하고 의도적인 순서적 운동에 보이는 결함. 주로 전운동피질의 손상 결과(관념실행증, 관념운동 실행증, 구강안면 실행증, 사지 실행증, 구어 실행증, 착의 실행증, 구성 실행증 참조).

아교세포(glial cells). 뇌조직을 둘러싸고 있는 형태. 이것을 '아교(glia)'라고 부름. 대뇌 대부분의 세포는 아교세포이다.

안진(nystagmus). 눈의 비정상적인 흔들림. 눈 근육의 약화 또는 균형 결함에 의해 발생하곤 한다.

안톤증후군(Anton's syndrome), 시각 질병인식불능증(visual anosognosia). 양반구의 시각피질 손상(피질실명)으로 인하여 볼 수 없으나 그 증상을 부정하는 상태.

알츠하이머병(Alzheimer's disease). 점진적 치매 증상을 특징으로 하는 신경학적 퇴행성 질환.

압력계(manometer). 혈압을 재는 기구.

앞쪽뿔세포(anterior horn cell). 척수의 앞쪽 측면 부분에 위치한 척수 운동 신경.

양전자방출단층촬영(positron-emission tomography, PET). 뇌의 대사 활동을 측정할 수 있는 실험 방법. 양전자 방출 동위원소가 부착된 대사활동물질(대부분 포도당)을 주입하여 물질이 집중되는 영역을 측정한다.

얼굴인식불능증(prosopagnosia). 얼굴을 인식하지 못하는 증상.

에둘러 말하기(circumlocution). 말할 수 없는 단어를 돌려서 말하는 증상. 전도 실어증 또는 베르니케 실어증 환자는 인출하지 못하는 단어의 의미를 전달하기 위하여 자주 에둘러 말하기를 사용한다.

연결피질 실어증-혼합(transcortical aphasia-mixed). 심각한 이해력 결함과 기능적 언어의 결함 또는 부재를 보이나 따라말하기 능력은 양호한 실어증 증상.

연결피질감각 실어증(transcortical sensory aphasia). 뒤쪽 고립 증후군(posterior isolation syndrome). 이해력 저하, 유창하지만 반향어 같은 구어, 양호한 따라말하기 능력을 보이는 실어증 증상.

연결피질운동 실어증(transcortical motor aphasia) 앞쪽 고립 증후군(anterior isolation syndrome). 이해력 양호, 말산출 감소, 양호한 따라말하기 능력을 보이는 실어증 증상.

연수(bulbar). 뇌줄기, 특히 뇌교와 관련된 용어.

연수(medulla). 뇌줄기에서 아래 세 번째 위치함. 5개의 뇌신경핵과 청각 및 균형과 관련된 일부 센터를 포함하고 있다. 추체로가 여기서 맞교차(중앙선을 건너감)한다.

연합섬유(association fibers). 피질의 인접 영역을 연결하는 신경 섬유.

연합피질(association cortex). 감각피질 또는 운동피질과 인접해 있는 피질 영역. 연합피질은 인접한 피질 영역으로부터 얻은 운동정보 또는 감각정보와 뇌의 다른 영역으로부터 얻은 입력정보를 통합하는 데에 중요한 역할을 하는 것으로 알려져 있다.

열(fissure). 깊은 고랑.

열공 상태(lacunar state). 중뇌와 뇌줄기에 작은 경색이 연속적으로 생기는 퇴행성 신경 질환.

영구적 식물상태(persistent vegetative state). 잠자고 깨는 순환을 계속하지만 환경에 대해 의도적인 반응을 하지 못하는 상태.

온도안진검사(caloric testing). 외이도에 찬물 또는 따뜻한 물을 주입하는 진단 검사. 전정계 질환 환자에서 특징적인 형태의 안진(nystagmus)을 일으킨다.

외상전 기억상실(pretraumatic memory loss). 기억상실, 외상전 참조.

외상후 기억상실(posttraumatic memory loss). 기억상실, 외상후 참조.

요추천자(lumbar puncture). 주사침을 요추에 삽입한 후 뇌척수액 표본을 추출하여, 세균, 기생충, 바이러스의 유무 또는 화학조성의 비정상성 여부를 분석하는 절차. 척추천자라고도 한다.

운동거리조절이상(dysmetria). 느리고 어색한 움직임. 실조증(ataxia)의 증상.

운동이상증(dyskinesia). 비정상적이고 불수의적인 근육 움직임. 주로 추체외계 손상에 의해 발생한다. (떨림, 무도병, 발리즘, 근육긴장이상, 근육간대경련, 근섬유다발수축, 잔떨림, 틱 참조)

운동피질(motor cortex). 중심열(central fissure) 바로 앞부분의 뇌피질 영역. 대부분의 의도적 운동 활동의 개시를 담당한다.

운동해체(decomposition of movement). 갑작스럽고 분절되는 듯한 움직임. 주로 소뇌 손상으로 발생하며, 실조증(ataxia)의 한 증상이다.

운율(prosody). 말속도, 억양, 강세 패턴과 같은 구어의 운율적 특성.

원심성(efferent). 운동성.

윌리스 고리(circle of Willis). 내경동맥과 기저동맥을 대뇌동맥에 연결하는 뇌바닥에 위치한 7각형 배열. 윌리스 고리는 그 아래에서 혈관이 막히더라도 '안전밸브'의 역할을 하게 된다.

유발피질전위(evoked cortical potentials). 컴퓨터가 두개골의 여러 곳으로부터 대뇌피질의 전기적 활동을 측정하는 실험 절차. 청각, 시각, 촉각 자극을 준 후 발생하는 체계적 전기 활동의 변화를 볼 수 있다.

유전성(hereditary). 유전적 패턴을 보이는 질병. 특정 질병이 있는 부모의 자녀에게 동일한 질병이 유전될 확률은 계산 가능하고, '가계도(family tree)'로 유전 패턴을 볼 수 있다.

유창성(fluency). 실어증 분류에서 '유창성'이라는 용어는 구어의 운율 또는 멜로디 특성을 의미한다. 유창한 실어증 환자의 말은 기본적으로 정상적인 속도, 억양, 쉼(pause), 강세 패턴을 보인다. 비유창한 실어증 환자는 천천히 말하고 억양이 감소되고 쉼 구간이 과도하게 길면서 위치도 비정상적이고 강세 패턴의 변화가 감소되어 있다.

유창한 실어증은 중심후구(postcentral)의 손상, 비유창한 실어증은 중심전구(precentral)의 손상과 관련이 있다.

음소 대조(phonetic contrast). 체계적으로 하나의 조음 자질을 변화시켜 가면서 음소, 음절, 단어를 연속적으로 산출하게 하는 반복 훈련법.

음소 붕괴(phonetic dissolution). 조음 붕괴에 의한 말소리 왜곡. 문자 착어와 유사하다. 그러나 문자 착어의 경우 하나의 말소리를 다른 말소리로 대치하지만, 음소 붕괴는 말소리의 왜곡으로 특징지을 수 있다.

응고시간(coagulation time). 혈액이 응고되는 시간. 응고시간에 대한 실험 검사는 폐쇄성 혈관질환 환자를 치료하는 데에 유용하다.

응답이름대기 검사(responsive naming). '당신은 무엇으로 커피를 마십니까?' 또는 '구멍을 파기 위하여 사용하는 것이 무엇인지 말해 주세요.'와 같은 질문에 대답함으로써 이름을 말하는 검사.

응집성(coherence). 담화의 전체적인 통일성 또는 담화의 전체적인 요점.

이랑(gyrus). 대뇌 표면의 '언덕'. (복수형은 'gyri')

이름대기장애(anomia). 단어를 인출하고 산출하는 능력의 손상이나 장애.

이중동시자극(double simultaneous stimulation). 신체의 양쪽 면 동일한 지점의 감각 수용기를 동시에 자극하는 것. 미세한 감각장애를 가진 환자는 영향을 받지 않는 쪽 자극만을 감지한다.

인두피판(pharyngeal flap). 과다비성을 감소시키기 위한 수술 절차.

일과성허혈발작(transient ischemic attack, TIA). 일시적인 뇌순환의 장애로 인한 운동, 감각, 인지기능의 일시적 결함.

일반화(generalization). 특정 세팅에서 학습한 기술, 행동, 반응을 다른 세팅으로 전이하는 것.

입벌림장애(trismus). 씹기 근육의 통제할 수 없는 비정상적 수축.

입체실인증(astereognosis), 촉각 실인증(tactile agnosia). 촉각 감각은 정상임에도 불구하고 친숙한 사물을 만져보고 그것을 재인하지 못하는 증상.

입체감각인식(stereognosis). 만져보고 대상물을 인식하는 능력.

자곤(jargon). '오늘 아침 해군의 개가 돼지 집에서 날아다니고 있었어'와 같이 통사적으로는 틀리지 않지만 의미가 결여되어 있는 내용 없는 발화. 자곤에는 신조어가 포함될 수 있다.

자기공명영상(magnetic resonance imaging, MRI). 강한 자기장을 이용하는 실험 절차. MRI에서는 신체 조직의 화학조성의 차이에 근거한 내부 구조의 이미지를 컴퓨터로 볼 수 있다.

자기중심주의(egocentrism). 사건과 상황을 다른 사람의 관점에서 생각하지 못하는 증상.

자원 할당(resource allocation). 정신적 작용이 제한된 용량의 풀로부터 자원을 할당하는 것에 근거한다는 인지처리 모델. 처리자원에 대한 요구가 전체 용량을 초과하게 되면 수행력이 저하된다.

잔떨림(fibrillations). 소량의 운동섬유 수축. 매우 소량으로 육안으로 관찰되지 않지만 민감한 도구로 감지될 수 있다.

장애(disability). 구조 또는 기능 이상이 기술 또는 능력에 미치는 영향(예: 마비에 의한 보행 결함) 세계보건기구에서는 '장애'를 정치적으로 중립적인 용어인 '활동(activity)'으로 교체하였다. (손상, 사회적 불리 참조)

재생 가능 기억착오(reduplicative paramnesia). 다른 장소에 똑같은 사람, 사건이 존재한다고 믿는 증상. 간혹 우뇌 손상으로 발생하기도 한다.

전도 실어증(conduction aphasia). 유창한 구어, 양호한 이해력, 따라말하기 결함을 특징으로 보이는 실어증 증후군.

전두엽 치매(frontal lobe dementia). 픽병(Pick's deisease) 참조.

전두엽(frontal lobe). 대략 뇌의 앞쪽 1/3 부분. 전두엽은 명백한 행동들에 대한 1차적인 자극을 제공한다.

전보식 발화(telegraphic speech). 기능어가 빠진 구어. (실문법증 참조)

전운동피질(premotor cortex). 전두엽 뒷부분의 피질 영역. 의도적인 움직임의 계획에 중요하다고 알려져 있다.

전이(metastasis). 종양이 몸의 다른 이차적인 부위에 나타나는 과정.

전정망상계(vestibular-reticular system). 넓게 퍼져 있는 신경계. 공간에서 몸의 균형과 위치파악을 담당하고 주의와 각성의 일반적 상태를 유지하는 역할을 한다.

전향적 연구(prospective research). 피험자 모집 전에 미리 연구계획을 세우는 연구 방법. 피험자 모집과 실험절차는 사전에 정해진다.

점진적 접근(progressive approximation). 환자가 할 수 있는 반응을 점진적으로 변화시켜 새로운 반응을 유도해

가는 치료 절차.

접이식 나이프 현상(clasp-knife phenomenon). 검사자가 환자의 경직된 팔다리 근육을 펴면 처음엔 저항이 생기지만 같은 속도로 계속 움직임을 반복하면 저항이 점차 감소하는 경향을 보이는 것.

정서불안정(emotional lability). 자극에 대한 과장된 정서적 반응. 대개 감정 표현의 과도한 변화를 보인다.

제4뇌실외측구(lateral aperture). 제4뇌실에서 지주막하 공간으로 통해진 두 개의 공. 루시카공(foramina of Luschka)이라고도 한다.

제4뇌실정중공(median aperture). 제4뇌실에서 지주막하 공간으로 연결되는 두 개의 통로. 마젠디공(foramen of Magendie)이라고도 불린다.

조영(contrast). 이미지 실험 연구로 신체 내부 구조를 더 쉽게 볼 수 있도록 내부 공간(특히 혈관) 또는 조직으로 주입되는 액체.

조음 유도(phonetic derivation). 환자가 산출할 수 있는 말소리를 변화시켜 가면서 새로운 말소리를 습득하게 하는 치료법.

조음점 지시(phonetic placement). 그림, 모델링, 물리적으로 위치시키기 등을 사용하여 특정 말소리를 산출에 필요한 조음점에 조음자들(articulators)을 위치시키는 것을 도와주는 치료 절차.

주의력, 교대(attention, alternating). 교대주의력. 하나의 자극에서 다른 자극으로 또는 자극의 한 측면에서 다른 측면으로 주의를 바꾸는 능력.

주의력, 분할(attention, divided). 분할주의력. 동시에 둘 이상의 활동에 주의할 수 있는 능력.

주의력, 선택(attention, selective). 선택주의력. 경쟁적이거나 방해하는 자극이 존재하는 상황에서 선택 자극에 주의를 유지하는 능력.

주의력, 지속(attention, sustained). 지속주의력. 오랜 시간 동안 선택 자극에 주의를 유지하는 능력.

중간뇌(mesencephalon). 중뇌(midbrian). 뇌줄기의 세 부분 중 가장 위쪽 부분. 눈운동을 담당하는 뇌신경을 포함하여 여러 신경핵이 여기에 있다.

중심열(cental fissure). 각 뇌반구를 대략 앞부분과 뒷부분으로 나누어 주는 깊은 열. 롤란도열(fissure of Rolando)이라고도 한다.

중앙부(proximal). 몸통에 가까운.

중증근육무력증(myasthenia gravis). 근육 세포의 아세틸콜린 수용기 손상으로 발생하는 신경 질환. 근육을 조금만 사용하여도 비정상적으로 매우 빠르게 피로해지는 것이 특징이다.

중추신경계(central nervous system, CNS). 뇌, 뇌줄기, 소뇌, 척수.

증상(symptom). 환자가 경험하는 병이나 질환의 지표들. (징후 참조)

지남력(orientation). 주변에 대해 인지하는 것. 사람, 장소, 시간에 대한 지남력으로 구분된다.

지리 지남력장애(geographic disorientation). 자신의 주변 환경을 인지하지만, 그것의 지리적 위치는 알지 못하는 증상. 우뇌 손상으로 인해 나타나곤 한다.

지주막 융모(arachnoid villi). 뇌척수액이 정맥혈로 흡수되는 곳.

지주막하(subarachnoid). 지주막과 연막 사이.

지형 장애(topographic impairment). 지형 지남력장애(topological disorientation). 주변의 공간 그리고 그것에 대해 말하는 것에 혼돈을 보이는 상태. 우뇌손상 후 흔히 발생한다.

진단(diagnosis). 질병이나 상태에 대해 명칭을 붙이는 행위.

진행핵상마비(progressive supranuclear palsy, PSP). 뇌줄기 뉴런의 퇴화로 인한 퇴행성 질환. 심각한 운동장애, 특히 뇌신경이 담당하는 근육의 장애를 야기한다.

질병인식불능증(anosognosia). 질병을 부정하는 증상. 주로 우뇌 병리 증상.

집행기능(executive function). 여러 인지과정을 통합하여 일컫는 용어. 집행기능에 포함되는 인지과정은 반응 유연성(response flexibility), 추상적 사고(abstract thinking), 계획화(planning), 추론화(reasoning), 문제해결력(problem-solving)이다.

징후(sign). 검사자가 관찰할 수 있는 질병 또는 질환의 객관적 징표. (증상 참조)

착어(paraphasia). 실어증에서 관찰되는 구어 오류. 문자 착어(음소 착어)는 단어 내 말소리를 다른 말소리로 대치할 때 발생한다(예: comb을 spomb으로 말함). 구어 착어(의미 착어)는 단어를 다른 단어로 대치할 때 발생한다(예: glass를 cup으로 말함).

착의실행증(dressing apraxia). 비우세반구 병리 환자에서 흔히 볼 수 있는데, 신체 윤곽에 대한 붕괴와 공간과 신체의 관계를 판단하는 것의 장애. 간혹 무시증(neglect)에 의해 발생하기도 한다. (잘못된 명칭. 착의 실행증은 실제로 실행증이라고 할 수 없다.)

참여 제한(participation limitation). 손상이 개인의 일상생활 참여에 미치는 영향. (손상, 장애, 사회적 불리 참조)

척수 신경(spinal nerves). 몸통과 사지의 근육운동과 감각을 담당하는 말초신경. 운동신경의 세포체는 척수의 앞측면 부분(앞쪽뿔세포)에, 감각신경의 세포체는 척수의 뒷측면 부분(뒤쪽뿔세포)에 있다.

척수병(myelopathy). 척수에 영향을 미치는 병리 상태.

척수조영상(myelograms). 척수를 시각화해 주는 실험 절차. 척추 주변 지주막하 공간에 조영제를 주입한 후 X선 촬영을 연속적으로 실시하여, 척수와 주변 조직의 구조를 시각화한다.

척추동맥(vertebral arteries). 쇄골하동맥에서 시작하여 연수의 앞쪽을 따라 위로 올라가는 2개의 동맥. 연수와 기저동맥을 통과하여 윌리스 고리의 뒤쪽 부분에 혈액을 공급한다.

척추뼈(vertebrae). 척추 주변의 뼈 구조. 위에서 아래로 경추(cervical vertebrae), 흉추(thoracic vertebrae), 요추(lumbar vertebrae), 천추(sacral vertebrae)로 구분된다.

청각 피질(auditory cortex). 양반구 측두엽 위쪽 표면의 피질 영역(헤쉴이랑)이다. 청지각을 일차적으로 담당하는 영역이다.

체감각(somesthetic sensation). 피부, 근육, 관절, 힘줄의 감각.

체감각피질(somatosensory cortex). 중심열 바로 뒤에 위치하고 있는 대뇌피질 영역. 피부, 근육, 관절, 힘줄의 감각을 담당한다.

체계 간 재구조화(intersystemic reorganization). 제스처 재구조화(gestural reorganization). 환자에게 구어와 동시에 비구어 움직임을 하도록 가르치는 말실행증 치료법. 예를 들어 "물을 마셔요."라고 말하면서 컵으로 물을 마시는 제스처를 하도록 한다.

체계 내 재구조화(intrasystemic reorganization). 특정 수준에서 다른 수준으로 구어 운동 통제의 초점을 바꿈으로써 구어를 이끌어 내는 말실행증 치료법. 예를 들어 천천히 말하거나 과장되게 조음하도록 한다.

총체적 자극(integral stimulation). 환자로 하여금 임상가의 모델링을 모방하도록 하는 치료 절차(예: '저를 보고 제가 하는 것을 그대로 하세요.')

추체로(pyramidal system). 대부분의 의도적 움직임을 시작하는 데에 중요한 역할을 하는 신경계. 운동피질의 운동뉴런과 운동피질을 뇌줄기 및 척수에 연결하는 투사섬유로 이루어져 있다. 상부운동신경이라고도 한다.

추체외로(extrapyramidal system). 피질연수로 또는 피질척수로 이외의 운동계 일부. 추체외로에는 기저핵 및 기저핵 관련 구조가 포함된다.

축삭(axon). 뉴런의 정보 전달 체계.

출혈(hemorrhage bleeding). 출혈로 인한 혈액의 축적물을 '혈종(hematoma)'이라고 한다.

측두엽(temporal lobe). 대략 양반구의 아래쪽 3분의 1 부분. 대뇌외측열 아랫부분에 해당한다. 좌뇌의 측두엽은 언어와 청각에 중요한 역할을 한다.

치매(dementia). 다양한 질환과 상태에 의해 초래되는 지적 능력과 인지능력의 다발적 손상.

치매, 피질(dementia, cortical). 피질치매. 피질에 영향을 주는 병리에 의해 발생하는 치매.

치매, 피질하(demenia subcortical). 피질하치매. 기저핵, 시상, 뇌줄기에 영향을 주는 병리에 의해 발생하는 치매.

치매, 혼합(dementia, mixed). 혼합치매. 피질 병리와 피질하 병리가 모두 발생하여 나타나는 치매.

침전율(sedimentation rate). 혈액세포가 액체 내에 침전되는 속도. 침전율은 혈전 가능성의 징표로 사용된다.

카프그라 증후군(Capgras syndrome). 친구, 가족, 친척이 납치되어 다른 사람이 그들을 사칭하고 있다고 믿는 증상.

컴퓨터단층촬영(computerized tomography, CT scanning). X선을 연속적으로 투과하여 신체 각 부분의 수평 측면에 대해 연속 축적된 정보를 분석한 후, 컴퓨터가 신체 내부 구조의 횡단 이미지를 구성해 주는 방사선 검사.

크로츠펠트-야콥병(Creutzfeldt-Jakob disease). 뇌조직이 힘이 없고 스펀지처럼 되어 버리는 퇴행성 질환. 해면모양뇌병(spongiform encephalopathy)

타격손상(coup injury). 충격의 같은 쪽에 손상을 입히는 뇌손상.

타당도(validity). 검사가 측정하고자 하는 것을 실제로 측정하는 정도. 내용 타당도(content validity)는 검사항목들이 관심 영역을 얼마나 잘 대표하는지에 대한 지표이다. 구성 타당도(construct validity)는 검사의 내용이 해당 기술, 처리과정, 구조에 대한 기존의 모델, 이론, 개념에 얼마나 잘 부합하는지에 대한 것이다.

타원형 변형(ellipsoidal deformation). 넓은 표면적을 가진, 느리게 움직이는 물체의 영향에 의해 두개골이 눌려서 발생한 변형.

탈출증(herniation). 뇌조직이 부종 또는 종양, 농양과 같이 공간을 차지하는 손상으로 채워져 있는 상태.

투사섬유(projection fibers). 뇌, 뇌줄기, 척수를 연결하는 신경섬유로. 운동성(원심성) 또는 감각성(구심성) 투사섬유로 나뉜다.

틀에 박힌 동일한 발화(stereotypies, verbal). 뇌손상 환자에게서 볼 수 있는 반복적이고 비의사소통적인 발화(나-나-나-나, 아이구-아이구-아이구 등). 중도 실어증의 징후일 수 있다.

틱(tics). 눈깜박임, 기침, 코 훌쩍거림과 같은 정형화된 반복적 행동. 틱은 대부분이 신경계 병리로 인한 것이 아니다.

파국 반응(catastrophic reaction). 갑작스럽고 지나친 감정 분출. 대개는 분노, 때로는 울음, 드물게는 웃음을 보임. 파국 반응은 대개 뇌손상 환자가 자신의 한계 이상으로 스트레스를 받게 되면 나타나는 반응이다.

파킨슨병(Parkinson's disease). 중뇌와 뇌줄기의 뉴런에 영향을 미치는 퇴행성 질환.

평행외상(translational trauma). 외부 충격 후 뇌 움직임이 가속되어 발생하는 뇌손상.

플라크(plaque). 동맥경화 플라크(arteriosclerotic plaque, atherosclerotic plaque). 동맥 내벽의 지방 축적물.

피드백(feedback). 반응에 뒤따르는 정보. 유인 피드백(incentive feedback)은 1차적인 강화 또는 벌을 주는 힘이 있는 결과에 반응이 의존하는 것이다. 정보 피드백(information feedback)은 본질적으로 강화 또는 벌을 주는 힘을 가지고 있지는 않지만 반응이 목표에 근접하는 것에 대한 정보를 대상자에게 제공한다. (강화 참조)

피부 분절(dermatome). 뇌신경이나 척수신경에 의해 지배를 받는 피부 영역.

피질(cortex). 뉴런으로 가득 차 있는 뇌의 바깥층. 피질은 '고차인지기능'(사고, 추론, 계산 등)을 가능하게 해 준다.

피질뇌교(corticopontine). 피질과 뇌교 간 연결.

피질연수(corticobulbar). 피질과 뇌줄기 간 연결.

피질척수(corticospinal). 피질과 척수 간 연결.

피질하 실어증(subcortical aphasia). 기저핵 또는 기저핵 주변 영역의 뚜렷한 손상 이후 발생한 실어증. 피질하 영역이 직접적으로 언어기능을 담당하는지 아니면 피질하 영역의 손상으로 인해 언어중추영역의 기능이 방해를 받아 실어증이 발생한 것인지는 알 수 없다.

픽병(Pick's disease). 전두엽 치매(frontal lobe dementia). 대뇌피질에 영향을 미치는 퇴행성 질환. 대뇌 안에 픽 몸체(Pick bodies) (뉴런에 빽빽하게 형성된 둥근 형체)의 형성과 뉴런의 팽창으로 특징지을 수 있다. 픽병은 피질치매의 주요 원인이다.

하반신마비(paraplegia). 두 다리의 마비.

하부운동신경(lower motor neuron). 말초신경계의 다른 명칭.

한계 검사(testing the limits). 검사에서 보이는 환자의 수행 결함의 기저 원인을 찾아내기 위해 표준화된 검사 절차에서 벗어나는 것.

해리 증후군(disconnection syndrome). 뇌량의 손상으로 인하여 언어기능을 담당하는 뇌의 반구가 비언어기능을 담당하는 뇌의 반구와 분리되었을 때 나타나는 독특한 장애 양상.

핵(nucleus). 뇌와 척수의 뉴런 그룹. 뉴런 그룹은 뉴런 유형 또는 신경섬유 지대에 따라 주변의 조직들과 구별된다.

허혈(ischemia). 조직 내 산소 부족.

헌팅턴병(Huntington's disease). 퇴행성 무도병과 치매를 그 특징으로 하는 유전성 신경 질환.

헤쉴이랑(gyrus of Heschl). 양 측두엽 표면 위쪽의 피질 줄기. 일차청각피질로도 알려져 있다.

혀 고정 검사(tongue-anchor test). 양 입술을 다물고 그 사이로 혀를 내민 상태에서 볼을 부풀리는 검사.

혈관연축(vasospasm). 동맥벽의 근육 수축으로 인한 동맥의 수축.

혈관조영검사(angiography), 동맥조영검사(arteriography). 혈관을 시각화할 수 있는 실험 절차. 혈류에 조영제를 주사하고 X선 영상을 연속적으로 촬영하여 환자의 혈관 상태를 판단한다.

혈전증(thrombosis). 혈관의 특정 위치에 물질들이 쌓여 축적되는 것. 이것이 커져서 뇌동맥을 막으면, 혈전성 뇌졸중이 된다.

혈종(hematoma). 출혈로 인한 혈액의 축적물.

협착(stenosis). 좁아진 혈관.

협착음(stridor). 흡기 시 들리는 소리.

호먼큘러스(homunculus). '작은 사람(little man)'. 운동피질의 할당된 운동영역을 지형적으로 보여 주는 인간 모형의 그림.

혼수(coma). 일정 기간의 의식 상실.

화용(pragmatics). 언어의 사용.

확장 훈련(loose training). 일반화 훈련 절차. 자극 조건, 반응 요건, 강화 수반성을 다양하게 제공하여, 훈련 환경에서 다른 환경으로의 일반화를 증가시킨다.

활꼴 다발(arcuate fasciculus). 양반구에서 측두엽과 전두엽을 연결하는 섬유로. 좌반구의 활꼴 다발은 측두엽 언어 중추로부터 얻은 정보를 구어 또는 문어 산출로 전환할 수 있도록 전두엽으로 전달해 주는 주요 경로이다.

활동 제한(activity limitation). 개인의 일상활동 접근에 대한 장애의 영향.[손상(impairment), 장애(disability), 사회적 불리(handicap) 참조]

황반(macula). 가장 예민한 시각 부위인 중앙 망막 영역.

황반보존(macula sparing). 안 보이는 눈의 시야 중심 근처의 영역은 시각이 보존되는 증상. 시야장애는 한쪽 반구의 시각피질 손상에 의해 발생하기 때문에, 시야장애 환자에서 황반보존은 흔히 볼 수 있다.

회색질(gray matter). 주로 세포체와 수상돌기로 이루어진 신경계 조직. 실제로 분홍 회색의 색깔을 띤다.

효과(effectiveness). 치료가 환자의 일상생활의 적절성에 의미 있는 변화를 초래하는가?

효능(efficacy). 치료가 환자의 수행력에 대한 하나 이상의 객관적 측정에서 의미 있는 변화를 초래하는가?

후각신경(olfactory cortex). 양쪽 전두엽 아래 피질 영역. 후각에 대해 일차적 역할을 한다.

후두엽(occipital lobe). 뇌의 제일 뒷부분. 시각피질이 후두엽에 위치해 있다.

후향적 연구(retrospective research). 사전에 기록된 자료로부터 피험자에 대한 정보를 얻는 연구 방법.

휘돌림(circumduction). 반마비 환자의 특징적인 걸음걸이(휘돌림걸음, circumduction gait). 걸을 때 무릎을 구부리는 대신 다리를 엉덩이로부터 앞쪽, 바깥쪽으로 내젓는다.

휴리스틱 절차(heuristic process). '하향식' 이해과정 청자와 독자는 보편적 지식, 직관, 추측을 이용하여 구어 또는 문자 자료의 의미를 파악한다.

참고 문헌

Adamovich, B. (1990, June). A comparison of FIM evaluations by nurses and speech pathologists. Paper presented at the Clinical Aphasiology Conference, Santa Fe, NM.

Adamovich, B. B., & Brooks, R. A. (1981). A diagnostic protocol to assess the communication deficits of patients with right hemisphere damage. In R. H. Brookshire (Ed.), *Clinical Aphasiology Conference proceedings* (pp. 244–253). Minneapolis, MN: BRK Publishers.

Adamovich, B. B., & Henderson, J. (1992). *Scales of cognitive ability for traumatic brain injury*. Chicago: Riverside.

Adams, C. (2002). Practitioner review: The assessment of language pragmatics. *Journal of Child Psychology and Psychiatry, 43*, 973–987.

Adams, J. H., Graham, D. I., Scott, G., & associates. (1980). Brain damage in fatal non-missile head injury. *Journal of Clinical Pathology, 33*, 1132–1145.

Adams, M. J., & Collins, A. (1979). A schema-theoretic view of reading. In R. O. Freedle (Ed.), *New directions in discourse processing*. Norwood, NJ: Ablex.

Adams, R. D., & Victor, M. (1981). *Principles of neurology* (2nd ed.). New York: McGraw-Hill.

Agranowitz, A., Boone, D., Ruff, M., & associates. (1954). Group therapy as a method of retraining aphasics. *Quarterly Journal of Speech, 40*, 170–182.

Albert, M. L. (1973). A simple test of visual neglect. *Neurology, 23*, 658–664.

Albert, M. L., Feldman, R., & Willis, A. (1974). The subcortical dementia of progressive supranuclear palsy. *Journal of Neurology, Neurosurgery, and Psychiatry, 37*, 121–130.

Albert, M. L., Goodglass, H., Helm, N. A., & associates. (1981). *Clinical aspects of dysphasia*. New York: Springer-Verlag.

Alexander, M. P., & Lo Verme, S. R. (1980). Aphasia after left hemisphere intracerebral hemorrhage. *Neurology, 30*, 193–202.

Alexander, M. P., Naeser, M. A., & Palumbo, C. (1987). Correlations of subcortical CT lesion sites and aphasia profiles. *Brain, 110*, 961–991.

Alexopoulos, G. S., Abrams, R. C., Young, R. C., & Shamoian, C. A. (1988). Cornell scale for depression in dementia. *Biological Psychiatry, 23*, 271–284.

Alfano, D. P. (1994). Recovery of function following brain injury. In M. A. J. Finlayson & S. H. Garner (Eds.), *Brain injury rehabilitation: Clinical considerations* (pp. 34–56). Baltimore: Williams & Wilkins.

Allen-Burge, R., Stevens, A. B., & Burgio, L. D. (1999). Effective behavioral intervention for decreasing dementia-related challenging behavior in nursing homes. *International Journal of Geriatric Psychology, 14*, 213–228.

American Academy of Neurology. (2001). Practice parameter: The management of concussion in sports. *Neurology 1997, 48*, 581–585.

American Psychiatric Association. (1994). *Diagnostic and statistical manual of mental disorders* (Rev. 4th ed.). Washington DC: American Psychiatric Association.

American Speech-Language-Hearing Association. (1990). *Functional communication measures project: advisory report*. Rockville, MD, The Association.

Aminoff, M. J., Greenberg, D. A., & Simon, R. P. (1996). *Clinical neurology* (3rd ed.). Stamford, CT: Appleton & Lange.

Andrews, P. J. D., Piper, I. R., Dearden, N. M., & associates. (1990). Secondary insults during intrahospital transport of head injured patients. *Lancet, 1*, 327–330.

Annegers, J. F., Grabow, J. D., Kurland, L. T., & associates. (1980). The incidence, causes, and secular trends of head trauma in Olmsted County, Minnesota. *Neurology, 30*, 912–919.

Ansell, B. J., & Keenan, J. E. (1989). The Western neurosensory stimulation profile: A tool for assessing slow-to-recover head-injured patients. *Archives of Physical Medicine and Rehabilitation, 70*, 104–108.

Appell, J., Kertesz, A., & Fishman, M. (1982). A study of language functioning in Alzheimer patients. *Brain and Language, 17*, 73–81.

Appelros, P. Karlsson, G. M., Thorwalls, A., Tham, K., & Nydevik, I. (2002). Unilateral neglect: Further validation of the baking tray task. *Journal of Rehabilitation Medicine, 36*, 256–261.

Arciniegas, D. B., & Silver, M. M. (2006). Pharmacotherapy of posttraumatic cognitive impairments. *Behavioral Neurology, 17*, 25–42.

Arguin, M., & Bub, D. (1993). Modulation of the directional attention deficit in visual neglect by hemispatial factors. *Brain and Cognition, 22*, 148–160.

Armus, S. R., Brookshire, R. H., & Nicholas, L. E. (1989). Aphasic and non-brain-damaged adults knowledge of scripts for common situations. *Brain and Language, 36*, 518–528.

Aronson, M., Shatin, L., & Cook, J. C. (1956). Sociopsychotherapeutic approach to the treatment of aphasic patients. *Journal of Speech and Hearing Disorders, 21*, 352–364.

Arthur, G. (1947). *A point scale of intelligence tests*. New York: The Psychological Corporation.

Arvedson, J. C., McNeil, M. R., & West, T. L. (1986). Prediction of Revised Token Test overall, subtest, and linguistic unit scores by two shortened versions. *Clinical Aphasiology, 16*, 57–63.

Aten, J., Caliguiri, M., & Holland, A. (1982). The efficacy of functional communication therapy for chronic aphasic patients. *Journal of Speech and Hearing Disorders, 47*, 93–96.

Aten, J. L., & Lyon, J. (1978). Measures of PICA subtest variance: A preliminary assessment of their value as predictors of language recovery in aphasia. In R. H. Brookshire (Ed.), *Clinical Aphasiology Conference proceedings* (pp. 106–116). Minneapolis, MN: BRK Publishers.

Backus, O., & Dunn, H. (1952). The use of a group structure in speech therapy. *Journal of Speech and Hearing Disorders, 17*, 116–122.

Baddeley, A. D. (1986). *Working memory*. London: Oxford University Press.

Baddeley, A. D. (1996). The fractionization of working memory. *Proceedings of the National Academy of Science, 93*, 13468–13472.

Baddeley, A., Harris, J., Sunderland, A., & associates. (1987). Closed head injury and memory. In H. S. Levin, J. Grafman, & H. M. Eisenberg (Eds.), *Neurobehavioral recovery from head injury*. New York: Oxford University Press.

Baddeley, A. D., & Hitch, G. J. (1974). Working memory. In G. A. Bower (Ed.), *Recent advances in learning and motivation* (pp. 47–90). New York: Academic Press.

Barber, J. B., & Webster, J. C. (1974). Head injuries: A review of 150 cases. *Journal of the National Medical Association, 66*, 201–204.

Barco, D. P., Crosson, B., Bolesta, M. M., & associates. (1991). Training awareness and compensation in postacute head injury rehabilitation. In J. S. Kreutzer & P. H. Wehman (Eds.), *Cognitive rehabilitation for persons with traumatic brain injury: A functional approach* (pp. 129–146). Baltimore: Paul H. Brookes.

Barlow, D. H., & Herson, M. (1984). *Single-case experimental designs: Strategies for studying behavior change* (2nd ed.). New York: Pergamon Press.

Barton, M., Maruszewski, M., & Urrea, D. (1969). Variation of stimulus context and its effect on word finding ability in aphasics. *Cortex, 5*, 351–365.

Basso, A., Capitani, E., & Vignolo, L. A. (1979). Influence of rehabilitation on language skills in aphasic patients: A controlled study. *Archives of Neurology, 36*, 190–196.

Basso, A., & Caporali, A. (2001). Aphasia therapy and the importance of being earnest. *Aphasiology, 15*, 307–332.

Basso, A., Lecours, A. R., Morashini, S., & associates. (1985). Anatomoclinical correlations of the aphasias as defined through computerized tomography: Exceptions. *Brain and Language, 26*, 201–229.

Bate, A. J., Mathias, J. L., & Crawford, J. R. (2001). Performance on the test of everyday attention and standard tests of attention following severe traumatic brain injury. *The Clinical Neuropsychologist, 15*, 405–422.

Bayles, K. A., Boone, D. R., Tomoeda, C. K., & associates. (1989). Differentiating Alzheimer patients from the normal elderly and stroke patients with aphasia. *Journal of Speech and Hearing Disorders, 54*, 74–87.

Bayles, K. A., Kaszniak, A. W., & Tomoeda, C. (1987). *Communication and cognition in normal aging and dementia*. Boston: College-Hill.

Bayles, K. A., Kim, E., Chapman, S. B., & associates. (2006). Evidence-based practice recommendations for working with individuals with dementia: Simulated presence therapy. *Journal of Medical Speech-Language Pathology, 14*, xiii–xvi.

Bayles, K. A., & Tomoeda, C. (1991). *Arizona battery for communication disorders of dementia* (Research ed.). Tucson, AZ: Canyonlands Publishing.

Beeson, P., Fridriksson, J., Holland, A., & associates (2002). Aphasia severity: Association with cerebral perfusion and diffusion. *Aphasiology, 16*, 859–871.

Benson, D. F. (1979a). *Aphasia, alexia, and agraphia*. New York: Churchill-Livingstone.

Benson, D. F. (1979b). Aphasia. In K. M. Heilman & E. Valenstein (Eds.), *Clinical neuropsychology* (pp. 22–58). New York: Oxford University Press.

Benton, A. L. (2003). Benton Visual Retention Test-Fifth Edition, San Antonio, TX: Psychological Corporation.

Benton, A. L., Smith, K. C., & Lang, M. (1972). Stimulus characteristics and object naming in aphasic patients. *Journal of Communication Disorders, 5*, 19–24.

Bergner, M., Bobbitt, R. A., Carter, W. B., & associates. (1981). The Sickness Impact Profile: Development and final revision of a health status measure. *Medical Care, 19*, 787–805.

Berndt, R. S., Wayland, S., Rochon, E., et al. (2000). *Quantitative production analysis* (QPA). Philadelphia: Psychology Press.

Bernstein-Ellis, E., & Elman, R. J. (2007). *Group treatment of neurogenic communication disorders: The expert clinician's approach*. San Diego, CA: Plural.

Beukelman, D. R., & Yorkston, K. (1977). A communication system for the severely dysarthric speaker with an intact language system. *Journal of Speech and Hearing Disorders, 62*, 265–270.

Bhogal, S., Teasell, R., & Speechley, M. (2003). Intensity of aphasia therapy, impact on recovery. *Stroke, 34*, 987–993.

Bierce, A. (1911). *The Devil's Dictionary*, Neale, New York.

Bird, M. (2001). Behavioural difficulties and cued recall of adaptive behavior in dementia. *Neuropsychological Rehabilitation, 11*, 357–375.

Bisiach, E. (1966). Perceptual factors in the pathogenesis of anomia. *Cortex, 2*, 90–95.

Bisiach, E., Capitani, E., Luzzati, C., & associates. (1981). The brain and conscious representation of reality. *Neuropsychologia, 19*, 545–551.

Bisiach, E., & Luzzatti, C. (1987). Unilateral Neglect of Representational Space. *Cortex, 14*, 129–133.

Bisiach, E., Luzzati, C., & Perani, D. (1979). Unilateral neglect: Representational schema and consciousness. *Brain, 102*, 609–618.

Bisiach, E., Pizzamiglio, L., Nicco, D., & Atonnucci, G. (1996). Beyond unilateral neglect. *Brain, 119*, 851–857.

Blackman, D. K., Hoover, M., & Pinkston, E. M. (1976). Increasing participation in social interactions of the institutionalized elderly. *The Gerontologist, 16*, 69–76.

Blessed, G., Tomlinson, B. E., & Roth, M. (1968). The association between quantitative measures of dementia and senile change in the cerebral gray matter of elderly subjects. *British Journal of Psychiatry, 114*, 791–811.

Blonder, L. X., Bowers, D., & Heilman, K. M. (1991). The role of the right hemisphere in emotional communication. *Brain, 114*, 1115–1127.

Bloom, L. M. (1962). A rationale for group treatment of aphasic patients. *Journal of Speech and Hearing Disorders, 27*, 11–16.

Bloom, R. L., Borod, J. C., Obler, L. K., & associates. (1992). Impact of emotional content on discourse production in patients with unilateral brain damage. *Brain and Language, 42*, 153–164.

Bogner, J. A., Corrigan, J. D., Stange, M., & Rabold, D. (1999). Reliability of the Agitated Behavior Scale. *Journal of Head Trauma Rehabilitation, 14*, 91–96.

Boll, T. J. (1994). Neurologically impaired adults. In F. E. Miltersen & S. M. Turner (Eds.), *Diagnostic interviewing*. (2nd ed., pp. 345–372). New York: Plenum.

Bond, M. R. (1976). Assessment of the psychosocial outcome of severe head injury. *Acta Neurochirurgica, 34*, 57–70.

Bonin, G. von. (1962). Anatomical asymmetries of the cerebral hemisphere. In V. B. Mountcastle (Ed.), *Interhemispheric relationships and cerebral dominance* (pp. 122–135). Baltimore, MD: Johns Hopkins Press.

Boning, R. A. (1990). *Specific skill series* (4th ed.). New York: Macmillan/McGraw-Hill.

Borkowski, J. G., Benton, A. L., & Spreen, O. (1967). Word fluency and brain damage. *Neuropsychologia, 5*, 135–140.

Boser, K. I., Weinrich, M., & McCall, D. (2000). Maintenance of oral production in agrammatic aphasia: Verb tense morphology training. *Neurorehabilitation and Neural Repair, 14*, 105–118.

Bourgeois, M. S. (1991). Communication treatment for adults with dementia. *Journal of Speech Language and Hearing Research, 34*, 831–844.

Bourgeois, M. S. (1992). Evaluating memory wallets in conversations with persons with dementia. *Journal of Speech Language and Hearing Research, 35*, 1344–1357.

Bourgeois, M. S., Camp, C., Rose, M., & associates. (2003). A comparison of training strategies to enhance use of external aids by persons with dementia. *Journal of Communication Disorders, 36*, 361–378.

Bowen, A., McKenna, K., & Tallis, R. C. (1999). Reasons for variability in the rate of occurrence of unilateral spatial neglect after stroke. *Stroke, 30*, 1196–1203.

Bourgeois, M. S. (1990). Enhancing conversational skills in patients with Alzheimer disease using a prosthetic memory aid. *Journal of Applied Behavior Analysis, 23*, 31–64.

Bourgeois, M. S. (1991). Communication treatment for adults with dementia. *Journal of Speech Language and Hearing Research, 34*, 831–844.

Bower, G. H., Black, J. B., & Turner, T. J. (1979). Scripts in memory for texts. *Cognitive Psychology, 11*, 177–220.

Bowers, S. A., & Marshall, L. F. (1980). Outcome in 200 consecutive cases of severe head injury treated in San Diego County: A prospective analysis. *Neurosurgery, 6*, 237–242.

Boyd, T. M., & Sauter, S. W. (1994). Route finding: A measure of everyday executive functioning in the head-injured adult. *Applied Cognitive Psychology, 72*, 171–181.

Boyle, M., & Coelho, C. A. (1995). Application of semantic feature analysis as a treatment for aphasic dysnomia. *American Journal of Speech-Language Pathology, 4*, 94–98.

Bryden, M. P., & Ley, R. G. (1983). Right hemispheric involvement in imagery. In E. Perecman (Ed.), *Cognitive processing in the right hemisphere* (pp. 111–123). New York: Academic Press.

Brink, T. L., Yesavage, J. A., Lum, O., & associates. (1982). Screening tests for geriatric depression. *Clinical Gerontologist, 1*, 37–44.

Brismar, B., Engstrom, A., & Rydberg, U. (1983). Head injury and intoxication: A diagnostic and therapeutic dilemma. *Acta Chirugica Scandinavia, 149*, 11–14.

Brodaty, H., Green, A., & Koschera, A. (2003). Meta-analysis of psychosocial interventions for caregivers of people with dementia. *Journal of the American Geriatric Society, 51*, 657–664.

Brodsky, M. B., McNeil, M. R., Doyle, P. J., et al. (2003). Auditory serial position effects in story retelling for normal adult subjects and person with aphasia. *Journal of Speech, Language, and Hearing Research, 46*, 1124–1137.

Brooks, D. N. (1984). Cognitive deficits after head injury. In D. N. Brooks (Ed.), *Closed head injury: Psychological, social, and family consequences* (pp. 44–73). New York: Oxford University Press.

Brooks, N. (1989). Closed head trauma: Assessing the common cognitive processes. In M. Lezak (Ed.), *Assessment of the behavioral consequences of head trauma* (pp. 61–86). New York: A.R. Liss.

Brookshire, R. H. (1972). Effects of task difficulty on naming performance of aphasic subjects. *Journal of Speech and Hearing Research, 15*, 551–558.

Brookshire, R. H. (1975). Effects of prompting on spontaneous naming of pictures by aphasic subjects. *Journal of the Canadian Speech and Hearing Association, Autumn*, 63–71.

Brookshire, R. H. (1976). Effects of task difficulty on sentence comprehension performance of aphasic subjects. *Journal of Communication Disorders, 9*, 167–173.

Brookshire, R. H., Krueger, K., Nicholas, L., & associates. (1977). Analysis of clinician-patient interactions in aphasia treatment. In R. H. Brookshire (Ed.), *Clinical Aphasiology Conference proceedings* (pp. 181–187). Minneapolis, MN: BRK Publishers.

Brookshire, R. H., & Nicholas, L. E. (1984). Comprehension of directly and indirectly stated main ideas and details in discourse by brain-damaged and non-brain-damaged listeners. *Brain and Language, 21*, 21–36.

Brookshire, R. H., & Nicholas, L. E. (1985). Consistency of the effects of rate of speech on brain-damaged subjects' comprehension of information in narrative discourse. In R. H. Brookshire (Ed.), *In Clinical aphasiology Vol. 15.* (pp. 262–271). Minneapolis, MN: BRK Publishers.

Brookshire, R. H., & Nicholas, L. E. (1993). *The discourse comprehension test.* Minneapolis, MN: BRK Publishers.

Brookshire, R. H., & Nicholas, L. E. (1995). Performance deviations in the connected speech of adults with no brain damage and adults with aphasia. *American Journal of Speech-Language Pathology, 4*, 118–123.

Brookshire, R. H., Nicholas, L. E., & Krueger, K. M. (1978). Sampling of speech pathology treatment activities: An evaluation of momentary and interval sampling procedures. *Journal of Speech and Hearing Research, 21*, 652–667.

Brookshire, R., Nicholas, L., Redmond, K., & associates. (1979). Effects of clinician behaviors on acceptability of patients' responses in aphasia treatment sessions. *Journal of Communication Disorders, 12*, 369–384.

Brown, J. I., Fischco, V. V., & Hanna, G. (1993). *The Nelson-Denny reading test.* Chicago: Riverside.

Brown, J. W. (1972). *Aphasia, apraxia, and agnosia: Clinical and theoretical aspects.* Springfield, IL: Charles C. Thomas.

Brownell, H., & Friedman, O. (2001). Discourse ability in patients with unilateral left and right hemisphere brain damage. In R. S. Berndt (Ed.), *Handbook of neuropsychology* (2nd ed., pp. 189–203). New York: Elsevier.

Brownell, H., Griffin, R., Winner, E., & associates. (2000). Cerebral lateralization and theory of mind. In S. Baron-Cohen, G. TagerFlusberg, & D. J. Cohen (Eds.), *Understanding other minds* (2nd ed., pp. 306–333). New York: Oxford University Press.

Brownell, H., Pincus, D., Blum, D., & associates. (1997). The effects of right-hemisphere brain damage on patients' use of terms of personal reference. *Brain and Language, 57*, 60–79.

Brownell, H., Potter, H. H., Bihrle, A. M., & associates. (1986). Influence of deficits in right-brain-damaged patients. *Brain and Language, 27*, 310–321.

Brownell, H. H. (1988). The neuropsychology of narrative comprehension. *Aphasiology, 2*, 247–250.

Brush, J., & Camp, C. J. (1998). Using spaced-retrieval training as an intervention during speech-language therapy. *Clinical Gerontologist, 19*, 51–64.

Brust, J. C., Shafer, S. Q., Richter, R. W., & associates. (1976). Aphasia in acute stroke. *Stroke, 7*, 167–174.

Bryan, K. L. (1989). *The right hemisphere language battery.* Leicester, GB: Far Communications.

Bryan, K. L. (1995). *The right hemisphere language battery* (2nd ed.). London: Whurr Publishers.

Buckingham, H. W. (1979). Explanation in apraxia with consequences for the concept of apraxia of speech. *Brain and Language, 8*,

202–226.

Buckingham, H. W. (1992). Phonological production deficits in conduction aphasia. In S. E. Kohn (Ed.), *Conduction aphasia* (pp. 76–116). Hillsdale, NJ: Earlbaum.

Burgess, P. W., & Shallice, T. (1997). *Hayling Sentence Completion Test.* Suffolk, England: Thames Valley Test Company.

Burns, M. (1997). *Burns brief inventory of communication and cognition.* San Antonio: The Psychological Corporation.

Busch, C., & Brookshire, R. H. (1982). Aphasic adults auditory comprehension of yes-no questions. Unpublished manuscript.

Bushnik, T., Hanks, R. A., Kreutzer, J., & Rosenthal, M. (2003). Etiology of traumatic brain injury: Characterization of differential outcomes up to one year postinjury. *Archives of Physical Medicine and Rehabilitation, 84*, 255–262.

Butfield, E., & Zangwill, O. L. (1946). Re-education in aphasia: A review of 70 cases. *Journal of Neurology, Neurosurgery and Psychiatry, 9*, 75–79.

Butters, N., Granholm, E., Salmon, D. P., & associates. (1987). Episodic and semantic memory: A comparison of amnesic and disoriented patients. *Journal of Clinical and Experimental Neuropsychology, 9*, 479–497.

Butterworth, B., Howard, D., & Mcloughlin, P. (1984). The semantic deficit in aphasia: The relationship between semantic errors in auditory comprehension and picture naming. *Neuropsychologia, 22*, 409–426.

Buxbaum, L. J., Ferraro, M. K., Veramonte, B. A., & associates. (2004). Hemispatial neglect: subtypes, neuroanatomy, and disability. *Neurology, 62*, 749–756.

Camberg, L., Woods, P., Ooi, W. L., & associates. (1999). Evaluation of simulated presence: A personalized approach to enhancing well-being in persons with Alzheimer's disease. *Journal of the American Geriatrics Society, 47*, 446–452.

Camp, C. J. (1989). Facilitation of new learning in AD. In G. Gilmore, P. Whitehouse, & M. Wykle (Eds.), *Memory and aging: Theory, research, and practice.* New York: Springer Verlag (pp. 212–225).

Camp, C. J., Judge, K. S., Bye, C. A., & associates. (1997). An intergenerational program for persons with dementia using Montessori methods. *Gerontologist, 37*, 688–692.

Cancelliere, A. E. B., & Kertesz, A. (1990). Lesion localization in acquired deficits of emotional expression and comprehension. *Brain and Cognition, 13*, 133–147.

Candelise, L., Landi, G., Orazio, E. N., & associates. (1985). Prognostic significance of hyperglycemia in acute stroke. *Archives of Neurology, 42*, 409–426.

Canter, G. J. (1973). Dysarthria, apraxia of speech, and literal paraphasia: Three distinct varieties of articulatory behaviors in the adult with brain damage. Paper presented at the annual convention of the American Speech and Hearing Association, Detroit.

Caplan, D. (1987). *Neurolinguistics and linguistic aphasiology.* New York: Cambridge University Press.

Caplan, D., Baker, C., & DeHaut, F. (1985). Syntactic determinants of sentence comprehension in aphasia. *Cognition, 21*, 117–125.

Caplan, L. R. (1993). *Stroke: A clinical approach.* Boston: Butterworth-Heinemann.

Cappa, S. F., Cavalotti, G., Guidotti, M., & associates. (1983). Subcortical aphasia: Two clinical CT-scan correlation studies. *Cortex, 19*, 227–242.

Cappa, S. F., Cavalotti, G., & Vignolo, L. (1981). Phonemic and lexical errors in fluent aphasia: Correlation with lesion site. *Neuropsychologia, 19*, 171–177.

Cappa, S. F., & Vignolo, L. A. (1979). Transcortical features of aphasia following left thalamic hemorrhage. *Cortex, 15*, 121–130.

Caramazza, A., & Zurif, E. B. (1976). Dissociation of algorithmic and heuristic processes in language comprehension: Evidence from aphasia. *Brain and Language, 3*, 572–582.

Carlsson, G. S., Svardsudd, K., & Welin, L. (1987). Long term effects of head injuries sustained during life in three male populations. *Journal of Neuropsychology, 67*, 197–205.

Carney, N., Chesnut, R. M., Maynard, H., & associates. (1999). Effect of cognitive rehabilitation on outcomes for persons with traumatic brain injury: A review. *Journal of Head Trauma Rehabilitation, 14*, 277–307.

Caronna, J., & Levy, D. (1983). Clinical predictors of outcome in ischemic stroke. In H. J. M. Barnett (Ed.), *Neurologic clinics: Cerebrovascular disease* (pp. 103–117). Philadelphia: W.B. Saunders.

Carrow-Woodfolk, E. (1999). *Test for auditory comprehension of language* (3rd ed.). Austin, TX: Pro-Ed.

Cartensen, L. L., & Erickson, R. J. (1986). Enhancing the social environments of elderly nursing home residents: Are high rates of interaction enough? *Journal of Applied Behavior Analysis, 19*, 349–355.

Carver, R. P. (1973). Reading as reasoning: Implications for measurement. In W. H. MacGinitie (Ed.), *Assessment problems in reading* (pp. 173–195). Newark, DE: International Reading Association.

Cassidy, T. P., Burce, D. W., Lewis, S., & Gray, C. S. (1999). The association of visual field deficits and visuo-spatial neglect in acute right-hemisphere stroke patients. *Age and Ageing, 28*, 257–260.

Cassidy, T. P., Lewis, S., & Gray, C. S. (1998). Recovery from visuospatial neglect in stroke patients. *Journal of Neurology, Neurosurgery and Psychiatry, 64*, 555–557.

Catani, M., Jones, D., & Ffytche, D. (2005). Perisylvian language networks of the human brain. *Annals of Neurology, 57*, 8–16.

Celesia, G. G., & Wanamaker, W. M. (1972). Psychiatric disturbances in Parkinson disease. *Diseases of the Nervous System, 33*, 577–583.

Centers for Disease Control and Prevention. (1995). CDC quality of life as a new public health measure: Behavioral risk factor surveillance system. Atlanta, GA: U.S. Department of Health and Human Services.

Centers for Disease Control and Prevention. (1997). Traumatic brain injury: Colorado, Missouri, Oklahoma, and Utah, 1990-1993. (MMWR Report #46, pp. 8–11) Atlanta, GA: Centers for Disease Control and Prevention, U.S. Department of Health and Human Services.

Centers for Disease Control and Prevention. (2001). Traumatic brain injury: Mortality and morbidity. Atlanta, GA: National Center for Health Statistics, U.S. Department of Health and Human Services.

Centers for Disease Control and Prevention. (2005). Stroke: Facts and statistics. Atlanta, GA: National Center for Heart Disease and Stroke Prevention, U.S. Department of Health and Human Services.

Cermak, L. S. (1975). Imagery as an aid to retrieval in alcoholic Korsakoff patients. *Cortex, 11*, 163–169.

Chall, J. S. (1983). Stages of reading development. New York: McGraw-Hill.

Chamberlain, E. (2003). Test review: The behavioural assessment of the dysexecutive syndrome (BADS). *Journal of Occupational Psychology, Employment, and Disability, 5*, 33–37.

Cherney, L., & Halper, A. (2001). Visual neglect in right-hemisphere stroke: A longitudinal study. *Brain Injury, 15*, 585–592.

Cherney, L. R., Halper, A. S., & Miller, T. K. (1991). Treatment of communication problems. In A. S. Halper, L. R. Cherney, & T. K. Miller (Eds.), *Clinical management of communication problems in adults with traumatic brain injury* (pp. 57–131). Gaithersburg, MD: Aspen.

Cherry, K. E., Simmons-D'Gerolamo. (2004). Spaced-retrieval with probable Alzheimer's. *Clinical Gerontologist, 27*, 139–157.

Cherry, K. E., Simmons-D'Gerolamo. (2005). Long-term effectiveness of spaced-retrieval memory training for older adults with probable Alzheimer's disease. *Experimental Aging Research, 31*, 261–289.

Chumpelik, D. (1984). The PROMPT system of therapy: Theoretical framework and applications for developmental apraxia of speech. *Seminars in Speech and Language, 5*, 139–156.

Cicerone, K. D. (2004). Participation as an outcome of traumatic brain injury rehabilitation. *Journal of Head Trauma Rehabilitation, 19*, 494–501.

Cicerone, K. D., Dahlberg, C., Malec, J. F., & associates. (2005). Evidence-based cognitive rehabilitation: Updated review of the literature from 1998 through 2002. *Archives of Physical Medicine and Rehabilitation, 86*, 1681–1692.

Cicone, M., Wapner, W., & Gardner, H. (1980). Sensitivity to emotional expressions and situations in organic patients. *Brain and Language, 16*, 145–158.

Clark, H. H., & Haviland, S. E. (1977). Comprehension and the given-new contract. In R. O. Freedle (Ed.), *Discourse comprehension and production* (pp. 1–40). Norwood, NJ: Ablex.

Clark, H. M., & Robin, D. A. (1995). Sense of effort during a lexical decision task: Resource allocation deficits following brain injury. *American Journal of Speech Language Pathology, 4*, 143–147.

Clarke, L., & Witte, K. (1990). Nature and efficacy of communication management in Alzheimer disease. In R. Lubinski (Ed.), *Dementia and communication* (pp. 238–256). Philadelphia: B.C. Decker.

Cohn, R., Neumann, M. S., & Wood, N. H. (1977). Prosopagnosia: A clinicopathological study. *Annals of Neurology, 1*, 177–182.

Collins, M. (1991). *Global aphasia*. San Diego: College-Hill Press.

Collins, M. J., McNeil, M. R., Lentz, S. E., et al. (1984). Word fluency and aphasia: some linguistic and not so linguistic considerations. *Clinical Aphasiology, 14*, 78–84.

Colsher, P. L., Cooper, W. E., & Graff-Radford, N. (1987). Intonational variability in the speech of right-hemisphere damaged patients. *Brain and Language, 32*, 379–383.

Compston, A. (1942). Aids to the investigation of peripheral nerve injuries, Medical Research Council, Nerve Injuries Research Committee. p 48 London: His Majesty's Stationery Office.

Cooke, D. D., McNally, K. T., Mulligan, M. J. G., & associates. (2001). Psychosocial interventions for caregivers of people with dementia: A systematic review. *Aging and Mental Health, 5*, 120–135.

Corbin, M. L. (1951). Group speech therapy for motor aphasia and dysarthria. *Journal of Speech and Hearing Disorders, 16*, 21–34.

Corkin, S. H., Hurt, R. W., Twitchell, T. E., & associates. (1987). Consequences of penetrating and nonpenetrating head injury: Posttraumatic amnesia, and lasting effects on cognition. In H. S. Levin, J. Grafman, & H. M. Eisenberg (Eds.), *Neurobehavioral recovery from head injury* (pp. 318–329). New York: Oxford University Press.

Corlew, M. M., & Nation, J. E. (1975). Characteristics of visual stimuli and naming performance in aphasic adults. *Cortex, 11*, 186–191.

Correia, L., Brookshire, R. H., & Nicholas, L. E. (1990). Aphasic and non-brain-damaged adults' descriptions of aphasia test pictures and gender-biased pictures. *Journal of Speech and Hearing Disorders, 55*, 713–720.

Courville, C. B. (1937). *Pathology of the central nervous system*. Mountain View, CA: Pacific.

Cowan, N. (1984). On short and long auditory stores. *Psychological Bulletin, 96*, 341–370.

Coyne, M. L., & Hoskins, L. (1997). Improving eating behaviors in dementia using behavioral strategies. *Clinical Nursing Research, 6*, 275–290.

Craik, F. I., & Lockhart, R. S. (1972). Levels of processing: A framework for memory research. *Journal of Verbal Learning and Verbal Behavior, 11*, 671–684.

Crary, M. A., Haak, M. J., & Malinsky, A. E. (1989). Preliminary psychometric evaluation of an acute aphasia screening protocol. *Aphasiology, 2*, 67–78.

Crary, M. A., & Rothi, L. J. G. (1989). Predicting the Western aphasia battery aphasia quotient. *Journal of Speech and Hearing Disorders, 54*, 163–166.

Crosson, B., Barco, P. P., Velozo, C. A., & associates. (1989). Awareness and compensation in postacute head injury rehabilitation. *Journal of Head Trauma Rehabilitation, 4*, 46–54.

Croft, C. B., Shprintzen, R. J., & Rakoff, S. J. (1981). Patterns of velopharyngeal valving in normal and cleft palate subjects: A multiview videofluoroscopic and nasoendoscopic study. *Laryngoscope, 91*, 265–271.

Culton, G. L. (1969). Spontaneous recovery from aphasia. *Journal of Speech and Hearing Research, 12*, 825–832.

Cummings, J. L. (1990). Clinical diagnosis of Alzheimer disease. In J. L. Cummings & B. L. Miller (Eds.), *Alzheimer disease: Treatment and long-term management* (pp. 3–20). New York: Dekker.

Cummings, J. L., & Benson, D. F. (1983). *Dementia: A clinical approach*. Boston: Butterworth.

Cummings, J. L., & Benson, D. F. (1984). Subcortical dementia: Review of an emerging concept. *Archives of Neurology, 41*, 874–879.

Cummings, J. L., & Benson, D. F. (1992). *Dementia: A clinical approach* (2nd ed.). Boston: Butterworth-Heinemann.

Dabul, B. (2000). *The apraxia battery for adults* (2nd ed.). Austin, TX: Pro-Ed.

Dabul, B., & Bollier, B. (1976). Therapeutic approaches to apraxia. *Journal of Speech and Hearing Disorders, 41*, 268–276.

Dale, E., & Chall, J. S. (1948). A formula for predicting readability. *Educational Research Bulletin, 27*, 11–20.

Dalston, R., Warren, D. W., & Dalston, E. T. (1990). The modified tongue-anchor technique as a screening test for velopharyngeal inadequacy: A reassessment. *Journal of Speech and Hearing Disorders, 55*, 510.

Damasio, A. R. (1985). Disorders of complex visual processing: Agnosias, achromatopsia, Baliut syndrome, and related difficulties of orientation and construction. In M. M. Mesulum (Ed.), *Principles of behavioral neurology* (pp. 259–288). Philadelphia: F. A. Davis.

Damasio, A. R., & Damasio, H. (1983). Localization of lesions in achromatopsia and prosopagnosia. In A. Kertesz (Ed.), *Localization in neuropsychology* (pp. 417–428). New York: Academic Press.

Damasio, A. R., Damasio, H., Rizzo, M., Varney, N., & Gersh, F. (1982). Aphasia with non-hemorrhagic lesions in the basal ganglia and internal capsule. *Archives of Neurology, 39*, 15–24.

Damico, J. (1992). *Whole language for special-needs children*. Buffalo, NY: Educom Associates.

Daneman, M., & Carpenter, P. A. (1980). Individual differences in working memory and reading. *Journal of Verbal Learning and Verbal Behavior, 19*, 450–466.

Darley, F. L. (1969). The classification of output disturbance in neurologic communication disorders. Paper presented at the American Speech and Hearing Association Convention, Chicago.

Darley, F. L. (1982). *Aphasia*. Philadelphia: W.B. Saunders.

Darley, F. L., Aronson, A. E., & Brown, J. R. (1975). *Motor speech disorders*. Philadelphia: W.B. Saunders.

Davis, G. A. (1993). *A survey of adult aphasia and related language disorders* (2nd ed.). Englewood Cliffs, NJ: Prentice-Hall.

Davis, G. A. (2000). *Aphasiology: Disorders and clinical practice*. Boston: Allyn & Bacon.

Davis, G. A., & Wilcox, M. J. (1985). *Adult aphasia rehabilitation: Language pragmatics*. San Diego, CA: College-Hill.

Deaton, A. V. (1991). Group interventions for cognitive rehabilitation: Increasing the challenges. In J. S. Kreutzer and P. H. Wehman (Eds.), *Cognitive rehabilitation for persons with traumatic brain injury: A functional approach* (pp. 178–190). Baltimore: Paul H. Brookes.

De Bruin, A. F., Kiederiks, J. P. M., De Witte, L. P., & associates. (1994). The development of a short generic version of the sickness impact profile. *Journal of Clinical Epidemiology*, *47*, 407–418.

DeKosky, S. T., Heilman, K. M., Bowers, D., & associates. (1980). Recognition and discrimination of emotional faces and pictures. *Brain and Language*, *9*, 206–214.

Delis, D. C., Kramer, J. H., Kaplan, E., & associates. (2000). *The California verbal learning test: Second Edition*. San Antonio, TX: The Psychological Corporation.

Deloche, G., Dordain, M., & Kremin, H. (1993). Rehabilitation of confrontation naming in aphasia: Relations between oral and written modalities. *Aphasiology*, *7*(2), 201–216.

Denes, G., Perazzolo, C., Piani, A., & Piccione, F. (1996). Intensive versus regular speech therapy in global aphasia: A controlled study. *Aphasiology*, *10*(4), 385–394.

DeRenzi, E. (1989). Apraxia. In F. Boller, & J. Grafman (Eds.), Handbook of neuropsychology. Vol 2. Amsterdam: Elsevier, 245–263.

DeRenzi, E., & Ferrari, C. (1978). The reporter test: A sensitive test to detect expressive disturbances in aphasics. *Cortex*, *14*, 279–283.

DeRenzi, E., Pieszuro, A., & Vignolo, L. A. (1966). Oral apraxia and aphasia. *Cortex*, *2*, 50–73.

DeRenzi, E., & Vignolo, L. A. (1962). The token test: A sensitive test to detect receptive disturbances in aphasics. *Brain*, *85*, 665–678.

Deutsch, S. E. (1981). Oral form identification as a measure of cortical sensory dysfunction in apraxia of speech and aphasia. *Journal of Communication Disorders*, *14*, 65–71.

Deutsch, S. E. (1984). Prediction of site of lesion from speech apraxic error patterns. In J. C. Rosenbek, M. R. McNeil, & A. E. Aronson (Eds.), *Apraxia of speech, physiology, acoustics, linguistics, management* (pp. 113–134). San Diego: College-Hill.

Dewitt, L. D., Grek, A. J., Buonanno, F. S., & associates. (1985). MRI and the study of aphasia. *Neurology*, *35*, 861–865.

Dickson, D. W. (2001). Neuropathology of Alzheimer's disease and other dementias. *Clinical Geriatric Medicine*, *17*, 209–228.

Diener, E., Emmons, R. A., Larsen, R. J., & Griffin, S. (1985). The satisfaction with life scale. *Journal of Personality Assessment*, *49*, 71–75.

Dikman, S. S., Machamer, J. E., Winn, H. B., & Tempkin, N. R. (1995). Neuropsychological outcome 1-year post head injury. *Neuropsychology*, *9*, 80–90.

Diggs, C. C., & Basili, A. G. (1987). Verbal expression of right CVA patients. *Brain and Language*, *30*, 130–147.

Diller, L., & Weinberg, J. (1977). Differential aspects of attention in brain-damaged persons. *Perceptual and Motor Skills*, *35*, 71–81.

Disimoni, F. (1989). *The comprehensive apraxia test*. Dalton, PA: Praxis House Publishers.

Disimoni, F., Keith, R., & Darley, F. (1980). Prediction of PICA overall scores by short versions of the test. *Journal of Speech and Hearing Research*, *25*, 511–576.

Disimoni, F., Keith, R., Holt, D., & associates. (1975). Practicality of shortening the PICA. *Journal of Speech and Hearing Research*, *18*, 491–497.

Dobkin, J. A., Levine, R. L., Lagreze, H. L., & associates. (1989). Evidence for transhemispheric diaschisis in unilateral stroke. *Archives of Neurology*, *46*, 1333–1336.

Doricchi, F., & Angelelli, P. (1999). Misrepresentation of horizontal space in unilateral neglect. Role of hemianopia. *Neurology*, *52*, 1845–1857.

Doyle, P., Goldstein, H., & Bourgeois, M. (1987). Experimental analysis of syntax training in Broca aphasia: A generalization and social validation study. *Journal of Speech and Hearing Disorders*, *52*, 143–155.

Doyle, P. J., McNeil, M. R., Park, G., et al. (2000). Linguistic validation of four parallel forms of a story retelling procedure. *Aphasiology*, *14*, 537–549.

Doyle, P., McNeil, M., Hula, W., & Mikolic, J. (2003). The Burden of Stroke Scale (BOSS): Validating patient-reported communication difficulty and associated psychological distress in stroke survivors. *Aphasiology*, *17*(3), 291–304.

Doyle, P. J., McNeil, M. R., Spencer, K. A., et al. (1998). The effects of concurrent picture presentations on retelling of orally presented stories by adults with aphasia. *Aphasiology*, *12*, 561–574.

Duffy, J. R. (1987). Slowly progressive aphasia. In R. H. Brookshire (Ed.), *Clinical aphasiology* (pp. 349–356). Minneapolis, MN: BRK Publishers.

Duffy, J. R. (1995). *Motor speech disorders: Substrates, differential diagnosis, and management*. St. Louis, MO: Mosby.

Duffy, J. R. (2005). *Motor speech disorders* (2nd ed.). St. Louis, MO: Elsevier/Mosby.

Duffy, J. R., Keith, R. L., Shane, H., & associates. (1976). Performance of normal (non-brain-injured) adults on the Porch index of communicative ability. In R. H. Brookshire (Ed.), *Clinical Aphasiology Conference proceedings* (pp. 32–42). Minneapolis, MN: BRK Publishers.

Dunlop, J. M., & Marquardt, T. P. (1977). Linguistic and articulatory aspects of single word production in apraxia of speech. *Cortex*, *13*, 17–29.

Dunn, L. M., & Dunn, L. M. (1997). *Peabody picture vocabulary test* (Rev. ed.). Circle Pines, MN: American Guidance Service.

Dworkin, J. P., & Johns, D. F. (1980). Management of velopharyngeal incompetence in dysarthria: A review. *Clinical Otolaryngology*, *5*, 61–74.

Eastwood, M. R., Lautenschlaeger, E., & Corbin, S. (1983). A comparison of clinical methods for assessing dementia. *Journal of the American Geriatrics Society*, *31*, 342–347.

Edmonds, L. A., Nadeau, S. E., & Kiran, S. (2009). Effect of Verb Network Strengthening Treatment (VNeST) on lexical retrieval of content words in sentences in persons with aphasia. *Aphasiology*, *23*(3), 402–424.

Eisenberg, H. M., & Weiner, R. L. (1987). Input variables: How information from the acute injury can be used to characterize groups of patients for studies of outcome. In H. S. Levin, J. Grafman, & H. M. Eisenberg (Eds.), *Neurobehavioral recovery from head injury* (pp. 13–29). New York: Oxford University Press.

Eisenson, J. (1964). Aphasia: A point of view as to the nature of the disorder and factors that determine prognosis for recovery. *Neurology*, *4*, 287–295.

Eisenson, J. (1974). *Examining for aphasia*. New York: The Psychological Corporation.

Elman, R. J. (1999). Introduction to group treatment of neurogenic communication disorders. In R. J. Elman (Ed.), *Group treatment of neurogenic communication disorders: The expert clinician approach* (pp. 3–7). Boston: Butterworth-Heinemann.

Elman, R. J., & Bernstein-Ellis, E. (1995). What is functional? *American Journal of Speech-Language Pathology*, *4*, 115–117.

Ellwood, P. (1988). Shattuck lecture—Outcomes management: A technology of patient experience. *New England Journal of Medicine*, *318*, 1549–1556.

Erlich, J. S., & Sipes, A. L. (1985). Group treatment of communication skills for head trauma patients. *Cognitive Rehabilitation*, *3*, 32–37.

Evans, D. A., Funkenstein, H. H., Albert, M. A., & associates. (1989). Prevalence of Alzheimer disease in a community population of older persons: Higher than previously reported. *Journal of the American Medical Association*, *262*, 2552–2556.

Evans, R. W., Palsane, M. N., & Carrere, S. (1987). Type A behavior and occupational stress: A cross-cultural study of blue-collar workers. *Journal of Personality and Social Psychology*, *36*, 1213–1220.

Evans, J., Wilson, B., Needham, P., & Brentnall, S. (2003). Who makes good use of memory aids? Results of a survey of people with acquired brain injury. *Journal of the International Neuropsychological Society*, *9*(6), 925–935.

Ewert, J., Levin, H. S., Watson, M. C., & associates. (1989). Procedural memory during posttraumatic amnesia in survivors of severe closed head injury. *Archives of Neurology*, *46*, 911–916.

Faber, M. M., & Aten, F. L. (1979). Verbal performance in aphasic patients in response to intact and altered pictorial stimuli. In R. H. Brookshire (Ed.), *Clinical Aphasiology Conference proceedings* (pp. 177–186). Minneapolis, MN: BRK Publishers.

Fasotti, L., Kovacs, F., Eling, P.A.T.M., & Brouwer, W. H. (2000). Time pressure management as a compensatory strategy training after closed head injury. *Neuropsychological Rehabilitation*, *10*, 47–65.

Ferber, S., & Karnath, H. (2001). How to assess spatial neglect—line bisection or cancellation tasks? *Journal of Clinical and Experimental Neuropsychology*, *23*, 599–607.

Ferber, S., & Karnath, H. O. (1999). Parietal and occipital lobe contributions to perception of straight ahead orientation. *Journal of Neurology, Neurosurgery, Psychiatry*, *67*, 572–578.

Ferro, J. M., Kertesz, A., & Black, S. E. (1987). Subcortical neglect: Quantification, anatomy, and recovery. *Neurology*, *37*, 1487–1492.

Filley, C. M., Cranberg, L. D., Alexander, M. P., & associates. (1987). Neurobehavioral outcome after closed head injury in childhood and adolescence. *Archives of Neurology*, *44*, 194–198.

Finlayson, M. A. J., & Garner, S. H. (1994). Challenges in rehabilitation of individuals with acquired brain injury. In M. Allen, M. A. J. Finlayson, & S. H. Garner (Eds.), *Brain injury rehabilitation: Clinical considerations* (pp. 3–10). Baltimore: Williams & Wilkins.

Fischer, S., Gauggel, S., & Trexler, L. (2004). Awareness of activity limitations, goal setting, and rehabilitation outcome in patients with brain injury. *Brain Injury*, *18*, 547–562.

Fitch-West, J., & Sands, E. S. (1987). *Bedside evaluation screening test*. Rockville, MD: Aspen.

Flamand-Roze, C., Falissard, B., Roze, E., & associates. (2011). The Language Screening Test (LAST): Validation of a new language screening tool for patients with acute stroke. *Stroke*, *42*, 1224–1229.

Fleming, J., & Strong, J. (1995). Self-awareness of deficits following brain injury: Considerations for rehabilitation. *British Journal of Occupational Therapy*, *58*, 55–60.

Fleming, J., & Strong, J. (1999). A longitudinal study of self-awareness: Functional deficits overestimated by persons with brain injury. *Occupational Therapy Journal of Research*, *19*, 3–17.

Flesch, R. F. (1948). A new readability yardstick. *Journal of Applied Psychology*, *32*, 221–223.

Folstein, M. F., Folstein, S. E., & McHugh, P. R. (1975). Mini mental state. *Journal of Psychiatric Research*, *12*, 189–198.

Fossett, T., McNeil, M., Doyle, P., Rubinsky, H., Nixon, S., Hula, W., & Brady, J. (2004). Assessing the validity of multiple-choice questions for RAPP story comprehension. *Aphasiology*, *18*(5–7), 493–519.

Fox, D. R., & Johns, D. F. (1970). Predicting velopharyngeal closure with a modified tongue-anchor technique. *Journal of Speech and Hearing Disorders*, *35*, 248.

Frattali, C. M. (1992). Functional assessment of communication: Merging public policy with clinical views. *Aphasiology*, *6*, 63–83.

Frattali, C. M. (1998). Assessing functional outcomes: An overview. *Seminars in Speech and Language*, *19*, 198–221.

Frattali, C. M., Thompson, C. K., Holland, A. L., & associates. (1995). *Functional assessment of communication skills for adults: ASHA FACS*. Rockville, MD: American Speech-Language Hearing Association.

Friedman, A., & Polson, M. C. (1981). The hemispheres as independent processing systems: Limited capacity processing and cerebral specialization. *Journal of Experimental Psychology: Human Perception and Performance*, *7*, 1031–1058.

Friedman, W. A. (1983). Head injuries. CIBA Clinical Symposia. Summit, NJ: CIBA Pharmaceutical Company.

Fromm, D., & Holland, A. L. (1989). Functional communication in Alzheimer disease. *Journal of Speech and Hearing Disorders*, *54*, 535–540.

Frymark, T. (2003). FIM or foe? Functional independence measures fall short, data show. *ASHA Leader*, *8*, 6–9.

Gaddes, W. H., & Crockett, D. J. (1973). The Spreen-Benton aphasia test: Normative data as a measure of normal language development (Research monograph #25). Victoria, British Columbia, Canada: Neuropsychology Laboratory, University of Victoria.

Gainotti, G. (1991). Frontal lobe damage and disorders of affect and personality. In M. Swash & J. Oxbury (Eds.), *Clinical neurology* (pp. 71–81). Edinburgh: Churchill-Livingstone.

Gainotti, G., & Tiacci, C. (1970). Patterns of drawing disability in left and right hemisphere patients. *Neuropsychologia*, *8*, 379–384.

Gao, S., Hendrie, M. B., Hall, K. S., & associates. (1998). The relationships between age, sex, and the incidence of dementia and Alzheimer disease. *Archives of General Psychiatry*, *55*, 809–815.

Gardiner, B. J., & Brookshire, R. H. (1972). Effects of unisensory and multisensory presentation of stimuli upon naming by aphasic subjects. *Language and Speech*, *15*, 342–357.

Gardner, H., Albert, M. L., & Weintraub, S. (1975). Comprehending a word: The influence of speed and redundancy on auditory comprehension in aphasia. *Cortex*, *11*, 155–162.

Gardner, H., Brownell, H. H., Wapner, W., & associates. (1983). Missing the point: The role of right hemisphere in the processing of complex linguistic materials. In E. Perecman (Ed.), *Cognitive processing in the right hemisphere* (pp. 169–192). New York: Academic Press.

Garner, S. H., & Valadka, A. B. (1994). Medical management and principles of head injury rehabilitation. In M. A. J. Finlayson & S. H. Garner (Eds.), *Brain injury rehabilitation: Clinical considerations* (pp. 83–101). Baltimore: Williams & Wilkins.

Gates, W. H., MacGinitie, R. K., Maria, K., & associates. (2000). *Gates-MacGinitie reading tests*. Chicago: Riverside.

Gauthier, L., Dehaut, F., & Joanette, Y. (1989). The Bells Test: A quantitative and qualitative test for visual neglect. *International Journal of Clinical Neuropsychology*, *11*, 49–54.

German, D. J. (1990). *Test of adolescent/adult word finding*. Austin, TX: Pro-Ed.

Geschwind, N. (1975). The apraxias: Neural mechanisms of disorders of learned movement. *American Scientist, 63*, 188–195.
Geschwind, N., Quadfasel, F. A., & Segarra, J. (1968). Isolation of the speech area. *Neuropsychologia, 6*, 327–340.
Giacino, J. (1996). Sensory stimulation: theoretical perspectives and the evidence for effectiveness. *Neurorehabilitation, 6*, 69–78.
Giacino, J. T., Katz, D. I., & Schiff, N. (2007). Assessment and rehabilitative management of individuals with disorders of consciousness. In N. D. Zasler, D. I. Katz, & R. D. Zafonte (Eds.), *Brain injury medicine: principles and practice*. New York: Demos.
Gilchrist, E., & Wilkinson, M. (1979). Some factors determining prognosis in young people with severe head injuries. *Archives of Neurology, 36*, 355–359.
Giles, G. M., & Clark-Wilson, J. (1993). *Brain injury rehabilitation: A neurofunctional approach*. London: Chapman & Hall.
Gillen, R., Tennen, H., & McKee, T. (2005). Unilateral spatial neglect: relation to rehabilitation outcomes in patients with right hemisphere stroke. *Archives of Physical Medicine & Rehabilitation, 86*, 763–767.
Gill-Thwaites, H., & Munday, R. (1999). The Sensory Modality Assessment and Rehabilitation Technique (SMART): a comprehensive and integrated assessment and treatment protocol for the vegetative state and minimally responsive patient. *Neuropsychological Rehabilitation, 9*, 305–320.
Gilson, J. S., Gilson, R. M., Bertner, R. A., & associates. (1975). The Sickness Impact Profile: Development of an outcome measure of health care. *American Journal of Public Health, 65*, 1304–1310.
Glisky, E. L., & Schacter, D. L. (1986). Remediation of organic memory disorders: Current status and future prospects. *Journal of Head Trauma Rehabilitation, 1*, 54–63.
Gloag, D. (1985). Rehabilitation after head injury: Cognitive problems. *British Medical Journal, 290*, 834–837.
Glonig, I., Glonig, K., Haub, C., & associates. (1969). Comparison of verbal behavior in right-handed and non-right-handed patients with anatomically verified lesion of one hemisphere. *Cortex, 5*, 43–52.
Glonig, K., Trappl, R., Heiss, W. D., & associates. (1976). Prognosis and speech therapy in aphasia. In Y. Lebrun & R. Hoops (Eds.), *Recovery in aphasics* (pp. 57–64). Atlantic Highlands, NJ: Humanities Press.
Glosser, G., & Deser, T. (1990). Patterns of discourse production among neurological patients with fluent language disorders. *Brain and Language, 40*, 67–88.
Glosser, G., & Goodglass, H. (1990). Disorders in executive control functions among aphasic and other brain-damaged patients. *Journal of Clinical and Experimental Neuropsychology, 12*, 485–501.
Glosser, G., Wiener, M., & Kaplan, E. (1988). Variations in aphasic language behaviors. *Journal of Speech and Hearing Research, 53*, 115–124.
Godfrey, H., & Knight, R. (1985). Cognitive rehabilitation of memory functioning in amnesic alcoholics. *Journal of Consulting and Clinical Psychology, 43*, 555–557.
Golden, C. J. (1978). *The Stroop color and word test*. Chicago: Stoelting.
Goldman-Eisler, F. (1968). *Psycholinguistics: Experiments in spontaneous speech*. New York: Academic Press.
Goldstein, K. (1948). *Language and language disturbances*. New York: Grune & Stratton.
Golper, L. A. C., & Cherney, L. (1999). Back to basics: Assessment practices with neurogenic communication disorders. *Neurophysiology and Neurogenic Speech and Language Disorders, 9*, 3–8.
Golper, L. A. C., Thorpe, P., Tompkins, C., & associates. (1980). Connected language sampling: An expanded index of aphasic language behavior. In R. H. Brookshire (Ed.), *Clinical Aphasiology Conference proceedings* (pp. 174–186). Minneapolis, MN: BRK Publishers.
Gonzalez, J., & Aronson, A. (1970). Palatal lift prosthesis for treatment of anatomic and neurologic palatopharyngeal insufficiency. *Cleft Palate Journal, 7*, 91–104.
Goodglass, H. (1993). *Understanding aphasia*. San Diego, CA: Academic Press.
Goodglass, H., Blumstein, S. E., Gleason, J. B., & associates. (1979). The effect of syntactic encoding on sentence comprehension in aphasia. *Brain and Language, 7*, 201–209.
Goodglass, H., & Kaplan, E. (1972, 1983). *The Boston diagnostic aphasia examination*. Philadelphia: Lea & Febiger.
Goodglass, H., & Kaplan, E. (1983). *The assessment of aphasia and related disorders* (2nd ed.). Philadelphia: Lea & Febiger.
Goodglass, H., Kaplan, E., & Barresi, B. (2001). *The assessment of aphasia and related disorders* (3rd ed.). Philadelphia: Lippincott Williams & Wilkins.
Goodglass, H., Kaplan, E., & Barresi, B. (2001a). *The Boston diagnostic aphasia examination* (3rd ed.). Philadelphia: Lippincott Williams & Wilkins.
Goodglass, H., Kaplan, E., Weintraub, S., & associates. (1976). The tip of the tongue phenomenon in aphasia. *Cortex, 12*, 145–153.
Goodglass, H., Klein, B., Carey, P., & associates. (1966). Specific semantic word categories in aphasia. *Cortex, 2*, 74–89.
Goodglass, H., & Quadfasel, F. (1954). Language laterality in lefthanded aphasics. *Brain, 77*, 523–528.
Goodglass, H., & Stuss, D. T. (1979). Naming to picture versus description in three aphasia subgroups. *Cortex, 15*, 199–211.
Gordon, G., & Byron, L. (1881). *Poetry of Bryon, Chosen and arranged by Matthew Arnold*. London: Macmillan.
Gordon, W. A., Ruckdeschel-Hibbard, M., Egelko, S., & associates. (1984). *Evaluation of the deficits associated with right brain damage: Normative data on the Institute of Rehabilitation Medicine test battery*. New York: Department of Behavioral Sciences, N.Y.U. Medical Center.
Gorzell, G. J., Kaiser, K., & Camp, C. J. (2003). Montessori-based training makes a difference for home health workers and their clients. *Caring, 22*, 40–42.
Gouvier, W. D., Blandon, P. D., LaPorte, K. K., & associates. (1987). Reliability and validity of the Disability Rating Scale and the Levels of Cognitive Functioning Scale in monitoring recovery from severe head injury. *Archives of Physical Medicine and Rehabilitation, 68*, 94–97.
Grafman, J., & Salazar, A. (1987). Methodological considerations relevant to the comparison of recovery from penetrating and closed head injuries. In H. S. Levin, J. Grafman, & H. M. Eisenberg (Eds.), *Neurobehavioral recovery from head injury* (pp. 43–54). New York: Oxford.
Graham, D. I., Adams, J. H., & Doyle, D. (1978). Ischemic brain damage in fatal non-missile head injuries. *Journal of Neurological Science, 39*, 213.
Graham, R. K., & Kendall, B. S. (1960). The memory for designs test: Revised general manual. *Perceptual and Motor Skills, 11*(Monograph Suppl. 2-VIII), 147–188.
Grant, D. A., & Berg, E. A. (1948). A behavioral analysis of degree of reinforcement and ease of shifting to new responses in a Weigl-type card sorting problem. *Journal of Experimental Psychology, 38*, 404–411.

Gray, L., Hoyt, P., Mogil, S., & associates. (1977). A comparison of clinical tests of yes/no questions in aphasia. In R. H. Brookshire (Ed.), *Clinical Aphasiology Conference proceedings* (pp. 265–268). Minneapolis, MN: BRK Publishers.

Greenberg, D. A., Aminoff, M. J., & Simon, R. P. (1996). *Clinical neurology* (2nd ed.). Norwalk, CT: Appleton & Lange.

Gregory, R. L. (1966). *Eye and brain: the psychology of seeing.* Princeton Science Library. Princeton, NJ: Princeton University Press.

Gronwall, D. M. A. (1997). Paced auditory serial addition task: A measure of recovery from concussion. *Perceptual and Motor Skills, 44*, 367–373.

Guilford, A. M., & Hawk, A. M. (1968). A comparative study of form identification in neurologically impaired and normal subjects. In A. Smith (Ed.), *Speech and hearing science research reports* (pp. 34–37). Ann Arbor, MI: University of Michigan.

Gunning, R. (1952). *The technique of clear writing.* New York: McGraw-Hill.

Haas, J., Cope, D. N., & Hall, K. (1987). Premorbid prevalence of poor academic performance in severe head injury. *Journal of Neurology, Neurosurgery, and Psychiatry, 50*, 52–56.

Hachinski, V. C., Lassen, N. A., & Marshall, J. (1974). Multiinfarct dementia: A cause of mental deterioration in the elderly. *Lancet, 2*, 207–210.

Hageman, C. (1997). Flaccid dysarthria. In M. R. McNeil (Ed.), *Clinical management of sensorimotor speech disorders* (pp. 193–215). New York: Thieme.

Hagen, C. (1997). The Rancho Los Amigos Scale of Cognitive LevelsRevised. Unpublished document (Personal communication from author, 2005).

Hagen, C., & Malkamus, D. (1979). Interaction strategies for language disorders secondary to head trauma. Paper presented at the annual convention of the American Speech-Language-Hearing Association, Atlanta, GA.

Hall, K., Cope, N., & Rappoport, M. (1985). The Glasgow Outcome Scale and the Disability Rating Scale: Comparative usefulness in following recovery in traumatic head injury. *Archives of Physical Medicine and Rehabilitation, 66*, 35–37.

Halliday, M. A. K., & Hasan, R. (1976). *Cohesion in English.* New York: Longman.

Halligan, P. W., Manning, L., & Marshall, J. C. (1991). Hemispheric activation via spatiomotor cueing in visual neglect: A case study. *Neuropsychologia, 29*, 165–176.

Halligan, P. W., Marshall, J. C., & Wade, D. T. (1989). Visuospatial neglect: Underlying factors and test sensitivity. *Lancet, 14*, 908–911.

Halligan, P., Wilson, B., & Cockburn, J. (1990). A short screening test for visual neglect in stroke patients. *International Disability Studies, 12*, 95–99.

Halper, A. S., Cherney, L. R., Burns, M. S., & associates. (1996). *Clinical management of right hemisphere dysfunction* (2nd ed). Rockville, MD: Aspen.

Halpern, H. (1965). Effect of stimulus variables on dysphasic verbal errors. *Perceptual and Motor Skills, 21*, 291–298.

Hammill, D. D. (1985). *Detroit Test of Learning Aptitudes.* Austin, TX: Pro-Ed.

Hannay, H. J., Levin, H. S., & Grossman, R. G. (1979). Impaired recognition memory after head injury. *Cortex, 15*, 269–283.

Happe, F., Brownell, H., & Winner, E. (1999). Acquired theory of mind impairments following stroke. *Cognition, 70*, 211–240.

Hardy, J. C., Rembolt, R. R., Spreisterbach, D. C., & associates. (1961). Surgical management of palatal paresis and speech problems in cerebral palsy. *Journal of Speech and Hearing Disorders, 26*, 320–327.

Hart, T., & Hayden, M. E. (1986). The ecological validity of neuropsychological assessment and remediation. In B. P. Uzzell & Y. Gross (Eds.), *Clinical neuropsychology of intervention* (pp. 21–50). Boston: Martinus Nijhoff.

Harvey, A. M., Johns, R. J., McKusick, V. A., & associates. (1988). *The principles and practice of medicine* (19th ed). Norwalk, CT: Appleton & Lange.

Hawley, K. S., & Cherry, K. E. (2004). Spaced-retrieval effects on name-face recognition in older adults with probable Alzheimer's disease. *Behavior Modification, 28*, 276–296.

Hayes, D. P. (1989). *Guide to the lexical analysis of texts.* (Tech. Rep. Series 89–96) Ithaca, NY: Cornell University Department of Sociology.

Heard, K., & Watson, T. (1999). Reducing wandering by persons with dementia using differential reinforcement. *Journal of Applied Behavior Analysis, 32*, 381–384.

Heath, P. D., Kennedy, P., & Kapur, N. (1983). Slowly progressive aphasia without generalized dementia. *Annals of Neurology, 13*, 687–688.

Hecaen, H., & Angelergues, D. (1962). Agnosia for faces. *Archives of Neurology, 7*, 92–100.

Hecaen, H., & Assal, G. (1970). A comparison of constructive deficits following left and right hemisphere lesions. *Neuropsychologia, 8*, 289–303.

Hedera, P., & Whitehouse, P. (1995). Neurotransmitters in neurodegeneration. In D. Calne (Ed.), *Neurodegenerative diseases* (pp. 97–117). Philadelphia: W.B. Saunders.

Heilman, K. M., Schwartz, H. D., & Watson, R. T. (1978). Hypoarousal in patients with the neglect syndrome and emotional indifference. *Neurology, 28*, 229–232.

Helm, N. (1979). Management of palilalia with a pacing board. *Journal of Speech and Hearing Disorders, 44*, 350–353.

Helm, N. A., & Barresi, B. (1980). Voluntary control of involuntary utterances: A treatment approach for severe aphasia. In R. H. Brookshire (Ed.), *Clinical Aphasiology Conference proceedings* (pp. 308–315). Minneapolis, MN: BRK Publishers.

Helm-Estabrooks, N. A. (1981). Show me the ... whatever Some variables affecting auditory comprehension scores of aphasic patients. In R. H. Brookshire (Ed.), *Clinical Aphasiology Conference proceedings* (pp. 105–107). Minneapolis, MN: BRK Publishers.

Helm-Estabrooks, N. A. (1982). *Helm elicited language program for syntax stimulation* (HELPSS). Chicago: Riverside.

Helm-Estabrooks, N. A., Emery, P., & Albert, M. L. (1987). Treatment of Aphasic Perseveration Program (TAP). A new approach to aphasia therapy. *Arch Neurol, 44*(12), 1253–1255.

Helm-Estabrooks, N. A., & Hotz, G. (1991). *Brief test of head injury.* Chicago: Riverside.

Helm-Estabrooks, N. A., Ramsberger, G., Morgan, A., & Nicholas, M. (1989). *Boston Assessment for Severe Aphasia* (BASA). Chicago: Riverside.

Hier, D., Hagenlocker, K., & Shindler, A. G. (1985). Language disintegration in dementia: Effects of etiology and severity. *Brain and Language, 25*, 117–133.

Hilari, K., Byng, S., Lamping, D. L., & Smith, S. C. (2003). Stroke and aphasia quality of life scale-39 (SAQOL-39): Evaluation of acceptability, reliability, and validity. *Stroke, 34*, 1944–1950.

Hillbom, M., & Holm, L. (1986). Contribution of traumatic head injury to neuropsychological deficits in alcoholics. *Journal of Neurology, Neurosurgery, and Psychiatry, 49*, 1348–1353.

Hinckley, J. J., & Craig, H. K. (1998). Influence of rate of treatment on

the naming abilities of adults with chronic aphasia. *Aphasiology, 12*(11), 989–1006.
Hixon, T. J. (1987). *Respiratory function in speech and song*. San Diego, CA: College-Hill.
Hixon, T. J., Hawley, J. L., & Wilson, J. L. (1982). An around-thehouse device for the clinical determination of respiratory driving pressure. *Journal of Speech and Hearing Disorders, 47*, 413–415.
Holland, A. L. (1977). Some practical considerations in aphasia rehabilitation. In M. Sullivan & M. S. Kommers (Eds.), *Rationale for adult aphasia therapy* (pp. 167–180). Omaha: University of Nebraska Medical Center.
Holland, A. L. (1980). *Communicative abilities in daily living*. Baltimore: University Park Press.
Holland, A. L. (1991). Pragmatic aspects of intervention in aphasia. *Journal of Neurolinguistics, 6*, 197–211.
Holland, A. L. (1996). Treatment efficacy: Aphasia. *Journal of Speech and Hearing Research, 30*, S27–S36.
Holland, A. L., & Beeson, P. M. (1999). Aphasia groups: The Arizona experience. In R. Elman (Ed.), *Group treatment of neurogenic communication disorders: The expert clinician approach* (pp. 77–84). Boston: Butterworth-Heinemann.
Holland, A. L., Frattali, C. M., & Fromm, D. (1998). *Communication activities in daily living* (2nd ed.). Austin, TX: Pro-Ed.
Holland, A. L., & Ross, R. (1999). The power of aphasia groups. In R. J. Elman (Ed.), *Group treatment of neurogenic communication disorders: The expert clinician approach* (pp. 115–120). Boston: Butterworth-Heinemann.
Holtzapple, P., Pohlman, K., LaPointe, L. L., & associates. (1989). Does SPICA mean PICA? *Clinical Aphasiology, 18*, 131–144.
Hooper, H. E. (1983). *The Hooper Visual Organization Test*. Los Angeles: Western Psychological Services.
Hopper, T., & Holland, A. (1998). Situation-specific training for an adult with aphasia: An example. *Aphasiology, 12*, 933–944.
Hopper, T., Holland, A., & Rewega, M. (2002). Conversational coaching: Treatment outcomes and future directions. *Aphasiology, 16*, 745–761.
Hopper, T., Mahendra, N., Kim, E., & associates. (2005). Evidencebased practice recommendations for individuals working with dementia: Spaced-retrieval training. *Journal of Medical Speech-Language Pathology, 13*, xxvii–xxxiv.
Hornak, J. (1992). Ocular exploration in the dark by patients with visual neglect. *Neuropsychologia, 30*, 547–552.
Horner, J., Massey, E. W., Woodruff, W. W., & associates. (1989). Task-dependent neglect: Computed tomography size and locus correlations. *Journal of Neurological Rehabilitation, 3*, 7–13.
Howard, D., & Hatfield, F. M. (1987). *Aphasia therapy: Historical and contemporary issues*. Hillsdale, NJ: Lawrence Erlbaum.
Hula, W. D., McNeil, M. R., Doyle, P. J., & Rubinsky, H. R. (2003). The inter-rater reliability of the story retell procedure. *Aphasiology, 17*(5), 523–528.
Humphrey, M., & Oddy, M. (1981). Return to work after head injury. A review of postwar studies. *Injury, 12*, 107–114.
Hussian, R. A. (1988). Modification of behaviors in dementia via stimulus manipulation. *Clinical Gerontologist, 8*, 37–43.
Jackson, W. T., Novack, T. A., & Dowler, R. N. (1998). Effective serial measurement of cognitive orientation in rehabilitation: the orientation log. *Archives of Physical Medicine and Rehabilitation, 79*, 718–720.
Jehkonen, M., Ahonen, J. P., Dastider, P., Doivisto, A. M., Laippala, P., Vilkki, J., & Molnar, G. (2000). Visual neglect as a predictor of functional outcome one year after stroke. *Acta Neurologica Scandinavia, 101*, 195–201.
Jennett, B. (1976). Assessment of the severity of head injury. *Journal of Neurology, Neurosurgery, and Psychiatry, 39*, 647–655.
Jennett, B., & Bond, M. (1975). Assessment of outcome after severe brain damage: A practical scale. *Lancet, 1*, 480–484.
Jennett, B., & Teasdale, G. (1981). *Management of head injuries*. Philadelphia: F.A. Davis Company.
Jennett, B., Teasdale, G., Braakman, R., & associates. (1979). Prognosis of patients with severe head injury. *Neurosurgery, 4*, 283–289.
Jennett, B., Teasdale, G., Galbraith, S., & associates. (1977). Severe head injuries in three countries. *Journal of Neurology, Neurosurgery, and Psychiatry, 40*, 291–298.
Jerger, J., Weikers, N., Sharbrough, F., & associates. (1969). Bilateral lesions of the temporal lobe: A case study. *Acta Otolaryngologica, 258*, 1–51.
Joanette, Y., Brouchon, M., Gauthier, I., & associates. (1986). Pointing with the left versus right hand in left visual field neglect. *Neuropsychologia, 24*, 391–396.
Joanette, Y., & Goulet, P. (1994). Right hemisphere and verbal communication: Conceptual, methodological, and clinical issues. *Clinical Aphasiology, 22*, 1–23.
Joanette, Y., Goulet, P., & Hannequin, D. (1990). *The right hemisphere and verbal communication*. New York: Springer.
Joanette, Y., Lecours, A. R., Lepage, Y., & associates. (1983). Language in right-handers with right-hemisphere lesions: A preliminary study including anatomical, genetic, and social factors. *Brain and Language, 20*, 217–248.
Johns, D. (Ed.), (1985). *Clinical management of neurogenic communication disorders*. Boston: Little, Brown and Company.
Johns, D. F., & Darley, F. L. (1970). Phonemic variability in apraxia of speech. *Journal of Speech and Hearing Research, 13*, 556–583.
Jorm, A. F., Korten, A. E., & Henderson, A. S. (1987). The prevalence of dementia: A quantitative integration of the literature. *Acta Psychologica Scandinavia, 76*, 465–479.
Just, M. A., & Carpenter, P. A. (1992). A capacity theory of comprehension: Individual differences in working memory. *Psychological Review, 99*(1), 122.
Kagan, A. (1998). Supported conversation for adults with aphasia: Methods and resources for training conversational partners. *Aphasiology, 9*, 816–830.
Kagan, A., Black, S. E., Duchan, J. F., & associates. (2001). Training volunteers as conversation partners using supported conversation for adults with aphasia: A controlled trial. Journal of Speech, Language, and Hearing Research, 44, 624–638.
Kagan, A., & Cohen-Schneider, R. (1999). Groups in the introductory program at the Pat Arato Aphasia Center. In R. Elman (Ed.), *Group treatment of neurogenic communication disorders: The expert clinician approach*. Boston: Butterworth-Heinemann.
Kagan, A., & Dailey, G. F. (1993). Functional is not enough: Training conversation partners for aphasic adults. In A. L. Holland & M. M. Forbes (Eds.), *Aphasia treatment: World perspectives* (pp. 199–225). San Diego: Singular.
Kahneman, D. (1973). *Attention and effort*. Englewood Cliffs, NJ: Prentice-Hall.
Kalmar, K., & Giacino, J. T. (2005). The JFK coma recovery scalerevised. *Neuropsychological Rehabilitation, 15*, 454–460.
Kaplan, E., Goodglass, H., & Weintraub, S. (2001). *The Boston naming test*. Philadelphia: Lippincott Williams & Wilkins.
Kapur, N., Glisky, E. L., & Wilson, B. A. (2004). Technological memory

aids for people with memory deficits. *Neuropsychological Rehabilitation, 14*, 41–60.

Karnath, H. O., & Fetter, M. (1995). Ocular space exploration in the dark and its relation to subjective and objective body orientation in neglect patients with parietal lesions. *Neuropsychologia, 33*, 371–377.

Katsuki-Nakamura, J., Brookshire, R. H., & Nicholas, L. E. (1988). Comprehension of monologues and dialogues by aphasic listeners. *Journal of Speech and Hearing Research, 53*, 408–415.

Katz, D. I. (1992). Recovery following severe head injuries. *Journal of Head Trauma Rehabilitation, 7*, 1–15.

Katz, D. I., & Alexander, M. P. (1994). Traumatic brain injury. In D. C. Good & J. R. Couch (Eds.), *Handbook of neurorehabilitation* (pp. 493–549). New York: Dekker.

Katz, N., Hartman-Maeir, A., Ring, H., & Soroker, N. (1999). Functional disability and rehabilitation outcome in right hemisphere damaged patients with and without unilateral spatial neglect. *Archives of Physical Medicine and Rehabilitation, 80*, 379–384.

Katz, R. C., & Nagy, V. T. (1983). A computerized approach for improving word recognition in chronic aphasic adults. In R. H. Brookshire (Ed.), *Clinical Aphasiology 1983 Conference proceedings* (pp. 65–72). Minneapolis, MN: BRK Publishers.

Katz, R. C., & Nagy, V. T. (1984). An intelligent computer-based task for chronic aphasic patients. In R. H. Brookshire (Ed.), *Clinical Aphasiology 1984 Conference proceedings* (pp. 159–165). Minneapolis, MN: BRK Publishers.

Katz, R. C., Wertz, R. T., Davidoff, M., & associates. (1989). A computer program to improve written confrontation naming in aphasia. In T. E. Prescott (Ed.), *Clinical Aphasiology 1988 Conference proceedings* (pp. 321–338). Austin, TX: Pro-Ed.

Katzman, R. (1976). The presence and malignancy of Alzheimer's disease. *Archives of Neurology, 33*, 217–218.

Kay, J., Lesser, R., & Coltheart, M. (1992). *The Psycholinguistic Assessment of Language Processing in Aphasia* (PALPA). Hove, U.K.: Erlbaum.

Kay, T., & Silver, S. M. (1989). Closed head trauma: Assessment for rehabilitation. In M. Lezak (Ed.), *Assessment of the behavioral consequences of head trauma* (pp. 145–170). New York: A.R. Liss.

Kazdin, A. E. (1982). *Single-case research designs: Methods for clinical and applied settings*. New York: Oxford University Press.

Kearns, K. (1994). Group therapy for aphasia: Theoretical and practical considerations. In R. Chapey (Ed.), *Language intervention strategies in adult aphasia* (3rd ed., pp. 304–321). Baltimore: Williams & Wilkins.

Kearns, K., & Hubbard, D. J. (1977). A comparison of auditory comprehension tasks in aphasia. In R. H. Brookshire (Ed.), *Clinical Aphasiology Conference proceedings* (pp. 32–45). Minneapolis, MN: BRK Publishers.

Kearns, K. P., & Salmon, S. J. (1984). An experimental analysis of auxiliary and copula verb generalization in aphasia. *Journal of Speech and Hearing Disorders, 49*(2), 152–163.

Kearns, K. P., & Simmons, N. N. (1985). Group therapy for aphasia: A survey of V.A. Medical Centers. In R. H. Brookshire (Ed.), *Clinical Aphasiology Conference proceedings* (pp. 176–183). Minneapolis, MN: BRK Publishers.

Kearns, K. P., & Simmons, N. N. (1988). Motor speech disorders: The dysarthrias and apraxia of speech. In N. J. Lass, L. V. McReynolds, J. L. Northern, associates (Eds.), *Handbook of speech-language pathology and audiology* (pp. 434–448). Philadelphia: B.C. Decker.

Keefe, K. A. (1995). Applying basic neuroscience to aphasia therapy: What the animals are telling us. *American Journal of Speech-Language Pathology, 4*, 88–93.

Keenan, J. S., & Brassell, E. G. (1975). *Aphasia language performance scales*. Murfreesboro, TN: Pinnacle Press.

Kempler, D., Curtiss, S., & Jackson, C. (1987). Syntactic preservation in Alzheimer disease. *Journal of Speech and Hearing Research, 30*, 343–350.

Kendall, D. L., Rosenbek, J. C., Heilman, K. M., Conway, T., Klenberg, K., Gonzalez Rothi, L. J., & Nadeau, S. E. (2008). Phoneme-based rehabilitation of anomia in aphasia. *Brain and Language, 105*(1), 1–17.

Kennedy, M. R. T. (2004). Self-monitoring recall in two tasks after traumatic brain injury: A preliminary study. *American Journal of Speech-Language Pathology, 13*, 142–154.

Kennedy, M., Strand, E., Burton, W., & associates. (1994). Analysis of first-encounter conversations of right-hemisphere-damaged adults. *Clinical Aphasiology, 22*, 67–80.

Kerns, K. A., & Mateer, C. A. (1998). Walking and chewing gum: The impact of attentional capacity in everyday activities. In R. J. Sbordone & C. J. Long (Eds.), *Ecological validity: Some critical issues for the neuropsychologist* (pp. 147–169). Boston: St Lucie Press.

Kerr, T. A., Kay, D. W. K., & Lassman, L. P. (1971). Characteristics of patients, type of accident, and mortality in a consecutive series of head injuries admitted to a neurosurgical unit. *Journal of Preventative and Social Medicine, 25*, 179–185.

Kerschensteiner, M., Poeck, K., & Brunner, E. (1972). The fluency–non fluency dimension in the classification of aphasic speech. *Cortex, 8*, 233–247.

Kertesz, A. (1979). *Aphasia and associated disorders: Taxonomy, localization, and recovery*. New York: Grune & Stratton.

Kertesz, A. (1982). *Western aphasia battery*. New York: Grune and Stratton.

Kertesz, A., Ferro, J. M., & Shewan, C. M. (1984). Apraxia and aphasia: the functional-anatomical basis for their dissociation. *Neurology, 34*, 40–47.

Kertesz, A., Hudson, L., McKenzie, I., & Munoz, D. (1994). The pathology and nosology of primary progressive aphasia. *Neurology, 44*, 2065–2072.

Kertesz, A., & McCabe, P. (1977). Recovery patterns and prognosis in aphasia. *Brain, 100*, 1–18.

Kertesz, A., & Munoz, D. (2000). Differences between Pick disease and Alzheimer disease in clinical appearance and rate of cognitive decline. *Archives of Neurology, 57*, 225–232.

Kim, E. S., Cleary, S. J., Hopper, T., & associates. (2006). Evidence-based practice recommendations for working with individuals with dementia: Group reminiscence therapy. *Journal of Medical Speech-Language Pathology, 14*, xxiii–xxxii.

Kimelman, M. D. Z., & McNeil, M. R. (1987). An investigation of emphatic stress comprehension in aphasia: A replication. *Journal of Speech and Hearing Research, 30*, 295–300.

Kimelman, M. D. Z., & McNeil, M. R. (1989). Contextual influences on the auditory comprehension of normally stressed targets by aphasic listeners. *Clinical Aphasiology, 18*, 407–420.

Kimura, D. (1963). Right temporal lobe damage. *Archives of Neurology, 8*, 264–271.

Kinsella, G., & Ford, B. (1985). Hemi-inattention and the recovery patterns of stroke patients. *International Rehabilitation Medicine, 7*, 102–106.

Kintsch, W. (1974). *The representation of meaning in memory*. Hillsdale, NJ: Lawrence Erlbaum.

Kiresuk, T. J., & Sherman, R. E. (1968). Goal-attainment scaling: A general method for evaluating comprehensive mental health programs. *Community Mental Health Journal, 4*, 443–453.

Kirshner, H. S., Tanridag, O., Thurman, L., & associates. (1987). Progressive aphasia without dementia: Two cases with focal spongiform degeneration. *Annals of Neurology, 22*, 527–533.

Klare, G. R. (1984). Readability. In P. D. Pearson (Ed.), *Handbook of reading research* (pp. 681–744). New York: Longman.

Knopman, D., Selnes, O. A., Niccum, N., & associates. (1983). A longitudinal study of speech fluency in aphasia: CT correlates of recovery and persistent nonfluency. *Neurology* (Cleveland), *33*, 1170–1178.

Knopman, D. S., Selnes, O. A., Niccum, N., & associates. (1984). Recovery of naming in aphasia: Relationship to fluency, comprehension, and CT findings. *Neurology, 34*, 1461–1470.

Kokmen, E., Beard, M., Offord, K., & associates. (1989). Prevalence of medically diagnosed dementia in a defined Unites States population: Rochester, Minnesota, January 1, 1975. *Neurology, 39*, 773–776.

Kratchowill, T. R. (1978). *Single-subject research: Strategies for evaluating change*. New York: Academic Press.

Kraus, J. F. (1993). Epidemiology of head injury. In P. R. Cooper (Ed.), *Head injury* (3rd ed., pp. 1–25). Baltimore: Williams & Wilkins.

Kraybill, M. L., Larson, E. B., Tsuang, D. W., & associates. (2005). Cognitive differences in dementia patients with autopsy-verified AD, Lewy body pathology, or both. *Neurology, 64*, 2069–2073.

Kreindler, A., Gheorghita, N., & Voinescu, I. (1971). Analysis of verbal reception of a complex order with three elements in aphasics. *Brain, 94*, 375–386.

Kremin, H. (1993). Therapeutic approaches to naming disorders. In M. Paradis (Ed.), *Foundations of aphasia rehabilitation* (pp. 261–292). New York: Pergamon.

Kreutzer, J. S. & Wehman, P. H. (Eds.), (1991). *Cognitive rehabilitation for persons with traumatic brain injury: A functional approach*. Baltimore: Brookes.

Kwakkel, G., Kollen, B., & Lindeman, E. (2004). Understanding the pattern of functional recovery after stroke: Facts and theories. *Restorative Neurology and Neuroscience, 22*, 281–299.

Lackner, J. R., & Garrett, M. F. (1972). Resolving ambiguity: Effects of biasing context in the unattended ear. *Cognition, 1*, 359–372.

Lambrecht, K., & Marshall, R. (1983). Comprehension in severe aphasia: A second look. In R. H. Brookshire (Ed.), *Clinical Aphasiology Conference proceedings* (pp. 186–192). Minneapolis, MN: BRK Publishers.

Langfitt, T. W. (1978). Measuring outcome from head injuries. *Journal of Neurosurgery, 48*, 673–678.

Langlois, J. A., Rutland-Brown, W., & Thomas, K. E. (2004). *Traumatic brain injury in the United States: Emergency department visits, hospitalizations, and deaths*. Atlanta, GA: Centers for Disease Control and Prevention, National Center for Injury Prevention and Control.

LaPointe, L. L. (1991). Base-10 response form (revised manual). San Diego: Singular (Previously published as LaPointe, L. L. [1977]. Base-10 programmed stimulation: Task specification, scoring, and plotting performance in aphasia therapy.) *Journal of Speech and Hearing Disorders, 42*, 90–105.

LaPointe, L. L., & Eisenson, J. (2008). *Examining for Aphasia* (EFA-4), 4th Edition. PRO-ED Publishing.

LaPointe, L. L., Holtzapple, P., & Graham, L. F. (1985). The relationship among two measures of auditory comprehension and daily living communication skills. In R. H. Brookshire (Ed.), *Clinical Aphasiology Conference proceedings* (pp. 38–46). Minneapolis, MN: BRK Publishers.

LaPointe, L. L., & Horner, J. (1979). *Reading comprehension battery for aphasia*. Tigard, OR: C.C. Publications.

LaPointe, L. L., & Horner, J. (1998). *Reading comprehension battery for aphasia* (2nd ed.). Austin, TX: Pro-Ed.

LaPointe, L. L., & Johns, D. F. (1975). Some phonemic characteristics in apraxia of speech. *Journal of Communication Disorders, 8*, 259–269.

Larimore, H. W. (1970). Some verbal and nonverbal factors associated with apraxia of speech. Unpublished doctoral dissertation University of Denver.

Lasky, E. Z., Weidner, W. E., & Johnson, J. P. (1976). Influence of linguistic complexity, rate of presentation, and interphrase pause time on auditory-verbal comprehension of adult aphasic patients. *Brain and Language, 3*, 386–395.

Lawton, M. P., & Brody, E. M. (1969). Assessment of older people: Self-maintaining and instrumental activities of daily living. *Gerontologist, 9*, 179–186.

Lee, L. (1971). *Northwestern syntax screening test*. Evanston, IL: The Northwestern University Press.

Lees, A. (1990). Progressive supranuclear palsy. In J. Cummings (Ed.), *Subcortical dementia* (pp. 123–131). New York: Oxford.

Lenneberg, E. (1967). *Biological foundations of language*. New York: Wiley.

Leon, S. A., Rosenbek, J. C., & Crucian, G. P. (2005). Active treatments for aprosodia secondary to right hemisphere stroke. *Journal of Rehabilitation Research and Development, 42*, 93–102.

Leonard, C., Rochon, E., & Laird, L. (2008). Treating naming impairments in aphasia: Findings from a phonological components analysis treatment. *Aphasiology, 22*(9), 923–947.

Lesser, R. (1976). Verbal and non-verbal memory components in the token test. *Neuropsychologia, 14*, 79–85.

Levin, B. E., Tomer, R., & Rey, G. J. (1992). Cognitive impairments in Parkinson disease. *Neurologic Clinics, 10*, 471–481.

Levin, H. S., Benton, A. L., & Grossman, R. G. (1982). *Neurobehavioral consequences of closed head injury*. New York: Oxford University Press.

Levin, H. S., O'Connell, V. M., & Grossman, R. G. (1979). The Galveston orientation and amnesia test: A practical scale to assess cognition after head injury. *Journal of Nervous and Mental Disorders, 167*, 675–684.

Lewinsohn, P. M., Danaher, B. G., & Kikel, S. (1977). Visual imagery as a mnemonic aid for brain-injured persons. *Journal of Consulting and Clinical Psychology, 45*, 717–723.

Ley, R. G., & Bryden, M. P. (1979). Hemispheric differences in processing emotions and faces. *Brain and Language, 7*, 127–138.

Lezak, M. D. (1983). *Neuropyschological assessment* (2nd ed.). New York: Oxford University Press.

Lezak, M. D. (1995). *Neuropsychological assessment* (3rd ed.). New York: Oxford University Press.

Lezak, M. D., Howieson, D. B., & Loring, D. W. (2004). *Neuropsychological assessment* (4th ed.). New York: Oxford University Press.

Liepmann, H. (1908). Das krankheitsbild der apraxia. *Monatschrift f Psychiatrie u Neurologie, 7*, 11–18.

Liles, B. Z., & Brookshire, R. H. (1975). The effects of pause time on auditory comprehension of aphasic subjects. *Journal of Communication Disorders, 8*, 221–236.

Lim, K. (2011). Executive Attention Deficits In Persons With Aphasia: Conflict Resolution and Goal Maintenance (Doctoral dissertation, University of Pittsburgh).

Lincoln, N., & Ellis, P. (1980). A shortened version of the PICA. *British Journal of Communication Disorders, 15*, 183–187.

Lincoln, N. B., Mulley, G. P., Jones, A. C., & associates. (1984). Effectiveness of speech therapy for aphasic stroke patients: A randomized controlled trial. *Lancet, 2*, 1197–1200.

Linebaugh, C., & Lehner, L. (1977). Cueing hierarchies and word retrieval: A therapy program. In R. H. Brookshire (Ed.), *Clinical Aphasiology Conference proceedings* (pp. 19–31). Minneapolis, MN: BRK Publishers.

Linebaugh, C. W. (1983). Treatment of anomic aphasia. In W. H. Perkins (Ed.), *Language handicaps in adults* (pp. 35–43). New York: Thieme-Stratton.

Lippert, M., Gruner, T., & Terhaag, D. (2000). Multimodal early onset stimulation (MEOS) in rehabilitation after brain injury. *Brain Injury, 14*, 585–594.

Liss, J., Kuehn, D., & Hinkel, K. (1994). Direct training of velopharyngeal musculature. *National Center for Voice and Speech: Progress Report, 6*, 43–52.

Livingstone, G., Johnston, K., Katona, C., & associates. (2005). Systematic review of psychological approaches to the management of neuropsychiatric symptoms of dementia. *American Journal of Psychiatry, 162*, 1996–2021.

Livingstone, M. G., & Livingstone, H. M. (1985). The Glasgow assessment schedule: Clinical and research assessment of head injury outcome. *International Rehabilitation Medicine, 7*, 145–149.

Lomas, J., Pickard, L., Bester, S., & associates. (1989). The communicative effectiveness index: Development and psychometric evaluation of a functional communication measure for adult aphasia. *Journal of Speech and Hearing Disorders, 54*, 113–124.

Lombardi, F. F. L., Tarrico, M., DeTanti, A., et al. (2002). *Sensory stimulation for brain-injured patients in coma or vegetative state.* Cochrane Database of Systematic Reviews, issue 2, Article No CD004127.

Longstreth, W. T., Koepsell, T. D., Nelson, L. M., & associates. (1992). Prognosis: Keystone of clinical neurology. In R. W. Evans, D. S. Baskin, & F. M. Yatsu (Eds.), *Prognosis of neurological disorders* (pp. 19–44). New York: Oxford University Press.

Love, R. J., & Webb, W. J. (1977). The efficacy of cueing techniques in Broca aphasia. *Journal of Speech and Hearing Disorders, 42*, 170–178.

Lucas, S. E., & Fleming, J. M. (2005). Interventions for improving self-awareness following acquired brain injury. *Australian Occupational Therapy Journal, 52*, 160–170.

Luria, A. R. (1965). Neuropsychological analysis of focal brain lesions. In B. B. Wolman (Ed.), *Handbook of clinical psychology* (pp. 42–58). New York: McGraw-Hill.

Luria, A. R. (1966). *Human brain and psychological processes.* New York: Harper & Row.

Luria, A. R. (1970). *Traumatic aphasia.* The Hague, Netherlands: Mouton.

Lyon, J. G. (1989). Communicative partners: Their value in reestablishing communication with aphasic adults. In T. Prescott (Ed.), *Clinical Aphasiology, 18*, 11–18.

Lyon, J. G. (1992). Communication use and participation in life for adults with aphasia in natural settings: The scope of the problem. *American Journal of Speech-Language Pathology, 1*, 7–14.

Lyon, J. G. (2000). Finding, defining, and refining functionality in real life for people confronting aphasia (pp. 137–161). In L. E. Worrall & C. M. Frattali (Eds.), *Neurogenic communication disorders: A functional approach.* New York: Thieme.

Lyon, J., Cariski, D., Keisler, L., & associates. (1997). Communication partners: Enhancing participation in life and communication for adults with aphasia in natural settings. *Aphasiology, 11*, 693–708.

Lyon, J. G., & Shadden, B. B. (2001). Treating life consequences of aphasia chronicity. In R. Chapey (Ed.), *Language intervention strategies in aphasia and related neurogenic communication disorders* (4th ed. Philadelphia: Lippincott, Williams & Wilkins (pp. 297–315).

Mace, N., & Rabins, P. (1991). *The 36-hour day.* Baltimore: Johns Hopkins University Press.

Macniven, E. (1994). Factors affecting head injury rehabilitation outcome: Premorbid and clinical parameters. In M. A. J. Finlayson & S. H. Garner (Eds.), *Brain injury rehabilitation: Clinical considerations* (pp. 57–82). Baltimore: Williams & Wilkins.

Maher, L. M., Kendall, D., Swearengin, J. A., Rodriguez, A., Leon, S. A., Pingel, K., & Rothi, L. J. G. (2006). A pilot study of usedependent learning in the context of Constraint Induced Language Therapy. *Journal of the International Neuropsychological Society, 12*(6), 843–852.

Major, B. J., & Wilson, K. J. (1985). *Computerized reading for aphasics.* San Diego, CA: College-Hill.

Markwardt, F. C., Jr. (1989). *The Peabody individual achievement test revised.* Circle Pines, MN: American Guidance Service.

Marlowe, W. (2000). An intervention for children with disorders of executive functions. *Developmental Neuropsychology, 18*, 445–454.

Maroon, J. C., Lovell, M. R., Norwig, J., & associates. (2000). Cerebral concussion in athletes: evaluation by neuropsychological testing. *Neurosurgery, 47*, 659–672.

Marotta, J. J., McKeeff, T. J., & Behrmann, M. (2003). Hemispatial neglect: Its effects on visual perception and visually guided grasping. *Neuropsychologia, 41*, 1262–1271.

Marshall, J. C. (1979). *Clinician Controlled Auditory Stimulation for Aphasic Adults.* Springfield, Ill: Charles C Thomas.

Marshall, J. C., & Newcombe, F. (1973). Patterns of paralexia: A psycholinguistic approach. *Journal of Psycholinguistic Research, 2*, 175–199.

Marshall, R. C. (1976). Word retrieval behavior of aphasic adults. *Journal of Speech and Hearing Disorders, 41*, 444–451.

Marshall, R. C. (1998). An introduction to supported conversation for adults with aphasia: Perspectives, problems, and possibilities. *Aphasiology, 12*, 811–816.

Marshall, R. C., & Phillips, D. S. (1983). Prognosis for improved verbal communication in aphasic stroke patients. *Archives of Physical Medicine and Rehabilitation, 64*, 597–600.

Martin, R., & Feher, E. (1990). The consequences of reduced memory span for the comprehension of semantic versus syntactic information. *Brain and Language, 38*, 1–20.

Martino, A. A., Pizzamiglio, L., & Razzano, C. (1976). A new version of the Token Test for aphasics: A concrete objects form. *Journal of Communication Disorders, 9*, 1–5.

Massengill, R., Quinn, G. W., Pickrell, K. L., & associates. (1968). Therapeutic exercise and pharyngeal flap. *Cleft Palate Journal, 5*, 44–52.

Mateer, C. A., & Ojemann, G. A. (1983). Thalamic mechanisms in language and memory. In S. J. Segalowitz (Ed.), *Language functions and brain organization.* New York: Academic Press 171–191).

Mattingley, J. B., Berberovic, N., Corben, L., Lavin, M. J., Nicholls, M. E. R., & Bradshaw, J. L. (2004). The greyscales task: A perceptual measure of attentional bias following unilateral hemispheric damage. *Neuropsychologia, 42*, 387–394.

Mattingley, J. B., Bradshaw, J. L., Nettleton, N. C., & Bradshaw, J. A. (1994). Can task specific attentional bias be differentiated from unilateral neglect? *Neuropsychologia, 32*, 805–817.

McDonald, S. (1993). Viewing the brain sideways? Frontal versus right hemisphere explanations of nonaphasic language disorders. *Aphasiology, 7*, 535–549.

McKeever, W. F., & Dixon, M. F. (1981). Right-hemisphere superiority for discriminating memorized from unmemorized faces: Affective imagery, sex, and perceived emotionality effects. *Brain and Language, 12*, 246–260.

McKhann, G. M., Albert, M. S., Grossman, M., & associates. (2001). Clinical and pathological diagnosis of frontotemporal dementia: Report of the work group on frontotemporal dementia and Pick's disease. *Neurology, 58*, 1803–1809.

McKitrick, L. A., Camp, C. J., & Black, F. W. (1992). Prospective memory intervention in Alzheimer's disease. *Journal of Gerontology, 47*, 337–343.

McNeil, M. R. (1982). The nature of aphasia in adults. In N. J. Lass, L. McReynolds, F. Northern, & D. Yoder (Eds.), *Speech, language and hearing* (Vol. 2, pp. 692–740). Philadelphia: W.B. Saunders.

McNeil, M. R. (1984). Current concepts in adult aphasia. *International Rehabilitation Medicine, 6*(3), 347–356.

McNeil, M. R., & Copland, D. A. (2011). Aphasia theory, models and classification. In L. L. LaPointe (Ed.), *Handbook of aphasia and brain-based cognitive-language disorders.* New York: Thieme.

McNeil, M. R., Doyle, P. J., Park, G. H., et al. (2002). Increasing the sensitivity of the Story Retell Procedure for the discrimination of normal elderly subjects from persons with aphasia. *Aphasiology, 16*, 815–822.

McNeil, M. R., Kim, A., Lim, K., Pratt, S. R., Kendall, D., Pompon, R., Szuminsky, N., Fassbinder, W., Sung, J. E., Kim, H. S., Hamer, K., & Dickey, M. "Automatic activation, interference and facilitation effects in persons with aphasia and normal adult controls on experimental CRTT-R-Stroop tasks." Paper presented to the Clinical Aphasiology Conference. May, 2010.

McNeil, M. R., & Kimelman, M. D. Z. (1986). Toward an integrative information-processing structure of auditory comprehension and processing in adult aphasia. *Seminars in Speech and Language, 7*, 123–146.

McNeil, M. R., Odell, K., & Tseng, C. H. (1990). Toward the integration of resource allocation into a general model of aphasia. In T. Prescott (Ed.), *Clinical aphasiology* (pp. 21–39). Austin, TX: Pro-Ed.

McNeil, M. R., & Prescott, T. E. (1978). *Revised Token Test.* Baltimore: University Park Press.

McNeil, M. R., Robin, D. A., & Schmidt, R. A. (1997). Apraxia of speech: Definition, differentiation, and treatment. In M. R. McNeil (Ed.), *Clinical management of sensorimotor speech disorders* (pp. 311–344). New York: Thieme.

McNeil, M. R., Sung, J. E., Yang, D., et al. (2007). Comparing connected language elicitation procedures in persons with aphasia: concurrent validation of the Story Retell Procedure. *Aphasiology, 21*, 775–790.

Meadows, J. C. (1974). The anatomical basis of prosopagnosia. *Journal of Neurology, Neurosurgery, and Psychiatry, 37*, 489–501.

Meinzer, M., Djundja, D., Barthel, G., Elbert, T., & Rockstroh, B. (2005). Long-term stability of improved language functions in chronic aphasia after constraint-induced aphasia therapy. *Stroke, 36*(7), 1462–1466.

Mendez, M. F., Selwood, A., Mastri, A. R., & associates. (1993). Pick disease versus Alzheimer disease: A comparison of clinical characteristics. *Neurology, 43*, 289–292.

Mesulam, M. M. (1982). A cortical network for directed attention and unilateral neglect. *Annals of Neurology, 10*, 309–325.

Mesulam, M. M. (1982). Slowly progressive aphasia without dementia. *Annals of Neurology, 11*, 592–598.

Metter, E. J., Riege, W. H., Hanson, W. R., & associates. (1983). Comparisons of metabolic rates, language and memory in subcortical aphasias. *Brain and Language, 19*, 33–47.

Metter, E. J., Riege, W. H., Hanson, W. R., & associates. (1984). Correlations of glucose metabolism and structural damage to language function in aphasia. *Brain and Language, 21*, 187–207.

Meyer, B. J. F. (1975). *The organization of prose and its effects on memory.* Amsterdam: North-Holland.

Meyer, B. J. F., & McConkie, G. W. (1973). What is recalled after hearing a passage? *Journal of Educational Psychology, 65*, 109–117.

Miceli, G., Silveri, M. C., Nocentini, U., & associates. (1988). Patterns of dissociation in comprehension and production of nouns and verbs. *Aphasiology, 2*, 351–358.

Miller, J. D., Sweet, R. G., Narayan, R., & associates. (1978). Early insults in the injured brain. *Journal of the American Medical Association, 240*, 439–442.

Miller, S., Vermeersch, P. W., Bohan, K., & associates. (2001). Audio presence intervention for decreasing agitation in persons with dementia. *Geriatric Nursing, 22*, 66–70.

Mills, R. H., Knox, A. W., Juola, J. F., & associates. (1979). Cognitive loci of impairments of picture naming by aphasic subjects. *Journal of Speech and Hearing Research, 22*, 73–87.

Milner, B. (1971). Interhemispheric differences in the localization of psychological processes in man. *British Medical Bulletin, 27*, 272–277 (Reported in Lezak, 1995.).

Milner, B. (1975). Psychological aspects of focal epilepsy and its neurosurgical management. *Advances in Neurology, 8*, 299–321.

Miniami, R. T., Kaplan, E. N., Wu, G., & associates. (1975). Velopharyngeal incompetency without overt cleft palate. *Plastic and Reconstructive Surgery, 55*, 573–587.

Mohr, J. P., Pessin, M. S., Finkelstein, S., & associates. (1978). Broca aphasia: Pathologic and clinical aspects. *Neurology, 28*, 311–324.

Mohr, J. P., Walters, W. C., & Duncan, G. W. (1975). Thalamic hemorrhage and aphasia. *Brain and Language, 2*, 3–17.

Moll, K. L. (1968). Speech characteristics of individuals with cleft lip and palate. In D. C. Spriesterbach & D. Sherman (Eds.), *Cleft palate and communication.* New York: Academic Press.

Molloy, R., Brownell, H. H., & Gardner, H. (1990). Discourse comprehension by right-hemisphere stroke patients: Deficits of prediction and revision. In Y. Joanette & H. Brownell (Eds.), *Discourse ability and brain damage: Theoretical and empirical perspectives* (pp. 113–130). New York: Springer-Verlag.

Morris, J. C. (1993). The Clinical Dementia Rating Scale (CDR). Current version and scoring rules. *Neurology, 43*, 2412–2414.

Mortley, J., Enderby, P., & Petheram, B. (2001). Using a computer to improve functional writing in a patient with severe dysgraphia. *Aphasiology, 15*(5), 443–461.

Murdoch, B. E. (1990). *Acquired Speech and Language Disorders.* New York: Chapman & Hall.

Murray, L. L., & Clark, H. A. (2001). A comparison of relaxation training and syntax stimulation for chronic nonfluent aphasia. *Journal of Communication Disorders, 34*, 87–113.

Murray, L. L., Holland, A. L., & Beeson, P. M. (1997). Auditory processing in individuals with mild aphasia: A study of resource allocation. *Journal of Speech, Language, and Hearing Research, 40*, 792–808.

Murray, J., Marquardt, T. P., Richardson, A., & associates. (1984). Differential diagnosis of aphasia and dementia from aphasia test battery scores. *Journal of Neurological Communication Disorders, 1*, 33–39.

Myers, P. S. (1979). Profiles of communication deficits in patients with right cerebral hemisphere damage: Implications for diagnosis and treatment. In R. H. Brookshire (Ed.), *Clinical Aphasiology Conference proceedings* (pp. 38–46). Minneapolis, MN: BRK Publishers.

Myers, P. S. (1991). Inference failure: The underlying impairment in right hemisphere communication disorders. In T. E. Prescott (Ed.), *In Clinical aphasiology Volume 20* (pp. 167–180). Austin, TX: Pro-Ed.

Myers, P. S. (1994). Communication disorders associated with righthemisphere brain damage. In R. Chapey (Ed.), *Language intervention strategies in adult aphasia* (3rd ed., pp. 513–534). Baltimore: Williams & Wilkins.

Myers, P. S. (1999). *Right hemisphere damage: Disorders of communication and cognition*. San Diego, CA: Singular.

Myers, P. S., & Mackisack, E. L. (1990). Right hemisphere syndrome. In L. L. LaPointe (Ed.), *Aphasia and related neurogenic language disorders* (pp. 177–195). New York: Thieme.

Naeser, M. A., Alexander, M. P., Helm-Estabrooks, N., & associates. (1982). Aphasia with predominantly subcortical lesion sites: Description of three capsular putamenal aphasia syndromes. *Archives of Neurology, 39*, 2–14.

Naeser, M. A., & Borod, J. C. (1986). Aphasia in left-handers. *Neurology, 36*, 471–488.

Navia, B. A., Jordan, B. D., & Price, R. W. (1986). The AIDS dementia complex: Clinical features. *Annals of Neurology, 19*, 517–524.

Neary, D., Snoden, J. S., Northern, B., & associates. (1988). Dementia of frontal lobe type. *Journal of Neurology, Neurosurgery, and Psychiatry, 44*, 409–411.

Netsell, R., & Hixon, T. J. (1978). A noninvasive method for clinically estimating subglottal air pressure. *Journal of Speech and Hearing Disorders, 43*, 326–330.

Netsell, R., & Rosenbek, J. C. (1985). Treating the dysarthrias. In J. K. Darby (Ed.), *Speech and language evaluation in neurology: Adult disorders* (pp. 87–101). New York: Grune & Stratton.

Nicholas, L. E., & Brookshire, R. H. (1983). Syntactic simplification and context: Effects on sentence comprehension by aphasic adults. In R. H. Brookshire (Ed.), *Clinical Aphasiology Conference proceedings* (pp. 166–172). Minneapolis, MN: BRK Publishers.

Nicholas, L. E., & Brookshire, R. H. (1986). Consistency of the effects of rate of speech on brain-damaged adults' comprehension of narrative discourse. *Journal of Speech and Hearing Research, 29*, 462–470.

Nicholas, L. E., & Brookshire, R. H. (1993). A system for quantifying the informativeness and efficiency of the connected speech of adults with aphasia. *Journal of Speech and Hearing Research, 36*, 338–350.

Nicholas, L. E., & Brookshire, R. H. (1995a). Presence, completeness, and accuracy of main concepts in the connected speech of non-brain-damaged adults and adults with aphasia. *Journal of Speech and Hearing Research, 38*, 145–156.

Nicholas, L. E., & Brookshire, R. H. (1995b). Comprehension of spoken narrative discourse by adults with aphasia, right-hemisphere brain damage, or traumatic brain injury. *American Journal of Speech-Language Pathology, 4*, 69–81.

Nicholas, L. E., Brookshire, R. H., MacLennan, D. L., & associates. (1989). Revised administration and scoring procedures for the Boston Naming Test and norms for non-brain-damaged adults. *Aphasiology, 3*, 569–580.

Nicholas, L. E., MacLennan, D. L., & Brookshire, R. H. (1986). Validity of multiple-sentence reading comprehension tests for aphasic adults. *Journal of Speech and Hearing Disorders, 51*, 82–87.

Nicholas, M., Obler, L. K., Albert, M. L., & associates. (1985). Empty speech in Alzheimer's disease and fluent aphasia. *Journal of Speech and Hearing Research, 28*, 405–410.

Noll, D. J., & Lass, N. D. (1972). Use of the Token Test with children: Two contrasting socioeconomic groups. Paper presented at the American Speech and Hearing Association Convention, San Francisco (November).

Nolte, J. (1993). *The human brain* (3rd ed.). St. Louis: Mosby.

Norman, D. A., & Bobrow, D. G. (1975). On data-limited and resource-limited processes. *Cognitive Psychology, 7*, 44–64.

Norman, D. A., & Shallice, T. (1986). Attention to action: Willed and automatic control of behavior. In R. G. Davidson, G. E. Schwartz, & D. Shapiro (Eds.), In Consciousness and self-regulation: Advances in research Vol. IV. New York: Plenum.

Norris, G., & Tate, R. L. (2000). The behavioural assessment of the dysexecutive syndrome (BADS): Ecological, concurrent, and construct validity.

Ojemann, G. A. (1975). Language and the thalamus: Object naming and recall during and after thalamic stimulation. *Brain and Language, 2*, 101–120.

O'Keefe, B. M., Brown, L., & Schuller, R. (1998). Identification and rankings of communication aid features by five groups. *Augmentative and Alternative Communication, 14*, 37–50.

Ommaya, A. K., Grubb, R. L., & Naumann, R. A. (1971). Coup and contrecoup injury: Observations on the mechanics of visible brain injuries in the rhesus monkey. *Journal of Neurosurgery, 35*, 503–507.

Orsulic-Jeras, S., Judge, K. S., & Camp, C. J. (2000). Montessoribased activities for long-term care residents with advanced dementia: Effects on engagement and affect. *Gerontologist, 40*, 107–111.

Osgood, C., & Miron, M. (1963). *Approaches to the study of aphasia*. Chicago: University Park Press.

Osterrieth, P. A. (1944). Le teste de copie d'une figure complexe. *Archives de Psychologie, 30*, 206–356.

Palmese, C. A., & Raskin, S. A. (2000). The rehabilitation of attention in individuals with mild traumatic brain injury using the APT-II programme. *Brain Injury, 14*, 535–548.

Pang. D. (1989). Physics and pathophysiology of closed head injury. In M. Lezak (Ed.), *Assessment of the behavioral consequences of head trauma* (pp. 1–19). New York: A.R. Liss.

Parente, R., & DiCesare, A. (1991). Retraining memory: Theory, evaluation, and applications. In J. S. Kreutzer & P. H. Wehman (Eds.), *Cognitive rehabilitation for persons with traumatic brain injury: A functional approach* (pp. 147–162). Baltimore: Brookes.

Park, N. W., & Ingles, J. L. (2001). Effectiveness of attention rehabilitation after an acquired brain injury: A meta-analysis. *Neuropsychology, 15*, 199–210.

Parkhurst, B. G. (1970). The effects of time altered speech stimuli on the performance of right hemiplegic adult aphasics. Paper presented at the annual convention of the American Speech and Hearing Association, New York.

Parkin, H. J. (1982). Residual learning capability in organic amnesia. *Cortex, 18*, 417–440.

Parr, S. (1992). Everyday reading and writing practices of normal adults: Implications for aphasia assessment. *Aphasiology, 6*, 273–283.

Parr, S. (1996). Everyday literacy in aphasia: Radical approaches to functional assessment and therapy. *Aphasiology, 10*, 469–479.

Pashek, G. V., & Brookshire, R. H. (1982). Effects of rate of speech and linguistic stress on auditory paragraph comprehension by aphasic individuals. *Journal of Speech and Hearing Research, 25*, 377–382.

Pastizzo, M. J., & Carbone, R. F. (2007). Spoken word frequency counts based on 1.6 million words in American English. *Behavior Research Methods, 39*, 1025–1028.

Paul, D. R., Frattalli, C. M., Holland, A. L., & associates. (2004). *Quality of communication life scale*. Bethesda, MD: American Speech-Language-Hearing Association.

Peak, J. S., & Cheston, R. L. (2002). Using simulated presence therapy with people with dementia. *Aging and Mental Health, 6*, 77–81.

Pease, D. M., & Goodglass, H. (1978). The effects of cueing on picture naming in aphasia. *Cortex, 14*, 178–189.

Pederson, P. M., Jorgenson, H. S., Nakayama, H., & associates. (1997). Hemineglect in acute stroke: Incidence and prognostic implications. *American Journal of Physical Medicine and Rehabilitation, 76*, 122–127.

Penfield, W., & Roberts, L. (1959). *Speech and brain mechanisms*. Princeton, NJ: Princeton University Press.

Phelps-Terasaki, D., & Phelps-Gunn, T. (1992). *Test of pragmatic language*. Austin TX: Pro-Ed.

Phillips, J. P., Devier, D. J., & Feeney, D. M. (2003). Rehabilitation pharmacology: Bridging laboratory work to clinical application. *Journal of Head Trauma Rehabilitation, 18*, 342–356.

Pierce, R. (1989). Linguistic context and aphasia treatment. In R. Pierce & M. J. Wilcox (Eds.), *Seminars in speech and language: Pragmatics of aphasia*. New York: Thieme.

Pimental, P. A., & Knight, J. A. (2000). *The mini inventory of right brain injury: Second edition*. Austin, TX: Pro-Ed.

Pizzamiglio, L., Antonucci, G., Judica, A., Montenero, P., Razzano, C., & Zoccolotti, P. (1992). Cognitive rehabilitation of the hemineglect disorder in chronic patients with unilateral right brain damage. *Journal of Clinical and Experimental Neuropsychology, 14*, 901–923.

Podraza, B. L., & Darley, F. L. (1977). Effect of auditory prestimulation on naming in aphasia. *Journal of Speech and Hearing Research, 20*, 669–683.

Poeck, K. (1983). What do we mean by phasic syndromes? A neurologist view. *Brain and Language, 20*, 79–89.

Poeck, K., Huber, W., & Willmes, K. (1989). Outcome of intensive language rehabilitation in aphasia. *Journal of Speech and Hearing Disorders, 54*, 471–479.

Poeck, K., Kerschensteiner, M., & Hartje, W. (1972). A quantitative study on language understanding in fluent and nonfluent aphasia. *Cortex, 8*, 299–304.

Polinko, P. R. (1985). Working with the family: The acute phase. In M. Ylvisaker (Ed.), *Head injury rehabilitation: Children and adolescents* (pp. 87–101). San Diego: College-Hill.

Ponsford, J., & Kinsella, G. (1992). Attentional deficits following closed head injury. *Journal of Clinical and Experimental Neuropsychology, 32*, 3–25.

Poppelreuter, W. (1917). Die psychischen schodigringendurch kopfschuss im kriege. 1914/1916. Leipzig: Verlag von Leopold Voss.

Porch, B. E. (1967, 1981a). *Porch Index of Communicative Ability*. Palo Alto, CA: Consulting Psychologists Press.

Porch, B. E. (1981b). Therapy subsequent to the PICA. In R. Chapey (Ed.), *Language intervention strategies in adult aphasia* (2nd ed., pp. 283–296). Baltimore: Williams & Wilkins.

Porch, B. E. (2001). *Porch Index of Communicative Ability* (4th ed.). Albuquerque, NM: Pica Programs.

Porch, B. E., & Callaghan, S. (1981). Making predictions about recovery: Is there HOAP? In R. H. Brookshire (Ed.), *Clinical Aphasiology Conference proceedings* (pp. 187–200). Minneapolis, MN: BRK Publishers.

Porch, B. E., Collins, M., Wertz, R. T., & associates. (1980). Statistical prediction of change in aphasia. *Journal of Speech and Hearing Research, 12*, 312–321.

Posner, M., Walker, J., Friedrich, F., & Rafal, R. (1987). How do the parietal lobes direct covert attention. *Neuropsychologia, 25*, 135–145.

Povlishock, J. T., Becker, D. P., Sullivan, H. G., & associates. (1978). Vascular permeability alterations to horseradish peroxidase in experimental brain injury. *Brain Research, 153*, 233–239.

Powers, G. L., & Starr, C. D. (1974). The effects of muscle exercise on velopharyngeal gap and nasality. *Cleft Palate Journal, 11*, 28–40.

Price, R. W., & Perry, S. (1994). *HIV, AIDS, and the brain*. New York: Raven Press.

Prigitano, G., Fordyce, D., Zeiner, H., & associates. (1984). Neuropsychological rehabilitation after closed head injury in young adults. *Journal of Neurology, Neurosurgery, and Psychiatry, 47*, 505–513.

Prigitano, G. P., & Klonoff, P. S. (1998). A clinician's rating scale for evaluating impaired self-awareness and denial of disability after brain injury. *Clinical Neuropsychologist, 12*, 56–67.

Prins, R. S., Snow, C. E., & Wagenaar, E. (1978). Recovery from aphasia: Spontaneous speech versus language comprehension. *Brain and Language, 6*, 192–211.

Prutting, C. A., & Kirchner, D. M. (1987). A clinical appraisal of the pragmatic aspects of language. *Journal of Speech and Hearing Disorders, 52*, 105–119.

Pulvermüller, F., Neininger, B., Elbert, T., Mohr, B., Rockstroh, B., Koebbel, P., & Taub, E. (2001). Constraint-induced therapy of chronic aphasia after stroke. *Stroke, 32*(7), 1621–1626.

Quatrocchi-Tubin, S., & Jason, L. A. (1980). Enhancing social interactions and activity among the elderly through stimulus control. *Journal of Applied Behavior Analysis, 13*, 159–163.

Rabins, P. V., Mace, N. L., & Lucas, M. J. (1982). The impact of dementia on the family. *Journal of the American Medical Association, 248*, 333–336.

Rader, M. A., & Ellis, D. W. (1994). The sensory stimulation assessment measure (SSAM): A tool for early evaluation of brain-injured patients. *Brain Injury, 4*, 309–321.

Rafal, R. D., & Posner, M. I. (1987). Deficits in human spatial attention following thalamic lesions. *Proceedings of the National Academy of Science, 84*, 7349–7353.

Rappaport, M., Dougherty, A. M., & Kelting, D. L. (1992). Evaluation of coma and vegetative states. *Archives of Physical Medicine and Rehabilitation, 73*, 628–634.

Rappoport, M., Hall, K. M., Hopkins, K., & associates. (1982). Disability rating scale for severe head trauma: Coma to community. *Archives of Physical Medicine and Rehabilitation, 63*, 118–123.

Raskin, S. A., & Sohlberg, M. M. (1996). The efficacy of prospective memory training in two adults with brain injury. *Journal of Head Trauma Rehabilitation, 11*, 32–51.

Raven, J. C. (1960). *The standard progressive matrices*. New York: The Psychological Corporation.

Raven, J. C. (1965). *The coloured progressive matrices*. New York: The Psychological Corporation.

Reisberg, B., Ferris, S. H., DeLeon, M. J., & associates. (1982). The global deterioration scale for assessment of primary degenerative dementia. *American Journal of Psychiatry, 139*, 1136–1139.

Regard, M., Strauss, E., & Knapp, P. (1982). Children's production on verbal and non-verbal fluency tasks. *Perceptual and Motor Skills, 55*, 839–844.

Rey, A. (1941). Psychological examination of traumatic encephalopathy. *Archives de Psychologie, 28*, 286–340 sections translated by J. Corwin & F. W. Bylsma. (1993). The clinical neuropsychologist (pp. 4-9).

Rey, A. (1941). Psychological examination of traumatic encephalopathy. *Archives de Psychologie, 28*, 286–340.

Rey, A. (1964). *L xamen clinque en psychologie*. Paris: Presses Universitaires de France (Reported in Lezak, 1995.).

Ripich, D. N., & Ziol, E. (1998). Dementia: A review for the speechlanguage pathologists. In A. F. Johnson & B. H. Jacobson (Eds.), *Medical speech-language pathology: A practitioner guide* (pp. 467–494). New York: Thieme.

Rivers, D. L., & Love, R. J. (1980). Language performance on visual processing tasks in right hemisphere lesion cases. *Brain and Language, 10*, 348–366.

Rizzo, M., & Robin, D. A. (1990). Simultanagnosia: A defect of sustained attention yields insights on visual information processing. *Neurology, 40*, 447–455.

Robertson, I. (1990). Does computerized cognitive rehabilitation work? A review. *Aphasiology, 4*, 381–405.

Robertson, I., & North, N. (1993). Active and passive activation of left limbs: Influence on visual and sensory neglect. *Neuropsychologia, 31*, 293–300.

Robertson, J. H., Ward, T., Ridgeway, V., & Nimmo-Smith, I. (1996). The structure of normal human attention: The test of everyday attention. *Journal of the International Neuropsychological Society, 2*, 525–534.

Robey, R. R. (1994). The efficacy of treatment for aphasic persons: a meta-analysis. *Brain and Language, 47*, 582–608.

Robey, R. R. (1998). A meta-analysis of clinical outcomes in the treatment of aphasia. *Journal of Speech, Language, and Hearing Research, 41*, 172–187.

Robey, R. R., Schultz, M. C., Crawford, A. B., & associates. (1999). Single-subject clinical outcome research: Designs, data, effect sizes, and analyses. *Aphasiology, 13*, 445–473.

Robin, D., & Scheinberg, S. (1990). Subcortical lesions and aphasia. *Journal of Speech and Hearing Disorders, 55*, 90–100.

Robin, D. A., Tranel, D., & Damasio, H. (1990). Auditory perception of temporal and spectral events in patients with focal left and right cerebral lesions. *Brain and Language, 39*, 539–555.

Robertson, J. H., Ward, T., Ridgeway, V., & Nimmo-Smith, I. (1994). *The Test of Everyday Attention*. Bury St. Edmunds, UK: Thames Valley Test Co.

Rochford, G., & Williams, M. (1965). Studies in the development and breakdown in the use of names, IV: The effects of word frequency. *Journal of Neurology, Neurosurgery, and Psychiatry, 28*, 407–413.

Rosenbek, J. C. (1978). Treating apraxia of speech. In D. F. Johns (Ed.), *Clinical management of neurogenic communication disorders* (pp. 191–241). Boston: Little, Brown and Company.

Rosenbek, J. C., Collins, M. J., & Wertz, R. T. (1976). Intersystemic reorganization for apraxia of speech. In R. H. Brookshire (Ed.), *Clinical Aphasiology Conference proceedings* (pp. 255–260). Minneapolis, MN: BRK Publishers.

Rosenbek, J. C., & LaPointe, L. L. (1978). The dysarthrias: Description, diagnosis, and treatment. In D. F. Johns (Ed.), *Clinical management of neurogenic communication disorders* (pp. 251–310). Boston: Little, Brown and Company.

Rosenbek, J. C., & LaPointe, L. L. (1985). The dysarthrias: Description, diagnosis, and treatment. In D. F. Johns (Ed.), *Clinical management of neurogenic communication disorders* (2nd ed.)(pp. 97–152). Boston: Little, Brown and Company.

Rosenbek, J. C., LaPointe, L. L., & Wertz, R. T. (1989). *Aphasia: A clinical approach*. Boston: Little, Brown and Company.

Rosenbek, J. C., Lemma, M. L., Ahern, M. B., & associates. (1973). A treatment for apraxia of speech in adults. *Journal of Speech and Hearing Disorders, 38*, 462–472.

Rosenbek, J. C., & Wertz, R. T. (1972). Treatment of apraxia of speech in adults. In R. T. Wertz & M. Collins (Eds.), *Clinical Aphasiology Conference proceedings* (pp. 191–198). Madison, WI: Veterans Administration Medical Center.

Rosenbek, J. C., Wertz, R. T., & Darley, F. L. (1973). Oral sensation and perception in apraxia of speech and aphasia. *Journal of Speech and Hearing Research, 16*, 22–36.

Rosenshine, B. V. (1980). Skill hierarchies in reading comprehension. In R. J. Spino, B. C. Bruce, & W. F. Brewer (Eds.), *Theoretical issues in reading comprehension* (pp. 535–554). Hillsdale, NJ: Lawrence Erlbaum.

Rosenthal, M., Griffith, E., Bond, M., & associates. (1990). *Rehabilitation of the adult and child with traumatic brain injury*. Philadelphia: F.A. Davis.

Ross, D. G. (1996). *Ross information processing assessment* (2nd ed.). Austin, TX: Pro-Ed.

Rotter, M. (1981). Psychological sequelae of brain damage in children. *American Journal of Psychiatry, 183*, 1533–1549.

Rowley, G., & Fielding, K. (1991). Reliability and accuracy of the Glasgow Coma Scale with experienced and inexperienced users. *Lancet, 2*, 535–538.

Rubens, A. B. (1977). The role of changes within the central nervous system during recovery from aphasia. In M. Sullivan & M. S. Kommers (Eds.), *Rationale for adult aphasia therapy* (pp. 28–43).

Lincoln, NE: University of Nebraska Medical Center. Ruddier, J., Seitz, M. D., Nina, P., & associates. (2000). The role of diaschisis in stroke recovery. *Review of Neurology, 30*, 941–945.

Rusch, J. (1944). Intellectual impairment in head injuries. *American Journal of Psychiatry, 100*, 480–496.

Russell, W. R. (1971). *The traumatic amnesias*. New York: Oxford University Press.

Russell, W. R., & Spir, M. L. E. (1961). *Traumatic aphasia*. London: Oxford University Press.

Russell, W. R., & Nathan, P. W. (1946). Traumatic amnesia. *Brain, 69*, 183–187.

Rutherford, W. H. (1977). Diagnosis of alcohol ingestion in mild head injuries. *Lancet, 1*, 1021–1023.

Saint-Cyr, J. A., & Taylor, A. E. (1992). The mobilization of procedural learning: The key signature of the basal ganglia. In L. R. Squire & N. Butters (Eds.), *Neuropsychology of memory* (2nd ed.)(pp. 126–134). New York: Guilford Press.

Salter, K., Jutai, J., Foley, N., et al. (2006). Identification of aphasia post stroke: a review of screening assessment tools. *Brain Injury, 20*, 559–568.

Salvatore, A. P., Strait, M., & Brookshire, R. H. (1978). Effects of patient characteristics on delivery of Token Test commands by experienced and inexperienced examiners. *Journal of Communication Disorders, 11*, 325–334.

Sands, E., Sarna, M. T., & Shankweiler, D. (1969). Long term assessment of language function in aphasia due to stroke. *Archives of Physical Medicine and Rehabilitation, 50*, 202–207.

Sarno, M. T. (1969). *The functional communication profile*. New York: NYU Medical Center Monograph Department.

Sarno, M. T., & Levita, E. (1971). Natural course of recovery in severe aphasia. *Archives of Physical Medicine and Rehabilitation, 52*, 175–178.

Sarno, M. T., Silverman, M., & Sands, E. (1970). Speech therapy and language recovery in severe aphasia. *Journal of Speech and Hearing Research, 13*, 607–623.

Sbordone, R. J. (1998). Ecological validity of neuropsychological testing. In R. J. Sbordone & C. J. Long (Eds.), *Ecological validity: Some critical issues for the neuropsychologist* (pp. 15–41). Boston: St Lucie Press.

Schacter, D., Rich, S., & Stampp, A. (1985). Remediation of memory disorders: Experimental evaluation of the spaced-retrieval technique. *Journal of Clinical and Experimental Neuropsychology, 7*, 79–96.

Schacter, D. L., & Glisky, E. L. (1986). Memory remediation: Restorations, alleviation, and the acquisition of domain-specific knowledge. In Y. Gross & B. P. Uzzell (Eds.), *Clinical neuropsychology of intervention* (pp. 257–282). Boston: Martinus Nijhoff.

Schneider, A., Buth, C., Eisenber, N., & associates. (1999). Evanston-Northwestern Healthcare: Right hemisphere screen. *Seminars in Speech and Language, 20*, 311–316.

Schretlin, D., Bobholtz, J., & Brandt, J. (1996). Development and psychometric properties of the Brief Test of Attention. *The Clinical Neuropsychologist, 10*, 80–89.

Schuell, H. M. (1957). A short examination for aphasia. *Neurology, 7*, 625–634.

Schuell, H. M. (1965, 1972). *The Minnesota test for differential diagnosis of aphasia*. Minneapolis, MN: University of Minnesota Press.

Schuell, H. M., & Jenkins, J. J. (1961). Reduction of vocabulary in aphasia. *Brain, 84*, 243–261.

Schuell, H. M., Jenkins, J. J., & Jimenez-Pabon, E. (1964). *Aphasia in adults*. New York: Harper and Row.

Seel, R., Sherer, M., Whyte, J., & associates. (2010). Assessment for disorders of consciousness: Evidence-based recommendations for clinical practice and research. *Archives of Physical Medicine and Rehabilitation, 91*, 1795–1813.

Segatore, M., & Way, C. (1992). The Glasgow Coma Scale: Time for a change. *Heart and Lung*, 21, 548–557.

Selnes, O. A., Knopman, D. S., Niccum, N., & associates. (1983). Computed tomographic scan correlates of auditory comprehension deficits in aphasia: A prospective recovery study. *Annals of Neurology, 13*, 558–566.

Selnes, O. A., Knopman, D. S., Niccum, N., & associates. (1985). The critical role of Wernicke area in sentence repetition. *Annals of Neurology, 17*, 549–557.

Seron, X., Deloche, G., Moulard, G., & Rousselle, M. (1980). A computer-based therapy for the treatment of aphasic subjects with writing disorders. *Journal of Speech and Hearing Disorders, 45*, 45–58.

Shallice, T. (1982). Specific impairments of planning. *Philosophical Transactions of the Royal Society of London*, 298, 199–209.

Shallice, T. (1988). *From Neuropsychology to Mental Structure*. Cambridge: Cambridge University Press.

Shallice, T., & Burgess, P. W. (1991). Deficits in strategy application following frontal-lobe damage in man. *Brain, 114*, 727–747.

Shallice, T., & Warrington, E. K. (1970). Independent functioning of the verbal memory stores: A neuropsychological study. *Quarterly Journal of Experimental Psychology, 22*, 261–273.

Shankweiler, D., & Harris, K. S. (1966). An experimental approach to the problem of articulation in aphasia. *Cortex, 2*, 277–292.

Shapiro, B. E., & Danly, M. (1985). The role of the right hemisphere in the control of speech prosody in propositional and affective contexts. *Brain and Language, 25*, 19–36.

Shatz, P., & Chute, D. L. (1995). Predicting level of independence following moderate and severe traumatic brain injury. *Archives of Clinical Neuropsychology, 11*, 444–445.

Sheehan, V. (1945). Rehabilitation of aphasia in an army hospital. *Journal of Speech Disorders, 11*, 148–154.

Sheikh, J. I., & Yesavage, J. A. (1986). The Geriatric Depression Scale (GDS): Recent evidence and development of a shorter version. *Clinical Gerontologist, 5*, 165–173.

Shewan, C. M. (1988). The Shewan spontaneous language analysis system (SSLA) for aphasic adults: Description, reliability, and validity. *Journal of Communication Disorders, 21*, 103–138.

Shewan, C. M., & Canter, G. J. (1971). Effects of vocabulary, syntax, and sentence length on auditory comprehension in aphasic patients. *Cortex, 7*, 209–226.

Shewan, C. M., & Kertesz, A. (1980). Reliability and validity characteristics of the Western Aphasia Battery (WAB). *Journal of Speech and Hearing Disorders, 45*, 308–324.

Shewan, C. M., & Kertesz, A. (1984). Effects of speech and language treatment on recovery from aphasia. *Brain and Language, 23*, 272–299.

Silverman, F. H. (1983). Dysarthria: Communication augmentation systems for adults without speech. In W. H. Perkins (Ed.), *Dysarthria and apraxia* (pp. 115–121). New York: Thieme-Stratton.

Simmons-Mackie, N. N. (2000). Social approaches to the management of aphasia. In L. E. Worrall & C. M. Frattalli (Eds.) *Neurogenic communication disorders: A functional approach*. New York: Thieme pp. 162–187.

Simmons-Mackie, N. (2001). Social approaches to aphasia intervention. In R. Chapey (Ed.), *Language intervention strategies in aphasia and related neurogenic communication disorders* (4th ed.). Philadelphia: Lippincott, Williams & Wilkins (pp. 246–268).

Simmons-Mackie, N., & Damico, J. (1996). Accounting for handicaps in aphasia: Communicative assessment from an authentic social perspective. *Disability and Rehabilitation, 18*, 540–549.

Skelly, M. (1979). *Amer-Ind gestural code based on universal American Indian hand talk*. New York: Elsevier.

Sklar, M. (1973). *The Sklar aphasia scale*. Los Angeles: Western Psychological Services.

Smith, A. (1972). Diagnosis, intelligence, and rehabilitation of chronic aphasics. Final report. Ann Arbor, MI: University of Michigan Press.

Smith, A. (1982). *Symbol Digits Modalities Test*. Los Angeles, Western Psychological Services.

Smith, A. (1968). The Symbol-Digit-Modalities Test: A neuropsychologic test for economic screening of learning and other cerebral disorders. *Learning Disorders, 3*, 83–91.

Snow, P., Douglas, J., & Ponsford, J. (1995). Discourse assessment following traumatic brain injury: A pilot study examining some demographic and methodological issues. *Aphasiology, 9*, 365–380.

Sohlberg, M. M., Johnson, L., Paule, L., & associates. (1994). Attention process training II: A program to assess attentional deficits for persons with mild cognitive dysfunction. Puyallup, WA: Association for Neuropsychological Research and Development.

Sohlberg, M. M., & Mateer, C. A. (1989). *Introduction to cognitive rehabilitation: Theory and practice*. New York: Guilford.

Sohlberg, M. M., & Mateer, C. A. (2001). *Cognitive rehabilitation: An integrative neuropsychological approach*. New York: Guilford.

Sohlberg, M. M., McLaughlin, K., Parese, A., & associates. (2000). Evaluation of attention process training and brain education in persons with acquired brain injury. *Journal of Clinical and Experimental Neuropsychology, 22*, 656–676.

Sparks, R., Helm, N. A., & Albert, M. L. (1974). Aphasia rehabilitation resulting from melodic intonation therapy. *Cortex, 10*, 303–316.

Sparks, R., & Holland, A. L. (1976). Method: Melodic intonation therapy for aphasia. *Journal of Speech and Hearing Disorders, 41*, 287–297.

Spector, A., Orrell, M., Davies, S., & associates. (2000). Reality orientation for dementia. Cochrane Database of Systematic Reviews, 2,

CD0001119.

Spreen, O., & Benton, A. L. (1977). *Neurosensory center comprehensive examination for aphasia*. Victoria, BC: Neuropsychology Laboratory, University of Victoria.

Square, P., Chumpelik, D., & Adams, S. (1985). Efficacy of the PROMPT system of therapy for the treatment of acquired apraxia of speech. In R. H. Brookshire (Ed.), *Clinical aphasiology: Conference proceedings*. Minneapolis, MN: BRK Publishers 319–320).

Square, P. (1986). Efficacy of the PROMPT system of therapy for apraxia of speech: A follow-up investigation. In R. H. Brookshire (Ed.), *Clinical aphasiology: Conference proceedings*. Minneapolis, MN: BRK Publishers 221–226.

Square, P. A., Darley, F. L., & Sommers, R. K. (1982). An analysis of the production errors made by pure apractic speakers with differing loci of lesions. In R. H. Brookshire (Ed.), *Clinical Aphasiology Conference proceedings* (pp. 245–249). Minneapolis, MN: BRK Publishers.

Square, P. A., & Weidner, W. E. (1976). Oral sensory perception in adults demonstrating apraxia of speech. Paper presented to the American Speech and Hearing Association, Houston, Texas.

Stachowiak, F. J., Huber, W., Poeck, K., & associates. (1977). Text comprehension in aphasia. *Brain and Language*, *4*, 177–195.

Stanczak, D. E., White, J. G., Gouview, W. D., & associates. (1984). Assessment of level of consciousness following severe neurological insult. *Journal of Neurosurgery*, *60*, 955–960.

Stanton, K., Yorkston, K. M., Talley-Kenyon, V., & associates. (1981). Language utilization in teaching reading to left neglect patients. In R. H. Brookshire (Ed.), *Clinical Aphasiology Conference proceedings* (pp. 262–271). Minneapolis, MN: BRK Publishers.

Stedman's Medical Dictionary. (1990). Baltimore, MD: Williams & Wilkins.

Steele, J. C., Richardson, J. D., & Olszewski, J. (1964). Progressive supranuclear palsy. *Archives of Neurology*, *10*, 333–359.

Stoicheff, M. L. (1960). Motivating instructions and language performance of dysphasic subjects. *Journal of Speech and Hearing Research*, *3*, 75–85.

Stokes, G. (1990). Controlling disruptive and demanding behaviors. In G. Stokes, & F. Goudie (Eds.), *Working with dementia* (pp. 158–173). London: Winslow Press.

Stokes, T. F., & Baer, D. M. (1977). An implied technology of generalization. *Journal of Applied Behavior Analysis*, *10*, 349–367.

Sunderland, A., Harris, J. E., & Baddeley, A. D. (1983). Do laboratory tests predict everyday memory? *Journal of Verbal Learning and Verbal Behavior*, *22*, 341–357.

Sunderland, A., Wade, D. T., Langton, B., & Hewer, R. (1987). The natural history of visual neglect after stroke: Indications from two methods of assessment. *International Disability Studies*, *9*, 55–59.

Swinburn, K., Porter, G., & Howard, D. (2004). *Comprehensive Aphasia Test*. London, Psychology Press, Taylor and Francis Group.

Swinburn, K., Porter, G., & Howard, D. "http://www.ncl.ac.uk/ecls/research/publication/857". *The Comprehensive Aphasia Test*. Hove: Psychology Press, 2005.

Swindell, C. S., Holland, A. L., & Fromm, D. (1984). Classification of aphasia: WAB type versus clinical impression. In R. H. Brookshire (Ed.), *Clinical Aphasiology Conference proceedings* (pp. 48–54). Minneapolis, MN: BRK Publishers.

Taylor, D. (2003). Measuring mild visual neglect: Do complex visual tasks activate rightward bias? *New Zealand Journal of Physiotherapy*, *31*, 67–72.

Teasdale, G., & Jennett, B. (1974). Assessment of coma and impaired consciousness. *Lancet*, *2*, 81–84.

Teasdale, G., & Mendelow, D. (1984). Pathophysiology of head injuries. In D. N. Brooks (Ed.), *Closed head injury: Psychological, social, and family consequences* (pp. 4–36). Oxford: Oxford University Press.

Teng, E. L., & Chui, H. (1987). The modified Mini-Mental State (3MS) Examination. *Journal of Clinical Psychiatry*, *48*, 314–318.

Thompson, C., & Byrne, M. (1984). Across setting generalization of social conventions in aphasia. In R. H. Brookshire (Ed.), *Clinical Aphasiology Conference proceedings* (pp. 132–144). Minneapolis, MN: BRK Publishers.

Thompson, R. S., Rivara, F. P., & Thompson, D. C. (1989). A case control study of the effectiveness of bicycle safety helmets. *New England Journal of Medicine*, *320*, 1362–1367.

Thompson, C. K., & Shapiro, L. P. (2007). Complexity in treatment of syntactic deficits. *American Journal of Speech-Language Pathology*, *16*(1), 30–42.

Thurstone, L. L. (1944). *A factorial study of perception*. Chicago: University of Chicago Press.

Tombaugh, T. N., & Hurley, A. M. (1997). The 60-item Boston Naming Test: Norms for cognitively intact adults aged 25 to 88 years. *Journal of Clinical and Experimental Neuropsychology*, *19*, 922–932.

Tomlinson, B. E., & Henderson, G. (1976). Some quantitative cerebral findings in normal and demented old people. In R. Terry & S. Gerskor (Eds.), *Neurobiology of aging*. New York: Raven.

Tompkins, C. A. (1990). Knowledge and strategies for processing lexical metaphor after right or left hemisphere brain damage. *Journal of Speech, Language, and Hearing Research*, *33*, 307–316.

Tompkins, C. A. (1995). *Right hemisphere communication disorders: Theory and management*. San Diego, CA: Singular.

Tompkins, C. A., Baumgaertner, A., Lehman, M. T., & associates. (1997). Suppression and discourse comprehension in right brain-damaged adults: A preliminary report. *Aphasiology*, *11*, 505–519.

Tompkins, C. A., Bloise, G. R., & Timko, M. L. (1994). Working memory and inference revision in brain damaged and normally aging adults. *Journal of Speech, Language, and Hearing Research*, *37*, 896–912.

Tompkins, C. A., & Flowers, C. R. (1985). Perception of emotional intonation by brain-damaged adults: The influence of task processing levels. *Journal of Speech and Hearing Research*, *28*, 527–538.

Tompkins, C. A., & Lehman, M. T. (1998). Interpreting intended meanings after right hemisphere brain damage: An analysis of evidence, potential accounts, and clinical implications. *Topics in Stroke Rehabilitation*, *51*, 29–47.

Tompkins, C. A., Lehman, M. T., Baumgaertner, A., & associates. (1996). Suppression and discourse comprehension in right brain-damaged adults: Inferential ambiguity processing. *Brain and Language*, *55*, 172–175.

Tompkins, C. A., Lehman-Blake, M. T., Baumgaertner, A., & associates. (2001). Mechanisms of discourse comprehension impairment after right hemisphere brain damage: Suppression in referential ambiguity resolution. *Journal of Speech, Language, and Hearing Research*, *44*, 400–415.

Toth, C., & Kirk, A. (2002). Representational bias does not affect bisection of lines with a pictorially or semantically defined top by patients with left hemispatial neglect. *Brain & Cognition*, *50*, 167–177.

Trost, J. E., & Canter, G. J. (1974). Apraxia of speech in patients with Broca aphasia: A study of phoneme production accuracy and error patterns. *Brain and Language*, *1*, 63–79.

Trupe, E. H. (1984). Reliability of rating spontaneous speech in the Western Aphasia Battery: Implications for classification. In R. H.

Brookshire (Ed.), *Clinical Aphasiology Conference proceedings* (pp. 55–69). Minneapolis, MN: BRK Publishers.

Tucker, D. M., & Frederick, S. L. (1989). Emotion and brain lateralization. In H. Wagner (Ed.), *Handbook of Social Psychophysiology*. Oxford: Wiley and Sons.

Tuiman, J. J. (1974). Determining the passage dependency of comprehension test questions on five major tests. *Reading Research Quarterly, 2*, 206–233.

Tulving, E. (1972). Episodic and semantic memory. In E. Tulving & W. Donaldson (Eds.), *Organization of memory*. New York: Academic Press.

Tulving, E. (1983). *Elements of episodic memory*. Oxford: Clarendon Press.

Tweedy, J. R., & Shulman, P. D. (1982). Toward a functional classification of naming impairments. *Brain and Language, 15*, 193–206.

Ulatowska, H. K., Doyel, A. W., Freedman- Stern, R. F., & associates. (1983). Production of procedural discourse in aphasia. *Brain and Language, 18*, 315–341.

Uniform Data System for Medical Rehabilitation (1996). Buffalo, NY: University at Buffalo Foundation.

Uzzell, B. P., Dolinskas, C. A., Wiser, R. F., & associates. (1987). Influence of lesions detected by computed tomography on outcome and neuropsychological recovery after severe head injury. *Neurosurgery, 20*, 396–402.

Vaccaro, F. J. (1988). Application of operant procedures in a group of institutionalized aggressive geriatric patients. *Psychology and Aging, 3*, 22–28.

Vallar, G., & Baddeley, A. D. (1984). Phonological short-term store, phonological processing, and sentence processing: A neuropsychological case study. *Cognitive Neuropsychology, 1*, 121–142.

Vallar, G., & Perani, D. (1986). The anatomy of unilateral neglect after right-hemisphere stroke: A clinical/CT scan correlation study in man. *Neuropsychologia, 24*, 609–622.

Van Buskirk, C. (1955). Prognostic value of sensory deficit in rehabilitation of hemiplegics. *Neurology, 6*, 407–411.

Van Houten, R., Rolider, A., Malenfant, L., & associates. (1994). Prevention of brain injuries by improving safety-related behaviors. In M. A. J. Finlayson & S. H. Garner (Eds.), *Brain injury rehabilitation: Clinical considerations* (pp. 313–331). Baltimore: Williams & Wilkins.

van Straten, A., de Haan, R. J., Limburg, M., & van den Bos, G. A. (1997). A stroke-adapted 30-item version of the Sickness Impact Profile to assess quality of life (SA-SIP30). *Stroke, 28*, 2155–2161.

Van Zomeren, A. H., Brouwer, W. H., & Deelman, B. G. (1984). Attentional deficits: The riddles of selectivity, speed, and alertness. In N. Brooks (Ed.), *Closed head injury: Psychological, social, and family consequences* (pp. 74–107). Oxford: Oxford University Press.

Verfaelli, M., Bauer, R. H., & Bowers, D. (1991). Autonomic and behavioral evidence of implicit memory in amnesia. *Brain and Cognition, 15*, 10–25.

Veterans Administration. (1972). Veterans Administration cooperative study group on antihypertensive agents: Effects of treatment on morbidity in hypertension III: Influence of age, diastolic pressure, and prior cardiovascular disease; further analysis of side effects. *Circulation, 45*, 991–1004.

Vignolo, L. A. (1964). Evolution of aphasia and language rehabilitation: A retrospective study. *Cortex, 1*, 344–367.

Vignolo, L. A., Frediani, F., Boccardi, F. E., & associates. (1986). Unexpected CT scan findings in global aphasia. *Cortex, 22*, 55–70.

von Bonin, G. (1962). Anatomical asymmetries of the cerebral hemisphere. In Mountcastle VB, (Editor): *Interhemispheric relationships and cerebral dominance*, pp. 122–135, Baltimore Johns Hopkins Press.

Wagenaar, E., Snow, C. E., & Prins, R. S. (1975). Spontaneous speech of aphasic patients: A psycholinguistic analysis. *Brain and Language, 2*, 281–303.

Wagner & A. Manstead (Eds.), *Handbook of social psychophysiology* (pp. 27-70). New York: Wiley.

Waller, M. R., & Darley, F. L. (1978). The influence of context on the auditory comprehension of paragraphs in aphasic subjects. *Journal of Speech and Hearing Research, 21*, 732–745.

Walker-Baston, D., Curtis, S., Smith, P., & associates. (1999). An alternative model for treatment of aphasia: The Lifelink approach. In R. Elman (Ed.), *Group treatment of neurogenic communication disorders: The expert clinician approach* (pp. 67–75). Boston: Butterworth-Heinemann.

Wambaugh, J. L. (2004). Stimulus generalization effects of sound production treatment for apraxia of speech. *Journal of Medical Speech-Language Pathology*, 12, 77–98.

Wambaugh, J. L., Kalinyak-Fliszar, M. M., West, J. E., & associates. (1998). Effects of treatment for sound errors in apraxia of speech and aphasia. *Journal of Speech, Language, and Hearing Research, 41*, 725–743.

Wambaugh, J. L., Martinez, A. L., McNeil, M. R., & Rogers, M. A. (1999a). Sound production treatment for apraxia of speech: Overgeneralization and maintenance effects. *Aphasiology, 13*, 821–837.

Wambaugh, J., & Nessler, C. (2004). Modification of sound production treatment for apraxia of speech: Acquisition and generalization effects. *Aphasiology, 18*, 407–427.

Wambaugh, J. L., West, J. E., & Doyle, P. J. (1999b). Treatment for apraxia of speech: Effects of targeting sound groups. *Aphasiology, 12*, 731–742.

Warlow, C. P., Dennis, M. S., van Gijn, J., Hankey, G. J., Sandercock, P. A. G., Bamford, J. M., & Wardlaw, J. (1996). *Stroke: A practical guide to management*. Oxford: Blackwell Science.

Warren, R. L. (1992). Functional outcome: An introduction. *Clinical Aphasiology, 21*, 59–65.

Warrington, E. K., & James, M. (1967). Disorders of visual perception in patients with localized cerebral lesions. *Neuropsychologica, 5*, 253–266.

Watson, B. D., Miller, R. D., & Heilman, K. M. (1978). *Nonsensory neglect. Annals of Neurology, 3*, 500–508.

Watson, R. T., & Heilman, K. M. (1979). Thalamic neglect. *Neurology, 29*, 690–694.

Waxman, S. (2000). *Correlative neuroanatomy* (24th ed.). New York: McGraw-Hill.

Webb, W. G. (1990). Acquired dyslexias. In L. L. LaPointe (Ed.), *Aphasia and related language disorders* (pp. 130–146). New York: Thieme.

Wechsler, D. (1981). *Wechsler Adult Intelligence Scale Revised*. New York: The Psychological Corporation.

Wegner, M. L., Brookshire, R. H., & Nicholas, L. E. (1984). Comprehension of main ideas and details in coherent and noncoherent discourse by aphasic and nonaphasic listeners. *Brain and Language, 21*, 37–51.

Weidner, W. E., & Jinks, A. F. (1983). The effects of single versus combined cue presentations on picture naming by aphasic adults. *Journal of Speech and Hearing Disorders, 16*, 111–121.

Weidner, W. E., & Lasky, E. J. (1976). Interaction of rate and complexity of stimulus on the performance of adult aphasic subjects. *Brain and Language, 3*, 34–70.

Weigl, E. (1968). On the problem of cortical syndromes: Experimental studies. In M. L. Simmell (Ed.), *The reach of mind* (pp. 143–159). New York: Springer.

Weigel-Crump, C., & Koenigsknecht, R. A. (1973). Tapping the lexical store of the adult aphasic: Analysis of improvement made in word retrieval skills. *Cortex, 9*, 411–418.

Weiner, F. (1983). *Aphasia I: Noun association*. Baltimore: University Park Press.

Weiner, D., Tabor Connor, L., & Obler, L. (2004). Inhibition and auditory comprehension in Wernicke's aphasia. *Aphasiology, 18*(5–7), 599–609.

Weisenburg, T. H., & McBride, K. E. (1935). *Aphasia*. New York: Commonwealth Fund.

Wener, D. L., & Duffy, J. R. (1983). An investigation of the sensitivity of the Reporter Test to expressive language disturbances (abstract). In R. H. Brookshire (Ed.), *Clinical Aphasiology Conference proceedings* (pp. 15–17). Minneapolis, MN: BRK Publishers.

Wepman, J. M. (1951). *Recovery from aphasia*. New York: Ronald Press.

Wertz, R. T., Collins, M., Weiss, D., & associates. (1981). Veterans Administration cooperative study on aphasia: A comparison of individual and group treatment. *Journal of Speech and Hearing Research, 24*, 580–594.

Wertz, R. T., Deal, J. L., Holland, A. L., & associates. (1986). Comments on an uncontrolled aphasia no treatment trial. *ASHA J., 28*, 31.

Wertz, R. T., Deal, J. L., & Robinson, A. J. (1984). Classifying the aphasias: A comparison of the Boston Diagnostic Aphasia Examination and the Western Aphasia Battery. In R. H. Brookshire (Ed.), *Clinical Aphasiology Conference proceedings* (pp. 40–47). Minneapolis, MN: BRK Publishers.

Wertz, R. T., Dronkers, N. F., & Hume, J. L. (1993). PICA intrasubtests variability and prognosis for improvement in aphasia. In M. L. Lemme (Ed.), *In Clinical aphasiology vol. 21*. (pp. 207–211). Austin, TX: Pro-Ed.

Wertz, R. T., Keith, R. L., & Custer, D. D. (1971). Normal and aphasic behavior on a measure of auditory input and a measure of verbal output. Paper presented at the annual convention of the American Speech and Hearing Association, Chicago.

Wertz, R. T., LaPointe, L. L., & Rosenbek, J. C. (1984b). *Apraxia of speech in adults: The disorder and its management*. Orlando, FL: Grune & Stratton.

Wertz, R. T., Weiss, D., Aten, J., & associates. (1986). A comparison of clinic, home, and deferred language treatment for aphasia: A VA cooperative study. *Archives of Neurology, 43*, 653–658.

West, J. F. (1981). Group treatment for aphasia: Panel discussion. In R. H. Brookshire (Ed.), *Clinical Aphasiology: Conference proceedings 1981* (pp. 151–152). Minneapolis, MN: BRK Publishers.

West, J. F., & Kaufman, G. A. (1972). Some effects of redundancy on the auditory comprehension of adult aphasics. Paper presented at the annual convention of the American Speech and Hearing Association, San Francisco.

Whitely, A. M., & Warrington, E. K. (1977). Prosopagnosia: A clinical, psychological, and anatomical study of three patients. *Journal of Neurology, Neurosurgery, and Psychiatry, 40*, 395–403.

Whitney, J. L., & Goldstein, H. (1989). Using self-monitoring to reduce disfluencies in speakers with mild aphasia. *Journal of Speech and Hearing Disorders, 54*(4), 576–586.

WHOQOL Group. (1995). The World Health Association quality of life assessment (WHOQOL): Position paper from the World Health Organization. *Social Science and Medicine, 41*, 1403–1409.

Wilkinson, G. (1993). *The wide range achievement test* (3rd ed.).Wilmington, DE: Wide Range.

Willer, B., Rosenthal, M., Kreutzer, J. S., & associates. (1993). Assessment of community integration following rehabilitation for traumatic brain injury. *Journal of Head Trauma Rehabilitation, 8*, 75–87.

Williams, L. S., Weinberger, M., Harris, L. E., Clark, D. O., & Biller, J. (1999). Development of a stroke-specific quality of life scale. *Stroke, 30*, 1362–1369.

Williams, S. E., & Canter, G. J. (1982). The influence of situational context on naming performance in aphasic syndromes. *Brain and Language*, 17, 92–106.

Wilson, B. 1981a. Teaching a patient to remember people names after removal of a left temporal tumor. *Behavioral Psychotherapy, 9*, 338–344.

Wilson, B. A. 1981b. Theory, assessment, and treatment in neuropsychological rehabilitation. *Neuropsychology, 5*, 281–291.

Wilson, B. A., Alderman, N., & Burgess, P. W. (1996). *Behavioral assessment of the disexecutive syndrome*. Bury St. Edmunds U.K: Thames Valley Test Company.

Wilson, B. A., Cockburn, J., & Baddeley, A. (1985). *The Rivermead behavioural memory test*. Suffolk, England: Thames Valley Test Company.

Wilson, B. A., Cockburn, J., & Baddeley, A. (1999). *The Rivermead behavioural memory test extended*. Suffolk, England: Thames Valley Test Company.

Wilson, B. A., Cockburn, J., & Halligan, P. (1987). *Behavioral inattention test*. Suffolk, England: Thames Valley Test Company.

Wilson, J. A., Pentland, B., Currie, C. T., & associates. (1987). The functional effects of head injury in the elderly. *Brain Injury, 1*, 183–188.

Winner, E., Brownell, H., Happe, F., & associates. (1998). Distinguishing lies from jokes: Theory of mind deficits and discourse interpretation in right hemisphere brain-damaged patients. *Brain and Language, 62*, 89–106.

Wittgenstein, L. (1961). *Tractatus logico-philosophicus*. London: Routlege & Kegan Paul [Translated by Pears DF, McGuinnes BF].

Wood, R. (1991). Critical analysis of the concept of sensory stimulation for patients in vegetative states. *Brain Injury, 5*(4), 401–409.

Wood, R., Winkowski, T., & Miller, J. (1992). Evaluating sensory regulation as a method to improve awareness in patients with altered states of consciousness: a pilot study. *Brain Injury, 6*, 411–418.

Woodcock, R. W., & Johnson, M. B. (1989). *Woodcock-Johnson psycho-educational battery revised*. Allen, TX: DLM Teaching Resources.

Woods, P., & Ashley, J. (1995). Simulated presence therapy: Using selected memories to manage problem behaviors. *Geriatric Nursing, 16*, 9–14.

Woods, B., Spector, A., Jones, C., & associates. (2005). Reminiscence therapy for dementia (Cochrane review). The Cochrane database of systematic reviews, 2, Article No. CD001120, DOI 10.1002/14651858.CD001120.

World Health Organization. (1992). The ICD-10 Classification of Mental and Behavioural Disorders. Geneva.

World Health Organization. (1998). WHOQOL-BREF: Geneva: Programme on mental health, World Health Organization.

World Health Organization. (2000). International classification of impairments, disabilities, and handicaps 2: prefinal draft. Geneva: World Health Organization.

World Health Organization. (2001). ICIDH-2: International classification of impairments, disabilities, and handicaps. Geneva: World Health Organization.

Worrall, L. (1995). The functional communication perspective. In D.

Muller & C. Code (Eds.), Treatment of aphasia. London: Whurr Publishers.

Worrall, L. (2000). A conceptual framework for a functional approach to acquired neurogenic disorders of communication and swallowing. In L. Worrall & C. Frattali (Eds.), Neurogenic Communication Disorders: A Functional Approach. New York Thieme.

Worrall, L., McCooey, R., Davidson, B., & associates. (2002). The validity of functional assessments of communication and the activity/participation components of the ICIDH-2: Do they reflect what really happens in real life? *Journal of Communication Disorders, 35*, 107–137.

Worrall, L. E., & Holland, A. L. (2003). Editorial: Quality of life in aphasia. *Aphasiology, 17*, 329–332.

Wyke, M., & Holgate, D. (1973). Colour naming defects in dysphasic patients: A qualitative analysis. *Neuropsychologia, 11*, 451–461.

Ylvisaker, M. (1998). Peer review of evidence report. Unpublished manuscript. (Cited in Carney and associates, 1999).

Ylvisaker, M., & Feeney, T. (1998). *Collaborative brain injury intervention: Positive everyday routines.* San Diego, CA: Singular.

Ylvisaker, M., Szekeres, S. F., & Feeney, T. (2001). Communication disorders associated with traumatic brain injury. In R. Chapey (Ed.), *Language intervention strategies in aphasia and related communication disorders* (4th ed). Philadelphia: Lippincott Williams & Wilkins.

Ylvisaker, M., & Urbanczyk, B. (1994). Assessment and treatment of speech, swallowing, and communication disorders following traumatic brain injury. In M. A. J. Finlayson & S. H. Garner (Eds.), *Brain injury rehabilitation: Clinical considerations* (pp. 157–186). Baltimore: Williams & Wilkins.

Ylvisaker, M. S., & Holland, A. L. (1985). Coaching, selfcoaching, and rehabilitation of head injury. In D. F. Johns (Ed.), *Clinical management of neurogenic communication disorders* (pp. 243–357). Boston: Little, Brown and Company.

Yorkston, K. M. (1981). Treatment of right hemisphere damaged patients: A panel presentation. In R. H. Brookshire (Ed.), *Clinical Aphasiology Conference proceedings* (pp. 281–283). Minneapolis, MN: BRK Publishers.

Yorkston, K. M., & Beukelman, D. R. (1981). *Assessment of intelligibility of dysarthric speech.* Tigard, OR: C.C. Publications.

Yorkston, K. M., Beulkelman, D. R., & Bell, K. R. (1988). *Clinical management of dysarthric speakers.* San Diego: College-Hill.

Yorkston, K. M., Beukelman, D. R., Strand, E. A., & Bell, K. R. (1999). *Management of motor speech disorders in children and adults.* Austin, TX: Pro-Ed.

Yorkston, K. M., Beukelman, D. R., & Tice, R. (1951). *Phoneme identification task: A computer program. Sentence intelligibility task: A computer program.* Lincoln, NE: Tice Technology Services (Currently available from Madonna Rehabilitation Hospital, Lincoln, Nebraska.).

Yorkston, K. M., Dowden, P. A., Beukelman, D. R., & associates. (1986). A phoneme identification task as a measure of perceived articulatory adequacy. Paper presented at the third biennial Clinical Dysarthria Conference, Tucson, AZ.

Yudofsky, S. C., Silver, S. M., Jackson, W., & associates. (1986). The Overt Aggression Scale for the objective rating of verbal and physical aggression. *American Journal of Psychiatry, 143*, 35–39.

Yules, R. B., & Chase, R. A. (1969). A training method for reduction of hypernasality in speech. *Plastic and Reconstructive Surgery, 43*, 180–185.

Zaidel, E. (1978). Unilateral auditory language comprehension on the Token Test following cerebral commissurotomy and hemispherectomy. *Neuropsychologia, 15*, 1–18.

찾아보기

[ㄴ]

[ㄷ]

[ㄹ]

[ㅁ]

[ㅇ]

[ㅈ]

[ㅊ]

[ㅋ]

[ㅌ]

[ㅍ]

[ㅎ]

[기타]

역자 소개

■ 권미선

연세대학교 국어국문학 학사

일본 National Rehabilitation Center Collage 언어병리 및 청각학 졸업

미국 Miami University 언어병리학 석사

이화여자대학교 언어병리학 박사

현, 울산의대, 서울아산병원 신경과 교수

■ 신상은

이화여자대학교 국어국문학 학사

이화여자대학교 언어병리학 석사

미국 University of Pittsburgh 언어병리학 박사

현, 충남대학교 언어학과/대학원 언어병리학과 교수

(사협)함께하는AAC 이사장

■ 최현주

이화여자대학교 특수교육학 학사

이화여자대학교 언어병리학 석사

일본 Tohoku University 신경심리학 박사

현, 나사렛대학교 언어치료학과 교수

■ 하지완

이화여자대학교 불어불문학 학사

이화여자대학교 언어병리학 석사

이화여자대학교 언어병리학 박사

현, 대구대학교 언어치료학과 교수

■ 황민아

서울대학교 심리학 학사

서울대학교 언어심리학 석사

미국 University of Minnesota 언어병리학 박사

현, 단국대학교 특수교육과 교수

신경의사소통장애, 제8판

Introduction to Neurogenic Communication Disorders

발 행 일 | 2019년 2월 20일 초판 1쇄 발행
저 자 | Robert H. Brookshire
역 자 | 권미선 · 신상은 · 최현주 · 하지완 · 황민아
발 행 인 | 구본하
발 행 처 | 도서출판 **박학사**
주 소 | 서울시 마포구 월드컵북로5길 33 동아빌딩 2층
전 화 | (02)3142-3764~5
팩 스 | (02)3142-3766
웹사이트 | www.pakhaksa.co.kr
등록번호 | 제10-2230호

정가 35,000원 ISBN 978-89-98521-69-1